“十四五”国家重点出版物出版规划项目

历代中医肺病临证精华

主　编　李建生　李成文

副主编　贾润霞　杨艳芳　李　丽　徐向宇

编　委（按姓氏笔画排序）

马锦地　王佳佳　白云苹　刘娟娟　孙　辉　孙曙明

李　纳　李士瑾　李庆磊　李路广　杨建雅　宋建平

张　瑞　张　攀　张晓莉　贾玉聪　谢剑鹏　蔡永敏

人民卫生出版社

·北　京·

图书在版编目（CIP）数据

历代中医肺病临证精华 / 李建生，李成文主编．—
北京：人民卫生出版社，2025.11
ISBN 978-7-117-34261-2

Ⅰ．①历… Ⅱ．①李… ②李… Ⅲ．①肺病（中医）－
中医临床－经验－中国 Ⅳ．① R256.1

中国版本图书馆 CIP 数据核字（2022）第 244316 号

历代中医肺病临证精华
Lidai Zhongyi Feibing Linzheng Jinghua

主　　编：李建生　李成文
出版发行：人民卫生出版社（中继线 010-59780011）
地　　址：北京市朝阳区潘家园南里 19 号
邮　　编：100021
E - mail：pmph @ pmph.com
购书热线：010-59787592　010-59787584　010-65264830
印　　刷：北京瑞禾彩色印刷有限公司
经　　销：新华书店
开　　本：787 × 1092　1/16　印张：62　插页：2
字　　数：1393 千字
版　　次：2025 年 11 月第 1 版
印　　次：2025 年 12 月第 1 次印刷
标准书号：ISBN 978-7-117-34261-2
定　　价：198.00 元
打击盗版举报电话：010-59787491　E-mail：WQ @ pmph.com
质量问题联系电话：010-59787234　E-mail：zhiliang @ pmph.com
数字融合服务电话：4001118166　E-mail：zengzhi @ pmph.com

主编简介

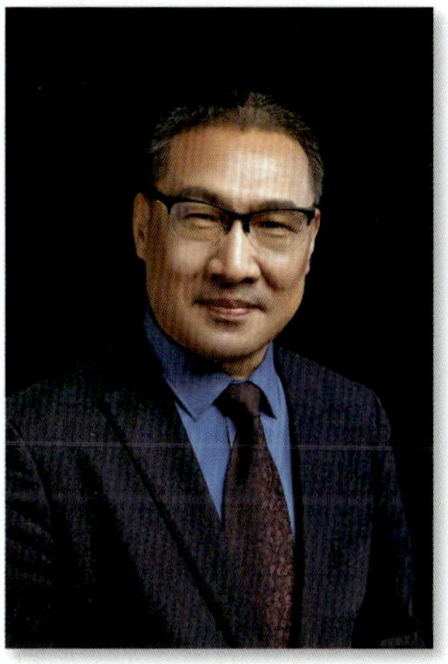

李建生，河南中医药大学学术委员会主任、副校长，教授、主任医师。长江学者，国家“万人计划”领军人才，岐黄工程首席科学家，全国创新争先奖状、吴阶平医药创新奖获得者，第六、第七批全国老中医药专家学术经验继承工作指导老师。呼吸疾病中医药防治省部共建协同创新中心主任，呼吸疾病国家中医药传承创新团队带头人，国家中医临床研究基地（慢性阻塞性肺疾病）、国家区域中医（肺病）诊疗中心学术带头人等。从事呼吸疾病、老年病医教研工作 40 余年。建立证候诊断标准制定技术体系，呼吸疾病 14 项诊疗方案 / 技术、11 项证候标准、5 个疗效测评工具；获得新药临床研究批件 2 个、医院内制剂 11 项。获国家科学技术进步奖二等奖 2 项、省部级一等奖 6 项。培养研究生 150 余名。

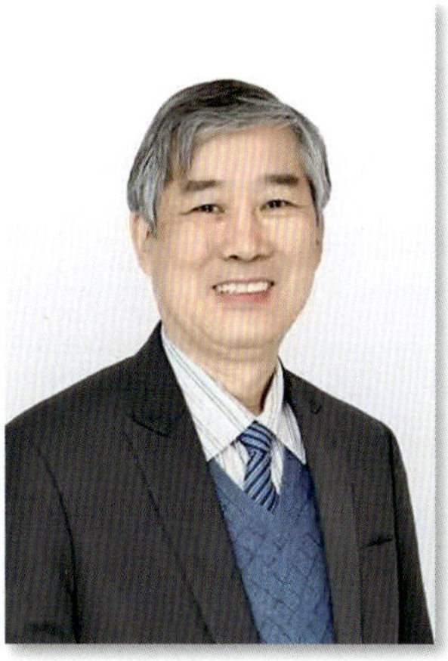

李成文，河南中医药大学教授，主任医师，博士研究生导师，中医各家学说教研室原主任；河南省医史文献重点学科带头人。兼任中国中医药研究促进会各家学说与临床研究分会会长、学术流派分会副会长、中医药文化分会副会长。从事中医教学、临床、科研及中医药古籍文献挖掘整理与药食健康研究 40 余年。主编规划教材《中医各家学说》《科技论文写作》《中医医案学》3 部，出版学术著作 70 余部，获省部级奖励 6 项。

前　言

肺系病变包括感冒、咳嗽、哮证、喘病、肺胀、肺痈、肺痿、肺痨、肺风、肺热、肺痹、肺积、肺饮、咳血/咯血、鼻衄、鼻渊、鼻鼽、喉痹、喉瘖等，历代医家在临床实践中，从生理基础、病因病机、临床表现、诊断及鉴别、辨证治疗、方药、针灸、预后等多方面、多层次进行深入研究，以寻找病因，探讨病机，阐发诊疗方法及用药规律，逐渐形成了中医肺病学科。然而这些文献资料却散见于浩如烟海的中医古籍之中，难于查找和应用，有鉴于此，2010 年我们组织相关专家成立了工作团队，深入挖掘中医古籍中与肺病相关的文献，进行系统梳理总结，编纂《中医肺病方剂辞典》《历代中医肺病临证精华》等，其中《中医肺病方剂辞典》已于 2017 年出版。

由于肺病文献内容众多，因此编者编著《历代中医肺病临证精华》本着有所为有所不为、体现肺病学术发展沿革、着重基础、服务临床的原则，认真研读文献，反复斟酌，综合考量，撷取要论，精选方药，择其典型案例，尤其是对病因病机及治疗方药着墨较多的文献，重视实用，突出精华。本书编写以病为纲（计有感冒、咳嗽、哮证、喘病、肺胀、肺痈、肺痿、肺痨、肺风、肺热、肺痹、咳血/咯血、鼻衄、鼻渊、鼻鼽、喉痹、喉瘖 17 个病证），每病分病名、病因病机、病候、病证鉴别、治则治法、方药、针灸、禁忌、预后、医案等项，从 3 600 多种古籍辑录出的文献中择其要言百万余，分门别类，一家多书合为一处，一书多处肺论依其顺序录入，后人摘录前贤肺论不录，避免重复，按历史顺序排列，仔细核对作者、内容与出处、成书时间，钩沉成书，勒为一编，附录主要参考文献。本书将为了解肺病学术发展历史，研究历代名医诊治肺病学术思想、辨病/辨证思路与方法及治疗用药规律，完善中医肺病学科基础理论提供重要支撑。

本书的编纂，从策划到完稿长达十年之久。自列古籍书目开始，至查找古籍，复印扫描、选录内容、核对原文、标引分类、文字注释、撷取精华，克服重重困难，齐心协力，最后由李成文统稿、李建生审核，书稿于农历立春杀青，夙愿得偿，如释重负。

由于中医古籍众多，一些孤本、手稿或善本因文物保护而不能参阅书中肺论，甚为遗憾！限于编者水平，不当或不足之处敬请斧正。

李建生　李成文

2022 年春日

目录

凡　例

- 本书病证按病名、病因病机、病候、病证鉴别、治则治法、方药、针灸、禁忌、预后、医案排序，其中针灸、禁忌、预后为非必备项。

- 每节内容原则上按成书年代先后排列，特殊情况例外。

- 同一医家有多部著作，原则上后出者附在早出者之后，便于全面了解，特殊情况例外。

- 同书内容，原则上按原书章节顺序排列，特殊情况例外。

- 部分病证因特殊情况又分为内科、妇科、儿科三类。

- 原文中注释性文字及中药炮制方法、用法等用小字号楷体。

- 古籍方剂及处方中药物之间的空格均加上现代标点符号。

- 因特殊需要，由主编添加的注释性文字，加“编者注”放入括号之中。

- 古籍内容繁杂，采用相近归类，如治则、治法等部分由医案析出，虽与医案重复，但内容更加系统。

- 古籍内容原则上标出原书章节具体出处，便于查找原文。若同一标题下有连续多条内容出自同一本书的同一篇章，则在最后一条标出出处，前面的内容即不标注。

- 古籍作者原则上用本名，不用字、号或别号，特殊情况例外。

- 凡入药成分涉及国家禁猎和保护动物（如犀角、虎骨等）者，为保持古籍原貌，原则上不改。但在临床运用时，应使用相应的替代品。

第一章　感　　冒

第一节　病　　名

《阴阳大论》云，春气温和，夏气暑热，秋气清凉，冬气冰洌，此则四时正气之序也。冬时严寒，万类深藏，君子周密，则不伤于寒。触冒之者，乃名伤寒耳。其伤于四时之气，皆能为病，以伤寒为毒者，以其最成杀疠之气也。中而即病者，名曰伤寒；不即病者，寒毒藏于肌肤中，至春变为温病，至夏变为暑病。（南北朝·陈延之《小品方·卷第六》）

答曰：发热恶寒，身体痛而脉浮者，表证也。浮者，阳也。其脉按之不足，举之有余。《素问》云：寸口脉浮而盛，曰病在外。寸口脉沉而紧，曰病在中。仲景云：脉浮者，病在表，可发汗。又曰：表有病者，脉当浮。……表证者，恶寒是也。（宋·朱肱《类证活人书·卷第三》）

伤寒表证须看荣卫浅深，故仲景有正发汗汤剂，如麻黄汤、桂枝汤、大青龙汤是也。有和解其表，如小青龙汤、桂枝麻黄各半汤、白虎汤、桂枝二越婢一汤、柴胡桂枝汤、小柴胡汤之类是也。后人不能深究寒热浅深，药性紧慢，一概用药，因兹夭伤。（宋·朱肱《类证活人书·卷第五》）

问脉浮而紧涩，头疼，身体拘急，恶寒无汗，寒多热少，面色惨而不舒，腰脊疼痛，手足指末微厥，不烦躁。

答曰：此名伤寒也。伤寒之候，发热恶寒，头疼腰脊痛，脉紧无汗。

大抵太阳病者，必脉浮、发热、恶风、恶寒也。恶寒者，不当风而自憎寒，恶风者，当风而憎寒也。六经皆有伤风、伤寒，其证各异。太阳脉浮有汗为中风，脉紧无汗为伤寒。（宋·朱肱《类证活人书·卷第六》）

如头疼发热，人总谓之感冒，不知其脉浮盛，其病恶风自汗，其证则曰伤风，治法当用桂枝；若其脉紧盛，其病恶寒无汗，其证则曰伤寒，治法当用麻黄；风寒证交攻，则两药兼用。倘脉之不察，证之莫辨，投伤寒以桂枝，投伤风以麻黄，用药一误，祸不旋踵。（宋·王硕《易简方·序》）

大抵感冒古人不敢轻发汗者，止由麻黄能开腠理，或不得其宜，则导泄真气，因而致虚，变生他证。（宋·王硕《易简方·校正注方真本易简方论》）

凡头痛项强，肢节腰背俱强，身疼拘急恶寒，翕翕发热，汗不出，脉浮数浮紧，皆属表证，可汗。（明·徐春甫《古今医统大全·卷之十三》）

太阳则头痛、身热、脊强也。寒者，天地杀厉之气也。阳明则目痛、鼻干、不眠也。伤风者，身热、有汗、恶风也；伤寒者，身热无汗、恶寒也。（明·龚廷贤《万病回春·卷一》）

盖头痛暴起者，如鼻塞发热恶寒，乃感冒所致也。（明·龚廷贤《寿世保元·卷六》）

感冒风与寒，鼻塞声音重，清涕忽长流，发表药堪用。（明·龚廷贤《云林神彀·卷三》）

小儿感冒，风寒鼻塞，痰嗽喘热，发表解厄。（明·龚廷贤《云林神彀·卷四》）

感冒风寒俗名伤风。其证或头疼身热，轻者则否，鼻必塞，兼流清涕，必恶风寒，或声重，或声哑，甚者痰壅气喘咳嗽。（明·缪希雍《神农本草经疏·卷二》）

伤风多属于肺，肺主皮毛故也。咳嗽声重，喷嚏鼻塞，此感冒之轻者，当微解之。其稍重，亦头疼发热，恶风憎寒，即宜发散。（明·武之望《济阳纲目·卷六》）

伤寒者，寒伤营血，脉浮而紧，头痛发热，无汗恶寒。伤风者，风伤卫气，脉浮而缓，头痛发热，有汗恶风。伤寒见风者，既伤于寒，复感风邪，恶寒不躁，其脉浮缓。伤风见寒者，既伤于风，复感寒邪，恶风烦躁，其脉浮紧。（明·李中梓《医宗必读·卷之五》）

吴氏曰：南方风气柔弱，伤于风寒，俗称感冒，乃受邪肤浅之名也。经曰：卑下之地，春气常存，故东南之民感风之症居多，而六经之症不显。其感也，由鼻而入，惟头痛发热而已。（明·李中梓《删补颐生微论·卷之四》）

伤寒冬时为寒所伤，轻者淅淅恶寒，翕翕发热，微嗽鼻塞，数日乃止。重者头疼作痛，先寒后热，久则伤胎，药多避忌。（清·张璐《张氏医通·卷十》）

钱仲阳云：小儿正伤寒者，谓感冒寒邪、壮热头痛，鼻塞流涕，畏寒拘急是也。（清·张璐《张氏医通·卷十一》）

若春夏秋三时，感冒非时暴寒，谓之寒疫，亦曰感冒。夹食则曰停食感冒。（清·张璐《伤寒绪论·卷上》）

《内经》曰：卑下之地，春气常在。故东南卑湿之区，风气柔弱，易伤风寒，俗称“感冒”，受邪肤浅之名也。由鼻而入，在于上部，客于皮肤，故无六经形证，惟发热头痛而已。胸满嗳气，恶食，则兼内伤也。轻为感冒，重者为“伤”，又重者为“中”。（清·汪昂《医方集解》）

中寒中风，卒中曰中，渐伤曰伤，轻为感冒，重则为伤，又重则为中。（清·汪昂《本草备要·卷一》）

伤寒者，冬时触冒寒邪而病即发者也。其症头项痛，腰脊强，发热，恶寒，不烦躁，无汗，脉来浮紧而涩。若在冬时霜降后及春分前，宜用麻黄汤。

伤风者，感冒风邪也。其症头痛，身热，恶风，自汗，烦躁，脉来浮缓，宜桂枝汤。脉紧而涩，无汗，恶寒者，伤寒也。紧为恶寒，涩为无汗。

伤寒见风者，其人初感于寒，续中于风是也。外症寒多热少，不烦躁，脉当浮而紧，今反浮而缓者，此伤寒而见风脉，乃营卫并伤之症也。

伤风见寒者，其人先中于风而重感于寒者是也。外症恶风，发热，烦躁，脉当浮而缓，今反浮而紧者，此伤风而见寒脉，亦营卫并伤之症，俱用大青龙汤，或九味羌活汤加减治之。（清·叶桂《叶氏医效秘传·卷一》）

故柯韵伯所注《伤寒》云：伤风之重者，即属伤寒，亦有无汗脉紧，骨节疼诸症。此柯氏之书，所以能独开仲景生面也。（清·叶桂《临证指南医案·卷五》）

感冒风寒，初起其邪在表，头疼项强而鼻塞，周身酸痛而恶寒，身热无汗。（清·林开燧《林氏活人录汇编·卷之五》）

感冒即伤风源流

感冒，肺病也，元气虚而腠理疏也。经曰：虚邪贼风，阳先受之。盖风者，天之阳气，其乘于人则伤卫，卫者，阳也，故曰阳先受之。卫又即气也，肺主气，脾生气，故伤风虽肺病，而亦有关于脾，以脾虚则肌肉不充，肺虚则玄府不闭，皆风邪之所由以入也。盖以风为百病长，善行数变，无微不入，十二经、十五络、五脏六腑皆能受风而为病。或经络受之，由皮毛而入肌肉、入腑。或由口鼻受之，而入胃、入肠。或入骨空肢节。而心火与风易合，肝木与风易引，肺金在至高尤易感。又况头顶招风，眼招风，四肢受风湿。古人云：避风如避箭。虽风之正者，犹须避之，况其为厉为邪者乎？是故风感人于不觉，初治则易散，久则渐入于内，六淫之邪，每因缘以作难，风固不可不慎治，风亦不可不审也。吾故论之，风邪袭人，不论何处感受，必内归于肺，其症或头疼身热，轻则否，鼻必塞，兼流清涕，必恶风恶寒，或声重，或声哑。甚者痰壅气喘，合口不开，咳嗽，咽干。自汗脉浮而缓，此外感也。春夏治以辛凉宜茶调散、柴胡升麻汤，秋冬治以辛温宜参苏饮、人参败毒散，则肌表解而邪从汗散矣。或素有痰热，壅遏于太阴、阳明之间，内有窠囊，风邪易入，若为之招引者，昔人所谓风乘火势，火借风威，互相鼓煽者，此内因也，治必以辛凉外发，甘苦内和宜羌活冲和汤、防风通圣散，斯正不伤而邪自去矣。又有重衣厚被，肺因壅热生风，而在外风邪，又适与之相袭，其症亦声重鼻塞，咳嗽，咽干音哑，此内外因也，治以甘苦辛凉兼升散之品宜桔梗汤、上清散、菊花散，邪自由内达外而解矣。至有风热兼伤者，或先感风又受热，或先受热又感风，一时交发，贵审其轻重而治之宜桔梗汤、上清散、菊花散，或加味二陈汤。若久而不愈，其人必虚，固不得专用疏散也阳虚宜加参术，阴虚宜加地黄、五味，倍门冬、白芍。然则感冒之症，虽若轻微，而要岂可忽视者乎！

仲景曰：脉浮而大者曰风。又曰：脉浮而数，中风使然。《脉诀》曰：浮数风热，浮紧风寒，浮缓风湿。（清·沈金鳌《杂病源流犀烛·卷十二》）

李梴曰：表病属太阳，凡见头疼发热恶寒，清便自调，腰项脊强，脉浮紧者，即是表症（清·沈金鳌《伤寒论纲目·卷首》）

感冒感者触也，冒其罩乎，触则必犯，犯则内趋，罩则必蒙，蒙则里瘀，当其感冒，浅在肌肤，表之则散，发之则祛，病斯痊矣。

李梴曰：伤风则流涕鼻塞声重。（清·沈金鳌《幼科释谜·卷四》）

感冒风寒，即三时伤寒也。

太阳中风，其状头项强，腰脊疼，发热，自汗，恶风，脉浮缓。伤风之状，头痛，身热，咳嗽，鼻塞，声音重，涕唾稠黏，脉洪大。……感冒风寒，其状如太阳症，头项腰脊痛，恶寒无汗。（清·汪必昌《聊复集·卷二·医阶辨证》）

风为百病之长，故六淫先之，以其善行数变，受之者轻为感冒，重则为伤，最重则为中。（清·林珮琴《类证治裁·卷一》）

感冒风寒，俗名伤风，其症或头疼身热，轻者则两鼻必塞，兼流清涕，必恶风寒，或声重或声哑，甚者痰壅气喘咳嗽。（清·陈澈《药症忌宜》）

声重鼻塞者，伤风。（清·张振鋆《厘正按摩要术·卷一辨证》）

本病由于冒寒、冒湿，体温不调，或垢污留积，有流行性者，曰流行性感冒。（民国·张拯

滋《通俗内科学·呼吸器病》)

铁樵按:外感而咳,即流行感冒,共有三种。其一即伤风,咳嗽鼻塞,喉痒多痰,多涕声重。一候之后,喉痒缓,痰稠咳少,渐自愈。(民国·恽树珏《风劳鼓病论·卷二》)

第二节 病 因 病 机

黄帝问曰,今夫热病者,皆伤寒之类也……岐伯对曰:巨阳者,诸阳之属也,其脉连于风府,故为诸阳主气也,人之伤于寒也,则为病热,热虽甚不死,其两感于寒而病者,必不免于死。帝曰:愿闻其状。岐伯曰:伤寒一日,巨阳受之,故头项痛,腰脊强。(《素问·热论》)

夫伤寒病者,起自风寒入于腠理,与精气分争,荣卫否隔,周行不通。病一日至二日,气在孔窍、皮肤之间,故病者头痛恶寒,腰背强重,此邪气在表,发汗则愈。三日以上,气浮在上部,填塞胸心,故头痛,胸中满,当吐之则愈。五日以上,气沉结在脏,故腹胀身重,骨节烦疼,当下之则愈。明当消息病之状候,不可乱投汤药,虚其胃气也。经言脉微不可吐,虚细不可下,又夏月亦不可下也。此医之大禁也。脉有沉浮,转能变化,或人得病数日,方以告医,虽云初觉,视病已积日在身,其痧瘵结成,非复发汗解肌所除,当诊其脉,随时形势,救解求免也。不可苟以次第为固,失其机要,乃致祸矣。此伤寒次第,病三日以内发汗者,谓当风解衣,夜卧失覆,寒温所中,并时有疾疫贼风之气而相染易,为恶邪所中也。至于人自饮食生冷过多,腹藏不消,转动稍难,头痛身温,其脉实大者,便可吐下之,不可发汗也。

凡伤寒,多从风寒得之。始表中风寒,入里则不消矣,未有温覆而当不消也。(唐·孙思邈《备急千金要方·卷第九》)

《病源》伤寒一日,太阳受病,太阳者,小肠之经也,为三阳之首,故先受病,其脉络于腰脊,主于头项,故得病一日而头项背膊腰脊痛也。(唐·王焘《外台秘要·卷第一》

伤寒者,外感于寒邪也。夫伤寒之寒热者,恶寒为表热里和,故恶寒脉浮大也。(金·张从正《儒门事亲·卷十一》)

外伤寒邪,发热恶寒,寒热并作。其热也翕翕发热,又为之拂拂发热,发于皮毛之上,如羽毛之拂,明其热在表也,是寒邪犯高之高者也。皮肤毛腠者,阳之分也,是卫之元气所滋养之分也。以寒邪乘之,郁遏阳分,阳不得伸,故发热也。其面赤,鼻气壅塞不通,心中烦闷,稍似袒裸,露其皮肤,已不能禁其寒矣。其表上虚热,止此而已。其恶寒也,虽重衣下幕,逼近烈火,终不能御其寒,一时一日,增加愈甚,必待传入里作下证乃罢。其寒热齐作,无有间断也。(金·李杲《内外伤辨惑论·卷上》)

【脉】阳浮而阴弱,谓之伤风。邪在六经俱强,加之风伤阳,故浮虚。阳浮,卫中风也;阴弱,营气弱也。浮紧而无汗,谓之伤寒。寒伤营,营实则卫虚。

脉浮,头项痛,腰脊强,病在太阳。(元·朱震亨《脉因证治·卷一》)

况脾土脆弱之人,易为感冒。(明·刘纯《玉机微义·卷之十二》)

经曰:冬气严寒,万类潜藏,君子固密,则不伤于寒。触冒之者,乃名伤寒耳。其伤于四时皆能为病,以伤寒为毒者,以其最成杀厉之气也。中而即病,名曰伤寒;不即病者,其寒毒藏于肌肤，至春变为温病，至夏变为暑病。暑病者，热极重于温也。以此言之，伤寒者，乃冬时感寒即病之名。桂枝、麻黄二汤，为当时之伤寒设，与过时之温暑者，有何预焉？夫受病之原则同，亦可均谓之伤寒。所发之时既异，治之则不可混也。请略陈之。夫春温、夏热、秋凉、冬寒者，四时之正气也，以成生长收藏之用。风亦因四时之气，而成温凉寒热也。若气候严寒，风亦凛冽。天道和煦，风亦温暖。冬时坎水用事，天令闭藏，水冰地冻，风与寒相因，而成杀厉之气。人触冒之，腠理郁塞，乃有恶风恶寒之证。（明·陶华《伤寒六书·伤寒琐言》）

凡霜降后春分前，天令严寒，水冰地冻而成肃杀之气，人感之即病者，为正伤寒。……若春、夏、秋有非时暴寒，人感之而病者，为感冒伤寒。（明·戈维城《伤寒补天石·卷上》）

若寒温失节，汗身坦露，感冒风寒之气，气闭发热头痛，此则伤寒类也。（清·张璐《张氏医通·卷九》）

风则伤卫，寒则伤营，风寒兼受，则营卫两伤，三者之病，各分疆界。仲景立桂枝汤、麻黄汤、大青龙汤，鼎足大纲，三法分治三证。（清·喻昌《尚论篇·卷一》）

风寒在表，则恶寒发热，头痛项强；风寒在肺，则鼻塞声重，痰多咳嗽，声如蛙鸣，俗名蛤蟆瘟，邪气实也。（清·汪昂《医方集解》）

更衣脱帽，沐浴当风，皮毛之间，卒然受邪，内舍于肺者，外因也。衣被过厚，上焦壅热，内热生风，似乎伤风者，内因也。肺家素有痰热，复受风邪束缚，内火不得舒泄，谓之寒暄，此表里两因之实症也。有平昔元气虚弱，表疏腠松，略有不谨，即显风症者，此表里两因之虚症也。（清·李用粹《证治汇补·卷之一》）

春感冒风寒，咳嗽面白，流清涕，人谓感外邪，肺先受之，谁知脾肺气虚，外邪乘乎。肺主皮毛，邪从皮毛入，必先伤肺，然肺不自伤，邪实无可乘，是邪入乃肺召也，祛邪可不亟补肺乎？（清·陈士铎《辨证奇闻·春温》）

伤风感冒，病属肺经。肺主皮毛，为邪所乘。（清·徐时进《医学蒙引·内科》）

经云：风为百病之长。盖六气之中，惟风能全兼五气，如兼寒则曰风寒，兼暑则曰暑风，兼湿曰风湿，兼燥曰风燥，兼火曰风火。盖因风能鼓荡此五气而伤人，故曰百病之长也。其余五气，则不能互相全兼，如寒不能兼暑与火，暑亦不兼寒，湿不兼燥，燥不兼湿，火不兼寒。由此观之，病之因乎风而起者自多也。然风能兼寒，寒不兼风，何以辨之？如隆冬严寒之时，即密室重帷之中，人若裸体而卧，必犯伤寒之病，此本无风气侵入，乃但伤于寒，而不兼风者也。风能兼寒者，因风中本有寒气，盖巽为风，风之性本寒，即巽卦之初爻属阴是也。因风能流动鼓荡，其用属阳，是合乎巽之二爻、三爻，皆阳爻也。若炎歊溽暑之时，若使数人扇一人，其人必致汗孔闭，头痛、恶寒、骨节疼等，伤寒之病作矣。斯时天地间固毫无一些寒气，实因所扇之风，风中却有寒气，故令人受之，寒疾顿作，此乃因伤风而兼伤寒者也。故有但伤寒而不伤风之症，亦有因伤风而致兼伤寒之症，又有但伤风而不伤寒之症，有因伤风而或兼风温、风湿、风燥、风火等症。更有暑、湿、燥、火四气各自致伤，而绝不兼风之症。故柯韵伯所注《伤寒》云：伤风之重者，即属伤寒，亦有无汗脉紧，骨节疼诸症。此柯氏之书，所以能独开仲景生面也。至仲景所著《伤寒》书，本以寒为主，因风能兼寒，故以风陪说，互相发明耳。学者看书，不可不知此理。若夫脏腑一切内外诸风，各有现症，具载《内经》，尤当详考。（清·叶桂《临证

指南医案·卷五》）

感冒感者触也，冒其罩乎，触则必犯，犯则内趋，罩则必蒙，蒙则里瘀，当其感冒，浅在肌肤，表之则散，发之则祛，病斯痊矣。宁至盘纡，若不早治，由外内徂，侵经及络，脏腑壅沮，潜骨沦髓，邪毒固储，变成大病，难以骤驱，而至于危，而至于殂，伊谁之过？能无憾欤！感冒之邪，惟风最初，风行迅速，飘忽吹嘘，当风行止，便入身躯，由风挟寒，风寒是驱，乃风之寒，非风寒俱，故异伤寒，六经遍逾，脉兼浮紧争其候吁喁。由风挟热，风热是呼，乃风及热，非风热殊，故异中热，暑暍猝痡，脉兼浮数，其候龃龉。感冒之原，由卫气虚，元府不闭，腠理常疏，虚邪贼风，卫阳受摅，惟肺主气首先犯诸，心火相合，肝风并煦，以渐而入，因风疾驰，避风避箭，载在方书，正风且然，况戾风刳。感冒之症，未可尽拘，头痛身热，轻则或无，必恶风寒，肢体不舒，鼻流清涕，堵塞气粗，喘咳声重，涎沫有余，咽干口闭，自汗沾濡，此外因也，当用表除，素有痰热，窠囊若墟。太阳阳明，二经是居，风邪易入，招引而孚，风乘火势，火煽风枢，互相鼓动，病盛膈胠，此内因也，当用爬梳。（清·沈金鳌《幼科释谜·卷四》）

感冒，肺病也，元气虚而腠理疏也。（清·沈金鳌《杂病源流犀烛·卷十二》）

太阳中风，风伤卫，故恶风自汗，与寒证异。伤风，风为春病，咳嗽，鼻塞声重，风壅于肺也。（清·汪必昌《聊复集·卷二·医阶辨证》）

风为百病之长，六淫之首。四时之中，风之寒暖不同；八风之间，风之虚实有分。风之变病难言矣。四时不能谨护，至易感冒，其邪因由皮毛而入腠理，居于脉外之卫分，病名伤风。（清·杨凤庭《脾胃总论·伤风》）

太阳经在皮毛，感冒风寒，皮毛闭塞，荣卫之气郁不得宣，甚则内传胸膈，气聚于胃。（清·陆懋修《文十六卷·论嘉言温病属少阴之误》）

脾肺久虚，土不生金，而木寡于畏，不惟伤土而且犯肺。肺虚则表不固而感冒易，脾虚则痰渐升而咳嗽频。（清·孙采邻《竹亭医案·卷之六》）

感冒原因：本病由于冒寒、冒湿，体温不调，或垢污留积，有流行性者，曰流行性感冒。（民国·张拯滋《通俗内科学·呼吸器病》）

第三节 病 候

经言：春气温和，夏气暑热，秋气清凉，冬气冰寒，此则四时正气之序也。冬时严寒，万类深藏，君子固密，则不伤受于寒。夫触冒之者，乃为伤寒耳。其伤受于四时之气，皆能为病，而以伤寒为毒者，以其最为杀厉之气也。即病者，为伤寒。

夫伤寒病者，起自风寒，入于腠理，与精气交争，荣卫否隔，周行不通。病一日至二日，气在孔窍皮肤之间，故病者头痛恶寒，腰背强重，此邪气在表，洗浴发汗即愈。

中风伤寒之状，阳浮而阴弱。阳浮热自发，阴弱汗自出，啬啬恶寒，淅淅恶风，翕翕发热，鼻鸣干呕，此其候也。

伤寒一日，太阳受病，太阳者，膀胱之经也，为三阳之首，故先受病。其脉络受于腰脊，主受于头项。故得病一日，而头项背膊腰脊痛也。

此谓人触冒受于寒气而成病。冬时严寒，摄卫周密者，则寒不能伤人。若卒苦劳役，汗出触冒寒气，即发成病，谓之伤寒也。其轻者，微咳嗽鼻塞，啬啬小寒，翕翕微热，数日而歇。重者，头痛体疼，恶寒壮热。而膏腴之人，肌肤脆弱，虽不大触冒，其居处小有失宜，则易伤受于寒也。（隋·巢元方《诸病源候论·卷七》）

夫伤寒病者，起自风寒入于腠理，与精气分争，荣卫否隔，周行不通。病一日至二日，气在孔窍、皮肤之间，故病者头痛恶寒，腰背强重，此邪气在表，发汗则愈。（唐·孙思邈《备急千金要方·卷第九》）

答曰：发热恶寒，身体痛而脉浮者，表证也。浮者，阳也。其脉按之不足，举之有余。《素问》云：寸口脉浮而盛，曰病在外。寸口脉沉而紧，曰病在中。仲景云：脉浮者，病在表，可发汗。又曰：表有病者，脉当浮。（宋·朱肱《类证活人书·卷第三》）

春之温病，夏之热病，秋之疟及痢，冬之寒气及咳嗽，皆四时不正之气也，总名之曰伤寒。人之劳役辛苦者，触冒此四时风寒暑湿不正之气，遂成此疾。人之伤于寒也，热郁于内，浅则发早，为春温。若春不发，而重感于暑，则夏为热病。若夏不发，重感于湿，则秋变为疟痢。若秋不发，而重感于寒，则冬为伤寒。故伤寒之气最深，然而伤寒及湿热，但发必先发热恶寒，头项痛，腰脊强者，一日在太阳经故也。《内经》中虽言一日太阳者，传受常也。亦有太阳证至了不传者，止可汗之。（金·张从正《儒门事亲·卷一》）

感冒风与寒，鼻塞声音重，清涕忽长流，发表药堪用。（明·龚廷贤《云林神彀·卷三》）

小儿感冒，风寒鼻塞，痰嗽喘热，发表解厄。（明·龚廷贤《云林神彀·卷四》）

正伤寒者，大汗之，大下之。感冒暴寒者，微汗之，微下之。（明·龚廷贤《万病回春·卷二》）

感冒风寒俗名伤风。其证或头疼身热，轻者则否，鼻必塞，兼流清涕，必恶风寒，或声重，或声哑，甚者痰壅气喘咳嗽。（明·缪希雍《神农本草经疏·卷二》）

伤寒者，寒伤营血，脉浮而紧，头痛发热，无汗恶寒。伤风者，风伤卫气，脉浮而缓，头痛发热，有汗恶风。伤寒见风者，既伤于寒，复感风邪，恶寒不躁，其脉浮缓。伤风见寒者，既伤于风，复感寒邪，恶风烦躁，其脉浮紧。（明·李中梓《医宗必读·卷之五》）

吴氏曰：南方风气柔弱，伤于风寒，俗称感冒，乃受邪肤浅之名也。经曰：卑下之地，春气常存，故东南之民感风之症居多，而六经之症不显。其感也，由鼻而入，惟头痛发热而已。（明·李中梓《删补颐生微论·卷之四》）

轻者，咳嗽有痰，咽干声重，鼻燥作痒，或流清涕，腹胀额闷，口燥喉痛。重者，头痛项强，肢节烦疼，憎寒壮热。

外风所伤，鼻流清涕，咳嗽清痰，舌无胎膜。（清·李用粹《证治汇补·卷之一》）

伤寒另列一科，诚危剧大症，非熟读精通仲景书不能治之。兹特列六经大略以示初学。一日二日来在太阳，太阳分三症：上太阳者，中风是也，其症头痛，项强，洒洒恶寒，翕翕发热，鼻鸣，干呕，脉浮而缓，自汗，为风伤卫。仲景以桂枝汤解肌。中太阳者，伤寒是也，其症头痛，项强，身重痛，呕逆，脉浮紧而无汗，为寒伤营，仲景用麻黄汤以发汁。下太阳者，或中风症见伤寒脉，或伤寒症见中风脉，脉浮缓而无汗，脉浮紧而有汗，更加烦躁是也，为风寒两伤营卫也，仲景以大青龙汤两解。但麻黄、青龙二汤，用之或误，即变亡阳，仲景设真武汤为救法。

（清·杨凤庭《脾胃总论·伤寒》）

四时感冒客邪侵，寒热头疼嗽不禁，解散香苏饮微取汗，须知病浅匆求深。（清·陈念祖《医学实在易·卷之一》）

何谓太阳经症？曰头痛，项强，发热，恶寒是也。有虚邪、实邪之辨。（清·陈念祖《时方妙用·卷四》）

风者天之阳。经云：虚邪贼风，阳先受之，风邪伤卫，故腠理疏者，善病风。其症恶风有汗，脉浮头痛鼻塞声重，咳嗽痰多，或憎寒发热，惟其人卫气有疏密，感冒有浅深，故见症有轻重。（清·林珮琴《类证治裁·卷一》）

小儿伤风顿觉头痛鼻塞，呵欠喘急，身热脉浮者是也。（清·王锡鑫《幼科切要·伤风门》）

素受烟伤，与虚弱同体。凡有感冒，则郁热在胸，不爱吸烟。亦犹常人感冒，不爱吸水烟旱烟，同是肺窍塞也。盖瘾者，凡病连一二日不能吸烟，元气定不能支，或汗不止，或泻不止，或遗精。即是脱烟，但知治病，药皆不应。延至日久力乏，而吸不能入，医益棘手矣。（清·周学海《脉义简摩·卷六》）

恶寒，发热，热在三十八度以上，鼻孔闭塞，或流清涕，头痛，咯痰，咳嗽，咽喉痛楚，甚者或发谵语，声音嘶嗄，呼吸苦促。（民国·张拯滋《通俗内科学·呼吸器病》）

流行性感冒初起的症状是：咳嗽、鼻塞、声重。系“肺气窒塞不宣的征象”。（李聪甫《李聪甫医论·临证选》）

第四节　病证鉴别

此谓人触冒受于寒气而成病。冬时严寒，摄卫周密者，则寒不能伤人。若卒苦劳役，汗出触冒寒气，即发成病，谓之伤寒也。其轻者，微咳嗽鼻塞，啬啬小寒，吸吸微热，数日而歇。重者，头痛体疼，恶寒壮热。而膏腴之人，肌肤脆弱，虽不大触冒，其居处小有失宜，则易伤受于寒也。自有四时节内，忽有暴寒，伤于人成病者，亦名伤寒，谓之时行伤寒，非触冒所致，言此时通行此气，故为时行也。（隋·巢元方《诸病源候论·卷七》）

初有感冒等轻症，不可便认作伤寒妄治，西北二方，极寒肃杀之地，故外感甚多；东南二方，温和之地，外伤极少，杂病亦有六经所见之证，故世俗混而难别。（明·程充补校《丹溪心法·卷一》）

且脉缓而浮者，中风也。故啬啬恶风，淅淅恶寒，翕翕发热，仲景以桂枝对之。脉浮紧而涩者，伤寒也。故头痛发热，身疼腰痛，骨节疼痛，恶寒无汗而喘，仲景以麻黄对之。至于中风脉浮紧，伤寒脉浮缓，仲景皆以青龙对之。何也？予尝深究三旨，若证候与脉相对，无不应手而愈。何以言之？风伤卫，卫气也；寒伤荣，荣血也。荣行脉中，卫行脉外。风伤卫则风邪干阳，阳气不固，发越而为汗，是以自汗是表虚。故仲景用桂枝以发其邪，芍药以和其血。盖中风则病在脉之外，其病稍轻，虽同曰发汗，持解肌之药耳。故仲景于桂枝证云：令遍身漐漐微似有汗，不可如水淋漓，病必不除。是知中风不可大发汗，汗过则反动荣血，邪气乘虚袭之，故病不除也。寒伤荣则寒邪入阴血，而荣行脉中者也。寒邪居脉中，非特荣受病，邪自内作，则并与卫气犯之，久则浸淫及骨，是以汗不出而热，齿干而烦免。仲景以麻黄发其汗，又以桂枝辛甘助其发散，欲涤除内外之邪，荣卫之病耳。大抵二药皆发汗，以桂枝则发其卫之邪，麻黄并荣与卫治之，亦自有浅深也。何以验之？仲景桂枝第十九证云：病当自汗出者，此为荣气和。荣气和者外不谐，以卫气不共荣气谐和故尔。以荣行脉中，卫行脉外。复发其汗，荣卫和则愈，宜桂枝汤。又四十七证云：发热汗出，此为荣弱卫强，故使汗出。欲救邪风宜桂枝汤。是知中风汗出者，荣和而卫不和。又第一卷云：寸口脉浮而紧，浮则为风，紧则为寒，风则伤卫，寒则伤荣，荣卫俱病，骨节烦疼，当发其汗。是知伤寒浮紧者，荣卫俱病也。麻黄汤中并用桂枝，此仲景之言也。至于青龙，虽治伤风见寒脉，伤寒见风脉之病，然仲景又云：汗出恶风者，不可服之。服之厥逆，便有筋惕肉瞤之证，故青龙一证，尤难用药。须是形证谛当，然后可行。故王实夫证止用桂枝麻黄各半汤治之，盖慎之也。

疟状，作止有时，非若寒热往来，或疏或数，而作止无定时也。凡感冒之人，忽觉毛寒股栗，筋节拘挛，百骸鼓撼，呕不欲食，其寒不可御，未几复转而发热者，此即温疟，不必谓疟。脉自弦，或洪数，或紧实，或虚缓，或刮涩，皆为疟状，但以外证别之。

凡产后发热，头痛身疼，不可便作感冒治之，此等多是血虚，或败血作梗，宜以平和之剂与服令必效。

然真正伤寒，与感冒伤寒，及似伤寒而非伤寒者，何以辨之？

盖寒者，冬月严凝肃杀之气也，故自霜降以后，春分以前，皆属冬令，必此时感寒而即发者，为正伤寒；至春分后发者，名曰温病；冬伤于寒，春亦不病，至夏而后发者，名曰热病。夫温热二病，既皆得之冬月所伤之寒，宜亦以伤寒名也，而反曰温病热病者，何耶？盖所伤之寒，虽在于冬，而谅其所伤者，必不甚重，故不即发而延于春夏也。春气温，夏气热，则时令之气已甚，而冬月之气无权，所伤之寒，反从春夏而变为温热，故以温热名也。（明·王肯堂《医镜·卷之一》）

今考楼英、孙一奎二家立法，分析最善，乃明乎冒、伤、中三者，权轻重而用药。其重者即太阳病头项痛、腰脊强，治以桂枝汤，谓之伤风。其轻者，四时皆有，为感冒，即冒风也，治以九味羌活汤加柴胡，为各经活套法也。其极重者，即三阴中寒症及六经卒中症，治以辛热温中法也。（明·王肯堂《灵兰要览·卷上》）

感冒是暴感非时寒气，始病虽发热，一二日内必不作烦渴，人迎之脉必弦盛倍于气口也。

有感冒非时暴寒认作正伤寒者。冬月寒水主令，故正伤寒中风必先太阳，若感非时风寒，春多兼足少阳而寒热，秋多兼手太阴而咳嗽，若暴寒势甚，亦必伤足太阳为多。盖肾本寒水之经，同气相感也。（清·张璐《伤寒绪论·卷上》）

六气袭人，深者为中，其次为伤，轻则为感冒。今人外有头痛，发热恶寒，内有吐痰，咳嗽，气汹情状，此感冒微兼伤中者也。（清·黄燕台《目经大成·卷之三》）

如感冒病，宜审经以发散。（清·陈念祖《神农本草经读·卷四》）

譬如恶寒发热，得之感冒，明是外合之邪，已得浮数之脉，而气口又紧盛，明为食所伤，病者又倦怠，脉重按俱有空豁意，而胸膈痞满，间引两胁，其脉轻取又似乎弦，此平昔多怒，肝邪之所为也。（清·沈金鳌《伤寒论纲目·卷首》）

而疫与伤寒异同处，更有当辨者。伤寒必有感冒之因，恶风恶寒，身疼头痛，发热，无汗。脉浮紧为伤寒，有汗脉浮数为中风。若瘟疫，无感冒之因，始觉凛凛，后但热不恶寒，虽饥饱劳役，焦思怒郁，皆能触发其邪，然无所触而自发者居多。伤寒药一汗即解，疫发散虽汗不解。伤寒不缠染，疫则缠染他人。伤寒邪从毛窍入，疫邪从口鼻入。伤寒感而即病，疫感而后发。伤寒汗解在前，疫汗解在后，伤寒可使立汗，疫必俟其内溃，方自汗、盗汗、战汗。伤寒不易发斑，疫多发斑。伤寒邪感在经，以经传经，疫邪感在内，邪溢于经，经不自传。伤寒感发甚暴，疫却有淹缠几日，渐加重，或忽加重。伤寒初起，必先发表，疫初起，必先疏利。此皆其异焉者也。而亦有其同焉者，皆能传胃，故必皆用承气导邪而出，故始异而终同也。伤寒之邪自外传内，原无根蒂，惟传法有进无退，故下之皆愈。疫之邪始匿膜原，根深蒂固，时发与营卫交并，客邪由经之处，营卫无不被伤，故曰溃，不溃则不能传，不传则邪不出，不出则病不愈。乃疫下后，或有不愈者，何也？盖疫邪多表里分传，因有一半向外，邪传留于肌肉，一半向里，邪传留于胃。惟传胃故里气结，里结，表气亦不通，于是肌肉之表，不即达肌表，下后里气通，表气亦顺。向郁肌肉者，或斑或汗，然后可谋治。伤寒下后无此法。虽曰终同，实不同也。至伤寒似阴者，伤寒与疫皆有之。若阴症似阳，惟正伤寒为然，疫必无此症。夫阳似阴，虽外寒而内必热，故小便必赤涩。若阴似阳，格阳之症也，上热下寒，故小便清白。但以小便清白为据，万不失一，此又宜辨也。凡四损不可治，大劳、大欲、大病、久病后，此四者，气血俱虚，阴阳并竭，正气先亏，邪气自陷者是也。（清·沈金鳌《杂病源流犀烛·卷二十》）

细考宋元以来诸名家，皆不知温病、伤寒之辨。如庞安常之《卒病论》，朱肱之《活人书》，韩祗和之《微旨》，王实之《证治》，刘守真之《伤寒医鉴》《伤寒直格》，张子和之《伤寒心镜》等书，非以治伤寒之法治温病，即将温暑认作伤寒，而疑麻桂之法不可用，遂别立防风通圣、双解通圣、九味羌活等汤，甚至于辛温药中加苦寒，王安道《溯洄集》中辩之最详，兹不再辩。论温病之最详者，莫过张景岳、吴又可、喻嘉言三家。时医所宗者，三家为多，请略陈之！按张景岳、喻嘉言皆著讲寒字，并未理会本文上有“故曰”二字，上文有“重阴必阳，重阳必阴”二句。张氏立论出方，悉与伤寒混，谓温病即伤寒，袭前人之旧，全无实得，固无足论。喻氏立论，虽有分析，中篇亦混入伤寒少阴、厥阴证，出方亦不能外辛温发表、辛热温里，危害实甚。以苦心力学之士，尚不免智者千虑之失，尚何怪后人之无从取法，随手杀人哉！甚矣，学问之难也！吴又可实能识得寒温二字，所见之证，实无取乎辛温、辛热、甘温，又不明伏气为病之理，以为何者为即病之伤寒，何者为不即病待春而发之温病，遂直断温热之原非风寒所中，不责己之不明，反责经言之谬。瑭推原三子之偏，各自有说：张氏混引经文，将论伤寒之文，引证温热，以伤寒化热之后，经亦称热病故也，张氏不能分析，遂将温病认作伤寒。喻氏立论，开口言春温，当初春之际，所见之病，多有寒证，遂将伤寒认作温病。吴氏当崇祯凶荒兵火之际，满眼温疫，遂直辟经文“冬伤于寒，春必病温”之文。盖皆各执己见，不能融会贯通也。瑭按：伏气为病，如春温、冬咳、温疟，《内经》已明言之矣。亦有不因伏气，乃司天时令现行之气，如前列“六元正纪”所云是也。此二者，皆理数之常者也。更有非其时而有其气，如又可所云戾气，间亦有之，乃其变也。惟在司命者善察其常变而补救之。

《刺志论》曰：气盛身寒，得之伤寒；气虚身热，得之伤暑。

此伤寒暑之辨也。经语分明如此，奈何世人悉以治寒法治温暑哉！（清·吴瑭《温病条辨·卷首》）

太阳中风，其状头项强，腰脊疼，发热，自汗，恶风，脉浮缓。伤风之状，头痛，身热，咳嗽，鼻塞，声音重，涕唾稠黏，脉洪大。风温之状，身灼热，自汗，鼻鼾，身重多眠，语言难出。春温之状，先热后寒，作止有时，脉紧涩。大头瘟之状，头面焮肿而赤痛，憎寒壮热，脉阳濡弱阴弦紧。感冒风寒，其状如太阳症，头项腰脊痛，恶寒无汗。（清·汪必昌《聊复集·卷二·医阶辨证》）

吴又可曰：伤寒必有感冒之因，然后头疼身痛，发热恶寒；时疫原无感冒之因，忽觉凛凛，以后但恶热，不恶寒。伤寒不传染，时疫多传染；伤寒邪从毛窍入，时疫邪从口鼻入；伤寒感而即发，时疫感久乃发。伤寒投剂，一汗而解；时疫发散，有汗不解；伤寒汗解在前，时疫汗解在后；伤寒投剂，可使立汗：时疫俟其内溃，乃得自汗战汗。（清·林珮琴《类证治裁·卷一》）

产后感冒，不可轻汗，如头痛发热脉浮，伤风也，香苏饮加芎、归、姜、葱轻解之。（清·林珮琴《类证治裁·卷八》）

凡风寒感冒重者，毛孔如粟状，额青足冷，身热无汗，至六七日或十余日尚不见点，有外症咳嗽，鼻流清涕，眼胞微肿，决定是疹，不可妄治，宜先用麻黄汤发散，则疹自出矣。（清·沈望桥《经验麻科·前后治疹总论》）

铁樵按：外感而咳，即流行感冒，共有三种。其一即伤风。咳嗽鼻塞，喉痒多痰，多涕声重。一候之后，喉痒缓，痰稠咳少，渐自愈。其二为风温症。初起与伤风略同，三数日后，则发热、鼻塞、喉痒之外，更见舌绛唇干，头痛骨楚、形寒。旋形寒罢，而热壮咳转杀，是咳嗽不啻为此种热病之前驱症。其三，发热与咳俱来，愈咳愈剧，至于气急鼻扇，无论童稚成人皆见此症状，即今西医所谓急性肺炎。治之不得当，可以致命。其主要在咳，而热反为副症。此中稍有曲折，再分别说明之。伤风咳嗽，诚不足为病。然当初起时，与风温及急性肺炎殆无甚分别。此种病与气候极有关系，苟非骤寒骤暖，则无有此病。又与肺气之强弱亦极有关系，例如向来锻炼体魄，肺宽量者，虽天时有非常寒暖，患伤风者什九，肺强之人，亦决不咳嗽。反是，若向来有肝胃病、脾肾病者，但衣被小小不谨，便尔伤风。然则外感为病，仍关内因，未可截然分说。（民国·恽树珏《风劳鼓病论·卷二》）

第五节 治则治法

黄帝问曰，今夫热病者，皆伤寒之类也……帝曰：治之奈何？岐伯曰：其未满三日者，可汗而已。（《素问·热论》）

华佗曰：夫伤寒始得，一日在皮，当摩膏火灸之即愈。若不解，二日在肤，可依法针，服解肌散发汗，汗出即愈。（唐·孙思邈《备急千金要方·卷第九》）

伤寒初一日至二日，病在皮肤，名为在表。表者阳也，法宜发汗。今发汗而不解者，此是阳不受病。阳受病者，其人身体疼痛，发热而恶寒，敕啬拘急，脉洪大者，有此证候，则为病在表，发汗则愈。若但烦热，不恶寒，身不疼痛，此为表不受病，故虽强发其汗，而不能解也。（隋·巢元方《诸病源候论·卷七》）

仲景云：脉浮者，病在表，可发汗。……表证者，恶寒是也。恶寒者，表之虚，此属太阳，宜汗之。然伤寒发表，须当心发汗，亦自不同。（宋·朱肱《类证活人书·卷第三》）

设伤寒冒风，头痛身热，三日内用双解散及嚏药解表出汗，皆轻剂之云尔。（金·张从正《儒门事亲·卷一》）

感冒风寒咳嗽者，行痰开腠理。（明·楼英《医学纲目·卷之二十六》）

伤风属肺者多，宜辛温或辛凉之剂散之。（明·程充补校《丹溪心法·卷一》）

凡头痛项强，肢节腰背俱强，身疼拘急恶寒，翕翕发热，汗不出，脉浮数浮紧，皆属表证，可汗。（明·徐春甫《古今医统大全·卷之十三》）

无汗恶寒，脉浮紧，得自伤寒，法从麻黄。（明·孙一奎《赤水玄珠·第七卷》）

新者，偶感风寒，鼻塞声重，流涕喷嚏，宜以风寒治之，九味羌活汤、参苏饮、消风百解散。久则略感风寒，鼻塞等症便发，乃肺伏火邪，郁甚则喜热恶寒，故略感冒，而内火便发，宜清金降火，兼通气之剂，凉膈散加荆芥、白芷，或川芎石膏散。

外感表邪传里，里实不受则气逆上，详见伤寒。寻常感冒，风寒相干，肺胀逆而喘者，随时令祛散。（明·李梴《医学入门·卷之四》）

如因感冒得之者，必洒洒恶寒，鼻流清涕，或鼻塞，宜发散。（明·万全《幼科发挥·卷之下》）

四时感冒风寒者，宜表解也。

四时感冒，一切咳嗽发热吐痰者，宜发散风邪也。（明·龚廷贤《万病回春·卷之二》）

感冒风与寒，鼻塞声音重，清涕忽长流，发表药堪用。（明·龚廷贤《云林神彀·卷三》）

张仲景论伤寒、伤风，此外感也。因风寒之邪感于外，自表入里，故宜发表以解散之，此麻黄、桂枝之义也。以其感于冬春之时，寒冷之月，即时发病，故谓之伤寒。而药用辛热以胜寒。若时非寒冷，则药当有变矣。如春温之月，则当变以辛凉之药，如夏暑之月，则当变以甘苦寒之药。（明·王肯堂《证治准绳·杂病》）

感冒风寒俗名伤风。【宜】发散，辛甘，温。川芎、细辛、藁本、防风、甘草、荆芥、白芷、前胡、桑白皮、桔梗、紫苏、薄荷、杏仁、石膏。（清·缪希雍《神农本草经疏·卷二》）

统旨曰：伤风多属于肺，肺主皮毛故也。咳嗽声重，喷嚏鼻塞，此感冒之轻者，当微解之。其稍重，亦头疼发热，恶风憎寒，即宜发散。（明·武之望《济阳纲目·卷六》）

大抵治非时感冒，止宜辛平解散，如参苏饮，芎苏散，香苏散，神术汤，皆可选用。

新产感冒发热，大为危候，然有产时伤力，或去血过多，或恶露不行，或早起劳动，或饮食停滞，及蒸乳一切发热，不可误认外感，妄施汗剂，以其气血大亏，百病乘虚而入，即使更受风寒，亦宜调理气血为主。（清·张璐《伤寒绪论·卷上》）

凡夹食伤寒感冒与表药同用，皆无妨碍。（清·张璐《本经逢原·卷三》）

至若夏秋阴虚感冒，莫如葱白香豉汤最宜。

感冒。大抵治非时感冒，止宜辛平解散，如参苏饮、芎苏散、香苏散、神术汤，皆可选用。（清·张璐《伤寒绪论·卷上》）

有汗当实表，无汗当疏邪，内热当清火。实表不可大补，疏邪不可太峻，清火不可太凉。

若肺虚伤风者，先与祛邪，遂即养正，先后缓急，不可偏废。

伤风症，腠理疏泄，但宜轻扬之剂彻越其邪。不可与伤寒家大汗之药，恐蹈亡阳之戒。

久虚宜补如虚人伤风，屡感屡发，形气病气俱虚者，又当补中，而佐以和解。倘专泥发散，恐脾气益虚，腠理益疏，邪乘虚入，病反增剧也。（清·李用粹《证治汇补·卷之一》）

凡感风寒，流清涕及寒噤、喷嚏等症，只宜茹素避风，好自调理，不可轻服散风之药。（明·黄承昊《折肱漫录·医药篇二》）

又有感冒伤风之表症，鼻塞声重，咳嗽脉浮，邪多肺受，实则解表；虚兼实卫，有火者外发，内邪夹食者兼消导，痰多者兼清痰，则邪气解正气伸矣。（清·李菩《杂症要略·卷之一》）

伤寒初感，始于太阳，故以发汗为先，汗出则愈。

伤寒即发于冬寒之时，寒邪在表，开其腠理，非辛温不能散之，此麻黄桂枝等剂所以必用也。（清·汪昂《医方集解》）

春感冒风寒，咳嗽面白，流清涕，人谓感外邪，肺先受之，谁知脾肺气虚，外邪乘乎。肺主皮毛，邪从皮毛入，必先伤肺，然肺不自伤，邪实无可乘，是邪入乃肺召也，祛邪可不亟补肺乎？惟补肺必先补气。肺主气，气旺则肺旺，邪自衰。然不升提，则气陷不升。故补气祛邪，不若提气祛邪更胜。用补中益气汤加味。（清·陈士铎《辨证奇闻·卷五·春温》）

如伤寒初起，邪在太阳，则用麻黄、桂枝、青龙等汤。（清·叶桂《临证指南医案·凡例》）

盖伤寒外受之寒，必先从汗解，辛温散邪是已。

深秋入冬，暴冷折阳，外感发热，头痛身痛，呕恶，必从太阳。若渴能饮水者，里热见症，即非纯以表散。伤寒每以风伤卫用桂枝法，寒伤营用麻黄法。小儿肌疏易汗，难任麻、桂辛温。表邪太阳治用，轻则紫苏、防风一二味，身痛用羌活，然不过一剂。伤风症亦肺病为多，前、杏、枳、桔之属，辛胜即是汗药，其葱豉汤，乃通用要方。（清·叶桂《临证指南医案·卷十》）

温邪上受，首先犯肺，逆传心包。肺主气属卫，心主血属营。辨营卫气血虽与伤寒同，若论治法，则与伤寒大异。盖伤寒之邪，留恋在表，然后化热入里。温邪则热变最速，未传心包，邪尚在肺。肺主气，其合皮毛，故云在表。在表初用辛凉轻剂，挟风则加入薄荷、牛蒡之属，挟湿加芦根、滑石之流。或透风于热外，或渗湿于热下，不与热相抟，势必孤矣。

在卫汗之可也辛凉开肺便是汗剂，非如伤寒之用麻桂辛温也。（清·叶桂《温热论》）

李梴曰：表病属太阳，凡见头疼发热恶寒，清便自调，腰项脊强，脉浮紧者，即是表症，不拘日数多少，便宜解表，不宜下渗。有汗为表虚，宜解肌（解肌是轻剂）；无汗为表实，宜发汗（发汗是重剂）。但发汗亦有轻重，古谓春夏宜汗者，借天时而喻阳邪在外也，其实春月阳气尚微，秋月阳气欲敛，俱不可大汗。夏月天气热，元府开，不必大汗。冬月阳气伏藏，感冒轻者，尤不宜汗。惟伤寒重者，时令严密，皮毛坚致，非大汗无由得散，不得已而从权也。至于阴症，但厥无汗者，妄汗动经则死。或有表邪，辛热微汗以散之可也。（清·沈金鳌《伤寒论纲目·卷首总论》）

李梴曰：伤风则流涕鼻塞声重。伤风症，属肺者多，宜辛温辛凉散之。（清·沈金鳌《幼科释谜·卷四》）

风为百病之长，六淫之首。四时之中，风之寒暖不同；八风之间，风之虚实有分。风之变病难言矣。四时不能谨护，至易感冒，其邪因由皮毛而入腠理，居于脉外之卫分，病名伤风。重者洒洒恶寒，翕翕发热，鼻塞，干呕，自汗，头痛，目眩，脉浮缓，即《伤寒》太阳之中风症也，仲景桂枝汤解肌。（清·杨凤庭《脾胃总论·伤风》）

感冒之治，四时难诬，春夏辛凉，升麻柴胡，荆防羌葛，取效须臾。秋冬辛温，桂枳参苏，二胡二活，其要也夫，内治苦甘，升散同符，冲和通圣，二方是图，临时消息，以意菑畬，庶几疢疾，如草加锄，所触斯解，所罩亦纾。

感冒之初，内有饮食，外有风寒，法宜理中而兼发表。（清·黄元御《素灵微蕴·卷三》）

四时感冒客邪侵，寒热头疼嗽不禁，解散香苏饮微取汗，须知病浅勿求深。（清·陈念祖《医学实在易·卷之一）

感冒风寒，即三时伤寒也。在春分前得者，仍与正伤寒同治，阴寒已退，而有太阳病，则宜以风治。（清·汪必昌《聊复集·卷二·医阶辨证）

风者天之阳。经云：虚邪贼风，阳先受之，风邪伤卫，故腠理疏者，善病风。其症恶风有汗，脉浮头痛鼻塞声重，咳嗽痰多，或憎寒发热，惟其人卫气有疏密，感冒有浅深，故见症有轻重，治法不宜表散太过，不宜补益太早，须察虚实，审轻重，辨寒热，顺时令。经云：风淫所胜，平以辛凉，佐以苦甘。凡体实者，春夏治以辛凉，秋冬治以辛温，解其肌表，风从汗散。体虚者，固其卫气，兼解风邪，恐专行发散，汗多亡阳也。如初起风兼寒，宜辛温发表，郁久成热，又宜辛凉疏解，忌初用寒凉，致外邪不得疏散，郁热不得发越，重伤肺气也。（清·林珮琴《类证治裁·卷一》）

感冒风寒，俗名伤风……宜发散，辛甘、温。（清·陈澈《药症忌宜》）

感冒外邪，形寒身热，头痛胸闷，咳嗽泛恶，脉来浮滑，先与疏邪化痰。（民国·丁泽周《诊方辑要·内科》）

叶氏谓："此证初因发热、喘嗽，首用辛凉清肃上焦，如薄荷、连翘、牛蒡子、象贝、桑叶、沙参、栀皮、姜皮、花粉……"又谓：脉浮无汗，原可表散，春令温舒，辛温宜少，用阳经表药，最忌混乱。至若身热，咳嗽有痰之症，只宜肺药清解，泻白散（桑白皮、地骨皮、甘草）加前胡、牛蒡子、薄荷之属。（李聪甫《李聪甫医论·临证选述》）

第六节　方　　药

一、内科

太阳中风，阳浮而阴弱。阳浮者，热自发；阴弱者，汗自出。啬啬恶寒，淅淅恶风，翕翕发热，鼻鸣干呕者，桂枝汤主之。

桂枝汤方：

桂枝三两去皮、芍药三两、甘草二两炙、生姜三两切、大枣十二枚擘。

上五味，㕮咀三味，以水七升，微火煮取三升，去滓，适寒温，服一升。服已须臾，啜热稀粥一升余，以助药力，温服令一时许，遍身漐漐微似有汗者益佳；不可令如水流漓，病必不除。

若一服汗出病差，停后服，不必尽剂；若不汗，更服，依前法；又不汗，后服小促其间，半日许令三服尽。若病重者，一日一夜服，周时观之，服一剂尽，病证犹在者，更作服；若汗不出，乃服至二三剂。禁生冷、粘滑、肉面、五辛、酒酪、臭恶等物。

太阳病，头痛，发热，汗出，恶风，桂枝汤主之。

太阳病，下之后，其气上冲者，可与桂枝汤，方用前法；若不上冲者，不得与之。

太阳病，初服桂枝汤，反烦，不解者，先刺风池、风府，却与桂枝汤则愈。

太阳病，项背强几几，反汗出恶风者，桂枝加葛根汤主之。

桂枝加葛根汤方：

葛根四两、麻黄三两去节、芍药二两、生姜三两切、甘草二两炙、大枣十二枚擘、桂枝二两去皮。

上七味，以水一斗，先煮麻黄、葛根，减二升，去上沫，内诸药，煮取三升，去滓，温服一升。覆取微似汗，不须啜粥，余如桂枝法将息及禁忌。（汉·张机《伤寒论·卷第二·辨太阳病脉证并治上第五》）

病常自汗出者，此为荣气和。荣气和者，外不谐，以卫气不共荣气谐和故尔。以荣行脉中，卫行脉外。复发其汗，荣卫和则愈。宜桂枝汤。

太阳病，先发汗不解，而复下之，脉浮者不愈。浮为在外，而反下之，故令不愈。今脉浮，故在外，当须解外则愈，宜桂枝汤。

伤寒不大便六七日，头痛有热者，与承气汤；其小便清者，知不在里，仍在表也，当须发汗；若头痛者必衄。宜桂枝汤。

太阳病，头痛，发热，身疼，腰痛，骨节疼痛，恶风，无汗而喘者，麻黄汤主之。

麻黄汤方：

麻黄三两去节、桂枝二两去皮、甘草一两炙、杏仁七十个去皮尖。

上四味，以水九升，先煮麻黄，减二升，去上沫，内诸药，煮取二升半，去滓，温服八合，覆，取微似汗，不须啜粥，余如桂枝法将息。

若一服汗出病差，停后服，不必尽剂；若不汗，更服，依前法；又不汗，后服小促其间，半日许令三服尽。若病重者，一日一夜服，周时观之，服一剂尽，病证犹在者，更作服；若汗不出，乃服至二、三剂。禁生冷、粘滑、肉面、五辛、酒酪、臭恶等物。

太阳病，脉浮紧、无汗、发热、身疼痛，八九日不解，表证仍在，此当发其汗。服药已微除，其人发烦目瞑，剧者必衄，衄乃解。所以然者，阳气重故也。麻黄汤主之。

伤寒脉浮紧，不发汗，因致衄者，麻黄汤主之。（汉·张机《伤寒论·卷第三·辨太阳病脉证并治中第六》）

脉浮者，病在表，可发汗，宜麻黄汤。（汉·张机《伤寒论·卷第四·辨太阳病脉证并治下第七》）

太阳病，项背强几几，无汗恶风，葛根汤主之。

葛根汤方：

葛根四两、麻黄三两去节、桂枝二两去皮、生姜三两切、甘草二两炙、芍药二两、大枣十二枚擘。

上七味，以水一斗，先煮麻黄、葛根，减二升，去白沫，内诸药，煮取三升，去滓，温服一升，覆，取微似汗。余如桂枝法，将息及禁忌，诸汤皆仿此。

若一服汗出病差，停后服，不必尽剂；若不汗，更服，依前法；又不汗，后服小促其间，半日许令三服尽。若病重者，一日一夜服，周时观之，服一剂尽，病证犹在者，更作服；若汗不出，乃服至二、三剂。禁生冷、粘滑、肉面、五辛、酒酪、臭恶等物。（汉·张机《伤寒论·卷第三·辨太阳病脉证并治中第六》）

太阳病，发热恶寒，热多寒少，脉微弱者，此无阳也。不可发汗，宜桂枝二越婢一汤。

桂枝二越婢一汤方：

桂枝去皮、芍药、麻黄、甘草各十八铢炙，大枣四枚擘，生姜一两二铢切，石膏二十四铢碎，绵裹。

上七味，以水五升，煮麻黄一二沸，去上沫，内诸药，煮取二升，去滓，温服一升。本云当裁为越婢汤、桂枝汤合之，饮一升。今合为一方，桂枝汤二分、越婢汤一分。（汉·张机《伤寒论·卷第二·辨太阳病脉证并治上第五》）

太阳中风，脉浮紧、发热、恶寒、身疼痛、不汗出而烦躁者，大青龙汤主之；若脉微弱，汗出恶风者，不可服之。服之则厥逆、筋惕肉瞤，此为逆也。

大青龙汤方：

麻黄六两去节、桂枝二两去皮、甘草二两炙、杏仁四十枚去皮尖、生姜三两切、大枣十枚擘、石膏如鸡子大碎。

上七味，以水九升，先煮麻黄，减二升；去上沫，内诸药，煮取三升，去滓，温服一升，取微似汗。汗出多者，温粉粉之。一服汗者，停后服；若复服，汗多亡阳，遂（一作逆）虚，恶风、烦躁、不得眠也。

伤寒，脉浮缓，身不疼，但重，乍有轻时，无少阴证者，大青龙汤发之。

伤寒表不解，心下有水气，干呕发热而咳，或渴，或利，或噎，或小便不利，少腹满，或喘者，小青龙汤主之。

小青龙汤方：

麻黄去节、芍药、细辛、干姜、甘草炙，桂枝各三两去皮、五味子半升、半夏半升洗。

上八味，以水一斗，先煮麻黄减二升，去上沫，内诸药，煮取三升，去滓，温服一升。若渴，去半夏，加栝楼根三两；若微利，去麻黄，加荛花，如一鸡子，熬令赤色；若噎者，去麻黄，加附子一枚，炮；若小便不利、少腹满者，去麻黄，加茯苓四两；若喘，去麻黄，加杏仁半升，去皮尖。

太阳病，下之微喘者，表未解故也，桂枝加厚朴杏子汤主之。

桂枝加厚朴杏子汤方：

桂枝三两去皮、甘草二两炙、生姜三两切、芍药三两、大枣十二枚擘、厚朴二两炙去皮、杏仁五十枚去皮尖。

上七味，以水七升，微火煮取三升，去滓，温服一升，覆，取微似汗。（汉·张机《伤寒论·卷第三·辨太阳病脉证并治中第六》）

脉但浮，无余证者，与麻黄汤。若不尿，腹满加哕者，不治。（汉·张机《伤寒论·卷第五·辨阳明病脉证并治第八》）

《诏书》发汗白薇散，治伤寒二日不解方。

白薇二两，麻黄七分去节，杏仁去皮尖熬、贝母各三分。

上四味捣散，酒服方寸匕。厚覆卧，汗出愈。

鸡子汤，治发汗后，二三曰不解，头痛肉热方。

麻黄一两去节，甘草一分炙。

上二味切，以水二升，扣鸡子白令置水内，和合令匀，内药复搅令和，上火煎之，勿动，煎至一升。适寒温顿服之。盖覆汗出，粉抟之，有效。忌海藻、菘菜。（南北朝·陈延之《小品方·卷第六》）

治少小中风，脉浮发热，自汗出，项强，鼻鸣干呕，**桂枝汤方**：

桂心一两、甘草一两、芍药一两、大枣四枚、生姜一两。

上五味，㕮咀三物，以水三升，煮取一升，分三服。此方与伤寒篇中方相重。

治少小伤寒，发热咳嗽，头面热者，**麻黄汤方**：

麻黄、生姜、黄芩各一两，甘草、石膏、芍药各半两，杏仁十枚、桂心半两。

上八味，㕮咀，以水四升，煮取一升半，分二服，儿若小，以意减之。（唐·孙思邈《备急千金要方·卷第五上》）

治伤寒，头痛项强，四肢烦疼，**青膏方**：

当归、芎䓖、蜀椒、白芷、吴茱萸、附子、乌头、莽草各三两。

上八味，㕮咀，以醇苦酒渍之再宿，以猪脂四斤，煎令药色黄，绞去滓。以温酒服枣核大三枚，日三服，取汗，不知稍增。可服可摩，如初得伤寒一日，苦头痛背强，宜摩之佳。

治伤寒敕色，头痛项强，贼风走风，**黄膏方**：

大黄、附子、细辛、干姜、蜀椒、桂心各半两，巴豆五十枚。

上七味，㕮咀，以醇苦酒渍一宿，以腊月猪脂一斤煎之，调适其火，三上三下药成。伤寒赤色发热，酒服梧子大一枚，又以火摩身数百过。兼治贼风绝良。风走肌肤，追风所在摩之，神效。千金不传，此赵泉方也。

度瘴发汗青散　治伤寒敕色，恶寒发热，头痛项强，**体疼方**：

麻黄二两半，桔梗、细辛、吴茱萸、防风、白术各一两，乌头、干姜、蜀椒、桂心各一两六铢。

上十味，治下筛。温酒服方寸匕，温覆取汗，汗出止。若不得汗，汗少不解，复服如法。若得汗足，如故头痛发热，此为内实，当服驶豉丸，若翟氏丸。如得便头重者，可以二大豆许，纳鼻孔中，觉燥，涕出，一日可三四度，必愈。兼辟时行病。

赤散　治伤寒，头痛项强，身热，腰脊痛，往来有时方：

干姜、防风、沙参、细辛、白术、人参、蜀椒、麻黄、黄芩、代赭、桔梗、吴茱萸各一两，附子二两。

例曰：大法春夏宜发汗。凡发汗，欲令手足皆周至，漐漐然一时间许益佳，但不可令如水流漓霡霂耳。若病不解，当更重发汗。汗出多则亡阳，阳虚不可重发汗也。凡服汤药发汗，中病便止，不必尽剂也。凡云可发汗无汤者，丸散亦可用，要以汗出为解，然不及汤随证良验。凡病无故自汗出，复发其汗愈，卫复和故也。

夫脉浮者病在外，可发汗，宜桂枝汤。

夫阳脉浮大而数者，亦可发汗，为宜桂枝汤。

病常自汗出者，此为荣气和，荣气和而外不解，此为卫气不和也。荣行脉中，卫行脉外，复发其汗，卫和则愈，宜桂枝汤。

病人脏无他病，时时发热、自汗出，而不愈者，此卫气不和故也，先其时发汗则愈，宜桂枝汤。

太阳病发热汗出者，此为荣弱卫强，故令汗出，欲救邪风，宜桂枝汤。

太阳病，头痛发热，汗出，恶风寒，宜桂枝汤。

太阳病，外证未解者，不可下，宜桂枝汤。

太阳病，先发其汗，不解而下之，其脉浮者不愈，浮为在外而后下之，故令不愈。今脉浮，故在外，当须解其表则愈，宜桂枝汤。

桂枝汤 治中风，其脉阳浮而阴弱，阳浮者热自发，阴弱者汗自出，濇濇恶风，淅淅恶寒，噏噏发热，鼻鸣干呕方。

桂枝、芍药、生姜各三两，甘草二两，大枣十二枚。

上五味，㕮咀三物，切姜、擘枣，以水七升，煮枣令烂，去滓，乃纳诸药，水少者益之，煮令微沸，得三升，去滓。服一升，日三，小儿以意减之。初服少多便得汗出者，小阔其间；不得汗者，小促其间，令药势相及。汗出，自护如法，特须避风。病若重，宜夜服。若服一剂不解，疾证不变者，当复服之。至有不肯汗出，服两三剂乃愈。服此药食顷，饮热粥以助药力。

治伤寒头及腰痛，身体骨节疼，发热恶寒，不汗而喘，麻黄汤方。

麻黄三两，桂心、甘草各一两，杏仁七十枚喘不甚，用五十枚。

上四味，㕮咀，以水九升煮麻黄，减二升，去沫，纳诸药，煮取二升半，绞去滓。服八合，覆令汗。

大青龙汤 治中风伤寒，脉浮紧，发热恶寒，身体疼痛，汗不出而烦躁方。

麻黄六两，桂心、甘草各二两，石膏如鸡子一枚碎，生姜三两，杏仁四十枚，大枣十二枚。

上七味，㕮咀，以水九升煮麻黄，去沫，乃纳诸药，煮取三升。分服一升，厚覆，当大汗出，温粉粉之即止，不可再服。服之则筋惕肉瞤，此为逆也。不汗乃再服。

阴旦汤治伤寒，肢节疼痛，内寒外热，虚烦方。

芍药、甘草各二两，干姜、黄芩各三两，桂心四两，大枣十五枚。

上六味，㕮咀，以水一斗，煮取五升，去滓。温服一升，日三夜再，覆令小汗。

阳旦汤 治伤寒中风，脉浮，发热往来，汗出恶风，头项强，鼻鸣干呕，桂枝汤主之，随病加减如下。

以泉水一斗，煮取四升，分服一升，日三。自汗者，去桂枝，加附子一枚；渴者，去桂，加栝楼根三两；利者，去芍药、桂，加干姜三累、附子一枚炮；心下悸者，去芍药，加茯苓四两；虚劳里急，正阳旦主之，煎得二升，纳胶饴半斤，为再服；若脉浮紧，发热者，不可与之。

六物解肌汤 治伤寒发热，身体疼痛方。

葛根四两，茯苓三两，麻黄、牡蛎、生姜各二两，甘草一两。

上六味，㕮咀，以水八升，煮取三升。分三服，再服后得汗，汗通即止。《古今录验》无生姜、甘草。

解肌汤 治伤寒温病方。

葛根四两，麻黄一两，黄芩、芍药、甘草各二两，大枣十二枚。

上六味，㕮咀，水一斗，煮取三升。饮一升，日三服。三四日不解，脉浮者，宜重服发汗；脉沉实者，宜以驶豉丸下之。《延年秘录》有桂心一两。

神丹丸治伤寒敕濇，恶寒发热，体疼者方。

附子、乌头各四两，人参、茯苓、半夏各五两，朱砂一两。

上六味，末之，蜜丸，以真丹为色。先食服如大豆二丸，生姜汤下，日三，须臾，进热粥二升许，重覆，汗出止。若不得汗，汗少不解，复服如前法。若得汗足，应解而不解者，当服桂枝汤。此药多毒，热者令饮水，寒者温饮解之。

伤寒已解半日许，复心烦热，其脉浮数者，可更发汗，宜桂枝汤。

服桂枝汤大汗后，脉洪大者，与桂枝汤。若形如疟，一日再发，汗出便解者，属桂枝二麻黄一汤方。（唐·孙思邈《备急千金要方·卷第九》）

《肘后》疗伤寒有数种，庸人不能分别，今取一药兼疗者，若初觉头痛、肉热、脉洪，起一二日，便作此葱豉汤方。

葱白一握、豉一升绵裹。

上二味以水三升，煮取一升，顿服取汗，若汗不出更作，加葛根三两；一方更加升麻三两水五升，煮取二升，分温再服，徐徐服亦得，必得汗即瘥。若不得汗更作，加麻黄三两去节服，取汗出为效。

又方

葱白一握切、米三合、豉一升。

上三味，以水一斗，煮米少时，下豉后纳葱白，令大熟，取三升，分温三服，则汗出。

又方

豉一升绵裹

上一味，以童子小便三升，煮取二升，分温再服，汗出为效。《集验方》加葱白一升切，云神良。

又方

葛根四两切

上一味，以水一斗，煮取三升，纳豉一升更煮，取一升半分温再服，取汗为瘥。又云捣生葛根汁一二升，服，亦佳。

《深师》：疗伤寒，一日至三日，应汗者作此汤方。

葛根半斤、乌梅十四枚、葱白一握、豉一升绵裹。

上四味切，以水九升，煮取三升，分为三服，初一服便浓覆取汗，汗出粉之。

又，麻黄解肌汤，疗伤寒三四日，烦疼不解者方。

麻黄三两去节、甘草一两炙、杏仁七十枚去皮尖熬、桂心二两。

上四味切，以水九升，先煮麻黄，减二升，掠去沫，乃纳诸药合煮，取二升半，绞去滓，分服八合，以汗出为度，忌海藻菘菜生葱。

又，疗伤寒服葱豉汤，不得汗可服葛根汤方。

葱白十四茎、豉一升绵裹、葛根三两切。

上三味，以水五升，煮取二升，分为再服，温覆取汗，汗不出更服，余时用此，一服辄汗，略不再服，救数十人甚效。

又疗伤寒，前军府直吏周虎服葛根汤，再服不得汗，余更视之，甚恶寒而拘急，更思作麻黄汤以解之方。

麻黄二两去节、葛根三两、葱白十四茎、豉一升绵裹。

上四味切，以水七升，煮取二升半，分三服，虎再服快汗愈，其疹与周虎相似者，服之皆汗，十余人瘥。

又，解肌汤疗伤寒发热身体疼痛方。

葛根四两，麻黄去节、茯苓各三两，牡蛎二两熬。

上四味切，以水八升，煮取三升，分三服，徐徐服之，得汗通则止。忌酢物。《千金》有生姜、甘草。（唐·王焘《外台秘要·卷第一》）

消风百解散《和剂方》

治四时伤寒，头疼发热，恶寒，及风壅咳嗽，鼻塞声重。

荆芥、白芷、陈皮去白、麻黄去节、苍术各四两，甘草炙二两。

上㕮咀。每服五钱，水一盏，姜三片，葱白三茎，煎七分，不拘时服。如咳嗽，再加乌梅煎。

参苏饮《和剂方》

治感冒风邪，发热头疼，咳嗽声重，涕唾稠粘。此药大解肌热，宽中快膈。或欲成痨瘵，潮热往来，并能治之。

木香、紫苏叶、干葛洗、半夏汤泡七次、姜制、前胡去苗、人参去芦、茯苓去皮各七钱半，枳壳去瓤、麸炒、桔梗去芦、甘草炙、陈皮去白各半两。

上㕮咀。每服四钱，水一盏半，姜七片，枣一枚，煎六分，去滓，热服，不拘时。《简方》以气盛，不用木香，只十味。

冲和散《简易方》

治感冒风湿之气，头目不清，鼻塞声重，肢体倦怠，欠伸出泪。

苍术米泔浸、炒六两，荆芥穗二两，甘草一两一钱半。

上㕮咀。每服五钱，水一盏，煎八分，去滓，热服，不拘时。（宋·杨士瀛《仁斋直指方论·卷之三》）

春病风寒，头痛发热，身体强痛，宜进香苏散（香附子、紫苏叶各四两，炙甘草一两，陈皮二两。编者注）或十神汤（川芎、甘草、麻黄、麻黄、升麻各四两，葛根、赤芍药、白芷、陈皮、香附子各四两。编者注），或欲发汗，加葱白、姜、豆豉煎。（宋·严用和《严氏济生方·诸寒门》）

问脉浮而紧涩，头疼，身体拘急，恶寒无汗，寒多热少，面色惨而不舒，腰脊疼痛，手足指末微厥，不烦躁。

答曰：此名伤寒也。伤寒之候，发热恶寒，头疼腰脊痛，脉紧无汗，宜发汗而解，麻黄汤主之。轻者只与桂枝麻黄各半汤、人参顺气汤、葱豉汤、苍术散、麻黄葛根汤，可选而用之。

（宋·朱肱《类证活人书·卷第六》）

寻常感冒风寒，头目昏重，鼻流清涕，宜用此药（即茯苓补心汤，由二陈汤加六君子汤及四物汤组成。编者注）加川芎半两煎服。（宋·王硕《易简方论》）

设伤寒冒风，头痛身热，三日内用双解散及嚏药解表出汗，皆轻剂之云尔。（金·张从正《儒门事亲·卷一》）

春之温病，夏之热病，秋之疟及痢，冬之寒气及咳嗽，皆四时不正之气也，总名之曰伤寒。人之劳役辛苦者，触冒此四时风寒暑湿不正之气，遂成此疾。人之伤于寒也，热郁于内，浅则发早，为春温。若春不发，而重感于暑，则夏为热病。若夏不发，重感于湿，则秋变为疟痢。若秋不发，而重感于寒，则冬为伤寒。故伤寒之气最深，然而伤寒及湿热，但发必先发热恶寒，头项痛，腰脊强者，一日在太阳经故也。《内经》中虽言一日太阳者，传受常也。亦有太阳证至了不传者，止可汗之，如升麻汤、解肌汤、逼毒散、五积散之类，发散则愈也。盖病人热甚，更以辛温，则病必转加。今代刘河间先生自制辛凉之剂，以通圣散、益元散相合，各五七钱，水一中碗，入生姜十余片，葱须头二十余根，豆豉一撮，同煎至五七沸，去滓，分作二服，先以多半服之，顷以钗股于喉中探引，尽吐前药。因其一涌，腠理开发，汗出周身，复将余药温热而服之，仍以酸醋辛辣浆粥投之，可以立愈。（金·张从正《儒门事亲·卷一》）

头疼发热，或鼻塞声重，四时俱用芎术香苏散治之即《局方》香苏散加芎术。

川芎、香附、紫苏各四两，甘草一两炙，苍术、陈皮各二两。

上锉，每服三五钱，水煎，去渣，热服，不拘时候，日三服。

伤寒发热头痛，四时用十味芎苏散治之。

川芎七钱，紫苏、干葛各二钱半，柴胡、茯苓各半两，甘草三钱，半夏六钱，枳壳炒三钱，陈皮三钱半，桔梗生二钱半。

仲景治表虚，制桂枝汤。桂枝味辛热发散，助阳体轻，本乎天者亲上，故桂枝为君，芍药、甘草佐之。（元·罗天益《卫生宝鉴·卷二十一》）

上锉，每帖五钱，水二盏，姜三片，葱白二根，煎一盏，去渣，不拘时候服。（元·罗天益《卫生宝鉴·卷二十五》）

参苏饮　本方自有加减法。治感冒风寒，胸胁满闷，咳嗽头疼，身重吐痰，或中脘停痰，憎寒壮热，状似伤寒，用此汤。

叶评：近来用芎苏散甚多，参苏饮虽是古方，恐招人咎，慎之慎之。

人参、苏叶、枳壳、桔梗、干葛、陈皮、前胡、半夏、甘草、木香、茯苓。

天寒感冒，恶寒无汗，咳嗽气急，或伤风恶风，无汗鼻塞，声重咳嗽者，加麻黄、杏仁、金沸草汗之。（明·陶华《伤寒全生集·卷二》）

消风百解散　治四时感冒，头疼发热，咳嗽鼻塞，声重喘急等证。

荆芥穗、白芷、陈皮、麻黄去节、苍术各一钱，甘草五分。

上细切，作一服，加生姜三片，葱白三个，水一盏半，煎至一盏，热服。咳嗽甚者，加乌梅一个，同煎服。（明·虞抟《医学正传·卷之一》）

百解散　治感冒风邪，发热自汗者。

荆芥、白芷、麻黄去节、陈皮、苍术、甘草炒各三分。

上姜三片，葱白三根，水煎服。（明·薛己《保婴撮要·卷十》）

参苏饮　治秋月伤寒发热，头疼咳嗽，或中脘痞满，呕吐痰水，宽中快膈，不致伤脾，及感冒风邪，头疼鼻塞，憎寒壮热，名重伤风，服之极效。

人参八分，紫苏叶、前胡、半夏、葛根各一钱，茯苓、桔梗、枳壳、陈皮各八分，甘草四分。

上用水二盅半。（明·沈与龄《医便初集·卷下》）

十味芎苏散　治感冒，外有头痛，发热恶寒，内有咳嗽，吐痰气汹者，此方主之。

川芎七钱，半夏制六钱，柴胡、茯苓各五钱，紫苏叶、干葛各三钱五分，陈皮去白、枳壳去穰、桔梗、甘草各三钱。

上㕮咀，每服五钱或一两，加姜、枣煎服。（明·武之望《济阳纲目·卷五》）

冲和散　治感冒风湿之气，头目不清，鼻塞声重，肢体倦怠，欠伸出泪。

苍术米泔浸炒六两，荆芥穗二两，甘草一两一钱半。

上㕮咀，每服五钱，水一盏煎八分，去柤，热服不拘时。

李氏曰：冒风恶寒，多属于肺。盖肺主皮毛，通膀胱，最易感冒，新咳嗽，恶风，鼻塞，声重，喷嚏是也，柴胡半夏汤、参苏饮。寒月，麻黄、杏仁。（明·武之望《济阳纲目·卷六》）

香葛汤　治四时感冒不正之气，头痛身疼项强，寒热呕恶，痰嗽，腹痛泄泻，不问阴阳两感，风寒温瘴，并宜服之。

升麻、葛根、芍药、紫苏、香附、陈皮去白、苍术、制薄荷各一两，川芎、白芷、甘草各半两。

上㕮咀，每服五钱，水一盏半、生姜三片煎，热服不拘时。（明·武之望《济阳纲目·卷七》）

加味二陈汤　治感冒风寒咳嗽。

陈皮去白、半夏制、茯苓、紫苏、麻黄、杏仁各一钱，桔梗七分，甘草炙三分。

上锉，加生姜三片，水煎服。（明·武之望《济阳纲目·卷二十八》）

加减三拗汤　治感冒风寒，咳嗽喘急。

麻黄一钱，杏仁、桑白皮各七分，甘草五分，苏子、前胡各三分。

上生姜三片，水煎服。如痰盛加南星、半夏；烦喘加石膏；火痰口干加黄芩、瓜蒌仁、薄荷；寒喘加细辛、肉桂；气喘加兜铃、乌梅；气短而喘去麻黄，加人参、茯苓。（明·武之望《济阳纲目·卷三十一》）

初感风寒，加葱白三根。久患咳嗽，加枣二枚，不用葱白。煎至一盅半，去滓，临睡，候将身右卧，用绢帛顶住右软肚，次用竹筒缓缓吸药，热服不言语呼唤，切忌房劳。

治咳嗽感冒方，及痰嗽热嗽。

雪梨一个，开一窍，入明矾一钱，用纸封固，灰火中煨，令矾化，梨熟为度，食之立愈。甚者不过二枚。

又方治痰嗽。

细芽茶三四两，浓煎，滤去渣，好蜜六两，水内顿滚，抹去沫，入浓茶内同煮二三沸，露一宿，空心温服一碗，二三次痊愈。（明·孙一奎《赤水玄珠·第七卷》）

寻常感冒，表证见者，九味羌活汤、芎芷香苏散；寒入肠胃者，霍乱转筋，洞泄下利，干呕

吐逆，藿香正气散或五积散。（明·李梴《医学入门·卷之四》）

五积散　治中寒及感冒寒邪，头疼身痛、腰背拘急、恶寒、呕吐、腹痛，不问外感风寒、内伤生冷，寒湿客于经络，腰背酸疼及妇人经脉不通并治。

白芷、当归、川芎、陈皮、厚朴姜汁炒、苍术米泔浸、白芍炒、枳壳麸炒、桔梗去芦、半夏姜制各一钱，干姜、官桂各五分，麻黄八分，甘草三分。

上锉剂。生姜三片，大枣一枚，水煎温服。

十神汤　治感冒风寒，发热恶寒、头疼身痛、咳嗽喘急，或欲成疹。此药不问阴阳两感风寒及四时不正瘟疫妄行，并宜服之。

川芎、白芷、麻黄、紫苏、陈皮、香附、赤芍、升麻、干葛、甘草。

上锉剂，每服一两，生姜三片煎服。

欲汗以被盖之；如发热头痛加细辛、石膏、葱白；胸膈膨闷加枳壳、桔梗；心腹胀满加枳实、半夏；潮热加黄芩、麦门冬；咳嗽喘急加桑白皮、桔梗、半夏；大便闭加大黄、芒硝；呕吐加藿香、半夏；泄泻加白术、茯苓；疟疾加草果、槟榔；痢疾加枳壳、黄连；腹痛加白芍。

人参败毒散　治伤寒头痛、壮热恶风及风痰、咳嗽鼻塞声重，四时瘟疫热毒，头面肿痛，痢疾发热，诸般疮毒，小儿惊风。

柴胡、桔梗去芦、羌活、独活、茯苓、川芎、前胡、枳壳去瓤、人参去芦、甘草各等分，薄荷减半。

上锉剂，每一两，生姜煎服。

伤寒头疼、身痛、项强，壮热恶寒、口干心中蕴热加黄芩。伤寒汗后不解，亦宜服此。

伤风鼻塞声重、咳嗽吐痰加半夏、杏仁。

四时瘟疫流行众人，一般病者加葛根。

一切火热之症加连翘、栀子、枯芩、玄参、黄连、防风、贝母、天花粉、酒大黄、玄明粉。

酒毒发热不渴加葛根、黄连。

伤寒头项痛、腰脊强、热者，太阳证也。无汗恶寒，此伤寒在表，脉来浮紧有力，春夏秋用九味羌活汤，冬月用麻黄汤。

九味羌活汤　治春夏秋非时感冒，暴寒头痛、发热无汗、脊强脉浮紧，此是太阳膀胱经受邪，宜此发散。

羌活二钱，防风一钱半，苍术米泔浸一钱，川芎一钱半，细辛三分，白芷、生地黄、黄芩各一钱，甘草三分。

上锉，生姜三片、葱白三根，水煎热服。如汗不出，用紫苏叶煎汤，以器盛放被内，于脚腕下熏之，用生姜渣绵裹，周身擦之，其汗自出。

麻黄汤　治冬月正伤寒，头疼发热恶寒、脊强、脉浮紧、无汗，为表证。此足太阳膀胱经受邪，当发汗。

麻黄、桂枝、川芎、杏仁、白芷、防风、羌活、升麻、甘草。

上锉生姜三片、葱白三根、豆豉一撮，水煎热服，以被盖出汗。

有汗恶风，此伤寒在表，脉来浮缓无力，春夏秋宜加减冲和汤，冬月宜桂枝汤。

加减冲和汤　治春夏秋感冒，非时暴寒，亦有头痛恶寒身热、脉浮缓、自汗，宜实表。

羌活、白术、川芎、白芷、黄芪、细辛、生地黄、防风、黄芩、甘草。

上锉，生姜三片、葱白三根，水煎温服。

桂枝汤　治冬月正伤寒头痛发热、恶风脊强、脉浮缓、自汗，为表症。此足太阳膀胱经受邪，当实表散邪；无汗者不可服。

桂枝、芍药、防风、羌活、川芎、白术、甘草。

上锉，生姜三片、大枣一枚，水煎温服。

加味益气汤　治体怯弱兼之劳，而染感冒伤寒，头痛发热者。

黄芪、人参各一钱，白术、陈皮、当归各七分，柴胡一钱，升麻三分，黄柏酒炒七分，羌活一钱半，防风、甘草各五分。（明·龚廷贤《万病回春·卷之二》）

通窍汤　治感冒风寒，鼻塞声重流清涕。

防风、羌活、藁本、升麻、干葛、川芎、苍术、白芷各一钱，麻黄、川椒、细辛、甘草各三分。

上锉一剂，姜三片、葱白三根，水煎热服。肺有邪火，加黄芩一钱。鼻不闻香臭者，肺经有风热也。（明·龚廷贤《万病回春·卷之五》）

败毒散　治一切感冒风寒，头疼发热、咳嗽喘急、鼻塞声重，及疮疹欲出发搐，并宜服之。

人参、羌活、独活、柴胡、前胡、茯苓去皮、桔梗去芦、川芎、枳壳去瓤炒、天麻、全蝎去毒、僵蚕炒、白附子煨、地骨皮各等分，甘草减半。

上锉一剂，生姜三片，水煎服。（明·龚廷贤《万病回春·卷之七》）

感冒风寒发热，姜葱煎汤下（神仙万亿丸。编者注）。（明·龚廷贤《万病回春·卷之八》）

伤寒大概是热病，百般变化常无定。要明汗吐下和解，表里无差方有应。

治伤寒头疼，发热无汗。用细茶、核桃肉、葱白、生姜等分同捣，水煎，热服出汗。

一方用白蜜半盏，黄酒一钟，同煎热服。登时汗出而痊。

一方治伤寒初起。用生姜带皮者二三两捣烂，将热酒泡饮，出汗而愈。

一方治伤寒。凡阴阳两感初起，发热憎寒。用葱带须七根，生姜连皮七片，共捣碎，加白播米一撮，水三碗，煎二碗，加好醋少许，乘热饮之，待汗出即愈。

一方治伤寒、伤风。用绿豆一两，麻黄八钱，为末。每一钱，无根水调服。不用被盖，其汗自出。

一方治伤寒遍身如锥剜，痛不可忍。用防风、羌活、苍术各五钱，以童便二碗浸一时，煎滚，去渣温服。（明·龚廷贤《种杏仙方·卷一》）

升阳发表汤　治冬月正伤寒，头疼发热，恶寒项脊强重，脉浮紧无汗，是足太阳膀胱经表证。若头如斧劈，身似火炙者，宜用此方。

麻黄、杏仁、桂枝、甘草、川芎、白芷、羌活、防风、升麻。

用姜、葱、豆豉，水煎，热服出汗，汗出药止，勿多服。

疏邪实表汤　治冬月正伤寒，头疼发热恶风，鼻塞项脊强重，脉浮缓有汗者，太阳表证也。

桂枝、芍药、甘草、防风、川芎、羌活、白术。

姜一片，枣二枚，水煎服。汗不止加黄芪，喘加柴胡、杏仁，胸中饱闷加枳壳、桔梗。

羌活冲和汤　治春夏秋非时感冒，暴寒头疼，发热恶寒，无汗，脊强，脉浮紧，此足太阳膀胱受邪，是表证。

苍术、羌活、防风、川芎、白芷、细辛、黄芩、生地黄、甘草。

姜、葱煎，热服出汗。胸中饱闷，加枳壳、桔梗；夏月加石膏、知母；有汗去苍术加白术；再不止，去细辛，加黄芪；如再不止，以柴胡加桂枝、芍药一钱，名神术汤；不作汗，加苏叶。

冲和灵宝饮　治两感伤寒，头疼身热恶寒，舌干口燥。以阳先受病者，先以此汤导之；如阴先受病者，当先以六一顺气攻里下之。如里先下利，身体痛者，又当以回阳救急汤。

羌活、防风、川芎、生地黄、细辛、黄芩、柴胡、知母、干葛、石膏。

姜、枣煎，临服加薄荷十片，煎一沸热服，中病即止。冬月去黄芩、石膏，加麻黄。

年分散　治伤寒头疼身痛，发热恶寒，无汗。田承奉传。

雄黄南星半夏，川乌草乌朱砂，更加一味白天麻，姜葱酒调送下。伤寒无汗被盖之，万两黄金无价。

上俱生用为末，每服半分，出汗如神。

千金散　治症同前。张承奉传。

苦实去皮，用香油焙黄色，为末，每服三分。先吃绿豆汤一二钟，次将药用绿豆汤调服，再吃绿豆汤一二钟，汗即出，神效。（明·龚廷贤《鲁府禁方·卷一》）

和解四物汤　伤风感冒，四肢倦怠，头目昏痛，身热。

当归酒洗、川芎、赤芍、生地黄各八分，藁本、羌活、前胡、防风、白芷各一钱，甘草三分。

上锉，生姜三片，葱二根，水煎，热服。（明·龚廷贤《鲁府禁方·卷三》）

四时感冒

论四时伤寒、瘟疫，头痛，寒热往来，及治内外两感之证，春月得病，宜用此方。

香苏散

紫苏叶二钱、香附三钱、陈皮三钱、甘草五分。

上锉，姜、枣煎，热服。头痛，加川芎、白芷、细辛。发汗，加麻黄、苍术。咳嗽，加杏仁、桑白皮。疹痘未成，加升麻、干葛。痢疾，加枳壳、黄连。疟疾加槟榔、草果。泄泻，加白术、茯苓。恶寒潮热，加桂枝、麻黄。身痛，加羌活、乌药。胸膈饱闷，加桔梗、枳壳。心下痞，加枳实、黄连姜炒。有痰，加半夏。呕吐，加藿香、半夏。脚膝拘挛，加木香、槟榔、羌活、木瓜，名槟榔散。口干，加干葛。夹食，加山楂、神曲。

论时令不正，瘟疫妄行，感冒，发热恶寒头痛身痛，咳嗽喘急，或欲出疹，此药不问阴阳两感，并皆服之。

治四时感冒，伤寒发汗后，经中余热未解。

柴胡八分、前胡二钱、枳壳一钱、桔梗八分、连翘三钱、黄芩二钱、赤芍二钱、干葛一钱、茯苓三钱、半夏一钱、川芎一钱五分、薄荷八分、甘草一钱。

上锉，生姜煎服。烦躁，加麦门冬三钱、淡竹叶二钱。（明·龚廷贤《寿世保元·卷二》）

论四时感冒，发热头痛，咳嗽声重，涕唾稠粘，中脘痞满，呕吐痰水，宽中快膈，不致伤脾，此药大解肌热潮热，将欲成劳，痰嗽喘热并效，用：

参苏饮

紫苏、前胡、桔梗、枳壳去瓤、干葛、陈皮、半夏汤泡、白茯苓去皮各一钱，甘草三分、人参五分、木香三分初病热嗽去之。

上锉一剂，姜、枣煎服。若天寒感冒，恶寒无汗，咳嗽喘急，或伤风无汗，鼻塞声重加麻黄三钱、杏仁一钱、金沸草一钱，以汗散之。若初感冒，肺多有热，加杏仁、桑皮、黄芩、乌梅。胸满痰多，加瓜蒌仁。气促喘嗽，加知母、贝母。肺寒咳嗽，加五味、干姜。心下痞闷，烦热嘈杂恶心，停酒不散，加姜炒黄连、枳实、干葛，陈皮倍用之。鼻衄，加乌梅、麦门冬、白茅根。火盛发热，加柴胡、黄芩。头痛，加川芎、细辛。咳嗽吐血，加升麻、牡丹皮、生地黄。心热咳嗽，久不愈，加知母、贝母、麦门冬。见血加阿胶、生地黄、乌梅、赤芍、牡丹皮。吐血痰嗽加四物汤，名茯苓补心汤。妊娠伤寒，去半夏，加香附。（明·龚廷贤《寿世保元·卷三》）

或元气虚弱，感冒风寒，而不胜发表，用此代之（即补中益气汤。编者注）。

论中气不足，肢体倦怠，口干发热，饮食无味，或饮食失节，劳倦身热，脉洪大而虚，或头痛恶寒自汗，或气高而喘，身热而烦，或脉微细软弱，自汗体倦少食，或中气虚弱而不能摄血，或饮食劳倦而患疟痢，或疟痢因脾胃虚而不能愈。或元气虚弱，感冒风寒，不胜发表，宜用此代之。或入房而后感冒，或感冒而后入房，亦用此汤，急加附子。……补中益气汤。（明·龚廷贤《寿世保元·卷四》）

羌活冲和汤　治春、夏、秋非时感冒，暴寒头痛，发热恶寒，无汗，脊强，脉浮紧。此足太阳膀胱受邪，是表症，宜发散，不与冬时正伤寒同治法。此汤非独治三时暴寒，春可治瘟，夏可治热，秋可治湿，治杂病亦有神也。可代麻黄桂枝汤，大青龙汤，各半汤，乃太阳经神药也。又名神解散。

苍术米泔浸一钱、羌活二钱、防风一钱半、川芎一钱、白芷一钱、黄芩一钱、生地黄一钱、细辛三分、甘草三分。

上锉，生姜三片，枣一枚，葱白一根，水煎。发汗用热服，止汗用温服。

胸中饱闷加枳壳、桔梗，去生地黄；夏月加石膏、知母，作渴亦加之；如服此汤不出汗加苏叶；喘而恶寒身热加杏仁、生地黄；汗后不解宜要服，汗下兼行加大黄；其三时感冒，非时暴寒，亦有头痛，恶寒，身热，脉浮缓，自汗，宜实表，去苍术，加白术；汗不止加黄芪，即加减冲和汤，再不止，以小柴胡汤加桂枝、芍药立止。

消风百解散　治四时感冒，头痛发热，咳嗽鼻塞，声重喘急等症。

苍术、荆芥、麻黄、白芷、防风、甘草、生姜。

葱白煎，热服。如咳嗽，加乌梅书同升麻葛根汤同服。

发汗散　治伤风寒。

生绿豆一两去皮、麻黄八钱去节。

二味为末。每服，壮者一钱半，次者一钱，无根水调服，出汗。

追风散　治伤风感冒，头痛发热。

古石灰、绿豆粉、闹阳花各等分。闹阳花一名落羊花，即黄春蓼花，即羊踯躅花根，名搜山虎，治大风疾。

上为末，每少许吹两鼻一二次愈。

五积散　治感冒寒邪，头痛身痛，项强拘急，恶寒呕吐，或腹痛。又治伤寒发热，头痛恶风。无问内伤生冷，胸膈胀满，外感风寒，湿气客于经络，腰膝酸痛及妇人难产，经候不调，或血滞不通并治。

当归、川芎、白芍、苍术、厚朴、白茯苓、半夏、白芷、枳壳、桔梗、干姜、官桂、麻黄、陈皮、甘草。

上锉。生姜二片，枣一枚，水煎温服。足浮肿加五加皮、大腹皮；已成风痹加羌活、独活、防风；腰痛加牛膝、杜仲、小茴；手足挛拳加槟榔、木瓜、牛膝；咳嗽加桑白皮、杏仁；遍身疼痛加乳香、没药、细辛；难产加麝香、官桂；四肢湿痹加乌药顺气散。

消风百解散　治四时感冒，头痛发热，咳嗽鼻塞，声重喘急等症。

苍术、荆芥、麻黄、白芷、防风、甘草、生姜、葱白，煎，热服。

如咳嗽，加乌梅，同升麻葛根汤同服。（明·龚廷贤《济世全书·卷一》）

凡感冒风寒，头痛憎寒拘急者，用葱白连根一握，生姜五片，陈皮一块，细茶一撮，白梅一个，用水二盂，煎至一盅，乘热熏头目，饮下，以衣温覆取汗。如急用，以白沸汤泡，盖定，候味出服之，亦佳。或葱白一握，淡豆豉半合汤泡，服之佳。或紫苏葱白生姜汤亦可。或只一味紫苏，煎汤与之，亦能发汗也。

清解散　治一切感冒。

苍术炒，荆芥各二两，甘草一两，麻黄一两半。

上四味㕮咀。每服一两，水二盂，生姜三片，葱白一茎，同煎七分，去滓微热服，以被盖覆，取汗为度。（明·王肯堂《证治准绳·伤寒》）

春分后感冒伤寒，宜以九味羌活汤为主治，代桂枝麻黄汤用。

羌活二钱、防风一钱五分、苍术一钱、甘草三分、白芷一钱、川芎一钱五分、生地黄一钱、黄芩一钱、细辛三分。

作一服，加姜三片，葱一茎，水煎热服，覆热取汗。原有汗去苍术加白术，渴加知母、石膏。

此方通治六经伤寒，无有不验，乃四时伤寒之圣药也。何以言之？盖羌活治太阳肢节痛，大无不通，小无不入，乃拨乱反正之主也；防风治一身尽痛，听君将命令而行，随所使引而至；苍术雄壮上行之气，能除湿气，下安太阴，使邪气不传脾经；甘草缓里急和诸药；白芷治阳明头痛在额；川芎治厥阴头痛在脑；生地治少阴心热在内；黄芩治太阴肺热在胸；细辛治少阴肾经苦头痛。此方乃易老所制，凡见表症悉宜服之，不犯三阴禁忌，实解利之神方也。（明·王肯堂《医镜·卷之一》）

四时感冒伤寒，宜以九味羌活汤为主治，代桂枝麻黄汤用。方见首卷伤寒门。

春伤于风，宜以川芎为君，柴胡、紫苏、羌活、防风、甘草、葱、姜为佐。

夏伤于风，宜以羌活为君，川芎、紫苏、防风、甘草、柴胡、葱、姜为佐。

秋伤于风，宜以柴胡为君，川芎、羌活、防风、甘草、紫苏、半夏、黄芩、葱白、生姜为佐。

冬伤于风，宜以桂枝为君，升麻、葛根、羌活、防风、甘草、紫苏、葱白、生姜为佐。

已上伤寒伤风二症，若挟食则兼消食，挟痰则兼消痰。俱禁用茯苓，以其渗泄，能引邪入

内也。又有夹惊者,当兼惊治。(明·王肯堂《医镜·卷之四》)

治四时感冒发热头痛,咳嗽声重,涕唾稠粘,中满,呕吐痰水,喘热等证。用参苏饮以散寒邪。邪散,更用补中益气以实腠理,随证加减治之。(明·胡正心《万病验方·卷六》)

一人感冒风邪,咳嗽多痰,右寸关浮滑。

方:前胡、荆芥、陈皮、防风、桔梗、甘草、贝母、茯苓、苏子、麦冬、半夏。(明·秦昌遇《医验大成·感冒章》)

时师治人感冒,不论形气虚实,辄忌人参。不知古人论虚人感冒,不任发表者,服补中益气汤。夫参且忌之,而令服芪、术,有不惊而咋舌者乎?予初病外感,惮不敢服参。名医朱心园,始教我助正疏邪,不妨并剂。及览方书,亦有触发,遂敢补散兼施,颇觉相宜。后至黄芪与防风并用,亦未见壅闭外邪。大概医家立论不同,止有二说:一则谓外感之候,必须先散而后补;停食之候,必须先消而后补。一说谓攻补可以兼行。两说每致枘凿。予初亦不能无惑,乃后屡以身试,始悟气体壮实者,可以散之、消之而后补。若气体虚弱之人,必先扶其正,而后可以攻其邪。一补一攻,邪气乃去。倘泥于先攻后补之言,则邪气未即去,而元气已先伤矣,可不戒哉!

凡人感风寒,医家必云:不治邪将入内,须及其在表而散之,殊不其然。予遇体中不快,或时发热,未审是外感是劳伤,将补药、表药一概停止,惟避风静养,禁荤啖粥以守之,恒得渐愈。盖外感劳伤,病形相似,误药有大害。即曾误服紫苏汤数口,体便狼狈,每至夜分后即自汗,大费调理,不可不慎!

外感肩背拘急,劳伤亦然,不可误认。其余方书,辨之甚详。

人感风寒,两背必觉拘束不快,及服表散药汗之,而拘急犹故,此营卫伤而血气不充故也。若外感犹未尽而再表之,则受“虚虚”之祸矣。

立斋云:凡感冒咳嗽,若误行发汗过多,喘促呼吸不利,吐痰不止,必患肺痈。今人但遇伤风咳嗽,即服疏散之剂,请以此语为鉴。

凡感风寒,流清涕及寒噤、喷嚏等症,只宜茹素避风,好自调理,不可轻服散风之药。《薛氏医案》中,载误服风药,致体麻痰涌,状类中风,治以益气汤加门冬、五味而愈。可不慎欤?予腠理素虚,自幼畏风,风寒一袭,涕嚏随至,甚至发热,汗津津不止。少时不知医理,谓必先散其风,而后服参、芪以实之。岂知愈散愈虚,外感亦易。四十岁以后,方悟此理,遂以补中益气汤丸,为常服之药。若值外感,但住服益气汤,而疏散之药禁不入口,茹素避风以守之,数日自愈,而元气不伤。要知腠理疏豁之人,即感冒亦不可轻易发表。慎之,慎之!

立斋论咳嗽云:肺气虚则腠理不密,风邪易入,治法当解表兼实肺气。肺有火则腠理不闭,风邪外袭,治法当解表兼清肺火,邪退即止。若数行解散,则重亡津液,邪蕴而为肺疽、肺痿矣。(明·黄承昊《折肱漫录·医药篇》)

香苏饮 主四时感冒风邪,头疼发热。

紫苏、香附炒各三钱,陈皮去白一钱二分,甘草七分。

上姜三片,葱一茎,煎服。

吴氏曰:南方风气柔弱,伤于风寒,俗称感冒,乃受邪肤浅之名也。经曰:卑下之地,春气常存,故东南之民感风之症居多,而六经之症不显。其感也,由鼻而入,惟头痛发热而已。香、苏以芬芳之气疏肌表之邪,是以苏为君,附为臣。陈皮、甘草和膈里之气而辅正,是以为佐。表里互治,微邪立解。(明·李中梓《删补颐生微论·卷之四》)

消风散　治四时感冒,发热恶寒,头痛声重。

苍术、麻黄、荆芥、白芷、陈皮各一钱,甘草五分。

水钟半,姜三片,葱白一茎,煎八分服。(明·李中梓《医宗必读·卷之六》)

加减麻黄汤　治感冒风寒,毒返内攻,喘急闷乱,腹痛,浑身青紫。

麻黄、升麻俱酒洗,荆芥、大力、蝉蜕、人中黄。(清·喻昌《生民切要〈痘疹〉·下卷》)

风伤卫,则用桂枝汤;寒伤营,则用麻黄汤;风寒两伤营卫,则用大青龙汤。用之得当,风寒立时解散,不劳余力矣。(清·喻昌《尚论篇·卷一》)

夏秋感冒,吐泻霍乱,六和汤为要药。(清·张璐《张氏医通·卷四》)

加减葱白香豉汤　治三时风热,咳嗽咽喉肿痛,难用葳蕤汤者,用此代之。

此即葱白香豉汤葱白减半,加葳蕤二钱,白薇、青木香、桔梗各一钱,甘草、薄荷各三分,白蜜三匕。

芎苏散　治三时感冒,偏于血分者。

半夏、茯苓、橘皮、葛根、柴胡、紫苏、川芎、枳壳、桔梗等分,甘草炙减半。

为散,每服半两,如姜、枣煎服,取微汗效。本方去川芎、柴胡加人参、前胡、木香,名参苏饮,治虚人感冒,偏于气分者。

十神汤《局方》　治感冒头痛。

麻黄去节泡、葛根、紫苏、香附、橘皮、芍药、川芎各一钱,白芷、升麻、甘草炙各五分,生姜五片,葱白四茎。

水煎,去滓热服,取微汗。

葱白香豉汤《千金》　治时疫伤寒,一日以内,头痛如破,及温病初起烦热。

葱白连须一握,香豉三合。

上二味,水煎,入童子小便一合,日三服,秋冬加生姜二两。

按:本方药味虽轻,功效最著,凡虚人风热,伏气发温及产后感冒,靡不随手获效。(清·张璐《张氏医通·卷十三》)

九味羌活汤　治太阳经感冒风邪。

羌活钱半,防风、苍术泔浸去皮炒各一钱,细辛五分,川芎、白芷、生地黄、黄芩各八分,甘草炙六分,葱白二茎,生姜三片,大枣一枚擘。

水煎,温服,覆取微汗。(清·张璐《张氏医通·卷十四》)

不换金正气散《局方》　治时气不正,感冒夹食。

平胃散加藿香、半夏,时气加香豉。

藿香正气散《局方》　治水土不服,感冒时气夹食。

平胃散换白术,加藿香、紫苏、半夏、茯苓、白芷、桔梗、大腹皮、姜、枣。

五积散《局方》　治感冒内挟冷食,脾阴受伤,表里俱病。

平胃散加麻黄、桂枝、炮姜、半夏、茯苓、枳壳、桔梗、白芍、当归、川芎、白芷。

每服四五钱，生姜三片，葱白三茎，水煎，去滓热服，温覆取微汗。（清·张璐《张氏医通·卷十六》）

大抵治非时感冒，止宜辛平解散，如参苏饮、芎苏散、香苏散、神术汤，皆可选用。

香苏散　治感冒非时邪气，难分六经证者。

香附姜汁浸，勿炒紫苏各二两，陈皮去白一两，甘草半两炙。

上为散，每服半两，水煎去滓，日三服，以汗出热除为度。

当归补血汤　治血虚发热。

黄芪去白蜜酒炒一两，当归三钱酒洗。

上作一剂，水煎温服。

妇人经行产后感冒，发热头痛，加葱、豉、姜、枣。

气虚则身寒，血虚则身热，故用当归调血为主。然方中反以黄芪三倍当归者，以血之肇始本乎营卫也，每见血虚发热，服发散之药则热转剧，得此则决然自开而热除，以营卫和则热解，热解则水谷之津液皆化为精血矣。

北人感冒风寒，用酸汤胡椒鸡面热食，汗之则愈，以北方素鲜生发之气，但取以助方宜之不足，则邪自不能为疟耳。东南木气用事，肝火易动，诸病皆当忌食，醋喜入肝，酸寒收敛，病邪得之难于发泄耳。（清·张璐《本经逢原·卷一》）

川芎饮　治感冒风邪，胸满头疼，咳嗽吐痰，憎寒壮热，状似伤寒，脉浮而缓。

川芎、苏叶、枳壳、桔梗、陈皮、前胡、半夏、茯苓、木香。去川芎加人参，即名苏参饮。（清·李用粹《证治汇补·卷之一》）

昂按：汗即血也。血和而后能汗，故加芎、芍，亦以调营。节庵曰：人第知参、芪能止汗，而不知其能发汗，以在表药队中，则助表药而能解散也。东垣、丹溪治虚人感冒，多用补中益气加表药，即同此意也。（清·汪昂《医方集解》）

昂按：感冒风寒，而以热汤澡浴，亦发散之一法。故《内经》亦有可汤熨，可浴及摩之、浴之之文。（清·汪昂《本草备要·卷五》）

感冒鼻塞必兼咳嚏，作感冒治。

解寒汤　羌活、前胡、紫苏、桔梗、旋覆花、甘草、枳壳、陈皮、升麻、干葛。（清·景日昣《嵩厓尊生全书·卷之六》）

感冒鼻塞咳嗽

消风宁嗽汤　桔梗、枳壳、半夏、陈皮、前胡、干葛、茯苓各一钱，苏叶一钱二分，杏仁、桑白各一钱，甘草四分，姜葱煎。

冬月，加麻黄一钱。（清·景日昣《嵩厓尊生全书·卷之七》）

十神汤　治感冒风寒，发热恶寒，头疼身疼，咳嗽喘急，或欲成疹。此药不问阴阳两感风寒。及四时不正瘟疫妄行，并宜服之。

川芎、白芷、麻黄、陈皮、香附、赤芍、升麻、干葛各一钱，紫苏一钱五分，甘草五分，水二盅，姜三片，煎八分，热服，出汗以被盖之。

如发热头疼加细辛、石膏、葱白；胸膈膨闷加枳壳、桔梗；心腹胀满加枳实、半夏；潮热加黄芩、麦冬；咳嗽喘急加桑白皮、桔梗、半夏；大便闭加大黄、芒硝；呕吐加藿香、半夏；泄泻加白术、茯苓；疟疾加草果、槟榔；痢疾加枳壳、黄连；腹痛加白芍。（清·孙伟《良朋汇集经验神方·卷之一》）

芎苏饮

枳梗二陈汤加川芎、紫苏、柴胡、干葛。

六气袭人，深者为中，其次为伤，轻则为感冒。今人外有头痛，发热恶寒，内有吐痰，咳嗽，气汹情状，此感冒微兼伤中者也。今用芎、苏、柴、葛以解表，表解则头痛、发热、恶寒愈矣。枳桔二陈以和里，里和则咳嗽、吐痰、气汹除矣。（清·黄燕台《目经大成·卷之三》）

伤风者，感冒风邪也。其症头痛，身热，恶风，自汗，烦躁，脉来浮缓，宜桂枝汤。脉紧而涩，无汗，恶寒者，伤寒也。紧为恶寒，涩为无汗。然寒伤营属阴，阴主闭藏，是以无汗，故用麻黄轻扬以发表。浮缓，恶风者，伤风也。浮为伤风，缓为自汗，故用桂枝甘温以解肌。

伤寒者，冬时触冒寒邪而病即发者也。其症头项痛，腰脊强，发热，恶寒，不烦躁，无汗，脉来浮紧而涩。若在冬时霜降后及春分前，宜用麻黄汤。（清·叶桂《叶氏医效秘传·卷一》）

人参败毒散 此方辛平升散，为咳门第一神方。举世少有知者。凡有咳嗽，无论内伤饮食，外感风寒，夹湿夹毒，不拘男妇大小。胸紧气急。咽痛口苦，痰不相应，即用此方升散之。或感冒重者服此，其咳愈甚，不知者以为药不相符，弃而勿服，不知正是升散之力，佳兆也。再服之，渐次轻减，不拘剂数，只以痰应为度。声响痰出，是其效也。枯燥之人，数剂之后，略加沙参、玉竹、当归、白芍、生地、麦冬之类，以滋其阴，无不愈者。再有叮咛：凡咳嗽初起，切不可误用寒凉及滋阴之药，闭其肺窍，为害不小。俱以辛散为先着，俟痰应之后，渐加滋阴则得矣。

人参五七分不用亦可，芽桔梗一钱二分，正川芎、白云苓、陈枳壳、信前胡各一钱，川羌活七分，南薄荷、荆芥穗、北防风、净连翘各一钱，炙甘草五钱，生姜一片为引，水煎，半饥服。每日二剂。（清·陈复正《幼幼集成·卷三》）

芎苏散 感冒风寒，初起其邪在表，头疼项强而鼻塞，周身酸痛而恶寒，身热无汗，急用此散疏解表邪。

防风四两，苏叶、干葛各二两五钱，川芎、羌活、前胡各一两五钱，麻黄一两，桂枝、甘草各五钱。为细末，不拘时，葱头姜汤调服三五钱。（清·林开燧《林氏活人录汇编·卷之五》）

治感冒风寒咳嗽主方：

杏仁、前胡、半夏、桔梗、甘草、苏叶、防风、羌活、姜。

肺气为寒邪所郁，其气则不利，故以杏仁、前胡、半夏、桔梗、甘草以理气治痰；防、苏、羌活以疏解风寒。三日内可服，三日外咳嗽未清，加干葛、桑皮、陈皮、荆芥，去羌活、苏叶。七日以后，不宜发散，加紫菀、桑皮、陈皮，减杏仁，去羌活、防风、苏叶、前胡。（清·郑树珪《七松岩集·常见病证辨治》）

治感冒方

柴胡升麻汤（春夏）柴胡、前胡、升麻、赤芍、桑皮、黄芩、葛根、荆芥、石膏。

茶调散（又）茶叶、川芎、黄芩、白芷、薄荷、荆芥。

参苏饮（秋冬）人参、苏叶、葛根、半夏、前胡、桔梗、枳壳、陈皮、茯苓、甘草、木香。

桔梗汤（内外因）桔梗、香附、栀子、黄芩、川贝母、知母、前胡。

热郁汤（又）连翘、薄荷、黄芩、麦冬、瓜蒌实、甘草、竹叶、郁金。

上清散（风热）元参、薄荷、荆芥、甘草、大黄、归尾、桔梗、陈皮、黄芩、枳壳、川芎。

菊花散（又）甘菊、防风、羌活、枳壳、石膏、蔓荆子、旋覆花。

加味二陈汤（又）半夏、陈皮、当归、茯苓、枳实、桔梗、杏仁各一钱，砂仁五分，黄芩、山栀各七分，苏子、甘草各六分。

大青龙汤（两伤）麻黄去节、桂枝、炒杏仁、石膏、甘草、姜三片、枣二枚。

此方专治太阳中风，脉浮紧，恶寒发热，身疼痛，不汗出而烦躁，此伤风见寒脉者。亦治伤寒脉浮数，身不痛，但重，乍有轻时，无少阴症，此伤寒见风脉者。陶节庵曰：热盛而烦，手足自温，脉浮而紧，此伤风见寒脉也。不烦少热，四肢微厥，脉浮而缓，此伤寒见风脉也。二者为营卫俱病，法虽用大青龙汤，此汤峻险，不可轻用，须风寒俱甚，又加烦躁，方可与之，不若羌活冲和汤为神药也。一法用桂枝麻黄各半汤。（清·沈金鳌《杂病源流犀烛·卷十二》）

《局方》曰：寻常感冒，有表症宜羌活冲和汤、防风冲和汤、芎芷香苏散。……时令感冒，宜升麻葛根汤。又曰：大抵感冒，古人不敢轻发汗者，正由麻黄能开腠理，用或不得其宜，则导泄真气，因而致虚，变生他症。若人参养胃汤，乃和平之剂，止能温中解表而已，不致妄扰也。丹溪曰：杂病与伤寒相类者极多，凡有感冒轻症，不可便认为伤寒而妄治之，其或可者，盖亦因其不敢放肆，多用和解平和之药散之尔……凡感冒风寒，通谓之四时伤寒，宜冲和散、正气散、沃雪汤、十味芎苏散。

羌活冲和汤（感冒）羌活、川芎、生地、苍术、细辛、甘草、白芷、防风、黄芩。

此方专治春夏秋感冒风寒，恶寒发热，头痛项强，或无汗，或有汗，以代桂枝麻黄青龙各半汤，治太阳经表热之神药也。此药独治四时风寒，春可治温，夏可治热，秋可治湿，并治杂病，亦有神也。（清·沈金鳌《杂病源流犀烛·卷十四》）

葛根葱白汤（暴感）川芎二钱，葛根、白芍、知母各一钱半，葱白四个，姜十片。

未止再服。

本方去知母，加甘草、大枣，名增损葛根葱白汤，能治感冒头痛。（清·沈金鳌《杂病源流犀烛·卷十九》）

上清散（感冒）元参、薄荷、荆芥、甘草、归尾、熟军、桔梗、陈皮、黄芩、枳壳、川芎。（清·沈金鳌《杂病源流犀烛·卷二十》）

驱邪汤（感冒）升麻、桂枝、杏仁、甘草、羌活、防风、独活、川芎、藁本、葛根、柴胡、白芷、生姜。（清·沈金鳌《杂病源流犀烛·卷二十六》）

感冒之治，四时难诬，春夏辛凉，升麻柴胡，荆防羌葛，取效须臾。秋冬辛温，桂枳参苏，二胡二活，其要也夫，内治苦甘，升散同符，冲和通圣，二方是图，临时消息，以意菑畬，庶几疢疾，如草加锄，所触斯解，所罩亦纾。

初虞世曰：感冒风寒，通用人参羌活汤、惺惺散、参苏饮。（清·沈金鳌《幼科释谜·卷四》）

疏表汤 治四时感冒风寒，鼻塞声重，或流涕不已，发热恶寒，头痛身痛者。

淡豆豉三钱，羌活二钱，防风、桔梗各一钱半，前胡、黄芩各一钱，苏叶、川芎各八分，细辛、甘草各五分，生姜二钱，葱白二茎，水煎温服。

微汗口渴加花粉、麦冬各一钱；满闷加枳壳麸炒钱半；热甚加知母一钱。（清·杨璇《伤寒瘟疫条辨·卷五》）

《和剂》三拗汤 治感冒风寒，鼻塞声重，咳嗽喘急等症。

麻黄连节、杏仁连皮尖、生甘草各等分。

上㕮咀，每服五钱，生姜三五片，水煎，食远服。（清·龙柏《脉药联珠·卷一》）

伤风热症，鼻塞，喉痛，咳嗽，清涕，或干咳烦热，目赤肿痛是也，以逍遥散加前胡主之。咳甚或干咳者，以茯苓补中汤主之。（清·杨凤庭《脾胃总论·伤风》）

伤寒另列一科，诚危剧大症，非熟读精通仲景书不能治之。兹特列六经大略以示初学。一日二日来在太阳，太阳分三症：上太阳者，中风是也，其症头痛，项强，洒洒恶寒，翕翕发热，鼻鸣，干呕，脉浮而缓，自汗，为风伤卫。仲景以桂枝汤解肌。中太阳者，伤寒是也，其症头痛，项强，身重痛，呕逆，脉浮紧而无汗，为寒伤营，仲景用麻黄汤以发汗。下太阳者，或中风症见伤寒脉，或伤寒症见中风脉，脉浮缓而无汗，脉浮紧而有汗，更加烦躁是也，为风寒两伤营卫也，仲景以大青龙汤两解。但麻黄、青龙二汤，用之或误，即变亡阳，仲景设真武汤为救法，后贤因此畏之，故设九味羌活汤以代三方，然有是病必须用是药，亦终不可代也。况九味汤乃凉散之剂，未必人人尽宜。（清·杨凤庭《脾胃总论·伤寒》）

麻桂各半汤 治寒邪在表，发热恶寒气喘，以及一切感冒。

麻黄七八分，桂枝一钱，白芍、甘草各一钱，杏仁十一粒去皮尖，姜引。

或加苏子、陈皮各八分。（清·罗国纲《罗氏会约医镜·卷四》）

参苏饮《局方》 治感冒风寒，头痛发热，咳嗽唾痰，或中脘停痰，憎寒发热，状似伤寒，并宜服之。

人参、紫苏叶、葛根、前胡、陈皮、枳壳、半夏、茯苓各八分，木香、桔梗、甘草各五分，生姜五片，枣一枚。

上用水二钟，煎至一钟，去滓，温服。（清·王梦祖《伤寒撮要校注·卷二》）

太阴风温，但咳，身不甚热，微渴者，辛凉轻剂桑菊饮主之。

咳，热伤肺络也。身不甚热，病不重也，渴而微，热不甚也。恐病轻药重，故另立轻剂方。

辛凉轻剂桑菊饮方

杏仁一钱、连翘一钱五分、薄荷八分、桑叶二钱、菊花一钱、苦梗二钱、甘草八分、芦根二钱。

水二杯，煮取一杯，日二服。二三日不解，气粗似喘，燥在气分者，加石膏、知母；舌绛，暮热，甚燥，邪初入营，加元参二钱、犀角一钱；在血分者，去薄荷、芦根，加麦冬、细生地、玉竹、丹皮各二钱；肺热甚，加黄芩；渴者加花粉。

方论：此辛甘化风、辛凉微苦之方也。盖肺为清虚之脏，微苦则降，辛凉则平，立此方所以避辛温也。今世佥用杏苏散通治四时咳嗽，不知杏苏散辛温，只宜风寒，不宜风温，且有不分表里之弊。此方独取桑叶、菊花者，桑得箕星之精，箕好风，风气通于肝，故桑叶善平肝风；春乃肝令而主风，木旺金衰之候，故抑其有余；桑叶芳香，有细毛，横纹最多，故亦走肺络而宣肺气。菊花晚成，芳香味甘，能补金水二脏，故用之以补其不足。风温咳嗽，虽系小病，常见误用辛温重剂，销铄肺液，致久嗽成劳者，不一而足。圣人不忽于细，必谨于微。医者于此等处，尤当加意也。

如伤寒太阳证者，指头痛、身痛、恶风寒而言也。有汗，不得再发其汗，亦如《伤寒例》，但燥较寒为轻，故少与桂枝小和之也。（清·吴瑭《温病条辨·卷一》）

香苏饮

四时感冒客邪侵，寒热头疼嗽不禁，解散香苏饮微取汗，须知病浅勿求深。（清·陈念祖《医学实在易·卷一》）

香苏饮　治四时感冒，发表轻剂。

香苏饮内草陈皮紫苏叶二钱，香附、炒陈皮各一钱五分，炙草一钱，加姜，葱，水煎服微覆取汗。

汗顾阴阳用颇奇紫苏，血中气药；香附，气中血药；甘草兼调气血；陈皮宣邪气之郁，从皮毛而散。视时方颇高一格。

艽芥芎防蔓子入再加秦艽、荆芥、川芎、防风、蔓荆子各一钱。《医学心悟》名加味香苏饮。

解肌活套亦须知。

陈修园曰：仲景麻、桂诸汤，从无他方可代。后人易以九味羌活汤、人参败毒散及此汤，看似平稳，其实辛烈失法。服之得汗，有二虑：一虑辛散过汗，重为亡阳，轻则为汗漏也；一虑辛散逼汗，动脏气而为鼻衄，伤津液而为热不退、渴不止也。服之不得汗，亦有二虑：一虑辛散煽动内火助邪气入里而为狂热不得寐；一虑辛散拔动肾根，致邪气入阴而为脉细但欲寐也。若用仲景之法，则无是虑。（清·陈念祖《时方歌括·卷上》）

加味香苏饮　治四时感冒风寒。

紫苏叶三钱，香附二钱研，陈皮、川芎、蔓荆子、防风、秦艽、荆介各一钱五分，甘草一钱。

加生姜五片，葱白二根，水二杯半，煎八分温服，覆取微汗。如伤风自汗，去葱白、荆芥，加大枣二枚、一日夜作两服。此方代桂枝汤、麻黄汤，时人喜其平稳。（清·陈念祖《医学实在易·卷五》）

九味羌活汤

九味羌活即冲和，四时不正气为疴；
洁古制此代麻桂，羌活防苍细芷芎；
生地草芩喘加杏，无汗加麻有桂多；
胸满去地加枳桔，烦渴知膏热自瘥。

此汤即冲和汤，张洁古制此以代麻黄、桂枝二汤，即羌活、防风、苍术、细辛、白芷、川芎、生地、甘草、黄芩也。喘加杏仁，无汗加麻黄，有汗加桂枝，胸膈满闷，去生地，加枳壳、桔梗，快膈气也。烦渴引饮，加知母、石膏，热自瘥也。（清·陈念祖《医学实在易·卷八》）

九味羌活汤，一名冲和汤，四时感冒发散之通剂。

冲和汤内用防风，羌活辛苍草与芎；
汗本于阴芩地妙，三阳解表一方通。

羌活、防风、苍术各钱半，白芷、川芎、黄芩、生地、甘草各二钱，细辛五分，加生姜、葱白煎。

陈修园曰：羌活散太阳之寒，为拨乱反正之药，能除头痛项强及一身尽痛无汗者，以此为主，防风驱太阳之风，能除头痛项强、恶风自汗者，以此为主。又恐风寒不解，传入他经，以白芷断阳明之路，黄芩断少阳之路，苍术断太阴之路，多汗者易白术。川芎断厥阴之路，细辛断少阴之路，又以甘草协和诸药，使和衷共济也。佐以生地者，汗化于液，补阴即托邪之法也。（清·陈念祖《时方歌括·卷上》）

桂枝汤

发热自汗是伤风，桂草生姜芍枣逢；

头痛项强浮缓脉，必须稀粥合成功。

芍药、桂枝、生姜各三钱，炙草三钱，大枣四枚。

水煎温服，须臾啜稀粥，温覆取微似汗。

此方最切于时用，中风汗自出者用之；服麻黄汤复烦者用之，下后脉仍浮者用之，气冲利不止者用之，阴症脉浮为欲愈亦用之。

桂、草辛甘化阳，助太阳融会肌气；芍、草苦甘养阴，启少阴奠安营血；姜佐桂枝行阳，枣佐芍药行阴。此方本不发汗，藉热粥之力，充胃气以达于肺，令风邪从皮毛而解，不伤气血，为诸方之冠。

时医以桂枝汤、麻黄汤，地非北方，时非冬月，戒不敢用；以羌、独、苍、芎、荆、防代之。而不知此等药更燥烈害人也。桂枝汤以桂枝为君，色赤入心生血，得芍药之苦以和之，为阴阳调和之剂。麻黄汤以麻黄为君，此物轻清走表，绝无辛烈之味，悍浊之气；又佐以桂枝入心化液，杏仁入肺降气，甘草安内攘外，不加姜之上行，枣之留中，径走肌表，不伤津液。观苍、芎、羌、独之类，孰和平？孰峻烈耶？（陈念祖《伤寒真方歌括·卷一》）

十神汤

十神外感寒气病，功在温经利气殊，升葛芎麻甘草芍，姜葱香附芷陈苏。

此方即升麻、葛根、川芎、麻黄、甘草、芍药、香附、白芷、陈皮、苏叶、生姜、葱白也，能外发寒邪，内舒郁气，故曰寒气病。较之他剂，有温经利气之功殊也。

人参败毒散　荆防败毒散　仓廪散

人参败毒虚感冒，发散时毒疹痢良，参苓枳桔芎草共，柴前薄荷与独羌，时毒减参加翘蒡，血风时疹入荆防。表热噤痢加仓米，温热芩连实硝黄。人参败毒散　治气虚感冒时气之病，即枳壳、桔梗、川芎、茯苓、人参、甘草、柴胡、薄荷、独活、羌活也。时毒，谓受四时不正之气，或肿两腮两颐，或咽喉肿痛，依本方减人参，加牛蒡、连翘治之。时疹，谓初病即有之疹；血风，谓遍身瘙痒之疹，俱依本方减人参，加荆芥、防风治之，名荆防败毒散。表热无汗，噤口痢疾，依本方加仓米治之，名仓廪散。温病热病热甚，俱加黄连、黄芩。胃实便硬，俱加芒硝、大黄也。（清·陈念祖《医学从众录·卷八》）

风者天之阳。经云：虚邪贼风，阳先受之，风邪伤卫，故腠理疏者，善病风。其症恶风有汗，脉浮头痛鼻塞声重，咳嗽痰多，或憎寒发热，惟其人卫气有疏密，感冒有浅深，故见症有轻重，治法不宜表散太过，不宜补益太早，须察虚实，审轻重，辨寒热，顺时令。经云：风淫所胜，平以辛凉，佐以苦甘。凡体实者，春夏治以辛凉，秋冬治以辛温，解其肌表，风从汗散。体虚者，固其卫气，兼解风邪，恐专行发散，汗多亡阳也。如初起风兼寒，宜辛温发表，郁久成热，又宜辛凉疏解，忌初用寒凉，致外邪不得疏散，郁热不得发越，重伤肺气也。如体虚感风，微觉寒热，参归桂枝汤加陈皮。风伤肺卫，寒热头痛，咳嗽脘闷，豉桔汤。风伤营卫，头痛，咳则闪烁筋掣，当归建中汤。太阳伤风，发热自汗恶风，桂枝汤。伤风头痛，鼻塞声重，川芎茶调散。伤风兼寒，咳嗽发热，柴陈煎。（清·林珮琴《类证治裁·卷一》）

感冒瘟疫时证头疼、骨疼、咳嗽、痰喘。

生姜三片，葱白连须二根，煎汤调下。（清·吕田《瘟疫条辨摘要·又附治每年四时外感内伤经验良方》）

感冒风寒，俗名伤风，其症或头疼身热，轻者则两鼻必塞，兼流清涕，必恶风寒，或声重或声哑，甚者痰壅气喘咳嗽。忌补气，酸敛，闭气，诸药录后。

宜发散，辛甘温。

川芎、细辛、藁本、防风、甘草、荆芥、白芷、前胡、桔梗、紫苏、薄荷、杏仁。（清·陈澈《药症忌宜》）

参苏饮　治四时感冒，发热头痛，咳嗽声重，涕唾稠粘，中脘痞满，呕吐痰水，宽中快膈不致伤脾，此药大解肌热，潮热，将欲成痨，痰嗽喘热等症。

人参五分，紫苏、前胡、桔梗、枳壳、干葛、陈皮、半夏汤泡、白茯苓去皮各一钱，甘草三分，木香二分。（清·尚宗康《万金至宝·卷上》）

通阳圣化汤治寒伤脑。

通阳圣化寒伤脑，鼻塞涕流冬月保；

羌芷辛夷芎附归，天麻白术姜红枣。

冬月邪寒，感冒重阴，寒气侵脑，鼻窍不通，时流泪涕，此寒伤之脑漏也。

当归二钱，川芎一钱，香附二钱，白术一钱五分，羌活一钱，白芷五分酒蒸，辛夷一钱切，天麻六分，红枣五枚，姜三片。（清·坐啸山人《诊验医方歌括·诊验医方歌括中》）

风寒温散　此即俗所称小伤风也。其冬月正伤寒须用桂、麻、青龙者，不在此例。切忌早用寒凉。

防风、荆芥穗、紫苏叶、半夏、广陈皮、枳壳、苦桔梗、炙甘草。加生姜去皮。

头痛甚加藁本、蔓荆子。

热凉散　此即风温之轻者。凡羌、独、柴、前、芎、芷、升、葛，随证可加。病与风寒无大异，独不得用桂、麻。

防风、荆芥、苏薄荷、霜桑叶、淡竹叶、连翘、生山栀、广橘红、枳壳、桔梗、炙草。加连须葱白头。

风寒挟食　甚者须用硝、黄，不在此例。凡有感冒，胃肠即不健运，非必伤于食也。

防风、荆芥、建神曲、焦谷麦芽、莱菔子、山楂炭、桔梗、苏梗。或加鸡内金，或加槟榔、枳实。酒客加葛花、枳椇子。

风寒挟痰　寒水为病，水即痰也。故有感冒，每涉于痰。甚则须用胆星、竹沥、葶苈之属。

防风、荆芥、半夏、陈皮、莱菔子、白芥子、苏子、江枳实、竹茹、云茯苓、炙草。

便溏苏子易苏梗。（清·陆懋修《不谢方》）

藿香正气丸

藿香一两二钱，苏叶八钱，广陈皮八钱，紫厚朴八钱，半夏八钱，于术八钱，白茯苓八钱，苦桔梗八钱，白芷八钱，甘草三钱。

共为细末，用枣、姜、大腹皮各八钱煎汤，叠丸如梧桐子大。此丸专治四时不正之气，感冒风寒，乍冷乍热，头疼恶心，口苦无味，不思饮食，咳嗽痰喘，夏日中暑，霍乱吐泻，腹痛转筋，四肢酸软，小便赤，大便泄泻，红白痢疾，食水停滞，雨湿气，山岚瘴气及远行不服水土。每服二三钱，姜汤送下，如中暑转筋，霍乱，新汲水送下。（清·佚名《太医院秘藏膏丹丸散方剂·卷二》）

普济药茶

南藿香六两四钱，苍术七两二钱，木香七两六钱，半夏七两五钱，苏薄荷七两八钱，厚朴七两五钱，陈皮三两，荆芥八两一钱，脊皮六两，木瓜七两八钱，枳壳七两八钱，槟榔七两八钱，南苏叶八两一钱，甘草三两，生安化茶廿斤。共研细末，拌匀听用。

此茶专治胸膈膨闷，腹脘嘈杂，食后倒饱，四时感冒，不正之气，头痛发热，恶寒伤风，咳嗽，呕吐涎水。功能消食散寒，宽中下气，解表消瘟，和胃止呕，随便饮之。（清·佚名《太医院秘藏膏丹丸散方剂·卷四》）

神仙冲和丹　专治风寒感冒，头痛身热无汗，腰痛脊强，遍身骨节酸痛，憎寒毛耸，壮热长寒，乍冷乍热，口苦无味。每服二丸，不拘时细嚼，姜汤送下，伤寒，葱汤送下，出汗为度。

羌活一两五钱，细辛五钱，白芷一两，黄芩一两，防风一两五钱，川芎一两，生地一两，苏叶一两，苍术一两五钱，甘草一两。蜜丸，重三钱，朱衣。

太乙灵砂丹　夫人腠理不密，感冒风寒，四时皆有，人人得而受之者，盖因内伤饮食，外夹风寒，或因病后失调，或因早晚除衣，或因冒风骤雨，种种不一，难以悉陈。若在三日之前，未传经络，未入脏腑，一二服而即愈。至于传经之后，已成他证，当分经调理而治之。此药能驱风散火，解肌除邪。专治风热上攻，气血蕴滞，头目昏眩，鼻塞声重，常流清涕，口苦舌干，咽嗌不利，胸膈痞闷，咳嗽痰喘，肠胃燥涩等证，并皆治之。每服一丸，细嚼，淡姜汤黄酒任下。

麻黄二两，赤芍二两，川芎二两，羌活二两，防风二两，荆芥二两，苏叶二两，前胡二两，桔梗二两，陈皮二两，厚朴二两，白芷二两，黄芩三两，细辛一两，葛根一两，甘草二两。蜜丸，重二钱五分，朱衣。（清·太医院《医方配本·风痰伤寒门》）

有备无患诸方

万一感冒风寒，如头重骨酸，脘满泛恶，咳呛，大便溏稀等恙。

西羌活、粉前胡、大豆卷、佛手片、新会红、黄防风、制川朴、范志曲、大腹绒。

夏天感冒风热，如身热咳嗽，头项更胀，口干，服二三剂不等，平即不服。

冬桑叶钱半，新会红一钱，焦米仁三钱，佛手花四分，柔白薇钱半，光杏仁三钱，嫩钩藤钱半，川石斛三钱，左秦艽钱半，竹二青钱半，川贝母去心，杭菊花钱半，荷叶一角，香青蒿钱半。

（清·陈秉钧《陈莲舫医案秘钞·上编》）

感冒

原因：病由于冒寒、冒湿，体温不调，或垢污留积，有流行性者，曰流行性感冒。

症候：恶寒，发热，热在三十八度以上，鼻孔闭塞，或流清涕，头痛，咯痰，咳嗽，咽喉痛楚，甚者或发谵语，声音嘶嗄，呼吸苦促。

药方：香白芷一两，荆芥一钱。

上为末，每服二钱，温茶下（《百一选方》）。

川芎、荆芥各四钱，薄荷八钱，白芷、羌活、甘草各二钱，细辛一钱，防风一钱五分。

上为末，食后温茶送服二钱，日服三次（川芎茶调散）。

紫苏叶三钱，陈皮、川芎、蔓荆子、防风、秦艽、荆芥各一钱五分，甘草一钱，姜三片，葱白三枚。

上水二盏半，煎一盏，温服，盖被发汗（加味香苏饮）。

特方：

远志根一钱三分，温汤二两六钱。

上煎十五分时，加糖适宜，作三次，一日服尽。（民国·张拯滋《通俗内科学·呼吸器病》）

感冒外邪，形寒身热，头痛胸闷，咳嗽泛恶，脉来浮滑。先与疏邪化痰。

大豆卷三钱，赤茯苓三钱，薄橘红一钱，荆芥穗一钱五分，炒枳壳一钱五分，炒六曲三钱，嫩前胡二钱，粉桔梗一钱，象贝母三钱，生姜三片。（民国·丁泽周《诊方辑要·内科·感冒》）

参苏饮本方去参、前，加芎、柴，名芎苏饮。

治感冒风寒，头痛发热，憎寒咳嗽，涕唾稠粘，胸膈满闷，脉弱无汗。（民国·何舒《研方必读·卷一·四时感冒第一》）

二、妇科

旋覆花汤

治产后感冒风寒，咳嗽痰喘。此乃气血产后两亏，外邪乘袭。法当补气血为主，驱外邪为标。是以用人参补气，当归养血，麻黄、荆芥发表以驱外邪，前胡、旋覆花、半夏以豁痰，五味、杏仁止嗽以止喘，炙草补中和药。

人参甘温三钱、归身辛甘温二钱、麻黄苦甘温七分、荆芥苦辛凉七分、前胡苦辛温七分、旋覆花甘咸温八分、半夏苦辛温一钱、五味甘酸平一钱、杏仁苦甘温七分、甘草甘温五分。

水二盅，煎一盅，温服。（明·汪机《医学原理·卷之十三》）

加味小柴胡汤　治妇女经行感冒发热，热入血室，寒热如疟，昼则安静，夜则发热，妄语，或素血虚大劳，大怒火动，热入血室亦能致此。即前小柴胡汤加生地黄。一室女寒热，肝脉弦长而出寸口，用小柴胡汤加生地、乌梅治之而愈，既嫁而诸症悉痊。

加减五积散　治妇人经脉来沿身疼痛，手足麻痹，或生寒热，头疼目眩，此乃触经感冒。依本方去干姜，加羌活、独活、牛膝、姜、葱，煎服。咳嗽加杏仁、五味；泄泻去枳壳，加白术、肉豆蔻；治妇人筋骨、肢节痛及遍身、头痛，两手脉弦，憎寒如疟，每以散风止痛之剂罔效，以四物汤加羌活、防风、秦艽、官桂立已。治妇人腹中常常作痛，上下不定，经年死血也。

青皮去瓤、陈皮、三棱煨、莪术煨、香附炒、乌药、干姜各等分。

上用醋煮焙干为末，每服二钱，空心陈皮汤调下。（明·龚廷贤《济世全书·卷六》）

产后伤寒，决不可服汗吐下之剂，以其气血俱虚也，汗则亡阳而伤气，下则亡阴而伤血。若犯麻黄、大黄，多致不救，惟以和解为主，而以血药佐之，无万一失。然伤寒发于产后，必费调治而多危，惟感冒者为易愈耳。治例，只宜用羌活、紫苏、柴胡、川芎、甘草、生姜以解寒，陈皮、香附以调气，有痰加痰药，有食加食药，佐以四物煎服，以微汗出为度。若大便秘结，以猪胆汁导之，或饮蜜汤。（明·王肯堂《胎产证治》）

伤寒冬时为寒所伤，轻者淅淅恶寒，翕翕发热，微嗽鼻塞，数日乃止。重者头疼作痛，先寒后热，久则伤胎，药多避忌，不与常妇概治，但服葱白香豉汤，汗出则愈。（清·张璐《张氏医通·卷十》）

产后七日内外，感冒风寒，咳嗽、鼻塞、声重、恶寒，宜佛手散加杏仁、桔梗、知母。有痰加法夏，有汗加人参。切勿用麻黄以发表。若兼喘而胁痛者，宜生化汤加延胡索。切勿用柴胡以疏肝。若因阴虚，虚火上烁肺金，干咳无痰而面赤者，宜地黄汤去山萸，兑三汁膏以润之。亦勿用芩连以清火。（清·寄湘渔父《达生保赤编·卷三》）

产后感冒，不可轻汗，如头痛发热脉浮，伤风也，香苏饮加芎、归、姜、葱轻解之。（清·林珮琴《类证治裁·卷八》

产后感冒身热，头痛，咳嗽，声重有痰，出汗，宜加参生化汤内，再加麻黄根、天冬、杏仁、花粉，地骨皮各一钱，桔梗四分。水煎，空腹服，即愈。（清·包岩《妇科一百十七症发明·第一百零三症产后感冒》）

新产感冒发热，大为危候，若头痛身热，恶寒无汗，或喘或咳，宜香苏散；有食，小剂芎苏参苏，随气血取用；有瘀血，兼行血药，值时行不正之气，遍身疼痛，无汗，败毒散或香苏散加葱白、香豉。金匮云：产后中风发热，而面正赤，喘而头痛，竹叶汤主之。（清·陈秉钧《女科秘诀大全·卷四》）

三、儿科

治小儿发热感冒，鼻流清涕，或咳嗽吐痰。轻者且勿药，候一、二日多自愈，重者用轻和之剂。

橘红、半夏泡、桔梗、川芎各五分，白茯苓、桑皮蜜炙各七分，甘草炙、防风各四分，薄荷、枯黄芩炒各三分，白术一钱。

上每服二钱，姜、水煎服。（明·王纶《明医杂著·卷之五》）

如感冒风寒，姜葱汤下。（明·龚廷贤《种杏仙方·卷之三》）

小儿感冒，风寒鼻塞，痰嗽喘热，发表解厄。（明·龚廷贤《云林神彀·卷四》）

论小儿急惊风，初起发热，手足搐搦，眼上视等症，并一切感冒风寒，头痛发热，咳嗽，鼻塞声重，及痘疹欲出发搐，并时行瘟疫等症，宜：加味败毒散。

羌活、独活、前胡、柴胡、白茯苓去皮、人参、枳壳去瓤，麸炒、桔梗、天麻、全蝎、僵蚕、白附子、地骨皮、川芎、甘草。

上作一剂，生姜三片，水煎热服。（明·龚廷贤《寿世保元·卷八》）

论小儿身热感冒，鼻流清涕，或鼻塞咳嗽吐痰，轻者不药，候一二日自愈，重者服此方，治痰为主，轻轻解之。

白术去芦一钱、白茯苓去皮七分、桑白皮蜜炙七分、川芎五分、桔梗五分、橘红五分、半夏泡五分、防风四分、甘草三分、薄荷三分、枯芩炒三分。

上锉一剂，生姜，水煎服。（明·龚廷贤《寿世保元·卷八》）

感冒方

羌活膏治小儿风寒外感，惊风内积，发热喘促，咳嗽痰涎潮搐，并痘疹初作。

羌活七钱、独活七钱、前胡七钱、川芎七钱、桔梗五钱、天麻五钱、薄荷三钱、甘草二钱、人参五钱、地骨皮三钱。

上为细末，炼蜜为丸，如芡实大。每服一丸，姜汤研化下。（明·龚信《古今医鉴·卷十三》）

三和汤 治感冒风邪，鼻塞声重，语音不出，或伤风头疼目眩，四肢拘倦，咳嗽多痰，胸满气喘短促。

麻黄、杏仁、甘草、姜三片，葱一根，煎温顿服，取汗为度。

一方加荆芥、桔梗；有热加前胡，有痰加半夏。（明·孟继孔《幼幼集·伤风论》）

和解汤 治小儿四时感冒寒邪，壮热烦躁，鼻塞多涕，惊悸自汗，肢体疼痛。及疮疹已发未发，皆可服。

羌活、防风、人参、川芎各一两，干葛、升麻、甘草、芍药各半两。

上锉散。每服三钱，姜枣煎服。

无汗，加麻黄；咳嗽者，加杏仁、五味子、桔梗。

甘桔汤 治婴孩感冒风热，火气熏逼痘疮，蕴毒上攻，咽喉肿痛，痰气不顺，咳嗽失音。

人参去芦半两、桔梗蜜浸，炒一两、甘草半生半炙三钱。

上锉散。用水煎，不拘时候服。（明·王肯堂《证治准绳·幼科》）

人参败毒散 人参无力措办者，不用亦可。治小儿四时感冒，以及伤风咳嗽。凡咳嗽痰不应者，每日二服，不拘剂数，以痰豁为度。

人参五分，白桔梗、陈枳壳、正川芎、甘草、白云苓、川羌活、川独活、信前胡、北柴胡、北防风、荆芥穗各一钱。

脾怯者，倍云苓，加怀山、扁豆；脾肺寒者，倍云苓，加白术、怀山、藿梗；兼肝证，倍柴胡，加白芍，微加青皮；兼心证，倍独活，加连翘、木通；兼脾证，加六曲、山楂、麦芽；兼肺证，倍枳壳，加芥子；兼肾证，倍独活。生姜一小片为引，水煎，热服，忌油。（清·陈复正《幼幼集成·卷二》）

苏发散 治小儿感冒，伤寒伤风，咳嗽流涕。

苏叶、陈皮各一钱，苍术、甘草各七分，厚朴、枳壳各三分，葱引煎服。（清·顾世澄《疡医大全·卷三十三》）

防风冲和汤　此方专治四时感冒风寒。

羌活、防风各钱半，白术、川芎、白芷、生地、黄芩各一钱，细辛、甘草各五分，姜三片，葱白三个。

一名加减冲和汤。此方专治春夏秋感冒风寒，头痛身热，自汗恶寒，脉浮缓。（清·沈金鳌《杂病源流犀烛·卷十二》）

五叶饮　附治小儿感冒风邪，发热咳嗽，鼻塞流涕，神效。

薄荷叶、枇杷叶去毛，蜜制、苏叶、冬桑叶、淡竹叶等分。

煎服。（清·寄湘渔父《达生保赤编·卷四》）

干清散　治小儿感冒风邪，发热咳嗽，鼻塞流涕等症。

荆芥穗、薄荷叶、黄芩酒炒、黑山栀、桔梗、甘草。

为极细末，重罗再筛，每服每岁一钱，滚汤调下。（清·贯山亭《仙方合集·上卷》）

解肌宁嗽丸　专治小儿四时感冒风寒，头疼发热，鼻塞声重，咳嗽喘急，涕唾稠粘，咽喉作哑，痰涎壅盛，或痘疹初起发热者，并皆治之。每服一丸，茶清送下，白滚水亦可，戒风寒油腻。

茯苓一两、陈皮一两、半夏一两、前胡一两、苏叶一两、葛根一两、贝母一两、花粉一两、木香三钱，人参三钱、甘草五钱。

蜜为丸，重一钱。（清·太医院《医方配本·小儿百病门》）

宣肺祛邪汤自制　治感冒风寒，形寒身热，咳嗽初起。

苏叶、薄荷各一钱，秦艽、前胡、杏仁、象贝母、橘红、姜竹茹、赤苓各二钱，桔梗、甘草各五分，清水煎服。

形寒身热，汗不易出，气息不顺者，去桔梗加麻黄三分；头痛者去桔梗加荆芥、防风各一钱；身痛者加羌活三分，桑枝三钱；四肢酸楚者加桂枝三分；喉痛者加牛蒡子、黄射干各二钱。（吴克潜《儿科要略·第六章》）

第七节　禁　　忌

太阳病，下之后，其气上冲者，可与桂枝汤，方用前法；若不上冲者，不得与之。（汉·张机《伤寒论·卷第二·辨太阳病脉证并治上第五》）

太阳病，外证未解，不可下也，下之为逆；欲解外者，宜桂枝汤。（汉·张机《伤寒论·卷第三·辨太阳病脉证并治中第六》）

太阳病，下之气上冲者，可与桂枝汤，不上冲，不可与。

凡桂枝本为解肌，若脉浮紧，发热无汗者，勿与之，常知此，勿误也。

凡酒客，勿与桂枝汤，若用必呕。（唐·孙思邈《备急千金要方·卷第九》）

产后感冒，风寒咳嗽，或身热，不可专散风寒。（明·陶本学《孕育玄机·卷中》）

【忌】补气，酸敛，闭气。（明·缪希雍《神农本草经疏·卷二》）

新产感冒发热，大为危候，然有产时伤力，或去血过多，或恶露不行，或早起劳动，或饮食停滞，及蒸乳一切发热，不可误认外感，妄施汗剂，以其气血大亏，百病乘虚而入，即使更受风，亦宜调理气血为主。（清·张璐《伤寒绪论·卷上》）

产后旬日内外，感冒风寒，咳嗽鼻闭，声重恶寒，并兼身热头疼，宜服加参宁肺汤，毋用麻黄以发汗。（清·陈笏庵《胎产秘书·下卷》）

产后感冒，不可轻汗。（清·林珮琴《类证治裁·卷八》）

感冒风寒，俗名伤风，其症或头疼身热，轻者则两鼻必塞，兼流清涕，必恶风寒，或声重或声哑，甚者痰壅气喘咳嗽。忌补气，酸敛，闭气，诸药录后。（清·陈澈《药症忌宜》）

肺气素虚之人，及久嗽伤肺者，偶有感冒微发热，头疼，脉必浮大而虚，切忌服发散药，一发则肺气耗散，不能安卧，只须葱白豆豉汤足矣。（清·萧涣唐《医脉摘要·卷下》）

第八节　医　　案

一、内科

马亨道，庚戌春病发热、头疼、鼻鸣、恶心、自汗、恶风，宛然桂枝证也。时贼马破仪真三日矣，市无芍药，自指圃园，采芍药以利剂。一医曰：此赤芍药耳，安可用也？予曰：此（桂枝汤：桂枝、芍药、甘草、大枣、生姜。编者注）正当用。再啜而微汗解。

论曰：仲景桂枝加减法，十有九证，但云芍药。《圣惠方》皆称赤芍药。……《神农本草》称，芍药主邪气腹痛，利小便，通顺血脉，利膀胱大小肠，时行寒热，则全是赤芍药也。又桂枝第九证云：微寒者，去赤芍药。盖惧芍药之寒也。惟芍药甘草汤一证云白芍药，谓其两胫拘急，血寒也，故用白芍药以补，非此时也。《素问》云：涩者阳气有余也。阳气有余为身热无汗，阴气有余为多汗身寒。伤寒脉涩，身热无汗，盖邪中阴气，故阳有余，非麻黄不能发散。中风脉滑，多汗身寒，盖邪中阳，故阴有余，非赤芍药不能刮其阴邪。然则桂枝用芍药赤者明矣。（宋·许叔微《伤寒九十论·辨桂枝汤用芍药证第一》）

乡人邱忠臣，寓毗陵荐福寺，病伤寒，予为诊视，其发热头疼烦渴，脉虽浮数无力，自尺以下不至。予曰：虽麻黄证，而尺迟弱。仲景云：尺中迟者，营气不足，血气微少，未可发汗。予于建中汤加当归黄芪，令饮之。翌日，病者不耐。其家晓夜督发汗药，其言至不逊。予以乡人隐忍之，但以建中调理而已。及六七日，尺脉方应，遂投以麻黄汤（麻黄汤：麻黄、桂枝、杏仁、甘草。编者注）。啜第二服，狂言烦躁且闷，须臾稍定，已中汗矣。五日愈。

论曰：仲景虽云不避晨夜，即宜便治，医者亦须顾其表里虚实，待其时日。若不循次第，虽暂时得安，亏损五脏，以促寿限，何足尚哉？昔范云为陈霸先属，霸先有九锡之命，期在旦夕矣。云偶感寒疾，恐不及豫盛事，请徐文伯诊视之。恳曰：便可得愈乎？文伯曰：便瘥甚易，但恐二年后不复起尔。云曰：朝闻道，夕死可矣，况二年乎！文伯以火烧地，布桃柏叶，设席置其卧上，顷刻汗解，以温粉扑之。翌日愈，甚喜。文伯曰：不足喜也。后二年果卒矣。夫取汗先期尚促寿限，况不顾表里，不待时日，便欲速愈乎？每见病家不耐三四日，昼夜促汗，医者顾利，恐别更医，随情顺意，鲜不致毙。（宋·许叔微《伤寒九十论·麻黄汤证第四》）

何保义从王太尉军中，得伤寒，脉浮涩而紧。予曰：若头疼发热，恶风无汗，则麻黄证也；烦躁，则青龙汤证也。何曰：今烦躁甚。予投以大青龙汤（麻黄、桂枝、甘草、杏仁、生石膏、生姜、大枣，发汗解表、兼清郁热。编者注），三投汗解。

论曰：桂枝、麻黄、青龙，皆表证发汗药。而桂枝治汗出恶风，麻黄治无汗恶寒，青龙治无汗而烦，三者皆欲微汗解。若汗多亡阳为虚，则烦躁不眠也。（宋·许叔微《伤寒九十论·大青龙汤证第五》）

乡人吴德甫得伤寒，身热，自汗，恶风，鼻出涕，关以上浮，关以下弱。予曰：此桂枝证也，仲景法中第一方，而世人不究耳。使公服之（桂枝汤：桂枝、芍药、甘草、大枣、生姜。编者注），一啜而微汗解。翌日诸苦顿除。公曰：仲景法如此径捷，世人何以不用？予应之曰：仲景论表证，一则桂枝，二则麻黄，三则青龙。桂枝则治中风，麻黄治伤寒，青龙治中风见寒脉，伤寒见风脉。此三者人皆能言之，而不知用药对证之妙处，故今之医者多不喜用，无足怪也。且脉浮而缓，中风也，故啬啬恶寒，淅淅恶风，翕翕发热，仲景以桂枝对之；脉浮紧而涩，伤寒也，故头痛发热，身疼腰痛，骨节皆疼，恶风，无汗而喘，仲景以麻黄对之。至于中风脉紧，伤寒脉浮缓，仲景皆以青龙对之。何也？予尝深究三者，审于证候脉息，相对用之，无不应手而愈。何以言之？风伤卫，卫，气也。寒伤营，营，血也。营行脉中，卫行脉外，风伤卫，则风邪中于阳气，阳气不固，发越而为汗，是以汗出而表虚，故仲景用桂枝以发汗，芍药以利其血。盖中风病在脉之外，其病稍轻，虽同曰发汗，特解肌之药耳。故桂枝证云；令遍身漐漐，微似有汗者益佳，不可如水淋漓，病必不除。是知中风，不可大发其汗，反动营血，邪乘虚而居中，故病不除也。寒伤营，则寒邪干于阴血，而营行脉中者也。寒邪客于脉中，非特营受病也，邪自内作，则并于卫气，犯之久则浸淫及骨，是以汗不出而热，烦冤，仲景以麻黄大发其汗，又以桂枝辛甘助其发散，欲捐其内外之邪，营卫之病耳。大抵二药皆发汗，而桂枝则发卫之邪，麻黄并卫与营而治之。仲景桂枝第十九证云：病常自汗出者，此为营气和，营气和者外不谐，以卫气不共营气和谐故耳。营行脉中，卫行脉外，复发其汗，营卫和则愈。宜桂枝汤。又第四十七证云：发热汗出者，此谓营弱卫强，故使汗出。欲救风邪，宜桂枝汤。是知中风汗出者，营和而卫不和也。又第一卷云：寸口脉浮而紧，浮则为风，紧则为寒，风则伤卫，寒则伤营，营卫俱病也。麻黄汤中，并桂枝而用，此仲景之意欤。至于青龙，虽治伤寒见风脉，伤风见寒脉，然仲景云：汗出恶风，不可服之，服之则厥逆，筋惕肉瞤。故青龙一证尤难用，须是形证的当，然后可行。王寔大夫证治中，止用桂枝麻黄各半汤代之，盖慎之也夫。（宋·许叔微《伤寒九十论·太阳桂枝证第三十》）

里间张太医家，一妇病伤寒，发热，恶风，自汗，脉浮而弱。予曰；当服桂枝，彼云家有自合者，予令三啜之，而病不除。予询其药中用肉桂耳，予曰：肉桂与桂枝不同。予自治以桂枝汤，一啜而解。许叔微论述说，仲景论用桂枝者，盖取桂枝轻薄者耳，非肉桂之肉厚也。盖肉桂厚实，治五脏用之，取其镇重。桂枝清轻，治伤寒用之，取其发散。（宋·许叔微《伤寒九十论·桂枝证第三十一》）

一人患发热，恶寒，自汗，脉浮而微弱，予以三服桂枝（桂枝汤。编者注）投之，遂愈。仲景云：太阳中风，阳浮而阴弱者，汗自出，啬啬恶寒，淅淅恶风，翕翕发热，宜桂枝汤。

论曰：仲景云：假令寸口脉微，名曰阳不足。阴气上入阳中，则洒淅恶寒也。尺脉弱，名曰阴不足。阳气下陷入阴中，则发热。此医发其汗，使阳气微，又大下之，使阴气弱，此为医所病而然也。大抵阴不足阳从之，故阳内陷发热。阳不足阴往乘之，故阴上入阳中，则恶寒。阴阳不归其分，是以发热恶寒也。故孙真人云：有热不可大攻之，热去则寒起。（宋·许叔微《伤寒九十论·发热恶寒证第三十七》）

庚戌五月，李氏病伤寒，身热，头痛，无汗，浑身疼痛，脉浮大而紧。予投以麻黄汤，数服终不得汗，又多用张苗烧蒸之法，而亦不得。予教令刺阳明，少间汗出，漐漐遍身一时间，是夕身凉病退。

论曰，刺热论云：热病先手臂痛，刺阳明而汗出。又曰：刺阳明出血如大豆，病已。盖谓刺也，阳明穴，在手大指内侧，去爪甲角，手阳明脉之所出也。刺可入同身寸之一分，留一呼。大凡伤寒热病，有难取汗者，莫如针之为妙。仲景云：凡治温病，可刺五十九穴。《素问》云：病甚者，为五十九刺。其详在注中。（宋·许叔微《伤寒九十论·刺阳明证第五十五》）

己酉，王仲贤患伤寒，发热，头痛，不恶风，身无汗，烦闷，脉浮而紧，八九日不退。予诊之曰：麻黄证也。所感多热，是以烦躁，遂投以麻黄汤三服。至暮烦愈甚，手足躁乱，扬踯不止。或以为发狂，须用寒药。予争之曰：此汗证也，幸勿忧，切忌乱服药。守一时，须稍定，比寐，少时中汗出矣。仲景云：至六七日，三部大，手足躁乱者，欲解也，盖谓此耳。若行寒剂，定是医杀。（宋·许叔微《伤寒九十论·扬手踯足证第六十》）

羽流病伤寒，身热头痛。予诊之曰：邪在表，此表实证也，当汗之。以麻黄辈，数日愈。许叔微论述说，或问伤寒因虚，故邪得以入之。今邪在表，何以为表实也？予曰：古人称邪之所凑，其气必虚，留而不去，为病则实。盖邪之入也，始因虚，及邪居中反为实矣。大抵调治伤寒，先要明表里虚实，能明此四字，则仲景三百九十七法，可坐而定也。何以明之？有表实，有表虚，有里实，有里虚，有表里俱实，有表里俱虚，予于表里虚实百证歌中，尝论之矣。仲景麻黄汤类，为表实而设也。桂枝汤类，为表虚而设也。里实，承气之类；里虚，四逆、理中之类。表里俱实，所谓阳盛阴虚，下之则愈也。表里俱虚，所谓阴盛阳虚，汗之则愈也。（宋·许叔微《伤寒九十论·伤寒表实证第七十八》）

里人秦氏子得伤寒，发热身疼，骨节疼痛，恶风无汗。或者劝其不须服药，待其自安。如是半月矣而病不除，不得已召医治之。医至问日数，又不审其脉与外证，但云已过期矣，不可汗下矣。且与调气药以正气。复延予，予诊其脉，浮涩而紧大，此麻黄证无疑者。但恐当汗不汗，化为衄血，必有是证。言未已，衄血作。予急以麻黄汤与之，继之以犀角地黄汤，血止汗解愈。

论曰：仲景云：凡作汤药，不可避晨夜，觉病须臾，即宜便治，不等早晚，则易愈。或稍迟，病即传变，虽欲除，必难为力。今医不究根源，执以死法，必汗之于四日之前，下之于四日之后，殊不知此惑也。又云：病不服药，犹得中医，此为无医而设也。若大小便不通，必待其自瘥乎？盖前后不得溲，必下部腹胀，数日死矣。又况结胸、蓄血、发狂、发斑之类，未有勿药而愈者。知者知变，愚者执迷，以取祸也。须是随病浅深，在表在里，或阴或阳，早为治疗，如救火及溺然，庶易瘥。《素问》云：邪风之至，疾如风雨。故善治者治皮毛，其次治肌肤，其次治筋脉，其次治六腑，其次治五脏。治五脏者，半死半生也。扁鹊望齐侯而逃，其斯之谓欤！（宋·许叔微《伤寒九十论·失汗衄血证第八十一》）

有人病发热恶寒自汗，脉浮而微弱，三服汤（桂枝汤：桂枝、芍药、甘草、大枣、生姜。编者注）而愈。此方在仲景一百十三方内，独冠其首。今人全不用，苦哉。仲景云：太阳中风，阳浮而阴弱，阳浮者热自发，阴弱者汗自出，啬啬恶寒，淅淅恶风，翕翕发热，宜桂枝汤。此脉与证，仲景说得甚分明，只后人看不透，所以不敢用。仲景云：假令寸口脉微，名曰阳不足，阴气上入阳中，则洒淅恶寒也。尺脉弱，名曰阴不足，阳气下陷入阴中，则发热也。此谓元受病者然也。又曰：阳微则恶寒，阴弱则发热。医发其汗，使阳气微，又大下之，令阴气弱，此谓医所病而然也。大抵阴不足阳往从之，故内陷而发热，阳不足阴往乘之，故阴上入阳中则恶寒。举此二端，明白如此，何惮而不用桂枝哉？（宋·许叔微《普济本事方·卷第八》）

常仲明，常于炎暑时风快处，披露肌肤以求爽，为风所贼，三日鼻窒，虽坐于暖处少通，终不大解。戴人使服通圣散（防风通圣散：防风、川芎、当归、芍药、大黄、薄荷、麻黄、连翘、芒硝各半两，石膏、黄芩、桔梗各二两，滑石三钱，甘草二两，荆芥、白术、栀子各一两；为粗末，每服五～七钱，生姜三片，水煎去滓热服。编者注），入生姜、葱根、豆豉，同煎三两服，大发汗，鼻立通矣。（金·张从正《儒门事亲·卷六》）

戴人之常溪也，雪中冒寒，入浴重感风寒，遂病不起。但使煎通圣散单服之，一二日不食，惟渴饮水，亦不多饮，时时使人捶其股，按其腹，凡三四日不食，日饮水一二十度，至六日，有谵语妄见，以调胃承气汤下之，汗出而愈。戴人常谓人曰：伤寒勿妄用药，惟饮水最为妙药，但不可使之伤，常令揉散，乃大佳耳。至六七日，见有下证，方可下之，岂有变异哉？奈何医者禁人饮水，至有渴死者。病患若不渴，强与饮水，亦不肯饮耳。戴人初病时，鼻塞声重头痛，小便如灰淋汁，及服调胃承气一两半，觉欲呕状，探而出之，汗出漐漐然，须臾下五六行，大汗一日乃瘳。当日饮冰水时，水下则痰出，约一二碗，痰即是病也，痰去则病去也。戴人时年六十一。（金·张从正《儒门事亲·卷七》）

一男子，素嗜酒，因衣薄冒风寒，遂觉倦怠，不思食者半月。至睡，徒大发热，痛如被杖，微恶寒。天明诊之，六脉浮大，按之豁豁然，左为甚，作极虚受风寒治之。以人参为君，白术、黄芪、当归身为臣，苍术、甘草、陈皮、通草、葛根为佐使，与之，至五帖后，周身汗出如雨，凡三易被，觉来诸证悉除。（明·高宾《丹溪治法心要·卷一》）

一儒者素勤苦，恶风寒，鼻流清涕，寒禁嚏喷。余曰：此脾肺气虚，不能实腠理。彼不信，服祛风之药，肢体麻倦，痰涎自出，殊类中风。余曰：此因风剂耗散元气，阴火乘其土位，遂以补中益气加麦门、五味，治之而愈。

《薛案辨疏》曰：恶风寒等症，是经偶被风寒所感之症耳，何论其脾肺气虚耶？即云素勤苦者，气恒虚，然有邪。治邪，祛风之药亦何至于肢体麻倦而痰涎自出耶？噫，吾知之矣。所云素者，不特是勤苦也，恶风寒、流清涕、寒禁嚏喷亦有素矣，不然何以即断其脾肺气虚耶？及服祛风之药，而变现诸症，亦仍是脾肺之剧症。故虽有阴火乘其土位之说，而用药原从脾肺气虚立方耳，五味子之加实为关键。既可以收耗散之元气，复可以降乘土之阴火，岂得以恶风寒为外感之邪而以酸敛二字妄议之乎。（明·薛己《内科摘要·卷上》）

仲冬感寒，头痛发热，腹及右胁胀痛，气喘溏泻，内黑外红，日夜五六次，内热不减，饮食难进。医用三乙承气汤三帖，继用木香枳术丸，诸症稍定。午后内热愈炽，遇食愈胀，得泻略宽，头痛不减。诣予诊治，脉皆浮濡近驶。曰：气属阳当升，虚则下陷矣，又屡服消克攻下之剂，所谓虚其虚也，安得不胀而濒泻乎？经云下者举之，其治此病之谓欤！或曰：胀满者，气有余也；积块者，气固结也。经云结者散之，有余者损之。今有余而补固结，而益何谓？予曰：人身之气，犹天之风，风性刚劲，扬沙走石，孰能御之？孟子曰"至大至刚"是也。馁则为物障蔽，反以为病。若能补养，以复其刚大之性，则冲突排荡，又何胀满不散、积块不行？经曰"壮者气行则愈，怯者著而成病"是也。盖气之强壮者，则流动充满。或有积滞，亦被冲突而行散矣，何病之有？气之怯弱，则力小迟钝，一有积滞，不免因仍承袭，积著成病。故此病法当升阳益胃。遂以参苓白术散煎升麻汤，调服月余，仍令丸服一料而愈。（汪机《石山医案·卷之上》）

一人伤寒头疼，发热憎寒、身痛发渴、谵语，日久不出汗。余以大梨一个、生姜一块，同捣取汁，入童便一碗，重汤煮热服之，汗出如水即愈。（明·龚廷贤《万病回春·卷之二》）

梁溪一男子素虚，春中感冒，头痛，肌痛，发热。羌活二钱，麦门冬三钱，炙甘草一钱，紫苏一钱五分，北细辛七分，前胡一钱五分。次日，头痛止，热未退，口渴。仲淳用芍药、五味子。人曰：风邪未退，速用酸敛，何也？曰：因人而施尔！一帖即愈。

麦门冬二钱，甘草一钱，栝楼根二钱五分，干葛一钱五分，桑白皮三钱，桔梗一钱，白芍药一钱，五味子五分。（明·缪希雍《先醒斋医学广笔记·卷之一》）

薛立斋治一妇人，怀抱素郁，感冒。经行谵语，服发散之剂，不应，用寒凉降火，前证益甚，便加月经不止，肚腹作痛，呕吐不食，痰涎自出。此脾胃虚寒。用香砂六君子，脾胃渐健，诸证渐退，又用归脾汤而全愈。（明·武之望《济阴纲目·卷之一》）

一人感冒风邪，咳嗽多痰，右寸关浮滑。

方：前胡、荆芥、陈皮、防风、桔梗、甘草、贝母、茯苓、苏子、麦冬、半夏。（明·秦昌遇《医验大成·感冒章》）

娄水张尔和，伤寒第二日，头痛发热，正在太阳。余曰：方今正月，天令犹寒，必服麻黄，两日愈矣。若服冲和汤，不惟不得汗，即使得汗，必致传经。遂以麻黄汤热饮之，更以滚水入浴桶置床下薰之，得汗如雨，密覆半日，易被，神已爽矣。至晚索粥，家人不与。余曰：邪已解矣，必不传里，食粥何妨？至明日果愈。不以麻黄汗之，传变深重，非半月不安也。（明·李中梓《医宗必读·卷之五》）

烦劳遇冷，营卫交窒，虚人夹邪，只宜轻剂疏解。

桂枝、炙草、杏仁、白芍、大枣、茯苓。（清·叶桂《眉寿堂方案选存·卷上》）

风痰郁于肺卫，咳嗽，鼻塞不利。

杏仁、桑皮、橘红、前胡、桔梗、姜皮。（清·叶桂《未刻本叶天士医案·保元方案》）

某，二八。劳伤阳气，形寒身热，头疼，脘闷，身痛。

杏仁三钱、川桂枝八分、生姜一钱、厚朴一钱、广皮一钱、茯苓皮三钱。

（华岫云总结阐发说）伤寒症，仲景立法于前，诸贤注释于后。先生虽天资颖敏，若拟其治法，恐亦不能出仲景范围。其所以异于庸医者，在乎能辨症耳。不以冬温、春温、风温、温热、湿温、伏暑、内伤劳倦、瘟疫等症误认为伤寒。其治温热、暑湿诸症，专辨邪之在卫在营，或伤气分，或伤血分，更专究三焦，故能述前人温邪忌汗，湿家忌汗，当用手经之方，不必用足经之药等明训，垂示后人，此乃先生独擅见长之处也。若夫《伤寒》之书，自成无已注解以后，凡注疏者不啻数百家。其尤著者，如《嘉言三书》《景岳书》《伤寒三注》《四注》等篇，近有柯韵伯《来苏集》《伤寒论翼》《方翼》，王晋三《古方选注》中所解一百十三方。诸家析疑辨义处，虽稍有异同，然皆或登仲景之堂，或造仲景之室者。业医者当日置案头，潜心参究，庶乎临症可无误矣。

（华玉堂云总结阐发说）伤寒一症，《内经》云：热病者，皆伤寒之类也。又曰：凡病伤寒而成温者，先夏至日者为病温，后夏至日者为病暑。又曰：冬伤于寒，春必病温。其症有六经相传、并病、合病、两感、直中。《难经》又言：伤寒有五，有中风，有伤寒，有湿温，有热病，有温病，其所苦各不同。再加以六淫之邪，有随时互相兼感而发之病，且其一切现症，则又皆有头痛发热，或有汗无汗，或恶风恶寒，不食倦卧，烦渴等，则又大略相同。故其症愈多，其理愈晦，毋怪乎医者临症时，不能灼然分辨。即其所读之书，前人亦并无至当不易之论，将《灵》《素》《难经》之言，及一切外感之症逐一分析辨明，使人有所遵循。故千百年来，欲求一鉴垣之士（指医技高超的人，编者注），察六淫之邪毫不紊乱者，竟未见其人。幸赖有仲景之书，以六经分症，治以汗、吐、下、和、寒、温诸法。故古人云：仲景之法，不但治伤寒，苟能悉明其理，即治一切六气之病与诸杂症，皆可融会贯通，无所不宜。此诚属高论，固深知仲景者也。然余谓六淫之邪，头绪甚繁，其理甚奥，即汇集河间、东垣、丹溪及前贤辈诸法而治之，犹虑未能兼括尽善。若沾沾焉，必欲但拘仲景之法而施治，此乃见闻不广，胶柱鼓瑟，不知变通者矣。今观叶氏之书，伤寒之法固属无多，然其辨明冬温、春温、风温、温热、湿温之治，实超越前人，以此羽翼仲景，差可（即尚可之意，编者注）嘉惠后学，观者幸毋忽诸。

某，二七。风伤卫，寒热头痛，脘闷。

苏梗一钱、淡豆豉一钱、杏仁三钱、桔梗一钱、厚朴一钱半、连翘一钱半、通草一钱、滑石三钱。

某，二一。风邪外袭肺卫，畏风发热，咳嗽脘闷。当用两和表里。

淡豆豉一钱半、苏梗一钱、杏仁三钱、桔梗一钱半、连翘一钱半、通草一钱。（清·叶桂《临证指南医案·卷五》）

沈。虚人得感，微寒热。

参归桂枝汤加广皮。（清·叶桂《临证指南医案·卷五》）

吴，三十五岁。遭逢数奇，情志郁勃，劳伤客感兼有。病实体虚，照顾勿犯二气，是攻邪宜轻。

连翘、飞滑石、花粉、白蔻仁、桔梗、杏仁、橘红、枳壳。（清·叶桂《叶天士晚年方案真本·杂症》）

吴氏，二十三岁，甲子二月廿一日。

头项强痛而恶寒，脉缓有汗，太阳中风，主以桂枝汤。

桂枝三钱、炙甘草二钱、大枣去核，二枚、白芍二钱、生姜三钱。

水五杯，煮二杯。头杯即啜稀热粥，令微汗佳。有汗二杯，不必啜粥，无汗仍然。

廿四日。不解，于前方内加羌活五钱。

廿五日。服前方业已脉静身凉，不肯避风，因而复中，脉紧无汗，用麻黄汤法。

麻黄自去节三钱、白芍三钱、生姜三片、桂枝三钱、炙甘草二钱、羌活三钱、大枣去核二枚。

煮两杯，分两次服。

廿六日。服前药不知，身重疼痛，其人肥而阳气本虚，平素面色淡黄，舌白，湿气又重，非加助阳胜湿之品不可，于前方内加重。

麻黄去节五钱共成八钱、桂枝二钱共成五钱、杏仁泥三钱、白术三钱、熟附子三钱、炙甘草一钱共成三钱。

水五碗。先煮麻黄，去上沫，入诸药取两碗，分两次服。服一帖而汗出愈。（清·吴瑭《吴鞠通医案·卷一》）

程梅溪，年六十九岁，于四月二十九日。

忽然畏寒发热，略兼腰疼，周身不疏，无汗，舌苔白腻。贪凉恶热，不无冒风受凉，脉象浮小。法宜疏解，俾邪达表为妥。现在足冷，恐高年人难以胜任。

苏叶二钱，防风一钱半，秦艽二钱，薄荷叶一钱半，藿梗一钱半，甘草五分，半夏曲一钱半，赤茯苓二钱，陈皮一钱。

加生姜皮六分，葱一枚同煎。

嘱其服药后，随以米饮助之。

次日复诊：据述依法行之，少顷渐自汗出，遍体松爽。傍晚热退身凉。是方之妙，在苏叶、防风、秦艽、薄荷之功，取其疏表解肌，合薄荷而凉散之，佐群药以疏通之。服后歠粥饮以助之，仿桂枝汤之服法。少顷渐渐汗出透表，其病若失。设宗时下庸工以为温邪忌汗之说，则未有不误人于反掌间者。如果温邪，其人必壮热口渴，热自内达外，其脉多在肌肉之分，而不甚浮，且右手反甚于左手者，诚由怫热在内故也。是以仲景曰："太阳病发热而渴，不恶寒者为温病也。"此证不渴而恶寒发热，舌苔白腻者，非温病也明矣。（清·孙采邻《竹亭医案·卷之三》）

休邑上舍程梅溪，道光二年壬午八月中秋。

感寒挟食，先寒后热，小溲多，此寒感于下焦也，脉息浮紧。年近八旬，轻舒为宜。

苏叶一钱半，防风一钱半，半夏曲一钱半，独活一钱，神曲三钱炒，楂炭三钱，橘红八分，甘草五分，广藿梗一钱半。

加葱一枝、生姜两片。

服此一帖寒热退，次日用和胃法而愈。于二十四日归乡，以享老来之福。

休邑詹寅宾子，癸未季春。

寒热骨节痛，两鼻热气直冲。舌苔腻白，恶心呕吐。

当用蔓荆子、防风、秦艽、半夏曲、藿梗、橘红、楂肉辈，以解表邪。

服之热退，骨节疼止。惟食入仍呕，小腹微疼，不喜饮，小溲短赤。以二陈汤减甘草，加藿梗、谷芽、黑山栀、淡茱萸、旋覆花等。

服一帖，呕止痛平而全安。

任承山，山西介休，年二十二岁，九月十二。

头疼畏寒发热，骨节疼。舌苔腻，脉来浮缓。风邪外袭，治宜于散。

羌活一钱半，防风一钱半，蔓荆子一钱半，甘草六分，秦艽一钱半，神曲三钱炒，半夏曲一钱半，陈皮一钱半，川芎一钱，山楂肉三钱炒。

加生姜二片、葱白两枚。服后寒热顿退。（清·孙采邻《竹亭医案·卷之四》）

黄安舒，道光壬辰六月十二。

时行感冒，风火上攻，头胀，耳聋且鸣，病起九日，大便七八日未解。舌胎泥黄，咽隘不爽，脉象浮缓小数，是非轻候，法宜清解。

荆芥穗一钱半，薄荷一钱半，连翘一钱半，元参三钱，细生地三钱，桔梗八分，麻仁三钱，甘草六分，牛蒡子三钱炒，研。

加元明粉一钱半冲。

服一剂，大便一次，耳聋、喉干俱减三之一。

复诊：即于原方去生地、麻仁，加柴胡、贝母、鲜荷叶等。服之病减其半，惟舌苔仍泥白，中心淡黄，牙关紧不能张大，喉中粘痰未净。仍宜清降兼舒。

元参三钱，桔梗一钱，薄荷一钱半，甘草六分，连翘一钱半，荆芥一钱半，僵蚕一钱半，川芎八分，龙胆草一钱酒炒，牛蒡子三钱炒，研、鲜荷叶三钱。

服此两帖，喉塞痰黏、耳聋耳鸣诸恙俱平矣。

永义堂董事倪愚溪，年六十六，壬辰岁十二月十一延诊。

素体虚肥，色带痿黄，又多湿痰，向来大便溏薄。日来感冒客邪，灯后寒至凛凛，微热不解，无汗，不饥，舌苔糙泥，迄今六日。进他医清解法，精神日疲，尿便不由自主。脉息右弱，左弦细。高年人恐难胜任，亟宜却寒和中。

方用苏叶、防风、桂枝、陈皮、豆豉、枳壳、麦芽、秦艽、楂肉、半夏曲，加姜、葱同煎服。

进一剂，病若失矣。

阮万资，年近五旬。

脾土不舒，肺卫表疏，易于冒风。头额有时热而有时疼，鼻流清涕，胸脘易闷，食无味，口不干，脉右细耎。虽额热、头疼时有时无，合之脉象却无风寒食阻，究属内因，攸关脾土、肺卫，当护表和中，再为之计。

生黄芪一钱半，防风一钱半，蔓荆子一钱半，香附一钱半，半夏曲一钱半，藿梗一钱半，生姜渣五分，甘草五分，砂仁七分，橘红一钱。

服前方两帖，头额疼热俱平，人亦渐健，知饥尚不贪食。

原方去蔓荆子、藿梗、橘红三味，加茯苓、生谷芽等，入荜澄茄三分，同煎，服后食贪、神健而康。（清·孙采邻《竹亭医案·卷之六》）

陆我斋舅兄三女，九月二十八日。

感寒停食，身热无汗，冲龄质弱，宜于轻表得汗为妙。

苏叶一钱半，防风一钱半，蔓荆子一钱半，连翘壳一钱，麦芽三钱炒，楂肉三钱炒，橘红八分，生甘草五分。

加生姜皮三分。

服后，至半夜热甚，天明汗出，热减其半。食饮不贪，大便三日未解。

又，二十九日方：

青蒿子一钱半，防风一钱半，桂枝八分，赤茯苓二钱半，夏曲（即半夏曲。编者注）一钱半炒，秦艽一钱半，枳壳一钱半炒，焦谷芽三钱。

加生姜皮四分，黑大枣一枚。

服后，身热退清，大便欲解未解。

三十日：用鲜石斛、赤茯苓各三钱，鲜首乌五钱，大麻仁、杏仁各三钱，神曲三钱，甘草、陈皮各七分。

服后，大便结粪已解，食饮渐进，继用养胃生津之剂而愈。（清·孙采邻《竹亭医案·女科卷一》）

陆诚斋室人。素体畏热贪凉，易于冒风，咳嗽头疼鼻塞，舌苔边白中黄。进疏肺药，诸恙少平，而头疼、咳嗽究未尽彻，拟清疏法。四月初八日。

蔓荆子一钱半，马兜铃一钱，冬桑叶一钱半，苡仁三钱，生谷芽五钱，款冬花二钱，黑苏子一钱半炒，百合二钱，广皮白八分，加老枇杷叶三大片去毛，蜜炙。

服五剂，头疼止，咳嗽十去其八矣。

原方去蔓荆子、马兜铃，加北沙参、茯苓，五剂而痊。（清·孙采邻《竹亭医案·女科卷二》）

文学汪书蕉二兄丸方，癸巳岁正月十九日案。

脾肺久虚，土不生金，而木寡于畏，不惟伤土而且犯肺。肺虚则表不固而感冒易，脾虚则痰渐升而咳嗽频。痰壅气逆，宜乎口多涎沫，而动辄多汗也。脉象虚滑，左弦尺濡，显有明征。法宜补土以生金，因脾为肺母也；滋水以养木，因肝为肾子也。从此水土合德，金木相安，又何虑大咳嗽痰升而致多汗也。

生黄芪二两、防风一两同焙，淮山药三两炒，西竹党参三两，大熟地六两，玄武板五两炙，建莲肉四两去心，山萸肉二两，云茯苓一两半，木茯神二两，柏子仁三两去油，款冬花三两，巴旦杏四两去皮尖，左牡蛎五两煅，炙甘草一两五钱，新会皮一两半。

上为细末，炼白蜜为丸，如梧桐子大。每服五钱，清晨滚水送下。（清·孙采邻《竹亭医案·女科卷六》）

南昌吴君式齐，患伤风咳嗽，恶寒发热，鼻流清涕，每日寅卯时，咳嗽更甚。屡食杏仁、海带清燥润肺之品，毫不见减，虽咳久痰中带血，然守不轻服药之戒。令叔学山先生迎余诊视。两寸脉浮，两关脉滑，两尺俱迟，咳嗽重浊，三五声方有痰出。余曰：此症初起属风邪伤卫。何至迁延两月？总由脾虚生痰，痰滞结胸多兼服一派清凉，阻遏肺气，肺旺寅卯而主皮毛，腠理密固，邪无出路，故发热恶寒而平旦咳甚；且饮食入胃，所生之血不俟传布周流，被咳掇出，昔贤所谓"伤风不醒变成痨"是也。症系感冒风寒，非传经热邪，故久居太阳而不传他经。因用桂枝汤去白芍，加苏梗、桔梗、防风、神曲、楂肉，热服三四剂，津津有汗，寒热俱解，唯咳嗽益勤。复诊寸脉仍浮，乃以苏桔二陈汤加白蔻仁，接服三四剂，咳嗽始不费力。初吐浓痰，继吐白痰，末吐清痰。调治月余，服至二十剂，总以前方为加减，乃得脉静咳宁。处膏粱之家，能任余忌荤禁生冷以收全功，何其快哉！（清·方略《尚友堂医案·下卷》）

又尝治木匠某，感冒发热，依常力作不休，数日困极求诊，呼吸喘促，腊槁无汗，身热如焚，久抚反凉，六脉浮散，仅在皮毛，不分起伏，一息不知十几至也。若以在汗法发之，必汗出而气脱。破故纸、益智仁，并盐水炒菟丝子、怀山药、巴戟天、狗脊、牛膝、木瓜、山萸肉，加羌、防、麻、辛，一剂。天明得汗，脉息匀调矣。汗漏不止，以附子桂枝汤与之，遂愈。此劳力伤寒重证也，带病力作，劳伤筋骨，元气外越，不能归窟，故不仅助脾肺，而必注意肝肾。大凡汗出不彻，以致邪浮正结，相搏于皮毛之间，必先敛之，而后发之，何者？阴阳开合之机，必先一噏而后能一嘘也。此中微妙，全在会心。（清·周学海《伤寒补例·卷下》）

张。形寒发热无汗，脉弦细，舌黄。表邪与食积交结不化。当与表里两解。

豆豉卷（即豆豉与清水豆卷两种。编者注）各、苏叶、荆芥、杏仁、枳实、瓜蒌皮、楂炭、焦曲、淡芩、连翘、青蒿、茅根、姜皮。（清·柳宝诒《柳宝诒医案·卷一》）

李姓少年，得伤寒证已过旬日，表证未罢，时或恶寒，头犹微疼，舌苔犹白，心中微觉发热，小便色黄，脉象浮弦，重按似有力，此热入太阳之腑也。投以麻黄汤，为加知母八钱，滑石六钱，服后一汗而愈。（民国·张锡纯《医学衷中参西录·论伤寒脉紧及用麻黄汤之变通法》）

一人年近四旬，身体素羸弱，于季冬得伤寒症，医者投以麻黄汤汗无分毫，求为诊治，其脉似紧而不任重按，遂于麻黄汤中加生黄芪、天花粉各五钱，一剂得汗而愈。（民国·张锡纯《医学衷中参西录·太阳病麻黄汤证》）

一人年逾弱冠，禀赋素羸弱。又专心医学，昕夕研究，颇费深思。偶于初夏，往邑中办事，因受感冒病于旅邸，迎愚诊视，适愚远出，遂求他医治疗，将近一旬，病扰未愈。时适愚自他处旋里，路经其处，闻其有病，停车视之，正值其父亦来看视，见愚喜甚，盖其人亦略识医学，素深信愚者也。时正为病人煎药。视其方乃系发表之剂，及为诊视，则白虎汤证也。嘱其所煎之药，千万莫服。其父求为疏方，因思病者禀赋素弱，且又在劳心之余，若用自虎汤原宜加人参，然其父虽信愚，而其人实小心过度，若加人参，石膏必须多用，或因此不敢径服，况病者未尝汗下，且又不渴，想但用白虎汤不加人参亦可奏效。遂为开白虎汤原方，酌用生石膏二两，其父犹嫌其多。愚曰：此因君平素小心特少用耳，非多也。又因脉有数象，外加生地黄一两以滋其阴分。嘱其煎汤两盅分两次温饮下，且嘱其若服后热未尽退、其大便不滑泻者，可即原方仍服一剂。适愚旋里后，其药止服一剂，热退十之八九，虽有余热未清，不敢再服。迟旬日大便燥结不下，两腿微肿，拟再迎愚诊视，适有其友人某，稍知医学，谓其腿肿系为前次重用生石膏二两所伤。其父信友人之言，遂改延他医，见其大便燥结，投以降下之剂，方中重用大黄八钱，将药服下其人即不能语矣。其父见病势垂危，急遣人迎愚，未及诊视而亡矣。夫此证之所以便结腿肿者，因其余热未清，药即停止也。乃调养既失之于前，又误药之于后，竟至一误再误，而不及挽救，使其当时不听其友之盲论，仍迎愚为诊治，或再投以白虎汤，或投以白虎加人参汤，将石膏加重用之，其大便即可因服凉润之药而通下，大便既通，小便自利，腿之肿者不治自愈矣。就此案观之，则知大柴胡汤中用大黄，诚不如用石膏也。重用白虎汤即可代承气，曾于前节论承气汤时详言之。盖愚当成童时，医者多笃信吴又可，用大剂承气汤以治阳明府实之证，莫不随手奏效。及愚业医时，从前之笃信吴又可者，竟恒多偾事，此相隔不过十余年耳，况汉季至今千余年哉。盖愚在医界颇以善治寒温知名，然对于白虎汤或白虎加人参汤，旬日之间必用数次，而对于承气汤恒终岁未尝一用也。非敢任意左右古方，且僭易古方，此诚为救人计而甘冒不韪之名。医界同人之览斯编者尚其谅之。（民国·张锡纯《医学衷中参西录·论大柴胡汤证》）

一人亦年近四旬，初得外感，经医甫治愈。即出门作事，又重受外感，内外俱觉寒凉，头疼气息微喘，周身微形寒战，诊其脉六部皆无，重按亦不见，愚不禁骇然，问其心中除觉寒凉外别无所苦，知犹可治，不至有意外之虑，遂于麻黄汤原方中为加生黄芪一两、服药后六脉皆出，周身得微汗病遂愈。（民国·张锡纯《医学衷中参西录·太阳病麻黄汤证》）

一少年，于季冬得伤寒证，其人阴分素亏，脉近六至，且甚弦细，身冷恶寒，舌苔淡白。延医诊视，医者谓脉数而弱，伤寒虽在初得，恐不可用麻黄强发其汗。此时愚应其近邻之聘，因邀愚至其家，与所延之医相商。愚曰："麻黄发汗之力虽猛，然少用则无妨，再辅以补正之品，自能稳妥奏功矣。"遂为疏方麻黄钱半，桂枝尖一钱，杏仁、甘草各钱半，又为加生怀山药、北沙参各六钱。嘱其煎汤服后，若至两点钟不出汗，宜服西药阿斯必林二分许，以助其出汗。后果如法服之，周身得汗而愈矣。（民国·张锡纯《医学衷中参西录·论伤寒脉紧及用麻黄汤之变通法》）

一叟年六旬余。素吸鸦片，羸弱多病，于孟冬感冒风寒，其脉微弱而浮。愚用生黄耆数钱，同表散之药治之，得汗而愈。间日，因有紧务事，冒寒出门，汗后重感，比前较剧。病卧旅邸，不能旋里。因延彼处医者延医，时身热饮水，病在阳明之府。医者因其脉微弱，转进温补，病益进。更延他医，以为上有浮热，下有实寒，用附子、吴茱萸，加黄连治之。服后，齿龈尽肿，且甚疼痛，时觉烦躁，频频饮水，不能解渴。不得已复来迎愚。至诊其脉细而数，按之略实。遂投以此汤（白虎加人参以山药代粳米汤：生石膏三两、知母一两、人参六钱、生山药六钱、甘草三钱；主治寒温实热已入阳明之府，燥渴嗜饮凉水，脉象细数。编者注），加玄参六钱，以散其浮游之热。一剂牙疼即愈，烦躁与渴亦见轻。翌日用原方去玄参，将药煎成，调入生鸡子黄三枚，作三次温饮下，大便得通而愈。（民国·张锡纯《医学衷中参西录·治伤寒温病同用方》）

友人毛仙阁夫人，年近七旬，于正月中旬，伤寒无汗。原是麻黄汤证，因误服桂枝汤，汗未得出，上焦陡觉烦热恶心，闻药气即呕吐，但饮石膏所煮清水及白开水亦呕吐。惟昼夜吞小冰块可以不吐，两日之间，吞冰若干，而烦热不减，其脉关前洪滑异常。俾用鲜梨片，蘸生石膏细末嚼咽之，遂受药不吐，服尽二两而病愈。（民国·张锡纯《医学衷中参西录·石膏解》）

张金铎，天津东门里面粉庄理事，年三十八岁，于季冬得伤寒证，且无脉。

病因：旬日前曾感冒风寒，经医治愈，继出门作事，又感风寒遂得斯病。

证候：内外俱觉寒凉，头疼，气息微喘，身体微形寒战，六脉皆无。

诊断：盖其身体素弱，又在重感之余，风寒深入，阻塞经络，是以脉闭。拟治以麻黄汤，再重加补气之药，补其正气以逐邪外出，当可奏效。

处方：麻黄三钱、生箭芪一两、桂枝尖二钱、杏仁二钱去皮，甘草二钱；先煎麻黄数沸，吹去浮沫，再入余药同煎汤一大盅，温服，被复取微汗。

效果：服药后周身得汗，其脉即出，诸病皆愈。

说明：按此证或疑系少阴伤寒，因少阴伤寒脉原微细，微细之至可至于无也。而愚从太阳治者，因其头疼、微喘、寒战，皆为太阳经之现象，而无少阴证蜷卧、但欲寐之现象也。是以于麻黄汤中，重加生黄芪一两、以助麻、桂成功，此扶正即以逐邪也。（民国·张锡纯《医学衷中参西录·伤寒门》）

忆曾治一媪，年六旬，春初感冒风寒，投以发表之剂，中有桂枝数钱，服后即愈。其家人为其方灵，贴之壁上。至孟夏，复受感冒，自用其方取药服之，遂致吐血，经医治疗始愈。盖前所受者寒风，后所受者热风，故一则宜用桂枝，一则忌用桂枝，彼用桂枝汤以治温病者可不戒哉！特是徐氏既知桂枝误用可致吐血，而其《洄溪医案》中载，治一妇人外感痰喘证，其人素有血证，时发时止，发则微嗽据此数语断之，其血证当为咳血，因痰喘甚剧，病急治标，投以小青龙汤而愈。

按：用小青龙汤治外感痰喘，定例原去麻黄加杏仁，而此证则当去桂枝留麻黄，且仿《金匮》用小青龙汤之法，再加生石膏方为稳安。盖麻黄、桂枝，皆能定喘，而桂枝动血分，麻黄不动血分，是以宜去桂枝留麻黄，再借石膏凉镇之力以预防血分之妄动，乃为万全之策，而当日徐氏用此方，未言加减，岂略而未言乎？抑用其原方乎？若用其原方，病虽治愈，亦几等孤注之一掷矣。（民国·张锡纯《医学衷中参西录·桂枝解》）

感冒外邪，形寒身热，头痛胸闷，咳嗽泛恶，脉来浮滑。先与疏邪化痰。

大豆卷三钱、赤茯苓三钱、薄橘红一钱、荆芥穗一钱五分、炒枳壳一钱五分、炒六曲三钱、嫩前胡二钱、粉桔梗一钱、象贝母三钱、生姜三片。（民国·丁泽周《诊方辑要·内科》）

病者：沈小江，年十九岁，住昌安门外恂兴。

病名：冒风夹食。

原因：感冒外风，恣食油腻转重。

证候：初起微觉头痛，鼻塞喷嚏，略有咳嗽。不忌油腻，遂致咳痰不爽，胸闷气急。

诊断：两寸滑搏，舌苔边白中黄，后根厚腻，脉证合参，此食积阻滞于胃，风痰壅闭于肺也。

疗法：当用荷、蒡、前、桔为君，疏其风以宜肺，杏仁、橘红为臣，豁其痰以降气，佐莱菔子以消食，使春砂仁以和气也。

处方：苏薄荷钱半，炒牛蒡钱半，前胡二钱，桔梗一钱，光杏仁三钱，广皮红一钱，莱菔子三钱，拌炒春砂仁六分。

效果：连服两剂，诸症轻减。惟咳嗽痰多、黄白相兼而且稠黏，原方去薄荷、牛蒡，加栝蒌仁四钱，马兜铃钱半，片黄芩一钱，连进三剂。

病人小心忌口，遂得痊瘥。（民国·何炳元《全国名医验案类编·初集四时六淫病案》）

顾左，十月十八日。

咳，多涕，形寒，口苦，骨楚。自是感冒，然血分亦不清，故见症稍复杂。

荆、防各八分，羌活五分，杏仁四钱，前胡一钱五分，秦艽一钱五分，象贝三钱，橘红一钱五分，炙苏子三钱，赤、猪苓各三钱，炒车前三钱。

二诊：十月二十日。

咳，发热，形寒，骨楚，无汗。汗之，药后避风。

炙麻黄三分，炙草六分，象贝三钱，枳实八分，淡芩八分，秦艽一钱五分，杏仁三钱，竹茹一钱五分，茅根三钱。

三诊：十月二十一日。

汗后仍微热，晨间微恶风，舌苔厚，是有积。脉略滑数，当解肌。

葛根一钱，川连三分，竹茹一钱，腹皮三钱，淡芩八分，枳实八分，楂炭三钱，赤、猪苓各三钱，方通八分，茅根三钱。

四诊：十月二十四日。

脉滑数，舌质绛干，却不咳，泄泻，干呕，热颇微。据脉象无大害，舌色却不甚平正。证属伤寒之已化热者，乃伤寒系之风温，因感风故骨楚，泄泻是陷，是两阳合病。前方本中肯，药后泻乃会逢其适，又少服，故病不除。

秦艽一钱五分，荆、防各七分，淡芩六分，扁衣炒三钱，葛根一钱，川连三分，木香一钱，建曲一钱，茯苓三钱，香葱白一个。

黄右，九月初六日。

恶风多汗，形寒发热，气急，脉软滑数，舌干绛，少阳失治所致，虚甚。里虽热却拒外界之冷，故嗜热饮。甚难治。

茅花一钱五分，杏仁三钱，防风六分，淡芩八分，炙苏子三钱，牡蛎三钱，赤芍一钱五分，干首乌三钱。

二诊：九月初九日。

舌色甚好，脉较前佳，未全和，咳嗽，多痰，吐尚爽，咳却不爽，须宣达。

象贝三钱，橘络一钱五分，桑叶三钱，炙苏子三钱，杏仁三钱，炙草六分，防风四分，归身三钱，牡蛎三钱。

三诊：九月十一日。

剧咳，发热，气急，脉数，汗多，热夜甚，时形寒，苔润。症势不但缠绵，且有险。

桂枝三分，淡芩八分，杏仁三钱，橘红一钱五分，葛根一钱，炙草六分，象贝三钱，炙苏子三钱，桑叶二钱，茅根三钱。

林先生，二月十九日。

感冒春寒，行且发热，先事疏解。

秦艽一钱五分，赤、猪苓各一钱五分，炙草六分，羌活四分，象、川贝各三钱，桂枝泡汤三分，炒防风八分，杏仁三钱，淡芩八分，胆草一分，葛根八分。

沈右，十二月十一日。

发热形寒，头痛，腹痛。现值经行，病一候，热起伏作阵，无退尽时，亦发作无定时。舌苔抽心，口味甜，目光无神，环唇青。此中宫受伤，其热行且入血分，颇费周折，治之得法，亦须一星期。

白薇一钱，细生地四钱，炒延胡一钱，青蒿一钱，归身三钱，川楝肉炒一钱，炙龟甲三钱，赤芍一钱五分。

宋先生，十二月廿二日。

时邪感冒，太阳未罢，遽服泻药，因而腹胀，其表证仍不解，且益甚。势当先解外。

葛根一钱五分，川连三分，茯苓三钱，秦艽一钱五分，薄荷一钱后下，枳实一钱，扁衣三钱炒，防风八分炒，淡芩一钱，竹茹一钱五分，建曲一钱炒，焦谷芽三钱。

二诊：十二月廿四日。

舌苔鲜明，热有起伏而夜甚，腹微胀，微躁烦。此因太阳未罢，遽用泻药，表邪内陷，正气遂虚，所以如此。手微战动，少阴证兼见神经性，此不可忽视。

炙麻黄二分，杏仁三钱，葛根一钱，象、川贝各三钱，炒防风一钱，归身三钱，姜半夏一钱，薄荷一钱后下，炙草六分，秦艽一钱五分，川连三分，新会皮一钱。

三诊：十二月廿五日。

舌色化燥，脉洪滑带数，自觉口中燥，引饮，大便色红，薄粪，有药气味。此肠胃不和，肠与胃不能协调则胃气上逆，此所以头痛非常。大段不错，尚无大害，更两三日可全愈。

枳实一钱，花粉一钱，归身三钱，扁衣三钱炒，竹茹一钱五分，秦艽一钱五分，知母一钱，建曲一钱炒，淡芩一钱，白薇一钱，赤、白苓各三钱，川连二分。

四诊：十二月二十七日。

热有起伏，喉右面红肿，面部见红点，口臭，舌苔燥，亦厚腻，舌尖微见劫津苔。此是冬温夹斑之候，泄泻多为病进，泻止红点出为病退，现在虽见轻减，仍在吃紧之际。

炒牛蒡一钱五分研，象、川贝各三钱，白薇一钱，川连三分，炙僵蚕一钱五分，杏仁三钱，扁衣三钱，薄荷一钱，防风一钱，钗斛三钱，淡芩一钱，竹茹一钱五分。

五诊：十二月二十九日。

下午热高，舌苔黄糙，大便不实，呼吸、脉搏均佳，喉痛尚未全除。病无问题，只是好得太慢。

白薇一钱，木香一钱五分，赤、白苓各三钱，炙苏子一钱五分，炙僵蚕一钱五分，扁衣三钱炒，归身三钱，象、川贝各三钱，川连三分，建曲一钱五分炒，炙草五分，枳实八分炒。

吴左，十二月十二日。

喉痛，无汗，形寒，色脉无恙。喉头并不红肿，亦无白点。惟无寒特甚，恶寒是太阳证，总当疏解。其喉头不红肿，是未化热化燥。

炙麻黄三分，淡芩一钱，枳实一钱，防风炒一钱，葛根一钱，竹茹一钱五分，炙僵蚕一钱五分，炙草六分，杏仁三钱。

二诊：十二月十三日。

病情虽略好，湿太重，满面是风色，头痛，脚不良于行。热虽退，仍有问题，便闭不当攻。

赤、白苓各三钱，丝瓜络一钱五分，防风炒一钱，茵陈一钱，川连三分，秦艽一钱五分，淡芩一钱，炒车前三钱，萆薢一钱五分，九龙丸二小粒，吞服。（民国·恽树珏《药盦医案全集·卷一》）

孙右。二月十二日。发热，咳嗽。是时邪感冒之候，已延十三日。夜不寐，骨楚。从伤寒系风温论治。

秦艽一钱五分，法夏一钱五分，淡芩八分，炙草六分，川连三分，归身只钱，竹茹一钱五分，枳实八分，羌活四分，桂枝三分泡汤煎药，葛根一钱，杏仁三钱，川、象贝各三钱，炙苏子三钱，赤、猪苓各三钱。（民国·恽树珏《药盦医案全集·卷二）

邹先生，十一月六日。

发热形寒，头痛，骨楚，喉头红肿，有白点，是喉证。药后避风，并须吃素，否则有危险。

炙麻黄三分，淡芩八分，炙草六分，羌活四分，生石膏三钱，秦艽一钱五分，杏仁三钱。

二诊：十一月七日。

药后未得汗，故太阳病仍在，右边喉肿，白腐则除，此是喉蛾，乃虚证。

细生地三钱，淡芩八分，羌活四分，炒牛蒡三钱研，生石膏三钱，秦艽一钱五分，赤芍一钱五分，炙僵蚕一钱五分，板蓝根三钱，炒荆、防各八分。（民国·恽树珏《药盦医案全集·卷六》）

马小姐

二月二十二日。

壮热，汗多，略咳，舌苔厚，舌尖红。是时邪感冒，兼有宿积。

葛根一钱五分，腹皮三钱，川连三分，淡芩一钱，竹茹一钱五分，权实一钱，炙草六分，茅根三钱，杏仁三钱，楂炭三钱，馒头炭三钱。

二诊：二月二十三日。

得粪多许，病当减。咳剧，只予宣达，恐其出痧子，仍带透发。

葛根一钱，建曲一钱炒，扁衣三钱炒，淡芩八分，象贝三钱，焦谷芽三钱炒，橘红一钱五分，杏仁三钱，炙草六分，薄荷一钱后下。

三诊：二月二十五日。

内热颇重，痧尚未透全，亦封眼，可知不廉。

葛根一钱五分，生石膏一钱五分，川连三分，茅根三钱，芦根五寸，归身三钱，炙草五分，淡芩一钱，无价散半分。

四诊：二月二十七日。

头摇不止，热壮。痧子未回，遽呈流行性脑炎症状，自是险症。现在姑止痧子，以治脑为主。

川连三分，胆草四分，淡芩一钱，象贝三钱，羌活五分，防风六分炒，炙苏子三钱，归身三钱，炙草六分，杏仁三钱，大生地三钱，秦艽一钱五分，葛根一钱。

五诊：二月二十八日晨。

寐较安，神色亦好，头摇较少。急性病既转机，便无妨。

川连三分，胆草三分，元参一钱五分，甘中黄一钱，杏仁三钱，归身三钱，鲜生地四钱，板蓝根三钱，茅根三钱，芦根一尺，炙苏子三钱，象贝三钱。

六诊：二月二十八日晚。

舌略糙，脉平，规矩权衡不坏。

葛根一钱，方通八分，茅根三钱，炒车前三钱，芦根六寸，鲜生地四钱，胆草三分，赤、猪苓各三钱，花粉一钱。

七诊：二月二十九日。

此儿因痧后脑炎，致邪不得外达，现在咳不爽，头仍摇，脑炎尚未全除，咳嗽恐其延久。固然无生命之险，惟咳若不得即愈，成百日咳，亦属可虑。

葛根一钱五分，象、川贝各三钱，杏仁三钱，炙苏子三钱，橘红一钱五分，瓜蒌皮二钱，胆草三分，归身三钱，桑叶三钱。

八诊：二月三十日。

舌尖红，遍身暵燥，是犀角证，入血分也。

川连三分，胆草五分，杏仁三钱，鲜生地五钱，归身五钱，滁菊三钱，方通八分，钩尖三钱，川贝三钱，炙草六分，猪苓三钱，安脑丸一粒药化服，乌犀尖四分刨片，先煎。

九诊：三月二日。

热退尚未净，脉与神气均好，微咳，气急。咳为痧后余邪出路，宜令畅，畅则气不急。索食是胃气已复，食物宜少予、频予。尚须忌口，只宜粥汤及乳。

连翘三钱，炙草六分，归身三钱，栀皮一钱炒，淡芩八分，炙苏子三钱，桑叶三钱，杏仁三钱，橘红一钱五分。

十诊：三月三日。

汗多，热较退，现在似已清，惟有晶痦，痦本不妨，但恐黎明时仍作微热。脉甚好，神气亦好，当不致有何变动。见痧亦是虚象，宜养血。

归身三钱，细生地三钱，知母一钱，赤芍一钱，川贝三钱，炙草六分，杏仁三钱。

十一诊：三月六日。

色脉实已无病，早起热不除或当渐除。衡量情形，当补。

焦白术八分，焦谷芽三钱，杏仁三钱，炒白芍一钱，炙草六分，桑皮一钱五分，云苓三钱，归身三钱。

赵孩，十月十六日。

神色不甚健全，病不过小小感冒，然先天不足，殊矜贵。

象贝三钱，杏仁三钱，腹皮三钱，橘红一钱五分，炒荆、防各八分，薄荷一钱后下，竹茹一钱五分，馒头炭三钱，炒香豉一钱。

二诊：十月十九日。

仍壮热，舌润纹紫，咳夜剧，有惊象，体弱甚可虑。

葛根一钱，杏仁三钱，橘皮一钱五分，楂炭共钱，炙草六分，象贝三钱，枳实八分，腹皮三钱，归身三钱，焦谷芽三钱。

三诊：十月二十一日。

神色尚好，热亦退，大份无妨。

象贝三钱，杏仁三钱，归身三钱，炙草六分，钩尖三钱，焦谷芽三钱，馒头炭三钱。（民国·恽树珏《药盦医案全集·卷八》）

顾勉之，因失偶，气郁，感冒咳嗽，忿不服药，愈咳愈甚，自秋徂冬，遂见寒热往来，自汗，不能著枕，始请医治，发表、攻里、清热、舒郁之品，遍尝不效，而吐血作矣。另易他医，又以藕节、白茅根、丹皮、郁金、元胡、焦栀、三七等药治之，血遂大吐，咳嗽更甚，腰痛身痛，热气上冲，少腹内热，不思饮食，夜不能寐，始延余治之，主以养阴潜阳，遂用炒枸杞、生龙骨、广牡蛎各三钱，淮山药、莲米、炙女贞各四钱，天冬二钱，炙甘草一钱，服后血渐止，复去龙、牡，加紫石英三钱，醋淬，熟地二钱，白芍二钱，痰中遂不见血，晚间能睡矣。又去紫石英、熟地，加兔丝三钱，炙枣皮二钱，桑寄生五钱，守服此方，教以空心静坐之法，勉之达人，竟能屏除百念，节其饮食，一二月间，诸病皆愈，去腊复续弦矣。牛庶侯吐血见症与勉之同，亦用前方而痊。（民国·张生甫《张氏医案》）

孙，初诊。恶寒发热，咳嗽连声，欲呕，脉缓，舌薄白边尖而干，渴引饮一啜五六杯。

麻黄一钱、生石膏六钱、杏仁三钱、炙紫菀三钱、苏子三钱、草果仁一钱半、炒谷麦芽各三钱、炙甘草一钱、云苓三钱。

二诊：今晨热退色好，口渴亦大减，昨夜间咳仍频，苔渐正色，再治咳。

麻黄一钱、石膏五分、杏仁三钱、沙参三钱、干姜一钱、五味子一钱、炙兜铃三钱、象贝母三钱、炙甘草一钱。（民国·陆彭年《陆渊雷医话医案选·医案选》）

朱女，初诊。

曾感冒发热，西医为注射，退而复作，有咳嗽，面肿多疹，舌苔厚脱处多，脉数。

柴胡二钱、淡芩二钱、姜夏三钱、僵蚕二钱、丹皮二钱、赤芍二钱、桔梗一钱半、象贝三钱、炒枳实一钱半、生姜二钱、红枣四枚。

二诊：药后发出风疹，极稠密而痒，退回后又发匐行疹（指略高出皮肤表面的鲜红色或暗红色的线状损害性疹块。编者注），唇肿舌红，脉数，清解之。

葛根三钱、桂尖一钱半、淡芩二钱、赤芍二钱、焦山栀三钱、西河柳三钱、象贝母三钱、活芦根一两半、鲜茅根四钱、生姜二钱，六一散四钱。（民国·陆彭年《陆渊雷医案·少阳病》）

景。左脉象左关弦强，右寸沉濡。阴虚肝旺，肺气不足，刻下兼有感冒，咳嗽喉痒，鼻流清涕，先以清疏，邪解之后，为调理。

牛蒡子、前胡、桔梗、橘红、法半夏、桑叶、杏仁、生甘草、茯苓、枳壳、姜皮、象贝母。

按体质阴虚，病患感冒，治当先疏其邪，后养其阴。（吴中泰《孟河马培之医案论精要·第一篇内科医案及医论》）

陈女士。

一诊：1939 年 7 月 1 日。

症状：恶寒发热，汗出不彻，下利腹满，苔白腻，脉沉紧。

病理：凉风犯表，生冷伤中，营卫不和，脾失运化。

病名：感冒。

治法：当予辛温淡化。

处方：漂苍术五钱、川羌活三钱、粉葛根三钱、广香薷一钱后入、带皮苓六钱、姜半夏五钱、大腹皮四钱、陈薤白三钱、川桂枝二钱、黄附片五钱、淡干姜三钱、灵磁石一两、炒泽泻三钱。

二诊：7 月 4 日。

症状:肌热平,下利亦瘥,苔腻,汗多,肢麻,脉息细缓。

治法:再予温潜淡化。

处方:灵磁石一两、黄附片六钱先煎、朱茯神六钱、酸枣仁八钱、带皮苓六钱、姜半夏五钱、大腹皮四钱、仙灵脾四钱、淡干姜二钱、上安桂一钱半、炒茅术五钱、西砂仁三钱、生牡蛎一两。

王某,男。

一诊:1939 年 11 月 3 日。

症状:鼻塞微呛,苔润,脉息弦细。

病理:正虚阳浮,风邪外干。

病名:感冒。

治法:潜阳和表。

处方:灵磁石一两半先煎、石决明一两半先煎、川桂枝三钱、生白芍三钱、白杏仁四钱、仙半夏五钱、赤苓五钱、黄附片四钱先煎、竹茹三钱、桑寄生五钱、生姜三钱。

二诊:11 月 6 日。

症状:前恙渐瘥,苔腻,脉沉细。

病理:浮阳较敛,表邪未清。

治法:再予前法损益。

处方:上方去赤苓、桑寄生。加炒茅术五钱,朱茯神六钱,制川朴一钱半,牛膝炭三钱,半夏改用八钱,附片改用五钱。

三诊:11 月 8 日。

症状:鼻塞已除,二便调,睡眠不熟,苔腻,脉虚细。

治法:再与前法损益。

处方:灵磁石一两半先煎、生龙齿一两先煎、黄附片五钱先煎、朱伏神六钱、姜半夏八钱、炒茅术五钱、酸枣仁八钱、大腹皮四钱、夜交藤四钱、皮砂仁三钱、巴戟天六钱、淡干姜一钱半。

王某,南洋路。

一诊:3 月 29 日。

症状:头胀,鼻塞,苔白,脉弦大而浮。

病理:心肾不足,风邪外干。

病名:感冒。

治法:当与温潜辛解。

处方:灵磁石二两、川桂枝三钱、白杏仁四钱、酸枣仁八钱、生白芍三钱、黄附片五钱煎、朱茯神五钱、仙半夏五钱、竹茹三钱、陈皮二钱、生姜三钱。

王小姐,白光路德仁坊。

一诊:2 月 4 日。

症状:恶寒发热,呕吐,便秘,胸闷,苔腻,脉息浮弦。

病理:食滞于中,寒邪外束,营卫不和,胃肠壅滞。

病名：感冒兼滞。

治法：与两解。

处方：水炙麻黄一钱、藿梗三钱、白杏仁四钱、川桂枝二钱、黄郁金三钱、大腹皮四钱、姜半夏五钱、炙射干二钱、生茅术四钱、麦芽五钱炒、六曲三钱炒、陈皮二钱、生姜三钱。（祝味菊《祝味菊医案经验集·医案》）

二、妇科

一妇经行感冒风邪，昼则安静，夜则谵语，此热入血室也。以小柴胡汤（柴胡二钱，黄芩一钱，人参、半夏各七分，炙甘草五分。编者注）加生地治之顿安。但内热头晕，用补中益气汤加蔓荆子而愈。（明·薛己《女科撮要·卷上》）

一娠妇，寒热头痛，恶寒身痛。脉数弦滞。此寒邪外盛，营气被遏，而清阳不伸也。投芎芷香苏饮，一汗而寒热顿解，疼痛亦退。惟胎动不安，饮食少进，投以紫苏饮，三剂而胎安食进，健旺如常矣。（清·徐大椿《女科医案·伤寒门》）

葛明扬妻，年三十岁。

新产之后，感冒风邪，脉带浮缓，身热欲呕，少腹疼痛，恶露未消，兼之咳嗽。治宜轻疏，佐以散瘀。

荆芥穗一钱五分，防风一钱五分，前胡一钱五分，苏子一钱五分，广藿梗一钱五分，归尾二钱，元胡索一钱半，甘草八分，益母草二钱。

加青葱一枝。

服后热停呕平，痛减七八。复以调理肝脾药，两剂而安。（清·孙采邻《竹亭医案·女科卷二》）

王友阁生室人，孕怀十月，感冒风寒，辗转不快。王友以为临产，唤稳婆至。余诊之曰：欲产之脉滑而有力，今六脉沉静，恶寒，发热，咳嗽，此外感症也，宜用轻剂托表。以为临产，误矣。依方煎服，汗出身安。半月后乃生一女。（清·方略《尚友堂医案·下卷》）

三、儿科

史木川子，六岁，感冒咳嗽，发散过度，喘嗽，不食，用六君子汤加桔梗而愈。

时四月，随其父巡视耕种，忽发寒战，仍复咳嗽，或用发表之剂，痰中有血。余曰：此成肺痈也。次日吐痰兼脓，用桔梗汤而愈。

后元气未复，大便似痢，或用五苓、黄连，枳实之类，痰喘、目眨、四肢抽搐。余曰：此脾气败而变慢脾风也。辞不治，果然。（明·王纶《明医杂著·卷之五》）

一小儿感冒发热，咳嗽咬牙。余以为脾肺气虚。不信，乃用解散之药，果项强口噤，汗出不止，手足并冷。遂用五味异功散加柴胡、木香治之，渐愈。但日晡微热，睡而露睛，用补中益气而痊。（明·薛己《保婴撮要·卷四》）

一小儿感冒风邪，咳嗽喘逆，不时咬牙，右腮色赤。此肺经客热，用洁古黄芪汤，一剂而痊。后因停食，腹胀咳嗽，鼻塞咬牙，用六君子汤加桔梗、桑皮、杏仁，一剂而愈。（明·薛己《保

婴撮要·卷五》)

论小儿感风或冒寒，用老葱三四根，舂极烂，以手抹来，相互满掌，烘温暖，向病者遍身擦之，通气处再遍擦几遍，暖处出汗，立愈，又不相妨出痘疹，屡验，绝妙！（明·龚廷贤《寿世保元·卷八》）

一儿，感冒风邪，肺气不清，已成天哮，三四日即愈。至七八日复感风邪，遂鼻流清涕不已。治以退热、祛风、顺气。陈皮、枳壳、黄芩、紫苏叶、青防风、前胡、苏子、楂肉、肥知母、粉甘草。（明·秦昌遇《幼科医验·卷下》）

舒孩，二月二十三日。

时邪感冒，发热，咳不爽，呵欠，是将出痧疹之候，曾服犀角一元、保赤散一服，表邪未清，不得攻下。病在阳分，不得服犀角阴药，两药均误，致手足舞蹈如瘛疭状，是有生命之虞。

炒牛蒡三钱，淡芩八分，杏仁三钱，炙草六分，炙苏子六分，葛根一钱五分，象贝三钱，橘红一钱五分，归身三钱，川连三分。

二诊：二月二十四日。

唇红舌绛，热略退未净除，目赤眵多，内热尚炽。

川连三分，鲜生地三钱，炒扁衣三钱，茅根三钱去心，淡芩八分，炙草六分，炒建曲一钱，草决明三钱。（民国·恽树珏《药盦医案全集·卷八》）

胡三弟，年八岁。于去岁仲秋，因衣食不慎，感受时邪，身热恶寒，头痛咳嗽，口渴喜饮，腹痛便闭，舌苔黄厚而腻，脉滑数。当时愚断为食滞感冒，内热已炽，为立辛凉解表、消导清化之剂。

薄荷叶八分后下、牛蒡子一钱五分、枯芩二钱五分、银花一钱五分、枳实二钱、神曲三钱、山楂二钱、象贝一钱、荆芥一钱、谷麦芽各三钱、芦根一两。

翌日未见来邀，直至一候后，又招愚。比至，察其舌赤绛而干，脉滑数有力，神昏谵语，胸闷不舒，白痦隐布，身热烦躁，时时汗出，口干不欲饮。据其家人云：自服愚方后，头痛腹痛俱止，而寒热未退。乃延儿科专家姚云江诊治数次，而寒热依然。又改延朱子云，初投银翘豆豉辈，继进神犀丹亦无效，而病情日变，热势更甚，以致于是。愚曰：症属湿温，内今化火矣。恙势虽凶，可保无虑，但非短期内所可告愈耳。进犀角地黄汤加味。

犀角四分、生地四钱、丹皮三钱、赤芍二钱、藿香一钱五分、子芩三钱、厚朴八分、竹沥夏二钱、米仁四钱、银花二钱、滑石三钱。

三诊：药后神昏谵语止，胸闷见宽，自汗亦少，热度略退，脉舌稍和。辛苦香淡汤去川连，加生地、竹叶、银花主之。以黄连之苦寒易于化火，故去之。

鲜生地四钱、黄芩一钱五分、半夏二钱、川朴八分、藿香一钱、佩兰一钱五分、滑石四钱、枳实二钱、米仁四钱、竹叶一钱五分、银花一钱五分。

四诊：症势已入佳境，病症大瘥，热亦大退，二便畅行，唯口渴喜饮，舌绛已转黄而光。此湿温之余邪未尽，而胃阴已告匮矣。

原方去生地、滑石、川朴，加石斛二钱、白薇三钱，出入调理四日，遂占勿药。（民国·胡安邦《湿温大论·湿温医案》）

支气管炎性流感症

金神父路花园坊，朱姓子，三岁。

秋间病感冒，寒热喷嚏，咳嗽，鼻塞流涕，不即服药，因增气急鼻煽，有成肺炎之势。前来求治，为疏：

麻黄五分，葶苈钱半，薄荷一钱，桑皮、桑叶各钱半，广皮一钱，蝉衣八分，桔梗钱半，前胡钱半，以宣泄肺气，杏仁三钱，贝母三钱，以化痰，采芸曲三钱，香谷芽三钱，以健胃。

二剂后涕呈黄粘，痰浓而干，是为将愈之征。

再与桑皮、桑叶各钱半，前胡钱半，黑栀钱半，杏仁二钱，贝母二钱，广皮钱半，谷芽三钱，枇杷叶三片，鲜竹茹钱半，轻剂而愈。（民国·钱今阳《中国儿科学·第四章》）

孙碧官。

一诊：四月二十三日。发热出汗不解，咳呛痰不爽豁，脉滑数。时行感冒也。

荆芥一钱五分，炒枳壳一钱五分，牛蒡子三钱，光杏仁三钱，桔梗一钱，橘红一钱，象贝母三钱，竹茹一钱五分，茯苓三钱，黄芩二钱。

二诊：四月二十五日。高热剧咳，脉浮滑数，舌薄苔。风湿挟饮互阻肺气也。

麻黄八分，牛蒡子二钱，竹茹二钱，葶苈子二钱，熟石膏六钱，前胡一钱五分，杏仁三钱，象贝三钱，茯苓三钱，生甘草三分。

【按】时行感冒，夹湿夹痰，宜解表化湿。方中荆芥解表散寒；桔梗、牛蒡子、杏仁、象贝、橘红利咽化痰；黄芩、竹茹、茯苓化湿清热。二诊患儿高热剧咳，因小儿形气未充，肺脏娇嫩，外邪侵犯肺卫，肺被邪束，闭郁不宣，化热灼津，炼液成痰，阻于气道，以致肺气上逆，壮热剧咳。治宜开肺化痰，止咳平喘为法，方用麻杏石甘汤加减。麻黄、杏仁、石膏、甘草宣肺清热；牛蒡子、前胡宣肺止咳；象贝、茯苓、竹茹化痰平喘。（张晶滢《夏仲方医案·儿科》）

第二章 咳 嗽

第一节 病 名

《病源》：咳嗽者，由肺感于寒，微者成咳嗽也。肺主气，合于皮毛。邪之初伤，先客皮毛，故肺先受之。五脏与六腑为表里，皆禀气于肺。以四时更王，五脏六腑皆有咳嗽，各以其时感于寒而受病，故以咳嗽形证不同。

五脏之咳者，乘秋则肺先受之，肺咳之状，咳而喘息有音声，甚则唾血。乘夏则心先受之，心咳之状，咳则心痛，喉中介介如哽，甚则咽肿喉痹。乘春则肝先受之，肝咳之状，咳则两胁下痛，甚则不可转侧，两胠下满。乘季夏则脾先受之，脾咳之状，咳则右胁下痛，阴阴引于肩背，甚则不可以动，动则咳，乘冬则肾先受之，肾咳之状，咳则腰背相引而痛，甚则咳逆。此五脏之咳也。

五脏咳久不已，传与六腑。脾咳不已，则胃受之，胃咳之状，咳而呕，呕甚则长虫出。肝咳不已，则胆受之，胆咳之状，咳而呕胆汁。肺咳不已，则大肠受之，大肠咳之状，咳而遗粪。心咳不已，则小肠受之，小肠咳之状，咳而失气，夫气者与咳俱出。肾咳不已，则膀胱受之，膀胱咳之状，咳而遗溺。久咳不已，则三焦受之，三焦咳之状，咳而腹满，不欲食饮。此皆聚于胃，关于肺，使人多涕唾而面浮肿，气逆也。

又有十种咳：一曰风咳，欲语因咳，言不得终是也；二曰寒咳，饮冷食寒，注入于胃，从肺脉上，气内外合，因之而咳是也；三曰支咳，心下硬满，咳则引四肢痛，其脉反迟是也；四曰肝咳，咳而引胁下痛是也；五曰心咳，咳而唾血，引手少阴也是也；六曰脾咳，咳而涎出，续续不止，下引少腹是也；七曰肺咳，咳引颈项，而唾涎沫是也；八曰肾咳，咳则耳聋无所闻，引腰并脐中是也；九曰胆咳，咳而引头痛、口苦是也；十曰厥阴咳，咳而引舌本是也。（唐·王焘《外台秘要·卷第九》）

夫嗽者，古人所谓咳是也。盖皮毛者，肺之合也。皮毛先受邪气，邪气以从其合也。又《经》云：五脏六腑皆令人咳，非独肺也。由是观之，皮毛始受邪气，邪气先从其合，然后传为五脏六腑之咳。外则六淫所伤，内则七情所感，连滞岁月，致伤五脏，遂成劳咳者多矣。

且伤于风者，憎寒身热，自汗恶风而咳；伤于寒者，憎寒身热，无汗恶寒而咳；伤于暑者，烦渴引饮而咳；伤于湿者，骨节烦疼，四肢重著而咳。

论曰：咳谓无痰而有声，肺气伤而不清也；嗽是无声而有痰，脾湿动而为痰也；咳嗽谓有痰而有声，盖因伤于肺气、动于脾气，咳而为嗽也。脾湿者，秋伤于湿，积于脾也。故《内经》曰：秋伤于湿，冬必咳嗽。大抵肃秋之气宜清，今反动之，气必上冲而为咳，甚则动于脾湿，发而为痰焉。是知脾无留湿，虽伤肺气而不为痰也。有痰寒少而热多。故咳嗽者，非专主于肺而为病，以肺主皮毛，而司于外，故风寒先能伤之也。《内经》曰：五脏六腑皆令人咳，非独肺也。各以其时主之而受病焉，非其时各传而与之也。所病不等，寒暑湿燥风火六气，皆令人咳。唯湿病痰饮入胃，留之而不行，上入于肺则为咳嗽。（金·刘完素《素问病机气宜保命集·卷下》）

嗽与咳，一证也。后人或以嗽为阳，咳为阴，亦无考据。且《内经·咳论》一篇，纯说嗽也，其中无咳字。由是言之，咳即嗽也，嗽即咳也。《阴阳应象大论》云：秋伤于湿，冬生咳嗽。又《五脏生成篇》云：咳嗽上气。又《诊要经终》云：春刺秋分，环为咳嗽。又《示从容篇》云：咳嗽烦冤者，肾气之逆也。《素问》惟以四处连言咳嗽，其余篇中，止言咳，不言嗽。乃知咳嗽一证也。或言嗽为别一证，如《伤寒》书中说咳逆，即咽中作梯磴之声者是也。此一说，非《内经》止以嗽为咳。《生气通天论》云：秋伤于湿，上逆而咳。《应象大论》文义同，而无嗽字，乃知咳即是嗽明矣！余所以苦论此者。孔子曰：必也正名乎？

岂知六气皆能嗽人？若谓咳止为寒邪，何以"岁火太过，炎暑流行，金肺受邪，民病咳嗽"？岁木不及，心气晚治，上胜肺金，咳而鼽。从革之纪，金不及也，其病嚏咳。坚成之纪，金太过也，上徵与正商同，其病咳。少阳司天，火气下临，肺金上从，咳、嚏、衄。少阳司天，火淫所胜，咳、唾血、烦心。少阳司天，主胜则胸满咳。少阳司天之气，热郁于上，咳逆、呕吐。三之气，炎暑至，民病咳、呕。终之气，阳气不藏而咳。少阳之复，枯燥烦热，惊咳衄，甚则咳逆而血泄。少阴司天，热气生于上，清气生于下，寒热凌犯而生于中，民病咳、喘。三之气，天政布，大火行，余火内格，肿于上咳喘，甚则血溢。少阴司天，客胜则鼽嚏，甚则咳喘。少阴之复，燠热内作，气动于左，上行于右，咳，皮肤痛，则入肺，咳而鼻渊。若此之类，皆生于火与热也。岂可专于寒乎？

谓咳止于热与火耶？厥阴司天，客胜则耳鸣掉眩，甚则咳。若此之类，乃生于风。岂可专于热与火也？

谓咳专于风耶？太阴司天，湿淫所胜，咳唾则有血，太阴之复，湿变乃举，饮发于中，咳喘有声。若此之类，乃生于湿。岂可专于风也？

谓咳止于湿耶？金郁之发，民病咳逆，心胁痛，岁金太过，燥气流行，肝木受邪，民病咳喘逆，逆甚而呕血。阳明司天，金火合德，民病咳嗌塞。阳明司天，燥淫所胜，咳，腹中鸣。阳明司天，清复内余，则咳、衄、嗌塞，心膈中热。咳不止而目血出者死。阳明之胜，清发于中，嗌塞而咳。阳明之复，清气大举，咳哕烦心。若此之类，皆生于燥，岂可专于湿也？

谓咳止于燥耶？太阳司天，客气胜则胸中不利，出清涕，感寒则咳。若此之类，乃生于寒。岂可专于燥也？

又肺风之状，多汗恶风，色皏然白，时咳短气，昼日则瘥，夜幕则甚，亦风咳也。劳风，咳出青黄涕，其状如脓，大如弹丸，亦风咳也。有所亡失，所求不得，则发肺鸣，鸣则肺热叶焦，亦热咳也。阳明厥逆，喘咳身热，亦热咳也。一阳发病，少气善咳，亦火咳也。喘咳者，水气并于阳明，亦湿咳也。风水不能正偃则咳，亦湿咳也。肾气腹大胫肿，喘咳身重，亦湿咳也。脾痹者，四肢懈堕，发咳呕汁，上为大寒，亦寒咳也。咳之六气，固然可以辨其六者之状。

风乘肺者，日夜无度，汗出头痛，涎痰不利，非风咳之云乎？

热乘肺者，急喘而嗽，面赤潮热，手足寒，乳子亦多有之，非暑咳之云乎？

火乘肺者，咳喘上壅，涕唾出血，甚者七窍血溢，非火咳之云乎？

燥乘肺者，气壅不利，百节内痛，头面汗出，寒热往来，皮肤干枯，细疮燥痒，大便秘涩，涕唾稠粘，非燥咳之云乎？

寒乘肺者，或因形寒饮冷，冬月坐卧湿地，或冒冷风寒，秋冬水中感之，嗽急而喘，非寒咳之云乎？（金·张从正《儒门事亲·卷三》）

咳，嗽也，肺主也。肺主气，形寒饮冷则伤之，使气上而不下，逆而不收，冲击膈咽，令喉中如痒，习习如梗，治宜发散。（明·吴尚默《丹溪手镜·卷之上》）

久咳不已名子咳，一咳一动小便来。（清·洪金鼎《医方一盘珠·卷之六》）

咳嗽，肺病也，然虽为肺之主病，五脏六腑皆有之。盖肺不伤不咳，脾不伤不久咳，肾不伤火不炽，咳不甚其大较也。而咳与嗽异，先不可不辨，有声无痰曰咳，非无痰，痰不易出也，病在肺，肺主声，故声先而痰后。有痰无声曰嗽，非无声，痰随嗽出，声不甚响也，病在脾，脾藏痰，故痰出而嗽止。（清·沈金鳌《杂病源流犀烛·卷一》）

咳者何？谐声也，其音开口而出，仿佛亥字之音，故有声无痰曰咳。嗽则如盥嗽然，有物在喉，漾漾而出，故从口从敕。后人遂以有痰者谓嗽。然则咳嗽之病何从生？曰病有万变，要不外内伤外感两端。（清·高鼎汾《医学课儿策》）

子嗽是指妇人妊娠期中，咳嗽频数，甚则五心烦热，胎动不安的症状。（清·李天海《小楼妇科·第五章胎前病》）

铁樵按：外感而咳，即流行感冒，共有三种。其一即伤风。咳嗽鼻塞，喉痒多痰，多涕声重。一候之后，喉痒缓，痰稠咳少，渐自愈。其二为风温症。初起与伤风略同，三数日后，则发热、鼻塞、喉痒之外，更见舌绛唇干，头痛骨楚、形寒。旋形寒罢，而热壮咳转杀，是咳嗽不啻为此种热病之前驱症。其三，发热与咳俱来，愈咳愈剧，至于气急鼻扇，无论童稚成人皆见此症状，即今西医所谓急性肺炎。（民国·恽树珏《风劳鼓病论·卷二》）

咳嗽声。咳嗽重浊者，为风寒之咳，咳声洪大者，为风火之咳，咳嗽无痰者为干咳，咳嗽痰粘者为燥咳，咳声连续不断，呈发作性者，百日咳也。咳嗽声促而疼痛者，肋膜炎或肺炎也。咳声甚细者，为咽痛。咳声如鼾者为白喉。（民国·钱今阳《中国儿科学·第二章》）

第二节　病因病机

一、内科

秋伤于湿，上逆而咳，发为痿厥。（《素问·生气通天论》）

秋伤于湿，冬生咳嗽。

西方生燥……在脏为肺……在变动为咳。（《素问·阴阳应象大论》）

五脏六腑皆令人咳，非独肺也。……皮毛者肺之合也，皮毛先受邪气，邪气以从其合也。其寒饮食入胃，从肺脉上至于肺则肺寒，肺寒则外内合邪，因而客之，则为肺咳。五脏各以其时受病，非其时各传以与之。……肺咳之状，咳而喘息有音，甚则唾血。心咳之状，咳则心痛，喉中介介如梗状，甚则咽肿喉痹。肝咳之状，咳则两胁下痛，甚则不可以转，转则两胠下满。脾咳之状，咳则右胁下痛，阴阴引肩背，甚则不可以动，动则咳剧。肾咳之状，咳则腰背相引而痛，甚则咳涎。……六腑之咳奈何？安所受病？岐伯曰：五脏之久咳，乃移于六腑。脾咳不已，则胃受之，胃咳之状，咳而呕，呕甚则长虫出。肝咳不已，则胆受之，胆咳之状，咳呕胆汁。肺咳不已，则大肠受之，大肠咳状，咳而遗失。心咳不已，则小肠受之，小肠咳状，咳而失气，气与咳俱失。肾咳不已，则膀胱受之，膀胱咳状，咳而遗溺。久咳不已，则三焦受之，三焦咳状，咳而腹满，不欲食饮，此皆聚于胃，关于肺，使人多涕唾而面浮肿气逆也。（《素问·咳论》）

一阳发病，少气善咳，善泄。（《素问·阴阳别论》）

咳嗽上气，厥在胸中，过在手阳明、太阴。（《素问·五脏生成》）

五气所病：心为噫，肺为咳，肝为语，脾为吞，肾为欠为嚏，胃为气逆为哕为恐，大肠小肠为泄，下焦溢为水，膀胱不利为癃，不约为遗溺，胆为怒，是谓五病。（《素问·宣明五气》）

邪客于足少阳之络，令人胁痛，不得息，咳而汗出。（《素问·缪刺论》）

凡此阳明司天之政……民病咳嗌塞，寒热发，暴振栗癃闷……岁宜以咸以苦以辛，汗之清之散之，安其运气，无使受邪，折其郁气，资其化源。

金郁之发……故民病咳逆，心胁满引少腹，善暴痛，不可反侧，嗌干面尘色恶。（《素问·六元正纪大论》）

咳嗽烦冤者，是肾气之逆也。（《素问·示从容论》）

诸气膹郁，皆属于肺。（《素问·至真要大论》）

形寒寒饮则伤肺，以其两寒相感，中外皆伤，故气逆而上行。（《灵枢·邪气脏腑病形》）

伤寒表不解，心下有水气，干呕发热而咳，或渴，或利，或噎，或小便不利，少腹满，或喘者，小青龙汤主之。

伤寒，心下有水气，咳而微喘、发热不渴。（汉·张机《伤寒论·卷第三·辨太阳病脉证并治中第六》）

邪热客于肺也。上焦有热，其人必饮水，水停心下，则肺为之浮，肺主干咳，水气乘之，故咳嗽。（隋·巢元方《诸病源候论·卷八》）

邪热客于胸府，上焦有热，其人必饮水，水停心下。则上乘于肺，故令嗽。（隋·巢元方《诸病源候论·卷十》）

肺感于寒，微者则成咳嗽、肺主气，气有余则喘咳上气。此为邪搏于气，气壅不得宣发，是为有余，故咳嗽而上气也。

肺感于寒，微者则成咳嗽。久咳逆气，虚则邪乘于气，逆奔上也。

肺虚感微寒而成咳。咳而气还聚于肺，肺则胀，是为咳逆。邪气与正气相搏，正气不得宣通，但逆上喉咽之间。邪伏则气静，邪动则气奔上，烦闷欲绝。

肺虚为微寒所伤，则咳嗽。嗽则气还于肺间，则肺胀；肺胀则气逆。而肺本虚，气为不足，复为邪所乘，壅否不能宣畅，故咳逆短乏气也。

久咳嗽上气者，是肺气虚极，风邪停滞，故其病积月累年。

咳逆者，是咳嗽而气逆上也……咳病由肺虚感微寒所成，寒搏于气，气不得宣，胃逆聚还肺，肺则胀满，气遂不下，故为咳逆。

肺感于寒，微者则成咳嗽。咳嗽极甚，伤于经络，血液蕴结，故有脓血，气血俱伤。

气虚为微寒客皮毛，入伤于肺，则不足，成咳嗽。虚则气不足，而为寒所迫，并聚上肺间，不得宣发。

五脏皆禀气于肺，肺感微寒则咳嗽也……凡诸咳嗽，甚则呕吐，各随证候，知其腑脏也。

五脏咳久不已。传与六腑……皆聚于胃，关于肺，使人多涕唾而面浮肿逆气也。

五脏之咳者，乘秋则肺先受之，肺咳之状，咳而喘息有音声，甚则唾血。

胸膈痰饮多者，嗽则气动于痰，上搏喉咽之间，痰气相击，随嗽动息，呼呷有声。

嗽伤于阳脉，则有血。血与气相随而行。（隋·巢元方《诸病源候论·卷十四》）

气虚腠理受寒，寒客经络，则血否涩，热气乘之，则结成痈也。肺气虚寒，寒复乘肺，感于寒则成咳嗽。（隋·巢元方《诸病源候论·卷三十二》）

气者，肺之所主，风邪中于肺，故咳也。（隋·巢元方《诸病源候论·卷三十六》）

嗽者，肺伤微寒故也。寒之伤人，先伤肺者，肺主气，候皮毛，故寒客皮毛，先伤肺也。其或寒微者，则咳嗽也。（隋·巢元方《诸病源候论·卷三十九》）

肺感于微寒，寒伤于肺，肺则成咳嗽……肺主气，候皮毛，寒之伤人，先客皮毛，故肺受之。

五脏六腑亦皆有咳嗽，各以其时感于寒，而为咳嗽也。秋则肺受之，冬则肾受之，春则肝受之，夏则心受之。（隋·巢元方《诸病源候论·卷四十二》）

肺感微寒，则成咳嗽。而肺主气，因产气虚，风冷伤于肺，故令咳嗽也。（隋·巢元方《诸病源候论·卷四十四》）

腠理闭密，气不宣泄，蕴积生热，故头痛、体疼而壮热。其嗽者，邪在肺。肺候身之皮毛而主气。伤寒邪气先客皮肤，随气入肺。

伤寒是寒气客于皮肤，搏于血气，使腠理闭密，气不宣泄，蕴积生热，故头痛、壮热、体疼也。瘥后而犹嗽者，是邪气犹停在肺未尽也。（隋·巢元方《诸病源候论·卷四十五》）

嗽者，由风寒伤于肺也。肺主气，候皮毛，而俞在于背。小儿解脱，风寒伤皮毛，故因从肺俞入伤肺，肺感微寒即嗽也。（隋·巢元方《诸病源候论·卷四十八》）

五脏各以治时感于寒则受病，微则为咳，甚者为泄为痛。（唐·王冰《重广补注黄帝内经素问·咳论篇第三十八》）

阴气在下，阳气在上，诸阳气浮，无所依从，故呕咳上气喘也。（唐·王冰《重广补注黄帝内经素问·脉解篇第四十九》）

气有余则喘咳上气，不足则息利少气。（唐·王冰《重广补注黄帝内经素问·调经论篇第六十二》）

脾土受邪，赤气后化，心气晚治，上胜肺金，白气乃屈，其谷不成，咳而鼽。

炎暑流行，肺金受邪。民病疟，少气咳喘，血溢血泄注下，嗌燥耳聋，中热肩背热，上应荧

惑星。(唐·王冰《重广补注黄帝内经素问·气交变大论篇第六十九》)

寒来不杀，温病乃起，其病气怫于上，血溢目赤，咳逆头痛……其病关闭不禁，心痛，阳气不藏而咳。

热病生于上，清病生于下，寒热凌犯而争于中，民病咳喘，血溢血泄鼽嚏，目赤眦疡，寒厥入胃，心痛腰痛，腹大嗌干肿上。(唐·王冰《重广补注黄帝内经素问·六元正纪大论篇第七十一》)

火气内发……甚则入肺，咳而血泄。

太阴之复，湿变乃举，体重中满，食饮不化，阴气上厥，胸中不便，饮发于中，咳喘有声……呕而密默，唾吐清液，甚则入肾，窍泻无度。

太阳司天，客胜则胸中不利，出清涕，感寒则咳。(唐·王冰《重广补注黄帝内经素问·至真要大论篇第七十四》)

《病源》肺主于气，候于皮毛，气虚为微寒客于皮毛，伤于肺，气不足，则成咳嗽。夫气得温则宣和，得寒则痞涩，虚则气不足，而为寒所迫，并聚于肺间，不得宣发，故令咳而短气也。

《病源》久咳嗽上气者，是肺气虚极，风邪停滞，故其病积月累年，久不瘥则胸背痛，面肿，甚则唾脓血也。(唐·王焘《外台秘要·卷第九》)

夫嗽者，肺感微寒。八九月间，肺气大旺，病嗽者，其病必实，非久病也。其证面赤、痰盛、身热，法当以葶苈丸下之。(宋·钱乙《小儿药证直诀·卷上》)

咳嗽病，因形寒饮冷，冰消肺气。(宋·窦材《扁鹊心书·卷上》)

人因七情六欲，形寒饮冷，损伤肺气，令人咳嗽，胸膈不利，恶寒作热，可服全真丹。

咳嗽多清涕者，肺感风寒也，华盖散主之。(宋·窦材《扁鹊心书·卷下》)

人之所以滋养其身者，唯气与血。呼吸定息，卫气之常，失常则为咳嗽；津液流润，荣血之常，失常则为痰涎。咳嗽吐痰，气血已乱矣。故世治嗽之药极多，而卒不能遍效者，盖其致病之因不一，世谓五嗽，且以五脏而言之。要之内因七情，外合六淫，饮食、起居、房劳、叫呼，皆能单复绮互而为病。故经云：五脏六腑，感寒热风湿，皆令人咳。又微寒微咳，历风所吹，声嘶发咳，热在上焦，咳为肺痿，秋伤湿，冬咳嗽，皆外所因；喜则气散，怒则气激，忧则气聚，思则气结，悲则气紧，恐则气却，惊则气乱，皆能发咳，即内所因；其如饮食生冷，房劳作役，致嗽尤多，皆不内外因。其可一法而治之。治之，当推其三因，随脉证治疗，散之、下之、温之、吐之，以平为期。(宋·陈言《三因极一病证方论·卷十二》)

江流滔滔，日夜无声，狂澜激石，不平则鸣。所以咳嗽者，痰塞胸脘，气逆不下，冲击而动肺耳。然亦何以致此哉？曰：感风伤冷，挟热受湿，瘀血停水，与夫肺实肺虚，皆能主痰而发嗽也。夫肺为娇脏，外主一身之皮毛，内为五脏之华盖，形寒饮冷，最易得寒，燥气郁蒸，最易生热。惟其易为冷热，所以内外交侵，动则邪气窒塞矣。此非不平而鸣乎？感风者，鼻塞声重；伤冷者，凄清怯寒；挟热为焦烦；受湿为缠滞，瘀血则膈间腥闷；停水则心下怔忡，或实或虚，痰之黄白，唾之稀稠，从可知也。(宋·杨士瀛《仁斋直指方论·卷之八》)

夫嗽者，五脏皆有嗽，皆因内伤脾胃，外感风邪。皮毛属肺，风寒随玄府而入，腠理开张，内外相合，先传肺而入，遂成咳嗽，乃肺热也。(金·刘完素《黄帝素问宣明论方·卷九》)

咳谓无痰而有声，肺气伤而不清也；嗽谓无声而有痰，脾湿动而为痰也；咳嗽是有痰而有声，盖因伤于肺气；而咳动于脾湿，因咳而为嗽也。（金·李杲《活法机要·咳嗽证》）

夫咳嗽之疾一也。或曰：咳者，有声而无痰；嗽者，有痰而无声。又曰：咳为阳，嗽为阴。皆无考据。咳嗽非独寒也，六气皆能为嗽焉。（元·李汤卿《心印绀珠经·卷下》）

风寒暑湿，先自皮毛而入。皮毛者，肺之合。故虽外邪，欲传脏腑。亦必先从其合而为嗽，此自外而入者也，七情饥饱，内有所伤，则邪气上逆。肺为气出入之道故五脏之邪。上蒸于肺，而为嗽，此自内而发者也……径伤脏腑，不留于皮毛，七情亦有不为嗽者，盖病尚浅，止在本脏，未即上攻，所以伤寒以有嗽为轻。而七情饥饱之嗽，久而复见，凡诸嗽，未审内外所感。（明·戴思恭《秘传证治要诀及类方·卷之六》）

腠理不密，外为风寒暑湿之气所干，能令人咳嗽。（明·熊宗立《山居便宜方·卷之四》）

肺藏气而应息，故咳则喘息而喉中有声，甚则肺络逆，故唾血也。

水气上溢，则肺被热熏；阳气上逆，故颈脉盛鼓而咳喘也。（明·汪机《读素问钞·卷上之四》）

诸气膹郁，皆属于肺，燥金甚则肺太过，而病化膹郁，岁金太过，甚则喘咳之类。

阴蓄于中，水气胀满，上攻于肺，肺气孤危。魄者，肺神。肾为水害，子不救母，故云其魄独居也。……肺动者谓气急而咳也。言如是者，皆水气格拒于腹膜之内，浮肿施张于身形之外。（明·汪机《读素问钞·卷中之二》）

汪石山治一妇，年三十。因夫买妾，过于忧郁，患咳嗽，甚则吐食呕血，兼发热、恶寒、自汗。医用葛氏保和汤，不效。汪诊其脉，皆浮濡而弱，按之无力，晨则近数，午后则缓（午后则缓，故可治）。曰：此忧思伤脾病也。脾伤则气结，而肺失所养，故嗽。（明·江瓘《名医类案·卷三》）

一妇人。感冒风寒，或用发表之剂，反咳嗽喘急，饮食少思，胸膈不利，大便不通，右寸关脉浮数，欲用通利之剂。余曰：此因脾土亏损，不能生肺金。（明·薛己《外科枢要·卷二》）

多因外邪侵袭肺卫，肺气不得宣畅而致。因肺为娇脏，最易感受外邪而为病。

内因咳嗽，多由他脏有病，累及肺脏而致。如脾虚生湿，聚为痰浊，上清于肺，阻塞气机，遂生咳漱。又如肾气衰弱，气化功能失常，水液输布障碍，水气泛溢，上逆犯肺，而为咳嗽等。（明·王銮《增订幼科类萃·卷之十》）

至于肺伤血出，阻隔气道，则亦咳之类也。（明·何瑭《医学管见·论咳嗽第四》）

咳嗽或伤寒症，此因饮冷形寒，冬月坐卧湿地间，抑被冷风吹犯。其症脉紧无汗，烦躁不渴恶寒。（明·万全《片玉心书·卷之五》）

疹子收后微咳者，此肺气未平也，不须调治。若咳转甚，喘气逆气，发则连绵不已者，此肺中伏火，金虚叶焦，故咳也。（明·万全《痘疹心法·卷之二十》）

一人患淋而嗽，此脾气不舒，不能升阳，致浊火下行，而肺气不能受脾土之润，故又兼嗽也。（明·周子干《慎斋遗书·卷之九》）

风寒，寒包热于肺也……干咳，系火郁在肺。（明·解桢《医学便览·卷三》）

肺主气，虚则呼吸少气不足以息，小便频数或遗。虚甚为相火所乘，则咳而见血。（明·李

梃《医学入门·卷之二》)

风寒乘之，气冷则滞；热邪乘之，气燥则郁；水饮乘之，与气相搏。寒热水气，皆能生痰，又咳之所从始也。(明·李梴《医学入门·卷之三》)

金生水也，惟脾病则肺金失养，非惟肺气孤危，而失降下之令，渗道不通，且湿热浊气上升，为喘为咳。(明·李梴《医学入门·卷之四》)

肺者主气，因产后血虚，肺经一感微邪，便成咳嗽，或风、或热、或寒、或湿，皆令人咳嗽也。(明·王肯堂《证治准绳·女科》)

咳嗽者，有痰有声，因伤肺气而动脾湿也。(明·龚廷贤《寿世保元·卷三》)

七情饥饱嗽，无非伤动脏腑正气，致邪上逆，结成痰涎，肺道不利。(明·马兆圣《医林正印·卷二》)

痰嗽有因积痰留肺脘中如胶，气不能升降，或挟湿与酒而作用。(明·朱朝櫆《医学新知全书·六卷门》)

先吐红后吐痰，嗽多，此阴虚火动，痰不下降。(明·江梅授《医经会解·卷之八》)

大国博臧顾堵先生。病两耳焮痒，唇燥舌干，咳嗽吐浓痰，脉左稍浮弦，右洪滑。此胃中痰火流入肺经，郁积久而生热生风也。(明·孙一奎《孙氏医案·二卷》)

一人吐血鼻衄，咳嗽有痰，脾肺部脉沉数，此思伤脾，忧伤肺，及遇劳伤形，怯弱之征也。

一人左脉微细，为阴血不足；右脉细数，为阴虚火动。病势既重，且当君火司天，又值火令，水不能制火，则金被烁，咳嗽日甚矣。(明·秦昌遇《医验大成·虚损章》)

有论咳者，卫气之失；嗽者，荣血之失。外伤六气，随风寒暑湿燥火，感其部位，察而表之，内伤七情，皆胃受之，而关干肺。(明·吴尚默《丹溪手镜·卷之下》)

咳者，有声无痰，肺气伤而不清，嗽者，无声有痰，脾湿动而生痰。咳嗽者，有声有痰，因伤肺气而动脾湿也。(清·李菩《杂症要略·卷之二》)

血因咳嗽出。多因血因咳嗽出，不能分给各脏，又多房劳，水益涸。水涸金生，以泄肺气，无如肾取给无已。夫贫子盗气，母痛剥肤，求救于胃，胃受肝凌，不敢生肺，肝木生火，心火必旺，心旺必乘肺，肺受外侮，呼子相援，肾不能制火，火凌肺愈甚，肺避子宫，子窘，不得不仍返本宫，而咳嗽吐血。治宜救肺，然救肺肾涸，肺仍顾肾。故治肺须补肾，肾足肝平，心火息而肺安。(清·陈士铎《石室秘录·卷三》)

肺为脏首，受寒则喘嗽气逆，发热毛焦。(清·冯兆张《冯氏锦囊秘录·杂症大小合参·卷九》)

肺为华盖，至清之脏，有火则咳，有痰则嗽。肺主气，气逆为咳。(清·冯兆张《冯氏锦囊秘录·杂症大小合参·卷十一》)

肺虚则痰多而喘嗽，肾虚则腰脚酸痛。

伤风久而肺气已虚，发热咳嗽。(清·冯兆张《冯氏锦囊秘录·杂症大小合参·卷十二》)

外寒而内火，使肺气不得自由，激而摇动，使之嗽焉。(清·张中和《资蒙医径·卷之上》)

夫肺感于寒，寒伤于肺，则咳嗽也。所以然者，肺主气，而外主皮毛，腠理不密，则寒乘气而入，故肺先受之也，以其感时寒而嗽也。(清·郑元良《郑氏家传女科万金方·胎前门》)

咳嗽或实或虚，夹火夹风，总有痰邪为患，肺为储痰之器。（清·郑元良《郑氏家传女科万金方·杂症问答》）

发热是表未解，干呕而咳是水气为患……咳者，水气射肺也。皮毛者，肺之合，表寒不解，寒水已留其合矣。心下之水气，又上至于肺则肺寒，内外合邪，故咳也。（清·柯琴《伤寒来苏集·卷二》）

有咳嗽作呛声者，有病后表虚而易得伤风者，有风裹热而初时失表散，即成顿咳者。（清·孟河《幼科直言·卷五》）

风伤于上，湿伤于下，上为咳嗽痰多，下为跗肿酸痛。（清·尤怡《静香楼医案·上卷》）

秋伤于燥，上逆而咳。

肾水素亏，心阳独亢，加以时序之燥，胃汁消耗无以供肺，干咳渴饮，当晡暮而甚。冷暖伤肺，痰火宿咳。

热蒸，痰壅脘膈，因咳而痛。（清·薛雪《碎玉篇·上卷》）

寒郁化热，气闭咳嗽。（清·薛雪《碎玉篇·下卷》）

肺藏气，气有余，则喘咳上气。盖由肺经受邪，气道室塞，呼多吸少，其息促急也。（清·沈金鳌《杂病源流犀烛·卷二》）

火乘金位，肺络受伤，故血从咳嗽出也。先痰嗽而后见红者，是积痰生热。（清·沈金鳌《杂病源流犀烛·卷十七》）

秋燥伤肺，木反侮金，咳呛失血，气逆不得卧。（清·顾文垣《顾氏医案·吐血门》）肺主气，形寒饮冷则伤之，使气逆而不散。冲击咽膈，令喉中淫淫，如痒习习，如梗而咳也。（清·毛世洪《医学三信编·中卷感证类要》）

湿温症，咳嗽喘逆，面赤气粗，昼夜不宁者，暑邪入于肺络。（清·吴金寿《温热赘言·湿温症条例》）脉浮滑，痰盛可知，日夜咳嗽不止，身躯不能转动，动则咳嗽愈剧，且咳时右胁下作痛，隐隐掣引肩背，推此病源，属于太阴一经。

外感风邪，内挟水饮，是以头痛，发热恶寒，咳嗽大作，面目兼带浮肿。

形寒咳嗽，脉沉细，是寒伤卫阳也。（清·陈念祖《南雅堂医案·卷一》）

阳浮上亢，咳嗽兼以失血，经言三焦皆伤，喉痛失音，亦阴液无以上承之故。（清·陈念祖《南雅堂医案·卷三》）

脉数，口干咳嗽，胸满痰多，胁下痛，风温郁于肺胃故也。

身热口渴，咳嗽烦闷，自汗不止，脉数，舌苔微黄，温邪内袭，热在肺胃。

温邪袭于肺胃之络，劫烁阴津，身热咳嗽，干呕时作，口渴甚，谵语如梦，此风火内旋，热灼肺胃。（清·陈念祖《南雅堂医案·卷六》）

嗽不已，时见喘促者，是肺肾俱虚，天水不交之症。（清·陈念祖《时方妙用·卷二》）

夫痰因火上，肺气不清，咳嗽时作，及老痰郁痰，结成粘块，凝滞喉间，吐咯难出。此等之痰，皆因火邪炎上，熏于上焦，肺气被郁，故其津液之随气而升者，为火熏蒸，凝浊郁结而成，岁月积久，根深蒂固，故名老名郁。（清·陈念祖《医学从众录·卷二》）

伤风，风为春病，咳嗽，鼻塞声重，风壅于肺也。（清·汪必昌《聊复集·卷二·医阶辨证》）

热蕴肺肝发热喘咳，六脉数大，两颊俱赤。（清·郭诚勋《证治歌诀·卷之二》）

凡咳嗽，或因风寒外闭而嗽痰，或因风热内客而干咳。……夫虚损咳嗽，……皆由肾伤水耗，相火上炎犯肺，方可用二冬参地之属。若脉虽弦数，肺部沉滞，此风寒外闭，或肺脉虽大而有力，尺部不虚，是邪郁化火。皆非虚损，而当清理泄邪。其初起必有恶寒发热之状，且虚劳咳嗽由渐而来，外邪咳嗽，卒然而至，迥有可辨也。（清·章楠《医门棒喝·卷之二》）

皮毛为肺之合，皮毛先受邪，则邪气以从其合，必入于肺。其寒饮食入胃，亦从经脉上达于肺，则肺寒，而与外邪相合客之，则为肺咳也……皆各以其时而先受邪，邪之变化多端，皆能传肺而致咳。（清·章楠《灵素节注类编·卷八》）

风寒郁于肺则咳嗽。肺窍得通，则咳嗽止焉，故古有外感咳嗽则轻之语。（清·周学霆《三指禅·卷二》）

秋冬形体日损，咳嗽吐痰，诊脉两寸促数，大便通而不爽。此有年烦劳动阳，不得天地收藏之令，日就其消，乃虚症也。因少纳胃衰，未可重进滋腻。（清·叶桂《临证指南医案·卷二》）

风温入肺。咳嗽，脉坚搏，夜卧汗出。阴分先亏，兼多失血。阴虚不藏，冬温，咳嗽无痰。（清·叶桂，曹仁伯，何世仁《叶天士曹仁伯何元长医案·叶天士医案》）

风温化燥，咳嗽气逆，喉痒。

风温于（疑为干，编者注）肺化热，气急咳呛，痰多色黄，脉来右寸浮大。

七情郁结，燥火内燃，咳逆咽干，左脉弦大。积劳内伤，咳血，延至气喘，脉来软弱。阴损及阳。（清·叶桂，曹仁伯，何世仁《叶天士曹仁伯何元长医案·何元长医案》）

烦劳阳虚之体，加以嗜酒积湿，湿浊酿痰，故素有善咳、脚气等症，今因新寒外袭，宿饮内动，初起恶寒、鼻塞、清涕、喘咳、不得卧，痰虽来而气仍逆上，痰气壅于中。（清·张千里《千里医案·卷三》）

肺中有火，为干咳。

风伤肺卫，寒热头痛，咳嗽脘闷，豉桔汤。风伤营卫，头痛，咳则闪烁筋掣，当归建中汤。……伤风兼寒，咳嗽发热，柴陈煎。风温伤肺，身痛脘痹，栀豉汤加象贝、杏仁、郁金、枳壳、桑叶、栝蒌。暑风上受，痰热喘嗽，竹叶石膏汤加桔、杏、蒌、草、陈皮、滑石。……火伤风，火郁燥嗽咽痛，甘桔汤加薄荷、元参、黄芩、前胡、花粉。热伤风，咳而咽痛，鼻塞吐痰，消风散加减。风伤卫阳，咳，频嚏多涕，怯风，头目重眩。

风温伤肺，咳而眩。（清·林珮琴《类证治裁·卷之一》）

春温痰火壅肺宵咳上气，卧不著枕，心神恍惚，脉浮洪，舌绛口干溺赤。

肺受冬温，蕴而成热，脉洪搏指，痰阻喉痒，呛咳失音。与苦辛泄降痰火，清音自出，所谓金空则鸣也。（清·林珮琴《类证治裁·卷之二》）

今秋阴雨过多，水退极迟，水湿之气，感而伏焉。（清·张大曦《张爱庐临证经验方·咳嗽》）

亦未尽，秋分以后，暑湿俱退，金风拂拂，燥火侵人，肺不耐燥，故生咳嗽。（清·李冠仙《知医必辨·论初诊用药》）

肺肾阴伤，咳嗽气急，甚至不能卧下。姑与纳下清上。

脾肺肾三阴交虚，咳嗽久久，加以便溏腹痛，身热时作。（清·邵杏泉《邵氏方案·卷之礼》）

肺胃伏热，咳嗽特甚，最恐络伤血。

肝肺络分窒痹，胁痛而起，咳嗽，痰中带血。

血分过热，咳呛咯血时作。（清·邵杏泉《邵氏方案·卷之礼》）

风寒深受，郁而不达，今但寒不热，咳嗽气逆。

肺肾极虚，咳久肺伤。

肝肺肾三阴交亏，咳嗽灼热，形肉消削，脉促经停。

肝气壅塞，加以外感风寒，咳嗽五月之久。肺阴虽伤，尚难遽补。

湿痰痹肺，咳嗽气逆。姑从泄。

素体肺虚，加以新感，咳嗽面浮。

素体阴虚，近感温邪，袭肺为咳嗽。

阴虚内热，咳嗽减而灼热不止。

风寒深受，入于肺表，咳嗽音哑。（清·邵杏泉《邵氏方案·卷之礼》）

湿热挟痰流络，咳嗽，右膝不利。

湿痰互阻，舌苔白厚异常，咳嗽，夜来蒸热。肺肾交虚之体，素多咳嗽，溺管作痛，亦属内热所致。（清·邵杏泉《邵氏方案·卷之御》）

风寒暑热，饮食郁滞，思虑劳倦，皆能致之。（清·王堉《醉花窗医案·风痰致咳》）

先因感受风寒，未经发越，停留肺中；亦有七情饥饱劳役，损伤脾胃而生者，又有劳力内伤、迎风响叶、外寒侵入而生者。（清·贾山亭《仙方合集·附录内外症治诸般杂方》）

外感六淫咳嗽，由肺传于他脏；内伤七情之嗽，由他脏而传于肺，久则传于六腑。故经言：五脏六腑，皆令人咳，非独肺也。

阴亏体质，肺络干槁，咳痰不豁，气机不利，动引百骸，声闻四近。（清·蒋宝素《问斋医案·卷第三》）

痰嗽喘逆，便秘不眠，微热不饥，口干畏热，年逾六旬，多药勿痊。孟英切其脉右寸关弦滑而浮，左关尺细软无神，是阴虚于下，痰实于上，微兼客热也。（清·王士雄《王氏医案续编·卷五》）

吴门张饮光。发热干咳，呼吸喘急，服苏子降气不应，服八味丸，喘益急，迎士材视之。两颊俱赤，六脉数大。曰：此肺肝蕴热也。（清·王士雄《古今医案按选·卷二》）

蒋，左。按得脉息阴阳俱浮，良由感冒风邪引动伏气，致发使热有汗，咳嗽口干，胸次不舒，气机膹郁。此风湿扰攘于肺，甫入于胃，显。

李，左。起病洒然毛耸，身体渐热，咳嗽微渴，胸次不舒，脉象两寸俱大。此是太阴感受风温。

刘，右。经谓邪风之至，疾如风雨。今忽受洒淅恶风，头疼咳嗽。是风邪初客于肺表也。

潘，左。长夏冒暑，倏然血涌盈升，咳嗽气粗，烦渴引饮，脉洪大而不数细，此暑热逼血上行，非虚劳之血可比，先贤所谓暑系也。

任，左。体质本单，彻宵斗叶，火从内发，风又从外侵，是以头痛洒寒，目赤咳嗽，兼之涕泪淋漓，此肝肺受邪。

章，右。天气肃而燥胜，患肺病者居多。素抱咳嗽之疴，近来益剧，脉形弦劲，必有燥气相加。（清·雷焕然《逸仙医案·六淫门》）

沈，左。干咳半载，每遇烦劳而咳益甚，脉象两寸俱数，分明金被火刑。

任，左。脉数无力，舌绛无苔。此属阴虚，虚则生热，热烁肺金，以致骨蒸咳嗽。

沈，左。脉象寸强尺弱，肾经早损，咳嗽多时。近加感凉风，遂入肺经气分，其病自上而下，母病传子而至于肾，肾咳不已，则脏病而又移于腑矣。今咳甚而遗溺者，显系膀胱之腑受肾脏之病也。

徐，右。寸脉滑而且数，咳嗽半月，声音不扬，此风火之痰盘踞于肺，即先贤所谓金实则无声也。（清·雷焕然《逸仙医案·咳喘门》）

病中咳嗽，病后浮肿，浮肿属脾，咳嗽属肺，肺金风邪，脾土水湿互相搏结，变而为风水症也。气息喘促于上，二便失调于下，病势危笃，能不虑其厥塞而脱乎？勉拟开鬼门、洁净府两法，以冀表里皆通为幸。（清·曹仁伯《延陵弟子纪要·太平桥邵》）

有所失亡，所求不得，则发肺鸣，鸣则肺热叶焦。充之则耐寒，暑伤之则百邪易侵，随事痿矣……水先枯涸而木无所养则肝病，火炎则土燥而脾败，脾败则肺金无资，咳嗽之症成矣。（清·吴亦鼎《神灸经纶·第一卷》）

火刑肺金，燥痒不能忍，因咳。咳因痒，痒因火燥，是咳必有火，然有虚实之分，不可概用寒凉。嗽因于痰，痰因脾湿，亦有寒热之分。热者，挟火作痒而咳嗽并见；寒者，无火不作痒，但嗽出其痰则已。故古人分有声无痰为咳，然亦非必无痰也，以咳因于痒，不因于痰.故不言痰也。有痰无声为嗽，非必无声也，以嗽本欲出其痰.非因火逆作声，故不言声也。

分外感内伤二症，皆以肺为主。外感，邪从皮毛入。皮毛者，肺之合也.皮毛受寒邪，则汗孔为邪所闭，肺气内郁成热，或皮毛受热，传入于肺而肺热，此因以肺为主；若内伤火炎，火气亲上，必先烁金，故亦以肺为主也。

外感，以有咳嗽为轻，盖肺气虽郁尚能通也，故鼻流清涕，鼻痒而嚏，喉痒而咳；若郁甚热壅，不能上通，则鼻干且塞，无喷嚏、咳嗽之症矣。盖郁不甚者，尚欲外散与上通；甚则不外散而内攻，不上通而下郁也。

内伤以有咳嗽为重。如肺肾之火，其初止病下焦，未及上干也，久而炎炽，乃及于肺，则病重矣；为肺为本盛者当别论。（清·潘道根《临证度针·咳嗽》）

冬月衣被单薄，就炉向火，而严寒外束，虚热内蕴，渐致咳嗽吐血……按脉据症，明是风寒两伤营卫之病。（清·谢星焕《谢映庐医案·卷一·伤寒门》）

咳嗽多痰，微有寒热……此阳衰阴凝之象，营卫虚弱之征，卫阳虚则发热，营阴凝则畏寒，盖肺卫心营之机阻滞，气血不得周流，故见为结代时止之脉。（清·谢星焕《谢映庐医案·卷二》）

肺阴不足，肺热有余，时作咳嗽，其口干过甚，是阳明蕴热，津液少于上承是也。（清·吴芹《吴古年医案·咳嗽口干》）

酒客湿热熏蒸，肺受火刑而失清肃之令。咳嗽音哑，吐血痰红，喉痹干燥，是皆肺火见证，尚非全属阴虚。（清·王泰林《王旭高临证医案·卷之二》）

风邪久恋肺中，寒饮停留胃脘。风能化热，咳久伤阴。积饮生痰，胃阳失布。

五脏皆有咳，总不离乎肺。肺为娇脏，不耐邪侵，感寒则咳，受热则咳，初起微有寒热，必夹表邪。邪恋肺虚，脉形空大。

形寒饮冷则伤肺，两寒相感，中外皆伤，故气逆而为咳嗽。自秋冬历春夏，每每夜甚，气升不得卧。近来吐血数口，是伏寒化热，而阳络受伤矣。（清·王泰林《王旭高临证医案·卷之四》）

岁火太过，炎暑流行，肺金受邪，民病痎疟，上气咳喘，咯血痰壅……火淫热胜，则相传之官受制，而治节失司，为咳喘上气咯血，肩背臂膊皆痛，皆肺病也。肺属燥金而恶火，火就燥，燥火本为同类，故肺受火刑为病，与燥气自伤无异。（清·王泰林《运气证治歌诀·〈三因〉司天运气方》）

肺肾阴亏，肝阳独旺，上升犯肺，呛咳夹红，久延入损，急宜清养。

肝营不足，肝气太强，上犯肺胃，呛咳日久，经治虽已获效，旋以疟后失于调养，肝营更亏。（清·费伯雄《孟河费氏祖孙医案·咳》）

风痰扰肺，肺气不宣，肺为声音门户，咳嗽声嗄不扬，脉象弦数，治宜清肃上中。（清·凌奂《凌临灵方·风痰扰肺》）

肝胆气火偏旺，上刑肺金，肺失肃化之权，咳嗽震动，肺络交节见红，木叩金鸣。（清·凌奂《凌临灵方·劳嗽见红》）

感受暑风，扰于肺胃，咳嗽潮热，脘闷口渴，脉象数，治宜清解。（清·凌奂《凌临灵方·暑风》）

火盛刑金，肺失清肃，咳嗽伤络，痰中夹血，胸胁引痛，脘闷肢倦，脉形郁数，治宜清络。（清·凌奂《凌临灵方·痰中夹血》）

金水双亏，肝阳浮越，不潜木火，上刑肺金，肺失清肃下行，潮热咳嗽，咽干目眩，脉象弦数，治宜清肃。（清·凌奂《凌临灵方·金水双亏》）

木火刑金，肺失清肃，咳逆痰稠，脘闷支倦，脉弦数右浮，治宜清肃上中。（清·凌奂《凌临灵方·木火刑金》）

脾肺气虚，中焦留伏痰饮，加以操劳动肝，肝气横逆，挟痰饮上犯于肺，气逆脘闷，咳嗽痰稠，脉左弦右滑，治宜降气豁痰。（清·凌奂《凌临灵方·肝气痰饮》）

脾虚留湿，湿痰阻肺，久咳不已，则三焦受之，三焦咳状，咳而浮肿，脉象弦数，治宜降气豁痰。（清·凌奂《凌临灵方·三焦咳》）

湿郁气滞，肝肺不和，咳呛气逆，宜用清泄。（清·凌奂《凌临灵方·湿气》）

暑风袭肺，失于清解，肺热蒸痰，痰阻肺气，咳嗽迄今，声音重浊不扬，所谓金实则无声也，脉弦滑而濡。（清·凌奂《凌临灵方·金实无声》

夏秋，阳气发泄，皮毛疏豁，偶逢暴雨寒水之气内袭太阴，咳逆痰稠，迁延日久，邪郁化火。酿痰，痰青咽痛是其候也。（清·凌奂《凌临灵方·寒水袭肺》）

风温挟湿，郁伏肺胃，咳嗽身热，入暮为甚……肺胃津伤，邪不外达。

张。温邪十三日，斑疹仍然，咳嗽气急，大便泄泻，夜烦少寐，口渴舌红，脉软数，肺胃津液两虚，热炽阴空。法以泄热救阴，明朝两候，望其热解，若再迁延转虚，可虑……病交十五日，斑点未化，气促似喘，咳嗽，苔薄白，口渴，脉浮数。便泻腹痛，澼澼不爽，且有痰沫，里急后重，觉热。此阳明温邪乘阴之虚陷入厥、少两经……里急后重，肛热且痛。咳嗽气逆，苔白口渴，脉浮虚数，肺胃温邪，乘虚陷入阴经。湿热无形之邪，变作有形之滞，议从厥阴热利一条。（清·沈菊人《沈菊人医案·卷上》）

肺胃热邪，为风寒所袭，不能尽达于表，咳甚咽伤故痦。（清·凌德《温热类编·卷一正篇》）

热郁于上，咳逆，呕吐，疮发于中。胸嗌不利，头痛身热．昏愦脓疮。此以湿土用事于君火主气之时，故为湿热之病也。（清·陆懋修《内经运气病释·卷一》）

寒郁冬温蕴肺，咳嗽脉数急，舌苔黄厚，时有错语鼻塞气壮热无粗汗。（清·徐养恬《徐养恬方案·卷中》）

火酒之性热而毒，加温燥之药浸之，以火济火，火上添油。积热于胃，熏蒸灼肺，咳嗽吐血所由来也。（清·王金辉《王乐亭指要·卷一》）

肺受寒邪，犯在心胃，咳其则呕而心痛。

肺胃两伤，肝阳独旺，浊气熏蒸，肺气不降，咳无时矣。

金衰则水无所生，以致夜热不退，良由久咳伤肺所致。

咳之为病，同属于肺，久咳则肺气虚，盗及于母则土虚肾无所生，则水虚阳虚，则无寒生寒。（清·王金辉《王乐亭指要·卷二》）

又寒伤肺必闭窍而咳嗽，开窍非麻黄不能。（清·萧培仁《医学引路·卷上》）

燥伤肺胃阴分，或热或咳者，沙参麦冬汤主之。此亦燥气伤肺之证。（清·沈灵犀《温病方书·秋燥》）

夫风寒之咳，缘风伤卫气，闭其皮毛，见象鼻塞、身重，因鼻为肺窍，肺主一身之气化。

有秋燥之咳，又与春病不同。因新凉外束，燥气内侵，伤其卫气，初起肺气窒塞，喉痒而痰不易出，久则脾湿渐生……若初起而痰多易吐者，此因暑湿内伏，至秋新凉外逼而发。（清·吴达《医学求是·一集》）

夫咳有由于外感者，风伤卫气，闭其皮毛，肺郁不宣也；有由于脾湿者，湿浊传肺，肺气不肃，呼吸阻滞也；有由于燥火者，胃逆胆升，木火刑金，薰伤肺液也。

痰饮之咳，原于脾弱。饮食入胃，脾阳失运，不能尽化津液，淫生痰涎，日积月累，盘塞中宫，阻肝木升达之路，木胎君火，火性炎上，愈郁愈升，时冲突于湿土，湿痰泛溢，渐结于肺系之间、肺叶之下，缠绵胶固……此火湿相争，攻触肺叶，肺为清虚之脏，不能容邪，乃见咳嗽。（清·吴达《医学求是·二集》）

秋伤于湿，上逆而咳。（清·陈虬《利济医集·燥气总论》）

肺火自本经而发者，缘燥气相逼，清肃之令不能下行，故肺气焦满微喘而咳，烦渴欲饮，鼻端微红，肌肤作痒，宜润燥泻肺。肺实而咳，胸脘喘满，时吐稠痰，甚者痰气闭结，语音不出，此为塞金不鸣。

水邪射肺，水冷金寒，咳吐痰沫，胸脘作闷，肌肤凛冽。

肺为主气之脏，居于至高，寒气逆上，肺气壅塞，清肃之令不能下行，故虚满而喘咳。

(清·坐啸山人《诊验医方歌括·诊验医方歌括中》)

久烟伤肺,形寒伤肺,寒饮亦伤肺。(清·马文植《务存精要·内伤门》)

肺为乾金,象天之体,又名华盖,五脏六腑,受其覆冒,凡五脏六腑之气,皆能上熏于肺以为病,故于寸口肺脉,可以诊知五脏。肺之令,主行制节,以其居高,清肃下行,天道下际而光明。故五脏六腑,皆润利而气不亢,莫不受其制节也。肺中常有津液,润养其金,故金清火伏。若津液伤,则口渴气喘,痈痿咳嗽。水源不消而小便涩。遗热大肠而大便难。金不制木则肝火旺,火盛刑金则蒸热、喘咳、吐血、痨瘵并作。皮毛者,肺之合也。故凡肤表受邪,皆属于肺。风寒袭之,则皮毛洒淅;客于肺中,则为肺胀,为水饮冲肺。以其为娇脏,故畏火,亦畏寒。肺开窍于鼻,主呼吸,为气之总司。盖气根于肾,乃先天水中之阳,上出鼻,肺司其出纳,肾为水,肺为天,金水相生,天水循环。肾为生水之源,肺即为制气之主也。凡气喘咳息,故皆主于肺。位在胸中,胸中痛属于肺。主右胁,积曰息贲,病则右胁有动气。肺为之义,大率如是。(清·唐宗海《血证论·卷一》)

肺为娇脏,无论外感内伤,但一伤其津液,则阴虚火动,肺中被刑,金失清肃下降之令,其气上逆,咳痰咳血,变为肺痿重病,吐白沫如米粥,咽痛声哑,皮毛洒淅,恶寒憎热,皆金损之证,不易治也。

夫外因之咳,不过其窍闭塞,肺气不得达于肌表,于是内奔喉间而为咳,其于肺之本体,固未常受伤也。至于内因之咳,则由于制节不行之故……或外感失血,病由皮毛,内合于肺,自应咳嗽;或由胃中积热,火盛乘金,气上而咳;或由肝之怒火上逆而咳。此失血之实证,必致咳嗽者也。或由阴虚火旺,肺失清肃之令,痿燥作咳;或挟脾经忧郁,心经虚火,以致咳嗽;或肾经阴虚,阳气不附,上越而咳。此失血之虚证,不免咳嗽者也。又有痰咳,界在半虚半实之间。又有气咳,属在虚多实少之证。或先咳而后失血,或先失血而后咳;或暂咳即愈,或久咳不止。(清·唐宗海《血证论·卷二》)

凡失血家至秋时皮毛收敛,未能秘密,往往外合风气,内壅热邪,发咳动血……若肺气郁而不布,卫阳不外达,津液不下降,皮毛洒淅,寒热作咳者……风寒客于肺中,久咳不止者。

肺脏津虚,火气乘之,致成燥咳。气呛痰涩,或带血丝,久成肺痿。(清·唐宗海《血证论·卷六》)

若衣服失宜,外形受寒,则皮毛洒淅,渐入腠理,发热动饮,为咳喘等症……若饮水浆果瓜之属,多受冷气,则阳气不能布化,水饮停积为咳喘癖痛等症。形寒饮冷则伤肺,肺金畏火,自然惧热。此又云畏寒冷者何也,盖肺之体虽是阴金,而肺之用实主阳气,气布于外则为卫阳,以充皮毛。若衣服失宜,外形受寒,则皮毛洒淅,渐入腠理,发热动饮,为咳喘等症,治宜温散,气布于内,则为宗气,以司呼吸,散津于脾,下输膀胱。若饮水浆果瓜之属,多受冷气,则阳气不能布化,水饮停积为咳喘癖痛等症,治宜温降。(清·唐宗海《中西汇通医经精义·下卷》)

酒湿酿热,味归于脾,气归于肺,内蕴日久,干肺则痰咳喉燥,乘脾则食少便溏。(清·姜成之《龙砂八家医案·戚云门先生方案》)

有因燥而咳者,声干无痰,断续不匀,如为烟所呛,亦无定时,时吐涎沫……此多由时气亢旱，燥气所伤也。过食煿炙者亦有之，静卧则安，劳动则剧，与水饮昼平夜剧者相反，有阴火烁肺而咳嗽者，此劳气也，其咳五更黎明，连连不绝，声干少痰，喉中燥痒，由于肾竭肝虚，火升液耗，肺不能自润也。喉中常觉有一点干结，如树皮草叶，咳咯不出者，是少阴之精不上潮而脉络燥结者，非肺燥也……凡风寒咳嗽，亦喉中作痒，但旋痒即咳，痒甚咳急。（清·周学海《读医随笔·卷三证治类》）

语过多成嗽，肺主气，语言太过，则气伤矣，肺气伤则发嗽矣。（清·王邦傅《脉诀乳海·卷二》）

病因起于风寒，有失于疏散，邪气乘虚内伏，致令内热痰嗽口干，腑中不利，头眩背痛。

病因郁怒伤肝，既血逆上而为吐，横侮肺金而为嗽，血去则阴虚，阴虚生内热。（清·王应震《王应震要诀·诊视脉案方法》）

过饮醇醪，湿热伤于肺胃之络，以致火载血溢，吐咯红痰。（清·王应震《王应震要诀·云间程氏绍南先生医案》）

然久嗽兼喘，亦无有不关乎肺肾两脏，且肾为气之根源，肺为气之统帅，水出高源，自有以也。时当秋令，脉见浮数，皆属虚火所致。（清·王应震《王应震要诀·诊视脉案方法》）

或由于热邪客于经络，或因外伤，咳嗽振击，或阴虚阳亢，上冲于目，以致肺膜脉络破损，血溢而成。（清·胡荫臣《眼科三字经浅释·内障门证治》）

肺受风热，脾积湿热。形寒形热，咳逆咳痰。

肺虚作咳，肾虚作喘。（清·金有恒《金氏门诊方案》）

金水两亏，肝脾气逆，咳呛失血，咽痛喉痹，盗汗时有时无，大便时溏时结。

失情积劳，积郁气逆。咳血咳痰，面色萎黄。舌质薄白。气分似有湿热。（清·金有恒《金氏门诊方案》）

凡咳嗽初起，多因风寒，经云“皮毛者，肺之合也”。（清·徐廷柞《医粹精言·卷一》）

肺为五脏华盖，体本清虚，一物不容，毫毛必咳，有外感六气而嗽者，有内伤七情六欲而嗽者。

大肠火逆，上灼肺金，咳伤血膜，血随痰出。（清·陈廷儒《诊余举隅录·卷上》）

形寒饮冷则伤肺。有外感内侵之义也。盖衣寒风寒从外而入，饮寒食寒从内而侵……所以肺经之病先较倍于他脏，肺病气上逆，多致咳嗽。（清·汪培荪《汪艺香先生医案·中》）

风温袭肺，酿浊成痰，以致咳嗽痰白，脘痞气逆，脉数微热也。

咳嗽属肺，肺令不行，则外风上受，夹痰为患。（清·汪培荪《汪艺香先生医案·下》）

肺感风邪，邪郁肺卫，以致咳嗽不已，身热连绵。肺合皮毛，肺邪未泄，所以凛凛畏风。因邪致咳，因咳动络，络损血溢，日前咯血数口，血止而咳逆如前。脉细而数，右寸关微浮。此即伤风成劳是也。咳因邪起，因咳成劳，兹则去其邪而保其正，明知鞭长莫及，然人事不得不尽。（清·张乃修《张聿青医案·卷四》）

大病之后，湿热未清，熏蒸肺胃，咳嗽痰黄，不能着卧。（清·张乃修《张聿青医案·卷五》）

肺感风温，复以熬夜受寒，寒束热郁。由咽痛而致呛咳，痰不爽出，头胀恶寒。脉象沉弦。邪郁太阴，金失降令。

肺胃并亏，而湿滞中州。痰饮凭凌于上，肾阴亏损于下，饮聚则成痰，阴虚则生热，热痰交蒸，所以咳血频来，痰黄青绿，热蒸痰郁，痰带臭秽。

肺邪未彻，复感新风，与浊相合。头胀咳嗽身热，痰气带秽……风邪与浊交蒸，肺胃热郁。

肺有伏寒，至冬寒水行令，阳气不化，以致寒饮停于肺下，咳嗽右胁作痛。

寒束于外，热伏于中，咳嗽痰黄。

咳逆得食即定，中虚显然。咳甚于晨。痰在肺下，因卧而不旋运，所以至阳气初展之时，而为之咳也。

嗜饮过度，肺胃湿热蒸腾，至暮咳嗽痰多，痰浓色带青绿。精水下枯，痰热上扰，不易言治。

燥气化寒生热，蒸痰酿饮，上阻肺降。咳嗽气逆痰多，恐传入损途。（清·张乃修《张聿青医案·卷五》）

外感者，风寒闭其皮毛，肺气必致郁遏，然必内挟水饮，而痰壅肺窍，一遇风寒闭塞，其嗽乃作也。（清·庆恕《医学摘粹·杂证要法》）

燥病者，感秋气而得之也。其证或发热，或咳嗽，或清窍不利，或诸气膹郁，诸痿喘呕，因燥而得者。（清·庆恕《医学摘粹·杂证要法》）

中焦湿热下流，伏结于肾，以致心火上连于肺，故疟嗽俱作。（清·韩善征《疟疾论·案》）

寒伏肺俞，气逆不降，致咳嗽积年不愈，甚则吐血，此非肝肾阴亏，乃胃逆伤其络也。

寒邪束肺，肺气逆而不降，喘急咳嗽。

嗜酒伤肺胃，热沸腾致咯血咳嗽。

阳旺阴虚之体，感受秋燥，咳嗽带红，今痰血虽止，而咳犹未已。（清·方仁渊《倚云轩医话医案集·倚云轩医案》）

而肺气虚者，不能通调水道，下输膀胱，聚液为痰，积湿为饮，一俟诵读烦劳，咳而且嗽，自然作矣。

肺阴不足，肺热有余，咳则涕出，肌体恶风，此热从窍泄，而气不外护也。

风热不解，袭入肺中，为咳为喘……此正虚而兼感外邪之证，乃内伤挟外感病也。

内热与外热相合，肺胃受之，则咳而不能食。

阴不足而阳有余，肝善逆而肺多郁，脉数气喘，咳逆见血，胁痛。

风温郁于肺胃，咳而胸满痰多，胁下痛，脉数口干。（清·柳宝诒《柳选四家医案·评选静香楼医案》）

多言则伤气，咳嗽由此而作。（清·管玉衡《新刊诊脉三十二辨·卷中》）

肝肺升降不调，肝为损则头眩，肺失降则咳血。（清·陈秉钧《莲舫秘旨·血症》）

肝升太过，肺降无权，咳呛痰腥。（清·陈秉钧《莲舫秘旨·咳呛》）

前则肝邪侮胃，脘胀结痞，兹则肝邪刑脉，咳嗽气逆。肺阴愈弱，肝气愈旺，时刻懊侬，痞为上升，胀甚神迷，脉来弦细。（清·陈秉钧《陈莲舫医案秘钞·上编》）

秋感风燥，头晕热烦，咳连胸胁震痛，吸气有音。（清·李酉羹《秋燥论·医案》）

风邪伤肺，肝阳鼓荡，内外交病，肝肺气滞，气道不利，以致有咳嗽、烦急、气串作疼之症，虽连服清肝调肺之剂，郁热渐开，咳嗽渐轻，病势有减。但肝肺之气仍未调和，故仍当以和肺调气化热之法。（清·赵文魁《文魁医案选·宫廷内部脉案》）

咳久腠理不固，肺气疏豁，元府洞开，冬令收藏而反开泄，风温时感最易侵袭，肺失降肃，咳呛声重，痰唾稠白如饮，早暮为剧，是饮咳也。（民国·张骧孙《临诊医案》）

外邪内饮，填塞肺中，为咳为喘。（民国·张寿颐《脉学正义·第四卷》）

初秋热胜，邪由皮毛内作肺部者也。其证头疼，发热而咳，鼻干咽痛，其脉涩。（民国·刘谦吉《伤感合编·外感编·外感八证》）

初秋热胜，燥从热化……邪由皮毛内伤肺脏，以肺属燥金，外主皮毛，故燥邪多伤于肺也。其候头痛发热，鼻干口渴，咽痛舌燥，干咳不已，甚则失音。（民国·刘谦吉《伤感合编·外感编·卷四》）

阳明之气，内合肺金，病气逆于胸膺，故咳逆。（民国·汪莲石《伤寒论汇注精华·卷二》）

寒嗽者，因平素肺虚喜饮生冷，以致寒邪伤肺，发为咳嗽。（民国·叶隐衡《幼科指南·咳嗽门》）

风水泛滥，肺脾肃运无权，浑身浮肿，腹胀纳减，咳嗽气逆，脉来细小，舌光绛。风温湿热上蒸于肺，肺失肃降，防成肺痈。肺气不降，肾气不纳，脾多湿痰，随气上泛，咳嗽痰多，甚则气逆难以平卧，脉来弦滑。

肺脾肾三阴亏损，痰饮逗留，以致咳嗽气急。

风邪引动痰饮，阻塞肺络，咳嗽气逆，动则更甚。（民国·丁泽周《诊方辑要·内科》）

盖缘房劳伤肾，阴火带血而上，黑瘦之人，最忌犯此。因水亏火旺，迫而上行，以为咯血，逆之甚矣。（民国·孙泽霖《医门摘要·卷二》）

初因感风，舍肺咳嗽，自以为操劳过度，妄食滋补，风从热化，肺络乃伤。

秋深初凉，西风肃杀，适感风燥而发病……此肺气之膹郁，虽已开通，而胸腹之伏邪，尚多闭遏也。

时值秋燥司令，先患房事，后宴会，酒罢当风而卧，醒则发咳。

冬令严寒，晨起院中散步，寒气外迫，伏热内郁，烁肺咳嗽。延绵旬余，愈咳愈甚。一日吸卷烟，偶呛入肺，咳嗽尤甚，以致血随痰涌。（民国·何炳元《全国名医验案类编·初集四时六淫病案》）

谓水饮射肺则咳，是肺中有水也。（民国·恽树珏《伤寒论研究·卷一》）

其起因在感风寒，风寒之感，皮毛受之，而其病症则为咳嗽。（民国·恽树珏《论医集·医学平议》）

此症跌打损伤，瘀血入肺经而致咳嗽。（民国·程仲平《一味良方·第三十一因跌打损伤而咳嗽方》）

瘀血内积，外邪留伏，咳既不愈，瘀凝成块，更感外邪，则咳转剧……又有冷嗽者，病由夏雨淋背，寒袭肺俞而作。（民国·华国振《留香馆医话》）

一种风温之邪，当春夏间，感受温风，邪郁于肺，咳嗽发热，甚则发为痧疹。（民国·王德宣《温病正宗·下编》）

感春温，又为饮食助燥。不知额角初痛，肝阳已浮，又加食物燥肺，清肃全失。（民国·邹亦仲《邹亦仲医案新编·春温咳甚几成肺痈》）

湿邪之声：湿邪重浊，声必低平，壅塞不宣，如从瓮中作声者然，或默默懒言，或昏昏倦怠，或多嗽多痰，或痰在喉中漉漉有声，或水停心下，汩汩有声，或多嗳气，周身酸痛，沉重难展。

化火则上蒸心肺，神志模糊，呢喃自语，或昏沉迷睡，一派皆重浊不清之象流露于呼吸之间。（民国·左季云《左季云证治实验录·第一编杂病辨证诊治》）

感风受凉，肺失外卫，苦气上逆，喉痒咳呛，昼轻夜甚，胸闷头胀，脉弦滑。

屡经失血，肺倦久伤，肺为呼吸出入之道，而吸入之气则藏于肾，肾气失纳，肺苦气逆，咳嗽，喉系不爽，右卧较逸，形瘦肤着，日来腹痛便溏，脉弦数而濡。（民国·王金杰《王仲奇医案·咳嗽》）

肺苦气上逆，故咳嗽或喘急也。

肺虚火盛，则气高痰涌，或喘或嗽，甚则呕血等病起矣。（民国·何舒《维摩医室问答·卷上》）

风火痰热恋肺，清肃之令不行，内热咳嗽痰红。

痰湿内蕴，肺胃不和，咳嗽气急。（民国·冯伯贤《上海名医医案选粹·丁仲英先生医案》）

肺阴本虚，荣血亦少，肝失荣养，肝阳上扰，肝郁生热，肝火刑金，肺病益盛，肝病传脾，脾虚生湿，病情复杂，以致久延不已，百病丛生矣。（民国·王慎轩《王慎轩医案医话选·产后病》）

金水两亏，肺金失降，肝木过升……今肺失清肃下降之权，肝木逆上干之势，以致痰浊横亘胸中，上盛下虚，此喘咳之所由来也。（陈可冀《清代宫廷医话·慈禧之死》）

气饮舍肺，外受风凉，以致寒热往来，身肢酸痛，胸胁胀满，痰壅咳嗽，懒食少寐。（陈可冀《清代宫廷医话·闲话丽妃》）

肺中滞热未净，煎炼津液，致咳嗽痰盛，微热自汗。肺与大肠相表里，肺热则肠燥，故大便不净。热邪蒸灼于上，故唇燥咽干。脉息滑数，指纹微红，均为痰热壅盛之候。

虚劳者，皆由脏腑亏损、元气虚弱、积劳内伤、久虚不复所致。本病以肺气虚为主，故见咳嗽时作，痰涎不多，言语气怯，不耐凉热。脾气不足……乃肾脏精气俱亏之征。

肺胃痰饮，挟以寒火郁遏，煎炼津液，致咳嗽痰多，咯之不爽。肺气不宣，故胸膈满闷。脉右寸关滑缓，为肺胃痰湿偏盛之象。（陈可冀《清宫代茶饮精华·清宫代茶饮的应用》）

风温挟湿犯肺，迫肠发热，自汗，咳呛。

外感温邪，郁于肺胃，故发身热、干咳、大便不利等症。（张晶滢《夏仲方医案·医案》）

二、妇科

肺主气，气为卫，所以充皮毛，密腠理也。产后气虚卫虚，皮毛不充，腠理不密，风寒袭之，先入于肺，亦成咳嗽。其症发热、恶寒，鼻塞后重，或多喷嚏，鼻流清涕。（明·万全《万氏女科·卷之三》）

产后未经满月，血气不通，咳嗽，四肢无力，临睡自汗不止，月水不调。（明·张时彻《摄生

众妙方·卷之十》)

一妊妇,因怒咳嗽吐痰,两胁作痛,此肝火伤肺金。

一妊妇咳嗽,其痰上涌,日五六碗许,诸药不应。予以为此水泛为痰。

一妊妇嗽则小便出,此肺气不足,肾气亏损,不能司摄。(明·孙一奎《赤水玄珠·第二十一卷》)

一产妇咳嗽声重,鼻塞流涕,此风寒所感。

一产妇咳嗽痰盛,面赤口干,内热晡热,彻作无时。此阴火上炎,当补脾肾。

一产妇咳而腹满不食,涕唾面肿气逆,此病在胃,关于肺。(明·王肯堂《证治准绳·女科》)

产后咳嗽,悉属胃气不足,胃为五脏之本,胃气一虚,五脏失所,百病生焉……况肺主出气,肾主纳气,咳嗽者,气不能纳,虽肺病而实肾病也。(清·冯兆张《冯氏锦囊秘录·女科精要》)

此因过食生冷,又吃椒姜,中伤胎热,胃气太胜,以此致疾。(清·包岩《妇科一百十七症发明·第四十六症》)

三、儿科

幼稚伏邪挟积,阻滞肠胃,蒸痰化热,肺气窒痹,是以先泻而后咳,更继之以发热也。(清·柳宝诒《评校柳选四家医案·小儿门》)

食积者,因小儿食积生痰,热气熏蒸,肺气气促痰壅,咳嗽频频也。小儿脱衣,偶为风寒所乘,肺先受邪,使气上逆,冲塞咽喉,发为咳嗽。(民国·叶隐衡《幼科指南·咳嗽门》)

小儿寒嗽,因平素肺虚,喜啖生冷,以致寒邪伤肺,发为咳嗽。(民国·陈守真《儿科萃精·卷七》)

原因有二,一因汗下不当,胃气耗伤,不能上输于肺,肺失所养,日渐枯燥,内不能洒陈于六腑,外不能输津于皮毛,于是肺叶日痿,肺气益窒,咳声渐以不扬,胸中脂膜日干,治宜生肺津润肺燥,开积痰,下逆气,终则须补真气以开通肺窍。一因肺为火迫,失其清肃而变干燥,凡脾胃上输之津液,不独不能沾润,转从热化而为涎浊,致肌瘦神疲,咳吐不已,久之肺热枯燥,虽投清凉,亦扞格不入,治宜以半夏少许,入清凉生津药中,藉半夏为导驱其浊,而清凉之药力方达于肺。凡此用药之步骤,与上述均可相互参看之。常因肺胃失其清肃,以致熏蒸成热,热伤肺阴,以致燥痰结肺。(民国·吴克潜《儿科要略·第六章》)

杂证咳嗽,咳嗽之属于内外因相杂者。有因哺乳及饮食不慎,误呛气管,气管受伤,以致发为咳嗽者;有因糖醋冲犯,咸酸过食,或风寒束其外,痰涎塞其内,以致成为哮证者;有因火邪郁肺,痰不得豁,以致发为干咳者;有因外邪不解,肺气不降,以致成为肺胀,胸高喘咳者;有因感受风寒,未经发越,停留肺中,蕴发为热,或湿热痰涎垢腻,充塞肺窍,以致成为肺痈,咳吐脓血者。大致不越此数端,惟内外因相杂之咳嗽,其病证之重,虽不如虚损咳嗽之甚,然原因复杂,究较单属外感者为难治。(民国·吴克潜《儿科要略·第六章》)

肺为娇脏,主呼吸出入,凡外邪之侵袭人身,肺当其冲,其显著之症象,为咳嗽……急性者由于风寒袭肺,肺失清肃,气管支黏膜因之发炎而分泌痰涎,呼吸之时乃激动而咳嗽。慢性者多由急性转成，因肺受寒袭，气管支黏膜经久刺激而成：干性者由于燥气刑肺，常流行于秋燥之令。要之，咳嗽之成，有由于微生物传染而来者，有由于吸入尘埃刺激咽喉而成者；有独发者，有继发者，有为感冒、伤寒、麻疹、鼻炎之合并症者，大率皆发于感应过敏抵抗力不足之小儿。（民国·钱今阳《中国儿科学·第四章》）

稚年肺气弱，卫失捍卫，水谷酿生痰湿。（张晶滢《夏仲方医案·医案》）

第三节　病　　候

一、内科

伤寒表不解，心下有水气，干呕发热而咳，或渴，或利，或噎，或小便不利，少腹满，或喘者，小青龙汤主之。（汉·张机《伤寒论·卷第三·辨太阳病脉证并治中第六》）

咳而脉浮者，厚朴麻黄汤主之。

厚朴麻黄汤方

厚朴五两，麻黄四两，石膏如鸡子大，杏仁半升，半夏半升，干姜二两，细辛二两，小麦一升，五味子半升。

上九味，以水一斗二升，先煮小麦熟，去滓，内诸药，煮取三升。温服一升，日三服。（汉·张机《金匮要略·卷上·肺痿肺痈咳嗽上气病脉证治第七》）

肺主于气，候皮毛，人有运动劳役，其气外泄，腠理则开，因乘风取凉，冷气卒伤于肺，即发成嗽，故为暴气嗽。其状，嗽甚而少涎沫。（隋·巢元方《诸病源候论·卷十四》）

咳逆者，是咳嗽而气逆上也。气为阳，流行腑脏，宣发腠理，而气肺之所主也。咳病由肺虚感微寒所成，寒搏于气，气不得宣，胃逆聚还肺，肺则胀满，气遂不下，故为咳逆。其状，咳而胸满，而气逆，髆背痛，汗出，尻、阴股、膝踹骱户庚切、足皆痛。（隋·巢元方《诸病源候论·卷十四》）

《病源》此由邪热客于肺也。上焦有热，其人必饮水，水停心下，则肺为之浮，肺主于咳，水气乘之，故咳嗽。（唐·王焘《外台秘要·卷第二》）

《病源》咳嗽者，由肺感于寒，微者成咳嗽也。肺主气，合于皮毛，邪之初伤，先客皮毛，故肺先受之，五脏与六腑为表里，皆禀气于肺，以四时更王，五脏六腑皆有咳嗽，各以其时感于寒而受病，故以咳嗽形证不同。

五脏之咳者，乘秋则肺先受之，肺咳之状，咳而喘息有音声，甚则唾血；乘夏则心先受之，心咳之状，咳则心痛，喉中介介如哽，甚则咽肿喉痹；乘春则肝先受之，肝咳之状，咳则两胁下痛，甚则不可转侧，两胠下满；乘季夏则脾先受之，脾咳之状，咳则右胁下痛，阴引于肩背，甚则不可以动，动则咳剧；乘冬则肾先受之，肾咳之状，咳则腰背相引而痛，甚则咳逆，此五脏之咳也。

五脏咳久不已，传与六腑。脾咳不已，则胃受之，胃咳之状，咳而呕，呕甚则长虫出；肝咳不已，则胆受之，胆咳之状，咳而呕胆汁；肺咳不已，则大肠受之，大肠咳之状，咳而遗粪；心咳不已，则小肠受之，小肠咳之状，咳而失气，气与咳俱出；肾咳不已，则膀胱受之，膀胱咳之状，咳而遗溺；久咳不已，则三焦受之，三焦咳之状，咳而腹满，不欲食饮，此皆聚于胃，关于肺，使人多涕唾而面浮肿，气逆也。

又有十种咳，一曰风咳，欲语因咳，言不得终是也；二曰寒咳，饮冷食寒，注入于胃，从肺脉上气，内外合，因之而咳是也；三曰支咳，心下硬满，咳则引四肢痛，其脉反迟是也；四曰肝咳，咳而引胁下痛是也；五曰心咳，咳而唾血，引手少阴是也；六曰脾咳，咳而涎出，续续不止，下引少腹是也；七曰肺咳，咳引颈项而唾涎沫是也；八曰肾咳，咳则耳聋无所闻，引腰并脐中是也；九曰胆咳，咳而引头痛、口苦是也；十曰厥阴咳，咳而引舌本是也。

诊其右手寸口气口以前脉，手阳明经也，其脉浮则为阳实，阳实者，病苦腹满，善喘咳，脉微大，为肝痹，咳引少腹。

《病源》夫肺主气，候皮毛，人有运动劳役，其气外泄，腠理则开，因乘风取凉，冷气卒伤于肺，即发成嗽，故为暴气嗽，其状嗽甚而少涎沫。

《病源》肺感于寒，微者则成咳嗽，久咳嗽是连滞岁月，经久不瘥者也。凡五脏皆有咳嗽，不已则各传其腑。诸久咳不已，三焦受之，其状咳而腹满，不欲食饮，此皆寒气聚于胃而关于肺，使人多涕唾而变面浮肿，气逆故也。

又疗三十年咳嗽上气，短气久冷，五脏客热，四肢烦疼，食饱则剧，时有发，甚不能行步，夜不得卧，多梦。

《古今录验》五脏六腑皆令人咳，肺居外而近，上合于皮毛，皮毛喜受邪，故肺独易为嗽也。邪客于肺，则寒热上气，喘，汗出，咳动肩背，喉鸣，甚者唾血。肺咳经久不已，传入大肠，其状咳则遗粪。肾咳者，其状引腰背，痛甚则咳涎。肾咳经久不已，传入膀胱，其状咳则遗尿。肝咳者，其状左胁痛，甚者不得转侧。肝咳经久不已，传入胆，其状咳则清苦汁出。心咳者，其状引心痛，喉中介介如鲠状，甚者喉痹咽肿。心咳经久不已，传入小肠，其状咳则失气。脾咳者，其状右胁痛，阴阴则引肩背，甚者不得动，动便咳剧。脾咳经久不已，则传入胃，其状咳即呕，甚则长虫出。久咳不已，则三焦受之，三焦咳之状，咳而腹痛，不能食饮，此皆聚于胃，关于肺，使人多涕唾，而面浮肿，气逆也。

又非时有风寒冷，人触冒解脱，伤皮毛间，入腑脏为咳上气，如此也。又非时忽然暴寒伤皮肤，中与肺合，则咳嗽上气，或胸胁又痛，咳唾有血者，是其热得非时之寒暴薄之，不得渐散，伏结深喜肺痈也。因咳服温药，咳尤剧，及壮热吐脓血，汗出恶寒是也，天有非时寒者，急看四时方也。（唐·王焘《外台秘要·卷第九》）

《病源》五脏皆禀气于肺，肺感微寒则成咳嗽也。寒搏于气，气聚还肺，而邪有动息，邪动则气奔逆上，气上则五脏伤动，动于胃气者，则胃气逆而呕吐也，此是肺咳，连滞气动于胃而呕吐者也。又有季夏脾王之时，而脾气虚不能王，有寒气伤之而咳嗽者，谓之脾咳，其状咳则右胁下痛，阴阴引膊背，甚则不可动，动则咳发。脾与胃合，脾咳不已，则胃受之。其状咳嗽而呕，呕甚则长虫出是也。凡诸咳嗽甚则呕吐，各随证候知其腑脏也。（唐·王焘《外台秘要·卷第十》）

内因咳嗽证

喜伤心者，咳而喉中介介如肿状，甚则咽肿喉痹，名曰心咳，不已，则小肠受之，小肠咳状，与气俱失；怒伤肝者，咳而两胁下痛，甚则不可以转，转则两胠下满，名为肝咳，不已，则胆受之，胆咳之状，咳呕胆汁；思伤脾者，咳而右胁痛，阴阴引肩背，甚则不可以动，名为脾咳，不已则胃受之，胃咳之状，咳而呕，呕则长虫出；忧伤肺者，咳而喘息有声，甚则唾血，名为肺咳，不已则大肠受之，大肠咳状，咳而遗尿；恐伤肾者，咳而腰背相引痛，甚则咳涎，名为肾咳，不已则膀胱受之，膀胱咳状，咳而遗溺，久咳不已，则三焦受之，三焦咳状，咳而腹满，不欲食，此等皆聚于胃，关于肺，肺取脜（疑为膈字。编者注）俞最近，故内因多先有所感，世人并名肺咳嗽也，并属内所因。诊其脉，随其部位，与气口相应，浮紧则虚寒，沉数则实热，弦涩则少血，洪滑则多痰，以此类推，无施不可。

不内外因咳嗽

病者咳嗽，发作寒热，引腰背痛，或复喘满，此因房劳伤肾，病者中满腹胀抢心，痛不欲食，此因饥饱伤脾，病者咳嗽，左胁偏疼，引小腹并膝腕疼，此因疲极伤肝，病者咳嗽，吐白涎，口燥声嘶，此因叫呼伤肺，病者咳嗽，烦热自汗，咽干咯血，此因劳神伤心，并属不内外因。诊其脉，随其类，假如尺脉浮涩而数，则知伤肾，右关脉濡，则知饮食伤脾，左关脉弦短，则知疲极伤肝，但不应人迎气口者，即是不内外因，皆可类推。（宋·陈言《三因极一病证方论·卷十二》）

伤风咳者，憎寒壮热，自汗恶风，口干烦躁，宜麻黄汤。遗尿，赤石脂。

伤寒咳者，发热无汗恶寒，无渴。

阴虚咳嗽，痰上带血，喘急气促，五心发热。（明·兰茂《滇南本草·卷中》）

若伤寒咳嗽，五七日无热证而但嗽者。而肺虚者，咳而哽气，时时长出气，喉中有声。（明·王銮《增订幼科类萃·卷之十》）

里虚或冒风寒，又兼内事过度，咳嗽恶风因劳。

气虚喘嗽，或肥人面白色，脉细弱，气弱，少食，有汗。

气虚喘嗽倦懒者，不食、不睡、自汗、发热，脉洪大而虚，或沉细弱，或喘，或嗽。（明·高宾《丹溪治法心要·卷一》）

久嗽不已，三焦受之，腹满不欲食，此皆聚于胃关于肺，令多涕唾而面浮肿，气逆也。（明·吴尚默《丹溪手镜·卷之下》）

忽病咳嗽咯血，兼吐黑痰。医用参术之剂，病愈甚。诊之，两手寸关浮软，两尺独洪而滑。（明·江瓘《名医类案·卷八》）

肺气实，或素有痰，为风寒所闭，鼻塞咳嗽，气壅，不得倒头而卧。

肺气虚，发热咳嗽，服前发散药，其嗽愈甚，日间嗽多，吐白痰沫，或恶心者，为气虚。夜嗽多，口渴，痰不易出，发热，为血虚。

日间嗽多，吐白痰沫，或恶心者，为气虚；夜嗽多，口渴，痰不易出，发热，为血虚。（明·孙一奎《赤水玄珠·第一卷》）

干咳，寸脉滑动似豆状，皆散大不浮，左大于右。每五更躁热有汗，但怒气则甚。

又有咳而不思食饮，此皆痰聚于胃，关于肺，令人多涕唾而面浮肿，此气逆也。谓气上逆，肺壅而不下。

有嗽而吐痰与食俱出者，此盖饮食致肝气不利，而肺又有客邪。（明·孙一奎《赤水玄珠·第七卷》）

左寸短弱，右关略弦，余皆洪大。其症咳嗽，下午热从两足心起，渐至头面，夜半乃退，而色青，形羸气促，多梦遗，交睫卧床褥奄奄一息耳。（明·孙一奎《孙氏医案·一卷》）

手太阴肺病，有因悲哀伤肺，患背心前胸肺募间热，咳嗽咽痛，咯血，恶寒，手大拇指循白肉际间上肩臂，至胸前如火烙。

先吐血后见痰嗽，皆是阴虚火动，气不得下降也；先痰嗽后见红者，是痰积热壅，火炎吐血也。（明·周子干《慎斋遗书·卷之六》）

为咳逆喘气生疮者，肺热入心也。

为咳嗽唾衄血者，肺风入心也。（明·李梴《医学入门·卷之二》）

惟咳嗽唾沫，此肺虚也，不治恐乘虚作肺痿。（明·李时珍《本草纲目·第一卷》）

饮后水流胁下，咳唾引痛；肋下痛引缺盆，咳嗽则转甚，胸中短气而渴，四肢历节而痛，脉沉；咳逆喘急，短气不得卧，其形如肿。（明·张昶《百病问对辨疑·痰证问对辨疑》）

上焦虚火盛，咳嗽热痰喘，日轻夜稍重。（明·龚廷贤《云林神彀·卷一》）

咳嗽，早间吐痰甚多，夜间喘急不寐，然早间多痰，乃脾虚饮食所化，夜间喘急，乃肺虚阴火上冲，以后方服之。

咳嗽面白，鼻流清涕，此肺气虚而兼外邪。

咳嗽吐痰，失音声哑，此元气虚弱而致也。

咳嗽吐痰，手足时冷，此脾肺虚寒。（明·龚廷贤《寿世保元·卷三》）

伤风咳者，脉浮，憎寒壮热，自汗恶风，口干烦躁，鼻流清涕，欲语未竟而咳也。

伤湿咳者，脉细，骨节烦疼，四肢重着，或自汗，小便涩。

伤暑咳者，脉紧，憎寒发热，无汗恶寒，烦躁不渴，遇寒而咳。

风寒嗽者，鼻塞声重，恶风恶寒，或自汗，或无汗者是也。

伤寒咳者，脉数，烦热引饮，口燥，或吐涎沫，声嘶咯血。（明·龚廷贤《古今医鉴·卷四》）

此因伤风不解，食肉饮酒太早，表里不解，咳嗽痰涎，及脑寒疼痛，故得此症。（明·杨继洲《针灸大成·卷九》）

伤寒，表不解，心下有水气，干呕，发热，咳嗽，或渴，或利，或噎，或小便不利，少腹满，或喘；心下有水气，咳而微喘，发热不渴。（明·王肯堂《证治准绳·伤寒》）

感寒而嗽者，恶寒发热无汗，鼻流清涕，其脉紧。

咳而呕，鬲寒，食不下，寒热，皮肉肤痛，少气不得卧，胸满支两胁，鬲上兢兢，胁痛腹膜，胃脘暴痛，上气，肩背寒痛，汗不出，喉痹，腹中痛，积聚，默默然嗜卧，怠惰不欲动，身常湿湿。

咳而胁满急，不得息，不得反侧，腋胁下与脐相引，筋急而痛，反折，目上视，眩，耳中脩然，肩项痛，惊狂，衄，少腹满，目晾晾生白翳，咳引胸痛，筋寒热，唾血，短气，鼻酸。

感风而嗽者，恶风自汗，或身体发热，或鼻流清涕，其脉浮。

感湿而嗽者，身体痛重，或有汗，或小便不利。嗽咯血成劳，眼睛疼，四肢困倦，脚膝无力。（明·王肯堂《证治准绳·杂病》）

多因食热面壅滞，或热病，或有气块，发时冲心痛，气急咳嗽，四肢寒热，心闷口干，或时烦躁，睡梦惊悸，气虚肢体无力。吐血咳嗽，发热盗汗，经水不行，此悲伤肺，思伤脾。（明·王肯堂《证治准绳·女科》）

久患房劳，咳嗽阴虚，腰脊疼痛，气急多汗。脉浮洪有力。（明·王肯堂《医学穷源集·卷五》）

凡感风咳，脉浮，恶风有汗，或身体发热，或鼻流清涕，或口干喉痒，语未竟而咳。

凡感寒嗽，脉紧，恶寒无汗，或身体发热，或鼻流清涕，或遇寒冷而甚。

凡咳面赤，胸腹常热，唯足乍有凉时，其脉洪者；如面白悲嚏，或胁急胀痛，或脉沉弦迟细而咳者。

凡时行咳，发热，恶寒，头痛，鼻塞，气急，状如伤冷热，连咳不已，初得病，即伏枕，一二日即轻。

凡五劳咳，如疲极伤肝者，咳则左胁疼引小腹；劳神伤心者，咳则咽干咯血；劳倦伤脾者，咳则气短无力；叫呼伤肺者，咳则呕吐白沫，口燥声嘶；房劳伤肾者，咳则腰背痛，寒热；劳嗽，有因久嗽成劳，有因病劳乃嗽。其证寒热往来，或独热无寒，咽干嗌痛，精神疲极，所嗽之痰，或浓或淡，或时有血，腥臭异常，语声不出者。

有一种热嗽，咽喉干痛，鼻出热气，其痰难出，色黄且浓，或带血缕，或出血腥臭，或坚如蛎肉，非若风寒之嗽，痰清而白。

瘀血作咳，咳时喉间常有血腥气；或因打损劳力伤肺，遇风寒则咳，或见紫黑血者。

凡感湿咳，脉细，身体重着，骨节烦疼。

凡感暑咳，脉数，烦渴引饮，咽膈干燥，咳唾稠粘，或带寒面垢。（明·马兆圣《医林正印·卷二》）

初则其候毛耸恶风，咳嗽声重，胸膈隐痛，项强不能转侧者，是其真候也；久则鼻流清涕，咳吐脓痰，黄色腥秽，甚则胸胁胀满，呼吸不利，饮食减少，脉洪自汗。（明·陈实功《外科正宗·卷之六》）

有一等干咳嗽者，丹溪云：干咳嗽极难治。此系火郁之证，乃痰郁其火，邪在中。（明·赵献可《医贯·卷之四先天要论上》）

其证或头疼身热，轻者则否，鼻必塞，兼流清涕，必恶风寒，或声重，或声哑，甚者痰壅气喘咳嗽。（明·缪希雍《神农本草经疏·卷二》）

其证为咳嗽多痰，吐血，咯血，嗽血，鼻衄，齿衄，盗汗，自汗，发热，寒热，潮热，骨乏无力，不眠，气息，腰背痛。

吐脓血，血痰，咳嗽嗽血，属肺家火实热甚，此正邪气胜则实之谓。（明·缪希雍《神农本草经疏·卷二》）

患寒热咳嗽面赤鼻塞夜剧，家人以为伤风。仲淳视之曰：阴虚也。（明·缪希雍《医学传心·卷之三》）

咳而多痰遗滑者，脉必弦长紧实，或滑而数；久咳伤肺嗽血，渐至水亏，此金绝生化之源，母令子虚，脉必浮而芤濡，虚大迟缓无力，或沉而迟涩，弱细结代；咯唾咳嗽；必面赤鼻白，吐痰咯血，喘咳毛枯。（明·龚居中《痰火点雪·卷之一》）

嗽喘满，咯痰吐血，声嘶音哑，其蒸在肺。又症鼻干。（明·胡慎柔《慎柔五书·卷四》）

发热咳嗽，已及半载，十月间吐鲜血甚多，一日之内，不过食粥一盏，大肉消陷，大便溏泄，沉困着床，脉来七至。（明·李中梓《医宗必读·卷之六》）

夏月喘嗽，面赤脉洪；热嗽，咽喉干痛，鼻出热气，痰脓腥臭；乍寒亦嗽，乍热亦嗽；饮冷致嗽；嗽吐痰食俱出；食积痰嗽；咳嗽烦冤；咳而上气，喉中水鸡声；醋呛而嗽；食咸哮嗽。（明·李中梓《医宗必读·卷之九》）

经年咳嗽，更医数十人，药不绝口，而病反增剧，自谓必成虚痨。余曰：不然。脉不数不盛，惟右寸浮大而滑，是风痰未解，必多服酸收，故久而弥甚。（明·李中梓《医宗必读·卷之九》）

经年咳嗽，医谓虚劳。余曰：脉无虚数之象，惟浮大而滑，是风痰胶固于至高之府，未得宣越耳。且多服酸收之剂，故久而日剧。（明·李中梓《里中医案·史明麟咳嗽》）

寸口脉大；面赤潮热；脉数而实，吐痰黄浊；烦躁喘嗽，带血腥臭。

脉浮紧，恶寒发热；头痛，眼眶痛；脉浮数，自汗身热；表邪尽散，痰结肺管，咳嗽不止者，肺中伏热。

右寸洪数；脉见迟细；肺有热痰；久嗽肺虚。外感嗽血之治：表邪外束，身发寒热，咳嗽带血者。（明·秦昌遇《症因脉治·卷二》）

因肺感风寒，新嗽，鼻塞声重，脉浮紧者，是伤风嗽也。先服芎苏饮，后服清肺散加减。

初感冒风寒，咳嗽而声哑者，是寒包热也，与久嗽声哑者不同。

火嗽者，有声者痰少，面赤身热，脉数者，乃火嗽也。

干嗽无痰者，是肺郁。火邪在肺难治。

冷风嗽者，遇风冷即发，痰多咳嗽时也，用三拗汤加减。

劳嗽者，盗汗出，痰多，作寒热，脉数大无力者，是老嗽也。

久嗽不止成劳怯。若久嗽声哑，或咽痛生疮者，是火伤肺金也，俱是难治之症。

年老之人气血衰败，声哑失音者，亦难治，用清肺汤加减治之。

痰嗽者，嗽动便有痰声，痰出嗽止是也。嗽而胸胁结痛者，是痰结；用瓜蒌枳实汤加减治之。

肺胀嗽者，嗽则喘满气急，是肺胀嗽也，喘急不得眠者难治，用清肺汤加减治之。（明·佚名《儒医心镜·各症病原并用药治法要诀》）

伤暑咳者，烦热引饮，或吐沫、声嘶、咯血。（明·吴尚默《丹溪手镜·卷之下》）

伤风嗽，脉浮自汗，头眩眼胀，鼻塞清涕。

感寒嗽，脉浮紧，头痛拘急，恶寒发热，无汗。

火嗽，寸脉滑数或沉实而弦，口干，头时痛，有声痰少，面赤。

郁火嗽，或凉药服早，表散未尽，致火郁在肺，痰结不出。

痰嗽，脉滑或弦数，动作便有痰声，痰出嗽止者，宜豁痰利气，二陈加南星、枳、桔、前胡、香附，甚则滚痰丸。

须分新久虚实，百病惟咳嗽为难治。如一咳便有痰者，属脾湿盛而痰滑也，宜星、半辛平之类燥之。如连咳，痰不易出者，属肺燥。（清·李菩《杂症要略·卷之二》）

气痰咳嗽，面白气促，洒淅恶寒，愁忧不乐，脉涩者。（清·喻昌《喻选古方试验·卷三》）

咳血者，因咳嗽而见血，或干咳，或痰中见红丝血点一两口，气急喘促，此虽肺体自燥，亦为火逆，咳伤血膜而血随痰出也。（清·张璐《张氏医通·卷五》）

阴虚而伤秋燥，常时火炎干咳，五心烦热妄梦失精，小水时白时黄，秋忽大咳嗽，坐间遍地清痰，周身凛凛畏寒，肌表微微发热，咳甚则呕，呕则鼻衄如注，大便枯燥，小水如淋。（清·张璐《伤寒兼证析义·素患咳嗽家兼伤寒论》）

见咳嗽生痰，烦躁不宁，舌色淡紫，尖生蓓蕾。（清·张璐《伤寒舌鉴·紫色舌总论》）

咳而上气肺胀，其脉浮，心下有水气，胁下痛引缺盆，设若有热者必躁。（清·张璐《千金方衍义·卷十八》）

故外则无风而恶风，不寒而怯寒；内则气怯，息短，力弱，神虚，面白形羸，情志郁结，嗜卧懒言，遗精自汗，饮食减少，咳嗽无力。痰涎清薄，六脉虚而涩弱，按之无神。

咳则喉干音哑，烦渴引饮，痰结便秘，肌肤枯索，形神虚萎，脉必虚数，久则涩数无神。

肺为火灼，则气逆而嗽，痰涎清薄，嗽时面红气喘，咽干，喉癣喉痒，口臭，烦渴，饮食减少，其脉虚弱，或浮弦而无力，或微数而不清，是为虚火咳嗽。（清·刘默《证治百问·卷之二》）

气逆发呛而咳嗽，痰涎上涌，或呕哕恶心，或面目浮肿，或心胸烦闷。伤风咳嗽，日晡微寒发热。余诊之，右寸脉浮而芤，余脉虚而无力。（清·郭志邃《痧胀玉衡·卷中》）

伤寒，心下有水气，咳而微喘，发热不渴。（清·张志聪《伤寒论集注·卷第一》）

故咳嗽，嗽中有痰唾带血而出者，肾水逐相火炎上之血也。（清·臧达德《履霜集·卷一》）

但风伤肺者，咳则鼻塞声重，口干喉痒，语未竟而咳。寒伤肺者，咳则胸紧干哑，凄怆怯寒，或遇寒则发。暑乘肺者，咳则口燥鼻干，面赤心烦，声嘶吐沫。湿乘肺者，咳则身重首蒙，自汗溺涩，骨节烦疼此皆暴病感邪，必兼头疼身热表症。

发热伤渴，咳嗽痰喘。溺淋癃闭。燥结头眩，耳聋，齿痛舌痛，腰膝痿软，足跟作痛，自汗盗汗，失血烦躁。（清·李用粹《证治汇补·卷之一》）

劳神伤心，咳而咽干咯血。劳力伤脾，咳而气短无力。叫呼伤肺，咳而呕吐白沫，口燥声嘶。房劳伤肾，咳而腰背引痛，寒热夜发。

其火郁咳者，有声无痰，咳必连声。湿痰咳者，咳动有痰，痰出嗽止。食积痰嗽，面色青黄，五更转甚，吐痰如胶。瘀血嗽者，胸中窒碍，喉间腥气，或带黑血。胃火嗽者，口渴善饥，面赤脸热，午前尤甚。阴虚嗽者，五心烦热，气从下升，午重夜甚。劳伤嗽者，干咳无痰，喉痒声哑，痰中见血。停水嗽者，胸满头汗，怔忡吐涎，水逆不入。（清·李用粹《证治汇补·卷之五》）

痰中吐血丝，日少夜多，咳嗽不已，多不能眠，此肾火冲咽喉，不归命门，故沸为痰上升。（清·陈士铎《辨证奇闻·卷三》）

骤感风寒，忽咳嗽，鼻塞不通，嗽必重，痰必先清后浊，身必畏风寒，此风入皮毛，肺先受。

咳嗽长年不愈，痰黄结块，凝滞喉间，肺气不清，用尽气力始吐出。此乃老痰，年老阳虚

人最多。(清·陈士铎《辨证奇闻·卷四》)

春伤风,身热,咳嗽吐痰,恶热口渴,人谓伤寒传经入阳明,谁知伤风,阳明火刑肺乎。(清·陈士铎《辨证奇闻·卷五》)

咳嗽吐痰,皮肤不泽,少动则喘,人谓邪在肺,谁知燥在肺乎。《内经》曰:夏伤于热,秋必病燥。前症皆燥症。(清·陈士铎《辨证奇闻·卷六》)

久病咳嗽,吐痰色红,似呕血实非,盗汗淋漓,肠鸣作泄,午后发热,人谓肾经邪火太盛,将欲肾邪归肾经。此症初因肾水干枯,肾经受邪传心。

多言伤气,咳嗽吐痰,久则气祛,肺中生热,短气嗜卧,不饮食,骨脊拘急,疼痛发酸,梦遗精滑,潮热出汗,脚膝无力,人谓劳怯,谁知先伤于气乎。(清·陈士铎《辨证奇闻·卷八》)

偶感风,鼻塞咳嗽,吐痰黄稠,人谓痰塞胸膈,法宜吐,谁知风邪闭于肺乎。

人色徒,感冒外邪,伤风咳嗽,睡卧不宁,人谓感风,谁知内伤肾乎。肾,肺子,泄肾过多,必取给于母,肾虚肺亦必虚,肺气不能充于毛孔,邪即入。倘用散风之剂,则肺气益虚,肾又取资,内外盗,肺气安得不困。肺不旺,前邪不出,后邪复入,辗转感冒,肺气大伤,不特不生肾,且反耗肾,遂至变劳瘵。宜补肺,更宜补肾,使肾不盗母气,肺自得子援,子母两旺,外邪自遁。(清·陈士铎《辨证奇闻·卷九》)

然而肝虚之症,又从何而辨之?问其人,必两胁作胀闷之状,或左边之疼痛而手不可按,或面目之青黑而气无开,或胃脘作酸而欲吐,或痰结成小块而咽在喉咙,或逢小怒而咳嗽更甚,此皆肝虚咳嗽之病也。

然肾虚作嗽之症,若何辨之?饮食知味,可饮可食,全无相碍,惟是昼轻夜重,夜汗则淋漓,或夜热之如火,或声嘶而口不干,或喉痛而舌不燥,痰涎纯是清水,投之水中而立化,或如蟹之涎,纯是白沫,皆肾虚咳嗽之症也。(清·陈士铎《辨证玉函·卷之二》)

人有咯血者,血不骤出,必先咳嗽不已,觉喉下气不能止,必咯出其血而后快,人以为肺气之逆也,谁知是肾气之逆乎。(清·陈士铎《辨证录·卷之三》)

人有久嗽不愈,用补肾滋阴之药不效,反觉饮食少思,强食之而不化,吐痰不已者,人以为肺经尚有邪留于胃中,而不知乃脾胃虚寒不能生肺,使邪留连于中脘而作嗽也。

人有咳嗽气逆,心胁胀满,痛引小腹,身不能反侧,舌干嗌燥,面尘色白,喘不能卧,吐痰稠密,皮毛焦枯,人以为肺气之燥也,而不知乃是肺气之郁。(清·陈士铎《辨证录·卷之四》)

肺有忽感风寒,而鼻塞出嚏,咳嗽不已,吐痰如败絮,乃肺经独病也,不必兼治于脾。(清·陈士铎《石室秘录·卷三》)

燥症咳嗽,已伤肺矣,复加吐血吐脓,乌得不死,而必欲生之迂矣。不知燥症以致咳嗽,原是外感,非比内伤,虽吐脓血,亦因咳嗽之伤而来。(清·陈士铎《石室秘录·卷六》)

凡伤风久而肺气已虚,发热咳嗽,服发散药而嗽愈甚,或被发散太过者,当用收敛之剂补之。然虚嗽有二:日间嗽多,吐痰白沫,或恶心者,为气虚,如夜嗽多,口渴,痰不易出,发热,为血虚。

凡少感微风,顿然头疼鼻塞,咳嗽喷嚏,呵欠喘急,身热脉浮,停寒凄清,此谓伤风。因肺主皮毛,传入肺经,故多咳嗽。其虎口三关指纹红紫而长,其脉左寸人迎脉大,为外感证也。……有潮热多睡，气粗呕吐，乳食不消，大便黄白而咳嗽者，此乃脾肺受寒，不能入仓而故吐也。……若伤风而多泪，胁痛目肿咳嗽者，此伤风兼肝也。舌苦颜赤汗流咳嗽者，此兼心也。……腰疼而嗽者，此兼肾也。（清·冯兆张《冯氏锦囊秘录·杂症大小合参·卷十二》）

疹退之后，微微咳嗽者，此作余毒未尽也。

若咳甚气喘，连声不住，名为顿嗽，甚则饮食汤水俱出，或咳出血者，此热毒乘肺也。（清·冯兆张《冯氏锦囊秘录·痘疹全集·卷十三》）

肺咳，喘息有音，痰白，咯出如米粒。

咳嗽声嘶乃血虚火多。

气血两虚，发热自汗、喘嗽。（清·景日昣《嵩厓尊生全书·卷之七》）

皮毛者肺之合也，肺主卫气，包罗一身，天之象也。证虽属乎太阳，而肺实受邪气，其证时兼面赤拂郁，咳嗽痰喘胸满诸证者，非肺病乎？盖皮毛外闭，则邪热内攻，而肺气膹郁。（清·钱潢《伤寒溯源集·卷之二》）

发热恶寒。头痛，鼻塞，气急，状如冷热伤，连嗽不已，初得病即伏枕，一两日即轻。（清·李潆《身经通考·卷三》）

伤寒，心下有水气，咳而微喘，发热不渴。（清·尤怡《伤寒贯珠集·卷一》）

病皮肤痛，寒热，上气喘咳动肩背，因背受寒邪，伏于肺中，关窍不通，呼吸不利，右寸沉而紧。（清·尤怡《金匮翼·卷七》）

脉微小，形寒，久嗽失音。是气馁阳损，宜固胃阳，取甘温之属。

肺阴不足，肺热有余，咳则涕出，肌体恶风。此热从窍泄，而气不外护也。

风热不解，袭入肺中，为咳为喘，日晡发热，食少体倦。

久咳喘不得卧，颧赤足冷，胸满上气，饥不能食。此肺实于上，肾虚于下，脾困于中之候也。

久嗽便溏，脉虚而数。脾肺俱病，培补中气为要。

咳而吐沫，食少恶心，动作多喘，中气伤矣。

咳甚于夜间，肌热于午后，此阴亏也。浊痰咳唾，鼻流清涕，是肺热也。病本如是，奏功不易。

脉虚数，颧红声低，咳甚吐食，晡时热升，多烦躁。此肝肾阴亏，阳浮于上，精液变化痰沫。病已三年，是为内损，非消痰治嗽可愈。

久嗽，脉不数，口不干，未必即成损证，此为肺饮，郁伏不达故也。

咳甚于夜间，肌热于午后，此阴亏也。浊痰咳唾，鼻流清涕，是肺热也。

风热不解，袭入肺中，为咳为喘，日晡发热，食少体倦，渐成虚损，颇难调治。

内热与外热相合，肺胃受之，则咳而不能食，头胀肌热心烦，宜清上中二焦。

久嗽便溏，脉虚而数，脾肺俱病，培补中气为要，恐后泄不食，则瘦削日增也。

久嗽脉不数，口不干，未必即成损证。此为肺饮，郁伏不达故也。

面黧形瘦，脉虚而数，咳嗽气促，腰膝无力，大便时溏。此先后天俱虚，虑其延成虚损。（清·尤怡《静香楼医案·上卷》）

风温郁于肺胃,咳而胸满痰多,胁下痛,脉数口干。(清·尤怡《静香楼医案·下卷》)

咳久火炎于上,扰其胃中之血而吐血,内火不清,销烁肌肉,凝滞之药入胃,纠结成痰,不知饥饱,饮食不进,已经两月,精神困惫,脉息左手带弦,右手滑大带数。

而痰中带红,已经数月,其咳不止,真阴受伤,虚火烁肺而咽痛,脉息虚细带数,面白色而无神,稍有语言动作,其气即上逆而咳。

咳嗽日甚,胸腹如燎,下注而肛门发毒,大便不实。目前夏令炎炎之势,不足之金,奚堪燔灼,脉息细数无神。

咳嗽之极,则血随火沸而吐出,脉息弦数。

咳嗽作矣,下扰精房而梦遗矣。脉息弦数,两尺尤甚。

上干于肺而咳嗽,又不忌荤酒,不避风寒,误服滋阴凝滞之药,肺窍闭而声哑,已经半载,不能却去。脉息左手弦大,右手滑大有力,察其面色红亮,其痰亦不易咳出。

虚火灼肺而咳,面色萎黄,大便不实,脾肺之气虚也,脉息虚大带数。

血邪在内,不得发越,绵延至今,咳嗽日甚,嗽极则呕,胸膈不舒,大便滑泄,小便黄赤,肛门发热,脉息左手弦大带数,右手滑大带数。(清·沈璠《沈氏医案》)

久嗽形寒,行走喘急,是下焦先损。入冬阳不潜伏,喘甚失音,胃纳颇安。

咳嗽,声音渐窒,诊脉右寸独坚。此寒热客气包裹肺俞,郁则热。

入夏嗽缓,神倦食减,渴饮。此温邪延久,津液受伤,夏令暴暖泄气,胃汁暗亏,筋骨不束,两足酸痛。

形寒暮热,咳嗽震动,头中、脘中、胁骨皆痛。先经嗽红,体气先虚。此时序冷热不匀,夹带寒邪致病。脉得寸口独大。

脉弦,胸膈痹痛,咳嗽头胀。此燥气上侵,肺气不宣使然。

脉右弦大,咳嗽痰多黄,此属温邪上伏之故。(清·叶桂《临证指南医案·卷二》)

耳聋咳嗽,形体日瘦。男子真阴未充,虚阳易升乘窍。书云:胆络脉附耳。先议清少阳郁热,以左耳为甚故也。(清·叶桂《临证指南医案·卷八》)

冬温咳嗽,忽值暴冷,外寒内热,引动宿痰伏饮,夜卧气冲欲坐,喉咽气息有声。(清·叶桂《叶氏医案存真·卷一》)

脉促神倦,目上视,咳痰欲喘,唇燥舌红,温邪发热,半月外不解,所拟发散消导之药,病不少减,正气反伤。内风乘虚上扰,虑有痉厥变幻,非轻小之恙,姑与甘缓法。(清·叶桂《叶氏医案存真·卷二》)

暑热侵于上焦,咳嗽身热,主以辛凉,肃其肺卫。

脉细如丝,形神尫羸,嗽而气逆,下焦阳气颇衰,最虑喘脱,延至春和日暖,始可无皮。(清·叶桂《未刻本叶天士医案》)

气热劫津烦渴,安寐则减,此虚象也。况咳嗽百日,肺气大伤,此益气生津,谅不可少,勿以拘宿垢未下,致因循也。

风温入肺,咳嗽,脉坚搏,夜卧汗出。阴分先亏,最多失血。

热久阴伤,津液不承,咳呛,舌红罩黑,不饥不食,肌肤甲错,渴饮不休。(清·叶桂《眉寿

堂方案选存·卷上》）

劳损咳嗽，喘促痞满，痰涎呕恶，泄泻畏寒，凡见脉细弱，证虚寒而咳嗽不已者。（清·叶桂《景岳全书发挥·卷二》

脉大，咽干，痰多，咳甚，食下腹闷。此风温日久，劳倦内热，津伤液燥也。

风温不解，顿嗽，呕吐。

风温入肺。咳嗽，脉坚搏，夜卧汗出。阴分先亏，兼多失血。

风温入太阴，气郁热聚。咳喘，口渴。营卫失和，周身掣痛。脉右搏，防失血。

但热无寒，咳嗽微呕，周身疼痛。此为温疟，伏邪日久，由肺经而发。（清·叶桂，曹仁伯，何世仁《叶天士曹仁伯何元长医案·叶天士医案》）

咳者，疫邪多夹他邪干肺也。有初起在表，夹风邪干肺者，脉兼浮，咳多痰沫，必兼鼻鸣自汗，洒淅恶寒。……有夹水干肺者，不论表里，脉必兼缓，咳必多清痰，兼舌白心悸胸满，或呕，或吞酸。……有疫热传里，燥火熏肺者，脉必数，咳必无痰，有痰亦难出而咽痛。……有病后阴伤肺燥者，脉必涩，咳必无力，舌必赤而无苔。……有屡经汗下，或平素阴虚肾气上逆着，咳必兼上气，颧必时赤，足膝必清痿，脉必散。（清·戴天章《瘟疫明辨·卷三》）

秋伤于燥，上逆而咳。

喘嗽不得安卧，舌白，粘涎多吐，脉得右部劲实，此为饮邪上干阻遏气分，渴思饮冷是暑风内发，议金匮法。

久嗽失音，脉小，痰冷，此肺虚气馁，不易骤愈，酒家有饮，邪入暮冲气为重。（清·薛雪《碎玉篇·上卷》）

肺咳之状，咳而喘息有音，甚则唾血。（清·薛雪《医经原旨·五卷》）

呼吸短促，微咳无痰，即有而清，神思困倦，意兴不扬，嗜卧懒言，饮食减少，面白形羸，色枯皮缓，遗精滑泄，肚腹虚泻，六脉虚微细弱，举按无神。（清·林开燧《林氏活人录汇编·卷之五》）

洒寒而潮热，或形瘦而容减，或痰多而带血，或气短而喉干，其脉或弦大而空。或弦细而数。（清·汪文绮《杂症会心录·卷上》）

凡秋月感受燥邪，洒淅恶寒，发热口干，咳嗽频并，脉浮而短，或紧涩。（清·杨凤庭《脾胃总论·燥症》）

妇人患咳嗽胁痛发热，日晡益甚，年余因怒气劳役，前症仍作，又太阳痛，或寒热往来，或咳嗽遗尿。（清·魏之琇《续名医类案·卷十五》）

则寸口浮滑，发热头痛，咳嗽自汗，憎寒发热，恶风自汗，喘咳，胸膈痞闷，气冲咽喉不得息，有似伤寒，但身不疼，项不强。（清·朱时进《一见能医·卷之四》）

痰吐如线，或如小珠，或如胶漆，咳嗽难出，其脉涩数；其吐呕恶，清晨发嗽；痰吐之时，即如潮涌，咳发于五更之际。（清·朱时进《一见能医·卷之五》）

痰嗽者，因肺息心胸之间，有痰壅塞于气道则嗽，嗽出痰涎则缓。

嗽则有痰，嗽时面红气逆，咽干，喉痒，烦渴，其脉虚而微弱，或浮而无力，或数而不滑，痰色清薄，饮食减少，此为虚火咳嗽也。

无风而恶风，不寒而怯寒，气短气急而咳，即有痰亦薄，而无神，神气倦怠，嗜卧懒言，不善应酬，饮食减少，面色皖白，形瘦色枯，六脉虚微而弱，按之无神，遗精滑泄，此皆阳虚之证。

咳则喉干音哑，痰结便秘，肌肤索泽，烦渴引饮，脉必虚数，病久则涩数，形神色脉皆萎。

嗽则有痰，嗽时面红气逆，咽干，喉痒，烦渴，其脉虚而微弱，或浮而无力，或数而不滑，痰色清薄，次食减少，此为虚火咳嗽也。（清·郑树珪《七松岩集·咳嗽》）

若因伤风，必见咳嗽、音哑、喉痛、痰不易出等症，若失治，日久邪留于内，未经发散，以致咳伤肺脏，咯吐臭痰或兼血色，胸中隐隐作痛。（清·徐时进《内科心典·上卷》）

若风冷之邪，感入于肺，肺受微寒，咳嗽口干，头昏体痛，荣卫受于风邪，流注脏腑，发眩盗汗，寒热如疟，背膊烦痛，肢体沉重。此皆蓐劳之所由成也，（清·沈金鳌《妇科玉尺·卷四》）

咳呛夜甚，嗽而欲呕，动则气喘，脉细数。肾阴下亏，肝火上逆，肺不肃降。（清·顾文垣《顾氏医案·咳嗽门》）

秋燥伤肺，木反侮金，咳呛失血，气逆不得卧。

失血咳呛，屡发不已，脉细涩，心肾之阴已竭。（清·顾文垣《顾氏医案·吐血门》）

咳呛不爽，至圊不便，邪食阻踞膜膈，有昏闭危厥之势。

下虚之体，冬温重感，身热痰嗽，喘不能卧，反复淹缠。

素体阴亏，烦劳阳伤，冬温乘袭，身热九日，咳呛气喘，自利烦渴，彻夜无寐，口不仁面垢，唇焦齿干，舌浊脉数濡。（清·顾文垣《顾氏医案·女科》）

秋月肺燥咳嗽：嗽多痰少，午后至夜更甚。（清·何京《文堂集验方·卷一》）

若肌肉消瘦，咳嗽面红，多汗骨蒸，此肺经阴虚之症。（清·熊立品《治疫全书·卷三》）

两太阴暑温，咳而且嗽，咳声重浊，痰多，不甚渴，渴不多饮者。燥伤本脏，头微痛，恶寒，咳嗽稀痰，鼻塞，嗌塞，脉弦，无汗。舌白渴饮，咳嗽颇仍，寒从背起，伏暑所致，名曰肺疟。

手太阴暑温，但咳无痰，咳声清高者。

太阴风温，但咳，身不甚热，微渴者。（清·吴瑭《温病条辨·卷一》）

风暑寒湿，杂感混淆，气不主宣，咳嗽头胀，不饥，舌白，肢体若废。（清·吴瑭《温病条辨·卷二》）

温病愈后，嗽稀痰而不咳，彻夜不寐者。（清·吴瑭《温病条辨·卷三》）

内热外寒，兼发痰饮，喉哑，咳嗽痰多，头痛，恶寒，脉浮。

十四日　肺脉独浮。

廿三日　脉浮，喉哑，咳嗽痰多。（清·吴瑭《吴鞠通医案·卷一》）

咳嗽胸满，短气，自汗，夜甚，大便燥，六脉俱弦而微紧，虽嗽甚见血，的系痰饮，而非虚劳……今日头痛全止，六脉沉弦不数，咳嗽喘满，短气自汗，不食，面黄，肢微肿。（清·吴瑭《吴鞠通医案·卷二》）

痰饮，脉洪数，咳嗽倚息不得卧，有汗，胸痹。

痰饮喘咳，倚息不得卧，左畔更不能着席，胁下有饮，水在肝也……十四日：痰饮喘咳，倚息不得卧，前与小青龙法，痰少活，右手今日脉结，块痰所致……十八日：痰饮喘咳，倚息不得卧，脉结，前与利肺气治结脉法，兹结脉已愈，但自觉冷气上冲。

痰饮喘咳，左脉浮弦沉紧，自汗。

六脉弦细如丝，阳微极矣。咳嗽便溏，纳食不旺，由上焦损及中焦。所以致损之由，初因遗精，继因秋伤于湿，冬必咳嗽。

外痹寒湿太重，内痰饮，不食不寐，咳嗽口渴，大小便赤，脉数……廿四日：痹症先腿重而后腕重，昨与通经活络，兹上下皆轻，痛减能动，脉亦渐小，脉小则病退也，但加饮咳。（清·吴瑭《吴鞠通医案·卷三》）

温邪索泽之证，多因失治或误投香燥温散之剂，真阴受伤，致邪难化，多在病后。其证身体枯瘦，皮肤甲错，消索而不润泽也。皆缘阴液为热所耗，肌肤失其濡，筋骨失其荣。或证现潮热，咳嗽，吐沫，吐脓，或脾惫不食，渐渐羸瘦，骨立而死。（清·周魁《温证指归·卷二》）

腠理不固，外为风寒所感，咳嗽日久，嗽时两胁牵痛，间有寒热往来，脉浮，左关弦。

风温干肺化燥，喉间作痒，咳而不爽，脉右浮数。

久嗽不止，时见喘促，是肺肾两虚，天水不交之症，但咳嗽之作，虽为肺病，然肺为标，肾为本，故咳嗽者必挟有饮邪，宜先利其水道，则上焦之水饮亦必下行，源流俱清，咳嗽自平，惟肾具有水火两脏……今诊得右尺细濡，真火不足之象。

感受寒邪，头痛鼻塞，时流清涕，脉浮兼弦，是寒邪上干于肺，咳嗽连连不绝。

咳嗽为劳伤之渐，未可以寻常视之，诊得脉象微细，形瘦肌削，食少痰多，音低，懒于言语，症属气虚。

面色青黯，口燥舌干，气喘干咳，痰稀，腰膝酸痛，昼轻夜重，诊得脉浮数而虚，右尺弱，系肾虚火衰之候。

秋间燥金司令，咳嗽头胀，胸膈不舒，脉见弦象。

高年阳虚，咳嗽经年未愈，痰作黄色，结成顽块，常阻滞胸膈间，尽力始得吐出，此虚阳上冲，煎熬津液，故结为黄浊老痰。

久嗽经年，汗多色白，背寒，足胕常冷，嗽甚不得眠，此系阳微，卫气不固，易为外寒感触，浊阴挟饮上犯。

据称左眠则咳甚，口不作渴，而周身漐漐汗出，此系积劳内伤，木反乘金，不饥不纳。

咳嗽连连不已，昼轻夜重，不得眠，食入即吐逆。

咳嗽日久，痰色带青，午后潮热往来，盗汗淋漓，腹鸣作泄，此乃脾邪传肾之候。

咳嗽日久未痊，前医历用补肾滋阴之品，反觉饮食少思，吐痰不已，诊得两关沉细，是脾胃虚寒，土不能生金，其邪留于中脘，因而作嗽。盖脾胃为肺之母，母气既衰，子何以生？

咳嗽失音，咽痛，是风温上受之症。

形容枯瘦，脉虚而数，咳嗽气促，腰膝酸软无力，大便溏，证属先后天俱虚。

脉浮虚，咳嗽吐痰，气逆作喘，卧倒益剧，口鼻干燥，偶闻香味，常呕恶欲吐，肌肉枯槁，皮干如麸片，察此症状，乃心劳传肺之候。盖肺为华盖，娇嫩之脏，最畏火刑，金被火刑，则必失其化源，于是津液耗伤于内，诸症乃显形于外，其理甚明。郁热内蒸，风寒外搏，致痰饮留伏于脉络之间，遇寒冷劳役，心志烦动，宿饮上泛，气逆咳嗽，喉中时觉气塞，胸膈痞闷，不思食物，卧倒咳喘益甚，吐痰不止，气降自愈，经年夙疾。（清·陈念祖《南雅堂医案·卷一》）

喉痒，咳嗽见血，舌绛，脉形小数，缘暑热经旬，热入营络，致震动而血外溢，凡肺病属手太阴经，逆传必及位中。

咳嗽见血，频呕络伤，致血随热气上出，舌心灰色，脉搏数。

咳嗽不得卧，痰中吐见血丝，是肾火上冲，沸而外溢，火旺金必受克，刑及肺经。

失血，咳嗽有年，形色与脉，衰惫殊甚，皆由操持怫郁，五志阳动浮越，生气奚免消克，冬令天寒主藏。

失血后，咳嗽音嘶少寐，左脉弦数，阴亏阳升之候。

下血头晕鼻塞，咳嗽不已，大便实，脉小左数，乃肝络热胜，血自不安，且血去则阴必伤，虚阳上冒清空，致有种种见症。（清·陈念祖《南雅堂医案·卷三》）

外感秋燥之气，咳嗽不已，病在肺卫。（清·陈念祖《南雅堂医案·卷六》）

许仁则云：饮食咳者，由所饮之物，停滞在胸，水气上冲，肺得此气，便成咳嗽。经久不已，渐成水病。其状不限四时昼夜，遇诸动、嗽物即剧，乃至双眼突出，气如欲断，汗出，大小便不利，吐痰饮涎沫无限，上气喘急肩息，每旦眼肿，不得平眠，此即咳家有水之证也。（清·陈念祖《金匮要略浅注·卷五》）

秋间伤秋金燥气，皮毛洒淅，恶寒已发热，渐生咳嗽，咳嗽不已，渐至泻利。

外感风寒，内挟水饮，必咳嗽不已.兼见头痛，发热，恶寒等症……外感风寒，颇久，每呛，两胁牵痛，发热者，或寒热往来者。

夏月伤暑咳嗽，自汗，口渴，小便赤短。（清·陈念祖《时方妙用·卷二》）

心在云：肺损之病，多由五志生火，销烁金脏，咳嗽发热，渐至气喘侧眠，消瘦羸瘠，虚症交集，咽痛失音而不起矣。（清·陈念祖《医学实在易·卷四》）

若喘急咳嗽，胸胁满痛，口渴心烦，脉洪滑者，为痰结。（清·何汝阈《伤寒纂要·结胸辨第九》）

其症初起微微有嗽，日渐以甚，日轻夜重，或夜热潮热，或形容瘦减，或肌体虚肥，而两颊常赤虚火上浮，或气短喉干，或吐痰吐食，或食生冷。（清·黄岩《医学精要·卷二》）

伤风，风为春病，咳嗽，鼻塞声重，风壅于肺也。

肺生燥，干咳，有声无痰，肺中寒，咳频多，痰唾少，肺旺喘咳，上气胸膈壅满。

嗽因痰饮出于脾胃，而不动肺，故不咳。风咳嗽，痰唾稠粘，喉中痒，鼻流清涕。（清·汪必昌《聊复集·卷二医阶辨证》）

风温证身热咳嗽，口渴下痢，苔黄谵语，胸痞脉数，此温邪由肺胃下注大肠。

风温证身热畏风，头痛咳嗽口渴，脉浮数，舌苔白者，邪在表也。

风温证身灼热、口大渴，咳嗽烦闷，谵语如梦语，脉弦数，干呕者，此热灼肺胃，风火内旋。

风温证身热咳嗽，自汗口渴烦闷，脉数舌苔微黄者，热在肺胃也。

暑月热伤元气，气短倦怠，口渴多汗，肺虚而咳者。（清·陈平伯《温热病指南集·湿温证条例》）

目珠突出，鼻塞咳嗽，乃风寒乘肺，肺气逆也。

然风热风燥，最当辨明，如冬时先伤其节之暖，复加风寒外遏，而致咳嗽，痰结咽肿，身重

自汗。(清·顾锡《银海指南·卷二》)

罗谦甫云:冬温本秋燥之余气,而上刑肺金,阴气先伤,故邪得以入于少阴之经……若先受冬温,加以严寒外束,寒热互包于肺俞,不得发泄,身热喘嗽,面目浮肿,喉中介介如梗状。(清·张泰《类伤寒集补·冬温略》)

咳嗽夜甚,劳动气喘,夜卧不安,手心蒸热,精神不振,巅顶疼痛,形容日羸,脉来弦数,按之无力。三阴内亏,金水交伤。阴虚忌燥热,阳虚忌苦寒。虚劳内损,二气皆亏,全赖脾胃资生化源。

咳嗽气喘,胸中气急且闷,多食不舒,甚则头面上火。脉来沉滑而疾。气闷痰郁,肺胃不展。

咳嗽痰多,脉来濡滑,气虚痰郁。脾受湿侵,渍之于肺。

左脉沉涩,右脉沉滑,推之不静。痰郁咳嗽。

肺气郁而音不开,咳嗽喉哑,咳血红紫不一,风热郁扰肺络。

伤力失血,咳嗽不已,中伤肺伤,谨防喉痛音哑。

始因咳嗽失血,服归脾而止,加熟地不受,延今咳嗽不宁,夜吐白痰,日间时吐清水红痰,心口微痛。中伤肺损,所嫌两颧发赤,怕春阳升动,咳逆血上之患。

始因伤力,中伤肺虚,咳嗽痰红,红紫不一,未吐之先,心中作痒如蟹行,吐沫随即吐血,已历数载,得黄痰咳喘乃平,积饮为患。(清·王之政《王九峰医案·副卷》)

风温化燥,咳嗽气逆,喉痒。

风温于肺化热,气急咳呛,痰多色黄,脉来右寸浮大。

久咳不已,畏风,脉数。腠理疏,津液亏。

久咳不已,咽干作痛。乃肝风炽,肺阴伤也。诊六脉弦数,惟恐络伤动血。

久咳不已,咽痛失音。虚火刑金,势欲成怯。

久咳形衰,脉来无力。肺肾并亏。

久嗽失音,舌红脉弦。邪郁肺金,外寒内热所致。

久嗽咽干。肺胃津亏。

久嗽咽痛,脉来细数。肝肾阴亏。

久嗽欲呕。病在肺胃。

咳呛膈痛,脉来弦数。肝热射肺。

内热咳呛,心烦少寐,病延一载,肉削神衰。操劳过度,水亏火动。

脾气虚而津不上承。久咳不已,色脉少神。

七情郁结,燥火内燃,咳逆咽干,左脉弦大。

痰嗽不爽,六脉弦大。肝火刑金,恐络伤动血。

血溢后,咳呛不止,咽痛失音,六脉弦数。肺络伤而津不上承,殊非小恙。

远年久咳,色脉少神。肝肾虚,水泛为痰。久嗽脉弱,先后二天均虚。

朝凉暮热,气逆咳呛。此阴不恋阳,怯象已现。

积劳内伤,咳血,延至气喘,脉来软弱。阴损及阳。

咳呛失音，痰中带血，无梦遗精，腰背酸痛。阴涸阳浮。

咳呛咽痛，恶风内热。阴伤及阳，已成怯候。

失血后，气喘咳呛，脉来细数。水弱火旺，延久成怯。

失血后，咳呛便溏，六脉少力。不但阴络受伤，而且阳分大亏。

久嗽见红，继以足痿。此由血去阴亏，无以营养筋骨。症属下盛上虚。

久嗽见红，脉来细数。肺络伤也。

久嗽失血，畏风头晕。上实下虚，近乎怯候。

咳逆见红，脉象弦大。肺胃之火迫血妄行。

咳频震络，络伤，痰中带血，脉来弦大。

咳呛失血。肝肺郁热为患。

咳痰带血，六脉洪大。温邪伤肺。骤然咳血，膈闷顿痛，举动气促，脉来洪数。此温邪震络也。

上焦郁热，咳血多痰，六脉弦紧。

失血后，咳逆不已，缠绵一载。阴损及阳，怯象已成。

失血后，咳逆不已，频发寒热。表里均虚。

久嗽中虚，痰饮内聚，形衰脉弱。症势非轻。寒热头胀，胸闷咳逆。风温伤卫也。

暑风外袭，身热头痛，咳呛。（清·叶桂，曹仁伯，何世仁《叶天士曹仁伯何元长医案·何元长医案》）

麻疹发自脾肺，故多咳嗽。若咳嗽太甚者，当分初没治之。初起咳嗽，此为风邪所郁……已出咳嗽，乃肺为火灼。（清·张廉《麻疹阐注·卷二》）

热蕴肺肝发热喘咳，六脉数大，两颊俱赤。（清·郭诚勋《证治歌诀·卷之二》）

风温证，身热咳嗽，自汗口渴，烦闷脉数，舌苔微黄者，热在肺胃也。

风温症，身热咳嗽，口渴下痢，苔黄谵语，胸痞，脉数，此温邪由肺胃下注大肠。

风温症，身灼热，口大渴，咳嗽烦闷，谵语如梦语，脉弦数，干呕者，此热灼肺胃，风火内旋。

湿温症，咳嗽喘逆，面赤气粗，昼夜不宁者，暑邪入于肺络。（清·吴金寿《温热赘言·湿温症条例》）

面肿气喘，咳呛不止，音渐哑，酒客久蓄之湿热，必上熏及肺，为肿为喘，声音闭塞。（清·吴金寿《三家医案合刻·卷一》）

素有喘证，形气怯弱，咽痛不肿，时咳，此新感风温在肺，气不下肃。（清·吴金寿《三家医案合刻·卷三》）

痰中带血，多属脾经，须分痰血先后施治。先见血而后嗽痰者，此相火上炎。先痰嗽而后见血者，是极热生痰，载血上行。（清·程文囿《医述·卷六》）

日间嗽，多吐咯白沫，或恶心者，为气虚。夜嗽多渴，痰不易出，或发热者，为血虚。（清·程文囿《医述·卷十》）

至于内伤，经曰"五脏皆令人咳，不独肺然也"而要不离乎肺。其本经咳嗽也，金生在巳，

形寒金冷，伤其生气，喘息有音，甚则唾血，其脉短而迟。（清·周学霆《三指禅·卷二》）

咳嗽恶心，鼻塞流涕，右腮青白，此脾肺虚而外邪乘之也。（清·余含棻《保赤存真·鼻病症治》）

眼胞微肿，咳嗽恶心，小便泔白，此脾疳食积也。（清·余含棻《保赤存真·目病症治》）

初起寒热、头痛、咳嗽、汗泄，明属风伤肺卫为病。奈气体素虚，向有肝郁，今肺既不宣肝必易逆，挟饮阻络，上干清阳，以致咳逆痰薄，左胁引痛，舌苔厚白，干而不渴，胸脘痞闷，不饥少食，溺黄而少，便干而坚。此饮阻络痹，气亦膹郁也。呃逆频出，咽左激痛，甚或气冲至巅，耳鸣头晕，此肝阳化风郁而为热也。总而言之，始则外风引动内饮，继则外风引动内风。迄今八九日，外风将化，而痰饮肝风反扰攘不解。脉右寸及左三部皆近数。

初则晨刻咳呕饮浊，久则哮嗽上气，夜不著枕，行艰报息，头汗舌腻，脉虚凝如毛，右部间露弦象。

易感善咳，咳逆痰清，此肺气损而卫外之阳弱也。既经多年，肺阴已虚，以致近年来音气易涩矣，脉虚濡，右手兼有小弦之象。咳久未止，又复咯血，血虽不多，而热势夜甚。脉右浮滑数，头晕舌黄。此属胃湿，因时而蒸动也。（清·张千里《千里医案·卷三》）

暑风上受，痰热喘嗽。

热伤风，咳而咽痛，鼻塞吐痰。

呛嗽上气，声哑嗌干，咳则起坐，卧不安枕，溺黄便硬。此由温邪化燥、渐传入腑，脉虚涩，两寸俱大。（清·林珮琴《类证治裁·卷之一》）

春温痰火壅肺，宵咳上气，卧不著枕，心神恍惚，脉浮洪，舌绛口干溺赤。

肺虚嗽必气逆汗出，颜白飧泄。

肺寒嗽必痰稀面白，畏风多涕。……肺热嗽必痰稠面红，身热喘满。……肺实嗽必顿咳抱首，面赤反食。

风温嗽，风温上侵，头胀咽痛，呛咳失音。

秋间呛嗽，子午刻尤甚，咳则倾吐，晡后热渴面赤，经期错乱。此肺受燥邪，不司肃降为标；金受火克，不能生水为本。

上气喘胀，脉浮大……肺胀咳喘，脉浮，心下有水气……肺胀咳，左右一偏不得卧，动则喘急息重，此痰挟血瘀。

肩挑伤力，咳嗽胸痛，其损在肺。

肺受冬温，蕴而成热，脉洪搏指，痰阻喉痒，呛咳失音。其为劳嗽也，或由阴伤阳浮，金燥喉痒致嗽。（清·林珮琴《类证治裁·卷之二》）

干咳无痰，火郁于肺也。（清·林珮琴《类证治裁·卷之八》）

苔白，脉浮，巅痛，身疼，恶寒发热，溲便自调，痰嗽气促，有汗不透，风寒两伤，营卫俱病。

冬有咳嗽上气疾，乃秋伤于湿，冬寒束肺。

干咳无痰，痰郁火邪在肺，久延成损。（清·蒋宝素《问斋医案·卷第三》）

肺虚咳嗽，凡肺虚胸热、咳嗽气急、烦满、咽喉燥渴、欲饮冷水、体倦肌瘦、发热减食、喉咙音嘶不出者。

咳嗽痰血，涎唾中有少血散漫者，此肾经相火炎上之血也。若血如红缕，从痰中咳出者，此脉络受热伤之血也。若咳出白血，浅红色，似肉似肺者必死。又咯出痰中有血丝，属肾经；咳嗽有血，属肺经；呕吐成盘成碗者属胃经；自两肋逆上吐出属肝经；溺血属小肠经，下血属大肠经；牙宣出血属胃肾虚火。（清·鲍相璈《验方新编·咳嗽》）

咳嗽吐血痰并声哑，属肺热甚。（清·陈澈《药症忌宜》）

肺肾阴伤，咳嗽气急，甚至不能卧下。

咳嗽久久不愈，加以腹膨气急。

脾肺肾三阴交虚，咳嗽久久，加以便溏腹痛，身热时作。风寒深受，郁而不达，今但寒不热，咳嗽气逆。

肝肺肾三阴交亏，咳嗽灼热，形肉消削，脉促经停。

肝气壅塞，加以外感风寒，咳嗽五月之久。肺阴虽伤，尚难遽补。

咳嗽久久不愈，甚于夜分，脉象细软。尊年肺阴受伤。

咳嗽吐痰觉冷，此寒痰也。

咳嗽灼热，脉细形瘦，皆属虚，而舌苔白腻，此阴虚而有湿者。

老咳嗽，肺阴受伤，加以血虚，不能养络。

老咳嗽，感风而发。此肺恶寒也。

湿痰痹肺，咳嗽气逆。

素体肺虚，加以新感，咳嗽面浮。

素体阴虚，近感温邪，袭肺为咳嗽。

咽喉声哑，须分暴久。暴病得之皆可治之证，如喉痛起于四五日间，是暴病也，咳嗽声重吐稠痰，恶寒发热头痛，咽喉红肿，其声嘶哑，此热结于肺，寒束于外也。肺胃伏热，咳嗽特甚，最恐络伤血。

肝肺络分窒痹，胁痛而起，咳嗽，痰中带血。

阴虚内热之体，先发肛痛，继以吐血，今咳嗽不止，殊为累事。风寒深受，郁而不达，今但寒不热，咳嗽气逆。防其增喘。

风寒深受，入于肺表，咳嗽音哑，先从肺治。咳久肺肾之气不纳，动则气喘，下体浮肿。（清·邵杏泉《邵氏方案·卷之礼》）

湿热挟痰流络，咳嗽，右膝不利。

湿痰互阻，舌苔白厚异常，咳嗽，夜来蒸热。肺肾交虚之体，素多咳嗽，溺管作痛，亦属内热所致。（清·邵杏泉《邵氏方案·卷之御》）

其症初起，面赤唇红，气粗发热，咳来痰鸣，或眼胞微浮，额上汗出。此外有感冒，寒热伤肺。（清·文展《慈幼便览·咳嗽》）

阴虚咳嗽，金不生水，肾藏日衰，足痿腰痛，咳嗽。（清·沈又彭，俞震《沈俞医案合钞·阴虚阳虚》）

客邪发热，咳嗽，鼻衄，此秋热乘金逼胃，清之自愈。（清·沈又彭，俞震《沈俞医案合钞·发热》）

风温证，身热畏风，头痛咳嗽，口渴，脉浮数，舌苔白者，邪在表也。风温证，身灼热，口大渴，咳嗽烦闷，谵语如梦语，脉弦数干呕者，此热灼肺胃，风火内旋。（清·王士雄《温热经纬·卷四》）

申，左。先天本虚，违和五月，曾经咳嗽吐血，胠胁并疼，似属《内经》肺咳兼肝咳之证也。今血未萌而胁疼尚缓，脉形虚弱，面目无神，日晡颧红，汗如雨下。此劳损之见证，夫复何疑。（清·雷焕然《逸仙医案·虚损门》）

风郁化热，咳久渐转顿咳，鼻衄，脉数。

脉细数右弦，咳逆气急痰多，耳失聪，胃不醒，少寐，肺胃两病。（清·曹元恒《曹沧洲医案·咳嗽门》）

往来寒热，头痛、咳嗽、胸痛，连日鼻衄，舌少苔，咽关红，风温互郁、最易转重。（清·曹元恒《曹沧洲医案·风温湿热》）

脾湿蒸痰，痰贮于肺，肺气上逆，咳逆气急，倚几不得卧，舌白黄，背恶寒，少寐，脉软数。（清·曹元恒《曹沧洲医案·痰饮门》）

外感，以有咳嗽为轻，盖肺气虽郁尚能通也，故鼻流清涕，鼻痒而嚏，喉痒而咳；若郁甚热壅，不能上通，则鼻干且塞，无喷嚏、咳嗽之症矣。（清·潘道根《临证度针·咳嗽》）

阴虚咳嗽吐血，心慌喘急盗汗。（清·尚宗康《万金至宝·卷上》）

失血后咳嗽不已，痰涎不少，甚至寒热分争，左部细软，右寸关部数大不宁，饮食小纳，纳则胸脘不利，此系伏热伤胃，延及肺金，金受热伤，变为肺痿，肺既痿矣，水绝生源，则肝肾两经即使不虚者而亦虚矣。（清·曹仁伯《延陵弟子纪要·徐州刘》）

病中咳嗽，病后浮肿。浮肿属脾，咳嗽入肺，肺金风邪、脾土水湿互相搏结，变而为风水证也。气息喘促于上，二便失调于下，病势危笃，能不虑其厥塞而脱乎？（清·叶桂，曹仁伯，何世仁《叶天士曹仁伯何元长医案·曹仁伯医案》）

病由八月间，身热咳嗽因避难不能服药。至是则瘈疭神昏，脉弦，身微热而咳嗽尚有。予谓是暑湿由肺传心入肝……瘈疭除，神清，而身反大热咳痰。（清·张畹香《医病简要·暑》）

久咳痰臭气急，口味甜，小溲红，诊脉弦大，当属肺分风热。（清·张畹香《张畹香医案·卷上》）

肺寒而咳，乃水邪射肺，水冷金寒，咳吐痰沫，胸脘作懑，肌肤凛冽者。

肺热而咳，上焦微喘，肌表漫热，口燥咽干者。

肺实而咳，胸脘喘满，时吐稠痰。

肺虚而咳，肌表微热，神倦气短，不时火升，失血咽痛者。

肝经之咳，痰少胁痛，易怒头眩。（清·费伯雄《医醇賸义·咳嗽》）

肺火自本经而发者，缘燥气相逼，清肃之令不能下行，故肺气焦满，微喘而咳，烦渴欲饮，鼻端微红，肌肤作痒。（清·费伯雄《医醇賸义·肺火》）

肺受燥凉，咳而微喘，气郁不下。

肺受燥热，发热咳嗽，甚则喘而失血。（清·费伯雄《医醇賸义·肺燥》）

肝咳不已，则胆受之。胆咳之状，咳呕胆汁。胆为清净之府，肝邪中之，则胆不安而汁内

沸，故所呕皆苦水。（清·费伯雄《医醇賸义·五脏传腑之咳附后》）

脾经之咳，胸懑痰稠，食少体倦。

肾经之咳，或呛或喘，痰味咸而有黑花者。

虚之甚者，火升体羸，咳嗽失血，咽破失音。此为碎金不鸣。

阴虚火动，皮寒骨蒸，食少痰多，咳嗽短气，倦怠焦烦。（清·费伯雄《医醇賸义·虚劳最重脾肾论》）

咳而上气，烦躁而喘……如脉浮心下有水气，或欲作风水者。（清·吴尚先《理瀹骈文·存济堂药局修合施送方并加药法》）

外寒内热　痧疹发于暴寒之时，肌表头面不透，是外袭寒邪，内蕴伏热……若秋候凉风外袭，伏热内蒸，以致咳嗽或喘者。

肺郁，痧透后痰多气急，咳嗽者，余热郁于肺也。

咳嗽，痧后咳嗽，余热在肺也。

麻疹多有热痰在肺，初发时必咳嗽，宜清热透表，不得止嗽。麻后咳嗽……多喘者，热邪壅肺也……如冬天寒甚，麻毒为寒郁于内，不得透出而喘……然喘为肺气壅遏，故喘必兼嗽，而张口抬肩者，肺窍不通，不治也。故谚有"喘而咳嗽者可疗，喘而不嗽者难治"之语。又其证多泄泻。

麻疹干咳，连声不断，是火邪凌烁肺金所致。然咳则毛窍开而麻易出，故未出之先，最喜咳甚，发透，其咳自已。若出尽及没后而咳仍不止者……咳嗽多痰。其有感触风寒，咳嗽烦闷，呕逆清水，眼赤咽痛，口舌生疮者。

如痧疹虽透而咳嗽声哑，喉痛者，此痧毒不能尽发，郁于气分也。

如痧疹已透，尚有头胀心烦，脘闷咳嗽者，肺气不得宜畅也。（清·石寿棠《温热类编·卷一》）

咳嗽，气不舒转，痰滞不出，小便清长，大便秘结，或发痧、似伤风咳嗽者暑袭肺卫如身热头胀，脘闷咳呛不已者，此暑邪外袭于肺卫也。

暑伤气分　凡吸入致病上受，气分先受。舌白边红，呕恶烦渴，咳嗽喘急，二便不爽，脉右大者，此暑邪阻于上焦气分也……如热邪内迫，肺气郁闭而致胸中胀闷者。（清·石寿棠《温热类编·卷三》）

肺分虽兼太阳，惟寒邪可用足经辛温药。若风温入肺，证见发热口渴，咳嗽喉痛，舌苔白燥，或白兼边红。（清·石寿棠《温热类编·卷五》）

风温证身热咳嗽，自汗，口渴烦闷，脉数，舌苔微黄者，热在肺胃也。（清·石寿棠《温热类编·卷六》）

病人七八日，发热不退，或热已退，舌上干粗，脉健声洪，烦渴饮冷，人时恍惚，干咳不已，吐涎胶粘，此乃火旺津枯，热逼于肺。（清·郑寿全《医法圆通·卷三》）

咳嗽，咳而兼发热身疼者，外感也。咳而不发热，身痛，饱闷嗳腐臭者，饮食为病也。亦间有发热者。咳而身大热，喜极热汤，唇舌青白者，元阳外越，阴气上干清道也。

咳而身如瓮中，欲饮热者，肺为寒痰闭塞也……咳而痰冰如泉涌者，脾阳不运也。

咳而口干喜冷饮，二便不利者，肺为火逼也。

干咳无痰者，肺燥血虚也。（清·郑寿全《医理真传·卷四》）

冬温者，冬有非时之暖，即为不正之气。其症发热咳嗽，咽干痰结，阳脉浮滑，阴脉濡弱，与风温相似，而时令不同耳。罗谦甫以为秋燥之余气，上刑肺金，其说甚确。（清·汝锡畴《治温阐要·冬温》）

久咳上气，声干涩而痰凝者，肺肾之阴虚也。

久咳上气，痰涎多而声易者，肺肾之阳虚也。

外感咳嗽，吐痰黄色而粘者，伤风动火气也。

外感咳嗽，吐痰清白而涎者，伤寒有水气也。

妇人干咳，由于经水不行者，冲任之气逆也。（清·唐宗海《医学见能·卷二》）

咳逆倚息不得卧者，为水饮冲肺，肺叶不得下降……又有虚痰，乃肺经阴虚，燥气生痰，粘着喉间，滞涩声音，喘咳发热，脉细数者……又有胃中疼气动膈，证见胸胁逆满，咳喘哕呃者，失血家往往有之……痰咳之证，又在肝气上逆扩于犯肺经，夹痰滞气以致咳嗽，其证口苦头痛，颊赤多怒，两胁作痛，……痰饮冲肺，乃生咳嗽，故治痰饮以肾为主。肾经阳虚不能镇水，水气泛上振寒喘咳者……若肾水因寒而动，上凌心火，心悸喘咳，虚阳上浮，咽痛面热……夫失血之人，浮热昏烦。痰喘咳嗽，多是真阴内虚，阳无所守。究阳之所以不守，实由阴虚使然，非阳虚也。径投此方，阴未生而阳愈亢，名为以阳生阴，实则以阳促阴也。（清·唐宗海《血证论·卷二》）

瘀血乘肺，咳逆喘促，鼻起烟煤，口目黑色。（清·唐宗海《血证论·卷五》）

是以冲脉每夹肾中之虚火，上逆而咳，喘促咽干，两颧发赤……又有胞中之水内动，冲气夹水上逆而咳者，其证上热下寒，龙雷火升，面赤浮肿，头晕咽痛，发热心悸，大便反滑，腰痛遗溺。（清·唐宗海《血证论·卷六》）

凡失血家至秋时皮毛收敛，未能秘密，往往外合风气，内壅热邪，发咳动血，尤为容易。……若是秋时得病，是病本得于肺，次逢秋月，本脏不润，复发痿燥而咳血者……若肺气郁而不布，卫阳不外达，津液不下降，皮毛洒淅，寒热作咳者……风寒客于肺中，久咳不止者。（清·唐宗海《血证论·卷六》）

风温，汗出不解，外热虽轻，但咳嗽、气粗、鼻扇诸症均未和平，舌苔黄，脉两弦，右胁刺痛。又系痰邪入于肺络，最怕昏喘滋变。

汗下两得，身热不退，耳聋咳嗽，脉来弦数。邪留肺络。

两旬之病，脉数大不衰，身热面赤，舌苔黄腻，咳嗽痰稠。肺胃痰热未清，久则生变。

疟邪化燥薄肺，咳嗽音哑，治在上焦。（清·徐养恬《徐养恬方案·卷上》）

冬温伤肺，咳嗽发热两候，未曾得汗，反见吐蛔、嗳气，舌光无胎，胸中搅扰，兀兀欲吐，脉左数右无神，肺邪未彻，内挟肝木乘胃。

冬温蕴肺，咳嗽痰鸣，得汗不解，舌干燥，脉虚数。老年气液俱亏，须防喘脱。

寒温错杂之邪，郁于肺卫，寒热咳嗽，舌黄。

高年久嗽，气促，脉来歇止。肺肾两虚。

咳嗽鼻塞，乃肺气壅遏所致。

久嗽不止，痰色带灰，脉弦头昏。此系痰饮聚于胃、关于肺。

虚邪恋肺，咳吐绿痰。是系肝经之热传肺。

身热少汗，咳痰带血，腹痛，便泄不爽，小溲短赤而痛。暑邪蕴遏三焦，上冲于肺则咽痛，下注肠胃则泄泻，肺失下降之令，则膀胱气化不行，故小溲短赤而痛也。（清·徐养恬《徐养恬方案·卷中》）

温病发热头痛，咳，身重关节痛，温邪入于肌肉不为汗解。（清·味清《温热病类方·温热病后篇》）

冬温犯于肺胃，气急咳嗽，舌黄满布而带干苦，口渴喜饮，胸膈不宽。

久咳见红，肌肉消瘦，更兼便溏，脉至细弱。上损及下，气血两亏，难以图痊。

咳血腰痛，足膝无力，脉见软弱，由来已久，更兼盗汗，肺肾两伤。

咳血而见腰痛，指足节骱亦见红肿而痛。不特肺金有邪，肝肾无不有邪矣。（清·王金辉《王乐亭指要·卷一·》）

《太阴》风温但咳，身不热，微渴者……咳者，风邪入肺也。身不甚热，病尚轻也。微渴，热不甚也。风邪虽入肺，但热不甚而病轻……气粗似喘，燥在气分者。（清·沈灵犀《温病方书·风温温热温疫温毒冬温合篇上》）

凡风寒感冒重者，毛孔如粟状，额青足冷，身热无汗，至六七日或十余日尚不见点，有外症咳嗽，鼻流清涕，眼胞微肿。（清·沈望桥《经验麻科·前后治疹总论》）

咳嗽者痰涎壅盛，外感风寒，热毒壅遏而不得发越，以致肺窍不通。（清·沈望桥《经验麻科·咳嗽痰壅》）

凡痧必借咳嗽而出，俗云咳出咳进是也。肺受火邪故嗽，嗽多则毛窍开而痧始出，若不咳则不是痧盖嗽实面喘盛也，故不必治。俟痧发透，其咳自止。惟出尽及回后、而干咳连声不断者，乃火邪凌灼肺金也……若身热顿咳不止，甚至气逆，饮食俱行呛出，或咳血、或喻凑、或喉痛、或音哑，此肺中伏火，金虚叶焦也……若咳甚而面目浮肿、胸高喘急，口鼻血出，色青或赤，昏躁摇头者，死症也。（清·华埙《痧麻明辨·痧正候》）

久烟伤肺，形寒伤肺，寒饮亦伤肺。霞癖多年，其伤一也。伤则卫外不固而形寒，寒饮无以御之，是以咳未日久，已见脉细而滑，每晨渐觉气升也。（清·马文植《务存精要·内伤门》）

肺受燥凉，咳而微喘，气郁不下。

肺受燥热，发热咳嗽，甚则喘而失血。（清·坐啸山人《诊验医方歌括·诊验医方歌括上》）

肺虚而咳，肌表微热，神倦气短，不时火升，失血咽痛。（清·坐啸山人《诊验医方歌括·诊验医方歌括中》）

始由畏风怕寒，旋即灼热无汗，头痛胁痛，一身酸楚，喘咳便溏，面赤脉大，劳力感寒始起。

苔白厚，上龈腐碎，脉濡，涎嗽气急，中虚好酒，积湿成痰。（清·钱艺《慎五堂治验录·卷三》）

始恶寒，后但热不寒，头痛耳聋，作恶便薄，喘咳痰多，面赤胁痛，舌红苔黄，脉弦。是风

温内炽，肺胃受邪也……病瘥，胃液未振，痰仍黄稠。（清·钱艺《慎五堂治验录·卷五》）

初起伤风鼻塞，咳嗽有血，点在痰中而色紫，投和木肃金，咳血未止，脉仍洪弦……咳血渐见鲜红，脉平溲淡……晨呛未除，纳谷稍安，胃虚火逆。

灼热少汗，气喘咳嗽，痰声如吼，两胁赤痛，鼻扇鼻衄，面红目赤，夜则神昏谵语，脉弦数大，舌红苔黄。风温内扰，引动木火，火旺囚金，金失清肃。（清·钱艺《慎五堂治验录·卷七》）

疹后声哑不出，或嗽或喘，身热不退，日久不愈，乃热毒克制肺金。（清·凌德《专治麻疹初编·卷三》）

有咳嗽甚重，入夜尤甚，不可伏枕者，此肾水上泛，土弱不能行水，水气冲肺也。

有停食嗳腐吞酸而作咳者，其证喉痒，而天明与日晡抢咳较甚，此亦挟风湿而然也。治宜渗湿化食，温化大肠，其病在胃与大肠之气滞而水停也，宿食不尽，咳必不止。

有因燥而咳者，声干无痰，断续不匀，如为烟所呛，亦无定时，时吐涎沫。治宜降气养液。此多由时气亢旱，燥气所伤也。静卧则安，劳动则剧，与水饮昼平夜剧者相反。有阴火烁肺而咳嗽者，此劳气也。其咳五更黎明，连连不绝，声干少痰，喉中燥痒，由于肾竭肝虚，火升液耗，肺不能自润也。喉中常觉有一点干结，如树皮草叶，咳咯不出者，是少阴之精不上潮而脉络燥结者，非肺燥也。

卒然咳嗽，连声不可暂止者，此冷风随呼吸而袭肺也。（清·周学海《读医随笔·卷三》）

左脉平顺无恙，右脉略觉燥动，素多胃热，可征偶然痰嗽见血，胃火触动肺金也。（清·王应震《王应震要诀·诊视脉案方法》）

咳嗽身热，痰鸣音哑，吸气短促，汗出发润。（清·张乃修《张聿青医案·卷一》）

咳逆痰色稠黄，其状如脓。邪袭于外，湿蒸于内。寒束于外，热伏于中，咳嗽痰黄。脉形滑大。（清·张乃修《张聿青医案·卷五》）

咳嗽鼻衄，腰酸肢重。肝肾空虚，恐延衰症。（清·张乃修《张聿青医案·卷六》）

产后而更经多，营血亏损。木失水涵，牙痛头疼舌痛。木叩金鸣，咳嗽不止。（清·张乃修《张聿青医案·卷十五》）

产劳，多因产理不顺，疲极筋力，忧劳思虑，又或将养失宜，感冒外邪所致，久之必见咳嗽等症。某年、月、日，余诊一妇，产后咳嗽便溏，脉象细数，声音清朗，无异常人。论其病，不过阴虚内热。（清·陈廷儒《诊余举隅录·卷下》）

暑湿入肺为咳嗽，甚至喘而不得眠。（清·王泰林《薛氏湿热论歌诀·湿热犯上焦》）

风热郁肺，咳嗽鼻衄，不必治血，邪去而血自去。两寸浮大，关尺沉小，气上而不下，喘咳多痰。肝肾之气，上冲于肺。（清·方仁渊《倚云轩医话医案集·倚云轩医案》）

发热咳嗽，头痛脉浮数，温邪发于肺胃。（清·柳宝诒《柳宝诒医案·卷一》）

浊痰蕴留于肺，咳逆胸痛，痰粘音破，病已年余。肺金受伤已甚，而脉来短数细弦，热邪仍未清泄。（清·柳宝诒《柳宝诒医案·卷三》）

多年咳喘，逢寒遇劳辄发。汗多气升，肺伤及肾，肾气虚而不纳矣。

肺经咳嗽，咳则喘息有音，甚则吐血；血已止，咳未除，右寸脉息浮弦，弦者痰饮也。

肺阴不足，肺热有余，咳则涕出，肌体恶风。此热从窍泄，而气不外护也。他脏虽有病，宜先治肺。

风热不解，袭入肺中，为咳为喘，日晡发热，食少体倦，渐成虚损，颇难调治。

浮肿咳喘，颈项强大，饮不得下，溺不得出，此肺病也。不下行而反上逆，治节之权废矣。

寒热后咳嗽痰浓，头疼口渴，舌红脉数，大便溏泄。冬温之邪郁于肺分，而从燥化。

久咳喘不得卧，颧赤足冷，胸满上气，饥不能食。此肺实于上，肾虚于下，脾困于中之候也。然而实不可攻，姑治其虚，中不可燥，姑温其下。且肾为胃关，火为土母，或有小补，未可知也。

咳热痰腥带血，脉形弦硬，面色暗晦。肺气失降，木火上逆，防加喘急。

内热与外热相合，肺胃受之，则咳而不能食，头胀肌热心烦。(清·柳宝诒《柳选四家医案·评选环溪草堂医案·上卷》)

风温郁于肺胃，咳而胸满，痰多胁下痛，脉数口干。(清·柳宝诒《柳选四家医案·评选环溪草堂医案·下卷》)

不咳则已，咳则连声，名曰顿咳。每咳必呕，肺气热盛，防其见血。

独热不寒，咳嗽呕吐。外风引伏邪，病在肺胃二经，如入厥阴，恐变喘惊。

风入于肺，身热咳嗽，已经两阅月矣，脉数而滑，舌红而光，邪不外达，势欲内传，古人有咳嗽而成劳损者，此之谓耳。

风温袭肺，酿浊成痰，以致咳嗽痰白，脘痞气逆，脉数微热也。

风邪袭肺，咳嗽痰黏，症势甫起，疏达为法，无如素有血症，恐其引血上乘。

寒热无序，咳久不已，左脉大，舌黄腻，邪尚在肺。盖肺胃为卫气之主，尤能克制肝木，自然卫虚则邪易伤人，肝横则腹满胀痛。

寒热已轻，咳嗽不平，痰色已浓，舌苔黄腻，浊邪不化，肺失通降之权也。

咳血有年，近加音哑，内热是邪热逼肺，肺气大伤也。(清·汪培荪《汪艺香先生医案·下》)

咳嗽痰多，畏风胸闷，饮食减少，两目干涩，继则精神疲惫，肢体软弱，左手足酸痛麻痹，胯骨亦痛，小便不禁，下体皆冷。诊得两寸脉滑如豆转，关濡尺沉滑而小，重按搏指，面色黄白，苔黄滑满布，口亦不渴。(清·姚龙光《崇实堂医案》)

风热射肺，咳呛连声，慎防惊喘。

劳伤咳嗽，胸中牵痛。(清·赵履鳌《赵海仙医案·中风》)

干咳无痰，肝热蒸肺，木火凌金也。咳而气短，动则尤甚，肾不纳气也。脉来虚细而数。(清·赵履鳌《赵海仙医案·胀》)

肺为清高之脏，主气而属金，金者水之母，气者水之源，金虚不能制木，木旺反而刑金。是以咳逆不平，自汗不已，左胁气痛，心悸怔忡，延今半载，心气虚则火不下降，肾气虚则水不上升，寒热往来，饮食减少，脉息虚细而数。

木火凌金，咳逆不已，阳络受戕，血从外溢，形气销烁，脉来细数。(清·赵履鳌《赵海仙医案·损怯》)

命火不足，火不生土，脾阳不运，不能为胃行津液，遂变蒸而为痰饮，饮上射肺，以至咳逆哕吐清痰，脉来沉细而滑。

咳久金伤，曾经失血，营卫两亏，为寒为热，胁痛侧眠，自汗食减，脉来细数，损怯根苗已露。

劳伤咳逆日久，曾经失血，营卫两亏，寒热交作，脾胃皆伤，呕吐不已，大便不实，侧眠于右，脉象细数。

疟久伤脾，正阴俱亏，二日一作，神疲食少，土不生金，咳逆痰少，脉象弦细，此病上加病也，势有外感而兼内伤，久虚不复，防成损怯，然不可作损怯治，慎之慎之。

疟邪未透，疮湿内伏，肺脾两伤，肿胀咳喘，胸次痞塞，脉象细滑无神。

气血两亏，寒热交作，咳逆时形，曾经失血，刻因肝肺之气升降失常，喉间不利，耳后筋脉牵痛，胸痞有汗，心悸头眩，诸虚毕集，脉象细数无神，症势多歧，难以恢复。（清·赵履鳌《赵海仙医案·妇科》）

喘咳逆气肺受燥气，鼻燥嗌干，既而咳嗽，流清涕，或抬肩而喘者。（清·张节《伤燥论·杂病论治》）

外感风寒暴咳，必鼻塞头痛，恶寒发热；内伤精气久咳，倦怠微热咽干，肺阴虽亏，而脾肾未伤者；若久咳肺虚，伤及脾胃者，必食少便溏；若肺肾交虚，必气逆短促，阴虚必痰中带血。（清·王泰林《医学刍言·第十二章》）

迩夹风邪，咳嗽尤甚，脉形浮弦，舌滑腻，形寒，左腋刺痛。

风邪未尽，脉弦，舌薄白，迎风头疼，呛咳不已。

风邪未清，左脉浮滑，咳逆，舌薄白，头疼较差。咳逆已除，脉弦，舌白，根微黄，大便溏，溺赤涩，湿热蕴结。秋感燥化，头晕而疼，咳逆发热，脉右浮滑，左微劲，舌黄尖红。（清·邵兰荪《邵兰荪医案·卷一》）

咳血气促，脉弦数，舌微黄，寒热交作，此木火刑肺。

咳嗽仍属带红，脉劲数，肝阳上升。

遭忿动肝，气冲咳血，脉弦细，舌微黄。

肝风烁肺，呛咳久累不已，右脉寸关虚细，左弦，舌心红，癸水始淡继紫。（清·邵兰荪《邵兰荪医案·卷二》）

肺受燥热，发热咳嗽，鼻燥咽干，渴饮有汗，此乃属于卫分。若痰中带血，系伤肺经之络。

秋燥之气，始客于表，伤于本脏，头微痛，恶寒，咳嗽稀痰，鼻塞嗌干，脉弦，无汗。（清·李洒羹《秋燥论·证候》）

湿邪伏于两太阴两厥阴足少阴者，两脉弦缓，痰饮停蓄，喘咳嗽稀痰，面微浮，甚则如哮，呕吐状如胃寒，小青龙汤、《外台》茯苓饮。（清·刘恒瑞《伏邪新书·伏湿》）

寒邪伏于手太阴肺经，咳喘甚则哮咳，吐寒饮白沫（白沫如水不黏，不能引丝，有丝亦易断），感寒即发。（清·刘恒瑞《伏邪新书·伏寒》）

素体畏热贪凉，易于冒风，咳嗽头疼鼻塞，舌苔边白中黄。进疏肺药，诸恙少平，而头疼、咳嗽究未尽彻。（清·孙采邻《竹亭医案·女科卷二》）

咳嗽痰不易出，气喘不能卧，胸脘不爽。痰火闭于肺胃，气壅于上不能下降耳。（清·孙采邻《竹亭医案·卷之五》）

风邪袭肺，呛咳形寒，脉寸浮滑，苔微黄，胃钝肢楚。

久嗽不已，喉有血腥，脉小数潮热，癸水不调。

久嗽苔黄少液，脉小数，背掣癸涩，宜防损怯之虑。

头疼咳逆，右脉浮清，心涎脘闷，苔黄厚，颊车紧，经停月余，手足麻木，寒热不清。

脱身受邪，湿着阻气，脉弦，苔滑白，呛咳气逆，跗酸溲溺赤。（清·邵兰生《邵氏医案》）

名医脉论，肺气素虚之人，及久嗽伤肺者，偶有感冒微发热、头疼，脉必浮大而虚。（清·萧涣唐《医脉摘要·卷下》）

先痰嗽，后吐血，此乃肺中积热。

先吐血，后痰嗽，嗽出血丝及血粒如米大者，此乃阴虚症。（清·德轩氏《普济应验良方·杂症各方卷六》）

若胸膈不开，饮食无味，而兼咳嗽者，乃留饮为患。（清·汪莲石《伤寒论汇注精华·卷首》）

风温之邪，首犯太阴，郁热蒸痰，煽烁不解，咳嗽喉鸣，气逆胁痛，关系尤在舌苔罩灰，质红起腐，势将劫津为变。脉两手弦数。

温邪袭肺，咳嗽痰粘，口渴，脉弦滑。

夏天感冒风热，如身热咳嗽，头项更胀，口干，服二三剂不等，平即不服。（清·陈秉钧《陈莲舫医案秘钞·上编》）

潮热频仍，逢节必发咳嗽，肉随痰削，气逆纳呆，脉息弦滑。肝肺不和，势防失血。

肺与大肠为表里，上下不摄，咳呛气逆，每每遗矢，脉濡细，再以调养。

肺主降气，肾主纳气，而脾为气之关键。肺肾两亏，降纳失职。咳呛不止，痰多而粘，五心烦灼，夜出盗汗，脉濡细。久恐成怯，静养为要。

风邪挟饮，肺失宣化，咳呛痰沫，吐而不利，每每呕逆，脉濡细。

肝升太过，肺降无权，咳呛绵延，气逆无痰，两胁每每引痛，痛时面部火升，势防天热失血。脉沉弦。

咳呛绵延，音嘶痰沫，肉落气逆，脉左细右弦。气虚见症为多。

咳嗽气逆，痰凝畏寒，骨节酸楚，脉弱。金水交亏，已臻衰象，节力少食为要。

因感起咳，咳而无痰，胁痛气逆，脉弦细。症情将转入内因，最防失血。

久咳不已，三焦受之，上为气逆，下为足肿，中为腹膨。脉濡细。

久有咳嗽，清肃为虚，以致卫分无权，有感即发。脉见细弦。

劳汗当风，风入肺脏，咳呛喉鸣，痰不爽吐，或寒或热，在清晨为多，脉沉弦。

劳伤肝肺，头眩咳呛，两目昏花，脉息弦大。

咳嗽肉落，潮热，肢肿失血，由阴伤气，渐入劳怯。

潮热出汗，咳嗽不已。进劳颇为直径。

肝升太过，肺降无权，当脘作胀，有时发嗳，咳嗽潮热，有时失血，脉见弦数，舌苔光剥。阴为伤而气为痹，由损成劳之势。

脾肺两伤，上为咳嗽，下为便血，渐至肉削纳少，形寒潮热，势将由伤成劳。脉见弦滑。

失血后肝肺两伤，咳呛绵延，痰胶肉削，脉息沉弦。防入怯门。

痰血后咳嗽不甚，吃紧在形寒潮热，一日数阵，属营卫造偏，营争为寒，卫争为热，防由虚入损。脉息滑数。

下焦生饮，上热生痰。痰饮内扰，咳嗽有重有轻，甚则喘逆，脉细滑。属阴虚而生。

肺肾不纳，痰饮内扰，凌于上则为咳嗽喘，注于下则为足肿，脉象濡细。

肺虚生痰，肾盛生饮。痰饮内扰，咳嗽绵延，渐加气怯。上下摄纳无权，中焦亦少砥柱，纳食欠旺，两足浮肿，脉息沉弦。

肝邪犯中，中焦升降失职，积痰蓄饮，当脘窒塞，屡屡痛胀。痰饮之邪由中扰上，近加咳呛，呛甚发喘，坐卧皆为不宁，关系者尤在两脉弦大。病在气分，虚在营热，防向春肝旺肺弱，再为失血。

酒客肝肺郁热，升降不调，咳呛痰胶，气逆迸痛，早经失血，脉弦滑。

咳久络伤，痰中失血，脉细弦。

咳呛绵延，失血狂来，从此气怯痰沫，咽喉痛哽，脉濡细。

咳嗽绵延，血随气沸，近复呛吐溢甚，脉细弦。肝肺既伤，胃络亦有所损。

上为失血，下为经漏，两患绵延，或此作彼乎，或相因而发。营阴大耗，不主养肝，肝升太过，肺降遂为无权。咳嗽朝甚于暮，气逆痰粘，每每形寒潮热，自汗火升，脉六部芤弦。炎夏酷热与病情不合，势防由损成劳。（清·陈秉钧《陈莲舫医案秘钞·下编》）

频发吐血，咳嗽，骨蒸，脉数，肝肺皆伤。（清·陈秉钧《莲舫秘旨·咳呛》）

咳血淹缠，血止仍咳，脉息濡细。（清·陈秉钧《莲舫秘旨·血症》）

肝阴素本不足，木火上冲，肺失顺降，去冬迄今，小有咳嗽。肺开窍于鼻，肺之络又会于耳中，窍与络均失清肃，自有鼻息不宣、耳时作鸣之候。日来目糊多眵，亦木火凌金使然。脉左濡小近弦，右寸关滑中带数。脾胃中又必有稠痰湿浊。

咳嗽缠久，肺阴自虚，子虚则母亦虚，自有此候。脉嫌濡小。（清·凌奂《吴古年医案·咳嗽》）

痰阻肺气，咳逆欲呕，身潮热而时或憎寒，肺气不肃故也。脉濡滑。（清·凌奂《吴古年医案·咳逆》）

失血缠久，又兼咳嗽不已、失音，肝肾自虚，虚而挟痰阻其络，左胁亦作痛。脉细数，左带弦。

卫虚则憎寒，营虚则发热，咳嗽近又加甚，痰为之阻，脾胃亦困于湿也，湿邪挟心火下注，故水溺亦黄赤。脉濡数，左稍带弦，右寸关兼滑。（清·凌奂《吴古年医案·咳嗽寒热》）

干咳少痰，属肝火冲肺。感风头辄觉痛，是外风引动内风也。手足心热，时或汗溢，又为心肾不足，以肾主五液、入心为汗故也。脉初持左关独弦，右寸濡于诸部，久按则右濡于左，舌中光绛。

痰气阻郁，干咳，呼吸不利，诊时手指掣搐，脉来沉涩。（清·凌奂《吴古年医案·干咳》）

春分节前，咳嗽加甚，当时阳升扰肺，肺失顺降所致。心如散而时或惊恐，又属营阴暗耗，兼以胆汁不足也。气逆不得寐，眇中隐痛，肝肾亦少摄纳，脉濡小，右寸关微弦而带数，痰火又夹杂于中。

阴虚挟湿咳嗽而浮，咽痛，寒热作潮，纠缠不已。脉虚数。久延有虚损之虑。（清·凌奂《吴古年医案·咳嗽不寐》）

咳嗽失音，湿留脾经，肢节作痛，继以去秋燥邪传及脾阴，咳嗽缠绵，音出欠亮，脉郁。

饮家咳嗽失血失音，证起去冬，呕吐清水，间杂谷食，明是肝木太盛，扰动胃中伏饮所致。继以咳嗽失血，音出不扬，又属木火凌金，阴液受伤失。脉濡滑带弦。（清·凌奂《吴古年医案·咳嗽失音》）

肺阴不足，肺热有余，时作咳嗽，其口干过甚，是阳明蕴热，津液少于上承是也。脉数略缓。（清·凌奂《吴古年医案·咳嗽口干》）

水不涵木，肝气升扰，初则攻胁为痛，今则过胁犯肺为咳，所谓木叩金鸣是也。久延防致见红。脉左仅弦数，右尚平。（清·凌奂《吴古年医案·胁痛咳嗽》）

营阴虚而未和，时犹寒热往来，咳嗽亦作止无定。肺胃之津液未能充复故也。脉嫌濡小。（清·凌奂《吴古年医案·疟后咳嗽》）

咳嗽缠久，近且失血，肺阴不足，肺热有余可知。脉濡小数。

先咳嗽，继失血，因伤动脾络所致。近来寒热交作无定，属肺气之不肃，非营卫两虚之比。脉郁数，左带微弦。（清·凌奂《吴古年医案·失血》）

咯血缠久，肺阴自虚，虚则金不平木，木反凌金，咳嗽亦相因而起。去血过多，营亦受伤，胸次嘈杂自有此候，脉初持濡小，久按则右关微弦，右寸微数。（清·凌奂《吴古年医案·咯血》）

肝阴不足，木火有余，耳鸣失聪，咳嗽鼻塞，纠缠不已。脉稍和。（清·凌奂《吴古年医案·耳鸣耳聋》）

咳嗽缠久，肺阴自虚，虚而挟痰则音出不亮，其蒂丁下垂，咽喉碍痛，阳亦不潜。脉濡小近数，左带微弦。（清·凌奂《吴古年医案·失音蒂丁下垂》）

发热咳嗽，痰黄口干，舌苔黄腻，溲赤便结，心烦懊侬，难以名状，已经一候不解，势甚可危。请余诊之，脉来浮弦滑大，此邪热销铄津液。（民国·费承祖《费绳甫先生医案·春温》）

患湿温病，发热咳嗽，胸脘病闷，头痛呕吐，舌苔中黄边白，口渴腹痛，大便泄泻色黄，每日数十行，小溲色赤，势极危险。余诊脉弦细。（民国·费承祖《费绳甫先生医案·湿温》）

今诊脉象两尺虚细而数，左关细弦而数，右部浮芤而数。失红之后，呛咳漫热，大肉消瘦。盖肾水久亏，肝阳无制，熏灼肺金，损症已成，实非轻浅。（民国·费承祖《费绳甫先生医案·虚损》）

咳嗽音喑，内热口干，肢节作痛，两手屈而不伸，两足痿躄而不能步履，余诊其脉弦大而滑。积湿生痰，积痰生热，流窜节络，营卫交阻。（民国·费承祖《费绳甫先生医案·痿》）

肺肾阴亏，肝阳独旺，上升犯肺，呛咳夹红，久延入损，急宜清养。（民国·费承祖《费绳甫先生医案·咳》）

患咳嗽吐血，其色鲜红，发必盈碗盈盆，面赤足冷，其势甚危，余诊其脉细弦。此龙雷之火，升腾无制，络血因此上溢。（民国·费承祖《费绳甫先生医案·吐血》）

冬温伏邪，蕴袭少阳，寒热晚甚，胸闷咳嗽。

风寒包热于肺，咳嗽音声不扬。

风燥郁肺，清肃不行，咳呛内热。

咳嗽数月，肾虚冲气上逆，肺虚痰热逗留。

伏风湿热酿痰，阻塞肺络，胁痛偏左，难于右卧，气逆咳嗽，脉来郁滑而数，苔薄腻。

劳力伤阳，卫失外护，风邪乘隙入于肺俞，恶风多汗，咳嗽痰多，遍体酸楚，纳少神疲，脉浮缓而滑，舌苔薄白。

邪风犯肺，痰湿侵脾，恶寒咳嗽，头痛且胀，胸闷泛恶，苔腻，脉浮滑。

形寒饮冷则伤肺，咳嗽气逆，苔白脉滑。

肺气不降，肾气不纳，脾多湿痰，随气上泛，咳嗽痰多，甚则气逆难以平卧，脉来弦滑。

新寒引动痰饮，逗留肺胃，咳嗽气逆，屡次举发，脉滑，苔腻。

痰饮咳嗽有年，近加面浮肢肿，纳少溲短，此脾肾阳虚，不能通调水道，水谷之湿，泛滥横溢，肺不降气，肾不纳气，喘肿重症，治之非易。失血之后，咳嗽不止，形寒，脉细，苔白，阴分本亏，清润过度，反伤肺金，水冷金寒，清肃之令不费也，势虑成损。

风燥郁肺，阳络损伤，始而咽痛，继则咳嗽痰红。（民国·丁泽周《诊方辑要·内科》）

风温入肺，咳嗽，脉坚搏，夜卧汗出，阴分先亏，最多失血，大忌发散苦辛。

风温入肺，肺气失降，郁蒸热聚，咳痰，卧不安静。（秦伯未《清代名医医案精华·眉寿堂方案选存》）

久咳痰臭气急，口味甜，小溲红，诊脉弦大，当属肺分风热。（秦伯未《清代名医医案精华·张畹香医案》）

咳沫音哑，中虚，肺气不清。

咳呛、秽痰、气喘，脉软中虚，肺络受伤也，殊非轻恙。（秦伯未《清代名医医案精华·吴鞠通医案》）

失血后咳痰气秽，肝肺络伤也。

温邪伤肺，咳呛失血，六脉弦数，恐延入怯门。（秦伯未《清代名医医案精华·何澹安医案》）

始于嗔怒动肝，冬季温暖少藏，肝气多升，肺气不降，遂令咳逆喘促，热郁入里，耳聋自利，延绵经月，真损必然殒胎。（秦伯未《清代名医医案精华·眉寿堂方案选存》）

咳嗽（症状），急性症必发之症候，为恶寒发热，食欲不振，身体疲倦，脉搏增加，咳嗽不已，继则咯痰，初时少量黏稠，后为量最稀薄；慢性症，连发咳嗽，继则呕吐，喘息咯血，呼气咯痰，或放恶臭。

百日咳（连声咳）：（症候）初起之时，则发寻常咳嗽，次发发作性痉挛咳嗽，气管内若痒若痛，气促，喷嚏，发长且深之吸息，次发短呼吸，一日约三四次，至二三十次，重者六十次至一百次，痰色暗而带强黄色，吐痰之时，每连食物吐出，后则渐渐回复，窒息减少，咳嗽咯痰亦少，终而治愈。（民国·张拯滋《通俗内科学·呼吸器病》）

肺劳，肺气虚耗，面白力乏，咳嗽痰喘，洒寒烘热。甚则喉舌干燥，失血声怯，倦言皮悴，而为气极之证。（民国·张生甫《虚劳要旨·上卷》）

若因肺金亏损，木火刑金，肺络受伤，致干咳失血喘息潮热痰气粘滞不顺，其证面浮鼻

红，烦热少气，脉弦或数涩。（民国·张生甫《虚劳要旨·下卷》）

嘉言谓一人因秋感燥热伤肺，寒热咳嗽，医误用辛温表散，致体羸，至冬不愈，复用参术等误补，则肺气蔽锢而咳嗽之声不扬，胸腹饱胀，不思饮食，肺热无处宣泄，食入不待运化而直出，食不入，肠中垢浊亦随气奔而出，故转变泻利不休也。法宜清宣润肺，仿泻白散及清燥救肺法，俾源流俱清，寒热咳嗽泻利等均止，果效。（民国·张生甫《医学达变·秋燥伤肺误治变证》）

卫主皮毛，内合于肺，肺感受邪风，故令身体发热，憎寒，头疼痛，有汗嚏涕，其脉浮缓，鼻塞身重，咳嗽频频。（民国·叶隐衡《幼科指南·感冒门》）

寒嗽者，因平素肺虚喜饮生冷，以致寒邪伤肺，发为咳嗽。其证面色㿠白，痰多鼻涕清稀。

火嗽一证，乃火热熏扰肺金，遂致频频咳嗽，面赤，咽喉干燥，痰黄气秽，多带稠枯也。

食积者，因小儿食积生痰，热气熏蒸，肺气气促痰壅，咳嗽频频也。（民国·叶隐衡《幼科指南·咳嗽门》）

咳嗽，肺脏最娇，受邪则生咳嗽，气不条达也。咳而喉痒，恶风鼻塞声重，痰多白沫，脉浮滑者，伤于风也，痰老且黄，咯之不爽，口渴脉滑数者，则痰热内恋，咳而无痰，音低息短，口渴形瘦，脉细数，则肺虚阴伤。（民国·许观曾《内科概要·呼吸系病》）

寒燥外因：深秋凉风凛冽，邪伤皮毛，肺气不舒，以致洒淅恶寒，寒已发热，渐至咳嗽，渴而喜暖，脉弦无汗，此寒燥之邪乘肺也。（民国·刘谦吉《伤感合编·外感编·卷四》）

特咳嗽一证，虽有虚实寒热之分，而挟痰挟湿者，十恒八九。干咳无痰者，十不一二。即使本是无痰，而误投滋腻，则气火交结，痰浊遂滋，适以助其粘腻，而邪无从泄。凡属咳病。必肺气郁塞，不能宣通，因而作声，以求开泄，止宜顺其机以导之，用轻扬疏达之品，如白蒺藜、兜铃、木蝴蝶之类，助其开展，则咳声畅遂，痰吐滑利，其势即解。误与滋腻，则痰涎为其闭塞，昔贤比之如油入面，不可复出，最是确论。张石顽亦谓阴虚羸瘦，喘嗽上气，失音、失血及风寒暴嗽，大非所宜，正是此旨。盖痰浊得其滋填，则无论为风、为寒、为外来之邪、为内蕴之热，皆胶粘固结，牢不可破，永永闭锢于肺络，后虽欲开泄而不可得，遂致酿成蟠结之根，时时震撼，试问肺叶娇嫩，而能堪此日常之激动乎？（民国·张寿颐《本草正义·卷之二草部》）

冬感风温之邪化热，痰为风搏，寒热息粗，咳嗽，胁肋刺痛，头疼体痛，交睫即梦呓不清，脉弦数，舌苔黄腻，唇绛而燥。

寒热咳嗽，头痛，颧红，合目如寐，脉滑数。此温邪与痰气交并为病，宜宣解。

寒热头痛，咳嗽喷嚏，风邪客肺使然。（民国·王金杰《王仲奇医案·时邪》）

咳嗽延缠数月之久，始初见血，后则痰多，而肌肉日渐消瘦，气力虚乏，举动维艰。

咳嗽气急作闭，喉息有音，声欠清扬，未能偃卧左眠，易于动怒，咳痰有黄点，脐中有黄水溢出，秽恶异常，脉濡弦。（民国·王金杰《王仲奇医案·咳嗽》）

喉痒咳呛不爽，痰中带红，胸宇闷痛，喉舌干燥，唇吻绛赤，腰背酸胀，脉弦数；肾亏肺伤，殊防痨怯，慎旃切切。

溽暑烁金，迫动肺络，咳嗽，曾经失血，头眩发热自汗，胸臆不舒，胁肋隐痛，脉形虚数。（民国·王金杰《王仲奇医案·咯血》）

本体怯弱，元气中馁，咳嗽喘息，孱瘦，脉数。

肺伤气逆，络有裂痕，咳呛失血，或盈口而出，或与痰相杂，胸胁引痛，背膂压胀，脉濡弦。

年轻内损，弥缝已颇不易，恚嗔耗其神志，宗气外泄，本拔根摇，咳逆喘促，仅能右眠，艰于行动，喉鸣唧唧，盗汗涔涔。（民国·王金杰《王仲奇医案·虚劳》）

肺为娇臓，乃心之盖，水之上源，咳呛咯血虽止，肾亏肺伤难复，力乏气急，溲数不爽，足胕浮肿，夜难安寐，脉濡弦。病机尚在严重时期，幸勿疏忽。……肾亏肺伤，久不肯复，咯血时发时愈，咳呛动辄气急，小溲频数，不得安眠，胸宇气闷，间有遗泄，午夜足肿，卧起较退，傍晚喉间作梗不爽，脉虚滑而弦。（民国·王金杰《王仲奇医案·痨瘵》）

症状：咯血，一再发作，寐少遗泄，脉息虚而微数。病理：肺损，下虚精关不固。

症状：咳血，上气、下利、肢浮，脉绝。病理：肺损有日，心脾衰脱。症状：咳呛不爽，肌热微有起伏，苔白，脉浮弦。病理：风邪外干，卫气不和，肺失清肃。（民国·祝味菊《伤寒方解·附医案》）

咳嗽一症，病因最多，必谓随时令而迁移，殊是不确。然论肺实证，谓面赤，痰盛，身热，又谓非久病，则叙述见症，确切无疑。（民国·张寿颐《小儿药证直诀笺正·上卷》）

其一咳嗽胸高气喘，是毒留肺经，或不禁酸寒所致。（民国·佚名《陈氏幼科秘诀·痧疹后四危症》）

冬温发热，咳嗽脉浮数。（民国·徐渡渔《徐渡渔先生医案·温》）

肺胃热炽，生痰作嗽，嗽久伤阴，阴虚阳亢，咳少呛多，脉细芤数，痰见血点，虚在少阴，热恋阳明，初起无非风温袭肺，误闭其邪，邪郁化火灼肺，肺为娇柔，柔藏不胜火灼，致成劳嗽，柔阴保金生水，方用甘咸。（民国·徐渡渔《徐渡渔先生医案·杂症》）

咳甚而痛。咳嗽不已，咽喉屡受刺激，先觉火辣，渐之疼痛，用甘草汤嗽喉，虽可减轻，乃治标法。其因由于咳嗽，当治其咳，咳止则喉道平顺，其痛自止。（民国·朱振声《痛证大全·十四章》）

肺虚，脉必毛而微，或浮而短涩，令人喘呼而咳，少气遗溺。遗溺者，上虚不能制下也。（民国·刘世祯《医理探源·卷三》）

风邪入肺，脉当浮缓，按之空虚，咳嗽喘满，恶风，或皮生疹子而痒痛。（民国·刘世祯《医理探源·卷六》）

风邪伤肺，咳嗽不得卧，胸满胁痛者，有瘀血也。（民国·沈麟《温热经解·客气温病治法》）

热在皮毛，日西尤甚，其证喘嗽，洒淅寒热。目白睛赤，烦燥引饮。（民国·何舒《问诊实在易·杂辨第一》）

暑湿伤上焦肺营分者，症状：面色淡黄，头胀痛，胸闷心烦，口渴，咳嗽吐血，喘逆，此暑湿灼伤阳络，血溢清道也。舌红，苔微白而腻，脉濡细芤数。

暑湿伤上焦气分肺者，症状：面色淡黄，头身重痛，脘闷，身热汗出，心烦口渴，咳嗽黄痰，喘急，舌苔糙腻，脉浮弦细濡。暑湿伤上焦气分手太阴经者，症状；面色淡黄，头身重痛，胸闷，午后身热，汗出则解，继而复热，心烦咳嗽，口渴，舌苔白厚，脉浮缓细濡。

暑湿伤中焦气分足阳明经者，症状：面色淡黄，头脚身肉重痛，发热恶寒，汗出口渴，胸闷脘痞，咳嗽哕逆，舌苔白糙腻，脉浮弦滑数。

暑温伤上焦气分入手少阳经，烁肺灼伤阳络，血溢清道者，症状：骤然吐血衄血，头目昏眩，身热心烦，口渴，咳嗽气喘，舌红苔白黄，脉洪大而芤者。

暑温伤上中焦两太阴经者，症状：但咳而且嗽，咳声重浊，痰多不甚渴，渴不多饮者。（民国·曹炳章《暑病证治要略·第三章暑湿》）

伏暑在上焦肺络者，症状；咳嗽喘逆，面赤气粗，脉弦滑，舌淡红，苔白，昼夜不安，甚至喘而不得眠者，宜葶苈泻肺饮。

伏暑在上焦阻其气分者，症状：烦渴咳呕，喘急，二便不爽。（民国·曹炳章《暑病证治要略·第四章伏暑》）

脉沉弦，舌薄白，高年体虚，伤风后恶寒、发热，咳嗽痰稀。（民国·萧龙友《现代医案选·颜芝馨医案》）

感冒初愈。夜间微嗽，喉中发咸，口黏身软，食谷欠香，脉息左部和缓，右寸关滑而稍数。（陈可冀《清宫代茶饮精华·第五章清宫代茶饮的应用》）

气虚生痰，积饮在胃，肺肾之气，不能联络，咳而作喘，甚则不能平卧。（吴中泰《孟河马培之医案论精要·第一篇内科医案及医论》）

二、妇科

咳嗽口干，遂觉头昏，百节疼痛。荣卫风邪流注脏腑，盗汗颜发，寒热如疟，背膊烦闷，四肢不举，沉重着床，此则蓐劳之候也。（明·王肯堂《胤产全书·卷四》）

国学郑墨林夫人，素有便红，怀妊七月，正肺气养胎时，而患冬温咳嗽，咽痛如刺，下血如崩，脉较平时反觉小弱而数，此热伤手太阴血分也。（清·张璐《张氏医通·卷二》）

或因贪凉饮冷，肺经受寒而嗽，鼻流清涕，日轻夜重……因伤风而嗽、肺受风邪，郁滞为热，鼻出浊渊……或因肺经有热，干咳烦躁……或因阴虚火炎克肺，喘嗽干咳潮热之证。（清·刘渊《医学纂要·利集（第四集）灵机条辨》）

金性下沉，隐于子胎，肾家水火两病，肺俱能受其害，故有时肾水上泛为痰，肺受之，则喘壅而嗽。有时肾火上凌其母，肺受之，则喘息而鸣。皆肾气上逆而为病也。（清·沈金鳌《杂病源流犀烛·卷一》）

胎前咳嗽，产后更加失血，脉来左数，咳甚呕吐。（清·薛雪《扫叶庄医案·扫叶庄一瓢老人医案卷四》）

胎前气紧动红，夜多咳嗽不止。其经每月应期而至，日午心热、气急、咳嗽。（清·静光禅师《胎产新书·女科秘要卷二》）

产后七日内外，感冒风寒，咳嗽、鼻塞、声重、恶寒。（清·寄湘渔父《达生保赤编·卷三》）

产后咳嗽，产后多因恶露上攻，流入肺经，乃成咳嗽。其症胸膈胀满。产后气虚，皮毛不充，腠理不密，风寒袭之，先入于肺，亦成咳嗽。其症发热恶寒，鼻塞声重，或多喷嚏，鼻流清涕。若咳久不止，涕唾稠粘。（清·鲍相璈《验方新编·产科》）

胎前咳嗽，以及呛呕不安者，子咳与子呛也。（清·唐宗海《医学见能·卷三》）

胎前气紧动红，应期而至，久嗽不已，日午心热气急，人作劳症治，不效。（清·包岩《妇科一百十七症发明·第五十三症》）

产后气血交亏，外邪乘虚而客于少阳，每遇外感，必寒热大汗，咳逆频仍，曾经失血，此由外感而致内伤之象，由损怯而有成损之势，势难恢复矣。

胎前咳逆延久，产后营卫两亏，热少寒多，肝木侮土，左臂时痛，面目萎黄，带下心悸，脉象弦滑。

胎前咳逆，调治已愈，延产后两月有余，咳嗽时形，痰喘复作，加以身肿腹大。（清·赵履鳌《赵海仙医案·妇科》）

咳逆欲呕，痰出不爽，属肝火冲肺，胎前至今不已，阴已受伤，诚为重候。（清·凌奂《吴古年医案·胎前咳逆》）

咳嗽已久，性情多郁，产后饮食少进，而胸膈不宽，或时作酸作胀，大便不实，脉息弦数而细。（清·沈璠《沈氏医案》）

肺主气，气为卫。产后气虚，皮毛不充，腠理不密，风寒袭之，入于肺而为咳嗽。其证发热恶寒，鼻塞声重，或流清涕。（清·罗国纲《罗氏会约医镜·卷十四》）

三、儿科

夫嗽者，肺感微寒。八九月间，肺气大旺，病嗽者，其病必实，非久病也。其证面赤、痰盛、身热，法当以葶苈圆下之。若久者，不可下也。十一月十二月嗽者，乃伤风嗽也，风从背脊第三椎肺俞穴入也，当以麻黄汤汗之。有热证面赤，饮水涎热，咽喉不利者，宜兼甘桔汤治之。若五七日间，其证身热痰盛唾粘者，以褊银圆下之。有肺盛者，咳而后喘，面肿，欲饮水。有不饮水者，其身即热，以泻白散泻之。若伤风咳嗽五七日，无热证而但嗽者，亦葶苈圆下之，后用化痰药。有肺虚者，咳而哽气，时时长出气，喉中有声。此久病也，以阿胶散补之。痰盛者，先实脾，后以褊银圆微下之，涎退即补肺。补肺如上法。有嗽而吐水或青绿水者，以百祥圆下之。有嗽而吐痰涎、乳食者，以白饼子下之。有嗽而咯脓血者，乃肺热，食后服甘桔汤。久嗽者，肺亡津液，阿胶散补之。咳而痰实不甚，喘而面赤，时饮水者，可褊银圆下之。治嗽大法：盛即下之，久即补之，更量虚实，以意增损。（宋·钱乙《小儿药证直诀·上卷》）

肺盛复有风冷，则胸满短气，气急喘嗽上气，当先散肺，后发散风冷。（明·王肯堂《证治准绳·伤寒》）

虚嗽时常作热，面黄气短无神。（明·乔埰《幼幼心裁·上卷》）

平时饮食不节，致伤脾胃，泄泻作肿，咳嗽气急。此为脾虚不能生肺金，《经》曰“上盛下虚”，此之谓也。（明·秦昌遇《幼科医验·卷上》）

唇红作渴，痰嗽气喘，三月有余，骨瘦如柴。此食积久滞，有痟弱之虞。

大病后，咳嗽腹痛，间发潮热，唇红面白，肌肤羸瘦，饮食少进，精神疲倦。此元气未复，阳元无所依而阴浮于外也。

感风食咸味，其嗽便发，发时痰喘不休，胸部微高起。若弗治，眼目必红，便成龟胸痼疾。

咳嗽不已，面部发微红细瘰。此热邪内郁，风邪外束，风热相搏于肺。

身热已凉，咳嗽不止，舌有白苔，胸高气逆，烦躁不食，惟嗜酒，睡卧不宁。此内有积热，外感风邪，肺气不顺故也。

痰嗽有血。因积热未除，心火太盛，烧烁肺金，阳盛阴虚，有升无降，血随气上，越出上窍而然。

夏月每午后咳嗽大作，不能安睡，火刑金也。

干咳，气促，渐至声音不出，元气与肺气损极之候。

一儿，肿咳未除，继而干咳，腹胀，四肢倦怠，饮食难化。此脾土不足，既不能生肺金，又为肝木乘之。

顿咳不止，时吐或甚则连乳俱出，身微热，饮食减，面色稍赤。皆风邪暑热所侵，未经疏散，邪传心肺，变而为热。热生风、风生痰，痰结胸中，肺气不顺，连嗽不止，则痰、乳、食物一时吐出。患咳嗽，后成龟背之症。背脊曲处作痛，以肺与大肠相表里，咳伤肺气，气道壅塞，大肠之气亦滞，且大肠之头附于脊骨处，故伛偻作痛。（明·秦昌遇《幼科医验·卷下》）

小儿日内咳嗽痰壅，睡中不宁，亦因产后感风而得。癖热者，涎嗽饮水，由乳食不消，伏结于中致成癖块也，详在积聚门中矣。（明·秦昌遇《幼科折衷·上卷》）

肺乘脾为实邪，能食不大便而呕嗽。

肺虚自汗，右脸色多白，肺脉按之无力，久因咳嗽连声不已，乃肺经虚气上壅致令汗出。（明·秦昌遇《幼科折衷·下卷》）

咳嗽痰涎壅塞，搐咳不转，瞪目直视，此肺病兼肝症也。（明·万全《育婴家秘·卷之三》）

火侵肺嗽，与火炎无制相同。若燥侵肺嗽，其候头面汗出，寒热往来，皮肤干燥，皮疮瘙痒，大便闭结。痰涎胶粘。（清·夏鼎《幼科铁镜·卷五》）

咳嗽痰喘，虽属肺热，然有气虚腠理不固，风邪侵肺，而嗽吐稀痰者。

有汤水入口即咳而吐出者，肺胃热痰胶固也。（清·张璐《张氏医通·卷十二》）

热痰咳嗽，痰出稠浓，或咽喉痛。

嗽吐者，儿有咳嗽，必待其嗽定，方可与乳。若嗽未定，以乳哺之，其气必逆。乳不消化而为痰，痰气壅塞，嗽不得转而吐乳也。（清·陈复正《幼幼集成·卷三·》）

上气喘急，面浮目胞肿，时卧时起。（清·陈复正《幼幼集成·卷六》）

缘儿初受风邪，内舍于肺，复食酸咸之物，邪留肺脏一经。咳动，内邪相引，欲出不出，故咳至百声乃止也。（清·许豫和《橡村治验·顿嗽》）

痘出不快，烦渴闷乱，卧睡不安，咳嗽失声。

时值疟疾而复出痘。口吐白涎，咳嗽失声。（清·鲍相璈《验方新编·儿科杂症》）

肺热咳嗽……火嗽面赤，咽干燥，痰黄气秽，带稠粘便。（清·尚宗康《万全至宝·卷中》）

音哑喘咳，痰声嘎咯。风痰袭肺，肺胀夹惊险候。（清·柳宝诒《柳选四家医案·评选环溪草堂医案·中卷》）

小儿咳嗽，洒淅恶寒，热轻者，轻手按之乃得，重按全毛，日西尤甚，乃皮毛之热，即肺热也。

小儿因感受燥邪，咳嗽痰粘难吐，此因火烁肺金而然也。（民国·陈守真《儿科萃精·

卷四》)

小儿百晬嗽，面白唇淡，白眼带青，痰不相应，此系肝风有余，肺气不足。小儿寒嗽，因平素肺虚，喜啖生冷，以致寒邪伤肺，发为咳嗽。其证面色皖白，痰多清稀，鼻流青涕。

小儿火嗽一证，乃火热熏扰肺金，遂致频频咳嗽，面赤咽干，痰黄气秽，多带稠粘，便软者，古法主加味泻白散……便硬者，古法主凉膈散。小儿积嗽，因食积生痰，热气熏蒸，肺气上促痰壅，频频咳嗽。便溏者，古法主曲麦二陈汤……便秘者，古法主苏葶滚痰丸。又有劳伤吐血者，亦兼咳嗽，痰中带血，有热者，古法主鸡苏散(如鸡苏、薄荷叶、川贝母、麦门冬、桔梗、阿胶、生地黄、生甘草、炙黄芪、白茅根、炙蒲黄等味)。无热者，古法主救肺汤(如麦冬、人参、炙黄芪、郁金、五味子、酒洗当归、酒炒白芍、川贝母、炙甘草、马兜铃等味)。(民国·陈守真《儿科萃精·卷七》)

虚损咳嗽之初步，常因肺胃失其清肃，以致熏蒸成热，热伤肺阴，以致燥痰结肺，咳吐不爽。(民国·吴克潜《儿科要略·第六章》)

第四节　病证鉴别

一、内科

肺咳不已，则大肠受之，大肠咳状，咳而遗矢。

肺咳之状，咳而喘息有音，甚则唾血。

肝咳不已，则胆受之，胆咳之状，咳呕胆汁。

肝咳之状，咳则两胁下痛，甚则不可以转，转则两胠下满。

久咳不已，则三焦受之，三焦咳状，咳而腹满，不欲食饮。此皆聚于胃，关于肺，使人多涕唾而面浮肿气逆也。

脾咳之状，咳则右胁下痛，阴阴引肩背，甚则不可以动，动则咳剧。

肾咳不已，则膀胱受之，膀胱咳状，咳而遗溺。

肾咳之状，咳则腰背相引而痛，甚则咳涎。

心咳不已，则小肠受之，小肠咳状，咳而失气，气与咳俱失。

心咳之状，咳则心痛，喉中介介如梗状，甚则咽肿喉痹。

脾咳不已，则胃受之，胃咳之状，咳而呕，呕甚则长虫出。(《素问·咳论》)

咳嗽三经要辨明，太阳阳明与少阴。太阳停水青龙候，仲景小青龙二证皆云：心下有水气，干呕发热而咳者，小青龙汤主之。又云：心下有水气，咳而微喘者，小青龙汤。小柴治咳值千金。仲景云：中风七八日，心下悸，小便不利，身有微热或咳者，小柴胡汤主之。阳明能食咽必痛，咳时头痛定难禁。仲景《金匮》云：冬阳明，但头眩不恶寒，故能食而咳者，其人咽必痛，不咳者咽不痛。又云：冬阳明，反无汗，小便利，二三日呕而咳，手足厥者，其人头必痛；若不呕不咳手足不厥者，头不痛。少阴烦渴猪苓治，泄利须还四逆灵。仲景云：少阴病下利六七日，咳而呕渴，心烦不得眠者，猪苓汤主之。又云：少阴四逆，其人或咳，小便不利，腹中痛，泄利者，四逆汤。忽然水气因生咳，真武汤功效最深。仲景云：少阴病二三日不已，至四五日，腹痛小便不利，四肢沉重，疼痛而利，此为有水气，其人或咳，或小便自利，或下利，或呕，真武

汤主之。(宋·许叔微《伤寒百症歌·第七十一证》)

咳嗽须分痰与声，痰声俱有肺脾经；咳因气动为声，嗽乃血化为痰，肺气动则咳，脾湿动则嗽，脾肺俱动，则咳嗽俱作。然以肺为主，故多言咳，则包嗽在其中。(明·李梴《医学入门·卷之四》)

伤风咳者，脉浮，憎寒壮热，自汗恶风，口干烦躁，鼻流清涕，欲语未竟而咳也。

伤寒咳者，脉数，烦热引饮，口燥，或吐涎沫，声嘶咯血。

伤湿咳者，脉细，骨节烦疼，四肢重着，或自汗，小便涩。

伤暑咳者，脉紧，憎寒发热，无汗恶寒，烦躁不渴，遇寒而咳。(明·龚廷贤《小儿推拿方脉活婴秘旨全书·卷四》)

凡经年累月，久嗽不已，服药不瘥，余无他证，却与劳嗽不同。(明·马兆圣《医林正印·卷二》)

咳嗽，伤风也。因肺感风寒，新嗽，鼻塞声重，脉浮紧者，是伤风嗽也。先服芎苏饮，后服清肺散加减。初感冒风寒，咳嗽而声哑者，是寒包热也，与久嗽声哑者不同。火嗽者，有声者痰少，面赤身热，脉数者，乃火嗽也。干嗽无痰者，是肺郁。火邪在肺难治。冷风嗽者，遇风冷即发，痰多咳嗽时也，用三拗汤加减。劳嗽者，盗汗出，痰多，作寒热，脉数大无力者，是老嗽也。大抵火嗽、劳嗽、干嗽三症，皆是劳力、酒色内伤，或忧思郁结，阴劳火动而嗽，俱用滋阴降火汤加减。久嗽不止成劳怯。若久嗽声哑，或咽痛生疮者，是火伤肺金也，俱是难治之症。年老之人气血衰败，声哑失音者，亦难治，用清肺汤加减治之。痰嗽者，嗽动便有痰声，痰出嗽止是也。嗽而胸胁结痛者，是痰结，用瓜蒌枳实汤加减治之。肺胀嗽者，嗽则喘满气急，是肺胀嗽也，喘急不得眠者难治，用清肺汤加减治之。食积痰者，痰嗽如胶也，用瓜蒌枳实汤加减治之。早晨嗽者，胃中有食积；上半日嗽多者，是胃中有火；午后至夜嗽多者，属阴虚；黄昏嗽者，火气浮肿，少加凉药。春是上升之气；夏是火炎上，最重；秋是湿热伤肺；冬是风寒外来。(明·佚名《儒医心镜·各症病原并用药治法要诀》)

嗽一二声，无痰，夜则发热，过即冷，睡多梦是劳嗽。(清·景日昣《嵩厓尊生全书·卷之七》)

总而言之，咳嗽之因，共十有六：

一曰风嗽，风乘肺也，其脉浮，必兼鼻塞，流涕声重，口干喉痒，憎寒发热，自汗恶风，烦躁，语未竟而咳宜款冬花散、金沸草散。

二曰寒嗽，脾肺皆受寒邪也，其脉弦微，必兼面白口甘，水反侮土，寡于畏也，腹中大寒，痰白作泡，口甘涎沫者，胃寒不和，必以辛甘热去之宜紫苏饮子、半夏温肺汤。或有遇寒即发者，乃寒包热也，解表则热自除宜桔梗汤加麻黄、防风、杏仁、陈皮、紫苏、木通、黄芩。大概寒伤肺而咳者，其脉紧，必兼鼻塞声重，憎寒发热，无汗，烦躁，不渴胸紧，甚至音哑宜二陈汤加麻黄、杏仁、桔梗。

三曰热嗽，伤于暑热而得嗽也，其脉数，必兼口燥，声嘶，烦热引饮，或吐涎沫，甚至咯血宜洗肺散、芩半丸、黄连化痰丸。须知咳嗽面赤，胸腹胁常热，惟足乍有时冷，其脉洪滑者，必热痰留滞于内，故嗽而胸满也宜半黄丸、小陷胸汤。

四曰湿嗽，湿伤脾也，其脉濡细，必兼骨节烦疼，四肢沉重，或有汗，小便不利，痰多宜白术汤、白术丸。

五曰郁嗽，即火嗽也，其脉数，必兼面赤，或肺胀喘急，睡不安，痰少，甚者干咳而无痰，乃肾水枯涸，邪火独炎所致宜清化丸、清金降火汤。

六曰劳嗽，虚劳咳嗽也，其脉细数，必兼盗汗出，痰多，作寒热，火升喘促，盖缘酒色过度，虚劳少血，津液内耗，心火上炎，遂使燥热乘肺，唾咯脓血，上气涎潮，其嗽连续不已也宜人参清肺汤、诃黎勒丸、人参芎归汤。

七曰食积嗽，伤食生痰，久积发咳也，其脉数硬，必兼胸满噫酸，发热，或稠痰壅滞喘满，皆由胃火上炎，冲逼肺气，久而不愈也，此非青黛、瓜蒌不除瓜蒌丸、二母宁嗽汤。总之，凡有食积者，必面青黄白不常，面上如蟹爪路，一黄一白者，此又可望色而知也。

八曰气嗽，七气积伤成咳也，其脉浮洪滑数，必兼上气喘急，痰涎凝结，或如败絮，或如梅核，滞塞咽喉，吐不出，咽不下，多因七情郁结，或劳伤脾肺，甚而多吐脓血，渐成肺萎，将作劳瘵也。然气嗽一证，妇人多有之宜团参饮子、苏子降气汤、星香丸。

九曰痰嗽，嗽动便有痰声，痰出即嗽止也，其脉浮滑，必兼胸膈满，痰涎多，或寒热交作，面浮如盘，缘湿痰在胃，上干于肺也宜半瓜丸、滴油散、澄清饮。其有一种发咳时，直至顿吐饮食，痰物俱尽，方小安者，此乃肝木克脾土，风痰壅盛所致也宜白圆子。

十曰干嗽，肺中无津液也，其脉细涩，必兼气弱或促，乃痰郁火邪于肺中，轻则连咳数十声，方有痰出，重则虽多咳亦无痰，故为干咳嗽，极难治，始宜用苦桔梗以开之，再用补阴降火之剂，不已，则成劳瘵，在不得志者多患此宜干嗽补肺膏、加味二母丸、琼玉膏。

十一曰血嗽，嗽而多唾瘀血也，其脉浮芤而数，必兼喉中有腥气，或因上焦有热，血瘀沉闷，嗽声连并，气不得透宜桑皮散，或因打扑损伤肺气作咳，多吐黑血宜当归散。

十二曰酒嗽，伤酒而成也，盖酒大热有毒，或冷热兼饮，日久渐伤胃脘，其气结聚不流，致成湿痰作嗽宜瓜蒌青黛丸、瓜蒌杏连丸、蜂姜丸。

十三曰久嗽，诸般嗽久也，盖积痰留聚肺脘，粘滞如胶，以致气不升降，或上气喘急宜蜂姜丸、贝母汤、加味百花膏。并有至数十年不愈者宜马兜铃丸、润肺除嗽饮。

十四曰火嗽，火热嗽也，其脉洪数，必兼面赤，烦渴引饮，有声痰少，或由肺家积热宜清肺饮。或由伤寒潮热，痰盛，胸胁痛宜柴胡枳桔汤。或由火郁肺胀，气急息重宜海青丸。盖以肺肾二经，乃人身之化源，二经有亏，则化源绝，故痰火益盛，而嗽发不止也宜滋阴清化丸。

十五曰夜嗽，阴虚嗽也，多属肾气亏损，火炎水涸，或津液壅而为痰，故夜间属阴分，阴气相感，故咳声不绝，至晓方缓，或兼口苦，胸痞，胁痛，多吐涎沫，不进饮食，故夜咳必用知母，切忌生姜，以其辛散，恐复伤阴也。古人多以六味丸加知、柏、天冬、贝母、橘红治之，所以滋化源也宜滋阴清化丸、麻黄苍术汤。

十六曰天行嗽，感时行之气作咳也，盖因时令不正，人多感冒，以致痰盛，寒热，或鼻塞声重宜人参饮子、一服散。而亦有四时感受风寒作嗽，不尽由一时天行之气者宜参苏饮。由是以治诸咳，庶几用药皆有关窍，而罔弗奏功矣。（清·沈金鳌《杂病源流犀烛·卷一》）

形瘦肌削，气冲咳嗽，呕吐失血，脉左细数，是肝肾内损，下元不主纳气，厥阳上冒所致，非由肺咳之故，现值暑令，气升血溢。（清·陈念祖《南雅堂医案·卷三》）

风咳嗽:痰唾稠粘,喉中痒,鼻流清涕。

房劳阴火咳嗽:逆气里急。

伏火咳嗽:连续不止,身常热,痰唾多。

寒咳嗽:喉中紧,声嘶,畏冷无汗,鼻流清涕。

内伤咳嗽:厥气上逆,骤咳连声不已,唾痰少。

湿热咳嗽:胸满,身重,小便不利。

暑热咳嗽:唾沫,口中渴,喘急烦躁。

嗽血:不咳,痰中带血,出于脾脉。燥气咳嗽:口中燥,咽干,痰涎少,身热。(清·汪必昌《聊复集·卷二·医阶辨证》)

咳嗽不一般,但看五色痰:白痰伤于肺,青痰伤于肝,黄痰伤脾胃,红痰心火燃,黑痰伤肾水,说明治不难。黑痰轻,红疼重,其余别的看大症,或是一年八个月,是病化痰膏二帖,宁嗽丸二付。(清·佚名《郎中医话·痨伤咳嗽即屯子粘科》)

春月暴暖忽冷,先受温邪,继为冷束,咳嗽痰喘最多,辛解凉温,只用一剂,大忌绝谷。若甚者宜昼夜竖抱勿倒三四日。徐云:秘诀。夫轻为咳,重为喘,喘急则鼻掀胸挺。(清·王士雄《温热经纬·卷三》)

分外感内伤二症,皆以肺为主。外感,邪从皮毛入。皮毛者,肺之合也。皮毛受寒邪,则汗孔为邪所闭,肺气内郁成热,或皮毛受热,传入于肺而肺热,此因以肺为主;若内伤火炎,火气亲上,必先烁金,故亦以肺为主也。

外感,以有咳嗽为轻,盖肺气虽郁尚能通也,故鼻流清涕,鼻痒而嚏,喉痒而咳;若郁甚热壅,不能上通,则鼻干且塞,无喷嚏、咳嗽之症矣。盖郁不甚者,尚欲外散与上通;甚则不外散而内攻,不上通而下郁也。

内伤以有咳嗽为重。如肺肾之火,其初止病下焦,未及上干也,久而炎炽,乃及于肺,则病重矣;为肺为本盛者当别论。(清·潘道根《临证度针·咳嗽》)

咳嗽有寒热之别,不可误治。感寒者,鼻塞流涕,或微恶寒,宜服生姜、葱白。日二次,不宜常服。挟热者,夜嗽较甚,喉痒,口或微渴,宜服淡盐汤;可常服代茶。初起服此者,不致久延,余家用之恒验。(清·陆以湉《冷庐医话·卷三》)

骨蒸咳:失血证久咳不止,发热盗汗,世谓之骨蒸劳咳,乃肝之血分夹有瘀滞症结,则肝气郁而不和。

实咳:外感风寒,先见头痛,恶寒发热等证……此外又有内受温暑湿热者,亦能攻发而为咳血,其证身热口渴,小便不利,胸腹烦满,与外感风寒相似。(清·唐宗海《血证论·卷二》)

按咳嗽一证,有从外而入者,有从内而出者。从外而入者,风寒暑湿燥火之邪干之也。六客各有节令不同,须知,客邪自外而入,闭其太阳外出之气机,气机不畅,逆于胸膈,胸中乃肺地面,气欲出而不出,咳嗽斯作矣;定有发热头疼身痛一段风邪干者,兼自汗恶风,寒邪干者,兼无汗恶寒;暑邪干者,兼口渴饮冷,人困无力;湿邪干者,兼四肢沉重,周身觉冷而酸疼,不甚发热;燥邪干者,兼吐痰胶粘,喜饮清凉;火邪干者,心烦脉洪,小便短赤,饮冷。从内而出者,皆是阳虚阴盛之侯。阴虚也有,十中仅见一二。困阳虚者,定见困倦懒言,四肢无力,人与脉息无神，唇舌青淡，白色而喜热饮，食少心烦，身无发热痛苦，即有烧热，多在午后，非若外感之终日发热无已时也。因心肺之阳不宣，不能化其本经之阴邪，逆于胸而作者，其人无外感可征。凡事不能用心劳力，稍用心力一分，心便潮热，自汗出咳嗽更甚，多吐白泡清痰。近市医家，每称为陈寒入肺，其实不知心肺阳衰，而内寒自生也。因脾胃之阳不足，不能转输津液水谷而作者，其人饮食减少，腹满时痛，多吐清冷痰涎，喜食辛辣椒姜热物。因肝胆之阳不足，不能收束，其水挟龙雷，而水泛于上，直干清道而作者，其人腰胁胀痛，足膝时冷，两颧时赤，夜间痰水更甚，咽干不渴。凡此内外两法，不得紊乱。（清·郑寿全《医法圆通·卷一》）

面白，咳逆唾脓血，上气奄然而极者，肺风发也。

上气面浮肿息肩者，咳嗽气逆也。咳嗽，病面色皖白，痰多清稀。鼻流清涕者，寒嗽也。呼吸张口短气者，肺痿吐沫也。（清·汪宏《望诊遵经·望诊上》）

咳嗽，先贤论咳嗽，以有声为咳，有痰为嗽，有声有痰为咳嗽。其初起多因于风寒，延久多成于虚损。（清·刘国光《灸法秘传·卷一》）

右寸紧而浮，为伤风，恶风头痛，或浊涕稠粘，鼻塞声重，或喘促膈壅。紧而洪，咽肿喉痹（实火）。紧而沉滑，肺实咳嗽。（民国·丁泽周《脉学辑要·李濒湖蒋趾真论脉篇》）

咳嗽，咳者，有声无痰，肺气伤也。嗽者，无声有痰，脾湿动也。咳嗽者，有声有痰，伤肺气动脾湿也。（民国·秋田散人《医学说约·寒门》）

二、儿科

因痰而嗽者，痰为重，主治在脾。因咳而动痰者，咳为重，主治在肺。以时而论之，咳于春，春气上升也。咳于夏，火气炎上也。咳于秋，湿热伤肺也。咳于冬，风寒外感也。以一昼夜而计之，清晨咳者属痰火，上昼嗽者属胃火，午后嗽者属阴虚，黄昏嗽者，火气浮于肺经，五更嗽者，食积滞于三焦。肺实而嗽者，必顿嗽抱首，面赤反食。肺虚而嗽者，必气逆虚鸣，颜白飧泻。

肺热而嗽者，必痰腥而稠，身热喘满，鼻干面红，手捏眉目鼻面。肺寒而嗽者，必嗽多痰薄，面白而喘，毛粟肠鸣，恶风多涕。（清·冯兆张《冯氏锦囊秘录·杂症大小合参·卷十二》）

流行咳嗽，虽由外感所致，然与普通之伤风咳嗽不同。伤风咳嗽，其病势轻，流行咳嗽，其病势重；伤风咳嗽，为期颇暂，流行咳嗽，迁延日久；伤风咳嗽，其感邪浅，流行咳嗽，其感邪深。考流行咳嗽有似时疫之传染，故小儿口鼻感其气息，即可因而致病。因之一经流行，则沿门阖境，无或得免，故不似伤风咳嗽之或感或不感也。其病一日百日咳，言其咳嗽不易愈，往往经百日之久也。一曰鸬鹚咳，形其咳嗽之艰难，连声而作有如此状也。

外感咳嗽，受病之因，全由外邪所致。不由内因，故与内伤之咳嗽不同，其间亦有因外感失治而转成内伤者，然初起固为外感也。外感咳嗽之轻者，厥为感冒风寒，俗所称伤风咳嗽是也。考肺为清轻之体，最忌风寒之邪，一有所感，气管在上，先受其病，病则酿痰，痰则阻碍呼吸，肺体因呼吸之有阻也，亟欲祛邪，以外出，故发为咳嗽以驱之。初起之时，咳声常尖锐而痰色常清白，以寒邪初袭，犹未化热，痰涎始生，犹未化浊也。病之中期，咳声常重浊而痰色常稠黄，以邪势方盛，进而化热，痰涎积聚，熏蒸变稠也。病之后期，咳声常清爽而痰色常清白，以邪势已衰，气道已通，浊痰既豁，仅存稀痰也。病之甚者，亦有热势内侵，而呈喘急之象，亦有痰不易出而呈惊搐之状，要皆非危笃之证，但须因势利导，清热豁痰，使咳声得畅，肺气得宣，稍稽时日，亦无不愈。至于有因循失治，有内外因相杂，有一再感冒不已，致肺气大伤者，亦可转成不治之证，俗所谓伤风不醒便成痨，正指此也。（民国·吴克潜《儿科要略·第六章》）

声哑而咳，寒水伤肺；声破而咳，痨热损肺。连声而嗽，则为顿咳；气呛无痰，则为干咳。饮咳稀痰，燥咳粘痰，火咳无痰，痨咳胶痰。痰声漉漉，多属肺绝；久病呛呃，多属胃绝。（民国·何炳元《小儿诊法要义·第一章》）

咳嗽声，咳嗽重浊者，为风寒之咳，咳声洪大者，为风火之咳，咳嗽无痰者为干咳，咳嗽痰粘者为燥咳，咳声连续不断，呈发作性者，百日咳也。咳嗽声促而疼痛者，肋膜炎或肺炎也。咳声甚细者，为咽痛。咳声如鼾者为白喉。（民国·钱今阳《中国儿科学·第二章》）

第五节 治则治法

一、内科

岐伯曰：气有余则喘咳上气，不足则息利少气。血气未并，五脏安定，皮肤微病，命曰白气微泄。帝曰：补泻奈何？岐伯曰：气有余，则泻其经隧，无伤其经，无出其血，无泄其气。不足，则补其经隧，无出其气。（《素问·调经论》）

治嗽大法，肺脉浮，为风邪所客，以发散取之；肺脉实，为气壅内热，以清利行之；脉濡散为肺虚，以补肺安之。其间久嗽之人，曾经解利，以致肺胃俱寒，饮食不进，则用温中助胃，加和平治嗽等辈。至若酒色过度，虚劳少血，津液内耗，心火自炎，遂使燥热乘肺，咯唾脓血，上气涎潮，其嗽连续而不已。惟夫血不荣肌，故邪在皮毛，皆能入肺，而自背得之尤速，此则人参、芎、归所不可无。（宋·杨士瀛《仁斋直指方·卷之八》）

咳嗽有声无痰者，生姜、杏仁、升麻、五味子、防风、桔梗、甘草。无声有痰者，半夏、白术、五味子、防风、枳壳、甘草，冬月须加麻黄、陈皮少许。有声有痰者，白术与半夏、五味子、防风。久不愈者，枳壳、阿胶。（金·张元素《医学启源·卷之上》）

久咳伤肺，其气散漫，或收而补之，或敛而降之，宜于内伤，外感禁用。（金·张元素《脏腑标本虚实寒热用药式》）

其治法也，风之嗽，治以通圣散加半夏、大人参半夏丸，甚者汗之；暑之嗽，治以白虎汤、洗心散、凉膈散，加蜜一匙为呷之；火之嗽，治以黄连解毒汤、洗心散、三黄丸，甚者加以咸寒大下之；湿之嗽，治以五苓散、桂苓甘露散及白术丸，甚者以三花神祐丸下之；燥之嗽，治以木香葶苈散、大黄黄连阿胶丸，甚者以咸寒大下之；寒之嗽，治以宁神散、宁肺散，有寒痰在上者，以瓜蒂散越之。此法虽已几于万全，然老幼强弱，虚实肥瘦不同，临时审定权衡可也。病有变态，而吾之方，亦与之俱变，然则枯矾、干姜、乌梅、罂粟壳，其误人也，不为少矣！呜呼！有人自幼咳嗽，至老不愈而亦不死者，余平生见此等无限。或小年咳嗽，不计男女，不数月而殒者，亦无限矣！夫宁神、宁肺散，此等之人，岂有不曾服者哉？其不愈而死者，以其非寒嗽故也。彼执款冬花、佛耳草，至死不移者，虽与之割席而坐可也。曹魏时，军吏李成，苦咳嗽，昼夜不寐，时吐脓血，华佗以谓“咳之所吐，非从肺来”，以苦剂二钱匕，吐脓血二升余而瘥。若此之嗽，人不可不知也。（金·张从正《儒门事亲·卷三》）

诸气膹郁，皆属于肺，燥金甚则肺太过，而病化膹郁，岁金太过，甚则喘咳之类。东垣谓之寒喘，治以热剂是也。火热胜则肺为邪攻，而病亦化膹郁，如岁火太过病喘咳之类，东垣谓之热喘，治以寒剂是也。（明·汪机《读素问钞·卷上之四》）

出痘将靥时，咳嗽喘急……此症肺有火邪，火郁宜发之。（明·万全《痘疹心法·卷之十九》）

风寒嗽者，鼻塞声重，恶风恶寒，或自汗，或无汗者是也。治当以发散行痰。（明·龚廷贤《小儿推拿方脉活婴秘旨全书·卷四》）

凡火嗽，有声痰少，面赤身热，宜降火清金化痰为主，清金化痰汤。（明·马兆圣《医林正印·卷二》）

大凡咳嗽治法，必先清化痰涎，化痰顺气最为先，气顺痰行咳减。

久嗽连声出血，清金降火为佳。

咳嗽治法有三：有发汗，有下泻，有清补。（明·乔垛《幼幼心裁·上卷》）

温一渠内人。平素血虚咳嗽，近为饮食所伤，不知饥饿。专科作阴虚治，而胸膈愈胀。予脉之，右关滑大，左手软弱。法当先健脾，消去饮食，然后治嗽。（明·孙一奎《孙氏医案·一卷》）

王南岗。咳嗽，气涌不能伏枕，吐痰不已，下午微热，胸膈膨胀，不知饱饿，口干，舌上白苔厚，小水短少，大便里急后重，间有紫黑血。脉右关洪滑，左手涩。据脉症，胃中有瘀血痰积，而肺气亦虚也。法当先补而后泻。（明·孙一奎《孙氏医案·二卷》）

伤风嗽吐，有热生风，有风生痰，痰结胸中，肺气不顺，连嗽不止，和痰吐出，此为嗽吐。痰壅而作，乃为实症，宜去风化痰，先服小柴胡汤。若泻久脾虚，土不生金，面白唇燥，干嗽干呕，无痰可去，温补为上，用茯苓厚朴汤、惺惺散。（明·秦昌遇《幼科折衷·上卷》）

一人脉左右俱浮而五至，乃肺中有火，伤风咳嗽，热极生痰也。宜用清肺平嗽药。（明·秦昌遇《医验大成·感冒章》）

一人尺脉浮大，按之则涩，口渴溺赤，气短咳嗽，多痰。乃因嗜欲不节，阴虚火动，水沸为痰，如龙火之于海，龙兴而水附也。此症忌用寒凉，惟宜甘温之剂，引火归原，痰不治而自愈矣。

一人脉滑而数，乃痰聚于中州，寒凝肺表，以致咳嗽内热，气闷胸次不快。治当清顺肺气为主，导痰药为臣使。（明·秦昌遇《医验大成·痰症章》）

一人咳嗽见血，多是肺受热邪所致。治宜泻火滋阴，忌服人参。（明·秦昌遇《医验大成·咳血章》）

一人六脉浮数，按之豁然，此病后脾气大虚，脾气一虚则肺金先损，盖土不能生金也。脾虚则不能摄涎，肺燥则多咳嗽，况脾湿动而生痰，令人亦咳。治须大补中气，中气旺则肺自安，

不必治咳，而咳自安矣。（明·秦昌遇《医验大成·虚损章》）

血虚咳嗽之治：血虚补血，海藏四物汤、归芎地黄汤、天地煎。虚寒之人，血脱益气，四君子汤合生脉散。虚热之人，肝肾阴虚，龙雷之火，刑肺而嗽者，宜敛阴降火，家秘肝肾丸合黄芩泻白散。（明·秦昌遇《症因脉治·卷二》）

热甚火伤肺金，不能言者，清肺降火则愈。风热壅盛，咳嗽，声哑者，清风热降痰火则愈。又有失于发散，风邪伏于肺中者，当以发散为主也。（明·戈维城《伤寒补天石·续伤寒补天石》）

若夫阴剧阳亢，木火乘时，心火肆炎上之令，相火举燎原之焰，肺失降下之权，肾鲜长流之用，以致肺有伏逆之火，膈有胶固之痰，背畏非时之感，胸多壅塞之邪，气高而喘，咳嗽频仍，天突火燃，喉中作痒，咯咽不能，嗽久失气，气不纳于丹田，真水无以制火，于是湿挟热而痰滞中焦，火载血而厥逆清窍，伏火射其肺系，则能坐而不能卧，膈痰滞乎胃络，则能左而不能右。斯时急宜清金保肺，以宣清肃之令；平肝缓火，以安君相之位；培土调中，以奠生金之母；滋阴补肾，以遏阳光之焰。一以中和为治，补其虚，载其陷，镇其浮，定其乱，解其争，制其过，润其燥，疏其淹滞，收其耗散，庶有济也。若执补火之说，用辛热之品，与彼寒凉伤中者异病而同治，岂不殆哉！（明·汪绮石《理虚元鉴·卷上》）

肺受病，咳嗽寒热，懒语嗜卧短气，宜补中益气。（明·吴尚默《丹溪手镜·卷之中》）

人有久咳而不愈者，口吐白沫，气带血腥，人以为肺经之湿也，而不知实肺金之燥。苟肺气不燥，则清肃之令下行，而周身四达，何处非露气之下润乎！不特肾水足以上升而交于心，亦且心火下降而交于肾，不传于肺矣。心火既不传于肺金，曾何伤燥之虑哉！惟其肺气先已匮乏，高源之水无有留余之势，而欲下泽之常盈，以上供于肺金之用，此必不得之数也，治法自宜专润肺金之燥矣。然润肺金之燥，而肾火上冲，则肺且救子之不暇，何能自润？此肺肾必宜同治也。

人有嗽血者，因咳嗽而出血也。其症多因劳伤而成，耗损肾水，水不能分给于各脏，而又不慎于女色，则水益涸矣。水涸而肺金必来相生，以泄肺金之气，而无如肾水日日之取给也，则子贫而母亦贫矣。夫贫子盗母之资，则母有剥肤之痛。欲求救于胃，而胃又受肝火之凌，则胃不敢生肺。肝木生火，则心火必旺，心火一旺，必来乘肺。肺受外侮，必呼子相援，而肾子水衰，不能制火，火欺水之无用，凌肺愈甚。肺欲避之子宫，而肾子之家，又窘迫干枯，无藏身之地，势不得不仍返于本宫，而咳嗽吐血矣。治法自宜救肺，然而徒救肺，而肾之涸如故，则肺之液仍去顾肾而肺仍伤也。故治肺仍须补肾，肾水足而肝木平，心火息，不必治肺而肺已安矣。（清·陈士铎《辨证录·卷之三》）

人有阴气素虚，更加气恼，偶犯风邪，因而咳嗽。人以散风祛邪之药治之而愈甚，此不治其阴虚之故也。然而徒滋其阴，而肝气未平，则木来侮金，咳亦难已。法宜平肝而益之以补水之剂，则水能资木，而木气更平也。（清·陈士铎《辨证录·卷之四》）

如人病喘嗽者，人以为肺虚而有风痰，不知非然也。乃气虚不能归元于肾，而肝木挟之作祟耳。法当峻补其肾，少助引火之品，则气自归元，而痰喘可息。（清·陈士铎《石室秘录·卷一礼集》）

又有感冒伤风之表症，鼻塞声重，咳嗽脉浮，邪多肺受，实则解表，虚兼实卫，有火者外发，内邪夹食者兼消导，痰多者兼清痰，则邪气解正气伸矣。（清·李菩《杂症要略·卷之一》）

火嗽，寸脉滑数或沉实而弦，口干，头时痛，有声痰少，面赤，宜降火清金。

上午嗽为胃火，午后嗽为阴虚，宜滋阴降火。黄昏嗽为火浮于肺，不可正用凉药，宜敛而降之。若十嗽为阴虚火动，咳脓血而臭秽，防肺萎、肺痈，皆难治也。自表入者病在阳，宜辛散。自内生者病在阴，宜壮水润金。伤于肺者宜清润，动于脾者宜健燥。其脉浮大者顺，沉细者逆。（清·李菩《杂症要略·卷之二》）

有风寒郁闭在肺而成痰嗽、哮喘者，病在于肺，宜豁痰开气……忌温补酸收。（清·李菩《杂症要略·卷之四》）

痰嗽总论　丹溪曰：有热痰、湿痰、食积痰、风痰、老痰、燥痰。大法宜降火清肺，火降而痰自除也。经曰：咳谓无痰而有声，嗽谓无声而有痰。咳嗽者，因伤肺气而动脾湿。病本虽分六气、五脏之殊，其要皆主于肺，肺主气而声出。治法宜分新久、虚实。新病风寒则散之，火热则清之，湿热则泻之，久病便属虚、属郁。滋之、润之、降之，治痰之法也。（清·王梦兰《秘方集验·卷之上》）

一疹出后，声哑不出，或喘或咳，或身热不退，致日久不愈者，此热毒未尽解，肺金受伤也，宜清金降火。（清·喻昌《痘疹生民切要·下卷》）

咳嗽为病，多感风热所致，外寒而内火，使肺气不得自由，激而摇动，使之嗽焉。然肺为五脏之华盖，主于气而易袭于风，初咳只宜发散。（清·张中和《资蒙医径·卷之上·咳嗽门》）

咳嗽，所因亦是内伤外感而已。外感者，病在阳，宜辛温以散邪，则肺清而咳愈。内伤者，病在阴，宜甘以壮水，润以养金，则肺宁而嗽痊。治表者，药不宜静，静则留连不解，变化他病，故忌寒凉收敛。若形病俱虚者，又当补中气而佐以和解。倘专于发散，病反增剧也。治内者，药不宜动，动则虚火不宁，燥痒愈甚，故忌辛香燥热。若命门火衰者，则参芪附桂在所必用，否则气不化水，无补于阴也。至夫因于火者宜降，因于湿者宜利，因痰者消之，因气者理之，随所见证而调治为妙。（清·丘克孝《隘村医诀·上卷》）

治咳而无痰者　以辛甘润其肺。蜜煎生姜汤，蜜煎橘皮汤，烧生姜、胡桃。（清·李潆《身经通考·卷三》）

肺虚咳嗽脉症　肺虚者，肺家元气自虚也。惟其自虚，则腠理不密，故外则无风而恶风，不寒而怯寒；内则气怯，息短，力弱，神虚，面白形羸，情志郁结，嗜卧懒言，遗精自汗，饮食减少，咳嗽无力。痰涎清薄，六脉虚而涩弱，按之无神，此为阳虚脉症。宜于大补元气，则嗽不治而自愈。若专于消热、消痰以止嗽，未有不速其死者也。

肺燥咳嗽脉症　金性喜润，润则生水，以滋脏腑。若本体一燥，则水源先竭，火无所制，金受火烁，则气自乱而咳。咳则喉干音哑，烦渴引饮，痰结便秘，肌肤枯索，形神虚萎，脉必虚数，久则涩数无神。法当滋润清补，后方历验，加减备开于后。

问曰：咳与嗽，有何分别？孰重孰轻？何治之难易，甚有至于死者？答曰：嗽为轻，咳为重。嗽因痰，痰出嗽即止，为易治。咳因气逆火炎而无痰，咳之不已，则津液火炼为痰，出少许渐缓。如气复逆，则复咳。咳伤血络而血溢，渐成咳血痰红症，所以难愈。延至精枯血竭，喉癣喉痹，声嘶音哑而死。其症总因真元不足，水亏火旺所致。今人但知清热、消痰、顺气三法，不识此气为吾身之真气，真气亏则壮火盛，而真水竭。若不急子培补真元，壮水之主以制阳光，而徒事于消痰顺气，未有不至危也。（清·刘默《证治百问·卷之二》）

罗谦甫云：冬温本秋燥之余气，而上刑肺金，阴气先伤，故邪得以入于少阴之经。虽发于冬时，治法与伤寒大异。盖温则气泄，寒则气收，二气本相反也。治宜葱豉汤加枇杷叶、杏仁、象贝、花粉、甘、桔等。若先受冬温，加以严寒外束，寒热互包于肺俞，不得发泄，身热喘嗽，面目浮肿，喉中介介如梗状，惟仲景麻杏石甘汤一方，散表寒，兼清里热，俾蕴蓄之邪，渐运于皮毛，常自汗出津津而解矣。（清·张泰《类伤寒集补·冬温略》）

痧从时气所感，因而咳嗽，肺经受伤，不可以伤风治之，盖伤风以疏风为主，若痧则纯乎疏风，非共所宜，当刮痧为先，宜清喉顺气凉肺散痧为主，若专重疏风，纵非紧痧急症，亦必咳嗽日甚，缠绵不已，劳嗽等症，由此而成，慎之慎之。（清·郭志邃《痧胀玉衡·卷中》）

夫人之吐血，多起于咳嗽，咳嗽血者肺病也，方家以止嗽药治肺兼治血，而不效何也？肾脉入肺，两脏相连，病则俱病，而其根在肾，肾中有水有火，水干火燃，阴火刑金，故咳嗽，嗽中有痰唾带血而出者，肾水逐相火炎上之血也，惟六味丸独补肾水，性不寒凉，不损脾胃，久服则水升火降而愈，又须人参救肺补脾收功。（清·臧达德《履霜集·卷一》）

肺受火克，毛窍常疏，不能固腠理而洒淅恶寒者，必兼咳嗽咽干，治宜清金润肺。（清·李用粹《证治汇补·卷之三》）

新咳有痰者，属外感，随时解散。无痰者，是火热，只宜清之。久咳有痰者，燥脾化痰，无痰者，清金降火。盖外感久则郁热，内伤久则火炎，俱宜开郁润燥。《入门》今人但知肺主皮毛，一遇外感风寒，疏散之外，牢不可破。殊不知久则传里，变为郁咳，遂成痨瘵，多由不分内外所因新久之异。夫形寒饮冷，新咳痰稠，固宜温寒散湿。若夫气动火炎，久咳无痰，当清热润燥，而温寒散湿之剂，又在所禁矣。常见痨症之发，每由咳嗽。治者不究其源，印定伤风，屡用辛温，发热自汗，食少便稠，卒成不救者有之。（清·李用粹《证治汇补·卷之五》）

咳嗽多痰，脉弦数，潮热胸次痛，癸水适至，宜清肺利络化痰。

咳嗽未除，气冲脘闷，脉虚数，癸来涩少，宜润肺止嗽化痰。

头疼咳逆，右脉浮清，心涎脘闷，苔黄厚，颊车紧，经停月余，手足麻木，寒热不清，宜清肺疏风。

宿恙夹新邪，痰壅气塞，咳嗽暮夜尤剧，脉弦苔滑，姑宜清降化痰。（清·邵兰生《邵氏医案》）

此温邪之内袭者，肺热则咳嗽汗泄，胃热则口渴烦闷，苔白转黄，风从火化，故以清泄肺胃为主。（清·王士雄《温热经纬·卷四》）

解后咳嗽　如热退之后，尚有咳嗽未除，此余热在肺也，宜滋养肺胃之阴，其嗽自止。（清·石寿棠《温热类编·卷二》）

咳嗽　吐血痰并声哑，属肺热甚。忌升，破气，复忌补气，破血，辛燥，热，收涩。宜降气清热，润肺生津液，凉血益血，甘寒，甘平，咸寒，佐以苦寒。（清·陈澈《药症忌宜》）

初起咳呛，时厉风邪郁肺，咳则毛窍汗而痧易出，痧足咳宜减。若咳甚则热邪熏肺也，不必开泄，宜进清肃。如痧后咳而不止，痧火灼肺也，宜清润之。咳久不已，恐伤阴涉怯，治宜养阴润肺。（清·陈标《痧痘金针·上卷》）

夫咳嗽之所以累人者，以其难于立止也。然欲治肺而止嗽，则益害肺而嗽愈甚，盖肺受病而咳嗽者，必有因以迫之，治其因则嗽自愈。若不详所自，而徒事于肺，则气无所归，或邪无所散，肺愈苦而咳嗽愈甚矣。如痘初咳嗽者，因痘疮挟君相二火，上熏于肺，肺叶焦举。故气逆而咳者，有声无痰之谓也。若脾虚不能运化而生痰，痰生则嗽，嗽者，无声有痰之谓也。治法无痰要有痰，有痰要无痰。可见，治咳又难于治嗽也。在发热之时，先有咳嗽之证者，此为外感风邪之故，治宜疏散。在将发疮痍之时者，是火邪欲达之故，治宜托痘。既见咳嗽更增者，是喉咙有痘，故淫淫如痒，习习如鲠，治宜利咽。若灌浆而咳者，是肺气虚弱，治宜参芪甘桔之类。若靥后而犹咳者，是肺逆不收，治宜润肺清毒。若落痂后而多嗽者，治宜滋肺化痰。更有身热而咳嗽连声鼻血者，是余毒在肺也，治宜清热解毒。有因久嗽阴亏，痰水枯滞，气不升降，两胁刺痛者，治宜养阴清肺，使痰气流通，而痛咳俱愈也。至若声如水鸡声者，如拽锯者，口中痰涎胶塞者，并皆不治。（清·冯兆张《冯氏锦囊秘录·痘疹全集·卷二》）

痘疮每至作脓之时，咳唾痰涎，或有脓血夹杂，咽喉不利，饮食亦少者，此肺受火邪，津液不足，故多粘痰，喉舌牙齿之间，且兼疮溃于内，故脓血夹杂也，治宜清肺化痰利咽为主，其收腐之后，则自然平和，不可妄用大凉之剂。（清·冯兆张《冯氏锦囊秘录·痘疹全集·卷八》）

咳嗽者，痘疹常证也。有寒有热，有实有虚。如自初出而咳嗽，至今未愈者，此肺气不敛也，宜敛之润之。如咳而热，大便难，小便赤，或咳出血，肺叶焦举者，此热毒也，宜清利之。如咳而大便溏，小便清，身无大热，而不渴者，此为虚也，宜补益之。若向不咳而今始咳，兼有鼻流清涕等候者，此风寒外感也，宜疏散之。更有咳嗽而两胁疼痛者，是余毒在中而阴阳之气不能升降也。经曰：左右者，阴阳之道路，两胁之谓也，治宜但为解毒顺气。然亦有气血两亏，阴阳不畅者，则宜调养气血而所苦自已。（清·冯兆张《冯氏锦囊秘录·痘疹全集·卷十一》）

火侵肺嗽，与火炎无制相同。方见后。若燥侵肺嗽，其候头面汗出，寒热往来，皮肤干燥，皮疮瘙痒，大便闭结。痰涎胶粘。治宜润肺清金之剂。（清·夏鼎《幼科铁镜·卷五》）

有声无痰，谓之咳，肺气伤而不清也。有痰无声谓之嗽，脾湿动而生痰也。有声有痰，谓之咳嗽，脾生痰而传于肺也。风寒劳嗽，自有本条。四时咳嗽，不可不辨。丹溪云：春是上升之气，夏是火炎上最重，秋是湿热伤肺，冬是风寒外束，所谓上升之气者，春天木旺，肝火太甚，乘于肺金，故令咳嗽，宜用清开宁嗽汤。脉必弦数可据。久而不止，宜用归芍地黄汤。盖肾水乃肝木之母，肾水虚弱，无以为发生滋荣之本，故内热而咳，归芍地黄是治其本也。所谓火炎上者，夏月心火用事，乘于肺金，有如金被火克，五行相贼，其症极重。若不急治，直至交秋方止，咳久多成痨怯，亦用归芍地黄汤，或天王补心丹，无不可也。所谓湿热伤肺者，秋分之后，燥金用事，所起之风，全是一团干燥之气，不比秋分之前，热中有湿也。是以无草不黄，无木不凋。人身应之，肺胃干燥，津液枯槁，所以作咳。丹溪反言湿热伤肺，当亦传刻之误，未可执为定论也。亦用归芍地黄汤。所谓风寒外束者，冬月天令严寒，易至伤人，感于风者，脉来细缓，感于寒者，脉来浮数，自可辨也。大抵四时咳嗽，虽有不同，而东南之地，往往多热多痰，先用清金化痰之剂，方可各治其本，不可骤用地黄泥药名言卓识，极为紧关。又有咳嗽气急，胸中不宽者，治之宜分虚实，实者脉来沉滑，可用二陈消食之剂。若脉来弦细微数，微寒微热，大便不甚通畅，欲出不出，极为危险，既不可攻，又不可补，惟有养血化痰，健脾消食，听天由命而已。（清·陈歧《医学传灯·咳嗽》）

干咳无痰，是肝气冲肺，非肺本病。仍宜治肝，兼滋肺气可也。

咳嗽，食后则减。此中气虚馁所致。治宜培中下气法。

咳甚于夜间，肌热于午后，此阴亏也。浊痰咳唾，鼻流清涕，是肺热也。病本如是，奏功不易。拟甘咸润燥法。（清·尤怡《静香楼医案·上卷》）

阴不足而阳有余，肝善逆而肺多郁。脉数，气喘，咳逆见血，胁痛。治宜滋降，更宜静养。不尔，恐其血逆不已也。（清·尤怡《医学读书记·附静香楼医案三十一条》）

郁热者，由肺先有热，而寒复客之，热为寒郁，肺不得通，则喘咳暴作。其候恶寒，时有热，口中干，咽中痛，或失音不出是也。宜辛以散寒，凉以除热，或只用辛散，使寒去则热自解。（清·尤怡《金匮翼·卷七》）

咳甚于夜间，肌热于午后，此阴亏也。浊痰咳唾，鼻流清涕，是肺热也。病本如是，奏功不易。拟甘咸润燥法。

内热与外热相合，肺胃受之，则咳而不能食，头胀肌热心烦。宜清上中二焦。

血去过多，气必上逆，肺被其冲，故作咳嗽。此非肺自病也。观其冲气甚则咳甚，冲气缓则咳缓，可以知矣。拟摄降法，先治冲气。（清·柳宝诒《柳选四家医案·评选静香楼医案·上卷》）

咳嗽痰多，胸膈不舒，饮食少进，脉息虚弦，系脾虚不能运行其津液而为痰。土不能生金，肺虚不能固表，又当夏令湿热用事之时，暂以豁痰健脾保肺之药治之。候胸次舒畅，然后以加味地黄丸补肾，为长久之计。

饮食阻滞于胃，郁而为火，煅炼津液成痰，外为风寒所触，上干于肺而咳嗽，痰带粉红色，此系咳伤肺络而来。左脉弦细而数，右脉寸关滑大，此乃肝家有火，肺胃之痰，纠结不清也。理宜豁痰降气清火之药治之。

王敬哉令爱。女子十四而天癸至，今逾期不至者，此先天之真阴不足也。况有咳嗽吐血之症，乃水衰火亢，肺金受困之象。理宜滋阴降火保肺之药为治。

阴虚火炎而吐血，上烁肺金，腠理不密，外邪乘虚袭肺，而咳嗽入于大肠，腹中作痛，下利见血，脉息洪大，此火得风而炽也，理宜疏风理气之药为治，俟咳嗽稍平，然后以滋阴降火之药培其本。（清·沈璠《沈氏医案》）

冬温感于皮毛，严寒外束则郁而成热。肺主皮毛，皮毛有邪，肺亦病焉。肺属金，主声。肺受热邪，不得其平则鸣，所以痧疹每兼咳嗽。止宜治痧，不宜治咳。或透肌，或解毒，或清金。若作风寒咳嗽而以辛温表散，则痧毒在内扬之则越，而咳嗽愈增矣。治法：痧未透而咳者，照时令用药以透之，痧且透无汗而咳，荆防解毒汤，有汗而咳者，白虎解毒汤，痧后咳者，肺有余，清金解毒汤。（清·肖霆《痧疹一得·下卷》）

脾为生痰之源，肺为贮痰之器。使在里无邪。则痰何为而臭？惟痧疹之火毒，郁积于胃，蒸熏于肺，肺受煎熬，痰斯臭也。故见咳吐臭痰，便知痧毒熏肺。治用涤痰解毒汤，以清肺火。

（清·肖霆《痧疹一得·上卷》）

或问曰：少阳症，与直中症、水气症，皆令人咳嗽，何也？答曰：少阳症兼咳嗽者，以其肺有寒也。仲景用小柴胡去参、枣加干姜者，所以温肺散寒也。

水气症兼咳嗽者，以寒水上射于肺也，宜分表里水气治之。

直中症兼咳嗽者，以寒气上束于肺也，但温其中而咳自止。（清·程国彭《医学心悟·第二卷》）

其咳嗽声哑者，以肺本属金，金实则不鸣，金破亦不鸣，金实者，以肺中有邪，寒邪宜温宜散，火邪宜清宜凉；金破者，以真阴受损，气虚宜补阳，精虚宜补阴。若虚损之因，惟宜甘润以养阴，此大法也。详载虚损证内。（清·刘渊《医学纂要·利集（第四集）灵机条辨》）

轻浮苦辛治肺，咳呛颇减。咽红肿，皆邪窒既久，壅而成毒。嗳干不喜饮，舌色淡不红。仍清气分，佐以解毒。（清·叶桂《临证指南医案·卷二》）

风温不解，顿嗽呕吐，宜淡渗以利热清胃。

风温不解，顿嗽，呕吐。宜淡渗以利热清胃。

寸搏咳逆，骨痛暮热。温邪入肺，营卫不和，议清气中之热，佐以通营。（清·叶桂《眉寿堂方案选存·卷上》）

热久伤阴，津液不承。呛咳，舌红罩黑，不饥不食，肌肤甲错，渴饮不休。法当滋救胃液以供肺，惟甘寒为宜。（清·叶桂《叶氏医案存真·卷一》）

脉促神倦，目上视，咳痰欲喘，唇燥舌红，温邪发热，半月外不解，所拟发散消导之药，病不少减，正气反伤。内风乘虚上扰，虑有痉厥变幻，非轻小之恙，姑与甘缓法。

暑风入肺，咳痰发热，四肢无力，微冷，气喘，神倦。恐邪犯心包，有慢脾惊搐之虑。拟进局方至宝丹，芳香逐暑，使喘缓神安，再商进和脾胃药。（清·叶桂《叶氏医案存真·卷二》）

咳嗽声哑者，肺本属金，盖金实则不鸣，金破亦不鸣。金实者，以肺中有邪，非寒即火；金破者，真阴受损，非气虚即精虚也。寒邪者，宜辛宜温；火邪者，宜甘宜清；气虚者，宜补阳；精虚者，宜补阴。咳嗽声哑，此火烁金也。金破而声不鸣，宜清金保肺，滋阴降火为主，未见有阳虚而声哑，补阳而声出者，此亦杜撰语耳。

凡治劳损咳嗽，必当以壮水滋阴为主，庶肺气得充，嗽可渐愈，宜一阴煎、左归饮、琼玉膏、六味地黄丸之类。不必左归、一阴也，六味丸、琼玉膏、固本膏可矣。其有元阳下亏，生气不布，致脾困于中，肺困于上，而为喘促痞满，痰涎呕恶，泄泻畏寒，凡见脉细弱，证虚寒而咳嗽不已者，不必治嗽，但补其阳而嗽自止。此等之证，皆脾虚也，当用六君子加减，不宜用新方凝滞之药。用之恐恶心痞满更甚矣。（清·叶桂《景岳全书发挥·卷二》）

风寒外袭皮毛，壅闭肺窍，或致咳嗽，偶为失音，此惟外感，宜解散之。（清·叶桂《景岳全书发挥·卷四》）

咳而呕逆，脉虚弦，宜益肝胃。

脉弦涩，体质阴伤，阳浮不潜，咳嗽内热，法宜填摄脏真。

暑热侵于上焦，咳嗽身热，主以辛凉，肃其肺卫。

嗽久不已，病不在肺，而在少阴矣，且左脉弦数，法宜摄阴。

血后咳嗽，宜益肺胃。

噫气嗽逆，当降肺胃。

营虚卫薄，寒热咳嗽，汗多，法宜和之。（清·叶桂《未刻本叶天士医案》）

阴气先伤，阳气独发，但热无寒，是为瘅疟。舌干渴饮，咳嗽，暑邪尚在肺胃。如饥不嗜食，乃热邪不杀谷也。先用玉女煎存阴，消暑以和肺胃。

诊脉百至，数促而芤。劳损数年，不复寒热。大汗泄越，将及半载。卧枕嗽甚，起坐少缓。谷食大减，大便不实。由下焦损伤，冲脉之气震动，诸脉皆逆。医投清热理肺，降气消痰，益令胃气戕害。昔越人有下损过脾不治之训。此寒热汗出，二气不交所致，秋半之气不应天气，肃降乖离，已见一斑。生阳不发，入冬可虑。急固散越之阳，望其寒热汗出，稍缓再商。（清·叶桂《叶天士医案》）

至若因于火者宜清，因于湿者宜利，因痰者降其痰，因气者理其气。虽方书所载条目极多，求其病本，则惟风寒劳损二者居其八九。风寒者责在阳实，劳损者责在阴虚，此咳证之纲领，其他治标之法，亦不过随其所见之证调之而已。至于老人久咳，则元气既虚，本难全愈，多宜温养脾肺，或兼治标，但保其不至羸困则善矣，观者详之。（清·叶桂《叶选医衡·卷下》）

何，三一。脐流秽水，咳嗽，腹痛欲泻。询知劳动太过，阳气受伤。三年久恙，大忌清寒治嗽，法当甘温以治之。（清·叶桂《种福堂公选医案·劳》）

风温伤肺，咳嗽多痰。治以辛凉解散。

久咳不已，畏风，脉数。腠理疏，津液亏。固表育阴。

脾气虚而津不上承。久咳不已，色脉少神。补土生金。

远年久咳，色脉少神。肝肾虚，水泛为痰。急宜培补。（清·叶桂，曹仁伯，何世仁《叶天士曹仁伯何元长医案·何元长医案》）

寒热头胀，胸闷咳逆。风温伤卫也。治以辛凉解散。

暑风外袭，身热头痛，咳呛。拟辛凉解散。（清·叶桂，曹仁伯，何世仁《叶天士曹仁伯何元长医案·何元长医案》）

咳频震络，络伤，痰中带血，脉来弦大。只宜薄味，以清上焦。

咳呛失血。肝肺郁热为患。法当清理。（清·叶桂，曹仁伯，何世仁《叶天士曹仁伯何元长医案·何元长医案》）

咳呛失音，痰中带血，无梦遗精，腰背酸痛。阴涸阳浮。当用清上纳下一法。

失血后，咳呛便溏，六脉少力。不但阴络受伤，而且阳分大亏。宜扶阳而生阴。（清·叶桂，曹仁伯，何世仁《叶天士曹仁伯何元长医案·何元长医案》）

麻证因何咳嗽，只因肺与心通。

肺金被火苦熬煎，以致咳嗽气喘。

治当清金降火，不宜误用辛甘。

譬如包子蒸笼然，只要气松火暖。（清·谢玉琼《麻科活人全书·麻科活人全书卷之一》）

咳而声不出，口鼻出血者，此气逆血亦逆也。须顺气宁嗽为主，人参冬花膏。

咳而久不止，并无他证，乃肺虚也。只宜补脾为主，人参五味子汤。（清·陈复正《幼幼集

成·卷三》)

麻疹因何咳嗽,盖由肺胃相连。

肺金被火苦熬煎,以致咳嗽气喘。

治法清金降火,不宜误用辛甜。

蒸笼包子譬如然,只要气松火遍。(清·陈复正《幼幼集成·卷六》)

春夏气升,失也咳嗽,声嘶。宜填实真阴以和阳。

高年下元必亏,凡交冬季,藏纳自少,饮邪上泛,气喘咳嗽,夜坐不得安卧,显是少阴肾病,议开太阳散饮。

劳心,办事气怯,神倦,咳嗽,失血,勿与清凉,议甘温主治,小建中汤。

左尺微动,右关前动数。夜欲寐时,咳吐有血,昼日行走,微微喘促,咳呛无血。夫阴阳互为枢机,隆冬阳气潜藏。缘烦心劳神,五志皆动,阳不潜伏。当寐气机下潜,触其阳气之升。络血未得宁静,随咳上溢。治法宜静以制动,益水生金。劳动热升,气塞胸中,痞结不舒。虽咳嗽失血,必先顺气开泄。若以滋腻阴药,上焦愈阻矣。(清·薛雪《碎玉篇·上卷》)

失血后咳呛不已,行走气喘,心热脉细数促。此下焦肝肾精血伤损,阳浮上炽为咳,故清肺寒凉则谬。(清·薛雪《扫叶庄医案·卷一》)

风温咳嗽,下焦阴虚,先以辛甘凉剂清上。

热邪久伏,风寒外侵,春温气机不藏,内蓄之邪复彰,咳嗽咽痛,两足畏冷。拟辛凉轻剂,制其潜伏之邪热。(清·薛雪《扫叶庄医案·卷三》)

肺虚咳嗽脉与形证　此肺之元气自虚而自病也。盖肺主皮毛腠理,气虚则腠理不密,外则无风而恶风,不寒而怯寒,内则阳虚气弱,呼吸短促,微咳无痰,即有而清,神思困倦,意兴不扬,嗜卧懒言,饮食减少,面白形羸,色枯皮缓,遗精滑泄,肚腹虚泻,六脉虚微细弱,举按无神。惟宜补益元气,则嗽不治而自愈,若泥于清痰止嗽,误用甘寒凉润,拟其脾胃,反速其死。(清·林开燧《林氏活人录汇编·卷之五》)

咳家脉弦,此为有水,缘湿旺木郁,是以脉弦,疏泄不行,是以有水。宜十枣汤,补土而泻水也。(清·黄元御《金匮悬解·卷十四》)

凡秋月感受燥邪,洒淅恶寒,发热口干,咳嗽频并,脉浮而短,或紧涩,是邪中肺也,宜先以苦温辛润之剂治之,不可大发汗。(清·杨凤庭《脾胃总论·燥症》)

因于火郁,咳必面红,清燥救肺,凉解为用。两尺脉大,嗽痰咳血,口燥不渴,日晡潮热,用降火汤,滋阴热彻。头胀,耳聋,目昏,咳嗽气逆,邪痹上焦也。宜辛凉轻解。(清·徐时进《医学蒙引·内科》)

肺为娇脏,近乎背,寒与热皆易受伤。若皮毛开豁,风邪乘之,必头疼身痛,鼻塞声重,流清涕,须疏解之。若因伤风,欲取汗,重衾厚褥过于,盖肺反受热,津液内耗,必见咳嗽、音哑、喉痛、痰不易出等症。此因寒,更伤于热也,疏解中佐以辛凉。若肺本热,热极自生风,复为风寒外触,此热为寒郁也,清解中佐以辛温为当,若失治,日久邪留于内,未经发散,以致咳伤肺脏,咯吐臭痰或兼血色,胸中隐隐作痛,酿成壅毒,急须解毒,保肺、顺气、消痰,庶不致溃烂难收,遂成绝症,伤风所系非浅,慎勿轻易治之,以贻后悔也。(清·徐时进《内科心典·上卷》)

盖吐血而嗽者，当清肺降气，略进补阴之品。其不嗽者，乃喉中之络破，故血从络出，并不必服药。其甚者，只取补络之药，以填损处，自可除根，即不服药，亦能自愈，历试不爽。（清·徐大椿《慎疾刍言·吐血》）

若秋令太过，金气胜而风燥从之，则肺先受病而燥生也，此伤风之属。由风邪外束，气应皮毛，故身热无汗，干咳喘满，鼻塞声哑，咽干喉燥，此燥自金生，卫气受邪，而伤乎表者然也，治以轻扬解散，润肺祛邪为主。（清·徐大椿《杂病源·表证》）

咯血之证：不因咳嗽而咯出者，谓之咯血。其色或红、或紫、或黑、或黄，如咯一口、二口之间，此心包络受伤，随气逆火炎而咯，或随痰嗽而咯。病本烦劳思虑，非一日之所伤，宜固本、养神、清热、和血之剂补之，非百日之调摄不能愈。（清·郑树珪《七松岩集·病因辨治》）

不论大人小儿，黄昏熟睡中忽咳两三声，食积痰也，消其痰而咳自止宜二陈汤加山楂、神曲、麦芽。后半夜嗽，风也宜二陈汤加防风。日轻夜重咳，血少也宜二陈汤多加当归即止。凡黄昏五更，上半夜咳属实，后半夜咳属虚，此又不可不知者。

咳嗽又有过服凉冷，脾胃受伤，寒水挟木势而上侵肺胃，前病未除，新病更甚，若进寒凉，必至危殆者，急补土母宜八味丸、六君子汤加炮附。

且夫咳之为病，有新久虚实之殊。新咳者，肺有实邪，风则散之宜参苏饮，寒则发之宜二陈汤加紫苏、葛根、杏仁、桔梗，热则清之宜金沸草散去麻黄、半夏，加薄荷、五味、杏仁，桑皮、贝母、茯苓、桔梗、枇杷叶之属，火则泻之宜清火止咳汤，湿则除之宜白术汤，痰则涤之宜加味二陈汤。

因咳有痰，重在咳，肺为主，急宜顺气，肺恶温燥，橘红、贝母、桔梗、桑皮、知母、麦冬、紫菀为要药。因痰致嗽，重在痰脾为主，速宜消痰，脾恶寒润，二术、南星、半夏为要药，清火兼之，最是要法。

有久病忽咳，病虽久而咳则暴，亦为新咳，必新伤风食也，风则疏之宜消风宁嗽汤，食则消之宜大安丸去连翘、黄连，加桔梗、枳实等，即愈矣。

又有因火烁肺金而咳者，清金降火，谁不知之，芩连二冬知柏误用，必至更甚，急补北方以泻南方宜六味丸、桔梗汤。补阴后，随用参芪救肺，使金土相生，方可谓识先后着，若用参芪于壮水之先，阳火愈旺，金愈伤矣。以上皆脏腑余症，未可忽视者也。

自表入者病在阳，若用寒凉收敛，必连绵不解，变生他症，故宜辛温宁嗽汤，或二陈汤加防风紫苏之属，以求其属，散其邪，肺清而嗽自愈。

自内生者伤其阴，阴虚阳浮，水涸金燥，喉痒而咳，最忌辛香助阳，故宜甘润宜保和汤、滋阴清化丸，以滋养肺，水旺气畅，而咳自愈。

二曰寒嗽，脾肺皆受寒邪也，其脉弦微，必兼面白口甘，水反侮土，寡于畏也，腹中大寒，痰白作泡，口甘涎沫者，胃寒不和，必以辛甘热去之。

十曰干嗽，肺中无津液也，其脉细涩，必兼气弱或促，乃痰郁火邪于肺中，轻则连咳数十声，方有痰出，重则虽多咳亦无痰，故为干咳嗽，极难治，始宜用苦桔梗以开之，再用补阴降火之剂，不已，则成劳瘵，在不得志者多患此宜干嗽补肺膏、加味二母丸、琼玉膏。

十五曰夜嗽，阴虚嗽也，多属肾气亏损，火炎水涸或津液壅而为痰，故夜间属阴分，阴气相感，故咳声不绝，至晓方缓，或兼口苦，胸痞，胁痛，多吐涎沫，不进饮食，故夜咳必用知母，

切忌生姜，以其辛散，恐复伤阴也。（清·沈金鳌《杂病源流犀烛·卷一》）

一曰疹后嗽，气喘息高，连声不止，甚至咳血，或呛出饮食，此毒归于肺，肺焦叶举也，名曰顿嗽宜麦冬清肺饮加连翘。而或体实宜宁肺汤，或神虚宜清肺饮，亦当分别。如胸高肩耸，手摆头摇，口鼻出血，面色青赤，或枯白，或晦黯，皆不可治。而亦有肺气极虚，毒遏发喘，不至呛食咳血者，不得泥乎肺热，专为解毒清肺也宜麦冬清肺饮倍加人参。（清·沈金鳌《杂病源流犀烛·卷二》）

咳血者，火乘金位，肺络受伤，故血从咳嗽出也。先痰嗽而后见红者，是积痰生热，宜急降痰火。（清·沈金鳌《杂病源流犀烛·卷十七》）

经从口鼻出，五心烦热，咳嗽气急，治宜推血下行。先取红花汤七剂，再服款冬汤，止嗽下气。（清·竹林寺僧《竹林女科证治·卷一》）

咳嗽有三：初受寒而即咳嗽者，治宜发散；至表证除而咳嗽者，是寒变热，治宜清凉；若口干舌燥，火气上升，六脉洪大而咳嗽者，是火乘肺也，始以清凉，不效，继以苦寒降火，则肺宁而咳嗽止矣。（清·罗国纲《罗氏会约医镜·卷四》）

肺失清肃，咳嗽不已，胸膈间气壅不降，胃纳减少，大便涩而不爽，外受风温郁遏，因而木火内升，津液已乏上供，腑中之气，亦不宣畅，宜养胃阴以制阳逆，不得用寻常治咳泛施之术。

高年阳虚，咳嗽经年未愈，痰作黄色，结成顽块，常阻滞胸膈间，尽力始得吐出，此虚阳上冲，煎熬津液，故结为黄浊老痰。今索阅诸方，前医徒用消痰清肺之品，安能奏效？岂知年老孤阳用事，元气多虚，气虚则痰盛，痰盛则气愈闭，若治痰而不兼理其气，非法也，宜补阳调气，佐以化痰之剂，庶合方法，用六君加减治之。

咳嗽火升，暮夜尤甚，阴虚于下，阳浮于上，治肺无益，法宜补肾为先。

咳嗽日久，痰色带青，午后潮热往来，盗汗淋漓，腹鸣作泄，此乃脾邪传肾之候，亟宜滋肾平肝，以杀其再传之势，庶可徐图补救。

外感风邪，内挟水饮，是以头痛，发热恶寒，咳嗽大作，面目兼带浮肿，宜用表散之法，逐邪外出，其患自平。

诊得脉左细右虚，咳嗽日久，吸短如喘，肌表微热，形容渐至憔悴，虑成内损怯症，奈胃纳渐见减少，便亦带溏……自述近来背寒忽热，似应先理营卫为主，宗仲师元气受损。

形容枯瘦，脉虚而数，咳嗽气促，腰膝酸软无力，大便溏，证属无后天俱虚，逡巡勿治，虑其延成虚损。若再清凉治肺之品，徒损中气，岂宜妄投，拟用六味为主，冀可渐见功效。（清·陈念祖《南雅堂医案·卷一》）

咳嗽见血，频呕络伤，致血随热气上出，舌心灰色，脉搏数，拟先理气分。

失血，咳嗽有年，形色与脉，衰惫殊甚，皆由操持怫郁，五志阳动浮越，生气奚免消克，冬令天寒主藏，姑以摄补藏阴为主。（清·陈念祖《南雅堂医案·卷三》）

身热口渴，咳嗽烦闷，自汗不止，脉数，舌苔微黄，温邪内袭，热在肺胃，以清热泄邪为主。

温邪袭于肺胃之络，劫烁阴津，身热咳嗽，干呕时作，口渴甚，谵语如梦，此风火内旋，热灼肺胃，急宜泄热和阴一法。

身热咳嗽，燥伤肺胃之阴，津液以受耗伤，主以甘寒法。

外感秋燥之气，咳嗽不已，病在肺卫，拟取辛凉轻清之品，以理上焦气分。（清·陈念祖《南

雅堂医案·卷六》）

劳伤之人，土气日虚，不能生金，每至咳嗽，惟补其中土，则百病俱愈。（清·陈念祖《时方妙用·卷二》）

夫痰因火上，肺气不清，咳嗽时作，及老痰郁痰，结成粘块，凝滞喉间，吐咯难出。此等之痰，皆因火邪炎上，熏于上焦，肺气被郁，故其津液之随气而升者，为火熏蒸，凝浊郁结而成，岁月积久，根深蒂固，故名老名郁。此方开其郁，降其火，清润肺金，而消凝结之痰，缓以治之。（清·陈念祖《医学从众录·卷二》）

咳无痰而有声，嗽有痰而有声，虽分五脏六腑之殊，而其要皆主于肺。盖肺为清虚之腑，一物不容，毫毛必咳。又肺为娇脏，畏热畏寒，火刑金故咳，水冷金寒亦咳，故咳嗽者，必责之肺。而治之之法，不在于肺而在于脾，不专在脾而反归重于肾，盖脾者肺之母，肾者肺之子，故虚者补其母，虚则补其子也。（清·齐秉慧《齐氏医案·卷三》）

咳血者，因咳嗽而见血，或干咳，或痰中见红丝、血点一两口，气急喘促，此虽肺体自燥，亦为火逆咳伤血膜，而血随痰出也。其脉微弱平缓，易治；弦数紧实，气促、声嘶、咽痛者，不治。得此症者，若能静养，庶有生理。治宜清金壮水为主。（清·蔡贻绩《内伤集要·卷四》）

先咳后失血者病肺气先伤气而始于肺，治在肺，先失血后咳者病心营先伤血而始于心，治在心。（清·郭诚勋《证治歌诀·卷之一》）

痰中带血，多属脾经，须分痰血先后施治。先见血而后嗽痰者，此相火上炎，煎熬成痰，治宜降火为主。若用消痰之药，则血溢而不止。先痰嗽而后见血者，是极热生痰，载血上行，治宜消痰为要。若用止血之药，则痰滞而不行。（清·程文囿《医述·卷六》）

此温邪之内袭者，肺热则咳嗽汗泄，胃热则口渴烦闷，苔白转黄，风从火化，故以清泄肺胃为主治。（清·吴金寿《温热赘言·风温症条例》）

气郁单胀，中空无物，卧则气塞，浊饮上冲，渐有不得安卧之象。问其起病之由，多是恼怒动肝。为肝木郁伤脾土。脾失健运，气阻成胀，延及百日。正气愈虚，浊更坚凝，逆走攻肺，上咳气逆欲喘，脘中蕴热，咳出脓血，病根固在肝脾，今已传及肺部。丹溪曰：养金制木。脾无贼邪之害，滋水制火，肺得清化之权，目下至要务在顺气。胸中开爽，寝食不废，便可从容论治。不然春分节近，更属难调矣。先用宣通上焦法。（清·吴金寿《三家医案合刻·卷一》）

脉小微数，真阴不足，今既见血，旋复咳嗽，久烁肺金，不能无虑。温燥不可进，姑从金水二藏治之。（清·吴金寿《三家医案合刻·卷二》）

肺为华盖，职司整肃，自气逆而为咳，痰动而为嗽，其症之寒热虚实，外因内因，宜审辨也。肺寒嗽必痰稀面白，畏风多涕，当温肺固卫款冬、紫菀之属，加入玉屏风散。肺热嗽必痰稠面红，身热喘满，当降火清痰黄芩、花粉、海石、栝蒌、玉竹之属，加入清肺饮。肺虚嗽必气逆汗出，颜白飧泄，当补脾敛肺六君子汤加山药、五味子之属。肺实嗽必顿咳抱首，面赤反食，当利膈化痰泻白散加杏、蒌、姜、橘之属。外因者，六淫之邪，自表侵肺，治用辛散，则肺清而嗽止；内因者，五损之病，自下及上，治在甘润，则肺清而嗽安。治外因嗽，感风者辛平解之桂枝、防风之属。感寒者辛温散之紫苏、姜、杏之属。感暑者辛凉除之香薷、薄荷、竹叶之属。感湿者苦降淡渗之厚朴、通草、薏仁之属。感燥者甘凉清润之玉竹、花粉、百合之属。感火者甘寒苦辛涤之麦冬、石膏、桔梗、山栀、象贝之属。湿热痰火阻气，清降辛泄之茯苓、沙参、杏仁、前胡、桑皮之属。治内因嗽，肝胆气升犯肺者，泄木降逆钩藤、栀子、枳壳、丹皮、陈皮之属。土虚不生金者，胃用甘凉参、麦、山药、扁豆之属。脾用甘温四君、姜、枣之属。肾阴虚火炎金燥者熟地、五味、人乳、燕窝、阿胶、胡桃之属，滋液填精。肾阳虚水泛为痰者益智、沉香、沙苑子、肾气丸之属，纳气归肾。劳心动火者归脾汤去木香，加麦冬、五味，熬膏蜜收服。润养心血。久嗽不已人参蛤蚧散、噙化丸、劫嗽丸。

经云：五脏六腑皆令人咳，非独肺也。肺咳则喘息有音千金五味子汤去续断、地黄、赤小豆，加麦冬、玉竹、细辛。心咳则心痛喉中如梗凉膈散去硝黄，加黄连、竹叶。肝咳则胁痛枳壳煮散去芎、防，加肉桂、橘红、苏子。脾咳则右下胠腋下胁痛引肩背六君子汤加枳壳、桔梗。肾咳则腰背引痛都气丸加参、麦。胃咳则呕甚，长虫出异功散加川椒、乌梅。胆咳则呕胆汁小柴胡汤。大肠咳则遗矢赤石脂禹余粮汤。小肠咳则失气芍药甘草汤。膀胱咳则遗溺茯苓甘草汤。三焦咳腹满不欲食饮七气汤加黄连、枳实。夫五脏久咳，乃移六腑脾咳不已则胃受，肝咳不已则胆受，心咳不已则小肠受，肺咳不已则大肠受，肾咳不已则膀胱受，六腑久咳不已则三焦受。然终不离乎肺脾肾也。盖肺为贮痰之器，脾为生痰之源。而肾与肺实母子之脏，因痰致咳者，痰为重，主治在脾。因咳动痰者，咳为重，主治在肺。无痰干咳者，阴虚为重，主治在肾。景岳谓虚劳干咳，乃肺肾不交，气不生精，精不化气，当分有火无火治之。如脏平无火，止因肺虚，补气自能生精。宜五福饮之类。如脏气微寒，非辛不润，补阳自可生阴宜理阴煎，或六君汤。如内热有火，须保真阴，壮水自能制火宜一阴煎或贝母丸。切忌消痰开郁，使气愈耗，水愈涸也。其脾肺亏损，致咳嗽喘促，畏寒呕泻，及脉见细弱，症见虚寒，咳久不已者，均勿清嗽，但补元气，嗽自止六味回阳饮，或理中汤、劫劳散、八味地黄丸。

以四时论之，春季咳木气升也，治宜兼降前胡、杏仁、海浮石、栝蒌仁之属。夏季咳火气炎也，治宜兼凉沙参、花粉、麦冬、知母、元参之属。秋季咳燥气乘金也，治宜清润玉竹、贝母、杏仁、阿胶、百合、枇杷膏之属。冬季咳风寒侵肺也，治宜温散苏叶、川芎、桂枝、麻黄之属。（清·林珮琴《类证治裁·卷之二》）

枇杷叶煎稠汤，用绢滤汁，入梨汁、熟蜜，煮黑枣，盖碗内，时常取食，最止咳嗽。如腹泻者（去蜜。夏月恐陈宿，要每日煮食。冬月煮枣，可存五、六日。痰多，加川贝母。（清·佚名《卫生汇录·经验良方》）

素体阴虚，近感温邪，袭肺为咳嗽。先从表治。血分过热，咳呛咯血时作。拟养阴清营。（清·邵杏泉《邵氏方案·卷之礼》）

久嗽而用建中汤诸法，治中宫之虚，乃补母之义，真古圣相传之正法。若阴火虚劳之嗽，与建中正相反，此老用此得手，而误施于虚劳，亦辨之不审耳。（清·张景焘《馤塘医话·叶天士用药得失》）

风属阳邪，不挟寒者为风温。阳邪必伤阳络，是以头痛畏风；邪郁肌表，肺胃内应，故咳嗽口渴苔白；邪留于表，故脉浮数。表未解者，当先解表，但不同于伤寒之用麻、桂耳。（清·王士雄《温热经纬·卷四》）

命火不足，火不生土，脾阳不运，不能为胃行津液，遂变蒸而为痰饮，饮上射肺，以至咳逆哕吐清痰，脉来沉细而滑，法当补土生金，兼逐痰饮。（清·赵履鳌《赵海仙医案·妇科》）

初诊：脉来左弦右滑，肝风驱痰上升，呛咳气逆，喉闷作梗，系阴分不足故也。宜清泄上焦法。

肺胃不和，脾多痰湿，失血之后，呛咳而喘。宜培土生金，参以肃降。

肝营不足,肝气太强,上犯肺胃,呛咳日久,经治虽已获效,旋以疟后失于调养,肝营更亏。急宜调营柔肝,兼治肺胃。(清·费伯雄《孟河费氏祖孙医案·咳》)

肝火克金,咽痛音喑,呛咳日久,损症渐成。姑拟清养。

肝火上升,肺金受克,咳嗽音喑,症入损门。急宜清养。

肝阳上升,肺金受克,呛咳漫热,症入损门。姑拟清养。

水不滋木,肝火克金,呛咳咯血,势将成损。急宜介类以潜阳。

水不滋木,肝阳上升,肺胃受克,失血之后,不时呛咳,饮食不加,势将成损。姑拟壮水柔肝,清肃肺胃。

一水能济五火,肾是也。一金能行诸气,肺是也。肾为下渎,肺为上源,金水相涵,方能滋长。今诊脉象二尺虚细,左关独弦,右部浮芤,水不滋木,肝阳上升,肺金受克,呛咳漫热,甚则咯血,势将成损。姑拟壮水柔肝,清养肺肾。

一水能济五火,一金能行诸气,肾为下渎,肺为上源,金水相涵,方能滋长。今诊脉象两尺虚细而数,左关细弦而数,右部浮芤而数。失红之后,呛咳漫热,大肉消瘦。盖肾水久亏,肝阳无制,熏灼肺金,损症已成,实非轻浅。勉拟壮水柔肝、清养肺胃之法,竭力挽救。(清·费伯雄《孟河费氏医案·虚损》)

因痰而后致咳,宜消痰,治在脾。(清·潘明雄《评琴书屋医略·卷三》)

肺郁 痧透后痰多气急,咳嗽者,余热郁于肺也。宜宣之、开之。

如痧疹虽透而咳嗽声哑,喉痛者,此痧毒不能尽发,郁于气分也。亦宜宣通肺气。

若痧疹已透,仍然胸胁闷痛,咳嗽急者,此有伏痰也。其气口脉闭,是痰之验也。宜豁痰理气。(清·石寿棠《温热类编·卷一正篇》)

则有表宜散,有壅宜达,有饮宜涤,有气宜利,及其有火则宜泄宜降。咳嗽虽久,万无不止之理。即不然,而并不服药,咳嗽亦能自止。(清·陆懋修《文十六卷·卷七》)

即使久咳肺虚,终是水寒在胃,故虽行补剂,亦惟壮气以通阳,不可益阴而助病。(清·陆懋修《文十六卷·卷八》)

咳每由于风寒,必须尽力祛风,佐以消导。

治咳须分新久,新咳宜泄,久咳宜敛。(清·陆懋修《医林琐语》)

凡痧必借咳嗽而出,俗云咳出咳进是也。肺受火邪故嗽,嗽多则毛窍开而痧始出,若不咳则不是痧盖嗽实面喘盛也,故不必治。俟痧发透,其咳自止。惟出尽及回后、而干咳连声不断者,乃火邪凌灼肺金也。埙按:痧后微咳者,余毒不尽也,宜清之,若身热顿咳不止,甚至气逆,饮食俱行呛出,或咳血、或喘凑、或喉痛、或音哑,此肺中伏火,金虚叶焦也。宜清火润肺,亦有感触风寒所致。或见风早而嗽,宜清润中佐以疏解。(清·华埙《痧麻明辨·痧正候》)

夫风寒之咳,缘风伤卫气,闭其皮毛,见象鼻塞、身重,因鼻为肺窍,肺主一身之气化。皮毛闭郁,气壅于窍,是以鼻流清涕,喷嚏时作。盖肺窍之窄,不若皮毛之广布也,主发散以开皮毛,佐温经以助营血,一汗即解,营强则卫泄,营温则汗达也。

再有秋燥之咳,又与春病不同。因新凉外束,燥气内侵,伤其卫气,初起肺气窒塞,喉痒而痰不易出,久则脾湿渐生,治以润肺降胃,略兼开泄。若初起而痰多易吐者,此因暑湿内伏,至秋新凉外逼而发，治以燥湿为先，润肺泄卫佐之。此与春温后所得之咳证，证状相似，实则判然两途。春温治营，秋燥治卫，明乎二者之理，亦得之矣。（清·吴达《医学求是·一集》）

风温客于太阴手经，咳嗽咽痛喉哑，兼发疹，治宜辛凉清润。

如痧疹虽透，而咳嗽声哑喉痛者，此痧毒不能尽发，郁于气分也。亦宜宣通肺气，（清·赵晴初《广辑存存斋医话稿·卷三》）

辛凉解表法　治风温初起，风热新感，冬温袭肺咳嗽。（清·雷丰《时病论·卷之一》）

甘咸养阴法　治热伤血络，损及阴分，潮热咳嗽。

清宣金脏法　治热烁肺金，咳逆胸闷，身体发热。（清·雷丰《时病论·卷之四》）

肺者相傅之官，治节出焉。其气清，其性脆，其体轻浮，在时为秋，在卦属兑，禀西方之气，主人之皮毛，易感邪，易为病，一遇风寒则咳嗽，风寒入络则喘逆，入胃则哮，叶氏谓喘症与哮症微有不同。喘症在肺为实，在肾为虚，哮症因感邪失表，邪伏于里，而留于肺俞，二症之治，不外开纳二法，开者青龙之品，纳者都气之属。至于邪留不去，酿成肺痈，火灼金伤，致发肺痿，若夫失音之候，皆火克金伤之症也。当以虚实二字消息之。虚火刑金而致者，金破无声也。邪热烁金而致者，金实无声也。实者泄之，虚者补之。又有土衰不能生金者，当培其土而金自生也，总之治咳嗽宜肃肺气，治喘症当开其肺而安其脾，纳其肾也。治哮症者宜遇养其气，以搜逐其邪也。至于肺痈之治，宜解毒以保肺也。肺痿之治，宜滋其肾以清其肺也。要皆不外乎盛则补母，实则泻子之道，有邪者清之，无邪者补之而已也，又《内经》之言咳嗽者，分十二经之形状。有脾嗽、心嗽、肺嗽、肝嗽、肾嗽之辨，又有小肠嗽、大肠嗽、胃嗽、膀胱嗽、胆嗽、三焦嗽之说。又云：久咳不已，则三焦受之，可知三焦一言，已赅十二经矣。考《内经》自知详细，故不具论。所言肺痈之治，莫妙于彭钟龄之加味甘桔汤，肺痿之治，莫妙于彭氏之保和汤也。而失音之辨，必以宫商角徵羽五音，以明脾肺肝心肾五脏之病耳。又以歌属脾，哭属肺，呼属肝，笑属心，呻吟属肾之音，以参乎其中。称法之密，治之简者，莫如叶氏之指南也。其治案中，如有邪者开达肺气，无邪者，填实足三阴经为主，其治肺痿者，宗《金匮》麦门冬汤，辛凉清肺甘温扶中之法，可谓尽善尽美也。（清·王馥原《医方简义·卷四》）

痰火凝结，咳逆发渴，喉中痰滞者，由于津液不散，阻塞气道，治宜清利其痰，滋养其津，紫菀散主之。（清·唐宗海《血证论·卷六》）

外感风寒，恶寒发热，亦多有咳嗽者。此风寒由经入肺也，宜先表散，久则兼清降。其咳声清响，而昼夜相等。经曰：形寒寒饮则伤肺，咳逆而上气。然饮冷是由胃络入肺也，其声略重，宜温胃，略兼利湿。

有清晨咳嗽数十声，吐出浓痰碗许而始安者，此胃中湿热蒸肺也。声如在瓮中者，经所谓声如从室中言，是中气之湿也。其咳声沉重，治宜宣郁流湿。亦有寒湿致此者，但其痰较清，其声略急，治宜温健脾土也。

有停食嗳腐吞酸而作咳者，其证喉痒，而天明与日晡抢咳较甚，此亦挟风湿而然也。治宜渗湿化食，温化大肠。

有因燥而咳者，声干无痰，断续不匀，如为烟所呛，亦无定时，时吐涎沫。治宜降气养液。此多由时气亢旱，燥气所伤也。过食煿炙者亦有之。静卧则安，劳动则剧，与水饮昼平夜剧者相反。有阴火烁肺而咳嗽者，此劳气也。其咳五更黎明，连连不绝，声干少痰，喉中燥痒，由于肾竭肝虚，火升液耗，肺不能自润也。喉中常觉有一点干结，如树皮草叶，咳咯不出者，是少阴之精不上潮而脉络燥结者，非肺燥也。急宜滋润肝肾，清宣肺胃，开结行瘀，杀虫。（清·周学海《读医随笔·卷三》）

老人不眠，头晕，怔忡心烦，干咳咯血，粪干，尿赤，痰稠等证，皆宜养阴生津，固气益血。（清·周学海《脉义简摩·五卷》）

怒伤肝郁，吐血而嗽　病因郁怒伤肝，既血逆上而为吐，横侮肺金而为嗽，血去则阴虚，阴虚生内热。按脉细而急，肝肺阴亏之象，难免不损，治宜养阴平肝，保肺清金之品投之，再看转机。

嗽喘伤肺肾　《经》云：五脏皆令人咳，非独肺也。然久嗽兼喘，亦无有不关乎肺肾两脏，且肾为气之根源，肺为气之统帅，水出高源，自有以也。时当秋令，脉见浮数，皆属虚火所致。治宜清金纳气归肾，足为斯症纲领。（清·王应震《王应震要诀·诊视脉案方法》）

多年咳喘，逢寒遇劳辄发。汗多气升，肺伤及肾，肾气虚而不纳矣。法当补肾以纳气。……再诊：寒入肺底，久而化热。同一痰喘，先后不同也，初病在肺，久必及肾。同一咳逆，虚实不同也，补肾以纳气，清肺以化痰，须两层兼顾为稳。

多年咳喘，逢寒遇劳辄发，汗多气升，肺伤及肾，肾气虚而不纳矣。法当补肾以纳气。（清·柳宝诒《柳选四家医案·评选环溪草堂医案·上卷》）

肺为风温侵袭，则津变为痰，音哑咳逆，金实无声。拟开泄润肺为主。

风邪袭肺，咳嗽痰黏，症势甫起，疏达为法，无如素有血症，恐其引血上乘。

咳嗽，汗少，身热夜甚，治宜清泄太阴。

咳嗽属肺，肺令不行，则外风上受，夹痰为患，疏降为法。（清·汪培荪《汪艺香先生医案·下》）

风阳外受，肺胃之痰热内蕴，咳嗽发热，胸胁作痛，防成肺痈，急当清降。（清·马文植《马培之医案·肺痈》）

风邪袭肺，呛咳形寒，脉寸浮滑，苔微黄，胃钝肢楚，姑宜清肺化痰。

脱身受邪，湿着阻气，脉弦，苔滑白，呛咳气逆，跗酸溲溺赤，姑宜清肺利湿化痰。

晕眩肢酸，脉弦滑，经停数月，呛嗽气促，睡中汗彻，宜清肺敛液为主。（清·邵兰生《邵氏医案》）

夫咳有声而痰微，嗽有痰而声微，总因肺气逆而不收，冲击咽喉，如痒如梗。然受寒而即咳嗽，此寒未变热，治为寒嗽。及至四五六日而咳嗽者，是寒已成热，治为热嗽。如停饮而咳者，治宜渗泄或利之。如臭痰作咳，胸痛频频，此发肺痈之候也。如舌干口燥，火气上升，咳逆不止，其脉洪大者，是心火乘肺也。如久嗽不已，稠痰夹血，是肺气受伤也。实者，清火以安肺，虚者，滋水以涵金。（清·冯兆张《冯氏锦囊秘录·杂症大小合参·卷十》）

审是从外而入之风邪干者，去其风而咳嗽自已，如桂枝汤、祛风散是也。寒邪干者，散其寒而咳嗽自已，如麻黄汤、小青龙汤是也。暑邪干者，清其暑而咳嗽自已，如益元散、清暑汤是也。湿邪干者，渗其湿而咳嗽自已，如二陈汤、桂苓术甘汤是也。燥邪干者，润其燥而咳嗽自已，如甘桔汤、麦冬饮之类是也。火邪干者，散其火，清其火，而咳嗽自已，如导赤散，葛根芩连汤之类是也。审是从内之心肺阳衰者，扶其阳而咳嗽自止，如姜桂茯半汤、温脾饮之类是也。审是脾胃阳衰者，舒其脾胃而咳嗽自止，如半夏生姜汤、香砂六君汤、甘草干姜汤之类是也。审是肝肾阳衰，水邪泛上者，温其肾而咳嗽自已，如真武汤、滋肾丸、潜阳丹加吴萸之类是也。果见阴虚而致者，其人水少火多，饮食易消，精神言语声音必壮，心性多躁暴，肌肤多干粗，吐痰胶粘，喜清凉，脉必细数，恶辛辣热物，方是的候，如鸡子黄连汤、六味地黄之类，皆可服也。尚有一等久病无神，皮肉如火炙而无润泽，喜热恶冷，此尤属真气衰极，不能蒸腾津液，而灌溉肌肤，十有九死。更有一等阳虚阴盛已极，元阳将脱之咳嗽，气喘痰鸣，六脉浮空，或劲如石，唇青爪甲黑，周身大热自汗，乃脱绝危候，急宜大剂回阳饮治之，十中可救二三。（清·郑寿全《医法圆通·卷一》）

久病与素秉不足之人，或过服清凉发散之人，忽然咳嗽异常，无时休息，阴象全具，此是阴邪上干清道，元阳有从肺脱之势，急宜回阳祛阴，阳旺阴消，咳嗽自止，切不可仍照滋阴与通套治咳嗽之方治之；若畏而不回阳，是自寻其死也。病人七八日，发热不退，或热已退，舌上干粗，脉健声洪，烦渴饮冷，人时恍惚，干咳不已，吐涎胶粘，此乃火旺津枯，热逼于肺，宜润燥清金泻火为要。（清·郑寿全《医法圆通·卷三》）

蒋。温邪触发伏邪，寒热咳嗽，胸闷气逆，少腹胀痛，眉心痛，便溏溲少，脉弦数，阴气素虚，肝阳化风挟痰火上逆，痉厥连次，鼻煽自汗，神识模糊，此厥阴肝风，阳明热炽，未能布痞，以泄邪，症势颇重。治以和阳熄风，辛泄上焦，以期厥止。（清·沈菊人《沈菊人医案·卷上》）

潮热不清，脉弦细数，咳嗽如前，溲溺赤。宜清热、通肺、化痰，防血溢。（清·邵兰荪《邵兰荪医案·卷二》）

潮热出汗，咳嗽不已。进劳颇为直径，治以清降。

潮热频仍，逢节必发咳嗽，肉随痰削，气逆纳呆，脉息弦滑。肝肺不和，势防失血，拟以和降。

肺主降气，肾主纳气，而脾为气之关键。肺肾两亏，降纳失职。咳呛不止，痰多而粘，五心烦灼，夜出盗汗，脉濡细。久恐成怯，静养为要。

风邪挟饮，肺失宣化，咳呛痰沫，吐而不利，每每呕逆，脉濡细，治以和降。

肝升太过，肺降无权，咳呛绵延，气逆无痰，两胁每每引痛，痛时面部火升，势防天热失血。脉沉弦，治以清降。

久咳不已，三焦受之，上为气逆，下为足肿，中为腹膨。脉濡细，治以开降。

久有咳嗽，清肃为虚，以致卫分无权，有感即发。脉见细弦，治以清养。

劳汗当风，风入肺脏，咳呛喉鸣，痰不爽吐，或寒或热，在清晨为多，脉沉弦，治以分泄。

咳呛绵延，音嘶痰沫，肉落气逆，脉左细右弦。气虚见症为多，拟从和养。

酒客郁热，肝肺两脏受伤。咳血虽平，两胁仍为引痛，脉象弦滑，再从清营和络。

喘而咳，咳而血，由肝肺内伤所发。脉弦大，治宜和养。

肺肾两虚，且咳且喘，脉息细软，治以和养。

肝升太过，肺降无权，当脘作胀，有时发嗳，咳嗽潮热，有时失血，脉见弦数，舌苔光剥。

阴为伤而气为痹，由损成劳之势，拟以和养。

干咳起因，肺管受伤，喉咽硬痛，失音失血，渐至纳呆盗汗，肉随痰削，脉息弦数。春末夏初，与病尤为吃重。治以和养，能否由损出劳。

脾肺两伤，上为咳嗽，下为便血，渐至肉削纳少，形寒潮热，势将由伤成劳。脉见弦滑，和养主之。

失血后肝肺两伤，咳呛绵延，痰胶肉削，脉息沉弦。防入怯门，亟宜保脉清阴。

阳明之血，假道于肺，失血又发，夹痰而出，吐时牵连咳呛，脉见弦滑，治以清降。

肺虚生痰，肾盛生饮。痰饮内扰，咳嗽绵延，渐加气怯。上下撅纳无权，中焦亦少砥柱，纳食欠旺，两足浮肿，脉息沉弦，拟以和养。

肝邪犯中，中焦升降失职，积痰蓄饮，当脘窒塞，屡屡痛胀。痰饮之邪由中扰上，近加咳呛，呛甚发喘，坐卧皆为不宁，关系者尤在两脉弦大。病在气分，虚在营热，防向春肝旺肺弱，再为失血，拟以和养。

下焦生饮，上热生痰。痰饮内扰，咳嗽有重有轻，甚则喘逆，脉细滑。属阴虚而生，拟以培养。

风温之邪，首犯太阴，郁热蒸痰，煽烁不解，咳嗽喉鸣，气逆胁痛，关系尤在舌苔罩灰，质红起腐，势将劫津为变。脉两手弦数，拟以清解。

温邪袭肺，咳嗽痰粘，口渴，脉弦滑，治以清泄。

酒客肝肺郁热，升降不调，咳呛痰胶，气逆迸痛，早经失血，脉弦滑，拟以清降。

咳呛绵延，失血狂来，从此气怯痰沫，咽喉痛哽，脉濡细，治从和养。

咳嗽绵延，血随气沸，近复呛吐溢甚，脉细弦。肝肺既伤，胃络亦有所损，治以清降。

劳伤肝肺，头眩咳呛，两目昏花，脉息弦大，治以清降。（清·陈秉钧《陈莲舫医案秘钞·下编》）

咯血缠久，肺阴自虚，虚则金不平木，木反凌金，咳嗽亦相因而起。去血过多，营亦受伤，胸次嘈杂自有此候，脉初持濡小，久按则右关微弦，右寸微数。拟甘柔滋中，参以清肝平肺之法。（清·凌奂《吴古年医案·咯血》）

殷左，三十三岁，十一月。久嗽曾失血，肺失清肃，声嗄不扬，良由水不涵木，木火刑金使然也。脉象弦数，治宜清金平木。（清·凌奂《凌临灵方·木火刑金声嗄》）

顾。酒客湿热熏蒸，肺受火刑而失清肃之令。咳嗽音哑，吐血痰红，喉痹干燥，是皆肺火见证，尚非全属阴虚。虽然火亢不息，久必伤阴，究宜戒酒为上。治以清肃高源，兼养胃阴为法。（清·王泰林《王旭高临证医案·卷之二》）

风温入肺，咳嗽，脉坚搏，夜卧汗出，阴分先亏，最多失血，大忌发散苦辛，从温邪当甘润而解。（秦伯未《清代名医医案精华·眉寿堂方案选存》）

咳沫音哑，中虚，肺气不清。宜轻剂疏理。（秦伯未《清代名医医案精华·吴鞠通医案》）

气喘咳血，恶寒自汗，脉数腹痛，大便不结，不但营液内亏，肝胃亦困败，均非佳境。姑拟补土宁金法，以望奏效。

气喘咳血中虚，阳气易浮，固表纳喘兼治。（秦伯未《清代名医医案精华·何澹安医案》）

肺劳，肺气虚耗，面白力乏，咳嗽痰喘，洒寒烘热。甚则喉舌干燥，失血声怯，倦言皮悴，而为气极之证。治拟益气补肺。

忧则气抑伤肺，愤郁不乐，微寒潮热，咳嗽痰涎等证。经谓忧愁者，气闭塞而不行，甚则伤意悗乱。治拟疏气开郁。（民国·张生甫《虚劳要旨·上卷》）

若因肺金亏损，木火刑金，肺络受伤，致干咳失血喘息潮热痰气粘滞不顺，其证面浮鼻红，烦热少气，脉弦或数涩。治宜清金宁络。

以肺为燥金与清道也。故肺液虚损燥痰之咳，治宜清润和中，扶土生金。（民国·张生甫《虚劳要旨·下卷》）

热燥外因：初秋热胜，燥从热化，是为外因。其邪由皮毛内伤肺脏，以肺属燥金，外主皮毛，故燥邪多伤于肺也。其候头痛发热，鼻干口渴，咽痛舌燥，干咳不已，甚则失音。不宜辛温发表，但宜辛凉清肺以解其燥，如《千金》麦门冬汤、喻氏清燥救肺汤之类。若肺燥不已则传入大肠，以肺与大肠相表里也，从内因条治之。（民国·刘谦吉《伤感合编·外感编·卷四》）

冬温发热，咳嗽脉浮数，清解之。

风温病，阳明兼走少阳，表热乍蒸乍退，脉数，咳嗽一候矣。从少阳阳明清之。

伏暑逾一候，依然薰热，舌红不起，苔唇燥，皮赤者，邪化火而不达，复增寒热咳嗽，邪兼于肺，幸也。宜从阳明立方。

温邪挟湿，胸闷脉数，表热咳嗽，邪恋肺胃也，清解之。（民国·徐渡渔《徐渡渔先生医案·温》）

年老咳嗽，嗽剧伤中，中阳失运，运谷呆迟，司纳消导，脾胃所主，脾胃中土也。土虚无以胜湿，从来脾恋湿化湿热，必专栽培中土，土实可以胜湿也。

阴火久肺作嗽，滋水降火，正所以保金也。（民国·徐渡渔《徐渡渔先生医案·杂症》）

感冒外邪，形寒身热，头痛胸闷，咳嗽泛恶，脉来浮滑。先与疏邪化痰。

春温伏邪，蕴袭肺胃两经，身热不清，胸闷咳嗽，苔腻、脉数。宜以辛凉疏解。

冬温伏邪，蕴袭少阳，寒热晚甚，胸闷咳嗽。宜和解化痰。

肺脾肾三阴亏损，痰饮逗留，以致咳嗽气急，屡次举发，神疲乏力，恙延已久，杜根不易。先宜培土生金，顺气化痰。

肺气不降，肾气不纳，脾多湿痰，随气上泛，咳嗽痰多，甚则气逆难以平卧，脉来弦滑。宜以扶土化痰，降气纳气。

风邪引动痰饮，阻塞肺络，咳嗽气逆，动则更甚。先宜顺气化痰。

伏风湿热酿痰，阻塞肺络，胁痛偏左，难于右卧，气逆咳嗽，脉来郁滑而数，苔薄腻。宜顺气化痰。

咳嗽数月，肾虚冲气上逆，肺虚痰热逗留。清上实下主治。

形寒饮冷则伤肺，咳嗽气逆，苔白脉滑。宜以温肺化痰。

新寒引动痰饮，逗留肺胃，咳嗽气逆，屡次举发，脉滑，苔腻。治宜疏解化痰。

咳嗽已久，屡次举发，肺胃两亏，痰饮逗留。治宜培土生金，顺气化痰。

喘咳伤中，口干膈痛，以润肺健胃调治。

肺胃两虚，风邪未楚，咳嗽纳减，头眩乏力。先宜和胃清金。

风燥郁肺，阳络损伤，始而咽痛，继则咳嗽痰红。肺为娇脏，宜轻清彻其燥邪。

失血之后，咳嗽不止，形寒，脉细，苔白，阴分本亏，清润过度，反伤肺金，水冷金寒，清肃之令不费也，势虑成损。今拟甘温扶土，虚则补母之义。

阳伤络损，血溢痰红，咳嗽气逆。仍宜降气祛瘀，气为血冲，气降则血归经矣。（民国·丁泽周《诊方辑要·内科》）

咳血嗽血唾血咯血：咳血属肺，嗽血属脾，随唾出者属肾，咯则胞络受伤，红丝则肺肾俱伤，总宜滋阴降火。（民国·秋田散人《医学说约·寒门》）

辛凉清润：适用于太阳病的温燥，燥热伤肺，头痛身热、微恶风寒、咳嗽少痰、咽干咽痛、鼻干唇燥、苔薄白、舌边尖红，可用桑杏汤。（民国·时逸人《外感热病证治要义·上篇总论》）

咳甚而痛　咳嗽不已，咽喉屡受刺激，先觉火辣，渐之疼痛，用甘草汤嗽喉，虽可减轻，乃治标法。其因由于咳嗽，当治其咳，咳止则喉道平顺，其痛自止。（民国·朱振声《痛证大全·第七章》）

咳嗽胁痛　久咳不已，以致胁间引痛，宜平其咳，咳止则痛亦止。（民国·朱振声《痛证大全·十四章》）

凡治初患之燥气，当宗属凉拟法。夫秋燥之气，始客于表，头微痛，畏寒，咳嗽，无汗，鼻塞，舌苔白薄者，宜用苦温平燥法治之。……如咳逆胸疼，痰中兼血，是肺络被燥火所劫，宜用金水相生法。

辛凉解表法　治风温初起，风热新感，冬温袭肺咳嗽。

苦温平燥法　治燥气侵表，头微痛，畏寒无汗，鼻塞咳嗽。（民国·王德宣《温病正宗·下篇》）

秦艽扶羸汤：凡咳嗽，骨蒸，自汗，皆胆经相火上逆，刑克肺金之故。（民国·彭承祖《圆运动的古中医学·汤头歌改错篇》）

凡治湿热痰浓，与夫寒湿痰清之咳嗽，不知分别宣郁流湿及温健脾土，概以二陈为主方，异病同治，医之过也。

凡治肠胃之咳，不知消痰散饮者，医之罪也。

凡治虚伤风而咳，不能辨其二症，分别施治，乃概投寒凉发散，或清肺消痰，疏风利气者，医之罪也。

凡治脾咳，不知其症为咳必兼喘，由于脾肺失升降之常，不急投以补土生金之剂者，医之罪也。

凡治劳伤，因阴火烁肺而咳嗽者，不知求之于肝肾，佐以清宣肺胃，开结行瘀杀虫，乃误认肺燥，概投清润，致杯水不敌车薪，终成坏病不救，医之罪也。（民国·何舒《医门法律续编·咳嗽喘哮》）

麻出正盛时，身热、鼻干、咳嗽甚密者，以化疹清肺法。

麻疹未出之先发热、喷嚏、眼泪、咳嗽连声者，法当展肺透疹，宣毒发表汤主之。（民国·李聪甫《麻疹专论·卷二》）

二、妇科

【歌】十二经中嗽不同，火痰湿食热寒风，七情六气分虚实，活法随机可变通。

【论】肺主乎气，外合皮毛，形寒饮冷伤肺则咳嗽也。有涎曰嗽，无痰曰咳。五脏六腑俱受气于肺，各以其时感之而成病也。秋则肺受之，冬则肾受之，春则肝受之，夏则脾受之，诸脏不已，各传其腑。妊娠嗽者，名曰子嗽。实者参苏饮以散之，虚者天门冬汤以补之。若久嗽不已，恐伤胎气也。薛立斋曰：咳嗽，秋间风邪伤肺，金沸草汤。夏间火邪克金，平肺散。冬间寒邪伤肺，人参败毒散，春间风邪伤肺，参苏饮。然肺属辛金生于己土，久嗽不已，多因脾虚不能生肺气，腠理不密，外感风邪。或因肺虚不能生水，致阴火上炎，治当补土生金，滋肾安胎为要也。（清·叶其蓁《女科指掌·卷一》）

咳嗽已久，性情多郁，产后饮食少进，而胸膈不宽，或时作酸作胀，大便不实，脉息弦数而细，脾土虚而肝木郁，肝火来烁肺金也。暂用扶脾疏肝之药，使胸次舒畅，然后以滋阴培本，为善后计。（清·沈璠《沈氏医案》）

胎前喘咳肿满，是脾湿不行，上侵于肺，手足太阴病也。治在去湿下气。（清·柳宝诒《柳选四家医案·评选静香楼医案·下卷·妇人门》）

宜胎饮。治怀孕四五月，咳嗽，五心烦热，胎动不安，或痰血，或鼻衄，皆因火旺上冲肺经，谓之子嗽。宜服此方六七剂。生地一钱、归身、麦冬去心各一钱五分，白芍酒炒一钱、阿胶、杜仲盐水炒、续断盐水炒、条芩、枳壳麸炒各一钱，加炒熟砂仁末三分，河水煎。《产科心法》曰：娠妊数月，胎热冲肺金，常有咳嗽者，宜用泻白散加黄芩、苏梗、川贝主之。如感风热，再加荆芥、桔梗、甘草，毋任咳嗽伤肺，致成产劳；又不可用温散之味，如羌活、麻黄、桂枝之类，反伤肺而助火，恐胎热上逼，莫可疗也。如泻白散加味服之不愈，可服六味地黄汤，为至稳之法。（清·叶灏《增广大生要旨·卷二》）

主证：妊娠咳嗽，干咳无痰，不治难以及时自愈，咳嗽日久，有时带血，咽干口燥，两颧发红，午后发热，甚则头晕，舌质红，苔薄黄而干，脉虚细而数。

治法：宜养阴润肺，止咳安胎。

主证：咳嗽吐痰，头痛，憎寒发热，无汗，大便燥结，小便发黄，舌质正，苔薄白，脉象浮紧而滑。

治法：宜安胎止嗽，宣肺理气。

子嗽是指妇人妊娠期中，咳嗽频数，甚则五心烦热，胎动不安的症状。本病原因，一是肺虚：妊妇蓄血聚下养胎，不能上承，水亏火盛，虚火上炎，肺燥而咳；二是外感风寒，多因孕妇起居不慎而致。在上，肺虚证宜润肺止嗽为主，外感风寒证宜安胎止嗽，发散风寒为主。（清·李天海《小楼妇科·第五章》）

产后咳嗽，虽多气分之病，初产之时也应其血，早有“痰瘀同源”之说，所以对瘀血上攻证，宜生新逐瘀，痰瘀同治，瘀去肺安而嗽止；外感之证，宜分别病因，疏风解表，宣肺止嗽；阴虚火旺者，宜润肺滋阴，益肾降火。

主证：产后咳嗽，恶露见少，腹痛有块，甚则疼痛，脉沉涩。治法：宜生新逐瘀。（清·李天

海《小楼妇科·第七章》)

三、儿科

一儿，咳，日轻夜剧。此食积作咳，消食为主。(明·秦昌遇《幼科医验·卷下》)

久有疳火，身体瘦小。时当夏令，咳嗽唇红，饮食减少。宜降火清金为要，俟咳稍减再商。(明·秦昌遇《幼科医验·卷上》)

第六节　方　　药

伤寒，心下有水气，咳而微喘、发热不渴。服汤已渴者，此寒去欲解也，小青龙汤主之。

伤寒表不解，心下有水气，干呕发热而咳，或渴，或利，或噎，或小便不利，少腹满，或喘者，小青龙汤主之。

小青龙汤方：麻黄去节、芍药、细辛、干姜、甘草炙、桂枝去皮各三两，五味子半升、半夏半升洗。

上八味，以水一斗，先煮麻黄减二升，去上沫，内诸药，煮取三升，去滓，温服一升。若渴，去半夏，加栝楼根三两；若微利，去麻黄，加荛花，如一鸡子，熬令赤色；若噎者，去麻黄，加附子一枚，炮；若小便不利、少腹满者，去麻黄，加茯苓四两；若喘，去麻黄，加杏仁半升，去皮尖。(汉·张机《伤寒论·卷第三·辨太阳病脉证并治中第六》)

少阴病，下利六七日，咳而呕渴，心烦不得眠者，猪苓汤主之。

猪苓汤方：猪苓去皮、茯苓、阿胶、泽泻、滑石各一两。

上五味，以水四升，先煮四物，取二升，去滓，内阿胶烊尽。温服七合，日三服。(汉·张机《伤寒论·卷第六·辨少阴病脉证并治第十一》)

咳而脉浮者，厚朴麻黄汤主之。

厚朴麻黄汤方：厚朴五两、麻黄四两、石膏如鸡子大、杏仁半升、半夏半升、干姜二两、细辛二两、小麦一升、五味子半升。

上九味，以水一斗二升，先煮小麦熟，去滓，内诸药，煮取三升。温服一升，日三服。

咳而上气，喉中水鸡声，射干麻黄汤主之。

射干麻黄汤方：射干十三枚，麻黄四两，生姜四两，细辛、紫菀、款冬花各三两，五味子半升，大枣七枚，半夏大者八枚洗。

上九味，以水一斗二升，先煮麻黄两沸，去上沫，内诸药，煮取三升，分温三服。(汉·张机《金匮要略·卷上·肺痿肺痈咳嗽上气病脉证治第七》)

治咳，生姜五味子汤方。

五味子五合、生姜八两、紫菀一两、半夏二两洗、吴茱萸一两、款冬花半两、细辛一两、附子一枚炮、茯苓四两、甘草二两炙、桂心一两。

上十一味，切，以水一斗，煮取五升，分温三服。老人可服五合。忌海藻、菘菜、猪肉、冷水、羊肉、饧、生菜、醋物、生葱。

治咳嗽，紫菀七味汤方。

紫菀半两、五味子一两、桂心二两、杏仁七十枚，去皮尖两仁，碎、干姜四两、麻黄四两去节、甘草二两炙。

上药切，以水九升，前取二升半，去滓，温服七合，日三服。忌海藻、菘菜、生葱、蒜、面、腥腻。（南北朝·陈延之《小品方·卷第一》）

治少小咳嗽，腹胀，七物小五味子汤方。

五味子碎、紫菀各二分，黄芩、甘草炙、麻黄去节、生姜桂心各一分。

上药，㕮咀，以水一升，煮取七合，分五服，忌如常法。治少小咳嗽，昼瘥夜甚，初不得息，不能复啼，四物款冬丸方。

款冬花、紫菀各一两半，伏龙肝一分，桂心二分。

上药捣筛，蜜和如泥，取如枣核大，涂乳头，令儿饮之，日三。（南北朝·陈延之《小品方·卷第八》）

治肺腑脏温病阴阳毒，咳嗽连续，声不绝，呕逆方。

麻黄、栀子、紫菀、大青、玄参、葛根各三两，桂心、甘草各二两，杏仁、前胡各四两，石膏八两。

上十一味，㕮咀，以水九升，煮取三升，分三服。（唐·孙思邈《备急千金要方·卷第九》）

治肺寒损伤，气嗽及涕唾鼻塞方。

枣肉二升研作脂，杏仁一升熬研为脂酥，生姜汁、白糖、生百部汁、白蜜各一升。

上七味，合和，以微火煎，常搅，作一炊久，下之，细细温清酒服二合，日二。

补肺汤

治肺气不足，咳逆短气，寒从背起，口中如含霜雪，语无音声而渴，舌本干燥方。

五味子、苏子各一升，白石英、钟乳各三两，竹叶、款冬花、橘皮、桂心、桑白皮、茯苓、紫菀各二两，粳米二合，生姜五两，杏仁五十枚，麦门冬四两，大枣十枚。

上十六味，㕮咀，以水一斗三升，先煮桑白皮、粳米、大枣，米熟去滓，纳诸药，煮取五升。分六服，日三。（唐·孙思邈《备急千金要方·卷第十七》）

《广济》疗天行壮热咳嗽，头痛心闷。前胡汤方。

前胡、升麻各八分，贝母、紫菀各六分，石膏十二分碎，绵裹，麦门冬八分去心，杏仁三十枚去尖、皮、两仁，竹叶切一升，甘草二分炙。

上九味，切，以水八升，煮取二升五合，绞去滓，分温三服，相去如人行六七里进一服。

又　疗天行肺热咳嗽，喉有疮。地黄汤方。

生地黄切一升，升麻、玄参、芍药、柴胡、麦门冬去心各八分，贝母六分，竹叶。

上九味，切，以水九升，煮取三升，绞去滓，纳蜜，再上火煎三沸，含咽其汁勿停，中间不妨食，不利。忌芜荑、热面、猪犬肉、油腻。

《集验》疗天行病上气咳嗽，多唾粘涎，日夜不定。生姜煎方。

生姜三两去皮，切如豆粒大。

上一味，以饧半斤和，微煎令烂，每日无问早晚，少少含，仍嚼姜滓，一时咽之。

《必效》疗天行病后，因食酒面，肺中热壅，遂成咳不止方。

桑白皮十二分、桔梗十分、肥干枣二十一枚擘、麻黄六分去节、曹州葶苈子十分熬令紫色，令为膏，汤成珠。

上五味，切，先以水四升煮桑白皮等四味，可取一升半，去滓，下葶苈子膏，更煎三五沸，去滓，分温五服，空心食后服，或利勿怪。忌猪肉、油腻、生冷、果子等物。（唐·王焘《外台秘要·卷第三》）

《延年》紫菀饮，主咳嗽方。

紫菀、贝母、茯苓、杏仁去皮、尖、两仁者、生姜各三两，人参二两，橘皮一两去脉。

上七味，切，以水五升，煮取一升五合，去滓，分温三服，如人行七里，更进一服。忌葱、蒜、面、酢。

《古今录验》天门冬煎，疗咳嗽方。

天门冬六两去心，杏仁三升去双仁、皮、尖，碎，椒三升熬令汗出，桂心、厚朴炙、杜仲、苦参各三两，附子六两炮，干姜六两，乌头二枚炮，人参六两，蜈蚣一枚去头、足，炙。

上十二味，别捣杏仁，其余者合捣下筛，以五斤胶饴和捣千杵。服如大枣一枚，日三。忌冷水、猪肉、生葱、鲤鱼。

《深师》疗五嗽，一曰上气嗽，二曰饮嗽，三曰燥嗽，四曰冷嗽，五曰邪嗽。四满丸方。

干姜、桂心、踯躅花、芎䓖、紫菀、芫花根皮各二分，人参、细辛、甘草炙、半夏洗、鬼督邮各一分，蜈蚣一枚去头、足，炙。

上十二味，捣筛。蜜和服如大豆五丸，米饮下，日三。不知加之至七八丸，服此丸无不瘥，方秘不传。忌羊肉、饧、生葱、生菜、海藻、菘菜。

《古今录验》四满丸，疗五嗽，一为气嗽，二为痹嗽，三为燥嗽，四为邪嗽，五为冷嗽，悉疗之方。

蜈蚣二枚炙，芫花根五分熬，踯躅花四分，干姜、芎䓖、桂心各四分，人参、细辛各二分。

上八味捣筛，蜜和为丸。一服米饮下五丸，如大豆许，日三，稍加至十丸。忌生葱、生菜。

又疗新久咳嗽。前胡丸方。

前胡六分，乌头炮二枚，桔梗、干姜各二分，桂心八分，蜀椒八分汗。

上六味，捣筛，蜜和如樱桃大一丸。含化，稍稍咽之，日三。又疗久咳，昼夜不得卧，咽中水鸡声欲死者，疗之良。忌猪肉、冷水、生葱。

《千金》疗新久咳嗽。款冬花煎方。

款冬花、干姜为末、芫花根熟熬为末各二两，五味子、紫菀各三两。

上五味，先以水一斗煮三味，取三升半，去滓，纳芫花、干姜末，加白蜜三升，合投汤中，令调于铜器中，微火煎，令如饴，可一升半。服枣核大含之，日三服，曾数用，甚良。忌蒜、面、腥、腻。（唐·王焘《外台秘要·卷第九》）

杏子汤　治一切咳嗽，不问外感风寒，内伤生冷，及虚劳咯血，痰饮停积，悉皆治疗。

人参去芦、半夏汤泡七次、茯苓去皮、细辛洗、干姜炮、官桂不见火、杏仁去皮尖，炒、白芍药、甘草炙、五味子各等分。

上㕮咀，每服四钱，水一盏半，生姜五片，煎至七分，去滓，温服，不拘时候。此药味多辛热，其性稍热，若冷嗽则宜服之，如热嗽岂宜服之？若的因感寒得之，宜加少麻黄去根节煎。何以知其感寒，脉息沉紧，身热无汗，恶寒而咳者是也。

橘苏散　治伤风咳嗽，身热有汗，伤风浮脉；病人挟热，服杏子汤不得者，此药稳当。

橘红、紫苏叶、杏仁去皮尖、五味子、半夏汤泡七次、桑白皮炙、贝母去心、白术各一两，甘草炙半两。

上㕮咀，每服四钱，水一盏半，生姜五片，煎至八分，去滓，温服，不拘时候。

诃子饮《续方》　治久嗽，语声不出。

诃子去核一两、杏仁泡，去皮尖一两、通草二钱半。

上㕮咀，每服四钱，水一盏半，煨生姜切五片，煎至八分，去滓，温服，食后。（宋·严用和《严氏济生方·咳喘痰饮门》）

治嗽方罂粟壳二两拣干硬不蛀者，去顶盖及蒂穰，火炙、陈皮去白半两。

上二味切粗末，每服三大钱，水一盏半，入乌梅一个，煎至七分服。

七宝散治诸般咳嗽，老少并宜服，姜侍郎方。

北五味子、罂粟壳去顶、蒂、穰、陈皮、甘草各等分。

上同炒，用姜擦子搅令香，碾粗末，每服三钱，水一盏半，乌梅一个，煎至一盏，去滓温服，食前、临卧，不犯铜铁器煎尤妙！

治劳嗽　张子驷方，蒋签判传，屡见人服有效。

人参、破故纸微炒，不可焦各一两，木香一钱，罂粟壳半斤去蒂并拣取不蛀，净蜜炙为末，不可焦。

上为细末，炼蜜为饼子，半两重，每服一饼，水一盏半，生姜三片，枣子三个，慢火煎至一盏，去滓温服。

无求子百问温肺汤，治肺寒咳嗽，声重多涕，壬子年春时行此疾。姚知县克温名廷衮云：浙东黄盐苦嗽，因（因，《类聚》作“药局予”三字）得此方，二服即愈，因以见传，家间患此者，服之皆验，不过三、二服。

麻黄一两不去节，二两亦可、杏仁一两去皮尖，炒香、五味子、甘草炙、桂心。

上为粗末，每服四钱，重水一盏半，姜五片，煎至七分，去滓热服。

治暴嗽，一服便安。

阿胶二片炙、生姜十片、大乌梅二枚捶、甘草半寸、紫苏一两、杏仁七枚。

上用水一大碗，煎六分，去滓，任意服之，不拘时候，临睡服尤佳！

治一切嗽神效汤，郎中传。

用不蛀皂角一挺大者，去皮棱，为两片，去子，每一子内入巴豆肉一粒，线系定，童子小便浸一宿，火上炙令焦黄色，去巴豆不用，或入一、二粒亦不妨，却用真杏仁一合，半夏一合，二味入麻油内煎，赤裂为度，同皂角为细末，每服一字，用干柿半斤蘸药吃，或用白饧亦可，临睡时服，服了不得吃汤水，妙不可言！（宋·王璆《是斋百一选方·卷之五》）

人参石膏汤　治伤寒咳嗽不已，心烦，及风热头痛，精神不利，昏愦宜服。

人参一钱半、石膏三两、芎䓖半两、半夏二钱去滑、白术半两、茯苓半两、甘草一两炙、大栀子三钱、知母半两、黄芩三钱。

上为末，每服一钱，水一盏，生姜三片，煎至六分，去滓，温服。（金·刘完素《黄帝素问宣明论方·卷之六》）

橘皮半夏汤　治痰壅涎嗽，久不已者，常服养液润燥，解肌热，止咳嗽。

橘皮半两去白、半夏二钱半汤洗七次。

上为末，分作二服，每服水一盏半，入生姜十片，同煎至七分，去滓，温服。（金·刘完素《黄帝素问宣明论方·卷之九》）

凡富贵之人痰嗽，多是厚味所致。《内经》云：所谓味厚则发热。可服通圣散加半夏以止嗽，更服人参半夏丸，以化痰坠涎、止嗽定喘。贫乏之人，多感风冷寒湿。《内经》曰：秋伤于湿，冬生咳嗽。可服宁神散、宁肺散加白术之类。若咳极面赤，烦冤半晌者，此火化乘肺也。宜详辨之。（金·张从正《儒门事亲·卷十一》）

白术散　治五脏伤湿，咳嗽痰涎，憎寒发热，上气喘急。

白术二两，五味子、茯苓各一两，甘草一钱，半夏四个洗去滑，破作十六片。

上锉散，分作十六服。每服水一盏半，姜五片，红枣二枚，煎至七分，空腹服。

贝母散　治热咳嗽，辰时吃，酉时可安。兼治痰喘。

知母新瓦上焙、贝母巴豆七粒，同贝母炒，略热，去巴豆不用各一两。

上锉散，饧糖一块同煎服。一方，以二母为末，入巴豆霜少许，临卧用生姜二片，蘸药夹定，细嚼咽下。

蛤蚧散　治虚劳咳嗽，咯血。潮热盗汗，不思饮食。

蛤蚧一对蜜炙，人参去芦、百部去心、款冬花去皮、紫菀茸各半两，贝母、阿胶蛤粉炒、鳖甲醋炙、柴胡去芦、肉桂去粗皮，炒、黄芪蜜炙、甘草、杏仁汤浸，去皮尖各一两。

上为末。每服三钱，水一盏半，生姜三片，煎至一盏，不拘时温服。肉桂虽去风寒，有热人不肯服，则当改用细辛。

胡椒理中丸　治寒咳冷痰，吐白涎沫，续续不止，不能饮食。

款冬花去梗、胡椒、荜茇、陈皮、干姜、甘草、良姜、细辛去叶各二两，白术二两。

上为末，蜜丸如梧子大。每服十丸，温汤、米饮任下，不拘时候。

人参荆芥散　治肺感风邪，上壅咳嗽，头目不清，语言不出，咽干项强，鼻流清涕。

荆芥穗、麻黄去根节、细辛去土洗、桔梗去芦，炒、陈皮去白、半夏汤洗七次。

上锉散。每服四钱，水一盏半，姜五片，煎八分，食后温服。

杏子汤　治一切咳嗽，不问外感风寒，内伤生冷，痰饮停积。

人参、半夏泡、茯苓、细辛、干姜、官桂、杏仁、白芍药、甘草、五味子。

上各等分，锉散。每服四钱，以水二盏，姜四片，煎至七分，去滓。温服，不以时。此药最宜冷咳，热咳非所宜。若脉浮紧、身热、无汗、恶风，脉浮、身热、无汗、恶寒而咳，加少麻黄去节，热服。（元·危亦林《世医得效方·卷第五》）

有痉后变咳嗽者，此因痉退后复伤风也，宜微发散，参苏饮主之。（明·万全《育婴家秘·卷之四》）

脂膏丹：肺虚久咳者宜。白米糖一大片，猪板膏一小片，同安饭甑上一齐蒸化和匀，每日早晨食之。不必另张开蒸。（明·江梅授《医经会解·卷之三》）

芎苏散加减　治初感风寒，新嗽，鼻塞声重，头痛，发热恶寒，脉浮紧者。川芎、苏叶、干葛、白芷、防风、香附、陈皮、细辛、甘草、柴胡，身痛加羌活。春加防风，夏加黄芩，秋加苍术，冬加麻黄。

滋阴宁肺汤　治劳嗽。

陈皮、贝母、茯苓、甘草、知母、栀子、麦冬、地骨皮、五味子、阿胶、当归、川芎、杏仁、竹沥。（明·佚名《儒医心镜·各症病原口并用药治法要诀》）

肺热咳嗽，胸膈塞满。

瓜蒌仁制、半夏焙，研各一两。

姜汁打面糊丸梧子大。每食后，姜汤下五十丸。（清·喻昌《喻选古方试验·卷三》）

栝蒌半夏丸　治肺热痰嗽。栝蒌仁另研、半夏制各一两。

上为细末，汤浸蒸饼为丸，如梧桐子大，每服五十丸，姜汤下。（清·喻昌《医门法律·卷五》）

上半日咳，痰稠黄，胃火也宜二陈汤加竹茹、贝母、石膏。午后咳，痰黑粘滞，阴虚火动也宜六味作汤，加止嗽药。黄昏咳，肾经阳衰阴弱，虚火上炎也，当补脾肺，生肾水，不可专用嗽药宜六味丸、六君子汤间服。（清·沈金鳌《杂病源流犀烛·卷一》）

其为劳嗽也，或由阴伤阳浮，金燥喉痒致嗽，宜甘润养肺，清安膏。（清·林珮琴《类证治裁·卷之二》）

肺火素盛之人易于伤风。以肺有火，则常汗出腠开，邪易入。又内火炽盛，脉被郁遏即热也。治宜解表兼清其火。《金匮》：咳而上气，喉中水鸡声，痰饮也。射干麻黄汤。

射干、细辛、紫菀、款冬、麻黄、生姜、五味子、半夏、大枣。

先煮麻黄一二沸，去沫，入后药。（清·潘道根《临证度针·咳嗽》）

外感咳，外感风寒暴咳，必鼻塞头痛，恶寒发热，用前胡、紫苏、杏仁、橘红、桔梗、象贝、款冬花、桑叶、荆芥。内伤咳，内伤精气久咳，倦怠微热咽干，肺阴虽亏，而脾肾未伤者，如沙参、麦冬、杏仁、川贝、玉竹、桑皮、枇杷叶。以上两种，若苔白口腻者，必加半夏、茯苓、泽泻。

肺虚咳，若久咳肺虚，伤及脾胃者，必食少便溏，宜六君子加杏仁、川贝、冬花、麦冬、五味等。肾虚咳，若肺肾交虚，必气逆短促，阴虚必痰中带血，宜生地、阿胶、白芍、茜草炭。

咳嗽气急，当以苏子降气汤为主。（清·王泰林《医学刍言·第十二章》）

咳嗽　吐血痰并声哑，属肺热甚。忌升，破气，复忌补气，破血，辛燥，热，收涩。宜降气清热，润肺生津液，凉血益血，甘寒，甘平，咸寒，佐以苦寒。

生地黄、郁金、蒲黄、柔根、白及、阿胶、侧柏叶、童便、知母。（清·陈澈《药症忌宜》）

咳嗽者痰涎壅盛，外感风寒，热毒壅遏而不得发越，以致肺窍不通，始用和解散，回后痰多加川贝、胆星，或麦冬、清肺饮。咳嗽者乃邪气上冲，痰滞不活之故，治嗽宜以治痰为先治，痰要以治气为本，用枳壳、橘红以利其气而痰气自除，痰饮自消，清肺金，解热毒，而邪气自退矣。夫人身之津液所以资生精血也，火毒煎熬，而津液不得流通，变为痰涎，胶固于中，致使正气被塞于胸膈，或喘或嗽或舌强不能言语，或喉中作声乳汁难下，入口即嗽而吐出者，此毒气停滞于肺胃也，宜升发解毒，当以前胡、桔梗、覆花、枳壳、橘红、大力等药，以运动其痰。如先有痰在颈项者，不必妄治，即用生大力移之亦可。（清·沈望桥《经验麻科·咳嗽痰壅》）

降气和中汤　肺实而咳，痰稠喘满。降气和中医肺实，痰稠喘满生姜汁，夏贝苏蒌芥杏莱，沉香浮石桑皮橘。肺实而咳，胸脘喘满，时吐稠痰，宜降气和中。苏子一钱五分、沉香五分、海浮石三钱、蒌仁四钱、莱菔二钱、芥子一钱、橘红一钱、半夏一钱、桑皮二钱、贝母二钱、杏仁三钱、姜汁两小匙，冲服。（清·坐啸山人《诊验医方歌括·诊验医方歌括中》）

清金保肺汤　肺燥晋卿。

清金梨藕麦天冬，南北沙参斛玉充；

杏贝茜蒌苓蛤粉，咳而热甚喘遗红。

肺受燥热，发热咳嗽，甚则喘而失血，法宜清金保肺。

天冬一钱五分、麦冬一钱五分、南沙参三钱、北沙参三钱、石斛二钱、玉竹三钱、贝母二钱、茜根二钱、杏仁三钱、蒌皮三钱、茯苓二钱、蛤粉三钱、梨三片、藕五片。（清·坐啸山人《诊验医方歌括·诊验医方歌括上》）

气咳：无痰无血，但是气呛作咳，乃失血家真阴虚损，以致肺气不敛，肾气不纳，其病至重，最为难治。其由肺气不敛者，其人不能仰卧，卧则气逆而咳，咳则心下煽动，或肺叶偏枯，则侧卧一边，翻身则咳不休，俱宜用清燥救肺汤加百合、五味、琥珀、钟乳石，以镇补肺金。

痰咳：肺中痰饮实热，气逆而咳血者，扬汤止沸，不如釜底抽薪，泻肺丸主之。（清·唐宗海《血证论·卷二》）

痰火凝结，咳逆发渴，喉中痰滞者，由于津液不散，阻塞气道，治宜清利其痰，滋养其津，紫菀散主之。（清·唐宗海《血证论·卷六》）

咳嗽不一般，但看五色痰：白痰伤于肺，青痰伤于肝，黄痰伤脾胃，红痰心火燃，黑痰伤肾水，说明治不难。黑痰轻，红疼重，其余别的看大症，或是一年八个月，是病化痰膏二帖，宁嗽丸二付。华盖穴。（清·佚名《郎中医话》）

卒然咳嗽，连声不可暂止者，此冷风随呼吸而袭肺也。此风袭肺则咳嗽，袭胃则吐逆，吐逆更厉于咳嗽，杀人更速，故小儿当风饮食，最所忌也。急宜温散，以桂枝为君，力制风木猖獗之势。故凡风势之来，其风之头最厉，急入户避之，即卒无可避，亦宜谨护口鼻为佳。（清·周学海《读医随笔·卷三》）

咳血者，因咳嗽而见血，属火逆咳伤血膜，而血随痰出也，其脉微弱平缓易治，弦数急实，气促声嘶咽痛者，不治。得此症者，若能静养，庶有生理，宜六味丸加麦冬、五味子，清金壮水为主，略兼阿胶、贝母、百合、款冬、紫菀润肺止咳之剂。（清·陈秉钧《女科秘诀大全·卷五》）

胁痛咳逆吐紫血为劳伤停瘀，宜散瘀不宜凉血，用通络消瘀汤加味。（清·赵履鳌《赵海仙医案·临证经验》）

如初得之恶风寒、发热、鼻塞或流清涕者，宜发散，加减参苏饮主之。（清·陈稚泉《女科心得·卷三》）

咳嗽症，虚劳门已言之，而未详及外感诸病，因故再言之……夫治风寒初起，头痛鼻塞发热恶寒而咳嗽者，用止嗽散加荆芥、防风、苏叶、生姜以散邪，既散而咳不止，专用本方，调和肺气，或兼用人参胡桃汤以润之。若汗多食少，此脾虚也，用五味异功散加桔梗，补脾土以生肺金。若中寒入里而咳者，但温其中而咳自止。若暑气伤肺，口渴烦心溺赤者，其症最重，用止嗽散加黄连、黄芩、花粉以直折其火。若湿气生痰，痰涎稠黏者，用止嗽散加半夏、茯苓、桑白皮、生姜、大枣以祛其湿。若燥气焚金，干咳无痰者，用止嗽散加栝蒌、贝母、知母、柏子仁以润燥，此外感之治法也。

经云咳而喘息有音，甚则唾血者，属肺脏，此即风寒咳血也，止嗽散加荆芥、紫苏、赤芍、丹参。咳而两胁痛，不能转侧，属肝脏，前方加柴胡、枳壳、赤芍，咳而喉中如梗状，甚则咽肿喉痹，属心脏，前方倍桔梗加蒡子。咳而右胁痛，阴引肩背，甚则不可以动，动则咳剧，属脾脏，前方加葛根、秦艽、郁金。咳而腰背痛，甚则咳涎者，属肾脏，前方加附子。咳而呕苦水者，属胆脏，前方加黄芩、半夏、生姜。咳而矢气者，属小肠腑，前方加芍药。咳而呕，呕甚则长虫出，属胃腑，前方去甘草加乌梅、川椒、干姜，有热佐之以黄连。咳而遗矢，属大肠腑，前方加白术、赤石脂。咳而遗溺，属膀胱腑，前方加茯苓、半夏。久咳不止，三焦受之，其症腹满不食，令人多涕唾，面目浮肿气逆，以止嗽散合五味异功散并用投之对症，其效如神。

又以内伤论，前症若七情气结，郁火上冲者，用止嗽散加香附、贝母、柴胡、黑山栀。若肾经阴虚，水衰不能制火，内热脉细数者，宜朝用地黄丸滋肾水，午用止嗽散，去荆芥加知母、贝母以开水郁，仍佐以葳蕤胡桃汤。若客邪混合，肺经生虚热者，更佐以团鱼丸。若病热深沉，变为虚损，或尸虫入肺，喉痒而咳者，更佐以月华丸。若内伤饮食，口干痞闷，五更咳甚者，乃食积之火，至此时流入肺经，用止嗽散，加连翘、山楂、麦芽、卜子。若脾气虚弱，饮食不思，此气弱也，用五味异功散加桔梗，此内伤之治法也。（秦伯未《内科纲要·咳嗽》）

第七节　针　　灸

肺病者，喘咳逆气，肩背痛，汗出尻阴股膝髀腨胻足皆痛，虚则少气不能报息，耳聋嗌干，取其经，太阴足太阳之外厥阴内血者。

肾病者，腹大胫肿，喘咳身重，寝汗出憎风，虚则胸中痛，大腹小腹痛，清厥意不乐，取其经，少阴太阳血者。（《素问·脏气法时论》）

肺热病者，先淅然厥，起毫毛，恶风寒，舌上黄身热。热争则喘咳，痛走胸膺背，不得大息，头痛不堪，汗出而寒，丙丁甚，庚辛大汗，气逆则丙丁死，刺手太阴阳明，出血如大豆，立已。（《素问·刺热论》）

邪客于足少阳之络，令人胁痛不得息，咳而汗出，刺足小指次指爪甲上，与肉交者各一痏，不得息立已，汗出立止，咳者温衣饮食，一日已，左刺右，右刺左，病立已，不已，复刺如法。（《素问·缪刺论》）

邪在肺，则病皮肤痛，寒热，上气喘，汗出，咳动肩背。取之膺中外腧，背三节五脏之傍，以手疾按之，快然，乃刺之，取之缺盆中以越之。（《灵枢·五邪》）

咳逆上气，魄户及气舍主之。咳逆上气，虚喘，譩譆主之。咳逆上气，咽喉鸣喝，喘息，扶突主之。咳逆上气唾沫，天容及行间主之。咳逆上气，咽喉壅肿，呼吸短气，喘息不通，水突主之一本作天突。咳逆上气，喘不能言，华盖主之。咳逆上气，唾喘短气不得息，口不能言，膻中主之。咳逆上气，喘不得息，呕吐胸满，不得饮食，俞府主之。咳逆上气，涎出多唾，呼吸哮，坐卧不安，彧中主之。胸满咳逆，喘不得息，呕吐烦满，不得饮食，神藏主之。胸胁榰满，咳逆上气，呼吸多喘，浊沫脓血，库房主之。咳喘不得息，坐不得卧，呼吸气索，咽不得，胸中热，云门主之。胸胁榰满不得俯仰，瘨痈，咳逆上气，咽喉喝有声，太溪主之。咳逆不止，三焦有水气，不能食，维道主之。咳逆烦闷不得卧，胸中满，喘不得息，背痛，太渊主之。咳逆上气，舌干胁痛，心烦肩寒，少气不足以息，腹胀，喘，尺泽主之。咳，干呕烦满，侠白主之。咳上气，喘不得息，暴痹内逆，肝肺相传，鼻口出血，身胀，逆息不得卧，天府主之。凄凄寒嗽，吐血，逆气，惊，心痛，手少阴郄主之。咳而胸满，前谷主之。咳面赤热，支沟主之。咳喉中鸣，咳唾血，大钟主之。

邪在肺则病皮肤痛，发寒热，上气喘，汗出，咳动肩背。取之膺中外俞，背三椎之傍，以手疾按之快然，乃刺之，取缺盆中以越之。胸满呕无所出，口苦舌干，饮食不下，胆俞主之。胸满呼吸喝穷诎窘不得息，刺人迎，入四分，不幸杀人。胸满痛，璇玑主之。胸胁榰满，痛引胸中，华盖主之。胸胁榰满，痹痛骨疼，饮食不下，呕《千金》作咳逆气上烦心，紫宫主之。胸中满，不得息，胁痛骨疼，喘逆上气，呕吐烦心，玉堂主之。胸胁榰满，鬲塞饮食不下，呕吐食复出，中庭主之。胸中榰满，痛引膺，不得息，闷乱烦满，不得饮食，灵墟主之。胸胁榰满不得息，咳逆，乳痈，洒淅恶寒，神封主之。胸胁榰满，鬲逆不通，呼吸少气，喘息不得举臂，步廊主之。胸胁榰满，喘满上气，呼吸肩息，不知食味，气户主之。喉痹，胸中暴逆，先取冲脉，后取三里、云门，皆泻之。胸胁榰满，却引背痛，卧不得转侧，胸乡主之。伤忧悁思气积，中脘主之。胸满，马刀，臂不得举，渊腋主之。大气不得息，息即胸胁中痛，实则其身尽寒，虚则百节尽纵，大包主之。胸中暴满，不得眠一云：不得喘息，辄筋主之。胸胁榰满，瘛疭引脐腹痛，短气烦满，巨阙主之。腹中积气结痛，梁门主之。伤食胁下满，不能转展反侧，目青而呕，期门主之。胸胁榰满，劳宫主之。多卧善唾，胸满肠鸣，三间主之。胸满不得息，头颔肿，阳谷主之。胸胁胀，肠鸣切痛一云：胸胁支满，腹中切痛，太白主之。暴胀，胸胁榰满，足寒，大便难，面唇白，时呕血，太冲主之。胸胁榰满，恶闻人声与木音，巨虚上廉主之。胸胁榰满，寒如风吹状，侠溪主之。胸满善太息《千金》作胸脊急，胸中膨膨然，丘墟主之。胸胁榰满，头痛，项内寒，外丘主之。胁下榰满，呕吐逆，阳陵泉主之。（晋·皇甫谧《黄帝三部针灸甲乙经·下卷》）

咳嗽灸方：

《僧深方》云：灸近两乳下黑白肉际文百壮，即日愈。又方：以绳当乳头围周身，令前后平正，当乳脊骨解中，灸之九十壮。又方：度口中折绳，从脊灸绳两边，灸八十壮，三日报毕。又方：从大椎数，下行第五节下、第六节上，穴间中一处灸，随年壮，并治上气秘方。（晋·僧深《深师方·治咳嗽上气肺痿肺痈诸病方》）

邪在肺，则皮肤痛，发寒热，上气喘，汗出，咳动肩背。取之膺中外腧，背第三椎旁，以手按之快然，乃刺之，取缺盆以越之。（晋·陶弘景《辅行诀脏腑用药法要·辨肺脏病证文并方》）

治咳嗽方。《范汪方》熏咳嗽法：灸近两乳下黑白肉际文百壮，即日愈。（晋·范汪《范汪

方·卷三》)

灸咳嗽法:灸肩井穴百壮,在肩上陷解中大骨前。

又方:灸大杼穴随年壮,在项第一椎下两旁各一寸半陷者中。

又方:灸肺俞随年壮,在第三椎下两旁各一寸半。

又方:灸风门热府穴百壮,在第二椎下两旁各一寸半。

又方:灸天突穴五十壮,在结喉下五寸宛宛中。

又方:灸玉堂穴百壮,在紫宫下一寸六分。

又方:灸膻中穴五十壮,在玉堂下一寸六分,两乳间陷者中。

又方:灸云门穴五十壮,在巨骨下气户两旁各二寸陷者中,横去旋机旁六寸。

又方:灸中府穴五十壮,肺募也,在云门下一寸。

又方:灸巨阙穴五十壮,在鸠尾穴下五分。

又方:灸期门穴五十壮,在去巨阙五分,举臂取之。

又方:灸俞府穴,在旋机旁各二寸。

又方:灸或中穴,在输府下一寸六分。

又方:灸气户穴,在去旋机旁各四寸。(南北朝·陈延之《小品方·卷第十二》)

上气咳嗽,短气,气满食不下,灸肺募五十壮。

上气咳逆短气,风劳百病,灸肩井二百壮。

上气短气,咳逆,胸背痛,灸风门热府百壮。

上气咳逆短气,胸满多唾,唾恶冷痰,灸肺俞五十壮。

上气气闭,咳逆咽冷,声破喉猜猜,灸天瞿五十壮。一名天突。

上气胸满短气,咳逆,灸云门五十壮。

上气咳逆,胸痹背痛,灸胸堂百壮,不针。

上气咳逆,胸满短气,牵背痛,灸巨阙、期门各五十壮。

嗽,灸手屈臂中有横纹外骨捻头得痛处十四壮,良。

嗽,灸两乳下黑白际各百壮,即瘥。(唐·孙思邈《备急千金要方·卷第十八》)

咳嗽病,因形寒饮冷,冰消肺气,灸天突穴五十壮。

久嗽不止,灸肺俞二穴各五十壮即止。若伤寒后或中年久嗽不止,恐成虚劳,当灸关元三百壮。(宋·窦材《扁鹊心书·卷上》)

灸法治远年咳嗽不愈。将本人乳下大约离一指头,看其低陷之处,与乳直对不偏者,此名为直骨穴。如妇人,即按其乳头直向者,看其乳头所到之处即是穴。艾灸三壮,其艾只可如赤豆大,男灸左,女灸右,不可差错,其嗽即愈。如不愈,则其病再不可治矣。又法肺俞穴,在背脊第三椎骨下,两旁各开一寸半,灸七壮。风门穴,在背脊第二椎骨下,两旁各开一寸半,灸七壮。乳根穴,在乳中下一寸六分陷中,去中行各四寸,灸三壮。(明·胡正心《万病验方·卷六》)

灸法治咳嗽不痊。肺俞穴,在背上第三椎骨下,两旁各一寸五分,各灸二七壮,三七壮,愈。(明·胡正心《万病验方·卷十四》)

一灸法治连年咳嗽不愈，将本人乳下大约离一指头，看其低陷之处，与乳直对不偏者，此各为直骨穴。如妇人即按其乳头直向下，看其乳头所到之处即是。直骨穴之地位灸艾三炷，其艾只可如赤豆大，男灸左女灸右，不可差错，其嗽即愈，如不愈则其病再不可治。（明·龚居中《寿世仙丹·内科经验良方》）

久嗽不愈，咳唾血痰，风门二穴，膻中一穴，太渊二穴。

咳嗽寒痰，胸膈闭痛，肺俞二穴，膻中一穴，三里二穴。

伤风感寒，咳嗽喘满，膻中一穴，风门二穴、合谷二穴，风府一穴。（明·何柬《治病针法·八穴主治病证》）

咳嗽：列缺、经渠、尺泽、鱼际、少泽、前谷、三里、解溪、昆仑、肺俞（百壮）、膻中（七壮）。

咳嗽饮水：太渊。

喘呕欠伸：经渠。

上喘：曲泽、大陵、神门、鱼际、三间、商阳、解溪、昆仑、膻中、肺俞。

数欠而喘：太渊。

肺胀膨膨，气抢胁下热满痛：阴都（灸）、太渊、肺俞。

喘息不能行：中脘、期门、上廉。（明·陈会《神应经·痰喘咳嗽部》）

气逆：尺泽、商丘、太白、三阴交。

喘逆：神门、阴陵、昆仑、足临泣。

咳逆：支沟、前谷、大陵、曲泉、三里、陷谷、然谷、行间、临泣、肺俞。

咳逆振寒：少商、天突（灸三壮）。

久病咳：少商、天突（灸三壮）。（明·陈会《神应经·诸般积聚部》）

治男女咳嗽气喘者，灸：百劳二穴，肺腧一穴，曲池二穴，下三里二穴。（明·佚名《神农皇帝真传针灸经》）

嗽而有痰，灸天突穴在胸横上端，近咽宛中，灸七壮。肺俞二穴在三椎骨下横过各一寸半。泄火热、泻肺气。（明·朱朝櫆《医学新知全书·六卷》）

咳嗽：列缺，经渠，尺泽，鱼际，少泽，前溪，三里，解溪，昆仑，肺俞（百壮），膻中（七壮）。

第七十九，哮吼嗽喘：腧府，天突，膻中，肺俞，三里，中脘。先取上穴，复取下穴：膏肓，气海，关元，乳根。

第八十，咳嗽红痰：百劳，肺俞，中脘，三里。先取上穴，次取下穴。膏肓，肾俞，肺俞，乳根。（清·佚名《针灸摘要·神应经诸风门》）

咳嗽先贤论咳嗽，以有声为咳，有痰为嗽，有声有痰为咳嗽。其初起多因于风寒，延久多成于虚损。若咳甚欲吐，灸身柱。因痰而嗽，灸足三里。气促咳逆，觉从左升，易于动怒者，灸肝俞。咳嗽见血者，灸肺俞，或灸行间。吐脓者，灸期门。日久成劳者，灸膏肓弗误。（清·刘国光《灸法秘传·卷一》）

寒邪伏于手太阴肺经，咳喘甚则哮咳，吐寒饮白沫（白沫如水不黏，不能引丝，有丝亦易断），感寒即发，轻者苏杏二陈汤主之，重者麻黄汤。兼足三阴症，仲圣小青龙汤、麻黄附子细辛汤、苓桂术甘汤选用（两太阴脉虚缓而迟弦，按之滑者兼湿痰水饮症也，故用苓桂术甘汤实

土以制水也〕。灸肺俞穴或散阴膏贴(天府肺俞穴亦可)。(清·刘恒瑞《伏邪新书·伏寒》)

湿邪伏于两太阴两厥阴足少阴者,两脉弦缓,痰饮停蓄,喘咳嗽稀痰,面微浮,甚则如哮,呕吐状如胃寒,小青龙汤、《外台》茯苓饮。见水心怯,欲作寒战者,膏肓受湿,需灸膏肓俞二穴,砒豉丸少少与之,不知再加二粒。(清·刘恒瑞《伏邪新书·伏湿》)

咳而呕,膈寒,食不下,寒热,皮肉肤痛,少气不得卧,胸满楕两胁,鬲上兢兢,胁痛腹䐜,胸脘暴痛,上气,肩背寒痛,汗不出,喉痹,腹中痛,积聚,默然嗜卧,怠惰不欲动,身常湿湿,心痛,无可摇者,脾俞主之。

咳上气,喘,暴喑不能言,及舌下挟缝青脉,颈有大气,喉痹,咽中干,急不得息,喉中鸣,翕翕寒热,项肿肩痛,胸满腹皮热,衄,气短哽心痛,隐疹隐,瘾,同,头痛,面皮赤热,身肉尽不仁,天突主之。(民国·孙鼎宜《明堂孔穴针灸治要·卷二》)

咳而胸满,前谷主之。

咳逆上气,喘不得息,呕吐胸满,不得饮食,俞府主之。

咳逆上气,喘不能言,华盖主之。

咳逆上气,涎出多唾,呼吸哮,坐卧不安,彧中主之。

咳逆上气,魄户及气舍主之。

咳逆上气,舌干胁痛,心烦肩寒,少气不足以息,腹胀喘,尺泽主之。

咳逆上气,唾喘短气不得息,口不能言,膻中主之。

咳逆上气,唾沫,天容及行间主之。

咳逆上气,咽喉鸣渴喘息。扶突主之。

咳逆上气,咽喉痈肿,呼吸短气,喘息不通,水突主之一作天突。

咳逆上气,浇出多唾,呼吸哮,坐卧不安,彧中主之。

胸满咳逆,喘不得,呕吐,烦满,不得饮食,神藏主之。(民国·孙鼎宜《明堂孔穴针灸治要·卷二》)

第八节 禁 忌

是故风者百病之长也,今风寒客于人,使人毫毛毕直,皮肤闭而为热,当是之时,可汗而发也;或痹不仁肿痛,当是之时,可汤熨及火灸刺而去之。弗治,病入舍于肺,名曰肺痹,发咳上气。弗治,肺即传而行之肝,病名曰肝痹,一名曰厥,胁痛出食。……弗治,满十日,法当死。肾因传之心,心即复反传而行之肺,发寒热,法当三岁死,此病之次也。(《素问·玉机真脏论》)

久病咳嗽,涎潮于上,咽喉不利,形羸不可峻攻。(金·张从正《儒门事亲·卷一》)

冬患咳嗽不止,医以劳瘵治之。余诊视之曰:寸溢而紧,舌黑。乃寒束于外,热郁于内而然。今用补剂,实其实矣。(明·王琠《意庵医案校注·热郁咳嗽》)

产后感冒,风寒咳嗽,或身热,不可专散风寒。(明·陶本学《孕育玄机·卷中》)

人参……洁古谓其喘嗽不用,以其痰实气壅之故,若使肾虚气短喘促.岂能禁而不用乎;仲景谓其肺寒而嗽勿用,以其寒束热邪,壅滞在肺之故,若使自汗恶寒而嗽,岂能禁而不用

乎？（清·黄宫绣《本草求真·卷一》）

小儿百晬嗽，面白唇淡，白眼带青，痰不相应，此系肝风有余，肺气不足，未可以常法治之。若投疏风清肺，适足益燥伤。（民国·陈守真《儿科萃精·卷七》）

第九节　预　　后

肺苦气上逆，急食苦以泄之……病在肺，愈在冬，冬不愈，甚于夏，夏不死，持于长夏，起于秋，禁寒饮食寒衣。肺病者，愈在壬癸，壬癸不愈，加于丙丁，丙丁不死，持于戊己，起于庚辛。肺病者，下晡慧，日中甚，夜半静。肺欲收，急食酸以收之，用酸补之，辛泻之……肺病者，喘咳逆气，肩背痛，汗出尻阴股膝髀腨胻足皆痛，虚则少气不能报息，耳聋嗌干，取其经，太阴足太阳之外厥阴内血者。肾病者，腹大胫肿，喘咳身重，寝汗出憎风，虚则胸中痛，大腹小腹痛，清厥意不乐，取其经，少阴太阳血者。（《素问·脏气法时论》）

又，久咳而见血，身热而短气，脉当涩，今反浮大；色当白，今反赤者，火克金，十死不治也。肺病喘咳，身但寒无热，脉迟微者，可治。（三国·华佗《中藏经·卷上》）

咳嗽，脉沉紧者死，浮直者生，浮软者生，小沉伏匿者死。

咳嗽，羸瘦，脉形坚大者死。

咳嗽脱形发热，脉小坚急者死；肌瘦不脱形，热不去者死。

咳而呕，腹胀且泄，其脉弦急欲绝者死。（晋·王熙《脉经·诊百病死生诀第七》）

咳嗽，脉浮大者生，沉小伏匿者死。又云：脉浮直者生，沉硬者死。咳且呕，腹胀且泄，其脉弦弦欲绝者死。（唐·王焘《外台秘要·卷第九》）

东都药铺杜氏，有子五岁，自十一月病嗽，至三月未止。……召钱氏视之，其候面青而光，嗽而喘促，哽气，又时长出气。钱曰：痰困十已八九。所以然者，面青而光，肝气旺也。春三月者，肝之位也，肺衰之时也。嗽者，肺之病。肺之病自十一月至三月，久即虚痿。又曾下之，脾肺子母也，复为肝所胜，此为逆也。故嗽而喘促，硬气，长出气也。钱急与泻青丸泻，后与阿胶散实肺。次日，面青而不光。钱又补肺，而嗽如前。钱又泻肝，泻肝未已，又加肺虚，唇白如练。钱曰：此病必死，不可治也。何者？肝大旺而肺虚绝，肺病不得其时而肝胜之。今三泻肝，而肝病不退。三补肺，而肺证犹虚，此不久生，故言死也。此证病于秋者，十救三四。春夏者，十难救一，果大喘而死。（宋·钱乙《小儿药证直诀·卷中》）

又如久病咳嗽，形体羸瘦，食饮减少，旦静夜剧。医者不察，便与乌梅、罂粟壳、紫菀、枯矾。如此峻攻，嗽疾未除，涩滞之病作矣。嗽加之涩，饮食弥减，医者不察，更以热剂养胃，温剂和脾，致令头面汗出，燥热潮发，形容瘦瘁，涎液上出，流如涌泉。若此死者，不可胜数。（金·张从正《儒门事亲·卷一》）

咳嗽日久，面青而光，其气喘促，哽气时多出声，唇白如练。凡咳嗽日久，面青而光，其气喘促，哽气时多出声，唇白如练，此肝气旺而肺气绝者，不治。（明·万全《片玉心书》）

久嗽脉弱者可治，实大数者死。上气，喘息低昂，脉滑，手足温者生；脉涩，四肢寒者死。咳嗽，羸瘦，脉形坚大者死。咳嗽，脉沉紧者死；浮直者生，浮软者生；小沉伏匿者死。咳而呕，

腹满,泄,弦急欲绝者死。(明·王肯堂《医辨·卷之上》)

湿热阻郁肺脾,咳嗽泄泻纠缠不已,脉得濡小数,难治之症。(清·凌奂《吴古年医案·咳嗽泄泻》)

肺病其色白,身体但寒无热,时时咳,其脉微迟为可治。(清·张璐《千金方衍义·卷十七》)

久咳不已,呕逆自汗。阴损及阳,劳怯之基难治。(清·叶桂,曹仁伯,何世仁《叶天士曹仁伯何元长医案·何元长医案》)

太阴肺病,以中气渐旺,胃纳增,大便实,为转机之望。今咳嗽日久,大便溏泄如故,虽能食而难于运化,诊得脉象与前无异,病机未转可知,他脏虽有病,宜先治肺。(清·陈念祖《南雅堂医案·卷一》)

咳血形瘦,痰多胸痞。脾肺两伤,为症重险。(清·王金辉·王金辉《王乐亭指要·卷一》)

胡,左。虚损两载,憔悴不堪,咳嗽久缠,迩增水泻。古人谓自上损下,过于脾则不可治。脉来纤细如丝,少气不足报息,有时纳食遂欲呕出,斯与《素问》五虚证相似。(清·雷焕然《逸仙医案·虚损门》)

若咳出白血,浅红色,似肉似肺者必死。(清·鲍相璈《验方新编·咳嗽》)

咳逆失血而失音者,为虚劳不治之症。(清·赵履鳌《赵海仙医案·临证经验》)

久咳经闭,脉弦细,腹痛脘闷,症属重极。(清·邵兰生《邵氏医案》)

去冬呕血,旋起咳嗽,两月不止脉歇结代,头汗,气喘,寒热无定时。肺邪久蕴失治节之令,症属难治。(清·徐养恬《徐养恬方案·卷中》)

咳嗽痰沫,务农而生虚症,良医棘手,无补也。(清·陈秉钧《陈莲舫医案秘钞·下编》)

第十节 医　　案

一、内科

有人病久嗽,肺虚生寒热,以款冬花焚三两,俟烟出,以笔管吸其烟,满口则咽之,至倦则已。凡数日之间五七作,瘥。(宋·寇宗奭《本草衍义·卷三》)

有人病咳多日,或教以然款冬花三两枚,于无风处,以笔管吸其烟,满口则咽之。数日效。(宋·寇宗奭《本草衍义·卷十》)

一人病咳嗽,盗汗,发热,困倦,减食,四肢逆冷,六脉弦紧,乃肾气虚也。先灸关元五百壮,服保命延寿丹二十丸,钟乳粉二钱。间日,服金液丹百丸,一月全安。

一人病咳嗽,证脉与上条同,但病人怕灸,止服延寿丹五十粒,金液丹百粒,钟乳粉二两,五日减可,十日脉沉缓,乃真气复也。仍服前药,一月全安。盖此病早治,不灸亦可,迟必加灸,否则难治。

一妇人伤寒瘥后转成虚劳,乃前医下冷药,损其元气故也。病患发热咳嗽、吐血少食,为灸关元二百壮,服金液、保命、四神、钟乳粉,一月全愈。

一中年妇，夜热咳嗽，本小疾耳，为张李二医合用滋阴退热药月余，致面青脉急，喘促，吐血呕沫日数升，饮食不进，二医束手覆而不治，予为重用参附十余剂而安。此非其本原受亏，乃药误所致，故收功易也。

脾肾者先后天之本与元也，虚劳之病虽有五脏之殊，其原皆由于脾肾受病，而脾肾之治殊难见效，不知肾之元于生阳，脾之本于焦火，温温不息，元本日充，自然真水流行，津液四布，神精内守，烟焰不生，五脏无偏颇之虞，水火有交济之益，何难治之有哉！奈何世人不察，习用寒凉不败不已。间有知脾肾之当保者，不过玉竹、沙参、生脉、六味温平之剂而已，知先生之法者有几人哉！但恨起石无真，钟乳多伪，合丹救济亦属徒然，惟有艾火庶可求全，人又不肯耐疼忍痛，应名数痏，此证之获愈者，所以千百而无一二也。予具热肠，动违庸俗，明知难起之疾，勉投桂附，十中亦起一二，其终不愈者，不免多口之来，予亦无庸置辨，彼苍者天，谅能默鉴予救世之衷也。因略举治愈数人，附记于后，以为吾党型式，俾知温补之可以活人，而不为流俗所惑，不因谗毁缩手也。（宋·窦材《扁鹊心书·卷中》）

有一人暑月饮食冷物，伤肺气，致咳嗽胸膈不利，先服金液丹百粒，泄去一行，痛减三分，又服五膈散而安。但觉常发，后五年复大发，灸中府穴五百壮，方有极臭下气难闻，自后永不再发。

世医不审病因，动云暑月热气伤肺，一派寒凉，致水气不消，变成大病。（宋·窦材《扁鹊心书·卷下》）

乙卯年七月，仆尝治一妇人咳嗽不已，服诸药无效，渐成劳瘵。求余诊之，六脉濡弱。以愚考之，此是血弱，又因忧戚太过而成斯疾。合用当归等药治之必愈。遂先用《古今录验》橘皮汤（橘皮汤：陈皮、紫菀、麻黄、杏仁、当归、肉桂、甘草、黄芩各等分，为末，每服五钱，水盏半，煎至一盏，去滓热服。主治春冬伤寒，秋夏冷湿咳嗽，喉中作声，上气不得下。编者注），空心服苏子降气汤，后用金钗煎、熟地黄丸、当归丸调理得安。

治一妇人，时行感热咳嗽，遂用小柴胡汤去人参、姜、枣，只加北五味子，煎服愈。（宋·陈自明《妇人大全良方·卷六》）

壬子年春时行此疾（肺寒咳嗽，编者注）。姚知县克温名廷衮云：浙东黄盐苦嗽，因得此方（百问温肺汤：麻黄一～二两、杏仁一两、五味子、炙甘草、肉桂，为粗末，每服四钱，加生姜煎服。主治肺寒咳嗽，声重多涕。编者注），二服即愈，因以见传，家间患此者，服之皆验，不过三、二服。（宋·王璆《是斋百一选方·卷之五》）

有妇人患肺热久嗽，身如炙，肌瘦，将成肺劳。以枇杷叶、木通、款冬、紫菀、杏仁、桑白皮等分，大黄减半，如常制为末，蜜丸樱桃大一丸，食后夜卧含化，未终剂而愈。（《本草衍义》）（宋·张杲《医说·卷第四》）

予族中有病霍乱吐痢垂困，忽发咳逆，半日之闲，遂至危殆。有一客云有灸咳逆法，凡伤寒及久疾得咳逆，皆为恶候，投药皆不效者，灸之必愈。予遂令灸之。火至肌，咳逆已定。元丰中，予为鄜延经略使，有幕官张平序病伤寒，已困一日。官属会饮，通判延州陈平裕忽言张平序已属纩，求往见之。予问：何遽至此？云：咳逆甚，气已不属。予忽记灸法，试令灸之。未食顷，平裕复来，喜笑曰：一灸遂差。其法乳下一指许，正与乳相直骨间陷中，妇人即屈乳头度之,乳头齐处是穴。艾炷如小豆许,灸三壮。男灸左,女灸右,只一处,火到肌即差。若不差,则多不救矣。(《良方》)(宋·张杲《医说·卷第二》)

东门高三郎,病嗽一年半,耳鸣三月矣。嗽脓血,面多黑点,身表俱热,喉中不能发声。戴人曰:嗽之源,心火之胜也。秋伤于湿,冬生咳嗽。冬水既旺,水湿相接,隔绝于心火,火不下降,反而炎上。肺金被烁,发而为嗽。金煅既久,声反不发。医者补肺肾,皆非也。戴人令先备西瓜、冰、雪等物,其次用涌泄之法,又服去湿之药,病日已矣。

驼口镇一男子,年二十余岁,病劳嗽数年,其声欲出不出。戴人问曰:曾服药否?其人曰:家贫,未尝服药。戴人曰:年壮不妄服药者易治。先以苦剂涌之,次以舟车、浚川大下之,更服重剂,果瘥。一田夫,病劳嗽,一涌一泄,已减大半;次服人参补肺汤,临卧更服槟榔丸以进食。

滍阳刘氏一男子,年二十余岁,病劳嗽咯血吐唾,粘臭不可闻。秋冬少缓,春夏则甚,寒热往来,日晡发作,状如痎疟,寝汗如水。累服麻黄根、败蒲扇止汗,汗自若也。又服宁神散、宁肺散止嗽,嗽自若也。戴人先以独圣散涌其痰,状如鸡黄,汗随涌出,昏愦三日不省。时时饮以凉水,精神稍开,饮食加进。又与人参半夏丸、桂苓甘露散服之,不经数日乃愈。赵君玉妻病嗽,时已十月矣。数人处方六味:陈皮、当归、甘草、白术、枳壳、桔梗。君玉疑其不类嗽药。戴人笑曰:君怪无乌梅、罂粟囊乎?夫冬嗽乃秋之湿也,湿土逆而为嗽,此方皆散气除湿,解急和经。三服,帖然效矣。(金·张从正《儒门事亲·卷六》)

杨寿之妻,病嗽十余年,法当吐之,一日不止,以麝香汤止之;夜半犹不定,再止之;明旦,颇觉恶心,更以人参汤止之,二日稍宁。自下药凡三来问戴人,不顾,谓栾景先曰:病久嗽,药已擒病,自然迟解。涌后调理,数日乃止。戴人常言:涌后有顿快者;有徐快者;有反困闷者,病未尽也;有反热者,不可不下也。大抵三日后无不快者。凡下不止者,以冰水解之。凡药热则行,寒则止矣。(金·张从正《儒门事亲·卷九》)

丙辰秋,楚丘县贾君次子二十七岁,病四肢困倦,躁热自汗,气短,饮食减少,咳嗽痰涎,胸膈不利,大便秘,形容羸削,一岁间更数医不愈。或曰:明医不如福医。某处某医,虽不精方书,不明脉候,看证极多,治无不效,人目之曰福医。谚云:饶你读得王叔和,不如我见过病证多。颇有可信,试命治之。医至,诊其脉曰:此病予饱谙矣,治之必效。于肺腧各灸三七壮,以蠲饮枳实丸消痰导滞。不数服,大便溏泄无度,加腹痛,食不进,愈添困笃。其子谓父曰:病久瘦弱,不任其药。病剧遂卒。冬予从军回,其父以告予。予曰:思《内经》云,形气不足,病气不足,此阴阳俱不足。泻之则重不足,此阴阳俱竭,血气皆尽,五脏空虚,筋骨髓枯,老者绝灭,壮者不复矣,故曰不足补之。此其理也。令嗣久病羸瘦,乃形不足;气短促,乃气不足;病潮作时嗜卧,四肢困倦,懒言语,乃气血皆不足也。补之惟恐不及,反以小毒之剂泻之。虚之愈虚,损之又损,不死何待?贾君叹息而去。予感其事,略陈其理。夫高医愈疾,先审岁时太过不及之运,察人之血气饮食勇怯之殊。病有虚实浅深在经在脏之别,药有君臣佐使大小奇偶之制,治有缓急因用引用返正之则。孙真人云:凡为太医,必须谙《甲乙》《素问》《黄帝针经》、明堂流注、十二经、三部九候、五脏六腑、表里孔穴、本草、药对、仲景、叔和诸部经方。又须妙解五行阴阳,精熟《周易》,如此方可为太医。……况医者人之司命,列于四科,非五音方员之比，不精于医，不通于脉，不观诸经本草，赖以命通运达而号为福医。病家遂委命于庸人之手，岂不痛哉！噫！医者之福，福于渠者也。渠之福安能消病者之患焉？世人不明此理而委命于福医，至于伤生丧命，终不能悟。此惑之甚者也。悲夫！（元·罗天益《卫生宝鉴·卷三》）

一妇人积嗽，腹有块，内蒸热。贝母、瓜蒌、南星、香附各一两，姜黄，兰实各二钱五分，白术一两。

一妇人积痰嗽：黄芩、黄连、香附、贝母、瓜蒌、生甘草、陈皮、茯苓、白术、知母、杏仁、桑白皮。

一男子，年二十岁，因连夜劳倦不得睡，感寒嗽痰，痰如黄白脓，嗽声不出，时初春大寒，与小青龙汤四帖，觉咽喉有丝，血腥气逆上，血线自口中左边一条，顷遂止。如此每昼夜十余次，其脉弦大散弱，左大为甚，人倦而苦于嗽，予作劳倦感寒。盖始因强与甘辛燥热之剂，以动其血，不急治恐成肺痿，遂与人参、黄芪、当归身、白术、芍药、陈皮、炙甘草、生甘草、不去节麻黄，煎熟又藕汁治之。两月而病减嗽止。却于前药去麻黄，又与四帖而血止。脉大散尚未收敛，人亦倦甚食少，遂于前药去藕汁，加黄芩、缩砂、半夏，至半月而安。

一男子，年二十岁。因连夜劳倦不得睡，感寒嗽痰，痰如黄白脓，嗽声不出，时初春大寒，与小青龙汤四帖，觉咽唯有丝，血脚气逆上，血线自口中左边一条，顷遂止。如此每昼夜十余次，其脉弦大散弱，左大为甚，人倦而苦于嗽，予作劳倦感寒。

一人痰积郁嗽。贝母、黄芩、香附、瓜蒌、青皮各一两半。

一人体肥，膏粱饮酒，当劳倦发，咽痛鼻塞痰嗽，凉膈散加桔梗、荆芥、南星、枳实。（明·高宾《丹溪治法心要·卷一》）

一人患干咳嗽、声哑，用人参、橘红各一钱半，白术二钱半，夏曲一钱，茯苓、桑白皮、天门冬各七分，甘草、青皮各三分，五帖后去青皮，五味二十五粒，知母、地骨皮、瓜蒌子、桔梗各五分，作一帖，入姜煎。夏加黄芩五分仍与四物入童便、竹沥、姜汁并炒、黄柏二药昼夜相间服，两月声出而愈。

一人患咳嗽、恶风寒、胸痞满、口稍干、心微痛、脉浮紧而数，左大于右。盖表盛里虚，闻其素嗜酒肉有积，后因行房涉寒，冒雨忍饥，继以饱食。先以人参四钱、麻黄连根节一钱半或云此丹溪神方与二三帖，嗽止寒除。改用厚朴、枳实、青陈皮、瓜蒌、半夏为丸与二十服，参汤送下，痞除。（明·卢和《丹溪纂要·卷之一》）

一壮年患嗽而咯血，发热肌瘦。医用补药数年而病甚，脉涩。此因好色而多怒，精神耗少，又补塞药，多荣卫不行，瘀血内积，肺气壅遏，不能下降。治肺壅非吐不可，精血耗非补不可，唯倒仓法二者兼备。但使吐多于得耳。兼灸肺俞二穴在三椎骨下，横过各一寸半。

一壮年因劳倦不得睡，患嗽痰如脓，声不出。时春寒，医与小青龙汤。喉中有血丝，腥气逆上，渐多，有血线自口右边出，昼夜十余次，脉弦大散弱，左大。为其此劳倦感寒，强以辛甘燥热之剂动其血，不治恐成肺痿。以参、芪、归身、白术、芍药、陈皮、生甘草带节、麻黄煎，入藕汁服之，二日而嗽止。乃去麻黄，与四日而血除。但脉散未收，食少，倦甚。前药除藕汁加黄芩、砂仁、半夏，半月而愈。（明·卢和《丹溪纂要·卷之三》）

一人，年三十六，患伤寒咳嗽，夜发昼可，作阴虚治之；补中益气加天冬、麦冬、贝母、五味。（明·高宾《丹溪治法心要·附医案拾遗》）

江亮，年三十六岁。患伤寒咳嗽，夜发昼可。作阴虚治之。补中益气汤加天冬、麦冬、当归身、五味子十五粒、贝母。（元·朱震亨《朱丹溪医案拾遗·伤寒》）

一人痰嗽，胁下痛。先以白芥子、姜汁、竹沥、瓜蒌、桔梗、连翘、风化稍、姜、蜜丸，噙化茶清下。（元·朱震亨《朱丹溪医案拾遗·咳喘》）

鸿胪苏龙溪。咳嗽气喘，鼻塞流涕，余用参苏饮一剂，以散寒邪，更用补中益气汤以实腠理而愈。（明·薛己《内科摘要·卷上》）

吴江，史万洲子。伤风咳嗽，或用散表化痰之药，反加痰盛腹胀，面色皖白。余谓脾肺气虚也。（明·薛己《保婴撮要·卷六》）

户部郎中陈豹谷，广西人。冬患咳嗽不止，医以劳瘵治之。余诊视之曰：寸溢而紧，舌黑，乃寒束于外，热郁于内而然。今用补剂，实其实矣。法当热用凉膈散以除内热，加麻黄以发外寒，一服如脱，密室养一月愈。其妇人不思饮食，已二月余。亦治以劳，不效。以为生死旦夕，因而请诊，六脉平和，尺按不绝，乃孕也。豹谷曰：但不死足矣，敢望孕耶。以紫苏饮五剂而饮食进，后果诞女。（明·王琠《意庵医案校注·热郁咳嗽》）

男子夏月咳嗽吐痰，用胃火药不应，薛以为火乘肺金，用麦门冬汤而愈，后因劳役复嗽，用补中益气加桔梗、山栀、片芩、麦冬、五味而愈，但口干体倦，小便赤涩，日用生脉散而愈。（明·江瓘《名医类案·卷三》）

张五桥先生令政，郑都谏春寰公令姊也。痰喘不能伏枕，且咳嗽甚则吐痰涎碗余乃止。以旋覆花汤为主治之。

旋覆花、紫苏子各一钱，半夏一钱五分，厚朴、桂皮、粉草各三分，茯苓、陈皮、桑白皮、葶苈子各八分，姜三片，水煎服。临卧以养正丹二十粒白汤送下。

两帖，痰嗽喘各减十之七，乃去葶苈子，加白芥子、萝卜子，二帖而痊。（明·孙一奎《孙氏医案·二卷》）

爱泉。上年十月因伤风咳嗽，即时声哑，继闻父丧过忧，右边不能贴席而睡。医以滋阴降火之剂，治之半年，肌肉大削，大便溏泻，饮食减少，咳嗽声哑有加。喉且疼痛。迎予为治。诊得六脉俱弦数，此忧伤肺，思伤脾症也。危急甚矣。以白术、茯苓、陈皮、粉草、苡仁、桔梗、柴胡、桑白皮、酒炒白芍药、泽泻、麦芽、山楂，煎服一日，再以荆芥、桔梗、玄参、甘草、茯苓、白芍、酒连、扁豆、山药、山楂、木通，服此而右边可睡矣。改用参苓白术散加白芍药、乌梅、诃子、酒连、山楂，调理而愈。

德兴文学祝弘吾公，祝令君叔祖也。在休衙偶有阴阳之患，子午潮热，咳嗽痰多，汗流不止，胸膈不畅，大便燥结，动作喘乏，口渴。以贝母、知母、栝蒌仁、桑白皮各一钱，枳壳、黄连、麦门冬各八分，桔梗、柴胡、前胡各五分，甘草三分，五味子十一粒，服下，五更微汗，热退十之七，惟痰嗽喘乏，改用栝蒌仁二钱，余如前，外以七制化痰丸夜服，热尽退，渠甚喜，以为自是以往，可勿药矣！予曰：未也，据脉弦数不减，恐防作疟，公未为然。予适东行半月，书报疟作，咳嗽转加，所出皆黄粘老痰。予曰：书云无痰不作疟。仍用前方，倍加柴胡、贝母为君，加乌梅一个，四剂，霍然良已。

素封汪宥翁，年八十有一。因劳倦感冒，胸膈大热而痞，口渴，舌上苔白如敷粉，咳嗽夜不能睡，此少阳症也。

柴胡一钱，桔梗、枳壳、竹茹、知母各八分，酒连、酒芩、天花粉各七分，甘草四分，姜三片，服下乃得睡。

口仍渴，痰仍漱，前方加半夏曲，夜与二母丸，治其热嗽而愈。

汪松岗令眷。左胁疼，咳嗽内热，每咳则胁下吊痛，寝食大减，与青皮、香附、甘草、芍药、诃子、山栀子、贝母、茯苓、柴胡、桃仁、滑石、人参，水煎饮之，热除痛减。

汪松岗翁。原伤于酒，夜分有热，咳嗽咯血，不思饮食，左胁气不调，左寸脉芤，关涩，尺弱，右寸短，关滑。此胃中痰火正旺，气血俱虚。宜先清胃保肺，然后大补。

麦冬、知母、寒水石、甘草、紫菀、人参、牡丹皮、白芍药、当归、贝母、桑白皮。

煎服一帖，红仍未止。加侧柏叶、茅根四帖而红止。过后四月，又为怒气所伤，血又动，左不能睡。

桃仁、滑石、红花、当归、人参、贝母、山栀仁、甘草、香附、青皮、牡丹皮，煎服而安。

盖肝为藏血之所，况血去多，肝火刚燥，心主不足。《内经》云：主不明则十二官危。不可不谨防之。

吴西源令眷。因未有子，多郁多思，肌肉渐瘦，皮肤燥揭，遍身生疮，体如火燎，胸膈胀痛而应于背，咳嗽不住口，医治十余月，佥以为瘵疾不可治。知予在程方塘宅中，乃延予治。诊得右寸关俱滑大有力，左弦数。予以瓜蒌仁四钱，萝卜子、贝母、枳壳，调气化痰开郁为君，桑白皮、葶苈子、黄芩泻肺火为臣，甘草、前胡为使，三十帖全愈。仍以《千金》化痰丸调理，向来年至冬月，则咳嗽痰喘不能睡，自此后遇冬月痰再不复发。

一妇咳嗽，痰中有红，大便一日五六度，恶心，饮食极难下膈。才下膈腹中即不安，立时欲泻，必尽泻出乃止。肌肉消瘦，下午发热。热将发时，四肢先麻，两足膝皆战摇，两寸关脉滑数，两尺沉细，此虚中有食积痰饮之候也！脉虽数，午后虽发热，不敢轻用寒凉，特为温补下元，庶关门有守，泻可止也。

山茱萸、菟丝子、人参、破故纸、杜仲、山药、茯苓、泽泻、桂心、砂仁。

服下甚安，四剂后，下体不战摇矣！但饮食腹中微疼，即欲登厕。前方减去山茱萸，加白术、肉果、木香，八帖愈。

余文台，壮年。咳嗽吐红，腹中常痛，夜多口渴，梦遗，背心作胀。两手脉短弱，两关弦大，左尺弱，右尺滑大。心血不足，中焦有痰积，膈间有瘀血，阴分有淫火。乃先为清肃上焦，用山栀仁、牡丹皮、丹参、茯苓、甘草、贝母、橘红、益元散，服十帖，背胀渐消，惟咳不止。改用黄芩、杏仁、半夏曲、益元散、黄连、栝蒌仁、甘草，十帖而嗽止。惟腹痛不除，再以遇仙丹，同丹溪保和丸进之。大便下稠积痰甚多。后以人参、白茯苓、白芍药、紫菀、知母、麦门冬、甘草、当归、五味子，调理而愈。（明·孙一奎《孙氏医案·三卷》）

鸿胪薇垣侄内人。喉中焮痒，咳唾红痰。两寸关洪大，内热生疮。

山栀子、小蓟、生地、牡丹皮、滑石、青皮、麦门冬、甘草、黄连、栝蒌。

水煎饮之，而血止嗽除。后遇劳心，即咳嗽，喉中血腥。总由上焦热盛而然。以枇杷叶、山栀子、生地、白芍药、甘草、牡丹皮、地动蜂、天花粉、滑石、紫菀，常服三五剂，两月而安。

仆子孙守。以中麻咳嗽无痰，上唇厚肿，体热，大便燥，声哑。以麦门冬、知母、栝蒌仁、甘草、白芍药、桑白皮、地骨皮、石斛、枳壳、五味子，服后嗽减其七。乃减去瓜蒌、枳壳，以其大便已溏，加生地黄、当归、薏苡仁，调理而安。

堂弟东里内子。咳嗽吐红，发热头眩，脚膝乏力。先已服滋阴降火十数剂不愈。饮食渐少，精神渐羸，恳予治之。两寸脉累累如贯珠，两尺俱软弱。此上盛下虚之候，上盛者痰与瘀血也；下虚者肾阴弱也。且生平好饮，不无助热，法当先清上焦，化去瘀血宿痰。然后以养阴收功，则病根可刈，痨瘵可免也。用贝母、枳壳、桑白皮清肺化痰，滑石、桃仁、牡丹皮、小蓟消除瘀血，山栀子、甘草、白芍药养血以祛余热。三帖后，红渐稀少，前后心始不胀痛。惟痰嗽不止，大便结燥。减去滑石、桃仁，加栝蒌、黄芩、紫菀，调养而平。

一仆妇，年三十，患瘟疫一月余矣。非劳复即食复，今则发热咳嗽，胸胁疼，耳聋口渴，大便七八日不行，不知人事。乃与柴胡、石膏各三钱，栝蒌、桔梗、枳壳各一钱五分，黄芩、前胡各一钱，天花粉八分，甘草五分，黄连八分，急煎服之，人事稍清。因大便不行。次日以大柴胡汤下之。又次日，大便虽行，热仍不退，改以柴胡二钱，白芍药、黄芩、麦门冬各一钱，天花粉、茯苓、甘草各六分，四帖而愈。

一仆妇。头疼喉咙痛，咳嗽呕恶吐痰，胸膈作胀。经水适来，身热口干。此少阳经痰火症也。用柴胡为君，半夏、白芍药、竹茹为臣，葛根、天花粉、橘红、桑白皮、黄芩、知母为佐，甘草、桔梗为使。一帖，微汗而热散除。惟痰嗽不转，小水短涩。

柴胡、知母、竹茹、麦冬各八分，白芍药一钱，滑石三钱，黄芩、贝母、桔梗各七分，五味子十二粒，甘草三分。

一帖而瘳。

一人喉疼，夜卧气壅不能伏枕，痰嗽不出，遍身生疮，面足皆浮，夜间发热，睡醒多出冷汗。此由脾经有湿热，水气不利而然。

薏苡仁、款冬花、陈皮、贝母、前胡、萝卜子、桔梗、桑白皮、茯苓、甘草。

服此喘嗽大定，乃得伏枕。惟不体肿胀不消，且肤皮紧硬，小水黄，动作则头眩。用大腹皮、茯苓皮、陈皮、桑白皮、五加皮、生姜皮、木瓜、姜黄，四剂而消。（明·孙一奎《孙氏医案·四卷》）

大宗伯万履庵老先生夫人。右胁下疼，咳嗽喉干，间亦吐红，或一碗，或半碗，肠鸣泄泻，年六十外，原因头风坏目，性急躁，左脉弦数，右滑数，以栝蒌仁二钱，黄连、前胡、桔梗、枳壳、橘红、贝母、白茯苓各八分，甘草五分服之。次日红仍不止，惟胁疼减半，改用山栀仁、牡丹皮、香附、贝母、甘草、栝蒌、紫菀、滑石，水煎服。方欲觅真郁金，苦不能得，唐凝庵老先生，乃夫人婿也，偶至闻之，应声曰：有。取磨三分，用煎药饮之，两帖而红止痛瘳。

吴鹞源先生，咳嗽口干，腹中如火滚动，不知饱饿，亦不思饮食，右胁痛，脉右滑数，左弦数，此中焦有痰积也。先以总管丸去其痰，而后养脾，服后大便下稠粘黄糜甚多，小水如血，此热下行也。继以保和丸理脾消余痰，又使新饮食不生痰也，外以橘红、贝母、天花粉、桔梗、酒芩、知母、葛根、甘草、滑石服之。其咳嗽亦除。

徐学士检老，以正月食新蒜炒肉，又冒风寒，因咳嗽喉疼声哑。翁原有痰火，又为外邪所束，不得发越以致此。治当润肺清热、化痰调气以祛其本，兼散邪解表以治其标。庶乎喉痛可除，声音可开亮矣。先与括蒌仁、橘红、桔梗、薄荷、贝母、桑白皮、地骨皮、葛根、前胡、甘草，四帖，复以滚痰丸，同七制化痰丸，两帖夜服，诸症除而声且亮矣。此釜底抽薪法也。

宜兴令君胡镜阳公尊堂太夫人，年七十二。脾泄十五年不愈，近加吐红，咳嗽痰多，痰亦不易出，申酉时潮热，胸膈壅塞不能就枕，饮食大减，且恶风，终日坐幔中。诸医谓发热吐红，法当寒凉。脾泄多年，气虚老䯄，法当温补。二病矛盾，难于投剂。又谓身热脉大，血家所忌。益束手无能为计，皆辞去……因延予治。诊得两手脉皆浮而洪数，亦皆带滑。予曰：据脉洪数为热，滑为痰，浮为风邪在表，以伤风故恶风。仲景曰：当汗不汗必作衄症。法当清解，可无恙也。公以诸医二病矛盾之说为问。予曰：此暗于先后者也。夫脾泄已久，未尝为害，新病势炽，宜当速去，所谓急则治标也。俟邪去之后，补脾未晚，且潮热为风邪所致之热，而非阴虚火动之热，血乃当汗不汗之血，亦非阴虚火动之血。《内经》云：夺血者无汗，夺汗者无血。当汗不汗，邪鼓血动。但得表解热退，血自止耳。公怃然曰：噫唏！畴昔老母过钱塘，遇风涛受惊，因发热咳嗽，血出痰多，今以公言质之，诚由风邪起病也，愿以药进。予用紫苏子、前胡、麻黄、薄荷解表为君，枳壳、桔梗、桑白皮、栝蒌、紫菀、贝母消痰治嗽为臣，酒芩、甘草为佐，连服二帖，五更微汗而热退，胸膈不壅，嗽亦稍减，血止大半，始进粥。次日减麻黄，加白茯苓，夜服七制化痰丸，其夜痰嗽又减半，从是不恶风而去幔矣。前方再减枳壳，加薏苡仁，调理而安。（明·孙一奎《孙氏医案·五卷》）

五姐，年六十余。素忧郁劳碌，患自汗，寒热，咳嗽，痰重，胁痛，背痛，腰痛，口淡无味，脉右浮大，左沉细。此肺之脾胃虚也，宜补脾益肺，则肝木平而风邪自散。用人参一钱，白芍、半夏各一钱，肉桂二分，五味五分，炙草五分，姜三片，水煎乘热服。二帖后，用四君子加半夏姜汁炒一钱、五味二分、白芍一钱、杏仁五分、百合一钱，渐愈。

一人患痢，半年后发喘声哑，口中臭甚，头汗如雨，嗽声不出。医作痰火治，久而不效，是久病无阳，皆因脾虚生痰，不能统耳。用白术四两、茯苓二两、制半夏七钱、甘草五钱、姜汁二杯，熬膏，以白糖二两收之，噙至半月余，诸病减半，一月全愈。可见诸病贵调理脾胃也。

一人患内伤，出血盈盆，用知、柏寒凉滋阴降火。数月后咳嗽痰甚声哑，形容消瘦，脉轻按有力，重按无力而短涩，此乃肺气亏损，阳气消栋，极危症也。法宜补脾益肺，令土旺生金，金生水。用人参、甘草、五味子各一两，茯苓二两，生姜一两，半夏三钱，熬膏，白糖收之，时时噙之而愈。

一妇因色欲过度，患咳嗽，吐血，脉虚无力，喘满不能行动，春咳嗽愈甚，此肾之脾胃虚也。从后来者为虚邪，湿热在脾肺之中，不治必变中满，宜保定肺气，使母令子实，病自愈矣。用人参二钱，白芍一钱，干姜微炒七分，肉桂、甘草各五分，五味子三分，热服，饮一口，少顷又进一口，使药不至下行，服十数帖而愈。

一人久痔后，咳嗽连声不绝，吐血，泄泻，潮热，不思饮食，无力。用保元汤四五服，虽效而咳嗽不止，用补中益气汤加附子，数帖而痊。

一男子年五十。色欲过度，咳嗽吐血，脉虚而无力。医以贝母等药清肺；六味丸加紫河车补肾，遂致肌肤消瘦。又一医以河车、人参、天麦门冬熬膏，日饮三五大杯，后以参、芪带消痰行气药服之，病虽少愈，而喘满不能行动，但饮食不减。至春咳嗽又甚，知其肾之脾胃虚也。谓从后来者为虚邪，湿热在肺胃之间，久久不治必变中满，宜保定肺气，使母令子实。用人参二钱、白芍一钱、五味子三分、干姜炒七分、肉桂五分、炙甘草五分，水煎，热服，呷一口，少顷又进一口，庶药不至下行，服三十帖全愈。（明·周慎斋《医家秘奥·卷之二》）

一妇人。虚劳发热，盗汗咳嗽，痰喘面红，经闭不通，脉数有力，诸医以滋补百药累投，并无寸效，危笃之甚，予以大黄酒拌，九晒，九蒸四两，血竭五钱，没药五钱。

上为末，水丸。每服七十丸，用四物汤加红花煎汤送下。不二三服，前疾悉除，经亦通矣。

一妇人。肺热久嗽，身如火炙，肌瘦将成肺劳。用：紫菀、款冬花、木通、枇杷叶、杏仁、桑白皮、大黄减半。

各如常制，上为末，蜜炼为丸，如樱桃大。食后夜卧，各含化一丸。（明·龚廷贤《小儿推拿方脉活婴秘旨全书·卷十一》）

冯氏，四十。头目昏痛，鼻多浊涕，时或痰嗽，胸胁不舒，腰疼白浊，饮食减少。医以神术散及逍遥散治之不效，改用节庵再造散，反增喘咳。脉微细如丝，两尺伏。

【案】此症系相火不守，上烁真金也。此时只宜开肺郁，而壮水以制火耳。（明·王肯堂《医学穷源集·卷四》）

宋姓，卅一。庚申冬季，忽患腹痛泄泻之疾，渐觉咳嗽多痰，延至二月，咳嗽不止，项强而肿，发热恶寒，头运身重。脉沉细无力，独右寸虚数。

【案】此感太阴之气而成。阴湿既重，阳气虽升而阴火飞越。盖清阳不升，故浊阴不降。但症形重大，药须紧服，早服二剂可也。

铁落四钱，煤灰二钱，金铃子二钱，马齿苋三钱，净银花二钱，沙参二钱，茶叶二钱，葛蔓根三钱，鲜茵陈蒿三钱，贝母三钱，鬼箭羽二钱，红花二钱。

用白银小锭入药煎，竹沥三匙和。服二剂。

邹姓，卅三。久患房劳，咳嗽阴虚，腰脊疼痛，气急多汗。脉浮洪有力。

【案】阳明、少阴二火相烁，故肺俞不清也。

大麦冬六钱，连心、连翘心一钱，桔梗二钱，苡仁三钱，竹叶心半钱，沙苑蒺藜二钱，黑豆皮三钱，黑芝麻二钱去油，女贞子三钱，苦楝子一钱，胡桃肉半钱，浮小麦一撮。（明·王肯堂《医学穷源集·卷五》）

文学金伯含，三年吐血，计二冬、二母、四物之类，不啻五百剂。形容憔悴，面色痿黄，咳嗽喘急，每岁必吐血数次，渐至一月而吐五六次，苦不可支，悉简所服方案，专来商治。余细诊之，沉而不浮，尺小于寸，右弱于左，色夭而血黯，不觉喟然叹曰：此阳气本虚，寒凉复伤之，肃杀之气，色脉并告矣，夫复何疑！遂用生脉散加肉桂一钱，熟附子一钱，甘草五分，一剂而安然，再剂而嗽减。

伯含曰：温剂若不相宜，助体演，幼科多以退热消积治之，女科多以通经行血治之，大方以为虚而议补，俱不效。比余视之，脉大而尺独数，肌肤甲错，为小肠有痈脓已成而将溃矣。

亟与葵根一两，皂刺二钱，银花三钱，甘草节一钱，陈皮二钱。再剂而脓血大演，更以太乙青同参、芪治之，一月始安。（明·李中梓《删补颐生微论·卷之四》）

柯霭宁。患吐血后，咳嗽连声，气喘吐沫，日晡潮热。服四物知柏后，兼服苏子贝母百部丹皮之属，病势转剧，乞予治之。阴枯精竭而孤阳气浮，俾肺金之气不能归纳丹田，壮火之势得以游行清道，所以娇脏受伤，喘嗽乃发。

秦商张玉环。感寒咳嗽，变成哮喘，口张不闭，语言不续，呀呷有声，外闻邻里，投以二陈枳桔毫不见减，延予救之。诊六脉右手寸关俱见浮紧，重取带滑，断为新寒外束，旧痰内搏，闭结清道，鼓动肺金。

歙商吴维宗年将耳顺，忽然染吐血嗽痰，昼夜不安。医见年迈多劳，误投参耆。遂觉一线秽气直冲清道，如烟似雾，胸间隐隐而疼，喘急不卧。予悯其恳切，细为审度。知水干龙奋，焦灼娇脏，将见腐肺成痈，所以咳咯不止。盖金水一气，水火同原，乾金既可生水，坎水又能养金。惟源流相济则离焰无辉，如真水涸流则相火飞越。俾清虚廓然之质，成扰攘溷浊之气。况乎甘温助阳愈伤肺液，宜壮水之主以镇阳光，使子来救母而邪火顿息也。方以生、熟地黄各二钱，天冬、麦冬各一钱五分，茯苓、紫菀、川贝、枯芩、瓜蒌霜、甘草节各一钱，二剂而烟消雾散，喘息卧安以后，加减不旬日而嗽痰俱止。（清·李用粹《旧德堂医案》）

人有久嗽不愈，用补肾滋阴之药不效，反觉饮食少思，强食之而不化，吐痰不已者，人以为肺经尚有邪留于胃中，而不知乃脾胃虚寒不能生肺，使邪留连于中脘而作嗽也。夫肺金之母，脾胃二经之土也，土旺则金旺，土衰则金衰，不补母以益金，反泻子以损土，邪即外散，肺且受伤，况尚留余邪未散乎！毋怪其久嗽而不愈也。然则治之之法，不可仅散肺之邪，而当急补肺之气；不可仅补肺之气，而尤当急补脾胃之土矣。然不可徒补脾胃也，盖补胃必须补心包之火，而补脾必须补命门之火。心包生胃土，命门生脾土，实有不同耳。然而胃病则脾必病，而脾病则胃亦病也。吾补胃而即兼补脾，补脾而即兼补胃，未尝非肺金之所喜。肺喜正气之生，自恶邪气之克，不必治嗽而嗽病自已矣。方用补母止嗽汤：

白术五钱，茯苓五钱，人参一钱，陈皮三分，甘草一钱，苏子一钱，半夏一钱，桔梗二钱，麦冬五钱，紫菀一钱，肉桂五分，水煎服。

一剂而嗽轻，二剂而嗽更轻，四剂而嗽全止矣。此方乃补脾胃之圣药，加入肉桂以补心包、命门之二火，一味而两得之也。

又恐徒治脾胃之母，置肺邪于不问，增入补肺散邪之味，则子母两得，而久嗽安得不速愈哉！此症用助金汤亦佳。

人参三钱，甘草、款冬花各一钱，白术、百合各五钱，茯神二钱，肉桂、炮姜、苏叶、百部各五分，半夏三分，水煎服。四剂愈。（清·陈士铎《辨证录·卷之四》）

血因咳嗽出。多因劳伤耗肾水，不能分给各脏，又多房劳，水益涸。水涸金生，以泄肺气，无如肾取给无已。夫贫子盗气，母痛剥肤，求救于胃，胃受肝凌，不敢生肺，肝木生火，心火必旺，心旺必乘肺，肺受外侮，呼子相援，肾不能制火，火凌肺愈甚，肺避子宫，子窘，不得不仍返本宫，而咳嗽吐血。治宜救肺，然救肺肾涸，肺仍顾肾。故治肺须补肾，肾足肝平，心火息而肺安。（清·陈士铎《辨证奇闻·卷三》）

一春夏不嗽，遇秋凉即咳嗽，甚至气喘难卧，人谓肌表疏泄，谁知郁热难通乎。气血流通，风邪不入，惟气血闭塞，邪转相侮。盖气血闭则凝滞而变为热矣。热欲出，寒欲入，闭极反予邪以可乘之机。春夏寒难犯热，秋冬热难拒寒。春夏皮肤疏，内热易宣，秋冬皮肤致，内热难发，所以春夏不嗽秋冬嗽。倘不治郁热，惟发散，徒虚其外，愈不能当风寒，徒耗其中，转增郁热，法贵攻补兼施，既舒内热，复疏外寒。

一咳嗽气逆，心胁胀满，痛引小腹，身不能侧，舌干嗌燥，面陈色白，喘不能卧，吐痰稠密，皮毛焦枯，人谓肺燥，不知肺气之郁，为心所逼而成。然火旺由于水衰，肾水不足，不能为肺复仇，肺金受亏，抑郁之病起。如父母为外侵，子难报怨，父母断不怪子之怯，怨天尤人，不能相遣。是治肺郁，可不泄肺乎？然惟大补肾水，水足心有取资，必不犯肺，是补肾水正泄肺金。用善泄汤：

熟地、玄参一两，枣皮五钱，荆芥、牛膝、炒枣仁、沙参三钱，贝母一钱，丹皮二钱。

二剂轻，十剂全愈。方补肾制心，实滋水救肺。肺得水泄而金安，肾得金养而水壮，子母同心，外侮易制，此金郁泄之，实有微旨。（清·陈士铎《辨证奇闻·卷四》）

阴虚枯槁，肺困乏，嗌塞喉干，咯痰动嗽，人谓肺虚，谁知肺燥乎？夫夏伤热，秋必病燥，是燥必成于热。肺金最畏火炎，夏火盛，即宜发燥，何待火退金旺反燥乎？不知金畏火刑，出肺中之液，仅敌火气之炎，迨火令既过，金无所畏，不足之气形，转难济肺气之乏，必求外水止渴，然外水入胃不入肺，且肺气燥，肺难自顾，何能下生肾水，肾日降取给，肺且益燥，咳嗽吐痰生。法宜补土生金。然健脾助胃药多燥烈，肺津未生，反增其火，必须润肺中大补肾水，水足金养，子富母自不贫。且肺气每夜藏于肾，前因肾涸，难迎不速之客，肺见主贫，半途必返，肾见肺金之燥，出其涸竭之水以济。夫水不足，火自旺。肺不敢受，于是不变津而变痰。此痰本不欲上升，无如上焦火旺，津液干，又取给于痰，暂救嗌燥，故咯而上升。迨痰升，二火斗，而嗽又生矣。用润燥饮：

麦冬、熟地一两，苏子、甘草、天冬、人参一钱，白芥子二钱，桔梗三钱，枣皮五钱，北味五分。（清·陈士铎《辨证奇闻·卷九》）

江右督学何涵斋媳，内翰范秋涛女。素常味嗽不已，痰中间有血点、恒服童真丸不彻。秋涛役后，哀痛迫切，咳逆倍常，而痰中杂见鲜血，因与瑞金丹四服，乃以童真丸、乌骨鸡丸调补而安。

又治通政劳书绅太夫人，年五十余，素秉气虚多痰。数日来患风热咳逆，咳甚则厄厄欲吐，且宿有崩淋，近幸向安。法当先治其咳，因以桔梗汤加葳蕤、白薇、丹皮、橘皮、蜜煎生姜四剂撤其标证，次与六君子加葳蕤以安其胃气，继进乌骨鸡丸方疗其固疾。而夫人以久不茹腥，不忍伤残物命，改用大温经汤加鹿茸、角腮作丸，药虽异而功则一也。（清·张璐《张氏医通·卷四》）

方诞初孝廉。盛暑患咳嗽吐血，午后发热，腹痛作泻，病四五日，自以为虚损，觅广三七治吐血，招余参治。诊得脉弦细而紧，舌紫苔白，两足冰冷，咳嗽血涎。余曰：此厥阴伤寒，非虚也，乃恣食生冷，畏热贪凉，寒中肝经。肝主血，此厥气上逆而吐血涎。形寒饮冷则伤肺，肺寒则咳。冷饮注于下焦，则腹痛下利。拟用桂枝、细辛、赤芍、附子、干姜、吴萸、半夏、茯苓、甘草，呈方令尊翁，未敢用药，因药太辛热，不合病状故也。幸其令岳主持，方敢投剂。服至三日，则得汗而热退。再四剂咳泻亦宁，而阴茎内痛，兼服乌梅丸煎剂，减去吴萸，加当归、木通合当归四逆汤，又两日，小便旋通，七日后步行于途矣。（清·郑重光《素圃医案·卷一》）

李元亮，书吏也。因书写过劳，秋杪忽咳嗽火上逆，头面皆赤。前医苦寒直折，随吐粉红白血如肺肉，则火愈上逆，一日三五次，火一逆则遍身皆赤，咳嗽益甚，间有白血，头面汗多，余往诊之，两手脉大而数，重取全无神力。若以失血之后，见此数大之脉，则为逆证。咳白血亦城不治。病者云：卧则不咳，坐起则咳甚。余熟思之，久视伤血，书写伤力，此气中虚火，宜人参、黄芪、甘草以退之。所谓虚火宜补，误用苦寒，虚以实治，则火愈识。坐起咳甚，肺虚也。脉大无力，所谓劳则彰，亦气虎也。多汗面赤，乃虚阳上泛，非阴虚之火。遂用大剂黄芪为君，人参、当归、白芍、麦冬、五味、甘草为臣佐，一剂汗收脉敛，三剂火息咳止。如此滋补，一月方能起床。火之阴阳，可不拼哉。（清·郑重光《素圃医案·卷三》）

圬者孙伯魁，岁廿余，体家健，伤风咳嗽将一月，忽痰喘，卧床不食，脉微数而弱，予舍脉从症，治以消风驱痰之品，二帖，呕痰甚多，然余症不减，脉亦如前，予思风邪宿痰俱去，脉当出而症当减，今仍如前者，真虚症也。遂以六君子汤加归、芍、龙眼肉与之，喘嗽渐止而思食.四帖全愈。问其平日，过饥则汗出而颤，其中虚可知。勿谓少年藜藿之人，无外感虚症也。

大成赍世兄。咳嗽二年，时发时止，发时气道阻塞，喘急不堪，服散风降气下痰润肺药数帖，咳去痰五六粉盒，方气平渐愈。今发未经一昼夜，服前药八帖，间有加参、芪者，毫不见效，伊父鹤岑先生，医技已穷，商之于予。予诊左脉甚弱，右脉沉而有神，非死症，然手足冰冷，汗时出，痰只出一盒，余不能出，满腹痞塞，予思脾胃强，则五脏之气皆强，脾胃弱，则五脏之气皆弱，况脾为肺母，未有胃气充足旋转，而肺气终不行去，以香砂六君子汤，木香易沉香，砂仁易白蔻与之，服下果效，即减去白蔻，恐肺中伏火继出，仍加以旋花、桔梗、贝母、蒌仁、杏仁等，再以他药转换收功。须知此症，胃气虽不大实，亦不大虚，但不充足，不能激发肺窍之壅塞耳，故一帖肺气少输，前方即为之加减矣。（清·王三尊《医权初编·卷下》）

一人患阴虚内热，咳嗽有痰。余朝用回生丸以补肾，培其根本；午间、临卧用加味清宁膏以清肺，理其痰嗽。有时脾气不佳，间服资生丸；有时内热或甚，间用保阴煎加减。喜其遵守饮食宜忌及养生却病之法，年余，虚渐复。热渐除。三年膏、丸、汤液，未尝一日间断，竟得全愈。又尝治患前症，皆用上法，全愈多人，数年淹淹不死者，亦多人。或见吐血，则用仲淳方加减治之；或寒热如疟，则用逍遥散加减治之。

一童子，年十五，患寒热咳嗽，面赤，鼻塞，夜剧。家人以为伤风。仲淳视之曰阴虚。盖伤风面色宜黯，今反赤而明；伤风发热，必昼夜无间，今只夜剧。鼻塞者，因火上升壅肺，故鼻塞，是以其阴虚也。投鳖甲以除寒热，生地以补肾阴，麦冬、桑皮、贝母、沙参、百部清肺降火，五味收敛肺火，不四剂而安。（清·何炫《何氏虚劳心传·治验》）

壬寅九月中，至海昌，封翁杨乘六延予诊脉，并子弟四五人遍诊之。其次郎在公者，六脉动甚，因语曰：兄脉紧而弦，往来无韵，不出一月，危病至矣。为之定方而别，斯时无甚病，其家不之深究。十月中，忽患咳嗽，痰中见血。医作风寒症治，数以羌防发散与之。十余日，遂大吼喘，痰涌如潮，作齁声，不得卧，坐一人床上，以额俯靠其背，稍抬头即喘急欲死。走人至杭邀予，予诊之曰：以前日脉推之，病根固深，然不宜困败如此之速也，此殆攻伐之药通成之耳。无救矣，奈何？病家哀恳，言不幸而先生之言中，今时刻难过，生死且不暇计，得喘息稍苏，又作区处。予曰：定喘不难，无如脉色皆去，纵喘定之后，仍虚脱而死耳。遂朝用参、芪、归、芍，暮用加减八味，三日而能卧，饮食倍进。其家喜甚，以为得生。予曰：出入废则神机化灭，升降息则气立孤危。今出入升降，俱废息矣。纵挽回何所施？兹不过暂接命门一丝未断之气，逾十日必死矣，无能为也。已而果然，向使病未见之先，即已见之后，医能以大剂填补峻补之药投之，即不能如旧，尚可稍延岁月，不至若是之促耳。此可为庸医妄肆攻伐之戒。（清·高鼓峰《四明医案》）

肺病以中气健旺，能食便坚为佳。兹喘咳已久，而大便易溏，能食难运，殊非所宜。诊得脉象与前无异，但能节饮食，慎寒暖，犹可无虞。

沙参、贝母、炙草、杏仁、薏苡仁、橘红、枇杷叶，又丸方：六味丸加五味子、肉桂。

肺阴不足，肺热有余，咳则涕出，肌体恶风。此热从窍泄，而气不外护也。他脏虽有病，宜先治肺。

阿胶、贝母、沙参、马兜铃、杏仁、茯苓、炙草、糯米。

风热不解，袭入肺中，为咳为喘，日晡发热，食少体倦，渐成虚损，颇难调治。勉拟钱氏阿胶散，冀其肺宁喘平，方可再商他治。

阿胶、茯苓、马兜铃、薏米、杏仁、炙草、糯米、芡实。

再诊：青蒿、丹皮、鳖甲、茯苓、石斛、甘草、归身、广皮、白芍。

风伤于上，湿伤于下，上为咳嗽痰多，下为跗肿酸痛。宜先治上，而后治下。

薄荷、杏仁、桔梗、旋复花、甘草、象贝、连翘、前胡。

浮肿咳喘，颈项强大，饮不得下，溺不得出，此肺病也。不下行而反上逆，治节之权废矣。虽有良剂，恐难奏效。葶苈大枣泻肺汤。

久咳，便溏腹满。脾肺同病，已属难治。况脉数口干潮热，肝肾之阴，亦不足耶。

白芍、薏仁、茯苓、莲肉、炙草、广皮、扁豆。

久咳喘不得卧，颧赤足冷，胸满上气，饥不能食。此肺实于上，肾虚于下，脾困于中之候也。然而实不可攻，姑治其虚，中不可燥，姑温其下。且肾为胃关，火为土母，或有小补，未可知也。

金匮肾气丸。

久嗽，便溏，脉虚而数。脾肺俱病，培补中气为要。恐后泄不食，则皮削日增也。

人参、白芍、扁豆、薏仁、广皮、茯苓、炙草、山药蜜炙、炮姜炭。

久嗽，脉不数，口不干，未必即成损证。此为肺饮，郁伏不达故也。

厚朴、煨姜、桑皮、杏仁、广皮、甘草、半夏。

咳而衄。阴不足，火内动也。恶心不食，宜先治胃。

竹茹、粳米、广皮、石斛、贝母、杏仁。

咳而吐沫，食少恶心，动作多喘，中气伤矣，非清肺治咳所能愈也。

人参、半夏、麦冬、茯苓、粳米、大枣。

诒按：此胃虚咳嗽也，方宗《金匮》大半夏、麦门冬两汤之意。

咳嗽，食后则减。此中气虚馁所致。治宜培中下气法。

人参、半夏、粳米、南枣、麦冬、炙草、枇杷叶。

两寸浮大，关迟沉小，气上而不下，喘咳多痰。肝肾之气，上冲于肺。宜以肾气丸，补而下之。

脉微小，形寒，久嗽失音。是气馁阳损，议固胃阳，取甘温之属。

蜜炙生姜、炙草、白芍、黄芪、大枣。

脉细数促，是肝肾精血内耗，咳嗽必吐呕清涎浊沫。此冲脉气逆，自下及上，气不收纳，喘而汗出，根本先拔，药难奏功。医若见血为热，见嗽治肺，是速其凶矣。

人参、秋石、制熟地、五味子、紫衣胡桃。

脉虚数，颧红声低，咳甚吐食，晡时热升，多烦躁。此肝肾阴亏，阳浮于上，精液变化痰沫。病已三年，是为内损，非消痰治嗽可愈。固摄下焦，必须绝欲。以饮食如故，经年可望其愈。

都气丸加女贞子、枸杞子、天冬。

络脉空隙，气必游行作痛，最虑春末夏初，地中阳气上升，血随气溢，趁此绸缪，当填精益髓。盖阴虚咳嗽，是他脏累及于肺，若治以清凉，不独病不去而胃伤食减，立成虚损，难为力矣。

熟地、金樱子膏、鹿角霜、五味子、湘莲子、萸肉、山药、茯苓、海参漂净熬膏。

上为细末，即以二膏捣丸。

面黧形瘦，脉虚而数，咳嗽气促，腰膝无力，大便时溏。此先后天俱虚，虑其延成虚损。清润治肺之品，能戕中气，勿更投也。

紫河车、熟地、山药、萸肉、五味子、丹皮、茯苓、杜仲、泽泻、牛膝。

加蜜丸，每服五钱。（清·尤怡《静香楼医案·上卷》）

病起于抑郁不舒，郁则肝气不得疏泄，血为气滞而停蓄之久，则血大下。去血之后，肝火升腾，肺金受烁，以致咳嗽气急，肺失清肃降下之令，小便不利而为胀满，气喘不得安卧，脉息沉弦而数，此肝金郁火烁肺，而为喘急不得卧而肿。治法当以清肺为主，所谓先咳嗽，后肿满者治在肺，肺清则便利而肿退矣。

朝服滋肾丸，晚服煎方：半夏、广皮、瓜蒌、黄芩、苏子、枳壳、杏仁、莱菔子、香附、山栀。

洞庭东山，陈康源。去冬感受寒邪，胃中之痰火，为寒邪所郁，不得发泄，上干于肺而咳嗽，又不忌荤酒，不避风寒，误服滋阴凝滞之药，肺窍闭而声哑，已经半载，不能却去。脉息左手弦大，右手滑大有力，察其面色红亮，其痰亦不易咳出，乃郁痰郁火为患，失于调治而然也。理宜豁痰理气之药治之。

半夏、瓜蒌、枳壳、黄芩、石膏、杏仁、苏子炒研、广皮、莱菔子炒研、桔梗、甘草、桑白皮，加生姜煎。

咳嗽痰多，胸膈不舒，饮食少进，脉息虚弦，系脾虚不能运行其津液而为痰。土不能生金，肺虚不能固表，又当夏令湿热用事之时，暂以豁痰健脾保肺之药治之。候胸次舒畅，然后以加味地黄丸补肾，为长久之计。暂服煎方。

白术、茯苓、半夏、广皮、苏子、杏仁、苡仁、骨皮、桑皮。加生姜，冲熟砂仁末。

【丸方】白术、茯苓、半夏、广皮、蒌实、杏仁霜、黄柏、骨皮、砂仁、枇杷叶，用荷叶汤法丸。

咳嗽吐痰带血，尺脉不宁，夜卧不宁，梦寐颠倒。

【煎方】生地、丹皮、麦冬、山栀、黄芩、黄柏、知母、苏子、杏仁加茅根丸方，知柏六味丸加牛膝、白芍、枣仁。

昆山，邵政平令郎。肾水不足，不能荣养肝木，肝火上升，外受风寒，胃中之痰，随火上干肺家而为咳嗽，用发散之药，升提其火，以致吐血咳嗽不止，痰涎颇多。至五月初复发，脉息弦数，此水衰火亢，肺金受困之症，理宜滋阴降火保肺之药治之。

生地、丹皮、麦冬、白芍、黄柏、知母、贝母、丹参、骨皮、牛膝，加茅根煎。

平湖，江尚安。去春时症之后，不忌荤腥，致肺金不清，咳嗽吐血，延至冬令，火气潜伏之时，内热更甚，上升而烁肺金，咳嗽日甚，胸腹如燎，下注而肛门发毒，大便不实。目前夏令炎炎之势，不足之金，奚堪燔灼，脉息细数无神。此乃水衰火亢，肺金受困之象。虽大便不实，乃肺虚因热而踯躅，非脾虚之症。燥脾之药，不宜多服。惟以滋阴保肺清热之药为治。

生地、麦冬、丹皮、苡仁、橘红、白芍、骨皮、白苓、川贝，加莲子十粒。

青浦，潘丽文兄。饥饱不时，外邪乘盛袭肺而咳嗽，痰中带不鲜明之血些少。因不避风寒，不忌荤腥，误作劳症吐血而医治，郁其血邪在内，不得发越，绵延至今，咳嗽日甚，嗽极则呕，胸膈不舒，大便滑泄，小便黄赤，肛门发热，脉息左手弦大带数，右手滑大带数。此胃中有痰，肝家有火，郁之既久，乘夏令火气发越之时，肺家之火，流注于大肠，而为滑泄，并非脾虚作泻也。理宜降气豁痰，清火之药为治，俟胸膈舒畅，痰火下降，肛门不热，小便清白，然后以滋阴之药培其本，暂忌醉酒厚味等物为要。

半夏、广皮、苏子、杏仁、香附、石膏、黄芩、山栀、甘草，加生姜煎。

上海东门，张子敬。初因风寒袭肺而咳嗽，因不忌荤酒，不避风寒，日久伤肺，而痰中带红，已经数月，其咳不止，真阴受伤，虚火烁肺而咽痛，脉息虚细带数，面白色而无神，稍有语言动作，其气即上逆而咳，此肾气应不归原也，理宜滋阴补肾纳气保肺之药，煎丸并进，静养调摄，不致酿成劳瘵也。

生地、丹皮、麦冬、广皮、川贝、五味、蒌霜、桑白皮、骨皮、苡仁加茅根煎丸方，六味加黄柏、牛膝、砂仁、麦冬、五味。

太仓沙头镇，孙金祥。平素善怒燥急，内有肝火，得外之风寒所触，上干于肺，而咳嗽之极，则血随火沸而吐出，脉息弦数。此乃肾水不足，不能荣养肝木，肝火上炎而烁肺，肺金受困之象。理宜滋阴降火清金保肺之药，并宜戒恼怒，慎起居，不至酿成劳瘵也。

生地、丹皮、麦冬、骨皮、广皮、川贝、瓜蒌、黄柏、知母、杏仁，加莲子、砂仁。

塘西顾刚宗弟妇。病起于产后，感冒风寒，胃中之痰火，上干于肺而为咳嗽，薰灼于上而口发痟疮，绵延一载，至春肝火上升，痰涎多而口干燥，咳极则呕，脉息弦数带滑。此胃中有成火，得外邪触动为咳嗽，久则成蓐劳之症。暂用豁痰降气之药，继以滋阴保肺之剂治之。

半夏、广皮、茯苓、苏子、杏仁、枳壳、桑皮、黄芩、石膏、地骨皮，加姜煎。

同上后案。血证之后，阴分已亏，虚火灼肺而咳，面色萎黄，大便不实，脾肺之气虚也，脉息虚大带数，此真阴亏损，肺金受困之象。大凡咳嗽之病，当以生脉散、地黄丸治之。赵养葵所谓“咳嗽不治肺而治肾，肾气纳藏于下，不上升则不咳矣”。暂以补肾纳气之药治之。

六味加麦冬、五味、枣仁、砂仁煎方。

新场，程君烁。先天肾水不足，相火妄动，上烁肺金，外邪乘虚袭肺，发为咳嗽。已服过疏之剂，外邪已去，惟有火气上炎而干咳，脉息弦数。此乃火亢肺金受困之象，理宜滋阴火清肺药为治。

生地、丹皮、麦冬、杏仁、川贝、苏于、瓜蒌仁、黄芩、山栀、地骨皮加莲子。

饮食阻滞于胃，郁而为火，煅炼津液成痰，外为风寒所触，上干于肺而咳嗽，痰带粉红色，此系咳伤肺络而来。左脉弦细而数，右脉寸关滑大，此乃肝家有火，肺胃之痰，纠结不清也。理宜豁痰降气清火之药治之。

苏子、杏仁、瓜蒌、黄芩、贝母、枳壳、桔梗、山栀、广皮、桑皮、甘草加茅根一两，枇杷叶三钱，煎服。

丸方：桔梗、甘草、瓜蒌霜、杏仁、贝母、黄芩、广皮、郁金、山栀、枇杷叶。夏枯草汤法丸，临卧服。

乍浦，路又高。向有咳嗽之病，遇风寒即发，此痰火咳嗽也。今交夏令火旺之候，胃中痰火，为外邪触动，上干肺家，而咳嗽愈作。误认为劳症，以何首乌、熟地、枸杞温补之药，闭其肺窍，加之肥腻不忌，咳嗽日甚。咳久火炎于上，扰其胃中之血而吐血，内火不清，销烁肌肉，凝滞之药入胃，纠结成痰，不知饥饱，饮食不进，已经两月，精神困惫，脉息左手带弦，右手滑大带数，此肝火妄动，胃中之痰火燔灼肺金，兼之舌苔紫色，知伏火在内无疑也。理宜和胃豁痰清火之药治之。

半夏、广皮、苏子炒研、杏仁、瓜蒌、桔梗、黄芩、枳壳、桑皮、山栀、石膏、甘草，加生姜煎。（清·沈璠《沈氏医案》）

蔡。久嗽气浮，至于减食泄泻，显然元气损伤。若清降消痰，益损真气。大旨培脾胃以资运纳，暖肾脏以助冬藏，不失带病延年之算。异功散。

兼服：熟地炭、茯神、炒黑枸杞、五味、建莲肉、炒黑远志。严，二八。脉小右弦，久嗽晡热，着左眠稍适。二气已偏，即是损怯。无逐邪方法，清泄莫进，当与甘缓。黄芪建中去姜。（清·叶桂《临证指南医案·卷一》）

陈。脉如数，痰嗽失血，百日来反复不已，每咳呕而汗出。此属气伤失统，络血上泛。凡寒凉止血理嗽，不但败胃妨食，决无一效。从仲景元气受损当进甘药。冀胃土日旺，柔金自宁。

黄芪、生白芍、五味、炙草、南枣、饴糖。

陈。秋冬形体日损，咳嗽吐痰，诊脉两寸促数，大便通而不爽。此有年烦劳动阳，不得天地收藏之令，日就其消，乃虚症也。因少纳胃衰，未可重进滋腻。议用甘味养胃阴一法。

金匮麦门冬汤。

董，三六。此内损症，久嗽不已，大便不实。夏三月，大气主泄，血吐后，肌肉麻木，骨痿酸疼，阳明脉络不用。治当益气，大忌肺药清润寒凉。

黄芪、炙草、苡仁、白芨、南枣、冰糖。

范，四十。脉左弱，右寸独搏，久咳音嘶，寐则成噎阻咽。平昔嗜饮，胃热遗肺。酒客忌甜，微苦微辛之属能开上痹。

山栀、香淡豉、杏仁、栝蒌皮、郁金、石膏。

范氏。两寸脉大，咳甚，脘闷头胀，耳鼻窍闭。此少阳郁热，上逆犯肺，肺燥喉痒。先拟解木火之郁。羚羊角、连翘、栀皮、薄荷梗、苦丁茶、杏仁、蒌皮、菊花叶。

羚羊角、连翘、栀皮、薄荷梗、苦丁茶、杏仁、蒌皮、菊花叶。

范妪。久咳涎沫，欲呕，长夏反加寒热，不思食。病起嗔怒，气塞上冲，不能着枕，显然肝逆犯胃冲肺。此皆疏泄失司，为郁劳之症，故滋腻甘药下咽欲呕矣。

小青龙去麻、辛、甘，加石膏。

冯。脉右弦大而缓，形瘦目黄，久嗽声嘶而浊。水谷气蕴之湿，再加时序之湿热，壅阻气分，咳不能已，久成老年痰火咳嗽。无性命之忧，有终年之累。

芦根、马勃、苡仁、浙茯苓、川斛、通草。

龚。咳嗽继以失血，经言三焦皆伤。喉痛失音，乃阴液无以上承，厥阳燔燎不已，病深难于奏功。凭理而论，镇胃制肝，乃和阳熄风之义。

淮小麦、南枣、阿胶、茯苓、北沙参、天冬。

郭，二八。形瘦，脉垂尺泽，久嗽呕逆，半年不愈，是肾虚厥气上干。医药清寒治肺者不少，误人匪浅。

坎气、人乳粉、杞子、五味、胡桃肉、茯神、巴戟肉、萸肉，山药浆丸。

华，二五。阳动失血，皆系阴亏。如心悸，咽干，咳嗽，都是阳浮上亢。必久进填实脏阴，斯浮越自和。面亮油光，皆下虚少纳。

都气加龟板、人乳粉，蜜丸。

金氏。脉细，左小促，干咳有血，寒热身痛，经水先期，渐渐色淡且少。此脏阴伤及腑阳，奇脉无气，内损成劳，药难骤效。

李，三四。久嗽经年，背寒，足跗常冷，汗多，色白，嗽甚不得卧。此阳微卫薄，外邪易触，而浊阴夹饮上犯。议和营卫，兼护其阳。

黄芪建中汤去饴糖，加附子、茯苓。

李氏。情志久郁，气逆痰喘，入夏咳血，都因五志阳升。况脘有聚气，二年寡居，隐曲不伸。论理治在肝脾，然非药饵奏功。

降香末、枇杷叶、苏子、郁金、瓜蒌皮、黑栀皮、茯苓、苡仁。

林氏。宿病营卫两虚，兹当燥气上犯，暴凉外侮，气馁卫怯，肺先受邪。脉浮数，咳喘欲呕，上热下冷。宜先清化上气，有取微辛微苦之属。

桑叶、杏仁、苏梗、山栀、象贝、苡仁，糯米汤煎。

卢，四四。脉大色苍，冬月嗽血，纳谷减半，迄今干咳无痰，春夏间有吐血。夫冬少藏聚，阳升少制。安闲静养，五志气火自平，可望病愈。形瘦谷减，当养胃土之津以生金。

甜北参、麦冬、玉竹、木瓜、生扁豆、生甘草。

陆。脉细形瘦，血后久咳不已，复加喘促，缘内损不肯充复。所投药饵，肺药理嗽居多。

当此天令收肃，根蒂力怯，无以摄纳。阴乏恋阳，多升少降。静坐勉可支撑，身动勃勃气泛。所纳食物，仅得其悍气，未能充养精神矣。是本身精气暗损为病，非草木攻涤可却。山林寂静，兼用元功，经年按法，使阴阳渐交，而生生自振。徒求诸医药，恐未必有当。

建中汤去姜，加茯苓。

陆女。燥风外侵，肺卫不宣。咳嗽痰多，不时身热。当用轻药，以清上焦。

桑叶、杏仁、花粉、大沙参、川贝、绿豆皮。

陆妪。脉小久咳，背寒骨热，知饥不食，厌恶食物气味。此忧思悒郁，皆属内损。阅方药都以清寒治肺，不应。议益土泄木法。

炙甘草、茯神、冬桑叶、炒丹皮、炒白芍、南枣。

吕。脉左细，右空搏，久咳，吸短如喘，肌热日瘦，为内损怯症。但食纳已少，大便亦溏。寒凉滋润，未能治嗽，徒令伤脾妨胃。昔越人谓上损过脾，下损及胃，皆属难治之例。自云背寒忽热，且理心营肺卫，仲景所云元气受损，甘药调之，二十日议建中法。

黄芪建中去姜。

马。虚损脉弦，久嗽食减。小建中去姜。

毛。上年夏秋病伤，冬季不得复元，是春令地气阳升，寒热咳嗽。乃阴弱体质，不耐升泄所致。徒谓风伤，是不知阴阳之义。

北参、炒麦冬、炙甘草、白粳米、南枣。

脉右劲，因疥疮频以热汤沐浴，卫疏易伤冷热，皮毛内应乎肺，咳嗽气塞痰多，久则食不甘，便燥结，胃津日耗，不司供肺。况秋冬天降，燥气上加，渐至老年痰火之象。此清气热以润燥，理势宜然，倘畏虚日投滞补，益就枯燥矣。

霜桑叶、甜杏仁、麦冬、玉竹、白沙参、天花粉、甘蔗浆、甜梨汁。

某，二八。风邪阻于肺卫，咳嗽面浮，当辛散之。

麻黄先煎去沫五分，杏仁三钱，生甘草三分，生石膏三钱。

某，二八。努力咳血，胸背悉痛，当用仲淳法。

苏子、降香汁、炒丹皮、苡仁、冬瓜仁、炒桃仁、牛膝、川贝母。

某，二九。咳嗽，头胀口渴，此暑风袭于肺卫。

杏仁三钱，香薷五分，桔梗一钱，桑皮一钱，飞滑石三钱，丝瓜叶三钱。

某，二六。咳嗽痰黄，咽喉不利。此温邪上侵，肺气不清故耳。

桑叶、川贝母、白沙参、杏仁、兜铃、鲜枇杷叶。

某，二七。劳力血复来，冲气咳逆。当用摄纳为要。

熟地四钱，参、三七一钱，大淡菜一两，牛膝炭一钱，半川斛三钱，茯神三钱。

某，二七。脉数，冲气咳逆。当用摄纳肾阴，滋养柔金，为金水同治之法。

熟地四钱，白扁豆五钱，北沙参三钱，麦冬二钱，川斛三钱，茯神三钱。

某，二四。鼻渊三载，药投辛散，如水投石，未能却除辛辣炙煿耳。近复咳嗽音嘶，燥气上逼肺卫使然。

杏仁、连翘、象贝、白沙参、桑皮、兜铃。

某，风温客邪化热，劫烁胃津，喉间燥痒呛咳。用清养胃阴，是土旺生金意。金匮麦门冬汤。

某，积劳更受风温，咽干热咳，形脉不充。与甘缓柔方。

桑叶一钱、玉竹五钱、南沙参一钱、生甘草五分、甜水梨皮二两。

某，久咳。神衰肉消，是因劳内伤。医投苦寒沉降，致气泄汗淋，液耗夜热，胃口伤残，食物顿减。

黄芪建中去姜。

某，六二。冬季咳嗽吐痰，渐至卧则气冲，喘急起坐，今三载矣。经以肺肾为俯仰之脏，是肺主出气，肾主纳气。老年患此，按脉右弦左沉，为肾气不收主治，不必因痔患而畏辛热。

肾气丸去牛膝、肉桂，加沉香。蜜丸。

某，女。风温发热，咳。

薄荷、连翘、杏仁、桑皮、地骨皮、木通、黄芩、炒楂。

某，气急，咳频欲呕，下午火升；此上有燥热，下焦阴亏也。

早都气丸，晚威喜丸。

某，三九。劳伤阳气，形寒咳嗽。

桂枝汤加杏仁。

某，三十。风袭肺卫，咳嗽鼻塞，当以辛凉解散。

杏仁、嫩苏梗、桑皮、象贝、桔梗、苡仁。

某，十九。舌白咳嗽，耳胀口干。此燥热上郁，肺气不宜使然。当用辛凉，宜薄滋味。

鲜荷叶三钱，连翘壳一钱半，大杏仁三钱，白沙参一钱，飞滑石三钱，冬桑叶一钱。

某，四三。失音咽痛，继而嗽血，脉来涩数，已成劳怯，幸赖能食胃强。勿见咳治咳，庶几带病延年。

细生地三钱，玄参心一钱，麦冬一钱半，细川斛三钱，鲜莲子肉一两，糯稻根须五钱。

某，四十。脉弦，胸膈痹痛，咳嗽头胀。此燥气上侵，肺气不宣使然。当用轻药以清上焦。

枇杷叶、桑叶、川贝、杏仁、冬瓜子、桔梗。

某，四四。寒热咳嗽，当以辛温治之。

桂枝汤去芍，加杏仁。

某，四一。脉右弦大，咳嗽痰多黄，此属温邪上伏之故。

桑叶、杏仁、白沙参、南花粉、兜铃、甜水梨肉。

某，五九。失血后，咳嗽不饥。此属胃虚，宜治阳明。

甜北参、生扁豆、麦冬、茯神、川斛。

某，左脉弦数，遗泄，久嗽痰黄。当用填补。

炒熟地、芡实、扁豆、女贞、茯、神糯稻根须。

某。风温咳嗽，多劳，气分不充。戊己汤。

人参、茯苓、于术、炙草、广皮、炒白芍。

某。伏邪久咳，胃虚呕食，殆《内经》所谓胃咳之状耶。

麻黄、杏仁、甘草、石膏、半夏、苡仁。

某。积劳更受风温，咽干热咳，形脉不充。与甘缓柔方。

桑叶一钱，玉竹五钱，南沙参一钱，生甘草五分，甜水梨皮二两。

某。久咳，神衰肉消，是因劳内伤。医投苦寒沉降，致气泄汗淋，液耗夜热，胃口伤残，食物顿减。

黄芪建中去姜。

某。久咳损及中州，脾失输化，食减神倦。肺无所资，至咳不已。诊得两手脉弦细数。精气内损，非泛常治咳消痰所可投。

熟地、阿胶、燕窝、海参、天冬、茯苓、紫石英、紫衣胡桃肉。

某。久嗽咽痛，入暮形寒，虽属阴亏，形痿脉软，未宜夯补。

麦冬、南沙参、川斛、生甘草、糯稻根须。

某。脉弦右甚，嗽，午潮热，便溏畏风。以大肠嗽治之。

生于术一钱半，茯苓三钱，赤石脂一钱，禹粮石二钱，姜汁四分，大枣三枚。

某。气急，咳频欲呕，下午火升；此上有燥热，下焦阴亏也。

早都气丸，晚威喜丸。

某。嗽已百日，脉右数大。从夏季伏暑内郁，治在气分。

桑叶、生甘草、石膏、苡仁、杏仁、苏梗。

某。温邪外袭，咳嗽头胀。当清上焦。

杏仁、桑皮、桔梗、象贝、通草、芦根。

某。向有背痛，尚在劳力，气逆咳血，乃劳伤病也。

归建中去姜，加茯苓。

某。雨湿，寒热汗出，痰多咳嗽，大小使不爽，胸脘不饥，脐左窒塞。

杏仁、莱菔子、白芥子、苏子、郁金、蒌皮、通草、橘红。

某。左脉弦数，遗泄，久嗽痰黄。当用填补。

炒熟地、芡实、扁豆、女贞、茯神、糯稻根须。

倪，二七。肛疡溃脓虽愈，阴气已经走泄，当阳气弛张发泄。今加嗽血痰多，胃纳减于平昔，脉数促，喘逆脘闷。姑清肃上焦气分。

苏子、杏仁、香豉、黑栀皮、郁金、蒌皮、降香、桔梗。

彭，十七。阴虚有遗，痰嗽有血，诵读久坐阳升。

桑叶、生扁豆、北沙参、麦冬、霍山石斛、生甘草、苡仁、茯苓。

钱氏。脉右数，咳两月，咽中干，鼻气热，早暮甚。此右降不及，胃津虚，厥阳来扰。

金匮麦门冬汤去半夏，加北沙参。

秋令天气下降，上焦先受燥化，其咳症最多，屡进肺药无功。按经云："久咳不已，则三焦受之。"是不专于理肺可知矣。六旬又三，形体虽充，而真气渐衰，古人于有年久嗽，都从脾肾子母相生主治。更有咳久，气多发泄，亦必益气甘补敛摄，实至理也。兹议摄纳下焦于早服，而纯甘清燥暮进，填实在下，清肃在上。凡药味苦辛宜忌，为伤胃泄气预防也。

早服:水制熟地、白云苓乳蒸、五味子、建莲、怀山药、车前子、怀牛膝、紫衣胡桃肉霜。

上为末,用蒸熟猪脊髓去膜捣丸,开水送下。

晚服:真北沙参、生黄芪薄皮、麦冬、生白扁豆、生甘草、南枣肉。

上淡水煎汁,滤清,收膏,临成加真柿霜收,开水化服。

邵,六八。脉坚,形瘦久咳,失血有年。食物厌恶,夜寝不适,固以培本为要。所服七味、八味汤丸,乃肝肾从阴引阳法,服之不效,此液亏不受桂、附之刚。当温养摄纳其下,兼与益胃津以供肺。

晨服:熟地、苁蓉、杞子、五味、胡桃肉、牛膝、柏子仁、茯苓蜜丸。晚服:人参、麦冬、五味、炙草、茯苓、鲜莲子、山药。

沈,十九。劳嗽,食减便泻,汗出,阴损已及阳腑。中宜扶胃,下固肾阴为治。大忌清肺寒凉希冀治嗽。

熟地、熟冬术、五味、芡实、湖莲、山药。

施。脉沉弦为饮,近加秋燥,上咳气逆,中焦似痞。姑以辛泄凉剂,暂解上燥。

栝蒌皮、郁金、香豉、杏仁、苡仁、橘红、北沙参、山栀。

施氏。脉细数,干咳咽燥,脊酸痿弱,此本病欲损。

阿胶、鸡子黄、北沙参、麦冬、茯神、小黑穞、豆皮。

石,四三。咳嗽十月,医从肺治无效。而巅胀,喉痹,脘痞,显是厥阳肝风。议镇补和阳熄风。

左牡蛎、阿胶、青黛、淡菜。

史,四十。湿郁温邪,总是阻遏肺气。呕咳脘痞,即“病形篇”中诸呕喘满,皆属于肺。不明口鼻受侵阻气之理,清中疏导,乃过病所,伐其无病之地矣。

鲜枇杷叶、杏仁、象贝、黑山栀、兜铃、马勃。

宋,二一。脉右浮数,风温干肺化燥。喉间痒,咳不爽。用辛甘凉润剂。

桑叶、玉竹、大沙参、甜杏仁、生甘草、糯米汤煎。

苏,三九。脉左坚,冬令失血,能食而咳,脊痛腰酸,乃肾脏不固少纳。肾脉虚馁,五液不承,寐则口干喉燥。宜固阴益气。

固本丸加阿胶、芡实,莲肉丸。

孙。脉搏大,阳不下伏,咳频喉痹,暮夜为甚。先从上治。

生鸡子白、生扁豆皮、玉竹、白沙参、麦冬、地骨皮。

汤,二四。脉左坚数促,冬温咳嗽,是水亏热升。治不中家,胃阴受伤,秽浊气味直上咽喉。即清肺冀缓其嗽,亦致气泄,而嗽仍未罢。先议甘凉益胃阴以制龙相,胃阴自立,可商填下。

生扁豆米、炒麦冬、北沙参、生甘草、冬桑叶、青蔗浆水。

汤,三三。脉左弱右搏,久有虚损,交春不复。夜卧著枕,气冲咳甚,即行走亦气短喘促。此乃下元根蒂已薄,冬藏不固,春升生气浅少,急当固纳摄下。世俗每以辛凉理嗽,每致不救矣。

水制熟地、五味、湖莲、芡实、茯神、青盐、羊内肾。

陶，四一。两年前吐血咳嗽，夏四月起。大凡春尽入夏，气机升泄，而阳气驰张极矣。阳既多动，阴乏内守之职司，络血由是外溢。今正交土旺发泄，欲病气候，急养阳明胃阴。夏至后，兼进生脉之属。勿步趋于炎焰烈日之中，可望其渐次日安。

金匮麦门冬汤去半夏。

汪，七十。天明至午，嗽甚痰血。春暖阳浮，是肾虚不藏。闻咳音重浊不爽。先议轻清治气分之热。

桑叶、南花粉、黑栀皮、桔梗、甘草、橘红。

汪。初咳不得卧，今左眠咳甚，并不口渴欲饮，周身漐漐汗出。此积劳内伤，木反乘金。不饥不纳，滋腻难投。惟以培中土，制木生金，合乎内伤治法。

川桂枝、茯苓、淡干姜、五味子、生甘草、大枣。

王，二六。脉小数，能食，干咳暮甚。冬藏失纳，水亏温伏。防其失血，用复脉法。

复脉汤去参、姜、桂。

王，二七。脉沉，短气咳甚，呕吐饮食，便溏泄。乃寒湿郁痹演阳明胃，营卫不利。胸痹如闷，无非阳不旋运。夜阴用事，浊泛呕吐矣。庸医治痰顺气，治肺论咳，不思《内经》胃咳之状，咳逆而呕耶？

小半夏汤加姜汁。

王，三八。脉左尺坚，久嗽失音，入夏见红，天明咳甚，而纳谷减损。此劳损之症，急宜静养者。

麦冬、大沙参、玉竹、川斛、生白扁豆、鸡子白。

王，五十。气急嗽逆，足冷。当用摄纳，水中藏火法。

薛氏加减八味丸三钱，淡盐汤送下。

吴，三四。形畏冷，寒热，左胁有宿痞，失血咳嗽，曾聚劳力。经年尪羸，药不易效。旋覆花、新绛、归须、炒桃仁、柏子仁、茯神。

吴，四一。咳嗽，声音渐窒，诊脉右寸独坚。此寒热客气包裹肺俞，郁则热。

先以麻杏石甘汤。又苇茎汤。

吴。久嗽，因劳乏致伤，络血易瘀，长夜热灼。议养胃阴。

北沙参、黄芪皮、炒麦冬、生甘草、炒粳米、南枣。

吴氏。气塞失血，咳嗽心热，至暮寒热，不思纳谷。此悒郁内损，二阳病发心脾。若不情怀开爽，服药无益。

阿胶、麦冬、茯神、白芍、北沙参、女贞子。

吴氏。郁损，咳血频发，当交节气逆呕吐，肢冷厥逆。所现俱是虚劳末路，岂是佳景？勉拟方。

生白芍、乌梅、炙草、炒麦冬、茯神、橘红。

徐，二七。形寒畏风冷，食减久嗽。是卫外二气已怯，内应乎胃，阳脉不用。用药莫偏治寒热，以甘药调。宗仲景麦门冬汤法。

徐，三一。失血能食，痰嗽，色苍脉数。可与甘凉养胃中之阴，胃和金生。痔血便燥，柔药最宜。

生扁豆、生地、天冬、麦冬、银花、柿饼灰、侧柏叶。

徐，四八。色萎脉濡，心悸，呛痰咳逆。劳心经营，气馁阳虚，中年向衰病加。治法中宫理胃，下固肾真，务以加谷为安，缕治非宜。

煎药用大半夏汤，早服都气丸。

徐，四七。疟属外邪，疟止声音不扬，必是留邪干于肺系，故咳嗽不已。纳食起居如常，中下无病。但以搜逐上焦，勿令邪结，可望病已。

麻黄、杏仁、生甘草、射干、苡仁。

许，二七。久嗽不已，则三焦受之。一年来，病咳而气急，脉得虚数。不是外寒束肺，内热迫肺之喘急矣。盖馁弱无以自立，短气少气，皆气机不相接续。既日虚症，虚则补其母。黄芪建中汤。

姚。胁痛久嗽。

旋覆花汤加桃仁、柏子仁。

又　风邪郁蒸化燥，发热后，咳嗽口干，喉痒。先进清肺。

杏仁、花粉、苏子、象贝、山栀、橘红。

又　脉左细数，肉消肌烁，气冲咳嗽，呕吐失血。是肝肾内损，下元不主纳气，厥阳上冒所致，非肺咳矣。当交夏气升血溢，姑以镇纳，望其血止。

青铅、六味加牛膝、白芍。

张，二五。形瘦脉数，昼凉暮热，肺失和为咳。小暑后得之，亦由时令暑湿之气。轻则治上，大忌发散。

大竹叶、飞滑石、杏仁、花粉、桑叶、生甘草。

张，三十。冬季喘嗽，似属外因，表散沓进，反致失音，不得著枕卧眠。今戌亥时浊阴上干，而喘急气逆为甚。仍议引导，纳气归肾。

六味加附子、车前、补骨脂、胡桃、沉香。

张，十七。冬季温邪咳嗽，是水亏热气内侵，交惊蛰节嗽减。用六味加阿胶、麦冬、秋石，金水同治，是泻阳益阴方法，为调体治病兼方。近旬日前，咳嗽复作，纳食不甘。询知夜坐劳形，当暮春地气主升，夜坐达旦，身中阳气亦有升无降，最有失血之或。况体丰肌柔，气易泄越。当暂停诵读，数日可愈。

桑叶、甜杏仁、大沙参、生甘草、玉竹、青蔗浆。

张，十七。入夏嗽缓，神倦食减，渴饮。此温邪延久，津液受伤，夏令暴暖泄气，胃汁暗亏，筋骨不束，两足酸痛。法以甘缓，益胃中之阴。仿金匮麦门冬汤制膏。

参须二两，北沙参一两，生甘草五钱，生扁豆二两，麦冬二两，南枣二两，熬膏。

张。今年春季时疫，大半皆有咳嗽咽喉之患，乃邪自上干，肺气先伤耳。近日身动气喘，声音渐不扬，著左眠卧，左胁上有牵掣之状。此肝肾阴亏，冲气上触，冬藏失司，渐有侧眠音哑至矣。劳伤致损，非清邪治咳之病。

六味丸加阳秋石、阿胶、麦冬，蜜丸。

章，二五。自服八味鹿龟胶以温补，反咳嗽吐痰，形瘦减食，皆一偏之害。宜清营热，勿事苦寒。

鲜生地、麦冬、元参心、甘草、苦百合、竹叶心。

郑，二七。脉来虚弱，久嗽，形瘦食减，汗出吸短。久虚不复谓之损，宗《内经》形不足温养其气。

黄芪建中汤去姜，加人参、五味。

周，二七。左脉弦数，失血后，咳嗽音嘶少寐。阴亏阳升不潜之候，当滋养为主。

生地炭三钱，生牡蛎五钱，阿胶一钱半，麦冬一钱半，茯神三钱，川斛三钱。

周，三二。秋燥从天而降，肾液无以上承。咳嗽吸不肯通，大便三四日一更衣，脉见细小。议治在脏阴。

牛乳、紫衣胡桃、生白蜜、姜汁。

朱，三九。五年咳嗽，遇风冷咳甚，是肌表卫阳疏豁。议固剂缓其急。

黄芪建中汤。

朱，五十。中虚少运，湿痰多阻气分，咳嗽舌白。炒半夏、茯苓、桂枝木、炙草、苡仁。

朱。形寒暮热，咳嗽震动，头中、脘中、胁骨皆痛。先经嗽红，体气先虚。此时序冷热不匀，夹带寒邪致病。脉得寸口独大。当清解上焦，大忌温散之剂。

桑叶、苏梗、杏仁、象贝、玉竹、大沙参。（清·叶桂《临证指南医案·卷二》）

杨，六一。老年久嗽，身动即喘，晨起喉舌干燥，夜则溲溺如淋。此肾液已枯，气散失纳，非病也，衰也，故治喘鲜效。便难干涸，宗肾恶燥，以辛润之。

熟地、杞子、牛膝、巴戟肉、紫衣胡桃、青盐、补骨脂。

章。脉数虚，气冲心热，呛咳失血，屡因嗔怒，肝阳升则血涌，坠则精遗。春末土旺，入夏正当发泄主令，暮热晨汗，阴阳枢纽失固。议进摄真，其清寒肺药须忌。

鱼鳔胶、生龙骨、桑螵蛸、芡实、茯苓、五味、秋石调入。（清·叶桂《临证指南医案·卷三》）

顾，二四。咳嗽数月，呕出涎沫。建中不应，已非营卫损伤。视其面色鲜明，饮食仍进。仿饮邪主治。

小半夏汤加桂枝、杏仁、姜汁。

某，七一。高年久嗽，脉象弦大，寤不成寐。乃阳气微漓，浊饮上泛。仲景云进温药和之。

杏仁三钱，茯苓三钱，川桂枝一钱，生姜一钱，苡仁三钱，炙草四分，大枣二枚。

张，四一。痰饮喘咳，肌肉麻痹，痞胀不堪纳谷，冬寒日甚，春暖日减，全是阳气已衰，阴浊逆干犯上。肺药治嗽，无非辛泄滋润。盖辛散则耗阳，滋清助阴浊，浊阻在阳分，气不肃，为夜不得卧。小青龙意，主乎由上以泄水寒，直从太阳之里以通膀胱，表中里药也。仲景谓饮邪当以温药和之，驱阴邪以复阳，一定成法。

早，肾气去萸换白芍，炒楂炭水法丸。晚，外台茯苓饮，姜、枣汤法丸。

顾。饮邪泛溢，喘嗽，督损头垂，身动喘甚，食则脘中痞闷，卧则喘咳不得息。肺主出气，肾主纳气，二脏失司，出纳失职。议用早进肾气丸三钱，以纳少阴。晚用小青龙法，涤饮以通太阳经腑。此皆圣人内饮治法，与乱投腻补有间矣。

小青龙去麻、辛、甘、芍，加茯苓、杏仁、大枣。

王。秋深天气收肃，背寒喘咳，饮浊上泛。缘体中阳气少振，不耐风露所致。最宜暖护背部，进通阳以治饮。

茯苓、桂枝、半夏、姜汁、苡仁、炙草。某，十八。劳伤夹暑，肺气受戕、咳血口干。先清暑热。

鲜荷叶、白扁豆、大沙参、茯神、苡仁。

王。暑风热气入肺，上热，痰喘嗽。

石膏、连翘、竹叶、杏仁、桑皮、苡仁、橘红、生甘草。叶，四十。脉右弦，舌黄不渴，当心似阻。昔形壮，今渐瘦。咳久不已，卧着则咳，痰出稍安。此清阳少旋，支脉结饮。议通上焦之阳。

鲜薤白、瓜蒌皮、半夏、茯苓、川桂枝、姜汁。

张。痰饮夹燥，咳，喉中痒。

杏仁、花粉、茯苓、象贝母、橘红、半夏曲。（清·叶桂《临证指南医案·卷五》）

某。脉弱无力，发热汗出，久咳形冷，减食过半。显然内损成劳，大忌寒凉清热治嗽。姑与建中法，冀得加谷经行，犹可调摄。

桂枝五分，生白芍一钱半，炙草五分，枣肉三钱，饴糖二钱，归身一钱半。

某。脉数，形疲，咳，经闭半年，已经食减，便溏，浮肿。无清漱通经之理，扶持中土，望其加谷。

四君子汤。

王。面色皖白，脉来细促，久嗽不已，减食，腹痛，便溏，经闭半截。此三焦脏真皆损，干血劳怯之病，极难调治。俗医见嗽见热，多投清肺寒凉，生气断尽，何以挽回？

归建中汤去姜。

姚，二二。久嗽背寒，晨汗，右卧咳甚，经事日迟，脉如数而虚，谷减不欲食。此情志郁伤，延成损怯。非清寒肺药所宜。

黄芪、桂枝、白芍、炙草、南枣、饴糖。

某。脉小左弦，咳逆脘闷，小便不利，大便溏泻，不思纳谷，嗳气臭秽。此皆胎前气上逆冲，浊得盘踞膈间，肺失清肃降令，上窍痹，致下窍不利，汤食聚湿，气不宣行。怕延出浮肿腹满、喘急不卧诸款，不独以产后通瘀为事。

郁金汁、杏仁、通草、桔梗、茯苓皮、苡仁。（清·叶桂《临证指南医案·卷九》）

冬温咳嗽，忽值暴冷，外寒内热，引动宿痰伏饮，夜卧气冲欲坐，喉咽气息有声。宜暖护安居，从痰饮门越婢法。

麻黄、甘草、石膏、生姜、大枣。

热久伤阴，津液不承。呛咳，舌红罩黑，不饥不食，肌肤甲错，渴饮不休。法当滋救胃液以供肺，惟甘寒为宜。

麦冬、南花粉、白沙参、冬桑叶、蔗浆。（清·叶桂《叶氏医案存真·卷一》）

病体已虚，风温再侵，喘嗽身热，脘闷，小便不利，全是肺病，此症反复太多，深虑病伤成劳。凡药之苦味辛泄者慎用。

青蔗汁、鲜枸杞根皮、玉竹、桑叶、北沙参、蜜炒知母、炒川贝。

酒客伏湿，脉数，汗多，咳嗽，食不易运，病在手足太阴。

茅术、扁豆、米仁、桑皮、杏仁、半夏、茯苓。

据述病原朝寒暮热已止，血逆已平，稍见喘咳，近日复有恶寒发热，此因内虚成疟，尚宜小心。

制首乌、川贝、茯苓、白芍、甘草、丹皮、柴胡、广皮。

老年冬季喘嗽，是元海不主收摄，冲阳升举，饮邪上泛，阻遏流行，喘嗽愈甚。阅古，都主八味肾气，温养坎中之阳，收纳散失之真，不主消痰清肺，意谓非因六气所致。奈体质不受桂、附，年前议进柔阳通摄，若以建立上中之阳，乃心脾甘温之剂，与下焦不纳无谓。

紫衣胡桃肉、茯苓、补骨脂另用胡桃肉拌蒸晒炒、鹿茸切薄片，盐水浸一日烘燥、肉苁蓉、五味子、远志肉、青盐、柏子霜。蜜丸。

李云生。咳甚呕血，吐食。肝病犯胃，阳气升逆所致。

代赭石、新绛、茯苓、丹皮、旋覆、黑山栀子。

暑风入肺，咳痰发热，四肢无力，微冷，气喘，神倦。恐邪犯心包，有慢脾惊搐之虑。

拟进局方至宝丹，芳香逐暑，使喘缓神安，再商进和脾胃药。

右寸浮数，余脉虚涩，失血，寒热已止，但喉中作痒咳嗽，大便又不坚固。此脾肺俱亏，正在润肺碍脾，补脾碍肺之时，清心静气，病可渐却，至嘱。

川贝、丹皮、玉竹、生地、茯苓、甘草、牛膝、橘红、北沙参。

老人久嗽，古人但以温养脾肾，未必以肺药，见病治病贻害。但身小质薄，络脉单弱，桂附雄猛，液枯必犯肺疡。此温剂通纳为无弊耳。

姜汁制熟地四两，补骨脂一两五钱，枸杞子二两，怀牛膝一两五钱，茯苓四两，五味子一两五钱，胡桃肉霜三两，淡苁蓉一两，车前子一两五钱，角沉五钱。

蜜丸，淡盐汤送下。

山塘，七十五。立冬未冷，温热之气外入，引动宿饮。始而状如伤风，稀痰数日，继则痰浓咽干，是少阴脉中乏津上承，五液尽化痰涎。皆因下虚易受冷热，是以饮邪上泛。老年咳嗽，大要宜调脾肾，最忌发散泄肺理嗽，暂用越婢法。

麻黄、石膏、甘草、芍药、生姜、大枣。（清·叶桂《叶氏医案存真·卷三》）

包，十八岁。经阻三月，咳嗽失血，交夜蒸蒸身热，脉来左搏而促，是阳气烦蒸，致逆诸络，血液不得汇集冲脉。秋深经水不来，必加寒热瘦削，称干血劳矣。老笔确凿。

生鳖甲、全当归、生白芍、粉丹皮、原生地、茺蔚子、南楂肉、生麦芽。

曹。疟热攻络，络血涌逆，胁痛咳嗽。液被疟伤，阳升入巅为头痛。络病在表里之间，攻之不肯散，搜血分留邪伏热。

生鳖甲、炒桃仁、知母、丹皮、鲜生地、寒水石。

迟，四十八岁。背寒为饮。凡遇冷或劳烦，喘嗽气逆，聚于胸臆，越日气降痰厚，其病自缓。年分已多，况云中年不能安逸，议病发用《金匮》法可效，治嗽肺药不效。

桂苓甘味汤。

丁，常熟，二十四岁。劳嗽寒热，是百脉空隙，二气久虚所致。纯用填精益髓，犹虑弗能充养，肌肉日见干瘪，病人说医用沉香，声音遂哑。大凡香气如烟云，先升后降，况诸香皆泄气，沉香入少阴肾，疏之泄之，尤为劳怯忌用。

萸肉、山药、建莲、五味、茯神、熟地炭、芡实、川斛。

范，廿四岁。劳嗽三年，形羸便溏。大凡久损，必调脾肾为根本。当夏热发泄之后，须培脾胃，得加谷安适，仅图延久。

戊己汤。

李，十八岁。三疟伤阴，阴伤内热，已经失血咳嗽。少年劳损，宜安逸静养，但药无益。

鳖甲、阿胶、白芍、丹皮、茯神、北沙参、生地、天冬。

潘，廿八岁。咳嗽在先，肺病。近日凉风外受，气闭声音不出。视舌边绛赤有黄苔，寒已变为热。

越婢法加米仁、茯苓。

沈，南浔，三十三岁。凡外邪入肺而咳嗽者，可用表散肺气。若内伤累及于肺致咳者，必从内伤治。此系中虚咳嗽，用药纯粹以精，汗之则泄阳气，肺痿食减音低，显然药误。

黄芪、米仁、黄精、白芨。

沈，三十五岁。此嗽是支脉结饮，治肺无益，近日嗔怒呕气，寒热一月，汗多不渴，舌淡白，身痛偏左，咽痒必咳。支脉结饮，用清润法，不用辛通，恐逼成燥烁耳。

玉竹、大沙参、米仁、生甘草、扁豆、茯苓。

沈，四十岁。几年失血，继而久咳，乃内损之咳，痰多治嗽无用，已失音嘶响，损象何疑？

黄精、白芨、米仁、茯苓四味熬膏，早服牛乳一杯。

王。禀质阳亢阴虚，频年客途粤土。南方地薄，阳气升泄，失血咳嗽形寒，火升盗汗，皆是阴损阳不内入交偶。医见嗽治肺，必延绵入凶。

熟地、芡实、五味、茯神、建莲、炒山药。

伍，葑门，廿二岁。上年秋冬，经漏带淋。初用震灵丹，继进参茸升阳佐温摄而安。自夏五月咳嗽，已至秋分，咳甚必呕，腰脊如坠。问经闭已两月，显然下虚冲气。天明欲便，乃瘕泄之渐。附：都气丸三钱。

徐，廿三岁。内损，血后痰嗽，渐渐声哑，乃精血先伤，阴中龙火闪烁。迭经再发，损必难复，填实下元，虑其不及。庸医见血滋降，见嗽清肺消痰，不知肾液被阴火煅炼化痰，频发必凶。保养可久，服景岳一气丹。

徐。内损肝肾，久嗽失血，近日畏寒，吐血盈碗，冬不藏纳，阴伤及阳，法当贞元煎温养。

人参、熟地、桂心、茯苓、五味、白芍、童便半杯。

杨，廿六岁。脉虚数，久嗽呛血，劳则寒热。

虎潜丸四钱。

炙甘草汤。

张，大马坊。脉沉细，久嗽，五更阳动，咳频汗泄，阳不伏藏，肾气怯也。

茯苓、甜桂枝、炙草、五味子。

张，葑门，二十九岁。过劳熬夜，阳升咳血，痰多夜热，非因外感，尺脉中动，左数，肝肾内虚，失收肃之象。

北沙参、玉竹、麦冬炒、扁豆、炙甘草、蔗汁。

张，三十岁。此肾虚不纳，冲气上干，喘嗽失音，夜坐不卧。医每治肺，日疲致凶。

早服薛氏八味丸三钱。

张，无锡，廿二岁。嗽血，秋季再发，夜热汗出，全是阴虚。大忌肺药理嗽，绝欲百日，助其收藏，胃口颇好。肾肝阴药，必佐摄纳。

熟地、炒山药、芡实、五味、湖莲、茯神。

张，蠡墅，四十七岁。两月昼热夜凉，咳嗽喘急，是中年劳碌伤气。忌酒发汗，甘温益气。

人参、炙甘草、薏苡仁、白芨、蜜水、炙黄芪。

章，水关桥，四十九岁。病人说咳嗽四年，每着枕必咳，寐熟乃已。此肾虚气冲上犯，医见嗽治肺，延及跗肿，阴囊皆浮，阴水散漫，阳乏开阖，都属肺药之害。

薛氏肾气汤。

朱。形瘦虚数之脉，血屡次发，痰嗽不止，此非肺咳，乃血去阴伤，阴火如电烁而致咳。如日进清肺降气消痰，则内损不起矣。

都气法去丹泽，加脊髓、芡实、莲肉。

朱，靖江，二十五岁。自春季失血，血止痰嗽，左脉细数，是阴虚劳嗽，幸胃纳不减，可填补真阴。肺药理嗽，必伤胃气，但精血药不能生长，加慎保养，冀交春不致血来，屡发则难治矣。

熟地、萸肉、云茯苓、山药、天冬、五味、麦冬、阿胶、龟板、黄柏。（清·叶桂《叶天士晚年方案真本·杂症》）

冬月温邪内伏，入春寒热咳嗽，身痛渐汗乃解，与温疟同法。

桂枝白虎汤。

风温入肺，肺气失降，郁蒸热聚，咳痰，卧不安静。高年积劳之体，最宜甘寒清燥，所谓风温得润而解。

桑叶、甜杏仁、麦冬、蔗梨汁、沙参、玉竹、竹叶。

风温入肺，咳嗽，脉坚搏，夜卧汗出。阴分先亏，最多失血。大忌发散苦辛，从温邪当甘润而解。

桑叶、甜杏仁、炒麦冬、白沙参、玉竹、生甘草，元米汤煎。

脉大咽干，痰多咳频，食下腹闷，此风温日久，劳倦内热，津伤液燥。

冬桑叶、甜杏仁、麦门冬、蔗浆、大沙参、玉竹、生甘草、梨汁。

温邪形寒痰嗽，脉形细小。少阴本气素弱，治邪宜以轻药，勿得动下。

苏梗、桑叶、沙参、杏仁、玉竹、橘红。

伤寒病，发汗后表不解，干咳呕逆，夜不得卧，遵古人小青龙法。

杏仁、桂枝、干姜、白芍、米仁、石膏、五味、甘草。伏暑得新凉，身热咳嗽，治在肺，舌白不渴，囊肿。暑必兼湿，湿滞为肿。

芦根、茯苓、淡竹叶、杏仁、通草。

气热劫津烦渴，安寐则减，此虚象也。况咳嗽百日，肺气大伤，此益气生津，谅不可少，勿以拘宿垢未下，致因循也。

人参、卷心竹叶、木瓜、麦冬、大麦仁。但热无寒，咳嗽渐呕，周身疼楚。此为温疟伏邪日久，发由肺经。宗仲景桂枝白虎汤，二剂当已。桂枝白虎汤加麦冬。（清·叶桂《眉寿堂方案选存·卷上》）

虚损久嗽失血，昼寒暮热，经闭食减，大便不实。当交春病增，少阳生气不至，春半后肝木大旺，其能久延乎！

炒生地、阿胶、炙甘草、莲肉、炒麦冬、茯神、生白芍。

经阻三月，咳嗽失血，交夜蒸蒸发热，脉来左搏而促。是阳气烦蒸，攻逆诸络，血液不得汇集冲脉。深秋经水不来，必加寒热瘦削，成干血劳矣。

鳖甲、全归、丹皮、山楂、生地、白芍、茺蔚、麦冬。

脉细弱，形寒久嗽，寒热频来，易于惊恐，经来色淡且少，不耐烦劳，此阴阳内损，营卫造偏。仲景凡元气有伤，当与甘药。知清凉治嗽等法，非醇正之道。

黄芪建中汤去姜。

色脉无神，虚烦久咳，寒热不止。因悲哀惊恐，病势反加，胃气渐减，大便不实，月事过期不至，恐有下损及中之虑，拟建中法。

人参、白芍、桂枝、茯神、黄芪、炙草、牡蛎、南枣。

始于嗔怒动肝，冬季温暖少藏，肝气多升，肺气不降，遂令咳逆喘促，热郁入里，耳聋自利。延绵经月，真损必然殒胎，非轻小之恙。

黄芩、蒌皮、杏仁、白芍、橘皮、乌梅。

泄泻食减，经水不来，而寒热咳嗽，日无间断。据说嗔怒病来，其象已是劳怯。郁劳经闭，最为难治之症。

人参、蒸冬术、炙草、茯苓、广皮、白芍。（清·叶桂《眉寿堂方案选存·卷下》）

何，三一。脐流秽水，咳嗽，腹痛欲泻。询知劳动太过，阳气受伤。三年久恙，大忌清寒治嗽，法当甘温以治之。

黄芪建中汤去姜。（清·叶桂《种福堂公选医案·劳》）

李，十九。肌柔色白，形气不足，当知识年岁，龙雷突起无制，干呛咳逆，情萌不遂，有梦遗精。见热理嗽清热，胃减堕入虚劳。能知命静养，冀其渐次充复。

三才汤加莲肉、芡实、茯神、柏子仁。（清·叶桂《种福堂公选医案·遗精》）

向来久咳伤肺，更值雨潮感邪，但热不寒，是为瘅疟。仲圣云：消烁肌肉，当以饮食消息之，在乎救胃以涵肺。医知是理否？

竹叶、麦冬、连翘、甘草、梨皮、青蔗汁。（清·叶桂《叶天士医案》）

冲气嗽逆，宜治少阴。

茯苓桂枝五味甘草汤。

此下焦阳微，饮邪上逆，嗽甚呕恶，主以温药。

真武汤。

久嗽痰浓，胃中伏湿耳。但形神憔悴，脉微，最不易治。

生白扁豆、真川贝、燕窝、霍山石斛、白茯神、米仁。

咳嗽，盗汗，鼻衄，脉数。阴亏气浮使然，葆真为要，否则延怯。

熟地、石斛、白扁豆、茯神、北参、麦门冬。

咳嗽，梦泄，内热，金水同治。

熟地、川石斛、扁豆、茯神、北沙参、麦冬。

咳嗽，音嘶，脉细，宜摄少阴。

贞元饮。

咳嗽，音嘶，痰多。

熟地、牡蛎、丹皮、山药、茯苓、川斛、泽泻、牛膝。

咳嗽失血，脉涩，下焦不纳，春深气泄使然。

生地黄、白茯神、绿豆皮、真阿胶、天冬肉、鲜藕汁。

咳嗽失血，左脉弦数，少阴颇亏，厥阳不潜使然。

熟地、茯神、山药、牡蛎、川斛、湘莲。

咳嗽失血，左脉犹弦，此努力络伤为病。

生地、牛膝、绿豆皮、珠菜、茜草、鲜嫩藕。

客邪咳嗽，今脉右弦数，嗽盛汗泄，上病延及下焦矣，是以音渐失也。

都气丸。

劳伤营卫，寒热咳嗽，自汗妨食。

黄芪建中汤。

劳伤营卫，咳嗽，寒热，心悸。

小建中汤。

劳嗽气逆，胃气不减，带病延年，不必见嗽见血，用药治之。

都气丸。

劳嗽音哑，咽痛，胃强能纳，庶几带病撑持。

熟地、茯神、元稻根须、天冬、麦冬、川金、石斛。

劳损，嗽逆，呕恶。养胃阴固属正治，然难奏绩。

人参、麦冬肉、茯苓、茯神、炙草、白粳米、南枣。

利止嗽发，气逆火升，中脘尚痛。阴亏于下，气阻于中。先和其中，续摄其阴，是其治也。

桂枝、淡干姜、茯苓、炙草。

脉数，阴液内耗，气燥化热，舌红苔黑，咳嗽渴饮。

生地、麦冬、甘蔗汁、阿胶、知母、霍石斛。

脉数咳嗽，盗汗形寒，营卫交虚矣。

小建中汤。

脉微，按之数，咳嗽，食下便溏。此阴损及阳，殊不易复。须胃强能纳，庶可撑持。

六君子汤去半夏加白芍。

脉微数，脏阴伤矣，冲气不纳，作为劳嗽。

都气丸。

脉细如丝，形神尪羸，嗽而气逆，下焦阳气颇衰，最虑喘脱，延至春和日暖，始可无皮。

茯苓、炙黑甘草、制附子、桂枝、北五味子、胡桃肉。

脉细涩，咳嗽三月不愈，温邪伏于肺卫使然，渐延阴损劳怯。

玉竹、桑叶、花粉、川贝、南参、梨肉。

脉细数，咳嗽音哑，此属阴损，金水同治。

固本汤加北沙参。

脉弦，嗽逆不得卧，属下虚不纳，乃虚症也。

都气丸。

脉弦劲，咳嗽，宜摄脏阴。

北沙参、阿胶、熟地、天门冬、麦冬、茯神。

脉弦涩，嗽逆。此阴亏气浮使然，非客邪可散，先以胃药。北沙参、霍斛、扁豆、麦冬、茯神。

脉弦涩，体质阴伤，阳浮不潜，咳嗽内热，法宜填摄脏真。

熟地四两，川石斛八两，牡蛎二两，旱连草二两，山药二两，真阿胶一两五钱，天冬二两，北五味一两，茯神二两，女贞子二两，湘莲二两，麦门冬一两五钱。

脉小，咳嗽，背冷。

杏仁桂枝汤去芍加米仁。

脉歇，饮邪内阻，咳嗽气逆。

真武汤。

梦泄，咳嗽，此少阴不纳也。

熟地、川斛、天门冬、茯神、麦芽、北沙参。

茹素营气不长，咳嗽妨食，天癸渐断，恐延干血。

黄芪、炙草、茯神、归身、大南枣肉。

湿饮上阻，头胀嗽逆，以淡渗之，勿以温泄，谓其湿阻蒸热耳。

杏仁、米仁、橘红、桑叶、浙苓。

嗽而脉数，脏阴亏矣，金水同治。第参之色脉，恐延损怯。

熟地、甜北参、麦冬、茯神、川石斛、天冬。

嗽而呕恶，肺胃不降耳。

枇杷叶、橘红、茯苓、旋覆花、杏仁、竹茹。

嗽久不已，病不在肺，而在少阴矣，且左脉弦数，法宜摄阴。

熟地、鲜莲肉、茯神、川斛、左牡蛎、天冬。

嗽久失血，音哑，由外邪伤阴，则阳浮上亢，为少阴损也。

细生地、元稻根须、人中白、元鸡子白、粗旱莲草、白桔梗、生草。

嗽咳胸引痹痛，小溲频数，肺阴渐涸矣。

麦冬、甘草、地骨皮、北参、玉竹、川贝母。

嗽逆脉数，肺阴耗耳，恐延肺痿。

北参、霍斛、茯神、麦冬、白扁豆皮。

温邪上郁，咳嗽头重。

杏仁、米仁、橘红、白旋覆花、蒌霜、桑皮。

下焦不纳，嗽逆喘急，最虑春半气泄，宜慎调护。

桂苓五味甘草汤加紫衣胡桃肉。

新凉外束，卫阳失护，背凛嗽逆，势欲发哮。

杏仁桂枝汤去芍加茯苓。

形浮，嗽逆痰血，宜降肺胃。

旋覆花、苏子、半夏、枇杷叶、米仁、茯苓。

血后咳嗽咽干，肺胃之阴亏耳。

北参麦、门冬、霍斛、扁豆、川贝母、茯神。

阳伤夹邪，形凛发热咳嗽，脉带歇，恐喘急。

杏仁、粗桂枝、生姜、茯苓、炙甘草、大枣。

遗精，气逆嗽痰，宜摄少阴。

熟地、湘莲、金樱子、茯神、芡实、北五味。

有年阳微失护，客邪触饮，咳嗽呕逆，形寒身痛。

杏仁、茯苓、生姜、桂枝、炙草、大枣。

中阳困顿，湿饮内阻，脘痛，飧泄，咳嗽，法宜温阳。

苓桂术姜汤。

左脉弦，咳嗽，阳气偏亢，温邪侵之，宜用甘药。

北梨肉、白花粉、青蒿、白沙参、霍石斛、川贝。

左脉弦数，内热，咳嗽，痰血，脏阴暗耗，阳动不潜使然。

熟地、川斛、天冬、阿胶、茯神、麦冬。（清·叶桂《未刻本叶天士医案》）

风温入肺。咳嗽，脉坚搏，夜卧汗出。阴分先亏，兼多失血。大忌发散苦辛，从温邪当甘润而解治。

玉竹、桑叶、甘草、麦冬、沙参、杏仁，元米汤煎。

气热劫津，烦渴，安寐则减，此虚象也。况咳嗽百日，肺气大亏，此益气生津谅不可少，勿以拘宿垢未下致因循也。

人参、木瓜、卷心竹叶、麦冬、麦芽。

阴虚不藏，冬温，咳嗽无痰。

桑叶、象贝、石膏、沙参、杏仁、甘草，元米汤煮。

冷气由呼吸而入，饮泛复咳。姑取小青龙法，仿仲景“饮家咳甚当治饮”意。

茯苓、桂枝、干姜、米仁、杏仁、白芍、五味。

伤寒病，表不解，发汗后干呕咳逆，夜不得卧。仿小青龙法。

桂枝、五味、白芍、米仁、干姜、甘草、杏仁、石膏。

从咳嗽继以肿胀，自上焦起，即风水、皮水之证，治节不行，一身气痹。《金匮》谓：脉浮，初病在表。经年正馁，脉沉，里受伤矣。议进越婢法。

桂枝、石膏、甘草、白芍、麻黄、杏仁。

形损脉垂，咳嗽经月，下痢白腻。此上下交病，当治其中。用建中法。

桂枝、白芍、甘草、生姜、大枣、饴糖。

但热无寒，咳嗽微呕，周身疼痛。此为温疟，伏邪日久，由肺经而发。

宗仲景桂枝白虎汤治之。（清·叶桂，曹仁伯，何世仁《叶天士曹仁伯何元长医案·叶天士医案》）

内损肝肾，久咳失血，近日畏寒，吐血盈碗，冬不藏纳，阴损及旧，法当温补下元。

劳损夜热咳甚，皆阳亏无以摄伏阳气，冲脉皆冲上扰为嗽，若以清肺治嗽，嗽必不愈，必致胃伤废食矣。

水煮熟地、五味、天冬、女贞实、茯神、阿胶。

脉细促数，是肾精肝血内耗，咳嗽必呕吐清涎浊沫。此冲脉逆气，自下泛上，气不收纳，喘而汗出。根本先拨，药难奏功。医执见血为热，见嗽治肺，是速其凶矣。

人参、胡桃肉、秋石、熟地、五味子。

脉右弦大数，左小数，据述操持过烦，遂咳嗽失血，血止半年不复，肌瘦色夺，身动喘促，鼻息有音，咽喉乍痛乍缓，显然精血枯痿，下焦元海，乏收摄之权，阴不上承，但有冲脉浮阳升举，有升无降，无秋收冬藏之应乎天地。故清凉润肺，无济乎喘咳诸症，皆由根本下怯，子令母虚，此谓内损，草木藉其偏胜攻邪，精血有情，药味未能充长。故唧药无功，惟潜心屏俗，静处山林，寒暑一更。凝然不动，间有病痊者。早晨服琼玉膏，午服人乳。

脉左细数，右关弦大，失血两三年，咳嗽不已，行动气塞，腰膝酸软，显然下焦不主收纳，是精血内损，胃纳颇安。议从填实下元，勿以治嗽肺药，所令妨胃，必戒怒勿劳，庶百日可望小效，经年坚固乃安。

熟地、鱼胶、山药、芡实、五味子、茯神、湖莲、沙苑蒺藜。金樱子膏丸。

少年奔走劳动，动则阳升，阳气不主内守，咳非外感，岂必肺伤，必情志未坚，龙相内灼，冲阳上举致咳。知见咳治肺，非辛解，即寒凉，治不中病，徒耗胃口，食减，其病日凶。病人自述，自腰以下，筋脉不束，竟夜不寐，晨必咳呕，中下损极，显然明白。

桂枝木、南枣肉、炙黑草、白芍、白饴糖。

时气热病，久延伤阴，遂有失血咳嗽，夏秋晡热倦懒，受暑热伤气也。只宜养胃肾之阴，不必以其咳嗽而治肺。

复脉去参、姜、桂。

形瘦脉细色夺，下焦气冲心，痛咳甚，此肝肾精血内亏，冲脉之气逆上所致。此治肺清润无益，乃内损之症，最不易治。

熟地、茯苓、五味、芡实、石莲肉、炒黄山药。

形瘦脉虚，左部空大，嗽病三年，行走气喘，据述从脐下气冲，必咳甚而呕。经言久咳不已，则三焦受之，乃他处累及，非治肺矣。思下之任脉失任，冲阳由胃及上，犯肺致咳，须固下摄纳滋养，肾病在下，必先形容憔悴者此也。

五味子、人参、鹿胎、骨脂、茯苓、坎炁、胡桃、苁蓉。

诊脉左部弦大，若有锋锐，右脉如数，按之虚濡。述上秋失血，夏季再发，交秋咳嗽甚，必食谷哕呕而出，凡人身左升主肝，右升主肺，左升太过，必右降不及，木反刑金，气不肃化而咳，咳甚而呕。况冲年阴火易动，龙相交炽，胃少宁静。越人有下损及胃之文，此皆内动精气之恙，苟非屏绝欲念怒劳，徒以药饵为治，草木无情之物，不能充精益髓耳。

人参、饴糖浆、蜜炒新会皮、炙甘草、生白芍、南枣肉。

左升从肝，凡相火内风不宁，胃津化痰，扰肺为咳，而诵读久坐，都令君相上乘，脏阴不充，必夏至渐生。斯时且勿攻苦，养至白露可愈。

熟地、山药、女贞子、芡实、杞子、萸肉、咸秋石、茯苓、建莲肉。猪脊髓丸。（清·薛雪《扫叶庄医案·卷一》）

热邪久伏，风寒外侵，春温气机不藏，内蓄之邪复彰，咳嗽咽痛，两足畏冷。拟辛凉轻剂，制其潜伏之邪热。

桑叶、南沙参、郁金、黑山栀、杏仁、菊花、桔梗、生草。（清·薛雪《扫叶庄医案·卷三》）

一人咳嗽气喘，鼻塞流涕。余用参苏饮一剂以散寒邪，更用补中益气汤以实腠理而愈。后因劳怒仍作，自用前饮益甚，加黄连、枳实，腹胀不食，小便短小。服二陈、四苓，前证愈剧，小便不通。余曰：腹胀不食，脾胃虚也，小便短少，肺肾虚也，投以六君加黄芪、炮姜、五味，二剂，诸证顿退。再用补中益气加炮姜、五味，数剂全愈。

一人咳嗽吐痰，手足时冷。余以为脾肺虚寒，用补中益气加炮姜而愈。（清·吴德汉《医理辑要·卷四》）

一妇人素勤苦，冬初患咳嗽发热，久而吐血、盗汗。经水两三月一至，遍身作痛，或用化痰降火，口噤筋挛。余曰：此血虚而药益损耳。遂用加减八味丸，及补中益气加麦门、五味、山药治之，年余而痊。（清·吴德汉《医理辑要·卷六》）

汪石山诊一人，咳血，年二十外，形瘦色黄，医用滋阴降大清燥之方，延及三年不减。更一医用参苏饮去参，服之病益剧，始延汪。诊之脉虽五至而细，其症皆逆，久可治也。经云肉锐热甚者死。咳而上喘下泄者死。嗽而左不得眠，肝胀右不得卧，肺胀又兼咳而声哑、咽痛不食，或咳而肛门发细瘘者，皆在不救。不可不知。（清·徐时进《医学蒙引·内科》）

丹溪治一人，咳嗽恶寒，胸痞口干，心微疼，脉浮紧而数，左大于右，盖表盛里虚，问其素嗜酒肉有积，后因行房，涉寒冒雨忍饥，继以饱食，先以人参四钱，麻黄连根节一钱半，与二三帖，嗽止寒除，一改用厚朴、青皮、陈皮、瓜蒌、半夏为丸，参汤下，二十服而痞除。

有妇人虚劳咳嗽，盗汗咳嗽，痰喘面红，经闭不通，而六脉有力，用滋阴百补，累投无效者，以大黄用酒九蒸九晒，血竭、没药各五钱，为末，每服七十丸，四物汤加红花汤下，不三四服，经水通而前症悉愈。（清·朱时进《一见能医·卷之四》）

侍御谭希曾咳嗽吐痰，手足时冷，以为脾肺虚寒，用补中益气加炮姜而愈（窦材以肢冷为肾气虚）。

一妇人患咳嗽胁痛发热，日晡益甚，用加味逍遥散、熟地，治之而愈。年余因怒气劳役，前症仍作，又太阳痛，或寒热往来，或咳嗽遗尿，此肺气虚肝火盛，而尿脬失制也，用前散及地黄丸月余而瘥。

一人年四十。脉弦，胸膈痹痛。咳嗽头胀，此燥气上侵，肺气不宣使然。当用轻药以清上焦。

枇杷叶、桑叶、川贝母、杏仁、冬瓜子。（清·魏之琇《续名医类案·卷十五》）

一痘后咳嗽，连声不续，痰鸣欲绝，嗽罢吐白沫，面唇白，饮食少，不得卧，此虚而攻肺，下痰，过剂也。小异功散加藿、半、蒌、粉、冬，又用人参清肺饮而愈。此救子益母之法也。（清·魏之琇《续名医类案·卷二十七》）

万石泉女。病久嗽不止，胸高气急，曰：此龟胸病也。胸者，肺之腑也，肺胀则胸骨高起，而状如龟壳。吾闻其病，未曾治之，故无方也。或者不可治乎？石泉曰：气胀者，肺实也，当服葶苈丸。曰：病有新久，症有虚实知为虚，何不投补？再服葶苈泻肺之剂，恐有虚脱之祸。不听，竟以是卒。

许氏子病嗽，痰中带血，或用茅根汤治之不效，延万治。因问：先生治胡元溪子用茅根，此亦用茅根，然不愈，何也？曰：彼病于秋，肺旺肝燥，此病于冬，血衰时也。且彼乃口鼻出血，属阳明胃，此是痰中有血，属太阴肺。病既不同，治亦有别，乃用阿胶为君，杏仁霜、瓜蒌霜、贝母为臣，苏叶、桔梗、甘草为佐，炼蜜为丸，薄荷煎汤化服而愈。（清·魏之琇《续名医类案·卷三十》）

咳呛夜甚，嗽而欲呕，动则气喘，脉细数。肾阴下亏，肝火上逆，肺不肃降。必须养肝摄肾，和胃化痰，断不可开泄上焦矣。

党参、熟地、阿胶、竹茹、蛤壳、麦冬、川贝、茯苓。（清·顾文垣《顾氏医案·咳嗽门》）

病后失调，咳呛痰血，脉数右空，肺已损伤，势难治也。补肺阿胶汤。

冬温蕴肺，咳伤肺络，失血，其势不轻。苇茎汤加茜草、墨汁、藕汁、童便。

劳役奔走，震动阳络，咯血匝月，近因秋燥上干，咳呛咯痰。仿喻西昌法。清燥救肺汤。（清·顾文垣《顾氏医案·吐血门》）

冬温伤肺，咳呛痰血，喘不得卧，其险极。

桑叶、南沙参、石膏、生甘草、杏仁、枇杷叶、麦冬。

咳呛不爽，至圊不便，邪食阻踞膜膈，有昏闭危厥之势。勉拟背城借一。

竹叶、薄荷叶、黄芩、元明粉、连翘、生草、生军、桑皮、枇杷叶、黑栀。

咳嗽头胀皆减，耳鸣惊惕，中指发麻，痰多食少，脉虚细弦。血虚肝阳化风，静养慎调。

西洋参、东白芍、石决明、茯苓、制首乌。

身热不扬，气逆咳嗽，痰中映红，脉数，左细软，右浮滑。冬令过暖，温邪蕴伏肺中，呛伤营络，恐增喘急。阴分本亏，只宜轻济清泄，慎勿辛温发散。

失血咳呛，屡发不已，脉细涩。心肾之阴已竭，急宜平补。偏寒偏热，均未得其病之旨。

黄芪、熟地、麦冬、茯苓、党参、百合、归身、甘草。

素体阴亏，烦劳阳伤，冬温乘袭，身热九日，咳呛气喘，自利烦渴，彻夜无寐，口不仁面垢，唇焦齿干，舌浊脉数濡。深恐正亏邪陷，当从肺胃清泄。

枇杷叶、葛根、桔梗、白杏仁、赤芍、生甘草、犀角、淡芩、芦根。

汗出不彻，热退不净，咳呛胸痞，唇焦渴饮，肺胃热邪未清，仍宜宣泄上焦。

桑叶、川贝、黄芩、枇杷叶、豆豉、连翘壳、杏仁、生草、芦根。

下虚之体，冬温重感，身热痰嗽，喘不能卧，反复淹缠，极难用药。

苇茎汤加枇杷叶、桑皮、蛤壳、川贝。

胸胀闷热，咳嗽痰塞，大便频泄，邪踞中下二焦，但脉数空软，舌伸发抖，下真自空。徒然虚波，不敢不虑。

二陈汤加黄芩、黄连、洋参、竹茹、枇杷叶。（清·顾文垣《顾氏医案·女科》）

桂林，洪贯珍兄子。发热痰嗽，多汗恶风，日久不愈，求予治。诊其脉，滑大。予曰："此风伤卫也。"与桂枝汤，二剂愈。（清·许豫和《橡村治验·杂记》）

小溪项锦洲兄长媳。久嗽咯血，内热人困，延予治，时病数月矣。诊其脉，弦数，按之无力。所服煎剂，大概参、麦居多，丹皮、茯苓、紫菀、百合之类出入加减，一日吐出肺两块，竟如熟猪肺，胸中忍忍痛，再用参麦加入白及、阿胶等味，遂不应，未几而逝。（清·许豫和《怡堂散记·卷上》）

姚，二十一岁。素体阴亏，更兼暑热侵肺，咳呛痛痒，无处不病，治法不易。

桑白皮、鲜地骨皮、北沙参、淮山药、莲心、燕窝、猪肤。

复诊：原方加制黑芝麻三钱。北五味一钱，益智二钱，同黑芝麻一两炒好，须拣去五味、益智。（清·缪遵义《缪松心医案·咳》）

程，二十九岁。失血后咳呛，脉象虚数，虑其火炎扰肺。

生地、猪肤、麦冬、沙参、桑皮、地骨皮。

复诊：证已减矣，可以进补。

熟地、黄柏、猪肤、沙参、龟板、知母、人中白。

又：火犹上炎未已。

熟地、天冬、朱肤、生长生果、龟板、麦冬、蛤蛎。

又：喉干咳呛。熟地、归身、炙草、半曲、橘红、茯苓、猪肤、麦冬。

叶，四十岁。咳嗽身热。门人杨立方诊。

枇杷叶、桑叶、川贝、杏仁、橘红、赤苓、青蒿、天花粉。

松批：治肺不用重剂，最合治风温之旨。但寒热之转甚，俱在下午以后，虑其阳入阴分，益留恋而不解，故改用升提以防之。方中去青蒿、花粉、橘红，加葛根、桔梗。（清·缪遵义《缪松心医案·失血》）

鼻塞，咳嗽频作，系风袭肺卫，用辛凉解散之法。

紫苏叶二钱，杏仁二钱，霜桑叶二钱，桔梗一钱，浙贝母一钱，连翘八分。同煎服。

腠理不固，外为风寒所感，咳嗽日久，嗽时两胁牵痛，间有寒热往来，脉浮，左关弦，用逍遥散加味，方列于后。

柴胡二钱，当归身一钱，炒白芍一钱，焦白术一钱，白茯苓一钱，制半夏一钱五分，五味子一钱，干姜一钱，炙甘草五分，薄荷五分。水同煎服。

肺失清肃，咳嗽不已，胸膈间气壅不降，胃纳减少，大便涩而不爽，外受风温郁遏，因而木火内升，津液已乏上供，腑中之气，亦不宣畅，宜养胃阴以制阳逆，不得用寻常治咳泛施之术，列方于后。

北沙参二钱，麦门冬二钱，生白芍一钱五分，白扁豆一钱五分，白茯苓二钱，玉竹一钱。

上药同煎服。

风寒之邪，郁于肺胃，久必伤营，亦必化热，故咳嗽不止，咽中干痛，曾呕紫血，近更咳甚多呕，气息短促，脉见紧数，是肺胃两经，皆失其清降，此症宜急治之，慎弗玩视，致有成劳之患。

金沸草二钱，荆芥一钱五分炒，麦门冬一钱五分，紫菀一钱，杏仁一钱五分去皮尖，桑白皮一钱，苏子八分，玉竹一钱，前胡一钱，甘草八分。水同煎服。

风温干肺化燥，喉间作痒，咳而不爽，脉右浮数，用辛甘凉润之品，于法为合。

霜桑叶一钱，南沙参一钱，杏仁二钱去皮尖，生甘草五分，玉竹一钱，薏苡仁二钱。水同煎服。

感受寒邪，头痛鼻塞，时流清涕，脉浮兼弦，是寒邪上干于肺，咳嗽连连不绝，宜从实证施治，用金沸草散。

旋覆花二钱包煎，荆芥穗一钱五分，姜半夏一钱五分，白芍一钱五分，前胡一钱五分，麻黄八分，甘草八分，加生姜三片。煎。

高年阳虚，咳嗽经年未愈，痰作黄色，结成顽块，常阻滞胸膈间，尽力始得吐出，此虚阳上冲，煎熬津液，故结为黄浊老痰。今索阅诸方，前医徒用消痰清肺之品，安能奏效？岂知年老孤阳用事，元气多虚，气虚则痰盛，痰盛则气愈闭，若治痰而不兼理其气，非法也，宜补阳调气，佐以化痰之剂，庶合方法，用六君加减治之。

人参五分，炒白术三钱，白茯苓二钱，炙甘草八分，陈皮八分，柴胡五分，炒白芍三钱，川贝母八分。

久嗽不止，时见喘促，是肺肾两虚，天水不交之症，但咳嗽之作，虽为肺病，然肺为标，肾为本，故咳嗽者必挟有饮邪，宜先利其水道，则上焦之水饮亦必下行，源流俱清，咳嗽自平，惟肾具有水火两脏，水虚者宜滋，火虚者宜温，今诊得右尺细濡，真火不足之象，先用真武汤加减治法。

炒白术三钱，炮附子五分，白茯苓二钱，炒白芍二钱，五味子八分，细辛五分，干姜八分。水同煎。

久嗽经年，汗多色白，背寒，足胕常冷，嗽甚不得眠，此系阳微，卫气不固，易为外寒感触，浊阴挟饮上犯，宜扶阳和胃为主。

桂枝一钱，白芍药三钱，炙甘草五分，炙黄芪一钱五分，白茯苓二钱，炮附子五分，生姜两片，大枣三枚。

据称左眠则咳甚，口不作渴，而周身漐漐汗出，此系积劳内伤，木反乘金，不饥不纳，若投以滋腻之品，恐非所宜，拟从内伤治法，培土生金，使木气自平。

桂枝木八分，白茯苓二钱，干姜五分，五味子八分，生甘草八分。

加大枣五枚，同煎服。

咳嗽火升，暮夜尤甚，阴虚于下，阳浮于上，治肺无益，法宜补肾为先。

大熟地五钱，枸杞子二钱，天门冬二钱，炒白芍二钱，白茯苓三钱，淮山药三钱，粉丹皮二钱，胡桃肉二钱。

咳嗽连连不已，昼轻夜重，不得眠，食入即吐逆，用圣济法。

杏仁一钱去皮尖，制半夏八分，桑白皮八分，麻黄五分去皮节，白蒺藜五分，百合五分，白石脂五分，旋覆花五分，枳壳五分，柴胡五分，款冬花五分，肉桂五分去皮，川贝母五分，紫菀五分，粳米三钱，生姜二片。同煎服。

咳嗽日久，痰色带青，午后潮热往来，盗汗淋漓，腹鸣作泄，此乃脾邪传肾之候，亟宜滋肾平肝，以杀其再传之势，庶可徐图补救，拟方列下。

炒白芍三钱，麦门冬二钱，元参二钱，大熟地三钱，山萸肉二钱，五味子一钱，白茯苓二钱，车前子一钱，粉丹皮二钱，淮牛膝一钱，川贝母八分，地骨皮一钱，破故纸八分。水同煎服。

咳嗽日久未痊，前医历用补肾滋阴之品，反觉饮食少思，吐痰不已，诊得两关沉细，是脾胃虚寒，土不能生金，其邪留于中脘，因而作嗽。盖脾胃为肺之母，母气既衰，子何以生？今不补母以益金，反泻子以损土，邪虽外散，恐肺气亦难免受耗，况邪尚留于中脘而未散乎，久嗽不愈者，邪留故也，治法不可仅散其邪，必当先补肺气，尤当先补脾胃之土，然土生于火，益其母而子自生，生生之机，化源不绝，自然正可胜邪，不治嗽而嗽自平，此即君子道长，小人道消之理也，质诸高明，以为然否？拟立一方如下。

白术五钱黄土微炒，白茯苓三钱，麦门冬三钱不去心，陈皮一钱，人参五分，肉桂五分，紫苏子八分，法半夏一钱，桔梗一钱，紫菀一钱，炙甘草八分。水同煎服。

咳嗽为劳伤之渐，未可以寻常视之，诊得脉象微细，形瘦肌削，食少痰多，音低，懒于言语，症属气虚，拟用补中益气汤加味治之，方列于下。

炙黄芪一钱五分，炒白术一钱，人参一钱，炙甘草一钱，陈皮五分，当归身五分，制半夏一钱，麦门冬一钱，紫菀五分，升麻三分，柴胡三分，加生姜两片，大枣三枚。同煎服。

咳则心间作痛，喉中介介如梗，是谓心咳，今列主治之方如下，服当有效。

人参五分，桔梗二钱，白茯苓一钱五分，牛蒡子一钱五分炒，炙甘草七分。

上药共研为细末，用姜汤送下二钱，日三次。

六旬之年。肾元必亏，今咳嗽气升，食少倦怠，偶食油腻，大便即溏，若论此证形，原属于肺脾两经，自宜从肺脾求治。然探本求之，其气之所以升者，由肾水虚而不能藏纳肺气也；食油腻即大便见溏者，由肾阳衰而不能上连脾土也，宜先补其肾，则肺脾不治而自治矣，方列于下。

人参一钱，五味子八分，淮山药三钱，补骨脂二钱，白茯苓三钱，陈萸肉一钱，紫石英一钱，胡桃肉二钱。水煎服。

另服金匮肾气丸三钱，淡盐汤下。

脉浮而涩，咳声时作，每咳腰背相引而痛，是即《内经》所谓：肾咳也。今对症用药，冀可取效，不必以汤剂进之。

补骨脂一两炙，杏仁一两去皮尖，牵牛子一两半生半炒，郁李仁五钱。

上药四味，共研细末，清茶送下二钱。

脉浮滑，痰盛可知，日夜咳嗽不止，身躯不能转动，动则咳嗽愈剧，且咳时右胁下作痛，隐隐掣引肩背，推此病源，属于太阴一经，兹从脾土着手治之。

制半夏一钱，杏仁一钱去皮尖，陈皮一钱，赤茯苓一钱，柴胡一钱，麻黄一钱去根节，甘草五分，生姜一片。同煎。

面色青黯，口燥舌干，气喘干咳，痰稀，腰膝酸痛，昼轻夜重，诊得脉浮数而虚，右尺弱，系肾虚火衰之候，宜用标本兼治法，以八味忝加，庶臻完妥，方列后。

熟地黄四钱，山萸肉一钱五分，淮山药一钱五分，白茯苓一钱，粉丹皮一钱，泽泻一钱，麦门冬一钱，五味子八分，胡桃肉二钱，炮附子五分，肉桂五分。水煎服。

偶感风寒，致咳嗽时作，鼻塞，痰先清后浊，畏风恶寒，乃风寒初入，肺先受病，是以上干清道，阻隔肺窍而鼻塞，病在皮毛，非关要疾，用和解之法，不难祛邪外出也。

紫苏叶二钱，麦门冬二钱，白茯苓三钱，元参二钱，天门冬二钱，生甘草八分，黄芩八分，川贝母一钱，款冬花八分。

秋间燥金司令，咳嗽头胀，胸膈不舒，脉见弦象，是燥气上侵，肺气不宣之故，用轻清之品以清上焦可矣。方列下。

霜桑叶三钱，枇杷叶二钱去净毛，杏仁二钱去皮尖，桔梗一钱，冬瓜仁二钱，川贝母一钱去心，玉竹一钱。水同煎。

秋金燥气上受，先干于肺，是以咳热不已，法忌表汗，恐重伤津液也，宜以辛凉清润治之。

连翘二钱，淡竹叶一钱五分，杏仁二钱去皮尖，天花粉一钱，浙贝母一钱五分，滑石一钱，生甘草八分。同煎服。

外感风邪，内挟水饮，是以头痛，发热恶寒，咳嗽大作，面目兼带浮肿，宜用表散之法，逐邪外出，其患自平。

紫苏叶二钱，制香附一钱，炒陈皮一钱五分，防风二钱，桑白皮二钱，葶苈子八分炒，杏仁二钱去皮尖，半夏一钱五分，干姜一钱五分，北五味八分，细辛八分，加葱头二枚。煎。

卫气不固，风邪上受，致痰阻清窍，鼻塞音低，咳嗽剧作，病在手太阴一经，用辛散逐邪，以微苦泄气佐之。

杏仁二钱去皮尖，桔梗八分，枳壳八分，薏苡仁二钱，紫苏梗一钱，牛蒡子一钱，橘皮八分，辛夷五分。

形寒咳嗽，脉沉细，是寒伤卫阳也，仿仲景法。

桂枝八分，杏仁三钱去皮尖，薏苡仁三钱，炙甘草五分，生姜八分，大枣二枚。水同煎。

诊得脉沉弦，是内有饮象也，加以秋燥，上咳气逆，中焦常苦痞满，拟用辛凉之剂，以清解之。

北沙参二钱，广郁金一钱，杏仁一钱去皮尖，炒广皮八分，薏苡仁二钱，栀子二钱炒黑，香豉一钱，瓜蒌皮一钱。

诊得脉象细数，是肝肾精血内耗，咳嗽之后，常吐涎沫，此冲脉气逆，自下及上，气不收纳，喘而汗出，根本先拔，药石遽难奏功，此症若见血治热，见嗽治肺，着手便错，安得不反增其剧？始立此方进之。

人参二钱，干地黄五钱，五味子一钱，胡桃肉三钱。

诊得脉左细右虚，咳嗽日久，吸短如喘，肌表微热，形容渐至憔悴，虑成内损怯症，奈胃纳渐见减少，便亦带溏，若投以寒凉滋润之品，恐嗽疾未必能治，而脾胃先受损伤，岂云妥全？昔贤谓上损过脾，下损及胃，均称难治。自述近来背寒忽热，似应先理营卫为主，宗仲师元气受损，甘药调之之例，用建中加减法。

桂枝一钱，白芍药三钱，炙甘草八分，炙黄芪一钱，饴糖二钱。

加大枣三枚，同煎服。

郁热内蒸，风寒外搏，致痰饮留伏于脉络之间，遇寒冷劳役，心志烦动，宿饮上泛，气逆咳嗽，喉中时觉气塞，胸膈痞闷，不思食物，卧倒咳喘益甚，吐痰不止，气降自愈，经年夙疾，非一时遽可除根，姑以小青龙去细辛主之。

麻黄八分去根节，白芍药一钱五分，川桂枝八分，制半夏一钱五分，五味子八分，甘草八分，干姜八分。水同煎。

脉浮虚，咳嗽吐痰，气逆作喘，卧倒益剧，口鼻干燥，偶闻香味，常呕恶欲吐，肌肉枯槁，皮干如麸片，察此症状，乃心劳传肺之候。盖肺为华盖，娇嫩之腑，最畏火刑，金被火刑，则必失其化源，于是津液耗伤于内，诸症乃显形于外，其理甚明。但治法先宜培土生金，方为握要之图，列方于后。

白术五钱黄土微炒、干地黄五钱、淮山药三钱、陈萸肉一钱、麦门冬一钱、川贝母一钱、生枣仁一钱、远志一钱。（清·陈念祖《南雅堂医案·卷一》）

喉痒，咳嗽见血，舌绛，脉形小数，缘暑热经旬，热入营络，致震动而血外溢，凡肺病属手太阴经，逆传必及位中，兹就手厥阴一经治之。

生地三钱，连翘一钱五分不去心，银花一钱五分，玄参二钱，竹叶卷心三钱，赤小豆二钱。水同煎服。

咳嗽不得卧，痰中吐见血丝，是肾火上冲，沸而外溢，火旺金必受克，刑及肺经，法宜手足少阴兼治。

大熟地四钱，麦门冬四钱，玄参二钱，白茯苓二钱，沙参一钱，地骨皮一钱，川贝母一钱，荆芥五分，苏子五分。水同煎服。

咳嗽见血，频呕络伤，致血随热气上出，舌心灰色，脉搏数，拟先理气分。

冬桑叶二钱，薏苡仁二钱，黄芩一钱，川贝母一钱，白茯苓三钱，花粉一钱。水同煎服。

失血，咳嗽有年，形色与脉，衰惫殊甚，皆由操持怫郁，五志阳动浮越，生气奚免消克，冬令天寒主藏，姑以摄补藏阴为主。

大熟地三钱炒，人参二钱，炒白芍二钱，五味子五分，炙甘草八分，建莲肉一钱，水同煎服。

失血后，咳嗽音嘶少寐，左脉弦数，阴亏阳升之候，宜滋养为是。

生地黄三钱，阿胶一钱五分，麦冬一钱五分，白茯苓三钱，左牡蛎四钱，川石斛三钱。水同煎服。

失血咳嗽，又兼三疟，病已数月，疟来胸脘酸痛，内则阴虚火动，外则寒邪深袭，法须兼筹并顾。经云：阳维为病苦寒热，阴维为病苦心痛，此阴阳营卫之偏虚也，拟用黄芪建中，以和中而调营卫，并合生脉、复脉两法，以保肺肾之阴，方列后。形瘦肌削，气冲咳嗽，呕吐失血，脉左细数，是肝肾内损，下元不主纳气，厥阳上冒所致，非由肺咳之故，现值暑令，气升血溢，姑用镇纳法。

大熟地四钱，青铅一枚，淮牛膝一钱，白茯苓二钱，淮山药三钱，陈萸肉一钱五分，粉丹皮一钱五分，泽泻一钱，炒白芍二钱。水同煎服。

阳浮上亢，咳嗽兼以失血，经言三焦皆伤，喉痛失音，亦阴液无以上承之故，拟制肝镇胃，以冀和阳熄风，乃据理治。

沙参二钱，阿胶二钱，白茯苓三钱，淮小麦三钱，天门冬一钱去心，左牡蛎三钱，南枣三枚。水同煎服。（清·陈念祖《南雅堂医案·卷三》）

脉数，口干咳嗽，胸满痰多，胁下痛，风温郁于肺胃故也。

杏仁三钱去皮尖，瓜蒌皮二钱，川贝母二钱，枳壳五分，薏苡仁三钱，牛蒡子钱半，连翘一钱五分，淡黄芩，水芦根三钱，水同煎服。

身热咳嗽，燥伤肺胃之阴，津液以受耗伤，主以甘寒法。

麦门冬三钱，沙参三钱，冬桑叶一钱五分，生扁豆一钱五分，玉竹二钱，生甘草一钱，花粉一钱五分，地骨皮一钱。

外感秋燥之气，咳嗽不已，病在肺卫，拟取辛凉轻清之品，以理上焦气分。

桑叶二钱五分，连翘一钱五分，杏仁一钱，菊花一钱，苦桔梗二钱，薄荷八分，甘草八分，苇根。（清·陈念祖《南雅堂医案·卷六》）

感秋燥之气，洒淅恶寒，寒已发热，渐至咳嗽。误以参术补之，致肺中之热，无处可宣，急奔大肠；食入，则不待运化而出，食不入，而肠中之垢，亦随气奔出，泻痢不休。宜以润肺之药兼润其肠，则源流俱清，寒热、咳嗽、泄利，一剂俱止，此喻嘉言得意之法也。（清·陈念祖《时方妙用·卷一》）

黄敬修兄店内，有同事鲍宗海者。因感风寒，喘嗽多日。就彼地某姓老医看视，谓其证属内亏，药与地归参术。予见方劝其勿服。宗海以为伊体素虚，老医见识不谬，潜服其药，是夜喘嗽益甚。次日复往加减，医谓前药尚轻更增黄芪、五味子。服后胸高气筑，莫能卧下呷呀不休，闭闷欲绝。敬兄询知其故，嘱予拯治。予曰："前药吾原劝其勿服，伊不之信，况加酸敛，邪锢益坚，如何排解。"敬兄云：渠与我同事多年，不忍见其死而不救。揣摩至再，立方用麻黄、桂枝、细辛、半夏、甘草、生姜、杏仁、葶苈子，并语之曰："此乃风寒客肺，气阻痰凝，因而喘嗽。医不开解，反投敛补，以致闭者愈闭，壅者愈壅，酿成肺胀危证。《金匮》云：咳逆倚息不得卧，小青龙汤主之。予于方中除五味、白芍之酸收，加葶苈、杏仁之苦泻者，盖肺苦气上逆，急食苦以泻之，如救眉燃，不容缓待也。"敬兄欣以为然，即令市药，煎服少顷，嗽出稠痰两盂，胸膈顿宽。再服复渣，又吐痰涎盏许，喘定，能卧。宗海始悟前药之误，泣求救援。予笑曰："无妨，枉自吃几日苦耳。"次剂麻桂等味分量减轻，参入桔梗、橘红、茯苓、苏子，更为调和肺胃而痊。

敬兄向在金华贸易，恙患咳血，医治无效，食微肌瘦，虑成损怯。予时至兰谿，友人荐延诊视，阅前诸方，偏于温补。谓曰："古人治血症，虽有此法，然须审其证属虚寒，方为合辙。"据兹脉证，责诸肺肾阴亏，肝阳上僭，咳甚火炎，血随溢出。理应滋水生木，润肺保金，得以咳稀，血当自止。服药投机，予欲辞回，敬兄固留，为治月余，咳血全好，餐加神旺，肌肉复生。（清·程文囿《杏轩医案并案·续录》）

一妇久嗽咯血，内热人困，病已数月，诊脉弦数无力。余曰：此火盛灼金。夏令火旺，与泻火保金之剂，守至秋金得令，再望生机。所服人参、麦冬、丹皮、茯苓、紫菀、百合之类。一日，吐出肺两块，状如熟猪肺，胸中隐痛，再用前药不应而逝。（清·程文囿《医述·卷六》）

一妇体弱，咳嗽喘促不能卧，已经七日，服药无效，脉极数乱，绵软无力。其数乱者，乃气喘促之故，软而无力者，则脉之真象也。断为肺气虚寒。

一人于二月伤风咳嗽起，服药至冬，嗽日增剧，痰血失音，虑成劳证。诊脉沉微缓弱，右寸更无力。阅方皆天麦冬、丹皮、地骨皮、花粉、黑参、黄芩、贝母、枇杷叶、旋覆花、白前、桑皮、苏子等项。余曰：如此之脉，毫无火气，奈何犹寒凉不休？嗽久肺气不足，奈何犹降泻不已？推子受病之初，不过风入肺窍，开手不用疏利，遂用寒润，锢住风邪，使不得出，是以愈服药愈增嗽。且肺为娇脏，畏热尤畏寒，久服寒药，直使金寒水冷，致肺成死金而音失矣。况金之为物，虚则鸣，今以寒药锢其外，使寒痰凝结，填塞肺窍，虚灵之孔，俱被塞实，何能出音？宜先宣通肺窍，使窍开风出，再用温养肺气之法，庶几金复生而音复出也。方用前胡、杏仁、橘红、细辛、苏梗、桔梗、甘草、半夏、茯苓、生姜。服药一剂，是夜嗽减。再与四剂而嗽全愈。后用温肺汤合六君子汤，温养肺气，音亦渐出。

宋徽宗宠妃病痰嗽，终夕不寐，面浮如盘，御医李防御治之不效。忽闻卖嗽药，一文一帖，吃了即得睡。视其色浅碧，试服无他，乃取三帖为一，授妃服之，是夕嗽止，比晓面消。方用蛤粉入青黛少许，淡齑水滴麻油数点，每次调服二钱。（清·程文囿《医述·卷十》）

曾治儒学王子男，每至春交，咳嗽即作，医用参苏饮乃愈，其后发时，复用前药不应，反致喉瘖，来寓请诊。按之右寸洪数无力。余曰：此乃少阴阴火刑肺金。以六味丸料加麦冬、五味、山栀作汤与服，兼服补中汤加麦、味，数十剂而愈。

咳者，肺气伤而不清故咳；嗽者，脾湿动而生痰故嗽。虽分六气五脏，其要皆主十肺．尤须知心咳者火也。巳、午尤甚；肺咳者金也，申、酉尤甚；肾咳者水也，亥、子尤甚；肝咳者风也、木也，寅、卯尤甚；脾咳者土也，辰、戌、丑、未四时微咳，脉式歌曰阿阿缓若春杨柳是也。（清·齐秉慧《齐氏医案·卷三》）

张，二十八。发热咳嗽，日轻夜重，脉浮弦而数。此手太阴疟也，当从肺治。

杏仁三钱，前胡一钱五分，桔红一钱，黄芩一钱五分，柴胡八分，半夏一钱五分，甘草四分。

赵，二十。夜热盗汗，咳嗽红痰，脉弦而数。证属劳怯，自宜保护，兼助药物，以冀延龄。

北沙参、麦冬、茯神、苡仁、牛膝、白芍、桑叶、钩藤、茅根。

前投清金和肝之法，夜热盗汗愈；今但治其咳嗽。究其源，因劳而得，宜益土生金法，而培化源之意。

党参、蒸于术、茯苓、半夏、五味子、麦冬、苡仁、桔皮、炙草、茅根。

古称嗽症用异功散收功者，可不复发，所谓补土以生金也。

周，三十七。卧着安然，坐起即欲呕吐，畏寒咳嗽，脉来弦细。按脉证确非中气不足，补药壅滞，难以遽投，实缘外感肺郁有火，疏利清理，万全之策。

杏仁、通草、桔红、半夏、苏叶、茯苓、连翘、川斛、老姜皮。

蔡，三十四。胸胀喘促，咳嗽吐红，脉大而数。古称脉大为劳，数为虚，证由劳伤脾元，土不生金，肺失清降，治当滋其化源。

党参二钱，黄芪三钱，生于术一钱五分，当归一钱五分炒黑，桔皮一钱，麦冬二钱，苡仁二钱，五味子十粒，炙草四分。

此方余出臆见，名培源益肺汤，治劳倦吐血有神功。

曹，五十五。形寒咳嗽吐红，两脉弦软，是为劳倦伤脾，积寒伤肺。治当温补手足太阴肺脾，略佐疏理客邪。

党参、蒸于术、茯苓、桔皮、前胡、归身、苡仁、桂枝、紫苏、炙草、煨姜、大枣，两帖血止嗽减。

陈，女，二十。春末起咳呛，长夏吐红，恶风潮热脉数。盖由肺受风热，气不外泄，致血妄行，非阴虚火升之比，可以勿忧，但轻疏太阴，弹指奏功。

杏仁二钱研，防风一钱，薄荷一钱，桑叶一钱五分蜜水炒，丹皮一钱五分，前胡一钱五分，连翘一钱五分，甘草四分。

又前方理表降气，热退嗽宁，可见吐红一症，屡有外感。昧者不察，润补杂投，竟有弄假成真。治病求本，医门要诀，今但清养肺胃。

麦冬二钱，茯苓二钱，苡仁三钱，桔红八分，杏仁二钱研，北沙参二钱，连翘一钱五分，甘草四分。

陈，四十三。咳嗽吐血，或稠或稀，时觉左腹气升，卧着尤甚，形淡畏风，脉软微数。前医先用杏仁、薄荷，疏降肺气，其咳更频。或以燥火刑金，投洋参、麦冬之类，并纳大减。逆予延医，此土虚不能生金，金虚不能制木，致肝气上逆，胃受木侮，传导失宜，饮食不化精微，而成痰涎，一派浊气熏蒸，凝行上腾，肺为华盖，焉得不为之病乎？所以疏散则愈耗其金，凉润则虚其母，治法必滋化源，平其所胜，方可奏效。

党参三钱本应用人参，因价极贵，姑以代之，于术二钱，茯苓一钱五分，炙草四分，桔皮一钱，半夏一钱五分，牛膝一钱五分，通草七分，丹皮一钱五分，桑叶一钱。

十帖病去大半，继进人参生脉散三服，仍用前方去桑、丹，加肉桂、黄芪、苡仁而痊愈。

蒋氏，二十五。脉来细数，频年咳嗽，不时寒热。治宜补土以止嗽，养营以除热。

六君子加归、地、五味子、麦冬、苡仁。

四服病减，再服十剂可愈。

鲁，十七。发热咳嗽，舌苔干黄，脉来细数而动。此因外感风热，内受惊恐，痰气结于中焦，治宜疏肌开郁。

杏仁、薄荷、连翘、桔红、川连、枳实、瓜蒌皮、郁金。

倪氏，四十六。咳呛有年，每到春时发作，入夏渐愈。今已小暑，其病反增，内热口苦，呕痰多汗，声喘背痛，两脉虚数微弦。此久嗽肺伤，必夺母气，治法宜补胃清金。

党参、白术、茯苓、半夏、桔红、杏仁、连翘、北沙参、炙草、茅草根。

又四帖，病减其半。

前方去连翘，再服四剂，照方制丸料，用茅根与大枣葱汤泛丸，可冀来春不发。

唐，四十八。发热咳嗽多汗，脉弦细。经云：形寒饮冷则伤肺。肺虚则脾气亦弱，诸症从此而生。治当调摄营卫，若作外感而投表散，失其本矣。

党参二钱，黄芪二钱炒，归身一钱五分，于术一钱五分，茯苓一钱五分，半夏一钱五分，桔红一钱，白芍一钱五分，苡仁二钱炒，苏子一钱五分炒研，炙草三分，老姜二片，大枣三个。

又前方只服三剂，热止嗽减汗无，此培植中气，肺疾亦痊，所谓虚补其母之法。

吴，二十一。前投解肌，汗出热退，咳血仍然。究其病因，深受寒邪，肺气不舒，致血妄行。姑再疏利元府，以解里逆。

杏仁、前胡、苏叶、防风、桔皮、石膏、甘草。

此方代青龙汤，两服嗽缓，吐红止，胸宽，食进，已得生机。

伍，三十二。发热浃旬，干咳不止，舌苔白腐，大便日泄数回，两脉不浮不沉，弦而有力。此肺疟也。

杏仁三钱，桔皮一钱五分，桔梗五分，青蒿一钱，连翘一钱五分，瓜蒌仁二钱，猪苓一钱，茯苓二钱。

两服汗出，热退嗽止。二仁虽滑，所谓有病则病当之。

徐氏，四十四。痹热咳嗽，经月不解，此肺疟也。

柴胡、黄芩、半夏、桔红、杏仁、防风、苏叶、连翘、甘草。

两服疟愈，咳嗽未除，清金养胃而痊。（清·黄凯钧《友渔斋医话·第四种·》）

咳嗽夜甚，劳动气喘，夜卧不安，手心蒸热，精神不振，巅顶疼痛，形容日羸，脉来弦数，按之无力。三阴内亏，金水交伤。阴虚忌燥热，阳虚忌苦寒。虚劳内损，二气皆亏，全赖脾胃资生化源。拟以小海参丸加减。

海参连泥瓦上炙枯三两，冬虫夏草三两，制半夏二两，淮山药四两，杜阿胶二两，大熟地八两，薄橘红一两五钱，白茯苓三两，小牡蛎五两，纹党参三两，京川贝去心一两五钱，老苏梗一两五钱，燕根三两，潼蒺藜三两。

炼蜜为丸。

咳嗽气喘，胸中气急且闷，多食不舒，甚则头面上火。脉来沉滑而疾。气闷痰郁，肺胃不展。暂以外台茯苓饮加味。《外台》茯苓饮加苏梗、杏仁、半夏、甘草、枇杷叶。

进《外台》茯苓饮，气喘已平，肺胃已展，气仍上冲。久恙中虚，肝肾不纳。原方加减。

原方去杏仁、生姜、苏梗，加熟地、紫苏子。

咳嗽痰多，脉来濡滑，气虚痰郁。脾受湿侵，渍之于肺。杏苏二陈加味。

杏苏二陈汤加桔梗、白术、款冬花。

脉来滑数，肺有郁痰，咳喘不宁，口干身倦，不思饮食。病久人虚，极难奏效。

杏苏二陈汤加桔梗、炙麻黄根、香豆豉、葶苈子。

次去麻黄加款冬花、麦冬，咳嗽渐减，饮食未增，腹泻不痛，土弱金虚。再拟六君子加味。

六君子汤加百花膏、焦楂肉。

素有咳呛，冬令即发。自季秋咳嗽，延今不已，动劳气逆，痰不易出。上热下寒，兼食洋烟，胃阴消烁，下耗肾水，引动肝木，气有上而无下，故上热下寒。肾虚则喘，肺虚则咳，气耗阴伤，故痰不爽。议养阴肃肺，兼柔肝纳肾之治。

沙苑、麦冬、牛膝、毛燕、橘红、川贝、桑皮、紫菀、夜合花、蛤粉、枇杷叶。

阳维为病苦寒热，热后呛咳无痰。四肢干热，无汗，形神疲倦，食少无味。土弱金伤，已延四月，肺胃俱困。拟补中益气加味。

补中益气汤加杏仁、麦芽。

三进补中益气，诸恙悉退。惟呛咳未能全止。原方加减。

前方去参、芪、杏仁、麦芽，加阿胶、麦冬。

症缘秋燥伤肺，痰嗽不舒，继又失血。入春以来，痰嗽益甚，局促似喘，内热便泻，形神日羸，饮食日少，肾损于下，肺损于上。上损从阳，下损从阴，上下交损，从乎中治。脉来细数无神，虚劳之势已著，谨防喉痛音哑，吐食大汗。

异功散去茯苓，加生姜、山药、冬虫草。

左脉沉涩，右脉沉滑，推之不静。痰郁咳嗽，阴亏虽虚，肺气不展，久咳不已，则三焦受伤。慎勿轻视舒肺胃，以展气化。最怕心令司权，致有音哑之患。

光杏仁、北沙参、地骨皮、白茯苓、紫苏梗、款冬花、桑白皮、生甘草、鼠粘实研、玉桔梗。

次去冬花、桑皮、桔梗，加慈姑汁。

左脉涩，右脉沉，按之颇不宁静。心肝肾三阴内亏，疟后又伤湿热，郁而不化。中虚肺虚，劳动气喘，面带阳光。素有疝气，不能温补。客冬牙疼，火炎于上，咳嗽不宁，两胁微疼。金水交伤，气火升腾莫制。肺为娇脏，恶寒恶热，恶风恶燥。病延已久，虑难奏捷。

杏苡仁、生熟地、桑白皮、老苏梗、光桃仁、大麦冬、杭白芍。肺气郁而音不开，咳嗽喉哑，咳血红紫不一，风热郁扰肺络。仍防血上。

假苏炭八分，光桃、杏仁各三钱，湖丹皮一钱，化橘红八分，青防风一钱二分，中生地三钱，玉桔梗一钱，白茅根三钱。

服药五帖，咳热俱减，咳则汗多，痰吐不爽，气急，饮食不香，动劳头晕心悸。原方进步。

前方加镜面茯苓。

年甫十八。咯血载余，干咳血上，脉来细涩。先天本弱，脏阴营液俱耗。素有走泄，肺肾两亏，极难调治。

太子参二钱，牡丹皮一钱五分，淮山药三钱，清阿胶一钱五分，细生地五钱，白归身二钱，白茯苓三钱，生甘草五分，参三七五分，杭白芍一钱五分，白茅花二钱。

咯血略减，仍有紫色，脉之细涩较和，仍守原意。原方加山楂肉、藕节，三日未见血迹，咳势大减，左脉涩象渐和。原方加减。原方去白芍，加杏仁泥。

咳血与呕血不同，咳血嗽起，呕血逆来。呕血者，肺血也；咳血者，脏血也。呕血者易治，咳损血难疗。咳嗽发热，午后尤甚，所服养阴是理。但胸闷呕吐清水，肺胃中伤，从中胃调治，畅胸开怀，乃有转机。

杏苏二陈汤加柴胡、桔梗、山楂、参三七、茅根。咳止胸宽，原方加减。

原方加归身、白芍。

血止咳愈，胸宽食增，身热未退，阴阳未复，原方加减。

杏苏二陈汤去广皮，加柴胡、地骨皮、空沙参、湖丹皮、白茅根。

始因咳嗽失血，服归脾而止，加熟地不受，延今咳嗽不宁，夜吐白痰，日间时吐清水红痰，心口微痛。中伤肺损，所嫌两颧发赤，怕春阳升动，咳逆血上之患。

白苍膏加阿胶、白芍、白术、半夏、山药、杏仁、冬虫夏草。

始因伤力，中伤肺虚，咳嗽痰红，红紫不一，未吐之先，心中作痒如蟹行，吐沫随即吐血，已历数载，得黄痰咳喘乃平，积饮为患。

杏苏二陈丸加桔梗、桃仁、款冬、藕肉。（清·王之政《王九峰医案·副卷》）

脾有湿痰，肺有积火。虽咳久面浮，非虚症也。

制半夏、化橘白、白茯苓、光杏仁、薏苡仁、赤苏子、淮山药、鲜石斛。（清·王之政《王九峰医案·补遗》）

某。肛漏一年，阴气耗泄于下，阳伤于上，冬春咳嗽恶寒，肝气拂郁，肚腹作痛，入夏以来，呛咳益加，咽痛妨食，痰多作恶，腹痛频频，大便自溏，脉来尺寸弱而急。肺肾并亏，肝木侮土，势入损门，殊属重候。拟养荣柔肝，兼补肺滋肾。

东洋参、白芍、当归、炙甘草、冬虫夏草、淮山药、莲子、沙苑子、甜杏仁、大生地蛤粉炒、橘红、大麦冬。（清·马文植《外科集腋·前阴后阴》）

某。咽喉肿痛，咳嗽不已，脉至浮数，此表邪闭结。虽系日久，还宜疏散。

紫苏一钱，苦桔梗一钱，荆芥一钱，前胡一钱，大贝母一钱，射干一钱，牛蒡子一钱，玄参二钱，薄荷一钱，生甘草一钱。（清·马文植《外科集腋·麻风病案》）

某。伏邪始起而为疟，仍然口腹不慎，风寒不避，致加咳嗽便泄，上中下三焦俱病。昏喘两字，不在意表。薄荷头、豆豉、桔梗、香砂、枳术丸三钱、莱菔子、象贝母、嫩前胡、射干、郁金、淡黄芩、葛根、连皮槟。（清·马文植《务存精要·外感门》）

某。久烟伤肺，形寒伤肺，寒饮亦伤肺。霞癖多年，其伤一也。伤则卫外不固而形寒，寒饮无以御之，是以咳未日久，已见脉细而滑，每晨渐觉气升也。《内经》云：肺欲散，急食辛以散之，肺气上逆，急食苦以降之。脉形如是，宜参顾之一二。蜜炙麻黄、南沙参、苏子梗、光杏仁、蜜炙细辛、桂枝尖、煨石膏、前胡、法制半夏、郁金、姜汁炒竹茹。（清·马文植《务存精要·内伤门》）

大势已解，惟舌尚焦干，咳痰浓浊，津液未得全回，痰火胶黏肺络，右目多赤。宜清金泄木法。

西羚尖、花粉、鲜沙参、元参、炒知母、冬瓜子、桑皮、地骨皮、芦根。（清·徐养恬《徐养恬方案·卷上》）

高年久嗽，气促，脉来歇止。肺肾两虚，治宜补摄。

炒熟地、黄芪皮、青铅、牛膝、麦冬肉、茯苓、怀山药、五味。

久嗽不止，痰色带灰，脉弦头昏。此系痰饮聚于胃、关于肺，拟仲景法。

粗桂枝、茯苓、冬白术、炙甘草、旋覆花、真青黛、蛤壳、白蒺藜、菊花、枇杷叶，姜汁炒。

咳嗽鼻塞，乃肺气壅遏所致。

旋覆花、辛夷、苦桔梗、香芷、大杏仁、江枳壳、兜铃、丝瓜藤、甘草。

去冬呕血，旋起咳嗽，两月不止脉歇结代，头汗，气喘，寒热无定时。肺邪久蕴失治节之令，症属难治。

冬瓜子、百部、桑白皮、瓜蒌皮、白薇、牛蒡子、兜铃、米仁、炒苏子、芦根。

虚邪恋肺，咳吐绿痰。是系肝经之热传肺，不可以喘逆为治。

真青黛、蛤壳、新会皮、茯苓、炙甘草、北沙参、麦冬肉、法半夏、枳实，加竹茹。

赵，右。寒郁冬温蕴肺咳嗽脉数急，舌胎黄厚，时有错语鼻塞气壮热无粗汗。病经旬口不解，势多传变。

蜜麻黄、杏仁、煨石膏、旋覆花、前胡、姜枳壳、桑皮、生甘草、豆豉、苦桔梗、葱白。（清·徐养恬《徐养恬方案·卷中》）

肝风射肺，既经嗽血，又复痛泻，脉弦细，再当用土中拔木法。

生地炭六钱，当归三钱，生白芍四钱，桂枝一钱半，清炙甘草一钱半，冬桑叶一钱半，川续断三钱，宣木瓜三钱，生牡蛎五钱，茯苓三钱。

干咳五十余日，连少腹右有块震痛，气急，咳时有汗，胃不开，口燥，诊左手弦大，右手弦数，舌右边黄，是属肺燥之夹肝风者。

杏仁三钱，象贝三钱，桔梗二钱，生甘草一钱半，陈皮八分，麦冬三钱，冬桑叶一钱半，生牡蛎五钱，阳春砂八分，根生地五钱，竹叶卅片。

去年三月间，忽然失红，至今则有咳嗽，昨日寒热，咳嗽而不失血，右胁痛，当用清金平木法。

杏仁三钱，象贝三钱，白蔻壳一钱，桔梗二钱，冬桑叶一钱半，生牡蛎五钱，阳春砂八分同煎，麦冬三钱，生玉竹三钱，陈皮八分，竹叶二十四片。（清·张畹香《张畹香医案·卷上》）

病中咳嗽，病后浮肿。浮肿属脾，咳嗽入肺，肺金风邪、脾土水湿互相搏结，变而为风水证也。气息喘促于上，二便失调于下，病势危笃，能不虑其厥塞而脱乎？勉拟开鬼门、洁净府两法，以冀表里皆通为幸。

麻黄汤、五苓散，用肉桂。

肺经咳嗽，嗽则喘息有音，甚则吐血。血已止，咳未除，右寸脉息浮弦。弦者，痰饮也。良以饮食入胃，游溢精气，上输于脾；脾气散精，上归于肺。而肺气虚者，不能通调水道，下输膀胱，聚液为痰，积湿为饮。一俟诵读烦劳，咳而且嗽，自然作矣。补肺健脾，以绝生痰之源，以清贮痰之器。

麦门冬汤合异功散加薏仁、百合。

失血后咳嗽不已，痰涎不少，甚至寒热分争，左部细软，右寸关部数大不宁，饮食少纳，纳则胸膈不利。此系伏热伤胃，延及肺金，金受热伤，变为肺痿，肺既痿矣，水绝生源，则肝肾两经即使不虚者而亦虚矣。然虚则补之，本来一定章程，无如肺胃两经之伏热尚属不少，暗劫津液，若非清养肺胃，以去病根，而徒补肝肾无益也。若论所吐痰涎本从热化，而不知胃家有热，所进饮食不能化为气血，亦易酿成痰饮，上泛于肺，肺又失其清肃之权，不能通调水道；下输膀胱，则肺自旋受而旋吐也。吐已多而且久，最虑气喘，喘则肾本肺标上下皆损，恐归虚脱。如此看来，一清一养之下，稍能应手方幸。

紫菀、海浮石、秦艽、云茯苓、杏仁、薏苡仁、鳖甲、芦根、冬瓜子、丝瓜络、蛤壳、炙草、姜渣。

脉象浮弦，弦则为痰，浮则为风，风邪因外而成，痰饮自内而起，内外合邪，咳嗽并作。安内攘外，似属一定章程，然所言弦脉固在，而浮之一字，见于左者甚微，见于右者独著，想是风之所感本轻，痰之所上实重，其在脉论云"浮弦痰饮"，此之谓也。如是则治痰之品宜重于驱风不言而喻。

苏子降气汤去桂，泻白散，赤苓、枇杷叶。（清·叶桂，曹仁伯，何世仁《叶天士曹仁伯何元长医案·曹仁伯医案》）

风温于肺化热，气急咳呛，痰多色黄，脉来右寸浮大。转用泻白法。

桑白皮、杏仁、花粉、橘红、地骨皮、川贝、米仁、冬瓜子、马兜铃、枇杷叶。

久咳不已，呕逆自汗。阴损及阳，劳怯之基难治。

黄芪、沙参、川贝、橘白、熟地、麦冬、茯神、山药、牡蛎、枇杷叶。

久咳不已，畏风，脉数。腠理疏，津液亏。固表育阴。

生黄芪、山药、麦冬、川贝、阿胶、沙参、知母、橘白、冬桑叶、红枣。

久咳不已，咽干作痛。乃肝风炽，肺阴伤也。诊六脉弦数，惟恐络伤动血。仿嘉言清燥法。

桑叶、枇杷叶、川贝、白石决明、杏仁、郁金、阿胶、麦冬、人中白。

久咳不已，咽痛失音。虚火刑金，势欲成怯。

熟地、橘白、蛤壳、沙参、川贝、枇杷叶、人中白、杞子、麦冬、鸡子黄。

久咳形衰，脉来无力。肺肾并亏。仿金水六君法。

熟地、麦冬、茯苓、沙参、龟板、蛤壳、枇杷叶、橘红、百合。

久嗽脉弱。先后二天均虚。若过投寒凉，必致胃损减食。

炒熟地、杞子、麦冬、炒于术、茯神、橘白、玉竹、山药、川贝。

久嗽失血，畏风头晕。上实下虚，近乎怯候。

生黄芪、橘白、女贞、麦冬、川贝、茯神、沙参、阿胶、龟板、桑叶。

久嗽失音，舌红脉弦。邪郁肺金，外寒内热所致。仿仲景法。

麻黄、杏仁、桔梗、桑叶、石膏、生草、射干、郁金、马兜铃、枇杷叶、鸡子白。

久嗽咽干，肺胃津亏，仿《金匮》麦门冬汤法。

沙参、生草、川贝、橘白、麦冬、米仁、人中白、川石斛、桑叶、红枣。

久嗽咽痛，脉来细数，肝肾阴亏，甚为棘手。

沙参、麦冬、人中白、元武板、熟地、紫菀、橘白、白花百合、枇杷叶、鸡子黄。

久嗽欲呕，病在肺胃，腻补不合。

党参、麦冬、米仁、半夏、茯神、石决明、川贝、于术、橘白、竹茹。

咳呛膈痛，脉来弦数。肝热射肺。防络伤咯血。

旋覆花、苏子、郁金、杏仁、半夏、冬瓜子、桑叶、橘红、石决明。

内热咳呛，心烦少寐，病延一载，肉削神衰。操劳过度，水亏火动。法宜清补。

生地、天冬、茯神、牡蛎、熟地、麦冬、枣仁、橘红、竹茹、枇杷叶。

脾气虚而津不上承。久咳不已，色脉少神。补土生金。

炒白术、麦冬、米仁、沙参、川贝、茯神、枣仁、山药、橘白。

七情郁结，燥火内燃，咳逆咽干，左脉弦大。治以仲景法。

川连、鸡子黄、沙参、人中白、阿胶、麦冬、石决明、橘白、知母、枇杷叶。

嗽久腰痛。水亏火动，须早图治。

生地、麦冬、女贞、怀牛膝、沙参、龟板、茯神、川贝、橘白、桑叶。

痰嗽不爽，六脉弦大。肝火刑金，恐络伤动血。

旋覆花、苏子、川贝、代赭石、杏仁、郁金、桑叶、橘红、牛膝。

血溢后，咳呛不止，咽痛失音，六脉弦数。肺络伤而津不上承，殊非小恙。

紫菀、橘白、川贝、麦冬、米仁、阿胶、沙参、人中白、鸡子白。

远年久咳，色脉少神。肝肾虚，水泛为痰。急宜培补。

党参、熟地、川贝、橘白、于术、杞子、杏仁、茯神、牡蛎、胡桃肉。

久嗽中虚，痰饮内聚，形衰脉弱，症势非轻。

党参、川贝、米仁、沙参、麦冬、橘白、于术、茯苓、半夏曲。

久嗽见红，继以足痿。此由血去阴亏，无以营养筋骨。症属下盛上虚，非朝夕所能取效。

熟地、归身、沙参、龟板、杞子、川断、麦冬、米仁、橘白、枇杷叶。

咳逆见红，脉象弦大，肺胃之火迫血妄行。治以甘寒。

犀角、丹皮、知母、丹参、淮牛膝、生白芍、茜草、鲜生地、麦冬、茅根。

咳呛失血。肝肺郁热为患。法当清理。

羚羊角、丹皮、川贝、桑叶、丹参、橘白、黑山栀、石决明、米仁。

咳痰带血，六脉洪大。温邪伤肺，不宜早进补。

桑白皮、丹皮、川贝、橘红、地骨皮、知母、杏仁、米仁、冬瓜子、茅根。

上焦郁热，咳血多痰，六脉弦紧。治以清润。

桑叶、川贝、郁金、地骨皮、杏仁、茜草、紫菀、麦冬、蛤壳、犀角、茅根。

失血后，咳逆不已，缠绵一载。阴损及阳，怯象已成。

熟地、沙参、丹皮、阿胶、麦冬、橘红、茯神、山药、牡蛎。

失血后，咳逆不已，频发寒热。表里均虚。

生芪、沙参、茯神、熟地、麦冬、橘白、苏子、杞子、牛膝。

失血后，延至咳呛，遗泄便溏。二气交伤，保扶后天。

党参、沙参、山药、茯苓、女贞、金樱子、橘白、于术、麦冬、红枣皮。

阴不恋阳，咳血脉数。乃劳怯之见端，切勿轻视。

生地、苏子、牛膝、女贞、丹皮、橘红、元武板、石决明、生白芍、桑叶。

骤然咳血，膈闷顿痛，举动气促，脉来洪数。此温邪震络也。恐有留瘀未净，不必急于止涩。

犀角、丹皮、郁金、石决明、制军、茜草、苏子、橘红、牛膝，生山七磨冲。

朝凉暮热，气逆咳呛。此阴不恋阳，怯象已现。治之不易。

黄芪、沙参、淮山药、橘白、枣仁、熟地、麦冬、女贞子、茯神、枇杷叶。

积劳内伤，咳血，延至气喘，脉来软弱。阴损及阳。防其虚脱。

党参、五味、杞子、橘白、牡蛎、于术、麦冬、茯神、山药、干河车。

咳呛失音，痰中带血，无梦遗精，腰背酸痛。阴涸阳浮。当用清上纳下一法。

洋参、丹皮、麦冬、人中白、阿胶、沙参、玉竹、枇杷叶、桑叶、生藕、橘白。

咳呛咽痛，恶风内热。阴伤及阳，已成怯候。

阿胶、人中白、川贝、沙参、米仁、橘白、生蛤壳、枇杷叶、白花百合。

咳血便溏，六脉无力。怯症之渐。当用培土生金。

党参、阿胶、杞子、山药、橘白、于术、茯苓、炙草、沙参、红枣。

咳血久延，至于便溏纳减。阴损及阳。姑从中治为急。

黄芪、炙草、北沙参、米仁、淮山药、于术、茯苓、扁豆、橘白、建莲。

失血后，咳呛便溏，六脉少力。不但阴络受伤，而且阳分大亏。宜扶阳而生阴。

党参、菟丝子、枣仁、橘白、米仁、于术、茯神、杞子、山药、红枣。

遗精咳血，脉络空虚，腰背作痛，神色㿠白。怯症之根。当以甘温补养。

党参、阿胶、茯神、麦冬、牡蛎、于术、杞子、枣仁、橘白、莲肉。（清·叶桂，曹仁伯，何世仁《叶天士曹仁伯何元长医案·何元长医案》）

乙酉十一月十二日。吴，五十六岁。内热外寒，兼发痰饮，喉哑，咳嗽痰多，头痛，恶寒，脉浮，与麻杏石甘汤加半夏、广皮、苦桔梗。

生石膏六两、麻黄去节五钱、苦桔梗六钱、姜半夏一两、广皮四钱、炙甘草四钱、杏仁泥八钱。

煮四杯，先服一杯，得汗即止，不汗再服。汗后避风。

十四日。肺脉独浮去麻黄三钱。

十七日。脉浮，喉哑，咳嗽痰多。

生石膏四两，麻黄去节三钱、桔梗五钱、半夏六钱、广皮三钱、炙甘草二钱、杏仁六钱。

煮三杯，先服一杯，得汗，止后服。

廿三日。脉浮，喉哑，咳嗽痰多，内饮招外风为病，与大青龙汤法。

麻黄去节五钱、生石膏四两、广皮五钱、杏仁八钱、姜半夏八钱、生姜三钱、桔梗五钱，炙甘草三钱、大枣去核二枚。

煮二杯，先服一杯，得汗，止后服，不汗，再服。

廿四日。病减者减其制，去麻黄三钱，广皮、生姜、大枣。

于原方加木通一钱，以小便短也。

癸巳九月初五日。俞，十九岁。伏暑，误表十数剂之多，又误下十数剂之多，从古无此治法，以致正虚邪实，泄泻不止，热仍未退，舌苔白滑，脉弦细数急，咳嗽喘急。勉与宣通肺气，盖肺主气，气化则湿热俱化。万一邪退，再议补正。

生石膏八钱、猪苓五钱、姜半夏五钱、茯苓皮五钱、杏仁二钱、炒黄芩三钱、生苡仁五钱、橘皮三钱、白蔻仁一钱。

煮三杯，分三次服。

外间服紫雪丹一钱，分三次凉开水调。

初七日。伏暑误治，前与宣通三焦，仍以肺气为主。今日诸多见效，热亦退，微见汗，惟咳嗽未除。

茯苓皮五钱、猪苓五钱、炒于术三钱、姜半夏五钱、杏仁三钱、白蔻仁一钱、生苡仁五钱、橘皮三钱、生姜汁每杯冲三小匙。

煮三杯，分三次服。二帖收功。

乙酉三月廿六日。王氏，廿六岁。伏暑，咳嗽寒热，将近一年不解，难望回生，既咳且呕而泄泻，勉与通宣三焦，俾邪得有出路，或者得有生机。何以知其为伏暑而非痨瘵？劳之咳重在丑、寅、卯木旺之时，湿家之咳在戌、亥、子水旺之时；劳之寒热后无汗，伏暑寒热如疟状，丑、寅、卯阳升乃有汗而止；劳之阴虚身热，脉必芤大，伏暑之脉弦细而弱。故知其为伏暑而非痨瘵也。再左边卧不着席，水在肝也。

桂枝三钱、茯苓皮五钱、郁金一钱、半夏五钱、生苡仁五钱、广皮二钱、青蒿八分、旋覆花包三钱、生姜三钱、香附三钱、白蔻仁二钱、大枣去核二枚。

煮三杯，分三次服。此方服四帖，寒热减，去青蒿，服之十帖全愈。

后以调理脾胃收功。

丙寅四月初八日。张，三十三岁。六脉弦细而劲，阴寒证脉也；咳嗽痰稀，阴湿咳也；舌苔刮白而滑，阴舌苔也；呕吐泄泻，阴湿症也。虽发热汗出不解，乃湿中兼风，病名湿温。天下有如是之阴虚症乎？

茯苓块四钱、桂枝三钱、炒白芍二钱、姜半夏五钱、于术三钱、广皮炭二钱、生苡仁五钱、泽泻四钱、生姜汁每杯冲三小匙。

煮三杯，分三次服。

初十日。痰饮兼风，误治成坏症。前用温平逐饮除风，诸恶症俱减，惟寒少热多，热后汗出未除。现在面赤口渴，暮夜谵语，有风化热之象，但六脉尚弦，未尽转阳也。再咳嗽则胸胁小腹俱微痛，又有金克木之象。

桂枝三钱、生石膏六钱、青蒿三钱、半夏五钱、茯苓块四钱、生姜三片、杏仁三钱、焦白芍二钱、大枣去核二枚、猪苓二钱、炙甘草二钱。

煮三杯，分三次服。

十四日。脉弦数，午后潮热，前有白苔，兹变为黄，呕恶口渴，颇有湿疟之象；但咳嗽便溏，又有湿温之形。伏邪内陷所致，最难清理。

生石膏八钱、桂枝四钱、生苡仁五钱、飞滑石六钱、知母三钱、杏仁泥三钱、茯苓皮五钱、青蒿二钱、炙甘草二钱。

煮三杯，分三次服。（清·吴瑭《吴鞠通医案·卷一》）

己丑二月初九日。王，四十五岁。咳嗽胸满，短气，自汗，夜甚，大便燥，六脉俱弦而微紧，虽嗽甚见血，的系痰饮，而非虚劳。法宜温通阳气，和胃逐饮。忌生冷、猪肉、介属咸味。

云苓块六钱、桂枝四钱、焦白芍三钱、姜半夏六钱、杏仁五钱、五味子四钱、小枳实五钱、广皮五钱、干姜炭四钱、麻黄根去芦三钱、甘草炙三钱。

甘澜水六大茶杯，煮成两茶杯，渣再以六杯水煮两杯，日三夜一，分四次服。

服此方四帖，吐血、喘满全愈，咳嗽亦愈六七。

初十日。照前方再服一帖。十一日少阳胆络头痛，与清胆络之热，不犯中下二焦。今日头痛全止，六脉沉弦不数，咳嗽喘满，短气自汗，不食，面黄，肢微肿，纯然痰饮见症，断无补阴助邪之理。议病痰饮者当以温药和之。

桂枝木三钱、杏仁三钱、焦白芍二钱、麻黄根去芦三钱、干姜三钱、五味子一钱五分、姜半夏五钱、广皮二钱、炙甘草三钱、小枳实三钱。

煮三杯，分三次服。

壬戌八月廿八日。罗，三十二岁。右脉浮洪，咳痰吐血，唇绛，治在上焦气分。

茯苓块五钱、沙参三钱、生扁豆五钱、生薏仁五钱、连翘八分、冬桑叶二钱、杏仁泥三钱。

煮三杯，分三次服。三帖。

九月初二日。血后咳不止，进食不香，右脉不浮而仍洪，兼与养阳明之阴。

沙参三钱、生薏仁三钱、扁豆三钱、麦冬三钱、茯苓块三钱、百合二钱、玉竹二钱、甜杏仁二钱、桑叶一钱五分。

煮三杯，分三次服。

初五日。诸症俱退，惟进食不旺，右脉大垂尺泽，先与甘寒养胃阴。

大麦冬不去心六钱、沙参三钱、生扁豆三钱、细生地三钱、玉竹炒香三钱、秋梨汁冲一杯、甜杏仁三钱、桑叶一钱。

煮三杯，分三次服。

初九日。甘润养阴。

大生地三钱、沙参三钱、火麻仁二钱、甜杏仁去皮尖二钱、麦冬不去心六钱、柏子霜二钱、生白芍三钱、桑叶一钱、生扁豆三钱、炒玉竹三钱、冰糖三钱。

煮三杯，分三次服。四帖。（清·吴瑭《吴鞠通医案·卷二》）

甲子四月廿四日。吴，二十岁。六脉弦劲，有阴无阳，但咳无痰。且清上焦气分。

沙参三钱、生扁豆三钱、连翘一钱五分、麦冬三钱、冬霜叶三钱、玉竹二钱、冰糖三钱、茶菊花三钱、杏仁三钱。

煮三杯，分三次服。三帖。

廿六日。于前方内去连翘，加丹皮二钱，地骨皮三钱。

丁亥正月十九日。曹，四十五岁。咳嗽，脉洪大数实，面色黧黑，已为难治。况左胁板痛，卧不着席，此水在肝也，更为重极之症。先与大青龙以平其脉，再议逐胁下之饮。

生石膏四两、麻黄去节三钱、生姜五片、炙甘草三钱、杏仁泥五钱、桂枝三钱、大枣去核三枚、细辛二钱。

煮三杯，先服一杯，得汗，止后服，不汗，再服。

二十日。痰饮喘咳，无汗，六脉洪大数实，与大青龙全剂，脉小咳减，惟口渴思凉未除，脉仍带数。仍与大青龙去麻、辛可也。

生石膏三两先煎代水、桂枝三钱、小枳实三钱、姜半夏六钱、杏仁泥六钱、云苓半皮半块六钱、炙甘草三钱。

煮三杯，分三次服。

二十一日。于原方内减石膏一两，加枳实二钱，广皮五钱。

二十二日。痰饮喘咳，左边卧不着席，脉洪大数实，与大青龙三次见效，脉已平复，惟仍数耳。

生石膏二两、云苓半块半皮六钱、桂枝三钱、小枳实三钱、姜半夏六钱、炙甘草三钱、杏仁泥五钱、广皮五钱。

煮三杯，分三次服。二帖。

癸亥二月初十日。金氏，二十六岁。风寒夹痰饮为病，自汗恶风，喘满短气，渴不多饮，饮则呕，夜咳甚，倚息不得卧。小青龙去麻、辛，加枳实、广皮，行饮而降气。

桂枝六钱、茯苓块六钱、广皮二钱、小枳实二钱、炒白芍三钱、半夏六钱、炙甘草三钱、干姜三钱、制五味一钱五分、生姜三片。甘澜水八杯，煮取三杯，分三次服。

十一日。昨用小青龙，咳虽稍减，仍不得寐。今日用葶苈大枣合法。

桂枝木八钱、半夏六钱、小枳实二钱、苦葶苈三钱炒香、炙甘草三钱、炒白芍四钱、干姜五钱、五味子二钱、大枣肉五钱、广皮三钱。

水八杯，煮取三杯，分三次服；渣再煮一杯服。

十二日。用小青龙逐饮兼利小便，使水有出路。

杏仁泥五钱、桂枝五钱、小枳实二钱、干姜二钱、炒白芍二钱、生薏仁五钱、半夏五钱、白通草一钱五分、生姜三片、制五味一钱五分、炙甘草一钱。

煮成两杯，分二次服；渣再煮一杯服。

十三日。脉稍平，病起本渴，大服姜、桂，渴反止者，饮居心下，格拒心火之渴也。仍以汤饮为主。微恶寒，兼和营卫。

茯苓块三钱、桂枝六钱、小枳实一钱五分、炒白芍三钱、大枣肉二钱、杏仁泥四钱、半夏六钱、炙甘草一钱五分、广陈皮一钱、制五味一钱五分、干姜三钱、生姜三钱。

煮成两杯，分二次服；渣再煮一杯服。

十四日。咳则胁痛，不惟支饮射肺，且有悬饮内痛之虞，兼逐胁下悬饮。

姜半夏八钱、桂枝六钱、苏子霜二钱、旋覆花三钱包煎、杏仁泥四钱、干姜四钱、小枳实二钱、广陈皮二钱、广郁金三钱、青皮二钱、生香附三钱、制五味一钱五分、生姜五钱。

煮三碗，分三次服；渣再煮一碗服。

乙丑十一月十一日。李，三十八岁。脉弦细而沉，咳嗽倚息不得卧，胸满口渴。用小青龙去麻、辛法。

桂枝六钱、小枳实七钱、白芍四钱、干姜五钱、半夏一两五钱、五味子二钱、茯苓一两、广皮三钱、炙甘草三钱。

煮四碗，分四次服。

十三日。服小青龙已效，但喉哑知渴，脉见微数，为痰饮欲去，转用辛凉开提肺气法。

蜜炙麻黄三钱、石膏八钱、杏仁五钱、半夏三钱、苦桔梗三钱、生甘草三钱、广皮一钱。

煮三杯，分三次服。

乙酉五月二十七日。董，四十五岁。脉沉细弦弱，咳嗽夜甚，久而不愈，饮也。最忌补阴，补阴必死，以饮为阴邪，脉为阴脉也。经曰无实实。

桂枝六钱、小枳实二钱、干姜三钱、五味子一钱、白芍四钱、半夏五钱、炙甘草一钱、广皮三钱炒。

煮三杯，分三次服。四帖。

六月初一日。复诊，加云苓三钱，枳实二钱。

十七日。其人本有痰饮喘咳，服小青龙胃口已开。连日午后颇有寒热，正当暑湿流行之际，恐成疟疾。且与通宣三焦。

茯苓皮五钱，杏仁三钱，姜半夏四钱，生薏仁五钱，小枳实三钱，青蒿二钱，藿香梗三钱，白蔻仁一钱五分，广皮三钱。

煮三杯，分三次服。（清·吴瑭《吴鞠通医案·卷三》）

陈，十六岁。少年而体质本弱，六脉弦细而软，五更咳嗽，时而吐血，应照阳虚夹饮吐血论治。又劳者温之治法，与小建中汤加茯苓、半夏。

炒白芍六钱、姜半夏三钱、生姜三大片、桂枝四钱、云苓五钱、胶饴八钱化入、炙甘草三钱、大枣去核两枚。

多服为妙。

沈，二十岁，正月二十九日。六脉弦细若丝，阳微极矣。咳嗽便溏，纳食不旺，由上焦损及中焦，所以致损之由，初因遗精，继因秋伤于湿，冬必咳嗽。外邪未清，骤然用补，使邪无出路，致咳嗽不已。古谓病有三虚一实者，先治其实，后治其虚。现在喉哑治实，先与提肺气，治虑与诸虚不足之小建中汤。

苦桔梗四钱，杏泥二钱，云苓五钱，生甘草二钱，生苡仁五钱，姜半夏四钱。

煎两杯，分二次服。

二月初六日。六脉弦细之极，阴阳俱损，急需用补，以外感未净，喉音未清，暂与理肺二帖，后再诊。

苦桔梗二钱，甜杏仁四钱，姜半夏三钱，生甘草二钱，茯苓四钱，冰糖四钱，鲜芦根四钱。

煮三小杯，分三次服。（清·吴瑭《吴鞠通医案·卷四》）

咳呛、秽痰、气喘，脉软中虚，肺络受伤也，殊非轻恙。

制于术、川百合、麦冬、云茯苓、川贝、茅根、北沙参、生蛤壳、橘白、桑叶、知母。

刘，十七岁，乙酉五月二十四日。三月间春温，呛咳见吐，现在六脉弦细，五更丑寅卯时，单声咳嗽甚，谓之木扣金鸣，风本生于木也。议辛甘化风，甘凉柔木。

苦桔梗三钱，连翘三钱，银花二钱，甘草二钱，薄荷一钱，鲜芦根三钱，桑叶三钱，麦冬三钱，细生地三钱，茶菊三钱，天冬一钱。

二十八日。咳嗽减，食加，脉犹洪数，左大于右。效不更方，再服四五帖。

六月初二日。木扣金鸣，与柔肝清肺已效，左脉洪数已减，与前方去气分辛药，加甘润，沙参三钱，玉竹三钱，麦冬三钱，冰糖三钱。（清·《吴鞠通医案·卷五》）

善连，杨。前投清肺化邪、清心安神方，诸恙渐退，胃纳亦增，复因烦劳伤阳，风温乘隙而入，微寒而热，咳嗽又甚，痰多色黄，中夹粉红，气急，头汗，溺黄舌白，脉濡数弦，明属复感。所以诸恙皆来急，宜清热化邪，毋使喘汗复盛。

西洋参二钱，杏仁二钱，牛蒡子一钱五分，羚羊角一钱五分，川贝母二钱，丹皮一钱五分，桑白皮一钱五分，枇杷叶两片，天竹黄二钱，茅根四钱，地骨皮一钱五分。

潞仲，朱。温烦劳伤阳，肺卫疏豁，冬温风燥之邪实于肺卫。初起即见微寒而盛热，咳嗽，错语，迄今旬日，燥热气急，呼吸有音，痰浓而少嗽，甚不爽，头痛虽罢，耳鸣、颧红、唇燥、舌干、苔白有裂、咳引胸胁隐痛、脉寸关俱滑数而促，此冬温客肺之重症也。八旬高年，素有肠痔，津液久虚，今肺脾喘咳邪无出路，最易劫津涸液，痰胶气喘益甚，头汗最防骤脱，慎勿因小有郁怒滞气，抛荒主病。盖虽小有食滞，今已大便一次，腹右有块不过肠滞未尽，肺与大肠表里也，润肺即可通肠，故此时以滋气化痰急救肺，以存津液为要着。（清·张千里《千里医案·卷一》）

杭州，吴。春初咯血不多，越数日咳嗽即作，迄今不止。右胁背时痛，蒸热舌胖，苔黄，脉濡，左小弦数。此属肺胃湿热蒸郁。伤络则失血，阻气则作咳也。体固气血两虚，然兴利必先除害，宜急清养肺胃，以和络止嗽为先，毋使久嗽成损。

西洋参一钱五分，陈皮一钱五分，杏仁二钱，冬瓜子三钱，川贝母二钱，茯苓二钱，米仁三钱，鲜生地三钱，桑白皮一钱五分，炙草四分，枇杷叶两片，芦根八寸。

杭州，张。肺胃阳虚，饮聚为咳。八九年来举发无时。去春至今，竟无虚日。痰稠不爽，时或呕酸，口燥消渴，动辄喘急，头晕，耳鸣，心悸，便急。脉右虚弦，左沉涩。精气既虚，肺咳难化。虽根株未易剪除，希冀作止有时。

西洋参一钱五分，阿胶二钱，海石粉二钱，榧子肉冰糖拌七粒，甜杏仁二钱，桑白皮一钱五分，鲜生地三钱，川贝母二钱，款冬花一钱五分。

骥邨，严女。夏季痰中带血，血虽不多，而干咳至今不止。素有便溏，呕酸，胃纳甚约，经行迟而腹痛，舌鲜无苔，脉数而大，此属脾胃素虚，气血少资生之本。木郁则乘土，火炎则烁金。久延最易成损，调复亦颇难速。

西洋参一钱五分，陈皮一钱五分，驴皮胶二钱，川百合四钱，大麦冬一钱五分，茯苓二钱，川贝母二钱，白蒺藜二钱，怀山药二钱，炙草四分。

嘉兴，陈。初起寒热、头痛、咳嗽、汗泄，明属风伤肺卫为病。奈气体素虚，向有肝郁，今肺既不宣肝必易逆，挟饮阻络，上干清阳，以致咳逆痰薄，左胁引痛，舌苔厚白，干而不渴，胸脘痞闷，不饥少食，溺黄而少，便干而坚。此饮阻络痹，气亦膹郁也。呃逆频出，咽左激痛，甚或气冲至巅，耳鸣头晕，此肝阳化风郁而为热也。总而言之，始则外风引动内饮，继则外风引动内风。迄今八九日，外风将化，而痰饮肝风反扰攘不解。脉右寸及左三部皆近数，急须清金以制木，通阳以和饮，虚体不宜病魔久扰。

江宁，席。易感善咳，咳逆痰清，此肺气损而卫外之阳弱也。既经多年，肺阴已虚，以致近年来音气易涩矣，脉虚濡，右手兼有小弦之象，宜滋肺气养肺阴，时时调理，毋使失血失音之流弊。

西洋参一钱五分，广橘红一钱五分，紫菀一钱五分，白蜜三分，杏仁二钱，驴皮胶二钱，牛蒡子一钱五分，糯米百粒，川贝母二钱，炙甘草四分，马兜铃一钱五分，枇杷叶两片。

南浔，钱。血后之咳，治之本难，不过蓄血与虚损之血，稍有间耳，今进和补阳明法，神气渐旺，或可渐图恢复。然治咳正须时日，断难欲速也。

潞党参一钱，川贝母二钱，茯苓二钱，泽泻一钱五分，大熟地三钱，黄芪一钱五分，橘皮一钱五分，驴皮胶二钱，甜杏仁三钱，炙草四分。

石门，陈。去夏之陡然吐血，当是湿热蒸伤阳络，络空则湿热乘虚而入，留酿为饮。饮咳至今，虽有盛衰，究未停息；饮之所聚，虽由血去络空而饮之所生，实由阳虚湿胜。故夏秋胃纳虽和，而体乏无力，右腿时痛也。比因新寒引动宿饮，身热汗多，咳而兼呕，周身络痛而左胁为甚，且至气逆胃钝，卧偏着左，吸气失气，便溏溺赤，口腻舌白，脉象沉弦，左手兼数沉。弦为饮，左数为肝胆虚热，大抵饮踞于胃，则右降不及肝胆，风木乘胃之虚，则左升有余矣。和胃以涤饮，平逆以清络。胃和则饮咳可缓，而谷气可复。逆平则络痛可止，而血不妄行。

西洋参一钱五分，制半夏一钱，归须一钱五分，海石粉二钱，陈皮一钱五分，甜杏仁二钱，旋覆花包一钱五分，竹茹七分，云苓一钱，米仁二钱，冬瓜子三钱，芦根八寸。

石门，吴。烦劳阳虚之体，加以嗜酒积湿，湿浊酿痰，故素有善咳、脚气等症，今因新寒外袭，宿饮内动，初起恶寒、鼻塞、清涕、喘咳、不得卧，痰虽来而气仍逆上，痰气壅于中，湿热脚气动于下，加之阳素虚而血又动，安内攘外，何恃毋恐，姑拟定喘化痰顺气和络法。

潞党参二钱，驴皮胶一钱五分分二次入，冬瓜子三钱，川贝母二钱，芦根五钱，橘皮一钱五分，旋覆花包一钱五分，炙甘草四分，丝瓜络三钱，云苓二钱，海石粉二钱，薏苡仁三钱，杏仁二钱。

硖石，马。自春至今，咯血竟无虚月，秋仲大吐血，血去络空，胃脉逆上，遂至饮聚咳逆。迄今饮浊，日以碗计，形寒，食少，便溏，上气不得卧脉虚滞，右滑数。上损及中之候，调复极难，宜静养缓图之。

党参二钱、麦冬一钱五分、款冬花一钱五分、茯苓二钱、法半夏一钱五分、海石粉三钱、怀山药二钱、蛤壳三钱、全福花包一钱五分。

后咳逆至三月余，自然胃脉虚，易以逆举。今饮浊虽少，而痰浓难出，咳逆不得卧，便溏，脉数而促。损症及中，本难挽回。姑拟静药养胃，以阖阳明。

潞党参三钱、茯苓二钱、大熟地三钱、莲心十粒、炒香扁豆三钱、川贝三钱、驴皮胶二钱、甜杏仁二钱、山药二钱、炙甘草四分。

新市，郑。咳复作，痰少不厚，时有肝气左升腹痛，得呕泄始平，脉体本弦长，今弦兼滑长兼洪，左尤甚，饮咳本宜甘温以和之，所谓饮家咳不治咳也。今既肺降不及，肝升有余，甚至痰滞凝血，宜从湿痰挟火之例矣。

法半夏一钱五分，旋覆花包一钱五分，蛤壳三钱，竹茹七分，陈皮一钱五分，代赭石二钱，小川连三分，桑叶两张，茯苓二钱，海石粉二钱，炙草五分。

又咳势较缓，痰之厚者仍少。脉弦，左仍带滑，不过洪滑较减耳。舌苔白里半犹黄腻，饮咳既久，挟湿又兼肝气。当先为清肝化湿，以衰其助，况时届湿土，亦因时制宜之法。

法半夏一钱五分，陈皮一钱五分，蛤壳三钱，海石粉二钱，生冬术一钱五分，茯苓二钱，丹皮一钱五分，小川莲三分，白蒺藜二钱，茵陈草一钱五分，桑叶两片，竹茹一钱。

又咳逆夜甚，晨则痰饮较多，近加喉糜音欠爽亮，脉右较平，左仍弦滑，寸部尤甚，痰饮既未和，肺气失清，又挟时令之热而为喉糜，人迎脉盛，必有外感，非必心阳上亢也。宜参金水化痰法。

元参一钱五分，马兜铃一钱五分，甘草四分，桑叶一钱五分，紫菀一钱五分，牛蒡子二钱，天竺黄二钱，竹茹七分，杏仁二钱，川贝母去心二钱，丹皮一钱五分。

又血后咳逆至三月余，自然胃脉虚，易以逆举。今饮浊虽少，而痰浓难出，咳逆不得卧，便溏，脉数而促。损症及中，本难挽回。姑拟静药养胃，以阖阳明。

潞党参三钱，茯苓二钱，大熟地三钱，莲心十粒，炒香扁豆三钱，川贝三钱，驴皮胶二钱，甜杏仁二钱，山药二钱，炙甘草四分。

湖州，杨颜。上年五月咯血不多，即有胁痛咳逆，迁延至今，内热脉数，咳既不止，左胁复痛，自然络血复动矣。若咳久不止，最易成损，急宜养阴滋气，先期热退胁和，然后力图咳止。

大生地三钱，白芍一钱五分，驴皮胶二钱，石决明三钱，地骨皮一钱五分，丹皮一钱五分，泽泻一钱五分，怀山药二钱，川贝母二钱，茯苓三钱，炙甘草四分。

嘉善，许。向有干咳气逆之症，每发必咳甚，不能平卧。向发于冬时为盛，此心火凌金之咳，既经多年，肺胃阳络受其冲击久矣。当此流火烁金之令，络血妄动，烦渴内炽，须进甘凉，所由至矣。今脉芤虚而静小。论症情尚可无碍，但肺金素虚，心火易炽，静养善调，究不可忽。

西洋参二钱，杏仁二钱，川贝母二钱，元参一钱五分，鲜生地三钱，金石斛三钱，莲子十粒，枇杷叶两片，驴皮胶二钱，益元散二钱，藕节两枚。

嘉兴，陈。前年冬，陡然咳嗽，吐血过多，遂致两年来咳嗽竟不肯止。内热时寒，痰多食少、舌光、口燥、肉削、神疲，脉象沉细虚数。胃肾两虚，虚则成损。若能屏弃一切，恬神静养，或尚有挽回之望，然治法先宜养胃，不可紊也。

西洋参一钱五分，杏仁二钱，生扁豆三钱，炙甘草四分，麦门冬一钱五分，川百合四钱，驴皮胶二钱，榧子肉冰糖炒七粒，川贝母二钱，怀山药二钱，女贞子二钱。

又去冬咳嗽而失血，血虽不多，屡发无已，迄今仍有凝血、痰薄、头胀、消渴、汗多、时或脘腹痞胀，脉弦右甚。此胃湿内蒸肝阳上逆，因之肺不清肃络血时动，宜清肝胃以理肺，务使喘止。

西洋参一钱五分，茯苓二钱，小川连三分，丹皮一钱五分，陈皮一钱五分，杏仁二钱，白蒺藜二钱，桑叶一钱，川贝母二钱，蛤壳三钱，黄芩一钱五分，藕节两枚。

又春间肺感，身热、咳嗽、胸痛，以致血症复发，嗣后竟似遇节必发者，肺络未为清养也。环唇赤瘰，亦属肺胃之火，病发则火内扰，故外反似退也。血症不宜屡发，宜先清上脘之膜胀无虑也。

大生地三钱，旱莲草二钱，川贝母二钱，丹皮一钱五分，驴皮胶二钱，西洋参一钱五分，白蒺藜二钱，藕节两枚，女贞子三钱，金石斛二钱，炙甘草四分。

嘉兴，缪。每日午后必觉脘痛，已十数年矣。去春咳嗽起至今，吐血后，咳逆蒸热，舌白、溺黄、胃钝、脉虚。素来酒多谷少，中阳大虚，慎勿轻视。

潞党参三钱，陈皮一钱五分，泽泻一钱五分，炒扁豆三钱，怀山药二钱，茯苓二钱，蛤壳三钱，榧子肉冰糖炒十粒，制半夏一钱五分，麦冬一钱，炙草四分，竹茹一钱。

临平，钟。体肥，阳明偏旺，幼即患头痛兼吐痰血。近年来，酒热助胃湿火，痰浊益甚。今春来，咳嗽痰血较去秋更剧，便难，胃钝，气逆火升，脉弦滑数。此皆阳明失降，痰火内蕴，宜通降宜清养阳，已能戒酒，可望全愈也。

西洋参一钱五分，知母一钱五分，苏子一钱五分，鸡距子二钱，煨石膏二钱，杏仁二钱，米仁三钱，枇杷叶两片，川贝母二钱，陈皮一钱五分，茅根四钱。

马窑，陈。痰饮为咳，起于秋季。虽经屡次失血，甚少至春叉复稍来。是春木隐隐勃动，上扰阳络，故复连吐三日，血去过多，凡咳而兼呕，痰薄而稠，本属胃家。痰饮为咳，咳久则胃脉逆上，血热沸涌，所以上越过多。今虽脉象静小，而咳引胸痛，便难口燥，多梦纷纭，尚属阳明气火上壅，未能通降，犹恐络血复动。急宜清肺疏腑，以化热安络为要。

西洋参一钱五分，杏仁二钱，粉丹皮一钱五分，米仁三钱，鲜生地三钱，橘红一钱五分，参三七一钱，藕节两枚，犀角尖六分，苏子一钱五分，白芍一钱五分。

泗安，赵。失血屡发，已三四年。今夏独多，近更咳逆，痰稠带血，加以额胀、耳鸣、头晕、口渴、胸闷、溺黄，脉象芤弦，此由肝郁而致胃热、血虚而复受凝暑也。先清暑化气以理其标，徐止其咳以怡其本，舒郁却虑，尤为静养之要图。

西洋参一钱五分，橘红一钱五分，丹皮一钱五分，荷叶一角，甜杏仁二钱，金石斛三钱，茜草根一钱，益元散包三钱，川贝母二钱，鲜生地三钱，枇杷叶两片。

上柏，李。上年夏秋寒热往来，继以吐血过多、痔疡，遂致咳嗽，右腹时痛。近进附桂等剂，咳逆益炽，咽痛皆发，脉数。最防络血大来，深为可虑。

小生地三钱，西洋参二钱，杏仁二钱，炙草四分，金石斛二钱，川贝母二钱，陈皮一钱五分，白芍一钱五分，青皮八分，元胡索一钱五分，荔子核两枚。

石门，颜。自幼阳弱腠疏，易感善咳。去秋至今，咳嗽不止，遂致失血屡发。血症初起，原为惊悸优郁而来，至于咳久，则阳络勃动，所以仲冬及仲秋两次所吐较多也。血屡去则阴亦虚，身热哺盛，口燥咽痛。侧左则胁痛，侧右则气逆，此肝升太过，肺降不及，自然之理也。凡失血家最忌咳，况咳久至半年有余耶，今脉象芤虚弦迟，尚无燥扰动数之弊。然气血两虚已有明证，惟宜耐心却虑，善自调养，期其缓缓热退嗽止，不致延成损怯为幸。

西洋参一钱五分，丹皮一钱五分，杏仁二钱，川贝二钱，炙草四分，驴皮胶二钱，地骨皮一钱五分，米仁三钱，冬瓜子三钱，茅根五钱，枇杷叶两片，鲜生地四钱蜜炙，紫菀一钱五分。

桐乡，曹。吐血起于去夏，至今屡发而多，多为胃络之血，然不能左卧，咳而兼呕且有滑泄，是胃兼肝矣。今胃钝，舌白，脉右细弦、左反虚小而静。脉左静是血症之佳兆，然细弦是肝邪阴脉，今偏见于右，当是木乘中土，胃不降而肝过升，以致阳络之血上溢不止也。肝胃皆宜降，议以静药降之。

大熟地二钱，白芍一钱五分，驴皮胶二钱，川百合四钱，紫石英二钱，紫菀一钱五分，潞党参三钱，沉香三分，怀山药二钱，蕲艾一钱五分，款冬花一钱五分，童便半盏。

又血止后咳逆未罢，仍难左卧。畏寒是阳虚胃弱，偏卧是气竭肝伤，脉微弱，神虚怯，根蒂未固，风浪难经，血之暂止不足恃，再发深为可忧，宜乘平时急为补养。

照前方去款冬、紫菀、蕲艾、沉香、童便，加蜜炙黄芪一钱五分，川贝母二钱炙，甘草四分。

桐乡，孙。秋冬咳逆少痰，匝月复。继以吐血，血后咳逆，无故反加胸次隐痛。此属阳虚痰饮，内踞久则胃络血涌。血去之后，烦劳不能静养，以致痰饮瘀血膹郁中宫。今喘咳、短气、舌黄、脉弦，凡胃脉逆上，血家大忌，论症颇非轻浅。

潞党参二钱，陈皮一钱五分，沉香三分，驴皮胶二钱，旋覆花一钱五分，茯苓二钱，炙草四分，参三七一钱，炙大黄芪一钱五分，苏子一钱五分，新绛一钱。

屠镇，朱。滑泄，舌心光，苔腻，此属心胃虚热，湿火下注。冬来交节，辄见咯血，蒸热，溺黄，脉濡弦，亦属湿热蒸郁之象。未可遽进壅补，反助相火。

西洋参二钱，陈皮一钱五分，粉丹皮一钱五分，莲子十粒，金石斛三钱，茯苓二钱，泽泻二钱，藕节两枚，驴皮胶二钱，米仁三钱，川贝母二钱，茅根四钱。

西鸡河，沈。酒客，吐血每发必多，已经数年，血去既多，自然疲惫。今秋以来渐增咳逆，入夜着枕即咳，是胃脉上逆而阳不恋阴也。脉右细促数，左细弦数，论症颇非轻浅矣。

大熟地四钱，天门冬一钱五分，川贝母二钱，紫石英三钱，麦门冬一钱五分，驴皮胶二钱，海石粉二钱，炙甘草四分，大生地三钱，甜杏仁二钱，茯苓二钱。

斜桥，程。肺胃素有郁热，加以烟酒辛泄耗气助热，是以咳久未止，又复咯血，血虽不多，而热势夜甚。脉右浮滑数，头晕舌黄。此属胃湿，因时而蒸动也。议清气络以消痰化湿除热为先。

米仁三钱，桑皮二钱，丹皮一钱五分，地骨皮一钱五分，杏仁二钱，瓜蒌二钱，川石斛三钱，通草七分，紫菀一钱五分，象贝三钱，茅根四钱，芦根八寸。

余杭，费。咳嗽三四年，时或失血。去秋以来，更加便血，溏则不多，溺浑，脉弦大，肺，胃、大肠湿热蒸郁，久而不化，阴阳之络皆伤矣。然治咳难而治血易，宜先戒酒。

西洋参二钱，杏仁二钱，炒荆芥二钱，椿根白皮三钱，川贝母二钱，茯苓二钱，炒冬术一钱五分，柿饼半枚，驴皮胶二钱，炙草四分，荷叶一角。（清·张千里《千里医案·卷三》）

德清，沈。咳嗽音窒，气逆，数年来易发难已，是肺气之虚痹久矣。虚痹则治节不行，而通调水道下输膀胱之职弛，而水气泛滥，中土卑湿，不能枢运矣。况肿喘并盛，脉濡舌鲜，理宜先理中土，慎勿欲速，遽投温热滋腻，有碍脾胃。

潞党参二钱，甘草四分，大腹皮一钱五分，米仁三钱，蜜炙麻黄三分，陈皮一钱五分，桑白皮二钱，生姜皮三分，杏仁二钱，茯苓皮四钱。

嘉兴，王。向有失血频发，据述情状自是胃络怒伤之血。今春外感，咳久肺伤，复致吐瘀。近来寒热咳嗽皆止，而动辄气逆，脉坚弦。弦为饮，坚为肝阴虚。阴虚则肝无以养，饮聚则气易上逆也。（清·张千里《千里医案·卷四》）

归安，徐。初起寒热不常，而咳嗽较盛，继以间日疟状四作，寒热俱甚，呕逆，汗多，便溏或泻，咳痰浓而黄，舌苔白腻粗厚，脉象弦滑之中反似有力。可见初起原是新凉引动伏饮，因素体多痰聚饮，蓄之既久，则出之必多，阻遏肺胃则寒热交战，即所谓无痰不成疟也。今据脉象，痰饮之留于中者尚多，必须缓为清化，毋任逗遛致生他变。

羚羊角、杏仁、川贝母、炒黄芩、天竺黄、橘红、西洋参、枇杷叶、姜炒山栀、云苓、宋半夏。

海盐，杨。咳嗽半年余。冬至节一阳勃动，卒然腹痛加以咽痛音哑，足跗肿痛不能履地，此即肺虚极而子来救母，所谓肺热痿躄，脉小弦促数，急须养肺阴为要。

驴皮胶二钱，炙草四分，知母一钱五分，大生地三钱，马兜铃一钱五分，杏仁二钱，米仁三钱，川黄柏二钱，牛蒡子二钱，川贝二钱，枇杷叶两片去毛。

徐家滨，陈。体疲无力久矣。两旬来，咳嗽，即继右胁肋痛而浮肿，气逆不能转侧。越数日，必稠痰大出，胸闷、臂肿、面浮、不能纳食、大便五六日一更衣，颇干涩，今又鼻衄，脉濡。此肺脾络伤，瘀阻饮聚，防成内痈，慎勿轻视。

米仁三钱，川贝母二钱，紫菀一钱五分，甜葶苈四分，桃仁七粒，鲜生地三地，桔梗三分，芦根八寸，橘红一钱五分，西洋参一钱五分，枳壳八分，丝瓜络三钱。（清·张千里《千里医案·卷五》）

徐。老年上盛下虚，呛嗽上气，声哑嗌干，咳则起坐，卧不安枕，溺黄便硬。此由温邪化燥、渐传入腑，脉虚涩，两寸俱大。治仍清上。

用生地、麦冬、竹叶、沙参、贝母、玉竹、山栀、甘草、枇杷膏，数服遂平。（清·林珮琴《类证治裁·卷之一》）

李。春温痰火壅肺，宵咳上气，卧不著枕，心神恍惚，脉浮洪，舌绛口干溺赤。治宜肃清太阴，兼佐除烦。

杏仁、蒌仁、桔梗、贝母、豆豉、山栀、连翘、枇杷叶、蔗汁。

二服嗽稀得寐，因远客劳神，心营耗损，参用养营安神。

生地、百合、枣仁、杏仁、茯神、贝母、沙参、甘草。

二服心神安，胃阴亦复，可冀加餐，嗣因内人语言枨触，气郁生涎，改用温胆汤而痊。

李。肩挑伤力，咳嗽胸痛，其损在肺。

用黄芪、潞参、茯神、百合、贝母、杏仁、当归、白芍、甘草、红枣。

二服即应。此从安肺汤加减，经所谓损其肺者益其气也。

毛。久嗽夜甚，晨吐宿痰酸沫，脉右虚濡，左浮长。已似木气贯膈犯肺，乃因臂痛，服桂枝、川乌等药酒。肺为娇脏，不受燥烈，呛咳益加，喘急上气，此为治病添病。当主以辛润，佐以酸收，经所谓肺苦气上逆，以酸补以辛泄也。清肺饮去桔梗，加白芍、苏子、桑皮（蜜炙）。

数服痰咳稀，喘亦定，但纳谷少。用培土生金法。

去桑皮、五味，加山药、苡米俱炒、潞参、茯神、莲子、炙草、南枣、粳米煎汤，数服而食进。

杨氏。秋间呛嗽，子午刻尤甚，咳则倾吐，晡后热渴面赤，经期错乱。此肺受燥邪，不同肃降为标；金受火克，不能生水为本。急则治标，先于润剂兼佐咸降。用杏仁、蒌仁、苏子、半夏、丹皮、麦冬、百合。

三服咳吐已止，能纳食而虚火已退。

后用燕窝清补肺气，再用六味丸料，加白芍、五味、淡菜熬膏，蜜收服愈。（清·林珮琴《类证治裁·卷之二》）

凫溪，邵某翁，四旬有一。道光丙申暮春下浣起病，自用姜葱复汗不愈，来寓就诊。按其脉，浮数兼之弦劲，左寸弱。询其初起不发热而恶寒，次口发热微恶寒，兼之头痛身痛，烦渴溲黄，咳吐痰血。到第三日，惟热不寒，自汗而渴，舌色深红，咳即左胁刺痛，出痰如脓。

细生地二钱、玄参心二钱、连翘心一钱、麦冬去心二钱、金银花四钱、川贝母去心八分、天花粉一钱、生甘草八分。令服二剂而愈。（清·程凤图《启蒙医案·邵某风温入营证治》）

南昌谷步垣先生室人，病咳嗽气喘，每夜呕吐白痰碗许，调治数月而食少肌瘦，倚床坐卧不能就枕。前医谓年老之脉不宜过旺，今洪大有力，疑为真脏脉见，嘱其料理后事。余诊之果洪大搏指，全不与病相符，或者天年素定，自当舍脉从症。阅前方悉滋阴清热之药，盖因作痰火医治，权伤脾胃，故饮食尽化为痰，咳嗽安有宁日乎？且面白唇淡，口不作渴，平素喜饮热而不喜饮凉，宜于夏而不宜于冬，其为寒体可知，何所据而为热也？余投以理脾涤饮、温中补火之药，服至半载，乃得脾胃强健，痰饮渐消、气促渐平、饮食加而精神倍，享有高年，其在斯矣。（清·方略《尚友堂医案·治咳嗽气喘》）

南昌吴君式齐。患伤风咳嗽，恶寒发热，鼻流清涕，每日寅卯时，咳嗽更甚。屡食杏仁、海带清燥润肺之品，毫不见减，虽咳久痰中带血，然守不轻服药之戒。令叔学山先生迎余诊视。两寸脉浮，两关脉滑，两尺俱迟，咳嗽重浊，三五声方有痰出。余曰：此症初起属风邪伤卫。何至迁延两月？总由脾虚生痰，痰滞结胸多兼服一派清凉，阻遏肺气，肺旺寅卯而主皮毛，腠理密固，邪无出路，故发热恶寒而平旦咳甚；且饮食入胃，所生之血不俟传布周流，被咳掇出，昔贤所谓"伤风不醒变成痨"是也。症系感冒风寒，非传经热邪，故久居太阳而不传他经。因用桂枝汤去白芍，加苏梗、桔梗、防风、神曲、楂肉，热服三四剂，津津有汗，寒热俱解，唯咳嗽益勤。复诊寸脉仍浮，乃以苏桔二陈汤加白蔻仁，接服三四剂，咳嗽始不费力。初吐浓痰，继吐白痰，末吐清痰。调治月余，服至二十剂，总以前方为加减，乃得脉静咳宁。处膏粱之家，能任余忌荤禁生冷以收全功，何其快哉！（清·方略《尚友堂医案·治伤风咳嗽》）

南邑饶宇清先生，年逾六旬。

素患痰饮咳嗽，动则气喘。迎余诊治。左手三部脉长有力，真阴充实无疑，惟右手三部脾虚气弱，真阳不足。医家不明阳生阴长之理，专务滋阴。一见痰饮，便谓是火，《内经》云：痰之本水也，水不润下而僭上，火衰可知。一见咳嗽，便认肺热，《难经》云：形寒饮冷则伤肺。一见气促，便投以疏顺，不知丹田失温，气不归原所致。

余以桂附理中汤加故纸、益智、杜仲，以扶阳固气，大剂煎服，气匀痰清，咳嗽稀减。因有他适，乃定丸药方以善其后。越岁见先生于省垣，身其康强，举欣欣然有喜色而相告矣。

定丸药方：

黄芪酒炒、党参米炒、白术土炒、结茯苓、炒枣仁、净枣皮、熟附片、西砂仁、炒杜仲、菟丝饼、巴戟天、金狗脊、破故纸、黑沉香、益智仁、母丁香、炒小茴、炒胡巴、蛇床子、鹿鞭切片、牡蛎粉炒成珠，其碾末。

煨姜四两，煎汤和丸。（清·方略《尚友堂医案·治痰饮症》）

吾井轩叔季子祛繁。体气素薄，每因寒滞而咳嗽，因咳嗽而失血，医者投以六味地黄汤，戒食姜椒煎炙，嘱以静而勿劳，喜而勿怒，然受寒则发，荤茹则发，一岁之中少安而多病。庚子秋，嘱余诊治时已合就六味丸矣。余曰：古人论失血症，半由肺热胃火，今人治失血症，专尚寒凉滋阴，不知血属阴类，位卑而亲下，今越中上二焦而从口咳出，是脾阳不运、胸阳不布而阴血始得上僭。彼阳旺之人，任劳心劳力、大恼大怒，从未见有失血者，盖动则生阳，气血散于四肤，静则生阴，气血凝于脾胃，偶有所触，痰与血乘机而出，虽欲止之而不能。千古以来惟喻、舒二公专重理脾涤饮。今六脉迟弱，本属中寒疾饮，正宜补火生土，益气健脾，则血自安其位而不妄行，兼食姜椒以助其阳，习劳动以鼓其气。依方调治半载，诸症悉除，喜吾弟坚信不疑，因识之。（清·方略《尚友堂医案·治咳嗽失血》）

新建陶君瘦珊。咳嗽发热已经半载，屡服滋阴润肺之品，时愈时发，诣省就医，延余诊治。切得左手寸脉三至而弱，肝脉四至，重按不弦，余皆不足。论夏月心脉当旺，今不旺则为失令。据咳嗽有痰，则为形寒伤肺，故面色青白，据午后发热则为阳邪陷入明分，若阻亏内热，何以脉不沉数？口不作渴？果内脏有热。非服凉药不解，何以每日间有退伏？能起能伏，唯寒痰之往来耳。且寸为阳，寸脉弱，阳气虚也；脾主四肢，四肢冷、脾有痰也。脾喜温恶湿。痰之本，水也。水临土位，制其所不胜。必使脾胃强健，而后气血之源裕，周流四体，痰亦无从而生也。即两尺俱虚，法宜阴阳平补。要知阳生阴长，补右尺而左尺自旺。要知阴长阳消，彼滋阴之药由口入胃，是肾未受荫而胸中与脾中之阳气先伤，既滋痰而咳不能止，复减食而肌肉渐消，非善治也。（清·方略《尚友堂医案·论咳嗽发热症治》）

杨州江都祝晴湖先生三乃郎。于乙巳仲春病患发热咳嗽，服药旬余未效。延余诊治。左手脉浮，右手脉弱，系风伤卫症而兼寒滞有痰。投以桂枝汤去白芍，加苏梗、桔梗、防风、半夏、陈皮、神曲、楂肉二剂，汗出热解，唯咳嗽更甚。复诊知表过邪已去，中寒宜温。用六君子汤加炮姜，服之而愈。丙午新春，又患发热咳嗽，复迎余诊。授以桂枝原方，汗出热退而咳嗽不减。察其唇红口渴，大便五日未解，知为热伤津液，浊气上干清道，以至咳嗽不宁。因用肉苁蓉、油当归、火麻仁、白蜜，服二剂而便通思食，但咳犹未止，仍然面赤唇红，口气粗莽。想是肺经郁久，蕴蓄为热。以泻白散加麦冬、梨汁服之而痊。同一伤风咳嗽而虚寒肺热，症治各异，有如此者。（清·方略《尚友堂医案·论伤风咳嗽寒热异治》）

熊友漱玉。咳嗽发热，头背手足恶寒。诊得六脉沉弱。伤寒书云：少阴脉沉反发热，麻黄附子细辛汤。今因气虚脉弱，故不用麻黄细辛，而用桂枝附子汤，二剂而愈。（清·方略《尚友堂医案·治伤寒脉沉》）

奕山咳嗽，痰中挟血治验。

张奕山，年十五岁。咳嗽数日，痰中挟血。案云：脉来细数，幼年咳呛痰红，最防成怯，速于调治，尚可图维。

北沙参三钱，紫菀一钱半，冬桑叶一钱，血余五分冲，叭哒杏三钱去皮尖炒，款冬花三钱，旱莲草一钱半，蛤壳三钱煅，加入中白三分冲。

服三帖，咳停血止。（清·孙采邻《竹亭医案·卷之二》）

介休宋仁伯咳久痰红治验。

介休，宋仁伯，年二十九岁，丁丑季冬。咳久伤肺，近日痰中见血，色带紫红，右寸细数。肺金火郁，法宜清降。西人最喜啖面、食辛酸、饮火酒，俱当深禁。

老枇杷叶三钱拭毛蜜炙，叭哒杏三钱去皮尖，陈皮六分，甘草六分，人中白八分，生蛤壳四钱，血余六分研细冲，加藕节五个打碎同煎。

服此，瘀血稍减，痰终黏厚，胸中嘈杂易饥，咳嗽仍带痰红。

复诊：用鲜石斛、茜草、苏子、人中白、茯苓、山药、甘草、叭哒杏等，煎好去渣，仍以血余冲服。服后咳稍平，痰血三四次，较前又少。第脉象细小无力，而尚东奔西走，日行数余里。肺气虚，加之劳力，冬寒不避，现在咳血未除，尤难胜任，何西人之不自量也。

又，复诊方：北沙参二钱，款冬花三钱，百合四钱，紫菀一钱半，侧柏叶四钱炙，人中白一钱，降香八分，甘草八分，叭哒杏三钱去皮尖，加血余一钱研细冲。

服后痰红大减，即于是方略为损益。连服数剂，颇为合宜。

又，复诊方：咳嗽渐缓，痰红未尽，腹中时疼，疏补为宜。

淮山药三钱炒，百合三钱，款冬花三钱，旱莲草二钱，生蛤壳三钱，人中白一钱，黑苏子一钱半炒，侧柏叶三钱炙，广木香六分，甘草八分。

服五剂，痰血偶见，咳呛渐平，腹疼已止。即此方去旱莲草、蛤壳、木香，加白扁豆、茯苓辈，五帖而安。

舅兄陆古堂四郎嘉征风邪客肺治验。

舅兄上舍陆古堂四郎嘉征。风邪客肺，挟痰而咳，拟降气豁痰法。

老苏梗一钱半，马兜铃一钱，杏仁三钱研，生甘草五分，赤茯苓二钱，前胡一钱半，橘红一钱，桔梗一钱，加白萝卜汁一酒杯冲。

服两帖，浓痰大减，咳去七八。

复诊：原方去苏梗、前胡、桔梗，加半夏曲、冬桑叶、黑栀皮。

两帖而愈。（清·孙采邻《竹亭医案·卷之三》）

治陈元隆咳嗽，痰不易出，肺脾气虚之验。

陈元隆，年逾五旬。咳嗽，痰稠不易出，脉右虚弦。肺气亏而中气虚，速治为妥。

北沙参三钱，款冬花三钱，叭哒杏三钱去皮尖，苏子一钱半炒，冬桑叶一钱半，炙甘草八分，白茯苓二钱，百合三钱，加老枇杷叶三大片拭毛蜜炙。

服三剂，咳平，痰易出，少有喘咳未除。肺气渐降，脾土尚欠温和。于益气养肝中少佐补火生土法，是谓上策。

复诊：方附后。西党参二钱，淮山药三钱炒，白茯苓二钱，百合三钱，建莲肉三钱去心炒，制首乌三钱，女贞子三钱，甘草八分炙，叭哒杏三钱去皮尖，益智仁二钱，加紫衣胡桃肉两枚。

服四帖而痊。（清·孙采邻《竹亭医案·卷之四》）

忻州连涌泉咳嗽，痰不易出，气喘不能卧治验。

忻州连涌泉，四十八岁，辛卯二月十八。咳嗽痰不易出，气喘不能卧，胸脘不爽。痰火闭于肺胃，气壅于上不能下降耳，议降气、化痰、定喘法。

黑苏子二钱炒，制半夏一钱半，款冬花三钱，橘红一钱，旋覆花三钱生绢包扎，桑白皮一钱半蜜炙，莱菔子三钱炒，前胡一钱半，白杏仁三钱，鸡内金二钱炙，加白萝卜汁一酒杯冲，白冰糖三钱冲。

服一剂，喘咳大减，可以步行，非前之动辄气逆可比，且知饥，渐能进食，再剂而愈。

徐绳武。咳嗽匝月，痰出不易治验。

徐绳武，年逾二旬。咳呛匝月，痰不易出，午后发热，口干，小溲赤。法宜润燥宁嗽，再咳防血。

丙戌七月十六日方：老枇杷叶三钱去毛，炙，桑白皮一钱半蜜炙，黑芝麻二钱炒，前胡一钱半，白杏仁三钱，赤茯苓二钱，车前子一钱半炒，研，蛤壳三钱，加藕二两，切片同煎。

服两帖，咳减，痰肯出，午后热缓。原方加减，再两剂而全安。（清·孙采邻《竹亭医案·卷之五》）

乍浦，沈星五。风寒束肺，客途暴病治验。

乍浦沈星五，年四十三，壬辰十二月初一。客途暴疾，风寒束肺，气逆畏冷，咳嗽痰稠，舌苔白泥如粉，脉象浮紧。素有吐血症，内虚之躯不可藐视。

苏叶一钱半，防风一钱半，桂枝一钱，杏仁三钱，橘红一钱，赤苓三钱，甘草六分，楂肉三钱炒，前胡一钱半，加生姜一片、葱一小枝。

服后，咳嗽、畏寒俱减，舌苔渐退，稍可进粥。

次日原方去苏叶、桂枝，加制半夏、莱菔子等。再剂，邪退咳平而痊。（清·孙采邻《竹亭医案·卷之六》）

予先慈素有咳嗽，寒痰闭肺，丸剂调理治验。

予先慈，年七十三岁，嘉庆丁卯五月初六曰。

素有咳嗽，交冬频发，甚则咳喘交加，三椎觉冷，寒痰闭肺，肺穴攸关，春夏缓而秋冬甚。病关脾肺，盖土虚不能生金而肺弱，肺弱卫疏，易于冒风。是以秋令交而咳嗽易发，发则稠痰盈盂，似有畏寒之象。故每发用轻疏一二剂而缓，随以玉屏风散加味而表气即固，喘咳亦从斯而减。秋来又定调理丸剂，服后颇合。今交夏令，将前方稍为损益，预为秋冬之计。俾土旺金生水自足，藉肺金清肃之令下行，则肾气自不上逆，母可隐于子胎而喘咳可平矣。

生黄芪三两用防风一两五钱，煎汤去渣，拌黄芪，置饭上蒸晒五次，焙用，建莲肉四两同芡实四两和匀，用生姜汁三两浸透，饭锅上蒸晒五次，焙用，西党参五两，淮山药三两炒，百合四两，茯苓一两五钱，款冬花三两，柏子仁三两，干姜一两炒，陈皮一两五钱，黑芝麻四两焙，叭哒杏三两去皮尖，炒，甘草一两五钱。

上为细末，炼白蜜为丸，如梧桐子大。每服五钱，清晨滚水送下。

此丸服后，秋冬咳嗽、气喘大减，食饮如常，颇属合宜。于十三年戊辰秋九月朔日，原方加百部二两煎膏加炼白蜜和丸，如前服。（清·孙采邻《竹亭医案·女科卷一》）

石氏女，乙亥六月。咳嗽上气，身微热、小溲赤短。舒肺气，利小便，则上下通畅矣。

用老枇杷叶、前胡、杏仁、苏子、藿梗、赤苓、甘草、橘红、蛤壳、冬桑叶等，煎好去渣，加白萝卜汁半酒杯，冲。

服后微汗遍身，咳呛气逆顿除，热退，溲便皆通矣。

王芝峤兄四妾，咳嗽、内热成虚怯治验。

王芝峤四妾，道光辛卯岁六月。咳嗽朝轻夕重，内热口干，手足心热，食饮稍减，痰中偶兼血丝，白带频下，脉形细数。阴气亏而肺胃之气不足，延绵日久，土虚金弱，水亏火升。日进滋泥之剂，与肺、胃大不相宜。以故内热咳嗽终未除也。于六月初旬延余诊治，医用后方数余剂而诸恙顿平。

北沙参三钱，淮山药三钱炒，建莲肉三钱去心，茯苓一钱半，青蒿子一钱半，地骨皮二钱，川贝母一钱半去心，丹皮一钱半炒，蛤粉炒阿胶三钱，大麦冬一钱半去心，加老枇杷叶三钱去毛。（清·孙采邻《竹亭医案·女科卷二》）

王，左。冬月咳嗽，极似着寒，嗽阵急而痰壅白腻，腹膨胀而便清溲短，脘膈鸣响，脉濡舌白，全是一派湿象。何以发于冬令，意者，今秋阴雨过多，水退极迟，水湿之气，感而伏焉。《内经》原有秋伤于湿，冬生咳嗽之文，余幼时读到此篇，尝疑其湿字，或应燥字，今见是症，信有诸矣。夫惟学然后知不足，读书虽易，会悟最难耳。拟以轻宣泄化法。

苡仁生三钱、通草一钱、干佩兰一钱、蔻壳七分、旋覆花一钱包、杏仁三钱、赤苓三钱，大腹皮一钱五分、苏子三钱、橘络一钱。（清·张大曦《张爱庐临证经验方·咳嗽》）

北壕许，延诊。案云：火酒烁肺，痰热内阻，咳嗽经年，发于夜半，天明咽痛音闪，近增纳胀头晕，腰疼足冷，便泄魄门反痛，三阴俱竭，当此烁石流金之令，何以支持。

犀角地黄汤去丹、芍，加玄参、沙参、海石、杷叶、人中白、麦冬、贝母、花粉、骨皮、生草、桔梗。

再诊：痢下臭秽殊甚，此水不生膀胱，而入大肠也。腹鸣而痛，胸痞不纳，咳嗽，口渴咽痛，内热肺气大伤，不能通调水道，金水两亏，又逢酷暑，下利而上不纳，防脱。

沙参、白芍、麦冬、生地、川贝、丹皮、山药、生草、桔梗、泽泻、茯苓。

三诊：痢下稍止，咳嗽咽痛颇甚，中虚少气，头目昏晕，大渴引饮，尚恐增剧。

照昨方去丹、泽、桔、药，加玄参、骨皮、粳米、米粉、炒麦冬。

采莲巷袁，延诊。操劳又兼努力，络伤失血，心脾既弱，肺分复伤，兹交冬令潜藏，咳呛血多瘀紫，脉细数，势恐春升复发，有喘逆不寐之虑，议荣养心脾，兼顾肺阴。

熟地、洋参、麦冬、牡蛎、海石、杏仁、贝母、丹皮、茯神、桑皮、橘白、藕。

中镇府张，延诊。冬温内郁，咳呛失音，舌苔剥落，中心干光，脉弦数，劳动气喘。三阴素亏，肺分郁热，夜则咳甚。议清养肺阴，涤痰宣浊。

沙参、桑皮、杷叶、芦根、瓜子、川贝、生草、桔梗、蛤壳。（清·徐锦《心太平轩医案》）

病后咳嗽，背恶寒，而脉弦数，舌苔微黄。此表寒热之候，法宜清解。

淡豆豉、秦艽、丹皮、杏仁、薄荷、橘红、玉竹、甘草。（清·沈又彭，俞震《沈俞医案合钞·恶寒》）

阴虚咳嗽，金不生水，肾藏日衰，足痿腰痛，此为损症。五损损于骨，越人原为不治之候，蒂丁下坠，真阴伤极，姑与滋养，以望转关。

生地、麦冬、北沙参、丹皮、桑叶、扁豆、女贞子、石斛、杜仲。（清·沈又彭，俞震《沈俞医案合钞·阴虚阳虚》）

咳嗽久久不愈，加以腹膨气急。有治脾碍肺，治肺碍脾之弊。

沙参三钱，桑皮钱半，马兜铃七分，茯苓皮五钱，青皮七分，玉竹三钱，苏子三钱，五加皮五钱，香橼皮七分。

大肠移热于肺，先经下痢，继以咳嗽。姑与泄散。

桑皮钱半，杏仁三钱，紫菀钱半，款冬花钱半，象贝钱半，兜铃七分，前胡一钱，桔梗一钱，冬瓜子三钱，橘红一钱。

肺肾阴伤，咳嗽气急，甚至不能卧下。姑与纳下清上。

熟地六钱，葶苈五分、七分，阿胶钱半，川贝三钱，杏仁三钱，苏子三钱，大黑枣二个，兜铃七分，橘红一钱。

脾肺肾三阴交虚，咳嗽久久，加以便溏腹痛，身热时作。病情丛杂，理之不易。

阿胶散（阿、兜、蒡、杏、米、草）、百花膏（百合、款冬、山药三钱，青皮七分）。老咳嗽，近增气促，能俯不能仰。肺气逆矣。

葶苈子五分，马兜铃七分，川贝三钱，泻白散，白杏仁三钱，橘红一钱。

产后将一年，天癸未行，今春咳呛特甚，吐血心悸，脉芤。当从润肺养血治。

马兜铃七分，生地四钱，麦冬钱半，杏仁三钱，生藕节一两，清阿胶钱半，沙参三钱，川贝三钱，牛膝钱半，旱莲草三钱。

肝肺络分窒痹，胁痛而起，咳嗽，痰中带血。治宜清泄。苇茎汤。

芦、苡、冬瓜子、杏仁、桑皮钱半，鲜地一两，马兜铃七分，竹茹钱半，川贝三钱。

咳嗽面浮得减，而痰中带血，肺经尚热也。泻白散。

川贝三钱，苓皮五钱，鲜生地一两，杏仁三钱，加皮五钱，北沙参三钱。

产后廿朝。咳嗽痰稠，此新感风邪袭肺也。

前胡钱半，桑皮钱半，小青皮七分，杜仲三钱，紫菀钱半，杏仁三钱，广陈皮一钱，归身三钱，桔梗一钱，川贝三钱。

风寒深受，郁而不达，今但寒不热，咳嗽气逆。防其增喘。

桂枝四分，紫菀一钱，象贝三钱，杏仁三钱，麻黄四分，桔梗一钱，橘红一钱，紫苏钱半。

肝肺肾三阴交亏，咳嗽灼热，形肉消削，脉促经停。怯症已著，至节小心。固本汤。

阿胶钱半，川贝三钱，百合三钱，北沙参三钱，山药三钱，橘红一钱。

咳嗽略减，舌苔亦化，惟遍体酸楚。血分伤也。

归身三钱，川断三钱，桑白皮钱半，旋覆花钱半，白芍三钱，杏仁三钱，马兜铃七分，丝瓜络鸭血炙三钱，杜仲三钱，青皮七分。

咳嗽略减，惟五更尚呛。

马兜铃七分，象贝钱半，款冬花钱半，泻白散去米，桑皮、地骨、米、草橘红一钱，冬瓜子三钱，白杏仁三钱，生西瓜子壳五钱。

咳嗽久久不愈，甚于夜分，脉象细软。尊年肺阴受伤。

沙参三钱，葶苈五分、七分，川贝三钱，橘红一钱，桑皮钱半，玉竹钱半，大黑枣二个，杏仁三钱，苏子三钱。

咳嗽吐痰觉冷，此寒痰也。以应梦丸主方。观音应梦丸：

党参、胡桃肉、苏子三钱，橘红一钱，附子七分，杏仁三钱，茯苓三钱，干姜五分，川贝三钱。

咳嗽灼热，脉细形瘦，皆属虚，而舌苔白腻，此阴虚而有湿者。治难兼顾。

马兜铃七分，杏仁三钱，半夏钱半，款冬花钱半，苏子三钱，桑白皮钱半，米仁三钱，陈皮一钱，冬瓜子三钱。

老咳嗽，肺阴受伤，加以血虚，不能养络。

兜铃七分，牛蒡三钱，苏子三钱，橘红一钱，杜仲三钱，阿胶钱半，杏仁三钱，象贝钱半，当归四钱，川断三钱。

老咳嗽，感风而发。此肺恶寒也。应梦丸。

沙参三钱，杏仁三钱，玉竹三钱，橘红一钱，白芥子七分，杜苏子三钱，川贝三钱。

失血之后，继以咳嗽，今吐厚痰，方形肉消削，盗汗脉数。肝肺肾三阴交亏三伏，珍重为嘱。固本汤。

二冬、二地、人参、清阿胶钱半，川贝三钱，百合三钱，北沙参三钱，马兜铃七分，杏仁三钱，橘红一钱。

湿痰痹肺，咳嗽气逆。姑从泄。五子饮。

冬瓜子三钱，橘红一钱，款冬花钱半，象贝母三钱。

素体肺虚，加以新感，咳嗽面浮。防其增喘。

葶苈五分、七分，桑皮钱半，橘红一钱，款冬花钱半，苏子三钱，兜铃七分，川贝三钱，冬瓜子三钱，泽泻钱半，通草一钱，杏仁三钱。

风寒深受，入于肺表，咳嗽音哑。先从肺治。

前胡钱半，象贝钱半，防风钱半，牛蒡三钱，紫菀钱半，橘红一钱，浮萍钱半，杏仁三钱，桔梗一钱，荆芥钱半，桑叶钱半。（清·邵杏泉《邵氏方案·卷之礼》）

疟后脾肺交病，咳嗽，大便不实，脉象独弦。再延有治脾碍肺、治肺碍脾之患。

冬术、益智、枸杞、马兜铃、象贝、苓皮、菟丝、桑皮、款冬花、橘白。（清·邵杏泉《邵氏方案·卷之御》）

陈叟。久患痰嗽气逆。肺气不清。夏初因恶寒，热结在肺。自服理中汤，遂痰中带血，气喘而厥，二便不通，冷汗腹胀。孟英察脉洪大，按腹如烙。

与苇茎汤加栀、楝、旋、贝、花粉、海蛇，外以田螺、大蒜、车前草捣贴脐下，即溺行而平。

范庆簪，年逾五十，素患痰嗽。乙酉秋，在婺骤然吐血，势颇可危。孟英诊曰：气虚而血无统摄也，虽向来咳嗽阴亏，阴药切不可服。然非格阳吐血，附、桂更为禁剂。乃以潞参、芪、术、苓、草、山药、扁豆、橘皮、木瓜、酒炒芍药为方，五帖而安。继去甘草、木瓜，加熟地黄、黑驴皮胶、紫石英、麦冬、五味子、龙骨、牡蛎熬膏，服之全愈，亦不复发。后范旋里数年，以他疾终。

美政关毛内史，年逾花甲，而患喘嗽。医与肾气汤、全鹿丸等药，反致小溲涩痛，病日以剧。孟英诊之，与纯阴壮水之治。（清·王士雄《王氏医案·卷一》）

陈足甫。禀质素弱，上年曾经吐血。今夏患感之后，咳嗽夜热，饮食渐减，医作损治，滋阴潜阳，久服不效。秋杪，孟英诊之曰：阴分诚虚，第感后余热逗留于肺，阻气机之肃降，搏津液以为痰，此关不清，虽与滋填培补之药，亦焉能飞渡而行其事耶？先清肺气以保胃津，俾治节行而灌溉输，然后以甘润浓厚之法，补实真阴，始克有济。乃尊养山闻之，击节叹服，如法施之，果渐康复。眉批：晡热、夜热，原有肺热、血瘀二候，断非滋补所能愈。况退病之后，咳嗽夜热，显为遗邪在肺，滋阴药愈没干涉矣。

初冬，邵可亭。患痰嗽，面浮微喘，医谓年逾花甲，总属下部虚寒，进温补纳气之药，喘嗽日甚，口涎自流，茎囊渐肿，两腿肿硬至踵，不能稍立，开口则咳逆欲死，不敢发言，头仰则咳呛咽疼，不能略卧，痰色黄浓带血，小溲微黄而长。许芷卿荐孟英视之，脉形弦滑有力，曰：此高年孤阳炽于内，时令燥火薄其外，外病或可图治，真阴未必能复，且平昔便如羊矢，津液素干，再投温补，如火益热矣。乃以白虎汤合泻白散，加西洋参、贝母、花粉、黄芩，大剂投之，并用北梨捣汁，频饮润喉，以缓其上僭之火。数帖后势渐减，改投苇茎汤合清燥救肺汤，加海蜇、蛤壳、青黛、荸荠、竹沥为方，旬日外梨已用及百斤而喘始息。继加龟板、鳖甲、犀角，以猪肉煮汤代水煎药，大滋其阴而潜其阳。火始下行，小溲赤如苏木汁，而诸证悉平。下部之肿，随病递消，一月已来，共享梨二百余斤矣。适大雪祁寒，更衣时略感冷风，腹中微痛。自啜姜糖汤两碗，而喘嗽复作，口干咽痛，大渴舌破，仍不能眠。复用前方，以绿豆煎清汤代水煮药，始渐向安。孟英谓其乃郎步梅曰：《内经》云，阴津所奉其人寿。今尊翁阴液久亏，阳气独治，病虽去矣，阴精非药石所能继续，况年逾六秩，长不胜消，治病已竭人谋，引年且希天眷，予以脉察之，终属可虞，毋谓治法不周，赠言不早，致有他日之疑成败之论也。

孟英治其令叔，高年痰嗽，喘逆碍卧，肢冷颧红，饮食不进，与真武汤而安。照戴阳证例治法。

石诵羲室。久患痰嗽，诸医药之勿瘳。孟英切其脉曰：非伤风也。与北沙参、熟地、百合、麦冬、贝母、紫菀、葳蕤、枇杷叶、盐水炒橘皮、燕窝，一剂知，数剂已。

叶昼三。患咳逆上气，头偏左痛，口渴不饥，便泻如水，王瘦石荐孟英视之。曰：此肝阴胃汁交虚，时令燥邪外薄。与育阴息风、清燥滋液之法，日以渐安。服及两月，大解反形干结而痊。（清·王士雄《王氏医案·卷二》）

郑妪。患咳嗽，自觉痰从腰下而起，吐出甚冷。医作肾虚水泛治，渐至咽喉阻塞，饮食碍进，即勉强咽之，而胸次梗不能下，便溏溲频，无一人不从虚论。孟英诊曰：脉虽不甚有力，右部微有弦滑，苔色黄腻，岂属虚证？以苇茎汤含雪羹，加贝母、知母、花粉、竹茹、麦冬、枇杷叶、柿蒂等药，进十余剂而痊。（清·王士雄《王氏医案续编·卷二》）

李新畲仲郎。瘄未齐而痰嗽气喘疹中应有之证。苔色白滑，小溲不赤。或主犀角地黄汤加紫雪，热在气而清其肝，故不效。服而不效，延孟英诊之。右脉洪滑而口渴，脉证相符。乃天时酷热，暑邪薄肺，挟其素有之痰而阻其治节，所以气机不行，而疹不能达，苔不能化，溺不能赤也。温散大忌，凉血亦非。与竹叶石膏汤合苇茎，加杏、菀、旋、杷、海石。投之气平疹透，苔退舌红，小溲亦赤，数日而愈。眉批：治疹原以清肺为第一义。（清·王士雄《王氏医案续编·卷三》）

毕方来室。患痰嗽碍眠，医与补摄，而至涕泪全无，耳闭不饥，二便涩滞，干嗽无痰，气逆自汗。孟英切脉，右寸沉滑，左手细数而弦。乃高年阴亏，温邪在肺，未经清化，率为补药所锢，宜开其痹而通其胃。与蒌、薤、紫菀、兜铃、杏、贝、冬瓜子、甘、桔、旋、茹之剂而安。逾二年以他疾终。亦少善后之法。

王汇涵室，年逾六旬。久患痰嗽，食减形消，夜不能眠，寝汗舌绛，广服补剂，病日以增。孟英视之曰：固虚证之当补者，想未分经辨证，而囫囵颟顸，翻与证悖，是以无功。投以熟地、苁蓉、坎板、胡桃、百合、石英、茯苓、冬虫夏草等药，一剂知，旬日愈。以其左脉弦细而虚，右尺寸皆数，为阴亏气不潜纳之候，及阅前服方，果杂用芪、术以助气，二陈、故纸、附、桂等以劫阴也，宜乎愈补而愈剧矣。

周光远无疾而逝，其母夫人年逾七旬，遭此惨痛，渐生咳嗽，气逆痰咸，夜多漩溺，口苦不饥。孟英日：根蒂虚而兼怫郁也。与沙参、甘草、麦冬、熟地、龟板、石斛、贝母、蛤壳、小麦、大枣而安滋阴解郁，丝丝入扣。迨夏间，吸暑而患腹痛滞下，小溲热涩，其嗽复作，脉仍虚弦，略加软数。但于前方增滑石去暑，吞香连丸治痢而瘳。因平昔畏药，既愈即停。至仲秋嗽又作，惟口不苦而能食。因于前方去沙参，加高丽参、五味、石英、牛膝，熬膏频服而痊。眉批：此因不兼外邪，故加五味、牛膝等药，径固其本。若少兼外邪者，断不可用。十月下旬，天气骤冷，陡患吐泻腹痛，肢冷音嘶，急邀孟英视之。脉微为寒邪直中，亟与大剂理中，加吴萸、橘皮、杜仲、故纸、石脂、余粮而瘥。……次年夏，其母夫人患温邪痰嗽，脘闷汗多。孟英投石膏、竹茹、知母、花粉、旋覆、贝母、蒌仁、紫菀等药，三十剂而愈，闻者无不叹异。（清·王士雄《王氏医案续编·卷四》）

吴薇客太史令堂。患痰嗽喘逆，便秘不眠，微热不饥，口干畏热，年逾六旬，多药勿痊。孟英切其脉右寸关弦滑而浮，左关尺细软无神，是阴虚于下，痰实于上，微兼客热也，攻补皆难偏任。与茹、贝、旋、斛、浮石、芦根、冬瓜子、枇杷叶、杏仁、花粉为剂，而以熟地泡汤煎服，则浊药轻投，清上滋下，是一举两全之策也。投匕果应，再服而大便行，渐次调养获瘳。戊春患感证，比孟英自江西归，已不能治矣。

谢某。患嗽，卧难偏，左。孟英切其脉，右寸软滑，曰：此肺虚而痰贮于络。以苇茎、丝瓜络、生蛤粉、贝母、冬瓜子、茯苓、葳蕤、枇杷叶、燕窝、梨肉投之，果愈。

谢谱香。素属阴亏，情志抑郁，因远行持重而患咳逆，左胁刺痛，寸步难移，杳不知饥，卧难著枕，延孟英诊之。脉象弦细软数，苔腻痰粘，便难溲少，乃肾气不纳，肝气不舒，肺气不清，胃气不降。投以沙参、枇杷叶、茹、贝、旋、栀、龟板、鳖甲、丝瓜络、冬瓜子、青铅、白前、金铃、藕肉，而以熟地汤煎服。数剂而平，继渐滋填向愈。（清·王士雄《王氏医案续编·卷五》）

董哲卿贰尹令正。胎前患嗽，娩后不痊，渐至寝汗减餐，头疼口燥，奄奄而卧，略难起坐。孟英诊脉虚弦软数，视舌光赤无苔，曰：此头疼口燥，乃阳升无液使然，岂可从外感治？是冲气上逆之嗽，初非伤风之证也。与苁蓉、石英、龟板、茯苓、冬虫夏草、牡蛎、绿豆衣、甘草、小麦、红枣、藕。数帖嗽减餐加，头疼不作，加以熟地，服之遂愈。

陈笠塘年近花甲，于初冬时偶从梯半一跌，遂发寒热，痰多咳逆。沈辛甫作虚痰类中挟风温治，热退便行，而痰逆不休，且兼呃忒，改从清肃镇摄，其呃日甚。因拉孟英商之。诊脉左弦涩不调，右兼软滑，察其呃，时有微甚而有欲呃不爽之象，询其喷嚏，久不作矣。曰：此气郁于肝，欲升而不能升，痰阻于肺，欲降而不能降之证也。

罗氏妇。先患痰嗽，气逆碍眠，后兼疟痢并作。医者佥云无法，浼人乞诊于孟英。脉见滑数，口渴苔黄，不饥脘闷，溺似沸汤。曰：无恐也，虽见三证，其实一病，盖肺胃大肠，一气流通，暑伏肺经，始为痰嗽，失于清解，气逆上奔，温纳妄投，胃枢塞滞，郁遏成疟，渴饮汗多，热甚寒微，病情毕露，温化再误，转入大肠，赤白稠粘，无非热迫。

高隽生孝廉令堂患痰嗽，服伤风药而喘汗欲脱。孟英予人参、茯苓、半夏、甘草、桂枝、白石英、牡蛎、胡桃仁、冬虫夏草而瘳。以其年近五旬，冲任不足，虽素有饮邪，而悲哀劳瘁之余，经事忽行，一投表散，气即随而上逆，故用药如此。

顾仙槎年越古稀，仲冬偶患痰嗽，服表散药数帖，气喘如奔，欲卧而不能著枕，欲食而不能吸纳，痰欲出而气不能吐，便欲而气不能送，日夜危坐，躁汗时形，其婿家请孟英视之。按脉虚洪豁大而舌色干绛，溲赤点滴。证属阴亏，忌投刚燥。与西洋参、熟地、苁蓉、枸杞、蒌仁、麦冬、牛膝、茯苓、白芍、冬虫夏草、青铅为大剂，以猪肉煮清汤煎服。果韧痰渐活，坚矢下行，眠食亦安，递以告愈。（清·王士雄《温热经纬·卷三》）

邻人郭某之女，再醮于邻村，归宁恒数月不返。一日忽患咳嗽，初略不为意，久而增盛，延人治之，则曰，此虚劳也。始而补气，继而行瘀，又转而理脾疏肝。药屡易而病不减。一日其母偕之来，倪余治。因问曰，嗽时作时止乎？抑咳则面赤气急声声接续乎？曰急甚。观其面色红润，知非虚证。乃诊其脉，则右寸浮滑而数，余则平平。告曰，此痰火郁在肺经，常苦胸膈满闷，发则痰嗽俱出，不但非虚劳，且大实热证也，进以芩连二陈丸加桑皮，木通以疏之，三日而嗽减。再请余治，则数象减而滑则依然。余曰，热退而痰仍在，不去之，恐复作。因用平陈汤加枳实、大黄下之。凡二进，下顽痰数碗胸膈顿宽，而嗽亦止矣。（清·王堉《醉花窗医案·痰火郁肺》）

罗，左。两惊噩梦，肝肺蚤伤。今春天气过温，温风由卫分而入于肺，以致洒淅畏寒，鼻塞咳嗽，甚则两胁作痛，又合《内经》肝咳之病，脉息有似琴弦，标本皆归肝肺，当以利金疏木法为先。

潘，左。长夏冒暑，倏然血涌盈升，咳嗽气粗，烦渴引饮，脉洪大而不数细，此暑热逼血上行，非虚劳之血可比，先贤所谓暑瘵也，当用清暑法治之。

苏妪。寸脉六至而来，证见畏寒体热，汗出微微，渴饮不多，咳嗽不畅，此是风温时邪据于上焦气分。盖风为火之母，温为火之气，火势上炎，未有不克金也，法当以辛凉轻剂为先。

章，右。天气肃而燥胜，患肺病者居多。素抱咳嗽之疴，近来益剧，脉形弦劲，必有燥气相加，法宜清畅润剂。

冬桑叶三钱，甘菊花一钱，京杏仁二钱，栝蒌衣二钱，苦桔梗一钱五分，牛蒡子一钱杵，淡豆豉三钱，薄荷一钱二分，加甜梨皮一个为引。

胡，左。据述寒热作嗽，胸胁皆疼，法用祛风理肺，药不对症，改用沙参、麦、味，则嗽益增剧矣。脉象迢迢而滑，邪必在乎少阳，断不可舍脉从证而治。况戴氏有云少阳有嗽当从和解治之，毋徒从事于肺。

薄荷钱半，柴胡钱半，炒黄芩钱半，制半夏钱半，前胡钱半，粉甘草八分，加生姜三片煎服。

又　进和解法，寒热减而咳嗽疏，斯嗽属少阳固无疑矣。今髁骭作痛，季胁尤甚，左脉转为滑大，定有痰留于络，当率原章稍为移易。

薄荷叶钱半，柴胡一钱二分，制半夏钱半，旋覆梗二钱，橘络钱半，白芥子五分，加葱叶五茎为引。

蒋，左。体本阴虚，咳嗽半载，声音忽哑，形色清癯，此肺经虚损。迩来痰不易出，定为燥气所加，脉数而洪，斯时最忌，即经所谓秋得心脉为逆也。姑仿嘉言清燥救肺之法。

西洋参二钱，麦冬三钱，细理石三钱煨，大生地四钱，阿胶二钱炖冲，京杏仁二钱，冬桑叶二钱，枇杷叶三钱炙，加大洞果三个为引。

邱，左。寸关皆见迟象，咳嗽畏寒，腹疼便泻。前医以咳为肺病，痛泻为脾病，两太阴合法，未尝差谬，服之不得神效。因思《内经》有形寒饮冷则伤肺之谓，是为内外合邪，又谓微则为咳，甚则为痛为泻。悉系肺经致病，揆其见证，理当专治肺家。

金沸草二钱绢包煎，麻黄八分，前胡一钱五分，制半夏一钱五分，荆芥穗一钱，苏梗一钱，不加引水煎。

任，左。脉数无力，舌绛无苔。此属阴虚，虚则生热，热烁肺金，以致骨蒸咳嗽，惟滋阴降火为宜耳。

大生地四钱，丹皮一钱五分，地骨皮一钱五分，冬桑叶二钱，北沙参三钱，叭哒杏仁二钱，川贝二钱杵，怀牛膝一钱五分，加枇杷叶三钱蜜炙为引。

沈，左。干咳半载，每遇烦劳而咳益甚，脉象两寸俱数，分明金被火刑。若非曲运神思，提起心包之火，则相傅之官治节有职，出入自如，何咳之有？推其劳神烦冗，故火从内而生，故烦劳二字皆从立火，火既内炽，而肺金宁不伤乎？法当清火保金，则咳可望其止，更能清心慎口，静处安神，药饵方冀建功。否则有劳推之患，可不慎欤。

北条参三钱，天冬钱半，桑白皮一钱，栝蒌壳钱半，驴皮胶珠二钱，冬花钱半，叭哒杏仁二钱杵，加枇杷叶三钱去毛蜜炙为引。

沈，左。脉象寸强尺弱，肾经早损，咳嗽多时。近加感凉风，遂入肺经气分，其病自上而下，母病传子而至于肾，肾咳不已，则脏病而又移于腑矣。今咳甚而遗溺者，显系膀胱之腑受肾脏之病也，既蒙委诊，姑用念莪先生（指明代名医李中梓，编者注）之法，弄斧于班门，未识然否，即希正之。

白茯苓三钱，生甘草五分，桂枝一钱二分，杵杏仁二钱，覆盆子一钱，菟丝子一钱，补骨脂一钱二分盐水，加胡桃肉三个为引。

徐，右。寸脉滑而且数，咳嗽半月，声音不扬，此风火之痰盘踞于肺，即先贤所谓金实则无声也。理当先搜其肺，体质虽弱，不能辄服燕、参。若偏于补，真是以珠弹雀。

桔梗一钱，甘草六分，薄荷八分，麻黄八分，川贝二钱，橘红一钱，桑叶二钱，蝉衣一钱，加橄榄三个为引。

胡，左。据述寒热作嗽，胸胁皆疼，法用祛风理肺，药不对症，改用沙参、麦、味，则嗽益增剧矣。脉象迢迢而滑，邪必在乎少阳，断不可舍脉从证而治。（清·雷焕然《逸仙医案·咳喘门》）

程，左。体本阴亏，感受温热，热袭肺经而咳嗽作矣。右寸之脉滑数有力，口渴极喜饮凉，胃中亦有热，热既劫津，斯津不上生。薛氏云肺赖胃津以养，宜用润胃清肺法治之。

北沙参三钱，冬桑叶钱半，浙贝母二钱杵，栝蒌壳钱半，麦冬三钱，鲜石斛三钱，加甘蔗浆一瓢冲服。

胡，左。虚损两载，憔悴不堪，咳嗽久缠，迩增水泻。古人谓自上损下，过于脾则不可治。脉来纤细如丝，少气不足报息，有时纳食遂欲呕出，斯与《素问》五虚证相似。今便泻告急，勉拟补涩之方以救治之，恐精卫填海，徒有其劳耳。

高丽参三钱，炙甘草五分，土炒于术一钱，白芍一钱，益智仁一钱，破故纸一钱，赤石脂一钱煅，肉果霜五分，井水煎浓温服。

刘，左。风温入肺，咳呛无痰，身热汗少。盖由风与温皆属阳，阳盛则化火，火盛则烁金。寸脉大者，邪在上也。昔贤谓风温先受于手经，宜用辛平解表法。

冬桑叶二钱，淡豆豉三钱，大牛蒡一钱杵，苦桔梗一钱，苦杏仁二钱，象贝母二钱，桔梗壳二钱，净蝉蜕七分，轻煎服一剂。

庐，左。喘嗽多年，迩日痰中夹血，小溲多极，脉细而迟，此虚寒之证明甚，所以滋阴止血药从不相宜。据臆见理宜温补，姑拟钟乳补肺汤加减用之。

罗，左。咳嗽半年，日吐稀痰盈盏，右脉虚数，肺脾岂不伤乎？若再任其滋蔓，必成肺痿。法宜崇土生金，《金匮》麦门冬汤为主。

东洋参二钱，白茯苓三钱，麦门冬三钱，苏半夏一钱五分，北沙参三钱，炙甘草五分，加红枣四个、粳米一撮。

沈，左。向有鼻衄旧恙，半载未发。近因贵务纷纭，扰动五志之火，火乘肺金，以致咳嗽一声遂有鼻红喷出，清晨至夕犹未能宁，脉来洪散之形，沉分稍为欠力。素来不受热药，真阴不足无疑，滋阴降火之方定中肯綮。

徐，右。自雁行折翼，悲泣成疴。夫悲则伤肺，肺伤则咳嗽。淹绵一载，薄暮渐觉内热，洒寒毛耸，此属肺劳之证也。脉形细小而数，阴分本亏，治宜清热养阴，诚恐延为瘵疾耳。

东洋参二钱，麦门冬三钱，大生地四钱，白芍一钱二分，玄武版二钱，粉甘草一钱五分，白百合二钱，炙甘草六分，加枇杷露一两分冲。

余，左。太渊脉滑而数，舌绛苔微，咳逆淹绵，清涎盈盏。阅前案批，风寒入肺，所进皆是宣散，不惟恙未能减，而形容益见清癯，是属热灼肺叶，津液悉化为涎而成肺痿证也。拟进清滋肺胃，用麦门冬汤主之。再误辛散之方，难免虚虚之祸。

寸麦冬三钱，法半夏二钱，东洋参二钱，北沙参三钱，炙甘草六分，阿胶珠二钱，加红枣四个、粳米壳一撮入煎。（清·雷焕然《逸仙医案·虚损门》）

某，右。脉细数右弦，咳逆气急痰多，耳失聪，胃不醒，少寐，肺胃两病，治之不易。

西洋参一钱半生切，川贝三钱去心，橘白一钱，白芍一钱半，朱麦冬一钱半去心，生蛤壳二钱杵，竹茹二两，紫石英四钱煅，川石斛四钱，朱茯神四钱，生草四分。

某，左。咳嗽白痰带血，脉软弦，左肋背作痛，邪郁肺损，理之不易。

荆芥一钱半炒黑，白蒺藜四钱去刺，白杏仁四钱去尖，生甘草三分，款冬花二钱炙，生蛤壳一两，象贝五钱去心，竹茹二钱，丝瓜络三钱，冬瓜子一两，仙鹤草一钱，玉蝴蝶三分，墨旱莲一钱半。

某，左。咳嗽痰多，厚薄不定，时易胸痛气闷，脉弦。自失血起因，已及年半，肺损肝亢，延防失音。

南沙参四钱，淡天冬一钱半，海浮石四钱，冬瓜子一两，川贝三钱去心并研，知母一钱半秋石水炒，橘络一钱，茯苓四钱，黛蛤散七钱绢包，川石斛四钱，竹茹一钱半，粉甘草三分，玉蝴蝶三分。

某，左。脾湿蒸痰，痰贮于肺，肺气上逆，咳逆气急，倚几不得卧，舌白黄，背恶寒，少寐，脉软数，防作喘，勿忽。

归身一钱五分，苏子一钱五分，旋复花一钱五分绢包，盐半夏三钱，款冬花三钱炙，白芥子一钱，代赭石四钱煅，冬瓜子七钱，白杏仁四钱去尖，海浮石四钱，朱茯苓四钱，玉蝴蝶二分，生谷芽五钱绢包。（清·曹元恒《曹沧洲医案·内科疾病》）

陈曙仓室人。咳嗽吐痰有血，夜热头眩，胸腑不舒，脚膝无力。医用滋阴降火药已半年，饮食渐少，精神渐减。诊其脉，两寸关沉数有力，两尺涩弱而反微浮。曰：此上盛下虚之症。上盛者，心肺间有留热痰血也，一下虚者，肝肾之气不足也。用人参固本丸，令空腹时服之，日中用贝母、苏子、山楂、丹皮、桃仁、红花、小蓟，以茅根煎汤代水煎药，服之十帖，痰清血止。后以清气养营汤，茯苓、白芍、归身、川芎、木香、白豆蔻、陈皮、黄连，与固本丸间服，三月后病痊而受孕。此上清下补之治法也。（清·陆以湉《冷庐医话·卷一用药》）

肺经咳嗽，嗽则喘息有音，甚则吐血。血已止，咳未除，右寸脉息浮弦。弦者，痰饮也。良以饮食入胃，游溢精气，上输于脾，脾气散精，上归于肺。而肺气虚者，不能通调水道，下输膀胱。聚液为痰，积湿为饮。一俟诵读烦劳，咳而且嗽，自然作矣。补肺健脾，以绝生痰之源，以清贮痰之器。麦门冬汤合异功散，加薏仁、百合。

原注：此曲曲写出痰饮之所由来。用二陈以化痰，佐以薏米；用麦冬以养肺，佐以百合；用白术以健脾，佐以党参。味味切当熨帖，看似寻常，实是功夫纯熟之候。

诒按：以上数案，均是麦门冬汤证，乃燥湿互用之法。

寒热后，咳嗽痰浓，头疼口渴，舌红脉数，大便溏泄。冬温之邪郁于肺分，而从燥化。当泄之清之。

葳蕤汤　葳蕤、石膏、青木香、薇、麻、芎、葛、羌、草、杏。

原注：此冬温咳嗽也。麻、杏开泄外罩之凉风，羌活、葛根佐之；石膏清内伏之温热，白薇、玉竹佐之；冬温必头痛、便泄，青木香治便泄之药也。病比伤寒多一温字，方比麻黄去桂枝一味，加入石膏以治热。有因方成珪，遇圆为璧之妙。

诒按：此病既见痰浓口渴，则已有邪郁化热之征，方中羌、防、葛根，似宜酌用。（清·柳宝诒《柳选四家医案·评选继志堂医案·上卷》）

李赓飏先生。苦诵读，馆僧寺，冬月衣被单薄，就炉向火，而严寒外束，虚热内蕴，渐致咳嗽吐血。医者见其神形不足，谬称痨损，日与养阴之药，遂至胸紧减食，卧床不起。余诊其脉，六部俱紧，重按无力，略有弦意，并无数大之象，密室中揭帐诊脉，犹云恶风，被缛垫盖，尚背心寒凛。按脉据症，明是风寒两伤营卫之病，若不疏泄腠理，则肺气愈郁，邪无出路，法当夺其汗，则血可止，《经》曰：夺血者无汗，夺汗者无血。奈体质孱弱，加以劳心过度，不敢峻行麻黄。然肺气久闭，营分之邪，非麻黄何以驱逐？考古治虚人外感法，莫出东垣围范，因思麻黄人参芍药汤，原治虚人吐血、内蕴虚热、外感寒邪之方。按方与服，一剂微汗血止，再剂神爽思食，改进异功合生脉调理而安。亦仿古治血症以胃药收功之意也，然余窃为偶中。厥后曾经数人恶寒脉紧咳嗽痰血者，悉遵此法，皆获全效。可见古人制方之妙，医者平时不可不详考也。

麻黄人参芍药汤：麻黄、芍药、黄芪、当归、甘草、人参、麦冬、五味、桂枝。

异功散：人参、茯苓、白术、甘草、陈皮。

生脉散：人参、麦冬、五味。

徐晓窗，年逾五十，形伟体强。忽患潮热咳血。楚南诸医，咸称血因火动，迭进寒凉。渐至胸紧头疼，不能自支，于是检囊归家，坐以待毙。延医数手，无非养阴清火，迫至饮食愈减，咳红日促。予按脉象紧数之至，且病经数月，而形神未衰，声音犹重，肌肤虽热，而厚衣不除，久病面色苍黑，额痛时如锥刺，内外谛审，并无内伤确据，一派外感明征。伏思表邪入阴，扰乱营血，必当提出阳分，庶几营内可安。乃以参苏饮除半夏加入止嗽散，与服二剂，助以热粥，始得微汗，似觉头疼稍减，潮热颇息。以后加减出入，不越二方，或增金钗、麦冬，或参泻白散。调理一月，药仅十服，沉疴竟起，未尝稍费思索也。（清·谢星焕《谢映庐医案·卷一》）

傅孔翁。于忧怒后旬日，鼻塞声重，咳嗽多痰，来寓索方。余知其元阳素亏，拟是肺胃虚寒，因与金水六君煎。一剂，咳嗽更盛，卧不安枕，气喘痰鸣，专人请诊。余思日间所服之药，具不疑陈皮之散，必议熟地之滞。再诊之，脉得尺部浮大而空，气促面赤，喉中痰响，元海无根，真阳上脱。急与黑锡丸，服后气略平，痰亦少止，随进大补元煎加桂、附一方。众曰：熟地滞痰，万不可用。余曰：下部之痰，非此不可。令服之，遂安卧，气亦归源。犹然鼻塞咳嗽，以原方加故纸而痊。又越月，行房后入水，胁傍微痛，发热恶寒。误投发汗之药，服后身热大汗不止，囊茎俱缩，胁肋胀痛愈盛，咳嗽带红，危在顷刻。不知仲景先生有动气在下、不可发汗之戒，汗则肝肾阳亡。夫其肋痛者，肾气奔也。咳血者，龙雷动也。身热大汗，虚阳发外也。玉茎痿缩，阳气败也。法当镇摄封固，外用回阳火救之，内服黑锡丸镇纳真气，迭服后方而愈。附方回阳火图见卷三吐泻门阴寒直中。

人参、白术、附子、熟地、枸杞、当归、牡蛎、肉桂、沉香。

金水六君煎景岳：熟地、当归、半夏、茯苓、陈皮、甘草。

大补元煎：人参、熟地、当归、山药、杜仲、山萸、枸杞、甘草。

欧生石匠。夏间咳嗽，秋初益甚，但云胸紧气促，似属伤寒感冒之症，然无寒热舌苔之据，且声音面色，俱属不足。此劳伤中气，土不生金，金气衰馁，气耗咳嗽无疑。惟胸紧气促，参、术难以骤进，姑先与建中汤，三服稍安，再加参、芪、当归、薏苡，数剂而痊。

吴俊明，年二十。咳嗽多痰，微有寒热，缠绵数月，形体日羸，举动气促，似疟非疟，似损非损，温凉补散杂投，渐至潮热，时忽畏寒，嗽痰食少，卧难熟睡。医者病家，咸言痨瘵已成，委为不治。闻余精究脉理，姑就一诊，以决死期。因见形神衰夺，知为内损，脉得缓中一止，直以结代之脉而取法焉。此阳衰阴凝之象，营卫虚弱之征，卫阳虚则发热，营阴凝则畏寒，盖肺卫心营之机阻滞，气血不得周流，故见为结代时止之脉。谛思结代之脉，仲景原有复脉汤法，方中地黄、阿胶、麦冬，正滋肾之阴以保金，乃热之犹可也，人参、桂枝、枣仁、生姜、清酒，正益心之阳以复脉，乃寒亦通行也。用以治之，数月沉病，一月而愈。

杨明质。三载劳损，咳嗽多痰，大便常滞，呼吸急促，卧不着席，买舟访治于余。诊得右脉数急，左脉迟软，系阴液虚也。仿古救阴液须投复脉，因与炙甘草汤，令服百剂。（清·谢星焕《谢映庐医案·卷二》）

木火凌金，咳逆不已，阳络受戕，血从外溢，形气销烁，脉来细数，久延防成损怯，然不可作损怯治也，慎之慎之！

诃子肉、栝蒌霜、浮石、生山栀、青黛、石斛、白芍、大红茶花、旱莲草、桑叶、生地、丹皮、桔梗、藕。

肺为清高之脏，主气而属金，金者水之母，气者水之源，金虚不能制木，木旺反而刑金。是以咳逆不平，自汗不已，左胁气痛，心悸怔忡，延今半载，心气虚则火不下降，肾气虚则水不上升，寒热往来，饮食减少，脉息虚细而数。书云，细为阴脏之亏，数为阴液之耗。乃损怯已成之重象也，倘能带病延年，即是人功克尽央。

南北沙参、川贝母、陈皮、鳖甲胶、扁豆衣、百合、麦冬、丹皮、山药、冬瓜子、甜杏仁、桑叶、茯神、朱砂、梨皮、粳米、枇杷叶、地骨露、保真膏。（清·赵履鳌《赵海仙医案·损怯》）

干咳无痰，肝热蒸肺，木火凌金也。咳而气短，动则尤甚，肾不纳气也。脉来虚细而数，即损怯之渐。

桑叶、茯神、沙参、白芍、川贝母、归身、丹皮、桔梗、柴胡、甘草、紫菀、枇杷叶、冬虫夏草。（清·赵履鳌《赵海仙医案·胀》）

外邪已解，惟水弱肝虚，虚火上炎，咳血平而复剧、来势甚涌，右脉已平而左关弦数，仍防涌吐，致生枝节，拟方冀血止方可放心。

四生丸加：麦冬、百合、参、白茅根、藕节、童便。（清·赵履鳌《赵海仙医案·妇科》）

肝阴素本不足，木火上冲，肺失顺降，去冬迄今，小有咳嗽。肺开窍于鼻，肺之络又会于耳中，窍与络均失清肃，自有鼻息不宣、耳时作鸣之候。日来目糊多眵，亦木火凌金使然。脉左濡小近弦，右寸关滑中带数。脾胃中又必有稠痰湿浊，宜兼顾之。

西洋参、青黛拌蛤壳、茯苓、橘红、宋制半夏、经霜桑叶、生米仁、制女贞子、粉丹皮、石决明、冬瓜仁、杏仁、枇杷叶露。

咳嗽缠久，肺阴自虚，子虚则母亦虚，自有此候。脉嫌濡小。再以培土生金法治之。

参须五分，怀山药二钱，茯苓三钱，炙甘草五分，炒薏苡仁六钱，青盐制陈皮一钱五分，野百合一两，杏仁三钱，川贝母二钱，款冬花一钱五分，红枣四枚，糯稻根须五钱。（清·凌奂《吴古年医案·咳嗽》）

肺阴不足，肺热有余，时作咳嗽，其口干过甚，是阳明蕴热，津液少于上承是也。脉数略缓。前法加以滋清。

西潞党参三钱，海石二钱，茯苓三钱，杏仁三钱，川贝二钱，川石斛四钱，蛤壳五钱，橘红一钱，地骨皮三钱，生米仁六钱，绵茵陈二钱，天花粉一钱五分，冬桑叶一钱五分，枇杷叶三张。（清·凌奂《吴古年医案·咳嗽口干》）

干咳少痰，属肝火冲肺。感风头辄觉痛，是外风引动内风也。手足心热，时或汗溢，又为心肾不足，以肾主五液、入心为汗故也。脉初持左关独弦，右寸濡于诸部，久按则右濡于左，舌中光绛。治以滋清。

海石粉一钱五分，拌大生地四钱，杜煎驴皮胶一钱五分，黑豆衣三钱，杏仁三钱，川贝二钱，茯神三钱，青黛五分，拌蛤壳五钱炒黑，滁菊一钱五分，粉丹皮一钱五分，冬桑叶三钱，连心莲子二十粒，枇杷叶三片。（清·凌奂《吴古年医案·干咳》）

湿热阻郁肺脾，咳嗽泄泻纠缠不已，脉得濡小数，难治之症。

茯苓三钱，生米仁六钱，绵茵陈二钱，新会皮一钱五分，制半夏一钱五分，杏仁三钱，大腹皮二钱，煨葛根一钱，炒谷芽四钱，白蔻仁七分，冬瓜皮三钱，缩砂仁二粒。（清·凌奂《吴古年医案·咳嗽泄泻》）

水不涵木，肝气升扰，初则攻胁为痛，今则过胁犯肺为咳，所谓木叩金鸣是也。久延防致见红。脉左仅弦数，右尚平。急当清金平木。

麦门冬一钱五分，苏子一钱五分生研捣，调水取汁用，金钗石斛二钱，青黛炒驴皮胶二钱，川贝一钱半，纯钩钩三钱，枇杷叶一钱五分，甜水梨皮一钱五分，北沙参三钱。

再诊：前以清金平木颇效，咳嗽亦稀，左关渐和。

细生地三钱，麦冬一钱五分，陈清阿胶二钱，北沙参三钱，川石斛一钱五分，川贝一钱五分，青黛五分，苏子汁一钱五分，钩钩三钱，枇杷叶三片。（清·凌奂《吴古年医案·胁痛咳嗽》）

痰阻肺气，咳逆欲呕，身潮热而时或憎寒，肺气不肃故也。脉濡滑。取效极不易。

苏子二钱，杏仁二钱，川贝二钱，旋覆花一钱五分，海石三钱，蛤壳五钱，川石斛四钱，地骨皮三钱，橘红一钱，茯苓三钱，生米仁六钱，冬瓜子三钱，经霜桑叶一钱五分。（清·凌奂《吴古年医案·咳逆》）

卫虚则增寒，营虚则发热，咳嗽近又加甚，痰为之阻，脾胃亦困于湿也，湿邪挟心火下注，故水溺亦黄赤。脉濡数，左稍带弦，右寸关兼滑。

补益中佐以祛湿清营，未识应否。（清·凌奂《吴古年医案·咳嗽寒热》）

营阴虚而未和，时犹寒热往来，咳嗽亦作止无定。肺胃之津液未能充复故也。脉嫌濡小。前法加以培补。

大熟地四钱，麦冬二钱，制女贞子一钱五分，生绵芪二钱，茯神三钱，炙鳖甲三钱，粉丹皮一钱五分，川贝二钱，杏仁三钱，北沙参三钱，旱莲草三钱，莲子十粒。（清·凌奂《吴古年医案·疟后咳嗽》）

饮家咳嗽失血失音证起去冬，呕吐清水，间杂谷食，明是肝木太盛，扰动胃中伏饮所致。继以咳嗽失血，音出不扬，又属木火凌金，阴液受伤失。脉濡滑带弦。治饮宜温，治咳宜清，用药最易触作。

胖大海去砂肠、燕窝屑、旋覆花、蛤壳、枇杷叶、海石、川贝母、北杏仁、经霜桑叶、蝉衣、糯稻根须、藕节。

证起去冬，呕吐清水，间杂谷食，明是肝木太盛，扰动胃中伏饮所致。继以咳嗽失血，音出不扬，又属木火凌金，阴液受伤失。脉濡滑带弦。治饮宜温，治咳宜清，用药最易触作。（清·凌奂《吴古年医案·咳嗽失音》）

陈，七月。感受暑风，扰于肺胃，咳嗽潮热，脘闷口渴，脉象数，治宜清解。

老苏梗、薄橘红、竹茹、冬瓜子、薄荷梗、白杏仁、通草、焦麦芽、连翘、象贝、益元散、青荷梗。（清·凌奂《凌临灵方·暑风》）

陈左，递浦，五十二岁。久嗽伤阴已成肺痿，咳嗽曾失血，但吐白沫，咽痛喉痹，妨纳饮食，五内烦热，便燥，溺水眩晕，体疲，形内羸瘦，积劳成之候。脉虚数近弦，姑拟滋清一则，兼其转机，附方请正。

台参须五分入煎，陈清阿胶一钱五分藕粉炒成珠，北杏仁三钱去皮尖，雪梨膏一两分冲，冰糖水炒石膏三钱，连心麦冬一钱五分，炙冬花一钱五分，川贝去心二钱，酒炒丹皮一钱五分，生蛤壳五钱青黛五分拌打，霜桑叶二钱五分，冬虫夏草一钱五分蜜炙，枇杷叶三张，炒马兜铃二钱，玫瑰花八分后入。（清·凌奂《凌临灵方·久嗽吐白血》）

郦翁。掺用神机，肝胆气火偏旺，上刑肺金，肺失肃化之权，咳嗽震动，肺络交节见红，木叩金鸣，阳络伤则血外溢是也，脉小弦数，右寸关弦滑数兼见。治宜清金平木，兼以理络。

南沙参、真川贝、丹皮、枇杷叶、麋衔草、炒苏子、旋覆花、怀牛膝、玫瑰花、藕节、白杏仁、生蛤壳、丝瓜络、仙鹤草、青芦根。（清·凌奂《凌临灵方·劳嗽见红》）

莫，左。火盛刑金，肺失清肃，咳嗽伤络，痰中夹血，胸胁引痛，脘闷肢倦，脉形郁数，治宜清络。

炒苏子、旋覆花、玫瑰花、川郁金、白杏仁、新绛、藕节、银花露、真川贝、丝瓜络、丝通草、青芦根。（清·凌奂《凌临灵方·痰中夹血》）

某，七月三十日初，平诊。夏秋阳气发泄，皮毛疏豁，偶逢暴雨寒水之气内袭太阴，咳逆痰稠，迁延日久，邪郁化火。酿痰，痰青咽痛是其候也，脉右郁滑近弦，病本在肺，何瞶瞶乎竟从肝肾主治耶，拟从麻杏甘石汤法加味度中肯綮。

水煮麻黄、炒兜铃、炙紫菀、白茯苓、白杏仁、清炙草、薄橘红、冬瓜子、冰糖水、炒石膏、旋覆花、丝瓜络。（清·凌奂《凌临灵方·寒水袭肺》）

邱左，鸿桥，八月。木火刑金，肺失清肃，咳逆痰稠，脘闷肢倦，脉弦数右浮，治宜清肃上中。

南沙参、真川贝、地骨皮、炒白蒺、梨汁一杯冲、炒苏子、旋覆花、赤苓、玫瑰花、杏仁、生蛤壳五钱青黛五分拌打、通草、鲜竹茹。（清·凌奂《凌临灵方·木火刑金》）

沈左，二月。风痰扰肺，肺气不宣，肺为声音门户，咳嗽声嗄不扬，脉象弦数，治宜清肃上中。

元参、杏仁、通草、金蝉衣、炒兜铃、旋复花、象贝、活水芦根、炒牛蒡、生蛤壳、鲜竹茹。

（清·凌奂《凌临灵方·风痰扰肺》）

史左，四月。金水双亏，肝阳浮越，不潜木火，上刑肺金，肺失清肃下行，潮热咳嗽，咽干目眩，脉象弦数，治宜清肃。

雪梨膏、西洋参、真川贝、炙冬花、朱茯神、百合须白花者佳，黄花不堪入药。

或用天冬、杏仁、生蛤壳、枇杷叶、官燕根、炒苏子、丹皮、玫瑰花。（清·凌奂《凌临灵方·金水双亏》）

宋，二月。去夏暑风袭肺，失于清解，肺热蒸痰，痰阻肺气，咳嗽迄今，声音重浊不扬，所谓金实则无声也，脉弦滑而濡，治宜清肃上中。方见咳嗽门中，埭头王姓湿气郁肺之方，加兜铃蝉衣芦根。（清·凌奂《凌临灵方·金实无声》）

王，八月。脾肺气虚，中焦留伏痰饮，加以操劳动肝，肝气横逆，挟痰饮上犯于肺，气逆脘闷，咳嗽痰稠，脉左弦右滑，治宜降气豁痰。

粉沙参、新会皮、紫石英、赤苓、炒苏子、宋半夏、炒白蒺、八月扎、杏仁、旋复花、玫瑰花、姜汁炒竹茹。（清·凌奂《凌临灵方·肝气痰饮》）

王。湿郁气滞，肝肺不和，咳呛气逆，宜用清泄。

米仁、旋覆花、路路通、丝瓜络、冬瓜仁、生蛤壳、赤苓、车前草、白杏仁、炒白蒺、通草。

兼肺热合泻白散。如面黄加茵陈。如胀加莱菔子。（清·凌奂《凌临灵方·湿气》）

许，左，八月。脾虚留湿，湿痰阻肺，久咳不已，则三焦受之，三焦咳状，咳而浮肿，脉象弦数，治宜降气豁痰。

炙桑皮、带皮茯苓、薄橘红、瓜瓤四两代水、地骨皮、葶苈子、象贝、冬瓜皮、莱菔子、路路通。（清·凌奂《凌临灵方·三焦咳》）

丁。咳嗽已久，近患时温之后，原气未复，又感暑风，闭其汗孔，身复发热。法当先理暑风，用轻剂宣上。

桑皮、苏梗、杏仁、川贝、橘红、茯苓、冬瓜子、竹茹。

此虚而挟邪，暂用轻扬表法，未便着手。

胡。素有痰饮咳嗽，今夏曾经吐血，是肺受热迫也。兹六、七日来伏暑内蕴，凉风外袭。病起先寒栗而后大热，热有起伏，表之汗不畅，里之热不退。所以然者，痰饮阻于胸中，肺胃失其宣达故耳。舌色底绛，望之粘腻，心苔白浓如豆大者一瓣，此即伏暑挟痰饮之征，而况气急痰嘶乎！据云二十六日便泄数次，至今大便不通，按腹板窒，却不硬痛，小溲先红浊，今则淡赤不浑，乃湿热痰浊聚于胸中，因肺金失降，不能下达膀胱，故湿浊上逆为痰气喘之候。（清·王泰林《王旭高临证医案·卷之一》）

范。脉虚数，两尺愈虚。心肝脾胃俱受其病，惟肾独虚。心肝火亢，肺胃受戕，痰由湿生，血随气逆，咳嗽黄痰带血，掌中觉热。法宜养肾之阴，以清心肝之火，而肃肺胃之气。

大生地海浮石拌、丹皮炭、沙参、川贝、白扁豆、甜杏仁、茜草炭、生苡仁、阿胶米粉炒、茯苓、藕节、枇杷叶。

许。形寒饮冷则伤肺，两寒相感，中外皆伤，故气逆而咳嗽也。咳而欲呕曰胃咳。加以用力劳动，阳络受伤。痰中带血，久而不已，易入损门。

旋复花、代赭石、杏仁、丹皮、郁金、半夏曲、款冬花、橘红、紫菀、茯苓、枇杷叶。

薛。痰饮久咳，咳伤肺络，失血。脉不数，舌苔白。不必过清。但顺气化痰，气顺则血自归经，痰化则咳嗽可止。

苏子、杏仁、川贝、茜草炭、郁金、桑白皮、丹皮、蛤壳、冬瓜子、藕节、枇杷叶。

尤。血止干咳，阴虚也。急以生津救肺。

沙参、丹皮、麦冬、茯神、五味子、桑白皮、蛤壳、川贝、鲜藕、甜杏仁。

杨。先咳嗽而四肢无力，肺脾两虚。加以怒动肝木侮脾，土益受戕，脘腹胸胁撑攻。曾经吐血，乃心火乘胃，胃中瘀血上溢。大便溏薄，每月必发寒热数次。姑拟扶土生金，佐以平木。

异功散加白芍、川贝、麦冬、神曲、川连吴萸炒、川朴、沉香、五味子。

又　就脉数内热，咳嗽，脘胁仍痛而论，乃阴虚肝郁成热，肺失清肃，仍防吐血。

北沙参、陈皮、川贝、延胡、白芍、金铃子、茯苓、丹皮、橘饼、麦冬、藕汁冲服。（清·王泰林《王旭高临证医案·卷之二》）

孙。风邪久恋肺中，寒饮停留胃脘。风能化热，咳久伤阴。积饮生痰，胃阳失布。肺之子，肾也。胃之妻，脾也。肺伤肾亦亏，胃虚脾亦弱。脾弱故便泄，肾亏故左尺脉弦而大也。咳将一载，虽曾吐血，而时呕清水，其为寒饮无疑。今从饮门例治。

大熟地海浮石拌、麦冬元米炒、生苡仁、五味子、陈皮、焦六曲、茯苓、半夏、干姜、紫石英、细辛、沉香。（清·王泰林《王旭高临证医案·卷之三》）

胡。肺有风邪则咳，胃有湿痰则满。肾虚则腰痛，肝虚则目花。既不可徒散，亦未可徒补，拟两顾法。

苏子降气汤去桂枝，加茯苓、玉竹、豆衣、桑叶、胡桃肉、枇杷叶。

某。素有寒嗽，时发时止。上年岁底发时，寒热六七日方止。至春初，喉痛三日，声音遂哑，而咳嗽作。总因风温袭于肺部。宜宣邪降气，冀免喘急。

旋复花、荆芥、杏仁、款冬花、前胡、苏子、枳壳、川贝、川芎、桔梗、蛤壳、枇杷叶。

僧。咳嗽七八年，咳甚必汗出。近半年以来痰中见血两次，肺气肾阴亏损矣。虑加内热，延成劳怯。

大熟地、归身、蛤壳、北沙参、麦冬、川贝、甜杏仁、苏子、桑白皮、炙甘草、枇杷叶。

又　久嗽肺肾交虚，犹幸胃气尚旺。法以金水同治，冀精气渐生。

大熟地、归身、炙甘草、潞党参、桂枝、款冬花、炮姜、麦冬、半夏、阿胶、蛤壳。

此方炙甘草合麦门冬汤。病由寒伏肺底，致成咳嗽，日久伤及精气，故于滋补中兼化痰。

又　久嗽汗出，诸药不效。用宁肺散。

粟壳一两六钱醋炒，炙乌梅肉四钱。

共研末，每服三钱，下午开水调服。朝服金水六君子丸四钱，开水送下。

卜。心咳之状，咳则心痛，喉中介介如梗状，甚则咽肿喉痹。盖因风温袭肺，引动心包之火上逆，故治法仍宜宣散肺经风邪，参入宁心缓火之品。仲景方法，略示其端，但语焉而未详，后人未细审耳。

前胡、杏仁、象贝、桔梗、射干、远志甘草汤制、麦冬、沙参，小麦一两，煎汤代水。

戴。五脏皆有咳，总不离乎肺。肺为娇脏，不耐邪侵，感寒则咳，受热则咳，初起微有寒热，必夹表邪。邪恋肺虚，脉形空大。前方降气化痰，保肺涤饮，俱无少效。据云得汗则身体轻快，想由肺气虽虚，留邪未尽。补虚而兼化邪，亦一法也。用钱氏法。

牛蒡子元米炒、马兜铃、杏仁、阿胶蛤粉炒、苏子、桑白皮、款冬花、炙甘草、茯苓、桑叶、枇杷叶。

丁。形寒饮冷则伤肺，两寒相感，中外皆伤，故气逆而为咳嗽。自秋冬历春夏，每每夜甚，气升不得卧。近来吐血数口，是伏寒化热，而阳络受伤矣。祛其伏寒，退其伏热，必兼降气化痰。

紫菀、杏仁、款冬花、橘红、川贝、茯苓、桂枝、淡黄芩、桔梗、半夏、桑白皮、枇杷叶。（清·王泰林《王旭高临证医案·卷之四》）

体气素亏，频年屡患咳嗽。今春产后悲伤，咳嗽复作，背寒内热，气逆痰多，脉虚数，大便溏。延今百日，病成蓐劳。按：产后血舍空虚，八脉之气先伤于下，加以悲哀伤肺，咳嗽剧发，震动冲脉之气上逆。经云：冲脉为病，逆气里急。阳维为病苦寒热。频进疏风清热，脾胃再伤，以致腹痛便溏，食减无味，斯皆见咳治咳之弊。越人谓：上损及脾、下损过胃，俱属难治。姑拟通补奇经，镇摄冲脉，复入扶脾理肺，未能免俗，聊复尔尔。

熟地砂仁炒炭、当归小茴三分拌炒、白芍桂枝三分拌炒、紫石英、牛膝盐水炒、茯苓、川贝。

诒按：用熟地、归、牛膝、紫英石温摄冲任，用归、芍以调阳维，用药颇为亲切，拟再加胡桃、人参、山药、沙苑、牡蛎。（清·柳宝诒《柳选四家医案·评选环溪草堂医案·卷三》）

肺咳不已，则大肠受之。大肠咳状，咳而遗矢。肺与大肠，庚辛金也。风阳外烁，肺热移于大肠，更兼风人空窍，宜其咳而遗矢矣。当培土化热，兼以熄风，回风养脏汤主之。（清·费伯雄《医醇賸义·五脏传腑之咳附后》）

南京蒋寿山。发热咳嗽，烦躁难以名状。余诊脉弦滑，邪热挟痰，销铄肺津。治必生津泄邪，清热豁痰。方用：

香豆豉三钱，黑山栀钱半，冬桑叶一钱，薄荷叶一钱，天花粉三钱，象贝母三钱，瓜蒌皮三钱，冬瓜子四钱，鲜竹沥二两。

进二服，热退躁止，惟咳嗽口干引饮，苔黄溲赤。此邪热外泄，而痰热未清也。照前方去豆豉、山栀、薄荷，加石斛三钱，竹茹钱半，梨五片。

进两剂，口干引饮、苔黄溲赤皆退，惟咳嗽尚未止。痰热虽化，肺津暗耗，清肃无权。

照前方去桑叶、象贝、竹沥，加南沙参四钱，川贝母三钱，杭菊花钱半。

连进三剂，霍然而愈。（清·费伯雄《孟河费氏医案·咳哮喘》）

上海吕小岩。患咳嗽后右胁肋痛不可忍，已经月余，遍治罔效。精神委顿，头眩口干。余诊右寸脉极沉细，此肺虚而气不下降也。当清补肺阴，辛通苦降。方用：

西洋参一钱，麦冬二钱，白芍钱半，甘草五分，石斛三钱，蒌皮三钱，酒炒黄连一分，吴茱萸一分，燕窝根钱半，南枣三枚。

一剂痛减大半，再剂霍然。

祖怡注：咳嗽胁痛，似乎结胸痰饮，而此用凉润而愈。盖此肋痛是肝气，故用黄连、吴萸，而头眩亦非痰饮之头眩，口干亦非浊水不化、津液不生之口干，又必前医已多进温燥之剂，故此药二进而即痊。（清·费伯雄《孟河费氏医案·虚劳》）

初诊：脉来左弦右滑，肝风驱痰上升，呛咳气逆，喉闷作梗，系阴分不足故也。宜清泄上焦法。

南沙参、桑白皮、苦杏仁、甘菊花、麦门冬、制半夏、象贝、杭白芍。

二诊：脉来弦象渐平，呛咳亦减。宜宗前法，更进一筹。

南沙参、陈橘红、栝蒌皮、川杜仲、全当归、云茯苓、左牡蛎、川贝母、旋覆花、桑白皮、怀牛膝、冬白术、甜杏仁、莲子肉。

肺肾阴亏，肝阳独旺，上升犯肺，呛咳夹红，久延入损，急宜清养。

南沙参、桑白皮、怀山药、光杏仁、潼蒺藜、云茯苓、茜草根、女贞子、栝蒌皮、怀牛膝、麦门冬、象贝母、生藕节。

肺胃不和，脾多痰湿，失血之后，呛咳而喘。宜培土生金，参以肃降。

南沙参、云茯苓、苡仁、麦门冬、桑白皮、栝蒌皮、参三七、怀牛膝、茜草根、杏仁泥、川贝母、陈橘红、旋覆花、莲子肉。

肝营不足，肝气太强，上犯肺胃，呛咳日久，经治虽已获效，旋以疟后失于调养，肝营更亏。急宜调营柔肝，兼治肺胃。

当归身、川贝母、杏仁泥、大丹参、杭莲花、石决明、怀山药、欢皮、潼沙苑、莲子肉、云茯苓、桑白皮、陈橘红、柏子仁。肝火克金，咽痛音喑，呛咳日久，损症渐成。姑拟清养。

南沙参、天门冬、麦门冬、鲜首乌、栝蒌皮、甜川贝、女贞子、海蛤粉、潼沙苑、桑白皮、石决明、杭菊花、杏仁泥、淡竹叶、鸡子清。

肝火上升，肺金受克，咳嗽音喑，症入损门。急宜清养。

南沙参、栝蒌皮、川贝母、女贞子、北沙参、杏仁泥、桑白皮、潼沙苑、生龟板、天门冬、麦门冬、怀山药、淡竹叶、鸡子清。

今诊脉象两尺虚细而数，左关细弦而数，右部浮芤而数。失红之后，呛咳漫热，大肉消瘦。盖肾水久亏，肝阳无制，熏灼肺金，损症已成，实非轻浅。勉拟壮水柔肝、清养肺胃之法，竭力挽救。

天门冬、麦门冬、北沙参、潼沙苑、败龟板、旱莲草、左牡蛎、生甘草、川石斛、怀山药、女贞子、毛燕窝、川贝母、莲心。

水不滋木，肝火克金，呛咳咯血，势将成损。急宜介类以潜阳。

天门冬、麦门冬、败龟板、左牡蛎、茜草根、甜杏仁、潼沙苑、南沙参、象贝母、女贞子、毛燕窝、栝蒌皮、海蛤粉、桑白皮、怀牛膝。

水不滋木，肝阳上升，肺胃受克，失血之后，不时呛咳，饮食不加，势将成损。姑拟壮水柔肝，清肃肺胃。

天门冬、麦门冬、怀山药、茜草根、象贝母、海蛤粉、南沙参、生龟板、参三七、女贞子、苦杏仁、北沙参、潼沙药、黑料豆、桑白皮、莲子肉。（清·费伯雄《孟河费氏祖孙医案·费伯雄先生

医案》)

癸亥年九月,汪石老一仆妇,咳嗽,气喘促、不能卧,并一步不能移动,已经七日。所服之药,皆系防风、杏仁、麦冬、贝母、桑皮之类,愈服愈剧。偶过潜里,石老邀为视之。脉极数乱,却极绵软无力。其数乱者,乃气喘促之故,其软而无力,则脉之真象也。余断为肺气虚寒,用温肺汤:炮姜、肉桂、白术、半夏、黄芪、人参、茯苓、甘草、橘红、桔梗。服一剂,是夜遂不喘,可以安卧。次日即能行走,再剂痊愈。愈后数日,小腹下肿出一块,行路有碍,其夫恐生外患,来告余。余曰:"前证原属气虚,此证当亦是气虚下陷,非外患也。用补中益气二剂,提之上升而肿遂消。喘嗽之有温肺汤,乃气虚肺寒的对之药,投之得安,无不立效。"(清·吴楚《吴氏医验录全集·吴氏医验录初集》)

一士人,年二十余岁。痨咳形脱,亟峻补小愈,后屡发。冬忽感寒,咳嗽,身热。祷得签方,羌活、桂枝、防风、枳壳等服之,大汗不起。诊得六脉浮大不数,重取甚微,勉用六味地黄加四君子、白芍、黄芪服之,稍安。病急更医,不数日危。(清·王燕昌《王氏医存·卷十七》)

曾经验多人,但逢此候,务先在药单上批明,以免庸俗借姜附为口舌。余又得一奇法,一人病患咳嗽,发呕欲吐,头眩腹胀,小便不利;余意膀胱气机不降而返上,以五苓散倍桂,一剂便通,而诸证立失。由是观之,医贵明理,不可固执,真不谬矣。查目下市习,于咳嗽一证,每每见痰化痰,见咳止咳,所用药品,无非杏仁、贝母、冬花、紫菀、百合、桑皮、化红、苏子、白芥、南星、薄荷、半夏。与夫参苏饮、苏沉九宝、滋阴六味,一味杂投,以为止咳化痰,每每酿成劳证。

余曾治一虚劳患者,咳嗽吐血已五年,经中西医治疗无效。近日大吐血两次,每次一大碗,病势垂危。经余缘合分析诊治,断为阳虚所致。以大剂四逆汤、白通汤治之,有虚热时加童便引,水湿盛时加茯苓。服药十剂后,忽吐血加甚,其色乌黯系瘀血经热药蒸化而出,急用大剂甘草炮姜汤治之,二剂而血止咳减。复用四逆汤加上桂以扶其肾阳,并加生姜,茯苓、白术以健脾利水,连续服十六剂而诸症悉减,乃以封髓丹、潜阳丹轮服以纳气归肾,而缓姜、附之峻烈,病势更逐渐减轻,复以苓桂术甘汤善其后。前后时间约三月,服药四十徐剂,患者已基本缓解,能参加轻微家务劳动。(清·郑寿全《医法圆通·卷一》)

龚。木失条达,肝郁胃热。郁则生火,气火上逆犯肺,咳嗽痰中带血,血缕潮热,脉左弦右数,心悸眩晕。阴虚木火仁充,恐成郁劳。

鳖甲、地骨皮、藕节、麦冬、羚羊角、杏仁、丹皮、银柴胡、贝母、沙参、石决明、蛤壳。

又:肝木抑郁,气火上逆犯肺,咳嗽痰多。两胁、左乳、腰背胀痛,寒热往来,头眩心悸。病属肝郁,情怀之病,不易理者,须得怡悦自释。

北沙参、鳖血、柴胡、瓦楞子、白芍、蛤壳、青皮、麦门冬、忘忧草、生鳖甲、丹皮、川贝、香附。(清·沈菊人《沈菊人医案·卷上》)

金。上实下虚,咳嗽咽梗,腰痛,脉细,阴乏上承,肺气痹阻,少阴阴虚也。

前胡、蒌皮、款冬、茯苓、甘草、杏仁、象贝、橘红。

李。久咳,肺肾阴亏,咳呛气逆,肾阴虚不能上交心阳,心神恍惚,语言呆钝,似乎健忘,脉细虚弦。治从肺心肾,盖五脏六腑皆能令人咳也。

砂仁末拌熟地、海浮石、炙草、茯苓、沉香汁、橘红、炒当归身、紫石英、牡蛎、半夏。

陆。风寒郁肺，偶食酸果，酸能收敛。咳嗽音闪，金实无声也，脉迟细而涩，宜启之。

枇杷叶、芦衣、牛蒡、马兜铃、蒌皮、白杏仁、蝉衣、象贝、前胡、桔梗。

陆。三年前秋凉风冷袭肺，咳嗽至今，晨起呕痰，痰黄咽痒。脉数，风邪久郁成热，热复与湿交蒸，炼液成痰，蕴蓄中焦，胸闷窒塞，久病邪郁，尚宜清泄。

桑叶、杏仁、牛蒡、竹茹、枳壳、甘草、前胡、象贝、苏子、橘红、茯苓。

唐。肺脉弦数，咳呛甚于天明，气逆无痰，舌黄溲赤，木火上逆扣金，木入金乡之候。《经》曰，五脏六腑皆令人咳，非独肺也。

蛤粉青黛拌、杏仁、黑山栀、桑叶、肥玉竹、芦根、枇杷叶、川贝、石决明、丹皮、冬瓜子。

温。阳明旺于未午后，灼热脉数，溲黄，咳嗽，苔灰。肺胃湿郁热蒸不化，仍以清泄。

川黄连盐水炒、杏仁、羚羊角、川郁金、芦根、黑山栀、丹皮、枇杷叶、川通草、滑石、苏子。

张。肺肾两亏，咳嗽失血，甚于夜分木火升动之时，脉数虚弦，素有遗精之病，精遗则阴空，阴空则木失涵养，木火于是扣金。治宜益水之源，以养肝木。

大熟地、湘莲、女贞子、川贝、杏仁、北沙参、玉竹、旱莲草、山药、炙草。

支。诊脉右部弦数，甚于左部，咳嗽年余，甚于晨昏，肝阴肝阳用事之时，乃木火上扣金鸣，金虚反受木侮，即《内经》所谓反侮其所不胜，木入金乡之证也。宜清金平木。

蛤粉青黛拌、米仁，枇杷叶，蒌皮，川贝，杏仁，冬瓜子，山栀。

又：右脉依然弦数，咳嗽，寅卯为甚，此木火上扣金鸣，金无制木之权，木反为金所侮，故一载不愈。欲制其木，必先清金；欲涵其木，必先壮水。姑与煎丸分治。

蛤粉青黛拌、川贝、通草、姜皮、麦冬、丹皮、知母、山栀。

另服八仙长寿丸。

仲。黄昏气火浮与肺，咳呛突甚，脉弦数，肝木上犯肺金也。

蛤粉、枇杷叶、川贝、杏仁、蒌皮、橘红、青黛包、海浮石。

庄。失血后咳嗽，脉数，肺胃郁热未清，阴气自虚，五心燔灼。以养营泄热。

细生地、冬瓜子、杏仁、骨皮、蛤壳、炒丹皮、苡仁、芦根、知母。

龚。痧后咳嗽，肌肤如烙，脉数疾，便溏黏腻，温邪兼凉秋燥气蕴伏肺胃，延及一载。阴气为热气消烁，汗泄乎寐际。此炎蒸金不敌火，童子痧劳，理之不易。

羚羊角、桑皮、知母、黄芩、糯米粉、丹皮、杏仁、生地、甘草、芦根。

赵。暑月受风袭肺，咳嗽，至今未愈。产后三月，腰痛，便泄。肺脾同病，治脾碍肺，治肺碍脾，奈何？

党参、川朴、前胡、木香、陈皮、炙草、苏梗、芦根、枳壳、青皮、茯苓、桔梗。（清·沈菊人《沈菊人医案·卷下》）

久病脉数，身热体瘦，嗽声不圆润，现出阴虚火灼肺金之象，其病为重，开肺润肺泄肺俱不可行，宜地黄麦冬滋阴等药。（清·萧培仁《医学引路·卷上》）

曹，左。阴虚发热，咽喉肿痛。此属虚阳上浮，上则咳嗽见红，下则梦遗精滑。肺肾两亏，法当壮水制阳，清金保肺。拟四阴甘桔二方合投。

生甘草一钱，桔梗一钱，北沙参五钱，生地八钱，甘菊一钱，元参一钱，山药四钱，川贝母一钱五分，灯心一丈，青果一枚，建莲心一钱、肉五钱。

顾，左。夏秋之交，受暑风而致咳逆，痰带血，神情倦怠，形瘦纳减，脉细数无力。宜气血并补，兼调肺胃之中少佐清泄之品。

北参三钱，麦冬二钱，扁豆炒三钱，有芪元米炒三钱，当归炒二钱，生地炙一两，川贝母一钱，荆芥炭一钱，牛膝炭一钱，参三七一钱。

过，左。火酒之性热而毒，加温燥之药浸之，以火济火，火上添油。积热于胃，熏蒸灼肺，咳嗽吐血所由来也。脉至右寸关独见有力而大。理当清热保肺，但见饮食骤减，大便溏薄，又因饮食不节。此病中加病，且先为见病治病。

楂肉炒二钱，神曲炒一钱，焦谷芽一钱五分，陈皮一钱五分，麦芽炒一钱五分。

接方：竹茹炒五分，藕节二，绿豆三钱，葛花一钱，天冬一钱，香稻根须三钱，鲜百合根须一钱。

又　不能多言者气弱，大便燥结者血枯。多食胸脘不宽者，胃虽强而脾气不足。脉似有力，自述身静心定之时则细小。种种见象，纯乎虚症见端，急宜培补其本，无徒从事其标。

洋参三钱，生地一两，红枣五枚，芝麻二钱。

黄，左。久咳见红，肌肉消瘦，更兼便溏，脉至细弱。上损及下，气血两亏，难以图痊，勉作肺胃肾兼补。

黄芪三钱，冬术三钱，山药三钱，桑皮一钱，熟地五钱，甘草三分，苡米三钱，款冬花三钱，百合三钱。

黄，左。去年五月，先见干咳，至八月血于溢上，从口鼻冲出，因咳伤肺，脉弦细而数，左关尺更甚，舌光无苔，肾阴亏者也。时而身体微寒，阳虚生外寒也。时而五心烦热，阴虚生内热也。面黄痰多，土衰而饮食不化津液，化为痰也。两胁作痛，水亏木横也。腰脊酸疼，肾不能上荣督脉也。病在脾肺肾三经，治宜阴阳并补，兼顾脾胃。庶几土旺生金，金旺生水，木得水涵，虚阳不致上浮，肺得清肃，而气平嗽止也。但须静养耐心，服药为妙，非比外邪之迅速也。

黄芪、熟地、川贝、五味、北参、冬花、陈皮、党参、炙草、茯神、丹皮、怀药、白芍、苡米、麦冬、百合、藕节。

鲁，左，脾胃素有湿热，为此眼弦赤烂，湿热熏蒸，肺络受灼，以致咳而见红，舌苔白滑，未便滋腻。

苡米五钱，玉竹四钱，川贝一钱五分，黄芪三钱，清桑之皮二钱，穞豆衣二钱，藕节一钱，红枣三，三剂后，加丹参二钱，洋参一钱五分。

某，左。始于咳嗽，近见寒热，今又见血，右乳下作痛。此肺络有伤，兼感时邪。法当清降。

北沙参四钱，麦冬一钱，川贝一钱五分，红花三分，陈皮一钱，广玉金一钱，玉竹二钱，荆芥炭、参七一钱，竹茹一钱，藕一两，茅根三钱。

某，左，屡屡吐血，干咳不已，脉见弦数。肺肾两亏，拟二地二冬汤，以清金保肺，壮水制阳。前云课读伤气，气属肺，肺为肾母，肾为肺子，未有母伤而子不伤者也。

生地五钱，熟地一两，天麦冬各一钱五分，北参一钱五分，玉竹六钱，川贝二钱，白薇一钱，山药三钱，扁豆二钱，百合三钱，炙草四分，元稻根须二钱。

某，左，年高久咳，痰中见红，脉至左关弦数，右寸关细弱。脾肺气伤，肝肾阴亏。

党参四钱，冬术三钱，玉竹四钱，熟地一两，白芍炒，一钱，山药四钱，苡米四钱，冬花三钱，五味十四，百合三钱，藕节一个。

某。久咳失血，多年屡发屡止，今脉右三部细弱无神，脾肺气虚。议归脾汤，使血归经。

党参三钱，黄芪三钱，冬术二钱，当归二钱，炙草四分，茯神一钱五分，远志七分，枣仁二钱，木香三分，五味三分。

秦，左。久咳见红，脉至左关浮大。此肝阳灼肺，方不外乎育阴以制阳，清金以保肺。

北沙参三钱，芍药炒一钱五分，生地一两，丹皮炒一钱五分，天冬一钱，川贝二钱，郁金七分，藕节二，穞豆衣三钱，荆芥炒一钱五分。

秦，左。内热本属阴虚，咳嗽良由外感，络伤则见红，血虚则肉瞤。议保清金主治。

玉竹炒四钱，陈皮一钱，杜仲三钱，川贝一钱五分，茯苓一钱，红花五分，川斛三钱，大红山茶花二朵。

又　熟地五钱，北沙参五钱，百合三钱，玉竹四钱，杜仲二钱，陈皮一钱，款冬花二钱，川斛三钱，穞豆衣三钱，川金一钱。

邵，左。六脉虚数，咳嗽见红，发热。此虚阳无制，由水之亏也。议二冬六味，以壮水养金。

生地一两，丹皮一钱五分，萸肉一钱，泽泻一钱五分，茯苓二钱，山药二钱，天麦冬各一钱，女贞一钱五分，旱莲草一钱五分，竹茹八分。

汪，左，久咳，痰中见血，脉数，下午发热。至于梦遗气短，无非肾肺两亏。宜与八仙长寿饮加味治之。

生熟地八钱，丹皮一钱五分，山药四钱，萸肉二钱，茯苓一钱五分，泽泻一钱，麦冬一钱，五味子三分，牡蛎煅四钱，莲须二钱。

盛，右。失血后，身热脉数，咳嗽痰多，脾胃不醒，攻撑作呕。脾肺两伤。

炙熟地四钱，玉竹炒一钱，陈皮一钱，川贝一钱五分，款冬花三钱，生熟砂仁八分，山茶花二朵，百合三钱。

吴，左。久咳络伤而见血。但清肺凉血之药，施于土衰便溏者不宜，须以培土生金为治。

四君子汤，加山药、砂仁、大麦仁、玉竹、冬花。

王，左，久咳见红，脉至无力，声音怯弱。宜培脾肺肾三脏。

黄芪五钱，熟地六钱，款冬花三钱，荆芥炒一钱，冬术三钱，诃子四分，百合三钱，蝉衣一钱。

王，左。右寸关洪弦搏大，咳嗽见血。此胃火刑金，金宜清降。

熟石膏三钱，黄芩一钱五分，天冬一钱，丹皮一钱五分，桑皮一钱五分，元参三钱，川贝二钱，雪梨一两，桑叶一钱五分。

许，右。脉至滑数而大，疟后咳嗽见血，又胁肋作痛。此系木火刑金。

北沙参三钱，川贝二钱，麦冬二钱，赤白芍一钱，荆芥炭一钱，竹叶五张，前胡、大生地六钱，丹皮一钱，玉金七分，元胡一钱。

许，右。血虽止而嗽不除，六脉无力，气血两伤。前方之中，参入补土生金。

熟地炙一两，当归二钱，党参四钱，冬术二钱，广皮一钱，百合二钱，冬花蜜炙三钱，元稻根须二钱。

杨，左。失血，咳嗽气短，六脉无力。不特脾肺两亏，肾真固纳失司，急急三脏并培，不可轻视此症。

黄芪元米炒六钱，当归醋炒二钱，冬术二钱，炙草三分，枣仁三钱，茯神三钱，木香四分，党参三钱，丹皮一钱，苡米四钱，五味三分，白芨一钱五分，麦冬一钱，荆芥炭一线，生地炭一两。

又　洋参两钱，麦冬一钱，沙参四钱，生地一两，丹皮一线，陈皮一钱，山药炒三钱，砂仁盐水炒一钱，萸肉二钱，五味三分，川贝三钱，泽泻一钱，玉竹四钱，茯苓一钱五分，穞豆衣三钱，藕一两，青蒿一钱。

杨，左。咳血形瘦，痰多胸痞。脾肺两伤，为症重险。

砂仁炒六分，陈皮八分，焦白术一钱五分，茯苓一钱五分，当归一钱，谷芽炒三钱。

张，右，清晨咳逆已久，必出酸水而止，此由胃有停饮，而肺气不降也。近系风热感肺，咳而见红，咽喉肿痛，肺络受伤。先为清理时邪。

川贝三钱，桔梗一钱，橘红盐水炒一钱，红花三分，山茶花三朵，竹茹八分。

赵，左。肺有伏寒，久咳不已，近见痰中见血，而纳谷减，腰痛。损及脾肾，图痊甚难。

党参四钱，冬术三钱，茯苓二钱，炙草八分，陈皮一钱五分，杜仲四钱，款冬花三钱，百部三钱，苏子二钱，杏仁二钱，白及二钱，五味三分，炮姜三分二味合捣。

钱，左。冬温犯于肺胃，气急咳嗽，舌黄满布而带干苦，口渴喜饮，胸膈不宽，须防加重化燥。

荆芥一钱，当归三钱，葛根一钱，贝母三钱，玉竹六钱，白薇一钱，香附五分，竹叶二十片。

又诊：据述病势昨减轻，然有汗而脉数不退，门齿干燥，舌尖红起刺，指掌手腕厥冷。此系邪陷营阴，热弥厥亦弥，惟恐正不敌邪，至有痉厥之变。扶正凉透，急急进之，三日内齿润津回，脉数能减，还可有望，加重则危。

玉竹八钱，白薇一钱，川贝二钱，洋参五钱，麦冬二钱，丹皮一钱五分，连翘一钱，黑栀一钱，生地一两，谷芽二钱，竹叶一钱，灯心五寸，姜皮八分，葱一。

又　温邪内陷，劫液伤阴，齿燥唇干，舌焦起刺，脉至左关尺弦细而数，右寸关浮大，按之无力。此所谓少阴不足，阳明有余也。论脉症玉女煎似属相宜，但渴不引饮，而脉不实，未敢擅投。勉商扶正育阴之中，兼凉透甘寒一法，希图津回液转。

原方，加甘草四分，元参三钱，知母二钱，豆卷三钱，犀角一钱，花粉一钱，扁豆二钱，芦根一两，茅根八钱，菖蒲四分（去玉竹、白薇、姜皮、葱）。

又　汗虽未遍，热势减去五六，脉数略为有神，声音不扬，气弱也，大便溏泄。然一虚至此，而不肯服药者，有何可恃乎？

洋参一两，生地一两五钱，怀药八钱，陈皮二钱，扁豆六钱，生熟草六分，车前子二钱，白芍炒三钱，黑栀五分，元参二钱，麦冬二钱，生熟砂仁六分，生熟谷芽三钱，竹心一钱，灯心五寸。

又 热势稍退，脉数略为平和，然左三部微细欲无，尺脉更甚，肝肾之阴大亏，水不上承，所以舌干而津难回也。未可恃以无恐，方仍扶正育阴凉透之法。得托邪外达，可望转机。如羁于内，变症不测。

生地一两六钱，洋参一两二钱，生怀药一两，扁豆六钱，麦冬一钱五分，丹皮一钱五分，甘草四分，豆卷四钱，谷芽三钱，北沙参三钱，白芍二钱，车前二钱，陈皮二钱，桔梗四分，元参三钱，神曲炒四钱，菖蒲三分，灯心五寸，竹心一钱，建莲去心五粒。（清·王金辉《王乐亭指要·卷一》）

陈，左。形寒饮冷则伤肺，肺为水母，久咳则子无生而肾亏内热不已。而土为肺母，肺伤则取供于母，则脾亦衰，形瘦纳减，便溏之所由来也。法当脾肺肾兼补，佐以祛寒之品。但症已属险重。

党参四钱，冬术三钱，熟地八钱，怀药五钱，黄芪六钱，芡实三钱，百部二钱，麻黄三分，五味三分，干姜三分，加苏子一钱，又加细辛一分，又加杏仁一钱。

单，左。金为水母，肾为肺子。金衰则水无所生，以致夜热不退，良由久咳伤肺所致。今六脉数而弦，左关尺尤甚。法宜清金壮水，不治热而治热也。

生地五钱，玉竹三钱，北沙参二钱，丹参一钱五分，茯苓一钱，怀药三钱，萸肉二钱，泽泻一钱，穞豆衣一钱五分。

高，左，久咳者，肺气必虚。法当补土母以安其子，治脾即治肺也。

冬术三钱，玉竹三钱，砂仁炒，六分，半夏一钱，陈皮一钱，茯苓一钱五分，杏仁一钱五分，苏子炒，一钱五分，冬花三钱，生姜二片。

高，左，久嗽伤肺，盗气于母则土衰不运，所以母无华色，大便见溏。肾为肺子，金伤水无所生，故见腰痛，脚弱无力。法当培补脾肺气分，并益肾真。

党参四钱，冬术三钱，山药五钱，白芍炒，一钱五分，炙草五分，黄芪六钱，五味子五分，杜仲四钱，半夏一钱，冬花三钱，御米壳一钱，熟地一两，桃肉一个，姜一。

高，左。久咳者，肺气必虚。法当补土母以安其子，治脾即治肺也。

冬术三钱，玉竹三钱，砂仁炒六分，半夏一钱，陈皮一钱，茯苓一钱五分，杏仁一钱五分，苏子炒一钱五分，冬花三钱，生姜二片。

龚，右。咳嗽月余，呕血三次，痰气秽浊，中脘作痛，脉至右弱左弦。此肺胃两伤，肝阳独旺，浊气熏蒸，肺气不降，咳无时矣。

北沙参三钱，玉竹四钱，川贝二钱，天冬一钱，红花四分，白芍一钱，香附五分，苡米五钱，扁豆二钱，绵芪三钱，陈皮一钱，竹茹四分，降香五分，炒梗米一撮。

管，左。咳嗽起于冬令，时发时止，脉至沉细迟。肺有伏寒也。

炮姜三分，五味三分二味同捣，杏仁炒二钱，橘饼二钱，冬花蜜炙三钱。

陆，左。气升则咳，脉至左关尺浮露，右寸软弱，此肺肾不主纳降。似宜金水同调，拟生脉六味。

生熟地六钱，萸肉二钱，茯苓二钱，山药二钱，泽泻一钱，丹皮一钱五分，洋参二钱，麦冬一钱，五味子十粒，款冬花蜜炙。

饼，煎汤代水。

某。气不顺咳嗽痰多，中脘作痛而胀，肺有寒而气不顺，胃有滞而气失降。

苏子一钱五分，白芥子一钱，莱菔子一钱五分，麦芽二钱，姜一钱。

又　砂仁、半夏、枳壳、焦术、焦曲、杏仁、木香、姜。

潘，左。肺主布气，肾主纳气。稍为劳动，则气逆喘嗽，其为失布失纳显然。当培补肺肾，兼以理脾，取其土能生金也。

绵芪三钱，当归一钱五分，熟地炙六钱，炙草四分，怀药四钱，冬术一钱五分，砂仁盐水炒四分，叭杏二钱，生姜一片，橘饼二钱，桃肉二枚。

强，左。咳之为病，同属于肺，久咳则肺气虚，盗及于母则土虚肾无所生，则水虚阳虚，则无寒生寒。水虚则无热发热，土虚则纳少便溏。症当脾肺肾同凋，然病不轻，图痊不易。

党参三钱，白芍炒一钱五分，怀药一钱五分，沙参三钱，冬术炒三钱，黄芪六钱，炙草六分，熟地八钱，建曲一钱，杜仲炒二钱，冬花三钱，五味三分，白薇一钱，丹皮炒一钱，罂粟壳一钱。

宋，左。肺受寒邪，犯在心胃，咳其则呕而心痛。今见脉细模糊，唇舌紫暗。禀质素亏，气血亦弱。拟补肺汤，兼温中。

党参三钱，熟地六钱，黄芪三钱，叭杏二钱，半夏一钱，砂仁姜汁八分，细辛三分，五味子三分，干姜三分。

苏，左。脉数甚于右，发热甚于夜，咳嗽痰多，舌光而红，肺胃之阴伤矣。拟用固本，金水同治。

生熟地各一两，天麦冬各一钱，洋参一钱五分、川贝二钱、罂粟壳炙一钱、冬花三钱、百合四钱，元米代水。

王，右。咳嗽气急，肺虚感寒。食后作胀，脾虚不运。法当补土生金，温中理气。

党参炒三钱，茯苓一钱五分，半夏一钱，冬术三钱，陈皮二钱，木香三分，五味子三分，炮姜三分（同捣）。

吴，左。久咳，呕吐酸水，痰浊腥臭，频频梦泄，此子母两伤。肾为肺子，母虚则子亦虚矣；脾为肺母，肺虚则告竭其母，而中土亦因之而虚也。法当培脾肺肾，三脏同培。

党参四钱，茯苓一钱五分，冬术三钱，炙草三分，芡实四钱，蔻仁二粒，建莲三钱，苡米四钱，降香五分。

吴，左。据述病起怨哀，咳嗽发热，自去年秋季，迄今六月有余。近增音雌咽痛，大便溏薄。盖怨哀则伤肺，肺伤则咳，而水失所生，水亏则火炎，而肺金受灼，故诸症所由来也。症非轻浅，小心为嘱。

生熟甘草一钱，桔梗六钱，山药炒五钱，芡实炒五钱，玉竹炒三钱，元参炒一钱五分，蝉衣四个，北沙参三钱，炙生地，青果一个，灯心一丈。

周，左。左尺脉弦，右寸带浮，足膝无力，咳嗽不已。拟都气饮，以调肾肺。

熟地一两，怀药炒八钱，丹皮炒一钱五分，萸肉三钱，茯苓二钱，泽泻一钱，五味三分。

宗，左。久咳，痰气秽浊，脉来细数，肌肉消瘦。此脾肺两伤，胃家寒湿。宜培土生金，切忌滋腻清凉润肺之品。

干姜三分，冬花蜜炙三钱，炙草六分，细辛二分，五味子三分。

又　冬术四钱，冬花蜜炙三钱，苡米五钱，百部二钱，杏仁三钱，生姜一钱，橘饼二分，炙草六分。（清·王金辉《王乐亭指要·卷二》）

发热恶寒，头疼身痛之暴证，人易辨之。惟久郁肺经而成喘嗽，有似阴虚劳嗽者，不可不辨。郡城西门外奚藕庄客幕于外，上年道途受热，曾患喘嗽，服自便而愈，今复患喘嗽，投自便而加剧，医亦概用清肺补肺，终不见效。有疑为阴虚重证，彷徨无措，遂延予诊。余为脉象见紧，似数非数，前患暑热，故自便可愈。今患寒邪，故反增剧，用小青龙汤而愈。

魏湘舟郡城北门外猛将庙人，疡医也。患喘嗽二载，遍试医人，总不出清肺补肺，自亦疑为阴虚劳证。予嘱其常服干姜、五味子，坚守一月，果得全效。（清·徐镛《医学举要·卷六》）

云岫孙某。平素清瘦，吸烟弱质，患咳嗽热渴，计半月矣。前医皆以为阴虚肺损，所服之药，非地、味、阿胶，即沙参、款、麦，愈治愈剧，始来求治于丰。按其脉，搏大有力，重取滑数，舌绛苔黄，热渴咳嗽，此明是风温之邪，盘踞肺胃。前方尽是滋腻，益使气机闭塞，致邪不能达解，当畅其肺，清其胃，用辛凉解表法，加芦根、花粉治之。

服二剂，胸次略宽，咳亦畅快，气分似获稍开，复诊其脉稍缓，但沉分依然，舌苔化燥而灰，身热如火，口渴不寐，此温邪之势未衰，津液被其所劫也。姑守旧法，减去薄荷，加入石膏、知母。服至第三剂，则肌肤微微汗润，体热退清，舌上津回，脉转缓怠，继以调补，日渐而安。（清·雷丰《时病论·卷之一》）

鄂渚阮某之妾。干咳喉疼，缠绵匝月，始延丰治。未诊即出前方阅之，初用辛散之方，后用滋补之药，不但罔效，尤增咳血频频。细诊其脉，左部缓小，右部搏指，舌尖绛色而根凝黄。此属燥之伏气，化火刑金，虽干咳吐红，真阴未损。前以辛散治之固谬，以滋补治之亦非。斯宜清畅其肺，以理其燥，肺得清肃，则咳自平，而血不止自止。即用桑叶、杏仁、兜铃、浙贝、栀皮、杷叶、蒌壳、梨皮，再加橄榄为引。请服三煎，忌食煎炒之物，服下稍知中窾，继进三剂，遂获全可。

括苍冯某。阴虚弱质，向吃洋菸，患干咳者，约半月矣。曾经服药未验，十月既望，来舍就医。两寸之脉板数，余部皆平。丰曰：据此脉形，当有咳嗽。冯曰：然。曾服散药未效何？丰曰：散药宜乎无效，是证乃燥气伏邪之咳，非新感风寒之咳，理当清润肺金，庶望入彀。遂用清宣金脏法去兜铃、杷叶，加甘菊、梨皮。服一剂，减一日，连服五剂，咳逆遂屏。后归桑梓，拟进长服补丸。（清·雷丰《时病论·卷之七》）

丰于冬至赴龙扫墓，经过安仁街，适有杨某患冬温未愈，有相识者，谓丰知医，杨即恳诊。查其所服之方，非辛温散邪，即苦寒降火，皆未得法。其脉细小滑数，咳嗽痰红，发热颧赤，此温热伤阴之证也。当用甘凉养阴，辛凉透热。虚象已著，急急提防，若再蔓延，必不可挽，即用清金宁络法去枇杷叶、麦冬，细地改为大地，再加丹皮、地骨、川贝、蝉衣治之。服至五帖，热退红止矣。丰返，复过其处，见病者面有喜色，谓先生真神药也，病势减半，惟剩咳嗽数声，日晡颧赤而已。诊之脉亦稍和，此欲愈之象也。姑照原方去旱莲、蝉退，加龟版、鳖甲，令其多服，可以免虚。岁暮以茶食来谢，始知其恙全可。（清·雷丰《时病论·卷之八》）

盛，右。久有鼻渊头风之证，时发时休。今夏咳嗽，卧则尤甚，咳出白痰稍止。背寒如掌大，皮肌似发热，口渴微呕。舌苔白腻，脉形细弦。此心肺气虚，痰饮上泛，久恐延至肺痿。

炮姜三分，半夏三钱，陈皮一钱，前胡片一钱半，炙草三分，茯苓三钱，蛤壳七钱，海蜇一两，枇杷叶三钱，旋覆花三钱。

顾康，壬午年，六渡桥。上冬咯血喘咳，耳焦肾虚，气散火升，渐见腹脘膨胀，晨泄溲闭，是肾不摄纳而气化无权也。脉形弦劲，泄则苧痛，木乘土位也。据理拟方，当宗肾气意，佐以和中之品。大症得之高年，可虑正败元脱。

怀牛膝二钱半，泽泻一钱半，南沙参三钱，香附三钱，车前子三钱，茯苓三钱，冬瓜子三钱，丹皮炭一钱半，沉香七分，桑白皮三钱。各恙皆减，加砂仁、炒生地。（清·钱艺《慎五堂治验录·卷一》）

唐如，东桃园里。气急咳嗽喑哑，便泄溲数，脉濡，胸闷，舌胖苔黄。此饮夹外邪，肺病移肠，颇为碍手，且予清泄，勉希万一。

冬瓜子三钱，黄芩五分，扁豆皮三钱，旋覆花一钱半，甘草三分，赤芍药一钱半，川朴三分，川贝母二钱，杷叶三钱，谷芽五钱。舌苔白厚，上龈腐碎，脉濡，涎嗽气急，中虚好酒，积湿成痰。拟《外台》茯苓意。

潞党参一钱半，茯苓三钱，杏仁四钱，枳椇子三钱，金石斛一钱半，枳壳七分，橘红四分，枇杷叶五钱，炒生苡仁三钱，竹沥炒制半夏二钱。

陶渭川，戊寅，小娘泾。喘咳廿年，今加身热失血，喘咳尤甚，纳减口苦，苔腻。乃伏暑外邪，痰火烁金，治以清降。

枇杷叶五钱，苡仁三钱，旋覆花二钱，金斛三钱，冬瓜子三钱，杏仁三钱，代赭石二钱，藕汁一杯，川贝母三钱，竹茹二钱，侧柏叶炭一钱半。

血止，卧则喘，坐即止。病虽廿载不作虚论，当予色白味淡，以宣肺渗湿，肺气降肃，逆流之水自顺矣。

苡仁一钱半，冬瓜子三钱，茯神三钱，枇杷叶三钱，杏仁一钱半，白灯心二钱，射干一钱半，金石斛三钱，通草一钱，川贝母二钱，苇茎五钱。（清·钱艺《慎五堂治验录·卷三》）

顾洪卿，辛巳十月，河泥桥。气逆咳嗽，痰带血丝。症是木火刑金，治主缓肝保肺。

枇杷叶五钱，杏仁三钱，白前二钱，冬瓜子三钱，川贝母三钱，牡蛎五钱，沙参一钱半，淡苁蓉二钱，川百合三钱，甘草三分，茯苓一钱半。

熊荣卿，辛巳年九月廿九日，草庵港。疟后留邪移上，致咳嗽背寒，涕黄辛苦。治以清泄。

桑叶三钱，牛蒡子三钱，苍耳子三钱，杏仁三钱，前胡一钱半，鲫鱼胆三枚，白芷炭五分，杷叶五钱，蝉衣五分，藿香叶一钱半，象贝母三钱，鸡苏散一钱半。（清·钱艺《慎五堂治验录·卷四》）

张茗，五月十一日。咳嗽半月，又增寒从背起，身热汗出而解，头痛肢酸，脘痞拒按，神倦喜睡，小溲热赤，脉弦而硬，舌苔腻黄，喜饮。湿痰素盛，夹暑为患，兼顾治之，望不加剧。

前胡一钱半，碧玉散一钱半，豆豉三钱，制半夏三钱，苏叶一钱半，薄荷叶三分，桑枝四钱，桑叶三钱，炒蒌皮一钱半，杏仁三钱，威灵仙七分，竹茹二钱，焦谷芽五钱。

史，右。长途奔走即起咳血，额右胁臂皆痛，时有壮热，此感受风温，热伤阳络也。清熄和络为主。

桑叶二钱半，羚羊角一钱半，侧柏叶三钱，杏仁三钱，桑枝三钱，元参心三钱，枇杷叶三钱，藕节五钱，竹茹一钱半，川贝母三钱，丝瓜络三钱，茅根五钱。（清·钱艺《慎五堂治验录·卷五》）

周世泰，年约五旬余，壬午七月。劳力太过，寒热日作，喘咳不爽。金医连进消导温散，转为灼热，喘咳痰涌如潮，晕厥，频频便泄，无汗头痛，胁痛口苦，苔黄。余诊脉右部洪滑而上溢，痰涌从胃泛滥可知。按其脘间板痛，询得食面二碗；而灼热无汗乃暑邪误温之故。决其为食滞中焦，中不运而痰上溢，肺气不降，则伏暑不化也。剂以杏、枇、旋、射、六一、卷、薄、蜇、蒿、半夏等，汗出而病不增减，加菔、枳、菖、斛，一剂痰降，二剂疹布，三剂思食安寐。

沈耕斋，壬午，山桥。饮邪支肺，咳喘卧甚，二月不止，便难溲赤，脉弦滑，舌白厚。本当温化，时在夏令，权用清降。

杏仁、冬瓜子、橘皮、蛤壳、紫菀、旋覆花、宋夏、射干、白前、枇杷叶、茯苓。

改加桂枝，痊愈。（清·钱艺《慎五堂治验录·卷六》）

张小轩，南码头。初起伤风鼻塞，咳嗽有血，点在痰中而色紫，投和木肃金，咳血未止，脉仍洪弦。拟平肝降逆。

石决明五钱，旋覆花三钱，杏仁三钱，白前二钱，代赭石三钱，白石英三钱，新绛五分，炒桑叶一钱半，冬瓜子五钱，丝瓜络三钱，甘草五分，欢皮三钱。

咳血渐见鲜红，脉平溲淡。侧柏叶炭三钱，竹茹三钱，谷芽五钱，藕节五枚，蛤粉、阿胶二钱，代赭石三钱，川石斛三钱，野田三七七分，芩炭一钱，冬瓜子三钱。

血止，晨呛未除，纳谷稍安，胃虚火逆，宜麦门冬汤止逆下气。

麦冬一钱半，生甘草五分，金石斛三钱，茯神三钱，沙参三钱，冬瓜子三钱，宋半夏五分，白米一合，甜杏仁三钱，牛蒡子三钱。咳呛止，去南沙参，加西洋参。

赵，右。咳嗽痰臭，寒热时形，右胁结块且痛，风温久郁肺经，将成息贲，治以宣泄。

桑叶三钱，海浮石三钱，甘草节四分，前胡一钱半，杏仁三钱，旋覆花一钱半，枇杷叶四钱，桔梗四分，连翘一钱半，牛蒡子三钱，带子丝瓜络四钱。（清·钱艺《慎五堂治验录·卷七》）

边鹤清。素疾眩晕痰多，兹因疾走长途，咳嗽气怯，痰中有血，脉细舌红，肾肝慎不足，痰阻上焦，行路过劳，血络受伤。治法调补为主，涤痰和络佐之。

大生地、黑豆衣、丝瓜络、杏仁、白前、淡苁蓉、牛膝炭、冬瓜子、青黛、竹茹。

治血止，痰多而韧，头晕盗汗，脉细。前方加牡蛎、川贝，去苁蓉、丝瓜络。

罗，左。咳嗽失血，用和络宣肺，血去而咳存，头痛脉数，木火上升，养阴和阳为治。

生地四钱，黑豆衣三钱，杏仁四钱，生香附一钱半，牛膝三钱，炒炭羚羊角一钱半，白前一钱半，飞青黛三分，白芍一钱半，阿胶一钱半，藕汁一杯。

滋水涵木，咳嗽大减。加磁石、熟地、元参、苁蓉，去白前、杏仁、羚羊角。

钱诚德内，二月。因惊致心胆之火外越，肺金受刑，咳嗽痰血，舌红心悸，脉数少寐。治以泻火清金。

生甘草三分，木通一钱，白前一钱半，川石斛三钱，冬瓜子三钱，蛤壳五钱，青黛三分，生谷芽五钱，朱茯神、川贝四钱，杏仁四钱。

咳减血止，心悸不定，加龙齿，去木通。（清·钱艺《慎五堂治验录·卷八》）

罗少耕室，庚午。血厥时发，醒不咳血，见在厥缓，咳血不止，脉右细，左寸动搏，舌边微红。怀麟五月，治当扶土生金。

北沙参、毛燕川、贝母、生竹茹、川石斛、紫菀、甜杏仁叶、丝瓜络、生甘草、桑叶、侧柏叶。

血止咳减，去柏叶、紫菀，加枇杷叶。

又，用敛神散。（清·钱艺《慎五堂治验录·卷十》）

徐，右，梅家村。酸咸呛喉，痰嗽频频，前投辛胜酸、甘胜咸法，咳嗽减十之五六，已合病机，再宗原方加减。

阿胶、珠白、杏仁、冰糖、薄荷叶、紫苏子、霜胡桃肉、甘草、玉苏子、白扁豆、菊花。（清·钱艺《慎五堂治验录·卷十一》）

一子新婚出疹后，痰嗽不已。众谓余毒不尽，用清解药而痰愈炽。余谓阴亏而火炎无制，故午后潮热而咳甚也。治宜壮水为主，以六味地黄丸料，加麦冬、知母治之愈。（清·叶霖《痧疹辑要·卷四》）

本镇沈。髫年体弱，咳嗽失音，阳虚必盗汗，阴虚生内热。近因春升发泄，风热乘虚袭入肺络而咳，更无停止，宜以清上为先。

补肺阿胶汤，加元参、地骨皮、茯神、枣仁。

大石桥。酒湿酿热，味归于脾，气归于肺，内蕴日久，干肺则痰咳喉燥，乘脾则食少便溏，先从肺胃调治，用保和汤。

茯苓、芡实、百合、胡莲肉、麦冬、桑皮、乌梅、枇杷叶。

江辅臣。咳血脉弦，此肝血失藏，肺气不降，从清阳治法。

桑叶、阿胶、紫菀、麦冬、川贝、郁金、杏仁、丹皮、生苡仁。

又血脱日久，阴气难以骤复，过劳脊膂微痛。此因营虚失守，致督脉亦伤。平旦口苦舌干，脉反见数，可知阴液内损，则君相之火，易以升动也。

生地、茯神、枣仁、紫菀、天冬、女贞子、阿胶、芡实、丹皮、麦冬、枇杷叶。

青旸沈荆山。久咳失血，寒热似疟，脉弦细，自汗过多。系营卫两虚，心肺不足之候。

黄芪、白芍、桂枝、麦冬、紫菀、橘红、甘草、北沙参、大枣。

苏载舆令政咳血泄泻症。夫人之症，由肝及脾，由脾及肺，致左胁呼吸引痛，中脘嘈杂，呕吞酸水，甚至脾虚上泛，面目色黄，燥咳动络，血随上溢，三者之恙，总不离乎燥火内伏，气逆上膈。故肝邪犯胃，且肺之清肃失司，不能平木，肝气上涌无制。变生不测。今和脾胃，滋肝木，俾气火之燥逆渐平，再商后治。

枇杷叶、冬桑皮、丹皮、天冬、谷芽、白芍、生鳖甲、穞豆衣。

又大凡阴虚则火亢，内劫其津液，致咳无痰，又复脾虚，大便多泄，元气津液，亦从下走，且肝之燥逆，横格于中，上凌肺，下侵脾，以致咳泻不止。因思古人云：肝苦急，急食甘以缓之。又云：治肝必先实脾，况脾为肺之母，万物赖土以生，今拟养脾保肺和肝，不燥不滋，固本为先，庶几有合于病情。

麦冬、茯苓、白芍炒、人参、扁豆炒、谷芽、北沙参、南枣。（清·姜成之《龙砂八家医案·戚云门先生方案》）

尹季藩，素好豪饮。癸未春患风温咳嗽，气喘，微有寒热，脉浮而数，此温邪犯肺，肺失清肃之令，与连翘、杏仁、牛蒡子、条芩、桔梗、枳壳、竹茹、羚羊角等，一剂而愈。（清·心禅《一得集·卷中》）

黄楚翁，乌镇人。自前月感冒后，屡咳不已，致失血，音嘶，鼻时流涕，咽痛，咳甚于夜，脉两手皆数，右寸尤甚。此肺有留热，久咳伤阴。拟以清润肺经。

鲜枇杷叶拭毛去筋，蜜炙三钱，甜杏霜三钱，真柿霜三钱，天花粉三钱，生苡仁三钱，旋覆花包一钱，半川贝母三钱，蜜炙紫菀一钱，新绛屑八分，白茅根去心八钱，藕节洗三个。

复诊：投清润肺经之剂，血止，夜咳不甚，咽痛稍减，脉数渐和，惟音不响亮，流涕如故。由服辛温开泄太过，肺阴受伤，不能还复。以滋养肺金。

西洋参元米炒三钱，生苡仁三钱，白池菊三钱，肥玉竹炒三钱，天花粉三钱，干百合四钱，元参三钱，川贝母三钱，生甘草三分。

再复：血止，呛缓，咽痛亦愈，声音较亮，惟鼻流清涕，涓涓不绝。总由开泄太过，肺气虚耗，不能收摄耳。以前法进之。

蜜炙芪皮二钱，大白芍二钱，阿胶烊二钱，北沙参三钱，川贝母三钱，麦冬肉三钱，蜜炙马兜铃三钱，肥玉竹炒三钱，白池菊三钱，野百合五钱。

陆云翁。素有咯血症，时患喉痒，痒则呛嗽，吐薄痰，脉两寸皆数，左关弦。肺虚有热也。治以清肃肺气。

甜杏仁去皮尖三钱，紫菀水炙七分，元参心三钱，川贝母三钱，竹茹水炒一钱半，枇杷叶刷毛退净，蜜炙两张，鲜竹叶廿张，金沸草绢包一钱半，百部一钱，甜梨肉一两，鲜藕汁一酒杯冲。

复诊：投清肺之剂，喉痒、咳呛渐愈，惟咳呛时左右胁微痛，脉左弦右数。前法佐以通络。

蜜炙马兜铃、川贝母三钱，橘络炒一钱，蜜炙枇杷叶刷毛两张，天花粉三钱，竹茹水炒一钱半，蜜炙款冬花三钱，丝瓜络炒一钱，旋覆花绢包一钱半，漂淡陈海蜇一两，煎汤代水。

苏仰翁，宁波人，万顺祥北货行。风邪袭于肺络，咳呛多痰，夜间发热，脉数，右颐作痛。以清肃肺胃。

白杏仁、制天虫、薄荷、川贝母、前胡、苡仁、瓜蒌仁、竹茹、苏梗、白莱菔子。（清·凌淦《退庵医案·卷四》）

脉象左弦涩，右濡滑，舌边红，中薄腻，见证胸闷气升，嗳气泛恶，食入作梗，痰多咳嗽，十余日未更衣，月事八旬未止。良由营血亏虚，肝气上逆，犯胃克脾，湿痰逗留中焦，肺胃肃降失司。恙经匝月，岂能再使蔓延？急宜平肝通胃，顺气化痰，以观动静。

代赭石、左金丸、瓜蒌皮、薤白头、云茯苓、水炙远志、川象贝、全福花包、银柴胡、炒黑荆芥、姜竹茹、仙半夏、佛手露、炒谷麦芽。（清·吴苍山《医学噎膈集成·丁甘仁医案》）

徐霭翁郎，二十岁，太平弄纸行。咳呛多痰不爽，咯血色紫，舌起红点。此肺胃郁热不能宣通之故。面色皖白，脉细数，阴分素亏也。先以宣通肺气，佐以泄热存阴。

旋覆花绢包一钱半，蜜炙紫菀三钱，地骨皮三钱，白杏仁去皮尖三钱，全瓜蒌三钱，肥知母炙三钱，单桃仁杵三钱，桑白皮蜜炙一钱半，海蛤壳杵五钱，川贝母三钱，老枇杷叶拭毛去筋，蜜炙两张。

复诊：咯血已止，咳呛多痰，浓厚，青绿色，夜间时觉轰热，舌红点已退，脉仍细数。以降火滋阴涤痰为治。

石决明生杵一两，川贝母三钱，白滁菊三钱，旋覆花绢包一钱半，黑山栀三钱，鲜竹茹水炒一钱半，元参五钱，瓜蒌仁杵三钱，海蛤壳杵五钱，枇杷叶拭毛去筋，蜜炙两张。

二复：咳呛渐缓，轰热亦平，今晨咯出紫黑色一口，脉数而浮。阴亏火旺之体，现交春令，又值少阳相火司天之运，惟冀水能涵木，火不刑金，方为妥善。仍守前法，兼泄木火。

鲜竹茹水炒一钱半，川贝母三钱，粉丹皮炒一钱半，白茅根去心五钱，瓜蒌仁杵三钱，海蛤壳杵五钱，元参心四钱，经霜桑叶一钱半，石决明生杵八钱，左牡蛎盐水煅四钱，清阿胶蛤粉拌炒成珠一钱半。漂淡陈海蜇一两，煎汤代水。

三复：咳嗽虽缓，而夜分仍作，喉间微闻痰声，今晨鼻中吸出紫红色涕，多梦纷纭，时汗出，脉数如故。上焦之热尚未清肃，明日即交春令，天暖如暮春，深恐咯血复发，与以甘寒凉润。

鲜竹沥一两分两次冲，川贝母三钱炙，知母三钱，活水芦根一两，真滁菊三钱，石决明杵五钱，白茅根一两，元参心三钱，左牡蛎杵五钱，竹卷心卅片，鲜藕汁一酒杯冲。（清·凌淦《退庵医案·卷四》）

常熟瞿桥倪万泰染坊何司务。于庚寅除夕得病，寒热，咳嗽痰多。他医进以豆豉、栀子、杏仁、蒌、贝、蛤壳、茆根之类，更剧，一日吐出柔腻之痰数碗。辛卯正月初四，邀余诊之，脉紧，肌燥无汗，咳喘，痰白如胶饴，日吐数碗，胁痛，余曰：此乃寒饮停胸，再服凉药，即危矣。进小青龙汤原方，略为加减，重加桂、姜。服三剂，症忽大变，猝然神识如狂，舌红口燥，起坐不安，即食生梨两枚。明晨又邀余去诊，症似危险，诊之脉紧已松，口渴舌红，又已化火，阳气已通，可保无虞。后转服化痰润肺之剂，仍每日吐柔腻白痰碗余。十余日后，再服六君子等和胃药十余剂而愈。庚寅冬温，愈于温药者多，死于凉药者广。然亦要临症活变，断不可拘执也。（清·余景和《诊余集·冬温咳痰》）

某。舌白，咳嗽，耳胀，口干，此燥热上郁，肺气不宣使然。当用辛凉，宜薄滋味。

荷叶、连翘壳、大杏仁、白沙参、川贝母、绿豆皮。（清·余景和《外证医案汇编·卷二》）

久嗽声哑　王裕舟。患久嗽声哑，六脉细数，咳呛多应痰。此肺肾两亏，金不生水，以致阴虚阳亢，咽中作痛，水沸成痰，时壅涎沫。急当宁肺保金，滋补肾水，以冀金水相生，不致有气喘不得归原要之虑。

一人患咳嗽，遂至头面遍身浮肿，发热，大小便不利。此因感冒暑风，邪入肺胃，高原水竭，不得灌溉下焦，以致二便不利；肺气不化，以致遍身浮肿。拟用枇杷叶散。

陈香薷、赤苓皮、宣木瓜、新会皮、广藿梗、杜车前、桑白皮、瓜蒌仁，加枇杷叶、冬瓜皮、茅根、漂滑石。

一僧咳嗽吐血，六脉细数，乃为火旺烁金，咳伤阳络，血随外溢。拟以清金凉血法。

原生地、元参、丹参、山栀、淮药、京川贝、茶花、丹皮、茜根、知母、蒌皮，加鲜茅根。

川沙陆兆麟令侄，年十五。患久嗽，小便不利。余诊其两寸细数，此乃上焦肺热，金不生水之故。

瓜蒌子、紫菀、麦冬、元参、甘草，加枇杷叶。

一剂，小便如注。（清·王应震《王应震要诀·云间程氏绍南先生医案》）

户部万锡珩夫妇咳嗽昼夜不止，痰吐成盆，时医用人参鹿茸等药，痰咳逾甚。延余诊视，脉洪数，知系风寒闭于肺中，拟以二陈导痰汤加麻黄一服而愈。

吴燮臣司业父刑部毓春公咳喘呃逆，延余诊视脉，七八至将绝之候，服殿撰陈冠生方石膏、黄连多日，以至此剧。余拟肾气汤加减，以救垂绝之阴阳，服之见效。次早来请，以为得手，至则见喘。已轻，呃逆已止，精神大好，原可挽回复。依原方加以滋阴扶阳之品，适陈冠生至，持方连曰：火上添油也。余请示姓名，知为殿撰。曰：何知为热？陈曰：脉数曰浮数为风热，沉数为寒热，洪数为大热，数而有力为实热，数而无力为虚热。今数而无力，不及之象，犹灯油将尽，拍拍欲绝之候，添油犹恐不燃，若加滴水即火矣。陈曰：脉之理微日：诚然，然优人胡琴二弦三指挑拨五音合调，君能之乎？陈曰：未习也。曰：以此即知脉理，未习故不知也。遂辞。燮巨司业送出，询以病势，余曰：若听陈君主政，预备后事，不出三日也。旋陈病自用苦寒之药亦亡。（清·许恩普《许氏医案》）

陈，右，三十三岁。咳呛失音，胎前延及产后。腹痛便溏，往年宿根发现。病缠四月，形瘦，冷热。脉虚，舌薄。延防蓐损。

凤凰衣、桔梗、淡草、枇杷叶、北沙参、牛膝、贝母、茯苓、饭蒸于术、橘红、玄参、牡蛎。

陈，左，五十一岁。肺虚作咳，肾虚作喘。年已五十，欲杜其根，恐难言矣。

粉沙参、茯苓、淡甘草、牛膝、叭杏仁、白前、白石英、半夏、冬虫草、川贝、枇杷叶、橘红。

陈，左。咳呛五年，气急三载。近加丧明、嗔怒，肝气升炽化火，迫伤络脉，吐血复崩，兼即鼻血，亦是络热。左脉大。拟潜育。

大生地、淮牛膝、粉丹皮、石决明、山茶花、墨旱莲、女贞子、橘络、川贝母、湖藕节、白茅根、绵纹黄。

高，左，二十五岁。咳而无痰，谓之肺燥。久咳伤络，虑其见血。

功劳叶、冬瓜子、桑叶、枇杷叶、淡甘草、杏仁、元参、桔梗、青蛤散、橘红、梨子、白茅根。

李，左，三十七岁。金水两亏，肝脾气逆，咳呛失血，咽痛喉痹，盗汗时有时无，大便时溏时结。左脉虚弦，右脉细数。劳损已达极点，夏秋最为吃紧。

大生地、川贝、丹皮、桔梗、黑豆衣、牡蛎、元参、丝瓜子、冬虫、淡草、薏仁、芦根。

左，十九岁。肺受风热，脾积湿热。形寒形热，咳逆咳痰。

煅蛤壳、前胡、苡仁、杏仁、冬瓜子皮、川贝、淡草、青蒿、银柴胡、苏子、橘红、竹茹。

许，左。三春咳呛，至夏始愈。八月咳呛，至今未已。肺不降气，肾不纳气，动则喘急，静则平缓，咳而胁痛，络伤防血。素有遗血，早伤肾阴。脉象坚数。法当清肃。

旋覆、蛤散、竹茹、桑叶、杏仁、川贝、丝瓜络、枇杷露、牛膝、石英、毛燕、橘红。（清·金有恒《金氏门诊方案》）

南浔，潘右，三月四号。肺为五脏之华盖，又为音声之门户，风淫于肺，痰阻于络，咳呛者已由匝月，失音者由来七日。一经血升，欲吐不吐，咽干喉燥，冷热发瘧，心悸不寐，脘懵少食。左脉芤大，右脉滑数。潜火以保金，涤痰以利络。

冰糖炒石膏四钱，淡甘草四分，桔梗八分，元参心二钱，丹皮一钱，芦根一两，青黛三分，拌蛤壳四钱，丝瓜络三钱，橘红一钱，知母一钱，茅根一两。（清·金有恒《和缓遗风·南浔潘右》）

落舍冯子怡，伤筋横痃，已将敛口，咳呛昼缓夜剧。脉象左细右滑。外感风寒入于肺胃，内蕴湿痰乘机勃发，清降之气，由此失司。治法清肃肺胃，参用宣利经络。

桔梗、淡甘草、前胡、忍冬藤、川贝母、蛤壳、橘红、瓜蒌皮、杏仁、半夏曲、丝瓜络、竹茹。（清·金有恒《和缓遗风·落舍冯子怡》）

丁酉夏初，江君镜泉。子后午前咳嗽痰多，并见筋骨酸痛，食少神疲等症。余诊之，脉来缓弱，知是脾虚寒侵，用理中汤加味，温补而愈，此数症也，或表或里，或虚或实，或寒或热，如法施治，应手奏效。故先哲有言，咳嗽虽责之肺；而治法不专在肺，诚以咳嗽受病处，不尽属于肺也。今人但知咳不离乎肺，凡见咳嗽，即以辛药治之，一切咳嗽不因于肺者，缠绵不已，永无愈期。追至劳症将成，乃归咎于肺气不充，与肺阴不足。今试问气何以不充，阴何以不足？非缘过服辛药，肺经受伤之故欤！使能先其所因，不沾沾于治肺，则咳早平，而金不受困，其得失为何如耶。

庚寅冬，余客济南，杨君景澄病咳嗽吐红，医用地榆、归尾，前胡，橘红等药治之，旬有余日，转重转剧，来延余诊。切其脉，濡而数，右尺独疾，舌根有紧贴黄色薄苔，明是大肠火逆，上灼肺金，咳伤血膜，血随痰出。遂宗朱丹溪法，用三黄泻心汤加味，数剂，吐红止，咳嗽平，后又减三黄加参芪，调理而愈。

丙申正月初，余旋里，吾友李经谊病。据云：初起不过咳嗽，未几气喘，未几吐血，延今月余。病益加剧，腰痛不堪。余切其脉，右尺滑疾，明是大肠火盛，上冲于肺所致。

用槐花降气汤一剂，大便下紫黑血，咳喘渐平。再剂，吐血止，腰痛轻。后承是方加减而愈。（清·陈廷儒《诊余举隅录·卷上》）

陈，右。风温八日，身热咳嗽，左胁作痛，日来神昏不宁，甚则迷昧，气升痰嘶，痰色稠黄，齿垢齦红，自汗渴饮。脉数浮弦，舌红苔黄。日前痰中屡屡见红。此由风邪化热，灼烁肺胃，所有津液，尽为火热熬炼，皆化为痰。肺为热炎所熏，肺叶煽动，有喘厥之虞。用竹叶石膏汤加味。

麦冬去心三钱，石膏五钱煨，桑白皮二钱炙，天花粉二钱，梨肉二两，制半夏一钱五分，北沙参四钱，马兜铃一钱五分，淡竹叶十六片。

顾，左。发热咳嗽多痰，喉间霍霍有声，胸闷神烦。脉数而滑。此温邪挟湿，蒸于肺胃。七日正炽。

甜葶苈、光杏仁、制半夏、炒枳壳、炒苏子、金沸草、薄橘红、赤茯苓、云茯苓。

锦翁。由咳嗽咽痛，而致身热不解，汗出不能透渥，胸闷神烦少寐。脉象数滑，舌红，苔白质腻。此风热之邪，与湿相合，蒸腾于肺胃之间。症属风湿，恐其化热。

泡射干七分，郁金一钱五分，黑山栀三钱，连翘三钱，范志曲二钱，炒光杏仁三钱，枳实一钱，马勃一钱，桔梗一钱，莱菔子生，研三钱，大力子三钱，冬桑叶一钱五分。

浦，左。咳嗽头胀发热，寤难成寐，知饥欲食，脉数而弦。风温袭于外，肝火炽于内。姑疏风泄热。

桑叶一钱五分，薄荷一钱，前胡一钱，黄芩酒炒一钱五分，竹茹水炒一钱五分，菊花一钱，象贝二钱，黑山栀三钱，粉丹皮二钱，枳实一钱炒。

二诊：辛凉散风，微苦泄热，邪势不达，未能得汗，咳嗽头痛，恶风。邪尚在表，再进辛凉。

桑叶二钱，炒枳壳二钱，前胡一钱五分，牛蒡子三钱，光杏仁三钱，菊花二钱，白桔梗一钱，象贝二钱，薄荷一钱，竹茹水炒一钱五分。

徐，右。咳剧身热，痰稠，头目昏晕，胁痛，神烦不寐。脉数弦滑。此风温袭肺，化热内灼。适值经来，有暴喘之虞。

连翘三钱，天花粉二钱，桑叶一钱，光杏仁打三钱，广郁金一钱五分，山栀三钱，川贝母二钱，甘菊花一钱五分，丝瓜子打三钱，丹皮炭二钱，枇杷叶去毛，炙四片。

杨，左，咳嗽气逆痰多，遍身作痛。脉象弦滑。痰饮阻肺，肺失降令，络隧因而不宣。姑辛温寒以开饮邪。

川桂枝五分，白茯苓三钱，光杏仁三钱，炒苏子三钱，煨石膏三钱，广橘红一钱，甜葶苈五分，制半夏一钱五分。

二诊：辛温寒合方，咳嗽气逆，十退五六。的是肝气挟饮上逆。再以退为进。

姜半夏二钱，炒苏子三钱，白茯苓三钱，猩绛五分，炙黑草三分，广橘红一钱，川桂枝四分，旋复花二钱，上川朴七分，青葱管三分。

三诊：痰喘大退，咳嗽未定，两胁作痛亦止。再为温化。

白芥子四分炒研，广橘红一钱，茯苓三钱，旋复花二钱包，光杏仁三钱，制半夏一钱五分，炒苏子三钱，枳壳一钱，广郁金一钱五分，猩绛五分。

张，左。初起伤食吐泻，风温之邪，乘势而发，平素内伏之痰，与热相合，熏蒸于肺胃之间，以致热不外扬，咳嗽痰稠。上中两焦，为痰气所遏，则清津不能上升，口渴舌干少津，中心灰炱，小溲作痛，脉数而滑。症属风温挟痰，化热伤阴。今方旬日，恐转候之际，痰热内闭而致神昏发痉。拟清化痰热，参以救阴。即请商裁。

天花粉二钱，光杏仁去尖，打三钱，海浮石三钱，真川贝炒黄二钱，北沙参四钱，冬瓜子四钱打，大天冬三钱，白萝卜切片一两五钱，肥知母二钱炒，鲜芦根去节一两，陈关蛰洗淡一两，干枇杷叶去毛四片。

左。风温袭于肺胃，咳嗽壮热神烦，更兼天气亢燥，温燥之邪，化气为湿，以致肺热脾湿相蒸，痰黄而稠。日来热恋不解，咳亦不止，形色瘦削。脉数小软。营气日亏，邪势留恋，若再缠绵，必生变局。治法惟有泄化邪湿，庶可保全元气耳。

大豆卷、杏仁泥、生薏仁、前胡、川贝母、桔梗、通草、滑石、炒瓜蒌皮、枇杷叶去毛。

左。咳嗽身热，痰鸣音哑，吸气短促，汗出发润。金伤已极，喘脱之虞，行将立至。勉用喻氏法，以尽人力。

煨石膏五钱，北沙参六钱，玄参三钱，阿胶二钱，生甘草五分，牛膝炭三钱，川贝二钱，炒麦冬三钱，枇杷叶去毛六片。

左。邪势不解，热日以炽，咳嗽痰多，频渴引饮，神识有时迷糊。邪湿痰交蒸，有神昏气喘之虞。

瓜蒌仁四钱，研杏仁泥三钱，乌犀尖磨，冲四分，广玉金磨，冲四分，天竺黄三分半磨，冲，淡黄芩一钱五分，滑石块四钱，辰砂一分二味同研，绢包，川贝母二钱，马兜铃二钱，冬瓜子五钱，煨石膏四钱，青芦管一两；万氏牛黄清心丸五分开水先送下。（清·张乃修《张聿青医案·卷一》）

陈，右。久咳根蒂不除，去秋燥气犯肺，咳而失血，金水由此而亏，连绵内热，肉脱形瘦，脉细数而促。理宜壮水救阴，清金保肺。然舌淡少华，中气薄弱，稠腻之药，不能多进。症入劳损之途，不能许治。勉拟《金匮》麦门冬方，备质高明。

人参须另煎，冲四分，云茯苓四钱，桑白皮二钱炙，甜杏仁三钱，川贝母二钱，麦冬炒去心三钱，生甘草三分，地骨皮二钱炒，白粳米一把煎汤代水，枇杷叶去毛四片。

二诊：用《金匮》麦门冬汤，咳嗽稍减，然清晨依然咳甚。脉细弦数。盖寅卯属木，金病而遇木旺之时，病势胜矣。药既应手，未便更章。

人参须五分冲，生甘草五分，茯苓三钱，淡芩炒一钱五分，地骨皮二钱，法半夏一钱五分，川贝炒一钱五分，桑白皮二钱，知母炒一钱五分，枇杷叶去毛四片，肺露一两冲。

三诊：神情稍振，胃亦渐起。然咳嗽仍然未定，甚则哕恶欲呕，上午清晨为甚，辰巳之交，往来寒热。脉细数，舌红苔黄。还是肝肾阴虚，气难摄纳，自下及上，阴阳不能和协。虽略转机，不足为恃。

人参须一钱，生扁豆衣三钱，桑白皮二钱炙，蛤黛散三钱包，大麦冬去心三钱，霍石斛三钱，代赭石三钱，法半夏一钱五分，生甘草四分，地骨皮二钱，茯苓、神各三钱，粳米汤代水。

胡，左。肺感风邪，邪郁肺卫，以致咳嗽不已，身热连绵。肺合皮毛，肺邪未泄，所以凛凛畏风。因邪致咳，因咳动络，络损血溢，日前咯血数口，血止而咳逆如前。脉细而数，右寸关微浮。此即伤风成劳是也。咳因邪起，因咳成劳，兹则去其邪而保其正，明知鞭长莫及，然人事不得不尽。备方就质高明。

前胡、象贝、鲜薄荷、桔梗、茯苓、生熟莱菔子、连翘、牛蒡子、杏仁泥、桑叶、梨皮、炒黑丹皮。

胡，左。伤风夹湿，而致损肺。咳嗽不已，痰色稠黄，不时见红。兹则痰血日甚，脉数内热，肛门漏管。此阴虚挟湿，湿热熏蒸，肺胃之络，为之所损，痿损情形，聊作缓兵之计而已。

赤白苓、海浮石、冬瓜子、青蛤散、栝蒌霜、建泽泻、生米仁、光杏仁、盐水炒竹茹、藕节、青芦管。

二诊：带病经营，阳气内动，肝火凌金。咳甚带红，深入重地。急宜安营以循阳动阴静之道。

北沙参、丹皮炭、川石斛、炙桑皮、琼玉膏冲、炒麦冬、青蛤散、冬瓜子、川贝母。

三诊：痰红虽减于前，而咽中隐隐作痛。咽喉虽属肺胃，而少阴之脉系舌本循喉咙，则是咽痛一层，其标在肺，其本在肾也。肾为先天之本，恐非草木之功，所能挽狂澜于既倒也。

阿胶珠二钱，青蛤散五钱，北沙参五钱，猪肤煎去沫冲一钱五分，鸡子黄一枚，炙生地四钱，白蜜一匙，白粳米炒黄一钱五分。

四诊：虚火上炎，咽中碎痛，卧不能寐。而时令之湿，侵侮脾土，以致似痢不止。急者先治之。

砂仁盐水炒、生熟米仁、煨木香、生冬术、连皮苓、建泽泻、炒扁豆衣、炒莲子。

黄，左。吐血之后，剧咳多痰，痰皆稀白。脉细沉苔白无华。三焦之气已虚，劳损根深，鞭长莫及。

川桂枝、云茯苓、光杏仁、炙绵、煨生姜、炒苏子、旋复花、炙甘草、新会皮。

二诊：创建中气，咳嗽气逆渐松，音哑转亮，胃纳亦起。虽从失血蔓延致损，而叠进甘温，并不见红，足见久咳而三焦气虚。药既应手，安能坐视，姑从前意扩充，以观造化。

川桂枝、光杏仁、云茯苓、广橘红、牡蛎盐水炒、茯神、炙绵、炙甘草、牛膝炭、东白芍、淮小麦、龙齿。

郑，右。由咳嗽而致见红，咳嗽由此更甚，内热连绵，春间复发肛痈，月事由此停阻，心中烦懊，咳甚咽中微痛。脉细弦而数，舌红心剥。肺肾并损，不能许治。以金水双调法，聊作缓兵之计而已。

北沙参三钱，白芍酒炒二钱，蛤黛散四钱包，女贞子酒蒸三钱，炙生地四钱，茯神三钱，川贝母去心二钱，生山药三钱，枇杷叶去毛，炙三钱。都气丸四钱开水分二次服。

二诊：脉稍柔缓，内热略减，咽痛亦轻，胃气稍振。然咳嗽时轻时重。金水并损，何能遽复。姑踵效方以观其后。

大生地、生甘草、蛤黛散、川贝母、云茯苓、大天冬、生山药、杭白芍、扁豆、都气丸。

三诊：内热咳嗽递减，胃气渐振，纳食之后，胸脘亦舒，足见冲气逆上，则胸中必致填塞。滋养之剂在所必进。

大生地四钱，天冬三钱，白芍酒炒二钱，海蛤壳五钱打，云茯苓三钱，阿胶珠二钱，生甘草三分，山药三钱，生扁豆三钱，川贝母一钱五分，怀牛膝盐水炒三钱，都气丸五钱分二次服。

四诊：饮食渐增，适交节令，咳仍轻减，时带恶心。肺肾并虚，中气亦弱，盖中气下根于肾，自必此响而彼应也。前法参以补气。

大生地四钱，阿胶珠二钱，川贝二钱，党参二钱，茯苓三钱，蛤壳五钱，炙甘草三分，怀牛膝盐水炒三钱，生扁豆三钱研，白芍酒蒸一钱五分。

五诊：肺肾并调，兼养肝阴，呛咳降序，呕恶未止。药既应手，宜再扩充。

奎党参三钱，生熟甘草各三分，杭白芍一钱五分，怀牛膝盐水炒三钱，白茯苓三钱，蛤黛散三钱包，大麦冬去心三钱，大生地四钱，川贝母二钱，款冬花二钱，车前子三钱，生山药三钱。

六诊：脾肺肾三脏并亏，脾不能运则生痰，肺不能降则呛咳，肾不能收则气逆，虚损不复，痛泄咽疼诸恙，时轻时重。脉数细急。聊望缓兵耳。

麦冬三钱，生甘草六分，扁豆衣三钱炒，生山药三钱，阿胶珠三钱，桔梗三分，白芍二钱，川贝母二钱，木瓜皮炒一钱五分，八仙长寿丸四钱。

周，左。温胆以致开合，形寒已退。而气阴并亏，咳嗽痰多，左胁肋气觉上逆。脉细，关弦。

一派虚损情形，不敢许治也。

奎党参二钱，制半夏一钱五分，怀牛膝三钱炒，竹茹水炒一钱，广橘红一钱，白茯苓三钱，海蛤粉三钱包，川贝母二钱。金水六君丸三钱开水先送下。

二诊：痰渐减少，咳亦退轻。然稍一举动，仍然气逆。下虚不摄，难许稳妥。

大生地砂仁炙四钱，紫蛤壳五钱，补骨脂盐水炒二钱，云茯苓三钱，牛膝炭三钱，菟丝子盐水炒三钱，山药三钱炒，川贝母一钱五分，杞子三钱，紫衣胡桃肉研细过药。（清·张乃修《张聿青医案·卷四》）

鲍，左。久咳而痰滞肺络，痰为阴类，所以每至暮夜，则凝聚郁塞，窒碍肺气，气逆咳频，至日中阴得阳化，咳即大减。若非祛尽宿痰，则根株不能杜截。但为病已久，不易祛逐耳。

制半夏、炙紫菀、茯苓、炒黄川贝、苦桔梗、海蛤壳、炒枳壳、橘红、苦杏仁、桑叶络、生甘草、苏子霜。

水泛为丸，每服三钱。

陈。久咳不已，肺金无权，不足以制服强肝，腹中作痛。姑拟平肝疏木法。

金铃子切一钱五分，青、陈皮各一钱，砂仁七分研，后入，桑叶一钱，制香附三钱研，广木香五分，郁金一钱五分，楂炭三钱，镑沉香三分后入，茯苓三钱。

丁，左。咳嗽时轻时重，肺气久伤，以致窃盗母气，脾土因而不振，大便不时溏泄。脉细，苔白少华。拟培土生金法。

奎党参三钱，云茯苓三钱，炒扁豆三钱，生、熟薏仁各二钱，炒于术二钱，炒山药三钱，炙黑草三分，炙款冬花二钱。

董，左。邪恋肺损，咳久不止，大便艰涩。损而难复。

蜜炙麻黄二钱另煎去沫冲入，白莱菔汁一汤碗，荸荠汁半茶杯，杜苏子八两水浸打绞汁，光杏仁八两去尖浸水绞汁，竹沥一茶杯，雪梨汁二中碗，姜汁一调羹。

上药同熬，将桔梗一两五钱，桑叶一两煎汁加入，白蜜二两，冰糖一两五钱收膏，每服半调羹。

顾，右。燥气化寒生热，蒸痰酿饮，上阻肺降。咳嗽气逆痰多，恐传入损途。

葶苈三分，广橘红一钱，制半夏一钱五分，炒苏子三钱，缩砂仁四分，杏仁三钱，白茯苓三钱，旋复花一钱五分，生熟薏仁各二钱。

简，左。感风入肺，肺失清肃，咳嗽痰色黄厚，夜重日轻。脉象带数。宜肃肺化痰。

粉前胡一钱，马兜铃一钱五分，牛蒡子三钱，茯苓三钱，橘红一钱，炒杏仁三钱，竹沥半夏一钱五分，冬瓜子三钱，象贝二钱，肺露一两。

二诊：咳仍不止，痰黄而浓，咽痒头胀。风温外薄，肺胃内应，气热而肺失肃耳。肃肺以清气热。

山栀皮三钱，川贝母二钱，粉前胡一钱，花粉二钱，桔梗一钱，冬瓜子四钱，马兜铃一钱五分，炒杏仁三钱，枇杷叶去毛四片。

三诊：咳渐减疏，口燥咽干轻退。再清金润肺，而化气热。

北沙参四钱，川贝母二钱，光杏仁二钱，炒枳壳一钱，桔梗一钱，冬瓜子四钱，马兜铃一钱五分，炒竹茹一钱，枇杷膏五钱。

陆，左。肺有伏寒，至冬寒水行令，阳气不化，以致寒饮停于肺下，咳嗽右胁作痛。宜温疏太阴之表，以觇动静如何。

不去节麻黄三分另煎，去沫冲，制半夏二钱，茯苓四钱，冬瓜子四钱，不去皮尖杏仁三钱，生香附一钱五分，橘红一钱，旋复花一钱包，不去节甘草三分，炒苏子三钱，枳壳一钱，磨郁金五分冲。

二诊：温疏太阴之表，咳略减轻。而脉象微数，营液不足之征。论病宜续进苦温，然肺虽恶寒，心则恶热，脉沉带数，未便耗伤营分，再出之以和平。

粉前胡、广橘红、制半夏、云茯苓、旋复花、杏仁泥、炒苏子、炒黄川、贝母、蜜炙紫菀。另附梨膏方。

麻黄四钱蜜炙，去沫，茯苓四两，煨石膏二两，桔梗八钱，枳壳八钱，姜汁二钱，大荸荠八两，甜杏仁七两荸荠同打汁冲，杜苏子绞汁冲四两，白莱菔打汁冲一斤，竹沥四两冲，荆沥二两冲，雪梨一斤。

上药熬膏，每日服一调羹，开水送下。

马，左。寒束于外，热伏于中，咳嗽痰黄。脉形滑大，拟辛温寒合方。

生麻黄五分后入，光杏仁三钱打，橘红一钱，前胡一钱五分，煨石膏四钱，制半夏一钱五分，茯苓三钱，生甘草三分，马兜铃一钱五分，冬瓜子三钱。

又　感邪已解，而晨昏之咳，仍然未止。再降气化痰。

光杏仁、川贝母、冬瓜、海蛤粉、白茯苓、炒苏子、蜜炙橘、红蜜、炙款冬花、肺露。

马，左。肺有伏寒，感风咳逆。且疏新感，俟咳减再商。

制半夏、光杏仁、白茯苓、枳壳、砂仁、炒苏子、薄橘红、前胡、桑叶。

又　咳嗽稍减。的是肺有伏寒，而肺气暗虚。前法出入再进。

光杏仁、橘红、制半夏、款冬花、生薏仁、炒苏子、茯苓、炒黄川贝、炙紫菀肉。

另方：川贝母一两去心，炒莱菔子四两，豆腐锅巴八两，白果肉一两，白冰糖四两。

五味研为细末，每服四钱，开水调糊送下。或稍加糖霜。

倪，右。向有肝气，腹胀内热。兹感风燥，肺金失肃，致肝火逆犯于肺，咽中热冲，即作呛咳。舌红苔糙霉底。木叩金鸣，恐致入损。

栀皮、冬瓜子、蒌皮、竹茹、茯苓、蛤黛散、川贝母、川石斛、冬桑叶、地骨皮、枇杷叶。

二诊：清气热而肃肺金，咽中热冲稍平，咳嗽大减。舌红苔糙霉底如昨。阴分耗残，再兼清养。

川石斛、南花粉、川贝母、细生地、丹皮、大天冬、北沙参、蛤黛散、枇杷叶。

三诊：清肺气而化燥风，天时寒暄，封固不密，咳嗽转甚。脉形虚细，舌红苔糙。阴分亏损，不问可知。宜舍其标而治其本。

细生地四钱，蛤黛散三钱，甜杏仁三钱，白茯苓三钱，生白芍一钱五分，冬瓜子三钱，生甘草三分，都气丸三钱先服，川贝母二钱，炙枇杷叶三片去毛。

邵，左。肺感风温，复以熬夜受寒，寒束热郁。由咽痛而致呛咳，痰不爽出，头胀恶寒。

脉象沉弦。邪郁太阴，金失降令。拟辛温寒合方，以彻肺邪。

蜜炙麻黄四分，生甘草四分，蜜炙橘红一钱，茯苓三钱，前胡一钱，煨石膏二钱，光杏仁三钱，炒枳壳一钱，老生姜三片。

二诊：辛温寒以彻肺邪，咳仍不减。脉弦微数。热郁于肺。再宜清金肃肺。

炙桑皮二钱，生甘草五分，淡芩一钱五分，茯苓三钱，冬瓜子四钱，地骨皮二钱，肥知母二钱，前胡一钱，川贝母二钱，枇杷叶膏五钱。

邵，左。夜卧受寒，咳嗽发热，即服酸收之品，肺邪因而不泄，咳经三月，仍然不止，痰出觉冷。伏寒不泄，恐致损肺。

不去节麻黄三分，不去皮尖杏仁三钱，白茯苓三钱，不去节甘草三分，炒杜苏子三钱研，制半夏一钱五分，枳壳七分，橘红一钱，老姜二片。

二诊：用三拗汤以搜太阴深伏之寒，咳嗽大退。然脉形仍然沉细。不入虎穴，焉得虎子。

不去节麻黄三分，炒苏子三钱，新会红一钱，不去皮尖杏仁三钱，制半夏一钱五分，白茯苓三钱，不去节甘草五分，砂仁末三分研冲，蜜生姜八分。

三诊：咳嗽递减，十退七八，而仍痰多稀白。前法改进化痰。

制半夏二钱，炒苏子三钱，白茯苓三钱，光杏仁三钱，生薏仁三钱，广橘红一钱，旋复花一钱五分，台白术一钱五分，糖生姜一钱。

四诊：搜散太阴伏寒，咳嗽渐定。然三日来不寒而热，汗不畅达。脉数，右寸关独大。此外感新邪，与本病两途。拟用疏泄，不致引动伏气为上。

淡豆豉三钱，橘红一钱，荆芥穗一钱炒，苏子三钱，生薏仁三钱，光杏仁三钱，桑叶一钱，制半夏一钱五分，白茯苓三钱，鲜佛手一钱。

沈，左。咳嗽不时带血，缠绵数载，肺肾久虚。兹以感受风温，咳遂增剧。今身热已退，而每至寅卯之交，辄咽痒咳甚，口渴咽干，舌燥痰稠浓，纳少胃呆。脉形虚细，舌红苔糙。风邪虽解，而肺肾更虚，遂致冲阳挟痰上逆，证属本原，与痰饮攸殊也。拟金水双调法。

阿胶、川贝、炙生地、甜杏仁、枇杷叶、杭白芍、茯苓、青蛤散、橘红、都气丸。

二诊：寅卯之交，咽痒呛咳已止，然胃气呆钝。脉象濡弦。口燥咽干，犹未全定。肾阴不复，中气下根于肾，所以肾愈虚则胃愈弱也。

阿胶珠二钱，橘白盐水炒一钱，川贝二钱，甜杏仁三钱炒香，金石斛三钱，海蛤粉三钱，茯苓三钱，杭白芍一钱五分酒炒，肥玉竹三钱，生熟谷芽各一钱，七味都气丸三钱分二次另服。

宋，媪。冬藏不固，感召风邪，肺合皮毛，邪袭于外，肺应于内。咳嗽咽燥。宜清肃太阴。俟咳止再商调理。

川贝母二钱，桔梗一钱，杏仁泥三钱，花粉二钱，茯苓三钱，桑叶一钱，冬瓜子三钱，前胡一钱，川石斛四钱，菊花一钱五分，枇杷叶去毛四片。

二诊：清肃太阴，咳仍不减，夜重日轻，舌干咽燥。肺肾阴虚，虚多实少。宜兼治本。

北沙参三钱，川贝母二钱，甜杏仁三钱，川石斛四钱，青蛤散四钱，茯苓三钱，前胡一钱，桔梗八分，枇杷叶去毛四片。琼玉膏四钱二次冲服。

孙，左。咳嗽已退，然肺气一时难复，有无之间，尚带微呛，时或耳鸣头痛，咽中火冲。脉细虚软。良以金令不行，木邪易动。补其不足，此时正属机缘也，仿介宾金水六君法。

炙生地四钱，制半夏一钱五分，川贝母二钱，炙款冬二钱，茯苓四钱，白归身二钱炒，新会红一钱，杏仁泥三钱，粉丹皮二钱，桑叶一钱。

唐，左。咳嗽半载不愈，咳则火升轰热，曾经见红。脉形虚细。不能收摄，其标在上，其本在下。拟金水双调法。

大生地、冬瓜子、川贝母、云茯苓、蛤黛散、甜杏仁、广郁金、都气丸。

二诊：火升轰然已定，咳嗽略减。然每晨必咳尽稠痰，方得舒畅。脉象虚细。肾虚液炼成痰，上阻肺降。再作缓兵之计。

川贝母、蛤黛散、薄橘红、女贞子、炒竹茹、冬瓜子、茯苓块、炒苏子粉、前胡、都气丸。

三诊：身热已退，咳嗽大减。然肺胃运化不及，水谷生痰，每晨必咳吐痰尽，方得舒畅。摄下之中，兼调脾胃。

奎党参、茯苓、制半夏、蛤壳、炒枳壳、野于术、橘皮、炒苏子、炒玉竹、都气丸。

四诊：咳虽降序，而每至清晨，其咳必甚，寐则口干咽燥。脉形濡细苔黄中心浊腻。阴虚于下，痰甚于上。拟和阴清金，兼化痰热。

细生地四钱，川贝母二钱，云茯苓三钱，冬瓜子三钱，北沙参三钱，海蛤粉三钱包，水炒竹茹一钱，甜杏仁三钱，炙枇杷叶三钱，肺露一两冲。

卫，右。上则咳嗽气逆，喉有痰声，不时眩晕，下则大便不实，甚则带泄。脾为生痰之源，主健运而司磨化。古人治痰八法，理脾原属首务，特王道无近功耳。

奎党参三钱，白茯苓三钱，白蒺藜去刺，炒，三钱，制半夏一钱五分，炒于术二钱，炙黑草二分，缩砂仁四分研后入，生、熟谷芽各一钱，广橘红一钱五分，老生姜八分。以后二味用白蜜一钱化水同煎至干存性。

二诊：玉竹三钱炒香，川贝一钱五分，光杏仁三钱打，炙紫菀一钱，白茯苓三钱，桔梗四分，枳壳四分，橘红一钱二分，老姜八分后三味蜜炙。

魏，左。肺有伏寒，稍一感冒，咳嗽即甚。兹当天气渐寒，更涉重洋，咳嗽因而尤甚，动辄气逆。脉沉弦重按少力，舌红苔薄白并不浓腻。此风寒痰饮有余于上，而肾本空虚于下。用雷氏上下分治法。

炒苏子三钱，制半夏一钱五分，川朴八分，橘红一钱，白茯苓三钱，熟地炭四钱，嫩前胡一钱五分，当归炒透一钱五分，老生姜三片。

二诊：上下兼治，喘嗽稍减。的是上实下虚，前法扩充。

制半夏一钱五分，菟丝子盐水炒三钱，巴戟肉三钱，白茯苓三钱，广橘红一钱，怀牛膝盐水炒三钱，紫蛤壳四钱，炒于术二钱，炒苏子三钱。

附子都气丸三钱晨服。

吴，左。咳逆得食即定，中虚显然。咳甚于晨。痰在肺下，因卧而不旋运，所以至阳气初展之时，而为之咳也。下虚上实。拟补气立方。

奎党参、炒苏子、炙甘草、制半夏、粉前胡、薄橘红、川桂枝、福泽泻。

萧，左。久咳曾经见红，两月前吐血盈碗。今血虽止住，而咳嗽暮甚，必致呕吐而咳方减，音塞不扬。脉形细数。经云，胃咳之状，咳而呕。良由肺肾并伤，中气亦损，损而难复，不可不防。

台参须另煎冲六分，盐半夏一钱，生扁豆三钱，生山药三钱，大麦冬三钱，生甘草三分，蛤黛散三钱包，北沙参三钱，川贝母二钱，白粳米一撮煎汤代水。

二诊：甘以益胃，咳嗽大减，呕吐亦减。然大便泄泻，临圊腹痛。偶然饮冷。损伤脾土，一波未平，一波又起。再参培土生金法，复入分消，以理水湿。

奎党参三钱，泽泻一钱五分，生熟草各二钱，砂仁五分，白茯苓三钱，炒扁豆三钱，炒山药三钱，生、熟薏仁各二钱，木香四分，木猪苓二钱。

三诊：水泻渐轻，便仍溏泄，胸脘痞满不舒。脾清不升，则胃浊不降。久病之体，未便遽投重剂。

陈皮一钱，生、熟薏仁各二钱，木猪苓二钱，泽泻一钱五分，鲜佛手一钱，砂仁五分，白茯苓三钱，煨木香四分，楂炭一钱五分。

徐，左。汗出略减，而咳嗽仍然不定，甚则呕涎。脉细濡软，舌黄苔白。时有凛寒之象。经谓久咳不已，则三焦受之。三焦者气之海也。进黄建中法。

川桂枝、炙绵芪、炙甘草、白芍、茯苓、郁金、煨姜。

张，左。肺邪未彻，复感新风，与浊相合。头胀咳嗽身热，痰气带秽。宜以疏化。

池菊一钱五分，橘红一钱，牛蒡子三钱生打，光杏仁三钱，桑叶一钱五分，冬瓜子三钱，荆芥穗一钱，枳壳一钱五分，前胡一钱五分，生薏仁三钱，广郁金一钱。

二诊：疏泄肺邪，咳仍不减，痰气带秽。脉大。风邪与浊交蒸，肺胃热郁。厥阴之病，在藏为肝，在色为苍，而风气通肝，所以痰带青绿也。

冬瓜子三钱，生薏仁四钱，云茯苓三钱，桔梗六分，桑叶一钱，光杏仁三钱打，甜葶苈四分，粉前胡一钱，水炒竹茹一钱。

三诊：咳嗽不减，痰不爽利，色带青绿。下虚上实。再清金润肺。

川贝母二钱，光杏仁三钱，蜜炙桑叶一钱，炒蒌皮三钱，冬瓜子三钱，生薏仁三钱，黑栀皮一钱五分，白茯苓三钱，青芦管八钱，枇杷叶膏五钱分二次服。

四诊：痰色仍带青绿，心中空豁。脉象虚细，舌红苔心霉黑。痰热上盛，真水下虚。再上下分治。

玉泉散三钱，川贝母二钱，光杏仁三钱，炒蒌皮三钱，桑叶一钱五分，冬瓜子三钱，阿胶珠二钱，水炒竹茹一钱，枇杷叶四片炙去毛。

五诊：心中空豁较退，苔霉痰绿呛咳俱减。的是风热痰郁于肺胃，遂有火烁金伤之势。再用喻氏清燥救肺法。

阿胶珠三钱，生甘草三分，光杏仁三钱打，浮石四钱，桑叶一钱五分，煨石膏三钱，冬瓜子三钱，川贝母一钱五分，枇杷叶去毛四片，芦根一两。

六诊：用喻氏法，病退十六，效方再望应手。阿胶珠三钱，桑叶一钱五分，生甘草三分，地骨皮二钱，煨石膏三钱，川贝母二钱，冬瓜子三钱，干枇杷叶三片，肺露一两冲。

七诊：咳嗽较定，而痰阻肺之支络，欲咳稍舒。舌心灰润。再开痰降肺。

光杏仁三钱，冬瓜子三钱，海浮石二钱，炒蒌皮三钱，郁金一钱五分，枳壳一钱，桔梗一钱，茯苓三钱，池菊一钱五分，桑叶一钱，枇杷叶四片。

张，左。哮喘多年，肺伤吐血，渐至咳嗽痰多，痰色黄稠，兼带青绿，有时腹满，运化迟钝。脉形濡细，左部带涩。肺胃并亏，而湿滞中州。且作缓兵之计。

海蛤粉三钱，川贝母二钱，冬瓜子三钱，炙款冬二钱，淡秋石一钱，炙紫菀一钱五分，牛膝炭三钱，云茯苓三钱，煨磁石三钱。

金水六君丸六钱二次服。

二诊：痰饮凭凌于上，肾阴亏损于下，饮聚则成痰，阴虚则生热，热痰交蒸，所以咳血频来，痰黄青绿，热蒸痰郁，痰带臭秽。脉细濡数。腹中不和。将成肺痿重症，再作缓兵之计。

南沙参三钱，川贝母二钱，橘红盐水炒八分，冬瓜子三钱，海蛤粉三钱，炒枳壳一钱，沉香曲一钱五分，炙款冬二钱，清阿胶二钱，炒天冬二钱，生谷芽一钱五分。

支，左。嗜饮过度，肺胃湿热蒸腾，至暮咳嗽痰多，痰浓色带青绿。精水下枯，痰热上扰，不易言治。

炒香玉竹三钱，炙紫菀一钱，冬瓜子四钱，生薏仁四钱，炒黄川贝二钱，白茯苓四钱，光杏仁三钱，炙桑叶二钱，水炒竹茹一钱，青芦管七钱，枇杷叶去毛四片。

周，左。航海感风而咳剧，虽经养肺而咳止住，然肺络之中，邪未尽泄，所以稍一感触，辄喉痒咳剧。疏其新感，咳即渐减腠理日疏，邪仍内踞。金病则不能制木，木火自必刑金。然右脉浮滑，病仍在肺。前贤谓邪在肺络，或邪未楚而适投补益，以致邪伏难泄者，三拗汤主之。然苦温疏散，恐伤肺体。兹拟肺露而变其法，作日就月将之计，庶几疏不碍表，补不滞里耳，请备方家正之。

不落水猪肺一只，不去节麻黄六钱，不去皮尖杏仁三两，不去节甘草一两。三味与猪肺一同蒸露，随意温服。

左。咳逆痰色稠黄，其状如脓。邪袭于外，湿蒸于内。

杏仁泥三钱，炒蒌皮三钱，马兜铃一钱五分，赤白苓各二钱，橘红一钱，炒枳壳一钱，淡黄芩一钱五分酒炒，炒苏子三钱打，生薏仁四钱，葶苈子五分。（清·张乃修《张聿青医案·卷五》）

翁，媪。痰饮内阻，肺气失降，咳嗽痰多气逆，卧着尤甚，食入胀满。脉象沉弦，舌苔白腻。宜温开饮邪，用重药轻服法。

麻黄蜜炙，后入三分，淡干姜三分，北细辛二分，长牛膝盐水炒三钱，白芍酒炒一钱，桂枝三分，五味子同干姜打四粒，炙草三分，茯苓三钱。

二诊：辛温以开太阳，喘咳稍轻，痰略见少。再用三子养亲汤以温肺蠲饮。

白芥子五分研，生莱菔子二钱，广橘红一钱，炒于术一钱五分，淡干姜三分，五味子四粒同打，炒苏子三钱，茯苓三钱，炒枳壳一钱，制半夏一钱五分。（清·张乃修《张聿青医案·卷七》）

陈。冷嗽喘不得卧，宗仲景意。苓桂术甘、干姜、五味子、姜半夏、款冬花、代赭石、旋覆花。

二诊：仍然咳不得卧，据述病从胎前而得。伏寒恋肺无疑。姑再法苓甘五味姜辛意。

细辛、茯苓、干姜、五味子、炙草、苏子、款冬花、石英、沉香、白果。

三诊：苓甘五味姜辛既效，且勿纷更。原方加莱菔子适量。

李。咳嗽痰少，左关数大，乃肺虚火盛感邪之象。宗钱氏意。

补肺阿胶去粳米加冬瓜子、桑叶、前胡、川贝、旋复花、枇杷叶。

再诊：数脉大退，肺经之虚热松矣。前方散而兼润，与病吻合。今减散品。前方去牛蒡加玉竹。

璞。咳嗽鼻衄，虽然初起，而见弦数之脉，肺肾阴虚，肝火独旺已著，最易涉怯。

桑叶、地骨皮、杏仁、生草、前胡、川贝、细生地、丹皮、黄柏、知母、莲心、鲜藕节。

二诊：左尺弦，肾水亏也。右寸数，肺金热也。咳嗽遗精，虚劳已见一班，极宜谨滇为嘱。

生地、川贝、蒌皮、生草、丹皮、白芍、黄柏、麦冬、沙参、金樱子、枇杷叶。

三诊：右部数象大减，左尺弦涩仍在。肺热虽退，肾阴未复，尚宜谨调。

原方去生草、沙参、白芍、黄柏，加浮石、萸肉。

谈。阳旺阴虚之体，感受秋燥，咳嗽带红，今痰血虽止，而咳犹未已。脉细搏，深虑涉怯。

补肺阿胶汤去牛蒡，加川贝、桑叶、蒌仁、沙参、枇杷叶。

二诊：咳痰仍浓，夜来鼻塞，病久肺热且虚，大节在迩，殊恐呛极而带血。

桑叶、杏仁、蒌皮、北沙参、生草、梨肉、旋覆花、川贝、蝉衣、知母、地骨皮、芦根。

三诊：痰稀咳松，脉数退弦未退。再拟清养。

桑叶、川贝、沙参、知母、生草、蒌皮、白芍、蝉衣、地骨皮、芦根、梨肉。

王。寒伏肺俞，气逆不降，致咳嗽积年不愈，甚则吐血，此非肝肾阴亏，乃胃逆伤其络也。宗仲圣法。

桂枝、白芍、炙草、苏子、干姜、半夏、茯苓、浮石、款冬、五味子。

再诊：前以小青龙加减，咳阵较少，痰中带红未尽，夫胃逆少降，久咳伤络而血溢。当治其咳不当治其血，温降既合，不必数数更方。

桂枝、白芍、干姜、五味子、炙草、茯苓、款冬花、旋覆花、代赭石、半夏、沉香汁。

吴。口中辟辟燥，胸中隐隐痛，咳嗽痰秽，此肺痈也。仲师谓脓成者殆。而亦有不尽然者。今谷食杳然，形瘦骨立，肺肾生化之源已绝，秋分在迩，殊属可虑。

蛤粉炒、阿胶、马兜铃、白粳米、甜杏仁、枇杷叶、川贝母、生草、金石斛、百合、糯稻根须。

张。嗜酒伤肺胃，热沸腾致咯血咳嗽。姑先清降。

鲜生地、蒌皮、海浮石、川贝母、黑栀、陈皮、旱莲草、知母、丹皮。章。风邪外闭，温热内侵，咳嗽带红，壮热无汗，世俗所谓寒包火一也。病经八日，肺络伤矣。须开其玄腑，泄其郁热，庶能表里两解。

麻黄四分，黄芩一钱五分，甘草三分，杏仁三片，连翘三钱，黑山栀一钱五分，桑叶一钱，桔便一钱五分，葱管一枚，象贝三钱，元参三钱。

二诊：胸痛虽减，仍然无汗。胃为热迫，倦而不寐。肺为风击，咳而且逆。肺主皮毛，胃司肌肉，邪虽盛而尚在肌表也。经谓阳之汗，以天地之雨名之，如此炎熇郁勃，苟非龙出海中，兴云布雨将流金烁石，其害有不可胜言者矣。

麻黄四分，桑皮一钱五分，元参三钱，芦根四钱，生草五分，桔梗一钱五分，杏仁二钱，川贝三钱，薄荷叶八分，生石膏四钱，连翘二钱，鲜沙参七。

三诊：欲思霖雨，特起东海之龙，虽未得沛然，而油然之势已布，热减咳轻，夜能安寐，此非肺胃已能布其津乎。将见崇朝而遍，可以慰满三农矣。

冬桑叶、杏仁、连翘、薄荷叶、桔梗、茅根肉、瓜蒌皮、川贝、黄芩、生草、元参。

四诊：云行雨施，品物流行，天地得雨而炎熇解，犹人身得汗而蕴热除，余热未尽，再清肺胃以化之。

杏仁、川贝、黄芩、桔梗、瓜蒌皮、前胡、桑叶、连翘、元参、茅根。（清·方仁渊《倚云轩医话医案集·上卷》）

大凡损症，惟肺最易者，何也？盖肺病必咳，咳则气易泄，火易动。气泄则不固，火动则阴伤，然后高源渐竭，龙相均炽，水火日偏，阴阳失济。所以古人有损则不复，谓之痨症。必上为痰红，下为走泄，咳嗽不已，食减肌灼，传至便泄而后已。即越人所谓：上下交损，中土已败也。客秋诸象俱见，后又值经营烦冗，天地之阳未复，人身之阳多动，皮毛开张，风邪侵隙，先觉头胀咳嗽，继则吐红梦遗。两进参苏饮，外邪已尽，今拟膏方，并补三阴，俾得太阴有相生之权，少阴无触阴之弊，则土能生金，水能涵木，厥阴一经亦得平补矣。

大生熟地各一两，西归头二两，枸杞二两，西洋参二两，党参三两，肥知母二两，茯苓神各三两，天麦冬，连须二两，女贞子二两，制香附、粉丹皮二两，黑豆衣三两，白芍三两，炙紫菀一两五钱，蛤黛散三两，川百合二两，阿胶二两，煅龙骨、牡蛎各三两，雪梨膏二两，川斛二两，白蒺藜三两，桑叶二两，龟胶二两。

《经》云：形寒饮冷则伤肺。有外感内侵之义也。盖衣寒风寒从外而入，饮寒食寒从内而侵。肺司皮毛，肺主上焦，外感无有不自皮毛而侵，岂能不由上焦？所以肺经之病先较倍于他脏，肺病气上逆，多致咳嗽。是症肇起，多服苦寒解毒，嗣又寒冷不慎，咳嗽之患已延数载，遇冬则甚，交夏稍平。肺为天，天气不用则土气常湿；脾为地，地气不燥则金气益疲。津液既难于上输，水浊不易于下化，究竟肺病为本，脾病为标。是咳甚于嗽，痰少于声耳。今虽苗秀之纪，阳旺之时，尚难杜除，始至二八之岁，阴通之日，止能带病为累矣？姑宗经旨，肺欲散，急食辛以散之。肺苦气上逆，急食苦以降之，温以化之之例。商进。

东洋参一两，苦杏仁一两，苏子一两，制半夏一两半，广郁金一两，云茯苓一两五钱，桂枝尖二钱，前胡、黄白术一两，上芪皮一两五钱，北细辛钱半，薄橘红五钱，上药共研细末，用枇杷叶三十片、白果肉三十粒，煎汤泛丸，每服三四钱，开水送下。（清·汪培荪《汪艺香先生医案·中》）

寒热无序，咳久不已，左脉大，舌黄腻，邪尚在肺。盖肺胃为卫气之主，尤能克制肝木，自然卫虚则邪易出入，肝横则腹满胀痛。前方既应，再当扩充而投。

苏子梗、前胡、桑叶皮、半夏、川朴、乌药、蒌皮、橘红络、郁金、花槟尖、摩香附、木香冲。

久咳见血，本属极易之事，盖咳则诸络皆震，肺络受伤，则血溢于上。左脉弦数，咳血所忌者，有木火刑金之势。

炙紫菀、丹皮炭、血余炭、丝瓜络炭、光甜杏、海蛤壳、海浮石、冬瓜子、炒黑竹茹。

另：上三七五分，飞青黛四分，黑山栀三钱，烧秋石一钱，广郁金一钱，茅花灰一钱，六味为末，用陈阿胶烊化为丸。

咳嗽载余，近加身热，是浊邪留恋，肺气已伤，颇有入损之虑。

光杏仁、前胡、丹皮、白前、桑叶、冬瓜皮、半夏、蜜炙麻黄、桑皮、石膏、象贝、橘红、摩郁金三分。

内热渐退，咳嗽不减，音哑气逆，痰色浓白。是邪热灼肺，肺阴已伤，本宜清养，无如近加腹痛便泄，是肠有停积，脾运少权也。

射干、连翘、蝉衣、玉泉散、桔梗、煨木香、牛蒡、前胡、枳实、连皮槟、竹茹、、导滞丸二钱。

恙延八月，不寒连热，两足为甚，咳嗽痰红，汗泄不畅，痰秽喷人。是风恋日久，内蕴化热蒸痰灼肺，肺络暗伤也。

炙紫菀、生石膏、淡芩、薄荷、连皮槟、冬瓜子、象贝母、粉前胡、橘红、丹皮、摩犀尖、摩郁金各三分。（清·汪培荪《汪艺香先生医案·下》）

肺病以中气健旺能食便坚为佳，兹喘咳已久，而大便易溏，能食难运，殊非所宜，诊得脉象与前无异，但能节饮食，慎寒暖，犹可无虞。

沙参、贝母、炙草、杏仁、薏仁、橘红、枇杷叶。

又丸方：六味丸加五味子，肉桂。

肺阴不足，肺热有余，咳则涕出，肌体恶风，此热从窍泄，而气不外护也，他藏虽有病，宜先治肺。

阿胶、贝母、沙参、马兜铃、杏仁、茯苓、炙草、糯米。

风热不解，袭入肺中，为咳为喘，日晡发热，食少体倦，渐成虚损，颇难调治。勉拟钱氏阿胶散，冀其肺宁喘平，方可再商他治。

阿胶、茯苓、马兜铃、薏米、杏仁、炙草、糯米、芡实。

干咳无痰，是肝气冲肺，非肺本病，仍宜治肝，兼滋肺气可也。

黄连、白芍、乌梅、甘草、归身、牡蛎、茯苓。

久嗽便溏，脉虚而数，脾肺俱病，培补中气为要，恐后泄不食，则瘦削日增也。

人参、白芍、扁豆、薏仁、广皮、茯苓、炙草、山药、蜜炙炮姜炭。

诒按：此亦脾肺两治之法，较前数方为切实，亦以此证中气虚寒，无咽干溺涩等虚热亢炎之证，故用药稍可着力耳，然欲求效难矣。

久嗽脉不数，口不干，未必即成损证，此为肺饮，郁伏不达故也。

厚朴、煨姜、桑皮、杏仁、广皮、甘草、半夏。

诒按，此属饮寒伤肺，乃响因之实证也。

咳甚于夜间，肌热于午后，此阴亏也。浊痰咳唾，鼻流清涕，是肺热也。病本如是，奏功不易。拟甘咸润燥法。

阿胶、燕窝、沙参、海浮石、瓜蒌霜、川贝、杏仁、甘草。

脉微小，形寒，久嗽失音，是气馁阳损，议固胃阳，取甘温之属。

蜜炙生姜、炙草、白芍、黄芪、大枣。

脉细数促，是肝肾精血内耗，咳嗽必吐呕清涎浊沫，此冲脉气逆，自下及上，气不收纳，喘而汗出，根本先拨，药难奏功，医若见血为热，见嗽治肺，是速其凶矣。

人参秋石制、熟地、五味子、紫衣胡桃。（清·柳宝诒《柳选四家医案·评选静香楼医案·上卷》）

风温郁于肺胃，咳而胸满痰多，胁下痛，脉数口干。

芦根、薏米、瓜蒌、甘草、杏仁、红花、桃仁、贝母。

久咳胁痛，不能左侧，病在肝，逆在肺，得之情志，难以骤驱，治法不当求肺，而当求肝。

旋覆花、丹皮、桃仁、郁金、猩绛、甘草、牛膝、白芍。（清·柳宝诒《柳选四家医案·评选静香楼医案·下卷》）

咳嗽失血，音烁咽干，近来小有寒热，头痛喉疼，脉浮促而数，肺阴久伤，又兼燥气加临，补肺之中，当参以辛散。

补肺阿胶汤，加桑叶、枇杷叶。

再诊：头痛咽疼已止，寒热亦轻，新受之燥邪，渐得清散，无如金水两虑，失血久嗽，音烁嗌干等证，仍如损象，即使静养犹恐不及。

四阴煎合泻白散，加川贝、杏仁、阿胶、茯苓、石决明。

咳嗽五月有余，黄昏为甚，肌肉暗削，肢体无力，容易伤风，或头胀.或溺黄，总由阴分下虚，浮火夹痰上扰所致。四物桔梗汤。

四物加桔、柏，加桑皮、地骨皮、川贝、知母、甘草、青黛、蛤壳、枇杷叶。

原注：此方之眼，在咳嗽黄昏为甚，毕竟风邪陷入阴分为剧，余目睹效者甚多。

诒按：此四物合泻白，加二母、蛤黛法也。

温邪发痧之后，咳嗽失血，血止而咳嗽不减，所吐之痰，或黄、或白，或稠、或稀，舌质深红，其苔满白，喉痒嗌干，脉弦带数，渐作痧劳之象。

四物汤加紫苏、桑皮、骨皮、川贝、知母、前胡、淡芩。

原注：此痧后余邪，留恋营分，而成咳也，先生尝云：余自制两方，一为瘀热汤，一为此汤，尚未立名，以治痧后咳嗽极效，盖四物是血分引经之药，将温散化痰之品，纳入其中，引入营血中，散邪清热，每用必灵。此可悟用四物之法。

痧子之后，咳嗽四月，颈旁疬串，咳甚则呕，纳少形瘦，肤热脉细，想是余邪内恋，阴分大虚，欲成损证也。

四物汤加香附、川贝、元参、牡蛎、麦冬、苏子。

诒按：方中元参、牡蛎，为项疬而设，无此证者可减也。（清·柳宝诒《柳选四家医案·评选继志堂医案·上卷》）

多年咳嗽，逢寒劳辄发，汗多气升，肺伤及肾，肾气虚而不纳矣。法当补肾以纳气。

熟地、怀牛膝、北沙参、半夏、陈皮、茯苓、麦冬、五味子、紫石英、蛤壳、沉香。

再诊：寒入肺底，久而化热，同一痰喘，先后不同也。初病在肺，久必及肾，同一咳逆，虚实不同也。补肾以纳气，清肺以化热，须两层兼顾为稳。

北沙参、五味子、麦冬、川贝、杏仁、蛤壳、怀牛膝、地骨皮、熟地、梨皮、枇杷叶。

痰饮咳喘，脘中胀满，时或微痛，虽脾肾肺三经同病，而法当责重乎脾，以脾得运而气化通，则痰饮有行动之机也。

干姜五味子同研炙、半夏、陈皮、茯苓、补骨脂、北沙参元米炒、杏仁、川朴、泽泻、胡桃肉。

再诊：痰饮停于心下，上则喘咳，下则脘胀，多由清阳失旷，痰浊内阻，转胸中之阳以安肺，运脾中之阳以和胃，咳喘与胀满当松。

瓜蒌皮、枳实、干姜、川朴、半夏、陈皮、薤白头、茯苓、泽泻。

诒按：此证咳服两证并重，故治法亦脾肺兼顾。

五脏皆有咳，总不离乎肺，肺为娇藏，不耐邪侵，感寒则咳，受热则咳，初起微有寒热，必挟表邪，邪恋肺虚，脉形空大，前方降气化痰，保肺涤饮，俱无少效，据云得汗则身体轻快，想由肺气虽虚，留邪未净，补虚而兼化邪亦一法也，用钱氏法。

牛蒡子元米炒、马兜铃、杏仁、阿胶、蛤粉、炒苏子、桑白皮、款冬花、炙甘草、茯苓、枇杷叶、桑叶。

去秋咳嗽，些微带血，已经调治而痊。交春吐血甚多，咳嗽至今不止，更兼寒热，朝轻暮重，饮食少纳，头汗不休，真阴大亏，虚阳上亢，肺金受烁，脾胃伤戕，津液日耗，元气日损，脉沉细涩，口腻而干，虚极成劳，难为力矣。姑拟生脉六君子汤，保肺清金，调元益气，扶过夏令再议。

洋参、沙参、麦冬、五味子、扁豆、制半夏、茯神、陈皮、炙甘草。

另枇杷叶露、野蔷薇露各一杯冲服。

原注：生脉散，保肺清金，六君子去术，嫌其燥，加扁豆，培养脾阴，土旺自能生金也，不用养阴退热之药，一恐滋则滑肠，一恐凉则妨胃耳。从来久病，以胃气为本，经云有胃则生，此其道也。（清·柳宝诒《柳选四家医案·评选环溪草堂医案·上卷》）

丁。温邪夹痰饮上逆，肺气不得清肃。内热咳嗽，痰色带黄，法当疏降。

南沙参、杏仁、象贝、前胡、苡仁、苏子、旋覆花绢包、牡蛎、海浮石、枇杷叶、茯苓、橘络。

沈。风温犯肺，咳嗽发热无汗。法当辛凉疏泄。

豆豉、大力子、杏仁、象贝、桑叶、广橘红、荆芥、前胡、桔梗、连翘。

翁。壮热无汗，咳促痰多。伏热新寒，阻于肺胃。舌白尖红，中带微灰，大解不行，恐共热燔于胃。拟用疏表肃肺、清泄胃腑之法。

钱。发热咳嗽，头痛脉浮数。温邪发于肺胃。当用辛凉疏散。

豆豉、荆芥、薄荷、大力子、杏仁、象贝母、橘杠、淡芩、前胡、连翘、茅根肉、枇杷叶。（清·柳宝诒《柳宝诒医案·卷一》）

杜。咳嗽内热，右脉浮数如沸，左脉细数。热蕴于上，肺脏受伤。急与清肺化热，冀共速退。

鲜沙参、前胡、杏仁、苏子、青蒿、白薇、丹皮、淡黄芩、旋覆花、桑白皮、地骨皮、枇杷叶、芦根。

二诊：肺中浊热未清。咳逆不剧，脉象左细数，右浮数，痰色粘黄。仍宜清金化热。

鲜生地、鲜沙参、丹皮、桃仁、连翘、银花炭、象贝、苡仁、冬瓜仁、川百合、蛤壳、枇杷叶、芦根。

方。痰浊上壅，肺胃不降。舌色干白而厚。咳呕兼作，内热不解。当与疏降。

半夏、橘红、茯苓、南沙参、苡仁、象贝、杏仁、紫菀、苏子、桑叶皮、前胡、枳壳、通草、竹茹、枇杷叶。

柯。寒入肺俞，郁火不化，咳呛气逆，用温化法。

炙麻黄、半夏、茯苓、杏仁、冬瓜仁、款冬花、南沙参、苏子、橘红、苡仁、生甘草、枇杷叶、姜皮、紫菀。

秦。干咳内热，当胸板痛。肺络阻室，当与疏降。

旋复花、橘络、郁金、前胡、象贝、杏仁、南沙参、丹参、瓜蒌皮、紫菀、桑叶皮、茅根、枇杷叶。

韩。浊痰蕴留于肺，咳逆胸痛，痰黏音破，病已年余。肺金受伤已甚，而脉来短数细弦，热邪仍未清泄。姑与疏化法，以肃肺金。

鲜沙参、冬瓜仁、川百合、苡仁、兜铃、川贝、旋复花、桑百皮、蛤壳打、蝉衣、川石斛、丹皮、竹二青、芦根。

二诊：咳逆音破，金体先伤。近吐瘀紫浊痰，胸胁板痛，脉象浮软细数。左手较大，舌底色绛，气息短促。病因邪热留于营络，与肺金所蕴之痰浊纠结熏蒸，津液被共消烁，化为脓浊。症情与肺痈相似，而图治不同。刻下阴液已伤，而瘀热未净。当先清养肺阴，疏泄瘀热。

鲜沙参、生苡仁、冬瓜仁、桃仁、川贝、桑皮、鲜生地、蛤黛散、丹皮炭、瓜蒌皮、旋覆花、忍冬藤、芦根、枇杷叶。

三诊：痰红虽止，而肺阴被烁，难于遗复。脉数微弦，舌红目黄。内蕴之浊热，熏蒸于肺胃者，犹有留恋之象。拟以肃肺养阴为主，佐以清泄浊热之意。

马兜铃、阿胶蛤粉拌、北沙参、细生地、麦冬、川贝、川百合、白薇、丹皮、牡蛎、忍冬藤、枇杷叶。

黄。嗽久络伤，肺气逆而不降，舌浊痰稀，间有血点。姑与润降和络。

南沙参、麦冬、玉竹、苡仁、蛤壳、半夏、紫菀、郁金、归须、橘络、桑白皮、冬瓜子、枇杷叶。（清·柳宝诒《柳宝诒医案·卷三》）

薛。咳嗽内热，郁热内蒸，肺气不降所致。左少腹块撑作痛，经至腰酸，乃肝木不调，不能藏血之象。当以疏畅肝木，佐以和络清肺。

生鳖甲、白芍桂枝四分炒、香附、青皮、全当归、牡蛎、郁金、北沙参、柴胡醋炒、丹皮、降香片、橘络、橘核、枇杷叶、竹二青。（清·柳宝诒《柳宝诒医论医案·医案》）

吉安庐陵令江绍棠，号云卿，桐城人也。接篆后政绩劳心，抱病未能调摄，且医治多误，历三月未愈。始而咳嗽痰多，畏风胸闷，饮食减少，两目干涩，继则精神疲惫，肢体软弱，左手足酸痛麻痹，胯骨亦痛，小便不禁，下体皆冷。自疑手足痹痛为血虚，小便自流、下体冷为肾虚。前服温补之剂已两月余，病反加剧，不知何故。今征治于余，其意亦在补虚也。诊得两寸脉滑如豆转，关濡尺沉滑而小，重按搏指，面色黄白，苔黄滑满布，口亦不渴。余曰：以脉症言非虚也。血虚症当申酉潮热，脉浮数，或细数，或尤涩。肾虚症当面黑，尺脉虚微，或洪大而空。今皆不然，咳嗽胸闷，寸脉滑转如豆，均痰结上焦之故；食少神疲，四肢软弱，均中气不连之故；脾胃者营卫之原，左右者阴阳之路，脾胃健旺则营卫通利，阴阳出入之道自无阻滞，今脾胃为痰湿所壅，营卫不通，道路皆阻，此左体痹痛之由也；贵体阳本不旺，今上中二焦壅塞气不下行，即阳不下达，此下体皆冷、小便不禁之本也。先为清肃上焦化痰利气，以苡仁、蔻仁、枳壳、贝母、桑白皮、紫苏叶、苏子、前胡、姜黄连、川厚朴，加姜汁冲服。二剂咳止胸宽。

复诊：云翁仍以下虚为虑，意在用补。余曰贵恙本有余之候，壅遏不通，若温补郁而化热，阳愈不能下达，遗溲畏冷更甚，且痰得热而妄行，其祸有不可胜言者，惟健运中焦、化痰通络为最合，当以姜黄连、川厚朴、枳壳、生薏仁、茯苓、白术、陈皮、法半夏、秦艽、乌药叶、威灵仙、牛膝、白僵蚕与服。数剂诸症皆愈，竟脱然矣。（清·姚龙光《崇实堂医案》）

陈。温邪积肺，咳甚气结，失血，寒热，脉数，法当泄化。

淡豆豉、冬瓜子、前胡、赤苓、丝瓜络、桑叶、白杏仁、竹茹、橘络、枇杷叶、牛蒡子、象贝。

李。黄昏作咳，阴不足，邪热随气火而升也，痰浓神疲，先以清肃上焦法。

南沙参、海蛤粉、马兜铃、甜瓜子、生草、川贝、桑白皮、竹茹、茯苓、白石英、橘络、枇杷露。

孙。温邪挟痰郁肺胃，咳嗽，身热，痰鸣，延恐肺闭。

桑叶、牛蒡子、白杏仁、枳壳、泽泻、前胡、莱菔子、制蚕、竹茹、枇杷叶、白前、苏子、象贝。

应。风温湿痰交郁，咳窒头痛，腹中腻滞，治在肺脾。

川朴花、款冬花、白蒺藜、鸡内金、车前子、白杏仁、前胡、冬瓜子、陈香橼、枇杷叶、象贝、牛蒡子、范志曲。

俞。身热咳嗽，气急痰多，防转肺闭，勿忽。

淡豆豉、牛蒡子、山慈姑、枇杷叶、前胡、杜苏子、莱菔子、紫菀、钩藤、白前、白杏仁、陈皮、泽泻。

周。风温痰热郁肺，咳嗽八日，身微热，当泄化散之。

前胡、白杏仁、枳壳、白前、川通草、牛蒡子、象贝、竹茹、赤苓、枇杷叶、桑叶、冬瓜子。

吴。壮热六日，胸闷气结，咳逆，脉不扬，温邪郁肺胃，正转重，勿泛视之。

淡豆豉、干浮萍、牛蒡、紫菀、前胡、白杏仁、枳壳、青皮、神曲、赤芍、通草、泽泻、白蒺藜。（清·曹元恒《曹沧洲医案·上卷》）

光复门外王文魁，年四十余。面色皖白浮肿，少腹坚硬，气逆喘急，彻夜不寐，咳嗽痰多，两脉沉细，舌质淡白。始用旋覆、代赭、坎气及冬瓜皮、鸡金散等，而喘急如故。先生曰：此系肾阳不足，气不摄纳，脾不温运故也。

蒋，右。肺主气，脾主运，肝主疏泄，客冬感受寒邪，以致咳嗽，今已久嗽伤阴矣。金伤不能制木，两胁撑痛，疏泄不利则大便艰结，木乘土位则脾阳不振，湿痰所由生也。若用养阴以肃肺，恐碍脾胃，用温燥以平木又恐劫阴，愚见先行培土生金，金胜则木能制矣。

淮山药、北沙参、当归身、橘络、茯苓、光杏仁、神曲、谷芽、白蔻仁、萸肉、香附。

南门外盐场，许某。喘逆咳嗽痰多，筋惕肉瞤，昏昏欲睡，自语不休，中脘格拒，饮食少进，已经一载，医用旋覆代赭及人参半夏茯苓汤，而气喘更甚，大便不解。诊脉虚细，舌苔潮腻，先生以为脾胃之阳不足，肾虚摄纳无权。始用黑锡丹及温中之味，服后二脉有力，痞满消除，脏气宣通，大便得解，然气喘不平。再用北沙参、五味子、蛤蚧、坎气、巴戟肉、吴萸、白芍、银杏、紫衣、胡桃等，气喘遂平，浊痰亦少，能进饮食。先生观其苔黄而腻，舌质少有裂纹，又以为阴分亦伤，痰乃津液所化，非填下焦阴液不可。用龟板、制首乌、煅牡蛎、白芍、盐水炒巴戟肉、杞子等，连服数剂，而饮食愈增，惟夜少安卧。原方加柏子仁、煅龙齿、抱木茯神、淮小麦，

安眠如常，后服调补气血之药而痊。（清·沈祖复《医验随笔》）

安昌，沈。风邪未尽，脉弦，舌薄白，迎风头疼，呛咳不已。宜清肺疏风为主。

紫菀钱半，桑叶三钱，石决明六钱，代赭石三钱，川芎一钱，川贝钱半，广橘红一钱，杏仁三钱，甘菊二钱，刺蒺藜三钱，白前钱半，鲜枇杷叶三片去毛。

遗风，庞。咳嗽日久。咽干音嘶，脉弦，舌微白，头疼。姑宜清肺、疏风。

桑叶三钱，桔梗钱半，杜兜铃一钱，丝瓜络三钱，杏仁三钱，生甘草五分，广橘红一钱，胖大海三钱，甘菊二钱，川贝钱半，白前钱半，枇杷叶三片去毛。

遗风，郁。风邪伏肺，咳嗽久累，已曾失血。脉寸浮滑，音嘶。宜清肺、疏风、化痰，防损。

紫菀钱半，光杏仁三钱，栝蒌皮钱半，苏梗钱半，橘络钱半，白前钱半，川贝二钱，佛耳草三钱，荆芥钱半，杜兜铃一钱，生诃子钱半，鲜枇杷叶三片去毛。三帖。

渔庄，沈。迩夹风邪，咳嗽尤甚，脉形浮弦，舌滑腻，形寒，左腋刺痛。宜清肺、和络、疏风。

百部七分蒸，桔梗钱半，橘红一钱，金沸草三钱包煎，炙草八分，紫菀钱半，荆芥钱半，丝瓜络三钱，象贝三钱，广郁金三钱，前胡钱半引，枇杷叶五片去毛。两帖。

衙前，施。风邪未清，左脉浮滑，咳逆，舌薄白，头疼较差。宜止嗽、化痰、疏风。

百部八分，紫菀钱半，马兜铃一钱，冬桑叶三钱，生甘草七分，白前钱半，橘红一钱，光杏仁三钱，桔梗钱半，荆芥钱半，川贝钱半，引枇杷叶三片去毛。四帖。

安昌，徐。温邪未净，脉尚大，午后肌热，舌白滑，呛咳面浮，大便溏薄。宜养胃、清肺熄邪。

丹参三钱，生米仁四钱，银花钱半，金沸草三钱包煎，川贝二钱，茯苓三钱，丹皮二钱，通草钱半，省头草三钱，桔梗钱半，白前钱半。清煎。三帖。

遗风，漏。风温发热咳嗽，气急不耐，脉弦数，舌浓腻。症势非轻，宜治防变。

姜半夏三钱，莱菔子三钱，前胡钱半，枳壳钱半，光杏仁三钱，连翘三钱，焦山栀三钱，花粉三钱，霜桑叶三钱，象贝三钱，广橘红一钱，引竹肉一丸。二帖。

大便稍下，热犹不解，脉滑数，咳逆。宜清上焦为主，不致变端无虑。

栝蒌皮三钱，淡条芩钱半，前胡钱半，莱菔子二钱，焦山栀三钱，广郁金三钱，光杏仁三钱，象贝三钱，枳壳钱半。二帖。

右胁犹痛，脉滑数，舌黄，吸粗，咳逆痰阻，神色乍愦，还防变幻。

干地龙钱半，石菖蒲八分，前胡钱半，广郁金三钱，银花三钱，连翘三钱，淡黄芩钱半炒，丝瓜络钱半，赖橘红八分，光杏仁三钱，老式天竺黄二钱，枇杷叶三片去毛。三帖。

介按：冬温犯肺，不得外解，最易逆传心包，而现神识昏愦。兹以温邪激动肝阳，烁液成痰，阻滞气机而致咳逆吸促，右胁刺痛，治以辛凉之剂，肃清肺胃之痰，而解气分之热。然至次诊，神色犹愦，证势已属棘手矣。

渔庄，沈妇。癸水色尚紫，正夹温邪，咳嗽尤甚，脉浮大，舌红，头疼身热。邪热已极营络，宜清解消痰。

天花粉三钱，象贝三钱，元参三钱，旋复花三钱包煎，连翘三钱，甘菊钱半，橘红一钱，光杏仁三钱，丹参三钱，白前钱半，银花钱半，引枇杷叶三片去毛。三帖。

杭垣，施。素患痰饮，新受暑气夹湿，潮热，咳嗽气急，脉濡滑数，舌白，根微黄。姑宜清气消痰。

栝蒌皮三钱，光杏仁三钱，广橘红一钱，赤茯苓四钱，川贝二钱，连翘三钱，扁豆衣三钱，白蔻仁八分，六一散三钱荷包，淡芩钱半，白前钱半。清煎三帖。

遗风，徐。暑风热湿，呛咳，耳木，脉濡数，舌白，根微黄。神识乍愦，症势重险。宜防厥闭，候正。七月二十四日。

石菖蒲八分，焦山栀三钱，橘红一钱，老式天竺黄钱半，远志八分，滑石四钱，光杏仁三钱，炒黄芩钱半，苦丁茶钱半，象贝三钱，淡竹叶三钱，引荷叶一角。三帖。

某。寒热不清，脉濡数，舌滑白，咳嗽稍减，湿热阻隔气分。宜治手太阴，佐淡渗。

绵茵陈三钱，光杏仁三钱，仙半夏钱半，炒青皮八分，白蔻仁八分冲，茯苓四钱，炒条芩钱半，川贝钱半，滑石四钱，广橘红一钱，大腹皮三钱，淡竹茹一丸。三帖。

盛陵，徐。闺女秋燥发热，脉浮数，咳嗽气急，舌微黄，渴不多饮，证非轻貌，宜防昏变候正。

九月初四日：薄荷钱半，桑叶三钱，光杏仁三钱，象贝三钱，连翘三钱，蝉衣钱半，广橘红一钱，淡豆豉三钱，花粉三钱，前胡钱半，淡竹叶三钱，引活水芦根一两。二帖。

蜀阜，张。闺女秋燥发热，脉滑数，呛咳痰阻。证非轻貌，姑宜消燥消痰。

九月十五日：冬桑叶三钱，知母钱半炒，白前钱半，秦艽钱半，象贝三钱，光杏仁三钱，甘菊钱半，焦山栀二钱，前胡钱半，广橘红一钱，老式天竺黄钱半，引枇杷叶去毛三片，三帖。（清·邵兰荪《邵兰荪医案·卷一》）

安昌，黄。肝阳烁肺，咳嗽带红，脉弦，迎风头疼，舌心光，耳鸣作痛。宜清少阳为主。

冬桑叶三钱，甘菊二钱，光杏仁三钱，焦栀子三钱，石决明六钱，川贝二钱，侧柏炭三钱，苦丁茶钱半，驴胶钱半炒，丹皮三钱，钗斛三钱，淡竹叶钱半。清煎五帖。

介按：阴液未能上承，厥阳燔燎不已，冲肺则咳嗽带红，挟胆热而上蒙清窍，则头疼耳鸣。此方养胃肃肺，兼清肝胆之热，确是治病必求于本之义。

安昌，李妇。呕减热缓，呛咳渴饮，脉滑数，经停月余，小溲稍利，偶有呃逆，脘痛。宜宣肺、和中、化痰。九月初五日。

栝蒌皮三钱，射干钱半，广橘白一钱，白前二钱，广郁金三钱，光杏仁二钱，焦山栀三钱，柿蒂七只，川贝母二钱，霜桑叶三钱，天花粉三钱引，枇杷叶五片。三帖。

安昌，施。咳嗽未除，脉小数，仍属汗出，微热已退，姑宜清肺敛液。五月一号甲辰十五日。

北沙参三钱，紫菀二钱，白薇三钱，白石英三钱，茯神四钱，川贝钱半，炒白芍钱半，炙橘红一钱，生牡蛎四钱，甜杏仁三钱，炒枣仁三钱。清煎四帖。

介按：心在天为热，其液为汗，兹以心火不宁，刑肺咳嗽，气泄而身热汗出，故以补益心神，敛液清肺为治。

安昌，王，年五十余岁。酒湿伤肺，咳嗽气急，痰稠，脉滑数，舌赤，苔薄腻。尤防变幻，候正。八月六日丁未廿四日。

栝蒌皮三钱，广橘红一钱，原滑石四钱，炒知母钱半，象贝三钱，天竺黄钱半，广郁金三钱，前胡钱半，光杏仁三钱，生菔子二钱，法半夏钱半，引枇杷叶五片。一帖。

介按：酒湿酿痰，壅滞气机，肺失治节之权，而气急咳嗽，兹以清肺气而涤稠痰，方虽对证，但高年患此，是属危险重证。案中尤防变幻之语，洵是经验之谈。后闻斯人，只过四五日而逝世，可见医家临证，全在诊断确凿，审慎周详也。

安昌，徐。咳呛不已，脉弦细，口甜，舌色嫩黄。宜清肺胃以化痰。

栝蒌皮三钱，仙半夏钱半，广橘红一钱，金沸花三钱包煎，光杏仁三钱，炒川连七分，茯苓四钱，石决明五钱，紫菀钱半，白前钱半，冬瓜子三钱，川贝钱半。清煎四帖。

安昌，徐。痰血已除，脉虚数，咳嗽不已，气逆。宜清降为主。四月初七日。

霜桑叶三钱，广橘络钱半，淡竹叶钱半，栝蒌皮钱半，光杏仁三钱，焦栀子三钱，生石膏六钱，象贝三钱，马兜铃一钱，白前钱半，前胡钱半。清煎三帖。

安昌，胡。咳血气促，脉弦数，舌微黄，寒热交作，此木火刑肺。宜清少阳为主。

霜桑叶三钱，杜栝楼皮钱半，小蓟草三钱，淮牛膝三钱，生石决明六钱，川贝二钱，淡竹叶钱半，白薇三钱，焦栀子三钱，茜草根二钱，橘络钱半。清煎三帖。

潮热不清，脉弦细数，咳嗽如前，溲溺赤。宜清热、通肺、化痰，防血溢。

秦艽钱半，霜桑叶三钱，白前钱半，焦山栀三钱，丹皮二钱，川贝二钱，广橘红一钱，通草钱半，青蒿梗一钱，地骨皮三钱，杏仁三钱。清煎三帖。

大西庄，沈妇。气喘呛咳，右脉小数，左关弦细，舌灰黄底红，癸水不调，外寒内热，胃钝便闭。宜防血溢。十月初九日。

霜桑叶三钱、光杏仁三钱、栝蒌皮三钱、南沙参三钱、川贝二钱、甘菊二钱、焦山栀三钱、橘红一钱、紫菀钱半、白前钱半、谷芽四钱、引枇杷叶五片去毛。三帖。

介按：肝阴素亏，厥阳上冲肺胃，肺气失于清肃，以致咳喘而大便不爽，兼以阴虚内热，阳微外寒。治以清宣肺痹，养胃液而制肝逆。

大西庄，宋。呛咳喉痒，脉弦细，舌转微白，潮热较差，食入恶心。宜清肺胃化痰。

紫菀二钱，光杏仁三钱，炒谷芽四钱，白前钱半，川贝钱半，茯苓四钱，蔻壳一钱，橘红一钱，仙半夏钱半，青蒿梗一钱，通草钱半。清煎三帖。

柯桥，王。咳嗽较减，脉虚，左弦细，腰疼，癸涩早期，还宜前法加减为妥。

紫菀二钱，南沙参三钱，川断三钱，当归钱半，川贝钱半，甜杏仁三钱，炒杜仲二钱，炒白芍钱半，丹皮三钱，橘络钱半，生地四钱砂仁五分拌炒，小橘饼三枚。四帖。

咳不减，喉中贮痰不爽，咳不易出，脉濡细，舌滑，头晕肢楚。宜清气熄风，利湿化痰。

栝蒌皮三钱，煨天麻八分，冬瓜子三钱，生石决明四钱，川贝三钱，白蒺藜三钱，茯苓四钱，通草钱半，甘菊钱半，光杏仁三钱，广橘红一钱。清煎四帖。

某。新邪咳嗽气急，右胁刺痛，宜防血溢之变。五月初三日。

干地龙钱半，枳壳钱半，金沸草三钱，光杏仁三钱，象贝三钱，广郁金三钱，焦栀子三钱，马兜铃一钱，白前钱半，橘络钱半，前胡钱半，鲜竹肉一丸。二帖。

呕逆已差，脉小滑，经停月余，呛咳脘闷，气冲欲呕。宜清养肺胃化痰。九月初九日。

黄草斛三钱，川贝钱半，大腹绒三钱，藿梗二钱，橘白一钱，扁豆衣三钱，广郁金三钱，绿萼梅钱半，桑叶三钱，炒谷芽四钱，蔻壳钱半，鲜枇杷叶七片去毛。三帖。

呛咳未除，舌红，潮热，脉滑数，经停，胸闷心惕。宜清养肺胃为主。九月十三日。

南沙参三钱，冬桑叶三钱，橘红一钱，炒知母钱半，地骨皮三钱，川贝母钱半，谷芽钱半，绿萼梅钱半，银胡一钱，紫菀二钱，黄草石斛三钱，鲜枇杷叶七片。三帖。

遗风，庞。咳嗽不已，脉尚虚数，胃纳已和。宜润肺以清降。四月十二日。

生玉竹三钱，霜桑叶三钱，栝蒌皮三钱，马兜铃一钱，川贝钱半，茯神四钱，光杏仁三钱，款冬花三钱，白前钱半，广橘络钱半，焦山栀三钱，生石决明五钱。清煎四帖。

遗风，庞妇。咳嗽稍减，腹中瘕块不利，呕恶涎沫，癸不及期。宜清肺、平肝、调经。

紫菀钱半，生牡蛎四钱，仙半夏钱半，茺蔚子三钱，川贝钱半，香附三钱，广橘红一钱，玫瑰花五朵，甜杏仁三钱，钗斛三钱，生款冬三钱，枇杷叶五片去毛。四帖。

遗风，庞妇。呛咳头晕，左脉弦细，气口搏大，形寒，钝胃，经停二月余。宜清肺胃熄风。三月廿号癸卯初二日。

南沙参三钱，桔梗钱半，谷芽四钱，桑叶三钱，苏梗钱半，川贝二钱，川断三钱，甘菊钱半，紫菀二钱，光杏仁三钱，炒杜仲三钱。清煎四帖。

下方桥，王。症由暑湿伤气，咳嗽潮热，清窍已蒙，右脉小数，左劲，舌光红，中有白屑，津液重伤，已成虚劳，势在棘手。宜清降养胃消痰。九月三十日。

南沙参三钱，川石斛三钱，炒远志八分，生石决明六钱，扁豆衣三钱，紫菀二钱，茯神四钱，川贝母二钱，光杏仁三钱，淡秋石八分，橘红一钱盐水炒，引雅梨五钱。二帖。

咳嗽仍属带红，脉劲数，肝阳上升。宜清降为主。三月初七日。

生地四钱，桑叶三钱，侧柏炭三钱，小苏草二钱，光杏仁三钱，生石决明六钱，天冬二钱，茜根三钱，元参三钱，焦山栀三钱，橘红钱半，茅根一两。煎汤。五帖。

痰红较差，脉弦劲，呛咳不已，咽痛已减。宜清肺化痰。二月二十日。

生地四钱，生石决明六钱，川石斛三钱，炒驴胶钱半，杏仁三钱，川贝二钱，生白芍钱半，鸡子黄一枚，元参二钱，侧柏炭三钱，女贞子三钱。清煎五帖。

血已除，咳嗽气促不已，脉数，舌黄，肝火犹炽。宜清降为妥。十二月初二日。

紫菀钱半，桑叶三钱，白前钱半，女贞子三钱，天冬二钱，生石决明六钱，川贝二钱，谷芽四钱，遍金钗三钱，光杏仁三钱，淡秋石八分。清煎四帖。

张俞。咳血未除，脉数，右关弦，胸闷，舌微黄。宜清降消痰。

杜栝蒌皮钱半，淡竹叶钱半，焦栀子三钱，赤芍钱半，京川贝二钱，广橘络钱半，光杏仁三钱，参三七一钱，小蓟草三钱，白前钱半，紫菀钱半。清煎四帖。

渔庄，沈妇。肝风烁肺，呛咳久累不已，右脉寸关虚细，左弦，舌心红，癸水始淡继紫。姑宜柔肝以清肺为主。十月十三号九月初四日。

冬桑叶三钱，南沙参三钱，乌贼骨钱半，生白芍钱半，炒驴胶钱半，川贝二钱，粉丹皮三钱，淡秋石八分，生石决明六钱，紫菀钱半，甜杏仁三钱，引枇杷叶五片去毛。五帖。（清·邵兰荪《邵兰荪医案·卷二》）

八月二十三日。赵文魁请得端康皇贵妃脉息：左关弦而近数，右关滑而稍数。肺气未和，肝阳未静，以致有时咳嗽，食后身倦。今拟用和肺清肝之法调理。

苏叶子三钱，前胡三钱，防风二钱，浙贝三钱研，炒杏仁二钱，栝楼五钱，黄芥三钱，橘红三钱，炒枳壳三钱，胆草三钱，焦三仙，酒军一钱五分，引用羚羊角面三分先煎。

八月二十八日。赵文魁请得端康皇贵妃脉息：左关弦而近数，右寸关滑数。肺气渐和，咳嗽较轻，惟肝阳鼓荡，气道欠畅，以致有时烦急，气串作疼。今拟用和肺调气化热之法调理。

苏叶子三钱，前胡二钱，防风三钱，钩藤三钱，炒杏仁三钱，栝楼五钱，浙贝三钱研，秦艽二钱，生石膏六钱研，黄芩二钱，知母二钱，橘红络各三钱，引用羚羊角面六分先煎，青皮子三钱研。

按：风邪伤肺，肝阳鼓荡，内外交病，肝肺气滞，气道不利，以致有咳嗽、烦急、气串作疼之症，虽连服清肝调肺之剂，郁热渐开，咳嗽渐轩，病势有减。但肝肺之气仍未调和，故仍当以和肺调气化热之法。方中苏叶子、前胡、防风、杏仁疏风和肺；栝楼、浙贝，生石膏，黄芩、知母清肺化痰；钩藤清热平肝；秦艽、橘红络化痰和络：引用羚羊角清热平肝，青皮子疏肝理气，引入肝经，旨在镇肝阳以和肺气。（清·赵文魁《文魁医案选·宫廷内部脉案》）

贾左，六十六岁。久咳，面目一身皆肿，日晡下肢肿势尤甚，六脉皆是沉弱无力。中阳不足，水饮不化。益气温阳，兼以化饮。

粗桂枝三钱，淡干姜二钱，炮附子三钱先煎半小时，吴茱萸二钱，云茯苓三钱，法半夏二钱，炒白术三钱，炒川椒二钱，防己三钱。（清·赵文魁《文魁医案选·宫廷外部脉案》）

九月二十五日。赵文魁请得老太太脉息：关沉缓。肺热轻减，痰滞亦清，惟有时咳嗽，用清肺止咳化痰之法调治。

杏仁泥三钱，苏子三钱研，广红三钱，炙桑皮三钱，条芩三钱，川柏三钱，枇杷叶三钱炙，寸冬三钱，川贝三钱，引用锻礞石四钱。

十二月初一日。赵文魁请得老太太脉息：左关沉弦，右寸关滑而近数。肺经有热，留饮不宣，以致胸闷喘促，咳嗽有痰。今拟清肺定喘化痰之法调治。

杏仁泥二钱，川贝二钱研，橘红三钱，桑皮三钱炙，莱菔二钱，栝楼四钱，葶苈一钱，酒芩二钱，炙杷叶三钱，前胡三钱，炒栀三钱，引用竹茹一钱五分。

十二月初二日。赵文魁二诊得老太太脉息：左关沉弦，右寸关滑而近缓。肺热轻减，痰饮未清，所以喘促轻微，咳嗽尚作。今以理肺止嗽化痰之法调治。

杏仁泥三钱，橘红三钱，法夏三钱，栝楼四钱，莱菔炭二钱，葶苈一钱五分，酒芩三钱，前胡三钱，白芥子二钱炭，胆草三钱，炒栀三钱，引用浙贝三钱、知母三钱。（清·赵文魁《文魁医案选·老太太格格脉案》）

咯血屡发，甚于春分。显系阴失固守，阳失潜藏。当春厥阴司令，客气又属少阳，厥阴少阳同司相火，二火升腾，辛金未免受克，此咯血所由成也。但诊脉细弦，右寸关独见弦大。舌边尖色绛，中苔腻黄，面色滞而不开。右胸时觉胀闷，知饥纳食不调。此肝肾之真阴不足，而肺胃之痰热未清。虚在下而实在上，图治甚难。古人谓：二虚一实，先治其实，因去邪即所以扶正也。据愚见，清理肺胃主治，俾养金即所以制木，和土即所以安木。火不妄动而血自安宁，何患红痰之不止哉？虽然，病经一载，翻覆再三，有形之精血受伤，药饵恐难奏效耳。附方，候高明裁之。

霍山石斛、北沙参、瓜蒌仁、川贝、冰糖、石膏、黛蛤散、辰茯神、竹叶、鲜青菊花、紫石英、冬桑叶、橘红元米炒、鲜枇杷叶、马兜铃、甜杏仁。（清·佚名《爱月庐医案·吐血》）

肺劳咳血，脉细数，苔黄，腹痛便结，胃钝背寒，究非轻藐之症。

瓜蒌子三钱杵，小苏草三钱，炒栀子三钱，茜根三钱，薤白一钱五分，川贝一钱五分不杵，广郁金三钱，海浮石三钱，光杏仁三钱，紫菀一钱五分，白前一钱五分，引藕节三个。

风邪袭肺，呛咳形寒，脉寸浮滑，苔微黄，胃钝肢楚，姑宜清肺化痰。

桔梗一钱五分，荆穗一钱五分，枳壳一钱五分，光杏仁三钱，橘红一钱，象贝二钱，淡豉一钱五分，前胡一钱五分，苏梗二钱，广郁金三钱，原竹炒谷芽四钱，引鲜竹肉一丸。二帖。

咳嗽不已，舌红口干渴饮，脉左细右微，动溺犹多，大便始结继溏，湿热尚存，阴液耗，仍遵前法，加减再进。

生地四钱，粉丹皮三钱，五味子十粒，女贞子三钱，炒川连五分，麦冬三钱去心，怀山药二钱，知母一钱半盐水炒，元参三钱，淮牛膝二钱，桑螵蛸二钱。七帖。

咳嗽多痰，脉弦数，潮热胸次痛，癸水适至，宜清肺利络化痰。

金沸花三钱包，紫菀一钱五分，青蒿梗一钱五分，广郁金三钱原打，丝瓜络三钱，丹参三钱炒，知母一钱五分，川贝一钱五分，光杏仁三钱，白前一钱五分，橘红一钱五分，橘络一钱。三帖。

咳嗽未除，气冲脘闷，脉虚数，癸来涩少，宜润肺止嗽化痰。

生肉竹三钱，粉丹皮二钱，香附一钱五分，钗斛三钱，川贝一钱五分，白石英三钱，丹参三钱，天冬三钱，甜杏仁三钱，橘红一钱，紫菀二钱。五帖。

咳血较瘥，肺气不降，脉右涩数，左弦细，苔滑，脏腹痛，便清，离络之血未净，宜降气化痰利便，防剧。

苏子二钱杵，淮牛膝炭三钱，紫菀一钱五分，泽兰一钱五分，川贝一钱五分，制半夏二钱，橘络一钱五分，丹皮一钱五分，白薇三钱，小苏草三钱，光杏仁三钱。三帖。

屡受风邪，咳嗽多痰，脉浮弦数，苔滑，宜止嗽散加减治之。

百部八分，桔梗一钱五分，白前一钱五分，北细辛二分，炙甘草五分，杏仁三钱，象贝三钱，广橘红一钱，紫菀一钱五分，荆芥穗一钱五分，法半夏一钱五分。三帖。

呛咳未除，头晕目暗，脉虚右弦滑。苔滑微灰，便结，宜清肺安神为主。

南沙参三钱，冬桑叶三钱，炒枣仁三钱，麻子仁三钱，茯神四钱，蕤仁一钱五分，广橘红一钱，谷芽四钱，夜交藤三钱，川贝一钱五分，白前一钱五分，鲜枇杷叶五片。三帖。

宿恙夹新邪，痰壅气塞，咳嗽暮夜尤剧，脉弦苔滑，姑宜清降化痰。

瓜蒌皮三钱，射干一钱，仙半夏一钱五分，光杏仁二钱，象贝四铁，赖橘红八分，杵苏子二钱，白前一钱五分，海浮石三钱，葶苈子三钱，生蛤壳六钱，引鲜竹肉一丸。三帖。

脱身受邪，湿着阻气，脉弦，苔滑白，呛咳气逆，跗酸溲溺赤，姑宜清肺利湿化痰。

蒸百部八分，绵茵陈三钱，海桐皮三钱，仙半夏一钱五分，光杏仁三钱，广橘红一钱，生米仁四钱，沉香曲一钱五分，茯苓四钱，紫菀一钱五分，东瓜子三钱。四帖。（清·邵兰生《邵氏医案》）

陈先生。咳呛绵延，头蒙恶风，心悸不宁，脉息浮细，肺失清肃，心肾并亏，拟以和养。

吉林须、淮牛膝、光杏仁、粉蛤壳，生白芍、元生地、毛燕窝、川贝母、白茯苓、橘红、枇杷叶。

程。咳呛，渐发渐重。脉象濡滑，尺软，肾不摄肺，肺气上逆，治以和降。

旋覆花、淡秋石、冬瓜子、淮牛膝、白石英、白茯苓、光杏仁、川贝母、家苏子、广蛤蚧、乌沉香、新会皮、枇杷叶。

青浦，诸。咳嗽绵延，痰多气急，胸脘窒塞，纳微神倦，脉息濡细，治以和降。

旋覆花、粉前胡、炙桑皮、川贝母、淮牛膝、橘红、光杏仁、家苏子、炙款冬、冬虫夏草、白茯苓、枇杷叶。

练塘，金。咳呛，早晚为甚，气急痰多，脉浮大不敛，两手皆弦，属上热下寒，肺肾为之失扭，肝阳亦失静敛，中蓄痰饮，拟以通调肝肺，摄纳封藏。

吉林须、广蛤蚧、乌沉香、淮牛膝、生白芍、白茯苓、胡桃肉、北沙参、叭杏仁、冬虫夏草、粉蛤壳、冬瓜子、新会皮、枇杷叶。

沈竹臣兄。肺肾两亏，生痰积饮，春冬每发咳呛，入冬为尤甚，腰酸，气逆痰多，脉象浮濡，治以甘温降之。

生绵芪、花百合、紫石英、旋覆花、炙款冬、川杜仲、紫胡桃、北沙参、乌沉香、淮牛膝、生白芍、炒苏子、白茯苓、枇杷叶。八帖后加吉林参、枸杞子，去款冬、苏子。

张。咳呛，旧根势有发展，痰多气急，脉石浮弦，再从和肺调中。

旋覆花、北沙参、粉前胡、炙桑皮、白茯苓、生白芍、光杏仁、冬虫夏草、粉蛤壳、新会皮、冬瓜子、枇杷叶。

周。肝肺内伤，有时咳嗽，有时痞攻，脉见浮弦，延久恐防失血，治以和降。

旋覆花、川贝母、淮牛膝、白茯苓、细香附、淡秋石、生白芍、光杏仁、冬虫夏草、乌沉香、炙桑皮、广橘络、丝瓜络。（清·陈秉钧《莲舫秘旨·咳呛》）

程。咳血淹缠，血止仍咳，脉息濡细，治以和降。

北沙参、淡秋石、炒丹参、川石斛、生白芍、橘红、冬虫夏草、淮牛膝、陈阿胶、粉蛤壳、白茯苓、枇杷叶。

练塘，某。咳呛绵延，已经失血，形寒潮热，气喘盗汗，怯病过中，脾胃受伤，最难调治，脉息芤数，治以和养。

西芪皮、北沙参、旋覆花、淮牛膝、番降香、白茯苓、枇杷叶、黄防风、冬虫夏草、生白芍、粉蛤壳、炙款冬、广陈皮。

复方：吉林须、花百合、冬虫夏草、旋覆花、炙款冬、白茯苓、毛燕窝、白石英、淮牛膝、生白芍、乌沉香、枇杷叶。

上海，苏。肝肺升降不调，阳明积瘀，每吐甚狂，紫鲜色杂，绵延咳嗽，近则痰中带血，脉象细弦。肝肺之气未和，阳明之血不能循络，治以和降。

旋覆花、竹三七、淮牛膝炭、冬虫夏草、白石英、白茯苓、藕节、光杏仁、番降香、淡秋石、白芍、旱莲草、广橘络、枇杷叶。

松江，陈。夏秋咳嗽绵延，吐血颇剧，随后身热汗多，脘闷纳减，气怯痰多，脉息浮弦。中有伏邪煽烁，势必出痦。若不出则邪炽阴耗，不劳而亦成劳也。治以清降。

霜桑叶、北沙参、旋覆花、白石英、炙桑皮、茯苓、枇杷叶、光杏仁、川贝母、粉蛤壳、柔白薇、霍石斛、橘红。

复方：吉林须、甜杏仁、霍石斛、粉蛤壳、旋覆花、冬桑叶、白木耳、西洋参、川贝母、冬虫夏草、生白芍、白石英、广橘红、枇杷叶。

西塘，江。连年咯血，近发又甚。遂至咳嗽绵延，气怯少痰，脘胀腹肿，有时溏稀，属肝气不调，郁火则为刑金，气壅则为侮脾犯胃。奇经亦失禀，丽月亦愆期，脉象细弦。治以和养，藉以气调火熄，诸恙冀其就轻。

旋覆花、北沙参元米炒、炒丹参、炙款冬、沙苑子、橘红、白木耳、细香附、冬虫夏草、番降香、生白芍、川杜仲、茯苓。

钟。咳呛绵延，血亦常见，右脉芤弦，肝邪侮肺，肺气受伤不浅，血从肺络而出，沫从肺叶而生。如此消烁，急宜调理。

北沙参、川贝母、冬瓜子、炙桑皮、黑料豆、生白芍、藕节、阿胶珠、毛燕窝、光杏仁、粉蛤壳青黛拌、白茯苓、橘红、枇杷叶。（清·陈秉钧《莲舫秘旨·血症》）

韩。劳伤，百节疼痛，胁腰尤甚，咳嗽，溏稀，脉息濡细，治以和养。

旋覆花、白茯苓、半夏曲、冬瓜子、桑寄生、补骨脂、炙款冬、细苡米、广陈皮、生白芍、川杜仲、沉香屑、丝瓜络。

嘉善，鞠垒二兄。久咳不已，营卫偏胜，形寒形热，气息少痰。营阴内亏，肺肾渐欲过中。越人谓：过中难治。如此脉濡无力，色皖，便溏，恐冬春更加。

吉林须、生绵芪、旋覆花、紫石英、淮牛膝、炒夏曲、枇杷叶、金石斛、黄防风、炙款冬、冬虫夏草、生白芍、广陈皮、红枣。

松江，某。肝气不调，犯上为脘痛，犯下为溏稀。肝邪又为刑金，咳呛盗汗。右脉浮濡，左弦。拟调肝肺。（清·陈秉钧《莲舫秘旨·肝气》）

吴。濒发吐血，咳嗽，骨蒸，脉数，肝肺皆伤，节力少食，忌咸冷，免春中重发。

生黄芪、粉丹皮、肥知母、秦艽、款冬花、广陈皮、细桑枝、细生地、制丹参、肥玉竹、天花粉、生蛤壳、生甘草、藕节。

乍浦，吴。肝肺郁热，左目起星，咳呛痰多，灼热汗出，风邪湿邪内蒸，致肝肺受，治以清泄。

羚羊片、木贼草、光杏仁、柔白薇、粉蛤壳、冬桑叶、肥知母、密蒙花、川贝母、淮牛膝、橘红、枇杷叶。复方西洋参、草决明、光杏仁、晚蚕砂、粉蛤壳、钩藤、生白芍、元生地、密蒙花、川贝母、淮牛膝、炙桑皮、橘红、枇杷叶。

上为失血，下为经漏，两患绵延，或此作彼乎，或相因而发。营阴大耗，不主养肝，肝升太过，肺降遂为无权。咳嗽朝甚于暮，气逆痰粘，每每形寒潮热，自汗火升，脉六部芤弦。炎夏酷热与病情不合，势防由损成劳，拟从和养。

北沙参、参三七、莲房炭、甜杏仁、旋覆花包、冬虫草、川贝母、花龙骨、生白芍、白石英、旱莲草、冬瓜子。

复诊第二方：西洋参、花龙骨、川贝母、奎白芍、光杏仁、炒阿胶、蚕茧炭、抱茯神、陈棕炭、旋覆花、白石英、参三七。

因感起咳，咳而无痰，胁痛气逆，脉弦细。症情将转入内因，最防失血，拟以和养。

北沙参、川贝母、东白芍、淮膝炭、冬虫草、旋覆花包、甜杏仁、冬瓜子、粉蛤壳、白石英、血燕根、新会皮、枇杷叶蜜炙。

复诊：咳呛较减，痰中转为带血，如丝如缕，属肝络所出，不独肺阴伤也。脉弦滑，再从清降。

大沙参、冬虫草、白石英、旱莲草、茜草根、真川贝、旋覆花包、新会红、血燕根、冬瓜子、淮膝炭、甜杏仁、丝瓜络、鲜荷叶。（清·陈秉钧《陈莲舫医案秘钞·下编》）

安徽，余仲庚。先受风而后受寒，咳嗽气急，喉有痰声，脉来浮弦。治必泄邪肃肺。方用苏梗钱半、牛蒡子钱半、苦杏仁三钱、栝蒌仁三钱、橘红一钱、甘草四分、冬瓜子四钱。连服二剂而愈。

淮安任守谦。咳嗽痰多，脘满作吐，举发无常，进辛温发散，病益剧。肺俞穴畏寒，必须棉裹，诊脉沉细而弦。前因发散太过，肺胃气液皆虚，湿痰阻气，肃降无权。治必培养气液，兼化湿痰，方能奏效。用吉林参须五分、北沙参四钱、燕窝根钱半、川贝母三钱、紫菀一钱、橘红一钱、枳壳一钱、海浮石三钱、杏仁三钱、冬瓜子四钱、红枣五枚，服两剂，颇效。连服十剂，遂愈。

孟河都司，刘文轩之太夫人。发热汗出不解，咳嗽气喘，苔黄带灰，胸腹胀痛，势濒于危，急延余诊。脉来沉滑，此痰滞交阻，肺胃失肃降之权，非攻下不可。遂用礞石滚痰丸五钱，淡姜汤送下，服后大便即行，热退痛止，喘咳皆平。太夫人性不喜药，以饮食调养而安。

南京，蒋寿山。发热咳嗽，烦躁难以名状，余诊脉弦滑，邪热挟痰，销铄肺津。治必生津泄邪，清热豁痰。方用香豆豉三钱、黑山栀钱半、冬桑叶一钱、薄荷叶一钱、天花粉三钱、象贝母三钱、栝蒌皮三钱、冬瓜子四钱、鲜竹沥二两，进二服，热退躁止，惟咳嗽口干引饮，苔黄溲赤，此邪热外泄，而痰热未清也。照前方去豆豉、山栀、薄荷，加石斛三钱、竹茹钱半、梨五片，进两剂，口干引饮、苔黄溲赤皆退，惟咳嗽尚未止。痰热虽化，肺津暗耗，清肃无权。照前方去桑叶、象贝、竹沥，加南沙参四钱、川贝母三钱，杭菊花钱半，连进三剂，霍然而愈。

山西，李云生。咳嗽气喘，每夜趺坐隐几而卧，已经旬日，势已不支，延余诊之。脉来细弦，此肝阳上灼肺阴，肺失清肃之权，非痰饮也。消痰涤饮，药皆辛温，反伤肺阴，而助木火升逆之势。遂用北沙参四钱、生石决四钱、女贞子三钱、牡丹皮二钱、川贝母三钱、栝蒌皮三钱、川石斛三钱、甜杏仁三钱、冬瓜子四钱。连进二剂，喘咳皆平，夜能安卧。照前方加大白芍钱半、黑料豆三钱，进六剂，痊愈。

四川，倪淑。素精医理，因公来沪贫劳，咳嗽气喘，夜难平卧，请医投以补肾纳气，不应。更医用通阳涤饮，病转剧。口渴引饮，大便溏泄。倪氏年近古稀，自觉支持不住，延余诊之。脉来沉滑，此痰热销铄肺阴，肃降无权，补肾纳气，滋腻未免碍痰。通阳涤饮，辛温反劫阴助火，火盛灼津，津枯失润。乃以生梨切片频进，方用北沙参三钱、川贝母三钱、栝蒌皮三钱、川石斛三钱、生甘草四分、生白芍钱半、甜杏仁三钱、冬瓜子四钱、鲜竹沥二两，连服二剂，口渴便泄已止，喘咳渐平，卧能着枕。照前方加海浮石三钱、荸荠五枚，再服二剂，咳嗽气喘皆平，夜寐甚安，照前方去竹沥，加吉林人参须一钱、淡竹茹一钱，进服六剂，眠食俱佳，精神振作而愈。

安徽，余仲庚。先受风而后受寒，咳嗽气急，喉有痰声，脉来浮弦。治必泄邪肃肺。方用苏梗钱半、牛蒡子钱半、苦杏仁三钱、栝蒌仁三钱、橘红一钱、甘草四分、冬瓜子四钱，连服二剂而愈。（民国·费承祖《费绳甫先生医案·咳哮喘》）

无锡朱酉山先生，世家也，其长子敬堂，咳嗽吐血，内热口干，心悸头眩，足软无力，势甚可危，延予诊之，脉来细弦而数。水亏不能涵木，肝火上灼肺阴，清肃无权，络血上溢。（民国·费承祖《费绳甫先生医案·吐血》）

安徽张莘叔。患咳嗽吐血，其色鲜红，发必盈碗盈盆，面赤足冷，其势甚危，余诊其脉细弦。此龙雷之火，升腾无制，络血因此上溢，非阴虚阳亢宜用清溢可比，舍引火归原，别无良法。方用九制熟地四钱、山萸肉钱半，怀山药二钱、牡丹皮钱半、云茯苓二钱、福泽泻钱半，上肉桂三分饭丸过服。一剂血止，面赤退。再剂咳平，足亦温。遂照前方分量加二十倍，研为细末，另用猪脊髓一斤半、牛骨髓八两、羊骨髓八两，煮烂打和为丸，如梧桐子大。每服三钱，开水送下。丸药服毕，恙已不发，身体康健胜常。

上海，吴君德如。伤风咳嗽六七日，痰内带血，内热口干，脉象弦滑。邪热耗气灼营，肺失清肃。治当清泄邪热，气血两清。方用白茅根三钱、京玄参钱半、鲜生地四钱、象贝母三钱、栝蒌皮三钱、川石斛三钱、生甘草五分，一剂血止，再剂咳痊。

绍兴，陈君辅塞。病呛咳咯血，脘闷食少，大便燥结难下，溲短色赤，脉来沉弦。肝阳上升，挟痰热侮土砾金，肺失清肃之权，胃少冲和之气。必须清肝化痰，肃肺和胃。方用玄参一钱、北沙参四钱、川贝母三钱、栝蒌皮三钱、甜杏仁三钱、川石斛三钱、郁李仁二钱、松子仁三钱、火麻仁五钱、炙内金三钱、肥知母一钱、冬皮夏草一钱、女贞子三钱、生谷芽四钱、熟谷芽四钱，连服二十剂而安。

苏州，侯春江。呛咳内热，鼻衄咯血，已经数月，损症将成，余诊脉滑大。肝阳挟痰热，销铄肺阴，清肃无权。治必清肝化痰，肃肺和营。遂用沙参四钱、玄参一钱、鲜生地四钱、女贞子三钱、丹皮二钱、赤芍钱半、贝母三钱、天花粉三钱、白茅根二钱、藕五片，连服十六剂而愈。

宜兴任君云生。呛咳咯血，内热口干，已经半载，诊脉弦细。因水不涵木，肝阳上灼肺阴，清肃无权，故络血上溢。治当益肾清肝，培养肺阴。用女贞子三钱、生白芍钱半、生甘草五分、北沙参四钱、玄参一钱、鲜生地四钱、川贝母三钱、栝蒌皮三钱、川石斛三钱、甜杏仁三钱、冬瓜子四钱、谷芽四钱，连服三十剂而愈。

浙江，陈子高。呛咳咯血，内热口干，饮食减少，肌肉消瘦，精神委顿，势濒于危，延余诊治。脉来细弦而数，肾阴久虚，水不涵木，肝阳上亢，销铄肺阴，金受火刑，清肃无权，势已成损，不易挽回。遂用西洋参钱半、女贞子三钱、生白芍钱半、生甘草三分、川贝母三钱、川石斛三钱、冬瓜子四钱、生谷芽四钱、冬虫夏草一钱，毛燕三钱绢包煎汤代水。服药二剂，血止热退，餐饭已加。再服二剂，呛咳渐平，精神亦振。照方分量加二十倍，再加大生地八两，煎三次取汁，冰糖一斤收膏。每用一大匙，约六钱，开水化服。每日早晚各服二次。膏滋一料服完，病已霍然。（民国·费承祖《费绳甫先生医案·吐血》）

湖北，朱荫辉。咳嗽，腹痛，肢冷神倦，余诊其脉微弦，是气液皆虚，中无砥柱，肝阳上灼肺阴，清肃无权。用党参三钱、黄芪二钱、甘草五分、白芍钱半、沙参四钱、川石斛三钱、肥玉竹三钱、燕窝根钱半、陈皮白八分，连进五剂，咳嗽腹痛皆止，四肢温和，精神振作。此气液已复，而肝阳未平，故时觉心烦内热，口干头眩。改用沙参四参、麦冬三钱、川石斛三钱、天花粉三钱、黑山栀钱半、菊花二钱、甘草五分、贝母一钱、竹茹一钱、连进四剂，心烦内热、口干头眩皆退，惟间或遗精，此肾阴虚也，用补肾固精，遂愈。

徽州张芝圃。咳嗽半年，所奇者每咳痰内必带毛如毫毛，诊脉右寸细如蛛丝。经谓肺合皮毛，此岂肺气大虚，不能托毛外长，而倒生于里耶！人有毫毛，犹地有草木，全是生生之气数布于外，此症非大补肺气不为功。遂用潞党参四钱、绵黄芪三钱、大白芍钱半、粉甘草一钱，连服三十剂而痊愈。

苏州，王瑞卿。咳嗽吐血，内热口干，肌肉消瘦，精神委顿，纳谷日减，亦养胃阴而大效。照前方去麦冬，加川贝母三钱、毛燕三钱而愈。（民国·费承祖《费绳甫先生医案·虚劳》）

南京，马鹤年。咳嗽音喑，内热口干，肢节作痛，两手屈而不伸，两足痿躄而不能步履，余诊其脉弦大而滑。积湿生痰，积痰生热，流窜节络，营卫交阻。方用羚羊角一钱、川贝母三钱、川石斛三钱、天花粉三钱、北沙参四钱、牡丹皮二钱、赤芍药钱半、栝蒌皮三钱、川楝肉钱半、丝瓜络钱半、鲜竹沥二两。服二十剂，语音亮而咳嗽止。再服二十剂，内热退而口干止。又服六十剂，手脚运动如常而愈。（民国·费承祖《费绳甫先生医案·痿》）

盛杏荪第七女之乳妈，咳嗽月余。气喘汗多，不省人事，诸医束手无策，就治于余。脉来细如蛛丝，此下元封藏不固，真阳从此上越，竟成脱象。急用人参一钱、九制熟地四钱、紫河车四钱、杜仲三钱、五味子五分、麦冬三钱，煎成灌之，即神识清楚，汗止喘平。真阳下潜，无飞越之虞，而阴液内损，肺失清肃，呛咳仍作。照前方去五味、河车、麦冬、人参，加北沙参四钱、川石斛三钱、川贝母二钱，毛燕三钱绢包煎汤代水，连服十剂，咳止而愈。（民国·费承祖《费绳甫先生医案·脱》）

南京黄君仲贤之室。患呛咳气喘，内热汗多，时常咯血，精神委顿，四肢软弱无力，行动需人扶持，居经不行已经半载，予诊其脉细弱。此气液皆虚，阴血不注冲任，肝阳上灼肺阴，气失清肃，渐成干血痨症。治必培阴养气液，兼清肝益肺。

佚名。阴血久虚，肝阳升腾无制，销铄肺阴，金受火刑，清肃无权，呛咳内热，口干头眩，卧难着右，居经不行已三月，脉来细弦而数。势已入损，治宜养血清肝，兼肃肺气。

冬青子三钱，生白芍一钱半，甜杏仁三钱，生甘草五分，甜川贝三钱，栝蒌皮三钱，左牡蛎四钱，川石斛三钱，北沙参四钱，冬瓜子四钱。（民国·费承祖《费绳甫先生医案·妇科》）

无锡朱酉山先生，前任山西学政，世家也。其长子敬堂，咳嗽吐血，内热口干，心悸头眩，足软无力，势甚可危。延余诊之，脉来细弦而数。水亏不能涵木，肝火上灼肺阴，清肃无权，络血上溢。治必壮水制火，清养肺阴，方可挽救。

大生地四钱、女贞子三钱、生白芍一钱半、丹皮二钱、甘草四分、侧柏叶二钱、此沙参四钱、川贝母二钱、天花粉三钱、川石斛三钱、茯苓二钱、旋覆花一钱半、毛燕绢包，煎汤代水三钱。

进二剂，血止咳平，内热口干皆退。照前方去旋覆花。加淮山药三钱、白莲子去心十粒。

进二剂，心悸头眩皆退，腿足亦觉有力。照前方去北沙参、侧柏叶，加福泽泻钱半、西洋参一钱。

连服三十剂，即康复如初。（民国·费承祖《费绳甫医话医案·内科》）

罗金波，天津新旅社理事，年三十四岁，得肺劳喘嗽病。

病因数年之前，曾受肺风发咳嗽，治失其宜，病虽暂愈，风邪锢闭肺中未去，致成肺劳喘嗽证。证侯其病在暖燠之时甚轻，偶发喘嗽一半日即愈，至冬令则喘嗽连连，必至天气暖和时始渐愈。其脉左部弦硬，右部濡滑，两尺皆重按无根。

诊断：此风邪锢闭肺中，久而伤肺，致肺中气管滞塞，暖时肌肉松缓，气管亦随之松缓，其呼吸犹可自如，冷时肌肉紧缩，气管亦随之紧缩，遂至吸难呼易而喘作，更因痰涎壅滞而嗽作矣。其脉左部弦硬者，肝肾之阴液不足也。右部濡滑者，肺胃中痰涎充溢也。两尺不任重按者，下焦气化虚损，不能固摄，则上焦之喘嗽益甚也。欲治此证，当先宣通其肺，俾气管之郁者皆开后，再投以滋阴培气、肺肾双补之剂以拔除其病根。

处方：麻黄钱半，天冬三钱，天花粉三钱，牛蒡子捣碎三钱，杏仁去皮捣碎二钱，甘草钱半，苏子炒捣二钱，生远志去心二钱，生麦芽二钱，生杭芍二钱，细辛一钱。共煎汤一大盅，温服。

复诊：将药煎服两剂，喘嗽皆愈，而劳动时仍微喘。其脉左部仍似弦硬，右部仍濡，不若从前之滑，两尺犹虚，此病已去而正未复也。宜再为谋根本之治法，而投以培养之剂。

处方：野台参三钱，生赭石轧细八钱，生怀山药一两，熟怀地黄一两，生怀地黄一两，大云苓片二钱，大甘枸杞六钱，天冬六钱，净萸肉五钱，苏子炒捣三钱，牛蒡子捣碎三钱。共煎一大盅，温服。

方解：人参为补气主药，实兼具上升之力。喻嘉言谓，气虚欲上脱者专用之转气高不返。是以凡喘逆之证，皆不可轻用人参，惟重用赭石以引之下行，转能纳气归肾，而下焦之气化，遂因之壮旺而固摄。此方中人参、赭石并用，不但欲导引肺气归肾，实又因其两尺脉虚，即借以培补下焦之气化也。

效果：将药连服十余剂，虽劳动亦不作喘。

再诊其脉，左右皆调和无病，两尺重按不虚，遂将赭石减去二钱，俾多服以善其后。

高瑞章，沈阳户口登记生，年三十二岁。因伏气化热伤肺，致成肺劳咳嗽证。

病因：腊底冒寒挨户检查，感受寒凉，未即成病，而从此身不见汗。继则心中渐觉发热，至仲春其热加甚，饮食懒进，发生咳嗽，寝成肺劳病。

证候：其咳嗽昼轻夜重，时或咳而兼喘，身体羸弱，筋骨酸疼，精神时昏愦，腹中觉饥而饮食恒不欲下咽。从前惟心中发热，今则日昳时身恒觉热，大便燥，小便短赤，脉左右皆弦长右部重按有力，一息五至。

诊断：此病之原因，实由伏气化热久留不去，不但伤肺而兼伤及诸脏腑也。按此证自述，因腊底受寒，若当时即病，则为伤寒矣。乃因所受之寒甚轻，不能即病，惟伏于半表半里三焦脂膜之中。阻塞气化之升降流通，是以从此身不见汗，而心渐发热。迨时至仲春，阳气萌动，原当随春阳而化热以成温病(《内经》谓冬伤于寒，春必病温)。乃其所化之热又非如温病之大热暴发能自里达表，而惟缘三焦脂膜散漫于诸脏腑，是以胃受其热而懒于饮食，心受其热而精神昏愦，肾受其热而阴虚潮热，肝受其热而筋骨酸疼，至肺受其热而咳嗽吐痰，则又其显然者也。治此证者，当以清其伏气之热为主，而以滋养津液药辅之。

处方：生石膏捣碎一两，党参三钱，天花粉八钱，玄参八钱，生杭芍五钱，甘草钱半，连翘三钱，滑石三钱，鲜茅根三钱，射干三钱，生远志二钱。共煎汤一大盅半，分两次温服。若无鲜茅根，可以鲜芦根代之。

方解：方中之义，用石膏以清伏气之热，而助之以连翘、茅根，其热可由毛孔透出，更辅之以滑石、杭芍，其热可由水道泻出，加花粉、玄参者，因石膏但能清实热，而花粉、玄参兼能清虚热也，用射干、远志者，因石膏能清肺宁嗽，而佐以射干、远志，更能利痰定喘也；用甘草者，所以缓诸凉药之下趋，不欲其寒凉侵下焦也，至加党参者，实仿白虎加人参汤之义，因身体虚弱者，必石膏与人参并用，始能逐久匿之热邪外出也，今之党参，即古之人参也。

复诊：将药连服四剂，热退三分之二，咳嗽吐痰亦愈强半，饮食加多，脉象亦见缓和。知其伏气之热已消，所余者惟阴虚之热也，当再投以育阴之方，俾多服数剂自能全愈。

处方：生怀山药一两，大甘枸杞八钱，玄参五钱，生怀地黄五钱，沙参五钱，生杭芍三钱，生远志二钱，川贝母二钱，生鸡内金黄色的，捣钱半，甘草钱半。

共煎汤一大盅，温服。方中加鸡内金者，不但欲其助胃消食，兼欲借之以化诸药之滞泥也。

效果：将药连服五剂，病遂全愈。而夜间犹偶有咳嗽之时，俾停服汤药，日用生怀山药细末煮作粥，调以白糖当点心服之，以善其后。

乔邦平，年三十余，天津河东永和甡木厂分号经理，得咳吐痰血病。

病因：前因偶受肺风，服药失宜，遂患咳嗽，咳嗽日久，继患咳血。

证候：咳嗽已近一年，服药转寝加剧，继则痰中带血，又继则间有呕血之时，然犹不至于倾吐。其心中时常发热，大便时常燥结，幸食欲犹佳，身形不至羸弱，其脉左部近和平，右部寸关俱有滑实之象。

诊断：证脉合参，知系从前外感之热久留肺胃，金畏火刑，因热久而肺金受伤，是以咳嗽；至于胃腑久为热铄，致胃壁之膜腐烂连及血管，是以呕血；至其大便恒燥结者，因其热下输肠中，且因胃气因热上逆失其传送之职也。治此证者，当以清肺胃之热为主，而以养肺降胃之药辅之。

处方：生石膏二两细末，粉甘草六钱细末，镜面朱砂细末二钱，共和匀，每服一钱五分。

又方：生怀山药一两，生赫石轧细八钱，天冬六钱，玄参五钱，沙参五钱，天花粉五钱，生杭芍四钱，甘草钱半，广三七轧细二钱，共药十二味，将前十一味煎汤送服三七一钱，至煎渣再服时，再送服一钱。每日午前十点钟服散药一次，临睡时再服一次，汤药则晚服头煎，翌晨服次煎。

效果：服药三日，咳血吐血皆愈。仍然咳嗽，遂即原方去沙参加生百合五钱，米壳钱半，又服四剂，咳嗽亦愈，已不发热，大便已不燥结。俾将散药惟头午服一次，又将汤药中赭石减半，再服数剂以善后。

张耀华，年二十六岁，盐山人，窝居天津一区，业商，得肺病咳嗽吐血。

病因：经商劳心，又兼新婚，失于调摄遂患劳嗽。继延推拿者为推拿两日，咳嗽分毫未减，转添吐血之证。

证候：连声咳嗽不已，即继以吐血，或痰中带血，或纯血无痰，或有咳嗽兼喘，夜不能卧，心中发热，懒食，大便干燥，小便赤涩。脉搏五至强，其左部弦而无力，右部浮取似有力，而尺部重按豁然。

处方：生怀山药一两，大潞参三钱，生赭石轧细六钱，生怀地黄六钱，玄参六钱，广三七轧细二钱，天冬五钱，净萸肉五钱，生杭芍四钱，射干三钱，甘草二钱，药共十一味，将前十味煎汤一大盅，送服三七末一半，至煎渣重服时，再送服其余一半。

复诊：此药服两剂后，血已不吐，又服两剂，咳喘亦大见愈，大小便已顺利，脉已有根，不若从前之浮弦。遂即原方略为加减，俾再服之。

处方：生怀山药一两，大潞参三钱，生赭石轧细钱半，生怀地黄六钱，大甘枸杞六钱，广三七轧细钱半，净萸肉五钱，沙参五钱，生杭芍三钱，射干二钱，甘草二钱，药共十一味，将前十味煎汤一大盅，送服三七末一半，至煎渣重服时，再送其余一半。

效果：将药连服五剂，诸病皆愈，脉已复常，而尺部重按仍欠实。遂于方中加熟怀地黄五钱，俾再服数剂，以善其后。

天津一区竹远里，于姓媪，年近五旬。咳嗽有痰微喘，且苦不寐。

病因：夜间因不能寐，心中常觉发热，久之则肺脏受伤咳嗽多痰，且微作喘。

证候：素来夜间不寐，至黎明时始能少睡。后因咳嗽不止，痰涎壅盛，且复作喘，不能安卧，恒至黎明亦不能睡。因之心中发热益甚，懒于饮食，大便干燥，四五日一行，两旬之间大形困顿，屡次服药无效。其脉左部弦而无力，右部滑而无力，数逾五至。

诊断：此真阴亏损，心肾不能相济，是以不眠。久则心血耗散，心火更易妄动以上铄肺金，是以咳嗽有痰作喘。治此证者，当以大滋真阴为主。真阴足则心肾自然相交，以水济火而火不妄动；真阴足则自能纳气归根，气息下达，而呼吸自顺。且肺肾为子母之脏，原相连属，子虚有损于母，子实即有益于母，果能使真阴充足，则肺金既不受心火之铄耗，更可得肾阴之津润，自能复其清肃下行之常，其痰涎咳嗽不治自愈也。若更辅以清火润肺、化痰宁嗽之品，则奏效当更捷矣。

处方：沙参一两，大枸杞一两，玄参六钱，天冬六钱，生赭石轧细五钱，甘草二钱，生杭芍三钱，川贝母三钱，牛蒡子捣碎一钱，生麦芽三钱，枣仁炒捣三钱，射干二钱。共煎汤一大盅，温服。

复诊：将药连服六剂，咳喘痰涎愈十分之八，心中已不发热，食欲已振，夜能睡数时，大便亦不甚燥。诊其脉至数复常，惟六部重按仍皆欠实，左脉仍有弦意。拟再峻补其真阴以除病根，所谓上病取诸下也。

处方：生怀山药一两，大枸杞一两，辽沙参八钱，生怀地黄六钱，熟怀地黄六钱，甘草二钱，生麦芽三钱，生鸡内金黄色的，捣钱半，共煎汤一大盅，温服。

效果：将药连服二剂，诸病皆愈。俾用珠玉二宝粥在三期一卷，常常当点心服之，以善其后。

王宝森，天津裕大纺纱厂理事，年二十四岁，得咳嗽吐血证。

病因：禀赋素弱，略有外感，即发咳嗽，偶因咳嗽未愈，继又劳心过度，心中发热，遂至吐血。证候先时咳嗽犹轻，失血之后则嗽益加剧。初则痰中带血，继则大口吐血，心中发热，气息微喘，胁下作疼，大便干燥。其脉关前浮弦，两尺重按不实，左右皆然，数逾五至。

诊断：此证乃肺金伤损，肝木横恣，又兼胃气不降，肾气不摄也。为其肺金受伤，是以咳嗽痰中带血，为胃气不降，是以血随气升，致胃中血管破裂而大口吐血。至胁下作疼，乃肝木横恣之明证，其脉上盛下虚，气息微喘，又肾气不摄之明征也。治之者，宜平肝降胃，润肺补肾，以培养调剂其脏腑，则病自愈矣。

处方：生怀山药一两，生赭石六钱轧细，生怀地黄一两，生杭芍五钱，天冬五钱，大甘枸杞五钱，川贝母四钱，生麦芽三钱，牛蒡子捣碎三钱，射干二钱，广三七细末三钱，粉甘草细末三钱，药共十二味，将前十味煎汤一大盅，送服三七、甘草末各一半，至煎渣再服，仍送服其余一半。

效果：服药一剂，吐血即愈，诸病亦轻减。后即原方随时为之加减，连服三十余剂，其嗽始除根，身体亦渐壮健。（民国·张锡纯《医学衷中参西录·下篇》）

河间裘某，年二十八岁。患咳嗽吐血，且咯吐甚多，气分太虚，喘息迫促，上焦烦热，其脉大而无力，右部尤甚，盖血脱而气亦将脱也。急用保元寒降汤，加青竹茹、麦门冬各三钱。一剂血止。至第二剂，将台参五钱易为西洋参一钱，服之而愈。方病相投，效如影响，洵不误也。

天津曹某，年二十五岁，自春日患吐血证，时发时愈，不以介意。至仲冬，忽吐血较前剧，咳嗽音哑，面带贫血，胸中烦热，食少倦怠，屡治罔效，来寓求诊。左脉细弱，右脉则弦而有力，知其病久生热，其胃气因热上逆，血即随之上升也。为开寒降汤方，为其咳嗽音哑，加川贝三钱，连服二剂，病大轻减。又服二剂，不但吐血已止，而咳嗽音哑诸病皆愈。（民国·张锡纯《医学衷中参西录·中篇·治吐衄方》）

一人，年四十七。咳嗽短气，大汗如洗，昼夜不止，心中怔忡，病势危急。遣人询方，俾先用山萸肉（去净核）二两煎服，以止其汗。翌月迎愚诊视，其脉微弱欲无，呼吸略似迫促，自言大汗虽止，而仍有出汗之时，怔忡见轻，仍觉短气。知其确系大气下陷，遂挽以升陷汤，为其有汗，加龙骨、牡蛎（皆不用煅）各五钱，三剂而愈。（民国·张锡纯《医学衷中参西录·上篇·治大气下陷方》）

一叟年六十有一。频频咳吐痰涎，兼发喘逆。人皆以为劳疾，未有治法。诊其脉甚迟，不足三至，知其寒饮为恙也。投以拙拟理饮汤加人参、附子各四钱，喘与咳皆见轻而脉之迟仍旧。因思脉象如此，非草木之品所能挽回。俾服生硫黄少许，不觉温暖，则徐徐加多，两月之间，服生硫黄斤余，喘与咳臂愈，脉亦复常。（民国·张锡纯《医学衷中参西录·上篇·治阳虚方》）

津埠宋氏妇，年将四旬，身体羸弱，前二年即咳嗽吐痰，因不以为事未尝调治。今春证浸加剧，屡次服药无效。诊其脉，左部弦细，右部微弱，数近六至。咳嗽，吐痰白色，气腥臭，喘促自汗，午后发热，夜间尤甚，胸膈满闷，饮食减少，大便秘结，知其已成痨瘵而兼肺病也。从前所服药十余纸，但以止嗽药治其肺病，而不知子虚补母之义，所以无效。为疏方用资生汤加减，生山药八钱，玄参、大生地、净萸肉各六钱，生牡蛎、生杭芍、生赭石各四钱，于术、生鸡内金、甘草各二钱。煎服二剂，汗止喘轻，发热咳嗽稍愈，遂将前方去牡蛎，加蒌仁、地骨皮各三钱，山药改用一两，赭石改用六钱。连服十剂，诸病皆愈，为善后计，用生山药细末八钱煮粥，调白糖服之，早晚各一次。后月余，与介绍人晤面，言此时宋氏妇饮食甚多，身体较前健壮多矣。

后治一年少妇人，信水数月不行，时作寒热，干嗽连连，且兼喘逆，胸膈满闷，不思饮食，脉数几至七至。治以有丹参原方不效，遂以赭石易丹参，一剂咳与喘皆愈强半，胸次开通，即能饮食，又服数剂脉亦和缓，共服二十剂，诸病皆愈。

治一妇人，年四十三岁，素因家务劳心，又兼伤心，遂患吐血。后吐血虽愈，而喘嗽殊甚，夜不能卧。诸医率用枇杷叶、款冬花、杏仁、紫菀、贝母等药治之。其后右边面颧淡红肿起，嗽喘仍不少愈。后仆为诊治，先投以王清任少腹逐瘀汤加苏子沉香二剂，继服书中参麦汤八剂，喘嗽皆愈。

族嫂年三十五岁，初患风寒咳嗽，因懒于服药，不以为事。后渐至病重，始延医诊治。所服之药，皆温散燥烈之品，不知风寒久而化热，故越治越剧，几至不起。后生于腊底回里，族兄邀为诊视。脉象虚而无力，身瘦如柴，咳嗽微喘，饮食减少，大便泄泻，或兼白带，午后身热，颧红，确系痨瘵已成。授以资生汤，加炒薏仁、茯苓片、生龙骨、生牡蛎各三钱，茵陈、炙甘草各钱半。服二剂，身热、颧红皆退，咳嗽泄泻亦见愈。后仍按此方加减，又服六剂，诸病皆痊。嘱其每日用生怀山药细末煮粥，调以白糖服之，以善其后。（民国·张锡纯《医学衷中参西录·上篇·治阴虚劳热方》）

陆，左。风温伏邪，夹痰交阻，肺胃不宣，少阳不和，寒热往来，咳嗽胸闷，甚则泛恶，脉象弦滑，舌前半无苔，中后薄腻。和解枢机，宣肺化痰治之。

前柴胡各五分，云苓三钱，光杏仁三钱，炒谷麦芽各三钱，象贝三钱，苦桔梗一钱，橘红一钱，冬桑叶三钱，枳实炭三钱，半夏钱半，炒竹茹钱半，冬瓜子三钱。

复诊：寒热轻减，咳嗽痰多，口干欲饮，五六日未更衣，舌前半光绛，中后腻黄，脉数不静。阴液已伤，阳明腑垢不得下达。今拟存阴通腑，清肺化痰。

天花粉三钱，生草六分，象贝三钱，生枳实钱半，杏仁三钱，玄明粉钱半冲，川军三钱，冬瓜子三钱，炒竹茹三钱，干芦根一两去节。

祁，左。冬温伏邪，身热十七天，有汗不解，咳嗽胁痛，甚则痰内带红，渴喜热饮，大便溏泄。前投疏表消滞，荆防败毒、小柴胡及葛根芩连等汤，均无一效。今忽汗多神糊，谵语郑声，汗愈多则神识愈糊，甚则如有所见，苔干腻，脉濡细。是伏邪不得从阳分而解，而反陷入少阴，真阳外越，神不守舍，阴阳脱离，不能相抱，脉证合参，危在旦夕何矣。急拟回阳敛阳，安定神志，冀望一幸。

吉林参须一钱，熟附片一钱，煅牡蛎四钱，花龙骨三钱，朱茯神三钱，炙远志二钱，仙半夏二钱，生白术钱半，浮小麦四钱，焦楂炭二钱，干荷叶一角，炒薏仁、谷芽各三钱。

两剂后，即汗敛神清，去参、附、龙、牡，加炒怀药三钱、川贝二钱。又服二剂，泻亦止。去楂炭，加炒扁豆衣三钱、藕节三枚，即渐渐而痊。

许。咳嗽膺痛，身热轻而复重，大便溏泄，舌苔灰腻而黄，脉滑数。风温伏邪，挟滞交阻，邪不外达，移入大肠。拟葛根芩连汤加减。

粉葛根二钱，淡豆豉三钱，枳实炭三钱，酒黄芩钱半，炒银花四钱，赤苓三钱，香连丸一钱包，炒赤芍钱半，桔梗八分，荷叶一角，象贝母三钱。张，左。寒邪外束，痰饮内搏，支塞肺络，清肃之令不行，气机窒塞不宣，寒热无汗，咳嗽气喘，难于平卧，胃有蕴热，热郁而烦躁，脉浮紧而滑，舌苔薄腻而黄。宜疏外邪以宣脉气，化痰饮而清胃热，大青龙加减。

蜜炙麻黄四分，云苓三钱，橘红八分，炙款冬钱半，川桂枝六分，象贝母三钱，半夏二钱，旋覆花钱半包，石膏三钱，杏仁三钱，生甘草六分。（民国·丁泽周《丁甘仁医案·卷一》）

李，左。痧后余邪痰热未楚，肺胃两病，身热无汗，咳嗽气逆，口干欲饮，脉数苔黄。此乃无形之伏温，蕴蒸阳明，有形之痰热，逗留肺络，症势沉重。姑拟清解伏温，而化痰热。

粉葛根钱半，金银花三钱，桑叶皮各二钱，活芦根一尺去节，淡豆豉三钱，连翘壳三钱，光杏仁三钱，京赤芍二钱，黑山栀钱半，生甘草八分，象贝母三钱，鲜竹茹二钱，天花粉三钱，薄荷叶八分。（民国·丁泽周《丁甘仁医案·卷二》）

蔡，右。仲秋燥邪咳嗽起见，至冬不愈，加之咽痛干燥，蒂丁下坠，妨于咽饮，内热纳少，脉象濡数，幸不洪大，舌质红苔黄。平素阴虚，燥邪化火，上刑肺金，下耗肾水，水不上潮，浮火炎炎。颇虑吐血而入虚损一途，急拟清燥润肺，而降浮火。

阿胶钱半蛤粉炒，天花粉三钱，川象贝各一钱，京玄参一钱，肥知母钱半，甜光杏三钱，神霜八分，生甘草八分，冬桑叶三钱，冬瓜子三钱，枇杷叶露四两后入，活芦根一尺去节。

方，左。吐血屡发，咳嗽有年，动则气逆，咽痛失音，形瘦骨立，潮热口燥，脉象弦大而数。弦则为劳，数则病进，阴液枯涸，木火犯肺，肺叶已损，即是金破不鸣，肺痨显然。勉拟壮水之主，以柔肝木，清养肺气，而滋化源，然亦不过尽人工而已。

南北沙参各三钱，天麦冬各二钱，阿胶二钱蛤粉炒，生甘草五分，茯神三钱，怀山药三钱，川贝二钱，栝蒌皮二钱，甜光杏三钱，熟女贞二钱，冬虫草二钱，北秫米三钱包，凤凰衣钱半，猪肤二钱刮去油毛。（民国·丁泽周《丁甘仁医案·卷三·内伤杂病》）

程，右。劳伤卫阳不固，风邪易触，肺先受之，咳嗽已延数月，汗多怯冷，形瘦神疲，脉象濡滑，舌淡白无苔。势成肺痨，《经》谓劳者温之，虚者补之，宜黄芪建中汤加减。

炙黄芪三钱，川桂枝五分，大白芍钱半，清炙草五分，云苓三钱，怀山药三钱，炙远志一钱，法半夏钱半，甜光杏三钱，广橘白一钱，浮小麦四钱，饴糖三钱烊冲。

程，右。孀居多年，情怀抑郁，五志化火，上刑肺金，血液暗耗，致咳嗽气逆，子丑更甚，难于平卧。子丑乃肝胆旺时，木火炎威无制。脉象左弦细右濡数。幸胃纳有味，大便不溏，中土尚有生化之机。经事延期，理而宜然。亟宜养阴血以清肝火，培中土而生肺金，更宜怡情悦性，不致延成损怯乃吉。

蛤粉炒阿胶二钱，南沙参三钱，茯神三钱，怀山药三钱，霜桑叶二钱，川贝三钱，甜光杏三钱，栝蒌皮二钱，生石决六钱，冬瓜子三钱，合欢花钱半，北秫米二钱包。

程，左。阳虚则外寒，阴虚则内热，肺虚则咳嗽，脾虚则便溏，心虚则脉细，五虚俱见，已入损门。损者益之，虚者补之，尤当调养中土为至要，惟冀便结能食，土旺生金，始有转机之幸。

炙黄芪二钱，潞党参三钱，云苓三钱炒，于术钱半炒，怀山药三钱，清炙草五分，陈广皮一钱，川贝二钱炒，诃子皮二钱炒，御米壳二钱炒，北秫米三钱包。

邓，左。形寒炊冷则伤肺，畏寒咳嗽，头胀骨楚，纳少泛恶，脉浮滑，苔白腻。辛温散邪治之。

净麻黄五分，光杏仁三钱，象贝母二钱，前胡钱半，仙半夏二钱，薄橘红八分，苦桔梗一钱，紫菀钱半。

董，左。失血之后，咳呛不已，手足心热，咽干舌燥，脉细数不静。此血去阴伤，木火刑金，津液被火炼而为痰，痰多咯不爽利。颇虑延入肺痨一门，姑拟益肾柔肝，清养肺气。

蛤粉炒阿胶三钱，茯神三钱，怀山药三钱，北沙参三钱，川石斛三钱，生石决六钱，川贝三钱，栝蒌皮二钱，甜光杏三钱，潼蒺藜三钱，熟女贞三钱，北秫米二钱。

复诊：十剂后，咳呛内热均减，加冬虫夏草二钱。

冯，右。咳呛两月，音声不扬，咽喉燥痒，内热头眩，脉濡滑而数，舌质红，苔薄黄。初起风燥袭肺，继则燥热伤阴，肺金不能输化，津液被火炼而为稠痰也。谚云伤风不已则成痨，不可不虑。姑拟补肺阿胶汤加减，养肺祛风，清燥化痰。

蛤粉炒阿胶二钱，蜜炙兜铃一钱，熟大力子二钱，甜光杏三钱，川象贝各二钱，栝蒌皮三钱，霜桑叶三钱，冬瓜子三钱，生甘草五分，胖大海三枚，活芦根一尺去节，北秫米三钱包。

枇杷叶露半斤，代水煎药。

二诊：咳呛减，音渐扬，去大力子。

三诊：前方去胖大海，加抱茯神三钱，改用干芦根，计十二帖而愈。

高，左。嗜酒生湿，湿郁生热，熏蒸于肺，肺络损伤，咳呛两月，甚则痰内带红，膺肋牵痛，舌边红苔薄黄，脉濡滑而数。清肺淡渗治之。

南沙参三钱，茯苓三钱，生苡仁四钱，冬瓜子四钱，甜光杏二钱，川、象贝各二钱，栝蒌皮二钱，枳椇子三钱，茜草根二钱，鲜竹茹三钱，干芦根一两去节，枇杷叶二片去毛，包。

连，左。正在壮年，劳心耗精，肾虚冲气上升，肺虚痰热留恋，气升咳嗽，已延数月之久。脉象细弱，幸不洪数，亦未吐血。亟宜清上实下主治，更宜节劳节欲，以善其身，药饵调治，可望渐痊。

大熟地四钱，蛤粉三钱包，抱茯神三钱，怀山药三钱，山萸肉二钱，粉丹皮二钱，左牡蛎四钱，潼蒺藜三钱，熟女贞二钱，川贝二钱，栝蒌皮二钱，甜光杏三钱，冬瓜子三钱，冬虫夏草钱半。

林，左。劳力伤阳，卫失外护，风邪乘隙入于肺俞，恶风多汗，咳嗽痰多，遍体酸楚，纳少神疲，脉浮缓而滑，舌苔薄白。《经》所谓劳风发于肺下者是也。恙延匝月，病根已深，姑拟玉屏风合桂枝汤加减。

蜜炙黄芪三钱，蜜炙防风一钱，生白术钱半，清炙草五分，川桂枝五分，大白芍钱半，光杏仁三钱，象贝母三钱，薄橘红八分，炙紫菀一钱，蜜姜二片，红枣四枚。

倪，左。眩晕有年，夜则盗汗，咳嗽气短，行走喘促更甚，脉左弦细右虚数。此虚阳上冒，肝肾根蒂不固，冲脉震动，则诸脉俱逆，盖由下焦阴不上承，故致咳嗽，究非肝经自病也。阅前方叠进三子养亲等剂，皆泄气伤阴之药，施于阴阳两损之质，非徒无益，而又害之。

大熟地四钱，炙白苏子三钱，茯神三钱，山药三钱，五味子四分，川贝二钱，甜光杏三钱，左牡蛎四钱，冬虫夏草二钱，青铅一两。

费，左。咳嗽气逆，宿疾有年，交冬益甚，迩来四肢浮肿，身重无力。此脾肾阳衰，阴寒之水饮，上射于肺，旁流四末，是溢饮也。今拟助阳逐饮。

川桂枝八分，连苓四钱，生白术二钱，猪苓二钱，福泽泻五钱，陈皮一钱，制白芨二钱，熟附子二钱，椒目四十粒，姜皮五分，水炙桑皮二钱，大腹皮二钱。

屈，左。去秋失血，盈盏成盆，继则咳呛不已，至春益甚，动则气短，内热口干，咽痛失音，形瘦骨立，脉象细数。脏阴营液俱耗，木火犯肺，肺叶已损，金破不鸣，即此症也。损怯已著，难许完璧，勉拟滋养金水而制浮火。佐培中土，苟土能生金，亦不过绵延时日耳。

天麦冬各三钱，南北沙参各三钱，茯神三钱，怀山药二钱，川贝二钱，甜光杏三钱，熟女贞二钱，潼蒺藜三钱，冬虫夏草二钱，北秫米三钱，凤凰衣一钱，玉蝴蝶二对。

石，右。邪风犯肺，痰湿侵脾，恶寒咳嗽，头痛且胀，胸闷泛恶，苔腻，脉浮滑。宜辛散肺邪，而化痰湿。

紫苏叶一钱，光杏仁三钱，象贝母三钱，嫩前胡钱半，仙半夏二钱，枳实炭一钱，水炙远志一钱，薄橘红八分，苦桔梗一钱，荆芥穗一钱，莱菔子三钱，姜竹茹一钱。

汤，左。脉左弦细，右虚数，舌光，夜卧着枕，气冲咳嗽，行走则喘促更甚。此下元根本已拔，肾少摄纳，肝火挟冲气上逆于肺，肺失肃降之令矣。势恐由喘而肿，棘手重病，亟当摄纳下元为主，清上佐之。

大熟地四钱，蛤粉三钱包，茯神三钱，怀山药三钱，五味子四分，甘杞子三钱，厚杜仲二钱，左牡蛎四钱，川贝母三钱，甜光杏三钱，补骨脂钱半，核桃肉两个。

文，左。肺若悬钟，撞之则鸣，水亏不能涵木，木叩金鸣，咳呛已延数月，甚则痰内带红，形色不充，脉象尺弱，寸关濡数。势虑入于肺痨一门，姑拟壮水柔肝，清养肺气。

天麦冬各二钱，南北沙参各三钱，茯神二钱，怀山药二钱，川贝母二钱，栝蒌皮二钱，甜光杏三钱，潼蒺藜三钱，熟女贞二钱，旱莲草二钱，茜草根二钱，冬瓜子三钱，枇杷叶膏三钱冲。

复诊：服三十剂，咳呛减，痰红止。去天麦冬、枇杷叶膏，加蛤粉炒阿胶二钱、北秫米三钱，又服三十剂，即愈。

朱，右。产后两月，百脉俱虚，虚寒虚热，咳嗽痰多，自汗盗汗，脉象虚细，舌淡苔白。前医叠进养阴润肺，诸恙不减，反致纳少便泄，阴损及阳，肺伤及脾。《经》谓下损过胃，上损过脾，皆在难治之例。姑拟黄芪建中汤合二加龙牡汤出入，未识能得挽回否。

炙黄芪三钱，清炙草八分，米炒于术三钱，炒怀山药三钱，熟附片一钱，煅牡蛎四钱，煅龙骨三钱，御米壳三钱炒，广橘白钱半，浮小麦四钱，红枣五枚。

朱，左。平素嗜茶，茶能生湿，湿郁生痰，逗留肺经，咳呛痰多，甚则气逆，难于平卧，纳谷减少，舌苔薄腻，脉左弦右滑。清肺无益，理脾和胃，而化痰湿。

仙半夏二钱，薄橘红八分，炙远志一钱，光杏仁三钱，象贝母三钱，炙白苏子钱半，炙款冬钱半，旋覆花钱半包，生苡仁四钱，冬瓜子三钱，鹅管石一钱煅，陈海蜇皮一两漂淡，煎汤代水。

陆，左。咳嗽两月，音喑不扬，舌糙黄，脉滑数。燥邪痰热，上恋于肺，销烁阴液，肺体属金，譬如钟然，钟损则声短。今拟补肺阿胶汤加减，润肺生津，而化痰热。

北沙参三钱，甜光杏三钱，冬桑叶三钱，北秫米三钱包，冬瓜子三钱，蛤粉炒阿胶二钱，川贝母二钱，炙兜铃一钱，炙甘草五分，栝蒌皮二钱。

孟，左。秋冬咳嗽，春夏稍安，遇感加剧，甚则卧难着枕。是脾胃之阳早衰，致水液变化痰沫，随气射肺则咳，冲气逆上则喘，畏寒足冷，跗肿溺少，阳不潜藏，阴浊用事故也。古法外饮治脾，内饮治肾。今仿内饮论治，摄纳肾气，温化痰饮。若以降气泄气，取快一时，恐有暴喘厥脱之虞。

肉桂心三分大熟地四钱，同捣，云茯苓三钱，怀山药三钱，熟附片一钱，福泽泻五钱，仙半夏二钱，怀牛膝二钱，甘杞子三钱，厚杜仲三钱，五味子四分，补骨脂五钱，核桃肉二枚。

申，左。咳嗽气喘，卧难着枕，上气不下，必下冲上逆，脉象沉弦。谅由年逾花甲，两天阴阳并亏，则痰饮上泛，饮与气涌，斯咳喘矣。阅前方叠以清肺化痰，滋阴降气，不啻助封为虐。况背寒足冷，阳气式微，藩篱疏散，又可知也。仲圣治饮，必以温药和之，拟桂苓甘味合附子都气，温化痰饮，摄纳肾气。

桂枝八分，云苓三钱，炙甘草五分，五味子五分，生白术五钱，制半夏二钱，炙远志一钱，炒补骨脂五钱，熟附块五钱，怀山药三钱，大熟地三钱炒松，核桃肉二枚。

孙，左。脾为生痰之源，肺为贮痰之器，肺虚不能降气，肾虚不能纳气，咳嗽气急，难于平卧，舌白腻，脉弦紧而滑。脾不能为胃行其津液，津液无以上承，所以口干而不欲饮也。《金匮》云痰饮之病，宜以温药和之，拟苓桂术甘合真武意，温肾运脾，降气纳气，俾阳光一振，则阴霾自除矣。

云茯苓三钱，生甘草八分，橘红八分，光杏仁三钱，川桂枝三分，熟附块一钱，旋覆花钱半包，补骨脂钱半，生白术二钱，制半夏二钱，炙白苏子钱半，核桃肉二枚，五味子三分，淡干姜二分同捣。

王，左。咳嗽数月不愈，舌苔薄腻，脉象濡滑。肺虚痰湿留恋，清肃之令不行。薛立斋先生云：久咳不已，必须培土以生肺金，取虚则补母之意。此证近之。

怀山药三钱，仙半夏二钱，象贝母三钱，炒竹茹钱半，抱茯神三钱，橘红一钱，生苡仁三钱，清炙草五分，甜光杏三钱，冬瓜子三钱。

朱，左。新寒引动痰饮，渍之于肺，咳嗽气急又发，形寒怯冷，苔薄腻，脉弦滑。仿《金匮》痰饮之病，宜以温药和之。

川桂枝八分，云苓三钱，生白术五钱，清炙草五分，姜半夏二钱，橘红一钱，杏仁三钱，炙远志一钱，炙白苏子五钱，旋覆花五钱研，莱菔子二钱炒，研，鹅管石一钱煅。（民国·丁泽周《丁甘仁医案·卷四》）

孙，右，二月十二日。发热，咳嗽。是时邪感冒之候，已延十三日。夜不寐，骨楚。从伤寒系风温论治。

秦艽一钱五分，法夏一钱五分，淡芩八分，炙草六分，川连三分，归身三钱，竹茹一钱五分，枳实八分，羌活四分，桂枝三分泡汤煎药，葛根一钱，杏仁三钱，川、象贝各三钱，炙苏子三钱，赤、猪苓各三钱。（民国·恽树珏《药盦医案全集·卷二》）

黄先生，一月四日。咳久不愈，面有风色，是湿火犯肺；已见吐血，是为病已深。

象、川贝各三钱，炙紫菀一钱，苡仁三钱，杏仁三钱，炒乌药一钱，炙草六分，炙苏子三钱，橘络一钱五分，云苓三钱。（民国·恽树珏《药盦医案全集·卷三》）

慧生，八月二十四日。咳嗽气喘，冷汗极多，肌肤皆冷。肺寒已极，可以差减，不能除根。

杏仁三钱，川贝三钱，黑锡丹四分，橘皮三钱，五味子四分，桂枝三分。

二诊：八月二十五日。已化热，咳喘均瘥。微见躁烦，此药烦也。体质太劣，可怖。

麦冬三钱，炙苏子三钱，归身三钱，橘皮一钱五分，五味子三分，炙草六分，款冬一钱。

三诊：八月二十六日。药尚中病，体质太坏，毁齿时恐有问题。

杏仁三钱，五味子四分，细辛一分，天冬三钱，炒干姜二分，炙草六分。

四诊：八月二十七日。肺有伏寒之。治法虽多，总不能痊愈，因病关禀赋也。

归身一钱五分，天冬三钱，橘红一钱五分，黑锡丹二分，五味子二分，牡蛎三钱，炙草六分。

马，右。一月十日。舌剥，脉数，汗多，喘咳，五更时较剧，痰多而黄。虚甚，补之。

五味子三分，桑皮一钱五分炙，天冬三钱，炙苏子三钱，蛤蚧尾五分，沙参二钱，川贝三钱，橘红一钱五分，人参须一钱五分另煎。

二诊：一月十五日。原方加乌药炒一钱、炙紫菀一钱，高丽参八分另煎；减人参须。

三诊：一月二十二日。但能坐，不能卧，卧则咳且喘。连进人参蛤蚧尾九剂无效，且有虚汗。当不咳时，色脉如故，自无他。痰多，汗多，宜温镇。肾虚已久，值气候寒，故如此。

炙款冬一钱，炒白芍一钱五分，代赭石三钱煅，炒乌药一钱，旋覆花一钱包，云苓三钱，竹沥一两冲，黑锡丹二分入煎，天冬一钱，紫菀一钱炙。

四诊：一月二十四日。寐不长，因虚，镇药不宜常服。天冬三钱，人参须一钱，五味子四分，杏仁三钱，炒绵仲三钱，菟丝子三钱，乌药一钱，苏子三钱炙，煅龙齿三钱。

邵先生，二月二十四日。咳月余不愈，痰中见红点，现在已无。舌中心渐黄，痰多白沫，乃热证，非寒证。

炙紫菀一钱，川、象贝各三钱，淡芩五分，杏仁三钱，橘络一钱五分，炙草五分，归身三钱。

二诊：二月二十八日。咳瘥，仍未全除，颇非易事，虚甚。

炙紫菀一钱，杏仁三钱，炙草六分，炙款冬一钱，川、象贝各三钱，白芍一钱，天、麦冬各三钱，橘络一钱五分，浮小麦五钱。（民国·恽树珏《药盦医案全集·卷四》）

沈奶奶，十月十九日。脉虚数，咳嗽痰不爽，右膝肿痛，入夜脚冷，余处发热。病属虚损，肺已痰。肿处为鹤膝，此痨之一种，难治。

天、麦冬各三钱，炙紫菀一钱五分，杏仁三钱，赤芍一钱五分，怀膝三钱，天麻三钱，蒺藜三钱，归身三钱，知母一钱，桑枝三钱，炙芪三钱。

二诊：十月二十一日。脉起落不宽，无胃气，且甚数。患鹤膝，咳而遍身酸楚，腰际尤甚，是肾亏也。病重，基础不固，极难治。

炒绵仲三钱，秦艽一钱五分，枸杞三钱，蒺藜三钱，菟丝子三钱，羌活四分，天麻三钱，怀膝三钱，赤芍一钱五分，大冬三钱，炙芪三钱，川贝三钱，知母一钱，炒白芍一钱五分，虎骨三钱炙，归身四钱，大生地四钱，牡蛎三钱。

三诊：十月二十四日。脉起落仍不宽，遍身作痛，左膝较甚。据说已较痊，大约瘥不足言。虚甚，口味尚正当，虽有寒热，非外感，仍宜补。

归身三钱，菟丝子三钱，怀膝三钱，天麻三钱，炒绵仲三钱，枸杞子三钱，独活六分。

另：五圣散一两，菊花露、蜜糖调敷膝盖。

四诊：十月二十七日。脉虚数，全无胃气，面色晦滞，咳嗽，盗汗，并患鹤膝。损证已成，又复血分不清，皮毛不固，用药温凉攻补均之掣肘，属难治。

炒荆、防各七分，象、川贝各三钱，杏仁三钱，橘红一钱五分，赤芍一钱五分，炙苏子三钱，桑叶三钱，秦艽一钱五分。

包先生，十月十三日。肺燥咳嗽，痰腥，脉尚平正，亦不气急，却兼有寒热，舌苔抽心。论脉暂时无险，证恐是痎疟兼肺燥。能否渐愈，须俟药后三日看成效如何，方可断言。

麦冬三钱，炙草六分，归身三钱，桑芽一钱五分，炙紫菀一钱，炒乌药五分，滁菊一钱五分，桔梗六分，橘红、络各一钱五分，红枣三分用常山煮。

二诊：十月十五日。脉虚软，苔黄中间抽心，咳嗽而痰腥，颧赤，热常在百度左右。此是肺虚，乃属不足，非有余。苇茎汤可用，但不可泻肺。

桔梗五分，杏仁三钱，细生地三钱，淡芩八分，生草五分，川贝三钱，炙紫菀一钱，芦根四寸去节，橘红一钱五分，麦冬三钱，百部五分，木通八分，知母一钱，赤豆二两泡。

徐先生，十一月四日。舌色略见虚象，脉则平正，咳嗽，痰中带血，膈旁痛，是肺伤也。

归身三钱，炙紫菀一钱，茜根炭一钱五分，知母一钱，炙草六分，杏仁三钱，赤芍一钱五分，川贝三钱，橘皮一钱，云苓三钱。

二诊：十一月九日。色脉尚不为劣，症不妥当。每晨先紫血后鲜血，是有成薄厥之倾向，非速止不可，意中不适是虚。

茜根炭三钱，归身三钱，老三七一分半研，小蓟炭一钱五分，大生地四钱，竹茹一钱五分，炙紫菀一钱，杏仁三钱，桑皮一钱炙，藕汁一酒盅。

三诊：十一月十二日。血不止极可虑，因此种症状是薄厥前一层，其倾盆盈碗而来，则猝难措手。

花蕊石三钱煅研，棕皮炭三钱，杏仁三钱，小蓟炭一钱五分，荷叶一角烧，川、象贝各三钱，茜根炭一钱五分，童便一杯，炙紫菀一钱，赤芍一钱五分，三七一分研。

四诊：十一月十四日。血止之不止，色脉实是慢性肺病，本有回旋余地，若薄厥则祸在眉睫，或者气候转变。血可以止，然必须以药力杜之。

丹皮一钱，桑皮一钱五分炙，川贝三钱，藕汁一酒盅冲，三七三分研，杏仁三钱，橘红、络各一钱五分，神品京墨半杯冲。

五诊：十一月十六日。血只不止，脉虚，自觉升火，似此情形，极可虑。

童便半杯，胆草一分半，三七二分研，墨汁半酒盅冲，真陈阿胶二钱蒲黄炒。（民国·恽树珏《药盦医案全集·卷五》）

湖北刘姓妇，年四十许，侨居沪上。患咳，屡治不效，延余诊治，其证形寒剧咳，与寻常感冒之咳无甚显异，惟咳时觉喉间味辣，为此证关键。可以知其是肺气虚寒。当用猺桂、干姜、桂枝等药，以温纳肾气而敛其咳。药后病良已。

越数日，到敝寓复诊。因其舌边色绛，乃减姜桂，加地骨皮三钱。岂知翌晨即请拔早出诊，谓服前数方病大减，服昨方乃忽加剧。其夫复言曾有房事，不知是否因此致剧。余谓夫妇之际，乃天地生理之自然，何致于此？所以致此，乃地骨皮之过也。原方除地骨皮，加重姜桂，一剂霍然。（民国·恽树珏《临证演讲录·哮喘咳嗽》）

老闸荆乐堂，崔四太太。年逾花甲，气血内弱，易感风邪，腠理未密，肺主皮毛，脾主肌肉，客邪入肺，咳嗽痰粘。风寒入肺胃未清，宜疏风清肺。

旋覆花绢包一钱，冬桑叶一钱五分，杏仁去皮尖三钱，苏子三钱，白芍炒一钱五分，枇杷叶刷毛蜜炙三钱，粉甘草四分，象贝母去心二钱，当归一钱五分，加二青竹茹炒二钱。

萧玉衡兄，杜家湾，棋杆内。感冒受风，气逆不舒，痰多咳嗽，气喘胸脘不宽，脉象六阴兼之带浮滑，舌色白腻，此系寒客肺胃，临湿痰阻滞中焦。宜开泄化痰定喘佐治，候政。

旋覆花绢包二钱，杏仁去皮尖研三钱，枇杷叶刷毛蜜炙三钱，橘红一钱五分，桑白皮蜜炙二钱，川贝母去心二钱，杜苏子炒三钱，钩钩后下三钱，代赭石煅三钱，加雪梨膏四两冲服。（民国·张骧孙《临诊医案》）

毕室。患痰嗽碍眠，医与补摄，而至涕泪全无，目闭不饥，二便涩滞，干嗽无痰，气逆自汗。孟英切脉，右寸沉滑，左手细数而弦。乃高年阴亏，温邪在肺，未经清化，率为补药所锢，宜开其痹而通其胃。与蒌、薤、紫菀、兜铃、杏、贝、冬瓜子、甘、桔、旋、茹之剂而安。肺肾为子母之脏，肺脏邪去气行，自能荫庇肝肾，虽阴亏无须滋补。治法宜清通肺胃。

高年阴亏，温邪在肺，未经清化，率为补药所锢。毕室患痰嗽碍眠，医与补摄，而至涕泪全无，目闭不饥，二便涩滞，干嗽无痰，气逆自汗。孟英切脉，右寸沉滑，左手细数而弦。乃高年阴亏，温邪在肺，未经清化，率为补药所锢，宜开其痹而通其胃。与蒌、薤、紫菀、兜铃、杏、贝、冬瓜子、甘、桔、旋、茹之剂而安。肺肾为子母之脏，肺脏邪去气行，自能荫庇肝肾，虽阴亏无须滋补。治法宜清通肺胃。脉沉滑，故参用桔、薤以开提。

姜蒌仁研四钱、西薤白打一钱半、紫菀茸一钱半、马兜铃三钱、苦杏仁泥二钱、川贝杵五钱、生冬瓜子四钱、生粉草一钱、苦桔梗一钱半、旋覆包，先三钱、姜竹茹三钱。（民国·石念祖《王孟英医案绎注·卷六》）

病者，候吴右，年三十四岁，雇工，住杨秀浜。

病名：风嗽。

原因：风水交袭，表里不宜所致。症候咳嗽渐作，咳痰黏腻，气逆不舒，额上略有微汗。

诊断：脉右浮弦，左迟，舌上白苔，辨证察脉，知属风水之咳嗽证也。夫肺主皮毛，皮毛者肺之合也。风水由皮毛而侵及肺，风邪既不外解，水邪又不下渗，壅闭上焦，窒碍呼吸，动则始咳，咳极则喘。

疗法：方用杏仁宣表，细辛、干姜、半夏化饮，五味子、茯苓、紫菀、款冬降气肃肺，治风水嗽之未化热者，非辛温之药，其孰能愈之。

处方：苦杏仁三钱，淡干姜五分，白茯苓三钱，生白果十粒，北细辛三分，五味子五分，款冬花三钱，炙甘草三分，制半夏三钱，炙紫菀三钱。

效果：服药三剂而咳痊愈。

病者，李镜湖，年三十六岁，学界，扬州人。

病名：风热咳血。

原因：初因感风，舍肺咳嗽，自以为操劳过度，妄食滋补，风从热化，肺络乃伤。

证候：咳声不扬，颧红气促，右胁隐痛，痰中夹血。

诊断：脉浮而芤，左胜于右，盖肺居高部，乃一身行气之司令脏也，处气交之中，最有直接关系，六淫之侵，易于感触，故伤于风者，上先受之。风舍肺腧则咳，若能节饮食、慎起居，风散则咳自已。妄食滋补，助痰遏风，风居肺络，久而酿热，气道为痰所壅，则咳声不扬，风热因郁难伸，则痰中夹血，气壮之人，肺痈因此，气虚之辈，肺痿由来，右胁隐痛者，乃气痹不宣也。所服之方，罔不从虚论治，徒然塞气生痰，吾所不取也。

疗法：轻清透达，理气活痰，君以旋覆、杷叶、桑菊清肺络以开肺痹，佐以橘皮络、川贝、郁金、莱菔子开其痰结，丝瓜络、金橘皮、新绛之属，清营理郁，兼能化瘀。

处方：旋覆花一钱布包，枇杷叶三钱去毛，冬桑叶三钱，杭菊花钱半，橘皮、络各一钱半，川贝母三钱，广郁金钱半，莱菔子钱半，丝瓜络三钱，金橘皮一钱，新绛屑一钱。

效果：日服一剂，别无加减，约半月，咳畅痰豁，血止气舒而愈。

病者，朱熙臣令郎，年十五岁，住宜兴竹巷。

病名：风温。

原因：感受温风，首先犯肺，早服滋养，邪热留恋。证候咽喉肿痛发热，咳嗽音哑不扬，痰黏胸痞。

诊断：脉右浮数，舌边尖红，苔白薄滑，证属风热伤肺。治宜辛平宣透，而乃误投滋腻，致邪胶固，久延恐成肺痨。

疗法：达邪宣肺，清肃气机，故以牛蒡、蒌皮为君，佐以沙参、杷叶、杏、桔等品，以冀热退咳爽。

处方：牛蒡子二钱，苦桔梗一钱，栝蒌皮三钱，北沙参三钱，光杏仁三钱，冬桑叶钱半，鲜竹茹三钱，枇杷叶五片去毛，先用生萝卜四两、鲜青果两枚煎汤代水。服三剂，热虽退，咳不止。

又方：京川贝三钱，款冬花钱半，浙茯苓三钱，前胡二钱，冬瓜子三钱，栝蒌皮二钱，光杏仁三钱，枇杷叶三片去毛，北沙参二钱。

效果：五剂咳止而痊。病者，季姓妇，年约三旬，住本镇。

病名：风寒夹痰饮。

原因：乙巳二月，外感风寒，内蓄痰饮，抟结于中，不得下降，致成斯疾。

证候：咳喘，倚息不得卧，恶寒发热，头疼身痛，胸闷不舒，心痛彻背。

诊断：脉沉而滑，舌苔白腻。此风寒痰饮，内外抟结，肺气不得下降而成肺胀也。

疗法：用小青龙汤以驱风寒，合栝蒌薤白汤以蠲痰饮。

处方：麻黄四分，桂枝四分，淡干姜五分，北细辛四分，生白芍钱半，五味子五分，甘草五分，栝蒌仁三钱杵，干薤白三钱白酒洗捣，姜半夏三钱。

次诊：服后得汗，而寒热喘息俱平，惟身痛咳嗽未已，易方以桂枝汤和营卫，加干姜、五味子各五分，细辛三分以治咳。

效果：一剂效，二剂更瘥，因贫不复延诊，遂渐愈。

病者，郎君，年六十三岁，镇江丹徒县人，住本城内。

病名：燥咳。

原因：中年失偶，身长而瘦，木火体质，适感秋燥而发病，证候干咳喉痒，胸胁刺痛，头胀肌热，鼻流浊涕。

诊断：舌红苔干，脉浮而数。乃温燥引动肝热冲肺也。

疗法：润肺清肝，用桑叶、二母、蒌、芦为君以清燥救肺，竹茹、瓜络、夏枯、苏子为臣以清络平肝，佐以薄荷、梨皮之辛凉甘润以疏风燥，使以生甘草调胃和药。

处方：霜桑叶二钱，紫苏子一钱，苏薄荷五分，生甘草五分，夏枯草二钱，栝蒌皮二钱，肥知母钱半，川贝母三钱，淡竹茹三钱，水芦根一两，雅梨皮五钱，丝瓜络三钱。

效果：服二帖，即热退咳减。原方去薄荷、苏子，加鲜石斛三钱，青蔗浆两瓢，增液养胃而痊。嘱其日服藕粉，以调养而善后。

病者，单增康，年三十六岁，业商，住单港。

病名：凉燥犯肺。

原因：秋深初凉，西风肃杀，适感风燥而发病，证候初起头痛身热，恶寒无汗，鼻鸣而塞，状类风寒，惟唇燥嗌干，干咳连声，胸满气逆，两胁串疼，皮肤干痛。

诊断：脉右浮涩，左弦紧，舌苔白薄而干，扪之戟手。此《内经》所谓“大凉肃杀，华英改容，胸中不便，嗌塞而咳”是也。

疗法：遵经旨以苦温为君，佐以辛甘，香苏葱豉汤去香附，加杏仁、百部、紫菀、前胡、桔梗等，温润以开通上焦，上焦得通则凉燥自解。

处方：光杏仁三钱，苏叶梗钱半，新会皮钱半，紫菀三钱，前胡钱半，鲜葱白四枚，淡香豉三钱，炙百部钱半，桔梗一钱，炙草六分。

次诊：两剂后，周身津津微汗，寒热已除，胁痛亦减。惟咳嗽不止，痰多气逆，胸前满闷，大便燥结，脉右浮滑，左手弦紧已除，舌苔转为滑白，此肺气之膹郁，虽已开通，而胸腹之伏邪，尚多闭遏也，治以辛滑通润，流利气机，气机一通，大便自解，用五仁播皮汤加姜、薤。

次方：甜杏仁四钱去皮，杵，柏子仁三钱杵，生姜四分，拌捣全瓜蒌五钱，松子仁三钱去皮，杵，栝蒌仁四钱杵，干薤白二钱捣，蜜炙橘红一钱。

效果：一剂而便通咳减，再剂而痰少气平，后用清金止嗽膏，日服两瓢，调养数日而痊。

附：清金止嗽膏方。藕汁、梨汁各四两，姜汁、萝卜汁、白蜜各三两，巴旦杏仁去皮、川贝去心各二两，磁瓶内炭火熬膏，不时噙化。

病者，陈仁获，年五十五岁，河南人，寓南昌城内。

病名：伏热咳血。

原因：冬令严寒，晨起院中散步，寒气外迫，伏热内郁，烁肺咳嗽。延绵旬余，愈咳愈甚。一日吸卷烟，偶呛入肺，咳嗽尤甚，以致血随痰涌，证候咳嗽日久，肺已受伤，又兼伏火内扰，逼血妄行，不得归经。一日呛咳太甚，血随肺气上涌，大吐倾盆，殊属危险。

诊断：左右六脉，弦数鼓指，此人虽年逾五旬，而身体康强，察其致病原因，参合证象脉候，虽视之危险，尚不难于疗救也。

疗法：非重剂滋水养肝，以平伏火不可。于是重用鲜生地、白芍以凉血清火为君，以麦冬、栀子、海石清金降痰为臣，以川贝母化痰解郁为佐，以茅根、藕节消瘀止血为使。

处方：鲜生地一两，杭白芍五钱，杭麦冬五钱，黑山栀三钱，海浮石三钱，川贝母三钱打碎，白茅根一两去衣，藕节一两。

效果：此方连进二剂，大吐遂止，惟咳痰尚带血丝，仍照原方加栝蒌仁三钱杵、诃子肉三钱煨，接服三剂。至六日后，不但吐血痊愈，而咳嗽亦因之俱愈矣。（民国·何炳元《全国名医验案类编·初集四时六淫病案》）

顾勉之。因失偶，气郁，感冒咳嗽，忿不服药，愈咳愈甚，自秋徂冬，遂见寒热往来，自汗，不能著枕，始请医治，发表、攻里、清热、舒郁之品，遍尝不效，而吐血作矣。另易他医，又以藕节、白茅根、丹皮、郁金、元胡、焦栀、三七等药治之，血遂大吐，咳嗽更甚，腰痛身痛，热气上冲，少腹内热，不思饮食，夜不能寐，始延余治之，主以养阴潜阳，遂用炒枸杞、生龙骨、广牡蛎各三钱，淮山药、莲米、炙女贞各四钱，天冬二钱，炙甘草一钱，服后血渐止。复去龙、牡，加紫石英三钱醋淬，熟地二钱，白芍二钱，痰中遂不见血，晚间能睡矣。又去紫石英、熟地，加菟丝子三钱，炙枣皮二钱，桑寄生五钱。守服此方，教以空心静坐之法，勉之达人，竟能屏除百念，节其饮食，一二月间，诸病皆愈。去腊复续弦矣。牛庶侯吐血见症与勉之同，亦用前方而痊。

荣孟坚内戚之妻。癸丑十一月杪寒热，咳嗽气逆，口渴。某君泥其脉细舌白，以为伤寒，与麻、桂之剂，驯至气逆痰多，渴饮愈盛，遂至城延诊。脉确细濡，苔白而干。然索痰罐一视，则干厚韧白，倒之不出，是冬温为温开所助，肺热愈炽，其痰愈多。然痰热互蒸，恐其昏糊。因用豆豉、山栀、冬瓜子、杏仁、宋半夏、瓜蒌、枳实、竹茹、兜铃、象贝、芦根、枇杷叶。另郁金、月石、川贝，研末，竹沥调服。寒热渐轻，咳痰渐润，不数剂，气平热退。设泥脉细舌白之征而续予温散，则热炽痰多神糊，变本加厉矣。

袁揆仁表戚之室。乙卯四月患桑毒咳嗽。桑毒者，系无锡乡间一种特别症。因春蚕汛中桑地浇肥，日晒雨淋，其土淫热，采桑者赤足践踏，初则足肿生疮，不数日足肿减，即咳嗽喉颈粗，痰吐腥韧，是桑地热毒湿火上迫于肺。即疏桑皮、地骨、枯黄芩、黑山栀、茯苓、冬瓜子、薏苡、杏仁、枳实、瓜蒌、兜铃、防己、芦根。另用川贝、银花、月石、雄精、净青黛，研细，化服。咽腻、咳嗽、颈胀大减。复诊原方加减，渐即告痊。此症失治后即延疳黄，浮肿无力，或转泄泻，淹笃不治。（民国·周镇《惜分阴轩医案·卷二》）

张妪，年四十八岁，通州城南车里坟人，余家之女仆也。患极重之产宫瘤，因出血过多，身体渐弱……自云曾受煤气，遂有气管支炎之习惯病。每至冬天，一添煤火，必患咳嗽气短俗名憋气，有时呼吸阻滞，夜不能卧。戊寅春，忽失音前亦有失音，以此次为甚。月余不愈。经某医用桔梗五钱，法夏五钱，麦冬五钱，于肉三钱、化红二钱、元参五钱，甘草五钱、蒌仁二钱，生地四钱，知母三钱、贝母二钱、枳实三钱、香附三钱、灯笼三钱、银花三钱、五味子一钱药名均照原方抄录服数剂更甚，丝毫不能发音矣。余乃以苏子二钱、法半夏一钱，金银花一钱、鲜芦根五钱，沙参二钱、炒生地二钱、生百合三钱、旋覆花二钱、甜杏仁一钱、炒粳米引，煎服，共服七剂而愈。（民国·罗文杰《止园医话·卷三》）

班太太，年五十岁。发高热三十九度六，咳嗽喘息，两颧红赤，痰粘难吐，色如铁锈，胸闷胁痛，口干欲饮，是为真性肺炎兼肋膜炎。

鲜苇、茅根各一两，炙前胡、白前各钱半，葶苈子七分，半夏曲二钱、大红枣五枚去核，同布包，炙麻黄五分，生石膏五钱，旋覆花二钱，代赭石四钱同布包，白杏仁二钱，炙广皮、苏子各钱半，苦桔梗钱半，干薤白二钱，花旗参钱半，冬瓜子五钱，鲜桑白皮钱半炙，鲜地骨皮二钱炙，鲜枇杷叶四钱去毛布包，炙甘草八分。

二诊：咳喘如旧，但痰色已变白，胁痛亦轻，热度退至三十八度四。

鲜桑白皮钱半炙，鲜地骨皮二钱炙，代赭石三钱，旋覆花二钱同布包，葶苈子七分，半夏曲二钱同布包，海浮石三钱，黛蛤散三钱同布包，鲜枇杷叶四钱，粳米百粒同布包，白杏仁二钱，炙前胡、白前各钱半，生石膏五钱，焦远志肉二钱，花旗参二钱，炙麻黄五分，冬瓜子四钱，米炒知母三钱，炙紫菀、广皮各钱半，干薤白二钱，淡竹叶二钱，鲜苇、茅根各六钱，炙甘草八分。

三诊：热已退至三十七度五，不为不速矣，胸胁疼痛，不敢咳嗽，唾白沫痰，口渴思饮，再进退热消炎，止咳去痰法。鲜桑白皮钱半炙，鲜地骨皮二钱炙，旋覆花二钱，代赭石三钱同布包，葶苈子七分，半夏曲二钱同布包，栝蒌根四钱，鲜枇杷叶三钱去毛布包，苦桔梗钱半，白知母三钱米炒，青橘叶二钱，冬瓜子仁五钱，淡竹叶二钱，白杏仁二钱，海浮石三钱，黛蛤散三钱同布包，焦远志肉二钱，炙白前、前胡各钱半，另服局方至宝丹一丸。

四诊：前方连服两剂，热已退净，咳亦减轻，胁痛亦少，仍不思食，睡不安枕。川浙贝母各二钱，代代花、玫瑰花各钱半，炙白前、紫菀各钱半，旋覆花二钱，海浮石三钱同布包，冬瓜子四钱，青橘叶二钱，白杏仁二钱，酒条芩二钱，半夏曲二钱，秫米三钱同布包，生谷麦芽各三钱，佩兰叶三钱，焦远志二钱，广皮炭二钱，苦桔梗钱半。

五诊：诸症大减，再拟一方，以为善后。南北沙参各二钱，川浙贝母各二钱，玫瑰花、代代花各钱半，炙白前、紫菀各钱半，白杏仁二钱，焦远志二钱，生谷麦芽各三钱，苦桔梗钱半，佩兰叶三钱，干薤白二钱，生内金三钱，炒枳壳钱半，鲜百合一两。

卢君，感冒后咳嗽，痰多，体温三十七度八，咳时胸胁振痛，口渴，不食。

鲜苇根一尺，鲜茅根五钱，炙前胡、白前各钱半，白杏仁二钱，炙紫菀、广皮各钱半，苦桔梗钱半，淡豆豉四钱，山栀皮钱半，霜桑叶二钱，海浮石二钱，旋覆花二钱同布包，半夏曲二钱，黛蛤散三钱同布包，炒枳壳钱半，薤白头二钱，冬瓜子四钱。

二诊：热退，口仍渴，咳嗽未减，但痰已易吐，有时胸胁微痛。

炙前胡、白前各钱半，炙紫菀、广皮各钱半，白杏仁二钱，苦桔梗钱半，炙麻黄三分，黛蛤散三钱，海浮石三钱同布包，生石膏三钱，旋覆花二钱，半夏曲二钱同布包，干薤白二钱，冬瓜子四钱，云苓块三钱，炒枳壳钱半，酒条芩二钱，炙甘草七分。

三诊：咳嗽大减，痰稀色白，胸胁不痛，口亦不渴，大便燥，不思食。

炙白前、紫菀各钱半，炙桑皮叶各钱半，白杏仁二钱，苦桔梗钱半，海浮石三钱，黛蛤散三钱同布包，苏子钱半，栝蒌子皮各二钱，川浙贝母各二钱，佩兰叶三钱，薤白二钱，炒枳壳钱半，焦内金三钱，炒谷麦芽各三钱，半夏曲二钱，枇杷叶二钱去毛同布包。

杨老者，年六旬余。咳嗽已二十余年。化验痰液，并无结核菌，痰粘而少，食睡如常，属于“干性加答儿类”。

炙紫菀、百部各钱半，炙白前、广红各钱半，白杏仁二钱，苦桔梗钱半，炙麻黄三分，桑白皮、叶各钱半，炙海浮石三钱，黛蛤散三钱同布包，旋覆花二钱，半夏曲二钱同布包，炙甘草七分，花旗参钱半，焦远志二钱，冬瓜子四钱，栝蒌子、皮各二钱，淡黄芩二钱。

二诊：咳嗽减，痰易吐，自谓胸膈通畅，再进消炎止咳，兼助肺气法。

炙百部钱半，炙百合三钱，炙紫菀、白前各钱半，款冬花钱半炙，化橘红钱半盐炒，苦桔梗钱半，白杏仁二钱，花旗参钱半，半夏曲二钱，枇杷叶二钱同布包，黛蛤散三钱，海浮石三钱同布包，空沙参三钱，焦远志二钱，冬瓜子四钱，天花粉三钱，浙贝母三钱。

三诊：微咳有痰，改拟梨膏方以收全功。

仙人头即打过子之萝卜二枚，白茅根半斤，胡桃肉四两，川贝母二两，小红枣七枚，陈细茶一两，杏仁一两，真香油炸之油条一枚约重二两，大水梨七斤去核切片。共入大铜锅内，加水过药约二三寸，文武火煮之，由朝至暮，水少加热水，煮极透烂，布拧取汁去渣，加入红白糖各二两，白蜜四两，再熬，俟起鱼眼大泡时，收为膏，贮磁罐内，每日早晚各服一匙，白开水冲服。（祝谌予《施今墨医案·第二章呼吸系》）

鲍，翕县竭田。屡经失血，肺倦久伤，肺为呼吸出入之道，而吸入之气则藏于肾，肾气失纳，肺苦气逆，咳嗽，喉系不爽，右卧较逸，形瘦肤着，日来腹痛便溏，脉弦数而濡。姑两治可也。

海蛤粉包、金钗斛、淮山药、白扁豆炒、生苡仁、茯苓、肉果煨、茜根炒、马兜铃炙、白前、紫菀蒸、款冬花炙、十大功劳。

二诊：屡经失血，肺脏受伤，高源之水不下，阴精不足上承，咳呛声欠清利，喉系不爽，脉濡滑而弦。仍以金水相生意，滋肾保肺可也。

海蛤粉包、金钗斛、淮山药、茯苓、潼沙苑、续断炒、白扁豆炒、生苡仁、紫菀蒸、百部蒸、款冬花炙、罂粟壳、白石英煅、冬虫夏草。

三诊：精神稍振，谷食略强，咳呛较减，惟晨起及傍晚咳甚，大便结，更衣后肛微脱，肺与大肠原相表里，又肾开窍于二阴也。照述再拟一方。

海蛤粉包、金钗斛、潼沙苑、续断炒、北沙参、淮山药、冬虫夏草、苏芡实、茯苓、紫蔻蒸、款冬花炙、无花果、罂粟壳。

程，七浦路，七月廿二日。新秋感凉，痰气壅逆，咳嗽宿恙既发且剧，痰黄腻，气急，喘息，呼吸不舒，卧难安枕，脉濡滑。速以泻肺豁痰，以防痰闭肺胀。

鹅管石煅透一钱，甜葶苈隔纸炒一钱，远志肉炙一钱，桑白皮炙钱半，杏仁去皮尖三钱，川贝母去心钱半，射干一钱，白前钱半，橘红衣一钱，旋复花布包二钱，佛耳草布包钱半，玉苏子二钱。

二诊：七月廿四日。咳嗽痰多，较前易起，面容亦稍清爽，惟气逆喘息，卧难安枕，腰俞、软胁俱痛，稍有寒热，脉濡滑。清邪中上，肺布叶举。再以苦辛宣泄。

法半夏钱半，茯苓三钱，橘红衣一钱，佛耳草布包钱半，桑白皮炙钱半，鼠粘子干姜四分同杵钱半，玉苏子二钱，甜葶苈隔纸炒一钱，射干一钱二分，杏仁去皮尖三钱，马兜铃炙钱半，鹅管石煅透一钱。

三诊：七月廿九日。痰既豁然，气亦平静，咳嗽气逆向瘥，亦得安枕而卧，腰俞、软胁咳仍震痛，腿肢作酸，皆从前喘逆作闭劳动太过之过。守原意小其制。

桑白皮炙钱半，鼠粘子炒钱半，白芥子六分，杏仁去皮尖三钱，甜葶苈隔纸炒一钱，鹅管石煅透一钱，射干一钱，茯苓三钱，百部蒸八分，佛耳草布包钱半，款冬花炙钱半，银杏肉炒去壳六枚。

四诊：八月初六日。痰豁，风邪未除，傍晚仍有寒热，咳嗽两软胁引痛，已能安枕而卧，偃卧右胁痛而欠适，脉浮濡而滑。仍以宣肺、豁痰、化风。

桑白皮炙钱半，地骨皮炒二钱，鼠粘子炒钱半，杏仁去皮尖三钱，法半夏钱半，生苡仁三钱，茯苓三钱，射干一钱，前胡一钱，百部蒸八分，佛耳节布包，钱半款冬花炙钱半。

五诊：八月十一日。寒热业已轻微，软胁、腰俞痛愈，咳嗽未已，神疲欲眠，纳食难于运化，时嗳酸腐，脉濡。再以宣肺调胃。

法半夏钱半，生苡仁三钱，橘红衣一钱，茯苓三钱，旋覆花包二钱，苏梗钱半，杏仁去皮尖三钱，益智仁八分，陈六神曲炒三钱，鸡内金炙三钱，百部蒸八分，款冬花炙钱半。

六诊：八月十七日。寒热已瘳，咳嗽轻减，精神略强，惟纳食仍难运化，至夜则吞酸嗳腐，小溲欲解往往中止半晌方出，此皆精气委靡不振之过。

鸡内金炙二钱，于术炒钱半，益智仁一钱，法半夏钱半，生苡仁三钱，白芍炒二钱，款冬花炙钱半，百部蒸一钱，茯苓三钱，橘红衣一钱，陈六神曲炒三钱，蒲公英三钱，生熟谷芽各五钱。

七诊：八月廿八日。咳嗽已愈，嗳腐吞酸亦瘥，谷食仍难磨化，小溲较畅，大便微溏。仍以运脾健胃立方。

鸡内金炙二钱，益智仁一钱，肉果煨一钱，青防风炙一钱，于术炒一钱，杭白芍炒二钱，茯苓三钱，橘红衣一钱，宣木瓜一钱，蒲公英三钱，荷叶米炒三钱，陈六神曲炒三钱。

方，右，南市，三月十六日。咳嗽白沫，气紧作闭，气候寒冷较甚，纳食则胸脘胀闷，脉濡弦。治以摄肺调胃可也。

法半夏钱半，广皮二钱，茯苓三钱，陈枳壳炒钱半，桑白皮炙钱半，玉苏子二钱，厚朴花钱半，佩兰三钱，杏仁去皮尖三钱，旋复花包二钱，白前钱半，陈六神曲炒三钱。

二诊：三月廿二日。咳嗽白沫，气紧作闭，且常畏风，纳食则胸脘胀闷，或有清水上涌，脉濡缓而弦。仍以温肺调胃。

法半夏钱半，新会皮二钱，茯苓三钱，桑白皮炙钱半，甜葶苈隔纸炒二钱，杏仁去皮尖三钱，射干一钱，白前钱半，玉苏子二钱，莱菔子炒二钱，厚朴花钱半，旋复花包二钱，陈六神曲炒三钱。

三诊：三月廿九日。咳嗽稍减，白沫仍多，气紧作闭较瘥，胸脘胀闷未舒，仍有清水上涌，咳甚则腰酸头眩，脉濡弦。仍以温药和之。

法半夏钱半，淡干姜一钱，茯苓三钱，桑白皮炙钱半，甜葶苈隔纸炒二钱，厚朴花钱半，玉苏子二钱，化橘红一钱，杏仁去皮尖三钱，马兜铃炙钱半，旋复花包二钱，紫菀钱半，白豆蔻一钱。

方君，霞飞路。肛内有痔，渐露于外，或掣痛如针刺，头眩，咳嗽痰黄，嗓音不清，有时作梗作痛，痰有腥气。大肠与肺为表里，肛门即魄门，肺藏魄，肾开窍于二阴，少阴肾脉循喉咙，喉咙即肺系，见证种种，盖肾阴亏而肺气燥也。从金水二脏治。

郭，右，宝安坊，八月廿四日。体弱，头眩、巅顶痛，精神疲敝，近日气候忽热忽凉，感受伤风时邪，痰为风搏，咳嗽右肤胁引痛，呵欠喷嚏更甚，肢麻，胸闷，脉浮滑而濡。姑以轻宣。

冬桑叶二钱，杏仁去皮尖、杵三钱，川贝母去心钱半，白前钱半，橘络八分，川郁金钱半，茯苓三钱，玉苏子钱半，紫菀蒸钱半，生苡仁四钱，枇杷叶去毛布包三钱。

二诊：八月廿八日。咳嗽右胠协引痛，呵欠喷嚏更甚，坐则较安，卧下欠适，精神疲敝，食难运化，脉濡滑。且以宣肺调胃。本体虚弱，头眩、巅顶痛，须缓调理。

冬桑叶二钱，射干一钱，茯苓三钱，黄郁金钱半，杏仁去皮尖、杵二钱，新绛钱半，旋复花布包二钱，橘络八分，川贝母去心钱半，生苡仁三钱，枇杷叶去毛布包三钱，代代花七朵。

三诊：九月十七日，本体虚弱，易感风寒，以致头脑昏蒙，清窍不爽，项背亦筋掣欠适，咽干，唇燥，舌麻，微有咳嗽，脉濡缓而滑。以轻剂清上。

夏枯草三钱，冬桑叶二钱，甘菊花钱半，料豆衣二钱，白蒺藜三钱，苦丁茶钱半，薄荷三分，茯苓三钱，三角胡麻三钱，杏仁去皮尖，三钱紫菀蒸钱半，玫瑰花两朵。

四诊：九月廿七日。咳嗽大减，头眩稍清，惟肝气未和，阴虚液燥，咽干，胸闷，时作嗳噫，夜不安寐，脉濡滑。养阴清肝，兼舒络气。

夏枯草三钱，冬桑叶二钱，甘菊花钱半，白蒺藜三钱，绿萼梅八分，橘络一钱，白芍炒二钱，川楝子煨一钱二分，茯苓三钱，金钗斛二钱，川郁金钱半，代代花七朵。

洪玉翁，十一月廿四日。肾气素亏，向有喘咳，近复感风劳，午后形寒，夜则身热，口、鼻、唇吻燥裂有疮，喉咙亦痛，咳嗽痰多，咳剧气坠，便溺亦有不固之象。脉濡弦。且拟宣上。

霜桑叶二钱，鼠粘子炒钱半，杏仁去皮尖三钱，川贝母去心钱半，甘草一钱，紫菀钱半，生苡仁三钱，地骨皮炒二钱，香白薇炒二钱，射干一钱，枇杷叶去毛布包三钱。

二诊：十一月廿六日。外因风邪已渐见却，肾气微弱，下失固摄，上难运痰，致咳痰未能爽适，时泄气而便溏，脉濡滑。再以纳下清上，固本为主，兼清徐邪可也。

鹅管石煅透一钱，冬虫夏草钱半，参贝、陈皮一钱，金钗斛二钱，紫菀钱半，百部蒸八分，款冬花炙钱半，远志肉炙八分，甘草炙八分，生苡仁三钱，银杏肉炒去壳六枚。

三诊：十一月晦。肾嗽有亏，元海摄纳无权，致未老就衰，殊少安内攘外之力，咳嗽气急，咳剧即难安枕，行动转侧尤觉气逆喘促，背俞偶觉畏寒，脉濡滑。再以纳肾宣肺，益气运痰，为安内攘外之计。

于术蒸钱半，海蛤粉布包三钱，鹅管石煅透一钱，远志肉炙一钱，冬虫夏草钱半，款冬花炙钱半，金钗斛三钱，潼沙苑三钱，罂粟壳钱半，百部蒸八分，银杏肉炒去壳两枚，化橘红八分。

胡，打铁滨，七月初九日。清亦中上，鼻流清涕，清窍不爽，气冲咳嗽，胸部稍觉隐痛，脉濡。有失血宿恙，恐轻车就熟。治以轻宣可也。

冬桑叶二钱，杏仁去皮尖三钱，甘草八分，薄荷三分，橘络八分，玉苏子二钱，生苡仁四钱，料豆衣二钱，茯苓三钱，白前钱半，鼠粘子炒钱半。

二诊：七月十二日。清涕喷嚏较愈，鼻窍稍有未爽，咳嗽清晨仍剧。清邪中上，肺失清肃。仍以轻宣肃降之剂。

冬桑叶三钱，甘草一钱，薄荷三分，射干一钱，茯苓三钱，鼠粘子杵钱半，玉苏子二钱，白前钱半，紫菀钱半，杏仁去皮尖三钱，生苡仁三钱，枇杷叶去毛炙三钱。

华，小东门，三月五日。咳嗽，腰俞作酸，体常畏寒，神疲乏力，卧起面浮，午夜足肿，脉濡滑。从脾、肺、肾兼治。

生于术二钱，茯苓三钱，川桂枝钱半，生苡仁四钱，白蒺藜三钱，橘红衣一钱，杏仁去皮尖，续断炒二钱，十大功劳二钱，紫菀钱半，白前钱半，陈赤豆四钱。

二诊：三月九日。咳嗽见瘥，体仍畏寒，神疲力乏，卧起面浮，午夜足肿，脉濡滑而弦。仍从脾、肺、肾兼治。

生于术二钱，茯苓三钱，川桂枝钱，半橘红衣一钱，白蒺藜三钱，淫羊藿二钱，续断炒二钱，生苡仁四钱，桑白皮炙钱半，杏仁去皮尖三钱，益智仁一钱，陈赤豆四钱。

三诊：三月十三日。咳嗽见瘥，卧起面浮、午夜足肿业已获愈，惟心悸，头眩，目花闪发，皆肾亏之象，脉濡滑。再以强肾清脑可也。

潼沙苑三钱，金钗斛二钱，甘菊花钱半，甘枸杞炒二钱，龙齿煅，先煎三钱，茯苓三钱，野料豆三钱，冬青子三钱，续断炒二钱，石决明煅，先煎三钱，谷精草三钱。

四诊：三月十七日。咳嗽，卧起面浮，午夜足肿，皆已见愈，心悸、头眩亦安，惟偶或目花闪发，夜寝间有汗出，脉濡滑。仍从心、肾两治。

潼沙苑三钱，金钗斛二钱，甘菊花钱半，甘枸杞炒二钱，远志肉炙一钱，茯神三钱，野料豆三钱，冬青子三钱，左牡蛎煅，先煎三钱，龙齿煅，先煎三钱石，决明煅，先煎三钱，谷精草三钱。

五诊：三月廿一日。寝汗已戢，视物亦清，头眩、心悸较安，面浮，足肿已退，惟气力尚弱，神疲形瘦，脉濡缓而滑。仍从心、肾两治。

潼沙苑三钱，金钗斛三钱，甘菊花钱半，甘枸杞炒二钱，远志肉炙一钱，大有芪三钱，归身蒸二钱，茯神三钱，左牡蛎煅，先煎三钱，龙齿煅，先煎三钱，橘红衣一钱，谷精草三钱。

黄，嘉定，八月廿八日。肾气失纳，阴不上承，咳嗽痰多，行动气急，嗓音不扬，恐肺疼肾惫之渐，脉弦滑。及早补救可也。

海蛤粉包三钱，金钗斛三钱，冬虫夏草一钱二分，甘草炙一钱，野料豆三钱，女贞子三钱，北沙参三钱，百部蒸一钱，款冬花炙钱半，生苡仁三钱，银杏肉炒，去壳六枚。

二诊：九月初八日。咳嗽已减，痰亦见少，形色精神皆较前稍强，惟行动仍觉气急，嗓音尚未清扬，但非若前之低咽，脉濡弦而滑。仍守宣上安下。

海蛤粉包三钱，金钗斛二钱，冬虫夏草一钱二分，参贝陈皮一钱，生苡仁三钱，罂粟壳钱半，北沙参三钱，百部蒸八分，款冬花炙钱半，甘草炙一钱，白石英煅二钱，银杏肉炒，去壳六枚。

三诊：九月十八日。嗓音已见清亮，咳嗽向安，行动尚觉气急，脉濡滑。肺肾二脏息息相关，纳肾为主，参以宣肺可也。

北沙参三钱，金钗斛二钱，野料豆三钱，海蛤粉布包三钱，远志肉炙一钱，女贞子三钱，冬虫夏草一钱二分，燕根三钱，罂粟壳钱半，百部蒸八分，款冬花炙钱半，白石英煅二钱，银杏肉炒去壳六枚。

四诊：九月廿七日。咳嗽向安，嗓音清亮，气息已调，颇有兴致，皆病机获愈，精气来复之联。脉缓而滑。再以强精益气，为调理之计。

北沙参三钱，野料豆三钱，女贞子三钱，金钗斛二钱，甘甘枸杞炒二钱，冬虫夏草钱半，款冬花炙钱半，百部蒸八分，甘草炙一钱，补骨脂胡桃肉钱半同杵钱半，潼沙苑三钱。

黄，自来水桥，七月七日。久咳气逆，所纳食酿痰而不生血，痰多息促，行动乏力，不能劳事，腹中觉饥欲食而食不下，形瘦，脉濡滑。肺病既久，渐及脾肾也。

鹅管石煅透一钱，远志肉炙一钱，玉苏子二钱，茯苓三钱，百部蒸一钱，款冬花炙钱半，佛耳草布包钱半，法半夏钱半，生苡仁三钱，罂粟壳钱半，银杏肉炒去壳六枚。

二诊：七月卅日。久咳肺伤，元气中馁，肾气亦少摄纳之力，水谷精微酿痰，气力不足以运之，为痰多喘促，气力虚乏，不能劳事。前从脾肺肾一炁论治尚安，仍守原意为之。

鹅管石煅透一钱，远志肉炙八分，于术蒸一钱二分，参贝、陈皮八分，法半夏钱半，茯苓三钱，淡干姜三分，百部蒸一钱，杏仁去皮尖二钱，款冬花炙钱半，补骨脂炒钱半，罂粟壳钱半，甘草六分。

如合丸，即照方十帖，加蛤蚧一对去头、足，刮鳞，同研，细末蜜丸，每早、晚服二钱。

王，北苏州路，二月廿六日。咳嗽气逆，形寒畏风，大便溏泻，日有数起，脉濡弦。脾、肺并病，年刚弱冠，肾气方盛之时，见证如此，有加剧之虑，幸勿疏忽。

生于术二钱，茯苓三钱，川桂枝钱半，白芍炒二钱，白前钱半，法半夏钱半，生苡仁三钱，橘红衣一钱，紫菀钱半，陈六神曲炒三钱，陈大麦炒，去粗皮三钱。

二诊：二月廿八日。溏泻见愈，肠鸣未息，咳嗽气急、形寒畏风，仍如曩昔，脉濡缓而弦。仍从两太阴治，但弱冠肾气方盛之时，见证如此，殊属弗宜。

生于术二钱，茯苓三钱，川桂枝钱半，白芍炒二钱，佩兰三钱，法半夏钱半，生苡仁三钱，紫菀钱半，罂粟壳钱半，杏仁去皮尖三钱，陈六神曲炒三钱，陈大麦炒，杵去外层粗皮三钱。

三诊：三月三日。溏泻见愈，肠鸣亦息，咳嗽气急、形寒畏风较安，脉濡弦。仍从两太阴治，弱冠肾气方盛，宜慎毋忽。

生于术二钱，茯苓三钱，法半夏钱半，生苡仁三钱，佩兰三钱，橘红衣一钱，白前钱半，紫菀钱半，款冬花炙钱半，陈六神曲炒三钱，白鲜皮二钱，罂粟壳钱半。

王，豆市街，嗜饮曲糵，右胁下痛，时发时愈，深吸痛甚，近来咳嗽痰沫多，胃呆纳少，脉弦滑。从肺胃两治。

法半夏、全瓜蒌、陈枳壳炒、川郁金、旋复花布包、玉苏子、杏仁去皮尖、射干、海蛤粉布包、鸡距子、赖橘红、泽兰。

二诊：咳嗽见稀，痰沫较减，食欲稍启，惟右胁下仍稍引痛，深吸痛甚，大便时爽时不爽，脉弦滑。嗜饮曲糵，守原意入治。

海蛤粉布包、鸡距子、佩兰、新绛、法半夏、全瓜蒌、陈枳壳炒、川郁金、白豆蔻、降香、射干、旋复花布包。

王，小西门，三月廿三日。咳嗽气急作闭，喉息有音，声欠清扬，未能偃卧左眠，易于动怒，咳痰有黄点，脐中有黄水溢出，秽恶异常，脉濡弦。肾伤肺坏，务宜慎摄为妙。

桑白皮炙钱半，甜葶苈隔纸炒二钱，射干一钱，生苡仁四钱，玉苏子二钱，马兜铃炙钱半，杏仁去皮尖三钱，鹅管石煅透一钱二分，茯苓三钱，忍冬藤三钱，枇杷叶去毛布包三钱，木蝴蝶四分。

二诊：三月廿九日。咳嗽气急较盛，声音稍亮，睡眠仍只偏着右边，脐中秽恶黄水溢出时有时无，脉软弦。肾伤肺坏，证药相安。守原意以治。

桑白皮炙钱半，甜葶苈隔纸炒二钱，射干一钱，茯苓三钱，海蛤粉包三钱，杏仁去皮尖三钱，马兜铃炙钱半，鹅管石煅透一钱二分，紫菀钱半，玉苏子二钱，生苡仁四钱，陈赤豆三钱，远志肉炙一钱。

三诊：四月十六日。脐中秽恶黄水业已见弭，咳嗽气急见减，声音稍亮，惟小溲赤而浑浊，睡眠仍只偏着右边，脉濡弦。仍以强肾肃肺可也。

鹅管石煅透一钱二分，金钗斛三钱，远志肉炙一钱，杏仁去皮尖三钱，马兜铃炙钱半，茯苓四钱，猪苓三钱，生苡仁五钱，玉苏子二钱，紫菀钱半，木蝴蝶四分，枇杷叶去毛，布包三钱。

王君，大东门。形瘦体弱，风邪乘虚而入，留而不去，治节失司，发热咳嗽，头胀且眩，胸中烦闷难过，唇吻绛赤，腰俞作酸，交睫欲寐即有呓语，心肺原相依为用也，脉浮滑数。治以轻宣，毋使滋蔓。

霜桑叶杏仁去皮尖、香白薇炒、地骨皮炒、茯苓、生苡仁、白前、紫菀蒸、百部蒸、款冬花炙、川贝母去心。

二诊：热已见退，头目较清，睡眠较安，惟咳嗽未罢，痰唾多，胃气未醒，食欲不启，右脉半反关、弦滑。再以宣肺止咳，参以和胃。

霜桑叶、杏仁去皮尖、生苡仁、射干、玉苏子、野茯苓、白前、紫菀蒸、橘红衣、白鲜皮、通草、枇杷叶去毛布包。

三诊：热退，头目较清，食欲较启，惟咳嗽痰唾多，精神仍疲敝乏力，右脉半反关、弦缓而滑。再以扶元肃肺。

海蛤粉包、金钗斛、生苡仁、野茯苓、淮山药、广皮、白无花果、杏仁去皮尖、紫菀蒸、百部蒸、款冬花炙、谷芽炒。

左。咳嗽延缠数月之久，始初见血，后则痰多，而肌肉日渐消瘦，气力虚乏，举动维艰。脾、肾为本，肺则其末耳。

于术蒸一钱，金石斛二钱，云苓二钱，生苡仁三钱，野料豆三钱，紫菀钱半，百部蒸八分，女贞子三钱，冬虫草一钱，甘草炙八分，款冬花炙钱半。七味都气丸早晨吞三钱。（民国·王金杰《王仲奇医案·咳嗽》）

左。上春失血之后，咳呛不休，阴亏难复，液不足以上承，喉痛、咽干，子夜更剧，声低不亮，脉细弦数。势成劳损，有金枯水竭之虞。

生地四钱，野料豆三钱，南沙参三钱，元参二钱，甘草一钱，金钗斛三钱，肥玉竹三钱，冬虫草一钱，海蛤粉煅包三钱。（民国·王金杰《王仲奇医案·湿温》）

左。温邪与老痰搏结，咳嗽头痛，温热气逆，欲作呃忒，老年有神昏瘈瘲之忧。

桑叶钱半，法半夏一钱，海浮石一钱，杏仁去皮尖，不打二钱，瓜蒌皮二钱，大力子炒一钱，前胡一钱，通草一钱，川郁金钱半，野茯苓三钱。（民国·王金杰《王仲奇医案·时邪》）

顾，小南门，九月初八日。右胠闷痛，气冲喉痒而咳，旧曾失红，日来咳亦见红，脉弦数。

徜裂痕扩大，咯血必多，速以清络肃肺可也。

甜三七六分，生苡仁三钱，丝瓜络三钱，金钗斛二钱，丹参二钱，冬桑叶二钱，炒蒲黄钱半，紫菀钱半，海蛤粉三钱，粉丹皮炒钱半，炒茜根一钱二分。

二诊：九月十一日。右胠闷痛，气冲咳呛皆已见愈，惟咯血略多，脉濡滑芤数。肺络内伤未固，仍以清肃润降。

仙鹤草二钱，生苡仁三钱，炒小蓟钱半，粉丹皮炒钱半，甜三七六分，炒蒲黄钱半，淮牛膝炒炭钱半，丝瓜络三钱，海蛤粉三钱，炒茜根一钱二分，旱莲草三钱，藕节四钱。

三诊：九月十六日。咯血获愈，脉亦安静，气冲咳呛，右胠闷痛拘急向瘳。但咯血一发再发，体气已弱，务宜保摄自修，庶几有豸。

海蛤粉三钱，野料豆三钱，丝瓜络三钱，生苡仁三钱，旱莲草三钱，北沙参二钱，丹参二钱，玫瑰花两朵，女贞子三钱，茯苓三钱，金钗斛二钱，藕节四钱。

何，三马路。咳呛咯血，盈口而出，脑宇气闷，右胠引痛，腰俞作酸，脉濡弦带数。速以清络保肺可也。

仙鹤草三钱，丹参二钱，淮牛膝炒二钱，旱莲草三钱，丝瓜络三钱，玉苏子二钱，炒茜根钱半，参三七一钱，藕节五钱，炒小蓟二钱，炒续断二钱。

二诊：咯血已弭，咳呛未罢，声欠清扬，胸闷，右胠引痛，腰俞作酸，脉濡弦稍数。仍以清络保肺，参以强肾，但须慎摄为妙。

仙鹤草三钱，炒续断二钱，潼沙苑三钱，旱莲草二钱，海蛤粉包三钱，紫菀钱半，冬青子三钱，金钗斛二钱，藕节四钱，野料豆三钱，木蝴蝶四分，琼玉膏冲四钱。

洪，厦门路。肺司治节，外合皮毛，毛窍翕闭失常，易感伤风咳嗽，痰黄或灰韧，大便燥结，与肺为表里，腑燥即肺气燥逆之表征也，脉濡。且以清肃润降。

冬桑叶二钱，生苡仁三钱，绿萼梅八分，玫瑰花两朵，粉丹皮炒钱半，茯苓三钱，杏仁去皮尖三钱，枇杷叶去毛布包三钱，川贝母去心钱半，紫菀钱半，射干一钱。

金，右，太平桥。肺象空悬，喉即肺系，苦气上逆，变动为咳。咳呛痰红，喉痒弗爽。日前经水适来，稍有怫意，咯血数口，脉濡滑而弦。治以清络保肺可也。

海蛤粉、金钗斛、炒茜根、炒小蓟、白药子、凌霄花、丝瓜络、生苡仁、霜桑叶、粉丹皮、紫菀、山茶花。

二诊：咯血痰红已弭，喉痒咳呛较爽，日前曾觉头眩，日来腹痛便泻。虽由来复被受寒，然饮食亦难免失调，今晨以来，泻已见止，腹痛亦史，脉濡滑，经来适断，往常五日，今止三日。清络保肺，参以和中可也。

海蛤粉、金钗斛、生苡仁、白扁豆、炒茜根、茯苓、泽兰、紫菀、橘络、炒谷芽、荷叶。

沈，华德路，三月卅日。肺苦气逆，喉痒咳呛，痰中带血，胸闷肢清，脉濡弦稍数。治以清络保肺可也。

仙鹤草三钱，海蛤粉包三钱，参三七八分，炒茜根钱半，金钗斛三钱，紫菀钱半，炒小蓟钱半，生苡仁四钱，藕节四钱，丝瓜络三钱，玉苏子二钱，枇杷叶去毛布包三钱。

二诊：四月一日。今晨痰红尚有一丝未尽，咳嗽向安，推喉微欠爽适，胸宇稍有闷痛，脊膂作酸，脉濡滑而弦。再以清络保肺，参以强肾。

海蛤粉三钱，生苡仁四钱，野料豆三钱，金钗斛三钱，炒茜根钱半，冬青子三钱，丝瓜络三钱，茯苓三钱，丹参二钱，木蝴蝶四分，紫菀钱半，藕节四钱。

三诊：四月五日。痰红已鲜，咳亦稀微，喉头微欠清利，胸宇仍稍闷痛，脊膂作酸，脉濡滑而弦。仍以清络保肺，参以益肾。

海蛤粉三钱，北沙参三钱，丹参二钱，金钗斛三钱，茯苓三钱，橘络八分，野料豆三钱，木蝴蝶四分，玫瑰花四朵，冬青子三钱，炒续断二钱，藕节四钱。

四诊：四月十七日。痰红既弭，微咳未罢，痰见灰黑，声音较响，脊膂仍然作酸，脉濡滑。仍从金水二脏治。

海蛤粉三钱，潼沙苑三钱，杏仁三钱，金钗斛三钱，炒续断二钱，忍冬藤三钱，野料豆三钱，木蝴蝶四分，十大功劳二钱，冬青子三钱，紫菀钱半，玫瑰花四朵。

五诊五月一日。痰红既弭，声音较亮，微咳未休，脊膂仍酸，喉间微欠爽适，脉濡滑而弦。仍从肺肾两治。

海蛤粉三钱，瓜蒌衣三钱，杏仁三钱，金钗斛二钱，紫荆皮二钱，潼沙苑三钱，野料豆三钱，射干一钱，炒续断二钱，冬青子三钱，紫菀钱半，十大功劳二钱。

吴，大码头，三月六日。旧曾失血，春令阳升之候，咳呛咯血盈口而出，脉芤数而弦，夜不得眠，气逆息急。速以清络保肺，慎旃勿忽。

仙鹤草三钱，参三七八分，丹参二钱，旱莲草三钱，淡秋石钱半，丝瓜络三钱，炒茜根钱半，海蛤粉包三钱，茯苓三钱，炒大蓟二钱，金钗斛三钱，藕节五钱。

二诊：三月七日。咯血见愈，咳呛气急亦安，惟头仍眩，食入欲呕，夜不得眠，胃纳仍呆，照述再拟清络保肺，参以和胃。

仙鹤草三钱，旋复花布包二钱，海蛤粉包三钱，旱莲草三钱，代赭石三钱，金钗斛二钱，炒茜根钱半，玉苏子二钱，茯苓三钱，炒大蓟钱半，生苡仁三钱，藕节五钱。

叶，左。湿热郁蒸，肺气肃降受迫，加以久坐劳神，伤络动血，日来或紫或红，或凝或散，尚未净尽。脉濡数而弦，舌苔黄而腻浊，咳痰亦黄而腻。且与清络肃肺可也。

仙鹤草二钱，杏仁去皮尖三钱，茯苓三钱，荷叶三钱，炒茜根三钱，冬桑叶钱半，生苡仁三钱，鲜藕节一两，丝瓜络三钱，粉丹皮炒钱半，银花二钱，枇杷叶去毛布包三钱。

二诊：痰红已净，苔黄腻浊亦化，弦数之脉较退，湿热新邪当可渐愈。惟睡眠辄寤，未能清爽，咳痰黄厚，入夜足膝微浮。肺体久病，亦宜谨慎。

冬桑叶钱半，杏仁三钱，茯苓三钱，海蛤粉三钱，粉丹皮炒钱半，射干一钱，生苡仁三钱，冬瓜子三钱，丝瓜络三钱，白前钱半，瓜蒌衣二钱，枇杷叶去毛布包三钱。

三诊：痰红已净，苔黄腻浊已化，精神亦较清爽，咳痰黄厚稍转清白，惟足肢浮肿未退，左剧于右，脉濡滑，再以宣络舒气豁痰，用保伤金。

海蛤粉三钱，杏仁去皮尖三钱，鹅管石煅透八分，桑白皮炙一钱，川贝母去心一钱二分，茯苓三钱，生苡仁三钱，丝瓜络连子三钱，射干一钱，紫菀钱半，白前钱半，马兜铃炙一钱二分。

另用冬瓜子、皮各五钱，煎水煎药。

四诊：痰红已净，痰浊较清，呼吸较畅，精神亦见清爽，惟足肢浮肿未退。肺体久病，殊恐叶坏，议丸方。

海蛤粉二两，桑白皮炒一两，茯苓二两，紫菀一两，川贝母去心一两，鼠粘子炒一两，射干六钱，仙鹤草一两，鹅管石煅六钱，西珀屑四钱，杏仁去皮尖一两五钱，真蛤蚧去头足刮鳞炙一对。

上药研末，用生苡仁一两煎汤法丸，每早、晚各以开水送下二钱。

叶兰溪，七里湾。肺为脏长，乃心之盖，水之上源。肾亏肺伤，苦气上逆，阴少上承，久咳不已，偶或见红，痰难咳出，远行吃力，加以忿惕，致精神颓茶，稍有潮热，脉濡滑而弦。治以强肾保肺可也。

海蛤粉、冬虫夏草、金钗斛、茯苓、野料豆、冬青子、潼沙苑、淮山药、甜百合、款冬花、紫菀、十大功劳。

二诊：咯血痰红既鲜，潮热亦静，咳呛较减，惟午夜或劳顿吃力时，则咳痰不爽，且觉神疲，气候燠暖，则头昏目眩，举步浮荡。照述，仍拟肺肾两治。

海蛤粉、金钗斛、野料豆、冬青子、淮山药、南沙参、冬虫夏草、白石英、茯苓、潼沙苑、紫菀、罂粟壳、十大功劳。

张，大东门。小溲频数，肾亏液燥，阴少上承，喉间有痰弗爽，咯唾忽见血膜，胸膺左旁隐痛，脉濡滑而弦，向有头痛且眩。治以强肾清脑。

海蛤粉、金钗斛、旱莲草、冬青子、凌霄花、丝瓜络、炒茜根、炒小蓟、丹参、白药子、藕节、白茅花。

二诊：咯唾血膜已弭，胸膺左旁隐痛亦愈，惟小溲仍数，腰膜酸，头疼且眩，晨起腹泻便溏，脉弦。肾弱脑虚，仍守原意。

金钗斛、丝瓜络、白蒺藜、炒续断、益智仁、煨肉果、赤石脂、淮山药、凌霄花、炒白芍、十大功劳、白茅花。

郑，老北门。炎暑酷热，又食姜荔动阳助热之品，肺失清肃，咳痰带血少许，脉濡滑。姑以清和。

海蛤粉、金钗斛、丝瓜络、炒茜根、生苡仁、玉苏子、茯苓、紫菀、夏枯草、杏仁、荷叶。

二诊：咳痰带血已弭，喉系微有未爽，睡眠尚安，胃纳未旺，脉濡滑而弦，咳未罢休，仍以清和可也。

海蛤粉、金钗斛、生苡仁、淮山药、野料豆、茯苓、杏仁、白前、紫菀、款冬花、生谷芽、玫瑰花。

三诊：咳呛向安，痰红已鲜，胸宇闷痛亦瘥，惟喉系仍欠爽利，脉濡缓而弦，腿肢间或作酸。仍以保肺清金，参以益肾。

海蛤粉、金钗斛、野料豆、冬青子、潼沙苑、生苡仁、南沙参、茯苓、炒续断、橘络、十大功劳。

周，民国路。喉痒咳呛不爽，痰中带红，胸宇闷痛，喉舌干燥，唇吻绛赤，腰背酸胀，脉弦数。肾亏肺伤，殊防痨怯，慎旃切切。

仙鹤草三钱，海蛤粉包三钱，南沙参三钱，旱莲草三钱，丹参二钱，藕节四钱，炒茜根钱半，川石斛三钱，十大功劳二钱，丝瓜络三钱，紫菀钱半，枇杷叶去毛布包三钱。

二诊：痰红稍有未净，咳呛较减未休，胸膺闷痛，腰背酸，脉濡滑而弦。肾亏肺伤，仍守原意，而防劳怯。

仙鹤草三钱，丹参二钱，紫菀钱半，炒茜根钱半，炒续断二钱，款冬花炙钱半，海蛤粉三钱，生苡仁四钱，藕节四钱。

朱，太仓。三月廿七日。早年失血，继又咳嗽，肺失清肃久矣；迩因咳甚络伤，始初痰中带红，继则盈口而出，右眠偃卧，血溢益多，脉濡弦。治以清络保肺可也。

仙鹤草三钱，玉苏子二钱，丹参二钱，炒茜根钱半，杏仁三钱，马兜铃炙钱半，丝瓜络三钱，白前钱半，藕节四钱，生苡仁四钱，紫菀钱半。

二诊：三月卅一日。咯血痰红见洱，咳呛亦减，脉弦较静，睡眠亦安，面容亦见清亮。仍以肃肺清络可也。

玉苏子二钱，生苡仁三钱，金钗斛二钱，杏仁三钱，马兜铃炙钱半，蒸百部八分，白前钱半，桑白皮钱半，款冬花钱半，紫菀钱半，茯苓三钱，仙鹤草三钱。

左。本体虚弱，望六年岁，气已就衰，加以烦劳抑郁，脏气更耗，咳嗽气馁，行动欲喘，近来痰复见红，脉涩而芤，浮取较大。阴气不固，阳络之血仍有上升之象，但治病易，起衰难，夫神太用则竭，形太劳则敝。故曰：知之则强，不知则老。

旱莲草、女贞子、金扁料、生牡蛎、淮山药、野茯苓、南沙参、冬虫夏草、生苡仁、水中金、阿胶珠。

左。咯血屡屡，阴血既亏，龙雷之火时动，是以血至自觉热升，若热降至关元，则又辄患滑泄矣。今诊脉数而弦，唇朱颧赤，阳主潜藏，咯血恐难遽静也。

左牡蛎、龟板、石决明、生地黄、粉丹皮、水中金、淮牛膝炒、女贞子、旱莲草、丹参、白龙骨、玄参、仙鹤草、川黄柏青盐一分化水炒。

左。火动络伤，咯血，血静背俞微胀，络血未和也。不必进补投凉。

丹参、杏仁、泽兰、丝瓜络、炒蒲黄去皮尖、料豆衣、丹皮、川郁金、川石斛、生苡仁、橘络。

左。咳嗽屡经失血，脏阴虽伤，邪火未降，络瘀未除，一味滋补，计其一不究其二，图其利不顾其弊，岂全师保胜之策乎？气逆呛咳不休，后患其无已也。

野料豆、冬青子、白石英、川石斛、丹参、海蛤粉、炙甘草、紫菀、淡秋石、参三七。

左。咳血，侵晨为甚，脉数。金受火刑，而失清肃。所虑者，在咳不在血也。

杏仁、生苡仁、蒸百部、款冬花、紫菀、甘草、丹皮、马兜铃、降香、炒小蓟、仙鹤草。

左。咳血，胸膺隐痛，络伤肺气失利也。治宜肃降，防成劳怯。

参三七研冲、生苡仁、白前、丝瓜络、紫菀、丹皮、川郁金、桑白皮、杏仁去皮尖、瓜蒌皮、藕节。

左。劳力血伤在络，嗜饮，肺失清肃，咳血，背俞压胀，腰背酸楚。治以理劳和络，不必见血投凉。

丹参、炒蒲黄、丝瓜络、生苡仁、杏仁、丹皮炒、紫菀、川郁金、炒茜根、旋复花布包。

左。溽暑烁金，迫动肺络，咳嗽，曾经失血，头眩发热自汗，胸臆不舒，胁肋隐痛，脉形虚数。未可进补，补则留邪，肺气益不肃也。法当清暑肃肺和络。

料豆衣、杭茶菊、叭杏仁、天花粉、川郁金、银花、生苡仁、滑石、南沙参、丝瓜络、藕汁冲。

左。阴火刑金，咯血屡发，咳血日久不静，气逆喉鸣不爽，脉细弱且数。势恐入痨，以清阴保金应之。

生地黄、丹皮、叭杏仁去皮尖、南沙参、海蛤粉煅、野料豆、旱莲草、女贞子、生苡仁、马兜铃、瓜蒌壳、白前。

二诊：咯血已静，喉咙亦爽，脉来数象较退，惟暮夜侵晨犹咳，咽干。盖阴火未尽潜，肺金难复清肃之权也。仍以原法损益之。

南沙参、海蛤粉煅、霍石斛、生苡仁、穞豆衣、叭哒杏仁去皮尖、瓜蒌壳、款冬花炙、马兜铃、白前、冬青子。（民国·王金杰《王仲奇医案·咯血》）

敖，三洋泾桥，七月廿二日。咳嗽轻微，晨起痰内带红三月之久，仍未获弭，裂痕在肺叶深处，心肺相依为用，故心悸，汗易泄，不耐烦劳，向有遗精，脉虚滑。治以清络养阴，肃肺宁心。

旱莲草三钱，女贞子三钱，丝瓜络三钱，海蛤粉包三钱，陈阿胶蒲黄炒珠二钱，丹参二钱，生苡仁四钱，藕节五钱，滇三七六分，淮牛膝炒炭钱半，仙琼玉膏分冲三钱。

二诊：七月廿九日。精神稍振，心悸略宁，汗泄亦减，惟肺叶深处裂痕仍未平复，晨起咯痰仍带紫血，咳嗽轻微，今日头脑又觉不清，脉虚细而数。仍以清络养阴，保肺宁心。

旱莲草三钱，女贞子三钱，白芨片八分，丝瓜络三钱，滇三七六分，生苡仁四钱，海蛤粉包三钱，淮牛膝炒炭二钱，血余炭包六分，陈阿胶蒲黄炒珠二钱，地榆炒三钱，仙琼玉膏分冲四钱。

三诊：八月十三日。痰中血星渐淡渐少，肺络裂痕有平复之联，惟阴虚阳强不密，时觉火热上炎，心悸，头眩，脉细稍数。心肺相依为用，仍守原意以治。旱莲草三钱，女贞子三钱，金钗斛二钱，海蛤粉包三钱，淮牛膝炒炭二钱，地榆炒三钱，陈阿胶蒲黄炒珠二钱，丹参二钱，滇三七六分，合欢皮三钱，淡秋石钱半。

江，婺源，四月十九日。脾运委顿，清阳不升，肺苦气逆，肠回拘急，咳嗽已经一载，腹胀，大便溏泻，形瘦，神疲，畏寒，夜寝汗出，脉濡弦。病机入瘵，宜慎勿忽。

生于术二钱，茯苓三钱，益智仁一钱，白果煨钱半，杭白芍炒二钱，川桂枝钱半，白扁豆炒二钱，紫菀蒸钱半，款冬花炙钱半，生苡仁三钱，罂粟壳钱半。

二诊：四月廿一日。咳嗽乍疏乍数，已经一载，腹胀，食难消受，形瘦容黄，大便溏泻，精神疲惫，惟寝汗畏寒稍愈，脉濡滑而弦。脾钝肠急，肺苦气逆，病机入瘵，未易疗治。

生于术二钱，茯苓三钱，川桂枝钱半，杭白芍炒二钱，肉果煨钱半，益智仁炒一钱，陈六神曲炒三钱，新会皮二钱，百部蒸八分，佩兰三钱，罂粟壳钱半，荷叶三钱。

三诊：四月廿六日。舒肠运脾，腹胀溏泻较愈，容黄略有津泽，咳嗽未休，仍稍畏寒，脉濡弦。脾钝肠急，肺苦气逆，病机入瘵，仍须镇摄为妙。

生于术二钱，茯苓三钱，川桂枝钱半，杭白芍炒二钱，白扁豆炒二钱，益智仁一钱，肉果煨钱半，佩兰三钱，紫菀钱半，百部蒸八分，生苡仁四钱，罂粟壳钱半，陈六神曲炒三钱。

王，虹口，七月廿一日。咳痰带血之后，阴亏肺燥，继以头脑剧痛，既而肌瘦形羸，气力虚乏，咳不减而痰多，声音殊失清扬，脉濡弦稍数，防有肺瘪叶焦之患。

海蛤粉包三钱，白石英煅先煎三钱，金钗斛二钱，南沙参三钱，生苡仁四钱，冬瓜子四钱，野料豆三钱，甘草一钱，冬虫夏草一钱，款冬花炙钱半，玫瑰花两朵。

二诊：七月廿七日。阴亏肺燥，咳呛痰曾带血，血弭后咳不休而痰多，形瘦，纳食未减，舌燥日干，咳声未能清扬，久延肺瘪叶焦是虑。更以肃肺保金可矣。

海蛤粉包三钱，杏仁去皮尖三钱，金钗斛二钱，生苡仁三钱，冬瓜子四钱，川贝母去心一钱二分，款冬花炙钱半，紫菀钱半，北沙参三钱，甘草炙一钱，枇杷叶去毛布包三钱，玫瑰花两朵。

三诊：八月初六日。咳呛已减，痰亦渐少，气力略强，大便溏薄，脉濡弦滑。仍以肃肺保金，兼养脾胃。

沙参三钱，金钗斛二钱，生苡仁三钱，淮山药三钱，茯苓三钱，罂粟壳钱半，川贝母去心钱半，款冬花炙钱半，紫菀钱半，杭白芍炒钱半，甘草八分，白扁豆炒三钱，玫瑰花两朵。（民国·王金杰《王仲奇医案·痨瘵》）

本体怯弱，元气中馁，咳嗽喘息，孱瘦，脉数，三十而立之年，何颓唐乃尔？倘豁痰清肺，为治标之策，根弱叶枯，是吾忧也。

蒸于术、淮牛膝、金钗斛、生牡蛎、银杏肉、参贝、陈皮、北五味、银柴胡、冬虫夏草、杭白芍、炙甘草、罂粟壳、陈南枣、饴糖。

体元素弱，精未充盛就泄，加以博奕劳神，酒色耗真，即秉真实有余之躯，亦不足以供其内夺，况患咯血咳嗽，藏真亏不能复，脑力薄弱，囟门空虚，易触外风。脉至虚弱小数，亏极而未入损；务宜养心保身，持满御神，求大药于草木根荄之外，庶几有豸。

生牡蛎、金钗斛、野茯神、野料豆、女贞子、淮山药、北条参、苏芡实、枳椇子、款冬花、淮小麦。

阳盛阴虚，遗泄盗汗，已成熟径。近来咳嗽白痰，鼻塞清涕，似属感触外风，幸而失血未发，当与本病无涉。但本元素弱，以轻剂调之足矣。

霜桑叶、生苡仁、料豆衣、广皮、白杏仁、甘草、白前、紫菀、野苓、枇杷叶。

左。少之时，血气未定，过犯酒色，欲竭其精，耗散其真，咳嗽失血，咳声激烈，元海不固，气逆如喘，耳鸣头眩，肾损无疑，屡投大剂桂附麻辛，其不败也几希！

牡蛎、金钗斛、冬虫夏草、淮牛膝炒、野料豆、旱莲草、女贞子、水中金、杭白芍、北五味、乌沉香磨汁冲。

二诊：元海之气稍固，咳逆较安，惟有形精血亏而难成，以致耳鸣头眩，偏左耳下颈项间及胯下鼠瘘结核，出没靡常，不但精血内亏，恐有隐忍未发之患也。

牡蛎、生首乌藤、菊花、石决明、淮牛膝炒、金扁斛、玫瑰花、茯神、野料豆、杭白芍、冬虫夏草。（民国·王金杰《王仲奇医案·虚劳》）

然予曾治盛川一妇，年未三十。咳血夜热，一侧眠，饮食大减，口苦，脉来数软；用阿胶三钱，贝母二钱，川连七分，米仁、地骨皮各三钱，青蒿一钱，鳖甲五钱，川柏一钱；四帖。胃口大启，后用“四物”、知、柏、柴胡、鳖甲、丹皮，八帖，全安。先是其兄咳血畏寒，求治，按脉偏弦，知其饮邪，与“苓桂术姜汤”加五味、半夏、杏仁而愈，乃同其妹就诊，岂知病同而所因霄壤。因知东垣之甘温，治气分之虚火，丹溪之苦寒，治血分之实火，各有攸当，不可偏执也。（民

国·薛福《瘦吟医赘》）

李，左。初诊：素嗜饮酒，湿热熏蒸肺胃，咳呛头昏，潮热，月初咯血，纳呆神疲，脉形细数，舌黄。治宜清肺健脾。

炙紫菀三钱，海蛤壳六钱，地骨皮四钱，冬瓜子四钱，远志肉一钱五分，炙鳖甲四钱，银柴胡一钱，竹茹三钱，炙百部三钱，左秦艽二钱，青蒿梗二钱。

二诊：营卫不和，内热外寒，熏蒸肺胃，呛咳气急，脉形细弦，舌薄腻。治宜清金疏化。

川贝母三钱，炙款冬三钱，炒竹茹三钱，法半夏二钱，淡子芩二钱，冬瓜子四钱，前胡一钱五分，远志肉一钱五分，肥知母二钱，苏子叶二钱，海蛤壳六钱。

三诊：寒热气急未平，咳呛咯血，肺络受伤，脉细芤，舌薄黄。治宜清金化痰。

仙鹤草三钱，叭杏仁三钱，远志肉一钱五分，天花粉三钱，海蛤壳六钱，炙款冬三钱，炙紫菀三钱，半贝丸三钱，藕节炭五枚，淡竹茹二钱，丝瓜络三钱。

四诊：昨夜咳甚吐血，潮热气促，头昏，脉形细芤，舌薄。关系肺热络伤，治以清肺和络。

鲜生地四钱，仙鹤草三钱，远志肉一钱五分，蛤壳二钱，天花粉三钱，川贝母三钱，淡竹茹二钱，黄芩二钱，旱莲草二钱，炙紫菀三钱，冬瓜子四钱。

唐，左。初诊：脉形滑数，舌薄白，咳嗽不扬，已经二月，食少体瘦，潮热自汗。症防劳瘵，治以清肺健脾。

炙紫菀三钱，玉桔梗一钱，姜竹茹二钱，远志肉一钱，嫩前胡一钱五分，五味子八分，大贝母三钱，鲜沙参三钱，煅蛤壳六钱，生冬花二钱，冬瓜子四钱。

二诊：痨瘵之症，诸虚百损，潮热自汗，咳呛难痰，体瘦形黄，脉弦舌白。势甚危险，治拟止嗽除蒸敛汗。

炙紫菀三钱，麻黄根二钱，五味子八分，知贝母各二钱，叭杏仁二钱，蒸百部三钱，淡子芩二钱，炙款冬二钱，炙鳖甲四钱，冬瓜子四钱，淡竹茹二钱。

诸，左。初诊：肺苦气逆，络伤迸裂，吐血盈盆，头疼咳呛，左肋疼痛，脉细芤。治拟清肺和络。

旱莲草二钱，鲜生地四钱，广橘络一钱五分，十灰丸包六钱，仙鹤草三钱，茜草根四钱，蛤阿胶二钱，三七末八分，分二次冲，小蓟炭三钱，象贝母三钱，淡竹茹三钱。

二诊：咯血已少，头痛肋疼均止，咳呛腹痛，按脉细芤。肺部受创，治拟清肺养阴。

川象贝各三钱，仙鹤草三钱，蛤阿胶二钱，藕节炭二枚，叭杏仁三钱，小蓟炭三钱，丝瓜络三钱，十灰丸包四钱，炙款冬三钱，鲜生地四钱，茜草根三钱。

三诊：咯血已止，咳嗽腹痛，睡眠不安，脉来细弱，舌绛。肺胃失和，治拟清润。

叭杏仁三钱，大生地三钱，冬瓜子三钱，抱茯神三钱，北沙参三钱，黑玄参三钱，海蛤壳六钱，十灰丸包四钱，炒百合二钱，川贝母二钱，阿胶炭二钱，仙鹤草三钱。（民国·冯伯贤《上海名医医案选粹·朱鹤皋先生医案》）

卢先生。初诊：肺虚痰红，咳呛甚剧，痛引胸胁，虚热内扰。治与清理润肺。

鲜沙参三钱，青蒿梗三钱，牡丹皮三钱，京赤芍钱半，赤茯苓三钱，小蓟草三钱，仙鹤草四钱，茜草根三钱，炙兜铃钱半，地榆炭三钱，银花炭三钱，黑山栀钱半，阿胶珠三钱。

二诊:肺部受损,痰红未净,咳嗽痛引胸胁。肝火虚热甚炽,治与养肺清润。

南北沙参各三钱,京玄参三钱,大麦冬三钱,嫩白薇三钱,青蒿根三钱,地骨皮三钱,阿胶珠四钱,仙鹤草三钱,旱莲草四钱,小蓟草三钱,地榆炭三钱,黑山栀三钱,鹅管石煅研三钱。

三诊:气机急促,咳嗽不已,内热甚炽,口苦舌干,胸膺干痛。治与清理润肺。

鲜沙参三钱,小生地三钱,青蒿枝三钱,地骨皮三钱,小麦冬三钱,天花粉三钱,淡黄芩三钱,桑白皮三钱,旋覆花三钱,代赭石三钱,炙紫菀三钱,炙款冬钱半,鹅管石煅研三钱。

四诊:虚热甚炽,娇脏受灼,气急干咳,胸胁引痛。治与清理润肺。

京玄参三钱,鲜生地三钱,肥知母三钱,海蛤壳三钱,云茯苓三钱,阿胶珠四钱,炙紫菀三钱,炙款冬三钱,海浮石三钱,淡黄芩三钱,天花粉三钱,桑白皮三钱。

谭,右。初诊:外受风寒之邪,清肃失司,咳嗽气机不利,头胀神疲。治与疏化润肺。

嫩前胡钱半,象贝母钱半,旋覆花三钱,嫩桑枝三钱,化橘红三钱,海蛤壳三钱,炙紫菀三钱,炙款冬三钱,白苏子三钱,苦桔梗八分,冬瓜子三钱,栝蒌皮三钱。

二诊:风寒外袭,清肃失司,鼻塞气机不利。治与疏利清肃。

清水豆卷四钱,嫩前胡八分,栝蒌皮三钱,荆芥穗八分,青防风八分,海蛤壳三钱,炙紫菀三钱,炙款冬三钱,冬瓜子三钱,苦桔梗八分,清炙枇杷叶去毛包三钱。

三诊:寒热已解,咳嗽未已,气机失畅,余邪逗留,痰多。治以补肺理气。

化橘红三钱,光杏仁三钱,海蛤壳二钱,佩兰梗钱半,净蝉衣八分,炙紫菀三钱,栝蒌皮三钱,六神曲三钱,象贝母钱半,炙款冬钱半,旋覆花三钱。

吴君。初诊:木元虚弱,虚热浮越,渐热甚炽,咳嗽剧作。治与培元潜阳,养阴清理。

炙鳖甲四钱,鳖血炒柴胡三分,淡黄芩三钱,粉葛根三钱,青蒿梗三钱,嫩白薇三钱,地骨皮三钱,肥玉竹三钱,阿胶珠四钱,大麦冬三钱,浮小麦三钱,稻根须三钱,鹅管石三钱煅研。

二诊:本元虚弱,肺部力薄,娇脏失润,咳嗽气机不畅,虚热浮越。治与培元清理。

炙鳖甲四钱,鳖血炒柴胡三分,粉葛根三钱,淡黄芩二钱,清水豆卷四钱,青蒿梗三钱,嫩白薇三钱,阿胶珠四钱,大麦冬三钱,五味子一钱,海蛤壳三钱,御米壳三钱,鹅管石三钱煅研,代赭石三钱。

三诊:虚热愈而未净,阴分过耗,经络易于破裂,本元力薄,潮热盗汗。再与潜阳清理。

炙鳖甲四钱,煅牡蛎三钱,花龙骨三钱,板蓝根三钱,淡秋石四钱,仙鹤草三钱,茜草根三钱,地榆炭三钱,阿胶珠四钱,五味子一钱,牡丹皮三钱,京赤芍钱半,鹅管石煅研三钱。

许君。初诊:阳气温运无能,寒痰逗留,喘咳频作,气机急促。治与温阳建运。

熟附片一钱,青礞石三钱,旋覆花三钱,姜半夏钱半,代赭石三钱,甜冬术钱半,灵磁石三钱,黑苏子三钱,炙紫菀三钱,炙款冬钱半,川牛膝钱半,鹅管石二钱。

二诊:痰饮逗留,肺部寒邪外受,阳气温运无能,治与温阳化饮。

净麻黄三分,北细辛二分,青礞石三钱,炒白术钱半,熟附片二钱,姜半夏钱半,旋覆花三钱,代赭石三钱,炮姜炭八分,橘白钱半,灵磁石三钱,焦六曲三钱,生熟苡仁各三钱。

郑君。初诊:痰饮气急,咳嗽隐作,豁痰不爽。治与温阳。

潞党参钱半,明附片钱半,炮姜炭八分,姜半夏钱半,代赭石三钱,旋覆花三钱,炙紫菀三钱，九节菖蒲八分，海蛤壳三钱，白苏子三钱，栝蒌皮三钱，远志肉三钱。

二诊：命门之火式微，阳气温运无能，寒痰壅塞，气机喘急。治与温阳肃肺。

补骨脂钱半，炮姜炭八分，金沸草三钱，北细辛三分，明附片钱半，煅牡蛎三钱，净麻黄三分，姜半夏钱半，炒白术一钱，灵磁石三钱，川桂枝二分，鹅管石煅研二钱。

三诊：体力虚寒，阳气温运无能，痰饮逗留，气机喘急。治与温阳化痰。

明附片钱半，高良姜八分，炒于术钱半，厚杜仲三钱，姜半夏钱半，净麻黄三分，九节菖蒲八分，海蛤壳三钱，远志肉一钱，莱菔子三钱，北细辛三分，青礞石三钱，补骨脂三钱。

周君。初诊：肺虚新感风邪，清肃失司，咳嗽气机不畅，夜间尤甚。治肃肺气。

清水豆卷三钱，化橘红三钱，荆芥穗八分，旋覆花二钱，炙紫菀三钱，炙款冬钱半，净蝉衣八分，象贝母钱半，栝蒌皮三钱，海蛤壳二钱，冬瓜子三钱，苦桔梗八分。

二诊：风邪已解，肺部虚弱，咳嗽气机不畅。治与润肺理气。

鲜沙参三钱，小生地三钱，阿胶珠四钱，象贝母钱半，海蛤壳三钱，海浮石三钱，栝蒌皮三钱，肥玉竹三钱，旋覆花三钱，炙紫菀三钱，炙款冬钱半，鹅管石三钱。

朱君。初诊：风邪外袭，清肃失司，咳嗽气机不利，头胀神疲。治与清肃肺气。

嫩前胡钱半，冬桑叶三钱，炙款冬钱半，海蛤壳三钱，代赭石四钱，旋覆花三钱，象贝母三钱，蔓荆子二钱，化橘红钱半，炙紫菀三钱，栝蒌皮三钱，白苏子三钱，佩兰梗钱半。

二诊：风邪渐解，余热内蕴，略有咳嗽。治与清理疏解。

清水豆卷三钱，赤苓三钱，甘菊花三钱，炙紫菀三钱，冬桑叶三钱，生甘草八分，旋覆花三钱，栝蒌皮三钱，天花粉三钱，苦桔梗八分，嫩射干八分，象贝母三钱，白茅根二扎。（民国·冯伯贤《上海名医医案选粹·陈存仁先生医案》）

汪，左。初诊：痰湿内蕴，肺胃不和，咳嗽气急，纳谷不香，治与宣化和中。

嫩前胡一钱五分，云茯苓三钱，蜜炙苏子一钱五分，仙半夏一钱五分，薄橘红五分，炙款冬一钱五分，光杏仁三钱，炙紫菀一钱五分，炒谷芽二钱，佩兰梗一钱五分，旋覆花三钱包，炙远志肉五分。

二诊：咳嗽气急已减，纳谷不香，痰湿内蕴，肺胃不和，仍与宣化和中。

光仁杏三钱，云茯苓三钱，熟谷芽三钱，蜜炙苏子三钱，炙紫菀一钱五分，佩兰梗一钱五分，薄橘红一钱五分，炙款冬一钱五分，川通草一钱，制半夏一钱五分，春砂壳五分，炙远志肉五分，旋覆花一钱五分包，鹅管石三钱煨研。

子左。初诊：感受外邪，肺胃不和，形寒骨楚，咳嗽纳少，治与疏解。

带叶苏梗一钱五分，云茯苓三钱，炒谷芽三钱，荆芥穗一钱五分，福橘络一钱五分，佩兰梗一钱五分，嫩前胡一钱五分，大腹皮三钱，象贝母三钱，姜竹茹一钱五分，炒桑枝三钱。

二诊：筋骨牵痛，湿热入络，风邪外来，治与清化通络。

炒荆芥五分，云茯苓三钱，福橘络一钱五分，炒黄芩五分，金银花三钱，淡竹茹一钱五分，净蝉衣一钱，连翘壳三钱，京赤芍一钱五分，嫩桑枝三钱，伸筋草三钱。

三诊：筋骨牵痛，较前轻减，气痛不舒，肝气入络，再与理气通络。

制香附一钱五分，云茯苓三钱，炒枳壳一钱五分，春砂壳五分，福橘络一钱五分，细青皮一钱五分，紫苏梗一钱五分，大腹皮三钱，丝瓜络一钱五分，佛手柑一钱五分。

四诊：形寒畏冷，纳少口苦，风痛不止。湿热内蕴，风邪入络。治与宣化通络。

炒荆芥五分，云茯苓三钱，福橘络一钱，炒黄芩五分，侧柏炭一钱五分，淡竹茹二钱，净蝉衣一钱，山茶花一钱五分，生白芍一钱五分，丝瓜络一钱五分。（民国·冯伯贤《上海名医医案选粹·丁仲英先生医案》）

苏先生。初诊：中寒假盛，寒邪外干，头昏痰嗽，恶寒，脉浮，治以温解。

白苏子三钱，炙细辛五钱，带皮苓八钱，姜半夏五钱，川桂枝二钱，橘红二钱，白杏仁三钱，制川朴一钱，生姜三钱。

二诊：表邪解，咳嗽瘥，假痰尤盛，再与温化。

白芥子三钱，炒白术四钱，橘红二钱，姜半夏五钱，陈枳壳三钱，川楝子一钱半，云茯苓六钱，远志一钱，生姜三钱。（民国·冯伯贤《上海名医医案选粹·祝味菊先生医案》）

张，男。心肺本虚，气血郁滞，肝气脾湿，顽痰瘀血，留恋阻滞，机能乖常，风寒易袭，诸恙迭起，咳嗽痰多，右胁剧痛，不能转侧，不能安眠，头眩力乏，神疲肢倦，形瘦色皖，汗泄恶风，小溲黄少，腑行干燥，舌苔薄白腻，右平较厚，脉象弦滑数，左弦更紧，右寸虚滑，右尺沉弱。本虚标实，病极严重，勉从肃肺化痰、疏肝和荣法。

苦杏仁、瓜蒌仁、制半夏、川贝母、旋覆花、川郁金、桃仁泥、白芥子、生归须、海蛤粉、露蜂房、制乳没、青陈皮、生甘草。

二诊：前日药后，骤觉懊恼，呕吐腻痰，成杯盈碗，顿觉心胸舒适，精神爽快，咳嗽较轻，痰鸣时作，右胁剧痛已减，夜寐已较安宁，头眩力乏，形瘦色皖，汗泄恶风，小溲黄少，腑行干结，舌苔薄白腻，脉象弦滑，数度较平，左弦尚甚，右寸虚滑，右尺沉弱。投剂合度，仍从原章。

全瓜蒌、制乳没、青陈皮、苦杏泥、制半夏、川贝母、旋覆花、川郁金、桃仁泥、炒白芥子、生归须、露蜂房、生甘草。

三诊：咳嗽渐轻，心胸亦适，精神较振，夜寐亦安，咯痰尚多，粘腻难出，头眩形瘦，汗泄恶风，右胁疼痛已轻，腑行干结较畅，小溲黄少，胃纳较香，舌苔白腻微黄，脉象弦滑而数，数度较平，弦滑尚盛，有寸尺部尚较软弱，投剂尚合，再宗前方。

光杏泥、旋覆花、川郁金、小青皮、生赤芍、桃仁泥、姜半夏、橘红、生归须、降香末、露蜂房、白芥子、全瓜蒌、制乳没、炙甘草。（民国·王慎轩《王慎轩医案医话选·肿瘤验案二则》）

刘先生，四十岁，四日廿七日。咳嗽四五月，近因重感身热，胸胁相引掣痛，心跳气促喘逆，舌苔白腻而厚，两脉弦滑而数。一派停饮在胃上迫太阴之象，拟以轻宣肃降，化痰利水。

嫩前胡一钱，麻黄汤煮透去麻黄，象贝母四钱去心，新绛屑钱五，鲜枇杷叶三钱布包，家苏子钱五，莱菔子二钱同包，苦杏仁三钱去皮尖，生海石五钱先煎，鲜佛手三钱，制半夏三钱粉草钱五同炒，细辛二分川连七分同打，甜葶苈一钱焙，大腹皮三钱洗净，赤苓皮四钱，建泻片三钱。

二诊：四月二十九日。身热退而未净，咳嗽有痰，气分渐顺，心跳已止，舌苔厚腻，大便通利甚畅，左脉细濡而数，右弦滑，前法既效毋庸更张。

嫩前胡一钱，莱菔子二钱，鲜枇杷叶三钱布包，制半夏三钱粉草钱五同打，甜葶苈一钱焙，大红枣三枚同包，家苏子钱五，冬瓜子一两，鲜佛手三钱，保和丸四钱布包，生紫菀一钱，苦杏仁三钱去皮尖，细辛二分川连七分同打，大腹皮三钱洗净，生海石五钱先煎，赤苓皮四钱，建泻片三钱。

牛学生，十五岁，四月十四日。咳嗽气促，咽关有痰，不易咯，舌苔垢厚浮黄，大便干结，两脉弦滑。病属食后奔跑太过，伤及肠胃，病状已非一日矣。拟以三子通络化滞，宜乎休养静摄。

家苏子钱五，嫩前胡一钱，鲜枇杷叶三钱，保和丸四钱布包，生海石五钱先煎，连翘三钱，莱菔子三钱，苦杏仁三钱去皮尖，焦麦芽四钱，方通草一钱，白芥子五分焙，象贝母四钱去心，鲜橘皮三钱去白，栝蒌皮四钱枳壳五钱同打。

二诊：四月十七日。大便通而不畅，舌苔黄厚，两脉弦滑，咳嗽渐减，痰不易咯，肺胃痰浊尚未清楚，再以三子通络化滞。饮食备宜小心。

家苏子钱五，鲜枇杷叶三钱，保和丸五钱布包，苦杏仁三钱去皮尖，鸡内金三钱，莱菔子三钱，象贝母四钱去心，冬瓜子一两，白芥子五分焙，全栝蒌五钱小枳实五钱同打，生海石五钱，川军炭钱五，后下。

三诊：四月廿日。大便通利甚畅，舌苔已化，咳嗽亦止，两脉弦滑，病已将愈，再以宣肃肺胃。饮食宜慎。

生紫菀钱五，苦杏仁三钱去皮尖，焦麦芽四钱，焦楂炭三钱，鲜枇杷叶三钱，保和丸五钱布包，小枳壳钱五，苦梗七分同打，家苏子钱五，莱菔子钱五同包，新会皮钱五，象贝母四钱去心，鸡内金三钱，方通草钱五。

任右，六十一岁，四月二十六日。咳嗽吐痰如涎，右肺部痞闷不舒且痛，胃不思纳，两脉细濡且滑。老年肺络有痿痹之状，治以王海藏，延久恐有失音之虞。

全栝蒌五钱薤白头三钱同打，鲜枇杷叶三钱，莱菔子钱五布包，陈胆星二钱姜汁炒，新绛屑钱五，牛蒡子七分，生海石五钱先煎，冬瓜子一两，生紫菀一钱，苦杏仁三钱去皮尖，生蛤壳一两先煎，象贝母四钱去心。

二诊：四月二十七日。宣化通络之后，右肺部渐舒，吐痰颇多，大便已爽，舌苔白腻质绛，两脉细濡而弦，再以宣痹化痰通导络分。

全栝蒌五钱薤白头四钱同打，鲜枇杷叶三钱，二陈丸四钱布包，陈胆星二钱姜汁炒，生海石五钱先煎，牛蒡子七分，真新绛钱五，生蛤壳一两先煎，生紫菀一钱，杏仁三钱去皮尖，家苏子钱五，莱菔子钱五布包，象贝母四钱去心，橘子络钱五，丝瓜络三钱，当归须三钱，真琥珀二分，上落水沉香一分，二味研末，以小胶管装好，匀两次药送下。

三诊：四月廿九日。右肺掣痛已减，咳痰亦少，胃纳不开，大便通而不畅，两脉依然，病已见效，毋庸更张。

全栝蒌五钱薤白头三钱同打，苦杏仁三钱去皮尖，真新绛钱五，鲜枇杷叶三钱，黛蛤散四钱布包，生熟麦芽各三钱，家苏子钱五莱菔子钱五同打，陈胆星二钱姜水炒，当归须三钱，炙陈皮钱五，象贝母四钱去心，牛蒡子七分，生海石五钱先煎，制半夏三钱，真琥珀二分，上落水沉香二分，二味同研，装小胶管，匀两次药送下。

苏右，八月八日，羊肉胡同。咳嗽喘逆，形寒身烦，右胁疼痛，喘甚不得卧，两脉细弦而滑。水入于肺，气机不舒，拟以宣肃化饮。

嫩前胡一钱麻黄汤煮透去麻黄勿用，白芥子五分炒，生海石五钱先煎，赤苓四钱，真新绛屑钱五，家苏子一钱，甜葶苈一钱炒，生蛤壳一两先煎，，建泻三钱，莱菔子二钱，鲜枇杷叶三钱布包，冬瓜子一两，象贝母四钱去心，上落水沉香二分，真琥珀末二分，二味同研，小胶管装，匀两次药送下。

二诊：八月九日。形寒，手足烦热，喘逆略减，咳嗽不止，右胁疼痛较缓，舌苔白腻而滑，两脉细弦而滑。感冒逆传入肺，拟再以昨法加减。

嫩前胡一钱麻黄汤煮透去麻黄勿用，象贝母四钱去心，制半夏三钱，青葱须三钱，大豆卷三钱，苦杏仁三钱去皮尖，炙陈皮一钱，生海石五钱，先煎家苏子钱五，莱菔子一钱同炒，甜葶苈一钱炒，真新绛屑钱五，生蛤壳一两先煎，冬瓜子一两，赤苓四钱，鲜枇杷叶三钱布包，建泻二钱，上落水沉香二分，真琥珀末二分，二味同研，小胶管装，匀两次药送下。

三诊：八月十日。形寒虽解，咳呛喘逆未平，右胁疼痛减而不止，舌苔白腻而厚，两脉细弦滑，再以前法加减。

嫩前胡一钱麻黄汤煮透去麻黄勿用，莱菔子二钱，甜葶苈一钱炒，真新绛屑钱五，黛蛤散四钱布包，牛蒡子七分，象贝母四钱去心，制平夏三钱，青葱须三钱洗净，鲜枇杷叶三钱布包，家苏子钱五，苦杏仁三钱去皮尖，炙陈皮一钱，生海石五钱先煎，上落水沉香二分，真琥珀末二分，二味同研，小胶管装，匀两次药送下。

四诊：八月十一日。喘逆较平，背脊疼痛，平心灼热，胃不思纳，舌苔白，两脉细弦而滑，拟再以宣肃肺胃，调和气分。

嫩前胡一钱，莱菔子二钱，白芥子五分同炒，炙陈皮一钱，鲜枇杷叶三钱布包，真新绛屑钱五，牛蒡子一钱，象贝母四钱去心，甜葶苈一钱炒，黛蛤散四钱布包，青葱须三钱，家苏子钱五，制半夏三钱粉草一钱同炒，生海石五钱先煎，当归须三钱，秦艽钱五，丝瓜络三钱桑枝一两同炒，上落水沉香二分，真琥珀末二分，二味同研，小胶管装，匀两次药送下。

杨先生，三十二岁，四月二十一日。咳嗽咽痒，痰不易咯，鼻塞声重，舌绛苔白，两脉细弦滑数。肺有内热，感受风邪，治以辛凉清解，肃降化痰。

薄荷叶五分后下，鲜枇杷叶三钱，金沸草钱五布包，连翘三钱，苦杏仁三钱去皮尖，嫩前胡钱五，忍冬藤三钱，苏子霜钱五，冬桑叶钱五，象贝母四钱去心，鲜梨皮一个，栝蒌皮三钱，枳壳片一钱，冬瓜子一两，鲜芦根一两去节。

袁右，十五岁，四月十九日。头晕，形寒身热，咳嗽咽痒，气分短促，舌苔白质绛，两脉弦滑而数，热为寒迫，治以轻扬宣化，药后不可以风。

白蒺藜三钱去刺，金沸草钱五，鲜枇杷叶三钱布包，苦梗一钱枳壳钱五同炒，净连翘三钱，嫩前胡钱五麻黄三分同炒，家苏子钱五，象贝母四钱去心，大豆卷三钱，苦杏仁三钱去皮尖，新会皮钱五，冬瓜子一两，鲜芦根一两去节，方通草钱五。（民国·汪朝甲《泊庐医案·内科》）

崔先生，40岁，2月16日初诊。

两脉细弱无力，形寒背部为甚，喘逆已将一年，入冬增剧，咳嗽，舌苔白腻粉红，不思饮水，左胁内痛，不能倚左而卧，二便如常。病属感冒传里，与饮并留胁间，姑以温运化饮，深虑足肿大喘。

嫩前胡一钱麻黄汤煮透去麻黄，粗桂枝赤芍二钱同炒五分，家苏子一钱五分，白芥子五分，桑白皮三钱，甜葶苈一钱焙，大红枣七枚，法半夏粉草同打三钱，新绛屑一钱五分，生海石五钱先煎，苦杏仁三钱，建泻三钱。

另：白蔻仁二分，真琥珀三分，二味同研，以胶囊装好，匀两次药汁送下。

二诊：背部形寒已减、不能倚左而卧，喘逆渐平，咳嗽较减，舌苔白腻而厚质绛。病延已久，防止发热，拟再以前法加减。

粗桂枝五分赤芍一钱五分同炒，嫩前胡一钱，桑白皮三钱布包，旋复花二钱布包，新绛屑二钱，法半夏三钱粉草一钱同打，苦杏仁三钱，鲜煨姜七分，大红枣七枚，建泻三钱，焦苡米三钱。

三诊：咳嗽已减，寅卯时尚甚，舌苔白腻而厚，两脉细弱，左胁之水已化，疼痛已止。病久气滞，中有停饮，拟再以温和化饮。

淡附片七分用面糊煨透，粗桂枝五分蜜炙，生紫菀一钱，法半夏三钱粉草一钱同打，法制陈皮一钱五，苦杏仁三钱，鲜枇杷叶三钱布包，香砂枳术丸五钱布包，鲜煨姜七分，大红枣七枚，生熟麦谷芽各三钱，建泻三钱，冬瓜子一两，象贝母四钱，连皮苓四钱。

四诊：咳嗽已止，夜间亦未咳，惟劳动则气短微喘，舌若白腻，两脉细弱，停饮已化，病后气血两亏，当宗《金匮》法加味。

全当归三钱粗桂枝五分同炒，法半夏三钱粉草一钱同打，炙陈皮一钱五分，甜杏仁三钱，鲜煨姜七分，大红枣十枚，香砂六君子丸五钱布包，淡附片一钱用面糊煨透，潞党参三钱米炒，生熟麦谷芽各三钱，丝瓜络三钱，建泻三钱。（萧龙友《现代医案选·汪逢春医案》）

光绪三十三年九月十四日，光绪皇帝咳嗽频频，胁肋疼痛。御医殷文光诊其脉左关弦数，右关滑细，分析为脾阴土弱，运化失司，胃阳土壮生热，熏蒸肺俞，故用健脾平胃之法调理：

知母二钱，浙贝二钱研，桔梗三钱，桑叶三钱，杏仁二钱研，甘草一钱，引用广皮三钱。

此方与健脾平胃之旨似不甚合拍，但橘皮作药引尚属恰当。橘皮，味辛、苦，性温，入脾、肺二经，长于理气运脾，调中快膈，燥湿化痰。作药引入脾、肺经，不仅可健脾助运而治本，尚能行气、化痰，而可治胁痛、咳嗽之标。

光绪某年八月二十八日，珍贵人（即珍妃）头目眩晕，身肢作烧，胸堵咳嗽，谷食欠香，腿膝仍痛，步履甚软，御医冯盛化诊其脉左寸关浮数，右寸关滑数，认为系外感风凉未解，湿热不清，用清热解表化湿饮调理：

荆芥二钱，防风二钱，薄荷一钱，苏叶一钱，栀子一钱炒，酒芩二钱，秦艽二钱，茅术二钱，赤苓三钱，泽泻三钱，木瓜二钱，生甘草一钱，引用竹茹二钱。

竹茹入肺、胃、胆经，味甘，性微寒，有清化热痰，清胃止呕，清热除烦等功效。珍妃之病状，乃外感化热，肺有痰热，则脉滑数，咳嗽胸堵，身肢作烧，故于清解化饮方中以竹茹为引，入肺经，清肺热，化痰浊。再调治数日后，“脉息和缓，诸症俱好”。（陈可冀《清宫药引精华·清宫药引的单味及复味》）

光绪三十四年十月十六日，皇上脉息六部皆见弦数之象，秋令以来，咳嗽日甚，夜卧尤剧，转动饮食则喘，常欲恶心，时而恶寒发热，种种皆肺气不降，胃气不和，以致元气渐伤，肢体酸软，耳堵尤甚，子后即不能寐，甚至起坐。步履颇难支持，遍身日夜无片刻舒惬，均属阴阳两伤，标本俱病，御医拟止嗽定喘，降肺和胃，调摄阴阳标本法调理：

枇杷叶一钱五分去毛炙，金毛脊三钱去毛，鳖甲三钱，冬桑叶一钱五分，云茯苓三钱，淮山药三钱炒，苦杏仁二钱去皮尖，青蒿一钱五分炒，苏子一钱，麦芽三钱炒，细生地二钱，橘皮四钱，引用蛤蚧尾一对研末冲服。

结合十七日病案记载：光绪咳嗽、气逆、发喘、夜寐每为咳嗽所扰、竟不成寐，腰痛腿酸、行步艰难，肢体倦软，种种病情，皆虚损之象。可知光绪皇上肺肾虚久，肾不纳气，肺虚难降，以致气虚上逆而作喘。治当以调摄阴阳，固本纳气定喘为要。蛤蚧尾功专补肺益肾，纳气定喘，以此为降肺和胃、止嗽定喘方药的药引，服之可使气归下元，虚喘得平。（陈可冀《清宫药引精华·清宫贵重药药引》）

十月十八日。杜钟骏请得皇上脉象左部寸尺濡数，右三部沉数带滑，按之无力。咳嗽无痰，动则气逆作喘。胸膈堵截，知饥不能食。大便燥结难解，小溲浑短。卧则咳作．口有热气，舌有水滑苔。腿软而酸，寒热麻痹，耳鸣头昏，种种见症，金水两亏，肺金失降，肝木过升。《内经》云：肝生于左，肺生于右，左右者阴阳之道路也。今肺失清肃下降之权，肝木逆上干之势，以致痰浊横亘胸中，上盛下虚，此喘咳之所由来也。为今之计，有虚不能补、实不能攻之难。何者，病经日久，实实虚虚，在在棘手。谨暂拟微苦以降肺逆，咸寒以化虚痰，俾肺遂通调，膀胱得以气化，大肠得以传送，以冀痰浊降而咳喘渐平，然后缓商调摄：

海浮石三钱，苦杏仁三钱，冬瓜子五钱，海蛤粉三钱，淡黄芩三钱，薏苡仁五钱炒，飞滑石三钱，薄荷叶三分，真云苓五钱带皮，引用淡海蜇一两水漂极淡，大荸荠四枚打碎，另用大荸荠六枚打碎，淡海蜇一两，煎汤代茶频频饮之。（陈可冀《清代宫廷医话·慈禧之死》）

四月初六日。李万清请得丽皇贵妃脉息浮弦而滑，系气饮舍肺，外受风凉之症。以致寒热往来，身肢酸痛，胸胁胀满，痰壅咳嗽，懒食少寐。今用疏解正气汤晚服一帖调理：

苏叶二钱，羌活二钱，桔皮一钱，半夏一钱，杏仁三钱研，茯苓三钱，桑皮二钱，枳壳一钱，引用生姜三片，白芍三钱。

此方用过，病情稍减。风凉微解，表症稍减，夜间得寐。惟寒热如疟，胸胁胀闷，痰壅气逆，频频作嗽。此由心肝气郁，挟饮乘风，上舍于肺所致。今用顺气化痰汤佐以宣风理肺之品，午服一帖调理：

杏仁三钱，白芍三钱，麻黄六分，桂枝六分，川芎二钱，当归三钱，生地五钱，甘草八分蜜炙，引用木香六分，半夏一钱。

这是一张麻黄汤与四物汤的合方，属于标本兼治之例。药后症状大减。（陈可冀《清代宫廷医话·闲话丽妃》）

崔，右。阴虚木郁，入夏暑湿之气伤肺，咳嗽见血，血止而咳不平。秋后而浮肿，动劳气促，力乏音低，形神日羸，谷食大减，小溲短滴不禁，呃逆无声，肢冷舌白，脉濡，两尺不应，肺脾肾三经大致，真阳欲离，胃从中竭，症在不治，勉设参附回阳，以尽人事，再延高明多裁。

人参、附子、法半夏、炙甘草、破故纸、茯苓、炮姜、白芍。

高，左。肺气不清，脾多痰湿，肝阳又复上僭，呛咳气喘，不能动劳，势成哮恙。当清肃肺胃，兼以柔肝。

华，左。咳嗽最难医，以其难于立止也，恙起去秋，血后不能右卧，卧则气升痰上，左属肝伤，右属肺损，经治之后，渐可右卧，烧热亦除，而咳未减，子丑之交，仍气升痰上，甚则汗出，神疲乏力，肾气不藏，肺虚又少外卫，脉来弦数不静，损怯堪虑，转瞬夏令，少阴用事，当保肺为要。用培土生金，兼纳肾气柔肝之法，更当节劳静养为宜。

北沙参、粉丹皮、黑料豆、石斛、贝母、香青蒿、潼沙苑、山药、女贞子、鳖甲、杏仁泥、功劳叶、全当归、牡蛎、红枣。

嘉兴，朱集勋县令。肺属金主气，最娇之脏，不耐邪侵，侵则毫毛必咳，金寒则嗽，金热则亦嗽。咳久肺虚，不能抵御外寒，严寒咳甚。母病及子，肾水亦亏，木无所滋，肝阳浮越于上，面有浮红，头目昏晕，脉象左部沉滑而关弦，右寸细濡，金水交亏，肝阳偏胜，防有晕跌之虑。拟平周脾肾，兼制肝阳。

北沙参、沙苑子、瓜蒌皮、杏仁、料豆、毛燕、淮山药、云茯苓、法半夏、石决明、女贞子。

柳，左。肝为藏血之经，肺司百脉之气。肾水不足，不能涵木，金虚不能制木，木扣金鸣，气升作呛，多言多动，而咳必增，甚则胁痛咯红，夫肝司约束，肾主蛰藏，下焦摄纳元权，直奔而上，由中逼肺，此呛咳之由。但咳则胁痛，肝络已伤，破绽之处，未能完固，咳则伤处震动，此咯血之由，然治肺无益，当摄纳肝肾，气得归窟，木不侮金，而呛自止。

熟地、牛膝、茯苓、于术、牡蛎、淮山药、金樱子、沙苑、当归、白芍、萸肉、炙甘草、莲子。

二诊：肝肾之脉，位处于下，为纳气藏精之所。下元不固，则藏纳失职，气不归窟。子病及母，故动则气升作呛，咳虽肺病，而致咳之由，不在肺也，前投贞元饮加味，似合机宜，宗原方进治。

熟地、百合、萸肉、党参、于术、当归、白芍、牛膝、炙草、沙苑、牡蛎、茯苓、金樱子、莲子。

荣，左。左脉弦数，肝阳浮越于上，痰清稀冷，中阳不足，子受母气，金寒则嗽，金热亦嗽，寒饮郁于中宫，肺气焉能清肃。抱恙已久，肺气已虚，金不制木，木反侮金，故喉际燥痛。拟调脾肺，兼制肝阳。

北沙参、淮山药、法半夏、云茯苓、百合、牡蛎、款冬花、橘红、炙甘草、甜杏仁、冬虫夏草、煨姜、红枣。

二诊：脉象已静，浮阳已敛，右寸沉郁，肺气虚寒，水饮上泛，咳而音腻，痰从咽喉咯出，清稀而冷，中阳亦复不足。拟温中化饮，以肃肺金。

焦白术、制附子、炙甘草、法半夏、款冬花、橘红、茯苓、旋覆花包、杏仁、牡蛎、煨姜、红枣。

丸方：(霜降后服)党参、法半夏、杏仁、茯苓、新会皮、制附子、肉桂、炙甘草、核桃肉、于术、破故纸、款冬花。

邵小荪观察。肺朝百脉之气，肾司五内之精，脾属中州，为生化之源，气血之脏，肾亏于下，肺虚于上，脾虚于中，水谷之精，不归正化，变而为痰，咳嗽作喘，阳事不兴，谷少神疲，大便作溏，脉细弦数，损怯之萌。急为扶土生金，兼滋肾水。

北沙参、怀山药、牡蛎、料豆、沙苑、芡实、毛燕、百合、云茯苓、参须、莲子、半夏、光杏仁。

二诊：肾为先天立命之根，脾为后天资生之本，肺肾双亏，脾气又馁，水谷之精，变饮生痰，痰嗽气逆，动即作喘，谷少神羸，大便溏薄，阳事不兴。上中下三焦均损，全赖后天充旺，方能生长气血，土能生金，金能生水，渐可向安。

党参、於术、山药、料豆、半夏、金樱子、炙甘草、百合、芡实、茯苓、甜杏仁、牡蛎、莲子、毛燕。

三诊：调脾养肺，大便较固，咳嗽亦减，脉亦较静，惟小溲不畅。肾司二便，膀胱主气化，肺虚于上，气化不及州都，仍培土生金。

党参、於术、半夏、沙苑、牡蛎、乌贼骨、百合、金樱子、甜杏仁、炙甘草、毛燕。

四诊：培土生金，大便已固，小漫溲时不禁，两胁作痛，肝脾络伤，肾虚气不约束。幸饮食尚可，中气能立，拟脾肾双固法。

党参、熟地、半夏、百合、炙甘草、莲子、桑螵蛸、五味子、於术、茯苓、沙苑、金樱子、淮山药。

史，左。肺主胸中，为五脏华盖。病因感冒咳嗽，肺气壅遏，肝阳又复上升，络血因之留阻，胸膺痹窒作痛，或如针刺，转侧不利，痰中间杂血点，肚腹微膨，肺胃均不展舒。虑有狂血之患，急为舒气化郁。

苏梗、丹参、郁金、新绛、杏仁、参三七、枳壳、橘红络、瓜蒌仁、桃仁、赤芍、枇杷叶、藕节。

宋。肺肾两伤，呛咳咯血，血止而咳不宁，已将一载。脉虚涩数，势入损门。急为培土生金，兼治肾水。

北沙参、牡蛎、淮山药、甜杏仁、川贝母、麦冬、茯苓、橘红、金樱子、瓜蒌皮、料豆、女贞子、毛燕、枇杷叶。

皖北，姚小云司马。血生于心，统于脾，藏于肝。气为血之帅，血为气之辅。思虑烦劳，心脾受亏，肝火暴升，以致气升血上。血止之后，渐增呛咳，痰嗽气促。脉象左部沉细尺弱，右部弦数尺浮小数，肺为气之主，肾为气之根。营损于中，水亏于下，肺虚于上，下元根蒂不藏，防血涌来，急为肃肺养阴，兼纳肾气。

女贞子、北沙参、甜杏仁、牡蛎、瓜蒌仁、沙苑、大贝母、橘红、茯苓、生地、料豆、蛤壳、枇杷叶、毛燕。

二诊：肾气较藏，肺气稍安，但阳明湿痰未清，仍宗前法。

女贞子、北沙参、甜杏仁、牡蛎、沙苑、料豆、半夏、淮山药、毛燕、川贝母、橘红、枇杷叶、生地蛤粉拌炒。

微，左。脾为生痰之源，肺为贮痰之器。痰即水也，其本在肾，其标在脾，脾虚则生湿，肾虚则水泛，咳嗽远年，五更溏泄，命火衰微，气不摄纳，日来跗肿，动则喘促，防水气上升，有胀满之患。急为温肾运脾，不必见嗽治嗽。

东洋参、淮牛膝、杜仲、炙甘草、野于术、淮山药、何首乌、破故纸、菟丝子、料豆制、半夏、煨姜、大枣。

叶，左。肺胃两伤，呛咳胸痛，谷少短气，神羸脉弱，肾气亦伤。损症将成。姑拟培土生金，佐以育肾。

人参须、金樱子、炙甘草、百合、料豆、橘白、潼沙苑、淮山药、莲子、牡蛎、於术。

二诊：咳嗽已久，痰多而稀，脉弱神羸，短气乏力，中虚肺弱，谷食又少，脾肾亦伤，势属重候。姑拟苓桂术甘汤加味，培其中土为要。

於术、法半夏、肉桂、人参须、橘白、云茯苓、甜杏仁、红枣、生姜煨、炙草。

俞，左。气虚生痰，积饮在胃，肺肾之气，不能联络，咳而作喘，甚则不能平卧。当肃肺纳肾，以化湿痰。

张，左。肺肾为子母之脏，金水相生，水亏于下，沛之清肃不降，呛咳气升，五更尤甚。日来频见梦泄，君相不安，脉象细数，拟养阴肃肺。

南沙参、杜苏梗、大麦冬、炙紫菀、大贝母、瓜蒌皮、甜杏仁、马兜铃、法半夏、枇杷叶。

朱，左。水亏不能涵木，化气化火，上干肺胃，清肃不降，呛咳气逆，甚则作吐，气火冲激，营络不和，甚则咯红，少腹结瘕，攻逆作痛。拟肃肺和胃，兼以柔肝。

北沙参、杏仁、炙甘草、丹参、山药、合欢皮、半夏、橘红、紫菀、云茯苓、胡桃肉、竹茹。

二诊：五脏六腑皆令人咳，胃咳之状，咳而呕，呕甚则长虫出。数年来咳则呕吐痰水，肺胃之气已亏。叠进和中肃肺，脉息已静，苔腻黄已化，湿淡渐清，古法治嗽，必以胃药收功，拟用六君子加味。

参须、于术、半夏、炙甘草、煨姜、杏仁、合欢皮、橘红、竹茹、款冬花、胡桃肉、红枣。

三诊：进六君子汤扶脾助养胃土，咳嗽已减，吐蛔未止，有时气升作胀，中虚肝木来乘，仍用前法加减。

参须、于术、苏梗、甜杏仁、乌贼骨、煨姜、款冬花、淮山药、半夏、茯苓、炙甘草、红枣。

壮，左。脉弦细兼涩，肝肺不和，夹有淤血，胁肋作痛，痰中夹红，清晨咳嗽。法当养阴，以清肝肺。

沙参、象贝母、茜草、蛤粉、茯苓、合欢皮、藕节、粉丹皮、姜皮、橘红、甜杏仁、紫丹参、枇杷叶。

二诊：胁痛痰血已止，惟清晨咳嗽。肺虚肝阳不静，左关肝部尚带弦数，还宜养阴清肝肃肺。

沙参、象贝母、姜皮、蛤粉、橘红、女贞子、粉丹皮、石决明、甜杏仁、茯苓、炙紫菀、枇杷叶、藕节。（吴中泰《孟河马培之医案论精要·第一篇内科医案及医论》）

赵，左。头眩咳嗽，鼻血如注，胸胁作痛，症势凶险。此乃肝火犯肺，治当清泄肝火。

羚羊片、黑荆芥、牡丹皮、茜草根、牡蛎、淮牛膝、杏仁、象贝母、沙参、阿胶引、藕节。（吴中泰《孟河马培之医案论精要·第二篇外科医案及医论》）

王女。秋感风燥，头晕热烦，咳连胸胁震痛，吸气有音。治宜清肃上焦，勿令气痹。

豆豉、杏仁、贝母、橘红、蒌皮、炙桑皮、桔梗、嫩桑叶、枇杷膏和服，三剂而平。（曹洪欣《温病大成·医案·林义桐》）

二、妇科

一产妇咳嗽声重，鼻塞流涕。此风寒所感，用参苏饮一钟，顿愈六七；乃与补中益气加桔梗、茯苓、半夏，一剂而痊；又与六君加黄芪，以实其腠理而安。（明·薛己《女科撮要·卷下》）

费少垣乃眷，妊已九月，痰多喘嗽，胎气上逆，眼撑不起，两太阳微疼，予曰：此子悬症兼

痰火也。以大紫苏饮为主，才服一帖，逆即不逆，胸膈顿宽，惟喘嗽不止，与七制化痰丸而安。（明·孙一奎《孙氏医案·二卷》）

程相如丈令政，孕四月，头疼，遍身皆痛，腰痛更甚，恶寒发热，咳嗽口渴，六脉浮数。以小柴胡汤加防风、羌活、葛根、姜枣煎服。夜忽大发寒战，继而发热，五更又发战，告急于予。予曰：此作汗之兆。俄而汗出，口渴头疼身热皆减，惟胸膈胀闷，此胎气上逼而为子悬。以大紫苏饮与之。

紫苏、人参、白术、茯苓、甘草、当归、陈皮、大腹皮、川芎、白芍药。

服后身冷而汗出不止，胸腹胀痛。急以夺命丹进，服下嗒然而睡，觉则痛止胀消。始进饮食，身温汗止，骎骎向安，夺命丹用白茯苓、牡丹皮、桃仁、白芍药、桂枝，醋水煎服，止痛如神。

东之丈令眷，妊已六月。为伤风咳嗽，腹中吊疼，痰壅，喉音不清，头且眩运。脉左滑数，右寸弱，关滑，左尺有力，右尺弱。予以人参、白术、陈皮、贝母、茯苓、桔梗、桑白皮、紫苏、粉草、黄芩、前胡，四帖而病痊愈。

文学赞皇令堂。产后左胁痛甚，咳嗽痰不易出，内热气蜜，不能伏枕。予以栝蒌仁六钱，桑白皮、柴苏子、杏仁、半夏、桔梗、枳壳各一钱，水煎服之，而气塞定，嗽渐减除。外与保和丸，及七制化痰丸而安。（明·孙一奎《孙氏医案·三卷》）

一妇先伤风发热咳嗽二日，乃分娩，热尚未退，又食鸡汁肉等太早，咳嗽发热愈盛，已八日矣。胸膈胀痛。头痛口渴，大便秘，咳出之痰，色黑而臭。小水短少，胁下扯痛，气逆而喘，不得卧。左胁不能着席。汗出不止，症甚危急。予以栝蒌五钱，紫苏子一钱，枳壳、酒芩各六分，前胡、桔梗各五分，粉草三分，生姜三片，水煎饮之。胸膈之痛减半，气喘稍定。次日再进前药、大便用蜜枣导之，热尽退，痛尽减，诸症寻愈。（明·孙一奎《孙氏医案·四卷》）

国学郑墨林夫人，素有便红，怀妊七月，正肺气养胎时，而患冬温咳嗽，咽痛如刺，下血如崩，脉较平时反觉小弱而数，此热伤手太阴血分也。与黄连阿胶汤二剂，血止。后去黄连加葳蕤、桔梗、人中黄，四剂而安。（清·张璐《张氏医通·卷二》）

曹启心兄如君，生育多胎，体质虚弱，有脑寒鼻塞流涕之证，怀孕七月。先咳嗽，前医不谙，以流涕为伤风，误用发散，因虚愈咳，咳甚则吐食。又以为胃寒，用六君子汤加炮姜，服之愈甚，继招余治，脉弦数六至，胎脉固当数，然不滑数而弦数。此必阴血大亏也。启兄云：平素胃寒，麦冬、贝母，入口便吐泻，奈何。予曰：治病必以脉为准，今脉弦数，定属阴虚，滋阴不可，补阴独不可乎？此因咳而吐，非不咳而吐也，但治其咳，自不吐矣。《脉经》曰：阴虚阳无所依。令人多呕者此也，岂阴虚独无呕病乎，定以熟地黄为君，山萸、茯苓、山药、石斛、苡仁、沙参为臣，枇杷叶为佐。四剂知，十剂咳嗽全止。而产一男，产后再以当归、川芎、桂枝、辛夷、炮姜、黄芪温补之剂，以医鼻矣。（清·郑重光《素圃医案·卷四》）

仰，三十岁。产后自乳三年，肉消夜热，咳嗽蓐劳，皆产伤真阴，阴虚生热。络中无血，气入络，变化有形，为气聚之瘕。医攻瘕则谬，理嗽亦非。以下损之伤，在肝肾、奇经之虚。肺药寒凉，望其止嗽，嗽必不效，胃伤经阻则凶。（清·叶桂《叶天士晚年方案真本·杂症》）

周，三一。蓐劳。下元先空，咳音不转，必致呕吐，是冲脉虚，气逆上攻，薰蒸肺脏。延及不饥减食，腹痛便溏，乃清内热泄肺医嗽之误。

炒当归、生白芍、炙草、南枣肉。（清·叶桂《种福堂公选医案·产后蓐劳》）

脉沉，怀妊八月，久咳背冷，冲逆不得卧。此因抑郁，阳失转旋，浊凝饮结，当治饮不治咳。

桂枝、淡姜、白芍、茯苓、五味。

蓐劳下损，损及八脉，医投清内热滋阴，致胃伤食减寒热，下元冲气上逆咳呕，而咳嗽药治肺，与内虚下损益无干涉。带淋骨热，髓竭液枯，蓐损较平常损怯更难。寒暑更迁不复，草木焉能奏功？免与血肉有情，望其加谷，可得悠久。

紫河车洗洁一具，人乳八两，生紫石英一斤捶碎，血余炭二两，秋石一两。同煎，河水熬膏。人参汤服二钱。（清·叶桂《眉寿堂方案选存·卷下》）

胎前咳嗽，产后更加失血，脉来左数，咳甚呕吐，是下虚气逆，冲任内损，医屡投肺药，必致延为蓐劳，断乳调理为上。

都气丸四钱，淡盐汤送下，十服。（清·薛雪《扫叶庄医案·卷四》）

一妇素有咳嗽，怀孕至六个月后，每咳燥痰必带鲜血，脉数虚弦，饮食减少。此血虚挟热，肺金受克而动血妄行也，如不早治，即种蓐劳之根。投以二地二冬二母汤加阿胶、白芍，三十余剂，直至分娩，咳嗽虽来全定，而血不复来矣。（清·徐大椿《女科医案·吐血衄血咳血门》）

一妊妇久咳不止，其痰上涌，日吐五六碗许，诸药不应。脉虚数无神。此气阴两亏，不能收摄邪水，而水泛为痰也。朝用地黄汤，夕用四君子汤，更迭调治，数服稍减，一月全安。

一妊妇咳嗽不已，咳甚则大便遗出不禁，脉之虚软微数无神。此肾阴亏损，肺气不足，不能收摄而司开合也。朝用补中益气汤加麦冬、五味以培土生金，夕用地黄汤合生脉散以收摄肾气而安。

一孕妇因怒咳嗽，呕吐痰涎，两胁作痛，脉沉弦数。此肝火侮金，肺失清肃也。全福花汤加羚羊角、山栀、生地，调服三日而减。后以润肺抑肝，半月而全安。（清·徐大椿《女科医案·咳嗽门》）

薛立斋治一妊妇，嗽则小便自出。此肺气不足，肾气亏损，不能司摄。用补中益气汤以培土生金。

六味丸加五味以生肾气而愈。（清·魏之琇《续名医类案·卷二十四》）

次霍婶产后，咳嗽发热，喘满便秘，口中水泛，心下煎熬，血色淡白，此肾虚不能摄纳，血虚不能濡润也，医与人参、桔梗、贝母益甚。予以六味汤加河车、牛膝、麦冬、五味，诸证皆痊。（清·程文囿《医述·卷十》）

荔翁夫人，怀孕数月，嗽喘胸痹，夜不安卧，食少形羸。予曰："此子嗽也。"病由胎火上冲，肺金被刑，相傅失职，治节不行。经云：咳嗽上气，厥在胸中，过在阳明太阴。夫嗽则周身百脉震动，久嗽不已，必致动胎。古治子嗽，有紫菀散、百合汤，法犹未善，鄙见惟补肺阿胶汤，内有甘草、兜铃、杏仁、牛蒡清金降火，糯米、阿胶润肺安胎。一方而胎病两调，至稳至当。服药两日咳嗽虽减，喘痹未舒。方内加苇茎一味，取其色白中空，径清宣痹再服数剂，胸宽喘定，逾月分娩无恙。（清·程文囿《杏轩医案并案·初集》）

女。产后腹痛偏右，虚中有瘀，身热咳呛，音哑脉数，兼夹客感，防其内陷昏愦。桑叶、泽兰、细生地、丹参、荆芥、楂炭、益母草、全归身。

女。产后营虚，温邪乘袭，寒热匝月，咳呛气短，腹膨，脉细，神倦。恐其邪正两脱，至险至险，勉拟一方。桑叶、楂炭、牡丹皮、茯苓、玉竹、陈皮、归身、谷芽。（清·顾文垣《顾氏医案·女科》）

咳逆欲呕，痰出不爽，属肝火冲肺，胎前至今不已，阴已受伤，诚为重候。

北沙参三钱，杏仁三钱，川贝二钱，炙甘草五分，旋覆花一钱五分，海石二钱，蛤壳五钱，茯苓三钱，橘红一钱，生米仁六钱，冬桑叶三钱，枇杷叶三张。（清·凌奂《吴古年医案·胎前咳逆》）

程梅溪继室怀胎五月子嗽治验。程梅溪继室，壬申九月。怀胎五月，咳嗽频频，证名子嗽。正值胃土养胎之际，宜于肺胃并调。

南沙参二钱，冬桑叶一钱，茯苓二钱，叭哒杏三钱去皮尖，老苏梗一钱半，生甘草六分，橘白八分，川贝母一钱半去心，加青葱尖三枚。三剂而安。（清·孙采邻《竹亭医案·女科卷一》）

怀孕七月，现在新感风邪袭肺，咳嗽音闪。姑从泄肺。

前胡钱半，杏仁三钱，款冬花钱半，桔梗一钱，紫菀一钱，桑皮钱半，马兜铃七分，象贝钱半，橘红一钱，冬瓜子三钱。（清·邵杏泉《邵氏方案·卷之礼》）

钱氏妇。患嗽数月，多医莫治，渐至废寝忘餐，凛寒乍热，经停形瘦，心悸耳鸣，滋补填阴，转兼便泄。孟英视脉虚弦缓大，而气短懒言，卧榻不支，动即自汗。曰：固虚也，然非滋阴药所宜。予参、芪、龙、牡、桂、苓、甘、芍、冬虫夏草、饴糖，大剂服旬日而安。继去龙、牡，加归、杞服二十剂，汛至而康。病者欲常服补药，孟英止之曰：病痊体健，何以药为？吾先慈尝云，人如欹器。虚则欹，中则正，满则覆。世之过服补剂，致招盈满之灾者比比焉，可不鉴哉！

沙沛生鹾尹令正。胎前痰嗽，娩后大甚。孟英视之，面赤能餐，汗多畏热，脉滑而数，呕渴苔黄，恶露流通，血分无病，乃爆火伏于肺胃。法宜清肃上焦，不可谓产后禁凉润也。剂以沙参、茹、滑、知、斛、冬、甘、枇杷叶、冬瓜子、苇茎、梨皮、桑叶、蛤壳，出入互用，旬日而痊。（清·王士雄《王氏医案三编·卷七》）

一妇妊七八个月，痰嗽不止，有时呕厚痰数碗，投二陈、旋覆不应，用清肺滋阴愈甚，遂不服药，弥月而产，痰嗽如故，日夜不寐。三朝后二陈加胆、竹沥，吐出厚痰数碗，嗽仍不止，更用二陈加旋覆、当归，少减，稍可吃饭。因嗽不减，痰渐变薄，加入生地四钱，食顿减，嗽转甚，通身汗出，脉象微弦，用归身三钱，茯苓二钱，炒甘草一钱，紫石英三钱，因汗欲用黄芪，因嗽又止，推敲半晌，仍用炒黄芪三钱，一服汗止而嗽亦大减，十剂而安。（清·王士雄《女科辑要按·卷下·咳嗽》）

胎前咳逆，调治已愈，延产后两月有余，咳嗽时形，痰喘复作，加以身肿腹大，脾肺两亏，湿邪归内重症，以尽人力。

花蕊石、干姜、防己、赤苓皮、砂衣、蔻皮、大腹皮、冬瓜皮、五味子、杏仁、苡仁、枇杷叶。（清·赵履鳌《赵海仙医案·妇科》）

三湘，俞某之内。孕经七月，忽受燥气，咳嗽音嘶。前医贸贸，不询月数，方内遂批为子瘖意，忘却《内经》“妇人重身，九月而瘖”之文。观其方案，庞杂之至，所以罔效。丰诊其脉弦滑而来，斯时肺经司胎，咳逆音哑，显系肺金被燥所侵之证，宜辛凉解表法去蝉衣、淡豆豉，加菊花、桑叶、橄榄为引。连当三服，音扬咳止矣。（清·李迺羹《秋燥论·医案》）

南京黄君仲贤之室。患呛咳气喘，内热汗多，时常咯血，精神委顿，四肢软弱无力，行动需人扶持，居经不行已经半载，予诊其脉细弱。此气液皆虚，阴血不注冲任，肝阳上灼肺阴，气失清肃，渐成干血痨症。治必培阴养气液，兼清肝益肺。月事能通，方有转机。遂用吉林参须五分、西洋参钱半、女贞子三钱、生杜仲三钱、蛤蚧尾三分、白芍钱半、川贝三钱、天花粉三钱、川石斛三钱、广皮白五分、毛燕三钱绢包煎汤。连服十剂，经血即行。再照方加大生地二钱，麦冬三钱，咳嗽止而饮食增，内热清而精神振，不过月余全安。

佚名。肝气上升，克脾犯胃，土受木制，运化无权，积湿生痰，阻塞气机，胸胁作痛，受寒咳嗽，湿痰凝结已著。脉来细弦，居经不行已历四载。治宜养血润肝，扶土化痰。北沙参四钱，大白芍一钱半，金铃子一钱半，栝蒌皮三钱，川石斛三钱，薄橘红八分，冬青子三钱，白茯苓三钱，甜杏仁三钱，左牡蛎四钱，冬瓜子四钱，生谷芽四钱。（民国·费承祖《费绳甫先生医案·妇科》）

严，右。咳嗽较减之后，忽然漏红甚多，舌质淡红，脉弦小而数。怀孕七月，正属手太阴司胎，太阴原有燥邪，引动肝火，由气入营，血得热以妄行。颇虑热伤胎元，致成小产。急清热安胎拟养营泄热以保胎，佐入滋水清肝而润肺。

蛤粉炒阿胶三钱，生地炭三钱，侧柏炭一钱五分，厚杜仲三钱，生白术一钱五分，光杏仁三钱，冬桑叶三钱，炒条芩一钱，川象贝各二钱，冬瓜子三钱，鲜藕四两去皮，切片入煎，枇杷叶露四两后入。

庄，右。未产之前，发热咳嗽，风温伏邪，蕴蒸气分，肺胃两经受病。今产后发热不退，更甚于前，恶露未楚，苔黄脉数。良由气血已亏，宿瘀留恋，伏邪不达，邪与虚热相搏，所以身热更甚也。投解肌药不效者，因正虚不能托邪外出也。今宗傅青主先生，加入人参生化汤，养正达邪，去瘀生新，助入宣肺化痰之品。（民国·丁泽周《丁甘仁医案·卷七》）

病者，宋宝康之妻吴氏，年三十四岁，住本城南街。

病名：孕妇燥咳。

原因：妊已七月，适逢秋燥司令，首先犯肺而发。

证候：初起背寒干咳，咳甚无痰，喉痒胁疼，甚至气逆音嘶，胎动不安，大便燥结。

诊断：脉右浮滑搏指，左弦滑数，舌边尖红，苔薄白而干。此《内经》所谓“秋伤于燥，上逆而咳”。似子瘖而实非子瘖，子瘖当在九月，今孕七月，乃由燥气犯肺，肺气郁而失音，所以经谓“诸气膹郁，皆属于肺”也。

疗法：当从叶氏上燥治气，辛凉宣上。故用桑、菊、荷、蒡疏肺清燥为君，蒌、贝润肺活痰为臣，佐以鸡子白、雅梨皮开其音，使以嫩苏梗安其胎，庶几肺气舒畅，而痰松音扬，胎气自安矣。

处方：冬桑叶二钱，薄荷叶八分，栝蒌皮二钱，鸡子白一枚后入，白池菊二钱，牛蒡子钱半，川贝母二钱，雅梨皮一两。

次诊：连进三剂，音清咳减，咳痰亦松。惟大便五日不通，脘腹胀满，口干喜饮，不能纳谷，脉仍搏数，舌边尖尚红，扪之仍干。法当内外兼治，外用蜜煎导以引之，内用五仁汤加减以通润之。

次方：松子仁四钱杵，炒麻仁三钱杵，甜杏仁三钱去皮，柏子仁三钱杵，瓜子仁二钱，金橘脯二枚切片，萝卜汁一瓢煎汤代水，先用净白蜜一瓢，煎汤代水。

三诊：一剂而频转矢气，再剂而大便通畅，腹胀顿宽，咳痰虽松而咳仍不止，左胁微痛，幸口燥已除，胃能消谷，脉数渐减，舌红渐淡，可进滋燥养营汤，冲润肺雪梨膏，保胎元以除咳。

三方：白归身钱半，生白芍三钱，蜜炙百部钱半，蜜枣一枚剪，细生地三钱，生甘草五分，蜜炙紫菀三钱，金橘脯一枚切片，叶氏润肺雪梨膏一两分冲。

效果：连服四剂，音扬咳止，胃健胎安而愈。（民国·何炳元《全国名医验案类编·初集四时六淫病案》）

沈尧封曰：一妇妊七八个月，痰嗽不止，有时呕厚痰数碗，投二陈、旋覆不应，用清肺滋阴愈甚，遂不服药，弥月而产，痰嗽如故，日夜不寐。三朝后二陈加胆星、竹沥，吐出厚痰数碗，嗽仍不止，更用二陈加旋覆、当归少减，稍可吃饭。因嗽不减，痰渐变薄，加入生地四钱，食顿减，嗽转甚，通身汗出，脉象微弦。用归身三钱、茯苓二钱、炒甘草一钱、紫石英三钱，因汗欲用黄芪，因嗽又止，推敲半响，仍用炒黄芪三钱，一服汗止，而嗽亦大减，十剂而安。

笺疏：咳嗽是杂病中之一大门，产后胎前本亦无甚大别，皆随症治之。明辨其寒热虚实四字而已。惟有痰而舌腻者，终不可轻用清肺滋阴之药。徐灵胎批《指南》早已言之谆谆。尧封此条两度转甚，可为殷鉴。惟间亦有肾虚水泛而为疾，浮阳冲激而作嗽者，则属下虚。法宜摄纳滋填，涵敛其上浮之冲气，嗽自减，痰自少。产后阴阳更多是症，蓐劳怯损即此根萌。但知清肺化痰，皆是制造虚劳之无上秘诀。（民国·张寿颐《女科辑要笺疏·卷中》）

三、儿科

一幼女病咳嗽，发热，咯血，减食。先灸脐下百壮，服延寿丹、黄建中汤而愈。戒其不可出嫁，犯房事必死。过四年而适人，前病复作。余曰：此女胎禀素弱，只宜固守终老。不信余言，破损天真，元气将脱，不可救矣。强余丹药服之，竟死。

一幼女病咳嗽，发热，咯血，减食。先灸脐下百壮，服延寿丹、黄建中汤而愈。戒其不可出嫁，犯房事必死。过四年而适人，前病复作。余曰：此女胎禀素弱，只宜固守终老。不信余言，破损天真，元气将脱，不可救矣。强余丹药服之，竟死。（宋·窦材《扁鹊心书·卷中》）

张板村鹿子春一小儿，七八岁，夏月病嗽，羸甚。戴人欲涌之。子春以为儿幼弱，惧其不胜，少难之。一日，因饮酒，家人与之酒，伤多乃大吐，吐定而嗽止。盖酒味苦，苦属涌剂，子春乃大悟戴人之言也。（金·张从正《儒门事亲·卷九》）

一小儿，伤风咳嗽，发热，服解表之剂，更加喘促，出汗。余以为肺脾气虚，欲用补中益气汤加五味子补之。不信，乃服二陈、桑皮、杏仁、枳壳、桔梗之剂，前症益甚，又加发搐，痰壅。余仍用前药更加钩藤钩而痊。

盖小儿脏腑脆嫩，气血易虚，所用之药虽为平和，亦有偏胜之味，须审察病气形气虚实、在表在里之不同，而治之可也。治法见伤风鼻流涕条。（明·王纶《明医杂著·卷之五》）

一小儿十二岁。伤寒咳嗽发热。服发散之药，目渐不明；服降火等药，饮食日少，目渐生翳。余谓中气虚，用人参补胃汤，饮食渐进；又用《千金》补肝丸，及熏眼之法而痊。（明·薛己《保婴撮要·卷四》）

一小儿伤风，咳嗽痰涌，用六君、桔梗、桑皮、杏仁而愈。复饮食停滞，作泻腹胀，仍用六君、山楂、厚朴而安。后停食作呕，或用药下之，更加咳嗽。余谓：此属脾肺俱虚。（明·薛己《保婴撮要·卷五》）

孝廉丁震澜文令郎，才二岁。疟母上壅，咳嗽，每午后发热至子丑时乃退，终日啼哭不止，鹅口白屑，神气大弱，痘后遍身疮疥未愈，多方治之不效。有灸之者，有剌之者，有以膏药贴之者，种种施之，全然不应。予曰：乳下婴孩，脏腑薄脆，不可乱攻乱补，参芪足以增其嗽，灸剌适以惊其神，安能取效。予教以白术、鳖甲各一钱五分，青蒿、麦芽、陈皮各八分，乌梅一枚，贝母、知母各六分，甘草三分，八帖痊愈。（明·孙一奎《孙氏医案·二卷》）

费，十一。久疟伤阴，冬季温舒，阳不潜藏，春木升举，阳更泄越。入暮寒热，晨汗始解，而头痛，口渴，咳嗽，阴液损伤，阳愈炽。冬春温邪，最忌发散，谓非暴感，汗则重劫阴伤，迫成虚劳一途。况有汗不痊，岂是表病？诊得色消肉烁，脉独气口空搏，与脉左大属外感有别。更有见咳不已，胶为肺热，徒取清寒消痰降气之属，必致胃损变重。尝考圣训，仲景云：凡元气已伤而病不愈者，当与甘药。则知理阳气，当推建中，顾阴液，须投复脉，乃邪少虚多之治法。但幼科未读其书，焉得心究是理。然乎？否乎？

炙甘草、鲜生地、麦冬、火麻仁、阿胶、生白芍、青蔗浆。

某，十岁。头胀咳嗽，此风温上侵所致。

连翘一钱半，薄荷七分，杏仁一钱半，桔梗一钱，生甘草二分，象贝一钱。

某，十二。燥热内伏，发热，咳嗽，口渴。

桑叶、杏仁、白沙参、连翘、囫囵、滑石、鲜芦根。

王，三岁。暑风入肺，熇热咳嗽，防惊。

益元散，黄芩、竹叶、花粉、苡仁、地骨皮。

王，十岁。嗽缓，潮热。稚年阴亏，气热所致。

地骨皮三钱，青蒿一钱，知母一钱，生甘草三分，南沙参一钱，川斛三钱。

吴，七岁。燥气上逼，咳呛。以甘寒治气分之燥。

大沙参、桑叶、玉竹、生甘草、甜梨皮。（清·叶桂《临证指南医案·卷二》）

一人咳嗽面白，鼻流清涕，此脾肺虚而兼外邪，用补中益气加茯苓、半夏、五味，治之而愈。（清·吴德汉《医理辑要·卷四》）

一小儿伤风咳嗽，或行表散化痰，反加痰盛腹胀，面色皖白。余谓此因脾肺虚而复伤，用六君子加桔梗，一剂顿愈。三日后仍嗽，鼻流清涕，此复伤风寒而作，仍用前药加桑皮、杏仁而愈。（清·吴德汉《医理辑要·卷六》）

万密斋治陶氏子痘将靥，咳嗽喘急，用甘桔汤加麦冬、牛蒡未效。此肺有火邪，火郁宜发之，乃去麦冬，加紫苏、地骨皮，一服而安。（清·魏之琇《续名医类案·卷二十七》）

汝兄乃郎，年方龆龀，秋间咳嗽，入冬不止。初起呛嗽痰涩，气急面红，渐次潮热脉数，食减肌瘦。药如泻白散、止嗽散、清燥救肺汤，遍尝无验。汝兄虑成童怯，嘱予筹治。令且停药，每日用甜雪梨一枚去皮租，雄猪肉四两同切块，清水煮汤啜之，其肉与粳米稀粥同食。儿病日久，戒食荤油，复为药苦，得此可口，食而甘之，数日而效，浃旬而痊。

汝兄称谢，并问其故。予曰："斯证即喻西昌所谓秋伤于燥，冬生咳嗽之候也。夫燥者濡之，其所以服诸清润之剂而不应者，缘童质向亏，嗽久阴伤，凡药皆草木根荄，只可濡其时邪之燥，未能滋其津液之干耳。《经》云：阴之所生，本在五味，五谷为养，五果为助，五畜为益。故用猪肉、雪梨、粳米，诸多濡液滋干之品，气味合而服之，以补精益气，岂寻常方剂可同语耶。"汝兄慨然曰："人知药能疗病，不知药反增病；人知食肉病复，不知食肉病愈。今而后益信医理渊深，不易知也。"（清·程文囿《杏轩医案·医案续录》）

徐幼。稚年气血未足，又兼风湿郁于脾肺，以致咳嗽气逆，左目红肿珠突，眼泪如脓。羌活、防风、当归、赤芍、柴胡、茯苓、米仁、甘草、杏仁、葱头。（清·顾锡《银海指南·卷四》）

稚年纯阳体质，热证最多。病偏右胸高，呼气不利，肺气不能清肃，热郁内蒸，逆传膻中。经天君震动，状若痫证。夫肺主卫，心主营，二气循环于肺胃脉中，苟营卫失和，越日触遇乃发，翁仲仁谓扶肚抬胸，为肺热壅塞。然不及周岁，未受谷食涵养，脏腑柔薄，一切苦寒沉降及腻滞阴药，俱在禁例。且肺位最高，逆行心包络间，仍从上治，抱持勿卧，令上气下行为顺，可使营卫两和。

薄荷、桑叶、米仁、茯苓、郁金、淡竹叶、鲜石菖蒲。

再诊：西瓜翠衣、鲜枇杷叶、通草、茯苓、生米仁、淡竹叶。

三诊：宿热未平，秋金燥令亦从天降，致上气不能全顺。证见咳嗽燥逆，议清气分之热。

大沙参、麦冬、花粉、生甘草、桑叶、灯心。

四诊：视面部清窍未能爽适，显然肺热未能全解。议进甘寒，仿喻嘉言清燥意。

桑叶、麦冬、梨肉、川贝母、银花、生甘草。

五诊：伏暑上壅，得宣通而降，头项胸次已平，但乳食不能少运，便溏日有数次，思肺降之热，必移于府。考古幼稚泄泻，每以四苓为主方，不越分利和中之意。

四苓加广皮、木瓜、生谷芽。（清·吴金寿《三家医案合刻·卷一》）

靖邑熊宗玉女，年方十三。体气素弱，病咳嗽吐痰，医药迭更多误，遂至骨蒸潮热。诊其脉，细数之极。余曰：令媛尚未长成，何缘得内伤之症。投以六君子汤十剂，脾气健旺，收阳归内，热退身安。次年春，余未抵靖，闻偶沾伤风小恙，恶寒发热，医以犀角地黄汤服之，二剂而亡。（清·方略《尚友堂医案·下卷》）

赵菊斋外孙华颖官，易患痰嗽，幼科治之，渐至发热口渴便泻，汗多烦哭，以为将成慢惊。参入温补，日以加剧。孟英视之曰：肺热也。投苇茎汤加滑石、黄芩、枇杷叶、桑叶、地骨皮。旬日而愈。（清·王士雄《王氏医案三编·卷七》）

巴雪坪兄子，隽堂世兄也。六岁。病咯血。间或鼻衄、内热、脉弦。予用六味地黄丸加龟板二两、犀角屑一两服之，一年血症不发。此先天真阴不足，虚火上干，宜重予补阴。若用知柏，恐伤胃气。犀角血肉之属，加入地黄丸，大能益阴清热，故效。

江氏子，五岁，发热痰嗽，自汗恶风，脉来浮缓，此风伤卫也，应用桂枝汤。不信。求他医，十日不愈，复请予治。予曰："天时热矣，前方少加黄芩。"药未服，惑于傍说，复更医。杂治十日，又不效，始知自侮，复请予，予不答。叩头垂泣，予始往视。见其发热，气促痰嗽，绵绵汗出如雨。予曰："病虽如故，热久汗泄，正气亏矣，前方宜再加人参。"方用桂枝六分，杏仁、赤芍各五分，黄芩四分，人参、甘草各三分，姜一片，枣一枚。（清·许豫和《橡村治验·杂记》）

某幼。风郁化热，咳久渐转顿咳，鼻衄，脉数，宜清润肺胃。

桑白皮一钱半蜜炙，杏仁四钱去尖，煅瓦楞壳一两，茯苓四钱，款冬花一钱半蜜炙，川贝三钱去心，海浮石四钱，白前一钱半，苏子一钱半，冬瓜子一两，橘白一钱，川石斛三钱，枇杷露一两，温服。（清·曹元恒《曹沧洲医案·内科疾病》）

马，幼稚。伏湿挟积，阻滞肠胃，蒸痰化热，肺气窒痹，是以先泻后咳，继以发热。今便泄已止，更气急痰嘶，肺气阻痹尤甚。法当先治其肺，恐肺胀生惊发搐，其变有莫测耳。

葶苈子三钱，莱菔子三钱，六一散三钱，枇杷叶三片。

渊按：遏重消痰泻肺，清热化积，即在其中。

又　痰气喘逆，平其大半。热势起伏，退而复作。时下多疟，须防转疟。

白萝卜汁一杯，鲜薄荷汁半杯。

二味略煎去渣，加入冰糖三钱，烊化，再以姜汁一滴冲服。（清·王泰林《王旭高临证医案·卷之一》）

一儿疹后干咳嗽不续，余谓医过发散，致肺气虚耗。以小异功散加麦门冬、五味子、贝母、桔梗治之愈。（清·叶霖《痧疹辑要·卷四》）

一儿疹后干咳，便溏，减食。余谓中气亏耗。宜温补之，以六君子汤治之愈。

一儿疹后干咳不已。余谓疹时过于解散，肺气虚耗，宜补脾肺为主，不信，只以清火止嗽药，其背渐驼，腿足细小，终身痼疾。亦有嗽久而胸高肿满，状如龟胸。启云先生曰：疹后久嗽则金衰，金衰不能生肾水，肾主骨髓，肾无生气则骨枯而髓减，风寒乘虚而入于髓，其邪凝滞，故腰脊不举而为斯疾也。治法先以防风散其邪。

又　八味地黄丸，加人参、杜仲、牛膝、当归、石斛、何首乌、米仁、菟丝子、萆薢、鹿茸蜜丸。

又　以驱风壮筋活血膏贴其凸处，又灸肺俞穴第三椎骨下各开一寸半、膈俞穴第七椎骨下各开一寸半。（清·凌德《专治麻痧初编·卷三》）

秦，童。风温袭于肺胃。咳嗽气逆，身热头胀。脉数右大。肺本清虚，今为风邪所阻，则降令无权。宜清肃太阴，疏泄肌表。

牛蒡子三钱，光杏仁三钱，薄荷一钱，炒枳实一钱，广郁金一钱五分，粉前胡一钱，广橘红一钱，茯苓三钱，象贝母二钱，冬桑叶一钱五分。

孙，孩。咳嗽甚则呕吐。脉濡滑，舌白。童质泄泻之后，脾运不及，生痰聚湿。复感暑风，邪与痰合，肺胃因而失降。宜降宜下。

制半夏一钱五分，广橘红一钱，白茯苓三钱，枳实三分，光杏仁三钱打，大力子二钱，粉前胡一钱，炒竹茹一钱，六一散荷叶包三钱，鲜佛手一钱。

二诊：大便畅行所下秽浊甚多，凝痰乳食从此而达，发热因而大退。然肺胃邪恋未清，咳嗽呕吐未止。再从疏肺之中，参以甘辛法。

前胡一钱，制半夏一钱五分，茯苓三钱，杏仁二钱，橘红一钱，薄荷七分后入，炒竹茹一钱，薏仁三钱，姜汁三滴，枇杷叶二片去毛，活水芦根六钱。

三诊：发热已退，咳亦降序，大便数日方行。再疏肺化痰，气降则大府自通也。

前胡一钱，橘红一钱，制半夏一钱五分，牛蒡子一钱五分，炒竹茹一钱，杏仁三钱，茯苓三钱，桑叶一钱，枇杷叶去毛二片，芦根五钱，姜汁二滴。（清·张乃修《张聿青医案·卷五》）

大西庄，杨，童年。咳嗽，已曾失血，脉细右大，舌微黄，身热火胀，此燥气内逼。宜防成损。八月十七日。

霜桑叶二钱，焦山栀三钱，炒知母钱半，苦丁茶钱半，光杏仁三钱，广郁金三钱，川贝钱半，银花二钱，池菊二钱，橘络钱半，白前钱半。清煎三帖。（清·邵兰荪《邵兰荪医案·卷一》）

罗孩，初诊。风郁化火，火盛生痰，痰火风搏结肺胃，肺气不宣，咳嗽音闭，痰鸣气急，兜腮毒红肿作痛，起自痧子之后，痧火未清，脉小数。孩提气阴薄弱，恙延两月，正气大伤，窃恐正不胜邪，邪不外达，有内闭厥逆之虑。症颇棘手，勿泛视之。姑拟清热透邪，轻开上焦。

淡豉、金银花、前胡、蒌皮、茅根、薄荷、桑叶、杏仁、赤苓、牛蒡子、甘草、连翘、竹茹、川象贝、山栀、僵蚕、枇杷叶。

二诊：昨投清热透邪，轻开上焦，诸皆轻可，音亦较开，痰毒肿硬亦退，咳仍未已，痰不易出，稍有气急，脉数身热。痧子之后，阴伤未复，邪热未清，肺胃升降失司。再以存阴透邪，肃降肺胃。

淡豉、川象贝、杏仁、郁金、山栀、蒌皮、茅根、甘草节、薄荷、桑叶、银花、前胡、竹茹、枇杷叶、牛蒡子、冬瓜子。（清·巢崇山《玉壶仙馆外科医案·头面》）

初诊：花后气血两伤，外邪易入，咳热半月，右脉数大。乳儿当此，喘惊极速，慎之慎之。

牛蒡、橘红、射干、楂炭、淡豆豉、鲜薄荷、桑叶、前胡、杏仁、象贝、广郁金、鲜莱菔。

二诊：花后元虚火盛，玄府易开，卫不固，风温凑袭，咳热痰鸣，脉数舌干。辛凉佐以微苦，既得其效，当仍步其议，谚所谓：效边求是也。

牛蒡子、橘红、象贝母、射干、郁金、枳壳、冬桑叶、前胡、淡豆豉、杏仁、连翘。（清·汪艺香 清·汪培荪《汪艺香先生医案·下》）

边孩，十一月二十四日。咳黄腻痰，脉洪滑，舌有热象。为日尚浅，只算风热为患，延久却是肺痈。

桑叶三钱，桔梗六分，杏仁三钱，橘红一钱五分，兜铃一钱，竹茹一钱五分，象贝三钱，生草六分，炒防风六分，淡芩六分。

黄宝宝，二月二十九日。咳剧，不发热，夜甚。是有积胃逆，故夜咳。

枳实一钱，竹茹一钱五分，杏仁三钱，炙苏子三钱，楂炭三钱，淡芩一钱，象、川贝各三钱，腹皮三钱。

徐童，十月五日。剧咳致吐血。观其色脉，肺气已伤。若痰沫则险，痰黏则危。

麦冬三钱，象、川贝各三钱，杏仁三钱，橘络一钱五分，茜根炭三钱，炙草六分，炙款冬一钱，苡仁三钱，蚕豆花露一两，冲。

张孩，三月二十二日。伤风初起，仅喉痒，咳嗽不爽，则以渐传里。传里之后，发热则为急性肺炎，外出则为痧疹，不可忽略。

炒防风八分，杏仁三钱，橘红一钱五分，炙苏子三钱，炒荆芥六分，象贝三钱，桔梗六分，香葱白一个。

二诊：三月二十三日。热退，咳亦减，肺炎与痧子均可幸免。咳未净除，当再宣达。

川、象贝各三钱，杏仁三钱，炙苏子三钱，桔梗六分，炒防风六分，橘红一钱五分，淡芩六分。（民国·恽树珏《药盦医案全集·卷八》）

徐，孩。发热六天，汗泄不畅，咳嗽气急，喉中痰声漉漉，咬牙嚼齿，时时抽搐，舌苔薄腻而黄，脉滑数不扬，筋纹色紫，已达气关。前医叠进羚羊、石斛、钩藤等，病情加剧。良由无形之风温，与有形之痰热，互阻肺胃，肃降之令不行，阳明之热内炽，太阴之温不解，有似痉厥，实非痉厥，即马脾风之重症，徒治厥阴无益也。当此危急之秋，非大将不能去大敌，拟麻杏石甘汤加减，冀挽回于什一。

麻黄一钱，杏仁三钱，甘草一钱，石膏三钱，象贝三钱，天竺黄二钱，郁金一钱，鲜竹叶三十张，竹沥五钱冲，活芦根一两去节。

二诊：昨投麻杏石甘汤加减，发热较轻，咬牙嚼齿抽搐均定，佳兆也。惟咳嗽气逆，喉中尚有痰声，脉滑数，筋纹缩退，口干欲饮，小溲短赤。风温痰热，交阻肺胃，一时未易清彻，仍击鼓再进。

麻黄一钱，杏仁三钱，甘草一钱，石膏三钱，象贝三钱，广郁金一钱，天竺黄二钱，兜铃钱半，冬瓜子三钱，淡竹油五钱冲，活芦根二两去节。

三诊：两进麻杏石甘汤以来，身热减，气急平，嚼齿抽搐亦平。惟咳嗽痰多，口干欲饮，小溲短赤，大便微溏色黄。风温已得外解，痰热亦有下行之势，脉仍滑数。余焰留恋，然质小体稚，毋使过之，今宜制小其剂。

净蝉衣八分，川象贝各钱半，金银花三钱，冬桑叶三钱，通草八分，杏仁三钱，炙远志五分，连翘钱半，花粉三钱，兜铃钱半，冬瓜子三钱，活芦根一两去节，荸荠汁一酒杯冲。（民国·丁泽周《丁甘仁医案·卷一》）

陶，童。咳嗽匝月，五更尤甚，苔腻黄，脉滑数。此食滞积热，上迫于肺也，宜清肺化痰，使积滞积热下达，则肺气自清。

桑皮叶各钱半，光杏仁三钱，象贝母二钱，栝蒌皮二钱，炙兜铃一钱，莱菔子二钱，冬瓜子三钱，炒黄芩一钱，枳实导滞丸三钱包，大荸荠五枚洗，打。

卫，孩。食积之火犯肺，冟咳匝月，嗽甚泛吐，苔薄腻，脉滑。此乳滞生痰，逗留肺胃也。拟涤痰肃肺治之。

仙半夏钱半，薄橘红八分，炒竹茹一钱，光杏仁三钱，象贝母三钱，莱菔子三钱，冬瓜子三钱，霜桑叶二钱，十枣丸五厘化服，山慈菇片四分。（民国·丁泽周《丁甘仁医案·卷四》）

病者，丁贵之女，年四岁，住南京碑亭巷口。

病名：风咳失音。

原因：春病风温，病已小愈，越旬日忽咳嗽音哑，某医误用温表，次日即大汗大喘。

证候：面色青黯，头汗如注，咳喘音嘶，饮水作呛，目上视，不得眠，头倾肩抬，口鼻只有出气。

诊断：脉两手俱不应指，病势甚危。其声哑者，由于肺热，热盛则熬液成痰，痰因火而生，火因痰而炽，痰火交结，最易障碍清窍，以致变证丛生，肺失清肃之权也。前哲费建中云："肺虚者，咽水呛喉。"今仿其意，作盛脱证断。

疗法：肺虚必先补其母，故用潞党参、淮山药补脾为君，阿胶、糯米补肺为臣，杏仁、兜铃清金润肺，麦冬、五味敛肺定喘为佐，炙甘草、鸡子白和中清音为使。

处方：潞党参五钱、淮山药五钱生打、陈阿胶三钱烊冲、杜兜铃钱半、炙甘草八分、甜杏仁三钱、原麦冬二钱、五味子五分、鸡子白二枚、生糯米五钱，煎汤代水。

效果：一日连服两剂头煎，次日复诊，喘平汗止，语言如常。惟咳唾黏痰，肺虚而燥，进甘咸润燥法。

原方去党参、淮药、兜铃、五味等四味，加暹燕窝一钱，北沙参、川贝、水晶糖各三钱。

叠进三剂，再邀诊脉，六脉软滑有神，目灼灼有光，嘱其不必服药，用光燕窝一钱，葡萄干念粒，真柿霜一钱，调养旬余而愈。

何炳元按：此因风咳过用散剂，肺气骤虚而变，看似危险，实则根本未漓，故用参麦散合阿胶补肺散大剂培元，挽回得及。若因病久元度，见此现状，则肺痨末路，决难救济，此种方法，亦如水投石矣。病者，刘君令郎，年六岁，住本乡。

病名：燥咳兼泻。

原因：时值夏历八月，先患寒热，医者杂治未愈，始来邀余过诊。证候身热咳嗽，无痰口渴，兼以下利清谷，舌色红而苔白。

诊断：脉浮大，此正喻嘉言所谓肺热无从宣泄，急奔大肠也。

疗法：以清肺热而兼润大肠，即与泻白散加减。

处方：黄芩一钱，地骨皮三钱，光杏仁钱半勿研，陈阿胶一钱烊冲，生甘草四分。

效果：一剂泻即少止，二剂而热渴俱除。再二剂而咳嗽全瘥矣。（民国·何炳元《全国名医验案类编·初集四时六淫病案》）

胡子康之子出麻疹，咳嗽，发热，口渴，药用薄荷、荆芥、桔梗、杏仁、连翘、牛蒡、神曲、竹茹、枇杷叶、花粉，外以西河柳、芫荽、椿树皮煎水洗其周身，麻遂出齐，后现喉痛，舌黄白苔腻，鼻干无涕，小便短，大便溏而腹胀，以玉竹、生地炭、鲜梨、白芍、麦冬、枇杷叶、甘草、玄参，前症顿除，于此方加减而愈。（民国·张生甫《张氏医案》）

恽，男，江北，二岁。己未二月望诊，咳嗽痰多，恶心气逆，鼻扇，身热，足厥，纹紫。风温挟痰上涌，有肺胀之险。

紫菀、杏仁、甜葶苈、兜铃、蛤壳、麻黄、石膏、白茅根、枇杷叶。

另郁金三分、菖蒲二分、明矾一分、胆星三分研，萝卜汁温调服。

气逆鼻扇已减，足仍不暖。温邪上壅，肺气不降，便秘不通。加黄芩、前胡、牛蒡、芦根。末药改用月石二分、保赤丹四厘、白矾五厘、菖蒲二分。

外敷方蓖麻子七较去壳、生矾二钱、麝香七厘、鸡子白少许、葱白头三枚，打融烘热，敷心

胸。布扎。痰气尽下，得便，足厥亦暖，热退而愈。（民国·周镇《惜分阴轩医案·卷四》）

陈十，左。秋燥刑金，咳呛无痰，咽喉干燥，清润为先。

桑白皮，甜杏仁，苏子霜，茯苓，枇杷叶，地骨皮，大麦冬，瓜蒌皮，生草，干芦根，生梨皮，甜川贝，橘白络。

庄八，左。顿咳呛逆，甚则咯吐，延已日久，风温由肺伤及阳明，拟以清肃。

地骨皮，生枳壳，川大贝，地枯萝，淡竹茹，桑皮叶，苏梗，苏子，黑山栀，白薇，白前，枇杷叶，炙黑草，旋覆花，蛤黛散。服二剂。

二次：顿咳呛逆减而未已，每当咳甚则作呕吐，风温蕴于肺胃，再以肃化。

地骨皮，生枳壳，海浮石，黑山栀，淡竹茹，桑皮叶，炙苏子，杏仁霜，白薇，白前，地枯萝，旋覆花，蛤黛散，川贝母，生甘草。服三剂。

三次：顿咳渐减，温邪挟痰阻于太阴阳明，有徐化之势，再从效意加减治之。

桑皮叶，炙苏子，川贝母，云茯苓，竹茹，黑山栀，海蛤散，生白芍，旋覆花，枇杷叶，白薇，白前，杏仁霜，生甘草，地枯萝。服五剂。

四次：顿咳次数渐稀，痰邪化而未楚，病渐向愈，诸宜谨慎。

桑皮叶，旋覆花，生白芍，茯苓，淡竹茹，炙黑苏子，海蛤散，地枯萝，生草，枇杷叶，北杏仁霜，川贝母，薄橘白。服六剂。

五次：顿咳已除，舌脉均复常度，拟与和养，以善其后。

南沙参，橘白，生白芍，云茯苓，生谷芽，炙苏子，杏仁，大麦冬，白扁豆，枇杷叶，清炙草，大贝母，白术皮。

庄三，右。咳嗽顿作，内热不楚，舌苔薄腻，势成顿咳。

炙麻黄，玉泉散，生枳壳，大贝母，荷梗，北杏仁，炙苏子，薄橘白，藿梗，竹茹，生甘草，仙半夏，黑栀衣。服一剂。

二次：昨进麻杏甘石汤加味，药后咳嗽呛逆较爽，但有时咳嗽连声不断，有作顿咳之势，拟再与宣疏清化。

炙麻黄，仙半夏，生枳壳，黑山栀，橘皮，光苦杏，苦桔梗，炙苏子，生甘草，竹茹，玉泉散，大贝母，生蛤壳。服三剂。

三次：顿嗽呛逆时作，暮分次数殊密，急为苦降泄化。

苦桔梗，炙苏子，蛤黛散，海浮石，鹭鸶涎丸，苦杏仁，旋覆花，马兜铃，黑山栀，生竹茹，桑白皮，川浙贝，地骨皮。服十剂。

四次：顿咳次数减而其势亦轻，痰火渐化之象，大便溏薄，再为清肃肺胃兼扶脾土。

地骨皮，薄橘白，土炒白术，辰茯神，鹭鸶涎丸，桑皮叶，地枯萝，怀山药，浮海石，枇杷叶，炙苏子，川贝母，扁豆。服四剂。

五次：顿咳减而不除，痰火化而未尽，大便溏实靡常，再从肺脾同治。

炙苏子，地枯萝，白术皮，带皮苓，鹭鸶涎丸，海浮石，新会白，怀山药，扁豆衣，枇杷叶，生甘草，川贝母，采芸曲，服十剂。（民国·钱今阳《中国儿科学·第四章》）

蔡，童。初诊：肺虚咳嗽，气机失畅，胸胁闷结，面色萎黄。治与养阴理肺。

南沙参三钱，炙兜铃钱半，阿胶珠四钱，大麦冬三钱，肥王竹三钱，海蛤壳四钱，九节菖蒲一钱，炙百部钱半，旋覆花三钱，炙紫菀三钱，炙款冬钱半，栝蒌皮三钱，鹅管石三钱。

二诊：肺阴虚弱，咳嗽略减，娇脏干萎，痰红。治与养阴清理。

鲜沙参三钱，炙百部钱半，炙紫菀三钱，阿胶珠四钱，小生地四钱，大麦冬三钱，五味子一钱，海蛤壳四钱，旋覆花三钱，炙款冬钱半，青蒿梗三钱，嫩白薇三钱，鹅管石煅研三钱。（民国·冯伯贤《上海名医医案选粹·陈存仁先生医案》）

潘宝宝。初诊：咳呛经日，重感新风，肌热五日，有汗不解，气急鼻煽，神倦不渴，舌白腻，脉濡滑。气阳不足，肺气闭塞，治以温开，以冀转机。

黄附片三钱，淡干姜一钱，生龙齿一两，川桂枝钱半，黑锡丹四钱，白杏仁四钱，炙细辛七分，活磁石一两，姜半夏三钱，薄橘红钱半，炙紫菀一钱，炙远志七分。

二诊：肺气虽宣，气阳未复，再以两顾。

黄附片三钱，活磁石一两，炙紫菀一钱，黑锡丹五钱，生龙齿一两，炙远志七分，川桂枝钱半，白杏仁四钱，姜半夏三钱，橘红钱半，天将壳五只。

三诊：肺气已宣，气阳尚虚，动辄自汗，气浅，舌白，脉软滑，再以温开。

黄附片五钱，炙细辛一钱，仙灵脾三钱，黑锡丹五钱，五味子八分，煨益智四钱，川桂枝钱半，淡干姜钱半，巴戟天四钱，川朴一钱，橘红钱半，姜半夏三钱，远志七分。

四诊：肌热多汗，起伏不一，咳呛阵作，气急鼻煽，动则更甚，舌白腻，渴不多饮，脉濡滑。阳虚邪恋，治与温下。

黄附片五钱，川桂枝钱半炒，生龙齿一两，黑锡丹五钱，白芍三钱炒，五味子打八分，炙细辛一钱，活磁石一两，淡干姜打钱半，煨益智四钱，巴戟天四钱，川厚朴一钱，姜半夏三钱。

五诊：热得解，气急鼻煽亦减，咳呛阵作，寐则谵语。苔白脉濡滑，再以温下潜阳。

黄附片五钱，川桂枝钱半，活磁石一两，炙细辛一钱，白芍三钱，生龙齿一两，黑锡丹五钱，朱茯神四钱，煨益智四钱，五味子打八分，川厚朴一钱，淡干姜打钱半，姜半夏三钱。（民国·冯伯贤《上海名医医案选粹·徐小圃先生医案》）

邵，幼。初诊：温邪痰热，困于太阴，肺气不肃，咳呛胸闷，泛恶舌白，脉数，症重防变迁。

淡豆豉三钱，小前胡一钱五分，白前三钱，荆芥穗一钱五分，象贝母三钱，飞滑石四钱，玉桔梗一钱五分，光杏仁三钱，南楂炭三钱，射干一钱五分，白蒺藜三钱，云茯苓三钱，枇杷叶三片。

二诊：秋温化而不清，身热退而不尽，痰滞逗留，咳嗽不爽，再投清肃余邪。

淡豆豉三钱，光杏仁三钱，白蒺藜三钱，飞滑石三钱，白前三钱，橘络白各一钱，小前胡一钱五分，牛蒡子三钱，冬瓜子三钱，射干一钱五分，云茯苓三钱，丝瓜络一钱五分，枇杷叶三片。

杨，幼。初诊：温邪痰热，困于肺胃，先咳嗽而后壮热，继而泄泻，痰多舌白。质小症重，慎防变迁。

淡豆豉三钱，光杏仁三钱，枇杷叶三片，荆芥穗钱半，焦麦芽三钱，南楂炭三钱，薄荷叶一钱，扁豆衣三钱，梗通草五分，象贝三钱，车前子三钱，焦六曲三钱。

二诊：温邪逗留不已，肺胃之气失降，咳呛鼻塞，身热退而未尽，舌白脉濡数，便泄，症势尚防变。

炒香豉三钱，白前三钱，云茯苓三钱，鸡苏散三钱，冬瓜子三钱，梗通草五分，光杏仁三钱，枇杷叶三片，南楂炭三钱，射干钱半，象贝二钱，炒米仁二钱。

三诊：温邪伏而不化，发为丹痧，头面胸腹遍布，色淡不鲜，咳呛颇剧，痰不易达，慎防内陷生变。

炒香豉三钱，光杏仁三钱，白蒺藜三钱，射干钱半，白前三钱，天将散包五分，荆芥穗钱半，冬瓜子三钱，枇杷叶三片，小前胡钱半，云茯苓三钱，芫荽子一钱，玉桔梗钱半。

四诊：身热已退，丹痧头面胸腹已回，惟咳呛颇剧，痰不易达，舌白脉数，再投疏化。

小前胡钱半，冬瓜子三钱，焦麦芽三钱，玉桔梗钱半，白前三钱，丝瓜络二钱，射干钱半，梗通草五分，忍冬藤钱半，白蒺藜三钱，茯苓三钱，枇杷叶三片，光杏仁三钱。（民国·冯伯贤《上海名医医案选粹·郭柏良先生医案》）

王宝宝。初诊：身热五日，咳嗽不畅，便溏转为泄泻，目赤羞明，脉浮舌腻。此系风邪袭肺，慎防增剧，拟以宣肺。

生麻黄四分，桔梗四分，扁豆衣三钱，大力子钱半，苦杏仁三钱，益元散包三钱，冬桑叶钱半，陈石榴皮二钱，防风炭一钱。

二诊：身热六日，咳嗽不畅，气逆喘促，使泄肠鸣，脉弦舌腻。究由风邪袭肺，慎防增剧，仍以宣肺。

生麻黄四分，桔梗四分，扁豆衣三钱，大力子钱半，苦杏仁三钱，鸡苏散三钱包，净蝉衣一钱，紫菀一钱，白蒺藜三钱。

三诊：白痦已布，隐滞不扬，咳呛不畅，鼻煽气促，哭泣无泪，便溏粘滞，脉弦舌厚。究由痰湿互阻，肺气不宣，慎防喘厥，仍以宣肺。

生麻黄四分，猪、茯苓各二钱，煨葛根钱半，大力子钱半，橘络一钱，车前三钱，冬桑叶钱半，泽泻二钱，楂肉三钱，益元散三钱包，石决明五钱。

四诊：白痦已布，隐滞不扬，身热绵延，咳呛不畅，鼻煽气促，山根筋青，神蒙嗜卧，脉弦舌腻。究由邪湿互阻，肺气不宜，仍以宣肺。

水炙麻黄四分，猪、茯苓各二钱，紫菀一钱，大力子钱半，车前三钱，梗通一钱，冬桑叶钱半，郁金钱半，石决明五钱，益元散三钱包。

张宝宝。初诊：痧回太速，肌热未退，咳嗽不畅，鼻煽气促，哭泣无泪，便溏粘滞，脉数舌燥。此系邪从热化，肺气闭塞，慎防喘厥，拟以开肺达邪。

生麻黄四分，苦杏仁三钱，煨葛根钱半，大力子钱半，象贝母三钱，银花炭二钱，冬桑叶钱半，黄郁金钱半，连翘壳二钱，芦根一支去节，益元散三钱包。

二诊：服开肺之剂，咳嗽已多，喘急较平，哭泣无泪，渴饮烦躁，脉数舌绛。究由邪热内蕴，慎防喘厥，仍以清化达邪。

鲜生地五钱，苦杏仁三钱，连翘二钱，大力子钱半，象贝母三钱，银花二钱，冬桑叶钱半，广郁金钱半，石决明五钱，芦根一支去节，鸡苏散三钱包。

三诊：痧后又布白痦，肌热未退，咳呛不畅，鼻煽气促，哭泣无泪，便溏粘滞，脉数舌绛。此系邪从热化，慎防喘厥，仍以清化达邪。

生麻黄三分鲜生地五钱同打，楂肉炭三钱，大力子一钱半，煨葛根一钱半，石决明五钱，冬桑叶一钱半，银花炭二钱，益元散三钱包，紫菀一钱，梗通一钱。（民国·冯伯贤《上海名医医案选粹·徐丽洲先生医案》）

邢，幼。初诊：痧子满布，咳嗽不爽，气急频频，口干欲饮，脉数，舌有红刺。风温时气之邪内蕴，防其增剧，急与辛凉清解。

冬桑叶钱半，赤茯苓三钱，金银花三钱，清水豆卷三钱，福橘络钱半，连翘壳二钱，薄荷叶八分，象贝母三钱，天花粉三钱，净蝉衣八分，活芦根一两，白茅根三扎。

二诊：痧子渐回，身热亦减，咳嗽口渴，风温时邪，尚未清澈，仍与清解。

冬桑叶钱半，赤苓三钱，光杏仁三钱，甘菊花钱半，金银花三钱，象贝母三钱，净蝉衣一钱，连翘壳钱半，天花粉三钱。（民国·冯伯贤《上海名医医案选粹·丁仲英先生医案》）

安左，十岁，八月十六日，老墙根初诊。咳嗽已二三年矣，吐痰寒冷，舌苔白腻而厚，左脉弦滑右部细濡，大便每日五六次。病在脾胃，岂可专责于肺耶，拟以运中温和为治。

香砂六君子丸五钱布包，法制陈皮一钱，建泻片三钱，冬瓜子一两，款冬花三钱布包，淡吴萸钱五，川连一钱同炒，焦苡米三钱，淡干姜一钱，法制半夏三钱，赤苓皮四钱，大红枣七枚，玫瑰花七分去蒂。

二诊：八月十八日。药后大便次数渐少，咳嗽痰冷如沫，舌苔白腻而厚，咽干不思食，两脉细弦而滑，拟再以温中化痰兼顾脾胃。

香砂六君子丸五钱，款冬花三钱，霞天曲四钱，三味同布包，法制陈皮一钱，赤苓皮四钱，玫瑰花七分去蒂，淡吴萸钱五，川连一钱同炒，建泻片三钱，鲜煨姜七分，大红枣七枚。（民国·汪朝甲《泊庐医案·内科》）

第三章 哮 证

第一节 病 名

阴争于内，阳扰于外，魄汗未藏，四逆而起，起则熏肺，使人喘鸣。（《素问·阴阳别论》）

岐伯曰：气有余则喘咳上气，不足则息利少气。（《素问·调经论》）

论曰呷嗽者，咳而胸中多痰，结于喉间，与气相击，随其呼吸，呀呷有声，故名呷嗽。（宋·赵佶《圣济总录·卷第六十五》）

喉中有响声者，谓之哮。（明·李梴《医学入门·卷之四》）

喘有夙根，遇寒即发，或遇劳即发者，亦名哮喘。（明·张介宾《景岳全书·卷十九》）

哮者，喉间痰气作响，以胸中多痰，粘结喉间，与呼吸之气相触成声。（清·何梦瑶《医碥·卷之二》）

哮以声音言，喘以气息言。又喘促而喉中如水鸡声者，谓之哮。（清·朱时进《一见能医·卷之三》）

哮乃积痰在肺，寒包其热，窠聚不散，遇触即发。（清·佚名《杂症治要秘录·哮》）

第二节 病 因 病 机

呷嗽者，犹是咳嗽也。其胸膈痰饮多者，嗽则气动受于痰，上搏喉咽之间，痰气相击，随嗽动息，呼呷有声，谓之呷嗽。其与咳嗽大体虽同，至于投药，则应加消痰破饮之物，以此为异耳。（隋·巢元方《诸病源候论·卷十四》）

咳暇病此证方书名为哮喘，因天寒饮冷，或过食盐物，伤其肺气，故喉常如风吼声，若作劳则气喘而满。（宋·窦材《扁鹊心书·卷下》）

其间亦有自童幼时，被酸咸之味，或伤脾，或抢肺，以致痰积气道，积久生热，妨碍升降，而成哮症，一遇风寒即发。缘肺合皮毛，风寒外束，弗得发越，内热壅郁，新痰复生，因新痰而致旧痰并作也。是以气高而哮，抬肩撷项，不得仰卧，面赤头痛，恶寒发热，治宜散表，表散热解，气道流通，庶亦暂可。有饮食厚味伤脾，不能运化而发者，脾伤则津液不得布散而生痰涎，壅塞经隧，肺气为之不利，则胸满腹痛，盗汗潮热，昼夜发哮，声如拽锯。（明·孙一奎《医旨绪余·卷上》）

夫哮以声响名，喉中痰盛，胶塞肺窍，气道蹇滞，呼吸不畅，喉中如水鸡之声，故气高而喘，心热而烦，抬其肩，撷其项，不能屈体而拾物，贴席而伏枕也。原其痰火内郁，外被风寒，束其皮腠，肺气为之不利，皆上壅胸喉。

哮发之原有三：有因惊风之后而得者，由治惊不调气故痰不尽撤去；有感风寒而得者；有食咸酸呛喉而得者。（明·孙一奎《赤水玄珠·第二十六卷》）

气逆胸痞背疼，喘哮息贲。肺气太过，则令人喘咳逆气，背痛愠愠然，或胸膈贲闷之气牵引背疼。又有起居如故而息有音者，乃肺之络脉逆，而不得随经上下故也。息贲者，肺之积名。言其或息而或贲起也，在右肋下，大如覆杯，以春甲乙日得之。何以言之？心病传肺，肺当传肝，肝以春适旺，旺者不受邪，肺复欲还心，心不肯受，故留结为积。久不已，令人洒淅寒热，喘咳发肺痈。（明·李梴《医学入门·卷之二》）

皆因好饮热酸鱼腥之物，及有风邪痰饮之类，串入肺中，怒气伤肝，乘此怒气，食物不化，醉酒行房，不能节约。此亦非一也，有水哮，饮水则发；有气哮，怒气所感，寒邪相搏，痰饮壅满则发；咸哮，则食咸物发；或食炙煿之物则发，医当用意推详。（明·杨继洲《针灸大成·卷九》）

以胸中多痰，结于喉间，与气相系，随其呼吸，呀呷于喉中作声。呷者口开，呀者口闭，乃开口闭口尽有其声。盖喉咙者，呼吸之气出入之门也。会厌者，声音之户也。悬雍者，声之关也。呼吸本无声，胸中之痰随气上升，粘结于喉咙及于会厌悬雍，故气出入不得快利，与痰引逆相击而作声也。是痰得之食味咸酸太过，因积成热，由来远矣，故胶如漆粘于肺系。特哮出喉间之痰去，则声稍息，若味不节，其胸中未尽之痰，复与新味相结，哮必更作，此其候矣。（明·王肯堂《证治准绳·杂病》）

别有哮证，似喘而非，呼吸有声，呀呷不已，良由痰火郁于内，风寒束于外；或因坐卧寒湿，或因酸咸过食，或因积火熏蒸，病根深久，难以卒除。（明·李中梓《医宗必读·卷之九》）

一儿，哮喘半月，时常痰涎壅塞，如惊风状，此肺经气逆所致。（明·秦昌遇《幼科医验·卷下》）

哮病之因　痰饮留伏，结成窠臼，潜伏于内，偶有七情之犯，饮食之伤，或外有时令之风寒，束其肌表，则哮喘之症作矣。

哮症乃肺胃二经，痰火盘结，以其发作，则喉中有声，故知其病在肺。发作则不能饮食，故知其胃亦病。痰火伏结肺胃，外邪一束肌表，其病即发。（明·秦昌遇《症因脉治·卷二》）

膈有胶固之痰，外有非时之感，则令人哮喘。由寒束于表，阳气并于膈中，不得泄越，故膈热气逆。（清·汪昂《医方集解》）

哮即痰喘之久而常发者。因内有壅塞之气，外有非时之感，膈有胶固之痰，三者相合，闭拒气道，搏击有声，发为哮病。（清·李用粹《证治汇补·卷之五》）

哮证多属寒包热邪，所以遇寒即发，喉中水鸡声，有积痰在肺络中。（清·张璐《张氏医通·卷四》）

齁喘之病，方书皆名哮吼，为其声之恶也。此因误吃盐酱咸物，搏结津液，熬煎成痰，胶粘固结，聚于肺络，不容呼吸出入，而呼吸正气反触其痰，所以喘声不止也。肺有痰热，毛窍常开，热气得以外泄，所以伏而不发。一遇秋冬寒气外束，邪热不得宣通，故令发喘。（清·陈岐《医学传灯·咳嗽》）

哮也者，有外因，有内因。外因者，或骤感风寒，或坐卧寒湿，邪气从腧而入于卫腧者，背间之腧穴，主腧脏气者也。卫伤则气虚，气虚则痰滞而火郁，痰遮气道，故令人似喘而非喘。此盖痰火郁于内，风寒束其外而然也。内因者，或酸咸过食，或渴饮凉水，气方上行而格之，酸咸水味，不得下润，反逆上而射于肺，肺伤则气壅，气壅则火郁而痰凝，痰凝吸门，故令呼吸而有声。此盖气味伤于上，痰火郁于下而然也。由是观之，则哮之为患，不过风与寒、与湿、与咸、与酸、与凉水而已。（清·骆登高《医林一致·卷三》）

哮喘遇劳即发，发则大便溏泄，责在少阴阳虚。（清·叶桂《未刻本叶氏医案》）

劳烦哮喘，是为气虚。盖肺主气，为出气之脏，气出太过，但泄不收，则散越多喘，是喘症之属虚。（清·叶桂《临证指南医案·卷三》）

哮喘，乃肺家素有痰火，一受疫邪，其湿热之气，从其类而入肺，发其哮喘。（清·戴天章《瘟疫明辨·卷一》）

哮者，喉间痰气作响，以胸中多痰，粘结喉间，与呼吸之气相触成声。得之食味酸咸太过幼时多食盐醋，往往成此疾，俗谓之盐哮。渗透气管，痰入结聚，一遇风寒，气郁痰壅即发，其发每在冬初。（清·何梦瑶《医碥·卷之二》）

哮喘咳嗽，内有夙根，痰塞肺窍，而太阴屡困也。（清·汪文绮《杂症会心录·卷上》）

痰伏邪郁则哮，气逆痰涌则喘。（清·徐大椿《脉诀启悟注释·脉之体象》）

喘气太息，乃为肺病。形羸声哑，咽中有疮，肺被火囚。气促喉声，痰火哮喘。（清·朱时进《一见能医·卷之一》）

哮之一症，古人专主痰，后人谓寒包热，治须表散宜陈皮汤，冬加桂枝。窃思之大都感于幼稚之时，客犯盐醋，渗透气脘，一遇风寒，便窒塞道路，气息急促，故多发于冬初。（清·沈金鳌《杂病源流犀烛·卷一》）

哮病之因：痰饮留伏，结成窠臼，潜伏于内，偶有七情之犯，饮食之伤，或外有时令之风寒，束其肌表，则哮喘之症作矣。（清·熊立品《治疫全书·卷二》）

哮喘实证，有风客皮毛，肺气不得泄而为喘者，经所谓犯贼风虚邪者，阳受之。阳受之则入六腑，入六腑则身热，汗出不得卧，上为喘呼者是也。（清·黄岩《医学精要·卷四》）

喘哮气急，脉细数，系寒入肺俞，痰凝胃络而起，发之日久，则肺虚必及于肾，胃虚必及于脾。脾肾两虚，寒痰凝滞不化，气机被阻，一触风寒，病即复发，治法在上宜责之肺胃，在下宜责之脾肾。（清·陈念祖《南雅堂医案·卷二》）

哮喘之病，寒邪伏于肺俞，痰窠结于肺膜，内外相应，一遇风寒暑湿燥火六气之伤即发，伤酒伤食亦发，动怒动气亦发，劳役房劳亦发。一发则肺俞之寒气，与肺膜之浊痰狼狈相，窒塞关隘，不容呼吸，而呼吸正气，转触其痰，鼾齁有声，非泛常之药所能治。（清·陈念祖《时方妙用·卷二》）

哮喘数载，不耐风寒，发则俯仰，坐卧不宁，痰豁咳出乃平，肺有郁邪。饮食不为肌肤，化为痰涎。（清·王之政《王九峰医案·副卷》）

病之原，由食柿过多，得寒而起，于兹二十余年矣。要知柿为西方之木，其实禀秋金之气而成，其与肺金为同气相求，可知其邪入肺，发为气哮，久则肾水无本，虚而上泛为痰。（清·吴金寿《三家医案合刻·卷三》）

此症初感外邪，失于表散，邪伏于里，留于肺，时发时止，淹缠岁月。更有痰哮、咸哮、醋哮，过食生冷及幼稚之童天哮诸症。喉中为甚水鸡声，哮症原来痰病侵。（清·何其伟《医学妙谛·卷上》）

哮者，喉中声响如水鸡声，凡遇天气欲作雨时便发，甚至坐卧不得，饮食不通，此肺窍中积有冷痰，乘天阴寒气从背自鼻而入，则肺胀作声，或盐水伤肺，气喘不休，有延至终身不愈者。（清·吴亦鼎《神灸经纶·第三卷》）

肺主气，宜清肃。木火挟湿热而阻郁清气，哮症之所由成也。

嗜酒多湿，湿郁蒸热，热酿为痰，三者阻痹肺气，咳逆时作，纠缠中年之久，肺阴肺气皆受其伤，哮症成失。（清·吴芹《吴古年医案·哮》）

哮喘乃肺家素有湿痰，一受温邪，必致举发。（清·石寿棠《温病合编·卷三》）

哮乃积痰在肺，寒包其热，窠聚不散，遇触即发。（清·佚名《杂症治要秘录·哮》）

哮喘有根，与年俱进，每发先为寒热。属气虚积饮，肺失卫外，以致气喘痰沫，屡屡发呕。（清·陈秉钧《陈莲舫医案秘钞·下编》）

喘者，火逆上气不下也。火烁肺气，气衰则喘，其盛者，肺中之火耳。（民国·秋田散人《医学说约·痰门》）

但哮属于寒，喘属于热，故哮虽有寒包热者，而其原因究由于寒也。（民国·祝味菊《诊断提纲·证候》）

第三节　病　　候

咳而上气，喉中水鸡声，射干麻黄汤主之。（汉·张机《金匮要略·肺痿肺痈咳嗽上气病脉证治第七》）

膈上病痰，满喘咳吐，发则寒热，背痛腰疼，目泣自出，其人振振身瞤剧，必有伏饮。（汉·张机《金匮要略·痰饮咳嗽病脉证并治第十二》）

论曰呷嗽者，咳而胸中多痰，结于喉间，与气相击，随其呼吸。呀呷有声，故名呷嗽。（宋·赵佶《圣济总录·卷第六十五》）

喉中有响声者，谓之哮。虚者，气乏身凉，冷痰如冰；实者，气壮胸满，身热便硬。（明·李梴《医学入门·卷之四》）

问曰：此症从何而得？答曰：皆因好饮热酸鱼腥之物，及有风邪痰饮之类，串入肺中，怒气伤肝，乘此怒气，食物不化，醉酒行房，不能节约。此亦非一也，有水哮，饮水则发；有气哮，怒气所感，寒邪相搏，痰饮壅满则发；咸哮，则食咸物发；或食炙煿之物则发，医当用意推详。（明·杨继洲《针灸大成·卷九》）

哮病之症　短息倚肩，不能仰卧，伛偻伏坐，每发六七日，轻则三四日，或一月，或半月，起居失慎，则旧病复发，此哮病之症也。

哮病之脉　多见沉弦，沉数痰火，沉涩湿痰，沉迟寒饮，沉结顽痰。（明·秦昌遇《症因脉治·卷二》）

哮病之症　短息倚肩，不能仰卧，伛偻伏坐，每发六七日，轻则三四日，或一月，或半月，起居失慎，则旧病复发，此哮病之症也。（清·熊立品《治疫全书·卷二》）

哮者，喉中声响如水鸡声，凡遇天气欲作雨时便发，甚至坐卧不得，饮食不通。（清·吴亦鼎《神灸经纶·第三卷》）

哮喘之为病，大概为虚实冷热四者。(1)热喘者，痰热内郁，喉若拽锯，不得卧息，身热口渴，脉滑数，桑白皮汤主之。(2)实喘者，肺感邪气，胸胀气粗，声息涌不得卧，麻杏石甘汤主之。(3)冷哮者，痰饮盘据，恶寒痰多，脉沉细，冷哮丸主之。(4)虚喘者，肾脏亏损，声低息短，惺惺然若气欲断，劳动则甚，七味都气丸主之。哮者何？气上有声也。喘者何？气短无声也。（民国·许观曾《内科概要·呼吸系病》）

第四节　病证鉴别

孙仲子泰来曰：哮之与喘，极须分别。疑似之间，虚实攸系，非细务也。夫哮以声响名，喉中痰盛，胶塞肺窍，气道蹇滞，呼吸不畅，喉中如水鸡之声，故气高而喘，心热而烦，抬其肩，撷其项，不能屈体而拾物，贴席而伏枕也。原其痰火内郁，外被风寒，束其皮腠，肺气为之不利，皆上壅胸喉。……顾喘以气息言，喉中无痰，气促不相接续，有虚有实。（明·孙一奎《赤水玄珠·第二十六卷》）

喘急先分肺实虚，呼吸急促者，谓之喘；喉中有响声者，谓之哮。（明·李梴《医学入门·卷之四》）

大抵哮以声响名，喘以气息言。夫喘促喉中如水鸡声者，谓之哮；气促而连属不能以息者，谓之喘。（明·虞抟《医学正传·卷之二》）

哮与喘相类，但不似喘开口出气之多。如《圣济总录》有名呷嗽者是也。（明·王肯堂《证治准绳·杂病》）

喘者，促促气急，喝喝痰声，张口抬肩，摇身撷肚。短气者，呼吸虽急而不能接续，似喘而无痰声，亦不抬肩，但肺壅而不能下。哮者与喘相类，但不似喘开口出气之多，而有呀呷之音。呷者口开，呀者口闭，开口闭口，尽有音声。呷呀二音，合成哮字，以痰结喉间，与气相击，故呷呀作声。三证极当详辨。（明·李中梓《医宗必读·卷之九》）

气喘：夫喘促而喉如水鸡声者，谓之哮，气促而连续若难接者，谓之喘。（明·秦昌遇《幼科折衷秘传真本·咳嗽》）

声粗为哮，外感之有余也；气促为喘，肺虚而不足也。（清·汪昂《医方集解》）

哮喘发即吐稠痰，盐哮。交秋发哮，多清水，属寒。哮发不时，顿嗽抱首，属热。（清·林之翰《四诊抉微·卷之三》）

喘者息促，气急不能平卧也。外感邪入而为喘，属肺受风寒，其来暴，其脉实，其人强壮，数日之间，忽然壅气，喘咳不得平卧者是也。如近日哮病居多，乃肺金一经受病，药宜甘梗汤加减，此属实喘也。（清·汪文绮《杂症会心录·卷上》）

喘气太息，乃为肺病。形羸声哑，咽中有疮，肺被火囚。气促喉声，痰火哮喘。（清·朱时

进《一见能医·卷之一》）

哮以声音言，喘以气息言。又喘促而喉中如水鸡声者，谓之哮；气促而连续不能以息者，谓之喘。（清·朱时进《一见能医·卷之三》）

哮，肺病也。当先辨哮与喘与短气三症之相似而不同。李氏士材曰：喘者，促促气急，嗡嗡痰声，张口抬肩，摇身撷肚。哮者，与喘相类，但不似喘开口出气之多，而有呀呷之音。呷者口开，呀者口闭，开口闭口，俱有声音，呀呷二音，合成哮字，以痰结喉间，与气相击，故呷呀作声。短气者呼吸虽急，而不能接续，似喘而无痰声，亦不抬肩，但肺壅而不能下。按士材分别三症，至为精细，临症时所当详察。（清·沈金鳌《杂病源流犀烛·卷一》）

哮喘实证，有风客皮毛，肺气不得泄而为喘者，经所谓犯贼风虚邪者，阳受之。阳受之则入六腑，入六腑则身热，汗出不得卧，上为喘呼者是也。审其清便自调者，去其风则愈，六安煎加麻黄，甚者五虎汤。有火郁干肺而为喘者，经所谓诸逆冲上，皆属于大者是也。审其口燥咽干，二便不利者，去其火则愈，定喘汤或葶苈丸微下之，则愈。若胸膈积热，心火凌肺，热痰壅盛，忽然大喘，名马脾风。小儿此症极多，不急治必死，宜牛黄夺命散下之。（清·黄岩《医学精要·卷四》）

喘促气冲不得息，内外虚实宜审识。

内为支饮面必黄，小半夏加茯苓汤翼。

脉浮而喘系风寒，小青龙汤加杏桔此言治属外之喘。

息涌气粗兼胀胸，唯求呼出不能容。

实邪之患当区别，呼吸不利葶苈大枣泻肺汤攻。

浮大脉来目如脱名肺胀，方用越婢半夏汤通此言治实之喘。

虚则皇然气欲断，吸不能升呼不贯。

此症亦宜别肾脾，肾虚宜真武汤脾虚宜六君子汤施毋窜此言治肾虚之喘。

上盛下虚苏子降气汤投，全真一气汤上热下寒爨此言上盛下虚，上热下寒二症以尽治喘之法。

如逢痰咳喉作声，偃卧均难哮乃名。

《圣济》射干丸有专责，久邪陈饮一方平此专言治哮之法。（清·魏瑶《雪堂公医学真传·卷二》）

喘，但呼而不能吸，出而不纳也。哮，呼吸不能自由出纳，留滞也。短气，下气不上续，能吸而不能呼，纳而不出也。（清·汪必昌《聊复集·卷二·医阶辨证》）

夫气急者，气不得出也，哮之微者，非喘也。（清·周学海《读医随笔·卷三》）

哮乃积痰在肺，寒包其热，窠聚不散，遇触即发。有寒哮、痰哮、咸哮之辨。

寒哮，触寒即发，宜小青龙汤。壮实者，可以探吐。

痰哮，遇食、厚味即发，宜清玺丹。

咸哮，食咸即发，宜吐之，轻粉饼子，后异功散。（清·佚名《杂症治要秘录·哮》）

气促曰喘，有声曰哮，总由痰火内郁，风寒外束所致，治实相同。（民国·秋田散人《医学说约·痰门》）

哮喘之为病，大概为虚实冷热四者。（1）热喘者，痰热内郁，喉若拽锯，不得卧息，身热口渴，脉滑数，桑白皮汤主之。（2）实喘者，肺感邪气，胸胀气粗，声息涌不得卧，麻杏石甘汤主之。(3)冷哮者，痰饮盘据，恶寒痰多，脉沉细，冷哮丸主之。(4)虚喘者，肾脏亏损，声低息短，惺惺然若气欲断，劳动则甚，七味都气丸主之。哮者何？气上有声也。喘者何？气短无声也。(民国·许观曾《内科概要·各论·呼吸系病》)

哮喘，哮与喘相类似，哮为呼吸紧迫，喉中如水鸡声；喘乃呼吸急促，息粗有音。但哮属于寒，喘属于热，故哮虽有寒包热者，而其原因究由于寒也；喘虽有积饮而致者，然其原因，究由于阳气上逆也。(民国·祝味菊《诊断提纲·证候》)

第五节　治 则 治 法

哮喘必用薄滋味，专主于痰。

未发宜扶正气为主，已发用攻邪为主。(明·程充补校《丹溪心法·卷之二》)

是以气高而哮，抬肩撷项，不得仰卧，面赤头痛，恶寒发热，治宜散表，表散热解，气道流通，庶亦暂可。有饮食厚味伤脾，不能运化而发者，脾伤则津液不得布散而生痰涎，壅塞经隧，肺气为之不利，则胸满腹痛，盗汗潮热，昼夜发哮，声如拽锯。治宜消食健脾，清痰利气，斯亦定矣。有房劳太过，肾水衰少，不能制火下降，火寡于畏，而侮所胜，肺金受伤，金伤则生化之源绝矣。病则下午潮热，哮声如雷，头疼面赤，盗汗烦躁，昼轻夜重，脉数无力。治当补肾制火，清金润燥，庶或得安。(明·孙一奎《医旨绪余·卷上》)

丹溪曰：哮喘必用薄滋味，专主于痰，宜大吐，不用凉药，须常带表散，此寒包热也。亦有虚而不可吐者。(明·孙一奎《赤水玄珠·第七卷》)

治惟调气、豁痰、解表。盖痰出而声自寝也。

然皆不外乎利肺、调气、豁痰六字也。(明·孙一奎《赤水玄珠·第二十六卷》)

丹溪云：哮主于痰，宜吐法。治哮必用薄滋味，不可纯作凉药，必带表散。(明·王肯堂《证治准绳·杂病》)

喘有夙根，遇寒即发，或遇劳即发者，亦名哮喘。未发时以扶正气为主，既发时以攻邪气为主。扶正气者，须辨阴阳，阴虚者补其阴，阳虚者补其阳。攻邪气者，须分微甚，或散其风，或温其寒，或清其痰火。然发久者气无不虚，故于消散中宜酌加温补，或于温补中宜量加消散。此等证候，当惓惓以元气为念，必使元气渐充，庶可望其渐愈，若攻之太过，未有不致日甚而危者。(明·张介宾《景岳全书·卷十九》)

别有哮证，似喘而非，呼吸有声，呀呷不已，良由痰火郁于内，风寒束于外；或因坐卧寒湿，或因酸咸过食，或因积火熏蒸，病根深久，难以卒除。……理气疏风，勿忘根本，为善治也，宜苏子、枳壳、桔梗、防风、半夏、栝楼、茯苓、甘草。如冬月风甚，加麻黄；夏月痰多加石膏。(明·李中梓《医宗必读·卷之九》)

有风寒郁闭在肺而成痰嗽，哮喘者，病在于肺，宜豁痰开气，如麻黄，生姜、茜草根之类。(清·李菩《杂症要略·卷之四》)

别有哮证，似喘而非，痰火内郁，风寒外束，理气疏痰，避风节食。(清·丘克孝《隘村医诀·上卷》)

哮证多属寒包热邪，所以遇寒即发，喉中水鸡声，有积痰在肺络中，必用吐法以提散之，不可纯用寒凉，常须兼带辛散，小青龙汤探吐最妙，年高气弱人忌吐。凡喘未发时，以扶正气为主，既发时，以散邪为主。（清·张璐《张氏医通·卷四》）

风哮者，因风而得，遇风即发，发时多汗，非桂枝不除；寒哮者，因寒而得，遇寒即发发时无汗，非麻黄不除；湿哮者，因湿而得，遇厚味即发，发时痰唾不已，非清金丹不除。若夫食咸即发者为盐哮，非白面饼不除；遇酸即发者为醋哮，非甘草不除；饮冷即发者为水哮，非浮涬汤不除。如膈间痰盛者，用稀涎散大吐之。遇冬而发者，先于七八月间，用大承气汤下之，使无热可包，此为妙法。总之夺邪而火自散，祛痰而气自安，故古人多以大汗、大吐、大下立法也。至若病根深久、元阳虚弱、难以卒除者，又当避风、节厚味、禁用凉剂，恐风邪难解，禁用热剂，恐痰火易升，理气疏风，勿忘根本，乃为善治也。（清·骆登高《医林一致·卷三》）

喘有夙根，遇寒即发，或遇劳发者，亦名哮喘。未发时，以扶正为主；即发时，以攻邪为主。此即痰火证，因胃中有积痰，肺中伏火一遇风寒触动，其痰火发越而为喘，宜豁痰清火，少兼发表。愈后以六味丸加降火纳气之药，或健脾加豁痰清火为要。若用温补，而以八味金匮等丸，必致热伤其肺。（清·叶桂《景岳全书发挥·卷二》）

倘不节口，而胸中未尽之痰，得新味相结，哮又作矣，治之以吐痰为生。若遇冷而发者，因中外皆寒，宜温其肺金。若寒包其热者，宜清肺药中兼加发散，则自然愈也。短气者，呼吸虽急而不接续，似喘无痰声，亦不摇肩呻吟，而无痛禁，虽若气上冲，实非气上冲也。凡气食阻者宜泻之，元气虚者宜补之。（清·叶桂《叶选医衡·卷下》）

幼稚哮喘，由外来风寒，必从肺治，因过食甘腻，必兼理胃。久发不已，病气蔓延，不独在肺胃间矣，故因劳致发，遇冷而发，乃卫阳已虚，烦动火升，面赤皆肾阴内怯。虽非色欲之损，然因病致虚也。须知病是有余，体属不足，不可徒用攻痰逐气，取快一时。当未发之时，病机潜伏，只宜培土以运痰，土旺则肺气充，壮水纳气以益肾，子气充长，母气自强，此为子母相生之治。守之日久，发作自缓，况宿病无急攻之法，或寓攻于补，或攻补互施，然寒暄饮食之调摄，于此症尤当加慎。（清·叶桂《种福堂公选医案·哮喘》）

哮喘，乃肺家素有痰火，一受疫邪，其湿热之气，从其类而入肺，发其哮喘，遇此当察其气、色、神、脉、舌苔，有疫但治疫，其哮喘自除，于治疫药中，加贝母、瓜蒌、淡豉、桑皮，疫邪哮喘并解，法更精密。（清·戴天章《瘟疫明辨·卷一》）

必须淡饮食，行气化痰。（清·何梦瑶《医碥·卷之二》）

脾肾两虚，寒痰凝滞不化，气机被阻，一触风寒，病即复发，治法在上宜责之肺胃，在下宜责之脾肾。然此症治病非难，除根实难，宜分临时、平时两种治法，临时以肺胃为主，平时以脾肾为主，一标一本，先后并治，庶可冀收全效。

盛夏热伤正气，中宫愈虚，宜先扶正益气，不必用祛痰攻劫之品。

深秋感受寒邪，气机被痰所阻，发为哮喘，气粗不能卧，宜从实证治。（清·陈念祖《南雅堂医案·卷二》）

考《金匮》分外饮治脾，内饮治肾。且曰：饮邪当以温药和之。议以早服肾气丸，温通肾阳，使饮邪不致上泛。晚用六君，变汤为散，默健坤元，冀其土能生金，兼可制水。夫痰即津液所化，使脾肾得强，则日入之饮食，但生津液而不生痰，痰既不生，疾自不作。上工治病，须求其本，平常守服丸散，疾发间用煎剂搜逐，譬诸宵小，潜伏里闬，乘其行动犯窃，易于拘执，剿抚并行，渐可杜患。（清·程文囿《杏轩医案·辑录》）

哮者，喉中声响如水鸡声，凡遇天气欲作雨时便发，甚至坐卧不得，饮食不通，此肺窍中积有冷痰，乘天阴寒气从背自鼻而入，则肺胀作声，或盐水伤肺，气喘不休，有延至终身不愈者，亦有子母相传者，必须量虚实而治之。（清·吴亦鼎《神灸经纶·第三卷》）

肺主气，宜清肃。木火扶湿热而阻郁清气，哮症之所由成也。每遇喘急则声如曳锯，痰出日以碗计。脉左濡小弦，右偏滑数。数是有郁火，滑主痰，弦为肝体不足、肝用有余，濡小则阴之虚也。拟以顺降痰气，佐以养肝体、和肝用之法。（清·吴芹《吴古年医案·哮症》）

哮喘乃肺家素有湿痰，一受温邪，必致举发，但于治温邪方中酌加杏仁、桑皮、苏子、二陈而并解之。（清·石寿棠《温病合编·卷三》）

哮喘多成宿疾，天阴欲雨连绵。

治时发表及行痰，九宝时常灵验。

表邪未除五虎，里实葶苈为先。

不宜砒石作成丸，致令孩儿命短。（清·许佐廷《活幼珠玑·上卷》）

寒风兼受，蕴伏肺底，哮喘五年，越发越勤，脉迟虚细。发则寒热，汗亦不解，喘亦渐除，显然内蕴之邪从表而泄，此邪之蕴伏何疑。宜先撤其风寒，然后培补，譬如逐贼，贼出可关门也。（清·沈菊人《沈菊人医案·卷下》）

肺者相傅之官，治节出焉。其气清，其性脆，其体轻浮，在时为秋，在卦属兑，禀西方之气，主人之皮毛，易感邪，易为病，一遇风寒则咳嗽，风寒入络则喘逆，入胃则哮，叶氏谓喘症与哮症微有不同。喘症在肺为实，在肾为虚，哮症因感邪失表，邪伏于里，而留于肺俞，二症之治，不外开纳二法，开者青龙之品，纳者都气之属。至于邪留不去，酿成肺痈，火灼金伤，致发肺痿，若夫失音之候，皆火克金伤之症也。当以虚实二字消息之。虚火刑金而致者，金破无声也。邪热烁金而致者，金实无声也。实者泄之，虚者补之。又有土衰不能生金者，当培其土而金自生也，总之治咳嗽宜肃肺气，治喘症当开其肺而安其脾，纳其肾也。治哮症者宜遇养其气，以搜逐其邪也。至于肺痈之治，宜解毒以保肺也。肺痿之治，宜滋其肾以清其肺也。要皆不外乎盛则补母，实则泻子之道，有邪者清之，无邪者补之而已也，又《内经》之言咳嗽者，分十二经之形状。有脾嗽、心嗽、肺嗽、肝嗽、肾嗽之辨，又有小肠嗽、大肠嗽、胃嗽、膀胱嗽、胆嗽、三焦嗽之说。又云：久咳不已，则三焦受之，可知三焦一言，已赅十二经矣。考《内经》自知详细，故不具论。所言肺痈之治，莫妙于彭钟龄之加味甘桔汤，肺痿之治，莫妙于彭氏之保和汤也。而失音之辨，必以宫商角徵羽五音，以明脾肺肝心肾五脏之病耳。又以歌属脾，哭属肺，呼属肝，笑属心，呻吟属肾之音，以参乎其中。称法之密，治之简者，莫如叶氏之指南也。其治案中，如有邪者开达肺气，无邪者，填实足三阴经为主，其治肺痿者，宗《金匮》麦门冬汤，辛凉清肺甘温扶中之法，可谓尽善尽美也。（清·王馥原《医方简义·卷四》）

凡患哮证，未发时，宜扶正为主；既发时，以逐邪为主或于七八月末，寒时用滚痰丸下其热痰，至冬其哮可验。积年久哮，胸凹背驼，此肺络败，为痼痰，不治。（清·佚名《杂症治要秘录·哮》）

寒邪伏于手太阴肺经，咳喘甚则哮咳，吐寒饮白沫白沫如水不黏，不能引丝，有丝亦易断，感寒即发，轻者苏杏二陈汤主之，重者麻黄汤。兼足三阴症，仲圣小青龙汤、麻黄附子细辛汤、苓桂术甘汤选用两太阴脉虚缓而迟弦，按之滑者兼湿痰水饮症也，故用苓桂术甘汤实土以制水也。（清·刘恒瑞《伏邪新书·伏寒》）

喘者，火逆上气不下也。火烁肺气，气衰则喘，其盛者，肺中之火耳。气虚火入肺者，宜补气。阴虚火克金者，宜壮水。风寒宜散，湿气宜渗，暑邪宜驱，肺热宜清，痰壅宜消，气郁宜发，停饮宜吐，火实宜降。其脉浮滑者吉，涩数者凶。气促曰喘，有声曰哮，总由痰火内郁，风寒外束所致，治实相同。（民国·秋田散人《医学说约·痰门》）

定喘汤原解甚好，惟云麻黄散表寒未妥。因麻黄之治喘，因其能降肺气也。不可因伤寒用麻黄汤，遂认此病之用麻黄为散表寒。即如《伤寒论》：太阳病发汗后，汗出而喘，用麻杏石甘汤。麻杏石甘汤之用麻黄，乃以之降肺气之逆，非以之散表证之寒。汗出乃肺燥，故用石膏以清肺燥，发汗后不可再用麻黄。岂有发汗后汗出反用麻黄之理？可见因喘而用麻黄，非因散表寒而用麻黄也。定喘汤治喘而哮，喘而哮，此肺气实逆，虚喘则不兼哮。（民国·彭承祖《圆运动的古中医学（续）·汤头歌改错篇》）

经云：诸病喘满，皆属于热。盖寒则息微而气缓，热则息粗而气急也。由是观之，喘之属火无疑矣。然而外感寒邪，以及脾肾虚寒，皆能令喘，未便概以火断也。假如风寒外感而喘者，散之。直中于寒而喘者，温之。热邪传里，便闭而喘者，攻之。暑热伤气而喘者，清而补之。湿痰壅遏而喘者，消之。燥火入肺而喘者，润之。此外感之治法也，各宜分治。若夫七情气结，郁火上冲者，疏而达加味逍遥散。肾水虚而火上炎者，壮水制之，知柏八味丸。肾经真阳不足，而火上泛者，引火归根，桂附八味丸。若因脾虚不能润肺而喘者，五味异功散加桔梗补土生金。此内伤之治法也。夫外感之喘，多出于肺。内伤之喘，未有不由于肾者。经云：诸痰喘呕，皆属于下。定喘之法，当于肾经责其真水真火之不足而主之。如或脾气大虚，则以人参、白术为主，参术补脾土以生肺金，生金则能生水，乃隔二隔三之治也。更有哮症与喘相似，呀呷不已，喘息有音，此表寒束其内热，致成斯疾，加味甘桔汤主之，止嗽散亦佳。古今治喘哮症，方论甚繁，大意总不出此。（秦伯未《内科纲要·喘》）

凡治积年不愈之冷风哮喘，不知其由于火虚土弱，法宜缓以治本，乃亦以治喘之常法施之者，医之罪也。（民国·何舒《医门法律续编·咳嗽喘哮》）

第六节 方　　药

一、内科

治咳嗽，心胸痰滞，喉中作呀呷声，宜服前胡散方。

前胡三分去芦头，木通三分锉，半夏半两汤洗七遍，去滑，旋覆花半两，紫菀半两去苗土，款冬花半两，枳壳三分麸炒微黄，去瓤，杏仁三分汤浸去皮尖双仁，麸炒微黄，甘草半两炙微赤，锉，桑根白皮半两，锉。

上件药，捣筛为散。每服三钱，以水一中盏，入生姜半分，煎至六分，去滓，不计时候温服。

治咳嗽，坐卧不得，喉中作呀呷声，宜服白前散方。

白前一两，紫菀一两去苗土，半夏一两汤洗七遍，去滑，大戟一分锉碎，微炒，麻黄一两去根节，甘草半两炙微赤，锉。

上件药，捣粗罗为散。每服二钱，以水一中盏，入生姜半分，煎至五分，去滓，不计时候温服。

治肺气，喉中作呀呷声，痰黏咳嗽，胸膈短气，胁肋坚胀，宜服赤茯苓圆方。

赤茯苓二两，旋覆花半两，桔梗三分去芦头，桑根白皮一两锉，杏仁一两汤浸去皮尖双仁，麸炒微黄，研如膏，百合半两，熟干地黄一两，甘草半两炙微赤，锉，郁李仁三分汤浸去皮，微炒。

上件药，捣罗为末，炼蜜和捣三二百杵，圆如梧桐子大。每服，不计时候，煎枣汤下二十圆。

治咳嗽，喉中呀呷声，香墨圆方。

细香墨半两，甘遂半两煨令黄，甜葶苈半两隔纸炒令紫色，前胡一两去芦头，川大黄一两锉碎，微炒，巴豆半两去皮心研，纸裹压去油。

上件药，捣罗为末，入巴豆更研令匀，炼蜜和圆，如梧桐子大。每于临卧，以粥饮下三圆。

治咳嗽上气，喉中呀呷及大小肠不利，宜服此方。

天门冬一两半去心，焙，木通一两锉，桑根白皮一两锉，川大黄二两锉碎，微，杏仁三分汤浸去皮尖双仁，麸炒微黄，大麻仁一两别研如膏，郁李仁三分汤浸去皮，微炒，紫菀三分去苗土。

上件药，捣罗为末，炼蜜和捣三二百杵，圆如梧桐子大。煎桑枝汤，下二十圆，日三服。

治咳嗽，喉中呀呷声，宜服此方。

桂心一两，不蚛皂荚五梃去黑皮，涂酥炙黄焦，去子，栝楼一枚全者，炙令干，甜葶苈一两隔纸炒令紫色。

上件药，捣罗为末，炼蜜和圆，如梧桐子大。不计时候，以粥饮下十五圆。

治咳嗽，喉中呀呷作声，无问季月远近，悉治之方。

诃黎勒皮一两，黄连一两去须，露蜂房一两炙微黄。

上件药，捣罗为末，炼蜜和圆，如梧桐子大。每服，不计时候，以温浆水下三十圆。

治咳嗽喘急，喉中作呀呷声方。

肥皂荚二梃锉去黑皮，好酥一两。

上取皂荚，于慢火上炙，以酥细细涂之，仍数数翻覆，以酥尽为度，炙令焦黄，捣罗为末，炼蜜和圆，如梧桐子大。每服，不计时候，以粥饮下十圆。

治咳嗽，喉中呀呷作声，积季不差者，宜服此方。

鲨鱼壳半两，猪牙皂荚一分去黑皮，涂酥炙焦黄，去子，贝母一分煨微黄，桔梗一分去芦头。

上件药，捣罗为末，炼蜜和圆，如小弹子大。每含一圆，旋咽其汁，服三圆即吐出恶涎，便差。

又方。

蝉壳七枚碾末。

上以粥饮调服之。

治喉中久呀呷咳嗽方。

莨菪子一分水淘去浮者，水煮令芽出，候干却炒令黄黑色，木香一分，雄黄一分细研。

上件药，捣细罗为散，入雄黄同研令匀，以羊脂涂青纸一张，以散药摊于纸上，用细箸播纸，烧一头令烟出，当口熏之，每熏，咽十余口，日三四度，差。（宋·王怀隐《太平圣惠方·卷第四十六》

治久患呷嗽，喉中作声，发即偃卧不得。射干丸方。

射干一两，半夏汤洗十遍炒干一两一分，干姜炮裂，款冬花去萼焙干、皂荚去皮子炙、陈橘皮汤浸去白，焙各一两，百部焙干、五味子拣净各一两一分，细辛去苗叶、贝母去心炒令微黄、白茯苓去黑皮、郁李仁汤退去皮尖双仁研如脂各一两。

上一十二味，先捣前一十一味，细罗为末，与郁李仁同研令匀，炼蜜为丸，如梧桐子大。空腹饮下七丸，稍加至十五丸，日再。

治久患呷嗽，喉中作声。芫根白皮丸方。

芫花根白皮剉碎炒干、半夏汤洗五遍炒干、射干、百部、五味子拣净各一两一分，干姜炮裂、紫菀去苗土、款冬花去萼、白茯苓去黑皮、皂荚酥炙去皮子、细辛去苗叶、贝母去心微炒各一两。

上一十二味，捣罗为末，炼蜜为丸，如梧桐子大。空腹粥饮下三丸。渐加至五丸，以知为度。如泻多、用防风甘草汤解之。

治呷嗽，声音不出，喉中作声。黄芪丸方。

黄芪剉碎、栝蒌根剉各一两一分，甘草炙剉二两，大黄蒸过剉碎炒干一两，杏仁汤退去皮尖双仁研如脂二两，马牙硝熬研细一两一分。

上六味。先捣前四味，细罗为末，与杏仁马牙硝同研令匀。炼蜜为丸，如梧桐子大。空腹温水下十五丸，日再。

治呷嗽，相引作声。香墨丸方。

墨烧烟尽、甘遂、葶苈子炒紫各半两，前胡去芦头、大黄剉炒各一两一分，巴豆去皮心炒别研如脂半两。

上六味。先捣前五味，细罗为末，与巴豆同研令匀。炼蜜和丸，如梧桐子大。以白粳米饮下，空腹服三丸。三日以后，更一服。如吐利不止，以冷白饮止之。吐利止后，宜食白粥。

治呷嗽，喉中作声。杏仁丸方。

杏仁汤退去皮尖双仁炒干研如脂一两、马牙硝熬研细半两、甘草炙剉一两、大黄蒸过剉碎炒干半两。

上四味，先捣甘草大黄为末，与杏仁、马牙硝同研令匀，炼蜜为丸、如梧桐子大。每服空服、温水下十五丸、日再。

治三十年呷嗽。莨菪子散方。

莨菪子新者、木香、雄黄无石者研各半两。

上三味，先捣前二味，细罗为散，与雄黄同研令匀。用青纸一张，先以羊脂涂，次以散药，再渗脂上，卷裹之。早晨空腹烧令烟出，吸十咽，日三度。

治涎嗽，止呀呷，化风痰，利咽膈。坠痰丸方。

白矾八两于瓦器上枯过研细以纸裹埋黄土内一宿出火毒入后药、半夏汤洗七遍焙干杵以生姜汁和作饼子再焙干秤二两、槐花三两炒、甘草一斤慢火炙剉。

上四味。捣罗为末，白面糊和丸，如梧桐子大。每服十五丸，食后生姜汤下。

治肺感寒邪。咳嗽不已，呀呷喘闷，相引作声，胸膈痞满，不欲饮食。款冬花汤方。

款冬花、知母焙各二两，半夏白矾水浸七日焙干、杏仁汤浸去皮尖双仁麸炒研各四两，干桑叶二两，麻黄去根节沸汤掠去沫焙半斤，甘草炙剉、贝母去心、阿胶炒令燥各四两。

上九味，粗捣筛，每服三钱匕，水一盏，入生姜三片，同煎至七分，去滓食后临卧温服。

治大人小儿，呀呷嗽。雌黄丸方。

雌黄半两研、丹砂、铅霜、腻粉各一钱研。

上四味，再同研细，糯米粥和丸，如绿豆大，每服三丸，用蛤粉汤下，日三。

治大人小儿，上喘咳嗽，呀呷有声，痰涎痞闷。白龙丸方。

半夏大者十枚汤洗去滑生姜汁制切焙捣末、硇砂去砂石一钱研，巴豆八粒去皮心膜研不出油以上三味同用枣肉和搜为剂外以生白面裹烧面熟为度去面不用，腻粉、粉霜各一钱，龙脑一字以上三味细研。

上六味同和捣匀，丸如麻子大，每服五丸至七丸，甘草汤下，小儿一二丸。

治呀呷咳，胡黄连汤方。

胡黄连、皂荚去皮涂酥炙令黄、白槟榔、郁李仁汤退去皮尖双仁炒干研如粉各一两。

上四味，粗捣筛，每服三钱匕，水一盏，煎至七分，去滓温服、日三，不拘时候。

治肺脏气积，喉中呷嗽不止，皆因肺脏虚损，致劳气相侵。或胃中冷，膈上热者，并宜服。紫菀杏仁煎方。

紫菀去苗土一两半，杏仁半升去皮尖双仁别细研，生姜汁三合，地黄汁五合，酥二两，蜜一升，大枣肉半升，贝母去心三两，白茯苓去黑皮、五味子炒、人参、甘草炙剉、桔梗剉炒、地骨皮各一两。

上一十四味，捣罗八味为末，调和诸自然汁，并酥蜜杏仁等，同于铜银器中，以文武火煎，频搅令匀，煎百十沸成煎后，再于甑上蒸三五遍，每服食后服一匙头。便仰卧少时，渐渐咽药，夜再服。(宋·赵佶《圣济总录·卷第六十五》)

二、儿科

治小儿咳嗽，心胸痰壅，攻咽喉作呀呷声，射干散方。

射干、麻黄去根节，紫菀洗去苗土、桂心，以上各半两，半夏半分汤洗七遍，去滑，甘草一分炙微赤，锉。

上右件药，捣粗罗为散。每服一钱，以水一小盏，入生姜少许，煎至五分，去滓，入蜜半茶匙，搅令匀，不计时候，量儿大小，分减温服。

治小儿咳嗽，咽中作呀呷声，陈橘皮散方。

陈橘皮汤浸，去白瓤，焙，杏仁汤浸去皮尖双仁，麸炒令黄，桑根白皮锉，甜葶苈隔纸炒令黄色，甘草炙微赤，锉，以上各一分。

上件药，捣粗罗为散。每服一钱，以水一中璩瑢盏，煎至五分，去滓，放温，量儿大小，加减服之。

治小儿咳嗽，喘急作呀呷声，萝卜子散方。

萝卜子一分微炒，皂荚子十枚煨去皮，灯芯一束，麻黄一分去根节，甘草半分炙微赤，锉。

上件药，捣粗罗为散。每服一钱，以水一小盏，煎至五分，去滓，不计时候，量儿大小，以意分减温服。

治小儿咳嗽，喘急烦热，喉中作呀呷声，牛黄散方。

牛黄一分细研，蝉壳半分微炒，柴胡一分去苗，栝蒌子一分。

上件药，捣细罗为散。每服，以蜜水调下一字，日三服，二岁以上加之半钱。

治小儿心胸痰壅，咳嗽，咽喉不利，常作呀呷声，蝉壳散方。

蝉壳一分微炒，桔梗半两去芦头，陈橘皮半分汤浸去白瓤，焙，半夏一分汤洗七遍，去滑，汉防己一分，甘草一分炙微赤，锉。

上件药，捣细罗为散。每服，以生姜粥饮调下一字，三岁以上，加之半钱。

又方。

半夏一分汤洗七遍，去滑，朱砂两细研，水飞过，甜葶苈一分隔纸炒令紫色，五灵脂半分，杏仁一分汤浸去皮　尖双仁，麸炒微黄。

上件药，捣罗为末，用生姜自然汁，煮面糊和圆，如绿豆大。每服，煎麻黄汤下三圆，日三服，量儿大小，以意加减。

又方。

甜葶苈一分隔纸炒令紫色，杏仁半两汤浸去皮尖双仁，麸　炒微黄，麻黄半两去根节。

上件药，捣粗罗为散。每服一钱，以水一小盏，煎至五分，去滓，放温，量儿大小，分减频服。

治小儿肺脏热多，咳嗽喘急，喉中作呀呷声，宜服郁李仁圆方。

郁李仁三分汤浸，去皮，微炒，研如膏，杏仁一分汤浸去皮尖双仁，麸炒微黄，研如膏，川大黄一分锉，微炒。

上以大黄一味，捣细罗为散，同研令匀，入蜜少许，和圆，如梧桐子大。每服，以粥饮研破三圆服之，日三服，量儿大小，以意加减。

治小儿多咳嗽，咽中如呀呷声，桃仁圆方。

桃仁二十九枚汤浸去皮尖双仁，麸炒微黄，琥珀末二分，甜葶苈一分隔纸炒令黄色。

上件药，先捣葶苈、桃仁如泥，次下琥珀末，更捣令匀，圆如绿豆大。每服，煎桑根白皮汤化破五圆服，日三服，三岁上加圆数服之。

又方。

上用大栝楼一枚，和面溲瓤作饼子，烧熟和杵为末。每服，以清粥饮调下半钱，量儿大小，以意加减。（宋·王怀隐《太平圣惠方·卷第八十三》）

苏沈九宝汤：治老人小儿素有喘疾，遇寒暄不常，发则连绵不已，咳嗽哮吼，夜不得睡。

桑白皮、甘草、大腹皮、麻黄、官桂、薄荷、陈皮、紫苏、杏仁各六分。

上㕮咀。每服三钱，水盏半，姜三片，乌梅半个，煎六分服。（宋·杨士瀛《仁斋直指方·卷之八》）

治哮方：用鸡子略敲，壳损膜不损，浸于尿缸内三四日，夜取出，煮熟食之，效。盖鸡子能去风痰。（元·朱震亨《金匮钩玄·哮》）

治多年肺气喘急，哮嗽，夕不得卧，紫金丹。

砒水飞半钱、豌豆好者二钱，用水略润少时，以纸挹干研成膏。

上用膏子和砒同杵极匀，丸如麻子大。每服十五丸，小儿量无小与之，并用蜡茶清，极冷吞下。临卧，以知为度。（明·楼英《医学纲目·卷之二十七》）

治冷痰哮喘，冷雨淋背，多吐冷沫，舌上白胎，用此神效。

金沸草、荆芥、前胡、麻黄、半夏、桂枝、干姜、五味、甘草、细辛、杏仁、枳壳一钱、桔梗。

喘甚加姜汁磨木香汁半杯。（明·陶华《叶评伤寒全生集·我家金沸草散》）

苏子降气汤　治哮喘，气急不能安息。

川当归去芦、甘草炙、前胡去芦、厚朴去皮、姜制各五分，肉桂去皮钱半，陈皮去白一钱五分，紫苏子二钱，半夏曲上剉二钱。

每服四钱，生姜三片，枣一枚，水煎七分，不拘时服。

五虎汤　治哮喘神效。

麻黄、石膏、杏仁、细茶、甘草等分。

上剉，每服四钱，加瓜蒌仁一钱，煎服。（明·董宿《试效神圣保命方·卷之三》）

紫金丹　治哮，须三年后可用。

用精猪肉二十两一作三十两，切作骰子块，用信一两，明者研极细末，拌在肉上令匀，分作六分，用纸筋黄泥包之，用火烘令泥干，却用白炭火于无人处煅，青烟出尽为度，取放地上一宿，出火毒，研细，以汤浸蒸饼，丸如绿豆大，食前茶汤下。大人二十丸，小人七八丸，量大小虚实与之。（明·程充补校《丹溪心法·卷一》）

青金丸：治哮喘，遇厚味发者用之。

罗卜子淘净，蒸熟，晒干为末。姜汁浸蒸饼为细丸。每服三十粒，津下。（明·卢和《丹溪纂要·卷之一》）

金丝万应膏：治一切风气寒湿，手足拘挛，骨节酸疼，男子痞积，女人血瘕，及腰疼、胁疼，诸般疼痛，结核，转筋，顽癣、顽疮积年不愈，肿毒初发，杨梅肿块未破者，俱贴患处。肚腹疼痛、泻痢，疟疾，俱贴脐上，痢白而寒者尤效。咳嗽哮喘，受寒，恶心，胸膈胀闷，妇人、男子面色痿黄，脾胃等症及心疼，俱贴前心。负重伤力，浑身拘痛者贴后心与腰眼。诸疝疾小肠气等症贴脐下，治无不效。

木香、川芎、牛膝、生地黄、细辛、白芷、秦艽、当归尾、枳壳、独活、防风、大枫子、羌活、黄芩、南星、蓖麻子、半夏、苍术、贝母、赤芍药、杏仁、白敛、两头尖、艾叶、连翘、川乌、甘草节、肉桂、良姜、续断、威灵仙、荆芥、藁本、丁香、金银花、丁皮、藿香、红花、青风藤、乌药、苏木、玄参、白鲜皮、僵蚕、草乌、桃仁、五加皮、山栀、牙皂、苦参、穿山甲、茅香、五倍子、降真节、骨碎补、苍耳头、蝉蜕、蜂房、鳖甲、全蝎、麻黄、白及各一两，大黄二两，蜈蚣二十一条，蛇蜕三条，桃、柳、榆、槐、桑、練（应为楝，编者注）、楮七色树枝各三七二十一寸。（明·张时彻《摄生众妙方·卷之一》）

压掌散：治男、妇哮喘痰嗽。

麻黄去节二钱半、甘草炙二钱、银杏即白果，槌破四五个。

上用水一钟半，煎至七分，临卧时温服。

又方　五味子八两、细茶三两。

上二味晒干为末，用甘草四两煎极浓，汤如饴为丸，不拘时每服三十丸，沸水送下，数日即愈。

治痰喘哮嗽经验方。

孩儿茶五钱、片黄芩三钱、防风二钱、栀子一钱、麝香五分、片脑一分、朱砂一钱。

上为细末，米饭捣和为丸，如黄豆大，朱砂为衣，每夜噙一丸，舌下待其自化，如久嗽，候药消尽再用一丸，极效。（明·张时彻《摄生众妙方·卷之六》）

治风寒郁于肺，夜嗽者，宜此方。取痰清嗽止，亦治喘哮。

麻黄不去节、梗、杏仁不去皮、尖、甘草生减半、知母、贝母各一钱。

上用姜三片，水煎服。有热，加黄芩一钱。（明·沈与龄《医便初集·冬月诸症治例》）

治远年哮喘。

桑树内蠹虫粪炒一升、莱菔子炒半升、甘草生三两、杏仁不去皮、尖，炒，另研半升。

共为极细末，汤浸蒸饼为丸，如梧桐子大，每服五七十丸，淡姜汤送下。

又方：用苎麻根和沙糖煮烂，时时咀嚼咽下。永绝病根，神效。（明·万全《保命歌括·卷之十八》）

治哮嗽妙方

砒霜、面、海螵蛸各一钱。

为末，水调，作饼子，慢火炙黄，再研令细。每服一字，用井花水作一呷服，良久吐出为度。小儿减半。（明·孙一奎《赤水玄珠·第六卷》）

《本事》治十六般哮嗽

阿胶炒一两，马兜铃，甘草炙，半夏姜汁浸三日，人参五钱，杏仁去皮尖各一两。

上为末，每服一大钱。水一盏，煎至七分，临卧食后服。丹溪曰：哮喘必用薄滋味，专主于痰，宜大吐，不用凉药，须常带表散，此寒包热也。亦有虚而不可吐者。

哮喘遇冷则发者有二：其一属中外皆寒者，治法乃东垣参苏温肺汤，调中益气加吴茱萸汤及紫金丹，劫寒痰者是也紫金丹，即砒霜、猪肉煅为末，蒸饼丸者。其二属寒包热，治法乃仲景趁未寒之时，先用大承气汤下其热，至冬寒时，无热可包，哮自不发是也。远年近日，哮喘痰嗽。

蝉蜕去足、轻粉另研、马兜铃各一两，五灵脂生、雄黄生、杏仁去皮尖、砒生各五钱，淡豆豉四十九粒。

上为末，用生姜、葶苈自然汁，合轻粉诸药为丸，小弹子大。每服一丸，细嚼，临睡生姜汤下。

治齁嗽。

苏子三钱，麻黄去节三钱，款花、桑叶蜜炙、半夏各三钱，杏仁去皮尖一钱半，甘草、白果二十一枚去衣炒黄色。

水三盅，不用姜，煎二盅，徐徐频服。

杏仁煎：哮嗽寒热，嗔多喜少，面色不润，食少，脉弦紧。

杏仁去皮尖一两。

用童便浸，一日一换，夏月一日三换，浸半月，取出洗净，焙干，研令极细，每服一枣大，用薄荷一叶，白蜜少许，水一盏，煎。食后服，甚不过二剂，永瘥。

食积痰壅，哮喘咳嗽，清金丹。遇厚味发者用之。

萝卜子淘净，蒸熟，晒干为末一两、猪牙皂角烧，存性三钱。

用生姜汁浸蒸饼丸，如小绿豆大。每服三五十丸，咽下。劫喘以姜汁炼蜜，如梧子大，每服七八十丸，噙下止之。

压掌散：治男妇哮喘痰嗽。

麻黄去节二钱半、甘草炙二钱、白果打碎五个。

水煎临卧服。

远年近日，哮喘痰嗽。

蝉蜕去足、轻粉另研、马兜铃各一两，五灵脂生、雄黄生、杏仁去皮尖、砒生各五钱，淡豆豉四十九粒。

上为末，用生姜、葶苈自然汁，合轻粉诸药为丸，小弹子大。每服一丸，细嚼，临睡生姜汤下。

《本事》劫痰方：治痨嗽及哮喘痰涌。

青黛三钱，辰砂、雄黄、明矾信石生用各一钱。

上俱为细末，淡豆豉一百粒，汤浸去壳，研如膏入药，丸如梧子大，临卧冷茶吞一丸。

治喘哮。

贝母一两、香附二两半生半炒。

为末，食后，茶调下二钱。忌盐油煎煿，不拘水哮、咸哮并效。（明·孙一奎《赤水玄珠·第七卷》）

大效雄珠化痰丸：治因惊后哮喘，逆触心肺，气急口张，虚烦神困。

雄黄、朱砂、蝉蜕、全蝎焙、僵蚕炒、南星、白附子炒各一钱，轻粉五分。

上末，面糊为丸麻子大，每服二十丸，薄荷、茶清任下。

黄芩半夏汤：寒包热，哮喘咳嗽。

半夏、枳壳、酒芩、桔梗、紫苏、麻黄、杏仁、甘草。

上姜枣水煎服。天寒加桂枝。

治哮喘欲成龟胸龟背者。

甜葶苈四两、五味子一两、紫苏子二两、杏仁一两五钱、桑白皮蜜炒二两。

上蜜丸，黍米大，每三五十丸，淡豆豉汤下。（明·孙一奎《赤水玄珠·第二十六卷》）

定喘养脾丸：治男女久患哮喘，咳嗽发热，又兼脾泄，痰中有血。

当归、白术各二两，天门冬、麦门冬、陈皮、白皮、贝母各一两，茯苓、蛤粉各一两半，五味五钱，黄芩一两三钱。

上为末，姜汁打糊为丸，如桐子大，每服一百丸，空心白汤下。

提金散：治哮喘之症。

沉香、乳香、血竭各三钱，人参一两二钱，甘草、粟壳各二两，陈皮蜜炒一钱六分，没药、桔梗各一钱八分，川芎二钱八分，柴胡五钱。

内除乳、没、血另研，每服二钱五分，以铜杓煎滚白汤入药，煎沸临卧服，此以治其上而不治其下也。（明·周礼《医圣阶梯·卷之五》）

治痰喘发哮

淡豆豉一两、信一钱、枯矾一钱半。

共为细末，用碟饭上蒸熟，为丸绿豆大。每服七丸，临睡，茶送下，神效。（明·黄惟亮《医林统要通玄方论·卷之二》）

苏沉九宝饮薄荷陈，麻桂桑苏与杏仁；

大腹皮同甘草入，诸般咳嗽效知神。

薄荷、陈皮、麻黄、官桂、桑白皮、紫苏、杏仁、大腹皮、甘草各等分。生姜、乌梅煎服。治诸般咳嗽，哮吼夜不得卧。（明·李梴《医学入门·杂病妇人小儿外科总方》）

哮吼肺窍积寒痰，令人齁喘起居难。

豁痰降火加调理，不遇良医病不安。

治哮吼。用核桃肉一两，细茶末五钱，和匀，蜜入三四匙，捣成丸，如弹子大，不拘时噙化。（明·龚廷贤《种杏仙方·卷一》）

阿胶散：治嗽、喘、咆哮，昏沉，肺虚证也。

阿胶面粉炒一两、甘草三钱、黍粘子炒一钱、杏仁去皮尖七个、糯米一两、马兜铃五钱。

上为粗末。每服二钱，白水煎服。（明·龚廷贤《小儿推拿秘旨·卷三》）

二母丸治哮喘。

知母去皮毛二两、贝母去心二两、百药煎一两。

上为细末，将乌梅肉蒸熟，捣烂为丸，如梧子大，每服三十丸，临卧或食后，连皮姜汤送下。（明·龚廷贤《寿世保元·卷三》）

哮喘遇冷则发者有二证：其一属中外皆寒，治法乃东垣参苏温肺汤，调中益气加茱萸汤，及紫金丹劫寒痰者是也。其二属寒包热，治法乃仲景、丹溪用越婢加半夏汤等发表诸剂，及预于八九月未寒之时，先用大承气汤下其热，至冬寒时无热可包，自不发者是也。遇厚味即发者，清金丹主之。（明·王肯堂《证治准绳·杂病》）

治远年近日哮喘痰嗽。

蝉退去足、轻粉另研、马兜铃各一两，五灵脂生、雄黄生、杏仁去皮尖、砒生各五钱，淡豆豉四十九粒。

上为末，用生姜、葶苈自然汁，合轻粉诸药为丸，小弹子大。每服一丸，细嚼，临卧姜汤下。

治水哮。

芫花为末、大水上浮滓滤过、大米粉。

上三味，搜为粿，清水煮熟，恣意食之。

又方

青皮一枚半开者，入巴豆一粒，铁线缚定，烧存性，为末，姜汁并酒各一呷，同调服，过口便定。

压掌散：治男妇哮喘痰嗽。

麻黄去节二钱半、炙甘草二钱、白果五个打碎。

上水煎，临卧服。（明·王肯堂《证治准绳·类方》）

哮喘喉声如锯者，梅花饮，兼用半夏丸。（明·王肯堂《证治准绳·幼科》）

哮喘遇寒则发，如水鸡声，名哮病。有积痰在肺脘也，必吐去，忌寒凉，宜醋加吐药中。仍淡食年载，再灸肺俞、膏肓，方得除根。不尔，成终身痼疾。年高气弱人，不可吐，不可纯用凉药，必兼辛散。凡喘未发时，以扶正气为主，既发时以散邪为主。（明·张三锡《医学六要·三卷·喘门》）

凡盐醋哮，秘方用：草麻树近根尺许，烧灰存性，研末，用不落水豆腐一块，调入食之。

又方：用鸡子，头上打一孔，入蜒蚰一条，封好，饭锅上蒸熟，去蚰食之，不过三、四枚愈。（明·马兆圣《医林正印·卷二》）

雄黄丸　治症如前，并盐醋等哮吼。

雄黄五钱、半夏一两、白矾三钱、信石一钱、巴豆去油将矾信同炒干一钱。

研细，再入前药，姜汁糊丸，绿豆大，辰砂为衣。每服五六丸，茶清冷下。（明·王大纶《婴童类萃·中卷》）

款冬花散：治肺感寒邪，咳嗽喘满，胸胁烦闷，痰涎壅盛，喉中哮喘，鼻塞流涕，咽喉肿痛。

款冬花、麻黄去根节、半夏姜制、阿胶炒、杏仁各一两，知母、贝母、桑白皮、甘草炙各二两。

上吹咀，每服二钱，生姜三片水煎服。（明·武之望《济阳纲目·卷二十四》）

清金丸：治哮喘用厚味发者，凡哮喘须使薄滋味。萝卜子，淘净蒸熟，晒干为末。姜汁浸蒸饼为细末。每服三十粒，津下。

又方：蕲艾、六安陈芽茶各二两。醋、酒各一碗，煎饮取汗，愈。宜食淡，屡验。

治多年男妇哮喘气急。

雄黄、雌黄各一钱，金箔七张。

研细末，豆粉打糊丸，如菜子大。每十一丸，小儿七丸，俱用好茶夜睡时送下。

治哮喘：知母、贝母各二两，百药煎一两。

又方：蓖麻子炒熟，拣甜者食之，须多服见效。

又方：枯矾末，临卧白汤调一匙下，三四服即愈。（明·胡正心《万病验方·卷六》）

哮喘丸治痰气哮喘。

铜绿五钱、明信石一钱。

上为末，以米醋打糊为丸，如绿豆大，每服二四丸，冷水吞下，忌热食。（明·江梅授《医经会解·卷之八》）

哮者即痰喘也，甚而常发者，喉中有水鸡声，牵引胸背是也。

四陈散：治痰哮。

陈岕茶、陈薄荷、陈皮、陈紫苏各二钱。

姜十片，煎熟温服。

必胜饮：治哮症久久不愈，一服即止。

半夏、枳实各二钱，石膏煨三钱，杏仁去皮尖、茶叶、麻黄、瓜蒌霜去油、甘草各一钱，姜五片。

不拘时服。

二仙丹:治一切哮症。

沉香一两、莱菔子淘净,蒸熟,晒干五两。

上为细末,生姜汁为细丸,每服八分,白滚汤送下。(明·孙文胤《丹台玉案·卷之四》)

食咸哮嗽

白面二钱,砂糖二钱。

糖饼灰汁捻作饼子,炉内烁熟,划出,加轻粉四钱另炒,将饼切作四桠,掺轻粉在内,令患人吃尽,吐出病根即愈。(明·李中梓《医宗必读·卷之九》)

哮病之治　身发热者,外有感冒,先解表,前胡苏子饮、防风泻白散,佐以化痰之药。身无热,无外邪者,消痰理气为主,二陈汤、三子养亲汤、小半夏汤。伏痰留饮,结成窠臼,控涎丹、滚痰丸,量情选用,然必气壮人乃可。

前胡苏子饮

前胡、苏子、枳壳、半夏、橘红、桔梗、甘草。

伤风加防风。伤热,加薄荷、石膏。伤寒,加麻黄。身痛,加羌活。口干燥,加葛根。嗽不止,加桑白皮。

防风泻白散

防风、桑白皮、地骨皮、甘草。

哮症乃肺胃二经,痰火盘结,以其发作,则喉中有声,故知其病在肺。发作则不能饮食,故知其胃亦病。痰火伏结肺胃,外邪一束肌表,其病即发。发时如有表邪,用荆防泻白散,先散外邪。若痰涎壅盛,加枳、桔、半夏。病去之后,宜节斋化痰丸,加枳壳,半夏,兼治肺胃。夫化痰丸,化肺痰,今兼二陈,则化胃痰。若大便硬者,加玄明粉,合指迷丸,兼化大肠之。(明·秦昌遇《症因脉治·卷二》)

断根膏:哮喘断根如神。

天门冬去心、麦门冬去心各二两,杏仁去皮尖、瓜蒌仁去油、胡桃仁各五钱。

用水熬成膏,碗盛,又用蜜半斤,真麻油四两,先将十两生姜取汁同麻油熬,次入蜜熬熟,和前药膏共一处熬成膏,将罐盛贮,出火气。每用白滚汤调三五茶匙,空心服。此药膏亦可治火喉疮症。

治痰火上壅,或流入四肢,结聚胸背,或咳嗽,或哮喘,或头目不清。

用软石膏三两、半夏一两,白矾五钱为末,淡姜汤打糊为丸,如绿豆大,每服三十丸,食远茶清下。(明·龚居中《寿世仙丹·内科经验良方》)

雪梨膏治哮喘吐血。

梨汁去皮核捣、藕汁各二碗,姜汁小半盏,萝卜汁一碗半,韭汁半碗,炼蜜一斤,大白芥子炒为末三钱。

上六味同熬将成膏,方入芥末再熬,滴纸不湿为度。

治哮喘、咳嗽吐痰,梨汁、藕汁、韭汁为君。不拘时,滚水化服。(明·王象晋《三补简便验方·三补简便验方春集》)

沉香散子治哮喘病，效如神速。

用麻黄一两，煎汤一茶盏，把沉香以粗碗磨七分，调汤热服，良久汗如雨下。此药三发三服断根。脉弱神虚年老者，勿服。

麻黄散：寒哮症，痰盛无眠，气急而难倒枕者。

麻黄细切，研末一两、天竺黄三钱、川乌姜汁炒三钱、草乌姜汁炒三钱、甘草研末三钱、海石火煅水飞一两、白附子三钱、北细辛三钱、猪牙皂荚三钱。

共为末，再擂入麝香七分，用小口罐收贮，每遇病者，用一钱，把桑皮三钱，葱、姜各一条，煎汤一茶盏，热调服，一服即汗愈。小儿减等用，脉数者勿服。

吐痰丸子治哮症，一发用此吐痰即愈，惟不能断根。药性峻霸，神虚老年者，切勿服。

明雄黄三钱、白矾三钱重一块用白矾三钱同陈醋煮矾枯为度，淡豆豉三钱蒸烂，共前二味捣和为丸绿豆大。

每用七丸，姜汤送下。有吐，吐后即愈。（清·张中和《资蒙医径·卷之中》）

治哮喘主方：

杏仁三钱、桑皮一钱五分、橘红一钱五分、半夏一钱、苏叶一钱、枳壳五分、甘草五分、生姜二片。

食远时煎服。

喘定即去苏叶、枳壳，加苏子一钱五分、茯苓一钱，减杏仁一钱、桑皮五分。素有伏痰在肺，以杏仁泻气，以橘、半消痰，苏叶泻在表之风寒，枳壳顺在上之逆气。（清·刘默《证治百问·卷之二》）

治肺虚感寒，气逆膈热而作哮喘。膈有胶固之痰，外有非时之感，则令人哮喘。由寒束于表，阳气并于膈中，不得泄越，故膈热气逆。声粗为哮，外感之有余也；气促为喘，肺虚而不足也。

白果炒黄二十一枚、麻黄、半夏姜制、款冬花三钱、桑白皮蜜炙、苏子二钱、杏仁去皮尖、黄芩钱半、甘草一钱。

加姜煎。（清·汪昂《医方集解》）

丁香柿蒂汤，严氏人参姜，呃逆因寒中气戕。

丁香、柿蒂各二钱，人参一钱，生姜五片。（清·汪昂《汤头歌诀·理气之剂十一首》）

痰哮，苎麻根煅存性为末，生豆腐蘸食三五钱即效。或以肥猪肉二三片，蘸食甚效。（清·王翃《万全备急续方·咳嗽部》）

盐酸哮嗽，用海螵蛸刮屑筛细，白糖饼蘸吃。

治天哮，用二两姜、二两蜜捣汁冲和，在饭镬上蒸，连露三夜。每日临哮时，即以半匙进，黄昏进一次。如姜老少汁，略加浓茶捣。（清·王翃《万全备急方·咳嗽部》）

问：妇人素有哮喘之疾，遇产而发者何？答曰：大宁肺汤主之。

大宁肺汤：紫苏、杏仁、桑皮、半夏、五味、橘红、甘草、阿胶、枳壳、黄芩、细辛、粟壳，加姜五片，煎服。（清·郑元良《郑氏家传女科万金方·产后问答》）

哮喘遇冷则发，其法有二，一属中外皆寒，温肺汤、钟乳丸、冷哮丸选用，并以三建膏护肺俞穴最妙，一属寒包热，越婢加半夏汤、麻黄定喘汤，表散其邪，平时用芦吸散亦妙，古人治寒包热邪，预于八九月未寒之时，用滚痰丸下其热痰，后至冬无热可包，则不发矣，丹方治冷哮痰喘，用胡椒四十九粒，入活虾蟆腹中，盐泥存性，卧时，分三次醇酒服之，羸者凉分五七服，用之辄效，若有伏热者误用，喘逆倍剧，不可不辨，冷哮灸肺俞膏肓天突，有应有不应，夏月三伏中，用白芥子涂法，往往获效，方用白芥子净末一两，延胡索一两，甘遂、细辛各半两，共为细末，入麝香半钱，杵匀，姜汁调涂肺俞、膏肓、百劳等穴，涂后麻瞀疼痛，切勿便去，候三炷香足，方可去之，十日后涂一次，如此三次，病根去矣。遇厚味则发者，用莱菔子炒研一两，猪牙皂荚烧存性三钱，共为细末，姜汁调蒸饼为丸，绿豆大，每服五十丸，沸汤或枳实汤下，名清金丹，消其食积，则肺胃自清，仍当薄滋味以清肺胃之气。

年幼体虚者，分三四次服之。盖咸哮肺胃受伤，白面、砂糖、胶饴甘温恋膈，使之留连病所，引领轻粉搜涤淤积之痰上涌，三涌三补，屡建奇功，补用五味异功稍加细辛服之。醋呛而嗽，甘草二两，中半劈开，用猪胆汁五枚，浸五日，火炙为末，蜜丸，茶清吞二钱，临卧服之。（清·张璐《张氏医通·卷四》）

芦吸散治冷哮寒嗽，喘促痰清，但肺热者禁用。

款冬花、川贝母去心、肉桂、甘草炙各三钱，鹅管石煅，即钟乳之最精者五钱。

为极细末，以芦管吸少许，噙化咽之，日五七次。此即宣明焚香透膈散之变法，彼用雄黄、佛耳，此用桂心、贝母、甘草；彼取无形之气，以散肺中之伏寒，此用有形之散，以搜肺络之伏饮。药虽相类，而用法悬殊，总取钟乳、款冬之温肺利窍也。（清·张璐《张氏医通·卷十三专方》）

麻黄定喘汤　治寒包热邪，哮喘痰嗽，遇冷即发。

麻黄去节八分，杏仁泡去皮尖十四粒研，厚朴姜制八分，款冬花去梗、桑皮蜜炙、苏子微炒，研各一钱，甘草生各四分，黄芩、半夏姜制各一钱二分。

煎成去滓，以生银杏七枚，捣烂入药，绞去滓，乘热服之，去枕仰卧，暖覆取微汗效。（清·张璐《张氏医通·卷十三专方》）

年久哮喘。

皂角去皮弦子，蜜炙二钱，明矾一钱，杏仁一钱，紫菀、桑皮、甘草炙、石菖蒲、半夏各二钱，白丑头末一钱，胆星一钱五分。

百部熬膏，丸绿豆大，每服七十丸。（清·景日昣《嵩厓尊生全书·卷之七》）

疏俞汤：治哮神效。

苏子炒、茯苓、瓜蒌仁各一钱，甘草五分，防风、枳壳炒各八分，桔梗、半夏制各一钱五分。

冬月风多加麻黄，夏月痰多加石膏，挟寒者多用生姜。（清·骆登高《医林一致·卷三》）

五虎二陈汤专治哮吼喘急。

麻黄、杏仁去皮尖、陈皮、半夏姜制各一钱，茯苓、石膏各二钱，人参八分，细茶一撮，沉香、木香各五分另水磨入。

水二钟、生姜三片、葱白三根，煎服。（清·孙伟《良朋汇集经验神方·卷一》）

久嗽痰火。

生姜一两、雪梨四两，共捣汁去渣，加蜜四两，共煎一滚，入磁瓶内封固，不拘时服。

治肺痿声哑，气急哮喘久嗽，名曰姜汁雪梨百花膏。无病可服，能滋阴降火。（清·吴世昌《奇方类编·卷上》）

加味甘桔汤治喘定哮。

甘草五分，桔梗、川贝母、百部、白前、橘红、茯苓、旋覆花各一钱五分。

水煎服。（清·程国彭《医学心悟·第三卷》）

控涎丹治一切颈项瘰串痰核、痰饮、痰哮、中风等症。

甘遂制、紫大戟、白芥子。

上三味等分，共为细末，面糊丸，每服五分。此方一名子龙丸。（清·沈昌惠《沈元善先生伤科·中卷》）

多年肺气喘急哮嗽，终夕不得卧者，紫金丹。

信砒水飞如面半钱，淡豆豉好者二钱，用水略润少顷时，以纸挹干，研成膏。

上用豆豉膏子，和砒同杵极匀，圆如麻子大。每服十五圆或十圆。（清·叶桂《类证普济本事方释义·类证普济本事方坊刻王氏本备录》）

哮喘久发，小溲频利，此肾虚气不收纳，痰饮从气而上。初病本属外邪，然数年混处，邪附脏腑之外廓，散逐焉得中病？宿哮不发时，用肾气丸三钱。喘哮坐不得卧，议用开太阳之里。小青龙汤去麻、辛。（清·叶桂《种福堂公选医案·哮》）

寒暖不调，邪阻肺卫，哮喘，痰血。

旋覆花、米仁、橘红、霜蒌仁、苏子、浙苓。

宿饮咳逆，哮喘，陡然形寒吐血，此亦阳伤浊干耳。

桂枝、半夏、干姜、茯苓、草炙、五味。

哮喘遇劳即发，发则大便溏泄，责在少阴阳虚。真武丸。

新凉外束，卫阳失护，背凛嗽逆，势欲发哮。杏仁桂枝汤去芍加茯苓。（清·叶桂《未刻本叶氏医案》）

辨温疫夹哮喘：素患哮喘肺有痰，疫邪触发便生喘。一受疫邪其喘便发。

桑皮、瓜蒌、贝母、苏子、前胡、淡豆豉，解散疫邪消痰喘自安。（清·戴天章《瘟疫明辨·瘟疫明辨歌诀》

哮喘，乃肺家素有痰火，一受疫邪，其湿热之气，从其类而入肺，发其哮喘，遇此当察其气、色、神、脉、舌苔，有疫但治疫，其哮喘自除，于治疫药中，加贝母、瓜蒌、淡豉、桑皮，疫邪哮瑞并解，法更精密。（清·戴天章《瘟疫明辨·卷一》）

冷热咳而哮喘。

苏梗、前胡、光杏仁、白桔梗、生甘草、橘红、桑叶。

哮喘，气逆不卧。小青龙去麻辛，加杏仁。（清·薛雪《碎玉篇·下卷》）

痰喘方治哮喘无痰者，盖痰入于肺窍，不能出故也。

人参、南星制、半夏制、瓜蒌霜、香附米、皂角灰、真广皮炒、萝卜子炒等分。

共为末，姜汁煮神曲糊丸麻子。每服一钱，姜汤化下。（清·陈复正《幼幼集成·卷三》）

哮者，喉间痰气作响，以胸中多痰，粘结喉间，与呼吸之气相触成声。

苏子、桑皮、枳壳、青皮、半夏、前胡、杏仁、山栀必用。八九月内用承气预下其热，使冬时无热可包，是妙法。哮久用青皮一个，劈开，入巴豆一粒，扎定，瓦上炙黄，每服三五分，姜酒下。愈后用半夏八两，石膏四两，苏子二两，丸服。又方，鸡子略击破壳，不可损膜，浸尿缸内三四日夜，煮吃，效，能去风痰也。或猫屎烧灰，砂糖汤调下。皂荚去皮、弦、子，蜜炙二钱，明矾一钱，杏仁一钱，紫菀、桑皮、炙草、石菖蒲、半夏各二钱，白丑头末一钱，胆星一钱五分，百部熬膏丸，绿豆大，每服七十丸。遇浓味即发者，清金丹。（清·何梦瑶《医碥·卷之二》）

宁嗽百花膏寒痰伏于肺窍，遇风寒生冷咸醋诸物，或劳烦形冷触发，耸肩捧腹，坐卧不宁，得痰而缓，俗称冷哮者，以此治之。

南星三两，蜂房、马兜铃、矾盐矾上盐下碗中煅过三种各五钱，半夏八钱，蛤粉、青黛各一两。

炊饼丸，每服三五七分，量老少虚实，加减荠菜汤调服。

寒痰伏匿肺窍之中，久而难出，或外感寒邪触发，或痨烦辛苦因虚而发，或饮食生冷而发，发则喉间有声，耸肩捧腹，坐卧不安，三日后痰出滑利，喘势方缓患者颇多。俗谓冷哮、盐哮者，是虽举发不常，竟有终身无恙者，脉必沉而大起，或沉滑或沉紧，法当顺气为主而佐疏解消痰。

哮喘主方

杏仁三钱，桑皮、橘红各一钱五分，半夏、苏叶各一钱，枳壳五分，甘草二分，生姜二片。

水煎，食远服。

伏痰在肺，以杏仁之辛以散之苦以利之，佐桑皮泻本经滞气，苏叶散在表之风寒，橘半清胃腑之痰气，枳壳能破结滞，姜草温中和胃。喘定即去枳壳、苏叶，加苏子一钱五分、茯苓一钱，减杏仁二钱，桑皮五分。百花膏不时噙化。（清·林开燧《林氏活人录汇编·卷之五》）

补肺阿胶散钱乙止嗽生津。

阿胶一两半，马兜铃焙、恶实炒、甘草炙各一两，杏仁七钱。

上加糯米一合，水煎服。

按：此方治小儿天哮最效。（清·徐大椿《兰台轨范·卷四》）

哮喘气急

半夏、前胡、当归、厚朴、陈皮、肉桂、甘草、苏子、沉香、香附。

共为细末，滚水送下。（清·佚名《良方普济》）

醋哮，用粉甘草二两去皮破开，以猪胆六七枚取汁，浸三日，炙干为末。

蜜丸，清茶下三四十丸。（清·魏之琇撰，王世雄注《柳洲医话良方》）

陈皮汤[表散]

陈皮、半夏、茯苓、甘草、枳壳、紫苏、桔梗、苍术、黄芩。

冬加桂枝。

千缗导痰汤[风痰哮]

半夏泡，切四片七个，南星、陈皮、赤苓、枳壳各一钱，皂角、甘草蜜炙各一寸，加姜五片。

煎服。

清金丹[食哮]

萝卜子蒸晒为末一两、猪牙皂角烧，存性三钱。

姜汁糊丸。

水哮方[水哮]

芫花、大水上浮萍、米粉。

三味搜为粿，清水煮熟，恣意食之。

参苏温肺汤[内外皆寒]

人参、紫苏、木香、肉桂、五味子、桑皮、陈皮、半夏、白术、茯苓各一钱，甘草五分。

加姜三片。

越婢加半夏汤[寒包热]

石膏四钱、麻黄二钱、半夏一钱半、甘草一钱、姜五片、枣二枚。

皂荚丸[久哮]

皂荚去皮子弦，蜜丸二钱，明矾、杏仁、白丑头末各一钱，紫菀、甘草炙、桑皮、石菖蒲、半夏各二钱，胆星一钱半，百部一两二钱。

煎膏丸前药。（清·沈金鳌《杂病源流犀烛·卷一》）

本有喘哮，更受严寒，痰如锯声，其势危急。小青龙汤。（清·顾文垣《顾氏医案·喘门》）

风寒郁结[哮喘气逆]

麻黄去节二两、甘草炙二两、御米壳即罂粟壳去蒂炒黄四两。

俱为末。每用二钱，白汤调下，以好为度。（清·何京《文堂集验方·卷一》）

如外感嗽喘，或素有痰哮症者，则无妨，用四君子汤加苏梗、陈皮、炮姜、归、芎治愈。（清·汪喆《评注产科心法·下集》）

病哮十余年之久，气泄，汗出必多，脾胃阳微，浊饮伏而时动，是以食入常作泛呕。盛夏热伤正气，中宫愈虚，宜先扶正益气，不必用祛痰攻劫之品。

人参二钱、白茯苓二钱、白术炒二钱、甘草炙一钱。

加生姜三片，大枣二枚同煎服。

喘哮气急，脉细数，系寒入肺俞，痰凝胃络而起，发之日久，则肺虚必及于肾，胃虚必及于脾。脾肾两虚，寒痰凝滞不化，气机被阻，一触风寒，病即复发，治法在上宜责之肺胃，在下宜责之脾肾。然此症治病非难，除根实难，宜分临时、平时两种治法，临时以肺胃为主，平时以脾肾为主，一标一本，先后并治，庶可冀收全效，兹列二方于后。

紫菀二钱、款冬花二钱、苏子一钱、橘红一钱、白茯苓三钱、桑白皮二钱、杏仁去皮尖二钱、半夏制二钱、淡条芩一钱、沉香研细末冲五分。临发时用此方煎服。

熟地黄五钱、五味子一钱、陈皮一钱、薏苡仁三钱、白茯苓三钱、紫石英二钱、牡蛎煅三钱、胡桃肉二钱、川杜仲炒二钱、半夏制二钱。平时用此方常服。

深秋感受寒邪，气机被痰所阻，发为哮喘，气粗不能卧，宜从实证治。

桂枝木炙一钱、白茯苓三钱、五味子一钱、白芍炒一钱、干姜一钱、杏仁去皮尖一钱五分、甘草炙五分、麻黄去根节五分。

痰气素盛，外为风寒所搏，阳气并于肠中，不得泄越，是以气逆声粗，发为哮喘，宜表里兼施，以定喘汤主之。

白果炒二十一枚、麻黄制三钱、半夏法三钱、苏子二钱、桑白皮炙二钱、款冬花三钱、黄芩一钱五分、杏仁去皮尖一钱五分、甘草一钱。

加生姜两片，水同煎服。

宿哮痰喘，遇劳频发，阳虚恶寒，姑用镇摄法。

附子炮五分、白术炒三钱、白茯苓三钱、白芍炒三钱、细辛五分、五味子五分、生姜三片。

水同煎。（清·陈念祖《南雅堂医案·卷二》）

《圣济总录》名呷嗽，咳而胸中多痰结于喉间，偏与气相击，随其呼吸，呀呷有声，用射干丸，其方用射干、半夏、陈皮、百部、款冬花、细辛、干老姜、五味子、贝母、茯苓、郁李仁各一两，皂荚刮去皮子炙五钱，共为末，蜜丸桐子大，空心以米饮下三十丸，一日两服。

愚按：哮喘之病，寒邪伏于肺俞，痰窠结于肺膜，内外相应，一遇风寒暑湿燥火六气之伤即发，伤酒伤食亦发，动怒动气亦发，劳役房劳亦发。一发则肺俞之寒气，与肺膜之浊痰狼狈相，窒塞关隘，不容呼吸，而呼吸正气，转触其痰，鼾齁有声，非泛常之药所能治，故《圣济》用前方之峻，然体实者可用，若虚弱之人，宜用六君子汤料十两，加贝母二两，共研末，以竹沥四两，生姜汁一两，和匀拌之，又拌又晒以九次为度，每服三钱，开水送下，以竹沥姜汁，可以透窠囊也，然内之浊痰，荡涤虽为得法，又必于潜伏为援之处，断其根株，须用各家秘传诸穴灸法，如畏灸者，宜于夏月三伏中，用张路玉外贴药末，余家传有哮喘断根神验药散（其方载于《修园新按》）入麝五分，姜汁调涂肺俞、膏肓、百劳等穴，涂后麻瞀疼痛，切勿便去，俟三柱香尽，方去之，十日后涂一次，如此三次，病根去矣。（清·陈念祖《时方妙用·卷二》）

治久哮，用生姜汁浆布衫背心，贴肉穿之，易数次，甚效。

治哮喘方：立方本旨，以二陈治痰，栀豉清火，当归养血，熟地滋阴，金沸咸能润下，海石咸以消痰，重以镇下。熟地五钱，当归一钱，茯苓、橘红、半夏、金沸草、麦冬各钱半，甘草五分，黑山栀一钱，淡豆豉一钱，海石二钱。（清·程文囿《医述·卷十》）

痰哮，浸湿海带四两煎汤，调饴糖服。淡豆腐浆，每晨饮之。兼治黄疸。（清·王士雄《潜斋简效方·痰哮》）

哮，每晨饮豆腐浆，以愈为度。白前研末，温酒调服二钱匕。芦菔子一合研，煎汤频服。（清·王士雄《四科简效方·甲集》）

醋哮醋呛喉管，哮嗽不止，诸药无效者。

生甘草刮去皮二两作二段，以猪胆五取汁，浸三日取出，火上炙干。

为末，蜜丸绿豆大，临卧清茶下四五十丸。

冷哮，姜汁和蜜少许，煎温服，火证忌施。

实哮，莱菔子蒸晒一两，牙皂三钱，共研生姜汁和竹沥，丸芡子大，每一丸噙化，名清金丸。（清·王士雄《鸡鸣录·哮喘第五》）

葶苈大枣泻肺汤

葶苈熬令黄色，捣丸如鸡子大，大枣十二枚。

水三升，煮枣取二升，去枣，内葶苈煮取一升，顿服。

雄按：《外台》用葶苈、杏仁各一升，大枣六十枚，合杵如膏，加蜜作丸，桐子大，桑白皮汤下六七十丸，以大便通利为度。《本事方》无杏仁，有陈皮、桔梗，枣肉丸梧子大，每服五七丸，饮下，名枣膏丸。《元戎》于本方加麻黄、五味子汪按：此二味并用，似嫌夹杂。并治痰实饮闭而为喘胀者。余治虚弱人患实痰哮喘者，用葶苈炒黄，煎汤去渣，以汤煮大枣食之，亦变峻剂为缓剂之一法也。（清·王士雄《温热经纬·卷五》）

治虚寒痰哮丸药：

黄芪酒炒、党参米炒、白术土炒、结茯苓、法半夏、西砂仁、广陈皮、益智仁、绵杜仲、破故纸、炒胡巴、熟附片、肉桂去皮、淮山药、红川椒。其研末，红枣、煨姜，煎汤和丸。

治哮痰结胸服补药气促宜进此丸：

制硫黄、熟附片、黑沉香、炒胡巴、法半夏、西砂仁、白蔻仁、小茴香、破故纸、益智仁、结茯苓、上肉桂、青礞石取金星者，用焰硝打碎拌匀，入砂锅内，煅至硝尽，石色如金为度，研末，水飞去硝。

共研末，姜汤和丸，小豆大。临晚开水吞服二钱。（清·方略《尚友堂医案·下卷》）

七粒金丹：治哮吼之症神效。

精猪肉四两、白砒霜五钱。

将肉剁极碎，白砒研细末，入肉内拌匀，外用黄泥裹好，炭火烧肉，烟尽取出，为细末，大米饭捣为丸，如麻子大，朱砂为衣。每服七丸，仪病正发时，半夜子时，新汲凉水送下，二三服除根愈，神效。一用青橘皮一枚，切开去瓤，入巴肉一粒，用麻扎定，火上烧存性为末，姜汁和酒一杯呷服，到口便止。

实哮方：

百部、甘草炙各二钱，桔梗三钱，半夏、陈皮各一钱，茯苓一钱五分。

水煎服，二剂即愈。

虚哮方：

麦冬三两、桔梗三钱、甘草二钱，水煎服。

一服即愈。不必加去痰之品，加则无效矣，不能断根，另有药。

断根方用海螵蛸，火煅为末，大人五钱，小儿二钱，黑砂糖拌匀调服，一服即除根。若不服上煎药，止可得半也。上煎药，如热哮加玄参三钱，寒哮加干姜一钱，盐哮加饴糖三钱，酒哮加柞木三钱。（清·钱峻《观心书屋经验良方·哮喘门》）

治哮吼妙法

病发先一时，用凤仙花（又名指甲花）连根带叶熬出浓汁，乘热蘸汁在背心上用力擦洗。冷则随换以擦至极热为止。无则用生姜擦之。再用白芥子三两，轻粉、白芷各三钱，共研为末，蜂蜜调匀作饼，火上烘热，贴背心第三节骨上。贴过热痛难受，正是拔动病根，务必极力忍耐，切勿轻易揭去。冷则将药饼取下，烘热再贴。一饼可贴二三日。无论病愈未愈，多备药饼换贴，不可间断。轻则贴一二日，重则贴三四日或五六日，永不再发。有人患哮吼四十余年，贴至数日断根。无论寒热虚实、盐酱醋酒哮吼，皆治神验，第一方也。药味不可加减。并治痰气结胸及痰喘咳嗽。又方：海螵蛸瓦上焙枯为末。大人五钱，小人二钱，红砂糖拌匀调服，数

次断根。(清·鲍相璈《验方新编·哮吼》)

兼治哮症多年,肾气上逆,予用六味地黄加减为丸,每服五钱,以芝麻荄一支,煎汤下,竟能渐愈,久不发矣。(清·李冠仙《知医必辨·杂论》)

冲年哮喘,起自风寒。风伏于肺,液化为痰,风痰盘踞脾肺连络之间,每遇秋冬举发。近乃喘兼咳嗽,痰带红丝白沫,齁齁声闻四近,形盛脉细,外强中干。补则风痰愈结,散则正气难支。邪正既不两立,攻补又属两难,暂从中治。

北沙参、老苏梗、苦杏仁、赤茯苓、甘草炙、半夏制、陈橘皮、冬白术、当归身、大白芍、银杏、猪牙皂角灰。

脉来滑数,数为热,滑为痰,痰热郁于肺中,清肃之令不降。哮喘痰鸣,巅痛,唇干舌燥,溲浑,食减。宜先清肃肺金。

南沙参、桑白皮、地骨皮、苦杏仁、甜桔梗、生甘草、白知母、黄芩、羚羊片、活水芦根。(清·蒋宝素《问斋医案·卷第三》)

治冷哮方:

茯苓、干姜各一两,南星七钱,石膏七钱,生半夏、杏仁各五钱。

上药共研末,每服三钱,乌梅汤、灯心汤服。(清·贾山亭《仙方合集·附录内外症治诸般杂方》)

治痰气壅塞哮喘:

好雪梨汁一杯,生姜汁半杯,蜂蜜半杯,薄荷细末一两,和匀,器盛,用重汤煮一时之久,在意与食痰如奔马。

又方:丝瓜烧存性,研末,枣肉为丸,如弹子大,姜汤化下,化气最捷,并能止嗽。

治醋食成吼

甘草二两去皮,每段切二寸长,两半劈开,猪胆三枚取汁浸甘草三日,收起,火上炙干。

为末,蜜丸绿豆大,每晚临卧服二钱,以茶汤送下,神效。

治一切吼疾或痰或食,遇浓味即发者尤效。

萝卜籽蒸熟,晒干为末,猪牙皂角烧存性等分。

共研细末,姜汁打糊为丸,绿豆大,每服二十丸,姜汤下。(清·文晟《慈幼便览·惊风辟妄》)

胸满气粗,喉中痰响,此为哮吼,当宣肺邪。

杏仁三钱、玉苏子炒一钱、麻黄八分、甜葶苈子四分、金沸草二钱包煎、白芍一钱五分、枳壳一钱五分、桔梗一钱二分。

加金橘饼三个为引。(清·雷焕然《逸仙医案·虚损门》)

肺感寒邪,咳嗽喘满,喉中哮呷,多塞流涕,以款冬花散主之。

款冬、麻黄、霜桑叶炒、阿胶各一钱,贝母、半夏姜制、知母各八分,生草五分,杏仁六分,姜三片。(清·潘道根《临证度针·咳嗽》)

温邪包裹肺气,咽间哮紧,音哑极,舌白口腻,畏寒。经曰形寒饮冷则伤肺,以肺恶寒也,拟宗六安煎法治之。

苏叶一钱、蝉衣去足七分、陈皮一钱、生米仁三钱、白杏仁去尖四钱、牛蒡三钱、宋半夏一钱半、冬瓜子五钱、象贝去心四钱、赤芍三钱、生蛤壳一两、通草一钱、紫菀生一钱。（清·曹元恒《曹沧洲医案·内科疾病》）

肺主气，宜清肃。木火扶湿热而阻郁清气，哮症之所由成也。每遇喘急则声如曳锯，痰出日以碗计。脉左濡小弦，右偏滑数。数是有郁火，滑主痰，弦为肝体不足、肝用有余，濡小则阴之虚也。拟以顺降痰气，佐以养肝体、和肝用之法。

杏仁三钱、川贝二钱、旋覆花一钱五分、海石二钱、青黛五分、蛤壳五钱、白蒺藜三钱、粉丹皮一钱五分、白芍一钱五分、金铃子一钱五分、生米仁六钱、冬桑叶二钱、枇杷叶三片。

嗜酒多湿，湿郁蒸热，热酿为痰，三者阻痹肺气，咳逆时作，纠缠中年之久，肺阴肺气皆受其伤，哮症成失。哮作而时或谵语梦遗，心体虚而心用恣可知。脉沉小涩，左寸数于诸部。病非一端，不能除根。

珠儿参一钱五分、橘红一钱、半夏宋制一钱五分、茯苓五钱、旋覆花一钱五分、海石二钱、生蛤壳一两、北杏仁三钱、川贝二钱、生米仁六钱、车前子三钱、淡竹茹水炒一钱。（清·吴芹《吴古年医案·哮症》）

痰阻肺气，宿哮时发，脉濡小，近数近滑。虚人患此，不能除根。

杜苏子一钱、北杏仁三钱、旋覆花一钱五分、海石二钱、川贝二钱、茯苓三钱、银杏子肉二十粒、生米仁六钱、冬桑叶三钱、生蛤壳四钱、广橘红一钱、紫菀一钱。（清·吴芹《吴古年医案·哮喘》）

下虚上实，积饮，哮喘咳嗽，痰咯白沫，脉迟。寒饮蓄积所致。法当宗生生子。

白芥子、苏子、桂皮、海浮石、银杏肉、前胡、莱菔子、夏法、橘红炒、归身、草炙。

服丸方：羊肺一具，洗净，入生姜汁二两，麻黄一两，两味入肺管中，扎管口煎熟，待汤干切片，烘干研细末。

桂枝、干姜、细辛、夏法、白芍、草炙、五味、沉香、白芥子、莱菔子、紫苏子、茯苓。

共为细末，用银杏肉四两煎汤泛丸，每日开水送下。（清·沈菊人《沈菊人医案·卷下》）

治寒哮：白果、麻黄各等分，捣塞鼻。

治远年近日哮喘痰嗽。

蝉蜕去足、轻粉、马兜铃各一两，生灵脂、生雄黄、杏仁、生砒四十九粒。

以生姜、葶苈自然汁丸如黄豆大亦可。以姜汁化一丸。临卧擦。（清·邹存淦《外治寿世方·卷一》）

哮吼

海螵蛸为末，大人五钱，小儿二钱，红沙糖拌服数次。或鸽粪瓦焙，研细，好酒送一二钱。或霜后丝瓜藤四两，水三碗煎一碗，早晚二服。（清·丁尧臣《奇效简便良方·卷二》）

六君贝母丸兼补　治哮喘既发后补方。如虚弱之人，无论已发未发，均宜照服。

党参去芦，米炒、贝母姜汁炒、半夏制各一两五钱，茯苓一两二钱，陈皮一两，白术净炒二两，炙草五钱。

用竹沥水一茶杯，老生姜汁半茶杯，与各药和匀，晒干后，再和竹沥、姜汁，二次晒干，研

细末，炼蜜为丸，如绿豆大，每服三钱，白汤下。（清·梁廉夫《不知医必要·卷一》）

都气加桂汤自制，治喘哮之欲愈者，以纳肾气之法。

熟地八钱，茯苓、泽泻、怀山药各四钱，丹皮、山萸肉各二钱，五味子九粒、肉桂四分。

冲水煎。（清·王馥原《医方简义·卷四》）

哮喘丸

杏仁三钱、马兜铃三钱、蝉衣二钱、桑皮二钱五分、白果肉二钱五分、白矾五分、白信三分。

上药为末，红枣肉为丸，如绿豆大，食后冷茶送下。男七丸，女六丸为止，即刻吐痰，神效无比。（清·马文植《外科传薪集》）

儿咸哮喘

甜瓜蒂研细七枚。

冷水调，澄清服，即痰涎喘定，次日再吸，三度病除。

小儿咸哮喘嗽，乌贼骨末，白糖和服，愈。（清·罗越峰《疑难急症简方·卷三》）

素患哮喘肺有痰，疫邪触发便生喘。一受疫邪其喘便发，解散疫邪消痰喘自安。

桑皮、瓜蒌、贝母、苏子、前胡、淡豆豉。（清·王泰林《温疫明辨歌诀·辨温疫夹哮喘》）

哮乃积痰在肺，寒包其热，窠聚不散，遇触即发。有寒哮、痰哮、咸哮之辨。

寒哮，触寒即发，宜小青龙汤。壮实者，可以探吐。

痰哮，遇食、厚味即发，宜清玺丹茶晶子、牙皂为末，姜汁调，蒸饼为丸，绿豆大。每服五十丸，白汤下。

咸哮，食咸即发，宜吐之，轻粉饼子白面、砂糖共饼，饴溶化，摊作饼子，炉内爆熟，划出烫，轻粉一分，食之吐出，病根即痊，后异功散。（清·佚名《杂症治要秘录·哮》）

哮喘有根，与年俱进，每发先为寒热。属气虚积饮，肺失卫外，以致气喘痰沫，屡屡发呕。脉沉弦，治从和降。

苏子炙、黄防风、淮膝炒、旋覆花包、川贝母、西芪皮、款冬炙、白茯苓、代赭石、宋半夏、新会、光杏仁、枇杷叶、姜竹茹。（清·陈秉钧《陈莲舫医案秘钞·下编》）

哮喘咳嗽

苏子一钱、葶子一钱、杏仁一钱、白芥子一钱、桔梗八分、橘红八分、甘草五分。（清·洪氏《龙源洪氏家传跌打秘方·跌打要诀》）

寒邪伏于手太阴肺经，咳喘甚则哮咳，吐寒饮白沫白沫如水不黏，不能引丝，有丝亦易断，感寒即发，轻者苏杏二陈汤主之，重者麻黄汤。兼足三阴症，仲圣小青龙汤、麻黄附子细辛汤、苓桂术甘汤选用两太阴脉虚缓而迟弦，按之滑者兼湿痰水饮症也，故用苓桂术甘汤实土以制水也。灸肺俞穴或散阴膏贴天府肺俞穴亦可。（清·刘恒瑞《伏邪新书·伏寒》）

湿邪伏于两太阴两厥阴足少阴者，两脉弦缓，痰饮停蓄，喘咳嗽稀痰，面微浮，甚则如哮，呕吐状如胃寒，小青龙汤、《外台》茯苓饮。（清·刘恒瑞《伏邪新书·伏湿》）

青州白丸子　此药专治男妇风痰壅盛，呕吐痰沫，痰嗽哮喘，及小儿惊风潮搐，大人口眼歪斜，半身不遂等证。凡初觉中风，便可常服，永无风痰壅膈之患。每服三五十丸，淡姜汤下。瘫痪，温酒下。咳嗽，梨汤下。早晚二服。小儿惊痰，薄荷汤下。

生白附二两、生南星二两、生半夏七两、生川乌去皮五钱。

共为细末，绢袋贮之。（清·太医院《医方配本·痰喘咳嗽门》）

阳和汤：主寒痰，疽痃，哮喘，一切阴凝之证。

熟地一两，白胶三钱，麻黄五分，肉桂、甘草各一钱，白芥子炒二钱，炮姜炭五分。

水煎服。（清·钱敏捷《医方絜度·卷三》）

患久哮喘，数年有余，时发时止，肺胃感寒而发咳医嗽，痰多气逆，脉形浮滑，舌滑带腻。此系肺胃受寒即发，拟泄风清肺主治。

麻黄蜜炙三分、象贝母去心二钱、旋覆花绢包二钱、杏仁霜三钱、粉甘草四分、桑白皮蜜炙三钱、代赭石煅二钱、杜苏子三钱、白前一钱，加银杏七枚。

气逆喘哮，火灼乘金，言语不续，肺气受邪，六脉浮洪，舌色干燥，津液不足，标本失运，水不制火，肝经独旺，以致火炎上喘。拟抑火清金，定喘降气为主。

南沙参二钱、杏仁霜三钱、瓜蒌仁炒三钱、马兜铃二钱、拣麦冬去心二钱、桑白皮蜜炙三钱、玄参二钱、杜苏子炒三钱、加胡桃肉连衣隔二枚、甜葶苈一钱。

恙久哮喘，痰火感伏，风温时邪身热未解，脉形弦浮，舌色白，胸闷未舒，咳呛。此系邪伏阳明未症非轻视，宜疏风散解，候政。

淡豆豉四钱、广霍一钱五分、杏仁开三钱、象贝去心三钱、前胡二钱、蒌仁炒四钱。（民国·张骧孙《临诊医案》）

哮病疾疟痰厥方　治哮病、痰厥、痰疟。

生南星一钱、生半夏一钱、生绿豆粉一钱、西硫黄六分、生白砒四分。

薄米糊为丸小黄豆大，广丹为衣。痰厥明雄为衣，每服饮下七丸。（民国·佚名《抄本验方·哮病疾疟痰厥方》）

哮喘烦渴白虎汤加黄芩、枳壳、瓜蒌。（民国·刘谦吉《伤感合编·外感编·卷二》）

哮喘久年，痰泛作咳，咳剧辄喘，卧不着枕，作于子丑二时，哮乃肺病，久则虚涉于肾。肺主出气，肾主纳气，虽然感风辄发，发则气根不立，须自保下真。现在平善保肺摄肾，以固气根，庶可御外邪之侵。

大熟地、淮山药、化橘红、大麦冬、海参、云茯神、白杏仁、海蛤壳。（民国·徐渡渔《徐渡渔先生医案·杂症》）

冷哮者，痰饮盘据，恶寒痰多，脉沉细，冷哮丸主之。（民国·许观曾《内科概要·呼吸系病》）

痰饮哮喘，华盖汤。

麻黄蜜炙一钱五分、云苓三钱、桑皮炙五钱、光杏仁三钱、半夏制三钱、白苏子炙三钱、草清炙一钱、广橘红一钱、款冬花一钱五分。（民国·丁泽周《诊方辑要·内科》）

哮吼紫金丹　治老哮宿吼喘急，坐卧不宁，遇天阴雨则发益甚，但于举发时用冷茶吞服五粒之后，觉痰腥臭，吐出白色之痰则其根自绝。

白砒一钱、枯矾二钱、豆豉一两。

水浸蒸烂，捣和药为丸如绿豆大。（民国·丁泽周《孟河丁氏秘方录·内科杂症门》）

千金汤　治哮。

麻黄、桑白皮、苏子、杏仁、白果、黄芩、半夏、甘草、款冬花。

清水煎服。

苏子饮自制　治素有哮证，遇风寒则发。

苏子三钱，竹沥姜汁制一两，半夏法、沉香、厚朴各一钱。

喘逆无汗加麻黄五分。（民国·吴克潜《儿科要略·第六章》）

加味甘桔汤　治喘定哮。

甘草五分，桔梗，川贝母，百部，白前，橘红，茯苓，旋覆花各一钱五分。（秦伯未《内科纲要·喘》）

哮咳，呼吸困难，喉中有水鸡声，由痰壅阻在肺，肺气逆乱之弊，亟以宣豁。

杏仁去皮尖、射干、瓜蒌皮、半夏法、桑白皮炙、马兜铃炙、百部蒸、北五味子大力子一钱二分同杵、阿魏饭丸临卧冰糖水送、蒲须草、生苡仁。（民国·王金杰《王仲奇医案·哮喘》）

补肺阿胶散　止嗽生津。

肺虚有火嗽无津，气阻中伤咳逆频。

蒡糯兜铃阿杏草，清宣补利法翻新。此方治小儿天哮最妙。（民国·何舒《研方必读·卷一》）

第七节　针　　灸

咳逆上气，魄户及气舍主之。咳逆上气，虚喘，譩譆主之。咳逆上气，咽喉鸣喝，喘息，扶突主之。咳逆上气唾沫，天容及行间主之。咳逆上气，咽喉壅肿，呼吸短气，喘息不通，水突主之（一本作天突）。咳逆上气，喘不能言，华盖主之。咳逆上气，唾喘短气不得息，口不能言，膻中主之。咳逆上气，喘不得息，呕吐胸满，不得饮食，俞府主之。咳逆上气，涎出多唾，呼吸哮，坐卧不安，彧中主之。胸满咳逆，喘不得息，呕吐烦满，不得饮食，神藏主之。胸胁楮满，咳逆上气，呼吸多喘，浊沫脓血，库房主之。咳喘不得息，坐不得卧，呼吸气索，咽不得，胸中热，云门主之。胸胁楮满不得俯仰，溃痈，咳逆上气，咽喉喝有声，太溪主之。咳逆不止，三焦有水气，不能食，维道主之。咳逆烦闷不得卧，胸中满，喘不得息，背痛，太渊主之。咳逆上气，舌干胁痛，心烦肩寒，少气不足以息，腹胀，喘，尺泽主之。咳，干呕满，夹白主之。咳上气，喘不得息，暴痹内逆，肝肺相传，鼻口出血，身胀，逆息不得卧，天府主之。凄凄寒嗽，吐血，逆气，惊，心痛，手少阴郄主之。咳而胸满，前谷主之。咳面赤热，支沟主之。咳喉中鸣，咳唾血，大钟主之。（晋·皇甫谧《黄帝三部针灸甲乙经·下卷》）

咳暇病，此证方书名为哮喘，因天寒饮冷，或过食盐物，伤其肺气，故喉常如风吼声，若作劳则气喘而满。须灸天突穴五十壮，重者灸中脘穴五十壮，服五膈散，或研蚯蚓二条，醋调服立愈。（宋·窦材《扁鹊心书·卷下》）

哮喘一症最难当，夜何无睡气惶惶。天突寻得真穴在，膻中一灸便安康。

天突：在结喉陷中。针可斜下半寸，灸七壮，泻之。膻中：在两乳中间。可泻，灸七壮，禁针。

哮喘咳嗽痰饮多，才下金针疾便和。俞府乳根一般刺，气喘风痰渐渐磨。

俞府：在巨骨下，璇玑旁一寸陷中。针三分，灸三壮，看虚实补泻。乳根：在乳下一寸六分陷中，仰而取之。

内关通阴维，别走少阳，在掌后去腕二寸，两筋中，仰手取之。治伤寒发热，胸满腹胀，心痛，肠鸣冷痛，脾黄，癖块，泻利，食积，咳嗽哮喘，肠风痔漏，五淋。（元·王国瑞《扁鹊神应针灸玉龙经·六十六穴治证》）

灸哮法：天突，尾窍骨尖。（明·陈会《神应经·诸般积聚部》）

哮喘气促，痰气壅盛。丰隆二穴、俞府二穴、膻中一穴、三里二穴。（明·徐凤《针灸大全·卷五之八法主治病证》）

医者若欲灸人哮，天突尾穷骨尖高，又法背上有一穴，量穴须用线一条，环颈垂下至鸠尾，尖上截断牵脊背，线头尽处是穴端，灸至七壮真为贵。（明·高武《针灸节要聚英·哮》）

哮喘发来寝不得，丰隆刺入三寸深。

若是痰涎并咳嗽，治却须当灸肺俞，更有天突与筋缩，小儿吼闭自然疏。（明·杨继洲《针灸大成·卷三》）

哮喘气促，痰气壅盛：丰隆、俞府、膻中、三里。（明·杨继洲《针灸大成·卷五》）

哮吼嗽喘：俞府、天突、膻中、肺俞、三里、中脘。（明·杨继洲《针灸大成·卷九》）

哮喘咳嗽痰饮多，才下金针疾便和，俞府乳根一般刺，气喘风痰渐渐磨。（明·吴崑《针方六集·卷之六》）

哮喘不寐：天突、膻中皆灸。（清·李守先《针灸易学·卷上扁鹊先生玉龙歌认症定穴治法继洲杨先生注解》）

哮喘不寐：丰隆三分。（清·李守先《针灸易学·卷上聚英先生肘后歌认症定穴治法》）

哮吼嗽喘：腧府，天突，膻中，肺俞，三里，中脘。先取上穴，复取下穴：膏肓，气海，关元，乳根。（清·佚名《针灸摘要·神应经诸风门》）

统宜先灸天突，次灸中脘，甚则兼灸肺俞。所有哮喘不得卧者，须灸灵台。行动遂喘急者，须灸气海。得能按穴灸之，去沉疴犹拔刺耳。天突结喉下二寸陷中、中脘脐上四寸、肺俞见劳伤、灵台六节骨下窦中、气海见劳伤。（清·雷丰《灸法秘传·卷一》）

咳逆上气，羡出多唾，呼吸哮，坐卧不安，彧中主之。（清·孙鼎宜《明堂孔穴针灸治要·针灸卷》）

【冷哮】膏肓、中脘。

【热哮】合谷、列缺、肺俞、中脘、足三里。

【哮喘】天突、肺俞、照海、三里。（民国·承淡安《针灸薪传集·第四篇》）

第八节　禁　忌

别有哮证，似喘而非，呼吸有声，呀呷不已，良由痰火郁于内，风寒束于外；或因坐卧寒湿，或因酸咸过食，或因积火熏蒸，病根深久，难以卒除。避风寒，节厚味，禁用凉剂，恐风邪

难解；禁用热剂，恐痰火易升。（明·李中梓《医宗必读·卷之九》）

至若病根深久、元阳虚弱、难以卒除者，又当避风、节厚味、禁用凉剂，恐风邪难解，禁用热剂，恐痰火易升，理气疏风，勿忘根本，乃为善治也。（清·骆登高《医林一致·卷三》）

禁凉剂，恐风寒难解；禁热药，恐痰火愈炽。（清·何梦瑶《医碥·卷之二·杂症》）

哮之一症，古人专主痰……禁凉剂恐风邪难解也，禁热剂恐痰火易升也。（清·沈金鳌《杂病源流犀烛·卷一》）

哮者，喉间痰气作响，以胸中多痰，粘结喉间，与呼吸之气相触成声。得之食味酸咸太过，渗透气管，痰入结聚，一遇风寒，气郁痰壅即发。其发每在冬初。必须淡饮食，行气化痰，禁凉剂，恐风寒难解；禁热药，恐痰火愈炽。（清·潘道根《临证度针·哮喘》）

哮喘多成宿疾，天阴欲雨连绵。治时发表及行痰，九宝时常灵验。表邪未除五虎，里实葶苈为先。不宜砒石作成丸，致令孩儿命短。（清·许佐廷《活幼珠玑·上卷》）

凡久受风寒湿寒，渐溃筋骨之中，年深岁久，但觉遍身酸软，骨节不便，渐渐内侵脏络，时作呛咳，胃阳被抑，渐成痰饮，口淡食少，四肢胕肿，日久胁痛、背痛、胃脘痛、肩胛、髀腨尽痛，时发寒热，颇似外感，不禁风寒，不任劳苦，呼吸短气，大便溏泄，小便赤涩，面色痿黄，神识昏迷，直与劳损相同。若加感新寒，便作咳嗽喘促。医不知其寒湿深入骨髓，而仍用清肺，扑灭微阳，遂致哮逼不舒，下利不止而死矣。此病浸润渐渍，非一朝夕之故。（清·周学海《脉简补义·卷下》）

凡治哮喘不能辨别风寒、痰饮与夫气之升降通塞，谨按三焦施治，而徒以开降补敛，常药塞责，致哮成劳损，喘终不治，医之罪也。

凡治积年不愈之冷风哮喘，不知其由于火虚土弱，法宜缓以治本，乃亦以治喘之常法施之者，医之罪也。（民国·何舒《医门法律续编·咳嗽喘哮》）

第九节　预　　后

斯乃有余之疾，虽多日不食，亦不死。（明·孙一奎《赤水玄珠·第二十六卷》）

别有哮证，似喘而非，呼吸有声，呀呷不已，良由痰火郁于内，风寒束于外；或因坐卧寒湿，或因酸咸过食，或因积火熏蒸，病根深久，难以卒除。

哮证发于冬初者，多先于八九月未寒之时，用大承气下其热，至冬来时无热可包，此为妙法。（明·李中梓《医宗必读·卷之九》）

如哮病退时常服养荣丸子，使血足以平其气，哮乃自愈。若遇哮发，辄用破气之药，哮虽暂愈，而气血俱亏，何日愈期？如脉短数，咽喉痰响不绝者，死。（清·张中和《资蒙医径·卷之中》）

凡哮证见胸凸背驼者，此肺络败，为痼疾，不治。（清·张璐《张氏医通·卷四》）

其脉浮滑者吉，涩数者凶。（民国·秋田散人《医学说约·痰门》）

第十节 医 案

一、内科

文学顾明华，十年哮嗽，百药无功，诊其两寸数而涩，余曰：涩者，痰火风寒，久久盘据，根深蒂固央。须补养月余，行吐下之法，半年之间，凡吐下十次，服补剂百余，遂愈。更以补中益气为丸，加鸡子、秋石，服年许，永不复发（《里中医案·顾明华哮喘》也录有本案，编者注）。（明·李中梓《医宗必读·卷之九》）

王邃初，老于经商，患哮喘者二十年。舟次谈及，余谓年望六十难治，及诊脉尚有神，右寸浮滑，是风痰胶固于太阴之经。以杏仁、防风、甘、桔、白芥子、麻黄，三剂而病状减。因以丹溪治哮丸与之，仍日进六君子汤，连服无间，经年而愈。（明·李中梓《里中医案·王邃初哮喘》）

少司空凌绎泉翁，年已古稀，原有痰火之疾，因正月上旬，为令孙大婚过劳，偶占风寒，内热咳嗽，痰中有血，血多而痰少，痰坚不易出，鼻流清水，舌生芒刺，色焦黄，语言强硬不清，大小便不利，喘急不能睡，亦不能仰，惟坐高椅，椅前安棹，棹上安枕，日惟额伏枕上而已。市医环治半月不瘳，敦予诊之。两手脉浮而洪，两关滑大有力。知其内有积热痰火，为风邪所闭，且为怒气所加，故血上逆，议者以高年见红，脉大发热为惧。予曰：此有余症，诸公认为阴虚，而为滋阴降火，故不瘳。法当先驱中焦痰火积热，然后以地黄补血等剂收功，斯不失先后着也。翁以予言为然。用栝蒌、石膏各三钱，橘红、半夏曲、桑白皮、前胡、杏仁、酒芩、紫苏子，水煎，临服加入萝卜汁一小酒盏，一剂而血止。次日诊之，脉仍浮而洪大，尚恶寒。予曰：古云伤风必恶风，伤寒必恶寒，此其常也。只因先时失于清散，表中之热未彻，竟用滋阴之剂，又加童便收敛，降下太速，以致风寒郁而不散，故热愈甚也。改以定喘汤，一剂而喘急减半，再剂热退而不恶寒。复为诊之，两手浮体已无，惟两关之脉甚鼓指，此中焦痰积胶固已久，不可不因其时而疏导之。以清中丸同当归龙荟丸（当归、龙胆草、栀子、黄连、黄芩各一两半，芦荟、大黄各五钱，木香一钱半，黄柏一两，青皮一两，柴胡五钱，麝香少许；为末，神曲糊丸，梧子大，每姜汤下三五十丸。主治肝木实火，胁痛。编者注）共二钱进之。其夜大便所下稠粘秽积甚多。予忆朱丹溪有云：凡哮喘火盛者，以白虎汤加黄连、枳实有功。此法正绎翁对腔剂也。与十剂，外以清中丸同双玉丸夜服，调理而安。（明·孙一奎《孙氏医案·二卷》）

秦商张玉环，感寒咳嗽，变成哮喘，口张不闭，语言不续，呀呷有声，外闻邻里，投以二陈枳桔毫不见减，延予救之。诊六脉右手寸关俱见浮紧，重取带滑，断为新寒外束，旧痰内搏，闭结清道，鼓动肺金。当以三拗汤宣发外邪涌吐痰涎为要，若畏首畏尾漫投肤浅之剂，则风寒闭固顽痰何由解释。况经曰：辛甘发散为阳，麻黄者辛甘之物也，禀天地轻清之气，轻可去实，清可利肺，肺道通而痰行，痰气行而哮愈矣。乃以前药服之，果一剂而汗出津津，一日夜约吐痰斗许，哮喘遂平。越二年因不忌口，复起前证而殁。（清·李用粹《旧德堂医案》）

某，十三。哮喘久咳。

桂枝木、杏仁、橘红、厚朴、半夏炒、白芥子炒。

马,三二。宿哮痰喘频发。真武丸。

朱,五一。宿哮咳喘,遇劳发。小青龙去麻、辛,加石膏糖炒。(清·叶桂《临证指南医案·卷三》)

卜,十九。哮喘,当暴凉而发,诊脉左大右平。此新邪引动宿邪,议逐伏邪饮气。

小青龙(麻黄、桂枝、白芍、干姜、细辛、五味子、甘草、半夏。编者注)法。

陈,四八。哮喘不卧,失血后,胸中略爽。

苇茎汤(苇茎、苡仁、桃仁、瓜瓣。编者注)加葶苈、大枣。

王。受寒哮喘,痰阻气,不能着枕。

川桂枝一钱、茯苓三钱、淡干姜一钱、五味一钱同姜捣、杏仁一钱半、炙草四分、白芍一钱、制麻黄五分。(叶桂《临证指南医案·卷四》)

顾。幼稚哮喘,由外来风寒,必从肺治,因过食甘腻,必兼理胃。久发不已,病气蔓延,不独在肺胃间矣,故因劳致发,遇冷而发,乃卫阳已虚,烦动火升,面赤皆肾阴内怯。虽非色欲之损,然因病致虚也。须知病是有余,体属不足,不可徒用攻痰逐气,取快一时。当未发之时,病机潜伏,只宜培土以运痰,土旺则肺气充,壮水纳气以益肾,子气充长,母气自强,此为子母相生之治。守之日久,发作自缓,况宿病无急攻之法,或寓攻于补,或攻补互施,然寒暄饮食之调摄,于此症尤当加慎。

早上服:补纳肾气方。姜汁制熟地、生白芍、怀山药、丹皮、云苓、紫衣胡桃肉、咸秋石、泽泻。

蜜丸桐子大。

午后服:健中运湿方。

人参、熟半夏、新会皮、茯苓、枳实、地栗粉。

金石斛汤法丸。(清·叶桂《种福堂公选医案·哮喘》)

哮嗽多年,原属锢疾,往岁举发尚轻。此番发剧,胸满喘促,呼吸欠利,夜卧不堪着枕。药投温通苦降,闭开瑞定,吐出稠痰而后即安。思病之频发,膈间必有窠囊,痰饮日聚其中,盈科后进。肺为华盖,位处上焦,司清肃之职。痰气上逆,阻肺之降,是以喘闭不通。务将所聚之痰,倾囊吐出,膈间空旷,始得安堵。无如窠囊之痰如蜂子之穴于房中,莲子之嵌于蓬内,生长则易,剥落则难,不刈其根,患何由杜。考《金匮》分外饮治脾,内饮治肾。且曰:饮邪当以温药和之。议以早服肾气丸,温通肾阳,使饮邪不致上泛。晚用六君,变汤为散,默健坤元,冀其土能生金,兼可制水。夫痰即津液所化,使脾肾得强,则日入之饮食,但生津液而不生痰,痰既不生,疾自不作。上工治病,须求其本,平常守服丸散,疾发间用煎剂搜逐,譬诸宵小,潜伏里闬,乘其行动犯窃,易于拘执,剿抚并行,渐可杜患。(清·程文囿《杏轩医案并案·辑录》)

王氏室女,久嗽失音,呼吸痰响,劳则发热颊红,干饭稍纳,粥入随出。肺气既失肃降,痰火升逆,扰及中宫,胃土运纳不安,然胃虚谷少,脉来微数,非火涤痰所得效。治以平气降逆,兼培胃气,倘痰火一清,声音可出。

海浮石、苏子、贝母、前胡、茯苓、山药、炙草、姜汁、竹沥和服。

呼吸利，痰嗽平。再去前胡，加诃子、蛤粉，数服哮止而音渐复。（清·林珮琴《类证治裁·卷之二》）

病之原，由食柿过多，得寒而起，于兹二十余年矣。要知柿为西方之木，其实禀秋金之气而成，其与肺金为同气相求，可知其邪入肺，发为气哮，久则肾水无本，虚而上泛为痰。胃为贮痰之器，所以降气汤、六君子汤，由肺及胃，皆得小效而不除，要莒与即墨不拔，齐地终非燕有，况脉象尚悍，当深入病所为是。拟仲景方法：甜葶苈子、苦葶苈子、大枣。（清·吴金寿《三家医案合刻·卷三》）

平望许，初则晨刻咳呕饮浊，久则哮嗽上气，夜不著枕，行艰报息，头汗舌腻，脉虚凝如毛，右部间露弦象。既经多年，除根不易，议和饮通阳平逆定端法，先为御寒之计。

潞党参三钱，陈皮一钱五分，苏子一钱五分，五味子、干姜一分同捣，十粒，生冬术一钱五分，草炙四分，海石粉蜜炙二钱，麻黄三分，云茯苓三钱，杏仁二钱，白果三枚，生姜捣，竹茹七分。（清·张千里《千里医案·卷三》）

谢。风痰哮喘，痰鸣气舞，似痫非痫，休息七年。上下交病，当治其中。

苏子、甘草、茯苓、冬花、银杏、桂枝、当归、白芍、前胡。

陈。寒风兼受，蕴伏肺底，哮喘五年，越发越勤，脉迟虚细。发则寒热，汗亦不解，喘亦渐除，显然内蕴之邪从表而泄，此邪之蕴伏何疑。宜先撤其风寒，然后培补，譬如逐贼，贼出可关门也。

麻黄、法夏、桂枝、苏子、杏仁、桑皮、甘草、银杏。

又：哮喘五年，发时寒热，此风寒之伏于肺底，不得宣达也。诊脉迟而弦劲，邪未撤而欲补之，不但无益，反致邪蕴。宜搜剔其邪，是治病之本也。小青龙汤。（清·沈菊人《沈菊人医案·卷下》）

张永发内，甲申二月，隔壁。宿哮随发，且拟辛平降气。

桑叶三钱、牛蒡子三钱、橘红六分、螺蛳壳四钱、苏叶一钱半、苏子二钱、象贝母二钱、薤白一钱半、前胡一钱半、光杏仁三钱、蒌皮一钱半。

咳喘太甚，汗多脉浮，权主镇降。

代赭石三钱、旋覆花一钱半、橘红七分、紫石英三钱、桑白皮四钱、车前子二钱半、磁石煅三钱、甘杞子二钱半、淮牛膝一钱半、全胡桃二枚、射干七分后入。

喘咳大减，加白前五分后入，补骨脂一钱半炒。（清·钱艺《慎五堂治验录·卷四》）

张，左。哮喘多年，肺伤吐血，渐至咳嗽痰多，痰色黄稠，兼带青绿，有时腹满，运化迟钝。脉形濡细，左部带涩。肺胃并亏，而湿滞中州。且作缓兵之计。

海蛤粉三钱、贝母二钱、冬瓜子三钱、款冬炙二钱、秋石一钱、紫菀一钱五分、牛膝炭三钱、茯苓三钱、磁石煨三钱。金水六君丸六钱，二次服。

二诊：痰饮凭凌于上，肾阴亏损于下，饮聚则成痰，阴虚则生热，热痰交蒸，所以咳血频来，痰黄青绿，热蒸痰郁，痰带臭秽。脉细濡数。腹中不和。将成肺痿重症，再作缓兵之计。

南沙参三钱、川贝母二钱、橘红盐水炒八分、瓜子三钱、海蛤粉三钱、枳壳炒一钱、香曲一钱五分、款冬炙二钱、清阿胶二钱、天冬炒二钱、生谷芽一钱五分。

杨,右。感邪失表,邪伏肺腧,以致稍一感触,辄作哮喘。除访择针灸好手按穴针灸外,进以梨膏,以开通肺络,而润肺金。

麻黄蜜炙,另煎去沫冲入五钱、川贝母去心一两五钱、冬瓜子一两五钱、云茯苓四两、光杏仁三两、洋糖拌石膏五两、苏子水浸打烂绞汁四两。

上药煎为浓汁,用秋梨四斤,去核切片绞汁,同以上诸药汁及苏子汁,炭火收膏,将成时加入白冰糖三两,以滴水成珠为度,每服一调匙,晚间或临卧服。(清·张乃修《张聿青医案·卷五》)

某。夙有哮喘,肺气不克下降,脾土不主运旋,始则生痰聚饮,继则气机凝滞,不能通泄,以致少腹疝瘕,脐下有形,小腹胀满,按之坚硬。少腹两旁属肝,居中为冲脉,经谓冲脉为病,男子内结七疝,女子带下瘕聚。良由冲气不调,则脉络皆阻,为积为聚,由是来矣。宜宣通脉络。勿谓冬季膏丸,须藉滋补以养生却病,邪之不去,正与何有?

全当归一两酒炒,制香附一两,薄橘红八钱,泽泻七钱,炒小茴三钱,川芎蜜水炒五钱,制半夏一两,炒薏仁一两五钱,柏子仁一两五钱去油,吴萸盐水炒三钱,楂炭一两五钱,白茯苓一两五钱,酒炒杭白芍七钱,甘杞子一两五钱,生熟草各一钱,台乌药八钱酒炒,延胡索八钱,上徭桂一钱五分另研,和入,金铃子一两,干苁蓉一两。

上药研为细末,用青葱连根叶三十茎,打烂糊药为丸。如药末嫌干,可加浓米汤,每晨服二钱,下午半饥时服一钱,俱用开水送下。(清·张乃修《张聿青医案·卷十九》)

鲍,左。自幼即有哮咳,都由风寒袭肺,痰滞于肺络之中,所以隐之而数年若瘳,发之而累年不愈。今则日以益剧,每于酣睡之中突然呛咳,由此而寤,寤而频咳,其咯吐之痰却不甚多。夫所谓袭肺之邪者,风与寒之类也。痰者,有质而胶粘之物也。累年而咳不止,若积痰为患,何以交睫而痰生,白昼之时,痰独何往哉?则知阳入于阴则卧,阴出之阳则寤,久咳损肺,病则不能生水,水亏不能含阳,致阳气欲收反逆,逆射太阴,实有损乎本元之地矣。拟育阴以配其阳,使肺金无所凌犯,冀其降令得行耳。

炒黄南沙参四两,炒松麦冬一两五钱,云茯苓四两,海蛤壳五两打,川贝母去心二两,款冬花蜜炙、蜜炙橘红一两,炒香玉竹三两,蜜炙紫菀肉二两,甜杏仁五两去皮尖,水浸,打,绞汁冲入,代赭石四两煅,川石斛三两,牛膝炭二两,杜苏子五两水浸,打,绞汁冲入,百部蜜炙二两。

共煎浓汁,用雪梨汁二斤,白蜜二两,同入徐徐收膏。(清·张乃修《张聿青医案·卷二十》)

哮嗽重发,即为肺胀,喉痰呜呜,未能爽吐,脉沉弦,治以疏降。

甜葶苈、苏子炙、川贝母、新会红、款冬花炙、莱菔子炙、光杏仁、白茯苓、白芥子、冬桑叶、冬瓜子、白通草、红枣。

复诊:肺胀频乘,咳痰稍松,脉沉细,宣肺气而豁痰饮。

甜葶苈蜜炙、真川贝、白茯苓、款冬炙、莱菔子、杜苏子蜜炙、细白前、方通草、新会络、光杏仁、冬瓜子、红枣。(清·陈秉钧《陈莲舫医案秘钞·下编》)

杨姓,常州府无锡县,沙船任合利老大。受感冒风,寒邪入肺,非近时感受所得,因冒雨当风所致,平日积受肺胃两经,每遇西北风高土燥,哮喘气逆难舒,中州迷闷,咳呛豁痰,六脉迟涩，舌苔满布白腻，此系邪传肺胃，哮喘气逆上，坐卧难安，下虚上实。暂拟镇肺疏风为主，三拗汤合旋覆代赭苏子降气汤，泻肺之法主治之。

麻黄蜜炙三分、杏仁霜三钱、粉甘草四分、旋覆花绢包二钱、杜苏子炒三钱、代赭煅二钱、兜铃一钱五分、橘红一钱五分。加甜葶苈一钱、雪梨膏三钱，冲服。（民国·张骧孙《临诊医案》）

俞，右。暴寒外束，痰饮内聚，支塞于肺，肃降失司，气喘咳嗽大发，故日夜不能平卧，形寒怯冷，纳少泛恶，苔白腻，脉浮弦而滑。拟小青龙汤加减，疏解外邪，温化痰饮。

麻黄蜜炙四分、川桂枝八分、云苓三钱、姜半夏二钱、五味子四分、淡干姜四分、苏子炙二钱、光杏仁三钱、熟附片一钱、鹅管石煅一钱。哮吼紫金丹两粒，另吞，连服二天。

二诊：服小青龙汤两剂，气喘咳嗽，日中大减，夜则依然，纳少泛恶，苔薄腻，脉弦滑。夜为阴盛之时，饮邪窃踞阳位，阻塞气机，肺胃下降之令失司。再以温化饮邪，肃降肺气。

川桂枝八分、云苓三钱、姜半夏二钱、橘红一钱、五味于四分、淡干姜四分、远志水炙五分、光杏仁三钱、苏子炙五钱、旋覆花包五钱、熟附片一钱、鹅管石煅一钱。

三诊：气喘咳嗽，夜亦轻减，泛恶亦止，惟痰饮根株已久，一时难以骤化。脾为生痰之源，肺为贮痰之器，今拟理脾肃肺，温化痰饮。

原方去旋覆花、远志二味，加生白术五钱炒、补骨脂五钱。（民国·丁泽周《丁甘仁医案·卷四》）

柳，郑家木桥，八月廿三日。咳嗽痰沫，呼吸紧迫，喉息有音，卧难安枕，脉濡滑。肺寒饮逆，嗽而兼哮，除根则甚难耳。

法半夏钱半、毛化红一钱、茯苓三钱、桑白皮炙钱半、甜葶苈隔纸炒一钱、玉苏子二钱、白前钱半、百部蒸八分、杏仁去皮尖三钱、款冬花炙钱半、佛耳草包钱半、鼠粘子干姜六分同杵钱半。

二诊：八月廿八日，温肺蠲饮，咳嗽哮闭较愈，呼吸紧迫亦舒，卧得安枕，脉濡弦滑。此病除根甚准，仍守原意为之。

法半夏钱半、化橘红一钱、茯苓三钱、佛耳草包钱半、甜葶苈隔纸炒一钱、杏仁去皮尖三钱、款冬花炙钱半、玉苏子二钱、白芥子八分、紫菀钱半、百部蒸八分、鼠粘子干姜六分同杵钱半、生苡仁三钱。

丁，马立师。肾弱脑虚，肺失卫外，苦气上逆，感风受寒，痰沫随即上壅，为咳嗽、哮闭、喘息，喉间有水鸡声，卧难安枕，腰俞脊膂筋掣酸痛，脉濡滑而弦。治以温肺、强肾、清脑可也。

法半夏、淡干姜、桑白皮炙、鼠粘子炒、玉苏子、百都蒸、马兜铃炙、紫菀、款冬花炙、茯苓、射干、杏仁去皮尖、甘草。

二诊：哮闭喘息见痰，卧得安枕，咳嗽未罢，腰俞背膂作酸，脉弦滑。肾虚脑弱，肺难御寒，守原意为之。

法半夏、淡干姜、百部蒸、马兜铃炙、款冬花炙、杏仁去皮尖、白前、生苡仁、玉苏子、紫菀、茯苓、甘草。

乐，宁波镇海，七月十一日。

咳嗽哮闭，痰清稀，气急，吸入困难，未能安枕。肺脏有寒与饮，应以温药和之，但病深频发，除根甚难耳。

法半夏钱半、淡干姜四分、茯苓三钱、佛耳草包钱半、杏仁去皮尖三钱、甜葶苈隔纸炒六分、桑白皮炙钱半、款冬花炙钱半、鼠粘子炒钱半、玉苏子二钱、射干一钱、百部八分、白芥子六分。

左。哮咳，呼吸困难，喉中有水鸡声，由痰壅阻在肺，肺气逆乱之弊，亟以宣豁。

杏仁去皮尖、射干、瓜蒌皮、法半夏、桑白皮炙、马兜铃炙、百部蒸、北五味子大力子一钱二分，同杵、阿魏饭丸临卧冰糖水送、蒲颓草、生苡仁。

陆，南市，七月初十日。

年前由泻而痢，脾肾元阳不振，肌肉渐瘦，肢酸乏力，不耐烦劳，喜暖恶寒，感凉则腹笥作痛，大便非温润不畅，脉濡弦。当以温下。

淡从蓉三钱、巴戟天二钱、益智仁一钱、淫羊藿二钱、全当归小茴八分，同炒三钱、补骨脂炒二钱、九香虫炒一钱二分、沉香曲炒钱半、胡芦巴钱半。

二诊：八月初四日。

肺主气，呼吸出入，痰液之分泌皆属于肺，气候忽热忽凉，肺气卫外不力，痰得壅逆于上，咳嗽旧恙又作，痰多，喉间有声，脉弦滑。恐渐入哮嗽痛疾，且以温药和之。

法半夏钱半、甘草淡干姜四分，同杵八分、杏仁去皮尖三钱、佛耳草布包钱半、玉苏子二钱、百部蒸八分、射干一钱、桑白皮炙钱半、款冬花炙钱半、茯苓三钱、生苡仁三钱。

三诊：八月初六日。

痰壅气逆，咳嗽喉间有声，脉弦滑。非但咳嗽不易愈，且恐哮闭痼疾，仍以温药和之。

法半夏钱半、甘草淡干姜六分，同杵八分、杏仁去皮尖三钱、佛耳草布包钱半、玉苏子二钱、鼠粘子白芥子六分，同杵钱半、桑白皮炙钱半、甜葶苈隔纸炒一钱、射干一钱、橘红衣一钱、茯苓三钱。

四诊：九月十六日。

深秋气候渐寒，咳嗽哮闭又发，胸宇气闷，呼吸紧迫，喉息有音，脉濡滑。以温药和之。

法半夏钱半、淡干姜六分、茯苓三钱、佛耳草包钱半、麻黄泡无沫炙三分、金沸草包二钱、甜葶苈隔纸炒一钱、白芥子八分、玉苏子二钱、橘红衣一钱、杏仁去皮尖三钱、桑白皮炙钱半、射干钱半。

五诊：九月廿日。

痰壅气逆，肺布叶举，哮闭喉息有音，呼吸紧迫，往常发于夜，今则昼亦不免矣，脉濡滑微弦。仍服温药和之。

法半夏钱半、淡干姜六分、化橘红一钱、玉苏子二钱、白芥子八分、茯苓三钱、甜葶苈隔纸炒一钱、麻黄泡去沫炙三分、北细辛二分、桑白皮炙一钱二分、杏仁去皮尖三钱、远志肉炙八分、射干一钱二分、莱菔子炒钱半。

六诊：九月廿九日。

温肺豁痰，痰豁气宣，呼吸就和，哮闭获愈，惟胃气未醒，食欲未健，根株未尽，寒暄宜慎，脉濡滑。仍以原意出入可也。

法半夏钱半、淡干姜八分、化橘红一钱、玉苏子二钱、射干一钱、百部蒸一钱、杏仁去皮尖三钱、桑白皮炙一钱二分、款冬花炙钱半、生熟谷芽各五钱、佛手柑一钱、生苡仁三钱、茯苓三钱。

宋，右，闸北。咳嗽、哮闭、喘急，呼吸紧迫，喉间有水鸡声，卧难安枕，脉濡弦。痰沫壅逆，肺布叶举，姑以温药和之。

麻黄泡去上沫炙、杏仁去皮尖、茯苓、淡干姜、甘草前二味同炒、紫菀蒸、桑白皮炙、鼠粘子炒、制川朴、马兜铃炙、法半夏、莱菔子炒、射干。

二诊：咳嗽、哮闭、喘息见瘥，呼吸较畅，卧得安枕，脉濡滑而弦。肺恶寒，仍以温药和之。

麻黄泡去沫炙、杏仁去皮尖、射干、制川朴、马兜铃炙、鼠粘子炙、紫菀、款冬花炙、百部蒸、玉苏子、白前、莱菔子炒。

祝君，金神父路。鼻为肺窍，喉即肺系，并通于脑，为呼吸出入之道，脑虚囟薄，肺失外卫，寒温一有失常，痰沫随即壅逆，为哮闭喘息，呼吸紧迫，喉息有音，卧难安枕，脉弦滑。《经》旨：形寒饮冷则伤肺，肺恶寒，姑以温药和之。

麻黄泡去沫炙、射干、杏仁去皮尖、北细辛、淡干姜、甘草前二味同炒、法半夏、茯苓、制川朴、鼠粘子炒、佛耳草布包、莱菔汁一杯生姜汁两滴和冲。

二诊：水冷金寒，寒温失时，气少温煦，痰抹随即壅逆，哮闭喘急，呼吸紧迫，喉息有音，卧难安枕，脉濡滑而弦。前宗仲师治法尚安，此病虽见效机，除根甚难，守原意出入之。

生于术、茯苓、川桂枝、淡干姜、法半夏、制川朴、杏仁去皮尖、鼠粘子炒、马兜铃炙、佛耳草包、赖橘红、莱菔汁姜汁二滴和冲。

郑，右，大通路，三月十五日。

咳嗽，气紧喘闭，喉息有音，卧难安枕，咳甚痰中带血，脉濡滑而弦。治以豁痰宣肺可也。

玉苏子二钱、桑白皮炙钱半、白前钱半、甜葶苈隔纸炒二钱、杏仁去皮尖三钱、马兜铃炙钱半、款冬花炙钱半、紫菀钱半、百部蒸八分，生苡仁三钱、金沸草布包二钱、射干一钱。

二诊：三月廿日。

咳嗽，气紧作闭较瘥，卧得安枕，痰红亦弭，脉濡弦。仍以豁痰宣肺可也。

玉苏子二钱、甜葶苈隔纸炒二钱、桑白皮炙钱半、杏仁去皮尖三钱、马兜铃炙钱半、射干一钱、茯苓三钱、款冬花炙钱半、紫菀钱半、白前钱半、百部蒸八分，橘红衣一钱。

盛，虹口，五月三日。丰腴之体，气盛于外，而歉于内，肾气失纳，肺苦气逆，咳嗽喘急，痰沫多，至夜益甚，卧难安枕，足肿肢麻，脉濡滑而弦。病深且剧，务宜注意。

生于术二钱、茯苓四钱、川桂枝钱半、淡干姜一钱、玉苏子二钱、制川朴钱半、杏仁去皮尖三钱、甜葶苈隔纸炒二钱、旋复花布包二钱、远志肉炙一钱、赖橘红一钱、北细辛四分。

二诊：五月六日。

肾气失纳，肺苦气逆，痰随气壅，气化为阻，咳嗽喘急，痰沫多，面浮，足肿，肢麻，卧难安枕，脉弦滑而濡。病深且剧，仍宜注意。

生于术二钱、茯苓三钱、川桂枝钱半、淡干姜一钱、玉苏子二钱、制川朴钱半、杏仁去皮尖三钱、甜葶苈福隔纸炒二钱、桑白皮炙钱半、北细辛四分、马兜铃炙钱半、赖橘红一钱、鹅管石煅透钱半。

左。肾气虚，肺气实，虚实倒里，咳嗽气逆，痰清稀，头筋抽掣，行动气急，入喘之朕兆方来，可不未雨而绸缪乎。

法半夏、款冬花、紫菀、于术蒸、玉苏子、北五味子干姜同杵、杏仁去皮尖、百部蒸、茯苓、生苡仁。

王，右，马浪路。痰沫上壅，肺苦气逆，咳嗽气急作闭，甚则卧难安枕，喉痛、头痛均偏着左边，昼轻夜甚，脉弦滑。治以宣豁。

桑白皮炙、马兜铃炙、紫荆皮、百部蒸、款冬花炙、鼠粘子炒、白前、茯苓、杏仁去皮尖、射干、紫菀、金钗斛。

二诊：气急作闭较愈，卧得安枕，咳嗽较减未辍，头痛向安，偏左喉痛未已，经水适来，腰俞作酸，脉濡弦。守原意出入之。

桑白皮炙、鼠粘子炒、紫荆皮、马兜铃炙、款冬花炙、紫菀、杏仁去皮尖、射干、续断炒、泽兰、绿萼梅、茺蔚子炒、茯苓。

三诊：头痛向安，气急作闭较愈，卧得安枕，微咳未罢，喉痛作干，左肤胁引痛，口舌粘腻不爽，脉濡滑而弦。保肺清金可也。

海蛤粉包、金钗斛、生苡仁、马兜铃炙、紫荆皮、白药子、紫菀、款冬花炙、射干、天花粉、甘草、鲜青果。

四诊：喉痛较瘥，咳呛、气急作闭、左肤胁引痛均已见愈，卧得安枕，唯右腿肢仍然清厥，脉濡弦。守原意为之。

海蛤粉包、金钗斛、紫荆皮、山豆根、淮山药、生苡仁、杏仁去皮尖、紫菀、冬虫夏草、茯苓、罂粟壳、十大功劳。

丁，马立师。肾弱脑虚，肺失卫外，苦气上逆，感风受寒，痰沫随即上壅，为咳嗽、哮闭、喘息，喉间有水鸡声，卧难安枕，腰俞脊膂筋掣酸痛，脉濡滑而弦。治以温肺、强肾、清脑可也。

法半夏、淡干姜、桑白皮炙、鼠粘子炒、玉苏子、百部蒸、马兜铃炙、紫菀、款冬花炙、茯苓、射干、杏仁去皮尖、甘草。

二诊：哮闭喘息见瘥，卧得安枕，咳嗽未罢，腰俞背膂作酸，脉弦滑。肾虚脑弱，肺难御寒，守原意为之。

法半夏、淡干姜、百部蒸、马兜铃炙、款冬花炙、杏仁去皮尖、白前、生苡仁、玉苏子、紫菀、茯苓、甘草。

郑，石路，黟县。初诊(佚)。

二诊：八月十九日。

咳嗽、哮闭见瘥，呼吸稍畅，卧得安枕，惟晨起尚觉痰壅欠适，左肤胁吸气引痛，顽痰濡滞未清，仍守原意为之。

鹅管石煅透一钱、杏仁去皮尖三钱、甜葶苈隔纸炒一钱二分、玉苏子二钱、射干一钱二分，鼠粘子白芥子八分同杵钱半、金沸草布包三线、桑白皮炙钱半、佛耳草布包钱半、马兜铃炙钱半、麻黄根四分，丝瓜络带子三钱。

三诊：八月廿九日。

咳嗽、哮闭时愈时发，日来咳痰又觉不爽，左肤胁引痛，卧难安枕，晨起脘中难过，纳食胸脘中亦不适。仍以宣气豁痰，泻肺降胃。

鹅管石煅透一钱、杏仁去皮尖三钱、甜葶苈隔纸炒一钱二分、玉苏子二钱、金沸草包二钱、桑白皮炙钱半、鼠粘子白芥子八分，同杵钱半、化橘红一钱、佛耳草包钱半、莱菔子炒一钱、麻黄根四分，茯苓三钱、射干一钱二分。

四诊：九月初七日。

左肤胁引痛向愈，痰壅肺实未瘥，咳嗽，哮闭，卧难安枕，喉间痰粘不爽，自闻气味恶浊，神疲，鼻窍不爽。仍以泻肺豁痰可也。

鹅管石煅透一钱、杏仁去皮尖三钱、甜葶苈隔纸炒一钱、桑白皮炙钱半、款冬花炙钱半、马兜铃炙钱半、鼠粘子炒钱半、莱菔子炒一钱、佛耳草布包钱半、百部蒸八分，玉苏子二钱、赖橘红一钱、射干一钱、白果肉炒去壳六枚。

五诊：九月十七日。

痰壅肺实，咳嗽哮闭，鼻息不爽，卧难安枕，午后呼吸稍觉舒畅，脉弦滑。仍以宣肺豁痰。

鼠粘子白芥子六分同杵钱半、百部蒸八分，杏仁去皮尖三钱、桑白皮炙钱半、甜葶苈隔纸炒一钱、款冬花炙钱半、北细辛二分，赖橘红八分，玉苏子二钱、莱菔子炒一钱、射干一钱二分，佛耳草包钱半、麻黄根四分。

钱，新大沽路，四月十九日。

望六年岁，咳嗽喘息，行动吃力，卧难安枕，跗肿面浮，脉濡弦。根本动摇，殊防脱变，慎旃切切。

生于术二钱、茯苓三钱、川桂枝钱半、淡干姜一钱、法半夏钱半、橘红衣一钱、杏仁去皮尖三钱、款冬花炙钱半、北细辛四分，紫菀钱半、罂粟壳钱半、远志肉炙一钱。

二诊：四月廿四日。

咳嗽喘急，行动吃力，卧难安枕，跗肿面浮，脉濡缓而弦。元海失固，根本动摇，殊防脱变，不可疏忽。

生于术二钱、茯苓三钱、川桂枝钱半、北细辛四分，淡干姜一钱、化橘红一钱、远志肉炙一钱、鹅管石煅透钱半、北五味子四分，杏仁去皮尖三钱、佛耳草包钱半、罂粟壳钱半。

三诊：五月三日。

足肿较退，面部仍浮，咳嗽喘急，呼吸吃力，卧难安枕，脉软弦。望六年岁，肾气衰怯，元海失纳，殊防脱变，守原意出入治。

川桂枝钱半、北细辛四分，生于术二钱、茯苓四钱、淡干姜一钱、北五味子四分，鹅管石煅透钱半、远志肉炙一钱、海蛤粉包四钱、灵磁石煅，先煎三钱、罂粟壳钱半、蛤蚧尾炙研末分，吞八分。

李君，五月初九日。

肾间动气为生气之本，三焦之原，阴阳翕辟存乎此，呼吸出入系乎此。肾气怯弱，气不运痰，而饮食入胃以传于肺，又酿痰而不生血，肾失固纳，肺苦气逆，病机日深，元气日乏矣，咳嗽，喘息，痰胶腻难出，交睫即梦梦忽忽，肢指掣动如瘛疭之状，脉濡滑，浮取尚盛，重取则微，右部三、五不调，偶有代象，精神不振，元气欲离，何恃而无恐？兹拟纳肾气以运痰，肾气稍振，自能使痰活动，然而难矣。

冬虫夏草一钱二分、鹅管石煅，透一钱、远志肉炙一钱、海蛤粉包四钱、参贝陈皮一钱、银杏肉炒去壳六枚、茯苓三钱、金钗斛三钱、百部蒸八分、蛤蚧尾刮鳞炙研末吞六分，罂粟壳钱半、款冬花炙钱半。

二诊：五月十二日。

纳肾气以运痰，肾气稍振，痰稀且少，气逆喘息较安，惟精神仍然虚弱疲敝，欲眠交睫仍梦梦忽忽，指瘛肢疭，脉濡滑而弦，左右相等，惟右尺重按稍觉空大。肾命精气仍怯，精、气、神为人身三奇，乃生生之本，衰怯不振非一朝一夕之故，其渐久矣。溲长而多，亦属下虚。证、药虽云相安，但真元已惫，非外因时邪可比，不能以稍减即谓险岭已过也，仍拟原意出入之。

远志肉炙一钱二分、罂粟壳钱半、鹅管石煅透钱半、左牡蛎煅，先煎三钱、海蛤粉包三钱、银杏肉炒去壳六枚、淮牛膝炒二钱、冬虫夏草一钱二分、参贝陈皮一钱、淮耆二钱、茯苓三钱、金钗斛三钱、蛤蚧尾刮鳞炙，研，吞六分。

汪，新闸路，八月廿三日。

肾命真阳式微，脾元健运委靡，水谷入胃即酿湿生痰，咳嗽痰多，行动喘急，气候寒冷弥甚，少腹拘急，小溲短少，脉弦。望六年岁，已现衰象，肾者，主水、主精液、主卧与喘，倘喘而肿不得卧，盖难治矣。

生于术钱半、川桂枝一钱、茯苓三钱、淡干姜六分，巴戟天钱半、罂粟壳钱半、远志肉炙一钱、冬虫夏草一钱二分、补骨脂炒钱半、沉香曲炒钱半、法半夏钱半。

二诊：九月朔。

元海气怯，肾命无力，真阳式微，水谷酿痰，而气不足以运痰，痰重于上，咳不易出，行动喘急，小溲较前稍畅，脉弦滑。望六年岁，既衰且病，拟嵩崖法调之。

生于术钱半、茯苓三钱、化橘红八分、远志肉炙一钱、鹅管石煅透一钱、补骨脂炒钱半、巴戟天钱半、冬虫夏草钱半、罂粟壳钱半、淡干姜六分，粉甘草六分前二味同打。

三诊：九月十六日。

肾命精气微弱，病机忽进忽退，日来咳嗽喘息，饮食一下，痰即上塞壅，交睫仍梦梦惊惕不安，脉缓滑而弦。守原意为之。

鹅管石煅透一钱、远志肉炙一钱、巴戟天钱半、化橘红一钱、益智仁一钱、于术蒸钱半、茯苓三钱、玉苏子二钱、罂粟壳钱半、冬虫夏草一钱二分、沉香曲炒钱半。

程，太平坊，七月廿九日。

望七年岁，阳明脉衰，宗气怯弱，气不运痰，痰壅于上，为咳嗽、痰多、喘急，头脑如蒙，小溲夜频，脉弦滑。治以运气豁痰，宣肺纳肾。

远志肉炙一钱、鹅管石煅透一钱、海蛤粉包三钱、银杏肉炒去壳六枚、法半夏钱半、益智仁一钱、罂粟壳钱半、冬虫夏草一钱二分、参贝陈皮一钱、佛耳草包钱半、款冬花炙钱半、百部蒸八分。

二诊：八月廿八日。

望七年岁，阳明脉衰，宗气怯弱，元海失固，咳嗽痰多喘急，小溲夜频，心有余，力不赡，行动维艰，指臂亦不肯受驱使，脉弦滑，仍以纳肾调元，益气运痰。

海蛤粉包三钱、远志肉炙一钱、鹅管石煅透一钱、款冬花炙钱半、金钗斛二钱、赖橘红一钱、巴戟天钱半、胡桃肉补骨脂钱半、同炒钱半、罂粟壳钱半、百部蒸一钱、冬虫夏草一钱二分、蛤蚧尾刮鳞炙研分，吞三分。

三诊：九月十四日。

痰嗽喘急较安，精神稍振，纳食略强，惟足膝仍然酸软，乏力步趋，脉弦滑。仍以纳肾调元，益气运痰。

海蛤粉包三钱、远志肉炙一钱、鹅管石煅透三钱、鹿角煨钱半、金钗斛二钱、菟丝饼三钱、潼沙苑三钱、冬虫夏草一钱二分、巴戟天钱半、金毛脊炙二钱、罂粟壳钱半、胡桃肉补骨脂钱半、同炒钱半、蛤蚧尾刮鳞炙研细末吞三分。（民国·王金杰《王仲奇医案·哮喘》）

高，左。肺气不清，脾多痰湿，肝阳又复上僭，呛咳气喘，不能动劳，势成哮恙。当清肃肺胃，兼以柔肝。

法半夏、款冬花、杏仁、合欢花、南沙参、苏子炒、云茯苓、橘红、桑皮炙、川贝母、旋复花包、枇杷叶。

按上方清肃肺胃，宜加白芍、丹皮以柔肝。（吴中泰《孟河马培之医案论精要·第一篇内科医案及医论》）

二、妇科

癸亥二月二十二日，谢氏，二十五岁。

痰饮哮喘，咳嗽声重，有汗，六脉弦细，有七月之孕，与小青龙去麻、辛主之。

桂枝五钱、小枳实二钱、干姜三钱、甘草炙一钱、半夏五钱、五味子一钱、广皮一钱五分、白芍三钱。甘澜水五杯，煎取二杯，分二次服；渣再煮一杯服。

二十三日。其人本渴，服桂枝、干姜热药，当更渴，今渴反止者，饮也。恶寒未罢，仍用小青龙法。胸痹痛，加薤白。按：饮为阴邪，以误服苦寒坚阴，不能速愈。

桂枝八钱、小枳实二钱、半夏六钱、白芍炒四钱、薤白三钱、干姜五钱、五味制一钱、厚朴三钱、甘草炙二钱、广皮二钱。甘澜水五杯，煮取二杯，渣再煮二杯，分四次服。

二十四日。胃不和则卧不安，亥子属水，故更重。胀也，痛也，皆阴病也，无非受苦寒药之累。

半夏姜八钱、桂枝八钱、杏仁泥三钱、白芍炒三钱、茯苓块五钱、干姜五钱、五味子一钱五分、苦桔梗三钱、生薏仁五钱、厚朴三钱、甘草炙一钱、薤白三钱。

甘澜水八碗，煮取三碗，分三次服。（清·吴瑭《吴鞠通医案·卷三》）

朱氏妇，产后恶露不行，而宿哮倾发，专是科者不能下手。孟英以丹参、桃仁、贝母、茯苓、滑石、花粉、桂枝、通草、蛤壳、苡仁、紫菀、山楂、丝瓜子、茺蔚子、旋覆、琥珀出入为方，三日而愈。（清·王士雄《王氏医案·卷一》）

三、儿科

信州老兵女三岁，因食盐虾过多，遂得齁喘之疾，乳食不进，贫无可召医。一道人过门，见病女喘不止，教使求甜瓜蒂七枚，研为粗末，用冷水半茶钟许，调澄取清汁，呷一小呷，如其说，才饮竟，即吐痰涎若胶黐状，胸次既宽，齁喘亦定，少日再作。又服之，随手愈。凡三进药，

病根如扫。此药味极苦，难吞咽，俗谚所谓甘瓜蒂苦，非虚言也。（宋·张杲《医说·卷四》）

一童，哮喘已六七年，每遇劳力或感寒、食咸，便痰鸣气喘。定后方发时服。

羌活、干葛、防风、枳壳、新会皮、前胡、杏仁、桑皮、粉甘草、嫩桔梗、葶苈、生姜。

又：百合、紫菀、麦门冬、大花粉、陈皮、枳壳、知母、黑元参、绵黄芪、黄芩、桔梗、甘草，前方三剂，侍喘减。以此方服五六剂，去黄芪，然后照方蜜丸，白汤送下二钱，平时服。（明·秦昌遇《幼科医验·卷下》）

一儿，向患哮喘，每遇风寒或食咸味，辄喘促不休。先进顺气消痰，再议补肺。

杏仁、桑白皮、瓜蒌仁、元参、桔梗、陈皮、熟苏子、江枳壳、前胡、防风、花粉。

一儿，哮喘半月，时常痰涎壅塞，如惊风状，此肺经气逆所致。

陈皮、胆星、苏子、桑白皮、甜杏仁、桔梗、枳壳、槟榔、青防风、钩藤。

一儿天哮，甚则吊吐鼻血。此风气传染，气逆上冲。初起宜发散。今已数日，宜泻肺清金，顺气消痰。俟嗽势稍减，进保肺之品。

陈皮、桑白皮、桔梗、黑元参、前胡、黄芩、黑山栀、杏仁、青防风、枳壳、苏子。

一儿天哮久久，痰涎壅塞，哭不出声，已犯“痰嗽不已、惊风至”之句。急宜降痰、顺气、镇惊之剂。先服紫金锭，次服滚痰丸加竹沥、姜汁，化服。

一儿哮喘二十余日，每吊嗽则吐尽饮食，两胁作痛。

紫菀、百合、桑白皮、前胡、新会皮、枳壳、胆星、款冬花、黄芩、枇杷叶、知母。

治天哮方：楂肉一两、麦芽一两、竹叶四钱、青饼二两、饴糖四两，煎膏，服一方，加槟榔五钱、茶叶五钱、石膏一两。

一儿，天哮，嗽月余矣。遇嗽则口鼻出血，因吊动痰火，火泛血上也。初起宜祛风清肺。今嗽已久，议保肺、治嗽、消痰。

百合、紫菀、款冬花、胆星、马兜铃、花粉、黄芩、黑元参、知母、黑山栀、当归。（明·秦昌遇《幼科医验·卷下》）

宁人郑姓子，甫七岁。患哮吼症，脉形俱实，结喉两旁，青筋突起如笔管，喉中作牛马声，此系果饵杂进，痰浊壅塞，始用苏子降气汤加减，服六七剂，不效。余思病重药轻，遂以苏梗八钱，易本方之苏子，余药分量加重，连服三剂，青筋隐而不露，脉亦和软，鸣声不作矣。凡治病，虽用药不误，而分量不足，药不及病，往往不效。（清·心禅《一得集·卷中》）

第四章　喘　　病

第一节　病　　名

岐伯曰：气有余则喘咳上气，不足则息利少气。(《素问·调经论》)

肺高则上气，肩息咳。(《灵枢·本脏》)

喘者，肺主气，形寒饮冷则伤肺，故其气逆而上行，冲急喝喝而息数，张口抬肩，摇身滚肚，是为喘也。(明·楼英《医学纲目·卷之二十七》)

喘者，经所谓上气也。盖气上而不下，升而不降，气道奔逆，促促气迫；喝喝息数，张口抬肩，摇身撷肚，喘息有音，与短气，逆气不同也……盖喘之为患，五脏皆有，而肺独为之总者，由其居脏腑之上，而为华盖，喜清虚而不欲窒碍。又专主诸气，气有余便是火，火性上炎.故经曰：诸逆冲上，皆属于火。而河间谓火热为阳，主乎急数。热则息数气粗而为喘也。(明·马兆圣《医林正印·卷二》)

喘者，促促而气急，喝喝而息数，张口抬肩，摇身滚肚。(明·吴尚默《丹溪手镜·卷之下》)

肺主气，形寒饮冷则伤肺，故气逆。上行急迫，而张口抬肩，是名为喘。(明·李中梓《伤寒括要·卷上》)

喘者，促促气急，喝喝痰声，张口抬肩，摇身撷肚，由于肺气感邪，肺叶张举，或虚而挟寒，或实而挟热，或水气上乘，虚火上炎；或气郁所感，脾胃不足，皆有此候。风寒必有冷痰如冰之证；实热必有壅盛燥渴之证；水气必胁下胀满有声，四肢浮肿；虚火必得即减，食已即发，乍进乍退；气郁必鼻息引张，烦闷胸满，胃虚必气道奔急，喘甚不休。(清·叶桂《叶选医衡·卷下》)

喘者，气逆而上行，冲冲而气急，喝喝而息数，张口抬肩，摇身掀肚者是也。(清·叶桂《叶氏医效秘传·卷第二》)

脉浮而洪，身汗如油，喘而不休，乃为肺绝。(清·朱时进《一见能医·卷之一》)

发喘：气喘抬肩宜汗表，肺主气，肺气逆而上行，冲冲而气急，喝喝而息数，张口抬肩，摇身滚肚，是为喘也。(清·毛世洪《医学三信编·中卷》)

喘之状，促促气急，喝喝痰声，甚者张口抬肩，摇身撷肚，而不能自已是也。气上冲之状，咽不得息，喘息有声，不得卧者是也。(清·汪必昌《聊复集·卷二·医阶辨证》)

第二节　病 因 病 机

帝曰：秋脉太过与不及，其病皆何如？岐伯曰：太过则令人逆气而背痛，愠愠然。其不及

则令人喘，呼吸少气而咳，上气见血，下闻病音。(《素问·玉机真脏论》)

岐伯对曰：凡人之惊恐恚劳动静，皆为变也。是以夜行则喘出于肾，淫气病肺。有所堕恐，喘出于肝，淫气害脾。有所惊恐，喘出于肺，淫气伤心。渡水跌仆，喘出于肾与骨。当是之时，勇者气行则已，怯者则着而为病也。(《素问·经脉别论》)

帝曰：人有逆气不得卧而息有音者，有不得卧而息无音者，有起居如故而息有音者，有得卧行而喘者，有不得卧不能行而喘者，有不得卧卧而喘者，皆何脏使然？愿闻其故。

岐伯曰：……夫不得卧，卧则喘者，是水气之客也。夫水者，循津液而流也，肾者，水脏，主津液，主卧与喘也。帝曰：善。(《素问·逆调论》)

岐伯曰：气有余则喘咳上气，不足则息利少气。(《素问·调经论》)

邪客于手阳明之络，令人气满胸中，喘息而支胠，胸中热。(《素问·缪刺论》)

寒气客则脉不通，脉不通则气因之，故喘动应手矣。

劳则喘息汗出，外内皆越，故气耗矣。(《素问·举痛论》)

邪在肺，则病皮肤痛，寒热，上气喘，汗出，咳动肩背。(《灵枢·五邪》)

黄帝曰：何谓逆而乱？岐伯曰：清气在阴，浊气在阳，营气顺脉，卫气逆行，清浊相干，乱于胸中，是谓大悗。故气……乱于肺，则俯仰喘喝，接手以呼。(《灵枢·五乱》)

肺藏气，气舍魄，肺气虚则鼻塞不利少气；实则喘喝胸盈仰息。(《灵枢·本神》)

又，肺病实则上气，喘急咳嗽，身热脉大也。虚则力乏喘促，右胁胀，语言气短(一作促)者是也。(三国·华佗《中藏经·卷上》)

肺气虚则鼻息利，少气；实则喘喝，胸凭仰息。(晋·王熙《脉经·卷六》)

肺主于气，气为阳，气有余则喘满逆上。(隋·巢元方《诸病源候论·卷三》)

伤寒太阳病，下之微喘者，外未解故也。夫发汗后，饮水多者必喘，以水停心下，肾气乘心故喘也。以水灌之，亦令喘也。(隋·巢元方《诸病源候论·卷七》)

凡痹之客五脏者，肺痹者，烦则满喘而呕。邪气客肺及手太阴，故烦满喘呕也。

淫气喘息，痹聚在肺；淫，过也。喘息，肺所为也。喘息过者，则肺虚邪客，故痹聚也。(隋·杨上善《黄帝内经太素·卷第三》)

肺藏气，气舍魄，肺气虚则息利少气，实则喘喝胸凭仰息。肺主五脏谷气，亦不受他乘，故虚则喘息利而少气，实则胸满息难也。(隋·杨上善《黄帝内经太素·卷第六》)

大骨枯槁，大肉陷下，胸中气满，喘息不便，其气动形，期六月死，真脏见，乃予之期日。……肺气虚少，邪气盈胸，故喘息不安也。(隋·杨上善《黄帝内经太素·卷第十四·诊候之一》)

肺之壅，喘，两胁满；肺以主气，故肺生痈有喘也。肺脉上膈近胁，故肺痈胁满也。(隋·杨上善《黄帝内经太素·卷第十五》)

黄帝曰：气有余不足奈何？岐伯对曰：气有余则喘咳上气，不足则息利少气。息利少气，以肺气不足则出入易，故呼吸气少而利也。(隋·杨上善《黄帝内经太素·卷第二十四》)

《病源》咳嗽上气者，肺气有余也。肺感于寒，微则成咳嗽。肺主气，气有余则喘咳上气，此为邪搏于气，气拥滞不得宣发，是为有余，故咳嗽而上气也，其状喘咳上气，多涕唾，面目浮

肿，则气逆也。（唐·王焘《外台秘要·卷第十》）

肝脉搏坚而长，色不青，当病坠若搏，因血在胁下，令人喘逆。（唐·王冰《重广补注黄帝内经素问·脉要精微论篇第十七》）

外内皆热则喘而渴。（唐·王冰《重广补注黄帝内经素问·疟论篇第三十五》）

少阴司天，客胜火入天任室也。即大暑，炎燥蒸郁沸腾，流暑于秋。民病鼽衄，颈项强直，烦燥日热，咳血，燥喘少气，发热，耳聋，胕肿，血溢，伤疮。（唐·王冰《天元玉册·卷之一》）

胸中烦热，嗌干，右胠满，咳喘唾血，肺䐜，腹大，膨膨而喘者，此火之刑金，肺伤而喘也。（宋·史堪《史载之方·卷上》）

论曰：凡人一呼一吸谓之息。呼出心肺，吸入肾肝，呼吸之间，脾受其气，则荣卫行阳二十五度，行阴亦二十五度，而周身之气，无过不及。若脏气乘并，则荣卫不能循常，气过周身失度，不能随阴阳出入以成息，故促迫而喘；诸气并上于肺，肺管隘，则气争而喘也。其始或因坠堕恐惧，恐则精却，精却则上焦闭而气不行，气不行则留于肝，肝乘于肺，此喘出于肝也。或因惊恐，惊则心无所倚，神无所归，气乱而气乘于肺，此喘出于心也。或因渡水跌仆，肾气暴伤，肾气乘肺，此喘出于肾也。或因饱食过伤，动作用力，谷气不流行，脾气逆而乘肺，此喘出于脾也，团参散主之。（宋·王贶《全生指迷方·卷四》）

老人口干气喘　老人脾虚则气逆冲上逼肺，令人动作便喘。（宋·窦材《扁鹊心书·卷下》）

肺主喘。肺病实，则身温闷乱，气促喘急。……肺气盛而热，又复有风冷者，则胸满气闷乱，喘嗽上气，……若在秋肺王之时，日迭时同。反见肝病来乘肺者，是肝强肺怯也。肺怯则唇色白，若病而闷乱气粗，喘促哽气者难治，为肺虚损也。（宋·佚名《小儿卫生总微论方·卷第二》）

病嗽而喘满短气。……此肺气不足，复有寒邪，即便喘满，当补肺脾，勿服凉药。

又肺气不足，谓寒邪所干，咳嗽喘满短气者，治补肺。（宋·佚名《小儿卫生总微论方·卷第十四》）

若背被风寒，伤于肺腧经，使人毫毛耸直，皮肤闭而为病。其证或咳，或嗽，或喘，或呕哕，或吐逆，乃胸满，憎寒壮热，皆肺经受寒而得之故，宜常令温暖。（宋·陈文中《陈氏小儿病源方论·卷之一》）

伤寒咳者，何以明之？肺主气，形寒饮冷则伤肺，故其气逆而上行，冲冲而气急，喝喝而息数，张口抬肩，摇身撷肚，是为喘也。（金·成无己《伤寒明理论·卷二》）

夫上喘中满，醋心腹胀，时时作声，痞气上下不能宣畅。叔和云：气壅三焦不得昌是也。（金·张从正《儒门事亲·卷四》）

委和之纪，谓丁丑、丁未、丁卯、丁酉四年也。岁木不及，燥气妄行，肝反受邪，草木晚生，黄落凋陨，太白星光芒，民病肋痛支满；复则火令大举，肺金受制，民病喘逆唾血。（明·李汤卿《心印绀珠经·卷上》）

喘有气虚，或因痰壅，或因气逆，或倚息使。亦有热甚而喘，腹胀而喘，咳甚而喘，水乘肺而喘之类。（明·刘纯《医经小学·卷之四》）

喘嗽之痰，为因外感风寒，寒化为热，热则生痰。（明·汪机《推求师意·卷之下》）

秋脉者，肺也，西方金也，万物之所以收成也。故其气来轻虚以浮，来急去散，故曰浮。脉来轻浮，故名浮也。……其气来也，毛而中央坚，两旁虚，此谓太过，病在外。其气来，毛而微，此谓不及，病在中。太过则令人逆气而背痛，愠愠然；其不及，则令人喘，呼吸少气而咳，上气见血，下闻病音。（明·汪机《读素问抄·卷上之三》）

有所惊恐，喘出于肺，淫气伤心，惊则心无所依，神无所归，气乱胸中，故喘出于肺也；惊则神越，故气淫反伤心也。（明·汪机《读素问钞·卷上之四》）

诸气膹郁，皆属于肺，燥金甚则肺太过，而病化膹郁，岁金太过，甚则喘咳之类。东垣谓之寒喘，治以热剂是也。火热胜则肺为邪攻，而病亦化膹郁，如岁火太过病喘咳之类，东垣谓之热喘，治以寒剂是也。（明·汪机《针灸问对·卷之上》）

胸满气喘，脾虚不能生肺金。（明·薛己《内科摘要·卷上》）

娇声低语，口鼻气喘，肺气至也。（明·万全《万氏女科·卷之一》）

夫热病者，皆伤寒之类也。阳胜则热，阴虚则内热，阳胜则外热，内外皆热，则喘而渴，故欲饮冷也。阳胜则身热腠理闭，喘粗为之俯仰，汗不出而热，齿干，以烦冤腹满死。能冬不能夏。

饮食不节，起居不时者阴受之。入六腑则身热不得卧，上为喘呼。（明·孙一奎《赤水玄珠·第一卷》）

暑热喜归心，心中之，使人噎闷，昏不知人。入肝则眩晕顽痹，入脾则昏睡不觉，入肺则喘满痿躄，入肾则消渴。（明·孙一奎《赤水玄珠·第二卷》）

肾者至阴也，至阴者盛水也，肺者太阴也，少阴者冬脉也，故其本在肾，其末在肺，皆积水也。……故水病下为胕肿大腹，上为喘呼不得卧者，标本俱病，故肺为喘呼，肾为水肿，肺为逆不得卧，分为相输俱受者，水气之所留也。肺肾之标本，其上下分为相物相应之病，而俱受者，缘此二脏，乃水气之所留故也。（明·孙一奎《赤水玄珠·第五卷》）

喘之原有六：有风寒伤肺而得者；有厚味伤脾，积痰上迫于肺，肺气为之不利而得者；有大病后，被克伐太过，伤其脾胃，而中气虚弱者；有火逼肺金，金为火侮而气不得下降者；有水肿之疾，水溢迫肺而喘者；有破体太早，肾未完固，而泄其真阴，以致肾虚不能纳气归原者。（明·孙一奎《赤水玄珠·第二十六卷》）

为咳逆喘气生疮者，肺热入心也。（明·李梴《医学入门·卷之二》）

肺藏魄，属金，总摄一身元气，主闻，主哭，主皮毛。本病：诸气膹郁，诸痿喘呕，气短，咳嗽上逆，咳唾脓血。不得卧，小便数而欠，遗失不禁。标病：洒淅寒热，伤风自汗，肩背痛冷，臑臂前廉痛。（明·李时珍《本草纲目·第一卷》）

喘急因火入肺金，气为火郁故上升。病之久者气必虚，郁痰壅滞无由舒。水气乘肺应多喘，或有阴衰气应满。（明·胡文焕《医学权舆》）

病先发于肺，喘咳。（明·杨继洲《针灸大成·卷一》）

产后喉中气急喘促者，因所下过多，荣血暴竭，卫气无主，独聚肺中，故令喘也。

喘者，肺主气，形寒饮冷则伤肺，故其气逆而上行，冲急喝喝而息数，张口抬肩，摇身滚肚，是为喘也。（明·王肯堂《证治准绳·杂病》）

若出血过多，面黑胸胀，或胸膈痛而发喘者，乃气虚，血乘于肺也。（明·王肯堂《证治准绳·疡医》）

发汗后，饮水多必喘，以水灌之亦喘。喘，肺疾。饮水多而喘者，饮冷伤肺也。以冷水灌洗而喘者，形寒伤肺也。（明·王肯堂《证治准绳·伤寒》）

一切痰涎壅塞，郁火热于胸膈之间，以致痰喘不利也。（明·芮经《杏苑生春·卷四》）

肺气盛为气有余，则病喘咳上气，肩背痛，汗出，尻阴股膝腨胫足皆痛，是为肺气之实也，则宜泻之。（明·龚廷贤《寿世保元·卷一》）

风湿客于脾经，气血凝滞，以致面目浮虚，肢体肿满，心腹膨胀，上气喘急。（明·王大纶《婴童类萃·下卷》）

多喘者肺热邪壅于肺也。（明·缪希雍《医学传心·卷之四》）

喘急属肺有实热，及肺气上逆。（明·缪希雍《神农本草经疏·卷二》）

如右寸脉浮涩而短，面色白，鼻流清涕，多喘，胸中冒闷，短气，自汗，声嘶，四肢痿弱，此中大肠兼中肺也。（明·武之望《济阳纲目·卷一》）

其为喘之纲，固曰属热、属火，而致病之因，又非一途。或七情内伤，六淫外侵，郁而生痰，脾胃虚弱，不能运化。是以有因痰者，胃虚者，胃络不和者，肺虚挟寒者。肺实挟热者，水气乘肺者，惊忧气迫者，种种不同，治法各异，详列证治如下。（明·马兆圣《医林正印·卷二》）

凡虚损，肺脉大，气喘，下部脉弦细弱微，此皆阳上越而不降，内寒外热，上热下寒之症。（明·胡慎柔《慎柔五书·卷一》）

喘息无非风与痰耳，脉以浮滑为顺；若反沉涩而四肢寒者，必死不治。（明·李中梓《医宗必读·卷之二》）

太过则令人逆气而背痛，愠愠然；其不及则令人喘，呼吸少气而咳，上气见血，下闻病音肺主气，故太过则气逆背痛。愠愠者，气郁貌。不及则气短而咳。气不归原，故上气。阴虚内损，故见血。下闻病音者，肠鸣泄气也。（明·李中梓《内经知要·卷上》）

如嗽久，身热喘急者，此肺中伏火也。（明·乔埰《幼幼心裁·上卷》）

风寒喘逆之因：外冒风寒，皮毛受邪，郁于肌表，则身热而喘；逆于阳明，则呕吐而喘；壅于肺家，则咳嗽而喘；肺风痰喘之症也。（明·秦昌遇《症因脉治·卷二》）

喘咳烦闷，鼻塞衄衄，肺火动也。（清·李用粹《证治汇补·卷之一》）

肺主喘，实则闷乱气急喘促饮水，虚则哽气出息。肺热则手掐眉目鼻面。肺盛复感风寒，则胸满气急，喘嗽上气。肺脏怯则唇白，若闷乱气粗，喘促哽气者，肺虚面邪实也。（清·张璐《张氏医通·卷十一》）

喘胀便秘者，肺热也。

痘点干红，腹胀便秘而喘，毒盛不舒畅也。

面白手足冷喘促者，此虚寒也。

头痛身热，鼻塞喘嗽者，风寒也。

有不咳嗽但喘者，若初出喷嚏，鼻流清水而喘，风寒客肺也。

有吐后喘者，胃虚不能制伏相火也。（清·张璐《张氏医通·卷十二》）

秋脉如浮,秋脉肺也,西方金也,万物之所以收成也。故其气来轻虚而浮,来急去散,故曰浮。反此者病,何如而反?其气来毛而中央坚,两旁虚,此谓太过病在外。其气来毛而微,此谓不及,病在中。太过则令人气逆而背痛,愠愠然。不及则令人喘呼吸,少气而咳,上气见血,下闻病音。(清·张璐《千金方衍义·卷十七》)

形寒饮冷则伤肺,故气上冲而喘也。(清·张璐《伤寒绪论·卷下》)

太阳病,下之微喘者,表未解故也。

发汗后,饮水多者,必喘;以水灌之,亦喘。……饮水多者,内有大热则能消之,汗后里证未具,内无大热,故饮水多者,水气上逆,必为喘也;以水灌其外,冷气侵肤,与内邪相搏,亦主喘也,即形寒饮冷伤肺之意。

凡下后利不止,而加上气喘急者,乃是上争下夺之象,危候也。(清·喻昌《尚论篇·卷一》)

阳受气于胸中,喘而胸满者,阳气不宣发,壅而逆也。(清·张遂辰《张卿子伤寒论·卷三》)

喘者,气为火所郁,痰在肺胃也。因火逆上,气不能下,火燥肺气,气衰则喘。(清·李菩《杂症要略·卷之二》)

肺主清高无寒窒,一有邪干便喘急,风寒痰火各不同,医家心法辨虚实。(清·蒋示吉《医宗说约·卷之一》)

喘者,上气急促,火上逆而气不降也。(清·丘克孝《隘村医诀·上卷》)

肺乃心之盖,故烦则喘喝也。(清·张志聪《素问集注·卷一》)

火热烁金,而传为喘急息肩者,死不治,盖胃乃津液之生原,肺乃津液之化原也。

汗者,血之液也,魄汗,肺之汗也。夫经气归于肺,肺朝百脉,输精于皮毛,皮毛汗出而精血仍藏于阴,如魄汗未藏,是夺汗而伤其精血矣。脏真高于肺,主行荣卫阴阳,肺脏之阴液外泄,则四脏之阴并逆而起,起则上熏于肺,而使人喘急喉鸣,盖五脏主藏精者也。精化而为血,血化而为汗,百脉虽朝于肺,而五脏相通,移皆有次,四逆而起,则失其次序旋转之机矣眉批:肺者,脏之盖也。是以四脏之气上逆则薰肺。(清·张志聪《素问集注·卷二》)

盖肝脉贯膈上注肺,血积于下,则经气上逆而为喘也。

宗脉贯鬲络肺,如喘盛而乳下之脉数绝者,宗气病于腋中也。

经曰:气并于肺则忧。其不及则令人气虚而喘,呼吸少气而咳,虚气上逆,则血随而上行,虚气下逆,则闻呻吟之病音,盖肺主气而司呼吸开阖,其大过则盛逆于外,其不及则虚逆于内也。(清·张志聪《素问集注·卷三》)

肾属亥子,而气主闭藏,夜行则肾气外泄,故喘出于肾,肾为本,肺为末,肾气上逆,故淫伤于肺也。

又曰阳明厥则喘,汗出于肺主之皮毛,而生于胃腑之津液,此章首论喘,次论汗者,言经脉荣卫,生于胃腑水谷之津,而通会于肺气,是有经常之理,如劳动过伤,则五脏气逆,而脉亦为之变,故先论其变,而后论其常焉。

惊则气乱,故喘出于肺,肺者心之盖,故淫气伤心。

此言肺肾之经气相通也。夫肺主气而发原于肾,肾为本,肺为末,母子之经气相通,是以足少阴之脉,其直者,从肾上贯膈,入肺中,循喉咙,挟舌本,病则气逆,故喘咳也。

肾少阴脉，起于足而上循腨，挟脐，循腹里，上行而入肺。病在经络，故腹大胫肿。水邪逆于上则喘咳，生气衰于下则身重也。

风热之邪，始伤皮毛，喘鸣肩息，是风热盛而内干肺气宗气，故脉实大也。

惋，惊恐貌，厥气上逆于肺则喘，逆于心则惊。

盖手太阴之脉，还循胃阳明之络，通于心，如热邪厥逆于上，干于心肺之经而为喘惋者生，干于心肺之脏则死矣。

盖手太阴之脉，还循胃阳明之络，通于心，如热邪厥逆于上，干于心肺之经而为喘惋者生，干于心肺之脏则死矣。（清·张志聪《素问集注·卷四》）

热干肺脏故喘咳不得大息，肺主胸中之气，气伤故痛走胸背也。人之一身，不外乎水火阴阳，营卫精气，精气生于胃腑，肺居上而主气，肾居下而主精，是以此节论足之阳明、少阴，手之太阴。肺主气而主行营卫阴阳，如逆在络脉，是当不得卧不能行而喘矣。

肺司呼吸，故咳则喘息有音。肺主气，甚则随气上逆而唾血也。少阴之气，中合于阳明，上合于肺藏，阴气逆于下，故中热而喘也。

酒入于胃，热聚于脾，脾胃内热，故食则汗出，甚则上薄于肺，而身汗，喘息，恶风，身常湿也。

肺主气而司呼吸，其脉起于中焦，还循胃口，上膈属肺，故痹则烦喘而呕。

肺者心之盖，而心脉上通于肺，故逆气暴上则喘而嗌干。

大肠为肺之腑，而主大便，邪痹于大肠，故上则为中气喘争，而下为飧泄也。

淫气而致于喘息，则肺气不藏，而痹聚在肺矣。

阳明盛强则人迎躁急，颇关在肺，故喘息气逆，此阳明之有余也。

胃气上逆，颇关在肺，而为喘息气逆矣。肺主呼吸，其脉从肺系横出腋下，故喘而胠满。（清·张志聪《素问集注·卷五》）

若刺膺中之脉，陷而入深，误中肺脉，则令人喘逆仰息，盖因无故而伤之也。

经云：气上冲胸，喘不能久立，病在大肠，盖大肠为肺之腑也。（清·张志聪《素问集注·卷六》）

盖肾为本，肺为标，在肺则为喘呼，在肾则为水肿，肺为气逆，故不得卧也。此水分为相输，而上下俱受病者，盖肾俞之循尻而下，复循腹而上贯肺中，水气之留于经俞故也。

肺病喘咳者，病先发于肺。三日而之肝，则胁支满痛，一日而之脾，则身重体痛，五日而之胃，则胀再十日不已死。夫冬气收藏，夏气浮长，日出气始生，日入气收引，肺主气，故终于气之出入也。（清·张志聪《素问集注·卷七》）

火胜则克金，故金肺受邪。……壮火食气，故少气，肺受火热，故喘咳也。

喘咳逆气，肺病也。肺俞在肩背，故肩背痛。咳喘，火刑肺也。其脏主肺，其果之李杏，实之壳络，谷之麻麦，味之苦辛，色之白丹，畜之鸡羊，虫之介羽，声之商徵，皆金运不及，而兼木火之化也。

其象应秋，其经合于手太阴肺，手阳明大肠。其脏合于肺肝，其病喘喝，胸凭仰息。金气太盛而肺气实也。喘不能久立，寒热皮肤痛者，火淫肺金也。

寒厥于肠，上冲胸中，甚则喘者，寒气逆乘阳明之大肠，而上及于胸中之肺脏也。（清·张志聪《素问集注·卷八》）

喘者，水气上乘而肺气厥逆。

此言在表之邪不解，内乘于肺而为喘也。

是以发汗后则肺气已虚，若再饮冷、寒形，则肺脏伤而必喘。（清·张志聪《伤寒论集注·卷第一》）

太阴脾肺不交，故腹满而喘，此病阳明太阴之气于内也。（清·张志聪《伤寒论集注·卷第三》）

若胁肋胀痛，大便通和，喘咳吐痰，肝火侮肺也。若胸腹胀痛，大便不通，喘咳吐血者，乃血瘀停滞。（清·钱秀昌《伤科补要·第二十七则》）

先喘后肿，此肺不化气，水流为肿，治在肺。先肿后喘者，乃脾不运化，水泛为喘，治在脾。

肺主皮毛，风邪入肺，不得宣通，肺胀叶举，不能通调水道，下输膀胱，亦能作肿。其症眼胞先肿，初起即喘急不卧，小腹无恙。（清·李用粹《证治汇补·卷之三》）

肺居五脏之上，升降往来，无过不及。或六淫七情之所伤，或食饱碍气之为病，由是呼吸之气，不得宣畅而生喘。（清·李用粹《证治汇补·卷之五》）

嗽痰气喘，皆中气不足，虚火上攻故也。（清·陈嘉璴《医家秘奥·慎斋师口授记录》）

《产宝》曰：胎前喘息皆由荣卫之气流行失度，气经于脏，脏不能受，诸气上并于肺，肺隘而气争，故喘息也。其始得之，或因恚怒，则精却，上焦闭而气不行，则留于肝，肝乘于肺，则喘出于肝也，或因惊恐，则心无所依，神无所依，气乱于中，心乘于肺，此喘出于心也。或因跌仆，肾气暴动，伤而不通，肾气上乘于肺，此喘出于肾也。或饱食过度，动作用力，谷气逆肺，此喘出于脾也。（清·叶其蓁《女科指掌·卷一》）

喘咳，水寒伤肺而气逆也。经云：形寒饮冷则伤肺。以肺主皮毛，寒邪在表，水气停蓄，故伤肺气也。（清·钱潢《伤寒溯源集·卷之四》）

秋，肺司令西方金也，万物之所以收成也。其气来轻虚以浮，来急去散，故曰浮。反此者病：气来毛而中央坚两旁虚，如循鸡羽，此为太过，病在外；气来毛而微，此为不及，病在中。太过则令人逆气而背痛，愠愠然不舒；不及则令人喘，呼吸少气而咳，上气见血，喘而咯血，肺中有声。（清·王贤《脉贯·卷三》）

金邪有余，肺经自病，故喘咳气逆，肩背痛。（清·马印麟《瘟疫发源·五运详注原病》）

喘粗气热为有余，喘急气寒为不足。（清·林之翰《四诊抉微·卷之三》）

肺主气，肺气逆而上行，冲冲而气急，喝喝而息数，张口抬肩，摇身滚肚，是为喘也。（清·董废翁《西塘感症·中》）

久咳喘不得卧，颧赤足冷，胸满上气，饥不能食。此肺实于上，肾虚于下，脾困于中之候也。

两寸浮大，关迟沉小，气上而不下，喘咳多痰。肝肾之气，上冲于肺。（清·尤怡《静香楼医案·上卷》）

郁热者，由肺先有热，而寒复客之，热为寒郁，肺不得通，则喘咳暴作。其候恶寒，时有热，

口中干，咽中痛，或失音不出是也。（清·尤怡《金匮翼·卷七》）

喘因水气乘肺者，经所谓不得卧，卧则喘者，是水气之客也。喘因寒邪入肺者，经曰：邪在肺，则病皮肤痛，寒热，上气喘咳动肩背，因背受寒邪，伏于肺中，关窍不通，呼吸不利，右寸沉而紧，亦有六部俱伏者，宜发散，则身热退而喘定。（清·尤怡《金匮翼·卷七》）

病起于抑郁不舒，郁则肝气不得疏泄，血为气滞而停蓄之久，则血大下。去血之后，肝火升腾，肺金受烁，以致咳嗽气急，肺失清肃降下之令，小便不利而为胀满，气喘不得安卧，脉息沉弦而数，此肝金郁火烁肺，而为喘急不得卧而肿。（清·沈璠《沈氏医案》）

久嗽形寒，行走喘急，是下焦先损。入冬阳不潜伏，喘甚失音，胃纳颇安。（清·叶桂《叶氏医案存真·卷一》）

老年冬季喘嗽，是元海不主收摄，冲阳升举，饮邪上泛，阻遏流行，喘嗽愈甚。（清·叶桂《叶氏医案存真·卷二》）

火主升，升则为喘，故《内经》云：诸逆冲上，皆属于火。实喘之证，以邪实在肺也，肺之实邪，非风寒则火邪耳。（清·叶桂《景岳全书发挥·卷二》）

喘以气虚者，人多不能知之。凡下泻而上喘者，必虚喘也。凡小儿喘息，觉在鼻尖而气不长者，必虚喘也。此实气促，原非气喘。（清·叶桂《景岳全书发挥·卷四》）

阳微，阴浊泛逆，先为咳喘，继而腹满便溏，所谓喘必生胀是也。（清·叶桂《未刻本叶天士医案》）

施，坐不得卧，胸满气喘，暑风湿气漫处三焦。太阳膀胱不开，邪郁生热，气痹生肿。（清·叶桂《种福堂公选医案·暑湿蕴三焦》）

陆，五二，服肾气汤得效，是下焦阳微，致神气冒昧，吸不得入为喘。（清·叶桂《种福堂公选医案·喘下焦阳虚》）

喘嗽不得安卧，舌白，粘涎多吐，脉得右部劲实，此为饮邪上干阻遏气分，渴思饮冷是暑风内发。

高年下元必亏，凡交冬季，藏纳自少，饮邪上泛，气喘咳嗽，夜坐不得安卧，显是少阴肾病。

面肿，气喘呛不止，音渐哑，酒客素蕴湿热，上薰及肺，为肿为喘。

热蕴于肺，清肃不行，周身悉肿，气逆而喘。（清·薛雪《碎玉篇·上卷》）

初病有气短之验，医独未之见乎，间止而变喘满，医独未之闻乎。盖此症由于肺肾，肺主诸气，肺气虚则喘咳，肺主皮毛，肺气虚则浮肿。肺司呼吸，肺气虚则脉不贯。肺主通调水道，肺气虚则小便短少，溢于肌肉毛窍，水出而尤根源于肾，以肾为生气之源。金水相生，子母之脏。

外感邪入而为喘，属肺受风寒，其来暴，其脉实，其人强壮，数日之间，忽然壅气，喘咳不得平卧者是也。

如近日大富赢病，乃肾元亏损，肾气不纳而上出于肺，肺为门户而主气，肾气上冲，肺不能主，出多入少，又肺叶胀大，不能收敛，卧则叶向脊，上阻塞气道之路，喘咳更甚矣，此属虚喘也，治宜大补肺肾之原。（清·汪文绮《杂症会心录·卷上》）

中风汗下之后，外无大热，汗出而喘者，此表邪未解，营卫郁遏，肺气阻逆而不降也。……喘有寒热不同，汗后里热未清，或生外烦，因以冷水浇之，冀除其热，皮毛寒闭，郁其内热作喘，此热喘也。汗后阳虚津涸，或生渴燥，因而饮冷不消，隔其肺气作喘，此寒喘也。（清·黄元御《伤寒说意·卷二》）

喘之为病，肺窍填塞，气逆涎浮，争鸣乱激，喘促连声，不能布息，新病多实，久病多虚，新者易治，久者难医。（清·徐时进《医学蒙引·内科》）

肺冷，寒痰停蓄、虚喘少气。兼紧滑，咳嗽。

浮以候表。……右寸：肺感风寒，咳喘、鼻塞、清涕、自汗、体倦。兼洪，肺热而咳。兼迟，肺寒喘嗽。（清·沈金鳌《脉象统类·其他》）

老人动即作喘，皆由虚衰。

似喘非喘之喘，由阳明之气下行，胃络不和，逆而上出也，宜六君子汤。似火非火之喘，真元耗极，肾气上奔，四肢厥冷，面赤烦躁恶热，此非邪火，乃命门真火离宫不归，两寸浮数，两尺微弱。

总之，喘因虽多，而其原未有不由虚者，元气衰微，阴阳不接续，最易汗脱而亡，一时难救。古人言诸般喘症，皆属恶候是也，盖人身气血阴阳，如连环式样一般。○○两圈交合之中，一点真阳，命也。牵扯和匀即呼吸调息也，若不接续，即见鼻扇唇青，掀胸抬肚，张口摇肩等状，脉亦不续，无神即死，故凡喘皆不可忽视也。（清·沈金鳌《杂病源流犀烛·卷一》）

上气，肺病也。经曰：邪在肺，则寒热上气。又曰：肺藏气，气有余，则喘咳上气。盖由肺经受邪，气道窒塞，呼多吸少，其息促急也。经言气有余，只邪气耳。（清·沈金鳌《杂病源流犀烛·卷二》）

产后腹胀胁痛，咳逆气喘，汗出如油，此败血逆冲心肺也。（清·竹林寺僧《竹林女科证治·卷三》）

喘不能久立，寒热皮肤动。火淫肺金也。（清·陈念祖《灵素节要浅注·卷四》）

宗气者，五脏六腑十二经脉之宗始，故曰宗气，肩息者，呼吸摇肩也。风热之邪，始伤皮毛，喘鸣肩息，是风热盛而内干肺气宗气，故脉实大也。夫脉之所以和缓者，得阳明之胃气也；急则胃气已绝，故死。（清·陈念祖《灵素节要浅注·卷七》）

气有余则喘咳上气，不足则息利少气。肺主气而司呼吸，故有余则喘咳，上逆不足，则呼吸不利而少气也。（清·陈念祖《灵素节要浅注·卷八》）

肺病者，喘咳气逆，肩背痛，汗出，尻、阴、股、膝、髀、踹、胻、足皆痛；此言肺肾之经气相通也。夫肺主气而发原于肾，肾为本，肺为末，母子之经气相通。是以足少阴之脉，其直者，从肾上贯膈，入胁中，循喉咙，挟舌本，病则气逆，故喘咳也。（清·陈念祖《灵素节要浅注·卷九》）

喘促气冲不得息，内外虚实宜审识。内为支饮面必黄，小半夏加茯苓汤翼。脉浮而喘系风寒，小青龙汤加杏桔此言治属外之喘。息涌气粗兼胀胸，唯求呼出不能容。实邪之患当区别，呼吸不利葶苈大枣泻肺汤攻。浮大脉来目如脱名肺胀，方用越婢半夏汤通此言治实之喘。虚则皇然气欲断，吸不能升呼不贯，此症亦宜别肾脾，肾虚宜真武汤脾虚宜六君子汤施毋窜此言治肾虚之喘。上盛下虚苏子降气汤投，全真一气汤上热下寒爨此言上盛下盛，上热下寒二症以尽治喘之法。如逢痰咳喉作声，

偃卧均难哮乃名，《圣济》射干丸有专责，久邪陈饮一方平此专言治哮之法。（清·魏瑶《雪堂公医学真传·卷二》）

喘由肺气上壅，气上冲由冲脉厥逆。（清·汪必昌《聊复集·卷二·医阶辨证》）

邪在气则病胸中胀满而喘咳。（清·吴燡《医学辑要·卷三》）

妊娠气喘，有因乍感风寒，喘急而不得卧者，此客邪胜也。……若脾虚四肢无力，肺虚不任风寒，肾虚腰酸足软，猝然气喘不足以息者，此脾肺素亏，母虚子亦虚，肾气不归原，而上乘于肺也。（清·程文囿《医述·卷十三》）

肺病者，喘咳逆气，肩背痛，汗出，尻阴股膝髀腨胻足皆痛（肺有余则为喘咳逆气，背为胸府，肩背之间又当肺俞之分故痛。肺主皮毛，热气蒸泄，故汗出。肺主清降，治节由之，气逆故郁热而治节不行。母病及子，故尻阴以下皆痛，肺热为痿躄即此义也）。（清·张琦《素问释义·卷三》）

面肿气喘，咳呛不止，音渐哑，酒客久蓄之湿热，必上熏及肺，为肿为喘，声音闭塞。（清·吴金寿《三家医案合刻·卷一》）

系温邪壅闭肺络，咳喘气粗，声音不扬，甚则抬肩鼻煽，舌白不渴，里热不盛可知。（清·吴金寿《三家医案合刻·卷二》）

素有喘证，形气怯弱，咽痛不肿，时咳，此新感风温在肺，气不下肃，尚宜清降。（清·吴金寿《三家医案合刻·卷三》）

喘病之因，在肺为实，在肾为虚。肺最清高无窒塞，一有邪干便喘急。内因痰火外风寒，六脉浮洪更有力。（清·何其伟《医学妙谛·喘病章》）

肺合皮毛，为气之主，风寒外束肺卫不舒，气壅作喘。（清·蒋宝素《问斋医案·卷第三》）

《灵枢》云，肺气虚则鼻塞不利、少气，实则喘喝，胸盈仰息。（清·周振武《人身通考·卷之二》）

吴鞠通曰：喘为肺气实，弦为风火鼓荡。

章虚谷曰：若外邪初感而非内热，其苔必白。喘气，郁极也。（清·王士雄《温热经纬·卷一》）

气喘痰升，胸痞足冷。是中下阳虚，气不纳而水泛也。（清·曹仁伯《评选继志堂医案·上卷》）

肺之脾胃虚，则热自内生，热则不能生水，而见虚喘、干咳诸燥证，是肺气不得归肾也。（清·石寿棠《医原·卷上》）

麻疹多有热痰在肺……多喘者，热邪壅肺也……如冬天寒甚，麻毒为寒郁于内，不得透出而喘……然喘为肺气壅遏，故喘必兼嗽，而张口抬肩者，肺窍不通不治也。故谚有“喘而咳嗽者可疗，喘而不嗽者难治”之语。（清·石寿棠《温热类编·卷一》）

肺伤痰喘，暑风热气伤肺，身热痰嗽而喘。（清·石寿棠《温热类编·卷三》）

温邪袭肺，肺失清肃，湿挟热而生痰，火载气而逆上，喘息痰嘶，舌干口腻。（清·王泰林《王泰林临证医案·卷之一》）

顾。阅病原，知由痰饮久留，肺脾肾三脏交伤，下则肾虚不能纳气，中则脾虚不能运气，

上则肺伤不能降气。由是咳喘不得卧，肢肿腹膨，神气疲惫，虚亦甚矣。（清·王泰林《王泰林临证医案·卷之三》）

肺受燥热，发热咳嗽，甚则喘而失血。（清·费伯雄《医醇賸义·肺燥》）

民病喘呕，寒热，嚏鼽衄，鼻窒。甚则疮疡燔灼。此火气临下，金之所畏，故肺气从之，而逆天气所生病也。（清·陆懋修《〈内经〉运气病释二》）

按：喘促一证，有外感风寒而致者，有太阳证误下而致者，有胃火上攻而致者，有湿痰水饮闭塞而致者，有元气欲脱而致者，因风寒而致者，由风寒之邪，闭塞肺气，肺气发泄不畅，上壅而喘，必有发热头痛身疼一段为据……因太阳误下而致，由太阳之邪未解，既已壅塞发泄不畅，仍宜大启其腠理，俾邪早出……因胃火上攻而致者，由胃中素有伏热，或与外来之热邪相协，或胃中有停滞生热，热甚则邪火上攻，热逼于肺，气无所主，呼吸错乱，而喘证立生，必有大渴饮冷，口臭气粗，二便不利等情……因痰湿水饮而致者，由太阳之气化偶乖，中宫之转输失职，水湿停滞不行，久久中气日衰，痰水日盛，渐渐上干清道，壅塞太甚，呼吸错乱，而喘证立生，其人定见食少痰多，清水上涌，喉中不利……因元阳将脱而喘者，由其人阳衰阴盛已极，逼阳于外，阳气不得下趋潜藏，阴阳两不相接，呼吸错乱，而喘促立生，必现面白唇青、口舌黧黑，人无生气，全是一团纯阴。（清·郑寿全《医法圆通·卷二》）

喘而发热身疼者，寒邪闭塞肺窍也……喘而不发热身疼，舌青，二便自利者，元气上腾也……喘而身大热，面赤如朱，口不渴，唇舌青白者，元阳外越也。（清·郑寿全《医理真传·卷四》）

胸喘属肺虚有热，因而痰壅。（清·陈澈《药症忌宜》）

气紧喘促，鼻塞声音不利者，风寒闭肺窍也。

气喘而促，审系呼出气短者，内有停水饮也。（清·唐宗海《医学见能·卷二》）

肺为乾金，象天之体，又名华盖，五脏六腑，受其覆冒，凡五脏六腑之气，皆能上熏于肺以为病，故于寸口肺脉，可以诊知五脏。肺之令，主行制节，以其居高，清肃下行，天道下际而光明。故五脏六腑，皆润利而气不亢，莫不受其节制也。肺中常有津液，润养其金，故金清火伏。若津液伤，则口渴气喘，痈痿咳嗽。水源不清，而小便涩。遗热大肠，而大便难。金不制木，则肝火旺，火盛刑金，则蒸热、喘咳、吐血、痨瘵并作……盖气根于肾，乃先天水中之阳，上出鼻，肺司其出纳，肾为水，肺为天，金水相生，天水循环。肾为生水之原，肺即为制气之主也。凡气喘咳息，故皆主于肺。（清·唐宗海《血证论·卷一》）

虚喘亦有二证：一是肺虚，一是肾虚。肺虚作喘者，以肺居上焦，制节五脏，开窍于鼻，以通外气，以敛内气。血虚则火盛津伤，肺叶痿而不下垂，故气不得降，喘息鼻张，甚则鼻敞若无关阑，乃肺痿之重证也……又有喘息由于鼻窒不通者，以肺中之火郁闭鼻管，故气并于口而为喘也。

肾虚喘息者，以气之根原于肾。失血家，火甚水枯，不能化气，是以气短而喘，咳逆喘息，颊赤咽干。（清·唐宗海《血证论·卷六》）

太阴湿温，喘促者……此湿痰壅滞肺经而致喘之证。（清·沈灵犀《温病方书·暑温伏暑合篇下》）

喘喝胸盈仰息者，肺实也。（清·汪宏《望诊遵经·望诊下》）

喘病之因有四：有因寒邪入肺而喘者，有因病阻肺气而喘者，有因水停心下而喘者，有因肾不纳气而喘者。（清·刘国光《灸法秘传·卷一》）

灼热少汗，气喘咳嗽，痰声如吼，两胁赤痛，鼻扇鼻衄，面红目赤，夜则神昏谵语，脉弦数大，舌红苔黄。风温内扰，引动木火，火旺囚金，金失清肃。（清·钱艺《慎五堂治验录·卷七》）

喘者热邪壅遏肺窍，气道阻塞而然。（清·叶霖《痧疹辑要·卷三》）

风寒伤肺痰喘……感冒风寒，气喘而促，夜不得寐……六脉弦紧而滑……此得之寒伤肺，风热郁于肺家。（清·王应震《王应震要诀·云间程氏绍南先生医案》）

虽然未有不由痰火内郁、风寒外束而致之者，有伤寒肺气壅盛而传发喘者，是表不解也。（清·杨和《幼科折衷秘传真本·咳嗽》）

气短喘乏，而无阴阳表里证，此气虚喘也。（清·庆恕《医学摘粹·伤寒证辨》）

肺肾虚寒，为喘为嗽。（清·黄彝鬯《药性粗评全注·麻黄汤类》）

寒邪束肺，肺气逆而不降，喘急咳嗽。（清·方仁渊《倚云轩医话医案集·倚云轩医案》）

喘者，火逆上气不下也。火烁肺气，气衰则喘，其盛者，肺中之火耳。（清·秋田散人《医学说约·痰门》）

喘由肺气上壅，气上冲由冲脉厥逆。（清·汪必昌《聊复集·卷二·医阶辨证》）

咳喘为瘀血入肺。（民国·左季云《左季云证治实验录·第一编》

问：喘为何病，属实属虚，可得闻欤？答：胃络不和，喘出于阳明之上逆；真元耗散，喘出于肾气之上奔。气逆声粗为哮，外感之有余也；气促为喘，肺虚而不足也。（民国·何舒《维摩医室问答·卷上》）

因寒邪客于肺俞，寒化为热，闭于肺经，故胸高气促，肺胀喘满，两胁搧动，陷下作坑，鼻窍搧张，神气闷乱。（清·坐啸山人《诊验医方歌括·诊验医方歌括中》）

小儿因受风寒，内闭肺气，则气逆不降，呼吸气急，以致作喘，发热无汗。（民国·陈守真《儿科萃精·卷七》）

小儿痰饮作喘，实因痰壅气逆，其音如潮。（民国·陈守真《儿科萃精·卷七》）

初起恶寒发热，鼻塞咽干，痰粘不出，咳嗽喘急，倚息不得卧，脉浮候弦、沉候数者……此燥火内伏，寒邪外束。（民国·蒋树杞《伏瘟证治实验谈·一种肺脏现症之治法》）

第三节　病　　候

肺病者，喘咳逆气，肩背痛，汗出，尻阴股膝髀腨胻足皆痛。虚则少气，不能报息，耳聋嗌干。（《素问·脏气法时论》）

喘者，肺主气，形寒饮冷则伤肺，故其气逆而上行，冲急喝喝而息数，张口抬肩，摇身滚肚，是为喘也。（明·王肯堂《证治准绳·杂病》）

喘之为病，肺窍填塞，气逆涎浮，争鸣乱激，喘促连声，不能布息，新病多实，久病多虚，新者易治，久者难医。（清·徐时进《医学蒙引·内科》）

喘者息促，气急不能平卧也。外感邪入而为喘，属肺受风寒，其来暴，其脉实，其人强壮，数日之间，忽然壅气，喘咳不得平卧者是也。（清·汪文绮《杂症会心录·卷上》）

肺感风寒，咳喘、鼻塞、清涕、自汗、体倦。（清·沈金鳌《脉象统类·其他》）

因寒邪客于肺俞，寒化为热，闭于肺经，故胸高气促，肺胀喘满，两胁搧动，陷下作坑，鼻窍搧张，神气闷乱。（清·坐啸山人《诊验医方歌括·诊验医方歌括中》）

肺病者，喘咳气逆，肩背痛，汗出，尻、阴、股、膝、髀、踹、胻、足皆痛；此言肺肾之经气相通也。

初起恶寒发热，鼻塞咽干，痰粘不出，咳嗽喘急，倚息不得卧，脉浮候弦、沉候数者。（民国·蒋树杞《伏瘟证治实验谈·一种肺脏现症之治法》）

第四节　病证鉴别

咳、嗽、喘、逆气、短气分别不同。咳者，无痰有声，喉中如痒，习习如梗，甚则续续不止，连连不已，冲膈击胸。外有心咳、一切血证、肺咳上逆。嗽者，有痰。外有劳瘵喘促嗽血、肺痿、肺痈。喘者，促促而气急，喝喝而息数，张口抬肩，摇身撷肚。外有脚气。逆气者，但脚气上而奔急。外有肺中风、肺中暑、肺热、肺寒、肺水、肺痹、肝热胆寒、心热肠痹、痰水。短气者，呼吸难，数而不能相续，似喘而不摇肩，似呻吟而无痛。外有脾中风、脾中寒、肺热、肾虚、历节风、忧气、胸痞、痰饮。（元·朱震亨《脉因证治·二十六》）

有痰喘，有气急喘，有胃虚喘，有火炎上喘。痰喘者，凡喘便有痰声。气急喘者，呼吸急促而无痰声。有胃虚喘者，抬肩、撷肚、喘而不休。火炎上喘者，乍进乍退，得食则减，食已则喘。大概胃中有实火，膈上有稠痰，得食咽坠下稠痰，喘即止。稍久，食已入胃，反助其火，痰再升上，喘反大作。（元·朱震亨《金匮钩玄·喘》）

有里证而喘者，心腹坚满短气，有潮热，此外欲解，可攻里也。有水气而喘者，心下有水气，干呕发热而咳或喘。

有邪气在表而喘者，心腹必濡而不坚。……喘而汗出者，邪气在里也，且邪气内攻，气逆不利而喘……汗出而喘者，邪气在表也，邪气外盛，壅遏诸气不利而喘。（明·吴尚默《丹溪手镜·卷之上》）

虚则语嘶，用力棹颤，少气不足，咽中干无津液，咳喘鼻流清涕，恐怖耳聋。脉沉缓。实：胸膈满，上气喘逆，咽中不利，鼻赤口张，饮食无度，痰粘，肩背痛。脉不上不下。（明·吴尚默《丹溪手镜·卷之上》）

喘急先分肺实虚，呼吸急促者，谓之喘；喉中有响声者，谓之哮。虚者，气乏身凉，冷痰如冰；实者，气壮胸满，身热便硬。（明·李梴《医学入门·卷之四》）

肺病主喘，实则喘乱喘促，有饮水者，不饮水者；虚则哽气长，出气短，喘息。（明·杨继洲《针灸大成·卷十》）

喘者，促促气急，喝喝息数，张口抬肩，摇身撷肚。短气者，呼吸虽数而不能接续，似喘而不摇肩，似呻吟而无痛，呼吸虽急而无痰声。逆气者，但气上而奔急，肺壅而不下。宜详辨之。

（明·王肯堂《医辨·卷之上》）

喘逆上气，脉数有热，不得卧者，难治。上气面浮肿，肩息，脉浮大者危。上气喘息低昂，脉滑，手足温者生；脉涩，四肢寒者死。右寸沉实而紧，为肺感寒邪，亦有六部俱伏者，宜发散，则热退而喘定。右寸沉实为肺实，左尺大为肾虚。（明·王肯堂《证治准绳·杂病·第二册》）

肺实：喘促咳嗽，上气鼻塞，胫股肩背疼痛胸满。（明·王大纶《婴童类萃·上卷》）

喘者……与短气，逆气不同也。短气者，呼吸虽数，而不能接续，似喘而不摇肩，似呻吟而无痛楚也；逆气者，但气上升，塞而不下也。（明·马兆圣《医林正印·卷二》）

气喘：夫喘促而喉如水鸡声者，谓之哮，气促而连续若难接者，谓之喘。（清·秦昌遇《幼科折衷·咳嗽》）

喘症与短气不同，喘乃外感，短气乃内伤也。短气之症，状似乎喘而非喘也。喘必抬肩，喉中作水鸡之声；短气则不然，喘不抬肩，喉中微微有息耳。若短气之症，乃火虚也，作实喘治之立死矣。盖短气乃肾气虚耗，气冲于上焦，壅塞于肺经，症似有余而实不足。（清·陈士铎《石室秘录·卷六》）

喘症之宜分别也。喘一时而来者，感外来之风邪也。必气急不能喘息，声如酣声，肩必抬上，背心寒冷，熨之火而不见其热，吐痰如涌泉，人不得卧，此乃阳症之喘也。……惟阴喘之症最为可畏，而又最难治疗也。其症亦作喘状，人亦不能卧，得食则少减，太多则腹胀，咳嗽不已，夜必更甚。此等之喘，乃似喘而非真喘。气之有余，实气之不足也。盖肾气大虚，欲离其根，惟此一线元阳挽回于脐之上下，欲绝而不遂绝之时也。（清·陈士铎《辨证玉函·卷之一》）

喘症之有虚实也。喘症遇风而发，此实邪也。或散邪而病辄愈，其症喉作水鸡声，喘必抬肩，气闷欲死，视其势若重而其因实轻，盖外感之病而非内伤之患也。……至于虚喘若何？口中微微作喘，而不至抬肩，盖短气之症，似喘而非喘也。问其症必有气从脐间上冲，便觉喘息不宁。此乃肾虚之极，元阳止有一线之微，牵连未绝而欲绝也。（清·陈士铎《辨证玉函·卷之二》）

先喘后肿，此肺不化气，水流为肿，治在肺。先肿后喘者，乃脾不运化，水泛为喘，治在脾。（清·李用粹《证治汇补·卷之三》）

短气者，气急而短促，不能相续，似喘而不抬肩，似呻吟而无痛，此短气与喘之辨也。有在表者，有在里者，大抵短气为实。《要略》曰：短气不足以息者，实也。然亦有责之虚者。又水停心下，亦令短气，治各有异，不可不察也。（清·陶憺庵《伤寒源流·卷五》）

喘促之证，有虚实之辨。喘者，气粗而壅，壅而急喘、肺邪有余也；促者，气短而促，上下不相接续，为肺肾不足也。若寒邪在肺为喘者，外感之证，必壮热憎寒、鼻塞声重、咳嗽多痰……若火伏于内，邪热毒盛，壅遏肺气为喘者，其证必烦热躁渴、唇红、饮冷。若下泻而上喘者，虚喘也，觉在鼻尖喘促，而气不长，此气弱而短促不接，非实喘也。若精血亏耗，真阴失守，以致元海无根，躁热微烦，而喘促、自汗，急宜用加味贞元饮，阴中纳气归源，免致口张厥逆之证。（清·刘渊《医学纂要·贞集（第五集）灵机条辨》）

喘者……风寒必有冷痰如冰之证；实热必有壅盛燥渴之证；水气必胁下胀满有声，四肢浮肿；虚火必得即减，食已即发，乍进乍退；气郁必鼻息引张，烦闷胸满，胃虚必气道奔急，喘甚不休。短气者，呼吸虽急而不接续，似喘无痰声，亦不摇肩呻吟，而无痛禁，虽若气上冲，实非气上冲也。（清·叶桂《叶选医衡·卷下》）

喘者息促，气急不能平卧也。外感邪入而为喘，属肺受风寒，其来暴，其脉实，其人强壮，数日之间，忽然壅气，喘咳不得平卧者是也。如近日哮病居多，乃肺金一经受病，药宜甘梗汤加减，此属实喘也。（清·汪文绮《杂症会心录·卷上》）

喘有寒热不同，汗后里热未清，或生外烦，因以冷水浇之，冀除其热，皮毛寒闭，郁其内热作喘，此热喘也。汗后阳虚津涸，或生渴燥，因而饮冷不消，隔其肺气作喘，此寒喘也。（清·黄元御《伤寒说意·卷二》）

呼吸短促，而反盛者，为短气，此失于汗下所致，宜分表里汗下之。若气息虚微不续，为少气，此汗下太过所致，宜生津兼和营卫。若里气逆上，张口抬肩者，为发喘，此因水饮伤肺，宜疏表邪、散水饮为首务。若夫真阳不归，而卫气逆见上者，又当从事桂、附，然多难救也。（清·朱时进《一见能医·卷之三》）

原夫喘动便有痰声者，痰也。乍进乍退，得食则减，食已则喘者，火也。气从脐下起，直冲清道而上者，阴虚也。呼吸短而无痰声者，气虚也。恶寒发热，脉浮紧者，感寒也。胸中漉漉，怔忡而喘者，水停心下也。（清·朱时进《一见能医·卷之六》）

肺主喘，实则闷乱，气急喘促，饮水；虚则哽气出气；肺热则手掐眉眼鼻面。（清·许豫和《热辨·热辨下》）

喘急，气急喝喝而数，张口抬肩欠肚也。短气，则似喘非喘，不张口抬肩也。二证皆胸中气病，属肺。肺主气。无论喘急短气，若气促壅塞，不能布息，为有余之实证。（清·王梦祖《伤寒撮要·卷三》）

喘，但呼而不能吸，出而不纳也。哮，呼吸不能自由出纳，留滞也。短气，下气不上续，能吸而不能呼，纳而不出也。（清·汪必昌《聊复集·卷二·医阶辨证》）

喘之状，促促气急，喝喝痰声，甚者张口抬肩，摇身撷肚，而不能自已是也。气上冲之状，咽不得息，喘息有声，不得卧者是也。喘由肺气上壅，气上冲由冲脉厥逆。（清·汪必昌《聊复集·卷二·医阶辨证》）

未发汗，因风寒而喘者，是麻黄证；下后微喘者，是桂枝加厚朴杏仁证；喘而汗出者，是葛根黄连黄芩证；汗后津液不足，饮水多而喘者，是五苓证。（清·程文囿《医述·卷三》）

肺实为喘，肺虚为促。喘为气壅，争出为舒。促为气短，引长为快。呼吸出入，短促不能相续，求伸不得，乃虚促危疴。

汗出而喘，邪在表。喘而汗出，邪在里。此伤寒家事。本症则不然，烦渴，多汗，气喘，脉数，为火烁肺金，宜清降。（清·蒋宝素《问斋医案·卷第三》）

喘短气：喘息喝喝数张口，短气似喘不抬肩。促难布息为实证，短不续息作虚观。（清·萧廉泉《医脉摘要·卷上》）

肺主喘。实则闷乱喘促，有饮水者，有不饮水者；虚则哽气，长出气。

【笺正】肺主气之出纳，肺和则呼吸调和，肺病则气之出纳必病，故肺病主喘，肺实者，气必闭窒而不调，则为闷乱而喘急气促。饮水者，肺家有热；不饮水者，肺有水饮，故皆为实证。虚为气哽者，气不及而抑塞失其常故也。长出气者，盖以多呼少吸者言之，肺虚何疑。（民国·张寿颐《小儿药证直诀笺正·上卷》）

问：喘为何病，属实属虚，可得闻欤？答：胃络不和，喘出于阳明之上逆；真元耗散，喘出于肾气之上奔。气逆声粗为哮，外感之有余也；气促为喘，肺虚而不足也。（民国·何舒《维摩医室问答·卷上》）

第五节 治则治法

肺主喘。肺病实，则身温闷乱，气促喘急。治当泻之。肺病虚，则身热哽气，长出气。治当补之。肺热则手陷眉目鼻面，甚则吐稠涎，及咯血者。久则肺虚，治当补之。若虚热则唇深红色。治当解热。若实则涎痰潮吐。治宜下涎。肺气盛而热，又复有风冷者，则胸满气闷乱，喘嗽上气，当先治肺后散风冷。若肺只伤风者，不胸满也。但只散风。（宋·佚名《小儿卫生总微论方·卷第二》）

又肺气不足，谓寒邪所干，咳嗽喘满短气者，治补肺。（宋·佚名《小儿卫生总微论方·卷第十四》）

肺实则肩背股胫皆痛，喘嗽上气，宜泻之。虚则少气咳血，耳聋嗌干，宜补之。（宋·施发《察病指南·卷下》）

凡久喘，未发以扶正气为要，已发以攻邪为主。（元·朱震亨《金匮钩玄·喘》）

实喘，气实肺盛，呼吸不利，肺窍壅滞，右寸脉沉实者，是宜泻肺。虚喘，由肾虚，呼吸气短，两胁胀满，左尺脉大而虚者，是宜补肾。邪喘，由肺感寒邪，伏于肺经，关窍不通，呼吸不利，右寸脉沉而紧，亦有六部俱伏者。宜发散，则身热而喘定。（元·朱震亨《脉因证治·卷上》）

一曰金助肺盛而喘。经云：岁金太过，病甚则喘咳气逆，肩背痛。又云：岁金太过曰坚成，坚成之纪，其病喘喝，胸凭仰息。治以温剂是也。

二曰火攻肺虚而喘。经云：岁火太过，炎暑流行，肺金受邪，民病少气咳喘，上临少阴少阳，咳喘息鸣。又云：少阴司天，热淫所胜，病寒热喘咳，甚则肺胀，大腹满膨膨而喘咳。又云：少阴在泉，热淫所胜，病气上冲胸，喘不能久立。治以咸寒是也。（明·楼英《医学纲目·卷之二十七》）

肺主燥，自病则喘嗽，燥则润之。实则喘而气盛，泻白散主之。虚则喘而少气，先益黄散，后阿胶散主之。心乘肺，贼邪，热而喘嗽，先地黄丸，中导赤散，后阿胶散主之。肝乘肺，微邪，恶风，眩冒昏愦，嗽，羌活膏主之。肾乘肺，实邪，憎寒嗽，清利，百部丸主之。（明·楼英《医学纲目·卷之三十六》）

未发，以扶正气为主。已发，以攻邪为主。（明·刘纯《杂病治例·喘》）

喘嗽气急胸满者，表散之；……喘急恍惚痰盛者，宜平肺。（明·薛己《外科发挥·卷四》）

喘而无汗者，宜解表。喘而有汗者，宜和营卫，固腠理。（明·孙一奎《医旨绪余·卷上》）

故治法有疏风解表，有清火保肺，有清中化痰，有利水渗湿，有峻补肾元，有单补中气。

较之于哮，大不相侔。兹特揭而明之。俾认证循方，不啻驾轻车就熟径，即夜行，亦无颠踬之虑也矣。（明·孙一奎《赤水玄珠·第二十六卷》）

一切痰涎壅塞，郁火热于胸膈之间，以致痰喘不利也。法当豁痰疏郁，泄火散热，降逆气，润肺以止嗽。（明·芮经《杏苑生春·卷四》）

肺气盛为气有余，则病喘咳上气，肩背痛，汗出，尻阴股膝腨胫足皆痛，是为肺气之实也，则宜泻之。肺气不足，则少气不能报息，耳聋，嗌干，是为肺气之虚也，则宜补之。（明·龚廷贤《寿世保元·卷一》）

凡喘，须分肺虚、肺实。若久病多是肺虚，宜用人参、阿胶、五味子之属补之。新病多是肺实，宜用桑皮、葶苈子、麻黄、杏仁之属泻之。

凡喘因痰者，喘动便有痰声，风涎壅塞，宜降气化痰为主。

凡喘因火者，气麄大而喘盛，进退不常，宜降火清金为主。

凡喘因胃虚者，抬肩撷肚，喘而不休，宜扶养脾胃为主。

凡喘因肾经虚损者，是其阴分之火，自小腹冲上而为喘。宜滋阴降火。

凡喘因肺虚挟寒者，必少气怯怯，而喘出冷痰如水之状，法当温补之。

凡喘因肺实挟热者，必壅盛胸满，有外闽上炎之意。法当消利之。

凡喘因水气乘肺者，喘则漉漉有声，是水停心下，故必怏怏然而喘，怔忡，浮肿。当逐水，利小便。

凡喘因惊忧气郁者，惕惕闷闷，引息鼻张。法当宽中气。（明·马兆圣《医林正印·卷二》）

若夫痰因火上，肺气不清，咳嗽时作，及老痰郁痰，结成粘块，凝滞喉间，吐咯难出，此等之痰，皆因火邪炎上，熏于上焦，肺气被郁，故其津液之随气而升者，为火熏蒸，凝浊郁结而成，岁月积久，根深蒂固，故名老名郁，而其原则火邪也。病在上焦心肺之分，咽喉之间。非中焦脾胃滋痰冷痰痰饮痰涎之比，故汤药难治，亦非半夏、茯苓、苍术、枳壳、南星等药所能治也。惟开其郁，降其火，清润肺金，而消化凝结之痰，缓以治之，庶可效耳，制化痰丸主之。（明·武之望《济阳纲目·卷二十四》）

有痰声而喘者，降痰为先；呼吸促而气喘者，降气为主；有胃虚者，抬肩结肚，喘而不休，宜温胃消痰为主；有痰火者，乍进乍退，得食则减，食已即喘，降火清金为主。（明·秦昌遇《幼科折衷秘传真本·咳嗽》）

肺胀嗽，肺为火伤，遂成郁遏胀满，动则喘急，或左或右，不能着席，此痰夹瘀血碍气而然，宜养血以流动其气，降火疏肝以清其痰。……嗽而胁痛，宜疏肝。（清·李菩《杂症要略·卷之二》）

本症重在发热身疼无汗而喘，其喘者，因风寒外束，阳气不伸而郁于内也。太阳为开，本症又宜开，故仲景立麻黄法以开之。（清·沈金鳌《伤寒论纲目·卷四》）

先喘后肿，此肺不化气，水流为肿，治在肺。先肿后喘者，乃脾不运化，水泛为喘，治在脾《杂著》。治肺宜清金降气，而行水次之。治脾宜实脾理湿，而降气兼之。（清·李用粹《证治汇补·卷之三》）

问：妇人胎前产后嗽而喘者，与不嗽而喘者，如何分治？答曰：嗽而喘者，痰因气动也，宜服降气消痰之药，如桑白皮之类；不嗽而喘者，此肺中有火，宜降火消痰，使胜宁而喘自息矣。然此症难于调理，切不可服香燥之药。（清·郑元良《郑氏家传女科万金方·胎前门》）

有表症而喘者，宜汗之心腹必濡而不至。病人剧饮水，致停饮心下，结满而喘者，五苓散。《经》以喘而汗出，脉促者邪气内盛，葛根黄连黄芩汤利之。汗出而喘，无大热者外邪盛，麻黄、杏仁、甘草、石膏发之。此盖病与脉气未虚，而喘亦微耳。（清·董废翁《西塘感症·感症变病》）

一曰风寒，感自皮毛入肺而为喘，其治则宜辛散，如麻黄汤、定喘汤、参苏饮之类是也；二曰火热，夫肺属金，火热炽盛，金气必伤，阳亢焦躁，津枯液涸而为喘，其治宜用寒凉，如清肺饮、黄芩知母汤之类是也；三曰气逆，夫肺居上焦而司气化，若暴怒所加，上焦闭郁，则呼吸奔迫而为喘，其治则宜开散，或润降之，如小和中、舒肝汤、苏子降气之类是也；四曰水饮，夫肺脏清虚，不容一物，若痰饮水气上乘于肺，则气道壅塞而为喘。盖病人不得卧，卧则喘者，水气逆行乘于肺，肺得水而浮，使气不得流通也，其治则宜疏导，如真武汤、小青龙汤、和胃二陈、半夏茯苓之类是也。（清·刘渊《医学纂要·利集（第四集）灵机条辨》）

老弱人久病气虚发喘者，但当以养肺为主。（清·叶桂《景岳全书发挥·卷二》）

治风寒之实喘，宜以温散；治火热之实喘，治以寒凉。肺家有火，为风寒外束，故为喘急，当辛散之中加清火，未可竟为温散而伤肺。辛以散之，因外之风寒郁遏，肺气不得疏泄而喘，非肺中有寒也。景岳尚未讲究。又有痰喘之说，前人皆曰治痰，不知痰岂能喘，而必有所以生痰者，当求其本而治之。痰闭肺窍则喘，故以豁痰降气而平，如三子养亲汤之类，岂可谓痰无喘乎？导痰汤、小胃丹，皆治痰喘之方也。（清·叶桂《景岳全书发挥·卷二》）

温邪上混，头痛气喘，治在手太阴肺。（清·叶桂《眉寿堂方案选存·卷上》）

此属虚喘也，治宜大补肺肾之原。（清·汪文绮《杂症会心录·卷上》）

若里气逆上，张口抬肩者，为发喘，此因水饮伤肺，宜疏表邪、散水饮为首务。（清·朱时进《一见能医·卷之三》）

喘不休，汗出如油，气脱也，不治，惟独参汤浓煎多服，或可少延时日。种种喘症，皆当详察治之，至用药，通忌敛涩升发燥热酸咸之品，降气清火润肺，方为治喘平和之法。

火郁喘，六脉俱涩，或沉伏，四肢厥冷，拂拂气促而喘，以为有余，脉却不紧数，以为阴虚，尺脉又鼓指，寒热俱难投，惟当宣散畜热宜逍遥散加黄连、吴萸，使之发汗，既愈，再养阴和阳宜六味丸乃佳。（清·沈金鳌《杂病源流犀烛·卷一》）

喘之为证，因肺气上逆而然。如未汗而喘，是邪在表，宜疗以解肌。痰壅腹满而喘，疗以荡涤。停饮而喘，疗以散水。至若直视，烦满，气粗，身汗如油，此坏证也。（清·罗国纲《罗氏会约医镜·卷四》）

面肿气喘，咳呛不止，音渐哑，酒客久蓄之湿热，必上熏及肺，为肿为喘，声音闭塞。按《内经》湿淫于内，治以淡渗，佐以苦温。（清·吴金寿《三家医案合刻·卷一》）

素有喘证，形气怯弱，咽痛不肿，时咳，此新感风温在肺，气不下肃，尚宜清降。（清·吴金寿《三家医案合刻·卷三》）

肝气上冲于肺，猝得胁痛，暴上气而喘，宜抑肝，如吴萸汁炒桑皮、苏梗、杏仁、橘红之属。（清·王泰林《西溪书屋夜话录》）

胸喘属肺虚有热，因而痰壅。忌破气，升，发散，收涩。……宜降气，消痰，辛凉，甘寒，苦平。（清·陈澈《药症忌宜》）

按：喘促一证……因风寒而致者，由风寒之邪，闭寒肺气，肺气发泄不畅，上壅而喘，必有发热头痛身疼一段为据……法宜宣散，如麻黄汤、定喘汤、小青龙汤之类。因太阳误下而致……仍宜大启其腠理，俾邪早出。医者不明其理，见其大烧，以为火旺，妄行攻下，客邪下陷，愈不得出，壅于胸腑，呼吸错乱，而喘证立生，法宜仍举其所陷之邪，如桂枝汤去芍药倍桂，或重加甘葛以举之类；俾欲出者，仍从外出，以解透为妙也。因胃火上攻而致者……必有大渴饮冷，口臭气粗，二便不利等情，法宜攻下，如大小承气汤、白虎汤之类。因痰湿水饮而致者……其人定见食少痰多，清水上涌，喉中不利，法宜温中除湿，如桂苓术甘汤，理中加砂、半、茯苓之类。因元阳将脱而喘者……必现面白唇青、口舌黧黑，人无生气，全是一团纯阴，此刻有大烧汗出之可畏，法宜回阳收纳，如吴萸、四逆汤，加丁香、胡椒、砂仁之类，尚可十中救一二。凡治喘证，切不可猛浪，先将阴阳情形审明，然后施治，切不可一味治喘，妄以苏子降气汤、麻黄定喘汤投之，风寒可施，内伤则殆。（清·郑寿全《医法圆通·卷二》）

肺者相傅之官，治节出焉。其气清，其性脆，其体轻浮，在时为秋，在卦属兑，禀西方之气，主人之皮毛，易感邪，易为病，一遇风寒则咳嗽，风寒入络则喘逆，入胃则哮，叶氏谓喘症与哮症微有不同。喘症在肺为实，在肾为虚，哮症因感邪失表，邪伏于里，而留于肺俞，二症之治，不外开纳二法，开者青龙之品，纳者都气之属。至于邪留不去，酿成肺痈，火灼金伤，致发肺痿，若夫失音之候，皆火克金伤之症也。当以虚实二字消息之。虚火刑金而致者，金破无声也。邪热烁金而致者，金实无声也。实者泄之，虚者补之。又有土衰不能生金者，当培其土而金自生也，总之治咳嗽宜肃肺气，治喘症当开其肺而安其脾，纳其肾也。治哮症者宜遇养其气，以搜逐其邪也。至于肺痈之治，宜解毒以保肺也。肺痿之治，宜滋其肾以清其肺也。要皆不外乎盛则补母，实则泻子之道，有邪者清之，无邪者补之而已也，又《内经》之言咳嗽者，分十二经之形状。有脾嗽、心嗽、肺嗽、肝嗽、肾嗽之辨，又有小肠嗽、大肠嗽、胃嗽、膀胱嗽、胆嗽、三焦嗽之说。又云：久咳不已，则三焦受之，可知三焦一言，已赅十二经矣。考《内经》自知详细，故不具论。所言肺痈之治，莫妙于彭钟龄之加味甘桔汤，肺痿之治，莫妙于彭氏之保和汤也。而失音之辨，必以宫商角徵羽五音，以明脾肺肝心肾五脏之病耳。又以歌属脾，哭属肺，呼属肝，笑属心，呻吟属肾之音，以参乎其中。称法之密，治之简者，莫如叶氏之指南也。其治案中，如有邪者开达肺气，无邪者，填实足三阴经为主，其治肺痿者，宗《金匮》麦门冬汤，辛凉清肺甘温扶中之法，可谓尽善尽美也。（清·王馥原《医方简义·卷四》）

喘者……气虚火入肺者，宜补气。阴虚火克金者，宜壮水。风寒宜散，湿气宜渗，暑邪宜驱，肺热宜清，痰壅宜消，气郁宜发，停饮宜吐，火实宜降。（清·秋田散人《医学说约·痰门》）

肺肾不纳，痰饮内扰，凌于上则为咳嗽喘，注于下则为足肿，脉象濡细，治以和降。（清·陈秉钧《陈莲舫医案秘钞·下编》）

第六节　方　　药

一、内治

（一）内科

喘家，作桂枝汤，加厚朴、杏子佳。（汉·张机《伤寒论·卷第二·辨太阳病脉证并治上第五》）

太阳病，桂枝证，医反下之，利遂不止，脉促者，表未解也；喘而汗出者，葛根黄芩黄连汤主之。

太阳病，头痛，发热，身疼，腰痛，骨节疼痛，恶风，无汗而喘者，麻黄汤主之。

麻黄汤方：麻黄三两去节，桂枝二两去皮，甘草一两炙，杏仁七十个去皮尖。

上四味，以水九升，先煮麻黄，减二升，去上沫，内诸药，煮取二升半，去滓，温服八合，覆，取微似汗，不须啜粥，余如桂枝法将息。

葛根黄芩黄连汤方：葛根半斤，甘草二两炙，黄芩三两，黄连三两。

上四味，以水八升，先煮葛根，减二升，内诸药，煮取二升，去滓，分温再服。

发汗后，不可更行桂枝汤。汗出而喘，无大热者，可与麻黄杏仁甘草石膏汤。

麻黄杏仁甘草石膏汤方：麻黄四两去节，杏仁五十个去皮尖，甘草二两炙，石膏半斤碎，绵裹。

上四味，以水七升，煮麻黄，减二升，去上沫，内诸药，煮取二升，去滓，温服一升。（汉·张机《伤寒论·卷第三·辨太阳病脉证并治中第六》）

阳明病，脉浮，无汗而喘者，发汗则愈，宜麻黄汤。（汉·张机《伤寒论·卷第五·辨阳明病脉证并治第八》）

膈间支饮，其人喘满，心下痞坚，面色黧黑，其脉沉紧，得之数十日，医吐下之不愈，木防己汤主之。虚者即愈，实者三日发，与不愈者，宜木防己汤去石膏加茯苓芒硝汤主之。

木防己汤方：木防己三两、石膏十二枚鸡子大、桂枝二两、人参四两。

上四味，以水六升，煮取二升，分温再服。

木防己加茯苓芒硝汤方：木防己二两、桂枝二两、人参四两、芒硝三合、茯苓四两。

上五味，以水六升，煮取二升，去滓，内芒硝，再微煎，分温再服，微利则愈。（汉·张机《金匮要略·痰饮咳嗽病脉证并治第十二》）

产后，中风发热，面正赤，喘而头痛，竹叶汤主之。

竹叶一把，葛根三两，防风、桔梗、桂枝、人参、甘草各一两，附子一枚炮，大枣十五枚，生姜五两。

上十味，以水一斗，煮取二升半，分温三服，温覆使汗出。颈项强，用大附子一枚，破之如豆大，煎药汤去沫。呕者，加半夏半升洗。（汉·张机《金匮要略·妇人产后病脉证治第二十一》）

《僧深方》紫菀丸，治咳嗽上气，喘息多唾方。

紫菀、款冬花、细辛、甘皮一名橘皮、干姜各二两。

上五物，丸如梧子三丸，先食服，日三。

《深师》疗咳逆，气喘不息，不得眠，唾血呕血，短气连年，款冬花丸方。

款冬花十八分，紫菀十二分，杏仁八分去尖、皮、两仁者，熬，香豉十分熬，人参二分，甘草三分炙，蜀椒三分汗，天门冬六分去心，干姜、桂心、干地黄各三分。

上十一味，捣筛，蜜和如弹丸。含稍稍咽汁，日四夜再，神良。忌海藻、菘菜、生葱、芜荑、鲤鱼。

又疗上气，脉浮咳逆，咽喉中水鸡鸣，喘息不通，呼吸欲死，麻黄汤方。

麻黄八两去节，射干二两，甘草四两炙，大枣三十颗。

上四味，切，以水一斗，先煮麻黄三沸，去上沫，内诸药，煮取三升，分三服，已用甚良。忌海藻、菘菜等。（南北朝·僧深《深师方·治咳嗽上气肺痿肺痈诸病方》）

大泻肺汤治胸中有痰涎，喘不得卧，大小便闭，身面肿，迫满，欲得气利者方。

葶苈子熬、大黄、芍药各三两，甘草炙、黄芩、干姜各一两。

上六味，以水五升，煮取二升，温分再服，日二服。

小泻肺汤治咳喘上气，胸中迫满，不可卧者方。

葶苈子熬黑，捣如泥、大黄、芍药各三两。

上三味，以水三升，煮取二升，温分再服，喘定止后服。（南朝·陶弘景《辅行诀脏腑用法要·辨肺脏病证文并方》）

《删繁》疗肺虚寒，疠风所伤，声音嘶塞，气息喘惫，咳唾。酥蜜膏酒，止气咳通声方。

酥崖蜜、饴糖、生姜汁、生百部汁、大枣肉研为脂、杏仁去皮、尖、甘皮五具末。

上八味，合和，微火煎，常搅，三上三下。约一炊久，姜汁并百部汁各减半，停下。温清酒一升。服方寸匕，细细咽之，日夜三。（南北朝·谢士泰《删繁方·卷第五》）

《删繁》疗肺热，气上咳，息奔喘，橘皮汤方。

橘皮、杏仁四两去尖、皮、柴胡、麻黄去节各三两，干苏叶二两，母姜四两去尖，石膏八两。

上七味，切，以水九升，先煮麻黄两沸，除沫，下诸药，煮取三升，去滓，分三服。不瘥，再服。

治肺热气上，咳息奔喘，橘皮汤方。

橘皮、麻黄各三两，干紫苏、柴胡各二两，宿姜、杏仁各四两，石膏八两。

上七味，㕮咀，以水九升，煮麻黄两沸，去沫，下诸药，煮取三升，去滓。分三服，不差，与两剂。（南北朝·谢士泰《删繁方·卷第五》）

《删繁》疗肺劳实热，气喘息鼻张，面目苦肿，麻黄引气汤方。

麻黄去节，杏仁去皮、尖、两仁，生姜、半夏洗各五两，石膏八两碎，绵裹，白前、细辛、桂心各一两，竹叶切一升，橘皮一升，干紫苏。

上十一味，切。以水一斗，煮取三升，去滓。分为三服。忌羊肉、饧、生葱、生菜。（南北朝·谢士泰《删繁方·卷第七》）

上气，身面浮肿，小便涩，喘息不得卧方。

葶苈子熬十分，杏仁熬四分，大枣肉五分。

三物，合捣三四千杵，可丸饮服如梧子七丸，日二，加至十丸，以小便为度，此方大安稳，兼去水肿满者。（南北朝·魏孝澄《新录单要方·治喘息方》）

小青龙汤　治伤寒表未解，心下有水气，干呕，发热而咳，或渴，或痢，或噎，或小便不利，小腹满，或喘者，小青龙汤方。

桂心三两，半夏、五味子各半两，麻黄、甘草、干姜、芍药、细辛各三两。

上八味，㕮咀，以水一斗煮麻黄，减二升，去上沫，纳诸药，煮取三升，分三服，相去十里顷复服之。若渴者，去半夏，加栝楼根三两；若微痢，去麻黄，加荛花如一鸡子，熬令赤色；若噎，加附子一枚；若小便不利，小腹满者，去麻黄，加茯苓四两；若喘，去麻黄，加杏仁半升。数用神效。（唐·孙思邈《备急千金要方·卷第九》）

治胸腹背闭满，上气喘息，下气汤方。

大腹槟榔二七枚，杏仁四七枚。

上二味，㕮咀，以童子小便三升，煮取一升半，分再服。曾患气发，辄合服之。（唐·孙思邈《备急千金要方·卷第十三》）

治骨蒸羸瘦，烦闷短气，喘息鼻张，日西即发方：

龙胆、川连、栝蒌根各四分，芒硝二分，栀子十枚，苦参、大黄、黄芩、芍药、青葙子各二两。

上十味为末，蜜丸如梧子大，饮服二丸，日二，以知为度。一方无苦参以下，只五味。（唐·孙思邈《备急千金要方·卷第十六》）

治肺热气上，咳息奔喘，橘皮汤方。

橘皮、麻黄各三两，干紫苏、柴胡各二两，宿姜、杏仁各四两，石膏八两。

上七味，㕮咀，以水九升，煮麻黄两沸，去沫，下诸药，煮取三升，去滓。分三服，不瘥，与两剂。

肺劳实，气喘鼻张，面目苦肿，麻黄引气汤方。

麻黄、杏仁、生姜、半夏各五分，石膏八两，紫苏四分，白前、细辛、桂心各三分，竹叶切一升，橘皮二分。

上十一味，㕮咀，以水一斗，煮取三升，去滓，分三服。（唐·孙思邈《备急千金要方·卷第十七》）

太阳病，头痛发热，身体疼，腰痛，骨节疼，恶风，无汗而喘，麻黄汤主之。

太阳与阳明合病，喘而胸满，不可下也，宜麻黄汤。（唐·孙思邈《千金翼方·卷第九》）

上四味切，以水九升，煮麻黄减二升，去上沫，纳诸药，煮取二升半，去滓，服八合，覆取微汗，不须糜粥，余如桂枝法将息。忌海藻菘菜生葱。（唐·王焘《外台秘要·卷第二》）

又疗气上迫满，或气不通，烦闷喘呕，苏子汤方。

苏子一升，干姜三两，半夏四两洗，桂心、人参各二两，橘皮、茯苓各三两，甘草一两炙。

上八味，切，以水八升，煮取二升半，分为三服。若虚热，去干姜，用生姜六两，加黄芩二两。忌海藻、菘菜、羊肉、饧、生葱、酢物等。（唐·王焘《外台秘要·卷第九》）

《删繁》疗肺虚劳损，腹中寒鸣切痛，胸胁逆满气喘，附子汤方。

附子炮、甘草炙各二两，宿姜、半夏洗破各四两，大枣二十枚擘，去皮核，白术三两，仓米半升。

上七味切，以水一斗，煮取三升，去滓，分为三服。忌猪羊肉饧、海藻、菘菜、桃、李、雀肉等。

《删繁》疗肺劳实热，气喘息鼻张，面目苦肿，麻黄引气汤方。

麻黄去节、杏仁去皮尖，两仁、生姜、半夏洗各五两，石膏八两碎绵裹，白前、细辛、桂心各一两，竹叶切一升，橘皮一升，干紫苏四两。

上十一味切，以水一斗，煮取三升，去滓，分为三服。忌羊肉饧、生葱、生菜。

又疗肺劳热，损肺生虫，形如蚕，在肺为病，令人咳逆气喘，或为忧膈、气膈、恚膈、寒膈、热膈，皆从劳气所生，名曰膏肓，针灸不着。麦门冬五膈下气丸方。

麦门冬十分去心，椒四分汗，远志皮、附子炮、细辛各六分，甘草十分炙，干姜、桂心、人参、百部、白术、黄芪各五分，杏仁四十枚熬去尖皮两仁者。

上十三味捣筛，以白蜜和为丸如弹子大，将一丸纳牙齿间含稍稍咽其汁。忌猪肉海藻菘菜生葱桃李雀肉等。

又疗气极伤热，肺虚多汗，咳唾上气，喘急，麻黄汤方：麻黄四两去节，甘草二两炙，杏仁四十枚去皮尖，两仁，桂心二两，生姜二两，半夏五十枚洗四破，石膏六两碎，紫菀一两。

上八味切，以水九升，煮麻黄两沸。去上沫。下药。煮取三升。去滓。分为三服。忌海藻、生葱、菘菜、羊肉饧。

又疗气极伤热气喘甚则唾血，气短乏不欲食，口燥咽干，竹叶汤方。

竹叶切一升，麦门冬去心、小麦、生地黄切各一升，生姜六两，干枣十枚擘，去核，麻黄三两去节，甘草一两炙，石膏六两碎，绵裹。

上九味切，以水一斗。煮取三升。去滓。分为三服。忌海藻、菘菜、芜荑。（唐·王焘《外台秘要·卷第十六》）

今人有病胸中烦热，嗌干，右胠满，咳喘唾血，肺膜，腹大，膨膨而喘者，此火之刑金，肺伤而喘也，宜用此方。

麦门冬去心半两，桔梗、麻黄去节、紫菀、杏仁去皮尖、柴胡、前胡、甘草炙、贝母。

以上各一分，去心；羌活三铢；黄芪十铢。

上为粗散，每服三钱，水一盏，生姜三片，煎至七分，去滓温服。（宋·史堪《史载之方·卷上》）

太阳病汗证，反下之，遂利不止，脉促，表未解也；喘而汗出者，葛根黄芩汤主之。

黄芩三钱，黄连三两，甘草半两，干葛二两细剉。

水一升半，煎七合半，去滓，温饮一盏，日三服。（宋·庞安时《伤寒总病论·卷第一》）

太阳病，下之微喘者，表未解也，桂枝加杏仁厚朴汤主之。

桂枝内加厚朴一两，杏仁四十枚。此则中风自汗，用桂枝汤证也。（宋·庞安时《伤寒总病论·卷第二》）

肺盛复有风冷　胸满短气，气急喘嗽上气，当先散肺，后发散风冷。散肺泻白散，大青膏主之。肺只伤寒，则不胸满。（宋·钱乙《小儿药证直诀·卷上脉治法》）

伤寒喘急是其常，先论阳明及太阳。太阳无汗麻黄证，仲景云：太阳病，头痛发热，身疼腰痛，骨节疼痛，恶风，无汗而喘者，麻黄汤主之。又一证：太阳病，下之微喘者，表未解也，桂枝加厚朴杏子汤主之。又一证：下后不可便行桂枝汤，若汗出而喘无大热者，可与麻黄杏子甘草石膏汤。……水停心下喘而咳，加减青龙必可当。仲景云：伤寒表不解，心下有水气，发热而咳，或渴或利，小腹满而喘者，小青龙汤。阴证喘时须喘急，返阴丹辈用为良。阴证喘与阳证异，其喘必急，宜用返阴丹主之。（宋·许叔微《伤寒百证歌·卷三》）

紫金丹　治多年肺气喘急，咳嗽晨夕不得眠。

信砒一钱半研，飞如粉，豆豉好者一两半水略润少时，以纸焙干，研成膏。

上用膏子和砒同杵极匀，丸如麻子大。每服十五丸，小儿量大小与之，并用腊茶清极冷吞下，临卧以知为度。有一亲表妇人，患十年，遍求医者皆不效，忽有一道人货此药，谩赠一服，是夜减半。数服顿愈，遂多金丐得此方。予屡用以救人，恃为神异。（宋·许叔微《普济本事方·卷第二》）

平胃汤　治老人气喘咳嗽。

葶苈炒一两，官桂去粗皮一两另研，马兜铃去丝蒂三两，共为末。

每用三钱，水一盏煎七分，于食后细细呷之。（宋·窦材《扁鹊心书·扁鹊心书神方》）

《张氏家传》治大人、小儿肺喘急，嗽连声不止方。

麻黄去节、杏仁不去皮尖、元参、官桂各一分，人参、甘草各一两，阿胶炒半两。

上件为粗末。每服一钱，水一盏，生姜三片，糯米三十粒，同煎七分，去滓，温温服。（宋·刘昉《幼幼新书·第十六卷》）

清肺汤　治上气脉浮咳逆，喉中如鸡声，喘息不通，呼吸欲绝。

紫菀茸、杏仁去皮尖、诃子煨去核各二两，汉防己一两。

上为剉散，每服四钱，水一盏半，鸡子白皮一片，煎七分，去滓，食后服。（宋·陈言《三因极一病证方论·卷之十三》）

加减降气汤　治肺满及浮气不升降，时时喘促，兼治风冷痰嗽。紫苏子纸铫微炒、前胡去芦头、厚朴姜汁浸一宿，炒香、甘草、黄陈皮去白、当归、半夏曲、桂心不见火、黄芪生剉焙、五加皮姜汁涂炙，已上各半两，人参一分，沉香一钱半不得见火、北桔梗一分去芦，秤阿胶半两，用黄秫米炒川羌活一分。（宋·叶大廉《叶氏录验方·上卷》）

黑锡丹：治上实下虚，真元衰惫，阳气耗损，阴气独盛，上喘气促，泄泻呕逆，自汗心忡，小便频数，一切虚寒并皆主治。

黑锡四两，新铫中以火熔开，用香匙拨去汤滓，入硫黄半两，同炒遍，取出煨为细末，秤二两；别入硫黄末二两，二味和入铫中，炼成汁，取下铫；候冷，再见火，如此三次；候冷，研为细末。舶上茴香、附子、木香、川楝子肉、破故纸、肉豆蔻。（宋·郭坦《十便良方·卷十五》）

杏仁煎治久患肺喘咳嗽不止，睡卧不得者，服之则定《杨氏方》。

杏仁半两，炒胡桃肉去皮半两。

上件药入生蜜少许，同研令极细，每一两作一十圆。食后临卧，以生姜汤嚼下一圆。

治肺气喘，下焦虚伤，宜服阿胶膏方《圣惠方》。

阿胶三两捣碎，炒令黄，为细末，白羊肾三对去筋膜，细切，研薯蓣二两杵为末，薤白一握细切，黄牛酥四两，杏仁三两汤浸，去皮尖、双仁，麸炒为黄，研膏，羊肾脂四两，煮，去滓。

上件药相和，于瓷瓶内贮之，蒸半日，令药成膏。每服，不计时候以暖酒调下一茶匙。（宋·郭坦《十便良方·卷十七》）

太素丹　治停寒肺虚，痰实喘急，咳嗽经久，痰中有血，及疗气虚感冷，脏腑滑泄，脾胃羸弱，不进饮食。此药治一切危困之疾神效。

炼成钟乳粉一两，真阳起石二钱新瓦上用熟火煅过，通红为度，去火候冷，研极细。

上以二味合研令匀，用糯米粽子尖拌和为圆，如鸡头大。临和时入白石脂一钱，须大盘子不住手转，候八九分坚硬，阴干，用新粗布以滑石末出光。每服两粒至三粒。空心，人参汤或陈米饮下。（宋·王缪《是斋百一选方·卷之一》）

观音人参胡桃汤　治痰喘。

新罗人参一寸许，胡桃肉一个，去壳，不利皮上煎汤服，盖人参定喘，带皮胡桃敛肺故也。

又方，洪内翰夜直，寿皇宣谕方。

胡桃肉三个，生姜三片。

上临卧食之毕，则饮汤三两呷，又再嚼桃、姜如前之数，且饮汤，勿行动就枕即愈。

人参紫菀汤　治肺气不调，咳嗽喘急，胸膈烦闷，痰涎不利，坐卧不安，昼夜不止，久不愈者，以致形容瘦减，力气羸劣者，并宜服之。

人参、五味子、甘草、桂枝各一分，京紫菀、款冬花、杏仁各半两，缩砂仁、罂粟壳去顶穰，用姜汁制炒各一两。

上并为饮子，每服四钱，水一盏半，姜五片，乌梅二枚，煎至七分，去滓温服。

神御散治痰盛喘乏，咳嗽不已，华宫使传。御米壳去顶蒂隔，蜜炙，细锉四两，款冬花去枝、佛耳草、甘草炙、人参、陈皮去白、阿胶蛤粉炒、杏仁去皮尖、双仁，麸炒各一两。

五味子锉散　治肺虚寒，理喘下气。干姜炮、甘草炙各半两，陈皮去白三分，桂茯苓、五味子各一两。

上为锉散，每服五钱，水一大盏，煎至六分，热服。

治喘，宣肺汤，细辛、甘草各一两，防风二两去芦，麻黄四两不去根节。

上㕮咀，每服三钱，水一盏半，煎至七分，去滓温服。

治寒喘五味子汤，侯博古方。橘皮三两去白，甘草一两半炙，麻黄四两去根节，真北五味子、杏仁各二两麸炒，去皮尖。

上为粗末，水一盏半，药末二大钱，煎至七分，去滓，通口服，不拘时候。如喘甚，加药末，入马兜铃、桑白皮同煎；夏月减麻黄一两。

治实喘方，气虚而喘者不可服。

芫花不以多少，米醋浸一宿，去醋，炒令焦黑，为细末大麦面上二味等分，和令极匀，以浓煎柳枝酒调下立定。（宋·王缪《是斋百一选方·卷之五》）

喘满生痰治疗难，诸医用药未能痊，须将滑石同半夏，皂子生姜立便安。切详喘满，皆因肺气不利，气道上逆，令人喘满不安，膈脘生痰。

可用滑石、半夏片各一两，同为细末。每服三钱，水二盏，入皂荚子三个，剉作六段，入生姜十五片，煎至八分，去滓，入蜜少许，再煎，令化服之。

喘嗽何忧远近年，橘皮半夏紫苏煎；更加罂粟七枚壳，气急痰涎日下痊。

凡喘嗽之病，皆因肺感寒邪，气道不利，上迫喘嗽，或时喘急，可用《局方》橘皮半夏汤一帖，加罂粟壳一七个，制法依四味汤方，水二盏，生姜十片，乌梅一个，同煎，取八分，去滓，临卧服。（宋·温大明《温隐居海上仙方·前集》）

神秘汤　治水气乘肺而喘，兼疗支饮而喘。

陈橘皮洗，去白、紫苏叶、人参、桑白皮、生姜等分。

上㕮咀，每服半两。水煎，去滓温服。

九宝汤　治感风伏热，一切咳嗽喘急，不问高年、小儿、室女、产前、产后皆可服，惟虚劳自汗不可服。

薄荷叶、紫苏、大腹皮洗、麻黄去根节各四钱，桑白皮、桂心、杏仁去皮尖、陈橘皮、甘草各二两。

上㕮咀，每服半两。水一盏半，姜十片，乌梅一个，煎至六分。去滓温服，食后。（宋·陈自明《妇人大全良方·卷六》）

百花膏　治喘嗽不已，或痰中有血。款冬花、百合蒸，焙。

上等分为细末，炼蜜为丸，如龙眼大，每服一丸，食后临卧细嚼，姜汤咽下，噙化尤佳。（宋·严用和《严氏济生方·咳喘痰饮门》）

定喘丹　治男子妇人，久患咳嗽，肺气喘促，倚息不得睡卧，嗽亦宜服之。杏仁去皮尖，炒，别研、马兜铃、蝉蜕洗去土并足翅，炒各一两，煅砒二钱别研。

上件为末，蒸枣肉为丸，如葵子大，每服六、七丸，临睡用葱茶清放冷送下。忌热物。

华盖散　治风寒冷湿之气，伤于肺经，上气喘促不得睡，或声音不出者。

杏仁去皮尖，炒、紫苏子微炒、麻黄去根节、赤茯苓去皮、橘红、桑白皮炙各一两，甘草炙半两。

上为细末，每服二钱，水一盏，煎至七分，食后温服。

人参胡桃汤　治胸满喘急，不能睡卧。

新罗人参寸许，切片，胡桃五个，取肉，切片。

上作一服，用水一小盏，生姜五片，煎至七分，去滓，临卧温服。

四磨汤　治七情伤感，上气喘息，妨闷不食。

人参、槟榔、沉香、天台乌药。

上四味，各浓磨水，和作七分盏，煎三五沸，放温服。或下养正丹尤佳。

杏仁煎　治久患肺喘，咳嗽不已，睡卧不得，服之即定。

杏仁去皮尖、胡桃肉。

上等分，研为膏，入炼蜜少许，丸如弹丸，每服一丸或二丸，细嚼，用姜汤咽下，食后及临。（宋·严用和《严氏济生方·咳喘痰饮门》）

参附汤　治真阳不足，上气喘急，自汗盗汗，气虚头晕，但是阳虚气弱之证，并宜服之。

人参半两，附子炮，去脐一两。

上㕮咀，分作三服，水二盏，生姜十片，煎至八分，去滓，食前，温服。（宋·严用和《严氏济生方·诸虚门》）

平肺汤 肺与肾皆以至阴积水，喘嘈咳嗽。

盖水乘之。葶苈微炒、桑白皮炒、北梗、枳壳制、紫苏茎叶、半夏制各一两，麻黄去节三分，甘草炒半两。

上锉散。每三钱，姜五片，煎服。治肾水用青木香丸。（宋·杨士瀛《仁斋直指方·卷之七》）

九宝汤 经年喘嗽通用，常服屡效。

麻黄去节、橘红、脑荷各一两，辣桂、紫苏、桑白皮炒、杏仁去皮尖、大腹子连皮、甘草炙各半两。

上细锉。每服三钱，姜五片，乌梅一个，水煎，食后临卧服。或入童子小便半盏同煎，尤妙。

人参胡桃汤 治肺虚发喘气乏。

人参一寸，胡桃肉二个去壳不去皮。

上切碎。姜钱五片，枣二枚，食后临卧煎服。盖人参定喘，带皮胡桃敛肺。

四磨汤 治七郁结，上气喘急。人参，槟榔，沉香，乌药。

苏沉九宝汤 治老人小儿素有喘疾，遇寒暄不常，发则连绵不已，咳嗽哮吼，夜不得睡。

桑白皮、甘草、大腹皮、麻黄、官桂、薄荷、陈皮、紫苏、杏仁各六分。

上㕮咀。每服三钱，水盏半，姜三片，乌梅半个，煎六分服。

五味子汤 治寒喘。

北五味子、杏仁去皮，麸炒、橘红各一两，麻黄去节一两半，甘草炙、生干姜、辣桂各半两。

上粗末。每服二钱半，苏三叶，煎服。

肺虚，加炒阿胶；喘甚，加马兜铃。

杏苏饮 治上气喘嗽浮肿。

紫苏叶二两，五味子、大腹皮、乌梅肉、杏仁去皮尖各一两半，陈皮、北梗麻黄去节、桑白皮炒、阿胶炒各三分，紫菀、甘草炒各一两。

上㕮咀。每三钱，姜五片，煎服。

玉华散 清肺定喘。

甘葶苈焙香、桑白皮炒、天门冬去心、马兜铃、半夏制、紫菀、杏仁去皮尖、贝母炮、百合、人参各半两，百部、甘草炙各一分。

上锉散。每服二钱半，姜四片，大枣三枚，煎服。

郁李仁丸 治水气乘肺，动痰作喘，身体微肿。

葶苈隔纸炒、杏仁去皮尖、防己、郁李仁炒、真苏子、陈皮、赤茯苓各半两。

上末，炼蜜丸桐子大。每三四十丸，食后，生姜紫苏汤下。（宋·杨士瀛《仁斋直指方·卷之八》）

葶苈丸 治肺气咳喘，面目浮肿，喘促不安，小便赤涩。

防己、木通、甜葶苈纸炒各一两，杏仁去皮尖，麸炒黄、贝母煨各一两。

上为末，枣肉捣膏为丸如梧桐子大。每服五十丸，食远桑白皮煎汤下。

香苏饮 治上气喘嗽,面目浮肿。

紫菀、紫苏子炒各一钱二分,大腹皮、乌梅肉、杏仁去皮尖、五味子、陈皮、桔梗、桑白皮炙、麻黄去节、阿胶炒、甘草炙各一钱。(宋·杨士瀛《仁斋直指方·卷之十七》)

白术木香散 治喘嗽肿满,欲变成水病者,不能卧,不敢食,小便闭者。

白术、木猪苓去皮、赤茯苓、甘草、泽泻各半两,木香、槟榔各三钱,陈皮二两去白,官桂二钱,滑石三两。

上为末,每服五钱,水一盏、生姜三片,同煎至六分,食后,去滓,温服。(金·刘完素《黄帝素问宣明论方·卷八》)

葶苈散 治肺气喘满痰嗽,眠卧不安,不思饮食。

苦葶苈、蛤粉各三钱,桑白皮、山栀子、人参、荆芥穗、薄荷叶、赤茯苓去皮、陈皮去白、桔梗、杏仁、甘草各半两。

上为末,每服三钱,水一大盏,入生姜三片,煎至六分,去滓,温服,食后。

安神散 治通年近日,喘嗽不已。

御米壳蜜炒一两,人参、陈皮去白、甘草炙各一两。

上为末,每服一钱,煎乌梅汤调下,临卧服。

防己丸 治肺不足,喘嗽久不已者,调顺气血,消化痰涎。

防己二钱,杏仁三钱,木香二钱。

上为末,炼蜜为丸,如小豆大,每服二十丸,煎桑白皮汤下,如大便闭,加葶苈一两,食后服。

人参半夏丸 治一切痰饮,喘嗽不已。

白矾、天南星、半夏各半两,甘草二钱半,炙人参二钱,赤小豆四十九粒,杏仁四十九粒,猪牙皂角一挺。

上为末,秫米三合、醋一升熬粥和丸,如桐子大,每服十五丸,炒萝卜子汤临卧下。

人参润肺汤 治肺气不足,喘急咳嗽不已,并伤寒头疼,蹭寒壮热,四肢疼痛。

人参、桔梗、白芷、麻黄去节、干葛、白术、甘草各一两炙,白姜半两。

上为末,每服二钱,水一大盏、生姜三片、葱白二寸,煎至八分,如出汗,连进二服,通口温服。

葶苈散 治肺气喘满痰嗽,眠卧不安,不思饮食。

苦葶苈、蛤粉各三钱,桑白皮、山栀子、人参、荆芥穗、薄荷叶、赤茯苓去皮、陈皮去白、桔梗、杏仁、甘草各半两。

上为末,每服三钱,水一大盏、入生姜三片,煎至六分,去滓,温服,食后。

小百劳散 治劳,喘嗽不已,自汗者。

御米壳不拘多少,炒。

上为末,每服二钱,入乌梅同煎,水一盏,温服,食后。有汗,加小麦三十粒同煎,温服。(金·刘完素《黄帝素问宣明论方·卷九》)

木香金铃子散 治暴热,心肺上喘不已。

大黄半两，金铃子三钱，木香三钱，轻粉少许，朴硝二钱。

上为细末，柳白皮汤调下三钱或四钱，食后服，以利为度，喘止即止。（金·刘完素《素问病机气宜保命集·卷中》）

人参清镇丸　治热止嗽，消痰定喘。

柴胡、人参，已上各一两五钱；生黄芩、半夏、甘草炙，已上各七钱五分；青黛六钱，天门冬去心三钱，陈皮去白、五味子去核二钱。

上件为细末，水糊为丸，如梧桐子大，每服三十丸至九十丸，温白汤送下，食后。（金·李杲《内外伤辨惑论·卷中》）

参苏温肺汤　治形寒饮冷伤肺，喘嗽烦心，胸满气不得动畅。

人参、紫苏叶、甘草各半两，肉桂、五味子、木香各四钱，陈皮去白、白术各六钱，半夏姜制、白茯苓去皮各半两，桑白皮一两。

上为粗末，每服半两，水一盏半，生姜三片，同煎至八分。去滓大温服，食后。如冬寒，每服中加不去节麻黄五分，先洗去沫，下诸药。（金·李杲《医学发明·四时用药加减法》）

加减泻白散　治阴气在下，阳气在上，咳嗽、呕吐、喘促。

桑白皮一两，地骨皮七钱，甘草、陈皮、青皮去白、五味子、人参去芦各半两，白茯苓三钱。

㕮咀，每服四钱，水一盏半，入粳米十粒，同煎至一盏，去滓，大温服，食后。

神秘汤　治病人不得卧，卧则喘者，水气逆上乘于肺，肺得水而浮，而使气不通流，其脉沉大，宜此治之。

橘皮洗、生姜、紫苏叶、人参、桑白皮剉，炒各半两，木香、白茯苓去皮各三钱。

上㕮咀，以水三升，煎至一升，去滓，大温分三服。（金·李杲《医学发明·呕咳气喘》）

御寒汤　治寒气风邪伤于皮毛，令鼻壅塞，咳嗽上喘之证。

黄连、黄柏、羌活已上各二分；炙甘草、佛耳草、款冬花、白芷、防风，已上各三分；升麻、人参、陈皮，已上各五分；苍术七分；黄芪一钱。

上㕮咀，都作一钱，水二盏，煎至一盏，去粗，食后热服。（金·李杲《兰室秘藏·卷上》）

定喘丸　治虚人咳嗽胸满，及鼻息音大喘，行坐无时，连年不已，或远或近，并能治之。

人参二钱半，南星、半夏各三钱，苦葶苈半两。

上为末，以生姜自然汁糊丸黍粒大，每服三五十丸，生姜汤下，渐加亦可。小儿服，减丸数。

小七气汤　当在大半夏汤条下。治虚冷上气，喘塞不通。

半夏洗六钱，桂心、人参各一钱，生姜五钱。

上四味，㕮咀，水四盏，煎至二盏，去滓，三服，相继无时服。（元·王好古《医垒元戎·卷第八》）

神秘汤　治病人不得卧，卧则喘，水气逆行，上乘于肺，肺得水而浮，使气不通流，脉沉大。

白茯苓去皮、木香各半两，桑白皮、紫苏叶、橘皮炒、人参各七钱。

上㕮咀，水三升，入生姜七钱，煎至一升半，去渣，分作五服，食后。（元·罗天益《卫生宝

鉴·卷十四》)

流气饮子:治男子妇人五脏不调,三焦气壅,心胸痞满,噎塞不通,腹胁膨胀,呕吐不食。又治上气喘急,咳嗽涎盛,面目虚浮,四肢肿痛,大便秘涩,小便不通,及治忧思太过,致阴阳之气郁结不散,壅滞成痰;又治伤寒才觉得,疾便服此药,升降阴阳,汗出立愈;又治脚气,肿满疼痛,喘急腹胀,大便不通;及气攻肩背,胁肋走注疼痛,并皆治之。

紫苏叶、青皮、当归洗,焙、芍药、乌药、茯苓、桔梗、半夏汤洗、川芎、黄芪、枳实麸炒、防风,已上各半两,甘草炙、陈皮去白各三分,木香一分,连皮大腹子剉,姜汁浸一宿,焙一两,皮子各半一两。

上㕮咀,如麻豆。每服秤半两,水一大盏,生姜三片,枣一枚擘破,同煎至七分,去滓热服,不拘时候。如心脾,入菖蒲五片同煎。妇人血气病,入艾同煎。伤寒头痛,发热咳嗽,入连须葱白三寸同煎。五膈气病,入陈皮少许同煎。心中怔忪,入麦门冬数粒同煎。脏腑利,入粳米一撮同煎。并不拘时候。或粗捣筛亦可。(元·徐国桢《御药院方·卷之第四》)

安眠散:治上喘咳嗽,久而不愈。

款冬花、乌梅肉、佛耳草、麦门冬去心各二钱半,陈皮去白半两,甘草炙三钱半,御米壳酥炒七钱半。

上为细末。每服三钱,水一盏,入黄蜡如枣核许,同煎至八分去滓,大温,临卧服。

辰砂利膈丸:治胸膈痞满,痰饮气滞,上焦窒塞,肺气不利,咳嗽喘满,呕吐痰涎,咽嗌不利,风热相搏,头目昏痛,精神困倦,并皆治之。

天南星炮、白茯苓、干生姜、生犀各二两,半夏半斤,白矾一半生一半枯三两,干山药三两,皂角去皮子弦一斤,水二开,熬膏子。

上件为细末,以皂角膏子和丸,如梧桐子大,朱砂为衣。每服六十丸至七十丸,食后生姜汤下。

利膈丸:治风胜痰实,喘满咳嗽,风气上攻。

牵牛生四两,半夏二两,皂角去皮子,酥炙二两,青皮去白槐角炒、木香各一两。

上件为细末,生姜、面糊和丸,如梧桐子大,每服五十丸,食后生姜汤下。

人参蛤蚧散:治三二十年间肺气上喘咳嗽,咯唾脓血,满面生疮,遍身黄肿。

蛤蚧一对全者,以河水浸五宿,逐日换水浸,洗净,去腥气,酥炙香熟,甘草炒紫、杏仁炒,去皮尖各五两,人参、茯苓、贝母、桑白皮、知母各二两。

上为细末,净磁盒子内盛,每日如茶点服一料,水除神效。

天门冬丸:治肺脏客热,喘促咳嗽,心神烦闷。

赤茯苓去黑皮、紫菀去苗、贝母、杏仁汤浸,去皮尖,双人,麸炒,别研,已上各一两,前胡去芦头、五味子各三分,甘草炙半两。

上为细末,炼蜜和丸,捣三五百杵,丸如弹子大。每服一丸,绵裹噙化哄津,或煎桑白皮汤化下一丸亦得,食后服。

细辛五味汤:治肺气不利,咳嗽喘满,胸膈烦闷,痰盛涎多,喉中有声,鼻塞清涕,头痛目眩,肢体倦怠,咽嗌不利,呕逆恶心。

五味子二钱,半夏洗七次二钱半,干姜炮,甘草炙,桂去粗皮、芍药、麻黄去根节、细辛去苗叶各三钱。

上为末，用纱罗子罗。每服二钱，水一盏，生姜十片，同煎至七分，去滓，稍热服，不拘时候。

养肺丸：治脾胃呼吸风冷咳嗽，上气喘急，语声不出，喉中似噎。

人参去芦头，取净、官桂去粗皮、甘草炒、五味子、干姜炒、紫菀去土取净、细辛去苗叶土各一两。

上件为细末，炼蜜和丸，每两作二十丸。每服一丸，绵子裹，口内含化，随津液下之，食后。

异功丸：升降阴阳，逐痰饮。治咳嗽喘逆，痰实昏眩，和气止渴。

半夏、大腹子、人参、赤茯苓各一两，甘草炙半两，生姜五两，白术、紫苏叶半两，加乌梅肉半两。

上生姜外并捣为粗末，将生姜和皮剉碎，与药末同和，许匀和丸，鸡黄大。每服一丸，槌破，入紫苏连茎五叶、乌梅肉一个，水一大盏半，同煎至一盏，去滓温服。

玉尘散：治大人小儿痰实咳嗽，气促喘满，咽膈不利。天南星去皮，汤浸洗七次，切作片，焙、半夏汤浸洗七次，切作片，焙、桔梗、桑白皮自采土下者各等分。

上为粗末。每服三大钱，水一盏半，生姜如钱大七片，煎至八分，去滓温服，不计时候。

钟乳补肺汤：治肺气不足，咳嗽上气，胸满上迫，咽喉闭塞，短气喘乏，寒从背起，口中如含冰雪，语言不出，并皆治之。

紫菀去土、五味子、白石英槌碎、款冬花、桂去粗皮、人参各半两，钟乳石槌碎、麦门冬去心、桑白皮各七钱半。

上为粗散，每服四钱，水一大盏，生姜三片，枣二个，粳米三十粒，煎至八分，去滓温服，食后。

赚气散：治新久喘嗽不已。

甘草炒、桔梗各一两，人参一两半，乌梅肉三钱，杏仁汤浸，去皮尖，麸炒一两，御米壳一两半，盐豉一两沸汤浸一时许，浸御米壳一宿，再用蜜水拌匀，炒。

上为细末，每服二钱，水一盏，同煎至七分，去滓稍热服，不拘时候。

紫团参丸：治肺气有余，咳嗽喘急，胸胁痞痛，短气噎闷，下焦不利，腿膝微肿。

潞州人参二钱半，蛤蚧酥炒黄一对，白牵牛微炒三两，苦葶苈微炒一两，甜葶苈微炒、木香各半两。

上件六味捣罗为细末，用熟枣肉和丸，如梧桐子大。每服四十丸，煎人参桑白皮汤下，食后。

紫菀汤：治咳嗽喘急，胸腹胁肋胀闷疼痛。

紫菀去苗土、桔梗剉，炒、款冬花去梗、枳壳麸炒，去穰各一两，陈皮去白，焙半两，赤茯苓去黑皮、赤芍药、百合各一两半，大腹子二枚剉。

上九味捣筛。每服三钱匕，水一盏煎至七分，去滓温服，食后，日三服。（元·徐国桢《御药院方·卷之第五》）

利膈丸：治风胜痰实，喘满咳嗽，风气上攻。

黑牵牛半生半炒四两，皂角不蚛肥者，去皮子，涂酥炙黄二两，槐角子半两，青皮去白半两，半夏汤洗七次，焙干一两。

上为姜汤下。姜汁、面糊和丸，如黍米大。每服十五丸至二十丸，温生姜汤下。（元·徐国桢《御药院方·卷之第十一》）

僵蚕汤　治喘嗽，喉中如锯，不能睡卧。

好末茶一两，白僵蚕一两。

上为细末，放碗内，用盏盖定，倾沸汤一小盏，临卧再添汤点服。

祛痰丸　治风痰喘嗽。

人参、木香、天麻、白术煨、茯苓、青皮去穰、陈皮去白，以上各一两；槐角子、半夏各七分半，猪牙皂角去皮弦，酥炙五分。

上为细末，生姜自然汁打糊为丸，如梧桐子大。每服五、七十丸，食后临卧，温酒送下，姜汤亦可。

杏仁煎　治老人久患肺喘，咳嗽不已，睡卧不得，服之立定。

杏仁去皮尖、胡桃肉。

上各等分，研为膏，入炼蜜少许，和搜得宜，丸如大弹子大。每服一二丸，食后临卧，细嚼姜汤送下。（元·萨谦斋《瑞竹堂经验方·卷六》）

温肺汤　治肺虚久蓄寒饮，发则喘嗽，不得坐卧，呕吐痰沫，不思饮食。

白芍药六两，五味子、干姜炮、肉桂、制半夏、净陈皮、杏仁、甘草炙各三两，净细辛二两。

㕮咀，三钱服，水一盏煎，食后连服。一方去芍药、细辛。

杏参散　治胸膈胀满，上气喘急，咳嗽倚息不得睡卧。

桃仁去皮，炒、人参、桑白皮蜜炙，米泔浸，焙、杏仁去皮炒各等分。

㕮咀，四钱，水一盏，姜枣煎，无时。

紫苏子丸　一切气逆，胸膈胀满，喘急咳嗽，心腹刺痛并治。

紫苏子、净陈皮各二两，肉桂、良姜炒、人参各一两。

细末，蜜丸弹子大，每一丸，细嚼，温酒、米饮任下。（元·李仲南《永类钤方·卷第十》）

苏子降气汤　治中脘不快，心腹胀满，阴阳壅滞，气不升降，胸膈噎塞，喘促短气，干噫烦满，咳嗽痰涎，口中无味，嗜卧减食，宿寒留饮，停积不消，胁下支结，常觉妨闷。专治脚气上冲，心腹坚满，肢体浮肿，有妨饮食。

苏子净炒、半夏洗七次各二两半，甘草炙、前胡去芦、厚朴去粗皮，姜汁制各一两，陈皮去白一两，川当归去芦一两半，肉桂去粗皮一两不见火。

上剉散。每服二钱至三钱，水一大盏，生姜三片，煎至七分，去滓温服，不拘时。常服消痰饮，散滞气，进饮食。体虚痰喘，加人参一钱，北五味子七粒，盐梅一个，杏仁七粒去皮尖，红枣二枚煎。虚烦，加知母、人参，每料各一两。（元·危亦林《世医得效方·卷第三》）

红椒圆　治虚劳喘嗽，眩晕。

灵砂一两细研，人参、木香各二钱，半大香附子杵净、大红椒去合口并子，焙出汗各半两。

上为末，糕糊圆如麻子大。每服二十圆，空心，橘皮汤下。

加味控涎圆　治风热上壅，或中脘停留水饮，喘急。治四肢浮肿，脚气入腹，平常腹中痰热，诸气结聚，服之得利则效。

大戟、芫花、甘遂、甜葶苈、巴豆去壳各一两，黑牵牛三两炒取头末，白芥子炒二两。

上为末，米糊圆，粟米大。每服三七粒，清茶吞下，或温水亦可。服后未可服甘草药及热水。

加味三拗汤　治肺感寒邪，发喘。

杏仁去皮尖七钱半，陈皮一两，甘草三钱半，麻黄一两二钱，北五味子七钱，辛辣桂五钱。

上㕮散。每服四钱，水一盏半，生姜三片煎。喘甚，加马兜铃、桑白皮。夏月，减麻黄。

麻黄散　治伤风喘急，坐卧不安，痰涎壅塞，涕唾稠粘，手足冷痹。

麻黄去根节十两，肉桂去皮六两不见火，款冬花五两去芦，桔梗、诃子皮五两，甘草爁五两，杏仁二两去皮尖，麸炒。

上㕮散。每服三钱，水一盏半，入好茶一钱，煎至八分，食后夜卧通日服。

清膈散　治喘嗽吐唾不利，膈热，口中苦气。

南星一两，铅白霜少许，桑白皮一两半，白附子五钱。

上㕮散，生姜三片煎，食后临睡服。

人参定喘汤　治肺气喘，喉中有声，坐卧不安，胸膈紧满。及治肺感寒邪，咳嗽声重。

人参去芦一两，罂粟壳蜜炙二两，麻黄去梢、半夏曲、甘草炙各一两，桑白皮半两，阿胶炒一两，五味子一两半。

上㕮散。每服三钱，水一盏，姜三片，煎至七分，食后温服。

神应丹　治肺气喘急，晨夕不得睡，不问久新，一服见效。

砒石一两，绿豆六两。

上二味同煮，以豆烂为度，取出砒石，入黄丹一两同研烂。

四磨汤　治七情伤感，上气喘息，妨闷不食。

人参、槟榔、沉香、天台、乌药。

上各浓磨水，和作七分盏，煎三五沸，稍温服。或下养正丹、黑锡丹。

四七汤　治惊忧气遏上喘。

半夏制二两半，茯苓二两，厚朴制一两半，紫苏叶一两。

上㕮散。每服三钱半，姜七片，枣二枚煎服。

温肺汤　治肺虚久感风邪，喘咳不能坐卧，可思饮食。

白芍药二两，五味子去核，炒、干姜炮、肉桂去粗皮、半夏煮熟，焙、陈皮去白、杏仁、甘草炒各二两，细辛去芦叶，洗二两。

上㕮散。每服三大钱，水，盏半，煎至八分，以绢帛例汁，食后服两服，滓再煎一服，一方，去芍药、细辛，可加减用。

杏参饮　治因坠堕惊恐，或渡水跌仆，疲极筋力，喘急不安。

人参、桑白皮、橘红、大腹皮、槟榔、白术、诃子面裹煨，取肉、半夏汤泡七次、桂心不见火、杏仁去皮尖，炒、紫菀洗、甘草炙。

上等分，㕮散。每服四钱，水一盏半，生姜五片，紫苏七叶，煎至七分，去滓温服，不拘时候。

钟乳圆　治喘嗽痰涎稠粘，昼夜不止，不能坐卧。远年日近，并皆治之。

滑石半两，钟乳粉见成者一两，南星炮，切片，生姜炒。

上为末，煮干柿去蒂核，捣细搜药，为圆如梧子大。每服四十圆，姜、枣煎汤下。气弱人更服养正丹。（元·危亦林《世医得效方·卷第五》）

千缗汤　治痰喘，数服差。

齐州半夏七枚炮裂，四片破之，皂角去皮炙一寸，甘草炙一寸，生姜如指头大。

上以水一碗，煮去半，顿服。（元·危亦林《世医得效方·卷第十四》）

肺热者，轻按之瞥瞥见于皮毛，日西甚。其证喘咳，洒淅寒热。轻者泻白散，重者凉膈、白虎、地骨皮散。

泻白散　治阴气在下，阳气在上，咳喘呕逆。

桑白皮一两，青皮、五味、甘草、茯苓参、杏仁、半夏、桔梗上二味，痰涎呕逆加之、地骨皮七钱，姜煎。（元·朱震亨《脉因证治·上卷》）

阴虚有痰喘急者，补阴降火。四物汤加枳壳、半夏。气虚者，人参蜜炙、黄柏、麦门冬、地骨皮之类。（元·朱震亨《金匮钩玄·喘》）

瓜蒌丸　治食积、痰壅滞、喘急。

瓜蒌仁、半夏、山楂、神曲炒各等分。

上为末，瓜蒌水丸。姜汤、竹沥送下二三十丸。

久吐痰喘　杏仁去皮尖，生用，来复丹炒。

上等分为末，粥丸麻子大。每服十五丸，白汤下。

治哮喘积方　用鸡子一个，略敲，壳损膜不损，浸尿缸内三四日，夜取出煮熟吃之。效。盖鸡子能去风痰。

戴云：有痰喘、有气急喘、有胃虚喘、有火炎上喘。痰喘者，凡喘便有痰声，气急喘者，呼吸急促而无痰声；有胃气虚喘者，抬肩撷项，喘而不休；火炎上喘者，乍进乍退，得食则减，食已则喘，大概胃中有实火，膈上有稠痰，得食入咽，坠下稠痰，喘即止，稍久，食已入胃，反助其火，痰再升上，喘反大作。俗不知此，作胃虚治以燥热之药者，以火济火也。叶都督患此，诸医作胃虚治之，不愈，后以导水丸利五六次而安。

分气紫苏饮　治脾胃不和，气逆喘促。

五味、桑白皮、茯苓、甘草炙、草果、腹皮、陈皮、桔梗各等分，紫苏减半。

上每服五钱，水二盅，姜三片，入盐少许煎，空心服。

九宝汤　治咳而身热发喘，恶寒。

麻黄、薄荷、陈皮、肉桂、紫苏、杏仁、甘草、桑白皮、腹皮各等分。

上㕮咀，姜葱煎服。

神秘汤　治上气喘急，不得卧。

陈皮、桔梗、紫苏、五味、人参等分。

每服四钱，用水煎，食后服。

四磨汤　治七情郁结，上气喘急。

人参、槟榔、沉香、台乌。

上四味各浓磨水取七分盏，煎三五沸，温服。

痰喘方　南星、半夏、杏仁、瓜蒌子、香附、陈皮去白、皂角炭、萝卜子。

上为末，神曲糊丸。每服六七十丸，姜汤下。

清化丸　治肺郁痰喘嗽，睡不安宁。

贝母、杏仁、青黛。

上为末，沙糖入姜汁泡蒸饼，丸如弹大，噙化。（明·程充补校《丹溪心法·卷一》）

喘不得卧，卧则喘，少气逆；上乘于肺，肺得水而浮，使气不得道流，以神秘汤：白茯苓五钱，木香五钱，桑白皮、紫苏叶、橘皮炒、人参。以上各七钱。

其脉沉而大。喘嗽加生姜。（明·高宾《丹溪治法心要·卷一》）

人参蛤蚧散　二三年间，肺气上喘咳嗽，咯唾脓血，满面生疮，遍身黄肿。

蛤蚧一对河水浸五日，逐日换水，洗去腥，酥炙黄，杏仁炒、甘草炙五钱，知母、桑皮、人参、茯苓、贝母各二两。

上末之，净瓷器盒子盛，每日入茶点服，大效。

治虚弱人因体虚伤风发喘，鼻声重。

陈皮、半夏、茯苓、甘草、防风、薄荷、荆芥、川芎、白术、桑皮、桔梗、杏仁、瓜蒌、苏子、片芩。上剉，水二钟、生姜五片煎服。（明·佚名《丹溪摘玄·卷七》）

加减三奇汤　治喘上气，痰涎喘促，胃肠不利。

桔梗、半夏、甘草、五味子、陈皮、杏仁、青皮、人参。

上剉，每五钱，姜三片，水煎。

加减泻白汤　治阴气在下、阳气在上，咳呕喘促。

桑皮一钱、甘草五钱、陈皮五钱、地骨皮七分、五味子五钱、青皮一钱、人参五钱、白茯苓一两。

上剉，每五钱入精粳米数粒煎。一方无五味、人参、茯苓，有知母、桔梗各一钱，黄柏三钱。

平气饮　治喘。

白术一钱、杏仁一钱、紫苏八钱、桑皮一钱、枳壳炒一钱、桔梗一钱、炙甘草五钱、陈皮八钱、半夏一钱、黄芩一钱、葶苈一钱、细辛一钱。

上剉，一服姜五片，水煎，食远服。一方：加南星、五味子、茯苓。

千金定喘丸　防风、川芎、大黄、当归、薄荷、连翘、芒硝各二钱半，半夏、白芍药各一钱半，石膏二两，黄芩、桔梗各二两，滑石一两半，甘草一两，荆芥、白术、山栀各一两，枳壳一两，乌梅二两，人参一两，甜葶苈一两，紫苏。

上末之，麻黄仁五斤，水三四桶煎稠，再加些，将麻黄煎二三次，去粗不用，再将麻黄汁顿熬成青，如稠糊，丸弹大，待患人熟睡一觉唤醒，以白汤磨化之。

神秘汤　治病人不得眠则喘者，水气逆上乘于肺，肺得水而使气不通，其脉沉大。

紫苏叶、陈皮、生姜、桑皮、人参各五两，白茯苓二两，木香二钱。

上剉，作一服，水三升煎一升，分三服。

治喘丸　皂角、白矾、生姜、半夏、南星一两片切，以水三碗煮南星、半夏无白点，晒干，去皂角、南星、半夏等，切莫晒干。苏子、黄芩、萝卜子蒸，各一两，风化硝八钱，沉香八钱，滑石一两半，青礞石。

上末之，入前药为末，和匀，曲糊丸。每五十丸、八十丸，食后茶汤下。

治气虚喘嗽气急。人参、茯苓、白术各一钱，五味子三十粒，陈皮一钱，麦门冬一钱，甘草七分，桑皮、半夏各一钱，紫苏八分，香附、黄芩、贝母、前胡、黄柏、枳壳各一钱，上剉，姜三片，水煎。

治痰喘。皂角炭五钱，海粉、南星一两，白矾一钱浸，晒干，瓜蒌仁。

上末之，姜蜜丸，如弹大，噙化之。

治痰喘头眩。二陈汤加桔梗、枳壳、片芩、苏子、南星、瓜蒌、炒山栀、天麻、姜汁、竹沥。

上剉，姜五片煎。除天麻，加天门冬、麦门冬。

治因气痰喘。陈皮、半夏、茯苓、甘草、南星、枳实、苏子、葶苈、贝母、黄芩、沉香、白芥子。

上剉，煎，入姜汁、竹沥。喘嗽加桑皮、杏仁。（明·佚名《丹溪摘玄·卷十一》）

邪气在表而喘者，心腹必濡而不坚。太阳恶风无汗而喘，桂枝加厚杏汤主之。喘而汗出者，邪气在里也，且邪气内攻，气逆不利而喘，以葛根黄芩黄连汤以利之。汗出而喘者，邪气在表也，邪气外盛，拥遏诸气不利而喘，与麻黄、杏子、甘草、石膏，以发之。

有里证而喘者，心腹坚满短气，有潮热，此外欲解，可攻里也。有水气而喘者，心下有水气，干呕发热而咳或喘，小青龙去麻黄加杏子主之。又水停心下则胸膈满而喘，宜利其小便。（明·吴尚默《丹溪手镜·卷之上》）

神秘方　治水气逆，上乘肺，肺浮而气不通，其脉沉大，不卧者是，卧则喘也。

紫苏子、陈皮、桑白皮、生姜、茯苓、人参五钱，木香二钱。

上㕮咀，煎服。

泻白散　治阴气在下，阳气在上，咳呕喘逆。

桑白皮、地骨皮、青皮、五味、甘草、人参、茯苓、杏仁。

痰，加半夏、桔梗。（明·吴尚默《丹溪手镜·卷之下》）

二母散　治喘急、倒头不得，痰涎涌盛。

知母、贝母。

上二味为末，临睡白汤温调服。如喘急加苦葶苈末；久嗽不止加兜苓末，如无以粟壳代，去筋膜不制。（元·杨清叟《仙传外科秘方·卷之十》）

参苏温肺汤　治形寒饮冷则伤肺，喘，烦心，胸满短气不能宣畅。

人参、肉桂、甘草、木香、五味子、陈皮、半夏制、桑白皮、白术、紫苏茎、叶各二两，白茯苓一两。

上㕮咀，每服五钱，水一盏半，生姜三片，煎至七分，去渣，食后温服。如冬寒每服不去节麻黄半分，先煎去沫，下诸药。

肺气喘急，哮嗽，夕不得卧，紫金丹。

砒水飞半钱、豌豆好者二钱，用水略润少时，以纸绝干研成膏。

上用膏子和砒同杵极匀，丸如麻子大。每服十五丸，小儿量无小与之，并用蜡茶清，极冷吞下。临卧，以知为度。

清金汤　治男妇不拘远近肺气咳嗽，上气喘急，喉中涎声，胸满气逆，坐卧不安，饮食不下。

粟壳蜜炙、人参、甘草各半两，陈皮、茯苓、杏仁、阿胶炒、五味子、桑白皮、薏苡仁、紫苏、百合、贝母去心、半夏曲、款冬花各一两。

上㕮咀，每服五钱，姜三片，枣二枚，乌梅一个，水煎，临卧服。（明·楼英《医学纲目·卷之二十七》）

《宝鉴》大利膈丸　风痰实满，喘嗽，风气上攻。

牵牛四两，生用半夏、皂角、青皮各二两，槐角一两，炒木香半两，加槟榔、大黄各五钱。

上为细末，姜汁糊丸，桐子大，食后，姜汤下五十丸。（明·刘纯《玉机微义·卷之四》）

白术木香散　治喘嗽，肿满，欲变水气者。

白术、猪苓、甘草、泽泻、茯苓各半两，木香、槟榔各三钱，陈皮二两，桂枝一钱，滑石三两。

上为末，每服五钱，入姜煎。（明·刘纯《玉机微义·卷之八》）

东垣泻阴火升阳汤　治肌热烦热，面赤食少，喘咳痰盛，脉右关缓弱，或弦，或浮数。

羌活、甘草炙、黄芪、苍术各一两，升麻八钱，柴胡一两半，人参、黄芩各七钱，黄连半两，酒炒石膏半两秋深勿用。

上㕮咀，每服一两，或半两，水煎。

橘皮汤　治肺热，气咳息喘奔。

橘皮、麻黄各三两，紫苏、柴胡各二两，宿姜、杏仁各四两，石膏八两。

上㕮咀，每服一两，水煎。（明·刘纯《玉机微义·卷之十》）

橘苏汤　治上气喘急。

橘皮一两，紫苏叶二两。

每服剉五钱，水一盏半，煎至七分，去滓温服。一方有枣一枚，同煎。（明·熊宗立《山居便宜方·卷之四》）

青龙汤　治肺经受寒，喘急，服此发散表邪。

半夏汤泡七次二两半，干姜炮、细辛、麻黄去节、肉桂、芍药、甘草炙各三钱，五味子二两。

每服五钱，水一钟，姜三片，煎七分，食后服。（明·陶华《痈疽神秘验方·痈疽十段关》）

人参定喘汤　治肺气上喘，喉中有声，坐卧不安，胸膈紧痛。又治肺感寒邪，咳嗽声重。

人参去芦、麻黄去节、阿胶蛤粉炒、半夏曲、五味子、罂粟壳去蒂，蜜炙、甘草，已上各一钱；桑白皮二钱。

上作一服，用水二钟，生姜三片，煎至一钟，食后服。

人参方　治咳嗽上气喘急，嗽血吐血者宜服。

上用拣参捣为末，每服三钱，用鸡子清调之，五更初服便睡，去枕仰卧，只一服愈，年深者再服。忌腥、咸、酱、面等，并勿过醉饱将息。

神秘汤　治上气喘急，不得卧者。

陈皮、桔梗、紫苏、五味子、人参各三钱。

作二帖，每帖用水二钟，煎至一钟，食远服。卧则喘者，水气逆上，乘于肺也。一方无桔梗、五味子，有桑白皮、木香、茯苓、生姜，煎服。

五味子散　治肺虚寒，理喘下气，去痰饮。务观郎中姊，忽发喘嗽，服诸药皆不效，得此三服遂愈。

五味子、官桂去粗皮、茯苓，已上各一两；陈皮去白三分；干姜炮、甘草炙各半两。

上㕮咀，每服五钱，水一大盏，煎至六分，食远热服。

玉华散　治咳嗽上喘，调顺肺经，清利咽膈，安和神气。

甜葶苈焙、桑白皮炒、半夏姜制、贝母炮、天门冬去心、马兜铃、杏仁去皮、尖、紫菀洗、百合蒸、人参，已上各一钱；百部、甘草炙各七分半。

上作一服，用水二钟，生姜三片，红枣二枚，煎一钟，食后服。（明·董宿《奇效良方·卷之三十二》）

人参泻肺汤　治肺经积热，上喘咳嗽，胸胁胀满，痰多，大便涩。

人参、黄芩、栀子、枳壳炒、薄荷、连翘、杏仁炒，去皮、桑白皮炒、大黄、桔梗炒、甘草炙各一钱。

上作一服，用水二钟，煎至一钟，食后通口服。（明·董宿《奇效良方·卷之四十八》）

未发，以扶正气为主。已发，以攻邪为主。有外感邪盛。

补　气虚短气，用人参、蜜炙黄柏、麦门冬、地骨、阿胶、桑白皮。

降痰　有痰亦短气而喘。导痰汤方：半夏、南星、陈皮、枳实、茯苓、甘草。

滋阴　阴虚，自小腹下火起而上者，地黄丸。年高痰喘不定者，必用此，仍茯苓与地黄等分。

疏利风痰　《妇人大全良方》千缗汤方：半夏、皂角、炙草、生姜。

降火　有热甚而喘。

泄水　有水乘肺而喘，葶苈、牵牛之类。

降气　导气汤、苏子降气汤，气实导气下行。

润燥　款花膏。

下　有胃实壅遏，以承气汤下之，气实者下之。

劫　椒目为细末一二钱，用姜汁调下止之。又萝白蒸熟为君、皂角烧灰等分、姜汁，炼蜜丸，梧桐子大，服五六十丸。劫后，看证用药。

温　外感心下有水气，干呕而喘，小青龙去麻黄加杏仁主之。（明·刘纯《杂病治例·喘》）

阴虚痰喘者补阴降火，四物汤加枳壳、半夏一云阴盛气喘四物加陈皮、甘草、些少以降气补阴，白芍药须用酒浸日干忌火。

千缗汤　治痰喘不能卧，人扶而坐数日，一服而安。

半夏七个炮制，四片破之，甘草一寸，炙南星一钱，皂荚一寸炙，去皮弦子。

上剉，加生姜一指大　水煎一方加雄黄，无甘草，大治痰。（明·卢和《丹溪纂要·卷之一》）

神秘汤　治上气喘息不得卧者。

陈皮、桔梗、紫苏、五味子、人参各二钱。

上作二服，每服用水二盅，煎至一盅，食远服。卧则喘者，水气逆，上乘于肺也。一方无桔梗、五味子，有桑白皮、木香、茯苓、生姜，煎服。

人参定喘汤　治肺气上喘，喉中有声，坐卧不安，胸膈紧痛，及治肺感寒邪，咳嗽声重。

人参去芦、麻黄去节、阿胶蛤粉炒、半夏曲、五味子、罂粟壳去蒂，蜜炙、甘草，以上各一钱；桑白皮二钱。

上作一服，用水二盅，生姜二片，煎至一盅，食后服。

人参理肺汤　治喘不止。

人参、杏仁麸炒、粟壳炒，去蒂，以上各二钱；麻黄炒、木香不见火、当归，以上各一钱。

上㕮咀，作一服，用水二盅，煎至一盅，食后服。

调降汤　治喘嗽。

枳壳一两，半夏姜制、桔梗、青皮、陈皮、槟榔、茯苓、紫苏子、葶苈隔纸炒，以上各半两，缩砂、白豆蔻、紫苏，以上各二钱半；甘草炙三钱。

上锉作散，每服三钱，生姜五片。水一盅，煎至七分，不拘时服。

五味子散　治肺虚寒，理喘下气，去痰饮。务观郎中姊，忽发喘嗽，服诸药不效，得此三服遂愈。

五味子、官桂去花皮、茯苓，以上各一两；陈皮去白三分；干姜炮、甘草炙各半两。

上㕮咀，每服五钱，水一大盏，煎至六分，食远热服。陈皮三分，即七钱半。

五味子汤　治喘促，脉伏而数者。

五味子二钱，人参去芦、麦门冬去心、杏仁去皮尖、橘皮去白，以上各二钱半。

上作一服，用水二盅，生姜三片、红枣三枚，煎至一盅，去滓，不拘时服。

杏苏饮　治上气喘嗽，浮肿。

杏仁去皮尖，炒一钱半；紫苏叶二钱，五味子、大腹皮、乌梅去核、紫菀、甘草炙，以上各一钱，陈皮去白、麻黄去节、桑皮炒、阿胶炒、桔梗，以上各七分半。

上作一服，用水二盅，生姜五片，煎至一盅，食后服。

紫苏子汤　治忧思过度，邪伤脾肺，心腹膨胀，喘促烦闷，肠鸣气走，漉漉有声，大小便不利，脉虚紧而涩。

紫苏子、半夏汤泡、木通、大腹皮、木香不见火、陈皮、人参、草果仁、枳实麸炒、白术、厚朴姜制、甘草炙，以上各一钱。

上作一服，用水二盅，生姜三片、红枣二枚，煎至一盅，去粗，不拘时服。（明·周文采《医方选要·卷之六》）

肺热，手掐眉目，日西热甚，喘嗽寒热，壮热饮水，轻者泻白散，重者凉膈散主之。（明·彭用光《原幼心法·中卷》）

葶苈大枣泻肺汤河间　治肺壅胀，胸膈满闷，上气喘急，身体面目浮肿等证。

葶苈子不拘多少炒黄为末，炼蜜丸如弹子大。

上以水三盏，大枣十枚，煎至二盏，去枣，入葶苈一丸，再煎至一盏，温服之。

葶苈散《济生》　治过食煎煿，或饮酒过度，致肺壅喘不得卧，及肺痈，咽燥不渴，浊唾腥臭。

甜葶苈子炒、桔梗去芦、瓜蒌子、升麻、薏苡仁、桑白皮蜜炙、葛根各八分，甘草四分。

上细切，作一服，加生姜五片，水一盏半，煎至一盏，温服。

泻白散　治大人小儿，风寒伤肺，喘急咳嗽。

桑白皮一钱，地骨皮一钱，生甘草五分。

上细切，作一服，加姜，水煎服。（明·虞抟《医学正传·卷之二》）

肺热者，轻手乃得，微按全无，日晡热甚，乃皮毛之热，其症必见喘咳寒热，轻者泻白散，重者凉膈散、地骨皮散。（明·汪机《外科理例·卷二》）

诸气喘促，上气咳嗽面肿，皆肺脏之本病也，加味泻白散主之。

桔梗、防风各二钱，甘草一钱，地骨皮一钱二分。（明·王銮《增订幼科类萃·卷之二》）

定喘汤　治痰喘胸满，坐卧不安，声重鼻塞，头昏。

半夏曲、明阿胶炒、甘草炒各五分，罂粟壳一钱制，五味子杵，炒、桑白皮炒、麻黄去节、人参各三分，生姜三片，乌梅半个。

水煎，临卧服。

栀子仁汤　治喘咳发热潮热，发狂烦躁，面赤咽痛。栀子仁、赤芍药、大青、知母各一钱，升麻、黄芩、石膏、甘草、杏仁各二钱，柴胡二钱，半豆豉百粒。上水煎服。

参术调中汤　泻热补气，止嗽定喘，和脾胃，进饮食。

黄芪四分，桑白皮五分，人参、炙甘草、青皮、白茯苓各三分，五味子杵五分，白术三分，地骨皮、麦门冬、陈皮各五分。

上水煎服。

四磨汤　治七情郁结，上气喘急满闷，痰涎上涌。

人参、槟榔、沉香、乌药。

上四味，各浓磨，白沸汤少许温服。（明·薛己《校注妇人良方·卷四》）

旋覆花汤　治伤风寒暑湿，喘嗽太盛，坐卧不宁。

旋覆花、赤芍药、前胡、半夏曲、荆芥穗、甘草、茯苓、五味子、杏仁、麻黄各等分。

上每服四钱，姜枣水煎。有汗者莫服。（明·薛己《校注妇人良方·卷二十二》）

喘咳，若出血过多，面黑胸胀，或胸膈痛而发喘者，乃气虚血乘于肺也，急用二味参苏饮。若咳血衄血者，乃气逆血蕴于肺也，急用十味参苏饮加山栀、芩、连、苏木。（明·薛己《正体类要·上卷》）

十六味清膈散　治涕唾稠粘，喘嗽痰盛，身热鼻干，大便如常，小便黄赤。人参、柴胡、当归、芍药、知母、桑白皮、白术、黄芪、紫菀、地骨皮、茯苓、甘草、桔梗、黄芩炒半两，石膏煅、滑石。上每服三钱，姜水煎，量儿服之。（明·薛己《保婴撮要·卷十八》）

一妇人咳嗽，早间吐痰甚多，夜间喘急不寐，余谓早间多痰，乃脾虚饮食所化；夜间喘急，乃肺虚阴火上冲。遂用补中益气加麦门、五味。（明·薛己《内科摘要·卷上》）

定喘华盖丸　清肺金，降阴火，定喘急，有效。

百合蜜炒一两，百部去心，蜜炒一两，杏仁去皮尖，另研泥一两，紫菀去根土，蜜水洗二两，麦门冬去心一两，黄柏去皮，蜜炒五钱，知母去毛，蜜炒一两，薏苡仁炒一两，人参去芦一两，贝母去心，姜制一两。

共为细末，炼蜜为丸，如梧桐子大，每服七十丸，煎圆眼肉汤送下。忌酱爊之物。（明·郭鉴《医方集略·卷之三》）

礞石滚痰丸　治痰喘气上逼迫，难于坐卧，大便秘者可用。有气虚而喘者，宜五味子、人参、麦门冬之类。有脾虚肿满而喘者，宜紫苏子、白术、枳实之类。有因怒气逆而喘者，宜青皮、桑皮、槟榔之类，当以各类求之，不可一概而治。（明·郭鉴《医方集略·卷之五》）

参术调中汤　泻热补气，止嗽定喘。黄芪四分，人参、甘草炙、白茯苓各三分，五味二十粒，白术三分，麦冬、地骨皮、陈皮各二分，桑白皮五分，青皮一分。

水煎，早饭后服。（明·万全《保命歌括·卷之四》）

滋阴丸　治夏热厥逆，其症气上冲咽不得息，而喘息有音，不得卧。

酒黄连、酒黄柏、酒知母各等分。

上为细末，热汤丸，梧桐子大，每服二百丸。白汤下，空心服。仍多饮热汤，服毕少时便以米饮食压之，使不令胃中停留，直至下元，以泻冲脉之邪也。（明·万全《保命歌括·卷之五》）

肺藏气，气有余则喘咳上气，气不足，则利息少气。肺主悲，悲则气消。有余，以分气紫苏饮泻之；不足，以瑞竹堂补气汤补之。（明·万全《保命歌括·卷之七》）

葶苈五皮汤　治上气喘嗽，面目浮肿。

陈皮去白、桑白皮、大腹皮、茯苓皮、生姜皮、葶苈炒，研细各等分。

上㕮咀，水煎，临卧服。（明·万全《保命歌括·卷之十七》）

《宝鉴》加减泻白散　治上气喘促，口干烦热，咽膈不利。

桑白皮一钱，地骨皮、细黄芩、陈皮去白、青皮去白、桔梗、甘草各五分。

上㕮咀，水煎，食后服。

丹溪治痰喘方

南星炮一两，半夏洗七次二两，二味研末，姜汁作曲；杏仁去皮尖、瓜蒌子去壳各研，取霜；香附子童便浸、陈皮去白、皂角烧存性、萝卜子蒸各半两。

上为末，神曲糊为丸，每服六七十丸，姜汤下。

河间葶苈大枣泻肺汤　治肺胀胸满，上气喘急。

葶苈子（不拘多少炒为末，炼蜜丸如弹子大）。

上以水三盏，大枣十枚，煎二盏，去枣，入葶苈丸一丸，再煎至一盏，温服。灸法：璇玑一穴，气海一穴，足三里二穴。

麻黄泻白散　治大人小儿风寒伤肺，喘急咳嗽。

桑白皮、地骨皮各一钱，甘草、麻黄、杏仁各半钱。

上㕮咀，加姜三片，水煎服，神效。

五虎汤　治喘急痰气。

麻黄七分，杏仁去皮尖二钱，甘草四分，细茶炒八分，白石膏一钱半。

上㕮咀，水煎服。

五味子汤　治肺虚而喘。

五味子五十枚、麦门冬去心、杏仁去皮尖、人参、陈皮去白、生姜各一钱，大枣三枚。

㕮咀，作二服，每服水二盏，煎一盏，食后温服。

郁李仁丸　治水气乘肺，气逆而喘。

葶苈如上制、郁李仁去壳炒、真苏子炒、杏仁去皮尖、陈皮去白、防己、赤茯苓各等分。

上为末，炼蜜丸如梧桐子大，每服三、四十丸，食后，生姜紫苏汤下。（明·万全《保命歌括·卷之十八》）

又问，产后血入于肺，面赤发喘欲死者，参苏饮主之。

人参末一两，苏木二两。

水三盏，煎一盏去末，人参末随时加减服，效难尽述。（明·万全《万氏女科·卷之三》）

葶苈丸　治乳食冲脾，伤风咳嗽，面赤身热，痰甚喘促者。

甜葶苈去土，隔纸略炒、黑牵牛炒、杏仁去皮尖、炒黄，另研，双仁者杀人、汉防己各等分。

为末，入杏泥，取蒸陈枣肉，和捣为剂，丸如麻子大，每服五丸至七丸，淡生姜汤，乳食后或临卧服，量儿加减。此方因乳食冲脾、痰甚者及壮实小儿可用之。苟不因乳食所伤而痰甚者，如怯弱者，宜去牵牛，加真苏子炒各等分为丸。

泻白散　治咳嗽而后喘，面肿身热。

桑白皮蜜炒黄、地骨皮焙洗等分，甘草炙减半。

上㕮咀，入粳米同煎，食后服。（明·万全《育婴家秘·卷之一》）

五虎汤　治肺喘。

麻黄七分，杏仁一钱，甘草四分，细茶八分，石膏一钱五分。

上作一服，水煎。本方去茶、石膏，加紫苏叶、桑皮等分，名家传五拗汤。

芎蝎散　治脾虚上气喘息急，呕吐痰涎，足胫冷者。

川芎、荜拔各一钱，蝎梢去毒三分，半夏酒浸一宿，水洗七次，焙干、细辛各二分。

上为极细末，热汤调，稍热服。

诸气喘促，上气咳嗽，面肿，皆肺脏之本病也，加味泻白散主之。

桔梗、防风各二钱，甘草一钱，地骨皮一钱二分。（明·万全《幼科发挥·卷之下》）

老人气喘方　真苏子、白芥子、萝卜子各等分。

上洗净，纸上微炒，捣碎，每服三钱，用绢包之入汤内煎，当茶服，冬月加生姜二片。

七拗汤　治喘，亦治伤寒喘嗽，内除五味、半夏，名五虎汤。

麻黄去节、杏仁、半夏、石膏、芽茶、北五味、甘草炙一半，生一半，喘甚，加紫菀、马兜铃各等分。

压掌散　治男、妇哮喘痰嗽。

麻黄去节二钱半，甘草炙二钱，银杏即白果用四五个槌破。

上用水一钟半，煎至七分，临卧时温服。

又方五味子八两，细茶三两。

上二味晒干为末，用甘草四两煎极浓，汤如饴为丸，不拘时每服三十丸，沸水送下，数日即愈。

治痰喘哮嗽经验方

孩儿茶五钱，片黄芩三钱，防风二钱，栀子一钱，麝香五分，片脑一分，朱砂一钱。

上为细末，米饭捣和为丸，如黄豆大，朱砂为衣，每夜噙一丸，舌下待其自化，如久嗽候药消尽再用一丸，极效。（明·张时彻《摄生众妙方·卷之六》）

定肺汤　治上气喘急。

紫菀、五味子、橘红、甘草炙、苏子炒、杏仁去皮尖炒、桑白皮炒、半夏制、枳壳炒、紫苏叶各等分。

上用生姜五片，水二盏，煎一盏服。喘甚加葶苈，痰多加瓜蒌仁。

三拗汤　治感冒风寒，鼻塞声重，语言懒出，咳嗽喘急，外感客邪有余之证。

生甘草、麻黄不去节、杏仁留皮尖各等分。

上用生姜五片，水二盏，煎一盏，温服，得汗出为度。

神秘汤　治上气喘急不得卧者。

橘红、桔梗、紫苏、五味子、人参各等分。

上，每服四钱，水二盏，煎八分，食前服。

四磨汤　治七情郁结，上气喘急。

人参、槟榔、沉香、乌药各一钱，浓磨汁。

上取水七分，煎一、二沸，温服。（明·皇甫中《明医指掌·卷三》）

喘嗽遇冬则发，此寒包热也。解表热自除，喘嗽亦止。

枳壳、桔梗、麻黄、防风、陈皮、黄芩、木通、紫苏、杏仁各等分。

上用姜三片，煎服。（明·沈与龄《医便初集·冬月诸症治例》）

又有过欲肾虚，火炎于肺，而为喘嗽等症，治用六味地黄丸，加黄柏、知母、贝母、麦冬、五味之属。又有肺气内虚，不能运行，而为喘嗽膹郁等症，治用参、芪、术、附、麦冬、五味、款冬花之属。（明·孙一奎《赤水玄珠·第一卷》）

《拔萃》圣灵丹　治脾肺有湿，喘满，风盛，小便赤涩。

苦葶苈炒四两、防己二钱、茯苓面炒、木香、槟榔、木通、人参各一钱五分。

为末，以枣肉丸，梧子大，每服五十丸，桑白皮汤下。（明·孙一奎《赤水玄珠·第五卷》）

《保命集》半夏丸　伤风痰作喘逆，兀兀欲吐，恶心欲倒。

半夏一两，槟榔、雄黄各三钱。

五味子二钱，人参、麦冬、杏仁、橘红各二钱半，姜三片，红枣三枚，水煎服。

安肺散　治痰嗽，不问新旧，喘急气逆。

麻黄去节二两，炙甘草二两，御米壳去蒂炒黄四两。

上为末，每五钱，水一盏，入乌梅一枚，煎七分温服。

白术散　治夏月饮冷酒生痰，膈满而喘。

白术、茯苓、黄芩、半夏各等分，每服六七钱，姜三片。

水煎，调陈皮、神曲末各一钱，食后服。

参苏温肺汤　治形寒饮冷则伤肺，喘烦心胸满，短气不能宣畅。

人参、肉桂、甘草、木香、五味子、陈皮、半夏、白术、桑皮、紫苏茎叶各二两，茯苓一两。

每五七钱，姜三片，水煎服。如冬寒月，每服加不去节麻黄半分。

陈皮汤　治痰喘。

橘红半斤，明矾二两半，共炒香；炙甘草二两；半夏二两姜汁浸，矾水煮。

上为末，每服二钱，米汤下。

东垣加味泻白散　治阴气在下，阳气在上，咳嗽喘促。

桑皮一两，青皮二两，茯苓三钱，甘草、地骨皮各七钱，陈皮、五味、人参各五钱。

每五七钱，入粳米百粒，水煎服。

东垣人参平肺散　治心火刑肺，传为肺痿，咳嗽喘呕，痰涎壅盛，胸膈痞闷，咽嗌不利。

桑皮一钱，知母七分，炙甘草、地骨皮、人参各五分，茯苓、天冬各四分，青皮、陈皮各三分，五味子三十粒，如热甚加黄芩、紫苏叶、半夏各五分。

东垣神秘汤　治病人不得眠，眠则喘急，水气逆行，上乘于肺，肺得水而浮，使气不流通，其脉沉大。

苏叶、陈皮、生姜、桑皮、人参各五钱，茯苓、木香各二钱。

上分二帖，水煎服。

凡喘不得卧，其脉浮，按之虚而涩者，为阴虚。去死不远，慎勿下之，下之必死。宜四物加童便、竹沥、青黛、门冬、五味、枳壳、苏叶服之。

防己葶苈丸　治肺气喘嗽，面目浮肿，小便赤涩，喘促不得卧。

汉防己、木通、贝母各一两，苦葶苈炒、杏仁。

上为末，枣肉膏为丸，梧子大，桑白皮汤下。

肺虚则少气而喘。经曰：秋脉者肺也。秋脉不及则喘，呼吸少气而咳，上气见血，下闻病音，治则人参、五味、门冬之属是也。

分气紫苏饮　治脾胃不和，洒淅恶寒，气逆喘促。

五味子、桑白皮、茯苓、炙甘草、草果、大腹皮、陈皮、桔梗各等分，紫苏减半，姜三片。

水煎服。

加味白虎汤　治热痰喘嗽，火迫肺金。

白虎汤加瓜蒌仁、枳壳、黄芩，神效。

罗太无人参半夏丸　化痰坠涎，止嗽定喘，或风痰、茶痰、食痰，一切痰逆呕吐，厥头痛，或风气偏正头风疼，或壅头目，昏眩耳聋，鼻塞咽干，胸膈不利。

人参、茯苓、南星、薄荷各五钱，半夏、干姜、白矾、寒水石各一两，蛤粉二两，藿香二钱半。

上为末，水糊为丸，梧子大。每服三五十丸，姜汤下，日三服。此方治久喘极效，于未发时服之，若已发时，用沉香滚痰丸微下之，累效。

麻黄苍术汤　治秋暮冬月，每夜连声嗽不绝口，喘至天明日高方缓，口苦，两胁下痛，卧而多惊，筋挛肢节痛，痰吐涎沫，日晚呵欠，不能饮食。

柴胡、羌活、苍术各五分，麻黄一分，防风、甘草梢生、归尾、黄芩各四分，炙甘草三分，五味子九分，草豆蔻六分，黄芪一钱半。

上分二帖，水煎，稍热服。

人参理肺散　治喘嗽不止。

麻黄去节，炒黄、川归、木香各一两，御米壳炒三两，人参、杏仁麸炒各二两。

每服六钱，水煎服。

双玉散　治火痰喘嗽，痰涌如泉。

寒水石、石青，等分为末，人参汤下三钱。

四磨汤　治七情伤感，上气喘息，妨闷不食。

杏苏饮　治上气喘嗽浮肿。

杏仁一钱半，苏叶二钱，五味子、大腹皮、乌梅肉、紫菀、炙甘草各一钱，橘红、麻黄去节、桑皮、阿胶、桔梗各七分半，姜三片。

水煎服。

玉华散　咳嗽上喘，清肺利膈。

甜葶苈、桑皮、半夏、贝母、天冬、马兜铃、杏仁、紫菀、百合、人参、百部、甘草各七分。

水煎服。

参苏饮　产后血入于肺，面赤发喘欲死者。

人参一两，为末，苏木二两。

上以水二碗，将苏木煎至一碗，去渣，调入参末，随时加减服，神效。若因忧怒，性气抑郁而发喘者，以小调经散，用桑皮、杏仁煎汤调服。

旋覆花汤　产后伤风，寒咳喘嗽，痰涎壅盛，坐卧不宁。

旋覆花、赤芍药、荆芥穗、半夏曲、五味子、麻黄、茯苓、杏仁、甘草、前胡各等分，姜五片，枣二枚。

水煎服。

血没散　产后败血冲心，胸满上喘，命在须臾。

真血竭、没药，等分为末。

每服二钱，用童便、好酒煎一大沸，温调下。方产时进一服，上床良久，再服。其恶血自循经下行，更不上冲，免生百病。

大橘皮汤　感湿面肿上喘。

滑石九钱，炙甘草、木香、槟榔各一钱半，陈皮三钱。

《本事》劫痰方　治痨嗽及哮喘痰涌。

青黛三钱，辰砂、雄黄、明矾、信石生用，各一钱。

上俱为细末，淡豆豉一百粒，汤浸去壳，研如膏入药，丸如梧子大，临卧冷茶吞一丸。

定喘奇方　治稠痰壅盛，体肥实而喘者。

广橘红二两、明矾五钱同炒香，去矾不用，半夏一两半，杏仁麸炒一两，瓜蒌仁去油一两，皂角去皮弦子，烧存性三钱，炙甘草七钱，黄芩酒拌，晒干五钱。

上为末，蒸饼用淡姜汤打糊为丸，绿豆大，每食后白汤下一钱，日二次，服三五日，大便调，稠痰而愈。虚弱人，每服七分。

润肺汤　治上盛下虚，脾肺湿热，远年近日气喘咳嗽，痰盛，心胸气闷，不思饮食，或寒热往来，或感冒风寒，喘嗽气急，五瘵七伤，吐血等症，并皆治之。

知母二钱，紫菀五钱半洗净，山栀仁五分，甘草一钱半，炒麻黄五分滚汤泡，去白沫，晒干，荆芥五分去梗，马兜铃五分去筋膜，前胡二钱去芦，赤芍一钱，桑白皮二钱半去红皮，用蜜炒，半夏三钱汤泡七次，晒，赤茯苓二钱去皮，杏仁五钱半去皮尖，研成泥用，黄芩二钱半去腐土。

如妇人加当归、川芎、生地黄、牡丹皮各一钱，此药制度，每服一两四钱半，用水二大盅，生姜五片。初感风寒，加葱白三根。久患咳嗽，加枣二枚，不用葱白。

煎至一盅半，去滓，临睡，候将身右卧，用绢帛顶住右软肚，次用竹筒缓缓吸药，热服不言语呼唤，切忌房劳。

劫喘方牛黄散　治热痰暴喘欲死者。

白牵牛炒二两，大黄煨一两。

蜜水下二钱。（明·孙一奎《赤水玄珠·第七卷》）

《活人》五味子汤　治喘促，脉伏而数者。

参附汤治真阳不足，上气喘急，自汗盗汗，气短头晕。

人参半两，附子炮去皮脐一两。

上㕮咀，分作三服，加生姜水煎。（明·孙一奎《赤水玄珠·第十卷》）

五味子汤治产后喘促，脉伏而厥。

五味子杵，炒、人参、杏仁各二钱，麦冬、陈皮各一钱。

上姜三片，枣二枚，水煎服。

旋覆花汤治伤风寒暑湿，喘嗽太盛，坐卧不宁。

旋覆花、赤芍药、半夏曲、前胡、甘草、荆芥穗、五味子、茯苓、麻黄、杏仁各等分，每以五钱，姜、枣，水煎服。有汗者勿服。（明·孙一奎《赤水玄珠·第二十一卷》）

八味丸　治下元真气不足，肾虚不能纳气归原而喘。

怀熟地四钱，山药、山茱萸各一钱，茯苓、泽泻各一钱五分，大附子童便制、桂心各五分。

上蜜丸，赤豆大，每服二三十丸，白汤下。

参术调中汤　补中，清热，定喘，除嗽。

人参、白术、桑白皮蜜炙、炙甘草各三分，麦门冬、陈皮、茯苓各一钱，青皮三分，五味子二十粒。

水煎服。

定喘汤　诸喘久不愈。白果二十一枚去壳，切，炒，款冬花、桑白皮蜜炒、麻黄法制、半夏各三钱，苏子二钱，杏仁、酒芩各一钱半。水煎，作二次服。

椒目散　水泛于肺，肺得水而浮，故喘不得卧。

川椒目沉水者，略炒为末，每一钱，姜汤调下。

麻黄杏子草膏汤　治伤寒发汗后，不可更行桂枝汤，汗出而喘，无大热者。及下后而喘。

麻黄二两去节，杏仁去皮尖二十五粒，石膏四两，甘草二两。

上每三四钱，水煎服。

千缗汤　治痰饮喘急，不能卧，人扶而坐，一服即安。

半夏泡七个，炙甘草、皂角炙各一寸，生姜一片。水煎服。

人参胡桃汤　治下元不足，喘不得卧。

人参一钱五分，胡桃肉三枚，姜一片。

水煎服。

生脉汤肺气大虚，气促上喘，汗出而息不续，命在须臾。

麦门冬去心五钱，人参三钱，五味子三十粒。

水煎服。

双玉丸　治胃火刑肺，气高而喘。每至夏月，必一发者。

软石膏、寒水石各煅，姜汁淬。

上等分，为细末，用甘草煎浓膏为丸，绿豆大，每夜白汤或淡姜汤送下一钱。

桑白皮汤肺气有余，火炎痰盛作喘。

桑白皮、半夏、苏子、杏仁、贝母、山栀、黄芩、黄连。

上姜水煎服。

神秘汤　水气作喘。

橘红、桔梗、紫苏各五分，人参三分，五味子七粒，桑白皮一钱，半夏七分，槟榔五分，炙甘草二分。

姜三片，水煎服。（明·孙一奎《赤水玄珠·第二十六卷》）

五虎汤　定喘急之症，暂服一帖。

麻黄、杏仁、甘草、石膏、细茶。

上水煎。

五味子汤　治喘促，脉伏而数。

五味、人参、门冬、杏仁、陈皮。

上水煎姜、枣。

人参四磨汤　治七情郁结，上气喘急。

沉香、槟榔、人参，乌药。

上浓磨，水七分，煎一二沸服。

润下丸　降痰定喘。

甘草炙、南星、黄芩、黄连各一两，陈皮八两，半夏二两。

上为末，蒸饼糊丸如桐子大，每服五十丸，白汤下。（明·周礼《医圣阶梯·卷之五·喘四十一》）

三物五味子汤　治产后喘促，脉伏而厥。

五味、人参、门冬，上水煎。

参苏散　治产后血入于肺，面黑发喘欲死。

人参一两为末，苏木二两。

水二碗，煎至一碗去柤，以人参末随时加减调服。（明·周礼《医圣阶梯·卷之七》）

人参定喘汤　喘而气促者。

橘红、桔梗、苏叶、五味、人参、杏仁、白皮。

上水煎。

小青龙汤　太阳表未解，心下有水气，干呕发热而咳，或噎，或喘。麻黄、芍药、细辛、干姜、甘草、桂枝、五味、半夏，上水煎。自汗去麻黄加茯苓，有咳嗽者去麻黄加杏仁，或腹痛大便坚者以大柴胡汤、小承气汤选而用之。（明·周礼《医圣阶梯·卷之九》）

喘嗽痰火，用半夏、南星各二两，滚汤泡九次。将生姜汁二碗，浸药晒干，汁尽为度，炒焦黄色研末，白糖调服；或用茯苓补心汤，散火消痰。（明·周子干《慎斋遗书·卷之九》）

柴苏饮　治脾胃不和，气喘促。人参、紫苏、半夏、甘草、五味、桑白皮、陈皮、桔梗、茯苓、大腹皮、草果各等分，水二盏，姜三片，盐少许煎，空心服。

滚痰丸　治痰火虚热气促喘，可用：大黄、黄芩各八两，青礞石硝煅一两，沉香、朱砂、雄黄二两，玄明粉四两。

各为细末，丸如梧桐子大。每服四、五十丸，临时食后服。

九宝汤　治老人小儿素有喘急。

紫苏、麻黄、杏仁、甘草、干桂、薄荷、陈皮、大腹皮、桑白皮、半夏、五味。水盏半，姜三片，乌梅一个，温服。（明·黄惟亮《医林统要通玄方论·卷之二》）

参术调中汤　泻热补气，上嗽定喘，和脾胃，进饮食。即补中益气汤去当归、升、柴。用黄芪四分，人参、甘草各三分，陈皮二分，加白术、桑白皮各五分，泻肺定喘。五味子二十粒，收耗散之气以止嗽。地骨皮二分，善解肌热。茯苓三分，以降肺火。麦门冬二分，以降肺气。青皮一分。散胸中滞气。

三拗汤　治感冒风邪寒冷，鼻塞声重，语音不出，咳嗽多痰，胸满短气喘急。

麻黄、杏仁、甘草各一钱，姜三片。

水煎温服，得汗为度。如胸紧加枳实，有痰加半夏，头痛加石膏、细茶。（明·李梴《医学入门·卷之三》）

水喘怔忡或肿胀　水喘，水气辘辘有声，怔忡者，小青龙汤、古葶枣散、白前汤。水肿，水气胀肺而喘，然喘必生胀，胀必生喘，二证相因，皆小便不利。肺主气，先喘而后胀者，宜清金降火，而行水次之；脾主湿，先胀而后喘者，宜燥脾行水，而清金次之。

火炎得食喘暂止，火炎肺胃喘者，乍进乍退，得食则坠下稠痰则止；食已入胃，反助火痰，上喘反大作，宜降火清金，导痰汤加芩、连、山栀、杏仁、瓜蒌。如胃有实火，膈上稠痰者，导水丸。（明·李梴《医学入门·卷之四》）

沉香降气汤

沉香二钱，砂仁五钱，甘草一两二钱，香附四两。

为末。每二钱入盐少许，白汤调服。治阴阳壅滞，气不升降，胸膈痞闷，喘促短气，噎醋吞酸，肝胃留饮，胁下支结妨闷。

大萝皂丸

南星、半夏、杏仁、瓜蒌仁、香附、青黛、陈皮各五钱，萝卜子二两，皂角烧灰一两。

为末，神曲煮糊为丸，梧子大。每六十丸，姜汤下。治气喘、痰喘、风痰、食痰、酒痰、面毒等证。

兜铃丸

马兜铃、杏仁、蝉退各二两，人言煅六钱。

为末，枣肉为丸，葵子大。每六七丸，临卧葱茶清放冷送下，忌热物半日。治男妇久患咳嗽，肺气喘促，倚息不得睡卧，咳嗽亦效。

古百花膏

紫菀、款冬花各等分。

为末，蜜丸龙眼大。每一丸，食后临卧细嚼姜汤下。噙化尤佳。治喘咳不已，或痰有血，若虚弱人最易服之。

古参附汤

人参五钱，附子三钱，姜煎。

治阳虚气弱，气短气喘，自汗盗汗，头眩等症。

诃黎丸

诃子皮五钱，海石、瓜蒌仁、青黛、杏仁、贝母、便制香附各二钱半。

为末，姜汁和蜜为丸，含化，徐徐咽下。治肺胀喘满，气急身重及劳嗽干咳无痰等症。

宁肺汤

川芎、当归、芍药、熟地、白术、甘草、五味子、麦门冬、桑白皮、茯苓各五分，阿胶一钱二分。

姜煎，温服。治荣卫俱虚，发热自汗，肺气喘息，咳嗽痰唾。

清肺生脉饮

黄芪二钱，当归、生地黄、人参、麦门冬各五分，五味子十粒。

水煎服。治暑入肺咳嗽，脾胃虚弱，气喘气促。

人参润肺丸

人参、款冬花、细辛、甘草、杏仁各四两，官桂、桔梗各五两，知母六两。

为末，蜜丸芡实大。每一丸，食后细嚼，淡姜汤下。治肺虚咳嗽喘急，日久成劳。

四磨汤

人参、槟榔、沉香、乌药各等分。

磨浓水，取一盏煎三五沸，食后服。治七情伤感，上气喘急，妨闷不食。

葶苈散

葶苈、瓜蒌仁、薏苡仁、桑白皮、升麻、葛根、桔梗各一钱，甘草五分。

姜煎温服。治过食煎炒及酒，以致喘急不得卧及肺痈等证。

葶苈丸

葶苈、防己、木通、杏仁、贝母各一两。

为末，枣肉捣膏为丸，梧子大。每五十丸，食远，桑白皮煎汤下。治肺气咳喘，面目浮肿，喘促不安，小便赤涩。

小萝皂丸

萝卜子二两蒸，皂角五钱，南星用白矾水浸晒、瓜蒌仁、海粉各一两。

为末，姜汁和蜜捣匀为丸。含化止之，治喘证最妙。

御寒汤

黄连、黄柏降火、羌活各二分，黄芪一钱，人参五分补肺，甘草、款冬花、佛耳草消痰，白芷、防风各三分，陈皮、升麻各五分，苍术七分。通寒气之壅塞，水煎热服。治寒伤皮毛，鼻塞咳嗽，上气喘急。（明·李梴《医学入门·卷之六》）

补肺汤　久喘宜用。

阿胶蛤粉炒一钱，五味子九粒，马兜七分，天门冬去心一钱，人参去芦六分，杏仁去皮八分，半夏曲一钱，桔梗七分去芦，麦门去心八分。

水钟半，煎八分，食远徐徐服。

苏子饮　治风寒咳嗽，定喘，神效。

紫苏八分，干葛一钱，前胡一钱，半夏泡一钱，桔梗七分，陈皮八分去白，杏仁一钱去皮尖，羌活一钱，桑白皮八分，甘草三分。

水钟半、姜三片、葱一茎，煎八分，热服，取微汗妙。

泻肺汤　新喘宜用。

葶苈炒一钱，桑白皮八分，陈皮去白一钱，桔梗八分，石膏二匙，栀子炒一钱，瓜蒌仁七分，半夏制钱半，甘草三分。

水钟半、姜三片，煎八分，食远热服。

五拗汤　治风寒咳嗽肺喘。

麻黄不去节、杏仁不去皮、荆芥穗、桔梗各等分。

上用生姜三片同煎，温服。（明·张四维《医门秘旨·卷之六》）

定喘汤

白果二十一枚炒黄色，黄芩炒、杏仁去皮尖各一钱五分，桑白皮二钱，炙苏子二钱，甘草一钱，麻黄去节、半夏法制、款冬花各三钱。

肺虚感寒，气逆膈热，作哮喘者，此方主之。

附子理中汤

人参、甘草炙、附子制、干姜炒、白术炒各一钱。

脾肺虚寒，痰涎壅塞，少有动作，喘嗽频促，脉来迟细者，此方主之。

六君子汤

人参、白术、茯苓、甘草、半夏、陈皮。

气虚痰喘者，此方主之。

五味子汤

五味子半两炒，人参去芦、麦门冬去心、杏仁去皮尖、陈皮去白、生姜各二钱。

肺虚作喘，脉大者，此方主之。

泻白散　桑白皮、地骨皮各一两，甘草五钱。

肺火为患，喘满气急者，此方主之。（明·吴崑《医方考·卷之二》）

款冬花丸　治年老气虚，痰盛涎涌，喘嗽不止，遇寒尤甚，并劳瘵久嗽痰气。

款冬去梗二两，桑白皮一两半，人参、京紫菀、贝母各一两，五味子、桔梗各半两，苏叶三钱，槟榔一钱半，广木香一钱，杏仁去皮尖、知母去毛各一两。（明·吴旻《扶寿精方·卷之中》）

清肺汤　治火喘。

片黄芩一钱，山栀子、枳实、桑白皮、陈皮、白茯苓去皮、杏仁去皮尖、苏子、麦门冬去心、贝母去心各八分。

沉香磨水、辰砂研末，一味临服调入，各五分，上锉一剂，姜一片，水煎，入竹沥同服。气短而喘者，呼吸短促而无痰声也。（明·龚廷贤《万病回春·卷之二》）

定喘四物汤　肺气不利，故令喘促。

当归酒洗六分，川芎六分，白芍酒炒六分，生地黄七分，白茯苓去皮，前胡、桔梗去芦、杏仁去皮、葶苈、紫苏、桑白皮、金沸草、枳壳去穰，麸炒、枳实麸炒各八分，甘草三分。

上锉，水煎服。（明·龚廷贤《鲁府禁方·卷三》）

伤寒发喘急，发表定良方。若还有痰气，加入二陈汤。

五虎汤内用麻黄，杏仁甘草石膏藏。更入细茶同水煮，桑皮加入又为良。（明·龚廷贤《云林神彀·卷一》）

阿胶散　治嗽，喘，咆哮，昏沉，肺虚症也。

阿胶一两面粉炒，甘草三钱，黍粘子一钱炒，杏仁七个去皮尖，糯米一两，马兜铃五钱。

上为粗末，每服二钱，白水煎服。

泻白散　治闷乱，喘促，或饮水，肺实症也。

桑白皮去皮一两炒，甘草半两炒，地骨皮一两炒。

上为末，每服一钱，水一钟，粳米一合，煎至七分，空心服。（明·龚廷贤《小儿推拿方脉活婴秘旨全书·卷二》）

四磨汤　治七情郁结，上气喘急。

枳壳一个，槟榔一个，沉香一块，乌药一个。

上用酒磨浓，入白汤服。

参桃汤　治肺虚发喘，少气难以布息。

人参二钱，胡桃肉二枚去壳，不去皮。

上锉，生姜五片，大枣二枚。食后临卧时，水煎服。（明·龚廷贤《小儿推拿方脉活婴秘旨全书·卷四》）

七情郁，上气而喘者，用四磨汤：人参、槟榔、沉香、乌药，上四味，各用水磨汁，合一处，温服之。

虚阳上攻，气不升降，上盛下虚，痰涎壅盛，喘促短气，咳嗽而喘者。

苏子降气汤

苏子三钱，陈皮、厚朴姜汁炒各一钱，前胡、肉桂各一钱、半夏姜汁炒五钱，当归三钱，甘草一钱。

上锉，姜、枣煎服。（明·龚廷贤《寿世保元·卷三》）

黄牛散　治肺热，脉滑大，气急喘满。

大黄一两，白牵牛二两。

上为末。蜜水调二钱，立止。

又，用皂角膏为丸亦可。

麦花散　治肺气胀实，喘急胸满。

大麦面，芫花醋浸一宿，煮干，炒。

上等分，为末。每服一钱，柳枝煎汤调服，食后。（明·龚廷贤《小儿推拿方脉活婴秘旨全书·卷之五》）

防己丸　治肺不足喘嗽，久不已者，调顺气血，消化痰涎。

防己、木香各二钱，杏仁三钱。

上为末，炼蜜为丸如小豆大，每服二十丸，煎桑白皮汤下。如大便秘，加葶苈一两，食后服。

分气紫苏散　治脾胃不和，气逆喘促。

桑白皮、茯苓、甘草、草果仁、大腹皮、陈皮、桔梗、五味子各二斤。

上为粗末，秤二十斤净，入净紫苏十五斤，捣碎，同一处拌匀，每服四钱，水一盏，姜三片，入盐少许同煎，空心服。

人参定喘汤　治肺气上喘，喉中有声，坐卧不安，胸膈紧满，及治肺感寒邪，咳嗽声重。

人参、麻黄、半夏、阿胶、甘草炙各一两，桑白皮、五味子各两半，罂粟蜜炒二两。

每服三钱，水一盏，姜一片，煎七分，食后温服。

四磨汤　治七情郁结，上气喘急。

人参、槟榔、沉香、天台乌药。

上四味，各浓磨水取七分，每一盏煎三、五沸，温服。

葶苈散　治肺气喘满痰嗽，眠卧不安，不思饮食。

苦葶苈、蛤粉各三钱，人参、桑白皮、山栀子、荆芥穗、薄荷、陈皮、桔梗、苦参去皮尖、赤茯苓去皮各半两，甘草五钱。

上㕮散，生姜三片，水一盏，煎八分，温服。

杏参饮　治因坠堕惊恐，或渡水跌仆疲筋筋（第二个筋字，疑为衍文。编者注）乃喘急。

人参、桑白皮、橘红、大腹皮、槟榔、白术、杏仁、诃子、半夏、桂心不见火、紫菀、甘草。

每服四钱不拘时。（明·程守信《商便奇方·二卷》）

立安散　治痰气壅盛，咳嗽喘急，睡卧不得。

广陈皮一两水泡去白，枳壳一两去穰，明矾七钱，贝母、江子二七粒去壳。

上用水二钟，将四味药入内煮干，去江子用三味，加贝母同为末，调熟水服或五分一钱，气即下，喘自息，痰自消。

杏茶饮　治痰喘气急，卧睡不宁。

杏仁、麻黄、白石膏。

每煎陈细茶一大半同煎，食后服。（明·程守信《商便奇方·三卷》）

喘急有虚有实 治喘总用苏子降气汤为主，痰喘加竹沥；火喘加山栀子、枯芩；气虚喘源加人参、阿胶，去枳壳、桑皮；阴虚喘加知母、黄柏、当归、生地，去桔梗、枳壳、桑皮、半夏；风寒喘加紫苏、麻黄、杏仁；水喘用川椒；痰火喘嗽，常服玉露霜可除病根。（明·刘全德《考证病源·七十四种》）

苏沉九宝汤 治老人小儿素有喘急，遇寒暄不常发则连绵不已，咳嗽哮吼夜不得睡。

紫苏、麻黄、杏仁、甘草、官桂、薄荷、陈皮、大腹皮、桑白皮。

上水盏半，姜二片，乌梅二个，煎，温服。（明·王宗显《医方捷径指南全书·卷之四》）

肺虚，呼吸少气，喘乏咳嗽，嗌干，宜枳实汤加人参、黄芪、阿胶、苏子以调其气。（明·王肯堂《医辨·卷之上》）

发汗后，饮水多必喘，以水灌之亦喘。喘，肺疾。饮水多而喘者，饮冷伤肺也。以冷水灌洗而喘者，形寒伤肺也。或用小青龙加杏仁、猪苓汤。

加减泻白散 治烦热胸膈不利，上气喘促，口干或咳者。桑白皮二钱，知母、橘红、瓜蒌仁去壳、细黄芩、贝母、桔梗、甘草各一钱五分，地骨皮一钱，上煎服法同前。

太阳病，头痛发热，身痛腰痛，骨节痛，恶风无汗而喘，麻黄汤。太阳与阳明合病，喘而胸满者，不可下，麻黄汤。（明·王肯堂《证治准绳·伤寒》）

定喘奇方 治稠痰壅盛，体肥实而喘者。

广橘红二两用明矾五钱同炒香，去矾不用，半夏一两半，杏仁麸炒、瓜蒌仁去油各一两，炙甘草七钱，黄芩酒拌晒干五钱，皂角去皮弦子，烧存性三钱。

上为末，蒸饼用淡姜汤打糊为丸，绿豆大。每食后白汤下一钱。日二次。服三五日，大便下稠痰而愈。虚弱人，每服七分。

人参定喘汤 治肺气上逆喘，喉中有声，坐卧不安，胸膈紧痛，及治肺感寒邪，咳嗽声重。

人参去芦、麻黄去节、阿胶蛤粉炒、半夏曲、五味子、罂粟壳去蒂，蜜炙、甘草各一钱，桑白皮二钱。

上作一服，用水二盅，姜三片，煎至一盅，食后服。

五味子汤 治喘促，脉伏而数者。

五味子二钱，人参去芦、麦门冬去心、杏仁去皮尖、橘皮去白各二两半。

上作一服，用水二盅，生姜三片，红枣三枚，煎至一盅，去滓，不拘时服。

皱肺丸 治喘。

款冬花、知母、秦艽、百部去心、紫菀茸、贝母、阿胶糯米炒各一两，杏仁去皮尖，别研四两。

上为末，将羊肺一具，先以水灌洗，看容得水多少，即以许水更添些，煮杏仁，令沸，滤过，灌入肺中系定，以糯米泔煮熟，研细成膏，搜和前药末，杵数千下，丸如梧子大。每服五十丸，食前用桑白皮煎汤下。（明·王肯堂《证治准绳·类方》）

肺虚呼吸少气喘乏，咳嗽嗌干，宜枳实汤加人参、黄芪、阿胶、苏子，以调其气。

产后喉中气急喘促者，因所下过多，荣血暴竭，卫气无主，独聚肺中，故令喘也。此名孤阳绝阴，为难治。陈无择云：宜大料芎归汤，或用独参汤尤妙。若恶露不快，散血停凝，上熏于肺，亦令喘急，宜夺命丹、参苏饮、血竭散。若因风寒所伤，宜旋覆花汤。若因忧怒郁结，用小调经散，以桑白皮、杏仁煎汤调服。楼全善治浦江吴辉妻，孕时足肿，七月初旬产，后二月洗浴即气喘，但坐不得卧者五个月，恶风，得暖稍宽，两关脉动，尺寸皆虚，百药不效，用牡丹皮、桃仁、桂枝、茯苓、干姜、枳实、厚朴、桑白皮、紫苏、五味子、瓜蒌仁煎汤服之即宽，二三服得卧，其痰如失。盖作污血感寒治之也。若伤咸冷饮食而喘者，宜见晛丸。（明·王肯堂《证治准绳·杂病》）

杏子散　治诸脏相乘喘急。

杏仁去皮尖，双仁麸炒黄，细研如膏，麻黄根为细末等分。

上和匀，煎橘皮汤调下二钱，无时。（明·王肯堂《证治准绳·女科》）

紫苏饮子　治肺受风寒，喘热痰嗽。

紫苏叶、桑白皮、青皮、五味子、杏仁、麻黄、甘草炙、陈皮各二分，人参、半夏各三分。

上，姜三片，水煎，温服。

定喘饮　治夹风痰喘，气促，不拘冷热二证。

人参去芦头、麻黄不去根节、防己去黑皮、诃子去核、半夏汤洗，去滑，甘草六味各五钱。

上锉。每服二钱，水一盏，姜二片，煎七分，无时温服。（明·王肯堂《证治准绳·幼科》）

二味参苏饮　治出血过多，于血入肺，面黑喘促。

人参一两、苏木二两，上水煎服。

若出血过多，面黑胸胀，或胸膈痛而发喘者，乃气虚，血乘于肺也，急用二味参苏饮。若咳血衄血者，乃气逆血蕴于肺也，急用十味参苏饮加山栀、芩、连、苏木。（明·王肯堂《证治准绳·疡医》）

沉香降气汤　治阴阳壅滞，气不升降，胸膈痞塞，喘促短气。

沉香一两、砂仁一两、香附四两、甘草二两。

上为末，每服二钱，入盐少许，滚汤点服。（明·郑全望《瘴疟指南·卷下》）

凡喘，须分肺虚、肺实。若久病多是肺虚，宜用人参、阿胶、五味子之属补之。新病多是肺实，宜用桑皮、葶苈子、麻黄、杏仁之属泻之。

凡喘因肺实挟热者，必壅盛胸满，有外闵上炎之意。法当消利之，金沸草散，或麻黄杏仁饮。

凡喘因肺虚挟寒者，必少气怯怯，而喘出冷痰如水之状，法当温补之，宜理中丸加减。

凡喘因火者，气麄（粗的异体字。编者注）大而喘盛，进退不常，宜降火清金为主，导痰汤加黄芩、黄连、山栀、杏仁、瓜蒌子之类。

凡喘因惊忧气郁者，惕惕闷闷，引息鼻张。法当宽中气，宜四七汤、桔梗汤，或四磨汤。

凡喘因肾经虚损者，是其阴分之火，自小腹冲上而为喘。宜滋阴降火，四物汤加枳壳、贝母、黄芩、黄檗、橘红、麦门冬、苏子之类。

凡喘因水气乘肺者，喘则漉漉有声，是水停心下，故必怏怏然而喘，怔忡，浮肿。当逐水，利小便，小青龙汤、葶枣散之类。

凡喘因痰者，喘动便有痰声，风涎壅塞，宜降气化痰为主，如风痰，千缗汤，或合导痰汤；

如痰气，苏子降气汤；如食积湿痰，二母散，或神保丸、大萝皂丸。

凡喘因胃虚者，抬肩撷肚，喘而不休，宜扶养脾胃为主，生脉散加杏仁、陈皮、白术之类。

凡有气实人，因服黄耆过多而喘者，宜三拗汤以泻气则愈。若气虚而喘者，则以人参为君，以蜜炙黄柏、麦门冬、地骨皮之类佐之。（明·马兆圣《医林正印·卷二》）

宁肺汤　治荣卫俱虚，发热自汗，肺气喘急，咳嗽痰唾。

当归、川芎、芍药、熟地黄、白术、茯苓、五味子、麦门冬去心、桑白皮炙、甘草炙各五分，阿胶一钱二分。

上作一服，入生姜，水煎服。（明·武之望《济阴纲目·卷之二》）

半夏丸　治湿痰喘急，亦治心痛。

半夏一味不拘多少，香油炒。

上为末，粥丸如桐子大，每服三五十丸，姜汤下。

人参清镇丸　治热止嗽，消痰定喘。

柴胡、人参各一两五钱，生黄芩、半夏、甘草炙各七钱五分，青黛六钱，天门冬去心三钱，陈皮去白、五味子去核各二钱。

上为细末，水糊为丸如梧桐子大，每服三十丸至五十丸，食后温白汤送下。

大利膈丸　治风胜痰实，喘满咳嗽，风气上攻。

黑牵牛炒四两，半夏洗、皂角去皮弦，酥炙各二两，青皮去白、槐角子炒、木香各一两，槟榔、大黄各半两。

上为末，生姜糊丸如桐子大，每服七十丸，食后生姜汤下。

大人参半夏丸　化痰坠涎，止嗽定喘，治诸痰，不可尽述。

人参、茯苓、天南星、薄荷叶各半两，干生姜、半夏、白矾生、寒水石各一两，蛤粉二两，藿香叶二钱半。

上为细末，面糊和丸如绿豆大，每服五十丸，食后生姜汤下，白汤亦可。一方加黄连半两、黄柏二两，取效愈速。

黄瓜蒌丸　治食积痰，壅滞喘急。

瓜蒌仁、半夏、山楂、神曲炒各等分。

上为末，瓜蒌水丸如桐子大，每服七八十丸，竹沥姜汁送下。

千缗汤　治风痰壅盛，喘中有声。

半夏汤泡七个，四破皂角一个去皮，炙黄，甘草炙一寸。

上锉作一服，加生姜三片，水一盏煎七分，温服。

叶氏分涎汤　治风痰留滞膈间，喘满恶心，涎唾不利。

陈皮去白、楝参、枳实、苦梗、半夏洗七次，姜汁浸、南星热饼包，灰火煨香熟，取出各等分。苦梗即苦桔梗。

上㕮咀，每服二钱，加生姜十片，水煎，食后服。（明·武之望《济阳纲目·卷十》）

丹溪方　治痰嗽喘。

南星二钱，半夏、滑石各三钱，江子五钱，去油轻粉少许。

上为末，皂角仁浸浓汁丸如桐子大，每服七十丸。

祛痰丸　治风痰喘嗽。

人参、木香、天麻各一两，槐角子七钱半，陈皮去白、茯苓、青皮去穰、白术煨各二两，半夏七钱半，牙皂角去皮弦，酥炙九次。

上为细末，生姜自然汁打糊为丸如桐子大，每服五七十丸，食后临卧温酒送下。

丹溪方　治喘嗽遇冬则发，此寒包热也，解表则热自除。

枳壳、桔梗、麻黄、防风、陈皮、紫苏、木通、黄芩；如严寒嗽甚，加杏仁，去黄芩。

上切片，水煎服，发散后用二陈汤逐痰。

一方　治寒痰喘嗽。

草乌五钱、麻黄二钱。

上为末，每服三大钱，萝卜一个同煮令熟，只吃萝卜，炒。

杏苏饮　治上气喘嗽，面目浮肿。柴苏叶七分，大腹皮、五味子、乌梅肉、杏仁泥各五分，陈皮、桔梗、麻黄去根节、桑白皮蜜炙、阿胶珠各二分半，紫菀茸三分半，甘草炙二分。

上锉，加生姜五片，水煎，温服。

马兜铃丸　治多年喘嗽不止，大有神功。

马兜铃去土、半夏汤泡七次，焙干、杏仁去皮尖，麸炒各一两，巴豆二十一粒去皮油，研。

以上除巴豆、杏仁另研外，余为细末，用皂角膏子为丸如桐子大，雄黄为衣，每十丸临卧煎乌梅汤下，以利为度。（明·武之望《济阳纲目·卷二十四》）

泻肺汤　治肺经积热，上喘咳嗽，胸胁胀满，痰多，大便涩滞。

黄芩、栀子、桑白皮炒、杏仁炒，去皮尖、桔梗、枳壳、薄荷、连翘、大黄、甘草炙各等分。

上㕮咀，每服一两，水煎，食后服。

木香金铃散　治暴热，心肺上喘不已。

大黄五钱，金铃子去核、木香各三钱，朴硝二钱，轻粉少许。

上为末，柳白皮煎汤，调下三四钱，食后服，以利为度。（明·武之望《济阳纲目·卷二十五》）

大萝皂丸　治气喘痰喘，风痰食痰，酒痰面毒等证。

南星、半夏、杏仁、瓜蒌仁、香附、青黛、陈皮各五钱，萝卜子二两，皂角烧灰一两。

上为末，神曲煮糊为丸，桐子大，每服六十丸，姜汤下。

定喘化痰汤　治喘甚炒。

用猪蹄甲四十九个，每个甲内入半夏、白矾各一分，置罐内密封，勿令烟出，火煅通红，去火毒，入磨一钱为末，每服一钱，糯米饮调下，小儿五分。

槐角利膝丸　治风胜痰实，胸满及喘满咳嗽。

皂角一两酥炙去皮弦子，半夏、槐角炒各半两，牵牛子一两半。

上同为细末，生姜汁打面糊为丸，如桐子大，每服三十丸，食后生姜汤下。

千缗导痰汤　治痰喘不能卧，人扶而坐，一服而安。

南星一钱，半夏七个火炮破皮分四片，陈皮、赤茯苓、枳壳去穰各一钱，皂角一寸炙，去皮弦，甘草炙一寸。

上锉一剂，生姜一指大，水煎服。

小萝皂丸　治喘证最灵炒。

萝卜子二两，蒸皂角五钱，煅南星用白矾水浸晒、海粉、瓜蒌仁各一两。

上为末，姜汁和蜜捣匀为丸，含化止之。

加减三拗汤　治感冒风寒，咳嗽喘急。

麻黄一钱，杏仁、桑白皮各七分，甘草五分，苏子、前胡各三分。

上生姜三片，水煎服。如痰盛加南星、半夏，烦喘加石膏，火痰口干加黄芩、瓜蒌仁、薄荷，寒喘加细辛、肉桂，气喘加兜铃、乌梅，气短而喘去麻黄加人参、茯苓。

金沸草散　治肺经受风，头目昏痛，声重喘嗽，涕唾稠粘。

旋覆花去梗二两，荆芥穗四两，麻黄去节、前胡去芦各三两，甘草炙、赤芍药、半夏汤洗七次，姜汁浸各一两。

上㕮咀，每服五钱，水一盏，姜三片，枣一枚，煎八分温服。

参苏温肺汤　治形寒饮冷则伤肺，喘烦，心胸满，短气不能宣畅。

人参、肉桂、甘草、木香、五味子、陈皮、半夏制、桑白皮、白术、紫苏茎叶各二两，白茯苓一两。

上㕮咀，每服五钱，生姜三片，水煎，食后温服。如冬月，每服加不去节麻黄半分，先煎去沫，下诸药。

平气散　治湿热太盛，上攻于肺，神气躁乱，故为喘满。邪气盛则实，宜下之。

白牵牛二两半生半熟，只取头末一两，青皮去皮、槟榔各三钱，陈皮去白半两，大黄七钱。

上为细末，每服三钱，煎生姜汤一大盏调下。

加味泻白散　治胸膈不利，烦热口干，时时喘嗽。

桑白皮、地骨皮、知母、陈皮去白、青皮去白、桔梗去芦各五钱，黄芩、甘草各三钱。

上锉如麻豆大，每服五钱，水煎，食后温服。

白前汤　治饱逆喘促，及水肿短气胀满，昼夜不得卧，喉中常作水鸡声。

白前二两，紫菀、半夏各三两，大戟七合。

上用水十盏，浸一宿，明日煎至三盏，分三服，忌羊肉。

含奇丸　治喘嗽。

葶苈、知母、贝母各一两。

上为末，枣肉、砂糖捣丸弹子大，每用绵裹一丸含之，徐徐咽下。

定肺汤　治上气喘嗽。

紫菀、五味子、橘皮去白、半夏制、紫苏子炒、杏仁炒，去皮尖、桑白皮炒、甘草炙、枳壳麸炒各等分。

上㕮咀，每服一两，生姜五片，紫苏五叶，水二盏煎至一盏，食后温服。

苏子降气汤　治虚阳上攻，气不升降，上盛下虚，痰涎壅盛，喘促短气，咳嗽。

苏子五钱，陈皮、厚朴姜汁炒、前胡、肉桂各二钱，半夏姜汁浸，炒、当归、甘草各一钱，一方去桂加南星。

上锉一剂，姜三片，枣一枚，水煎服。若加川芎、细辛、茯苓、桔梗，名大降气汤。

小青龙加石膏汤　肺胀，咳而上气，烦躁而喘，脉浮者，心下有水，此汤主之。

麻黄、芍药、桂枝、细辛、甘草、干姜各三钱，五味子、半夏各半升，石膏二两。

上九味，以水一斗，先煮麻黄去上沫，纳诸药，煎取三升，强壮人服一升，羸者减之，日三服，小儿服四合。

杏苏饮　治上气喘嗽，浮肿。

紫苏叶二钱，杏仁去皮尖，炒一钱半，五味子、大腹皮、乌梅去核、紫菀、甘草炙各一钱，陈皮去白、麻黄去节、桑白皮炒、阿胶、桔梗各七分半。

上作一服，用水二钟，生姜五片，煎至一钟，食后服。

一方　治肺气有余，火炎痰盛作喘。

桑白皮、杏仁、半夏姜制、贝母、山栀、片芩、苏子、黄连。上㕮咀，水二钟，姜三片，煎八分服。

玉华散　治咳嗽上喘。调顺肺经，清利咽喉，安和神气。

甜葶苈焙、桑白皮炒、半夏姜制、贝母炮、天冬去心、马兜铃、杏仁去皮尖、紫菀洗、百合蒸、人参各一钱，百部、甘草炙各七分半。

上作一服，生姜三片，枣二枚，水煎食后服。

越婢加半夏汤　咳而上气，此为肺胀。其人喘，目如脱状，脉浮大者，此汤主之。

麻黄六两、石膏半斤、生姜三两、大枣十五枚、甘草一两、半夏半升。

上六味，以水六升，先煮麻黄去上沫，纳诸药，煮取三升，分温三服。

紫苏子汤　治忧思过度，邪伤脾肺，心腹膨胀，喘促烦闷，肠鸣气走，漉漉有声，大小便不利，脉虚紧而涩。

紫苏子、半夏汤泡、木通、大腹皮、木香不见火、陈皮、人参、草果仁、枳实麸炒、白术、厚朴姜制、甘草炙各一钱。

上作一服，生姜三片，红枣一枚，水煎不拘时服。

人参定喘汤　治肺虚作喘，神效。

人参、阿胶、麻黄、半夏、五味子、桑白皮、甘草各四两，罂粟壳蜜炙二钱。

上每服三钱，加生姜水煎服。

五味子汤　治肺虚作喘，脉大者。

五味子二钱炒，人参去芦、麦门冬去心、杏仁去皮尖、陈皮去白各二钱半。

上加生姜三片，红枣三枚，水煎服。

一方　治肺气不足，久嗽而喘。

人参、茯苓、麦门冬、五味子、甘草、阿胶、款冬花。

上㕮咀，水二钟，煎八分，通口服。

一方　治气虚，短气而喘。白术、半夏制姜、甘草、麦门冬、天门冬、人参、五味子、阿胶。一方有蜜炙黄柏、地骨皮。

上㕮咀，水二钟，姜三片，煎八分，通口服。（明·武之望《济阳纲目·卷三十一》）

葶苈丸　定喘急肺积。

苦葶苈一两，当归、肉桂、白蒺藜、鳖甲、川乌头、干姜、吴茱萸、大杏仁、茯苓、人参各五钱，槟榔一两。

上为细末，煮枣肉和杵，丸如桐子大，每服二三十丸、姜枣汤下，日四服，不拘时候。

五灵丸　治肺喘久不愈为息奔。

五灵脂二两半、木香半两、马兜铃去壳炒一两、葶苈一两。

上为细末，枣肉和丸，桐子大，每服二十丸，生姜汤下，日三服。（明·武之望《济阳纲目·卷四十一》）

治咳嗽胸膈胀满气喘：用桃仁二两去皮尖，水一升，研取汁；和粳米二合，煮粥食之。

治老人久患肺喘咳嗽，睡卧不得：用杏仁去皮尖，胡桃肉等分，研为膏，入炼蜜少许和，丸如弹子大。每服一二丸，食后临卧细嚼，姜汤送下。（明·邹元标《仁文书院集验方·卷二》）

定喘汤　治喘。

白果二十个去壳炒，款冬花、麻黄、苏子、桑皮各二钱，黄芩、杏仁去皮尖、半夏制各一钱五分，生姜五片。水煎，小儿减半用之。

宁肺汤　治上气喘急，痰涎壅盛。

紫菀、陈皮、杏仁、枳壳、五味、半夏制、桑皮、紫苏子各一钱，甘草、冬花各七分，生姜三片，水煎。

牛黄夺命丹　治大小肺胀喘满，胸胁气急，两肋扇动，陷下作坑，鼻孔开扇，痰涎壅盛，心烦口渴，俗云马脾风，此方神效。及辛辣浓味，肺热作喘。

白牵牛、黑牵牛各一两半生半熟，青皮、陈皮各六钱，大黄一两五钱，槟榔一两。

经云：肺气上逆，急食苦以泄之。故用牵牛，苦寒泻肺气，利湿热为君。陈皮苦温，理其肺气；青皮苦辛，散肺中滞气为臣。槟榔辛温，性沉重，下痰降气；大黄苦寒，荡涤邪热为使。每服二三钱，姜汤下。

清金汤　治男妇小儿不拘远年近日咳嗽喘急，喉中涎响，胸满气逆，饮食不进，坐卧不安。

陈皮、半夏制、茯苓、甘草、阿胶蛤粉炒、杏仁、五味二分，桑皮、紫苏、薏仁、贝母、粟壳、冬花各一钱，人参六分，百合一钱，生姜三片。水煎。

人参定喘汤　肺气上逆，喘急痰响，坐卧不安。

人参、麻黄、阿胶蛤粉炒、半夏曲、五味、粟壳、桑皮各一钱，甘草五分，生姜三片，水煎。

四磨汤　治七情郁结，上气喘急，小儿郁少，备用。

乌药、沉香、白槟榔、人参各磨水。约相等，顿温服。

苏杏饮　治上气喘嗽，面目浮肿。

杏仁、紫苏各一钱，大腹皮、五味、紫菀、甘草、陈皮、麻黄、桑皮、阿胶、桔梗各七分，生姜三片。水煎。

泻白散　治肺气有余，咳嗽喘急，面肿身热。

桑皮、地骨皮各一钱五分，甘草五分，生姜三片。水煎。

玉华散　治咳嗽喘急。此药调顺肺经，清利咽膈，安和神气。

葶苈炒、桑皮、半夏、贝母、天冬、马兜铃、杏仁、紫菀、百合、人参、百部、甘草各等分，随儿大小加减。生姜三片，枣一枚，水煎。

璠玉散　治久嗽虚喘。

桑白皮、陈皮、五倍子、甘草炙、金樱子、诃子，水煎服。

苏子降气汤　治虚阳上攻，气不升降，上升下虚，痰涎壅盛，喘促短气咳嗽。

苏子五钱，陈皮、厚朴、前胡、肉桂各二钱，半夏、当归、甘草，一方加桂、加南星。

上锉一剂，姜三片、枣一枚，水煎服。若加川芎、细辛、茯苓、桔梗，名大降气汤。（明·朱朝櫆《医学新知全书·六卷》）

御寒汤　治寒伤皮毛，鼻塞咳嗽，上气喘急。

黄连、黄柏、羌活各二分，黄芪一钱，人参五分，甘草、款冬花、佛耳草、白芷、防风各一分，陈皮、升麻各五分，苍术七分。水煎服。（明·朱朝櫆《医学新知全书·九卷·眼科门》）

人参清肺汤　咳甚气喘，连声不住，是毒火流于肺，可危也。

宜　天门冬、麦门冬、知母、贝母、桔梗、牛蒡子、石膏、杏仁、马兜铃、人参、甘草。糯米引。（明·朱朝櫆《医学新知全书·十一卷》）

凡虚损，肺脉大，气喘，下部脉弦细弱微，此皆阳上越而不降，内寒外热，上热下寒之症，用人参一钱，桂制白芍一钱，干姜三分，半夏一钱，五味子十五粒，甘草生炙二分。使温中内收，阳气降下。（明·胡慎柔《慎柔五书·卷一》）

治男妇老幼痰喘气急，夜卧不眠。

用上好细茶三两，龙脑薄荷用叶一两，乌梅肉焙干为末、大粉草、白果肉各三钱焙干。

共为末，用米糖一斤溶化，前末入糖内搅匀得当为丸弹子大。每日早空心细嚼一丸，滚水送下，五七日全安。（明·胡正心《万病验方·卷六》）

白术饮　中虚喘急者宜。

人参、白术、白茯、乌药、陈皮、木香、半夏、姜，水煎，磨沉香刺服。

参术饮　肺虚喘急有汗者宜。

人参、白术、五味子、槟榔、赤芍、陈皮、天台乌药加贝母、半夏。水煎，磨沉香刺服。

附子汤　肾虚喘急者宜。

附子、人参、白术、干姜、破故纸、肉苁蓉、天台乌、生姜、大枣。水煎，磨沉香一钱刺服。

瓜蒌汤　肺实喘急，有汗者宜。

瓜蒌子、萝菔子、芥菜子、枳实、天台乌、桑白皮、杏仁、桔梗。水煎煮，磨沉香刺服。有痰加贝母、皂角炙。

麻黄汤：肺气喘急，无汗者宜。

麻黄、荆芥、杏仁、桑白皮、真苏子、甘草、桔梗。水煎，热服取汗。（明·江梅授《医经会解·卷之三》）

五虎汤　治痰气喘急。

麻黄七分，杏仁去皮，炙一钱，甘草四分，细茶炒八分，白石膏一钱五分。

水煎服。（明·江梅授《医经会解·卷之八》）

太阳无汗而喘，太阳阳明合病胸满而喘，俱麻黄汤。邪气壅盛而喘，虽汗而喘不已，宜再发之，麻黄杏仁石膏汤。误下，太阳利不止，喘而有汗，脉促，葛根黄连黄芩汤。太阳汗后饮多，水停而喘，小青龙汤去麻黄，加杏仁；小腹满加茯苓。太阳下之，微喘，表未解也，桂枝汤加厚朴、杏仁。水停心下，肾气乘心，为悸为喘，五苓散。阴喘脉伏而逆，理中汤，四逆汤。喘而气促，腹满，大柴胡汤。（明·李中梓《医宗必读·卷之五》）

半夏丸 伤风痰喘，兀兀欲吐，恶心欲倒。

半夏一两，槟榔、雄黄各三钱。

上为细末，姜汁浸，蒸饼为丸，桐子大，每服五十丸，姜汤下。

定喘奇方 治稠痰壅盛，体肥而喘。

橘红一两，明矾五钱同炒香，去矾用，半夏一两五钱，杏仁麸炒一两，瓜蒌仁去油一两，甘草炙七钱，黄芩酒炒五钱，皂角去皮、弦、子，烧存性三钱。

上为末，淡姜汤打蒸饼糊为丸，绿豆大，每食后白汤下一钱，日二次，五日后下痰而愈。虚人每服七分。

《简易》黄丸子 清痰定喘及齁船。

雄黄研细，水飞、雌黄研细各三钱，山栀仁七枚，绿豆四十九粒，明砒二分细研，并生用。

上为末，稀糊丸，绿豆大，每服一二丸，薄荷细茶汤临卧服。

千缗汤 治喘急有风痰。

半夏七枚制熟、皂角去皮弦、甘草炙各一钱。

水一碗，煮减半，顿服。（明·李中梓《医宗必读·卷之九》）

百合固金汤 治肺伤咽痛，喘咳痰血。

百合去心一钱，麦门冬去心一钱五分，细甘草生用一钱，芍药一钱，炒怀生地二钱，怀熟地三钱，黑玄参去芦八分，桔梗去芦八分，贝母去心一钱二分，当归一钱五分。

上水煎服。（明·李中梓《删补颐生微论·卷之四》）

太阳病，无汗而喘，麻黄汤。太阳与阳明合病，喘而胸满，不可下，麻黄汤。表不解，心下有水气，干呕而喘，小青龙汤。汗后饮水多，必喘，小青龙汤加杏仁、猪苓。喘家有汗，桂枝汤加厚朴、杏仁。汗下后，不可更行桂枝。若汗出而喘，无大热者，麻黄杏仁甘草石膏汤。太阳病桂枝证，医反下之，利遂不止，脉促者，表未解也，喘而汗出，葛根黄芩黄连汤。阳明口苦咽干，腹满微喘，发热恶寒，脉浮紧，麻黄汤。阳明脉浮紧，咽燥口苦，腹满而喘，发热汗出，不恶寒，反恶热，身重，白虎汤、五苓散。脉沉喘满，沉为在里，反发其汗，津液越出，大便为难，表虚里实，久则谵语，大承气汤。阳明脉迟，汗出，不恶寒，身重腹满而喘，手足濈然汗出，大便已硬，大承气汤。小便不利，大便乍难乍易，微热，喘冒不卧，有燥屎也，大承气汤。阴症喘促，四肢逆冷，返阴丹。（明·李中梓《伤寒括要·卷上》）

人参固本丸 治肾虚肺热，喘促发渴等证。

人参去芦二两，天门冬去心，槌薄，曝干或焙干、麦门冬去心，槌薄，曝干或焙干、生地黄洗，槌薄，曝干或焙干、熟地黄忌铁，杵膏各四两。

上为末，炼蜜丸如梧桐子大，空心白滚汤下不钱。忌萝卜、鱼腥。（明·洪基《摄生总要·石渠阁精订摄生秘剖卷一》）

二母散　治喘嗽久不愈，常服除根累效。

知母、贝母等分。

为细末，老生姜切片蘸药细嚼，白汤下。（明·王象晋《三补简便验方·三补简便验方春集》）

分气紫苏饮　治喘急，胸膈胀满，肺气不清。

紫苏、白苓、大腹皮、陈皮各一钱，桔梗、桑白皮、草果各八分，甘草三分，五味子十二粒。

水二钟煎一钟，食远温服。（明·龚居中《寿世仙丹·内科经验良方》）

加味收敛散　治肺气胀满，夜不得眠，动则发喘。

阿胶、诃子肉、杏仁、五味子、黄芩、瓜蒌仁、香附制、马兜铃、知母、天门冬、桑白皮。上水煎服。

平肺汤　治胸膈噎闷，气喘，咳不出声。

桔梗炒一钱，甘草炙三分，乌梅肉一钱，紫菀五分，罂粟壳八分，半夏五分制过，陈皮一钱，紫苏一钱，桑白皮炒八分，薄荷七分，杏仁去皮尖一钱，知母炒八分。

上，水二钟，姜三片，煎一钟，食远服。

泻白汤　治嗽有痰，气喘不已。

瓜蒌仁一钱，甘草五分，升麻七分，桔梗八分，杏仁炒八分，半夏泡五分，桑白皮一钱炒，地骨皮一钱。

上水二钟、姜三片，煎一钟，食远服。（明·龚居中《内科百效全书·卷之三》）

桔梗汤　治肺素有热，烦热喘咳，口燥咽干。

薄荷、桔梗、黄芩、山栀、连翘、甘草、竹叶。

《家秘》泻白散　治实火刑金，肺热喘咳，唇焦便赤。

桑白皮、地骨皮、甘草、黄芩、石膏、川黄连。

《家秘》加葛根清胃火，加白芍药清脾火，加柴胡清肝胆之火，加辰砂清心火，加黄柏清肾火，加枳壳清大肠之火，加木通清小肠之火。（明·秦昌遇《症因脉治·卷一》）

防风桔梗汤　肺风痰喘，此方甚妙。

防风、半夏、枳壳、陈皮、桔梗。

不应，加桑白皮、地骨皮即效。

凉膈散　治燥在上焦，喘咳气逆。

黑山栀、黄芩、桔梗、连翘、川连、薄荷、甘草，以上皆外感喘逆，故不用滋阴。

荆防泻白散　治风热入肺，肺风痰喘。

荆芥、防风、桑白皮、地骨皮、甘草。（明·秦昌遇《症因脉治·卷二》）

喘者，喘为恶候，因火所郁，而痰在肺胃也。痰喘者，喘动有声，用瓜蒌枳实汤加减。火喘者，乍进乍退，得食则减，食止则喘，用清肺汤加减。气短者，呼吸短促而无痰者，用四君子汤。阴虚火动而喘者，脉必数，用滋阴降火汤加减。寒喘，四肢厥冷，脉沉细，用理中汤加减。久喘未发者，用参、归、五味扶正气为主；新喘已发时，用沉香、苏子、桑白皮攻邪为主。喘急甚虚者，不可骤用凉药，须加温散。若汗出如油，喘而不休，皆死症。

理中汤加减 治寒喘。

砂仁、干姜、甘草、苏子、沉香、木香、厚朴、官桂、陈皮，脉细，手足冷，加附子。姜三片，水煎，磨入木香，不拘时服。治阴火而脉数者，方载虚怯条内，本方加苏子、沉香、杏仁、桑白皮、竹沥。

香砂六君子汤加减 治胃虚喘。

香附、砂仁、人参、白术、茯苓、陈皮、厚朴、枳实、苏子、桑白皮、沉香、木香、甘草。（明·佚名《儒医心镜·各症病原口并用药治法要诀》）

人参泻肺汤 治热十五方治肺经积热，上喘咳嗽，胸膈胀满，痰多大便涩。

人参、黄芩、栀子仁、枳壳炒、薄荷、甘草、连翘、杏仁去皮尖、桑白皮、大黄、桔梗各等分。

每服七钱，水二盏，煎八分，食后通口服。（清·喻昌《医门法律·卷四》）

三子养亲汤 治精元耗散，腰疼气促而喘咳。

菟丝子一钱酒炒，九蒸，捣如泥，茯苓、当归、人参各一钱，焦术、黄芪、车前子各五分，甘草三分，猪腰子一副为引，水煎温服。

用公猪腰子，火焙干，徐徐食之。此方得之甚难，非惟可以治症，凡下元虚弱痰咳者，加黄芩、麦冬可服。（清·喻昌《生民切要〈痘疹〉·下卷》）

肺热气喘，如神汤。

生茅根一握。

㕮咀，水二盏，煎一盏，食后温服，甚者三服止。（清·喻昌《喻选古方试验·卷三》）

先喘而后胀者主于肺，先胀而后喘者主于脾。主于肺者清金降火为先，而行水次之。主于脾者，实脾行水为先，而清金次之，所当分也。（清·李菩《杂症要略·卷之二》）

肺主清高无寒窒，一有邪干便喘急；
风寒痰火各不同，医家心法辨虚实。
内因痰火外风寒，六脉浮洪更有力；
是为实证五虎汤，麻黄石膏甘草益；
细辛半夏及桑皮，杏仁枳壳再加入；
引用葱姜徐徐服，随症加减方为的。
若有痰升痰喘证，茯苓香附南星正相应；
乍进乍退名火喘，黄芩山栀麦冬五味苏子并；
食后作喘食积来，神曲麦芽山楂枳实腹皮进；
大便燥结不能通，元明粉兼苏子胜结甚加大黄。
何者为虚正气虚，遇劳则发似邪欺；
呼吸短气脉无力，补中益气法精奇；
黄芩山栀兼火用，茯苓半夏挟痰宜；

挟食山楂腹皮枳实，气高而喘是良医。（清·蒋示吉《医宗说约·卷之一》）

东垣人参平肺散　治肺受热而喘。

桑白皮炒二钱，知母一钱半，甘草炙、茯苓、人参、地骨皮、天门冬去心各一钱，青皮、陈皮各六分，五味子三十粒捣碎。（清·潘楫《医灯续焰·卷十一》）

二味参苏饮　治产后血入于肺，面黑发喘欲死者。

人参一两、苏木二两，水煎服。

五味子饮　治产后喘促，脉浮而厥。

五味子麸炒、人参各二钱，麦门冬去心、陈皮各一钱，水煎服。（清·何涛《女科正宗·卷之四》）

喘促咳嗽，脾肺虚也，宜补中益气汤，加五味、麦冬……喘嗽淋秘，肺肾虚火也，宜补中益气汤、加减八味丸。（清·祁坤《外科大成·卷一》）

四磨汤　槟榔、沉香、乌药、人参等分。

浓磨，煎三、四沸，温服。四磨汤，原为气逆喘急而设。若用人参，不如勿服之为。（清·费伯雄《医方论·卷二》）

人参清肺汤《准绳》　三方合论，治肺胃虚寒，咳嗽喘急，坐卧不安。并治久年劳嗽，吐血腥臭。

人参、阿胶、骨皮、知母、乌梅、粟壳、炙草、杏仁、桑皮等分，枣子。

水煎服。

人参泻肺汤《金匮》　治肺经积热上喘，胸膈胀满，痰多，大便涩。

人参、黄芩、栀子、枳壳、薄荷、甘草、连翘、杏仁、桑皮、大黄、桔梗。

水煎服。（清·罗美《古今名医方论·卷二》）

痰火上壅，喘嗽发热，足反冷者，服消痰降火药必死。宜量其轻重而用人参，多至一两，少则三五钱，佐以桂附煎浓汤，候冷饮之立愈。韩懋所谓假对假，真对真也。然此症实由肾中真水不足，火不受制而上炎。桂附火类也，下咽之初，得其冷性，暂解郁热，及至下焦，热性始发，从其窟宅而招之。同气相求，火必下降，自然之理也。然非人参君之，则不能奏功。（清·程林《医暇卮言·卷上》）

天门冬丸　治心肺热，上气喘逆。

天冬、白茯、杏仁一两，生地、贝母、甘草、乌梅肉炒、人参五钱。共末，蜜丸弹子大。含化一丸，日可三五。（清·程林《圣济总录纂要·卷之三》）

地黄藕汁饮　治心肺热极，喘闷吐血。

生地汁、生藕汁、生姜汁、小蓟根汁、生牛蒡子汁、川归两半，生白蜜，等分。共和匀，徐呷数口。（清·程林《圣济总录纂要·卷之八》）

七气汤　治七情气郁，痰涎结聚，咯不出，咽不下，胸满喘急，或咳或呕，或攻冲作痛。七气者，寒、热、喜、怒、忧、愁、恶也。七情之病，令人气结痰聚，阴阳不得升降，故有痞满喘咳冲痛等证。

半夏姜汁炒五钱、厚朴姜汁炒三钱、茯苓四钱、紫苏二钱。

加姜、枣煎。

四磨汤　治七情气逆，上气喘急，妨闷不食。怒则气上，思则气结，忧愁不已，气多厥逆，重则眩仆，轻则上气喘急，满闷妨食。

槟榔、沉香、乌药、人参等分。

浓磨，煎三四沸，温服。一方人参易枳壳。一方去人参，加枳实、木香、白酒磨服，名“五磨饮子”，治暴怒卒死，名曰气厥。

清燥汤　治肺金受湿热之邪，痿躄喘促，胸满少食，色白毛败，头眩体重，身痛肢倦，口渴便秘。经曰：肺也者，相傅之官也，治节出焉。火盛克金，则肺热叶焦，气无所主，而失其治节，故肢体或纵或缩而成痿躄也。火上逆肺，故喘促。肺主皮毛，故色白毛败。湿热填于膈中，故胸满。壅于阳明则食少，上升于头则眩，注于身则体重，流于关节则身痛。肺受火伤，天气不能下降，膀胱绝其化源，故口渴便赤。

黄芪钱半，苍术炒一钱，白术炒、陈皮、泽泻五分，人参、茯苓、升麻三分，当归酒洗、生地黄、麦冬、甘草炙、神曲炒、黄柏酒炒、猪苓二分，柴胡、黄连炒一分，五味子九粒。

每服五钱。（清·汪昂《医方集解》）

小青龙汤　仲景治水气，喘咳呕哕渴利慰；大阳表证未解，心下有水气者用之。或喘、或咳、或呕、或哕、或渴、或利、或短气或小便闭皆水气内积所致。（清·汪昂《汤头歌诀·二发表之剂十四首》）

定喘汤　定喘汤白果与麻黄，款冬半夏白皮汤；苏杏黄芩兼甘草，肺寒膈热喘哮尝。

白果三十枚炒黄，麻黄，半夏姜制、款冬各三钱，桑皮蜜炙，苏子各二钱，杏仁、黄芩各钱半，甘草一钱，加姜煎。

麻黄杏仁、桑皮、甘草散表寒而清肺气，款冬温润，白果收涩定喘而清金，黄芩清势，苏子降气，半夏燥痰，共成散寒疏壅元功。（清·汪昂《汤头歌诀·八理气之剂十一首》）

此言在表之邪不解，内乘于肺而为喘也，以桂枝汤发汗后，不可更行桂枝汤。盖大阳之气主皮毛，而肺气亦主皮毛，若汗出而喘，乃肌腠虚而表邪未解，致内薄于肺而为喘。无大热者，大阳标阳内乘也。标阳内乘，肺气怫郁，治宜直达太阴之肺气于皮毛，发越太阳之标阳而外出，故可与麻黄杏仁甘草石膏汤主之。（清·张志聪《伤寒论集注·卷第一》）

喘症与短气不同，喘乃外感，短气乃内伤也。短气之症，状似乎喘而非喘也。喘必抬肩，喉中作水鸡之声；短气则不然，喘不抬肩，喉中微微有息耳。若短气之症，乃火虚也，作实喘治之立死矣。盖短气乃肾气虚耗，气冲于上焦，壅塞于肺经，症似有余而实不足。方用归气定喘汤。人参二两，牛膝三钱，麦冬一两，熟地二两，山茱萸五钱，北五味一钱，枸杞子二钱，胡桃一个，破故纸一钱，水煎服。（清·陈士铎《石室秘录·卷六》）

喘症之宜分别也。喘一时而来者，感外来之风邪也。必气急不能喘息，声如酣声，肩必抬上，背心寒冷，熨之火而不见其热，吐痰如涌泉，人不得卧，此乃阳症之喘也。用参苏饮一剂而轻，再剂而愈，或用小柴胡汤加減用之，亦无不奏功如响，故不必更立方法也。惟阴喘之症最为可畏，而又最难治疗也。其症亦作喘状，人亦不能卧，得食则少减，太多则腹胀，咳嗽不已，夜必更甚。此等之喘，乃似喘而非真喘。气之有余，实气之不足也。盖肾气大虚，欲离其根，惟此一线元阳挽回于脐之上下，欲绝而不遂绝之时也。法当大补其气，而竣补肾中之阴，使水火既济，始可成功，否则气断而速毙矣。方用回绝神奇汤。一剂而喘轻，再剂而喘定，一连四剂，自有起色，而后始可加入桂附之品，少少用之，不可多用，以劫夺之也。盖气绝非参不能回于无何有之乡，肾虚非熟地、山药不能济其匮乏。然肾虚之故，终由于肺气之虚，肺气既虚，肾水不能速生，故又助肺气之旺，而后金能生水，子母有相得之宜，自然肺气下行，而肾气上接，何至有喘病之犯哉。

回绝神奇汤：

人参三两、熟地四两、麦冬三两、山茱萸二两、玄参一两、牛膝一两、白芥子三钱。

水煎服。（清·陈士铎《辨证玉函·卷之一》）

喘症之有虚实也。喘症遇风而发，此实邪也。或散邪而病辄愈，其症喉作水鸡声，喘必抬肩，气闷欲死，视其势若重而其因实轻，盖外感之病而非内伤之患也。方用射干止喘汤，一剂即愈，不必再剂也。此方虽皆祛邪散风之品，而有补益之味以相制，邪去而正气无亏。倘无补味存乎其中，但有散而不补，风邪虽去，喘亦顿除，后日必有再感之患，不若乘其初起之时，预作绸缪之计也。至于虚喘若何？口中微微作喘，而不至抬肩，盖短气之症，似喘而非喘也。问其症必有气从脐间上冲，便觉喘息不宁。此乃肾虚之极，元阳止有一线之微，牵连未绝而欲绝也。法当大补肾宫之水，而兼补元阳之气，则虚火下潜，而元阳可续，方用生水归源散。此方神而更神，此等之病非此等之方不能回元气于将亡，补真水之乖绝，一剂而喘轻，再剂而喘定，三剂、四剂而安宁矣。庶几身可眠，而气无上冲之患矣。倘不用吾方，自必毙。或少减乃亦能奏效，然而旷日迟久，徒增困顿，与其后日多服药饵过于吾方之多，何若乘其初起之时，即照吾定之方而多与之痛饮，能去病之为快哉。

射干止喘汤：射干二钱、柴胡一钱、麦冬三钱、茯苓三钱、半夏三钱、甘草一钱、天花粉一钱、黄芩一钱、苏子三钱、百部一钱。水煎服。

生水归源散：熟地三两、山茱萸一两、人参三两、牛膝五钱、麦冬三钱、车前子五钱、北五味三钱、胡桃仁五个、生姜五片。水煎服。（清·陈士铎《辨证玉函·卷之二》）

肺主皮毛，风邪入肺，不得宣通，肺胀叶举，不能通调水道，下输膀胱，亦能作肿。其症眼胞先肿，初起即喘急不卧，小腹无恙，宜清肺葶苈丸主之。

葶苈隔纸炒、贝母煨黄色、木通各一两，杏仁、防己各二两。

为末，枣肉丸，每服五十丸，桑白皮汤下。（清·李用粹《证治汇补·卷之三》）

肺热右腮红，至申酉时，其红更盛，或大便闭结，或身热，或喘急而咳嗽，或嗽不出，而面壅赤无痰，或口渴气莽，或鼻门干燥，且燥破生疮，皆肺热也。治宜用泻白散。肺虚，面色惨白，外无感冒，治宜用五味子、白术、白茯、陈皮、款冬花、甘草。肺寒，治用参苏饮。其肺寒及寒极似热，治法在后伤寒类。（清·夏鼎《幼科铁镜·辨肺热肺寒肺虚》）

有不咳嗽但喘者，若初出喷嚏，鼻流清水而喘，风寒客肺也，参苏饮。

有吐后喘者，胃虚不能制伏相火也，六君子汤。

喘胀便秘者，肺热也，黄芩泻肺汤。（清·张璐《张氏医通·卷十二》）

麻黄苍术汤　治秋冬感寒，至夜大喘。

麻黄、羌活各八分，苍术泔浸切、麻油炒、柴胡各五分，防风、当归各四分，黄芩三分，草豆蔻炒研六分，黄芪酒炒一钱五分，五味子九粒碎，甘草炙三分生四分。

水煎，临卧热服。（清·张璐《张氏医通·卷十三》）

黄芩泻肺汤　治肺热喘嗽，里实便秘。

黄芩酒炒、大黄、连翘、山栀熬黑、杏仁去皮尖、枳壳、桔梗、薄荷、生甘草，水煎温服。（清·张璐《张氏医通·卷十五》）

分气紫苏饮　治胁痛气喘。

二陈汤去半夏，加紫苏、桑皮、大腹皮、桔梗、五味子、食盐。

千缗汤　治风痰喘急，脉证俱实者。

二陈汤去茯苓、橘皮、乌梅本方，用半夏七枚、甘草一寸、生姜指大切，加皂荚去皮、弦、子，酥炙净末半两，水煎温服。一方无甘草，但用半夏一两、皂荚末半两、生姜七片同入纱袋中，以手揉，取清汁，作三服。

苏子降气汤《局方》　本名紫苏子汤　治脚弱上气，凡痰涎壅盛，肺满喘嗽，服之气降即安。

七气汤去人参，加苏子三钱，橘红一钱，当归、前胡、厚朴各五分，大枣一枚。

温肺汤　治肺胃虚寒，喘嗽呕逆，大便不实。

七气汤加橘红、干姜、木香、钟乳。《局方》去人参、木香、钟乳，加细辛、杏仁、芍药、五味子。（清·张璐《张氏医通·卷十六》）

橘皮汤　治肺热气上咳息奔喘方。

橘皮、麻黄、柴胡、紫苏《删繁》作干兰各三两，杏仁、宿姜各四两，石膏八两。

上七味，㕮咀，以水九升煮麻黄两沸，去沫，下药，煮取三升，去滓，分三服。不瘥与两剂。《衍义》肺满上气喘咳，本当用麻黄、越婢、麻杏甘石等方，虑其甘草、大枣助满，故易橘皮、紫苏以散上奔之气，胆欲大而心欲小之作用略见一斑。

治肺热饮酒当风，风入肺，胆气妄泄，目青气喘者方。

麻黄四两，甘草、五味子各三两，杏仁五十粒，母姜五两，淡竹叶切一升。

上六味，㕮咀，以水七升，先煮麻黄，去沫，下诸药，煮取三升，去滓，分三服。（清·张璐《千金方衍义·卷十七》）

胸满短气　阳实喘促不卧，茯苓、杏仁、陈皮、苏子、桑皮。虚则当补脾以益肺，补中益气去升麻、柴胡，加茯苓、五味。（清·景日昣《嵩厓尊生全书·卷之七》）

伤寒表不解，心下有水气，干呕，发热而咳，或渴，或利，或噎，或小便不利、少腹满，或喘者，小青龙汤主之。水气即饮也。伤寒邪不解，致水寒内传，伤肺则咳喘，致有或为诸证，以水流行不一，或上或下，或冷或热，各不相同，肺为总司，但有一二证见，即为水逆也。以风寒表未解，用麻黄桂枝以解外；水寒内抟，姜、夏、细辛以泻肺气之满，加五味、芍药以收肺气之逆。名曰小青龙，盖取其随波逐流以归于江海，不欲如大青龙升天与云致雨之意也。（清·郑重光《伤寒论条辨续注·卷三》）

五虎二陈汤　专治哮吼喘急。

麻黄、杏仁去皮尖、陈皮、半夏姜制各一钱，茯苓、石膏各二钱，人参八分，细茶一撮，沉香、木香各五分另水磨入。

水二钟，生姜三片，葱白三根，煎服。（清·孙伟《良朋汇集经验神方·卷一》）

治小儿肺火，夜间咳喘久不止者。

薏苡仁一合、山药三钱、竹叶三十片、梨二片。

水二大碗煎八分，作茶吃，每日数次即愈。（清·吴世昌《奇方类编·卷下》）

肺虚，鼻息利。少气，实则喘喝，仰息，下晡慧，日中甚，夜半静。病先发于肺，喘咳三日之肝，胁病支满；一日之脾，闭塞不通，身痛体重；五日之胃，腹胀，肺脉搏坚……气虚补之，补母用甘草，人参、升麻、黄芪、山药。除湿用半夏、白矾、白茯苓、薏仁、木瓜、陈皮。通滞用枳壳、薄荷、干姜、木香、厚朴、杏仁、皂荚、苏梗、芥梗。润燥用蛤蚧、阿胶、麦冬、贝母、百合、天花粉、天冬。敛肺用乌梅、粟壳、五味子、芍药、五倍子。清金用片芩、知母、麦冬、栀子、沙参、紫菀、天冬。温肺用丁香、藿香、款冬花、檀香、白豆蔻、益智、砂仁、糯米、百部。解表用麻黄、葱白、紫苏。（清·李潆《身经通考·卷二》）

肺虚，呼吸少气，喘之咳嗽，嗌干，宜枳实汤加人参、黄芪、阿胶、苏子，以调其气。（清·李潆《身经通考·卷三》）

人参利膈丸　治胸中不利，痰咳喘满。和脾开滞，推陈致新。治噎膈之圣药。

木香一两、槟榔一两、人参一两、当归一两、藿香一两、甘草一两、枳实一两，大黄一两酒浸、厚朴姜制一两，为细末。水丸桐子大，下五十丸，仍用猪胆导之，得通便佳。

十金定喘丸　治一切痰喘，坐卧不安。

人参一两五钱，沉香、紫菀各五钱，紫苏叶、枳壳炒各二钱，甜葶苈炒，桔梗各四两，桑白皮二钱五分，五味子三两，款冬花一两，乌梅肉四两末细，麻黄五个去根锉。

铡丸弹子大，用粗碗内磨化，白汤约半钟，顿热，俟病人睡浓，唤醒即与服之，仍令仰卧即愈。

治虚火喘嗽　人乳、童便各一盏，竹沥半盏，姜汁二匙，重汤煮服。

又：姜蚕炒，去头丝，为末，生蜜调服。（清·李潆《身经通考·卷三》）

太阳病，头痛发热，身疼腰痛，骨节疼痛，恶风无汗而喘者，麻黄汤主之。

太阳与阳明合病，喘而胸满者，不可下，宜麻黄汤主之。

伤寒，心下有水气，咳而微喘，发热不渴，服汤已，渴者，此寒去欲解也。小青龙汤主之。

伤寒表不解，心下有水气，干呕，发热而咳，或渴，或利，或噎，或小便不利，少腹满，或喘者，小青龙汤主之。（清·尤怡《伤寒贯珠集·卷一》）

太阳病，桂枝证，医反下之，利遂不止。脉促者，表未解也。喘而汗出者，葛根黄连黄芩汤主之。

下后，不可更行桂枝汤。汗出而喘，无大热者，可与麻黄杏子甘草石膏汤。（清·尤怡《伤寒贯珠集·卷二》）

麻杏甘石汤：汗出而喘，无大热者，其邪不在经腠，而在肺中，故非桂枝所能发。麻、杏辛甘，入肺散邪气；肺被邪郁而生热，石膏辛寒，入肺除热气；甘草甘温，安中气，且以助其散邪清热之用。乃肺脏邪气发喘之的剂也。（清·尤怡《医学读书记·卷中》）

喘因寒邪入肺者，经曰：邪在肺，则病皮肤痛，寒热，上气喘咳动肩背，因背受寒邪，伏于肺中，关窍不通，呼吸不利，右寸沉而紧，亦有六部俱伏者，宜发散，则身热退而喘定。小青龙、三拗汤之属。若内兼火热，外暴烦躁者，宜散而兼清，麻杏甘石之属。

小青龙汤、麻黄、桂枝、芍药、细辛、甘草各三两，干姜三两，半夏、五味子各半升。

上以水一升，先煮麻黄去上沫，内诸药，煮取三升，强人服一升，羸者减之。

喘因水气乘肺者，经所谓不得卧，卧则喘者，是水气之客也。古法：心下有水气，上乘于肺，喘而不得卧者，以《直指》神秘汤主之。若肾中水邪干肺者，则以《济生》肾气丸主之。

神秘汤：人参、陈皮、桔梗、紫苏、半夏、桑皮、槟榔各一钱，炙甘草五分，五味子十五粒。

上用水姜煎，食远温服。

喘因肾虚，气吸不下者，或因气自小腹下起而上逆者，但经微劳，或饥时即发。

宜以六味补阴之属，壮水配火。若足冷面热者，须以八味安肾之属，导火归元。

安肾丸：肉桂去粗皮，不见火、川乌头炮，去皮脐各十六两，桃仁麸炒、白蒺藜炒、去刺巴戟去心、山药、茯苓、肉从蓉酒浸、炙石斛去根、炙萆薢、白术、破故纸各四十八两。

上为末，炼蜜为丸梧子大，每服三十丸，盐汤送下，空心食前。小安肾丸：治肾虚冷惫，阴火上升、喘嗽，齿痛，腰痛。

香附子、川乌头、川楝子，以上各一斤，用盐四两，水四升，同煮，晒干切焙。茴香十二两，熟地黄八两，川椒去目及闭口者，炒出微汗四两。

上六味为细末，酒糊丸桐子大，每服二十丸，至三十丸，空心临卧，盐汤温酒任下。（清·尤怡《金匮翼·卷七》）

人参胡桃汤　止嗽定喘。

人参五分、胡桃仁三钱、连衣研、生姜三片。

水煎服。本方以葳蕤易生姜，名葳蕤胡桃汤，治阴虚证。

又方　用白蜜二斤，胡桃仁二斤。

隔汤炖熟，开水点服，不拘时。（清·程国彭《医学心悟·第三卷》）

喘促之证，有虚实之辨。喘者，气粗而壅，壅而急喘、肺邪有余也；促者，气短而促，上下不相接续，为肺肾不足也。若寒邪在肺为喘者，外感之证，必壮热憎寒、鼻塞声重、咳嗽多痰，治当疏散肺邪，杏苏饮、七味疏邪饮主之。若火伏于内，邪热毒盛，壅遏肺气为喘者，其证必烦热躁渴、唇红、饮冷，黄芩知母汤主之。若下泻而上喘者，虚喘也，觉在鼻尖喘促，而气不长，此气弱而短促不接，非实喘也，凡见此证，急须用参附饮，以速挽元气，免致衰脱。若精血亏耗，真阴失守，以致元海无根，躁热微烦，而喘促、自汗，急宜用加味贞元饮，阴中纳气归源，免致口张撇逆之证。（清·刘渊《医学纂要·贞集（第五集）灵机条辨》）

扶元饮新方治脾肺虚寒喘咳之证。

人参、白术、炮姜、炙草、熟地、当归、赤桂、北五味。

麦门冬汤　治病后火热乘肺，胸满气喘，烦热作渴，咳嗽有血。

桑白皮、桔梗、麦冬、天冬、北味、竹叶、紫菀茸、贝母、甘草、生地。

五味子汤　治肺气虚弱，脉细数而喘促，烦热作渴之证。

人参、麦冬、五味、杏仁、陈皮。（清·刘渊《医学纂要·吉集（第六集）汤方活法》）

一曰风寒，感自皮毛、入肺而为喘，其治则宜辛散，如麻黄汤、定喘汤、参苏饮之类是也；二曰火热，夫肺属金，火热炽盛，金气必伤，阳亢焦躁，津枯液涸而为喘，其治宜用寒凉，如清肺饮、黄芩知母汤之类是也；三曰气逆，夫肺居上焦而司气化，若暴怒所加，上焦闭郁，则呼吸奔迫而为喘，其治则宜开散，或润降之，如小和中、舒肝汤、苏子降气之类是也；四曰水饮，夫肺脏清虚，不容一物，若痰饮水气上乘于肺，则气道壅塞而为喘。盖病人不得卧，卧则喘者，水气逆行乘于肺，肺得水而浮，使气不得流通也，其治则宜疏导，如真武汤、小青龙汤、和胃二陈、半夏茯苓之类是也。（清·刘渊《医学纂要·利集（第四集）灵机条辨》）

又　肺气壅遏，身热喘咳，溺少。苇茎合葶苈大枣汤。（清·叶桂《临证指南医案·卷五》）

温邪上混，头痛气喘，治在手太阴肺。酒客痰热素盛，苦降为宜。

杏仁、花粉、连翘、枳实汁、橘红、黄芩、白芍、郁金汁。（清·叶桂《眉寿堂方案选存·卷上》）

喘者……有邪在表而喘，有邪在里而喘，有水气之喘。在表者，因太阳表邪未解所致，必心腹满而不坚，治宜发散。在里者，因阳明内实失下而致，必心腹胀满，治宜攻下。《指掌赋》云：微喘缘表之未解。喘满而不恶寒者，当下而痊。若饮水过多，水气泛溢而喘，必心下怔忡，治宜行水。若身汗如油，喘而不休，又为绝候。（清·叶桂《叶氏医效秘传·卷第二》）

五味汤：治喘而脉伏者。

人参上，五味、麦冬中，杏仁中，陈皮中，生姜下，枣三大枚。

水、姜煎，温服。

加减五味汤：治喘而气促者。

橘红、桔梗、紫苏、五味中，人参上，麦冬中，杏仁下，桑皮中。

水、姜煎，温服。

加减泻白散：治烦热，胸膈不利，上气喘促，口燥，或咳者。

桑皮上，知母中，橘红中，黄芩上，贝母下，桔梗中，甘草上，瓜蒌中，地骨皮中，加苏子中。

水煎服。（清·叶桂《叶评伤寒全生集·辨伤寒喘例第十五》）

凡风寒外感，邪实于肺而咳喘并行者，宜六安煎加细辛。细辛非肺家寒包火之药，宜加苏子、桑皮。

虚喘证，其人别无风寒咳嗽等疾，而忽气短似喘，或经微劳、饥时，或于精泄、大汗、大小便、大病之后，或妇人月期之后而喘促更甚，或气道噎塞，上下若不相续，势剧垂危者，但察其表里无邪，脉息微弱无力，悉宜以贞元饮主之，加减如本方，其效如神。非纳气归源之药，喘证用之，未为确当，而称如神？经曰：肝苦急，急食甘以缓之，即此之类。若肝火旺，上冲清道，以甘缓之。若肾虚，气不归源，当加味地黄丸，加牛膝、沉香、五味、砂仁、磁石以降之，当辨明用药。若火烁肺金，上焦热甚，烦渴多汗，气虚作喘者，宜人参白虎主之。宜生脉白虎合用。若火在阴分，宜玉女煎主之。火在阴分，而用石膏，于理不通。竟以知柏地黄汤治之。若阴虚，自小腹火气上冲而喘者，宜补阴降火，以六味地黄汤加知柏之类主之。深毁丹溪用知柏之害人，今阴虚火炎之喘，仍用之耶，凡治水喘者，不宜妄用攻击，当求肿胀门法治之。若因喘而肿，当以清肺为要。肺受火烁，乾金不能施化，小便不利，致积水而为肿，清肺则小便自利而肿退矣，古法治心下有水气上乘于肺，喘不得卧者，以《直指》神秘汤主之。但此汤多主气分，若水因气滞者则可，若水因气虚者，必当以加减金匮肾气汤之类主之。肾虚水泛溢而肿，当以金匮肾气汤治之。若气虚，当用参术。景岳尚未详察，而用药不当。

痰盛作喘者，虽宜治痰，如二陈、六安煎、导痰、千缗、滚痰丸、抱龙丸之类，可治实痰之喘也；前言痰不能作喘，今又云痰盛作喘，岂非自相矛盾？六君子、金水六君煎之类，可治虚痰之喘也。治痰用归地，痰何以化？金水六君之立，甚觉无理。老弱人久病气虚发喘者，但当以养肺为主。生脉散为要。凡阴胜者，宜温养之，如参、归、姜、桂、甘草，或加芪、术之属。寒不能为喘，阴胜者，阴寒胜也，阴主降，不能升而为喘。火主升，升则为喘，故《内经》云：诸逆冲上，皆属于火。景岳阴阳升降之理尚未明白，何敢立言垂世乎？（清·叶桂《景岳全书发挥·卷二》）

寒邪在肺作喘者，此外感之症，必咳嗽，或鼻塞，身热，胸满不清，治当疏散，宜六安煎，或二陈加苏叶、苏子降气。若寒邪外闭之甚者，宜加麻黄、细辛之类。寒邪包火，宜加石膏。若兼气血不足，而风寒在肺作喘者，惟金水六君为最。内有归、地，大非风寒所宜。

喘以气虚者，人多不能知之。凡下泻而上喘者，必虚喘也。凡小儿喘息，觉在鼻尖而气不长者，必虚喘也。此实气促，原非气喘。若见此症，急须速补脾肺，或救肾阴，轻则参姜饮、六气煎，甚则六味回阳饮。泄泻喘促，皆属脾肺气虚，岂可用归、地乎？况热药耗散肺气，尤宜忌之。景岳动辄用六味回阳，此取祸之道也。虚喘惟生脉散、观音应梦散最妙。若大便不泻，而或多汗，或腹膨，或见痰饮狂躁，但以阴虚水亏，气短似喘，而脉无神者，宜贞元饮加参、姜之类。归、地非腹胀、痰饮所宜。景岳惯以归、地治脾胃，殊不知治病之道。

喘而便闭者，前胡枳壳汤加五味子。五味不宜骤用。泄泻解毒汤或四苓散。两方治各不同。烦热大渴作泻者，白虎汤加苍术、猪苓。苍术宜少。伤食呕吐，四君汤。未可竟用四君子，宜加消食之药。夏月因热作呕，四苓散加人参。因热作呕，宜二陈加黄连、生姜、竹茹。用四苓散加参，并非治呕之药。（清·叶桂《景岳全书发挥·卷四》）

久嗽形寒，行走喘急，是下焦先损。入冬阳不潜伏，喘甚失音，胃纳颇安。温养元海，佐其摄纳。若以清肺散邪，食减胃伤，必致败坏。

炒熟地、云茯苓、胡桃肉、牛膝、鹿鞭、淡苁蓉炒黄、枸杞。（清·叶桂《叶氏医案存真·卷一》）

老年冬季喘嗽，是元海不主收摄，冲阳升举，饮邪上泛，阻遏流行，喘嗽愈甚。阅古，都主八味肾气，温养坎中之阳，收纳散失之真，不主消痰清肺，意谓非因六气所致。奈体质不受桂、附，年前议进柔阳通摄，若以建立上中之阳，乃心脾甘温之剂，与下焦不纳无谓。

紫衣、胡桃肉、茯苓、补骨脂。

另用胡桃肉拌蒸晒炒、鹿茸切薄片，盐水浸一日，烘燥、肉苁蓉、五味子、远志肉、青盐、柏子霜。

蜜丸。（清·叶桂《叶氏医案存真·卷二》）

冷热不调，阳伤哮喘。桂苓五味甘草汤加杏仁、干姜。

宿饮咳逆，哮喘，陡然形寒吐血，此亦阳伤浊干耳。

桂枝、半夏、干姜、茯苓、炙草、五味。

阳微，阴浊泛逆，先为咳喘，继而腹满便溏，所谓喘必生胀是也。真武汤。（清·叶桂《未

刻本叶天士医案》)

喘嗽不得安卧,舌白,粘涎多吐,脉得右部劲实,此为饮邪上干阻遏气分,渴思饮冷是暑风内发,议金匮法。

桂枝、五味子、干姜、白芍、炙草、杏仁、石膏、茯苓。

高年下元必亏,凡交冬季,藏纳自少,饮邪上泛,气喘咳嗽,夜坐不得安卧,显是少阴肾病,议开太阳散饮。

小青龙汤去麻黄、细辛。

寒热,口渴,虚喘,桂枝白虎汤加玉竹。

面肿,气喘呛不止,音渐哑,酒客素蕴湿热,上薰及肺,为肿为喘。按经湿淫于内,治以淡渗,佐以苦温。

厚朴、茯苓、滑石、芦根、杏仁、米仁。

热蕴于肺,清肃不行,周身悉肿,气逆而喘。

川贝、冬瓜子、芦根、杏仁、苡仁。(清·薛雪《碎玉篇·上卷》)

清燥救肺汤　喻嘉言制治诸气膹郁,诸痿喘呕,皆属肺之燥也。

鲜桑叶经霜者得金气而柔润不凋取之为君,用二钱;炙甘草利胃生用一钱;熟石膏禀清,肃之气极清肺热,用一钱二分;人参,生胃之津养肺之气七分;胡麻仁炒研一钱,真阿胶八分,杭麦冬去心一钱二分,北杏仁泡,去皮尖,炒黄七分,枇杷叶一片刷去毛,密涂炙黄用。

水一碗,煎六分,频频分二三次服。痰多加川贝母、瓜蒌仁,血虚加生地黄,热甚加犀角、羚羊角。(清·陈复正《幼幼集成·卷三》)

生脉保元汤三十六,治气虚喘促,口干咳嗽。

保元汤加麦冬二钱,五味三五分。(清·孔以立《痢疾论·卷之四》)

中风汗下之后,外无大热,汗出而喘者,此表邪未解,营卫郁遏,肺气阻逆而不降也。不可再用桂枝,宜麻杏石甘汤,泻热而降逆也。喘有寒热不同,汗后里热未清,或生外烦,因以冷水浇之,冀除其热,皮毛寒闭,郁其内热作喘,此热喘也。汗后阳虚津涸,或生渴燥,因而饮冷不消,隔其肺气作喘,此寒喘也。(清·黄元御《伤寒说意·卷二》)

荣卫暴竭,卫气无主,独聚肺中,故令喘急。此为孤阳绝阴,真险候也。大料川芎汤救之,或生脉散合生化汤。

败血入肺,坐不能卧　生化汤合失笑散,或六君子汤合失笑散。

污血感寒　桃仁、丹皮、毛茯苓、干姜、蒌仁、北五味、桂枝、桑皮、紫苏、枳实。

水气凌肺　人参、白术、茯苓、麦冬、苏子。

脾虚生痰　六君子汤加姜汁、竹沥。补

忧恼作喘　川芎、当归、杏仁、桑皮。

外感作喘　川芎、当归、旋覆花、茯苓、半夏、杏仁、前胡。

气短似喘　生化汤加人参、沉香。

六七日,忽然手足蜷卧,息高气喘,恶心腹痛者不救。此少阴感寒邪,而在内之真阳,为寒气逼越于上焦,上假热而下真寒也。人参、麦冬、肉桂、白术、吴茱萸,煎汤,候其微冷顿服之。若至半月一月外患此症，人参、白术、茯苓、当归、熟地、麦冬、吴茱萸、附子、牛膝，煎服之。皆为难救之症。

七日内外感风寒，鼻塞恶寒，身热头痛，重嗽宜用加参宁嗽生化汤。痰多，加花粉，或加竹沥、姜汁，冲服；恶寒，毋用麻黄；胁痛，毋用柴胡；火嗽发热，毋用寒凉。总以调理血气为主。

误食耗气药，致气促绝食，人参生化汤，送饭锅焦粉。（清·施雯《盘珠集胎产症治·卷上》）

平胃散　治妊娠上气喘急，大便不通，呕吐不食，腹胁胀痛。

川芎、木香各一钱半，陈皮、熟地、干姜炮、生姜、厚朴制炒、甘草各一钱。上火烧盐一捻，煎一钟，时服。（清·佚名《资生集·卷四》）

白果汤一名定喘汤　治肺虚感寒，气逆膈热，而作哮喘。

麻黄一钱、杏仁三钱、苏子一钱、桑皮二钱、黄芩一钱、半夏二钱、款冬花三钱、甘草五分、白果二十一枚炒黄。

四磨汤严氏　治七情气逆，上气喘急，妨闷不食。

槟榔、沉香、乌药、人参。

治气逆无痰甚效，宜详辨之。

新制清燥救肺汤　治诸气膹郁，诸痿喘呕，肺燥。

桑叶去枝、梗三钱，经霜者，得金气而柔润不调，取之为君；石膏煅二钱五分，禀清肃之气，极清肺热；人参七分，生胃之津，养肺之气；胡麻仁炒研一钱，苋麦冬一钱五分，杏仁炒黄七分，真阿胶入分，甘草五分，和胃生金；枇杷叶净一片。（清·徐时进《医学蒙引·内科》）

苏子降气汤治虚阳上攻，气不升降，上盛下虚，喘嗽呕血，或大便不利。

苏子一钱半、半夏一钱半、前胡一钱半、厚朴一钱半、橘红一钱半、当归二钱、甘草三分、肉桂五分，加姜。（清·朱时进《一见能医·卷之九》）

余遇肝肾亏损，气喘吸促之证，必重投熟地、人参，无力之家不能服参者，以枣仁、杞子各一两代之，亦应如桴鼓。

王士雄按：枸杞一味，专治短气，其味纯甘，能补精神气血津液诸不足也。（清·魏之琇撰，王士雄注《柳洲医话良方》）

喘不休，汗出如油，气脱也，不治，惟独参汤浓煎多服，或可少延时日。种种喘症，皆当详察治之，至用药，通忌敛涩升发燥热酸咸之品，降气清火润肺，方为治喘平和之法宜通用苏子、桑皮、枇杷叶、前胡、乌药、枳壳、半夏、山栀、元参、知母、青黛、黄芩、梨肉、贝母、杏仁、花粉、桔梗、橘红、天冬、麦冬等。孙庆曾先生云，凡喘，皆不可轻视，言易治，旨哉言乎，诚见乎喘病之重，而治喘之难也，临症者慎旃。

火郁喘，六脉俱涩，或沉伏，四肢厥冷，拂拂气促而喘，以为有余，脉却不紧数，以为阴虚，尺脉又鼓指，寒热俱难投，惟当宣散畜热宜逍遥散加黄连、吴萸使之发汗，既愈，再养阴和阳宜六味丸乃佳。

桔梗二陈汤（火喘）：茯苓、陈皮、半夏、甘草、桔梗、枳壳、黑山栀、黄芩、黄连。

劳碌气虚喘，必呼吸急促宜六君子汤。胃虚喘，抬肩撷肚，喘而不休宜五味子汤。食喘，凡病初起即喘急，多食，或放屁，或咬人，或见壮脉，皆食重之故，消其食自愈宜资生丸。

老人动即作喘，皆由虚衰，必用补益，不可专任定喘之剂宜嵩崖脾肾丸。喘遇秋冬即发，寒包热也，解表则愈宜陈皮汤。

清暑益气汤（暑喘）：人参、黄芪、苍术、白术、升麻、陈皮、神曲、泽泻、当归、青皮、麦冬、葛根、甘草、五味子。

神仙住喘汤（痰甚）：黑丑头末一钱、明矾三分、皂角四分、木香三分、人参一分。共为末，用莱菔汁调下十服，无不愈者。

水气喘促，乃水气逆行乘肺，肺得水而浮，喘不能卧，气不宣通，当从小便去之宜桂苓甘术汤、肾气丸。风寒外束喘，喘必有力，其气粗，有余之喘也宜三拗汤。

痰喘，动作便有痰声宜先服定喘加瓜蒌三剂，次照痰症治。痰甚喘，痰声更甚，喘不休宜神仙住喘汤。气喘，呼吸急促无痰声宜定喘汤。火喘，乍进乍退，食则减，已则发宜桔梗二陈汤。

五味子汤（胃虚）：五味子、人参、杏仁、麦冬、陈皮、白术，加姜、枣。

逍遥散（火郁）：当归、茯苓、白术、白芍、柴胡、甘草。（清·沈金鳌《杂病源流犀烛·卷一》）

上气，肺病也。经曰：邪在肺，则寒热上气。又曰：肺藏气，气有余，则喘咳上气。盖由肺经受邪，气道室塞，呼多吸少，其息促急也。经言气有余，只邪气耳宜苏子降气汤、沉香降气汤、快气汤。（清·沈金鳌《杂病源流犀烛·卷二》）

润肺汤　治痰喘。

人参、厚朴、半夏、官桂、杏仁、川芎、当归、白芍、生地。（清·沈金鳌《妇科玉尺·卷四》）

本有喘哮，更受严寒，痰如锯声，其势危急。小青龙汤。

肺有喘急不已，虑其骤脱。桂枝汤合麻杏石甘汤，越婢意。（清·顾文垣《顾氏医案·喘门》）

痰喘口渴，便溏肛坠。手足太阴皆虚，宜补土生金。五味异功散加麦冬、川贝、海石。（清·顾文垣《顾氏医案·女科》）

风寒郁结哮喘气逆　麻黄去节二两、炙甘草二两、御米壳即罂粟壳去蒂炒黄四两。

俱为末。每用二钱，白汤调下，以好为度。（清·何京《文堂集验方·卷一》）

风温葳蕤汤　治风温喘急，头痛身热，语言謇涩，自汗，四肢不收，甚者如痫，内外烦躁等症。冬温春温亦宜。

葳蕤二钱五分，石膏二钱，葛根二钱，羌活、白薇、青木香、杏仁各一钱，川芎、甘草五分。

水煎，温服。

瓜蒌根汤　治风温喘渴，多睡，痰气喘促等症。

瓜蒌根、葛根、石膏各二钱，人参、香附各一钱。

水煎，温服。（清·熊立品《治疫全书·风温湿温等症方》）

麻桂各半汤　治寒邪在表，发热恶寒气喘，以及一切感冒。

麻黄七八分，桂枝一钱，白芍、甘草各一钱，杏仁十一粒去皮尖。

姜引。或加苏子、陈皮各八分。

枳桔二陈汤　治痰壅气喘。

枳壳钱半、桔梗二钱、半夏二钱、茯苓钱半、甘草一钱、陈皮去白钱半、杏仁十五粒、苏子炒研八分、生姜六分。

如咳，加麻黄五六分。（清·罗国纲《罗氏会约医镜·卷四》）

华盖散 治肺风气急上冲，痰喘抬肩，脉浮缓者。

麻黄去节、苏子、杏仁去皮尖、炒、桑白皮炒、赤茯苓去皮、橘红各一钱，甘草五分，生姜五分。

热服。

清金汤 治肺热喘急，右寸脉洪者。

天冬、麦冬各钱半，杏仁十一粒去皮尖，桑白皮蜜炙、甘草、山栀各一钱，桔梗二钱，温服。

如痰滞，加半夏钱半，瓜蒌仁去油一钱。或加葶苈一钱，白芥子八分。（清·罗国纲《罗氏会约医镜·卷九》）

补中汤 治脾肺虚而肾气不归元，以致气喘者。

人参少者，重用沙参四钱，当归、蜜芪、白术各钱半，炙草八分，陈皮八分，五味十五粒。

姜枣引。如气滞作胀，加砂仁、香附之属，或沉香亦妙。（清·罗国纲《罗氏会约医镜·卷十四》）

发喘：气喘抬肩宜汗表，肺主气，肺气逆而上行，冲冲而气急，喝喝而息数，张口抬肩，摇身滚肚，是为喘也。有表证者，宜汗，然心腹必濡软。或饮停胸用五苓。此病人剧饮水，致停饮心下，结满而喘者。叶天士云：五苓散去肉桂加桂枝，自开太阳之腑，亦仲景和表里之法。（清·毛世洪《医学三信编·中卷感证类要》）

八仙汤：治气闭喘急，不得安眠，因寒邪客入肺俞，寒化为热，闭塞肺窍。

麻黄、杏仁、贝母、知母、甘草、桔梗、条芩、石膏。

先服小剂。

《济阴》方：治上气喘急，大便不通，呕吐不食，腹胁胀痛。

熟地、川芎、陈皮、桔梗各钱半，炒厚朴、炮姜、甘草、苏叶各一钱，木香引。

清肺汤：治夏月火邪克金，气喘热嗽。

去心麦冬、大冬、知母、贝母、陈皮、桔梗、条芩、炒桑皮。

喘加杏仁，痰加法半，气滞加炒香附、枳壳，食滞加炒曲、麦芽。燥痰难出加制栝蒌仁。（清·郑玉坛《彤园医书·卷四》）

太阴湿温喘促者，千金苇茎汤加杏仁、滑石主之。

千金苇茎汤加滑石杏仁汤，辛淡法。

苇茎五钱、薏苡仁五钱、桃仁二钱、冬瓜仁二钱、滑石三钱、杏仁三钱。

水八杯，煮取三杯，分三次服。（清·吴瑭《温病条辨·卷一》）

喘咳息促，吐稀痰，脉洪数，右大于左，喉哑，是为热饮，麻杏石甘汤主之。

秋湿内伏，冬寒外加，脉紧无，恶寒身痛，喘咳稀痰，胸满，舌白腹青减，恶水，不欲饮，甚则倚息不得卧，腹中微胀，小青龙汤主之；脉数有汗，小青龙汤去麻、辛主之；大汗出者，倍桂枝，干姜，加麻黄根。（清·吴瑭《温病条辨·卷三》）

哮喘实证，有风客皮毛，肺气不得泄而为喘者，经所谓犯贼风虚邪者，阳受之。阳受之则入六腑，入六腑则身热，汗出不得卧，上为喘呼者是也。审其清便自调者，去其风则愈，六安煎加麻黄，甚者五虎汤。有火郁于肺而为喘者，经所谓诸逆冲上，皆属于大者是也。审其口燥咽干，二便不利者，去其火则愈，定喘汤或葶苈丸微下之，则愈。若胸膈积热，心火凌肺，热

痰壅盛，忽然大喘，名马脾风。小儿此症极多，不急治必死，宜牛黄夺命散下之。（清·黄岩《医学精要·卷四》）

清燥救肺汤　主治诸气膹郁，诸痿喘呕。救肺汤中参草麻，石膏胶杏麦枇杷，经霜收下干桑叶，解郁滋干效可夸。

经霜桑叶三钱，石膏煅二钱五分，甘草、黑芝麻各一钱，人参，杏仁去皮尖各七分，真阿胶八分，枇杷叶去毛蜜炙一片，麦冬一钱二分。

水煎热服。痰多加贝母，血粘加生地，热甚加犀角、羚羊角。

苏子降气汤　治痰嗽气喘。降气汤中苏半归，橘前沉朴草姜依，风寒咳嗽痰涎喘，暴病无妨任指挥。

苏子、橘皮、半夏、当归、前胡、厚朴各一钱，沉香、炙甘草各五分。

加姜煎。一方无沉香，加肉桂。苏子、前胡、橘皮、半夏降气，气行则痰行也。风寒郁于皮毛，则肺气逆而为喘，数药妙能解表。气以血为家，喘则流荡而忘返，故用当归以补血；喘则气急，故用甘草以缓其急。然出气者肺也，纳气者肾也，故用沉香之纳气入肾或肉桂之引火归元为引导。

陈修园曰：仲景云，喘家作桂枝汤，加厚朴、杏子佳。苏子降气汤，即从此汤套出。时医皆谓切于时用，然有若似圣人，惟曾子以为不可耳。（清·陈念祖《时方歌括·卷上》）

气郁之属于肺者，属于肺之燥也；诸痰喘呕之属于上者，亦属于肺之燥也。宜清燥救肺汤（清·陈念祖《时方妙用·卷一》）

过服辛燥等药，喘促愈盛者，可用贞元饮。然为缓剂，若痰多喘甚者大忌之。

症起于七情气逆者，宜四磨饮；起于痰喘胀满者，宜苏子降气汤。二方为喘症之良方。（清·陈念祖《时方妙用·卷二》）

肺气实而气路闭塞为喘者，以葶苈大枣泻肺汤主之。咳嗽气喘，心下停饮，两胁满痛者，以十枣汤主之。（清·陈念祖《医学三字经·卷一》）

加味六君子汤　治肺脾虚寒，痰嗽气喘。

人参、白术炒、茯苓、半夏各二钱，陈皮、甘草炙、干姜各一钱，细辛八分，五味七分，水煎服。（清·陈念祖《医学从众录·卷二》）

喘促气冲不得息，内外虚实宜审识。

内为支饮面必黄，小半夏加茯苓汤翼。

脉浮而喘系风寒，小青龙汤加杏桔此言治属外之喘。

息涌气粗兼胀胸，唯求呼出不能容，

实邪之患当区别，呼吸不利葶苈大枣泻肺汤攻。

浮大脉来目如脱名肺胀，方用越婢半夏汤通此言治虚实之喘。

虚则皇然气欲断，吸不能升呼不贯，

此症亦宜别肾脾，肾虚宜真武汤脾虚宜六君子汤施毋窜此言治肾虚之喘。

上盛下虚苏子降气汤投，全真一气汤上热下寒爨此言上盛下虚，上热下寒二症以尽治喘之法。

如逢痰咳喉作声，偃卧均难哮乃名，

《圣济》射干丸有专责，久邪陈饮一方平此专言治哮之法。（清·魏瑶《雪堂公医学真传·卷二》）

二味参苏饮　治出血过多，瘀血入肺，面黑喘促者。

人参一两、苏木二两，上水煎服。（清·胡廷光《伤科汇纂·卷之八》）

阳旦加葳蕤杏仁汤　葳蕤、杏仁、桂枝、黄芩、芍药、甘草、生姜、大枣。表里两病、胸满气喘者宜之。（清·邵登瀛《四时病机·卷十四》）

邪结肺卫兮气喘咳吐浊沫、不能着枕，脉右大弦，遇寒病发，葶苈大枣应需；温经通络兮背寒短气，背痛应心，贯胁入腰，蜀漆川乌必佐桂枝、白术、厚朴、茯苓。（清·郭诚勋《证治歌诀·卷之一》）

肺气雍而喘满频危，疮毒内闭，小便不利，三焦闭塞，用中满分消之法。葶苈、杏仁、桑皮、厚朴、猪苓、通草，大腹皮、茯苓皮、泽泻。

喘家鼻煽脉洪大，肺胀奚逃越婢汤加半夏。

热蕴肺肝发热喘咳，六脉数大，两颊俱赤，丹皮倍入逍遥散。（清·郭诚勋《证治歌诀·卷之二》）

喘病之因，在肺为实，在肾为虚。

肺最清高无窒塞，一有邪干便喘急。内因痰火外风寒，六脉浮洪更有力。是为实症五虎汤，半辛甘石及麻黄。桑皮杏壳姜葱益，随症加减无成方。若有痰升痰喘症，茯苓香附南星石。乍进乍退名火喘，麦冬苏味栀芩益。食因作喘食积因，曲芽腹实查同进。大便燥结不能通，苏子元明大黄胜。何者乃为正气虚，过劳则发似邪欺。吸入气知脉无力，补中益气汤堪施。黄芩山栀兼火用，茯苓半夏挟痰宜。

肺郁水气不降

麻黄、苡仁、杏仁、甘草、干姜、茯苓、人参、半夏、五味、葶苈、桑皮、川朴、猪苓、泽泻、木通、腹皮、小青龙汤去桂芍，加人参、杏仁，此彻饮以就太阳也。

肾气不纳

熟地、阿胶、萸肉、茯苓、龟版、附子、怀膝、远志、五味、磁石、秋石、山药、黄芪、淡菜、胡桃、杞子、青盐、人参、白术、海参、芡实、莲子、青铅、蛤蚧、补骨脂、八味丸、生姜汁、车前、炙草。

精伤者填以浓厚之剂兼镇摄

肾气丸加沉香，都气丸入青铅。

中气虚此中虚气馁，土不生金也

人参建中汤去姜。

胃虚

黄精、茯苓、胡麻、甘草。

肾阳虚浊阴上逆

人参、干姜、泽泻、附子、茯苓、猪苓。

陈曰：丹溪有外感之喘治肺，内伤之喘治肾。以肺主出气，肾主纳气耳。先喘而后胀治肺，先胀而后喘治脾。肺宜辛则通，微苦则降，直入中下，非治肺之方法。（清·何其伟《医学

妙谛·上卷》)

喘

胡桃肉不去衣、杏仁去皮尖、生姜各一两研膏，入炼蜜丸，弹子大，卧时嚼服。

人参为末，每服三钱匕，鸡子清调之，五更初服，便可仰卧，年久者再服必愈。

因奔驰劳瘁，骤饮冷水成喘者，用竹叶三斤、橘皮三两、水一斗，煮取三升，去渣，分三日服，一剂愈。(清·王士雄《四科简效方·甲集》)

暑风上受，痰热喘嗽，竹叶石膏汤加桔、杏、蒌、草、陈皮、滑石。(清·林珮琴《类证治裁·卷之一》)

病后气喘为肺虚，生脉散加阿胶、白术、陈皮。

肺寒饮邪喘逆，桂枝加朴杏汤。

肺气不降，浮肿发喘，麻黄汤去桂枝，加桑皮、薏仁、茯苓。初起肺受风寒喘嗽者，小青龙汤散解之。

喘咳失音咯血者，人参蛤蚧散。

肺虚喘急自汗者，安肺汤。(清·林珮琴《类证治裁·卷之二》)

喘家作桂枝汤，加厚朴、杏子仁。其人本气热肺壅而喘，欲用桂枝汤，当于汤中加厚朴二两，杏仁五十个。(清·邹汉璜《伤寒卒病论笺·卷五》)

四七汤 治七情气郁，痰涎结聚，胸满喘急，或攻冲作痛。

半夏四钱制、厚朴二钱制、茯苓四钱、紫苏一钱，加生姜、大枣，水煎服。(清·寄湘渔父《达生保赤编·卷三》)

匀气丸：治脾肺气逆，喘嗽面浮，小便不利。

桑白皮、桔梗、赤茯苓、熟半夏、陈皮、甘草、木通、泽泻、藿香。水一盅，姜三片，灯心二十根，煎五分，不拘时服。(清·庄一夔《增补慈幼新编·卷之三》)

七味鸭 治阴虚劳伤、咳嗽痰喘神效。

生地、熟地、归身、茯神、白术土炒各三钱，川贝母二钱，地骨皮四钱。

用老鸭一只去毛，原汤洗净。去肠杂，不可再见水，将前药加陈甜酒一碗，生晒酱油一酒盅，同入鸭肚内缝紧。甫瓦盖盆盛贮，盆内不可放水。盖好，以绵纸将盆盖缝封固。(清·鲍相璈《验方新编·内外备用诸方》)

定喘止嗽降痰噙化方 孩儿茶、白檀香、白豆蔻、桔梗、麦冬去心、蛤粉、川贝母各一两去心，南薄荷、天门冬各五钱，木香三钱，麝香二分，真冰片五分。

上药共为末，甘草四两，熬膏，丸如梧子大，每噙化一丸。去痰降气，止嗽如神，不可尽述。

老人喘嗽

胡桃肉去皮、杏仁去皮尖、生姜各一两。研膏，入炼蜜少许，丸如弹子大。每卧时嚼一丸，姜汤下。气喘难卧，服此立定。(清·贾山亭《仙方合集·附录内外症治诸般杂方》)

肺气壅塞，遍体疼痛，气急欲喘。

豆卷四钱，苏子三钱，杏仁三钱，桑白皮钱半，旋覆钱半，橘红一钱，象贝钱半，马兜铃七分，葶苈五分、七分。

湿痰痹肺，痰喘气逆，不能卧下，舌白如积粉。湿痰殊为胶固。

三子养亲汤　紫菀钱半、款冬花钱半、厚朴杏子汤、橘红一钱、象贝母钱半。（清·邵杏泉《邵氏方案·卷之礼》）

肺实咳嗽痰喘　葶苈子隔纸炒为末，枣肉为丸如龙眼核大，每服一丸，白汤化下。（清·文晟《慈幼便览·肺实咳嗽痰喘》）

肺实为喘，肺虚为促。喘为气壅，争出为舒。促为气短，引长为快。呼吸出入，短促不能相续，求伸不得，乃虚促危疴。不宜有汗。

大生地、当归身、炙甘草、人参、黄芪、紫菀、五味子、款冬花、陈阿胶、马兜铃、胡桃肉、鸡子清。

风寒外束，胃火内炎，肺热气壅作喘。一解外束之寒，一清上炎之火，麻杏石甘汤主之。

麻黄、苦杏仁、生甘草、生石膏。

汗出而喘，邪在表。喘而汗出，邪在里。此伤寒家事。本症则不然，烦渴，多汗、气喘，脉数，为火烁肺金，宜清降。

生石膏、白知母、生甘草、大麦冬、南沙参、天花粉、黄芪、秋梨汁。

经以诸气膹郁，皆属于肺。肺合皮毛，为气之主，风寒外束肺卫不舒，气壅作喘。

麻黄、桂枝、炙甘草、赤芍、五味子、北细辛、炮姜、制半夏、苦杏仁。

经以诸痿喘呕，皆属于上。肺气不降则喘；金不平木，土为木克则呕；肺热叶焦则足膝无力。皆宜清上。

北沙参、大麦冬、天门冬、白知母、川贝母、黄芩、炙甘草、甜桔梗、活水芦根。

脉洪数且滑，烦渴，气喘，痰不豁。火郁肺中，宜清上。

南沙参、天门冬、大麦冬、白知母、黄芩、生石膏、白茅根、蓝叶、秋梨汁。

水寒射肺，服小青龙，气喘未平，再以神秘汤加减主治。人参、苏叶、赤茯苓、炙甘草、制半夏、陈橘皮、桑白皮、苦杏仁、甜桔梗。（清·蒋宝素《问斋医案·卷第三》）

咳嗽气喘，口干心烦者，乃毒在心肺发未尽也，宜泻白散。（清·吴砚丞《麻疹备要方论·见形论治》）

胸高如龟，肩耸而喘，血从口鼻出，摇头摆手，面色时变枯黯者不治。亦有肺气虚，为毒所遏，而发喘不已者，宜清肺饮，倍人参，不可拘肺热一端，纯用清凉。若声哑喘咳，身热不退，肺金受克，宜清金降火汤。又有麻毒内攻，喘促胸突，肚急目闭者，九死一生之症，速用防风消毒饮治之。（清·吴砚丞《麻疹备要方论·收没论治》）

肺劳实热，而目浮肿，咳嗽喘急，烦热颊赤，以贝母汤主之。

贝母、知母、半夏、秦艽各一钱，甜葶苈、炙甘草各五分，杏仁八分，橘红一钱二分，生姜五片。（清·潘道根《临证度针·虚劳》）

形寒饮冷，伤肺喘嗽，胸满，气不通畅，以参香温肺汤主之。

人参、桑皮、橘皮、白茯、半夏各一钱，五味子、紫苏各五分，木香、甘草各四分，白术八分，肉桂三分，生姜五片。（清·潘道根《临证度针·咳嗽》）

年逾古稀，肾气下虚，生痰犯肺，咳喘脉微。当与峻补。

金水六君煎（夏、苓、草、麦、地、橘），合生脉散，加桃肉。

另：八仙长寿丸，肾气丸。

原注：补命门之火以生土，清其生痰之源，则肺之咳喘自宁。煎方金水六君煎，以治脾肾，生脉以养肺，桃肉以补命门。其奠安下焦之剂，另用丸药常服，斟酌可谓尽善矣。

气喘痰升，胸痞足冷。是中下阳虚，气不纳而水泛也。已进肾气汤，可以通镇之法继之。

旋覆代赭汤去姜、枣合苏子降气汤去桂、前、草、姜，加薤白、车前、茯苓、枳壳。（清·曹仁伯《评选继志堂医案·上卷》）

人参泻肺汤：治肺经积热，上喘咳嗽，胸膈胀满，痰多，大便涩。

人参、黄芩、栀子、枳壳、薄荷、甘草、连翘、杏仁、大黄、桑皮、桔梗各等分，每服七钱，水二盏，煎八分服。（清·费伯雄《医醇賸义·三气门诸方》）

肺火自本经而发者，缘燥气相逼，清肃之令不能下行，故肺气焦满，微喘而咳，烦渴欲饮，鼻端微红，肌肤作痒。润燥泻肺汤主之。

润燥泻肺汤自制：

玉竹四钱，栝蒌皮三钱，桑皮三钱，沙参四钱，麦冬二钱，黄芩一钱，贝母二钱，杏仁三钱，苡仁四钱，梨汁半杯，冲服。（清·费伯雄《医醇賸义·肺火》）

肺属金，或受心火刑克，肝木亢害则病。又外感久则郁热，内伤久则火炎，并宜清。有杏胶饮，又有三鸡鸣丸，皆通治咳喘，亦有清肺汤、清金汤、贝母散、黄连、阿胶等方，此本其法。（清·吴尚先《理瀹骈文·存济堂药局修合施送方并加药法》）

凡痧瘖透发不尽，毒邪干肺，喘急昏闷者，危证也。宜急透之。

焦麻黄八分，石膏四钱，杏仁二钱，牛蒡子一钱五分，连翘一钱五分，枯芩一钱五分，象贝一钱五分，薄荷八分，桔梗八分，生甘草四分，通草一钱，芦根一握，当用升麻、葛根，表透开达之。（清·石寿棠《温热类编·卷一正篇》）

齁喘　属肺虚有热，因而痰壅。

忌破气，升，发散，收涩。

诃子、亚芙蓉、粟壳已上收涩，余录后。

宜降气，消痰，辛凉，甘寒，苦平。

枇杷叶、苏子、贝母、竹沥、桑根、白栝楼根、款冬花、百部、百合、薄荷、天门冬、麦门冬、马兜铃、沙参、前胡、白前、射干。（清·陈澈《药症忌宜》）

气喘而促，审系吸人气短者，肾中之气虚也，宜八味肾气丸。

熟地三钱，山药二钱，茯苓三钱，丹皮三钱，肉桂一钱，附子三钱，炮泽泻三钱，山茱萸二钱。（清·唐宗海《医学见能·卷二》）

虚喘亦有二证：一是肺虚，一是肾虚。肺虚作喘者，以肺居上焦，制节五脏，开于鼻，以通外气，以敛内气。血虚则火盛津伤，肺叶痿而不下垂，故气不得降，喘息鼻张，甚则鼻敞若无关阑，乃肺痿之重证也。生津补肺，宜清燥救肺汤；兼治郁火痰滞者，宜保和汤，或太平丸。吾谓肺叶下坠，宜兼用镇敛之法，三才汤合生脉散，再加百合、五倍子、白芨、花粉、杏仁、川贝母、钟乳石治之。又有喘息由于鼻窒不通者，以肺中之火郁闭鼻管，故气并于口而为喘也。

太平丸加麝香，即是上通鼻窍之妙药。与伤寒鼻塞有异，毋误治也。

肾虚喘息者，以气之根原于肾。失血家，火甚水枯，不能化气，是以气短而喘，咳逆喘息，颊赤咽干，宜大补阴丸加牛膝、五味子以潜降之。若是阴虚，阳无所附，气不归根者，地黄汤合生脉散加磁石、牛膝、沉香，以滋纳之。若小水不化，兼腰痛者，乃是肾中之阳不能化气，宜肾气丸治之，参附汤加五味、茯苓亦可。（清·唐宗海《血证论·卷六》）

按：喘促一证……因风寒而致者，由风寒之邪，闭塞肺气，肺气发泄不畅，上壅而喘，必有发热头痛身疼一段为据……法宜宣散，如麻黄汤、定喘汤、小青龙汤之类。因太阳误下而致，由太阳之邪未解，既已壅塞发泄不畅，仍宜大启其腠理，俾邪早出。医者不明其理，见其大烧，以为火旺，妄行攻下，客邪下陷，愈不得出，壅于胸膂，呼吸错乱，而喘证立生，法宜仍举其所陷之邪，如桂枝汤去芍药倍桂，或重加甘葛以举之类；俾欲出者，仍从外出，以解透为妙也。因胃火上攻而致者，由胃中素有伏热，或与外来之热邪相协，或胃中有停滞生热，热甚则邪火上攻，热逼于肺，气无所主，呼吸错乱，而喘证立生，必有大渴饮冷，口臭气粗，二便不利等情，法宜攻下，如大小承气汤、白虎汤之类。因痰湿水饮而致者，由太阳之气化偶乖，中宫之转输失职，水湿停滞不行，久久中气日衰，痰水日盛，渐渐上干清道，壅塞太甚，呼吸错乱，而喘证立生，其人定见食少痰多，清水上涌，喉中不利，法宜温中除湿，如桂苓术甘汤，理中加砂、半、茯苓之类。因元阳将脱而喘者，由其人阳衰阴盛已极，逼阳于外，阳气不得下趋潜藏，阴阳两不相接，呼吸错乱，而喘促立生，必现面白唇青、口舌黧黑，人无生气，全是一团纯阴，此刻有大烧汗出之可畏，法宜回阳收纳，如吴萸、四逆汤，加丁香、胡椒、砂仁之类，尚可十中救一二。凡治喘证，切不可猛浪，先将阴阳情形审明，然后施治，切不可一味治喘，妄以苏子降气汤、麻黄定喘汤投之，风寒可施，内伤则殆。（清·郑寿全《医法圆通·卷二》）

久病与素秉不足之人，忽见气喘唇青，乃是元气上浮，脱绝之征，法在难治。急宜回阳降逆收纳，俟气喘不作，唇色转红，方有生机，苟信任不专，听之而已笔者治此症，常用大剂潜阳丹治之。（清·郑寿全《医法圆通·卷三》）

喘而发热身疼者，寒邪闭塞肺窍也。宜麻黄汤倍麻。喘而不发热身疼，舌青，二便自利者，元气上腾也。宜潜阳丹。喘而身大热，面赤如朱，口不渴，唇舌青白者，元阳外越也。宜吴萸四逆汤。（清·郑寿全《医理真传·卷四》）

毒火流于肺金，气为火毒所郁也，治宜清金解毒，退火消痰，顺气为主，如鼻塞咳嗽，乃风入皮毛，可加麻黄、杏仁。泄泻久而喘者，虚喘也。不泄泻而喘者，实喘也。实喘非伤食即便闭，宜陈皮、枳壳、苏子、前胡。疹后发喘者，毒火绕肺也，宜用条芩、知母、大力子、石膏、桔梗、地骨、兜铃、杏仁、桑皮、葶苈、川贝。喘后腹胀者，利小便而喘自止矣。气喘痰盛者，当服三子养亲汤，苏子、芥子、莱菔子，微炒黄。注云气有余便是火，火升而痰亦升，气高而喘亦高，故用苏子降气以解之，芥子开气以理之，菔子利气以下之，气下则火清而痰喘自止矣。再加竹沥、枇杷叶、绿豆更妙。（清·沈望桥《经验麻科·喘息三十一》）

小青龙治风寒挟饮之实喘，肾气汤治下部水泛之虚喘，皆为仲景圣法，用之得当，如鼓应桴，用失其宜，亦同操刀。此症根蒂虚于下，痰热阻于上，下虽虚而肺不清肃。（清·赵晴初《广辑存存斋医话稿续集》）

金牛汤　塞金不鸣。

金牛苏杏芥麻黄，蒌贝沉香橘夏桑，枇杷蜜炙音难出，金塞不鸣痰喘尝。

肺实而咳，胸脘喘满，时吐稠痰，甚者痰气闭结，语音不出，此为塞金不鸣。

郁金二钱、牛蒡三钱炒研、陈麻黄四分蜜水炙、蒌仁三钱、苏子一钱五分、白芥子一钱、沉香五分、贝母二钱、杏仁三钱、橘红一钱、半夏一钱、桑皮二钱、枇杷叶两张刷毛蜜炙。

去恶清肺汤　恶露冲肺。

去恶清肺姜楂便，苏子桑皮延橘贝，芎归苏木降桃仁，气喘鼻掀头汗见。

恶露冲肺，气喘鼻掀，头汗微出。

当归二钱、川芎一钱、桃仁一钱、炮姜五分、楂炭三钱、延胡一钱、苏子二钱、桑皮三钱、橘红一钱、贝母二钱、苏木三分、降香五分、童便一杯冲服。（清·坐啸山人《诊验医方歌括·诊验医方歌括中》）

五虎汤《金鉴》

治马脾风即暴喘也。因寒邪客于肺俞，寒化为热，闭于肺经，故胸高气促，肺胀喘满，两胁搧动，陷下作坑，鼻窍搧张，神气闷乱，急服此汤。儿生百日内儿此多不救。

五虎汤治马脾风，细茶甘草杏麻同，

生姜一片冲膏服，热闭胸高气喘松。

麻黄蜜炙、杏仁炒，去皮尖、生甘草、细茶、白石膏，生姜一片。

水煎，临时用药冲石膏服。（清·坐啸山人《诊验医方歌括·诊验医方歌括下》）

喘者热邪壅遏肺窍，气道阻塞而然。其证有虚实之分，虚者难治，实者易调。虚则小便清利，大便溏泄，身无大热，虽清痰润肺，多难获效。实则大便坚燥，小便赤涩，身发壮热，竹叶石膏汤方见前去半夏加栝蒌仁、贝母，冬月量加蜜炙麻黄，随手而应。若喘而无涕，兼之鼻煽者，不治。大抵未出而喘者易治，没后喘者难治。初发之时喘者，三拗汤方见前加石膏、芽茶。喘而鼻干口燥者，白虎汤方见前最捷。若见于麻后，又宜清咽滋肺汤方见前以滋肺胃，白虎汤又为切禁。故曰医不执方，治法在人耳。（清·叶霖《痧疹辑要·卷三》）

气喘，微有寒热，脉浮而数，此温邪犯肺，肺失清肃之令，与连翘、杏仁、牛蒡子、条芩、桔梗、枳壳、竹茹、羚羊角等。

虚喘，咳逆无痰，动喘乏力，脉虚自汗，症属肺脾两虚，与西洋参、冬虫夏草、川贝、青盐、陈皮、阿胶、当归、杞子、枇杷叶、蒺藜、牡蛎等，土金相生。（清·心禅《一得集·卷中》）

阿胶散又名补肺散　治肺虚咳嗽，气粗喘促口渴。

阿胶一两五钱麸炒，黍粘子炒香、甘草炙各二钱五分，马兜铃五钱焙，杏仁七个去皮尖炒，糯米一两炒。

上为末，每服一二钱，水一盏，煎至六分，食后温服。（清·凌德《专治麻痧初编·卷二》）

风寒入于肺络，郁久成热，凝滞膈膜之间，以致痰喘不宁。细审脉象尚弦滑，虽两尺空软，而上焦之风热未清，宜轻缓涌越之法。先治其标，后治其本。

冬瓜仁、川贝、山栀、杏仁、橘红、料豆衣、桑皮、款冬、钩藤、炙草、粉前胡、白芥子、葶苈、法夏。（清·王应震《王应震要诀·云间程氏绍南先生医案》）

《经》云：五脏皆令人咳，非独肺也。然久嗽兼喘，亦无有不关乎肺肾两脏，且肾为气之根源，肺为气之统帅，水出高源，自有以也。时当秋令，脉见浮数，皆属虚火所致。治宜清金纳气归肾，足为斯症纲领。

熟地、茯苓、北五味、山药、沙参、白芍、石斛、菟丝饼、麦冬、枸杞、阿胶。（清·王应震《王应震要诀·诊视脉案方法》）

气短喘乏，而无阴阳表里证，此气虚喘也，宜保元汤加五味子、杏仁。（清·庆恕《医学摘粹·伤寒证辨》）

若上气喘急，及小腹不仁，恐攻心不救者，以肾气丸主之。（清·庆恕《医学摘粹·杂证要法》）

《宝鉴》人参蛤蚧散，贝母知母桑白皮，茯苓杏仁炙甘草，水寒久嗽咯喘宜。（清·王泰林《医方歌括》）

三拗汤：治寒邪伤肺，咳嗽喘急。

麻黄不去节、杏仁不去皮尖、甘草生。

上各等分，水煎服，麻黄留节，发中有收，杏仁留尖，取其发，留皮取其涩，甘草生用，补中有散也。

此以麻黄汤去桂枝，而三味与仲景法相拗，故名。表如不实，只须解散肺中寒邪，变峻剂为平剂，思亦巧矣。太阳主一身之外卫，而皮毛为肺之合，故二经之病，往往互见，勿执此为肺家专药也。拙拟。（清·周伯度《六气感证要义·寒》）

肺为贮痰之器，脾为生痰之源。肺虚则痰不易化，脾虚则湿不能运，痰上逆而喘咳，湿下注而足肿，肿之与喘，无非气失升降，而乏运行之权也。今拟脾肺同治，冀痰湿运行乃吉。

党参、葶苈、杏仁、泽泻、大腹皮、半夏、赤苓、陈皮、通草、冬瓜子、枇杷叶、枣。

诒按：论病用药，俱能得其要领。（清·柳宝诒《柳选四家医案·评选环溪草堂医案·上卷》）

气喘足冷至膝，唇口干，鼻塞，脉虚小，下气上逆，病在根本，勿以结痰在项，而漫用清克也。肾气丸三钱，盐花汤送下。

诒按：识见老当。

浮肿咳喘，颈项强大，饮不得下，溺不得出，此肺病也。不下行而反上逆，治节之权废矣。虽有良剂，恐难奏效。葶苈大枣泻肺汤。

诒按：此痰气壅阻之证，故重用泻肺之荆。

久咳喘不得卧，颧赤足冷，胸满上气，饥不能食。此肺实于上，肾虚于下，脾困于中之候也。然而实不可攻，姑治其虚，中不可燥，姑温其下。且肾为胃关，火为土母，或有小补，未可知也。金匮肾气丸。

诒按：拟再用旋覆代赭汤送下，则上中两层，亦可关会矣。

两寸浮大，关尺沉小，气上而不下，喘咳多痰。肝肾之气，上冲于肺。宜以肾气丸，补而下之。肾气丸。

诒按：此治本之法。

气喘足冷至膝，唇口干，鼻塞，脉虚小。下气上逆，病在根本。勿以结痰在项，而漫用清克也。肾气丸三钱，盐花汤送下。

诒按：识见老当。（清·柳宝诒《柳选四家医案·评选静香楼医案·上卷》）

喘不能卧，衣不能带，月余之久，两脉弦细而滑，拟用苏子降气法，俾气降喘平乃吉。

苏子、干姜、太子参、沉香、五味子、厚朴、甘草、当归、半夏、茯苓、杏仁，加款冬花、陈皮、石斛、川贝母，减沉香、五味、干姜、杏仁、甘草。（清·赵履鳌《赵海仙医案·胀》）

肝肾两亏，中气亦损，咳逆虽平而动则气短且喘，是肾不纳气也，脉象弦数。此症虽难以杜患，拟方改重就轻即是人功。

大熟地四钱，沉香二分磨汁，和入熟地同炒，当归、杏仁、甘草五分，半夏、茯苓三钱，紫石英一钱半，菟丝子一钱半，胡桃肉三枚。（清·赵履鳌《赵海仙医案·妇科》）

严氏四磨饮治七情侵，气逆填胸喘急频。

乌药槟沉参等分，浓磨煎服效如神。

四磨饮：槟榔、沉香、乌药、人参各等分，浓磨，煎三、四沸，温服。治七情气逆，上气喘急，妨闷不食等证。夫七情之病，所因各自不同，有虚实之分，脏腑之异。大抵此方所治，皆为忧愁思怒得之者多。因思则气结，怒则气上，忧愁不已，气多厥逆，故为上气喘急，妨闷不食等证。然气之所逆者，实也；实者泻之。故以槟榔、沉香之破气快膈、峻利之品，可升可降者，以之为君。而以乌药之宣行十二经气分者助之。其所以致气之逆者，虚也。若元气充足，经脉流行，何有前证？故以人参辅其不逮，否则气暂降而郁暂开，不久又闭矣。是以古人每相需而行也。若纯实无虚者，即可去参加枳壳，在用者神而明之耳。（清·张秉成《成方便读·卷二》）

新方金水六君煎，脾肾营虚痰咳连；

归地二陈姜作引，润枯燥湿两般贤。

金水六君煎：当归二钱，熟地五钱，陈皮一钱半，半夏二钱，茯苓二钱，炙甘草一钱，原方治肺肾虚寒，水泛为痰，或年迈阴虚，气血不足，外受风寒，咳嗽呕恶，多痰喘急等证。夫肺肾虚寒，水泛为痰之证，似宜温养摄纳之药为妥，非泛泛二陈、归、地可以治之。或老年脾肾两虚，阴血不足，而湿痰内盛，咳嗽不已者，乃可用之。凡年高之人，血脉枯涩，经络隧道多不流利，若有湿邪内盛，肺失治节之令，则咳嗽连声，断续不已，甚则周身经络掣痛，或闷气心痛。斯时也，不得不以二陈之属化其痰。然恐血枯之人，不足以当其际，故特加归、地以濡其血而泽其枯，方为不偏不倚，两得其宜，全在学者酌宜用之耳。（清·张秉成《成方便读·卷三》）

因痰者，喘即有痰，导痰汤。甚则控涎丹甘遂、大戟，白芥、小枣肉为丸。（清·佚名《杂症治要秘录·喘》）

喘咳逆气：肺受燥气，鼻燥嗌干，既而咳嗽，流清涕，或抬肩而喘者是也。此燥病之常而轻者，前胡、荆芥、防风、细辛、生地、玄参治之。（清·张节《伤燥论·杂病论治》）

门冬清肺饮：治火乘肺胃，喘嗽吐衄。

人参、麦冬、五味子、黄芪、当归、芍药、紫菀。

苏子降气汤：治痰壅涎盛，肺满喘嗽。

苏子、橘皮、半夏、当归、前胡、肉桂、厚朴、甘草、生姜。（清·陈秉钧《女科秘诀大全·卷五》）

肺肾两虚，且咳且喘，脉息细软，治以和养。

生绵芪、广蛤蚧、炙款冬、旋覆花、白石英、冬瓜子、北沙参、炙苏子、光杏仁、炒淮膝、东白芍、银杏肉。

气逆为喘，痰升为咳，喘重于咳，清晨为甚，按脉濡细。现在体发瘾疹，虽有余邪，理无表散，治当清肺纳肾，子痔血亦能顾及。

生西芪、北沙参、叭杏仁、白石英、东自芍、白茯苓、广蛤蚧、川贝母、旋覆花包、炒淮膝、冬瓜子、新会皮、藕节炭。（清·陈秉钧《陈莲舫医案秘钞·下编》）

二母清顺丸：

知母生五钱，贝母去心，生五钱，天冬去心四钱，麦冬生四钱，人参二钱，当归酒洗三钱，陈皮去白五钱，白茯苓五钱，半夏制五钱，枯芩酒炒五钱，桔梗五钱，山栀仁炒五钱，甘草生二钱，天花粉五钱。

共为细末，神曲打糊为丸，如梧桐子大，每服一钱五分或二钱，食远，用清茶送下。此药治肺虚喘促，痰滞咳嗽，口舌咽干，面白清涕，饮食不思等症。（清·佚名《太医院秘藏膏丹丸散方剂·卷四》）

补真膏：专治咳嗽痰喘，肺胃损伤。每早晚白滚水调服数匙，能大补真元，功难详述。

人参四两，山药一片，蒸熟芡实米一斤，蒸热红枣肉一斤，蒸熟莲肉一斤去心，杏仁一斤，蒸熟核桃肉一斤，真沉香三钱。

另研共捣烂加炼蜜三斤，酥油一斤，合如膏，忌铁器。（清·太医院《医方配本·补益虚损门》）

竹沥化痰丸：治痰气上攻，胸膈不清，脑中痞满，咽喉不利，有痰有喘，此药清肺降火，顺气化痰。每服二三钱，食远用淡姜汤送下。忌生冷动火之物。

神曲八两，枳实八两，楂肉八两，苏子八两，花粉八两，连翘八两，海石一斤，胆星斤半，桔梗八两，茯苓一斤，半夏一斤，白术一斤，橘红斤半，香附一斤，贝母八两，黄芩一斤，天冬八两，蒌仁八两，杏仁一斤，青黛四两。

竹沥水法为小丸。（清·太医院《医方配本·痰喘咳嗽门》）

喘短气：

喘息喝喝数张口，短气似喘不抬肩。

促难布息为实证，短不续息作虚观。

表喘桂麻加杏朴，里喘承气陷胸丸。

水气正苓加葶苈，痰喘苏葶二陈全。（清·萧涣唐《医脉摘要·卷上》）

生脉散《千金》　治金气大虚，六脉不起，自汗，喘嗽及暑月热伤元气，右寸数大而无力或散者，宜久服此。

人参、北五味、麦冬。

水煎服。

【权衡法】前症加夜热、脉弦细而数者，金水同病也，本方合六味丸；吐衄者，心火炎上也，本方加枣仁、参、沙参、生地、桔梗、辰砂，即天王补心丹；手足厥冷者，阳亡也，本方加桂、

附、干姜；汗不多，食少者，胃弱也，用独参汤。（清·陶思渠《十二经方议秘要·上卷》）

御寒汤　治寒气，风邪伤于皮毛，鼻塞咳嗽上喘之症。

黄连、黄柏、羌活各三钱，甘草、佛耳草、款冬花、白芷、防风各三钱，升麻、人参、陈皮各五分，苍术七分，黄芪一钱。

煎，食后服。（清·钱少南《钱氏秘传产科方书名试验》）

参胡饮：主肾虚气不收纳，喘咳不休，吸入少力。

人参一钱，胡桃三枚，水煎服。（清·钱敏捷《医方絜度·卷三》）

阿胶散又名补肺散　治小儿肺虚气粗喘促。

阿胶一两五钱麸炒，黍粘子炒香、甘草炙各二钱五分，马兜铃五钱焙，杏仁七个去皮尖炒，糯米一两炒。

上为末，每服一、二钱，水一盏，煎至六分，食后温服。

余治久喘，独用泻肺补肾之法，所谓"盛则泻之，虚则补之"，经文诏我，本地风光，不但改西医之错，且去中医之疑也。制敛喘汤。

生白芍五钱，桑白皮一钱，南木香七分，白茯神四钱，青桔梗五分微炒，怀药四钱，炒杜仲二钱，补骨脂一钱，蒸百部二钱，加白果肉十枚。

血枯可加归身、茜根，痰多可加橘红、贝母、竹茹，盖心肺与肾相通之处在于脊椎。（清·陈无咎《医轨·论喘》）

初起恶寒发热，鼻塞咽干，痰粘不出，咳嗽喘急，倚息不得卧，脉浮候弦、沉候数者，宜仲景麻杏石甘汤主之。

麻黄钱半，杏仁三钱，石膏六钱，炙甘草钱半。

水煎服。一二剂可愈。

此燥火内伏，寒邪外束，当遵仲景以辛泻肺之旨，用辛温散寒、辛寒清燥表里兼顾法。（民国·蒋树杞《伏瘟证治实验谈·一种肺脏现症之治法》）

黄芪膏：治肺有劳病，薄受风寒即喘嗽，冬时益甚者。

生箭芪四钱，生石膏捣细四钱，净蜂蜜一两，粉甘草细末二钱，生怀山药细末三钱，鲜茅根四钱剉碎，如无鲜者可用干者成钱代之。（民国·张锡纯《锡纯验方·治肺病方》）

参麦汤：治阴分亏损已久，浸至肺虚有痰，咳嗽劳喘，或兼肺有结核者。

人参三钱，干麦冬四钱带心，生山药六钱，清半夏二钱，牛蒡子三钱炒捣，苏子二钱炒捣，生杭芍三钱，甘草钱半。

沃雪汤：治同前证，更兼肾不纳气作喘者。

生山药一两半，牛蒡子四钱炒捣，柿霜饼六钱，冲服。（民国·张锡纯《锡纯验方·治阴虚劳热方》）

参赭镇气汤：治阴阳两虚，喘逆迫促，有将脱之势。亦治肾虚不摄，冲气上干，致胃气不降作满闷。

野台参四钱，生赭石轧细六钱，生芡实五钱，生山药五钱，萸肉去净核六钱，生龙骨捣细六钱，生牡蛎捣细六钱，生杭芍四钱，苏子炒捣二钱。

薯蓣纳气汤：治阴虚不纳气作喘逆。

生山药一两，大熟地五钱，萸肉去净核五钱，柿霜饼冲服四钱，生杭芍四钱，牛蒡子炒捣二钱，苏子炒捣二钱，甘草蜜炙二钱，生龙骨捣细五钱。

滋培汤：治虚劳喘逆，饮食减少，或兼咳嗽，并治一切阴虚羸弱诸证。

生山药一两，干术炒三钱，广陈皮二钱，牛蒡子炒捣二钱，生杭芍三钱，玄参三钱，生赭石轧细三钱，炙甘草二钱。（民国·张锡纯《锡纯验方·治喘息方》）

加味甘桔汤：治喘定哮。

甘草五分，桔梗、川贝母、百部、白前、橘红、茯苓、旋覆花各一钱五分。

假如风寒外感而喘者，散之。直中于寒而喘者，温之。热邪传里，便闭而喘者，攻之。暑热伤气而喘者，清而补之。湿痰壅遏而喘者，消之。燥火入肺而喘者，润之。此外感之治法也，各宜分治。若夫七情气结，郁火上冲者，疏而达加味逍遥散。肾水虚而火上炎者，壮水制之，知柏八味丸。肾经真阳不足，而火上泛者，引火归根，桂附八味丸。若因脾虚不能润肺而喘者，五味异功散加桔梗补土生金。此内伤之治法也。夫外感之喘，多出于肺。内伤之喘，未有不由于肾者。经云：诸痿喘呕，皆属于下。定喘之法，当于肾经责其真水真火之不足而主之。如或脾气大虚，则以人参、白术为主，参术补脾土以生肺金，生金则能生水，乃隔二隔三之治也。（秦伯未《内科纲要·喘》）

肺主皮毛，一受风寒，内伤肺气，则气逆不降，呼吸喘急，表热无汗，宜以华盖散之方，汗而散之。若肺气本虚，复被风邪所伤者，宜紫苏饮补而散之。若肺虚外无风邪所伤，内无痰涎壅塞，惟气逆喘急者，以加减苏子降气汤降其逆气，其喘自愈。（民国·叶隐衡《幼科指南·喘证门》）

大补元煎：治产妇喘促气虚，兼寒症。

人参二钱～八钱，熟地四钱～三两，山药二钱～六钱，杜仲三钱，杞子三钱，炙草一钱～二钱，当归三钱泄泻者去之，萸肉二钱。

水两盅，煎七分，食远温服。如元阳不足多寒，加附子，肉桂。如气偏虚者，加黄芪、白术。如胃呆滞，必不可用。如血滞去萸肉加川芎。如滑泄加五味子。

金水六君煎：治产后风寒外感，邪气入肺。喘促症。

当归二钱，熟地五钱，茯苓二钱，陈皮一钱，炙甘草一钱，半夏二钱，加生姜五片。

水两盅煎八分，食远温服。如大便不实多湿，去归、地，加山药。（民国·冯绍蘧《宋氏家传产科全书秘本·卷二》）

风邪入肺，脉当浮缓，按之空虚，咳嗽喘满，恶风，或皮生疹子而痒痛，宜防风荆芥杏仁半夏瓜蒌甘草汤治之。

防风三钱，荆芥二钱，杏仁去皮尖三钱，半夏二钱，瓜蒌三钱，甘草一钱。（民国·刘世祯《医理探源·卷六》）

痰壅于肺，气咄有声，喘咳胸满不渴，宜瓜蒌、贝母、桑皮、苏子泻肺，肺气通自愈。（民国·左季云《左季云证治实验录·第一编》）

橘皮汤：治肺热气上、咳息奔喘方。

气奔咳喘息，麻杏橘皮姜。苏叶柴胡石，煎汤一服康。

人参蛤蚧散：治二三年间肺逆喘嗽，咯吐脓血，满面生疮，遍身黄肿。

喘嗽吐红满面疮，遍身黄肿肺家伤。人参蛤蚧桑皮杏，二母苓甘散服良。

葶苈丸：治肺气咳嗽，面目浮肿，喘促不安，小便赤色。

溲红面肿喘难安，肺嗽当求葶苈丸。贝杏通防己并佐，桑皮汤下法尤完。

皱肺丸：治喘。

皱肺丸方用杏仁，煎同羊肺法翻新。款冬二母秦艽菀，百部阿加糯炒匀。（民国·何舒《研方必读·卷二》）

喘胀宜清肃上焦，杏仁、滑石、苡仁、通草、枇杷叶、苓皮、栀子、淡豆豉。

肺气不降而喘者，当用麻杏苓草加苡仁。左升太过右降不及者，宜越婢法。

饮邪留于肺卫，则脉右大而弦，气喘咳唾浊沫，不能着枕，喜饮汤水，遇寒病发者，当泻肺气，葶苈、大枣。（民国·何舒《医理逢源·卷二》）

肺脏结，胸中闭塞，喘咳善悲，脉短而涩，百合贝母茯苓桔梗汤主之。若咳而唾血，胸中痛，此为实，葶苈栝蒌桔梗牡丹汤主之。（民国·黄谦《伤寒杂病论会通》）

（二）妇科

二母散　治产后恶露上攻，流入于肺经。咳嗽，宜服。如伤风痰喘，却以寻常伤风药治之。

知母、贝母、白茯苓、人参各半两，桃仁、杏仁并生去皮尖各一分。

上剉散。每服三钱，水一盏半煎，不以时温服。如觉腹痛，并服之，立有神效。（元·危亦林《世医得效方·卷第十四》）

参苏饮　治妇人产后血入于肺，面黑发喘欲死者。

人参二两、苏木二两。

上以水两碗，煮取一碗以下，去渣，调参末随时加减服，神效不可言。

旋复花汤　治产后伤风、感寒、暑湿，咳嗽喘满，痰涎壅盛，坐卧不宁。

旋复花、赤茯苓、前胡、半夏曲、荆芥穗、甘草、茯苓、五味子、杏仁、麻黄各等分。

上㕮咀，每服四钱。水一盏半，姜五片，枣一枚，煎至七分，去渣，食前温服。

五味子汤　治产后喘促，脉伏而厥。

五味子杵，炒、人参、杏仁各二钱，麦门冬去心、陈皮各一钱。

上姜三片，枣二枚，水煎服。（明·薛己《校注妇人良方·卷二十二》）

如妊娠七月八月，此时受手太阴肺、阳明大肠二经之气所养。若因形寒饮冷所伤，以致气逆，令人喘咳，烦闷不安者，知母饮主之。

白茯苓、黄芩各二钱半，知母、麦冬、炙草各一钱六分，桑白皮、地骨皮各一钱。分二帖，水二盏，煎一盏，入竹沥一合，再煎沸服。（明·万全《广嗣纪要·卷之九》）

妊娠七八月以后，受肺与大肠之气，胎气壅盛，咳嗽喘急，宜马兜铃散主之。

马兜铃、桔梗、枳壳炒、甘草、陈皮、大腹皮、苏叶各一钱，五味子七粒，姜三片，水煎。

妊娠喘嗽，当分二症。有风寒外感者，有胎气内壅者，须详审之。其风寒外感者，必发热，鼻塞声重，初病之时，宜发散之，桔梗散主之。

天门冬、茯苓各一钱，杏仁去皮尖、人参、甘草、桑白皮蜜炒、紫苏叶、桔梗各五分，麻黄去节七分，姜三片，水煎。（明·万全《广嗣纪要·卷之十二》）

发喘声高难救护；产后气喘，由荣血暴竭，气无所主，独聚于肺喘急，孤阳绝阴，不治之证，单人参汤，或加苏木少许救之。若败血停滞胀肺喘者，用血竭、没药等分为末，酒入水调服，兼用夺命丹。（明·李梴《医学入门·卷之五》）

二味参苏饮 治产后瘀血入肺，咳嗽喘急。

人参一两、苏木二两。

上作一剂，水煎服。若既愈，即当用六君子汤以补脾胃。若口鼻黑气起，急用此药加附子五钱，亦有得生者。（明·王肯堂《证治准绳·类方》）

产后喉中气急喘促者，因所下过多，荣血暴竭，卫气无主，独聚肺中，故令喘也。此名孤阳绝阴，为难治。陈无择云：宜大料芎归汤，或用独参汤尤妙。若恶露不快，散血停凝，上熏于肺，亦令喘急，宜夺命丹、参苏饮、血竭散。若因风寒所伤，宜旋覆花汤。若因忧怒郁结，用小调经散，以桑白皮、杏仁煎汤调服。楼全善治浦江吴辉妻，孕时足肿，七月初旬产，后二月洗浴即气喘，但坐不得卧者五个月，恶风，得暖稍宽，两关脉动，尺寸皆虚，百药不效，用牡丹皮、桃仁、桂枝、茯苓、干姜、枳实、厚朴、桑白皮、紫苏、五味子、瓜蒌仁煎汤服之即宽，二三服得卧，其痰如失。盖作污血感寒治之也。若伤咸冷饮食而喘者，宜见睍丸。（明·王肯堂《证治准绳·杂病》）

产后所下过多，荣血暴竭，卫气无主，独聚肺中，故令嗽也。此名孤阳绝阴，为难治。若恶露不快，败血停凝，上薰于肺，亦令喘急，但服夺命丹，血去喘自定。（明·王肯堂《胤产全书·卷四》）

平安散 治妊娠上气喘急，大便不通，呕吐不食，腹胁胀痛。

川芎、木香各一钱半，陈皮、熟地黄洗、干姜炮、生姜、厚朴去粗皮，制，炒、甘草各一钱。

上作一服，水二盅，入烧盐一捻，煎至一盅，不拘时服。血竭散 治产后败血冲心，胸满上喘，命在须臾，宜服。

真血竭、没药。

上等分，研细频筛，再研取尽为度。每服二钱，用童便合好酒半大盏，煎一沸温调下。方产下，一服上床，良久再服，其恶血自循经下行，更不冲上，免生百病。（明·王肯堂《证治准绳·女科》）

白圣散 治产后腹大坚满，喘不能卧。

樟柳根三两、大戟一两半、甘遂一两炒。

上为极细末，每服二三钱，热汤调下，取大便宣利为度。此药主水气之圣药也此药峻利，不可轻用。（明·武之望《济阴纲目·卷之三》）

产后气喘由于气血两虚。补气血，润肺，下降。人参、橘红、生地黄、天门冬、麦门冬、苏子、枇杷叶、瓜蒌仁、瓜蒌根、童便、五味子、竹茹。（明·缪希雍《神农本草经疏·卷二》）

产后气喘 妇人产后气喘，最是大危之症，苟不急治，立刻死亡。人只知是气血之虚也，谁知是气血两脱乎。夫既气血两脱，人将立死，何又能作喘？然此血将脱，而气犹未脱也。

血脱欲留，而气能不留挽乎？血之脱而气反上喘，如人与贼斗，乃召号同志，以求邻人之助，故呼声而喘作，其病虽危，而可救处正在能作喘也。盖肺主气，喘则肺气似盛，而不知实肺气之衰也。当是之时，血将脱而万难骤生，望肺气之相救甚急，若赤子之望慈母。然而肺因血失，止存几微之气，自顾尚且不暇，又何能提挚乎血？气不与血俱脱者，几希矣，是救血必须补气也。

方用救脱活母汤：

当归一两酒洗，熟地一两九蒸，枸杞子五钱，麦冬一两去心，肉桂一钱去粗皮，研，党参二两，山萸五钱蒸，去核，阿胶二钱炒，黑芥穗二钱。方妙不可加减。

水煎服，一剂而喘轻，二剂而喘减，三剂而喘定，四剂而全愈矣。（清·傅山《女科仙方·卷三》）

如人病喘嗽者，人以为肺虚而有风痰，不知非然也。乃气虚不能归元于肾，而肝木挟之作祟耳。法当峻补其肾，少助引火之品，则气自归元，而痰喘可息。方用人参一两、熟地二两、山茱萸四钱、麦冬五钱、五味子一钱、牛膝一钱、枸杞子一钱、菟丝子一钱、茯苓三钱、白芥子一钱，水煎服。此方妙在多用人参于补肾之中，使其直走丹田气海，而生元阳之神，而火自归元，不致上沸。一连数剂，必获奇功。（清·陈士铎《石室秘录·卷一》）

产后感中阳明之风邪，大喘大汗者，亦不治。盖风邪入于阳明，寒变为热，故大喘大汗。平人得此症，原该用白虎汤，而产妇血气亏损，如何可用乎。虽然大补产妇之气血，而兼治阳明之邪火，未必不降，而大喘大汗未必不除也。方用补虚降火汤：麦冬一两，人参五钱，元参五钱，桑叶十四片，苏子五分，水煎服。此方人参、麦冬补气，元参降火，桑叶止汗，苏子定喘，助正而不攻邪，退邪而不损正，实有奇功也。

产妇三四日至六七日，忽然手足蜷卧，息高气喘，恶心腹痛者，不救。此症盖感少阴之寒邪，而在内之真阳，逼越于上焦，上假热而下真寒也。倘治之不得法，有死而已。急用平喘祛寒散：人参二两，麦冬五钱，肉桂二钱，白术三两，吴茱萸五分，水煎服。一剂喘止，二剂痛止。

产妇水气凌肺，作喘不已者，亦是死症。然治之得法，正不死也。产妇因虚以受水气，原不可全治夫水也。虽作喘不已，似为水气所犯，然徒治其水，则喘且益甚，而治之之法将若何？亦助其脾气之旺，使之无畏乎水，则水自不能凌脾，脾不受凌，喘将何生乎。方用补土宁喘丹：人参一两，白术一两，麦冬一两，茯苓三钱，苏子一钱，水煎服。此方人参补气以健脾，白术利腰以健脾，麦冬养肺以健脾，茯苓、苏子不过借其佐使，以行水止喘而已，然而治喘实有神功也。脾健则土旺，土旺则水不敢泛滥，何至有胀喘之生哉。（清·陈士铎《石室秘录·卷六》）

然妊娠气喘，有乍感风寒而不得卧者，客邪盛也。发散自愈，参苏饮主之。

若脾虚四肢无力，肺虚不任风寒，肾虚腰酸，短气不能行步，碎然气喘不息，此脾肺素亏，母虚子亦虚，肾气不归元，而上乘于肺也，生脉散、补中汤去升、柴主之。丹溪所谓火动作喘，此胎前最多。至于毒药伤胎病喘，世俗往往有之，病机之不可不察者也。（清·冯兆张《冯氏锦囊秘录·女科精要·卷十七》）

妊娠过食生冷，兼有风寒，客于胃肺。因而痰喘气紧，夜卧不安，宜紫苏安胎饮。

紫苏安胎饮：

紫苏、枳壳麸炒、大腹皮、桔梗、贝母去心、知母、桑白皮、当归各八分，甘草、五味子、石膏煅各三分。

水煎服。（清·竹林寺僧《竹林女科证治·卷二》）

产后喘促有肺无寒邪，而但见喘促者，此以血去阴虚，孤阳无主，故气穷短促。乃肝肾亏损，元海无根，虚脱之兆，最最为危候，宜贞元饮。若气虚兼寒者，宜大补元煎。有风寒外感，邪气入肺而喘促者，此必气粗胸胀，或多咳嗽，治宜疏散兼补，宜六君子汤。若寒邪入肺，气实气壅，而本无虚者，宜六安煎。

产后喉肿气喘，急如猫声，或寒战咬牙亦败血冲入心肺也。急用桑白皮一钱，煎汤研送桑白皮恐力薄更加桃仁、杏仁各一钱作引更妙。（清·竹林寺僧《竹林女科证治·卷三》）

气喘证治：

血盛气喘：产后气喘，极危证也，因下血过多，荣血暴竭，卫气无依，孤阳上越，宜骤补其气，参附煎汤不时饮之。

血冲气喘：恶露不行，败血上攻于肺而喘者，必面色紫黑，宜夺命散下瘀，瘀去喘自定也。

虚喘：气喘盛者，参苏饮，即人参一两为末，苏木二两，煎汤冲服。（清·徐润之《松龄医铎·五编》）

又问产后血入于肺，面赤发喘欲死者，曰：参苏饮主之。

人参一两为末，苏木二两。

水二杯，煎一杯，去渣，温服人参末。随时加减服，效难尽述。（清·陈稚泉《女科心得·卷四》）

产后咳逆作喘，三日不止欲死者：桂心五钱，姜汁三合，煎取二合，先以火灸背摩令热，搽药尽为妙。（清·程鹏程《急救广生集·五卷》）

产后喘促，口鼻起黑气，为瘀血入肺，不治。或用人参一两，苏木三钱，水煎顿服。若厥冷自汗，必用通脉四逆汤进二三剂，厥回脉复可治。（清·陈念祖《时方妙用·卷四》）

四物加郁金汤参古　治肝不行血，恶露不行，面青气喘。

生地、熟地、当归酒洗各四钱，赤芍、白芍酒煨、郁金酒炒、川芎各二钱，炙草一钱。

水煎服。（清·袁于江《生生宝录·卷下》）

妊娠气喘，有因乍感风寒，喘急而不得卧者，此客邪胜也。治宜疏散，参苏饮主之。若脾虚四肢无力，肺虚不任风寒，肾虚腰酸足软，猝然气喘不足以息者，此脾肺素亏，母虚子亦虚，肾气不归原，而上乘于肺也。治宜生脉散、补中益气汤去升、柴，加沉香、补骨脂主之。（清·程文囿《医述·卷十三》）

产后气喘，极危证也。因下血过多，荣血暴竭，卫气无依，孤阳上越所致，最为难治。宜参附煎汤，不时饮之。随以大剂地黄汤，重加人参，连进之。切勿疑参能助喘，不用少用，以致不救。凡一切降气药概宜禁用，并备醋韭法，以防晕脱。若兼外感，用四君子汤加荆芥、陈皮、炮姜、川芎、当归治之。若因恶露不行，败血上攻于肺而喘者，必面紫黑，宜用夺命散下瘀。瘀去喘定，急服二味参苏饮，闻有得生者。（清·寄湘渔父《达生保赤编·卷三》）

产后气喘　产后血下过多，荣血暴竭，卫气无主，独聚肺中，故令喘也，此名孤阳绝阴，最为难治。急取鞋底烧热，于小腹上下熨之。

次用夺命丹：熟附子五钱，丹皮、干漆渣炒烟尽各一两。

共为末。用醋一斤，大黄末一两，共熬成膏。和末为丸，梧子大。每服五十丸，温酒下。（清·鲍相璈《验方新编·产科》）

产后气急喘促者，因产所下过多，荣血暴竭，卫气无主，不能百达运行，独聚肺中，故令喘也，此名孤阳绝阴，为难治，惟大进参、附，或可得生。（清·冯兆张《冯氏锦囊秘录·女科精要·卷十八》）

胎前喘咳肿满，是脾湿不行，上侵于肺，手足太阴病也。治在去湿下气。茯苓、陈皮、白芍、泽泻、厚朴、当归、苏梗、杏仁。

诒按：方颇灵动，再加紫菀、枇杷叶何如？（清·柳宝诒《柳选四家医案·评选静香楼医案·下卷》）

妊娠四五月咳嗽，五心烦热，胎动不安，名曰子嗽，宜服宜胎饮。若因外感风寒，喘急不食，宜桔梗散。若火盛乘金，胎气壅塞，宜兜铃散。痰多喘满，宜百合散。

紫苏安胎饮：治胎气喘急。紫苏、枳实麸炒、大腹皮、桔梗、贝母、知母、桑白皮、当归各八分，甘草、五味子、石膏煅各三分。（清·陈秉钧《女科秘诀大全·卷二》）

郭稽中曰：产后恶露不快，败血停凝，上熏于肺，亦令喘急，但服夺命丹，血去而喘自定。又产后败血冲心，胸满上喘，命在须臾，服血竭散，或参苏饮。治产后血入于肺，面黑发喘欲死，人参一两，苏木二两。（清·陈秉钧《女科秘诀大全·卷四》）

产后喘满血晕方　用血竭、没药各一钱，研细末，童便和酒调服。（民国·杨志一《妇科经验良方·第七章》）

凡产后喘急有二，一乃阴虚之极，一系寒邪在肺。盖产后原系大虚，安得气实而喘。若肺无寒邪，而见喘促者，此系血去阴虚，孤阳无主，故气短促而浮脱于上，此实肝肾不接，无根将脱之兆，最为危候。经曰：甘苦急，急食甘以缓之。正此类也，惟贞元饮，治此为神剂。若气虚兼寒者，宜大补元煎。或理阴煎，若风寒外感，邪气入肺而喘急者，此必气粗胸胀，或多咳嗽，自与气短似喘，上下不相接者，不可同治。当以疏散兼补为主，宜金水六君煎，或六君子汤。若单以寒邪入肺，气实气壅，而本无虚者，宜六安煎或二陈汤，加苏叶之类主之。（民国·冯绍蘧《宋氏家传产科全书秘本·卷一》）

（三）儿科

阿胶散又名补肺散：治小儿肺虚，气粗喘促。

阿胶一两五钱麸炒，黍粘子炒香、甘草炙各二钱五分，马兜铃五钱焙，杏仁七个去皮、尖，炒，糯米一两炒。

上为末，每服一二钱，水一盏，煎至六分，食后温服。（宋·钱乙《小儿药证直诀·卷下》）

《圣惠》治小儿咳逆上气，喘促，不得安卧。**麻黄散方**：

麻黄去根节、甘草炙微赤，锉、五味子各半两，桂心、半夏洗七次，去滑各一分。

上件药捣，粗罗为散。每服一钱，以水一小盏，入生姜少许，煎至五分，去滓。不计时候，分为二服。量儿大小，以意加减。

《圣惠》治小儿咳逆上气、喘促。**萝卜子散：**

萝卜子、甘草炙、麻黄去根节各一分，皂荚子十枚煨熟，去皮。

上件药捣，粗罗为散。每服一钱，以水一小盏，入灯心二十茎，煎至五分，去滓。不计时候，分为二服。量儿大小以意加减。

《吉氏家传》治小儿咳嗽闷喘。**贝母散方：**

贝母去心，麸炒半两，甘草炙一分。

上件为散子。每服一钱，水七分，煎至五分，去滓，食后温服。

《吉氏家传》治小儿伤冷，气喘涎多方。

栝蒌一个大者开一盖子，阿胶一分，沙糖半两。

上件，将二味投入栝蒌内，以盖子依旧封着，白纸都糊，入饭甑蒸两遍倾出。随儿大小约多少，冷服。

《谭氏殊圣》治小儿因下痢，脏腑怯弱，乘虚作喘胀满闷；及肺气宿寒嗽促，坐卧不得。**定喘散：**

黑牵牛炒半两，令香熟，捣取末一分，木香、马兜苓、米壳各一分。

上为末，每服一钱，水八分，煎至五、六分，热呷之。连进二服，大小便通快是效。实喘可服。

《婴孺》治小儿未及百日，嗽喘上气。**甘草丸方**。

甘草炙、桂心、杏仁去皮尖各二分。

上为末。蜜丸小豆大。乳下一丸，大人三十丸。一方入紫菀二分，更佳。（与《圣惠方》不同）

《张氏家传》大人小儿肺喘急方。

天南星、半夏各汤洗七次、人参、桑白皮锉，炒、陈皮洗，去瓤，焙。

上等分，为锉散。每服一钱，水六分，生姜二片，煎三分，温温服。

《朱氏家传》真珠散　治小儿气喘多涎。

真珠末、生犀各半钱，香附子四钱，龙脑少许。

上为末。每服半铜钱，煎桃仁汤调下。婴儿一字，一岁以下者半钱。

钱乙治小儿肺盛，气急喘嗽，泻白散方。又名泻肺散，证在前。

桑白皮细锉，炒黄、地骨皮洗去土，焙各一两，甘草炒半两。

上件为细末。每服一、二钱，水一中盏，入粳米百粒，同煎至六分，食后温服。

张涣白术五味子汤方　治小儿咳嗽，气逆上喘。

白术炮、五味子、丁香、人参去芦头、款冬花各半两，细辛去土分。

上件捣，罗为细末。每服一钱，水八分一盏，入生姜三片，煎至四分，去滓。放温，令时时呷之。

治小儿痰涎不利，上喘咳嗽。

生白丸、白附子新罗者、天南星各半两，半夏一两。

上为末，取生姜汁打面糊为丸。每服二十丸至三十丸，生姜汤下。量大小加减。（宋·刘

昉《幼幼新书·第十六卷》）

金肺散　治小儿诸般喘嗽、急惊风，神效。

锡灰一钱、汉防己二钱、郁金一钱半、砒霜二钱、半夏一钱半汤洗七次。

上为细末，每服半钱，加一钱，小儿加减，煎猪肉汤下，日进二服，食后。（金·刘完素《黄帝素问宣明论方·卷十四》）

人参枳实汤　治感冒嗽喘，胸满痰滞。

人参一分，枳实制、桑白皮炒、半夏制、赤茯苓、五味子、细辛净、北梗麻黄去节、阿胶炒酥、甘草炙各半两。

上锉散，每一钱，姜三片，紫苏三叶，水煎服。

清肺饮　治肺受风邪客热，咳嗽气促，喘闷痰壅，鼻塞声重，及解时行疮疹痘毒，咽痛烦渴。

人参去芦半两，柴胡净洗二两，杏仁汤泡，去皮尖、桔梗锉，炒、赤芍药、荆芥、枳壳去瓤麸炒、桑白皮炒、北五味、麻黄、半夏汤炮七次各一两，旋覆花五钱，甘草一两半。

上件㕮咀，每服二钱，水一盏，姜二片，葱一根，煎七分，无时温服，或人薄荷同煎。

紫菀汤　治小儿喘嗽。

紫菀茸、贝母、真苏子微炒、杏仁水浸，去皮，焙黄、北梗、陈皮、麻黄去节、半夏曲、赤茯苓、桑白皮炒、甘草微炙等分。

上锉细，每服一钱，姜三片，紫苏三叶并嫩梗。水煎服。（宋·杨士瀛《仁斋小儿方论·卷之四》）

麻黄升麻汤　治小儿寒郁而喘，喉鸣，腹中鸣，腹满，鼻流清涕，脉沉急而数。

麻黄、草豆蔻仁各一钱半，益智仁一分半，厚朴二分，甘草一分，当归尾、升麻、曲末各半分，吴茱萸二分，柴胡一分，苏木半分，红花少许，生黄芩一分，全蝎二个。

上件㕮咀，如麻豆大，分作二服，每服水一大盏，煎至七分，去渣，稍热服，食远，忌风寒，微有汗乃效。（金·李杲《东垣试效方·卷第四》）

夺命散　治肺胀喘满，胸高气急，两胁扇动，陷下作坑，两鼻窍张，闷乱嗽渴，声嗄不鸣，痰涎潮塞。若不急治，死在旦夕。

川大黄、白牵牛、黑牵牛各一两半生半熟，大槟榔一个。

上为末，三岁儿服二钱，冷浆水调下。涎多加腻粉少许，利下涎为度。出杨氏极济方。（元·罗天益《卫生宝鉴·卷十九》）

半夏丸　治肺气不调，咳嗽喘满，痰涎壅塞，心下坚满，及风痰呕吐恶心，涕唾稠粘。

白矾一两半，焙半夏三两汤泡七次，姜汁制一宿。

上为末，生姜自然汁丸，赤豆大。每服十丸，姜汤下。

梅花饮　治五脏积热，喉中有痰，面色赤白，鼻流清涕，气逆喘急，目赤咳嗽，或因惊夜啼。

硼砂、马牙硝、片脑、人参各一两，甘草五钱，芒硝、辰砂、麝香各一分。

上各另为末，磁器收贮，每服半匙，麦门冬汤调服。气急喘嗽，桑白皮汤下。常服，薄荷汤下。

天麻定喘饮　治喘嗽惊风。

天麻、防风、羌活、甘草炒、人参、桔梗、白术、川芎、半夏曲各等分。

上每服二钱，水煎服。

雄朱化痰定喘丸　治因惊发喘，逆触心肺，暴急张口，虚烦神困。

雄黄、朱砂各一钱研，蝉蜕、全蝎少许，白僵蚕、天南星、白附子炮各二钱，轻粉五分。

上为末，糊丸，麻子大。每服数丸，茶清送下。

紫苏饮子　治肺受风寒，喘热痰嗽。

紫苏叶、桑白皮、青皮、五味子、杏仁、麻黄、甘草炙陈皮各二分，人参、半夏各三分。

上姜三片，水煎温服。（明·薛己《保婴撮要·卷六》）

胆星天竺丸　治小儿痰涎上壅，喘嗽不休。

牛胆南星一两，半夏汤泡，去皮脐，姜汁制、白附子汤泡，去皮脐各五钱，天竺黄二钱，天麻、防风各二钱，辰砂一钱另研，水飞上为末。

甘草汤为丸芡实大，每服一丸，空心薄荷淡姜汤化下。（明·薛己《保婴撮要·卷十》）

一小儿喘渴面白，手足时冷。此脾肺气虚，用人参白术散、五味异功散而愈。（明·薛己《保婴撮要·卷十九》）

葶牛丸

葶苈、黑丑、杏仁、防己各等分。

为末，枣肉丸，麻子大。每五七丸，淡姜汤下。治乳食冲肺，伤风咳嗽，面赤身热，痰盛喘促。（明·李梴《医学入门·卷之七》）

金星丸　治风热结聚，喉内痰鸣，喘粗咳嗽，面红腮肿，咽膈壅塞，发热狂躁多渴。

郁金末，雄黄另研各一分，腻粉半分，巴豆七枚去油。

上为末，米醋糊丸，麻子大。薄荷、腊茶下。

人参补肺汤　治肺证咳喘短气，或肾水不足，虚火上炎，痰涎壅盛，或吐脓血发热，小便短涩。

人参、黄芪炒、白术、茯苓、陈皮、当归各一钱，山茱萸、干山药、五味子杵、麦门冬去心、甘草炙、熟地黄自制、牡丹皮各五分。

上，每服五钱，水煎服。

葛根黄芩汤　治喘有汗，发热咳嗽。

干葛、黄芩各二钱，黄连、芍药、石膏各一钱，五味子十一粒，甘草五分。

水煎服。

葶苈木香散　治大便自利，小便涩滞，喘嗽，腹胀不能食，宜多服为妙。

猪苓、泽泻、茯苓、白术、官桂、葶苈、木通、木香、甘草各半钱，滑石二钱。

上锉散，水一盏，煎半盏，空肚温服。忌油腻。分为二服。

诸喘皆属于火，肺者脏之长也，为心华盖。心火炎上，则肺焦叶举，气逆不利而喘也。有因风寒而喘者，有因伤食而喘者，惟疮疹之喘，独属于火，若加泄利腹胀烦躁，则不可治。如初发热便喘者，前胡枳壳汤主之，大便秘者可用，服此不止，以葶苈丸治之。如喘而大便自利者，黄芩汤痘腹痛加五味子、人参主之。

白术五味汤方 治咳逆气逆上喘。

五味子、白术、丁香、人参去芦头、款冬花各半两，细辛去土一分。

上件，捣罗为细末。每服一钱，水八分，入生姜三片，煎至四分，去滓放温，令时时呷之。

碧玉丸 治痰嗽气喘胸满，饮食减少，睡不得宁，烦躁有热。

青黛、明白矾生用、天南星生用、滑石，四味各二钱半；轻粉五十帖；全蝎十五尾去尖毒；巴豆四十九粒去壳膜心，存油，碎切，入乳钵，极细杵。

上，除轻粉、巴豆外，余五味，或晒或焙，为末，仍入前二味，同在乳钵杵匀，姜汁煮糯米粉为糊，丸粟壳大。每服七丸，至九丸或十一丸，用淡姜汤空心投。热甚者，薄荷汤下，或不拘时。

菖蒲煎 治肺中风邪，喘鸣肩息。

石菖蒲一寸九节者、款冬花、紫菀去土，洗，焙干、人参去芦、桂心各一两。

上件，捣罗为细末，炼蜜同石臼中捣一二百下，和如皂子大。每服一粒，煎糯米饮化下。

生白丸 治小儿痰涎不利，上喘咳嗽。白附子新罗者、天南星各半两，半夏一两。

上为末，用生姜汁打面糊为丸，如绿豆大。每服二十丸至三十丸，生姜汤下，量大小加减。

牛黄夺命散 治小儿肺胀喘满，胸膈起急，两胁扇动，陷下作坑，两鼻窍张，闷乱嗽喝，声嗄而不鸣，痰涎潮塞，俗云马脾风，若不治，死在旦夕。

白牵牛、黑牵牛各一两半生半熟、川大黄、槟榔各一两。

上为细末。三岁儿每服二钱，冷浆水调下。涎多，加腻粉少许，无时，加蜜少许。

真珠散 治小儿气喘多涎。

真珠末、生犀角镑各半钱，香附子四钱，龙脑少许。

上为末。每服半铜钱，煎桃仁汤调下，婴儿一字，一岁以下者半钱。（明·王肯堂《证治准绳·幼科》）

千金射干汤 治小儿咳嗽，喘息如水鸡声。

射干、麻黄、紫菀、甘草、生姜、细辛、阿胶各半两，半夏五个，桂心五寸，大枣二十个。

上㕮咀，水七升，煎取一升五合，去滓，入蜜五合，煎一沸，分温服，二合日三服。

天麻定喘饮 治小儿喘嗽惊风。

天麻一两，防风一两，羌活一两，甘草炙五钱，人参五钱去芦，桔梗五钱，白术五钱炒，川芎五钱，半夏曲五钱。

上锉，每服二钱，水一盏，麦门冬十四粒，煎至七分，食后服。有热，去白术，加芍药、枳壳。（明·鲁伯嗣《婴童百问·卷之六》）

八仙丸 治男妇婴儿咳嗽痰喘。

胆星一两，半夏、款冬花、牙皂炙、枯矾、甘草各五钱，杏仁六钱去皮尖，研，巴豆九粒入黑枣肉，火煨，存性。

为末，醋糊为丸，麻子大。每服二三十丸，姜汤下。（明·王大纶《婴童类萃·中卷》）

如先喘而后胀者主肺，先胀而后喘者主脾。盖肺金主降，外主皮毛，肺朝百脉，通调水道，下输膀胱，既受邪则失降下之令，故小便渐短，致水溢皮肤，而生胀满，此喘为本而胀为标也，治当清金降火为主，而行水次之。

虽然未有不由痰火内郁、风寒外束而致之者，有伤寒肺气壅盛而传发喘者，是表不解也，用麻黄、杏仁、甘草、石膏之类，辨其寒热而治之。

又伤风咳嗽，肺虚而发喘，以麻黄、杏仁、甘草，三拗汤加减之。（清·杨和《幼科折衷秘传真本·咳嗽》）

小儿行走气急作喘，必是食，食喘必兼感，如感风疏风，感气开气，受惊镇惊，加入消食中自愈宜以平胃散为主，各加所感药。

资生丸（食喘）**：**人参、白术、茯苓、橘红、山楂、神曲、川连、白蔻仁、泽泻、桔梗、广藿香、白扁豆子、建莲肉、薏苡仁、山药、芡实、麦芽。

渗湿汤（湿喘）**：**苍术、白术、甘草、干姜、茯苓、橘红、丁香，加姜、枣。（清·沈金鳌《杂病源流犀烛·卷一》）

八味地黄汤　治喘急久不愈，肾气虚寒。

熟地五钱，枣皮、山药、茯苓各二钱，粉丹、泽泻各一钱，肉桂、附子各七分，生姜、大红枣引，水煎服。

三承气汤　治喘而舌黄，大便坚实者，热邪传里也。

大黄、芒硝、厚朴、枳实各一钱，甘草、槟榔、藿香各七分水煎服。

五虎汤　治外感无汗而喘。

麻绒一钱、杏仁七粒、细茶一撮；有痰者加二陈汤，即茯苓二钱，法夏、广皮各一钱，甘草三分，姜一片，枣二枚，水煎服。（清·王锡鑫《幼科切要·喘急门》）

肺寒喘嗽

华盖散：麻黄、苏子、杏仁、甘草、橘红、赤茯苓、桑白皮。（清·郭诚勋《证治歌诀·卷之四》）

小儿肺风痰喘方：

雪里青即过冬青草捣去汁，调天竹黄一二钱服之。

又方　用白茄子磨水服之。（清·凌奂《外科方外奇方·卷四》）

一捻金：治小儿痰喘方。

台参二钱，川军一两，二丑七个。

共为细末，蜜水调服。（清·佚名《太医院秘藏膏丹丸散方剂·卷一》）

小儿一捻金治小儿风痰吐沫，气喘咳嗽，肚腹疼痛，肺胀喘满，胸高气急，两肋煽动，陷下作坑，两鼻窍张，闷乱嗽渴，声哑不明，痰涎潮塞，不思饮食等证，并皆治之。每服二三分，蜜水调服。仍看病之轻重虚实，加减用之，无不准验。

人参一两，大黄一两，二丑各一两，槟榔一两，朱砂一两，飞金四十张。

共为细末。（清·清太医院《医方配本·小儿百病门》）

喘促夹热者，古法主本事黄芪汤（如五味子、白芍、天冬、麦冬、人参、黄芪、熟地、炙甘草、白茯苓，引用乌梅、姜、枣）。

真按：小儿因肺虚夹热，而作喘者，此方甚不相宜。方以西洋参一钱，连心麦冬一钱，润玄参一钱，生白芍六分，白茯苓钱半，淡竹叶一钱，川贝母八分，炙桑白皮五分，生甘草梢五分，引用鲜栝蒌钱半。

喘促夹痰者，古法主百合固金汤（如百合、天门冬、麦门冬、生地、熟地、当归、白芍、生甘草、贝母、玄参、桔梗等味）。真按：小儿因肺虚夹痰而喘，重在补肺化痰，方以栝蒌霜钱半，百合一钱，川贝母一钱，炒麦冬六分，制天冬六分，西洋参钱半，炒白芍八分，生甘草二分。

小儿虚喘之证，气乏声音短涩，古法主王洁古黄芪汤（如人参、炙黄芪、炙甘草、地骨皮、炒桑白皮等味）。

真按：小儿因纯粹肺虚而喘，不夹他证。方用西洋参一钱，蜜炙桑白皮、地骨皮各八分，甜杏仁一钱，炙甘草三分。

小儿痰饮作喘，实因痰壅气逆，其音如潮。响声如曳踞者，古法主苏葶滚痰丸（方见食积咳嗽）。

真按：此方太猛，慎勿轻试。但用甜葶苈三分，淡海蜇皮二钱，鲜荸荠三枚，生甘草五分，煎好，以枇杷露、杏仁露各半两冲服。

若停饮喘急不得卧者，古法主苏葶丸（如炒苏子、苦葶苈子各等分，蒸枣肉为丸），淡姜汤下。

真按：停饮喘急，先宜泻饮降逆，此丸暂时可服，但须以姜汁和枣肉为丸。放小儿口中，衔化徐徐咽下。

小儿因受风寒，内闭肺气，则气逆不降，呼吸气急，以致作喘，发热无汗，古法主华盖散（方见风寒咳嗽）。

真按：麻黄表散太过，儿体万不能支，但用嫩苏叶八分，薄荷尖五分，苦杏仁钱半，信前胡三分，冬桑叶一钱，醋炒青皮三分，引用鲜枇杷叶一片。（民国·陈守真《儿科萃精·卷七》）

分气饮：治小儿肿胀作喘。

桔梗、赤茯苓、陈皮、桑白皮、大腹皮、枳壳炒、半夏曲、紫苏、苏子微炒、甘草炙各二钱，草果仁一钱。

剉散，每服一钱五分，加生姜、大枣清水煎服。

人参清肺汤：治肺胃虚寒，咳嗽喘急，坐卧不安及久年劳嗽，吐血腥臭。

人参、阿胶、地骨皮、知母、乌梅、罂粟壳、甘草、杏仁、桑白皮各等分，清水煎服。

人参泻肺汤：治肺经积热上喘，胸膈胀满，痰多，大便涩。

人参、黄芩、栀子、枳壳、薄荷、甘草、连翘、杏仁、桑白皮、大黄、桔梗，清水煎服。

如意膏：治痰喘。

半夏炮制、天南星炮制各一两五钱。

研为末，生姜汁和匀，炙干，再和姜汁，候干，炼蜜为丸，如芡实大，每服一丸至二丸。（民国·吴克潜《儿科要略·第六章》）

火邪刑金作喘者，多口干舌燥，作渴，面赤唇红也。因于肺热者，以凉膈散主之。因于胃热者，以白虎汤清之。心火刑金者，宜用导赤散主之。肾虚火来烁金者，宜用知柏地黄汤治之最灵也。

小儿痰饮壅盛，气逆因作喘者，其音如潮响，声如拽锯，须急攻痰饮，宜苏葶滚痰丸从而治之。若停饮喘急，不得卧者，又当泻饮降逆，用苏葶丸治之。虚喘之证，气乏声音短涩，以洁古黄芪汤治之最捷。若虚而夹痰喘促者，百合固金汤治之。若虚而夹热者，以本事黄芪汤之剂煎服。（民国·叶隐衡《幼科指南·喘证门》）

二、外治

暴伤寒冷喘嗽失音：取芫花连根一把，切，暴干。令病人自以荐裹舂，使灰飞扬入七孔内，少顷泪出，口鼻皆辣，待芫根尽乃止，病即愈。

痰喘：巴豆一粒，杵烂，绵包塞鼻孔，男左女右，痰即自下。（清·程鹏程《急救广生集·九卷》）

定喘方：巴霜，姜汁为丸，桔皮裹塞鼻。

痰喘上气　南星或白芥子用姜汁调敷足心。

痰实气喘　紫苏子、白芥子、萝卜子各等分，炒熨。

治肺热闷不止，胸中喘急，惊悸，客热来去欲死。不堪服药，泄胸中喘气方，桃皮芫花各一斗。（清·邹存检《外治寿世方·卷一》）

三、其他疗法

（一）内科

治喘。梨一只，去盖，并剜去梨心，以小黑豆填塞梨内，仍以梨盖盖定，麻缚之，以稻皮盛于小缸内，烧着稻皮，煨熟其梨并豆，取出捣烂，作饼子，如前大，每日食之，或食数口，过口至效。（明·佚名《丹溪摘玄·卷十一》）

烟筒方　远年近日咳嗽，冷嗽寒喘并效。

瓜蒌仁、雄黄各一钱，木鳖子三个，款花五分，艾茸二钱。

上为末，以纸裹四五寸长，装药入内，烧烟徐徐吸入喉内。（明·吴球《诸症辨疑·卷之二》）

灵宝烟筒　治喘嗽。

黄蜡三钱、雄黄二钱、佛耳草一钱、款冬花一钱、艾三钱、鹅管石一钱。

先将蜡溶搽纸上，次艾铺上，又将药末细细掺上，卷成筒子。用火点着一头，吸烟三四口，茶清下。（明·王大纶《婴童类萃·中卷》）

（二）妇科

产后咳逆作喘，三日不止欲死者：桂心五钱，姜汁三合，煎取二合，先以火灸背摩令热，搽药尽为妙。（清·程鹏程《急救广生集·五卷》）

产后气喘　产后血下过多，荣血暴竭，卫气无主，独聚肺中，故令喘也，此名孤阳绝阴，最为难治。急取鞋底烧热，于小腹上下熨之。次用夺命丹：

熟附子五钱，丹皮、干漆渣炒烟尽各一两。

共为末。用醋一斤，大黄末一两，共熬成膏。和末为丸，梧子大。每服五十丸，温酒下。（清·鲍相璈《验方新编·产科》）

（三）儿科

纳气法　凡小儿虚脱大证，上气喘急，真气浮散，不得归元。诸药莫效。用吴茱萸五分，胡椒七粒，五倍子一钱，研极细末，酒和作饼，封肚脐以带扎之。其气自顺。

引痰法　凡小儿痰嗽，上气喘急，有升无降，喉中牵锯之声，须引而下行。用生白矾一两研末，少入面粉米粉亦可，盖生矾见醋即化成水，入面粉取其胶粘故也。好醋和作二小饼，贴两点头心，布包之一宿，其痰自下。（清·陈复正《幼幼集成·卷三》）

第七节　针　　灸

邪在肺，则病皮肤痛，寒热，上气喘，汗出，咳动肩背。取之膺中外腧，背三节五脏一本作五顀又五节之傍，以手疾按之，快然，乃刺之，取之缺盆中以越之。（《灵枢·五邪》）

中热而喘，刺足少阴，刺郄中出血。腰痛上寒不可顾，刺足阳明；上热，刺足太阴；中热而喘，刺足少阴。（唐·王冰《重广补注黄帝内经素问·刺腰痛篇第四十一》）

凡肺风气痿绝，四肢满胀，喘逆胸满，灸肺俞各二壮，肺俞对乳引绳度之，在第三椎下两旁相去各一寸五分。（唐·孙思邈《备急千金要方·卷第十七》）

大肠有热，肠鸣腹满，夹脐痛，食不化，喘，不能久立，巨虚、上廉主之。（唐·孙思邈《备急千金要方·卷第十八》）

凡肺风气痿绝，四肢胀满，喘逆胸满，灸肺俞各两壮，肺俞对乳引绳度之。（唐·孙思邈《千金翼方·卷第二十七》）

咳喘，曲泽出血立已。又主卒咳逆，逆气。

咳逆上气，天容、廉泉、魄户、气舍、譩譆、扶突，主咳逆上气，喘息呕沫齿噤。《甲乙》云：阳气大逆，上满于胸中，虚，肩息，大气逆上，喘喝，坐伏不得息，取之天容；上气胸痛，取之廉泉；咳逆上气，魄户及气舍，譩譆主之；咽喉鸣喝喘息，扶突主之；唾沫，天容主之。

凡霍乱头痛胸满，呼吸喘鸣，穷窘不得息，人迎主之。（唐·孙思邈《备急千金要方·卷第三十》）

伤寒饮水过多，腹胀气喘，刺中脘，鸠尾下三寸。（宋·庞安时《伤寒总病论·卷第五》）

老人口干气喘　老人脾虚则气逆冲上逼肺，令人动作便喘，切不可用削气苦寒之药，重伤其脾，致成单腹胀之证。可服草神丹、金液丹、姜附汤而愈，甚者灸关元穴。肾脉贯肺系舌本，主营运津液，上输于肺，若肾气一虚，则不上荣，故口常干燥，若不早治，死无日矣。当灸关元五百壮，服延寿丹半斤而愈。（宋·窦材《扁鹊心书·卷下》）

凡肺风气痿绝，四肢满胀，喘逆胸满，灸肺俞各二壮。（宋·王执中《针灸资生经·第四》）

凡上气多有服吐药得瘥，亦有针灸得除者，宜深体悟之《千》。上气咳嗽，短气，气满食不下，灸募五十壮。上气咳逆，短气，风劳百病，肩井二百壮。上气短气，咳逆，胸背痛，风门热府百壮。上气咳逆，短气胸满，多唾恶冷痰，肺俞五十壮。上气气闭，咳逆咽冷，声破，喉猜猜，天瞿五十壮。上气胸满，短气咳逆，云门五十壮。上气咳逆，胸痹背痛，胸堂百壮，不针。上气咳逆，膻中五十壮。上气咳逆，胸满短气，牵背痛，巨阙、期门各五十壮。逆气虚劳，寒损忧恚，筋骨挛痛，心中咳逆，泄注腹满，喉痹，颈项强，肠痔逆气，痔血阴急，鼻衄，骨痛，大小便涩，鼻中干，烦满狂走易气。凡二十二病，皆灸绝骨五十壮。凡上气冷发，腹中雷鸣转叫，呕逆不食，灸太冲不限壮数，从痛至不痛，从不痛至痛止。上气厥逆，灸胸堂百壮，穴在两乳间。呕吐上气，灸尺泽，不三则七壮。肩俞主上气。天府主上气，喘不得息。天池主上气喉鸣。阳气大逆，上满于胸中，愤瞋肩息，大气逆上喘鸣，坐伏不得息，取之天容。上气胸痛，取之廉泉《甲乙》。昆仑《千》同治咳喘暴满《铜》。三间治气喘见疟。神门见心烦、譩譆治喘逆见肩背痛。不容治喘咳见痃癖。商阳治喘咳支肿见胸满。《明下》云：胸膈气满喘急。大钟治胸胀喘息见淋。期门治大喘不得卧见吐泻。俞府治咳逆上喘承满同见腹胀，呕吐胸满，不得食《明》同。彧中治咳逆《明下》作嗽喘不能食见胸胁满。天府治逆气，喘不得息。云门见胸满、人迎见吐泻、神藏《明》同治咳逆，喘不得息。气户治喘逆上气。步郎治喘息不得举臂并见胸胁满。足临泣见月事治喘。

魄户、气舍、譩譆《甲乙》、期门、右手屈臂中横文外骨上，主咳逆上气《千》。天容等主咳逆上气，喘息呕沫见齿噤。魄户、中府主肺寒热、呼吸不得卧，咳逆上气，呕沫，喘气相追逐。天突、华盖《明》云：喘不能言主咳逆上气，喘暴。俞府《明下》同、神藏主咳逆上气，喘不得息。经渠主咳逆上气喘，掌中热，扶突主咳逆上气，咽中鸣喘。咳喘，曲泽出血立已，又主卒咳逆，逆气。紫宫、玉堂、太溪主咳逆上气，心烦《明》云：紫宫、玉堂主咳逆或中、石门主咳逆上气，涎出多唾。或中、云门主咳逆上气，涎出多唾，呼吸喘悸，坐不安席。库房、中府、周荣、尺泽主咳逆上气，呼吸多唾，浊沫脓血。然谷、天泉、陷谷、胸堂、章门、曲泉、天突、云门、肺俞、临泣、肩井、风门、行间主咳逆《千》。维道主咳逆不止。大陵主咳逆，寒热发。大陵、少商主咳逆喘。太泉主咳逆胸满，喘不得息《明下》同。三里主咳逆多吐。中府主系急，咳辄胸痛。前谷主咳而胸满。经渠、行间主喜咳。侠白主咳，干呕烦满。支沟主咳，面赤而热。咳唾，噫，善咳，气无所出，先取三里，后取太白、章门并《千》。

孔最、天泉见心痛、大溪见心痛、行间、俞府见喘、神封见胸满、腹结见脐痛、少商见善噫、浮白治咳逆《铜》。肝俞治咳引两胁急痛，不得息，转侧难，橛胁下与脊相引而反折，目上视，目眩，循眉头痛，惊狂衄衄，起则目生白翳，咳引胸中痛，寒疝小腹痛，唾血短气。《明下》云：疗咳逆，两胁满闷。鱼际治咳引尻痛。窍阴治胁痛，咳逆不得息。魄户、中府主喘气相追逐《千》。天突、华盖主喘暴。俞府、神藏主喘不得息。天容等主喘息呕沫。曲泽主咳喘并见上气。

膻中治咳嗽上喘《铜》见肺。水突治喘息不得。扶突治喘息如水鸡鸣并见上气。

头维主喘逆烦满，呕沫流汗《千》。肺俞《明下》见肺、肾俞主喘咳，少气百病。俞府、神藏见上气、天府主上气喘不得息。扶突主咽中鸣喘。天突、华盖主喘暴并见上气。经渠主咳逆上气喘，掌中热。少商、大陵主咳逆喘。天突、华盖主喘暴。太泉主咳逆胸满，喘不得息。期门主喘逆，卧不安席，咳、胁下积聚。咳喘，曲泽出血立已。彧中等主呼吸喘。气逆喘鸣，取天容并见上气。（宋·王执中《针灸资生经·第四》）

痰嗽喘急 咳嗽喘急及寒痰，须从列缺用针看。太渊亦泻肺家疾，此穴仍宜灸更安。列缺：在大指直上，叉手中指尽处是穴。针入三分，横针向臂，泻之。太渊：在掌后陷中二分。泻之。（元·王国瑞《扁鹊神应针灸玉龙经·鼻口部》）

治热劳上气喘满，腰背强痛　刺足太阳经肺俞二穴，在背俞部第三椎下两旁相去同身寸

之各一寸五分。针入五分，留七呼，可灸百壮即止。次针手太阴经尺泽二穴。（元·杜思敬《针经摘英集·治病直刺诀》）

灸法：上气咳逆，短气，胸满多唾，唾恶冷痰，灸肺俞五十壮。又法。灸两乳下黑白际各百壮，即差。咳嗽咽冷，声破喉猜猜，灸天突五十壮，穴与灸喘急同。膏肓俞在四椎下五椎上各去脊三寸，近胛骨仅容一指许，多灸之亦效。（元·危亦林《世医得效方·卷第五》）

肺寒热，呼吸不得卧，上气呕沫，喘气相追逐，胸满，胁膺急，息难，振栗，脉鼓，气鬲，胸中有热，支满不嗜食，汗不出，腰脊痛，肺俞主之。

肺系急，胸中痛，恶寒，胸满悒悒然，善呕胆汁，胸中热，喘逆气，气相追逐，多浊唾，不得息，肩背风，汗出，面腹肿，鬲中食噎不下，喉痹肩息，肺胀，皮肤骨痛，寒热烦满，中府主之。

寒热，胸背急，喉痹，咳上气喘，掌中热，数欠伸，汗出善忘，四肢厥逆，善笑，溺白，列缺主之。（明·楼英《医学纲目·卷之六》）

肺中风则偃卧胸满，喘息咳嗽，躁闷汗出，其鼻白，若目下至鼻四围，及唇口皆白色可治，灸肺俞。（明·鲁伯嗣《婴童百问·卷之三》）

治上气喘息，从大椎下第五节下、六节上空间灸一处，随年壮。又灸两乳下黑白肉际各百壮，即愈。亦治上气，灸额胸对乳一处，须随年壮也。（明·朱权《延寿神方·卷一》）

伤寒气喘：膻中一穴在胸前两乳间陷中，仰卧取之。灸二七壮，禁针，不幸令人夭。《明》云：鸠尾上一寸，宜灸七七壮。乳根二穴，在两乳下寸六分陷中，仰而取之。灸五壮，针三分。期门二穴并照前穴法取之。太渊即寸口脉是。（明·佚名《针灸捷径·卷之下》）

肺病者喘咳逆气，肩背痛，汗出尻冷，阴股膝髀踹胻足皆痛，虚则少气不能报息，耳聋嗌干，取其经太阴、足太阳之外、厥阴内血者。

肺热病者，先淅然巨厥，起毫毛，恶风寒，舌上黄，身热，热争则喘咳，痛走胸膺背，不得大息，头痛不堪，汗出而寒，丙丁甚，庚辛大汗，气逆则丙丁死，刺手太阴、阳明出血如大豆，立已。（明·高武《针灸节要·卷二》）

汗不出，凄凄恶寒，取玉枕、大杼、肝俞、膈俞、陶道。身热恶寒，后溪，身热汗出足厥冷，取大都。身热头痛食不下，取三焦俞。汗不出，取合谷、后溪、阳池、厉兑、解溪、风池。身热而喘，取三间。余热不尽，取曲池，烦满汗不出，取风池、命门。汗出寒热，取五处、攒竹、上脘。烦心好呕，取巨阙、商丘，身热头痛汗不出，取曲泉。身热进退头痛，取神道、关元、悬颅已上出针经。六脉沉细，一息二三至，灸气海、关元。少阴发热，灸太溪。（明·高武《针灸聚英·治例伤寒发热》）

动病饥不欲食，面黑如炭色，咳唾则有血，喝喝而喘，坐而欲起。目䀮䀮然如无所见，心如悬饥状，气不足，则善恐，心惕然，如人将捕之，是谓骨厥，是主肾。（明·高武《针灸聚英·十二经病井荥俞经合补虚泻实》）

假令得沉迟脉，病人逆气，小腹急痛，泄如下重，足胫寒而逆，此肾病也。若心下满刺涌泉井，身热刺然谷荥，体重节痛刺太溪俞，喘嗽寒热刺复溜经，逆气而泄刺阴谷合。此五脏六府井荥俞经合刺法，深得素，难之旨，学者不可不知。（明·高武《针灸聚英·脏腑井荥俞经合主治》）

尪羸喘促，璇玑、气海当知。（明·杨继洲《针灸大成·卷二》）

喘急　列缺、足三里。

气喘急急不可眠，何当日夜苦忧煎，若得璇玑针泻动，更取气海自安然。气海先补后泻。

哮喘发来寝不得，丰隆刺入三寸深。（明·杨继洲《针灸大成·卷三》）

太阴多气而少血，心胸气胀掌发热，喘咳缺盆痛莫禁，咽肿喉干身汗越，肩内前廉两乳疼，痰结膈中气如缺，所生病者何穴求，太渊、偏历与君说。

哮喘气促，痰气壅盛　丰隆，俞府，膻中，三里。（明·杨继洲《针灸大成·卷五》）

上喘　曲泽，大陵，神门，鱼际，三间，商阳，解溪，昆仑，膻中，肺俞。

喘满　三间，商阳。

喘逆　神门，阴陵，昆仑，足临泣。（明·杨继洲《针灸大成·卷八》）

肺系急，胸中痛，恶寒，胸满悒悒然，善呕胆汁，脑中热，喘，逆气，气相追逐，多浊唾，不得息，肩背风汗出，面腹肿，鬲中食噎不下，喉痹，肩息肺胀，皮肤骨痛，寒热烦满，中府主之。

寒热，唇口干，身热喘息，目急痛，善惊，三间主之。

寒热，胸背急，喉痹，咳上气喘，掌中热，数欠伸，汗出，善忘，四肢厥逆，善笑，溺白，列缺主之。

胸中膨膨然，甚则交两手而瞀，暴痹喘逆，刺经渠及天府，此谓之大腧。（明·王肯堂《证治准绳·杂病》）

灸法治喘急：气海穴，在脐下一寸半，灸三壮。膻中穴，在两乳折中，背中骨节第七椎下穴，灸三壮，立已。（明·胡正心《万病验方·卷六》）

咳嗽，针肺俞、列缺、天渊；痰多属湿者取丰隆穴；气逆作喘取三里降气，灸丹田七壮。（明·李中梓《病机沙篆·卷上》）

诸喘气急　天突，璇玑，华盖，膻中，乳根，期门，气海。（清·吴亦鼎《神灸经纶·卷之三》）

肺热病者，先淅然厥，起毫毛，恶风寒，舌上黄，身热，热争则喘咳，痛走胸膺背，不得太息，头痛不堪，汗出而寒。丙丁甚，庚辛大汗，气逆则丙丁死。刺手太阴、阳明，出血如大豆立已。

吴鞠通曰：喘为肺气实，弦为风火鼓荡，故浅刺手大指间以泄肺热，肺之热痹开则汗出。大指间，肺之少商穴也。（清·王士雄《温热经纬·卷一》）

热病七日八日，动喘而弦者，急刺之，汗且自出，浅刺大指间。热病七八日，动喘而弦，喘为肺气实，弦为风火鼓荡，故浅刺手大指间以泄肺热，肺之热痹开，则汗出。大指间，肺之少商穴也。（清·石寿棠《温病合编·卷首》）

又按：暴喘与前篇水气凌心证，若势急药力不及施，势重药力不能制，须灸膻中、关元，并灸肩井、缺盆、大椎，极效。关元在脐下三寸，以名中食三指横度取之……胸背绕肩上气壅塞，呼吸不舒者，灸肩井、大椎、缺盆，亦或兼灸食窦及膈俞也。若鼓胀作喘者，灸上诸穴外，并灸水分、天枢、水道及侠尻上两傍也。每灸诸穴后，皆兼灸肩并各二三壮，以防火气上冲。（清·周学海《伤寒补例·上卷》）

肺气热，呼吸不得卧，上气，呕沫，喘气相追逐，胸满胁膺急，息难，振栗，脉鼓，气扁，胸中有热，槽满不嗜食，汗不出，腰脊痛，肺俞主之。

咳上气，喘，暴喑不能言，及舌下挟缝青脉，颈有大气，喉痹，咽中干，急不得息，喉中鸣，翕翕寒热，项肿肩痛，胸满腹皮热，衄，气短便心痛，隐疹隐，瘾，同头痛，面皮赤热，身肉尽不仁，天突主之。

咳逆上气，喘不得息，呕吐胸满，不得饮食，俞府主之。

咳逆上气，喘不能言，华盖主之。

咳逆上气，唾喘短气不得息，口不能言，膻中主之。

咳逆上气，咽喉痈肿，呼吸短气，喘息不通，水突主之一作天突。

胸满咳逆，喘不得，呕吐，烦满，不得饮食，神藏主之。（民国·孙鼎宜《明堂孔穴针灸治要·卷二》）

第八节　禁　　忌

刺缺盆中内陷气泄，令人喘咳逆。（《素问·刺禁论》）

太阳与阳明合病，喘而胸满者，不可下，宜麻黄汤。（汉·张机《伤寒论·卷第三·辨太阳病脉证并治中第六》）

大概喘急之病，甚不可用苦药凉药，火气盛故也。（元·朱震亨《金匮钩玄·喘》）

肺虚，则气短，不能调息，肺燥，则喉干；肺风，则多开畏风，咳如气喘，旦善暮甚。气病一逆，急食苦以泄之，又曰：宜酸以收之，用辛以补之，苦以泻之。禁食寒，肺恶寒也。（元·丘处机《颐身集·摄生消息论》）

上气喘息，咳嗽，唾血咯血……忌酸咸酢酱面等物，及过醉饱。（明·王肯堂《证治准绳·杂病》）

云门二穴，禁灸。主伤寒四肢热不已，胸膈满，两胁痛，咳嗽喘气，胁彻背痛，喉痹，瘿瘤。慎不可深刺。（明·吴崑《针方六集·卷之五》）

久病咳嗽、气喘，若脉洪数，不可即用补药。如服之，虚火一退，多令人痿倦不起。（明·胡慎柔《慎柔五书·卷四》）

胸前之两旁，谓之府，足阳明之俞在膺中，肺经之脉，亦循膺中之云门中府而出，若刺膺中之脉，陷而入深，误中肺脉，则令人喘逆仰息，盖因无故而伤之也。（清·张志聪《黄帝内经素问集注·卷六》）

中风汗下之后，外无大热，汗出而喘者，此表邪未解，营卫郁遏，肺气阻逆而不降也。不可再用桂枝，宜麻杏石甘汤，泻热而降逆也。喘有寒热不同，汗后里热未清，或生外烦，因以冷水浇之，冀除其热，皮毛寒闭，郁其内热作喘，此热喘也。汗后阳虚津涸，或生渴燥，因而饮冷不消，隔其肺气作喘，此寒喘也。（清·黄元御《伤寒说意·卷二》）

人参……洁古谓其喘嗽不用，以其痰实气壅之故，若使肾虚气短喘促，岂能禁而不用乎；仲景谓其肺寒而嗽勿用，以其寒束热邪。壅滞在肺之故，若使自汗恶寒而嗽，岂能禁而不用乎；东垣谓其久病郁热在肺勿用，以其火郁于内，不宜用补之故，若使肺虚火旺，气短汗出，岂

能禁而不用乎。（清·黄宫绣《本草求真·卷一》）

喘不休，汗出如油，气脱也，不治，惟独参汤浓煎多服，或可少延时日。种种喘症，皆当详察治之，至用药，通忌敛涩升发燥热酸咸之品，降气清火润肺，方为治喘平和之法宜通用苏子、桑皮、枇杷叶、前胡、乌药、枳壳、半夏、山栀、元参、知母、青黛、黄芩、梨肉、贝母、杏仁、花粉、桔梗、橘红、天冬、麦冬等。孙庆曾先生云，凡喘，皆不可轻视，言易治，旨哉言乎，诚见乎喘病之重，而治喘之难也，临症者慎旃。（清·沈金鳌《杂病源流犀烛·卷一》）

过服辛燥等药，喘促愈盛者，可用贞元饮。然为缓剂，若痰多喘甚者大忌之。（清·陈念祖《时方妙用·卷二》）

三子汤　治气喘胸中紧满作嗄声。苏子、芥子、莱菔子各一钱，不用引。虚者禁用。（清·王锡鑫《幼科切要·喘急门》）

麻疹多有热痰在肺，初发时必咳嗽，宜清热透表，不得止嗽。麻后咳嗽，切忌辛温酸涩，但用清咽滋肺汤，以清余热，痰壅自愈。多喘者，热邪壅肺也，切勿定喘，惟应大剂竹叶石膏汤去半夏，加贝母、黑参、薄荷。如冬天寒甚，麻毒为寒郁于内，不得透出而喘，加蜜、酒炒麻黄一剂，立止。夏月热势甚者，即用白虎汤加竹叶，忌用升麻，误服必喘。然喘为肺气壅遏，故喘必兼嗽，而张口抬肩者，肺窍不通，不治也。故谚有"喘而咳嗽者可疗，喘而不嗽者难治"之语。又其证多泄泻，慎勿止涩，惟宜芩、连、葛根，则泻自止。（清·石寿棠《温热类编·卷一正篇》）

齁喘　属肺虚有热，因而痰壅。忌破气，升，发散，收涩。诃子、亚芙蓉、粟壳已上收涩，余录后宜降气，消痰，辛凉，甘寒，苦平。枇杷叶、苏子、贝母、竹沥、桑根、白栝、楼根、款冬花、百部、百合、薄荷、天门冬、麦门冬、马兜铃、沙参、前胡、白前、射干。（清·陈澈《药症忌宜》）

第九节　预　　后

一、内科

肺中风者，口燥而喘，身运而重，冒而肿胀。肺中寒，吐浊涕。肺死藏，浮之虚，按之弱如葱叶，下无根者，死。（汉·张机《金匮要略·五藏风寒积聚病脉证并治第十一》）

又，久咳而见血，身热而短气，脉当涩，今反浮大；色当白，今反赤者，火克金，十死不治也。肺病喘咳，身但寒无热，脉迟微者，可治。（三国·华佗《中藏经·论肺脏虚实寒热生死逆顺脉证之法第二十八》）

上气，喘息低昂，其脉滑，手足温者生；脉涩，四肢寒者死。（晋·王叔和《脉经·卷四》）

热病，肾气绝，喘悸，吐逆，肿疽，尻痈，目视不明，骨痛，短气，喘满，汗出如珠，死。精与骨髓俱去，故肾先死。戊日笃，己日死。（晋·王叔和《脉经·卷七》）

诊寸口脉伏，胸中逆气，是诸气上冲胸中。故上气、面胕肿、髆息，其脉浮大，不治。上气，脉躁而喘者，属肺；肺胀欲作风水，发汗愈。脉洪则为气。其脉虚宁伏匿者生，牢强者死。喘息低仰，其脉滑，手足温者，生也；涩而四末寒者，死也；数者死也，谓其形损故也。（隋·巢元

方《诸病源候论·卷十三》）

大骨枯槁，大肉陷下，胸中气满，喘息不便，其气动形，期六月死，真脏见，乃予之期日。骨为身干，人之将死，肉不附骨，遂至大骨亦无润泽，故曰枯槁，即骨先死也。身之小肉皆脱，乃至大肉亦陷，即肉先死也。肺气虚少，邪气盈胸，故喘息不安也。喘息气急，肩膺皆动，故曰动形也。肺病次传，至肺再伤，故六月死也，此乃不至七传者也。有前病状，真脏未见，期六月死。真脏脉见，即与死期，不至六月也。（隋·杨上善《黄帝内经太素·卷第十四》）

诊其右手寸口气口以前脉，手阳明经也，其脉浮则为阳实，阳实者，病苦腹满，善喘咳，脉微大，为肝痹，咳引少腹，咳嗽脉浮大者生，沉小伏匿者死。又云，脉浮直者生，沉硬者死；咳且呕，腹胀且泄，其脉弦弦欲绝者死；咳脱形发热，脉小硬急者死；咳且羸瘦，络脉大硬者死；咳而尿血，羸瘦脉大者死。（唐·王焘《外台秘要·卷第九》）

老人口干气喘　老人脾虚则气逆冲上逼肺，令人动作便喘，切不可用削气苦寒之药，重伤其脾，致成单腹胀之证。可服草神丹、金液丹、姜附汤而愈，甚者灸关元穴。肾脉贯肺系舌本，主营运津液，上输于肺，若肾气一虚，则不上荣，故口常干燥，若不早治，死无日矣。当灸关元五百壮，服延寿丹半斤而愈。（宋·窦材《扁鹊心书·卷下》）

上气，脉数者死。上气浮肿，脉浮滑者生，微细者死。上气面浮肿，肩息，脉大不可治，加痢必死。上气喘息，低昂，其脉滑，手足温者生，脉涩，四肢寒者死。寒气上攻，脉实而顺滑者生，实而逆涩者死。（宋·施发《察病指南·卷下》）

肺绝：口如鱼口，气出不快，唇反无纹，皮毛焦，三日死。足满，泄利不觉，鼻孔开而黑枯，喘而目直，言音喘急短气。

不治证　直视谵语喘满者死。身汗如油，喘而不休，肺绝也，死。因药下之，泻止而喘者，气已脱也，死。喘而嗌者死，喘而四逆者死。喘而鱼口者死。喘而口闭面坐者死。（明·吴尚默《丹溪手镜·卷之上》）

不治证　喘嗽上气，脉数有热，不得卧者死；上气面浮、肩息、脉浮大者死。久嗽数岁，脉弱者生，实大数者死。暴嗽脉散者死。喘息脉滑，手足温生；脉涩，手足寒者死。肌瘦下脱，热不去者死。咳嗽形脱，发热脉小坚急者死。脉小沉伏者死，咳而呕，腹胀且泄，脉弦急欲绝者死。（明·吴尚默《丹溪手镜·卷之下》）

上气喘急候何宁，手足温暖净滑生。反得寒涩脉厥逆，必知归死命须倾。（明·汪机《脉诀刊误·卷下》）

如有饮食不节，先从脾起者，初得之，不喜饮食，饮食无味，怠惰嗜卧，寒热如疟，腹胀或痛，唇吻干燥，面色萎黄，日渐羸瘦。脾既病矣，次传于肾，足胫酸疼，腰背拘急，遗精白浊，面色黧黑，耳轮焦枯，妇人为经闭。肾次传于心，心中惊悸怔忡，无时盗汗、自汗，心烦热闷，口舌生疮，咯血，面赤，咽干，耳聋。心次传于肺，咳嗽喘促，衄血嗽血，皮肤枯燥，鼻塞声沉，时唾痰沫，面白色脱。肺传肝，胁痛，目赤，面青，颊赤，多怒，虚阳不敛，梦与鬼交，甚则卵缩筋急，或筋缓不能支持，手足厥逆。病至于此，不可治也。（明·万全《保命歌括·卷之十二》）

热病脉小或细，喘逆，不得大小便，腹大而胀，汗出而厥逆，泄注，脉大小不调，皆难治。（明·孙一奎《赤水玄珠·第一卷》）

久病羸乏，变为胀满，喘息不得，及肿胀而肌肉崩溃，足胫流水，唇黑，缺盆平，脐突，背平，足心满，此数者，皆为五脏损败、不治之症也。（明·孙一奎《赤水玄珠·第五卷》）

喘急脉沉，肺胀停水；气逆填胸，脉必伏取；沉而实滑，身温易愈；……脉滑而手足温者生，脉沉涩而四肢寒者死。（明·龚廷贤《万病回春·卷之二》）

喘者，肺主气，形寒饮冷则伤肺，故其气逆而上行，冲急喝喝而息数，张口抬肩，摇身滚肚，是为喘也。喘逆上气，脉数有热，不得卧者，难治。上气面浮肿，肩息，脉浮大者危。上气喘息低昂，脉滑，手足温者生；脉涩，四肢寒者死。右寸沉实而紧，为肺感寒邪，亦有六部俱伏者，宜发散，则热退而喘定。右寸沉实为肺实，左尺大为肾虚。（明·王肯堂《证治准绳·杂病》）

凡喘发汗如油，汗出如珠不流，抬肩撷肚，喘而不休，及胸前高起，脉络散张，手足厥冷者皆死。（明·马兆圣《医林正印·卷二》）

若瘀血入肺发喘，急用二味参苏饮，多有得生者。若兼口鼻起黑，或鼻出血、急用前饮，亦有得生者。然而所患悉因胃气不足，盖胃为五脏之根本、人身之根蒂，胃气一虚，五脏失所，百病生焉。但患者多谓腠理不密所致，殊不知肺辛金、生于己土，亦因土虚不能生金。而腠理不密，外邪所感，其阴火上炎。亦壮土金、生肾水，以制火为善，若径治其病则误矣。（明·武之望《济阴纲目·卷之一》）

喘息抬肩，浮脉是顺；沉涩肢寒，均为逆证。

喘息无非风与痰耳，脉以浮滑为顺；若反沉涩而四肢寒者，必死不治。（明·李中梓《医宗必读·卷之二》）

阳证见阴脉者死。阴阳毒过六七日者死。脉浮而滑，身汗如油，水浆不入，喘息不休，身体不仁者，死。咳逆上气，脉散者死。阳反独留，体如烟熏，直视摇头，心绝。汗出发润而喘，肺绝。唇吻反青，四肢汗出，肝绝。环口藜黑，虚寒发黄，脾极。脉紧盛，汗出不解者死。尽寸俱虚，热不止者死。身热喘息，脉阳而燥者死。（明·李中梓《医宗必读·卷之五》）

喘逆上气，脉数有热，不得卧者死。上气面浮肿，肩息，脉浮大者危。上气喘息低昂，脉滑，手足温者生；脉涩，四肢寒者死。右寸沉实而紧，为肺感寒邪，亦有六部俱伏者，宜发散，则热退而喘定。喘脉宜浮迟，不宜急疾。脉出鱼际，为逆气喘息。咳而脉虚，必苦冒。浮直而濡者易治。喘而气逆，脉数有热，不得卧，难治。上气喘嗽，面肿肩息，脉浮大者死。久嗽脉弱者生，实大数者死。上气喘嗽低昂，脉滑，手足温者生；脉涩四肢寒者死。咳而脱形，身热脉小，坚急以疾为逆，不过十五日死。咳嗽羸瘦，脉形坚大者死。咳嗽，脉沉急者死。浮直者生。浮软者生，小沉伏匿者死。咳而呕，腹满泄泻，弦急欲绝者死。（明·李中梓《医宗必读·卷之九》）

至于汗出如油，喘而不休，及直视谵语而喘满者，皆死症也。（明·李中梓《伤寒括要·卷上》）

目直青鲜，气喘不回，吃食噎嗽，痰涎塞口，喉中鸣响，鼻塞不通及干黑燥，肺胀胃膈，头汗四肢冷，肺绝也，丙丁日死。（明·秦昌遇《幼科折衷·下卷》）

喘症　喘者，喘为恶侯，因火所郁，而痰在肺胃也。痰喘者，喘动有声，用瓜蒌枳实汤加减。火喘者，乍进乍退，得食则减，食止则喘，用清肺汤加减。气短者，呼吸短促而无痰者，用四君子汤。阴虚火动而喘者，脉必数，用滋阴降火汤加减。寒喘，四肢厥冷，脉沉细，用理中汤加减。久喘未发者，用参、归、五味扶正气为主；新喘已发时，用沉香、苏子、桑白皮攻邪为主。喘急甚虚者，不可骤用凉药，须加温散。若汗出如油，喘而不休，皆死症。（明·佚名《儒医心镜·各症病原口并用药治法要诀》）

火热烁金，而传为喘急息肩者，死不治，盖胃乃津液之生原，肺乃津液之化原也。（清·张志聪《黄帝内经素问集注·卷二》）

如热邪厥逆于上，干于心肺之经而为喘惋者生，干于心肺之脏则死矣。（清·张志聪《黄帝内经素问集注·卷四》）

肺病喘咳者，病先发于肺。三日而之肝，则胁支满痛，一日而之脾，则身重体痛，五日而之胃，则胀再十日不已死。夫冬气收藏，夏气浮长，日出气始生，日入气收引，肺主气，故终于气之出入也。（清·张志聪《黄帝内经素问集注·卷七》）

此言水精四布，匪只脾气转输，更由肺气之通调也。是以发汗后则肺气已虚，若再饮冷、寒形，则肺脏伤而必喘。（清·张志聪《伤寒论集注·卷第一》）

夫直视瞋语，若邪逆于上而肺气喘满者死；津泄于下而肾虚下利者亦死，盖言主于心，出于肺，而发于肾也。（清·张志聪《伤寒论集注·卷第三》）

痰火上壅，喘嗽发热，足反冷者，服消痰降火药必死。宜量其轻重而用人参，多至一两，少则三五钱，佐以桂附煎浓汤，候冷饮之立愈。韩懋所谓假对假，真对真也。然此症实由肾中真水不足，火不受制而上炎。桂附火类也，下咽之初，得其冷性，暂解郁热，及至下焦，热性始发，从其窟宅而招之。同气相求，火必下降，自然之理也。然非人参君之，则不能奏功。（清·程林《医暇卮言·卷上》）

肺者手太阴金也，实则闷乱喘促。虚则哽气长出。《经》曰寒伤肺，由儿之衣薄受寒也。《经》曰热伤肺，由儿之衣厚，郁热也。寒热伤肺则气逆而为喘，为咳。肺受风，则喷嚏而流清涕。受寒则鼻塞，呼吸不利。受热则鼻干，或为衄血。成疳则鼻下赤烂。喘不止则面肿，咳不止则胸骨高，谓之龟胸。燥则渴不止，好饮水，谓之膈消。如肺久病，咳嗽连绵，喘息不休，或肩息，或龟胸；或咳血不止，或鼻孔黑煤，或鼻孔开张而喘，或泻痢不休大孔如筒，或面目虚浮，上喘气逆，皆肺绝也。（清·翁藻《医钞类编·肺脏见证》）

秋，肺司令西方金也，万物之所以收成也。其气来轻虚以浮，来急去散，故曰浮。反此者病：气来毛而中央坚两旁虚，如循鸡羽，此为太过，病在外；气来毛而微，此为不及，病在中。太过则令人逆气而背痛，愠愠然不舒；不及则令人喘，呼吸少气而咳，上气见血，喘而咯血，肺中有声。秋以胃气为本，秋胃微毛曰平，毛多胃少曰病，但毛无胃曰死，毛而有弦日春病，弦甚日今病。（清·王贤《脉贯·卷三》）

久病饮食减少，形肉消瘦，气当虚馁，脉当沉小迟弱，理之常也。此为脉证相符，虽死犹延时日。若忽证添气粗痰喘，胸膈疼胀，口渴少饮，便黄而清，恶寒发热，而脉暴大数急，此理之所无，乃真气发越，顷刻亡阳之症，法在不治。纵治之，亦当以八味、六味地黄汤、或独参汤、生脉散、参附汤、黑铅丹、养气丹、鹿茸丸之类，审其阴虚阳成而与之也。若谬认虚中有实，先泻后补，祸不旋踵矣。（清·王三尊《医权初编·卷上》）

荣卫暴竭，卫气无主，独聚肺中，故令喘急。此为孤阳绝阴，真险候也。（清·施雯《盘珠集胎产症治·卷上》）

喘之为证，因肺气上逆而然。如未汗而喘，是邪在表，宜疗以解肌。痰壅腹满而喘，疗以荡涤。停饮而喘，疗以散水。至若直视，烦满，气粗，身汗如油，此坏证也。（清·罗国纲《罗氏会约医镜·卷四》）

肺虚，鼻息利。少气，实则喘喝，仰息，下晡慧，日中甚，夜半静。病先发于肺，喘咳三日之肝，胁病支满；一日之脾，闭塞不通，身痛体重；五日之胃，腹胀，肺脉搏坚……气虚补之，补母用甘草、人参、升麻、黄芪、山药。除湿用半夏、白矾、白茯苓、薏仁、木瓜、陈皮。通滞用枳壳、薄荷、干姜、木香、厚朴、杏仁、皂荚、苏梗、芥梗。润燥用蛤蚧、阿胶、麦冬、贝母、百合、天花粉、天冬。敛肺用乌梅、粟壳、五味子、芍药、五倍子。清金用片芩、知母、麦冬、栀子、沙参、紫菀、天冬。温肺用丁香、藿香、款冬花、檀香、白豆蔻、益智、砂仁、糯米、百部。解表用麻黄、葱白、紫苏。（清·李潆《身经通考·卷二》）

喘之为病，肺窍填塞，气逆涎浮，争鸣乱激，喘促连声，不能布息，新病多实，久病多虚，新者易治，久者难医。（清·徐时进《医学蒙引·内科》）

喘不休，汗出如油，气脱也，不治，惟独参汤浓煎多服，或可少延时日。种种喘症，皆当详察治之，至用药，通忌敛涩升发燥热酸咸之品，降气清火润肺，方为治喘平和之法宜通用苏子、桑皮、枇杷叶、前胡、乌药、枳壳、半夏、山栀、元参、知母、青黛、黄芩、梨肉、贝母、杏仁、花粉、桔梗、橘红、天冬、麦冬等。孙庆曾先生云，凡喘，皆不可轻视，言易治，旨哉言乎，诚见乎喘病之重，而治喘之难也，临症者慎旃。（清·沈金鳌《杂病源流犀烛·卷一》）

喘之为证，因肺气上逆而然。如未汗而喘，是邪在表，宜疗以解肌。痰壅腹满而喘，疗以荡涤。停饮而喘，疗以散水。至若直视，烦满，气粗，身汗如油，此坏证也。（清·罗国纲《罗氏会约医镜·卷四》）

大骨枯槁，大肉陷下，胸中气满，喘息不便，内痛引肩项，期一月死；真脏见，如循刀刃责责然，如按琴瑟弦。乃予之期日。此言肝病至肺也。内痛者，肺受其伤，肺之俞在肩背，故痛引肩项也。肝病而已，传于所胜之脏，故期之以本月之内而死。当死于庚辛日之薄暮也。

大骨枯槁，大肉陷下，胸中气满，喘息不便，其气动形，期六月死。（清·陈念祖《灵素节要浅注·卷五》）

久病与素秉不足之人，忽见气喘唇青，乃是元气上浮，脱绝之征。（清·郑寿全《医法圆通·卷三》）

鼻煽喘汗者，肺绝也。（清·汪宏《望诊遵经·望诊下》）

喘无善证。在瘟病内热怫郁，三焦如焚也。气上冲胸而喘者，加味凉膈；腹胁满痛而喘者，解毒承气。若自脐下气海动气而喘者，不治。（清·吕田《瘟疫条辨摘要·续增分别瘟病证治八十五条》）

上气喘咳：宜伏匿，忌坚强。软弱缓滑为顺，涩数坚大为逆。坚则无胃气也，如泻者不治。喘急：宜浮滑，忌短涩。手足温者为顺，手足冷者为逆。涩则无胃气也，脉数者不治。（清·吴焯《医学辑要·卷二》）

疮疡喘急，恍惚嗜卧，乃心火刑肺金之候，宜用人参平肺散治之，面赤者不治。（清·邹岳《外科真诠·小儿部》）

喘急息肩，浮滑者顺，沉涩肢寒，散脉逆证。上气喘息低昂脉，浮滑手足温为顺，脉沉涩四肢寒者逆，上气脉散者死，谓其形损故也。历陈上气喘咳诸例，皆以软弱缓滑为顺，涩数坚大者逆，盖缓滑为胃气尚存，坚实为胃气告遗之脉也。（清·玄庵山人《脉学类编·切脉论证》）

麻后咳嗽，切忌辛温酸涩，但用清咽滋肺汤，以清余热，痰壅自愈。多喘者，热邪壅肺也，切勿定喘，惟应大剂竹叶石膏汤去半夏，加贝母、黑参、薄荷。如冬天寒甚，麻毒为寒郁于内，不得透出而喘，加蜜、酒炒麻黄一剂，立止。夏月热势甚者，即用白虎汤加竹叶，忌用升麻，误服必喘。然喘为肺气壅遏，故喘必兼嗽，而张口抬肩者，肺窍不通，不治也。故谚有“喘而咳嗽者可疗，喘而不嗽者难治”之语。（清·石寿棠《温热类编·卷一》）

痰喘，脉滑大，顺；沉细，逆。身温，顺；肢冷，逆。（清·周学海《脉义简摩·八卷切脉法》）

又咳嗽上气篇：上气面浮肿，肩息，其脉浮大，不治。

【正义】上气而面浮肿，又加喘，急抬肩，有升无降，症情已负，而脉又浮大，是根本脱离之象，故不治。然此必浮大，而重按都然空虚者，有表无里，始可断之。若浮大有力，重按不空，则肺气窒塞，痰实作喘者，其脉症亦何独不然，开肺降逆，何必不可治。此古人有为而言之，善读古书昔，当静以思之，不可呆死于字句之上。（民国·张寿颐《脉学正义·第四卷》）

喘急死证：喘汗润发为肺绝，脉涩肢寒命不昌。喘咳吐血不得卧，形衰脉大气多亡。（民国·何舒《研方必读·卷一》）

二、妇科

产后喉中气急喘促者，因所下过多，荣血暴竭，卫气无主，独聚肺中，故令喘也。此名孤阳绝阴，为难治。（明·王肯堂《证治准绳·杂病》）

产后肺气虚，故外邪得以感，或为恶露上攻，肺经受邪而咳嗽，尤为易治。只服旋复花散或二母散，甚则款冬花散或异功散，随症用之。若产后喘急由荣血暴竭，气无所主，触聚于肺，故令喘急。此孤阳绝阴，最为难治。若败血停滞，上朝于肺而喘者，夺命丹。若荣血暴竭者，大剂芎归汤或二味参苏饮、五味子汤。阳气虚脱加附子。（清·何涛《女科正宗·卷之四》）

产后感中阳明之风邪，大喘大汗者，亦不治。盖风邪入于阳明，寒变为热，故大喘大汗。平人得此症，原该用白虎汤，而产妇血气亏损，如何可用乎。虽然大补产妇之气血，而兼治阳明之邪火，未必不降，而大喘大汗未必不除也。方用补虚降火汤：麦冬一两，人参五钱，元参五钱，桑叶十四片，苏子五分，水煎服。此方人参、麦冬补气，元参降火，桑叶止汗，苏子定喘，助正而不攻邪，退邪而不损正，实有奇功也。

产妇三四日至六七日，忽然手足蜷卧，息高气喘，恶心腹痛者，不救。此症盖感少阴之寒邪，而在内之真阳，逼越于上焦，上假热而下真寒也。倘治之不得法，有死而已。急用平喘祛寒散：人参二两，麦冬五钱，肉桂二钱，白术三两，吴茱萸五分，水煎服。一剂喘止，二剂痛止。

产妇水气凌肺，作喘不已者，亦是死症。然治之得法，正不死也。产妇因虚以受水气，原不可全治夫水也。虽作喘不已，似为水气所犯，然徒治其水，则喘且益甚，而治之之法将若何？亦助其脾气之旺，使之无畏乎水，则水自不能凌脾，脾不受凌，喘将何生乎。方用补土宁喘丹：人参一两，白术一两，麦冬一两，茯苓三钱，苏子一钱，水煎服。此方人参补气以健脾，白术利腰以健脾，麦冬养肺以健脾，茯苓、苏子不过借其佐使，以行水止喘而已，然而治喘实有神功也。脾健则土旺，土旺则水不敢泛滥，何至有胀喘之生哉。（清·陈士铎《石室秘录·卷六》）

产后喘促，口鼻起黑气，为瘀血入肺，不治。或用人参一两，苏木三钱，水煎顿服：若厥冷自汗，必用通脉四逆汤进二三剂，厥回脉复可治。（清·陈念祖《时方妙用·卷四》）

产后喘，口鼻起黑色，为瘀血入肺不治。（清·王泰林《医学刍言·第三十三章妇人门》）

产后气喘，极危证也。因下血过多，荣血暴竭，卫气无依，孤阳上越所致，最为难治。（清·寄湘渔父《达生保赤编·卷三》）

凡产后喘急有二，一乃阴虚之极，一系寒邪在肺。盖产后原系大虚，安得气实而喘。若肺无寒邪，而见喘促者，此系血去阴虚，孤阳无主，故气短促而浮脱于上，此实肝肾不接，无根将脱之兆，最为危候。（民国·冯绍蘧《宋氏家传产科全书秘本·卷一》）

三、儿科

帝曰：乳子中风热，喘鸣肩息者，脉何如？岐伯曰：喘鸣肩息者，脉实大也。缓则生，急则死。（《灵枢·通评虚实论》）小儿中风热，喘鸣肩息，脉缓则生，急则死。（金·施发《察病指南·卷下》）

诸喘皆属于火，肺者脏之长也，为心华盖。心火炎上，则肺焦叶举，气逆不利而喘也。有因风寒而喘者，有因伤食而喘者，惟疮疹之喘，独属于火，若加泄利腹胀烦躁，则不可治。如初发热便喘者，前胡枳壳汤主之，大便秘者可用，服此不止，以葶苈丸治之。如喘而大便自利者，黄芩汤痘腹痛加五味子、人参主之。（明·王肯堂《证治准绳·幼科》）

五虎汤《金鉴》治马脾风即暴喘也。因寒邪客于肺俞，寒化为热，闭于肺经，故胸高气促，肺胀喘满，两胁扇动，陷下作坑，鼻窍扇张，神气闷乱，急服此汤。儿生百日内儿此多不救。

五虎汤治马脾风，细茶甘草杏麻同，生姜一片冲膏服，热闭胸高气喘松。

麻黄蜜炙、杏仁炒，去皮尖、生甘草、细茶、白石膏、生姜一片，水煎，临时用药冲石膏服。（清·坐啸山人《诊验医方歌括·诊验医方歌括中》）

第十节　医　　案

一、内科

友人沈荫昌兄，因患伏兔疽，脓血过多，有伤元本，变为虚劳，服滋阴剂过多，喘急吐血，饮食少进。予诊之脉弦急，有七八至，面色纯青，喘咳气急，卧难着席，身热汗出，涎沫不收，虚脱之证已悉见矣。又贫乏无力用参，乃予建中，重投桂，一服而喘定安眠，涎沫与血俱减大半，第病久而脾肾过伤，胃气难复，投桂附加参钱许，月余而痊。

王在庭之室，病虚劳十余载，喘促吐沫，呕血不食，形体骨立，诸医束手，延予诊视，见其平日之方，皆滋阴润肺，温平之剂。予曰：以如是之病，而乃用如是之药，自然日趋鬼趣，焉望生机，独不思仲景云咳者则剧，数吐涎沫，以脾虚也。又昔贤云：肾家生阳，不能上交于肺则喘。又云：脾虚而肺失生化之原则喘。今脾肾败脱用药如此，焉望其生。乃重投参姜附等二剂而喘定，缘泄泻更甚再加萸蔻十余剂而病减十七；又灸关元，因畏痛只灸五十壮，迄今十余年而形体大健矣。（宋·窦材《扁鹊新书·卷中》）

一人病喘不得卧，肺脉沉而涩。此外有风凉湿气，遏内热不得舒。以黄芩、陈皮、木通各钱半，麻黄、苏叶、桂枝各一钱，黄连、干生姜各五分，甘草些少。

一人五七月间，喘不得卧，主于肺。

麻黄、石膏各二钱，柴胡、桑白皮各一钱，甘草五分，黄芩一钱半。

服之，一汗而愈。后以五味、甘草、桑白皮、人参、黄芩，遂安。

一人痰多喘嗽。用白术、半夏、香附、苍术各一两，黄芩、杏仁各半两，姜汁糊丸，服。

一人体虚感寒，发喘难卧。以苍术、白术、麻黄、防风、炒片芩各五分，半夏、枳壳各一钱，桂枝、木通、炙甘草各三分，姜二片，同煎，研杏仁五枚。此方半夏为君，兼解表。三方，前一方为热多而设，后一方为寒多而设也。

朱丹溪治七三婶喘，遇冬则发，此寒包热也，解表则热自除。

枳壳三钱，炒麻黄、防风、黄芩、桔梗各二钱，木通一钱半，紫苏叶五分。

四帖，煎取小半盏饮之。（元·朱震亨《朱丹溪医案拾遗·咳喘》）

一妇年逾五十，其形色脆弱。每遇秋冬，痰嗽气喘，自汗体倦，卧不安席，或呕恶心。诊之，脉皆浮缓而濡。曰：此表虚不御风寒，激内之郁热而然。遂用参、芪各三钱，麦门冬、白术各一钱，黄芩、归身、陈皮各七分，甘草、五味各五分。煎服十余帖而安。

一人形长色苍瘦，年逾四十。每遇秋凉，病痰嗽，气喘不能卧，春暖即安，病此十余年矣。医用紫苏、薄荷、荆芥、麻黄等以发表，用桑白皮、石膏、滑石、半夏以疏内，暂虽轻快，不久复作。予为诊之，脉颇洪滑。曰：此内有郁热也。秋凉则皮肤致密，热不能发泄，故病作矣。内热者，病本也。今不治其本，乃用发表，徒虚其外，愈不能当风寒；疏内，徒耗其津，愈增郁热之势。遂以三补丸加大黄酒炒三次，贝母、瓜蒌丸服，仍令每年立秋以前服滚痰丸三五十粒，病渐向安。

一人年三十余，形瘦淡紫，素劳久疟，三日一发，子夜呕吐，热多寒少，不进饮食，小便频数，气喘咳嗽，日夜打坐，不能伏枕几月矣，头身骨节皆痛。医作疟治，病甚，众皆危之。脉皆浮虚缓弱而不甚大。予以参、术加陈皮、黄柏、枳实、知母、麦门冬、北五味，煎服三帖病退。越二日复病。令用四物加童便服之，则嗽除喘止，始能就卧。再用八物汤除茯苓加枳实、香附，又用枳术丸加人参、砂仁、归身、黄芩，吞服调理，热来常服童便，半年而安。（明·汪机《石山医案·卷之上》）

一人年逾三十，形色清癯，病咳嗽，吐痰或时带红。饮食无味，易感风寒。行步喘促，夜梦纷纭，又有癞疝。医用芩连二陈，或用四物降火，或用清肺，初服俱效，久则不应。邀予诊之。脉皆浮濡无力而缓，右手脾部濡弱颇弦。曰：此脾病也。脾属土，为肺之母，虚则肺子失养，故发为咳嗽；又肺主皮毛，失养则皮毛疏豁，而风寒易入；又脾为心之子，子虚则窃母气以自养，而母亦虚，故夜梦不安。脾属湿，湿喜下流，故入肝为癞疝，且癞疝不痛而属湿。宜用参、术、茯苓补脾为君，归身、麦门冬、黄芩清肺养心为臣，川芎、陈皮、山楂散郁去湿为佐，煎服累效。后以参四钱，芪三钱，术钱半，茯苓一钱，桂枝一钱，尝服而安。（明·汪机《石山医案·卷之中》）

程福仁，体肥色白，年近六十。痰喘声如曳锯，夜不能卧。居士诊之，脉浮洪，六、七至，中或有一结，曰：喘病脉洪可治也。脉结者，痰凝经隧耳，宜用生脉汤加竹沥。服之至十余帖，稍定。患者嫌迟，更医服三拗汤，犹以为迟，益以五拗汤，危矣。其弟曰：江君王道医也，奈何欲速至此？于是复以前方服至三四十帖，病果如失。

九都许僖，形魁伟，色黑善饮，年五十余。病衄如注，嗽喘不能伏枕，医以四物汤加麦门冬、阿胶、桑白皮、黄柏、知母，进入愈甚。居士诊之，脉大如指。《脉经》云：鼻衄失血沉细宜，设见浮大即倾危。据此，法不救，所幸者，色黑耳。脉大非热，乃脉气虚也。此金极似火之病，若补其肺气之虚，则火自退矣。医用寒凉降火之剂，是不知《素问》“亢则害，承乃制”之旨。遂用人参三钱，黄芪二钱，甘草、白术、茯苓、陈皮、神曲、麦门冬、归身甘温之药进之，一帖病减，十帖病痊。后十余年，复诊之，语其子曰：越三年，寿止矣。果验。（明·汪机《石山医案·附录》）

地官李北川。每劳咳嗽，余用补中益气汤即愈。一日复作，自用参苏饮益甚，更服人参败毒散，项强口噤，腰背反张。余曰：此误汗亡津液被而变痉矣。仍以前汤加附子一钱，四剂而痊。

鸿胪，苏龙溪。咳嗽气喘，鼻塞流涕，余用参苏饮一剂，以散寒邪，更用补中益气汤以实腠理而愈。后因劳怒仍作，自用前饮益甚，加黄连、枳实，腹胀不食，小便短少，服二陈、四苓，前症愈剧，小便不通。余曰：腹胀不食，脾胃虚也；小便不实，肺肾虚也，悉因攻伐所致。投以六君加黄芪、炮姜、五味二剂，诸症顿退，再用补中益气加炮姜、五味，数剂痊愈。

通安桥顾大有父年七十有九。仲冬将出，小妾入房，致头痛发热，眩晕喘急，痰涎壅盛，小便频数，口干引饮，遍舌生刺，缩敛如荔枝然，下唇黑裂，面目俱赤，烦躁不寐，或时喉间如烟火上冲，急饮凉茶少解，已滨于死。脉洪大而无伦，且有力，扪其身烙手。此肾经虚火游行其外，投以十全大补加山茱、泽泻、丹皮、山药、麦门、五味、附子一钟，熟寐良久，脉症各减三四。再与八味丸服之，诸症悉退，后畏冷物而痊。

表弟妇咳嗽发热，呕吐痰涎，日夜约五六碗，喘咳不宁，胸躁渴，饮食不进，崩血如涌，此命门火衰，脾土虚寒，用八味丸及附子理中汤加减治之而愈。详见妇人血崩。

锦衣李大用。素不慎起居，吐痰自汗，咳嗽发热，服二陈、芩、连、枳壳、山栀之类，前症不减，饮食少思；用四物、二陈、芩、连、黄柏、知母、玄参之类，前症愈甚，更加胸腹不利，饮食益少，内热晡热；加桑皮、紫苏、杏仁、紫菀、桔梗之类，胸膈膨胀，小便短少；用猪苓、泽泻、白术、茯苓、枳壳、青皮、半夏、黄连、苏子，胸膈痞满，胁肋膨胀，小便不通；加茵陈、葶苈，喘促不卧，饮食不进。余诊之，六脉洪数，肺肾二部尤甚。余曰：脾土既不能生肺金，而心火又乘之，此肺痈之作也，当滋化源，缓则不救。不信。后唾脓痰，复求治。余曰：胸膈痞满，脾土败也：喘促不卧，肺金败也；小便不能，肾水败也；胁肋膨胀，肝木败也；饮食不化，心火败也。此化源既绝，五脏已败，然药岂能生耶？已而果然。

儒者张克明。咳嗽，用二陈、芩、连、枳壳，胸满气喘，侵晨吐痰；加苏子，杏仁，口出痰涎，口干作渴。余曰：侵晨吐痰，脾虚不能消化饮食；胸满气喘，脾虚不能生肺金；涎沫自出，脾虚不能收摄；口干作渴，脾虚不能生津液。遂用六君加炮姜、肉果温补脾胃，更用八味丸以补土母而愈。

职坊王用之。喘嗽作渴，面赤鼻干，余以为脾肺有热，用二陈加芩、连、山栀、桔梗、麦门而愈。（明·薛己《内科摘要·卷上》）

一儒者每春夏口干发热，劳则头痛，服清凉化痰药，泻喘烦躁；用香薷饮，神思昏愦，脉大而虚。此因闭藏之际.不远帏幕为患，名曰注夏。用补中益气去柴胡、升麻，加五味、麦门、炮姜一剂，脉益甚。仍用前药加肉桂五分，服之即苏，更用六味丸而痊。

一儒者失于调养，饮食难化，胸膈不利。或用行气消导药，咳嗽喘促，服行气化痰药.肚腹渐胀；服行气分利药，睡卧不能，两足浮肿，小便不利，大便不实，脉浮大按之微细，两寸皆短。此脾肾亏损，朝用补中益气加姜、附；夕用金匮肾气加骨脂、肉果，各数剂，诸症渐愈；再佐以八味丸，两月乃能步履；却服补中、八味。半载而康。

一儒者体肥善饮，仲秋痰喘，用二陈、芩、连益甚；加桑皮、杏仁，盗汗气促；加贝母、枳壳，不时发热。余以为脾肺虚寒，用八味丸以补土母，补中益气以接中气而愈。（明·薛己《内科摘要·卷下》）

吴江庠友史万湖仲子室，年二十余，疫疾堕胎，时咳，服清肺解表，喘急不寐，请治。余以为脾土虚不能生肺金，药损益甚，先与补中益气加茯苓、半夏、五味、炮姜，四剂渐愈。往视之，又与八珍加五味及十全大补汤痊愈。（明·薛己《女科撮要·卷下》）

一妇人感冒风寒，或用发表之剂，反咳嗽喘急，饮食少思，胸膈不利，大便不通，右寸关脉浮数，欲用通利之剂。余曰：此因脾土亏损，不能生肺金，若更利之，复耗津液，必患肺痈矣。不信，仍利之，虚症悉至，后果吐脓。余朝用益气汤，夕用桔梗汤，各数剂，吐脓渐止。又朝仍前汤，夕用十全大补汤，各五十余剂，喜其善调理，获愈。（明·薛己《外科枢要·卷二》）

一男子，年逾四十，喘咳胁痛，胸满气促，右寸脉大。此风热蕴于肺也，尚未成疮，属有余之症。予欲以泻白散治之。彼谓肺气素怯，不然予言，乃服补药，喘嗽愈甚。两月后，复请视之，汗出如油，喘而不休。此肺气已绝，安用治？后果殁。夫肺气充实，邪何从袭？邪气既人，则宜去之。故用泻白散，所以泻肺中之邪气也。邪气既去，则真气自实矣。（明·薛己《外科心法·卷五》）

一男子。孟冬火伤臂作痛，喘嗽发热，此火毒刑肺金之症。用人参平肺散治之，喘嗽乃止。因劳又恶寒发热，此气血虚也，以八珍汤加桔梗、白芷，治之而退。再加薄桂三分以助药热、温气血，坏肉溃之而愈。若初起焮赤作痛，用神效当归膏敷之，轻者自愈，重者自腐，生肌神效。或用侧柏叶末，蜡油调敷亦效。若发热作渴，小便赤色，其脉洪数而实者，用四物、茯苓、木通、生甘草、炒黄连。脉虽洪数而虚者，用八珍。若患处不溃而色黯者，四君、芎、归、黄芪之类。若肉死已溃而不生肌者，用四君、黄芪、当归、炮姜。若愈后而恶寒，阳气未复也，急用十全大补，切不可用寒凉，反伤脾胃。

举人杜克弘。坠马服下血药，反作喘，日晡益甚。此血虚所致耳，非瘀血为患。遂以四物加参、芪、五味、麦门治之，其喘顿止。又用补中益气加五味、麦门而愈。此症果系瘀血蒸熏于肺而喘，只宜活血行血，亦不可下。若面黑胸胀，或膈痛作喘，当用人参一两，苏木二两，作一剂水煎急服，缓则不治。产妇多有此疾。（明·薛己《正体类要·上卷》）

孙兆治一人病吐痰，顷刻升余，喘咳不定，面色郁黯，精神不快。兆告曰：肺中有痰，胸膈不利，当服仲景葶苈大枣汤泻中有补，一服讫，已觉胸中快利。略无痰唾矣。（明·江瓘《名医类案·卷三》）

一人形色颇实，年四十余。病嗽咯血而喘，不能伏枕。医用参苏饮及清肺饮，皆不效。诊之，脉皆浮而近快，曰：此酒热伤肺也，令嚼太平丸天冬、麦冬、款冬、知母、贝母、杏仁、桔梗、阿胶、生地、熟地、川连、炒蒲黄、京墨、薄荷、蜜、当归六七粒而安。（明·江瓘《名医类案·卷八》）

史元年子。喘嗽，胸腹膨胀，泄泻不食。此饮食伤脾土，而不能生肺金。用六君子汤一剂，诸症顿愈。（明·江瓘《名医类案·卷十二》）

黄冈陶前墩子。出痘将魇时，咳嗽喘急，吾子邦正医，用甘桔汤加牛蒡子、麦门冬服之，未效，请予视之，予谓邦正曰：汝用方是，此症肺有火邪，火郁宜发之，即如前方去麦门冬，加紫苏、地骨皮，服一剂即效。（明·万全《痘疹心法·卷之十一》）

一人喉疼，夜卧气壅不能伏枕，痰嗽不出，遍身生疮，面足皆浮，夜间发热，睡醒多出冷汗。此由脾经有湿热，水气不利而然。

薏苡仁、款冬花、陈皮、贝母、前胡、萝卜子、桔梗、桑白皮、茯苓、甘草。

服此喘嗽大定，乃得伏枕。惟下体肿胀不消，且肤皮紧硬，小水黄，动作则头眩。用大腹皮、茯苓皮、陈皮、桑白皮、五加皮、生姜皮、木瓜、姜黄，四剂而消。（明·孙一奎《孙氏医案·四卷》）

丹溪治一人，家丰，好内，厚味，每年到四月九月内，必发气喘，抬肩吐痰，脉沉涩而细数，诸医用平肺之药。数年不愈。用人参生地黄膏和当归、牛膝、肉从蓉、枸杞子、五味子、知母、黄柏、天门冬、玄参末为丸，如梧子大，每服百丸，空心服，以救肺虚。又用阿魏、黄连、山楂、沉香、牛黄、辰砂、胆星、陈皮、神曲，糊为丸，梧子大，临卧姜汤下三四十丸，以治厚味。服讫复用琼玉膏一剂，继服之而安。

罗太无治一妇，年逾五十。身体肥盛，因饮酒及潼乳过，腹胀喘满，声闻舍外，不得安卧，大小便涩滞，气口脉大两倍于人迎，关脉沉缓而有力。时值八月，霖雨不止。予思霖雨之湿，饮食之热，湿热大盛，上攻于肺，神气躁乱，故为喘满，邪气盛则实，实者下之，故制平气散以下之。

白牵牛二两一半生、一半炒，只取头末一两，青皮去白、槟榔各三钱，橘红五钱，大黄七钱。

许学士治一妇，年五十余。素有痰嗽，忽一日大喘，痰出如泉，身汗如油，脉浮而洪，似命绝之状。予适在彼，速用麦门冬四钱，人参二钱，五味子一钱五分，煎服一帖，喘定汗止，三帖后痰亦渐少。再与前方内加瓜蒌仁一钱五分，白术、当归、芍药、黄芩各一钱，服二十余帖而安。此实麦冬五味人参之功也。如自汗兼腹满脉沉实而喘者，里实，宜下之。（明·孙一奎《赤

水玄珠·第七卷》)

一人六脉豁大，周身浮肿，上气喘促，呼不能吸。此肾虚水泛，气不归元也。八味汤加人参、吴茱萸。十帖效，一月安，调理用肾气丸。(明·周子干《慎斋遗书·卷之六》)

一妇四季发喘，喜饮冷水，遍体作胀，胸中饱闷。医作痰火治之更甚，二年不愈。盖久喘乃肺之虚，非肺之实也。用四君子汤加半夏、五味、白芍、杏仁、炮姜、肉桂、麻黄、枳壳，一服即止。再发再服必止，治之如神。

一人喘，服清气化痰药，不效。此中气虚寒，阳不上升而浊气不降也。用人参、炮姜、白术、炙甘草、白芍各一钱，五味五分，有汗加肉桂，无汗加麻黄，效。

一人每日早晨喘，自汗，此肺虚则阳气不足。早晨胃中宿食消尽，肺无所禀，则气不能行降下之令，故上逆而喘；肺主皮毛，皮毛不敛而自汗也。用补中益气汤加附子、炮姜、五味，三帖而愈。

一人十月患痢，半月后发喘嗽，声哑口臭，头汗如雨，作火证治，至春不愈。诊其脉大缓而无力，乃久病无阳，脾虚不统。用白术、茯苓各二钱，人参三钱，甘草、炮姜、白芍、生地各一钱，半夏一钱五分，五味五分。三帖全愈。(明·周子干《慎斋遗书·卷之九》)

一人，咳嗽气喘，鼻塞流涕，余用参苏饮一剂，以散寒邪，更用补中益气以实腠理而愈。后因劳怒仍作，自用前饮益甚，加黄连、枳实，腹胀不食，小便短少，二陈、四苓，前症愈剧，小便不通。余曰：腹胀不食，脾胃虚也，小便短少，肺肾虚也，悉因攻伐所致。投以六君子，加黄芪、炮姜、五味，二剂诸症顿退，再用补中益气，加炮姜、五味，数剂痊愈。(明·龚廷贤《寿世保元·卷三》)

一妇人带下黄白，怒则胸膈不利，饮食少思，或用消导利气之药，痰喘胸满，大便下血。余曰：此因脾气亏摄，不能摄血归源。用补中益气加茯苓、半夏、炮姜四剂，顿减，又用八珍加柴胡、山栀而痊。(明·武之望《济阴纲目·卷之一》)

吴门，张饮光。发热干咳，呼吸喘急。始用苏子降气，不应，乃服八味丸，喘益急，轻舟兼夜迎余。余视其两颊俱赤，六脉数大，此肺肝蕴热也。以逍遥散用牡丹皮一两，苡仁五钱，兰叶三钱，连进二剂，喘吸顿止。以地黄丸料用麦冬、五味煎膏及龟胶为丸，至十斤而康。(明·李中梓《医宗必读·卷之六》)

给谏黄健庵，中气大虚，发热自汗，喘急。余诊之，脉大而数，按之如无，此内有真寒，外见假热，当以理中汤冷饮。举家无主，不能信从，惟用清火化痰之剂，遂致不起。

社友宋敬夫令爱。中气素虚，食少神倦，至春初忽喘急闷绝，手足俱冷，咸谓立毙矣。余曰：气虚极而金不清肃，不能下行，非大剂温补，决无生理。遂以人参一两，干姜三钱，熟附子三钱，白术五钱，一服即苏。后服人参七斤余、姜附各二斤，痊愈不复发。

太学朱宁宇在监时，喘息多痰，可坐不可卧，可俯不可仰，惶急求治。余曰：两尺独大而软，为上盛下虚。遂以地黄丸一两，用桔梗三钱，枳壳二钱，甘草一钱，半夏一钱，煎汤送下，不数剂而安。(明·李中梓《医宗必读·卷之九》)

相国杨文老。历吾郡督兑时，与余有生平，垂顾就诊，极言痰气作楚，喘急而不能食，遍体作痛，服清气化痰无异服水，何也？余曰：岂止无益，翻受害矣。肥人气居于表，中气必虚，脾弱不能胜湿，气成不能健运，是以多痰而喘，盍用四君子加星、夏，佐以姜汁，可数剂已也。遂恪服之。计下车至起行凡七日，而痰喘果平。（明·李中梓《删补颐生微论·卷之四》）

郡守黄敬如，痰火喘嗽，小便癃涩，服五苓、八正无功。余曰：右寸独大，是金燥不能生水，气化不及州都。惟用紫菀五钱，麦门冬三钱、人参二钱，一剂而溲如泉涌。（明·李中梓《里中医案·黄敬如小便癃涩》）

太学邹中涵。久困痰喘，痰中时或带血，服清金保肺、降火滋阴无益。余曰：阳强而阴弱，本于中气不足，而虚炎干清肃之司也。若血家之药，投在上苦腻膈，在下苦滑润矣。中涵曰：胸中滞闷，已非朝夕，肠胃近滑泄矣。遂煎参术膏，日暮同二陈汤服，喘嗽咸宁。（明·李中梓《里中医案·邹中涵喘嗽》）

王邃初，老于经商，患哮喘者二十年。舟次谈及，余谓年望六十难治，及诊脉尚有神，右寸浮滑，是风痰胶固于太阴之经。以杏仁、防风、甘、桔、白芥子、麻黄，三剂而病状减。因以丹溪治哮丸与之，仍日进六君子汤，连服无间，经年而愈。（明·李中梓《里中医案·王邃初哮喘》）

文学，顾明华。十年哮喘，遗治无功。余曰：两寸俱涩，徐部俱实。涩者痰凝之象，实者气壅之征。非吐利交行，则根深蒂固之痰，何能去耶？于是半载之间，吐五次而下七次，更以补中之剂加鸡子、秋石，期年而愈。（明·李中梓《里中医案·顾明华哮喘》）

吴门孝廉，王征明，喘咳吐血十余年。余曰：脉浮而濡，是金脏既薄而飞风客之，为处薄荷二钱五分，人参、麦冬各三钱，桔梗、苏子、甘草各一钱，橘红、茯苓各八分，二剂效，三月而除根。（明·李中梓《里中医案·王征明喘咳吐血》）

先兄念山，谪官浙江按察，郁怒之余，又当炎暑，小便不通，气高而喘，服胃苓汤不效。余曰：六脉大且结，乃气滞也。用盐炒枳壳八钱、木通三钱、生姜五大片，急火煎服。一剂遂通，四剂霍然矣。（明·李中梓《里中医案·念山尿闭气喘》）

相国，杨文若。痰喘极楚，善饥不能食，服清气化痰丸。余曰：翻受药害矣。肥人气居于表，中气必虚，脾弱不能胜湿，气虚不能健运，故虽饥而弗能食，痰滞而气上升也。以六君子汤加苍术、南星、姜汁，数剂而痰喘止，用后胁痛眩晕，使来求方。余制白术半夏天麻丸，参姜汤送下而愈。（明·李中梓《里中医案·杨文若痰喘替饥不能食》）

邑宁夏彝仲太夫人，年届八十。因彝仲远仕闽中，忧思成疾，忽发热头疼，医以伤寒发散禁食，一剂而汗如洗，气喘促，神昏倦。业已治凶具矣。余谓其脉大无力，即令食而投参、芪，犹恐或失之，禁其食而攻之，未逮绝者幸耳。用人参、黄芪各五钱，白术三钱，橘、半各一钱五分，甘草六分，煨姜三钱。（明·李中梓《里中医案·夏彝仲太夫人发热喘促》）

癸亥年九月，汪石老一仆妇，咳嗽，气喘促、不能卧，并一步不能移动，已经七日。所服之药，皆系防风、杏仁、麦冬、贝母、桑皮之类，愈服愈剧。偶过潜里，石老邀为视之。脉极数乱，却极绵软无力。其数乱者，乃气喘促之故，其软而无力，则脉之真象也。余断为肺气虚寒，宜用**温肺汤**：

炮姜、肉桂、白术、半夏、黄芪、人参、茯苓、甘草、橘红、桔梗。

服一剂，是夜遂不喘，可以安卧。次日即能行走，再剂痊愈。愈后数日，小腹下肿出一块，行路有碍，其夫恐生外患，来告余。余曰："前证原属气虚，此证当亦是气虚下陷，非外患也。"用补中益气二剂，提之上升而肿遂消。喘嗽之有温肺汤，乃气虚肺寒的对之药，投之得安，无不立效。（清·吴楚《吴氏医验录初集·下卷》）

久咳，忽大喘不止，痰出如泉，身汗如油。此汗多亡阳，吾谓可救，以久嗽伤肺不伤肾也。喘多伤肾，久嗽未有不伤肾者，以金不能生水，肾气自伤也。然伤肺以致伤肾，与竟伤肾不同。盖伤肺，伤气也，伤肾，伤精也。故伤肺以致伤肾者，终伤气，非伤精。精有形，气无形，无形者补气可生精，即补气以定喘；有形者必补精以生气，又必补精以回喘。所以伤肺不比伤肾之难。用**生脉散**：

麦冬一两，人参五钱，北味二钱。

一剂喘定，二剂汗止，三剂痰少。更加花粉、当归二钱，白术、白芍五钱，十剂全愈。

此方补气圣药。补肺自生肾。肾得水，火不上沸，龙雷自安肾脏，不必又补肾。以视伤肾动喘，轻重不大殊哉。故日伤肺易，不信然乎。

偶感风寒，忽喘，气急抬肩，吐痰如涌，喉如水鸡，此外感误认内伤。补气则气塞不能言，痰结不可息。法宜解表，忌纯补，不忌清补。用平喘仙丹：

麦冬五钱，桔梗、茯苓三钱，甘草、半夏二钱，黄芩、山豆根、射干、白薇一钱，乌药、苏叶八分。

一剂喘平，二剂愈。

七情气郁结滞，痰涎或如破絮，如梅核，咯不出，咽不下，痞满涌盛，上气喘急，此内伤外感兼而成也。治内伤，邪不出，治外感，内不愈，吾治肝胆，内外皆愈。盖肝胆乃阴阳之会，表里之间也，解其郁，喘可平。用**加味逍遥散**：

白芍五钱，白术、当归、茯苓三钱，柴胡、甘草、苏叶、半夏、厚朴一钱，陈皮五分。

二剂痰气清，四剂喘愈。病成于郁，解郁病自痊。

痰气上冲咽喉，塞肺管，作喘不能息，息不粗，无抬肩状，此气虚，非气盛，不可作有余治。人身阴阳，原自相根，阴阳中水火不可须臾离也。惟肾水虚，肾火无制，越出肾宫，关元之气不能挽回，直奔肺作喘。然关元气微，虽力不胜任，难回将绝之元阳，而一线牵连，尚可救援。用**定喘神奇丹**：

人参四两，枣皮四钱，牛膝五钱，麦冬、熟地二两，北味二钱。

二剂轻，四剂大定。

消渴，气喘痰嗽，面红虚浮，口舌腐烂，咽喉肿痛，得水则解，日饮水汁一斗，人谓上消，谁知肺消乎。肺属金，宜清肃，何火炽如此？心火刑也。心火刑肺，何竟成消渴？火刑肺，肺金干燥，肺又因肾虚，欲下顾肾，肺燥，肺中津液自顾不逸，安能顾肾。肺既无津养肾，又恐肾水涸，乃索外水以济。然肺得补水，只可救本宫之炎，终无益于肾。肾得外水不受，与膀胱为表里，故饮水即溲。似宜专泄心火，救肺热。然肺因火热发渴，日饮外水，必有水停心下，水日侵心，则心火留肺不归心，久成虚寒，是寒凉反为心恶。且寒凉不能上存，势必下趋脾胃。夫肺火盛不可解者，正苦于脾胃虚，土不能生金也。再用寒凉，必损脾胃气，肺又何养？必仍治肺金，少加补土，则土旺肺气自生，清肃行，口渴止。用**清上止消丹**：

麦冬二两，天冬、银花一两，人参三钱，生地、茯苓五钱。一咳嗽吐痰，皮肤不泽，少动则喘，人谓邪在肺，谁知燥在肺乎。《内经》曰：夏伤于热，秋必病燥。前症皆燥症。人咸谓燥症必补肾水，肾水亏，燥乃成。不知此燥因夏伤于热，耗损肺气，不必补肾，但润脾，肺燥可解。然脾，肺母；肾，肺子。脾健本生肺，肾足尤不耗肺，补脾肾，肺不更润乎。用**子母两濡汤**：

麦冬、熟地五钱，天冬、玄参三钱，紫菀、牛膝、花粉一钱，甘草三分，苏叶五分，丹皮二钱。（清·陈士铎《辨证奇闻·卷六》）

终日高谈，口干舌渴，精神困倦，因冒风寒，头痛鼻塞，气喘，人谓外感，谁知气血内伤乎。多言伤气，未言伤血。不知血生于气，气伤血亦伤。多言津液尽耗，津液亦阴血之余。气属肺，血属肝，气血伤，即肺肝两伤。多言损气血，竟至肺肝两伤，邪入最易，为可慨也。邪既乘肺肝虚探入二经，使气逆于下而上不通，又何以治乎？仍治肺肝之虚，佐以散邪。用**两治汤**：

白芍、当归、麦冬五钱，麦冬五钱，人参、甘草、花粉一钱，桔梗二钱，苏叶八分。（清·陈士铎《辨证奇闻·卷九》）

一劳损怯弱，喘嗽不宁，渐喑哑，气息低沉，人谓肺气绝，谁知肾水涸乎。肺，肾母，母病何能乳子？肾水不足，日取给于肺，如是子母两贫，自饥饿不出门，气息奄奄，所谓金破不鸣也。世谓金破宜补土。土，脾胃也。脾胃生金，但补脾胃多阳药，用阳药补土，则阳旺阴愈消，非徒无益，而又害矣。必大补肾水，子富母自不贫。况肺气夜归肾宫，向子贫不探，今子富母必荣幸入室。肺气入肾宫，则将息安宁，何等逸乐。肾且有液以供肺母，则肺金顿生，必气息从容，重施其清肃。用**助音汤**：

熟地、麦冬一两，北味、甘草、苏子一钱，天冬、地骨皮。（清·陈士铎《辨证奇闻·卷十》）

如人病喘嗽者，人以为肺虚而有风痰，不知非然也。乃气虚不能归元于肾，而肝木挟之作祟耳。法当峻补其肾，少助引火之品，则气自归元，而痰喘可息。方用人参一两，熟地二两，山茱萸四钱，麦冬五钱，五味子一钱，牛膝一钱，枸杞子一钱，菟丝子一钱，茯苓三钱，白芥子一钱，水煎服。此方妙在多用人参于补肾之中，使其直走丹田气海，而生元阳之神，而火自归元，不致上沸。一连数剂，必获奇功。（清·陈士铎《石室秘录·卷一》）

人有咳嗽气逆，心胁胀满，痛引小腹，身不能反侧，舌干嗌燥，面尘色白，喘不能卧，吐痰稠密，皮毛焦枯，人以为肺气之燥也，而不知乃是肺气之郁。夫肺气之郁，未有不先为心火所逼而成。然而火旺由于水衰，肾水不足不能为肺母复仇，则肺金受亏，而抑郁之病起。然则治肺金之郁，可不泄肺金之气乎！虽然未可径泄肺金之气也，必须大补肾水，水足而心火有取资之乐，必不再来犯肺，是补肾水正所以泄肺金也。引喻甚妙，然意明则已。夫心火无水，自然燔灼。肺金受烁，所不必言。补水滋火，而肺金自安矣。方用**善泄汤**：

熟地一两、山茱萸五钱、玄参一两、荆芥三钱、牛膝三钱、炒枣仁三钱、沙参三钱、贝母一钱、丹皮二钱。

水煎服。（清·陈士铎《辨证录·卷之四》）

喘症不同，有虚喘，有实喘。实喘看其症若重而实轻。用黄芩二钱，麦冬三钱，甘草五分，柴胡一钱，苏叶一钱，山豆根一钱，半夏一钱，乌药一钱，水煎服。一剂喘止，不必再服也。然实症之喘，气大急，喉必作声，肩必抬起，非若虚喘，气少急而喉无声，肩不抬也。虚喘乃肾气大虚，脾气又复将绝，故奔冲而上，欲绝尚未绝也。方用救绝止喘汤：人参一两，山茱萸三钱，熟地一两，牛膝一钱，麦冬五钱，五味子一钱，白芥子三钱，水煎服。一剂轻，二剂喘止，十剂全愈。（清·陈士铎《石室秘录·卷六》）

歙商吴维宗，年将耳顺。忽然染吐血嗽痰，昼夜不安。医见年迈多劳，误投参耆。遂觉一线秽气直冲清道，如烟似雾，胸间隐隐而疼，喘急不卧。阖户悲泣，特遣伊侄远顾蓬门，具陈病概，并言伊子幼龄，倘成沉疴，何人抚育，深为惨恻。予悯其恳切，细为审度。知水干龙奋，焦灼娇脏，将见腐肺成痈，所以咳咯不止。盖金水一气，水火同原，乾金既可生水，坎水又能养金。惟源流相济则离焰无辉，如真水涸流则相火飞越。俾清虚廓然之质，成扰攘溷浊之气。况乎甘温助阳愈伤肺液，宜壮水之主以镇阳光，使子来救母而邪火顿息也。方以生熟地黄各二钱，天冬、麦冬各一钱五分，茯苓、紫菀、川贝、枯芩、瓜蒌霜、甘草节各一钱，二剂而烟消雾散，喘息卧安以后，加减不旬日而嗽痰俱止。

柯霭宁。患吐血后，咳嗽连声，气喘吐沫，日晡潮热。服四物知柏后，兼服苏子、贝母、百部、丹皮之属，病势转剧，乞予治之。阴枯精竭而孤阳气浮，俾肺金之气不能归纳丹田，壮火之势得以游行清道，所以娇脏受伤，喘嗽乃发。理应六味丸加五味沉香导火归源，但脾气不实。乃先以人参、白术、黄芪、山萸、山药各一钱五分，石斛、丹皮各一钱，五味子廿一粒，肉桂五分，服数十帖大便始实，改用前方调养月余，咳嗽亦瘥。后三年前病复发，信用苦寒遂至不起。（清·李用粹《旧德堂医案》）

查应希。七月内感风，至八月身热不退、泄泻、喘促、脉大而豁，此肺虚而内有伏水。用五苓散加人参二钱、干姜一钱，一服而痰泻退，仍有余热，再用四君加半夏、柴胡、姜、枣，煎服愈。

男子年五十，色欲过度，咳嗽吐血，脉虚而无力。医以贝母等药清肺；六味丸加紫河车补肾，遂致肌肤消瘦。又一医以河车、人参、天麦门冬熬膏，日饮三五大杯，后以参、芪带消痰行气药服之，病虽少愈，而喘满不能行动，但饮食不减。至春咳嗽又甚，知其肾之脾胃虚也。谓从后来者为虚邪，湿热在肺胃之间，久久不治必变中满，宜保定肺气，使母令子实。用人参二钱、白芍一钱、五味子三分、干姜炒七分、肉桂五分、炙甘草五分，水煎，热服，呷一口，少顷又进一口，庶药不至下行，服三十帖全愈。

一妇因色欲过度，患咳嗽，吐血，脉虚无力，喘满不能行动，春咳嗽愈甚，此肾之脾胃虚也。从后来者为虚邪，湿热在脾肺之中，不治必变中满，宜保定肺气，使母令子实，病自愈矣。用人参二钱，白芍一钱，干姜微炒七分，肉桂、甘草各五分，五味子三分，热服，饮一口，少顷又进一口，使药不至下行，服十数帖而愈。

一人喘病，服清气化痰诸药不效。此中气虚寒，阳不上升，而浊气不下降故也。用人参、炒干姜、白术、炙草、白芍各一钱，五味五粒，无汗加麻黄，有汗加肉桂，愈。

一人患痢，半年后发喘声哑，口中臭甚，头汗如雨，嗽声不出。医作痰火治，久而不效，是久病无阳，皆因脾虚生痰，不能统耳。用白术四两、茯苓二两、制半夏七钱、甘草五钱、姜汁二杯，熬膏，以白糖二两收之，噙至半月余，诸病减半，一月全愈。可见诸病贵调理脾胃也。

一人每日早晨喘极自汗，系中气不足。以补中益气汤加附子，五剂而愈。（清·陈嘉璴《医

家秘奥·卷之二》)

石顽治西客王如嵩。触寒来苏，忽然喘逆声喑，咽喉疼肿。察其形体丰盛而饮啖如常，切其脉象浮软而按之益劲。此必寒包热邪，伤犯肺络也。进以麻杏甘石汤加半夏、细辛，大剂葳蕤，二服喘止声出，但呼吸尚有微疼，更与二陈、枳、桔、葳蕤之类调理而安。(清·张璐《张氏医通·卷四》)

大成贲世兄。咳嗽二年，时发时止，发时气道阻塞，喘急不堪，服散风降气下痰润肺药数帖，咳去痰五六粉盒，方气平渐愈。今发未经一昼夜，服前药八帖。间有加参、芪者，毫不见效，伊父鹤岑先生，医技已穷，商之于予。予诊左脉甚弱，右脉沉而有神，非死症，然手足冰冷，汗时出，痰只出一盒，余不能出，满腹痞塞，予思脾胃强，则五脏之气皆强，脾胃弱，则五脏之气皆弱，况脾为肺母，未有胃气充足旋转，而肺气终不行去，以香砂六君子汤，木香易沉香，砂仁易白蔻与之，服下果效，即减去白蔻，恐肺中伏火继出，仍加以旋花、桔梗、贝母、蒌仁、杏仁等，再以他药转换收功。须知此症，胃气虽不大实，亦不大虚，但不充足，不能激发肺窍之壅塞耳，故一帖肺气少输，前方即为之加减矣。(清·王三尊《医权初编·卷下》)

一人发热咳嗽，呼吸喘急，用苏子降气汤不应，乃服八味丸，喘益急。士材云：两颊俱赤，六脉数大，此肺肝蕴热也。以逍遥散加丹皮一两，米仁五钱，兰叶三钱。连进二剂，喘急顿止。随用地黄丸料，以麦冬，五味煎膏，及龟胶为丸，至十斤而安。

一人气喘自汗，昼夜不眠不食，医以外感治之，益甚。仲淳曰：此肾虚气不归原，故火上浮，喘汗交作；脾虚，故不思食。亟以麦冬、枸杞、五味滋阴敛肺；苏子、橘红降气消痰；茯苓、白芍、枣仁补脾敛肺。不数剂而愈。(清·何炫《何氏虚劳心传·治验》)

壬寅九月中，至海昌，封翁杨乘六延予诊脉，并子弟四五人遍诊之。其次郎在公者，六脉动甚，因语曰：兄脉紧而弦，往来无韵，不出一月，危病至矣。为之定方而别，斯时无甚病，其家不之深究。十月中，忽患咳嗽，痰中见血。医作风寒症治，数以羌防发散与之。十余日，遂大吼喘，痰涌如潮，作齁声，不得卧，坐一人床上，以额俯靠其背，稍抬头即喘急欲死。走人至杭邀予，予诊之曰：以前日脉推之，病根固深，然不宜困败如此之速也，此殆攻伐之药通成之耳。无救矣，奈何？病家哀恳，言不幸而先生之言中，今时刻难过，生死且不暇计，得喘息稍苏，又作区处。予曰：定喘不难，无如脉色皆去，纵喘定之后，仍虚脱而死耳。遂朝用参、芪、归、芍，暮用加减八味，三日而能卧，饮食倍进。其家喜甚，以为得生。予曰：出入废则神机化灭，升降息则气立孤危。今出入升降，俱废息矣。纵挽回何所施？兹不过暂接命门一丝未断之气，逾十日必死矣，无能为也。已而果然，向使病未见之先，即已见之后，医能以大剂填补峻补之药投之，即不能如旧，尚可稍延岁月，不至若是之促耳。此可为庸医妄肆攻伐之戒。(清·高鼓峰《四明医案》)

秀才刘贯卿劳役失宜，饮食失节，肢体倦怠，发热作渴，头痛恶寒，误用人参败毒散，痰喘昏愦，扬手掷足，胸间发斑，如蚊所呐。余用补中益气加姜、桂、麦门、五味，补之而愈。

一妇人。脾胃虚弱，饮食素少。忽痰壅气喘，头摇目札，手扬足掷，难以候脉。视其面，黄中见青。此肝木乘脾土，用六君加柴胡、升麻治之而苏，更以补中益气加半夏、茯苓而痊。(清·钱临《薛案辨疏·卷上》)

曹。水谷不运，湿聚气阻。先见喘咳，必延漫肿胀。治在气分。

杏仁、厚朴、苡仁、广皮、白苏梗、白通草。

张。今年春季时疫，大半皆有咳嗽咽喉之患，乃邪自上干，肺气先伤耳。近日身动气喘，声音渐不扬，著左眠卧，左胁上有牵掣之状。此肝肾阴亏，冲气上触，冬藏失司，渐有侧眠音哑至矣。劳伤致损，非清邪治咳之病。

六味丸加阳秋石、阿胶、麦冬、蜜丸。

汤，三三。脉左弱右搏，久有虚损，交春不复。夜卧著枕，气冲咳甚，即行走亦气短喘促。此乃下元根蒂已薄，冬藏不固，春升生气浅少，急当固纳摄下。世俗每以辛凉理嗽，每致不救矣。

水制熟地、五味、湖莲、芡实、茯神、青盐、羊内肾。

张，三十。冬季喘嗽，似属外因，表散沓进，反致失音，不得著枕卧眠。今戌亥时浊阴上干，而喘急气逆为甚。仍议引导，纳气归肾。

六味加附子、车前、补骨脂、胡桃、沉香。

朱，五三。吸气息音，行动气喘，此咳嗽是肾虚气不收摄，形寒怯冷，护卫阳微。

肾气丸颇通，形气不足，加人参、河车。

李氏。情志久郁，气逆痰喘，入夏咳血，都因五志阳升。况脘有聚气，二年寡居，隐曲不伸。论理治在肝脾，然非药饵奏功。

降香末、枇杷叶、苏子、郁金、瓜蒌皮、黑栀皮、茯苓、苡仁。

吕。脉左细，右空搏，久咳，吸短如喘，肌热日瘦，为内损怯症。但食纳已少，大便亦溏。寒凉滋润，未能治嗽，徒令伤脾妨胃。昔越人谓上损过脾，下损及胃，皆属难治之例。自云背寒忽热，且理心营肺卫，仲景所云元气受损，甘药调之，二十日议建中法。

黄芪建中去姜。

钱。久咳三年，痰多食少，身动必息鸣如喘。诊脉左搏数，右小数。自觉内火燔燎，乃五液内耗，阳少制伏，非实火也。常以琼玉膏滋水益气，暂用汤药，总以勿损胃为上。治嗽肺药，谅无益于体病。

北沙参、白扁豆、炒麦冬、茯神、川石斛、花粉。（清·叶桂《临证指南医案·卷二》）

卜，十九。哮喘，当暴凉而发，诊脉左大右平。此新邪引动宿邪，议逐伏邪饮气。

小青龙法。

陈氏。咳喘则暴，身热汗出。乃阴阳枢纽不固，惟有收摄固元一法。

人参、炙草、五味、紫衣、胡桃、熟地、萸肉、炭茯神炒、山药。

胡，六十。脉沉，短气以息，身动即喘。此下元已虚，肾气不为收摄，痰饮随地气而升。有年，陡然中厥最虑。

熟地、淡附子、茯苓、车前、远志、补骨脂。

翁，四二。脉细尺垂，形瘦食少，身动即气促喘急。大凡出气不爽而喘为肺病，客感居多。今动则阳化，由乎阴弱失纳，乃吸气入而为喘，肾病何辞？治法惟以收摄固真，上病当实下焦，宗肾气方法意。

熟地、萸肉、五味、补骨脂、胡桃肉、牛膝、茯苓、山药、车前子，蜜丸。

吴。气不归元，喘急跗肿，冷汗，足寒面赤。中焦痞结，先议通阳。

熟附子、茯苓、生姜汁、生白芍。

杨，六一。老年久嗽，身动即喘，晨起喉舌干燥，夜则溲溺如淋。此肾液已枯，气散失纳，非病也，衰也，故治喘鲜效。便难干涸，宗肾恶燥，以辛润之。

熟地、杞子、牛膝、巴戟肉、紫衣、胡桃、青盐、补骨脂。

沈，二三。阴虚阳升，气不摄纳为喘。熟地、萸肉、五味、海参胶、淡菜胶、茯神、山药、芡实、湖莲肉、紫胡桃。

某。疮痍疥疾，致气喘咳出血痰，固是肺壅热气。今饮食二便如常，行动喘急，与前喘更有分别。缘高年下虚，肾少摄纳，元海不固，气逆上泛，是肿胀之萌，宜未雨绸缪。

六味丸加牛膝、车前、胡桃。

姜。劳烦哮喘，是为气虚。盖肺主气，为出气之脏，气出太过，但泄不收，则散越多喘，是喘症之属虚。故益肺气药皆甘，补土母以生子。若上气散越已久，耳目诸窍之阻，皆清阳不司转旋之机，不必缕治。人参建中汤去姜。

朱。风温不解，邪结在肺，鼻窍干焦，喘急腹满，声音不出。此属上痹，急病之险笃者。急急开其闭塞。

葶苈大枣合苇茎汤。（清·叶桂《临证指南医案·卷三》）

潘，二九。劳力喘甚，肩背恶寒，饮泛上逆，皆系下元虚损。莫以喘用泻肺等药。薛氏八味丸。

顾。饮邪泛滋，喘嗽，督损头垂，身动喘甚，食则脘中痞闷，卧则喘咳不得息。肺主出气，肾主纳气，二脏失司，出纳失职。议用早进肾气丸三钱，以纳少阴。晚用小青龙法，涤饮以通太阳经腑。此皆圣人内饮治法，与乱投腻补有间矣。

小青龙去麻、辛、甘、芍，加茯苓、杏仁、大枣。

王。秋深天气收肃，背寒喘咳，饮浊上泛。缘体中阳气少振，不耐风露所致。最宜暖护背部，进通阳以治饮。

茯苓、桂枝、半夏、姜汁、苡仁、炙草。

李。肠红久病，不必攻治。今者气冲喘嗽，脘胁痞阻，是饮浊上僭，最宜究悉。

川桂枝七分、茯苓三钱、干姜一钱、五味子同姜合捣一钱、杏仁一钱半、白芍一钱、炙草五分、生左牡蛎三钱。

张，四一。痰饮喘咳，肌肉麻痹，痞胀不堪纳谷，冬寒日甚，春暖日减，全是阳气已衰，阴浊逆干犯上。肺药治嗽，无非辛泄滋润。盖辛散则耗阳，滋清助阴浊，浊阻在阳分，气不肃，为夜不得卧。小青龙意，主乎由上以泄水寒，直从太阳之里以通膀胱，表中里药也。仲景谓饮邪当以温药和之，驱阴邪以复阳，一定成法。

早，肾气去萸换白芍，炒楂炭水法丸。晚，外台茯苓饮，姜、枣汤法丸。

陈。脉虚微，春阳地升，浊阴上干，喘不得卧。治在少阴。

人参、淡熟附子、猪胆汁。

章。凉风外袭，伏热内蒸。秋金主令，内应乎肺。喘咳身热，始而昼热，继而暮热，自气分渐及血分，龈肉紫而肌垒发疹。辛寒清散为是。

薄荷、连翘、石膏、淡竹叶、杏仁、桑皮、苡仁。

王。暑风热气入肺，上热，痰喘嗽。

石膏、连翘、竹叶、杏仁、桑皮、苡仁、橘红、生甘草。

徐氏。痰饮上吐，喘不得卧。乃温邪阻蔽肺气，气不下降，壅滞不能着右。议用宣通，开气分方法。

小青龙去细辛、麻黄，加苡仁、白糖炒石膏。(清·叶桂《临证指南医案·卷五》)

施。发热身痛，咳喘。暑湿外因，内阻气分，有似寒栗，皆肺病也。

竹叶、连翘、薄荷、杏仁、滑石、郁金汁。(清·叶桂《临证指南医案·卷六》)

迟，四十八岁。背寒为饮。凡遇冷或劳烦，喘嗽气逆，聚于胸臆，越日气降痰厚，其病自缓。年分已多，况云中年不能安逸，议病发用《金匮》法可效，治嗽肺药不效。桂苓甘味汤。

方。面肿气喘，呛不止，音渐哑。周身之气降，全在乎肺。酒客久蓄之湿，湿中生热，气必熏蒸及上，肺热为肿为喘，声音闭塞矣。按《内经》云：湿淫于内，治以淡渗，佐以苦温。渗则湿从下走，酒客恶甘，宜苦温以通湿，湿是阴邪耳。

活水芦根、米仁、厚朴、滑石块、浙茯苓、杏仁。

江，通州，四十四岁。痰饮哮喘，遇寒劳怒即发。小青龙去麻黄。

张，三十岁。此肾虚不纳，冲气上干，喘嗽失音，夜坐不卧。医每治肺，日疲致凶。

早服薛氏八味丸三钱。

张鑫墅，四十七岁。两月昼热夜凉，咳嗽喘急，是中年劳碌伤气。忌酒发汗，甘温益气。

人参、炙甘草、薏苡仁、白芨、蜜水炙黄芪。(清·叶桂《叶天士晚年方案真本·杂症》)

久嗽形寒，行走喘急，是下焦先损。入冬阳不潜伏，喘甚失音，胃纳颇安。温养元海，佐其摄纳。若以清肺散邪，食减胃伤，必致败坏。

炒熟地、云茯苓、胡桃肉、牛膝、鹿鞭、淡苁蓉、炒黄枸杞。

脾胃久虚不复，泄泻呕逆，不欲食，喘促，腹膨，烦渴，无寐，是虚中夹暑，最虑慢惊。宜和补中土，兼清暑热，必得呕止泻缓，寝食得宜，庶不致变。

人参、广皮、木瓜、大腹皮、川连、泡姜、乌梅、茯神。

肾精下损乏阴，气上乘，浮阳上灼，咽喉痛痹，有喉宣发现，咳嗽喘促，是下焦元海不司收纳，冲脉之气上冲所致。故日进润剂，望其咳减，为庸医之良法，实酿病之祸阶，现在胃弱便溏，则非治嗽可疗矣。劳怯不复，当以固真纳气，培扶胃口，希冀加谷则吉。

人参、茯苓、芡实、坎气、湘莲子、秋石、五味子、胡桃。

牙宣春发，继以喘促，乃肾虚不能纳气归元。戌亥阴火，寅卯阳动，其患更剧。阅古人书，急则用黑锡丹、养正丹之属，平时以温暖下元方法。

人参、熟地、五味子、胡桃肉、熟附子、舶茴香。(清·叶桂《叶氏医案存真·卷一》)

病体已虚，风温再侵，喘嗽身热，脘闷，小便不利，全是肺病，此症反复太多，深虑病伤成劳。凡药之苦味辛泄者慎用。

青蔗汁、鲜枸杞根皮、玉竹、桑叶、北沙参蜜炒、知母、炒川贝。

脉促神倦，目上视，咳痰欲喘，唇燥舌红，温邪发热，半月外不解，所拟发散消导之药，病不少减，正气反伤。内风乘虚上扰，虑有痉厥变幻，非轻小之恙，姑与甘缓法。

炒麦冬、北沙参、淮小麦、生甘草、南枣肉。

暑风入肺，咳痰发热，四肢无力，微冷，气喘，神倦。恐邪犯心包，有慢脾惊搐之虑。拟进局方至宝丹，芳香逐暑，使喘缓神安，再商进和脾胃药。（清·叶桂《叶氏医案存真·卷二》）

陆，五二。服肾气汤得效，是下焦阳微，致神气冒昧，吸不得入为喘。温补收纳，一定成法。

人参、熟附、茯苓、车前、紫衣胡桃肉。（清·叶桂《种福堂公选医案·喘》）

施。坐不得卧，胸满气喘，暑风湿气漫处三焦。太阳膀胱不开，邪郁生热，气痹生肿，先议开三焦气分之窒。

杏仁、白蔻仁、滑石、寒水石、猪苓、广皮、厚朴、茯苓皮。（清·叶桂《种福堂公选医案·暑湿蕴三焦》）

面肿气喘，咳呛不止，音渐哑。酒客久蓄之湿热，必上熏及肺，为肿为喘，声音闭塞。按《内经》湿淫于内，治以淡渗，佐以苦温。

芦根、薏苡仁、滑石、赤苓、杏仁、厚朴。（清·叶桂《叶天士医案》）

一男子发热，烦渴头痛，误行发汗，喘急腹痛，自汗谵语，用十全大补加附子治之，熟睡唤而不醒，及觉，诸证顿退。再剂而痊。

一人咳嗽气喘，鼻塞流涕。余用参苏饮一剂以散寒邪，更用补中益气汤以实腠理而愈。后因劳怒仍作，自用前饮益甚，加黄连、枳实，腹胀不食，小便短小。服二陈、四苓，前证愈剧，小便不通。余曰：腹胀不食，脾胃虚也，小便短少，肺肾虚也，投以六君加黄芪、炮姜、五味，二剂，诸证顿退。再用补中益气加炮姜、五味，数剂全愈。

一濡者，失于调养，饮食难化，胸膈不利。或用行气消导药，咳嗽喘促。用行气化痰，肚腹渐胀。用行气分利，睡卧不能，两足浮肿，小便不利，大便不实。肺肾脉浮大，按之微细，两寸皆短。朝用补中益气汤加姜、附，夕用金匮肾气丸加骨脂、肉果，各数剂，诸证渐愈。再佐以八味丸，两月乃能步履。却用补中、八味，半载而康。一人痰喘内热，大便不通，两月不寐，脉洪大，重按微细。此属肝、肺、肾虚损，朝用六味丸，夕用逍遥散，各三十余剂，并以猪胆汁导通之。后用十全大补调理而安。（清·吴德汉《医理辑要·卷四》）

自正月间吐血，至今形瘦气短，身动尤甚，饮食仍用，大便溏，着枕卧息不安，欲得坐起。此下焦冲脉之气冲上，遂令喘咳不已，痰系脂液所化，吐咯永不清爽，下损劳怯症，最不易治。

人参、紫石英、五味子、坎炁、石壳、湖莲、锁阳、茯苓。

山药粉糊为丸。（清·薛雪《扫叶庄医案·卷一》）

有妇人虚劳咳嗽，盗汗咳嗽，痰喘面红，经闭不通，而六脉有力，用滋阴百补，累投无效者，以大黄用酒九蒸九晒，血竭、没药各五钱，为末，每服七十丸，四物汤加红花汤下，不三四服，经水通而前症悉愈。

又有奋力斗殴之人，脱衣露体，触犯风寒，谓之夹气伤寒，今人但知用理气药，不知兼有夹血夹食者，其症恶寒发热，筋骨疼痛，胸膈胀闭，气逆喘呼。若其脉浮紧，则轻剂发散，兼理气宽胸，如局方香苏散最宜。有食，则加枳、朴；痰加茯、半；感寒嗽，则加羌、桔；伤热嗽，则加苏、薄；头痛加芎、芷；四时不正之气，加藿香；甚则芎苏见散主之。若脉弦紧，或有伏结，为积血在内，当用破血利气之药，如香谷散之类。（清·朱时进《一见能医·卷之四》）

汤。因痰而喘，其病在肺。宜以利痰为主。

淡菜、苏子、川贝、茯苓、蛤壳、杏仁、橘红、瓦楞子、猫儿眼叶、大枣丸。（清·缪遵义《缪松心医案·喘》）

面色青黯，口燥舌干，气喘干咳，痰稀，腰膝酸痛，昼轻夜重，诊得脉浮数而虚，右尺弱，系肾虚火衰之候，宜用标本兼治法，以八味忝加，庶臻完妥，方列后。

熟地黄四钱、山萸肉一钱五分、淮山药一钱五分、白茯苓一钱、粉丹皮一钱、泽泻一钱、麦门冬一钱、五味子八分、胡桃肉二钱、炮附子五分、肉桂五分。

水煎服。

诊得脉象细数，是肝肾精血内耗，咳嗽之后，常吐涎沫，此冲脉气逆，自下及上，气不收纳，喘而汗出，根本先拔，药石遽难奏功，此症若见血治热，见嗽治肺，着手便错，安得不反增其剧？始立此方进之。

人参二钱、干地黄五钱、五味子一钱、胡桃肉三钱。

诊得脉左细右虚，咳嗽日久，吸短如喘，肌表微热，形容渐至憔悴，虑成内损怯症，奈胃纳渐见减少，便亦带溏，若投以寒凉滋润之品，恐嗽疾未必能治，而脾胃先受损伤，岂云妥全？昔贤谓上损过脾，下损及胃，均称难治。自述近来背寒忽热，似应先理营卫为主，宗仲师元气受损，甘药调之之例，用建中加减法。

桂枝一钱、白芍药三钱、炙甘草八分、炙黄芪一钱、饴糖二钱，加大枣三枚。

同煎服。（清·陈念祖《南雅堂医案·卷一》）

病后常有内热，行动喘促，少腹牵痛，此肾气虚而不纳，拟用都气法加味治之。

干地黄六钱、山茱萸三钱、粉丹皮二钱、白茯苓二钱、淮山药三钱、麦门冬一钱、五味子一钱五分、泽泻二钱、川贝母一钱、沉香五分研细末，冲。

水同煎八分服。

病已月余，舌心红边白，气上逆作喘，系阴虚痰滞，上盛下虚之候，养阴恐增其邪，消痰又恐重劫其阴，拟降气化痰为治，并以益阴佐之。

紫苏子二钱炒、制半夏一钱、怀山药一钱、泽泻一钱、川厚朴一钱炒、当归身一钱、炙甘草五分、五味子五分、白茯苓二钱、粉丹皮一钱、陈皮一钱、山萸肉一钱、前胡一钱、干地黄三钱。

加生姜两片、大枣两枚同煎服。

喘甚不得卧，饥不能食，颧赤足冷，胸满上气，此乃肺实于上，脾困于中，肾虚于下之候。然实不可攻，姑治其盛；中不可燥，姑温其下，于法较为妥全。

干地黄六钱、淮山药三钱、山茱萸三钱、粉丹皮二钱、泽泻二钱、炮附子四分、炙桂枝八分。

同煎服。

肺为华盖，位居最高，其体恶寒恶热，为出气之脏，气出太过，有泄无收，则散越多，喘证属虚候，故益肺之药，多取甘品，所谓补土生金，母子相益也。今上气散越已久，耳目诸窍被阻，皆清阳不司转旋之机，用建中法加减。

人参二钱、桂枝木八分炙、炒白芍二钱、甘草一钱、五味子八分、饴糖三钱。

水同煎服。

肺为贮痰之器，脾为生痰之源，肺虚则痰不易化，脾虚则湿不能运，是以痰上逆而喘作，湿下注而足肿，皆升降失司，运行乏权所致，拟合手足太阴并治。

人参一钱五分、杏仁二钱去皮尖、葶苈子五分、泽泻一钱、制半夏二钱、冬瓜子一钱、赤茯苓二钱、大腹皮一钱、陈皮一钱、通草八分、枇杷叶三片去净毛、大枣二枚。

咳喘有年，遇寒劳辄发，汗多气升，肺伤及肾，法当补肾以纳气。

熟地黄五钱、法半夏二钱、淮牛膝二钱、白茯苓三钱、麦门冬一钱、北沙参一钱、左牡蛎三钱、五味子一钱、紫石英二钱、陈皮八分、沉香五分研细末，冲。

气喘痰鸣，脾肾两败，阴火逆冲，真阳虑有暴脱之变，势已垂危，事将奈何？急进黑锡丹三钱，姜汤送下，方容再议。附录黑锡丹方此丹宜预制随带，凡遇中风及痖症倒塌逆候，均可救急。

炮附子五钱、沉香五钱、肉桂五钱、金铃子一两去核、小茴香一两、广木香一两、补骨脂一两、肉豆蔻一两、硫黄三两炒透、黑铅三两炒成砂、胡芦巴五钱。

上药十一味，酒煮面糊为丸，如梧桐子大，阴干以布袋擦令光莹，宜用小囊随身佩带，倘遇急证不及取药，可以此为临时济急之用。藉吾身元气温养其药，功效尤捷，危急之证，舍此别无治法，医者宜珍之宝之。念祖附志。

食少恶心，动则多喘，吐沫，咳嗽不已，系胃虚伤及中气，若清肺金，曷克有济，忝用《金匮》大半夏、麦门冬两汤法。

人参二钱、制半夏二钱、麦门冬二钱、炙甘草一钱、白茯苓三钱、粳米半合、大枣三枚。

水同煎服。

素有痰饮，脾肺肾三经受伤已久，上则肺虚不能降气，中则脾虚不能运气，下则肾虚不能纳气，是以喘促不得卧，肢肿腹胀，虚惫极矣，证候已属非轻，治上恐无济于事，宜急就中下图之，姑拟方列下。

干地黄三钱、牛膝一钱、怀山药二钱、白茯苓二钱、五味子八分、沙苑蒺藜一钱、补骨脂一钱、麦门冬一钱不去心、左牡蛎三钱槌碎、胡桃肉二钱、紫石英一钱，上方同煎至八分服；早时另服黑锡丹一钱，盐汤送下。

望七之年，下元衰弱。晨起喉舌干操，夜则溲溺如淋，身动即喘，此肾液已枯，气散失纳，治喘鲜效，当实下焦，用收摄固真之法。熟地黄三钱、淮牛膝一钱、枸杞子二钱、胡桃肉二钱、巴戟天一钱、补骨脂一钱、杜仲二钱盐水炒，同煎服。

虚喘面肿，天水不交，急宜培养坤土，为补母救子法。人参二钱、炒白术二钱、白茯苓二钱、炙甘草一钱、陈皮一钱、法半夏二钱、五味子八分、干姜八分、杏仁二钱去皮尖、细辛八分，加大枣二枚，同煎八分服。

诊得寸脉浮大，关尺沉细，吸气短，足冷胸满，气上而不下，喘盛痰多，是肝肾之气，上冲于肺，病在根本，仿肾气法，以固纳为主。干地黄六钱、淮山药三钱、白茯苓三钱、陈萸肉三钱、粉丹皮三钱、泽泻三钱、炮附子五分、桂枝一钱。

诊得脉象见弦，目如脱，动则气逆上冲，喘急不得卧息，两足逆冷，晚间尤剧，此系肝升太过，肺降失司所致，用长沙越婢一法。麻黄一钱五分先煎，去沫、石膏二钱、生姜八分、甘草五分、大枣五枚，水同煎。

诊得虚脉细无力，气促而喘，呼气短不能接济，是为虚候，师长沙法，拟用苓桂术甘汤治之。白茯苓四钱、白术二钱、川桂枝二钱、炙甘草一钱五分。（清·陈念祖《南雅堂医案·卷二》）

倪氏，四十六。咳呛有年，每到春时发作，入夏渐愈。今已小暑，其病反增，内热口苦，呕痰多汗，声喘背痛，两脉虚数微弦。此久嗽肺伤，必夺母气，治法宜补胃清金。

党参、白术、茯苓、半夏、桔红、杏仁、连翘、北沙参、炙草、茅草根。

又四帖，病减其半。前方去连翘，再服四剂，照方制丸料，用茅根与大枣葱汤泛丸，可冀来春不发。

蔡，三十四。胸胀喘促，咳嗽吐红，脉大而数。古称脉大为劳，数为虚，证由劳伤脾元，土不生金，肺失清降，治当滋其化源。

党参二钱、黄芪三钱、生於术一钱五分、当归一钱五分炒黑、桔皮一钱、麦冬二钱、苡仁二钱、五味子十粒、炙草四分。

此方余出臆见，名培源益肺汤，治劳倦吐血有神功。（清·黄凯钧《友渔斋医话·第四种·下卷》）

一男子孟秋坠梯，腹停瘀血，用大黄等药，其血不下，反加胸膈胀痛，喘促短气。薛用肉桂、木香末各二钱，热酒调服，即下黑血及前所服之药而苏。（清·胡廷光《伤科汇纂·卷之六》）

脉沉气喘，背冷腰痛。肺肾虚寒。法当温补。

熟地、杞子、补骨脂、半夏、牛膝炭、陈皮、苏子、胡桃、沉香、附子、牛膝。

肺肾久虚，多痰喘逆。仿金水六君法。

熟地、半夏、牡蛎、苏子、牛膝、茯苓、川贝、於术、陈皮、胡桃肉。

喘急多痰，右脉弦滑。中气虚而停饮上逆。法当燥土祛邪。

茅术、半夏、茯苓、苏子、白术、陈皮、牡蛎、杏仁。

喘逆自汗，脉数无力。阴涸阳浮，气散失纳。法当收摄固元。

熟地、山药、橘白、杞子、牛膝、萸肉、茯苓、麦冬、五味子、胡桃肉。

金水两虚，易感痰喘，脉来细软。理当进补。

生黄芪、五味、茯苓、款冬花、於术、杞子、橘红、胡桃肉、麦冬、牡蛎。

举动喘促，脉来细。元海根微，气逆上泛。理当补纳。

党参、山药、茯苓、青铅、熟地、川贝、牡蛎、胡桃、杞子、橘白、牛膝。

气喘咳逆，脉来少力。可见此火无根。必须补纳。

洋参、麦冬、橘白、牛膝、沙参、丹皮、牡蛎、磁石、熟地、茯神。

三年久喘，土衰无以生金也。腻补不合。

於术、牛膝、茯苓、半夏、款冬花、沙参、陈皮、杏仁、川贝。

内伤失血，血虚则气喘、脉数。阴不恋阳也。以致下午潮热，饮食口减。乃下损及中，最难向愈。

党参、阿胶、茯神、沙参、牡蛎、牛膝、橘白、枇杷叶、枣仁、麦冬。

失血过多，营络空虚。胁肋跳动，行走喘促。从肝肾引阳下纳，希图寸效。

党参、阿胶、牡蛎、熟地、白芍、紫石英、胡桃肉、枣仁、牛膝。（清·叶桂，曹仁伯，何世仁《叶天士曹仁伯何元长医案·何元长医案》）

一妇体弱，咳嗽喘促不能卧，已经七日，服药无效，脉极数乱，绵软无力。其数乱者，乃气喘促之故，软而无力者，则脉之真象也。断为肺气虚寒，用温肺汤一剂，不喘安卧。再剂全愈。

膈间支饮，其人喘满，心下痞坚，面色黧黑，其脉沉紧，得之数十日，医吐下之不愈，木防己汤主之。虚者即愈，实者三日复发，复与不愈者，宜木防己汤去石膏加茯苓芒硝汤主之。

韩顺溪内子。患喘证月余，服破气宽胸豁痰清火等药，不效，发表利水亦不应。其疾转急，稍动则喘难休息，诊之六脉细数而面赤戴阳。用大剂六味地黄汤，加青铅两许，一服而缓，二服而止。

一人病喘，声如雷，诊脉浮数，肺部尤鼓指，所服皆温补之剂。谓曰：肺有实热，非凉不可。用二冬甘露饮，喘定安卧。程华仲。

一商日游狭斜，忽患奇证，心胸胀大，身汗气喘，不能坐卧，昼夜惟行步，不能暂停，两手虚空浮拍。医咸不知其证，无所措手。予诊脉浮而微，右寸似无，方用人参五钱、生姜十片，水煎，频频缓服，喘急少安，能以就枕。再服遂愈。

又汪如江腹胀气急喘嗽，彼畏参不敢用，予因加参三钱，一帖喘嗽俱定。即此二证，其他可知。缘痰因气运而行，中气既虚，不能健运，则痰滞矣。痰滞则肺窍不能流通而喘作矣。故须大补其气，肺气实则流通，痰因之流利而喘定矣。此治本之法也。吴笙池。（清·程文囿《医述·卷十》）

癸巳四月初五日。汪氏，二十五岁。温病夹痰饮，饮偏重，喘而呕水，心悸，短气，今日鼻衄，呕血。

生石膏四两、犀角三钱、炒黄芩三钱、姜半夏五钱、杏仁四钱、丹皮三钱。

煮三杯，分三次服。

初六日　温病夹痰饮，饮偏重，喘而呕水，心悸，短气，胸痞，阴阳两病为两难。

生石膏四两、连翘三钱、银花三钱、姜半夏五钱、杏仁四钱、广皮三钱、鹅眼小枳实三钱、炒黄芩三钱。

煮三杯，分三次服。初七日温病夹痰饮，饮偏重，喘呕心悸短气如旧，今日又鼻衄、呕血。

生石膏四两、犀角三钱、炒黄芩三钱、姜半夏五钱、杏仁四钱、白茅根五钱、侧柏炭三钱、丹皮三钱、鲜芦根五钱。

煮三杯，分三次服。如喘甚，加苦葶苈子三钱。

己丑十一月十四日。某，四十岁。风寒夹痰饮，喘咳吐血，业已发汗，身热不退，现已右脉洪大滑数，病势太重，勉与大青龙法去表药，加半夏。

生石青四两、云苓块五钱、生姜汁冲三小匙、姜半夏六钱、杏仁泥五钱。

甘澜水八杯，煮三杯，分三次服。

十七日　伤寒夹痰饮吐血，误治，喘咳，脉数极，与大青龙法去表药，加半夏，身热已退，喘已定，惟咳血未除。

生石膏三两、姜半夏六钱、橘皮三钱、云冬皮六钱、杏仁泥五钱、生姜汁冲三茶匙。

煮三杯，分三次服。（清·吴瑭《吴鞠通医案·卷一》）

己丑二月初九日。王，四十五岁。咳嗽胸满，短气，自汗，夜甚，大便燥，六脉俱弦而微紧，虽嗽甚见血的系痰饮，而非虚劳。法宜温通阳气，和胃逐饮。忌生冷、猪肉、介属咸味。

云苓块六钱、桂枝四钱、焦白芍三钱、姜半夏六钱、杏仁五钱、五味子四钱、小枳实五钱、广皮五钱、干姜炭四钱、麻黄根去芦三钱、甘草炙三钱。

甘澜水六大茶杯，煮成两茶杯，渣再以六杯水煮两杯，日三夜一，分四次服。服此方四帖，吐血、喘满全愈，咳嗽亦愈六七。

初十日　照前方再服一帖。

十一日　少阳胆络头痛，与清胆络之热，不犯中下二焦。今日头痛全止，六脉沉弦不数，咳嗽喘满，短气自汗，不食，面黄，肢微肿，纯然痰饮见症，断无补阴助邪之理。议病痰饮者当以温药和之。

桂枝木三钱、杏仁三钱、焦白芍二钱、麻黄根去芦三钱、干姜三钱、五味子一钱五分、姜半夏五钱、广皮二钱、炙甘草三钱、小枳实三钱。

煮三杯，分三次服。

壬辰四月十一日。缪，五十一岁。先喘后肿，六脉洪大有力，左尺独大，肺肾之热可知。腰以下肿，本当利小便，但不宜温利耳。且置喘于不问，其如治病必求其本者何哉！

生石膏四两、云苓皮五钱、海金沙五钱先煎代水、飞滑石一两、姜半夏三钱、晚蚕砂三钱、杏仁泥六钱、小枳实四钱、白通草一钱五分。

甘澜水八杯，煮成三杯，分三次服。

十七日　六脉仍洪数，左尺仍独大，犹宜凉利小便。

飞滑石一两先煎代水、海金沙五钱、杏仁六钱、生石膏四钱、小枳实四钱、厚朴三钱、半夏五钱、晚蚕砂三钱、橘皮二钱、云苓皮五钱、白通草一钱五分。

甘澜水八杯，煮成三杯，分三次服。（清·吴瑭《吴鞠通医案·卷二》）

庚寅十月十六日。潘，二十九岁。痰饮喘咳，脉弦。

姜半夏六钱、桂枝九钱、广橘皮三钱、白芍三钱、小枳实三钱、炙甘草三钱、干姜二钱、五味子二钱。

煮三杯，分三次服。二帖。

十八日　喘稍定而不寐，与胃不和则卧不安，饮以灵枢半夏汤。

姜半夏二两、秫米二合。

甘澜水八杯，煮取三杯，分三次服。

廿四日　左脉弦甚，所谓单弦饮澼也。久饮受风，因而大喘不寐，与半夏汤，喘止能寐，伏饮未除。

姜半夏六钱、桂枝三钱、小枳实三钱、干姜三钱、云苓块五钱、炙甘草三钱、广皮三钱、炒於术三钱，煮三杯，分三次服。

己丑正月初七日。舒氏，四十一岁。痰饮，喘咳夜甚，胁痛，少腹亦痛，溺浊，水在肝也，经谓之悬饮。悬饮者，十枣汤主之。恐其太峻，宗其法而不用其方。

姜半夏五钱、生薏仁六钱、旋覆花三钱包煎、香附三钱、云苓皮六钱、小枳实三钱、降香末二钱、广皮三钱、苏子霜三钱。

煮三杯，分三次服。二帖。

己丑正月十一日。鲁氏，七十二岁。痰饮喘咳，倚息不得卧，左畔更不能着席，胁下有饮，水在肝也。加逐肝中之饮，与小青龙法。

姜半夏六钱、桂枝四钱、广橘皮三钱、旋覆花三钱包煎、小枳实四钱、香附三钱、五味子一钱五分、干姜四钱、炙甘草二钱。

煮三杯，分三次服。二帖。

十四日　痰饮喘咳，倚息不得卧，前与小青龙法，痰少活，右手今日脉结，块痰所致。重与利肺气为要。

姜半夏六钱、苦桔梗五钱、杏仁五钱、云苓块五钱、小枳实四钱、旋覆花三钱包煎、广皮三钱、苏子霜三钱、生姜汁三匙。

冲煮三杯，分三次服。

十八日　痰饮喘咳，倚息不得卧，脉结，前与利肺气治结脉法，兹结脉已愈，但自觉冷气上冲，当伐其冲气。

云苓块一两、桂枝六钱、广橘皮三钱、姜汁三匙冲、小枳实四钱、姜半夏六钱、干姜四钱。

甘澜水煮三杯，分三次服。

甲子十月二十八日。皮氏，四十八岁。痰饮喘咳，左脉浮弦沉紧，自汗，势甚凶危。议小青龙去麻、辛，加厚朴、杏仁。

桂枝六钱、杏仁霜五钱、厚朴三钱、制五味二钱、半夏六钱、炙甘草三钱、干姜五钱、炒白芍四钱。

甘澜水八杯，煮取三杯，分三次服。

二十九日　于前方内加云苓块五钱，半夏五钱。

三十日　服小青龙已效，然其水尚洋溢，未能一时平复。

桂枝八钱、杏仁霜五钱、干姜五钱、五味子三钱、云苓八钱、半夏一两二钱、炒白芍五钱、广皮三钱、炙甘草三钱、生姜五片。

甘澜水煮成四碗，分四次服。

十一月初二日　以眩冒甚，于前方内加於术六钱。

初四日　脉现单弦，喘止咳甚，眩冒未宁。再太阴属土，既重且缓，万不能一时速愈，且痰饮五年，岂三五日可了！

於术六钱、杏仁霜五钱、桂枝五钱、五味子六钱、半夏一两、炙甘草三钱、干姜三钱、云苓六钱。

甘澜水八碗，煮取三碗，分三次服。三帖。

癸亥二日初十日。金氏，二十六岁。风寒夹痰饮为病，自汗恶风，喘满短气，渴不多饮，饮则呕，夜咳甚，倚息不得卧。小青龙去麻、辛，加枳实、广皮，行饮而降气。

桂枝六钱、茯苓块六钱、广皮二钱、小枳实二钱、炒白芍三钱、半夏六钱、炙甘草三钱、干姜三钱、制五味一钱五分、生姜三片。

甘澜水八杯，煮取三杯，分三次服。

十一日　昨用小青龙，咳虽稍减，仍不得寐。今日用葶苈大枣合法。

桂枝木八钱、半夏六钱、小枳实二钱、苦葶苈三钱炒香、炙甘草三钱、炒白芍四钱、干姜五钱、五味子二钱、大枣肉五钱、广皮三钱。

水八杯，煮取三杯，分三次服；渣再煮一杯服。

十二日　用小青龙逐饮兼利小便，使水有出路。

杏仁泥五钱、桂枝五钱、小枳实二钱、干姜二钱、炒白芍二钱、生薏仁五钱、半夏五钱、白通草一钱五分、生姜三片、制五味一钱五分、炙甘草一钱。

煮成两杯，分二次服；渣再煮一杯服。

十三日　脉稍平，病起本渴，大服姜、桂，渴反止者，饮居心下，格拒心火之渴也。仍以蠲饮为主。微恶寒，兼和营卫。

茯苓块三钱、桂枝六钱、小枳实一钱五分、炒白芍三钱、大枣肉二钱、杏仁泥四钱、半夏六钱、炙甘草一钱五分、广陈皮一钱、制五味一钱五分、干姜三钱、生姜三钱。

煮成两杯，分二次服；渣再煮一杯服。

十四日　咳则胁痛，不惟支饮射肺，且有悬饮内痛之虞，兼逐胁下悬饮。

姜半夏八钱、桂枝六钱、苏子霜二钱、旋覆花三钱包煎、杏仁泥四钱、干姜四钱、小枳实二钱、广陈皮二钱、广郁金三钱、青皮二钱、生香附三钱、制五味一钱五分、生姜五钱。

煮三碗，分三次服；渣再煮一碗服。

癸亥二月初十日。徐，二十六岁。酒客脉弦细而沉，喘满短气，胁连腰痛，有汗，舌白滑而厚，恶风寒，倚息不得卧。此系里水招外风为病，小青龙去麻、辛证也。

姜半夏六钱、桂枝六钱、炒白芍四钱、旋覆花三钱包煎、杏仁泥五钱、干姜三钱、制五味一钱五分、炙甘草一钱、生姜五片。

煮三杯，分三次服。

乙酉五月二十七日。董，四十五岁。脉沉细弦弱，咳嗽夜甚，久而不愈，饮也。最忌补阴，补阴必死，以饮为阴邪，脉为阴脉也。经曰无实实。

桂枝六钱、小枳实二钱、干姜三钱、五味子一钱、白芍四钱、半夏五钱、炙甘草一钱、广皮三钱炒。

煮三杯，分三次服。四帖。

六月初一日　复诊，加云苓三钱，枳实二钱。

十七日　其人本有痰饮喘咳，服小青龙胃口已开。连日午后颇有寒热，正当暑湿流行之际，恐成疟疾。且与通宣三焦。

茯苓皮五钱、杏仁三钱、姜半夏四钱、生薏仁五钱、小枳实三钱、青蒿二钱、藿香梗三钱、白蔻仁一钱五分、广皮三钱。

煮三杯，分三次服。二帖。

乙酉五月十六日。高，五十二岁。脉弦，痰饮喘咳，与小青龙去麻、辛，加广皮、枳实。姜半夏六钱、桂枝五钱、小枳实五钱、广皮三钱、炙甘草三钱、五味子二钱、白芍三钱、干姜二钱煮三杯，分三次服。二帖。

十八日　已见小效，汗多，加净麻黄根三钱。

二十日　病减者减其制，去桂枝、枳实各二钱。

廿四日　服前药汗少，惟善嚏，周身酸痛。

于原方减干姜一钱，加杏仁三钱，防己三钱。（清·吴瑭《吴鞠通医案·卷三》）

人但知暑伤肺气则肺虚，而不知暑滞肺络则肺实。葶苈引滑石直泻肺邪，则病自除。吴子音曰：业师张友樵治一酒客，夏月痰咳，气喘夜不得卧，服凉药及开气药不效，有议用人参、麦冬等药者。师诊其脉，右寸数实，此肺实非肺虚也，投以人参则立毙矣。遂与此方煎服，立愈。明年复感客邪，壅遏肺气，喘咳复作，医有以葶苈进者，服之不效，反烦闷汗泄，师脉其右寸浮数，口渴恶热，冷汗自出，喘急烦闷，曰热邪内壅，肺气郁极，是以逼汗外出，非气虚自汗也。服葶苈而反烦闷者，肺热极盛，与苦寒相格拒也。夫肺苦气上逆，本宜苦以泄之而肺欲散，又当兼食辛以散之，与麻杏甘膏汤二剂，肺气得通而喘止汗敛，诸证悉平矣。杨云：余曾治一酒客，大喘，用《金鉴》苏葶丸而愈，亦与此同，此盖湿热上壅之证也。至案内所云服此益甚，则外感束其肺热，用此降之，则外感反内陷而病益甚，麻杏甘石正祛外感而清内热之方，故速愈。张君用药则是，而立论高而不切，非垂教后学之法也。（清·王士雄《温热经纬·卷四》）

初冬，邵可亭患痰嗽。面浮微喘，医谓年逾花甲，总属下部虚寒，进温补纳气之药，喘嗽日甚，口涎自流，茎囊渐肿，两腿肿硬至踵，不能稍立，开口则咳逆欲死，不敢发言，头仰则咳呛咽疼，不能略卧，痰色黄浓带血，小溲微黄而长。许芷卿荐孟英视之，脉形弦滑有力，曰：此高年孤阳炽于内，时令燥火薄其外，外病或可图治，真阴未必能复，且平昔便如羊矢，津液素干，再投温补，如火益热矣。乃以白虎汤合泻白散，加西洋参、贝母、花粉、黄芩，大剂投之，并用北梨捣汁，频饮润喉，以缓其上僭之火。数帖后势渐减，改投苇茎汤合清燥救肺汤，加海蜇、蛤壳、青黛、荸荠、竹沥为方，旬日外梨已用及百斤而喘始息。继加龟板、鳖甲、犀角，以猪肉煮汤代水煎药，大滋其阴而潜其阳。火始下行，小溲赤如苏木汁，而诸证悉平。下部之肿，随病递消，一月已来，共享梨二百余斤矣。适大雪祁寒，更衣时略感冷风，腹中微痛。自啜姜糖汤两碗，而喘嗽复作，口干咽痛，大渴舌破，仍不能眠。复用前方，以绿豆煎清汤代水煮药，始渐向安。孟英谓其乃郎步梅曰：《内经》云，阴津所奉其人寿。今尊翁阴液久亏，阳气独治，病虽去矣，阴精非药石所能继续，况年逾六秩，长不胜消，治病已竭人谋，引年且希天眷，予以脉察之，终属可虞，毋谓治法不周，赠言不早，致有他日之疑成败之论也。

邻人汪氏妇之父王叟。仲秋患痰嗽不食，气喘不卧，囊缩便秘，心摇摇不能把握，势极可危，伊女浼家慈招孟英救之。曰：根蒂欲脱耳，非病也。以八味地黄汤去丹、泽合生脉，加紫石英、青铅、龙、牡、胡桃肉、楝实、苁蓉投之，大解行而诸恙减，乃减去苁蓉、麦冬，服旬日而瘳。（清·王士雄《王氏医案·卷二》）

陈叟，久患痰嗽气逆。肺气不清。夏初因恶寒，热结在肺。自服理中汤，遂痰中带血，气喘而厥，二便不通，冷汗腹胀。孟英察脉洪大，按腹如烙。与苇茎汤加栀、楝、旋、贝、花粉、海蛇，外以田螺、大蒜、车前草捣贴脐下，即溺行而平。

王开荣，素患痰嗽，兼有红证。今冬病头疼发热，渴饮不饥，便溏溺少，谵语神昏，自述胸中冷气上冲。医见其面赤痰喘，欲投附、桂、黑锡丹等药。所亲翁嘉顺嘱勿轻服，为延孟英诊之。脉滑且数。曰：温邪挟宿饮上逆，法当清解。与北沙参、冬瓜子、知母、滑石、花粉、石菖蒲、贝母、杏仁、芦根、葱白、淡豉、竹沥。

二剂后面赤退，乃去葱、豉。加麦冬、桑叶、枇杷叶。数帖热去泻减，谵语止，头痛息，喘定神清。乃裁菖、滑，加梨汁、地栗、海蛇。服数日，痰渐少，谷渐安，渴止溺行，始进养阴法，遂以霍然。眉批：此人肺气素不清肃，又兼阴虚挟饮，故感受温邪，弥见轇轕，非此始终如法施治，殊难奏效也。（清·王士雄《王氏医案续编·卷一》）

吴薇客太史令堂，患痰嗽喘逆，便秘不眠，微热不饥，口干畏热，年逾六旬，多药勿痊。孟英切其脉右寸关弦滑而浮，左关尺细软无神，是阴虚于下，痰实于上，微兼客热也，攻补皆难偏任。与茹、贝、旋、斛、浮石、芦根、冬瓜子、枇杷叶、杏仁、花粉为剂，而以熟地泡汤煎服，则浊药轻投，清上滋下，是一举两全之策也。投匕果应，再服而大便行，渐次调养获廖。戌春患感证，比孟英自江西归，已不能治矣。

姚令舆室。素患喘嗽而病春温，新旧合邪。医知其本元久亏，投以温补，痉厥神昏，耳聋谵语，面青舌绛，痰喘不眠，肺原包心而生，故肺热必及于心。皆束手矣。延孟英诊之，脉犹弦滑，曰：证虽危险，生机未绝，遽尔轻弃，毋乃太忍。与犀角、羚羊、元参、沙参、知母、花粉、石膏，以清热息风，救阴生液；佐苁蓉、石英、鳖甲、金铃、旋覆、贝母、竹沥，以潜阳镇逆，通络蠲痰。三剂而平。继去犀、羚、石膏，加生地黄。服旬日而愈。仲秋令舆病，竟误服温补，数日而殒，岂非命耶？（清·王士雄《王氏医案续编·卷五》）

高隽生孝廉令堂患痰嗽，服伤风药而喘汗欲脱。孟英予人参、茯苓、半夏、甘草、桂枝、白石英、牡蛎、胡桃仁、冬虫夏草而瘳。以其年近五旬，冲任不足，虽素有饮邪，而悲哀劳瘁之余，经事忽行，一投表散，气即随而上逆，故用药如此。

五舍弟树廷，时患喘逆，初冬尤甚，稍食甜物，其病即发。孟英察脉迟弱，苔黄垢而不渴，指冷腿酸，乃中虚痰湿内盛也。授参、术、苍、枳、旋、半、薤、朴、杏仁、生姜之剂。服后痰果大吐，气亦渐平，嗣以六君去甘草，加当归、木香调补而痊。（清·王士雄《王氏医案三编·卷七》）

姚斑庵比部，年五十八岁。患痰喘自汗，便溏不畅，或以为下元大衰，议用大剂附、桂，予诊脉滑而长，乃上焦痰火为患，以杏、朴、滑、菀、射干、竹茹、蛤壳、鹅管石、芦根等而愈。（清·王士雄《乘桴医影》）

南邑饶宇清先生，年逾六旬。

素患痰饮咳嗽，动则气喘。迎余诊治。左手三部脉长有力，真阴充实无疑，惟右手三部脾虚气弱，真阳不足。医家不明阳生阴长之理，专务滋阴。一见痰饮，便谓是火，《内经》云：痰之本水也，水不润下而僭上，火衰可知。一见咳嗽，便认肺热，《难经》云：形寒饮冷则伤肺。一见气促，便投以疏顺，不知丹田失温，气不归原所致。

余以桂附理中汤加故纸、益智、杜仲，以扶阳固气，大剂煎服，气匀痰清，咳嗽稀减。因有他适，乃定丸药方以善其后。越岁见先生于省垣，身其康强，举欣欣然有喜色而相告矣。

定丸药方：

黄芪酒炒、党参米炒、白术土炒、结茯苓、炒枣仁、净枣皮、熟附片、西砂仁、炒杜仲、菟丝饼、巴戟天、金狗脊、破故纸、黑沉香、益智仁、母丁香、炒小茴、炒胡巴、蛇床子、鹿鞭切片、牡蛎粉炒成珠，其碾末。煨姜四两，煎汤和丸。（方略《尚友堂医案·下卷·治痰饮症》）

某，左。脾湿蒸痰，痰贮于肺，肺气上逆，咳逆气急，倚几不得卧，舌白黄，背恶寒，少寐，脉软数，防作喘，勿忽。

归身一钱五分、苏子一钱五分、旋复花一钱五分绢包、盐半夏三钱、款冬花三钱炙、白芥子一钱、代赭石四钱煅、冬瓜子七钱、白杏仁四钱去尖、海浮石四钱、朱茯苓四钱、玉蝴蝶二分、生谷芽五钱绢包。（清·曹元恒《曹沧洲医案·内科疾病》）

又程氏式《医彀》，治李氏子吐血喘促，咳嗽浮肿，脚软不能行，诊脉浮涩微疾，此房劳所致也。用茯苓、白芍、苡仁、木瓜、丹皮、芡实、牛膝、贝母、百合、甘草，服十余剂，喘促稍定，浮退血止。前方加术，服二十余剂而愈。夫此病以凉止血，则浮喘必剧，以温止浮喘，则吐血必甚，总归不起，第于平淡中寓巧法，故能生耳。治吐血者知此，庶不为药所误。（清·陆以湉《冷庐医话·卷四》）

傅孔翁。于忧怒后旬日，鼻塞声重，咳嗽多痰，来寓索方。余知其元阳素亏，拟是肺胃虚寒，因与金水六君煎。一剂，咳嗽更盛，卧不安枕，气喘痰鸣，专人请诊。余思日间所服之药，具不疑陈皮之散，必议熟地之滞。再诊之，脉得尺部浮大而空，气促面赤，喉中痰响，元海无根，真阳上脱。急与黑锡丸，服后气略平，痰亦少止，随进大补元煎加桂、附一方。众曰：熟地滞痰，万不可用。余曰：下部之痰，非此不可。令服之，遂安卧，气亦归源。犹然鼻塞咳嗽，以原方加故纸而痊。又越月，行房后入水，胁傍微痛，发热恶寒。误投发汗之药，服后身热大汗不止，囊茎俱缩，胁肋胀痛愈盛，咳嗽带红，危在顷刻。不知仲景先生有动气在下、不可发汗之戒，汗则肝肾阳亡。夫其肋痛者，肾气奔也。咳血者，龙雷动也。身热大汗，虚阳发外也。玉茎痿缩，阳气败也。法当镇摄封固，外用回阳火救之，内服黑锡丸镇纳真气，迭服后方而愈。附方回阳火图见卷三吐泻门阴寒直中：人参、白术、附子、熟地、枸杞、当归、牡蛎、肉桂、沉香。金水六君煎景岳：熟地、当归、半夏、茯苓、陈皮、甘草。大补元煎：人参、熟地、当归、山药、杜仲、山萸、枸杞、甘草。（清·谢星焕《谢映庐医案·卷二》）

黄。舌干而绛，齿燥唇焦，痰气喘粗，脉象细数。无形邪热薰蒸于膻中，有形痰浊阻塞于肺胃，而又津枯液燥，正气内亏，恐有厥脱之变。拟化痰涤热治其标，扶正生津救其本。必得痰喘平，神气清，庶几可图。

羚羊角、旋复花、葶苈、杏仁、川贝、鲜石斛、元参、茅根、竹油、沉香、代赭石、苏子、姜汁、枇杷叶，滚痰丸三钱人参汤送下。

又　头汗淋沥，痰喘不止，脉形洪大，面色青晦，舌红干涸，齿板唇焦。此少阴阴津不足，阳明邪火有余，火载气而上逆，肺失降而为喘，症势危险，深虑厥脱。勉拟救少阴之津，清阳明之火，益气以敛其汗，但肺以定其喘，转辗图维，冀其应手乃妙。

大生地海浮石拌捣、洋参、牛膝、五味子、石膏、桑皮、川贝、炙甘草、麦冬、人参一钱另煎，冲。陈粳米煎汤代水。

孙。温邪袭肺，肺失清肃，湿挟热而生痰，火载气而逆上。喘息痰嘶，舌干口腻。昨日之脉据云弦硬，现诊脉象小而涩数，阴津暗伤，元气渐馁，颇有喘汗厥脱之虑。夫温邪为病，隶乎手经，肺胃位高，治宜清肃。痰随气涌，化痰以降气为先；气因火逆，降气以清肃为要。姑拟一方，备候高明酌夺。

鲜石斛、射干、杏仁、象贝、沙参、苏子、桑皮、沉香、芦根、竹油冲服、冬瓜子、枇杷叶、姜汁。（清·王泰林《王旭高临证医案·卷之一》）

顾。阅病原，知由痰饮久留，肺脾肾三脏交伤，下则肾虚不能纳气，中则脾虚不能运气，上则肺伤不能降气。由是咳喘不得卧，肢肿腹膨，神气疲惫，虚亦甚矣。治上无益，当治中下。

大熟地海浮石拌炒、五味子炒、补故纸盐水炒、牛膝盐水炒、蛤壳打、沙苑子盐水炒、紫石英煅、怀山药炒、麦冬元米炒、茯苓、黑锡丹，每朝服三钱，淡盐汤送下。（清·王泰林《王旭高临证医案·卷之三》）

严左，七十二岁，八月。喘逆未平，咯痰欠顺，丹溪谓：上升之气，自肝而出。操劳动肝，肝气横逆扰动痰饮为患，年高病者是非宜也，脉濡滑近弦，舌苔黄腻。治拟平肝降逆理气豁痰，附方是否，以候高明酌政。

姜制西洋参一钱五分，真川贝二钱、旋覆花一钱五分、真紫沉水香三分、蛤蚧尾一对酒洗去鳞，焙研极细分冲、化陈皮一钱五分盐水炒软、紫石英三钱生打、丝瓜络三钱、白杏仁三钱、戈制半夏一钱五分、炒白蒺三钱、竹沥一两淡姜汁一滴和匀分冲。（清·凌奂《凌临灵方·喘逆》）

魏湘舟，郡城北门外猛将庙人，疡医也。患喘嗽二载，遍试医人，总不出清肺补肺，自亦疑为阴虚劳证。予嘱其常服干姜、五味子，坚守一月，果得全效。

发热恶寒，头疼身痛之暴证，人易辨之。惟久郁肺经而成喘嗽，有似阴虚劳嗽者，不可不辨。郡城西门外奚藕庄客幕于外，上年道途受热，曾患喘嗽，服自便而愈，今复患喘嗽，投自便而加剧，医亦概用清肺补肺，终不见效。有疑为阴虚重证，仿徨无措，遂延予诊。余为脉象见紧，似数非数，前患暑热，故自便可愈。今患寒邪，故反增剧，用小青龙汤而愈。（清·徐镛《医学举要·卷六》）

顾康，壬午年，六渡桥。上冬咯血喘咳，耳焦肾虚，气散火升，渐见腹脘膨胀，晨泄溲闭，是肾不摄纳而气化无权也。脉形弦劲，泄则疞痛，木乘土位也。据理拟方，当宗肾气意，佐以和中之品。大症得之高年，可虑正败元脱。

怀牛膝二钱，半泽泻一钱半，南沙参三钱，香附三钱，车前子三钱，茯苓三钱，冬瓜子三钱，丹皮炭一钱半，沉香七分，桑白皮三钱，各恙皆减，加砂仁、炒生地。

秦全年，二十二岁，庚辰。去冬痎疟，至正月下旬未止。复感新邪，即灼热无汗，喘咳痰红，下利稀水，脘痞不纳，胁痛如刺，口渴，脉数，苔白。

剂以辛凉表散，服后得汗热淡，下利亦止，惟咳嗽益频，舌质色红，前方去散药，加元参、连翘。

汗大出，热反炽，脉更数，喘咳甚，鼻血扇，腹笥满，便复溏，颧如朱，舌边红，苔白中心带青。

急用千金苇茎汤，以杏易桃，加芍、甘、二母、茹、枇、山茶，各恙皆好，惟舌根似灰，加石斛、谷芽，其病若失。（钱艺《慎五堂治验录·卷一》）

陶渭川，戊寅，小娘泾。喘咳廿年，今加身热失血，喘咳尤甚，纳减口苦，苔腻。乃伏暑外邪，痰火烁金，治以清降。

枇杷叶五钱，苡仁三钱，旋覆花二钱，金斛三钱，冬瓜子三钱，杏仁三钱，代赭石二钱，藕汁一杯，川贝母三钱，竹茹二钱，侧柏叶炭一钱半。

血止，卧则喘，坐即止。病虽廿载不作虚论，当予色白味淡，以宣肺渗湿，肺气降肃，逆流之水自顺矣。

苡仁一钱半，冬瓜子三钱，茯神三钱，枇杷叶三钱，杏仁一钱半，白灯心二钱，射干一钱半，金石斛三钱，通草一钱，川贝母二钱，苇茎五钱。（清·钱艺《慎五堂治验录·卷三》）

陈达道，灼热少汗，喘咳痰黄，目赤鼻煤，脘痛拒按，胁疼如刺，颧红，便秘溲热，脉左细弦，右滑，俱数，舌红苔白厚腻。风温烁肺，食滞中焦，治以清泄。

桑叶四钱，羚羊角二钱，鸡苏散三钱，前胡一钱半，旋覆花三钱，枇杷叶五钱，蒌皮四钱，川贝三钱，淡海蜇五钱，鲜莱菔五钱，杏仁三钱。

汗出热淡，喘止痛定，咳嗽痰黄，神呆不渴，脉舌如前，邪势较衰，再拟前方出入。加连翘二钱、鲜石菖蒲七分、冬瓜子二钱，去前胡。诸症渐退，脉形弦滑且劲，舌苔灰厚而腻，痰热阻塞气机，治以肃降法。

海蛤壳、旋覆花、海蜇、川贝、鲜莱菔、羚羊角、桑叶、杏仁。

任，左。抬肩鼻扇，喘嗽不能卧息，脘痛拒按，额汗时多时少，大便不爽，小溲色赤，昨增身热咽疼，脉浮滑带数，舌苔薄黄。风温夹食，肺胃之气不降，暂拟泄邪化滞。

桑叶三钱，旋覆花三钱，宋半夏一钱，半蒌皮五钱，杏仁三钱，葶苈子一钱半，元明粉一钱，半竹茹一钱，半天虫三钱，枇杷叶五钱，枳实一钱半，香附一钱半，焦谷芽五钱。

诸症皆平，惟脘痞不舒，纳食难运，足肿脉微，脾虚健运少力，枳术丸主之。

谭，左，十一月。灼热少汗，气喘咳嗽，痰声如吼，两胁赤痛，鼻扇鼻衄，面红目赤，夜则神昏谵语，脉弦数大，舌红苔黄。风温内扰，引动木火，火旺囚金，金失清肃，拟清热熄风为治，邪从卫泄方妥。

羚羊角、连翘、茅根、牛蒡子、枇杷叶、杏仁、薄荷、紫荆皮、石菖蒲、川贝、桑叶、旋覆花、竹二青。（清·钱艺《慎五堂治验录·卷七》）

定海陈姓妇，年四十许，患气喘倚息不得卧，延余诊之。面色光亮，两颧发赤，舌上无胎，其脉浮部空大，沉部细如蛛丝，寻之若失。余出谓其女曰："此症甚危，决不能治。"因再三求方，遂勉写医案曰："阴盛于下，格阳于上，面色戴阳，脉象无根，真元将绝，若大汗一出，顷刻阴阳脱离矣。姑拟二加龙骨汤。"婉辞而去。他医辄谓不妨，进旋覆代赭汤，下咽即毙。

马姓妇。夏月患气喘呕吐，头汗如雨，粒食不进，已二日矣，乃邀余诊。其脉大而数，舌胎微白，中心黄而四旁带赤，余曰："此暑邪充斥肺胃，气失肃降成喘。"乃以葶苈子、知母、南花粉、枇杷叶、碧玉散、川连，一剂而愈。宁波蓬莱宫羽士陈信良，患虚喘，咳逆无痰，动喘乏力，脉虚自汗，症属肺脾两虚，与西洋参、冬虫夏草、川贝、青盐、陈皮、阿胶、当归、杞子、枇杷叶、蒺藜、牡蛎等，土金相生，服二十余剂而愈。

祖庙巷高太太，年三十余。平素肝阳极旺，而质瘦弱，患痰火气逆，每日吐痰一两碗，喉间咯咯有声，面赤烦燥，舌胎中心赤陷无苔，脉弦细虚数。乃感受风邪，少阳木火偏旺，风得火而愈横，风火相偏，肺金受制，阳明所生之津液被火灼而成痰，旋去旋生，是以吐之不尽，痰吐多而肾液立伤，故内热。《素问》云："大颧发赤者（疑为大颧发赤哕者死。编者注），其热内连肾也。"痰随气以升降，气升痰亦升，治当用釜底抽薪法，先以清火降气为主，火降气降，而痰自瘥矣。方书治心肝之火以苦寒，治肺肾之火以咸寒，古有成法，方用咸苦寒降法，丹皮、山栀、青黛、竹茹、竹沥、杏仁、黄连、黄芩、羚羊角、石决明、川贝母、旋覆花、海浮石，加指迷茯苓丸三钱，连服三剂，气平热退，痰喘俱瘥，安卧如常。后用清肺降火化痰之药，如沙参、麦冬、石斛、竹茹、青黛、山栀、牡蛎、鳖甲、阿胶、川贝母、海石、茯苓、仙半夏、橘红、首乌、雪羹等，出入为方，调理数剂而愈。（清·心禅《一得集·卷中》）

肺病以中气健旺能食便坚为佳，兹喘咳已久，而大便易溏，能食难运，殊非所宜，诊得脉象与前无异，但能节饮食，慎寒暖，犹可无虞。

沙参、贝母、炙草、杏仁、薏仁、橘红、枇杷叶。

又丸方，六味丸加五味子、肉桂。

诒按：不刊之论，读者最宜记好。

风热不解，袭入肺中，为咳为喘，日晡发热，食少体倦，渐成虚损，颇难调治。勉拟钱氏阿胶散，冀其肺宁喘平，方可再商他治。

阿胶、茯苓、马兜铃、薏米、杏仁、炙草、糯米、芡实。

再诊：青蒿、丹皮、鳖甲、茯苓、石斛、甘草、归身、广皮、白芍。（清·柳宝诒《柳选四家医案·评选静香楼医案·上卷》）

方。气逆痰壅，甚至喘不能卧，脉象细弱而涩。老年正气已弱，此非轻证。

旋复花、代赭石、半夏、橘络、枳壳、紫菀、太子参、於术、茯苓、瓦楞子、胡桃肉、竹茹。

于。咳吐秽痰，自夏及秋，金伤已甚，喘逆不能平卧。姑与清肺降逆，疏化痰浊。

南沙参、苡仁、冬瓜仁、桃仁、川贝、紫菀、合欢皮、旋复花、蛤粉、橘红、枇杷叶、青芦管。（清·柳宝诒《柳宝诒医案·卷三》）

光复门外王文魁，年四十余。面色皖白浮肿，少腹坚硬，气逆喘急，彻夜不寐，咳嗽痰多，两脉沉细，舌质淡白。始用旋覆、代赭、坎气及冬瓜皮、鸡金散等，而喘急如故。先生曰：此系肾阳不足，气不摄纳，脾不温运故也。因用细辛四分、制附子五分、炒枣仁三钱、带皮苓五钱、炒苏子二钱、老桂木四分、青铅一两、制半夏三钱、甜杏仁连皮三钱、枇杷叶去毛三片、沉香三分。服后气喘大平，夜得安卧，面肿亦退，舌质转红，右脉似觉有力，惟咳嗽未止。前方去枣仁、枇杷叶、沉香，加巴戟肉三钱、姜皮七分、坎气一条，三剂喘平肿退。

南门外盐场许某。喘逆咳嗽痰多，筋惕肉瞤，昏昏欲睡，示休自语不休，中脘格拒，饮食少进，已经一载，医用旋覆代赭及人参半夏茯苓汤，而气喘更甚，大便不解。诊脉虚细，舌苔潮腻。先生以为脾胃之阳不足，肾虚摄纳无权。始用黑锡丹及温中之味，服后二脉有力，痞满消除，脏气宣通，大便得解，然气喘不平。再用北沙参、五味子、蛤蚧、坎气、巴戟肉、吴萸、白芍、银杏、紫衣、胡桃等，气喘遂平，浊痰亦少，能进饮食。先生观其苔黄而腻，舌质少有裂纹，又以为阴分亦伤，痰乃津液所化，非填下焦阴液不可。用龟板、制首乌、煅牡蛎、白芍、盐水炒巴戟肉、杞子等，连服数剂，而饮食愈增，惟夜少安卧。原方加柏子仁、煅龙齿、抱木茯神、淮小麦，安眠如常，后服调补气血之药而痊。（清·沈祖复《医验随笔》）

粉沙参、茯苓、甘草、牛膝、叭杏仁、白前、白石英、半夏、冬虫草、川贝、枇杷叶、橘红。（清·金有恒《金子久杂证医案精华·四虚损门》）

赵右，岁。秋令渐深，肺金行令，肺主一身之气，性喜肃降，肺气不足则肃降力差，中阳虚必少气无力，下肢沉重作肿，喘满不能平卧。益其气兼化湿邪，湿邪化则肿胀自退。当忌盐类。

绵黄芪八钱，西洋参三钱另煎兑，杭白芍三钱，炙杷叶三钱，桂枝二钱，白术二钱，防己四钱，茯苓三钱，生姜三片，大枣五枚。

按：肺居上焦，其气以清肃下降为顺，职司一身之气，主通调水道；脾位中土，为气血生化之源，上运化水湿。脾化生精微以充肺，肺肃降气机以助脾。今肺脾两虚，水谷不化精微，则气血亏损，宗气生化乏源，呼吸失助，肌肉失养，故见少气不足以息，体倦无力。水液之代谢，有赖于肺气之通调，脾气之转输，还要靠肾阳蒸腾化气为之主持。患者年愈古稀，肾气必衰无疑，肾气不足，肺气不降，脾气不运，则水湿留聚，水湿流注于下，则下肢沉重肿胀，水气上凌于肺，肺气益不能降，则见喘满不能平卧。治疗当运脾降肺，益气化湿，通阳利水。盐类能伤肾助湿，故在所忌。（清·赵文魁《赵文魁医案选·宫廷外部脉案》）

用直，王。肺肾两失相生，肾不摄肺，肺气为逆，哮嗽有年，近发更甚，痰多气喘，脉滑无力，拟用和降。生绵芪、广蛤蚧、旋覆花、白石英、细白前、炙款冬、北沙参、乌沉香、光杏仁、淮牛膝、炒苏子、广陈皮、枇杷叶。（清·陈秉钧《莲舫秘旨·咳呛》）

安昌娄。阴火上升，咳嗽气喘，着枕不耐，脉滑数，舌黄燥底赤。宜防变幻，候正。三月七号壬寅十九日。

鲜生地六钱，瓜蒌子三钱，白石英三钱，赖橘红八分，陈萸肉钱半，川贝二钱，天冬二钱，海石三钱，粉丹皮二钱，杜兜铃钱半，光杏仁三钱引，青铅一两。三帖。

又　据述痰气稍平，胃钝，浮肿溺少，恐痰壅致险，仍遵前法加减，候正。四月十二号癸卯念五日。

瓜蒌子三钱，苏子二钱，谷芽四钱炒、海金沙四钱，川贝三钱，橘红一钱，白石英三钱，杜赤豆四钱，光杏仁三钱，通草钱半，紫菀二钱。清煎，二帖。（清·邵兰荪《邵兰荪医案·卷二》）

陈左，五十一岁。肺虚作咳，肾虚作喘，年已十载，欲杜其根，恐难言矣。

盂河都司刘文轩之太夫人。发热汗出不解，咳嗽气喘，苔黄带灰，胸腹胀痛，势濒于危，急延余诊。脉来沉滑，此痰滞交阻，肺胃失肃降之权，非攻下不可。遂用礞石滚痰丸五钱，淡姜汤送下，服后大便即行，热退痛止，喘咳皆平。太夫人性不喜药，以饮食调养而安。

山西李云生。咳嗽气喘，每夜趺坐隐几而卧，已经旬日，势已不支，延余诊之。脉来细弦，此肝阳上灼肺阴，肺失清肃之权，非痰饮也。消痰涤饮，药皆辛温，反伤肺阴，而助木火升逆之势。遂用北沙参四钱、生石决四钱、女贞子三钱、牡丹皮二钱、川贝母三钱、栝蒌皮三钱、川石斛三钱、甜杏仁三钱、冬瓜子四钱，连进二剂，喘咳皆平，夜能安卧。照前方加大白芍钱半、黑料豆三钱，进六剂，痊愈。

四川倪淑。素精医理，因公来沪贫劳，咳嗽气喘，夜难平卧，请医投以补肾纳气，不应。更医用通阳涤饮，病转剧。口渴引饮，大便溏泄。倪氏年近古稀，自觉支持不住，延余诊之。脉来沉滑，此痰热销铄肺阴，肃降无权，补肾纳气，滋腻未免碍痰。通阳涤饮，辛温反劫阴助火，火盛灼津，津枯失润。乃以生梨切片频进，方用北沙参三钱、川贝母三钱、栝蒌皮三钱、川石斛三钱、生甘草四分、生白芍钱半、甜杏仁三钱、冬瓜子四钱、鲜竹沥二两，连服二剂，口渴便泄已止，喘咳渐平，卧能着枕。照前方加海浮石三钱、荸荠五枚，再服二剂，咳嗽气喘皆平，夜寐甚安。照前方去竹沥，加吉林人参须一钱、淡竹茹一钱，进服六剂，眠食俱佳，精神振作而愈。（民国·费承祖《费绳甫先生医案·咳哮喘》）

浙江朱竹石之夫人，病咳嗽气喘，难以平卧，心烦懊侬，脘闷口腻，饮食少进，面浮腿肿，夜不成寐，势极危险，延余往诊，脉来洪大弦数。气液皆虚，肝阳上亢，挟素蕴之痰湿，阻塞肺胃，肃降无权。法当培养气液，清肝化痰。方用吉林人参须一钱、西洋参钱半、杜仲三钱、茯神二钱、枳壳一钱、川贝母三钱、栝蒌皮三钱、杏仁三钱、女贞子三钱、白芍钱半、牡蛎四钱、龙齿二钱、冬瓜子四钱、竹茹一钱，进二剂，肝阳上亢之势渐平，心烦懊侬已止，夜能安寐。照前方加石斛三钱、梨五片、荸荠五枚，大便畅行，痰从下泄，肺胃肃降，喘咳皆平，夜能平卧，饮食渐进，面浮腿肿俱消。照前方加毛燕三钱，调理半月而康。（民国·费承祖《费绳甫先生医案·肿胀》）

萧玉衡兄，杜家湾，棋杆内。感冒受风，气逆不舒，痰多咳嗽，气喘胸脘不宽，脉象六阴兼之带浮滑，舌色白腻，此系寒客肺胃，临湿痰阻滞中焦。宜开泄化痰定喘佐治，候政。

旋覆花绢包二钱，杏仁去皮尖研三钱，枇杷叶刷毛蜜炙三钱，橘红一钱五分，桑白皮蜜炙二钱，川贝母去心二钱，杜苏子炒三钱，钩钩后下三钱，代赭石煅三钱，加雪梨膏四两冲服。（民国·张镶孙《临诊医案》）

张，左。寒邪外束，痰饮内搏，支塞肺络，清肃之令不行，气机窒塞不宣，寒热无汗，咳嗽气喘，难于平卧，胃有蕴热，热郁而烦躁，脉浮紧而滑，舌苔薄腻而黄。宜疏外邪以宣脉气，化痰饮而清胃热，大青龙加减。

蜜炙麻黄四分，云苓三钱，橘红八分，炙款冬钱半，川桂枝六分，象贝母三钱，半夏二钱，旋覆花钱半包，石膏三钱，杏仁三钱，生甘草六分。（民国·丁泽周《丁甘仁医案·卷一》）

申，左。咳嗽气喘，卧难着枕，上气不下，必下冲上逆，脉象沉弦。谅由年逾花甲，两天阴阳并亏，则痰饮上泛，饮与气涌，斯咳喘矣。阅前方叠以清肺化痰，滋阴降气，不啻助封为虐。况背寒足冷，阳气式微，藩篱疏散，又可知也。仲圣治饮，必以温药和之，拟桂苓甘味合附子都气，温化痰饮，摄纳肾气。

桂枝八分，云苓三钱，炙甘草五分，五味子五分，生白术五钱，制半夏二钱，炙远志一钱，炒补骨脂五钱，熟附块五钱，怀山药三钱，大熟地三钱炒松，核桃肉二枚。

章，左。咳呛有年，动则气喘，痰味咸而有黑花，脉尺部细弱，寸关濡滑而数。咸为肾味，肾虚水泛为痰，冲气逆肺，则咳呛而气喘也。恙根已深，非易图功，姑拟滋补肾阴，摄纳冲气，勿拘拘见咳而治肺也。

蛤蚧尾一对酒洗，烘研为丸，吞服，大生地三钱、蛤粉三钱同炒，甘杞子三钱，怀山药三钱，茯苓三钱，北沙参三钱，川贝母三钱，清炙草五分，甜杏仁三钱去皮尖，核桃肉二枚去紫衣。

朱，左。咳喘十余年，遇感则剧，胸闷纳谷减少，舌苔灰黄，脉象寸浮关弦。素性嗜酒，酒湿生痰聚饮，渍之于肺则咳。肺病及肾，肾少摄纳则喘。上实下虚，显然可见。酒性本热，温药难投，姑宜开其上焦，以肃肺气，斡旋中枢，而纳肾元。是否有当，尚希明正。

蜜炙麻黄三分，光杏仁三钱，仙半夏二钱，薄橘红八分，炙白苏子五钱，象贝三钱，炙桑皮五钱，海浮石三钱，甘杞子三钱，厚杜仲三钱，炒补骨脂五钱，核桃肉二枚拌炒。

二诊：咳喘均减，肺金之风邪已去，而多年之痰饮根深蒂固，脾肾之亏虚，由渐而致。脾为生痰之源，肺为贮痰之器，今拟扶土化痰，顺气纳肾，更宜薄滋味，节饮食，以助药力之不逮。

炙白苏子二钱，光杏仁三钱，仙半夏三钱，薄橘红八分，云苓三钱，炙远志一钱，象贝母三钱，水炙桑皮二钱，海浮石三钱，旋覆花五钱包，甘杞子三钱，厚杜仲三钱，补骨脂五钱，核桃肉二枚。

三诊：咳嗽已减，纳谷渐香，肺得下降之令，得有醒豁之机，然嗜酒之体，酒性本热，易于生湿生痰，痰积于内，饮附于外，新饮虽去，宿饮难杜。况年逾花甲，肾少摄纳，故气易升。再拟崇土化痰，肃肺纳肾，亦只能带病延年耳。

南沙参三钱，云苓三钱，怀山药三钱，炙远志一钱，炙白苏子二钱，甜光杏三钱，仙半夏二钱，薄橘红八分，海浮石三钱，旋覆花五钱包，甘杞子三钱，厚杜仲三钱，补骨脂五钱，核桃肉二枚拌炒。（民国·丁泽周《丁甘仁医案·卷四》）

徐益林，住天津一区，年三十四岁，业商，得肺劳痰喘证。

病因：因弱冠时游戏竞走，努力过度伤肺，致有喘病，入冬以来又兼咳嗽。

证候：平素虽有喘证，然安养时则不犯，入冬以来，寒风陡至，出外为风所袭，忽发咳嗽。咳嗽不已，喘病亦发，咳喘相助为虐，屡次延医，服药不愈，夜不能卧。其脉左部弦细而硬，右部濡而兼沉，至数如常。

诊断：此乃气血两亏，并有停饮之证。是以其左脉弦细者，气虚也。弦细兼硬者，肝血虚津液短也。其右脉濡者，湿痰留饮也。濡而兼沉者，中焦气化亦有所不足也。其所以喘而且嗽者，亦痰饮上溢之所迫致也。拟用小青龙汤，再加滋补之药治之。

处方：生怀山药一两，当归身四钱，天冬四钱，寸麦冬西钱，生杭芍三钱，清半夏三钱，桂枝尖二钱五分，五味子捣碎二钱，杏仁去皮二钱，干姜钱半，细辛一两，甘草钱半，生姜三片。共煎一大盅，温饮下。

方解：凡用小青龙汤，喘者去麻黄加杏仁，此定例也。若有外感之热者，更宜加生石膏，此证无外感之热，故但加二冬以解姜、桂诸药之热。

复诊：将药煎服一剂，其喘即愈。

又继服两剂，咳嗽亦愈强半，右脉已不沉，似稍有力，左脉仍近弦硬，拟再以健胃养肺滋生血脉之品。

处方：生怀山药一两，生百合五钱，大枸杞子五钱，天冬五钱，当归身三钱，苏子炒捣钱半，川贝母三钱，白术炒三钱，生薏米捣碎三钱，生远志二钱，生鸡内金黄色的捣钱半，甘草钱半，共煎汤一大盅，温服。

效果：将药连服四剂，咳嗽全愈，脉亦调和如常矣。

罗金波，天津新旅社理事，年三十四岁，得肺劳喘嗽病。

病因：数年之前，曾受肺风发咳嗽，治失其宜，病虽暂愈，风邪锢闭肺中未去，致成肺劳喘嗽证。

证侯：其病在暖燠之时甚轻，偶发喘嗽一半日即愈，至冬令则喘嗽连连，必至天气暖和时始渐愈。其脉左部弦硬，右部濡滑，两尺皆重按无根。

诊断：此风邪锢闭肺中，久而伤肺，致肺中气管滞塞，暖时肌肉松缓，气管亦随之松缓，其呼吸犹可自如，冷时肌肉紧缩，气管亦随之紧缩，遂至吸难呼易而喘作，更因痰涎壅滞而嗽作矣。其脉左部弦硬者，肝肾之明液不足也。右部濡滑者，肺胃中痰涎充溢也。两尺不任重按者，下焦气化虚损，不能固摄，则上焦之喘嗽益甚也。欲治此证，当先宣通其肺，俾气管之郁者皆开后，再投以滋阴培气、肺肾双补之剂以拔除其病根。

处方：麻黄钱半，天冬三钱，天花粉三钱，牛蒡子捣碎三钱，杏仁去皮捣碎二钱，甘草钱半，苏子炒捣二钱，生远志去心二钱，生麦芽二钱，生杭芍二钱，细辛一钱。共煎汤一大盅，温服。

复诊：将药煎服两剂，喘嗽皆愈，而劳动时仍微喘。其脉左部仍似弦硬，右部仍濡，不若从前之滑，两尺犹虚，此病已去而正未复也。宜再为谋根本之治法，而投以培养之剂。

处方：野台参三钱，生赭石轧细八钱，生怀山药一两，熟怀地黄一两，生怀地黄一两，大云苓片二钱，大甘枸杞六钱，天冬六钱，净萸肉五钱，苏子炒捣三钱，牛蒡子捣碎三钱。共煎一大盅，温服。

方解：人参为补气主药，实兼具上升之力。喻嘉言谓，气虚欲上脱者专用之转气高不返。是以凡喘逆之证，皆不可轻用人参，惟重用赭石以引之下行，转能纳气归肾，而下焦之气化，遂因之壮旺而固摄。此方中人参、赭石并用，不但欲导引肺气归肾，实又因其两尺脉虚，即借以培补下焦之气化也。

效果：将药连服十余剂，虽劳动亦不作喘。再诊其脉，左右皆调和无病，两尺重按不虚，遂将赭石减去二钱，俾多服以善其后。（民国·张锡纯《医学衷中参西录·下篇》）

曾治一人，年近五旬。素有喘疾，因努力任重，旧证复发。延医服药罔效。后愚诊视其脉，数近六至，而兼有沉濡之象。愚疑其阴虚不能纳气，因其脉兼沉濡，不敢用降气之药。遂用熟地、生山药、枸杞、玄参大滋真阴之药，大剂煎汤，送下人参小块二钱，连服三剂脉即不数，仍然沉濡，喘虽见轻，仍不能愈。因思此证得之努力任重，胸中大气因努力而陷，所以脉现沉濡，且其背恶寒而兼发紧，此亦大气下陷之征也。亦治以升陷汤，方中升麻、柴胡、桔梗皆不敢用，以桂枝尖三钱代之。（民国·张锡纯《锡纯验方·治阴虚劳热方》）

慧生，八月二十四日。咳嗽气喘，冷汗极多，肌肤皆冷。肺寒已极，可以差减，不能除根。杏仁三钱，川贝三钱，黑锡丹四分，橘皮三钱，五味子四分，桂枝三分。

二诊：八月二十五日，已化热，咳喘均瘥。微见躁烦，此药烦也。体质太劣，可怖。

麦冬三钱，炙苏子三钱，归身三钱，橘皮一钱五分，五味子三分，炙草六分，款冬一钱。

三诊：八月二十六日，药尚中病，体质太坏，毁齿时恐有问题。

杏仁三钱，五味子四分，细辛一分，天冬三钱，炒干姜二分，炙草六分。

四诊：八月二十七日，肺有伏寒之。治法虽多，总不能痊愈，因病关禀赋也。

归身一钱五分，天冬三钱，橘红一钱五分，黑锡丹二分，五味子二分，牡蛎三钱，炙草六分。

马右，一月十日。舌剥，脉数，汗多，喘咳，五更时较剧，痰多而黄。虚甚，补之。

五味子三分，桑皮一钱五分炙，天冬三钱，炙苏子三钱，蛤蚧尾五分，沙参二钱，川贝三钱，橘红一钱五分，人参须一钱五分另煎。

二诊：一月十五日。原方加乌药炒一钱，炙紫菀一钱，高丽参八分另煎，减人参须。

三诊：一月二十二日。但能坐，不能卧，卧则咳且喘。连进人参蛤蚧尾九剂无效，且有虚汗。当不咳时，色脉如故，自无他。痰多，汗多，宜温镇。肾虚已久，值气候寒，故如此。

炙款冬一钱，炒白芍一钱五分，代赭石三钱煅，炒乌药一钱，旋覆花一钱包，云苓三钱，竹沥一两冲，黑锡丹二分入煎，天冬一钱，紫菀一钱炙。

四诊：一月二十四。日寐不长，因虚，镇药不宜常服。

天冬三钱，人参须一钱，五味子四分，杏仁三钱，炒绵仲三钱，菟丝子三钱，乌药一钱，苏子三钱炙，煅龙齿三钱。

朱左，三月十五日。气喘已十年，迩来发愈频，且掌热遗精，是肺肾并病也。肾虚则气逆而肺中气管收小，呼吸不通而肩息，肺虚则自汗。候舌色脉象，病恐得之遗传，不能除根，能少发已属幸事。欲求少发，须节欲。

天冬三钱，人参须一钱，杏仁三钱，归身三钱，五味子三分，炙苏子三钱，蛤蚧蛤尾炙，研冲六分，绵仲炒三钱，制香附三钱，茯神三钱。（民国·恽树珏《药盦医案全集·卷四》）

许君，初诊。

阳气温运无能，寒痰逗留，喘咳频作，气机急促。治与温阳建运。

熟附片一钱，青礞石三钱，旋覆花三钱，姜半夏钱半，代赭石三钱，甜冬术钱半，灵磁石三钱，黑苏子三钱，炙紫菀三钱，炙款冬钱半，川牛膝钱半，鹅管石二钱。

二诊：痰饮逗留，肺部寒邪外受，阳气温运无能，治与温阳化饮。

净麻黄三分，北细辛二分，青礞石三钱，炒白术钱半，熟附片二钱，姜半夏钱半，旋覆花三钱，代赭石三钱，炮姜炭八分，橘白钱半，灵磁石三钱，焦六曲三钱，生熟苡仁各三钱。

郑君，初诊。

痰饮气急，咳嗽隐作，黏痰不爽。治与温阳。

潞党参钱半，明附片钱半，炮姜炭八分，姜半夏钱半，代赭石三钱，旋覆花三钱，炙紫菀三钱，九节菖蒲八分，海蛤壳三钱，白苏子三钱，栝蒌皮三钱，远志肉三钱。

二诊：命门之火式微，阳气温运无能，寒痰壅塞，气机喘急。治与温阳肃肺。

补骨脂钱半，炮姜炭八分，金沸草三钱，北细辛三分，明附片钱半，煅牡蛎三钱，净麻黄三分，姜半夏钱半，炒白术一钱，灵磁石三钱，川桂枝二分，鹅管石煅研二钱。

三诊：体力虚寒，阳气温运无能，痰饮逗留，气机喘急。治与温阳化痰。

明附片钱半，高良姜八分，炒于术钱半，厚杜仲三钱，姜半夏钱半，净麻黄三分，九节菖蒲八分，海蛤壳三钱，远志肉一钱，莱菔子三钱，北细辛三分，青礞石三钱，补骨脂三钱。（民国·冯伯贤《上海名医医案选粹·陈存仁先生医案》）

崔先生，四十岁，二月十六日初诊。两脉细弱无力，形寒背部为甚，喘逆已将一年，入冬增剧，咳嗽，舌苔白腻粉红，不思饮水，左胁内痛，不能倚左而卧，二便如常。病属感冒传里，与饮并留胁间，姑以温运化饮，深虑足肿大喘。

嫩前胡一钱，粗桑枝五分，家苏子一钱五分，白芥子五分，桑白皮三钱，甜葶苈一钱，大红枣七枚，法半夏三钱，新绛屑一钱五分，生海石五钱先煎，苦杏仁三钱，泽泻三钱。另：白蔻仁二分，真琥珀三分，二味同研，以胶囊装好，匀两次药汁送下。

二诊：背部形寒已减、不能倚左而卧，喘逆渐平，咳嗽较减，舌苔白腻而厚质绛。病延已久，防止发热，拟再以前法加减。

粗桂枝五分赤芍一铸五分同炒，嫩前胡一钱，桑白皮三钱布包，旋复花二钱布包，新绛屑二钱，法半夏三钱粉草一钱同打，苦杏仁三钱，鲜煨姜七分，大红枣七枚，建泻三钱，焦苡米三钱。

三诊：咳嗽已减，寅卯时尚甚，舌苔白腻而厚，两脉细弱，左胁之水已化，疼痛已止。病久气滞，中有停饮，拟再以温和化饮。

淡附片七分用面糊煨透，粗桂枝五分蜜炙，生紫菀一续，法半夏三钱粉草一钱同打，法制陈皮一钱五，苦杏仁三钱，鲜枇杷叶三钱布包，香砂枳术丸五钱布包，鲜煨姜七分，大红枣七枚，生熟麦谷芽各三钱，建泻三钱，冬瓜子一两，象贝母四钱，连皮苓四钱。

四诊：咳嗽已止，夜间亦未咳，惟劳动则气短微喘，舌若白腻，两脉袖弱，停饮已化，病后气血两亏，当宗金匮法加味。

全当归三钱粗桂枝五分同炒，法半夏三钱粉草一钱同打，炙陈皮一钱五分，甜杏仁三钱，鲜煨姜七分，大红枣十枚，香砂六君子丸五钱布包，淡附片一钱用面糊煨透，潞党参三钱米炒，生熟麦、谷芽各三钱，丝瓜络三钱，建泻三钱。（民国·萧龙友《现代医案选·汪逢春医案》）

盛，虹口，五月三日。丰腴之体，气盛于外，而歉于内，肾气失纳，肺苦气逆，咳嗽喘急，痰沫多，至夜益甚，卧难安枕，足肿肢麻，脉濡滑而弦。病深且剧，务宜注意。

生于术二钱，茯苓四钱，川桂枝钱半，淡干姜一钱，玉苏子二钱，制川朴钱半，杏仁去皮尖三钱，甜葶苈隔纸炒二钱，旋复花布包二钱，远志肉炙一钱，赖橘红一钱，北细辛四分。

二诊：五月六日，肾气失纳，肺苦气逆，痰随气壅，气化为阻，咳嗽喘急，痰沫多，面浮，足肿，肢麻，卧难安枕，脉弦滑而濡。病深且剧，仍宜注意。

生于术二钱，茯苓三钱，川桂枝钱半，淡干姜一钱，玉苏子二钱，制川朴钱半，杏仁去皮尖三钱，甜葶苈隔纸炒二钱，桑白皮炙钱半，北细辛四分，马兜铃炙钱半，赖橘红一钱，鹅管石煅透钱半。（民国·王金杰《王仲奇医案·哮喘》）

陈太太，福履理路。

一诊：三月三十一日，咳呛沫痰，气息喘急，胸胁引痛，嘈杂泛恶，舌白腻，脉弦数。风邪束肺，怫意伤肝，气滞痰阻，法宜开肺疏肝。

麻黄八分，旋覆花二钱，姜半夏三钱，杏仁四钱，生香附二钱，炒枳壳一钱五分，川朴一钱五分，象贝母三钱，佛手片一钱五分，白茯苓四钱，大力子三钱。

二诊：四月三日，咳痰较爽，气逆未平，嘈杂泛逆，口淡，舌白，脉弦滑。外风未解，加之情志失怡，肝气不和，肺气不畅，再以宣理。

粉前胡三钱，石菖蒲一钱五分，橘红一钱五分，西麻黄八分，象贝母三钱，佛手一钱五分，光杏仁三钱，制半夏三钱，茯苓四钱，生香附一钱五分，牛蒡子三钱。

三诊：四月四日，胃气转佳，咳势仍剧，痰薄难出，胸胁掣痛，气息喘急，舌白，口淡，脉弦。风邪重感，寒饮渍肺，非温不化。

北细辛八分，茯苓四分，姜半夏三钱，紫菀一钱五分，杏仁三钱，炒白芍一钱五分，淡炮姜五分，陈皮一钱五分，炒甘草三分，苏子三钱，象贝母三钱。（张晶滢《夏仲方医案·内科门》）

二、妇科

一妇怀妊七月。嗽喘不能伏枕，两臀坐久皮皆溃烂。医用苏子降气汤、三拗汤、参苏饮，罔有效者。邀予诊之。右脉浮濡近驶，按之无力，左脉稍和。曰：此肺虚也，宜用补法。遂以人参钱半，白术、麦门冬各一钱，茯苓八分，归身、阿胶、黄芩各七分，陈皮、五味、甘草各五分，煎服五七帖而痊。（明·汪机《石山医案·卷之上》）

一妇孕时足肿，七月初旬产后二日洗浴即气喘，但坐不得卧者五个月，恶风，得暖稍宽，两关脉动，尺寸皆虚，百药不效。牡丹皮、桃仁、桂枝、茯苓、干姜、枳实、厚朴、桑皮、紫苏、五味、瓜蒌仁。煎汤，服之即宽，二三服得卧，其痰如失，盖作污血感寒治之也。（明·孙一奎《赤水玄珠·第七卷》）

一产妇。喘促自汗，手足俱冷，常以手护脐腹。此阳气虚脱，用参附汤四剂而愈。（明·孙一奎《赤水玄珠·第二十一卷》）

屠侍轩尊眷，产一日而触于怒，大便泄泻，昏愦不省人事，大热，气促，汗多。众医谓产后脉不宜大，今脉大左手散乱又汗出喘促，法在不治。予曰：固然书云医而不起者有矣，未有不药而起者也。且不药而视其死，与药而或可图生者，孰优？予试之。亟与人参五钱，白术三钱，炙甘草一钱五分，炮姜二钱，肉果六分，五味子七分，煎服。其夜遂稍睡。予窃喜，补而得睡。其阴阳和矣。次早脉果稍收敛，喘促亦缓，大便前半夜泻三次，五更啜粥半盂，小便通利，大有生意也。再以人参、阿胶固元气、定喘为君，白术、炮姜补脾为臣，泽兰叶退产后之热，五味子敛神止汗，肉果止泻为佐。甘草和中为使，五帖而安。

费少垣乃眷，妊已九月。痰多喘嗽，胎气上逆，眼撑不起，两太阳微疼，予曰：此子悬症兼痰火也。以大紫苏饮为主，才服一帖，逆即不逆，胸膈顿宽，惟喘嗽不止，与七制化痰丸而安。（明·孙一奎《孙氏医案·二卷》）

一妇有孕六月。左胁痛如刀割，喘嗽气促，不能安卧，身热汗出，痛甚则厥，厥则脉绝。先服黄芪、枳壳、肉桂、川连、苏梗、杏仁。右胁痛稍止而气更促，此因肺虚气不降也。用人参三钱，川附、肉桂各五分，甘草八分，黄芪、白芍各一钱，砂仁末一钱。二帖愈。盖妇人重身，有故则毒药无陨，所以肉桂之下胎而适足以安胎也。（明·周子干《慎斋遗书·卷之九》）

吕沧洲治经历哈散侍人，病喘不得卧，众作肺气受风邪治之。吕诊之，气口盛于人迎一倍，厥阴弦动而疾，两尺俱短而离经，因告之曰：病盖得之毒药动血，以致胎死不下，奔迫而上冲，非风寒作喘也。乃用催生汤加草、归，煮二三升服之，夜半果下一死胎。喘即止。哈散密嘱曰：病妾诚有怀，以室人见嫉，故药去之，众所不知也。众惭而去。（明·武之望《济阴纲目·卷之一》）

又治礼科姜如农长媳，患风热喘咳无痰，灼热自汗，而怀妊七月。先曾服和解清肺药二十余剂，其咳转剧，而胎渐不安。余诊之，六脉皆濡大无力，右手寸关独盛而涩，曰此热伤肺气也，反与和解药，逼令汗出，致肺气益燥而咳逆愈甚，不得已复用苦寒折之，则火转郁伏而不散也。遂用大剂葳蕤及川芎、杏仁、白薇、甘草，取葳蕤汤之半，更以当归、桔梗、五味、黄芪，益气生津，固肌敛肺，二剂汗止咳减，胎亦向安。更加生诃子皮四剂而痊。（清·张璐《伤寒绪论·卷下》）

一产妇三四日至六七日，忽然手足蜷卧，息高气喘，恶心腹痛者，不救。此症盖感少阴之寒邪，而在内之真阳，逼越于上焦，上假热而下真寒也。倘治之不得法，有死而已。急用平喘祛寒散：

人参二两，麦冬五钱，肉桂二钱，白术三两，吴茱萸五分。水煎服。

一剂喘止，二剂痛止。

一产妇水气凌肺，作喘不已者，亦是死症。然治之得法，正不死也。产妇因虚以受水气，原不可全治夫水也。虽作喘不已，似为水气所犯，然徒治其水，则喘且益甚，而治之之法将若何？亦助其脾气之旺，使之无畏乎水，则水自不能凌脾，脾不受凌，喘将何生乎。方用**补土宁喘丹**：

人参一两，白术一两，麦冬一两，茯苓三钱，苏子一钱，水煎服。

此方人参补气以健脾，白术利腰以健脾，麦冬养肺以健脾，茯苓、苏子不过借其佐使，以行水止喘而已，然而治喘实有神功也。脾健则土旺，土旺则水不敢泛滥，何至有胀喘之生哉。（清·陈士铎《石室秘录·卷六》）

某。脉小左弦，咳逆脘闷，小便不利，大便溏泻，不思纳谷，嗳气臭秽。此皆胎前气上逆冲，浊得盘踞膈间，肺失清肃降令，上窍痹，致下窍不利，汤食聚湿，气不宣行。怕延出浮肿腹满、喘急不卧诸款，不独以产后通瘀为事。

郁金汁、杏仁、通草、桔梗、茯苓皮、苡仁。（清·叶桂《临证指南医案·卷九》）

一妇人先伤风，发热咳嗽，二月乃分娩，热尚未退，食鸡汁肉等太早，嗽热愈盛，已八日矣。胸膈胀痛，头痛口渴，大便秘，咳出之痰，色黑而臭，小水短少，胁下扯痛，气逆而喘不得卧，左胁不能着席，汗出不止，症甚危。以瓜蒌五钱，苏子一钱，枳壳、酒芩各六分，前胡、桔梗各五分，甘草三分，姜三片。服之胸膈之痛减半，喘少定。再进药，大便用蜜导下，就方加减服之，热尽退，诸症寻愈。（清·魏之琇《续名医类案·卷四》）

一妊娠气喘痰甚，诸药不应，问治于余。询之云：素有带下，始于目下浮，两月余其面亦然。此气虚有痰饮也，用六味丸料，数剂而愈。（清·吴德汉《医理辑要·卷六》）

程文彬治一孕妇，怀七月。胸膈饱闷气喘，忽吐一物。如小肠寸许，举家惊疑其胎烂。

程至诊得寸口脉洪滑，知其气血少，胎气逆上，中焦素有湿热，湿生痰，知所吐之物乃痰结聚，病名子悬。以紫苏饮，加芩连贝母十剂获愈。（清·沈源《奇症汇·卷之五》）

红鸾侍者择，产后感太阳风邪。大喘、大吐、大呕，不治之症也。喘则元阳将绝，况大喘乎；吐则胃气将亡，况大吐乎；呕则脾气将脱，况大呕乎。产后气血大弱，如何禁此三者，死症无疑。然何以救之，仍然大补气血，少加止吐呕之药，而太阳风邪，作末治之可也。方用：

人参三两、麦冬三两、白术一两、当归一两、川芎三钱、荆芥一钱、桂枝三分。水煎服。一剂喘转，呕吐止，便有生机。（清·柏鹤亭《神仙济世良方·卷下》）

胎前喘咳胸满，乃脾土虚弱，湿郁不行，上焦肺气被阻，当从手足太阴治。

当归身二钱、白茯苓三钱、川朴五分炒、陈皮八分、苏梗一钱、杏仁二钱去皮尖、白芍一钱、泽泻一钱。（清·陈念祖《南雅堂医案·卷八》）

次霍婶产后，咳嗽发热，喘满便秘，口中水泛，心下煎熬，血色淡白，此肾虚不能摄纳，血虚不能濡润也，医与人参、桔梗、贝母益甚。予以六味汤加河车、牛膝、麦冬、五味，诸证皆痊。（清·程文囿《医述·卷十》）

某，右，初诊。先寒后热咳呛，是春温肺疾。风为阳邪，温渐化热，客气着人即曰时气。怀妊九月，足少阴肾脉养胎，上气热气，肺痹喘急，消渴满闷，便溺不爽，皆肺与大肠为表里之现症。议以清肺之急，润肺之燥，俾胎得凉则安，去病身安，自为不补之补，古人先治其实者邪也。泡淡黄芩、知母、鲜生地、花粉、阿胶、天冬。

二诊：喘热减半，四肢微冷，腹中不和，胎气有上冲之虑。昨进清润之方，染染有汗，可见辛燥耗血便是助热，今烦渴既止，问初病由悲哀惊恐之伤，养肝阴滋肾液，稳保胎元，病体可调。

复脉去桂、姜、枣，加天冬、知母、子芩。（清·曹元恒《吴门曹氏三代医验集·内科疾病》）

顾。痰喘宿病，因产后而发，咳逆痰粘，息促偏卧。肺胃有痰浊阻窒，复威风温，蒸蕴而发，肝络上逆，肺不下降。当疏肺胃，和络降逆。

旋复花、代赭石、归须、橘红、半夏、冬瓜仁、杏仁、紫菀、苡米、牛膝炭、牡蛎、银杏肉、胡桃肉。（清·柳宝诒《柳宝诒医案·卷三》）

陆家有女子，年二十余，嫁于夏家湾之夏氏。夫死，产一遗腹子，八日而病，为医所误，势颇危剧。陆姓求治于余，余怜其孤而贫，且恐母死而子必不保，因往诊焉。房中秽气熏人，不堪立足。见其喘急气促，呼长吸短，言不能成声，食不能入口，日夜危坐，苦楚万状，汗大如雨，一诊脉时，二毛巾皆湿如由水内拽起。舌本青紫，苔全剥落，绝粒已经三日。脉两手浮大滑急，重按坚数，前所服药，均四物等类。余曰：此本温病，医者不知辛凉解散，而反用阴滞之药，壅塞隧道，致有此内闭外脱之候。若不开其闭，必不能固其脱也。以磨槟榔汁二钱，磨枳壳汁二钱，绞萝卜、生姜汁各半酒杯；另用桑白皮、苦桔梗、苦杏仁、金苏子、赤芍、元胡索、生甘草、飞滑石煎出，对汁和服，一帖喘汗皆减，二帖喘汗皆止，大小便通畅，易方调理，共服八帖而痊，母子安好。现子已五岁，肥壮可爱矣。（清·姚龙光《崇实堂医案》）

虞，右。产后肺脾两亏，肃运无权，遍体浮肿，咳嗽气逆，难以平卧，脉象濡软而滑。《经》云：诸濡肿满，皆属予脾。脾虚生湿，湿郁生水，水湿泛滥，无所不到。肺为水之上深，不能通调水道，下输膀胱，聚水而为肿也。肺病及肾，肾气不练肺虚不降。喘不得卧，职是故也。喘肿重症，拟五苓、五皮合苏子降气汤，肃运分消，顺气化痰，以望转机。

生白芍一钱五分，肉桂心三分，炙白苏子二钱，淡姜皮六分，连皮苓四钱，化濡红八分，炙桑皮三钱，川椒目十粒，粉猪苓二钱，光杏仁三钱，象贝母三钱，济生肾气丸三钱包煎。（民国·丁泽周《丁甘仁医案·卷七》）

一妇人，产后十余日。大喘大汗，身热劳嗽。医者用黄芪、熟地、白芍等药，汗出愈多。后愚诊视，脉甚虚弱，数至七至，审证论脉，似在不治。俾其急用生山药六两，煮汁徐徐饮之，饮完添水重煮，一昼夜所饮之水，皆取于山药中。翌日又换山药六两，仍如此煮饮之，三日后诸病皆愈。（民国·张锡纯《张锡纯女科要旨·卷中》）

三、儿科

昔钱乙治李转运孙八岁。病嗽而喘满短气。他医以为肺经有热，用竹叶汤、牛黄膏治之，三日加喘。召乙治之，乙曰：此肺气不足，复有寒邪，即便喘满，当补肺脾，勿服凉药。李曰：已服竹叶汤、牛黄膏。乙曰：何治也？前医至曰：退热退涎。乙曰：何热所作？医曰：肺经热而生嗽，嗽久不除生涎。乙曰：本虚而风寒所作，何热也，若作肺热，何不治肺，而反调心也，竹叶汤、牛黄膏皆治心药也，医有惭色，乙依所论而治愈。（宋·佚名《小儿卫生总微论方·卷第十四》）

东阳张进士，次子二岁。满头有疮，一日疮忽自平，遂患痰喘。予视之日：此胎毒也，慎勿与解利药，众皆愕然。予又曰：乃母孕时所喜何物？张曰：辛辣热物是其所喜。因口授一方，用人参、连翘、芎、连、生甘草、陈皮、芍药、木通，浓煎沸汤，入竹沥，与之数日而安。或曰何以知之？日见其精神昏倦，病受得深，决无外感，非胎毒而何？（元·朱震亨《格致余论·慈幼论》）

朱丹溪治一女，年十二。自小喘咳。白术、陈皮、青皮各五钱，麻黄、茯苓、木通、片芩各三钱，苍术、桔梗各二钱，干姜一钱，甘草五分，每帖一钱半，煎服。（元·朱震亨《朱丹溪医案拾遗·咳喘》）

喘急，面色青黄，目能认人，口不能言。医不能明其证，坐以待尽，不亦陋乎！余往视之，尚留残喘，以橘皮、桑白皮、罂粟壳三件煎汤，化百部丸二服，急灸肺愉.其嘴立定，而忽能言，继时索粥，自此生矣。（明·楼英《医学纲目·卷之三十九》）

史木川子，六岁。感冒咳嗽，发散过度，喘嗽，不食，用六君子汤加桔梗而愈。时四月，随其吹巡视耕种，忽发寒战，仍复咳嗽，或用发表之剂，疾中有血。余曰：此成肺痈色。次日吐疾兼脓，用桔梗汤而愈。后元气未复，大便似痢，或用五苓、黄连，枳实之类，痰喘、目札、四肢抽搐。余曰：此脾气败而变慢脾风也。辞不治，果然。（明·王纶《明医杂著·卷之五》）

小儿未及周岁，气短喘急，乳食少进，时或吐乳，视其形如去蛇。乃脾伤而食积，先用六君子加山楂、枳实，渐愈。后乳食复伤，吐泻作渴，先与胃苓膏，继与白术散而愈。（明·薛己《保婴撮要·卷一》）

小儿腹胀，面赤痰喘，大便秘，壮热饮冷，此形病俱实，用紫霜丸一服，诸症益甚，面色顿白，饮汤不绝。余以为邪气退而真气复伤，故面白而喜汤，用白术散大剂煎汤令恣饮，良久而睡，翌日顿安。（明·薛己《保婴撮要·卷五》）

吴江史万言子，六岁。感冒咳嗽，发散过度，喘促不食，痰中有血，用桔梗汤而愈。后因元气未复，清气不升，大便似痢，或用五淋散、黄连、枳实之类，痰喘目札，四肢抽搐，变慢风而殁。

小儿呕吐发热，胸痞胁痛，作喘发搐，因乳母恚怒。母服加味逍遥散，子服异功散加钩藤钩、山栀并愈。

小儿三岁，痰涎上涌，气喘胸满，大便不实，睡而露睛，手足指冷。此属形病俱虚也，用六君、桔梗一剂，诸症稍缓，至四剂，将愈。复伤风寒，前症仍作，又以前药加紫苏、杏仁、桑皮而安。

小儿伤风，喘急不能卧，服参苏饮之类不痊，余用小青龙汤一剂而愈。后复感寒，嗽喘益甚，服发表之药，手足并冷，腹胀少食。余谓脾肺俱虚也，用六君子加桔梗、杏仁而愈。

小儿伤风，咳嗽发热，服解表之剂，加喘促出汗。余谓肺脾气虚，欲用补中益气汤加五味子补之。不信，乃自服二陈、桑皮、枳壳，而发搐痰涌。余仍用前药，加钩藤钩而痊。

小儿患喘，服发汗之剂，汗不出而喘益甚，用异功散顿愈，又用六君子汤而痊愈。后复痰喘，服下痰丸，前症愈甚，更腹胀作呕，此脾肺复伤也，再用异功散而渐愈。半载后患喘嗽面赤，此心火克肺金，用人参平肺散及六味地黄丸而痊。小儿外感风邪，服表散之剂，汗出作喘。此邪气去而脾肺虚也，用异功散而汗喘止，再剂而乳食进。（明·薛己《保婴撮要·卷六》）

小儿形瘦，不时咳嗽，自用参苏散一剂，更加喘急惊搐，面白或黄。余谓：此禀脾肺不足，而形气虚羸，因前剂峻利，外邪虽去而肺气益虚，肺虚则宜补脾。先用异功散加桔梗、钩藤钩一剂，痰喘顿定，乃去桔梗，加半夏、当归，再剂惊搐亦去，又加酸枣仁治之而安。年十五岁，发热痰盛，作渴面赤，形体羸瘦，用地黄丸加五味子及补中益气汤，各百余剂，而形气渐壮。若认为阴火，用黄柏、知母等药，复伤生化之源，其亦不治者矣。

小儿虚羸昏倦，咳嗽惊悸，自用参苏散一剂，更加喘急。此脾肺气虚而妄发表也，用惺惺散微解外邪，调和胃气，诸症顿愈。但手足逆冷，又用六君子汤，调补元气而安。（明·薛己《保婴撮要·卷九》）

小儿吞酸，喘嗽腹胀，面白兼青。余谓脾肺之气虚，先用补中益气汤加茯苓、半夏二剂，喘胀悉愈，又用六君子汤及五味异功散而愈。（明·薛己《保婴撮要·卷十》）

小儿所患同前，服荆防败毒散，加喘嗽腹胀，四肢发搐。此脾肺气虚而肝木乘之，用异功散加柴胡、升麻、桔梗，一剂诸症顿退；又用异功散，二剂而愈。（明·薛己《保婴撮要·卷十二》）

小儿出痘，喘咳面赤，其脉洪数，右寸脉尤甚。此心火克肺金，用人参平肺散以清心肺，再用地黄丸以壮肾水，喘嗽顿止。

小儿痘紫作痛，又顶欲陷，发热饮冷，作渴痰喘，大便秘结。此肺胃有热，用十六味清膈散一剂，诸症顿减，又用葛根麦门冬散一剂而愈。

小儿痘将愈，喘躁作渴面赤。此禀足三阴虚也，用地黄丸料数剂，诸症稍可，又佐以益气汤，诸症渐愈。后因沐浴出汗，仍喘咳烦躁面赤，脉洪大，按之如无。此汗多亡阳也，用当归补血汤而愈。毕姻后，喘咳音哑，用地黄丸、益气汤各百余剂，得远帏幙而生。（明·薛己《保婴撮要·卷十八》）

小儿痘赤而痛，喘嗽作渴，脉洪数，左尺右寸为甚。此肾火上炎，乘肺为患，用地黄丸料，煎与恣饮，如期而靥。

小儿十四岁，痘方愈而喘促咳嗽。余谓脾肺气虚，用五味子汤而愈。后停食发热喘嗽，用五味异功散而安。用补中益气汤而痊。

小儿痰喘，痘赤作痛，热渴喜饮冷水，大便不利。此胃经实热，先用前胡枳壳散，诸症渐退，又用犀角地黄汤而后。（明·薛己《保婴撮要·卷十九》）

薛立斋治一小儿伤风，咳嗽发热，服解表之剂，更加喘促出汗。以为脾肺气虚，欲用补中益气汤加五味子补之。不信，乃服二陈、桑皮、杏仁、枳、桔之剂，前症益甚，又加发搐痰壅。仍用前方加钩藤钩而愈。（清·魏之琇《续名医类案·卷二十八》）

富室小儿，先病泻，医以药服之，乃作喘，归咎于医，请予治之。于曰：非医之误，乃冷伤脾作泻，脾传肺作喘。脾为母，肺为子，传其所生也。用陈氏芎蝎散，一服喘止而安。后用此方，治泻后喘者良验。（明·万全《卷之十六·咳嗽哮喘》）

小儿七岁。患喘，久不愈，或用下痰等药，连泻数次，饮食不入，手足并冷，喘急不得卧，先用六君姜桂，益甚。用人参五钱，附子一钱，二剂少缓，又二剂十减三四，乃用独参将愈，却用四君子而瘥。（明·胡正心《万病验方·卷十四》）

小儿伤风发搐，痰盛喘急，谓此脾肺气虚，腠理不密，而外邪所乘。用六君加柴胡、升麻、桑皮、杏仁，一剂痰喘悉退。又一剂，去桑、杏，加钩藤而安。乃用异功散数剂，不复发。此证若不补脾胃，实腠理，专治痰邪，鲜有不误。（清·魏之琇《续名医类案·卷二十八》）

小儿咳嗽喘逆，壮热恶寒，皮肤如粟，鼻痒流涕，咽喉不利，颐烂吐红，气胀毛焦，是名曰肺疳，以地黄清肺饮，及化虫丸治之而愈。（清·魏之琇《续名医类案·卷三十》）

余外孙汪宣，六岁。向日气体虚弱。偶尔伤寒，或食冷物，即喘泻发热。素知其中虚生寒，宜用温补，不宜寒凉。乾隆甲寅年，出痘，医师开方皆是生地、银花等药。余曰：药性与气体相违，何能对症。因改用补中益气汤加姜桂，四剂，痘疮结痂而愈。（清·庄一夔《遂生编·治验》）

己丑二月初十日。李女，四岁。风温夹痰饮，喘咳，壮热太甚。势甚危急，勉与宣肺络、清肺热法。

生石膏末二两、杏仁五钱、芦根五钱、苦葶苈子三钱、黄芩炒三钱，煮三杯，分三次服。十二日温热夹痰饮，喘咳。生石膏二钱、杏仁四钱、茯苓皮三钱、苦葶苈炒，研一钱五分、芦根五钱、冬瓜仁三钱。

煮三小杯，分三次服。服此方二帖而烧退。（清·吴瑭《吴鞠通医案·卷四》）

某幼。肺闭喘急哨平，神蒙口干壮热尚甚，脉数，危险已极，挽回不易。

甜葶苈五分焙去油、桑叶一钱半、牛蒡子三钱、青蒿子一钱半、白杏仁四钱去尖、钩藤三钱后下、枳壳一钱半、泽泻三钱、生紫菀一钱、紫贝齿七钱、前胡一钱半、干菖蒲六分、玉枢丹末三

分、枇杷露一两二味调服。（清·曹元恒《曹沧洲医案·内科疾病》）

某，左。风温喘急是肺痹险症，未及周岁，脏腑柔嫩，故温邪内陷易结。前用苇茎汤两通太阴气血颇验，仍以轻药入肺，昼夜竖抱，勿令横卧为要，用泻白散法。

桑白皮、地骨皮、苡仁、冬瓜仁、芦根汁、竹沥。（清·曹元恒《吴门曹氏三代医验集·内科疾病》）

曹问麟兄子。百日内有风痰之患，或一月一发，两月一发。服疏风润肺之剂，旋愈。长夏火旺烁金，发热烦躁，痰鸣喘促，势已危迫。予曰："此子本有痰热，复受风著，与肺热合邪，是以病急。"因与畅肺饮加黄连，一剂热势稍平，痰喘如故。续用清肺利痰之剂：甘桔、牛蒡、前胡、杏仁、枳壳、栀子数味，痰开喘定，七日而痊。病家倘不任予，危急之际，乱投丸散，殆矣。（清·许豫和《治验·杂记》）

常小姐，八个月；五月十四日，麻线胡同。面黄且浮，咳嗽喘逆，胸膺胀满，神气烦躁，舌苔白腻而厚，两脉细弦滑数。病属疹后失调，其势甚重，姑以先治太少二阴，防其喘甚惊抽。

嫩前胡一钱，鲜枇杷叶布包三钱，生海石先煎五钱，丝瓜络三钱，朱连翘三钱，黛蛤散布包五钱，陈胆星姜汁炒钱五，新会皮钱五，象贝母去心四钱，法制半夏粉草七分同炒二钱，橘子络钱五。

琥珀抱龙丸一丸，香犀角一分，二味同研细末，匀两次冲服。另用青礞石三钱，以人乳一杯，姜汁少许，同煅为末，徐徐服之。

二诊：五月十六日。喘逆已平，烦躁已减，舌苔白腻而厚，两脉细弦而滑，病已见效，拟再以通络化痰。

嫩前胡一钱，鲜枇杷叶布包三钱，生海石先煎五钱，新会皮钱五，朱连翘二钱，黛蛤散布包五钱，陈胆星姜汁炒钱五，冬瓜子一两，象贝母去心四钱，法制半夏三钱，橘子络钱五，姜竹茹三钱，琥珀抱龙丸一丸，匀两次冲服。

三诊：五月十八日。喘逆已平，咳嗽未止，呼吸痰声，舌苔白腻而厚，拟再以肺胃同治。病虽见效，乳食寒暖千万小心。

嫩前胡一钱，制半夏粉草七分同炒二钱，陈胆星姜汁炒钱五，生海石先煎五钱，朱连翘三钱，炙陈皮钱五，保和丸三钱、鲜枇杷叶三钱、黛蛤散五钱三味同布包。冬瓜子一两，山慈姑打三钱，象贝母四钱，家苏子钱五，姜竹茹三钱，琥珀抱龙丸一丸匀两次冲服。（民国·汪朝甲《泊庐医案》）

第五章 肺 胀

第一节 病 名

咳而上气，此为肺胀，其人喘，目如脱状，脉浮大者，越婢加半夏汤主之。

肺胀，咳而上气，烦躁而喘，脉浮者，心下有水，小青龙加石膏汤主之。（汉·张机《金匮要略·肺痿肺痈咳嗽上气病脉证治第七》）

肺胀者，虚而满喘，咳逆倚息，目如脱状，其脉浮。（晋·王熙《脉经·卷六》）

论曰肺胀者手太阴经是动病也，邪客于肺，脉气先受之，其证气胀满，膨膨而喘咳，缺盆中痛，甚则交两手而瞀，是为肺胀也。（宋·赵佶《圣济总录·卷第四十八》）

咳而上气烦躁者为肺胀。（明·楼英《医学纲目·卷之二十六》）

肺胀者，虚满而喘咳。（明·高武《针灸素难要旨·卷二下》）

肺主气，气逆则喘，喘甚则肺胀，胸满者，肺胀也。（明·方有执《伤寒论条辨·卷之二》）

上气燥而喘者为肺胀。（明·秦昌遇《幼科折衷·上卷》）

肺胀者，虚满喘咳。

肺胀之症：喘不得卧，短息倚肩，抬身撷肚，肩背皆痛，痛引缺盆，此肺胀之症也。（明·秦昌遇《症因脉治·卷二》）

上气喘而躁者，属肺胀。（清·张志聪《金匮要略注·卷二》）

肺胀 肺热则胀，胸前实闷者是也。

喘不得眠，脉浮大是肺胀。（清·景日昣《嵩厓尊生全书·卷之七》）

马脾风：马脾风者，肺胀也。（清·楼岩《幼科惊搐门·类症》）

丹溪曰：肺胀而嗽，或左或有，不得眠，此痰挟瘀血碍气而病，宜养血以流动乎气，降火疏肝以清痰，四物汤加桃仁、诃子、青皮、竹沥之类。据二家说，可知肺胀本为肺经气分之病，故宜以收敛为主宜诃子青黛丸、清化丸。即挟痰挟血者，亦不离乎气，不得专议血，专议痰也。（清·沈金鳌《杂病源流犀烛·卷一》）

咳嗽背冷，身上觉胀，脉弦浮，舌净，当属肺胀。（清·张畹香《张畹香医案·卷上》）

咳久之人，喘胀躁闷，不能侧卧，名曰肺胀。（清·佚名《杂症治要秘录·肺胀》）

其颈以下胸以上均高起，是肺胀也。（民国·恽树珏《脉学发微·肺高》）

若咳而气喘，目如脱状，脉浮大者，是肺胀也。（民国·王汝霖《治病法轨·下卷》）

第二节　病因病机

肺主于气，邪乘于肺则肺胀，胀则肺管不利，不利则气道涩，故气上喘逆，鸣息不通。（隋·巢元方《诸病源候论·卷十三》）

肺虚为微寒所伤则咳嗽，嗽则气还于肺间则肺胀，肺胀则气逆。而肺本虚，气为不足，复为邪所乘，壅痞不能宣畅，故咳逆，短乏气也。（隋·巢元方《诸病源候论·卷十四》）

论曰肺胀者手太阴经是动病也，邪客于肺，脉气先受之，其证气胀满，膨膨而喘咳，缺盆中痛，甚则交两手而瞀，是为肺胀也。《脉经》谓肺胀者，虚而满，喘咳逆倚息，目如脱，其脉浮是也。（宋·赵佶《圣济总录·卷第四十八》）

手太阴肺中焦生，下络大肠出贲门。上膈属肺从肺系，系横出腋臑中行。肘臂寸口上鱼际，大指内侧爪甲根。支络还从腕后出，接次指属阳明经。此经多气而少血，是动则病喘与咳。肺胀膨膨缺盆痛，两手交瞀为臂厥。（明·刘纯《医经小学·卷之三》）

肺胀者，动则喘满，气急息重。或右不得眠，此痰夹瘀血碍气而病。（明·程充补校《丹溪心法·卷二》）

是动则病肺胀满膨膨而喘咳，缺盆中痛，甚则交两手而瞀，此为臂厥，是主肺。（明·高武《针灸节要·卷三》）

肺有痰，为喘，为咳，为缺盆中痛，甚则交两手而瞀，为肺胀而喘上气逆。（明·万全《保命歌括·卷之九》）

肺胀而嗽，或左或右不得眠，此痰挟瘀血凝气而病。（明·孙一奎《赤水玄珠·第七卷》）

喘急脉沉，肺胀停水。（明·龚廷贤《万病回春·卷之二》）

肺主气，气逆则喘，喘甚则肺胀，胸满者，肺胀也。胸乃阳明之部分，喘乃太阳伤寒之本病，以喘不除，甚而至于胸满，故曰合病。然肺不属太阳阳明，而太阳阳明合病之伤寒，病全在肺，何也？曰：肺为五脏之华盖，内受诸经百脉之朝会，其脏金，其性寒，寒邪凑于荣，肺以寒召寒，类应故也。不可下者，喘来自太阳之初，满惟在胸，不在胃也。夫麻黄汤者，主治太阳伤寒之初病，有阳明，何以独从太阳之主治也？曰：麻黄固善于散寒，其功尤能泻肺家之实满。杏仁惟其利于下气，故其效则更长于定喘。桂枝虽佐，其实有纲维之妙。甘草虽使，其才有和缓之高。是故太阳表之治行，则阳明胸之功自奏矣。（明·方有执《伤寒论条辨·卷之二》）

逆秋气则太阴不收，肺气焦满。太阴失其养收之令，则肺气不清而病焦满，肺胀是也。（明·吴崑《素问吴注·第一卷》）

是经少血多气，是动则病肺胀满，膨膨而喘咳，缺盆中痛，甚则交两手而瞀，是为臂厥，是主肺所生病者，欬，上气，喘渴，烦心，胸满，臑臂内前廉痛，厥，掌中热。（明·刘会《脉法正宗·卷三》）

咳而上气喘逆为肺胀，其脉沉，心下有水气也。（明·秦昌遇《幼科折衷秘传真本·咳嗽》）

肺胀之因：内有郁结，先伤肺气，外复感邪，肺气不得发泄，则肺胀作矣。（明·秦昌遇《症

因脉治·卷二》)

《金匮》又云上气喘而躁者,属肺胀,欲作风水,发汗则愈。

肺胀而发其汗者,即《内经》开鬼门之法,一汗而令风邪先泄于肌表,水无风战,自顺趋而从下出也。(清·喻昌《医门法律·卷六》)

肺叶胀以致喘急,眼胞上下卧蚕纹起。(清·蒋示吉《医宗说约·小儿科卷之四》)

上气喘而躁者,属肺胀,欲作风水,发汗则愈。(清·张志聪《金匮要略注·卷二》)

肺胀咳嗽脉症肺胀者,肺统周身之气,因虚不能宣布于外,而反逆归本经,诸窍闭塞不通而发张。胀则中府、云门、两胁间之经络皆不能利,所以气高而似喘,实非喘症。若邪偏左,则左体不能贴席;偏右,则右体不能贴席,贴席则喘嗽不止。其肺左则人迎弦急,右则气口弦紧而滑数,此为气胀。(清·刘默《证治百问·卷之二》)

肺主皮毛,风邪入肺,不得宣通,肺胀叶举,不能通调水道,下输膀胱,亦能作肿。(清·李用粹《证治汇补·卷之三》)

是动则病动穴验病也,肺胀满膨膨而喘咳,缺盆中痛缺盆在肩前髃内陷中也,甚则交两手而瞀音茂,眼黑也,昏也,言气乱两手相交而昏瞀也。(清·王宏翰《医学原始·卷之四》)

右手寸口气口以前脉阴实者,手太阴经也,病苦肺胀汗出若露,上气喘逆咽中塞如欲呕状,名曰肺实热也。(清·张璐《千金方衍义·卷十七》)

是动则病,肺胀满膨膨而喘咳动者,变也,变常而病也。肺脉起中焦,循胃上隔属肺,故病如此,缺盆中痛,甚则交两手而瞀,此谓臂厥。(清·王贤《脉贯·卷四》)

肺气焦满;肺气不降,则心火刑之而为肺胀,息贲,故焦满也。(清·徐大椿《内经诠释·四气调神论》)

肺胀者,因肺主气,气虚不能宣布施化,而反逆归本经,闭而不润,所以发胀。胀则中府、云门、两胁之间经络,皆不能通利,故气高而发喘,非喘病也。(清·郑树珪《七松岩集·常见病证辨治》)

肺胀咳嗽:喘而上气,胸膈壅满。(清·汪必昌《聊复集·卷二·医阶辨证》)

水湿久渍,逆行犯肺,必生咳嗽喘促,甚则坐不得卧,俯不得仰,危期速矣。大凡喘必生胀,胀必生喘。(清·王士雄《温热经纬·卷三》)

若非气水蒸腾,而为邪水上泛,则水溢高源,而肺胀,喘嗽诸证生矣。(清·石寿棠《医原·卷上》)

喉癣,肺胀,肺痈,属肺热。(清·陈澈《药症忌宜》)

命火式微,脾阳不运,痰饮丛生,上干于肺,遂令喘不能卧,汗出如雨,脉象弦细,所虑肺胀耳。(清·赵履鳌《赵海仙医案·胀》)

右不得卧为肺胀,由木火凌金所致。(清·吴芹《吴古年医案·肺胀失音》)

肺为乾金,象天之体,又名华盖,五脏六腑,受其覆冒,凡五脏六腑之气,皆能上熏于肺以为病,故于寸口肺脉,可以诊知五脏。肺之令,主行制节,以其居高令清肃下行,天道下际而光明。故五脏六腑,皆润利而气不亢,莫不受其节制也。肺中常有津液,润养其金,故金清火伏。若津液伤,则口渴气喘,痈痿咳嗽。水源不消,而小便涩。遗热大肠,而大便难。金不制木，则肝火旺，火盛刑金，则蒸热、喘咳、吐血、痨瘵并作。皮毛者，肺之合也。故凡肤表受邪，皆属于肺。风寒袭之，则皮毛洒淅；客于肺中，则为肺胀，为水饮冲肺。以其为娇脏，故畏火，亦畏寒。肺开窍于鼻，主呼吸，为气之总司。盖气根于肾，乃先天水中之阳，上出鼻，肺司其出纳，肾为水，肺为天，金水相生，天水循环。肾为生水之原，肺即为制气之主也。凡气喘咳息，故皆主于肺。位在胸中，胸中痛属于肺。主右胁，积曰息贲，病则右胁有动气。肺为之义，大率如是。（清·唐宗海《血证论·卷一》）

肺为主气之脏，居于至高，寒气逆上，肺气壅塞，清肃之令不能下，行故虚满而喘咳，当温肺降气以解寒邪。

因寒邪客于肺俞，寒化为热，闭于肺经，故胸高气促，肺胀喘满，两胁扇动，陷下作坑，鼻窍扇张，神气闷乱。（清·坐啸山人《诊验医方歌括·诊验医方歌括中》）

儿科：小儿暴喘，俗传其名马脾风。（民国·叶隐衡《幼科指南·喘证门》）

有因外邪不解，肺气不降，以致成为肺胀，胸高喘咳者。（民国·吴克潜《儿科要略·第六章》）

肺气壅塞。肺气逆上不能下行，则肺胀作喘。（民国·王汝霖《治病法轨·下卷》）

第三节　病　　候

肺胀者，虚满而喘咳。（《灵枢·胀论》）

肺手太阴之脉……是动则病肺胀满膨膨而喘咳。（《灵枢·经脉》）

咳逆倚息，短气不得卧，其形如肿。（汉·张机《金匮要略·痰饮咳嗽病脉证并治第十二》）

肺胀则其人喘咳，而目如脱，其脉浮大者是也。（三国·华佗《中藏经·卷上》）

肺胀者，虚而满喘，咳逆倚息，目如脱状，其脉浮。（晋·王熙《脉经·卷六》）

咳而上气烦躁者为肺胀。

仲景云：咳而上气，此主肺胀。脉浮大者，越婢加半夏汤主之。又云：肺胀，咳而上气，烦躁而喘，脉浮者，心为末，下有水，小青龙汤加石膏主之。（明·楼英《医学纲目·卷之二十六》）

肺胀者，动则喘满，气急息重。（明·程充补校《丹溪心法·卷二》）

凡肺胀嗽者，嗽动便有痰声，痰出嗽止。（明·汪机《医学原理·卷之五》）

肺胀，虚满而喘咳。（明·孙一奎《赤水玄珠·第五卷》）

肺胀者，动而喘满气急，息重而嗽。（明·佚名《丹溪摘玄·卷七》）

肺胀者，因肺主气，气虚不能宣布施化，而反逆归本经，闭而不润，所以发胀。胀则中府、云门、两胁之间经络，皆不能通利，故气高而发喘，非喘病也。偏左则左体不能贴席，偏右则右体不能着席，着席则顿嗽矣。此证为气胀，其在左，则人迎必弦急；在右则气口必弦滑而数。（清·郑树珪《七松岩集·常见病证辨治》）

咳而上气，此为肺胀，其人喘，目如脱状，脉浮大者，越婢加半夏汤主之。

【正义】此外邪内饮，填塞肺中，为咳为喘，为胀为上气，而脉浮大，脉症俱实。（清·张寿颐《脉学正义·第四卷》）

有因外邪不解，肺气不降，以致成为肺胀，胸高喘咳者。肺胀者，外邪不解，喘咳胀闷，其人上气目如脱状。（民国·吴克潜《儿科要略·第六章》）

第四节　病证鉴别

肺实右手寸口气口以前脉阴实者，手太阴经也。病苦肺胀，汗出若露，上气喘逆，咽中塞，如欲呕状。（晋·王熙《脉经·卷二》）

咳而口中自有津液，舌上胎滑，此为浮寒，非肺痿也。咳而上气烦躁者为肺胀。（明·楼英《医学纲目·卷之二十六》）

喘急脉沉，肺胀停水。

肺胀嗽者，嗽则喘满气急也。（明·龚廷贤《万病回春·卷之二》）

夫咳谓有声，脉气伤而不清；嗽谓有痰，脾湿动而生痰；咳嗽者，因伤肺气而动脾湿也……肺胀者，动则喘满，气急息重。痰者，嗽动便有痰声，痰出嗽止。（明·龚廷贤《寿世保元·卷三》）

胸痛胀满，咳嗽气逆，不能仰卧，此六淫之邪，伤于肺经，方书所谓肺胀胸痛也。若胸痛寒热，咳吐腥秽，又是肺痈之症。（明·秦昌遇《症因脉治·卷一》）

肺胀之脉：寸口独大，或见浮数，或见浮紧。浮数伤热，浮紧伤寒；寸实肺壅，浮芤气脱，和缓易治，代散则绝。（明·秦昌遇《症因脉治·卷二》）

气逆喘急，肺胀。声哑气粗，肺痿。哮喘发即吐稠痰，盐哮。（清·林之翰《四诊抉微·卷之三》）

肺脉浮数主外感，肺脉实大主肺胀。（清·洪金鼎《医方一盘珠·卷之四》）

喘者，气上冲而不得倚息也，有内、外、实、虚四症，宜与痰饮、咳嗽参看。外则不离乎风寒，内则不离乎水饮，实则为肺胀，虚则为肾虚，宜分别治之。（清·陈念祖《时方妙用·卷二》）

较可据者，惟属望闻，如色泽之鼻旁青色而抽搐者危，口唇黑色而惊风者死，或呼吸之气急鼻扇而知为肺风，气息忿涌而知为肺胀。（秦伯未《幼科学讲义·上编》）

第五节　治则治法

肺胀欲作风水，发汗愈。（隋·巢元方《诸病源候论·卷十三》）

凡上气喘而燥者，为肺胀，宜作风木汗之而可愈。（明·汪机《医学原理·卷之五》）

肺胀，主收敛。五味、阿胶、乌梅。（明·解桢《医学便览·卷三》）

肺胀而嗽，或左或右，不得眠，此痰夹瘀血碍气而病，宜养血以流动乎气，降火疏肝以清痰。（明·王肯堂《证治准绳·杂病》）

肺胀而嗽者，动则喘满，气急息重者是也。宜收敛肺气，用诃子、杏仁、青黛、海粉、半夏、香附、瓜蒌仁之类。（明·龚廷贤《小儿推拿方脉活婴秘旨全书·卷四》）

肺胀则养血疏肝。（明·龚廷贤《寿世保元·卷八》）

肺胀而喘，利水散邪。（清·丘克孝《隰村医诀·上卷》）

又有气散而胀者，宜补肺，气逆而胀者，宜降气，当参虚实而施治。（清·李用粹《证治汇补·卷之五》）

肺胀者，肺为火伤，遂成郁遏，动则喘满，气急声重，或左或右不得眠，此痰挟瘀血，碍气而病，宜养血以流动乎气，降火疏肝以清痰。（清·冯兆张《冯氏锦囊秘录·杂症大小合参·卷十二》）

《金匮》云：上气喘而躁者，属肺胀，欲作风水，发汗则愈。

肺胀而发其汗者，即《内经》开鬼门之法。一汗而令风邪外泄于肌表，水无风战，自顺趋而从下出也。（清·张璐《张氏医通·卷四》）

宜甘寒、苦寒、辛润之药。（清·景日昣《嵩厓尊生全书·卷之七》）

上气喘而躁者，此为肺胀，欲作风水，发汗则愈。（清·尤怡《金匮要略心典·卷上》）

上气证，有正气夺与邪气实之不同。如上气，面浮肿，摇肩出息，气但升而无降矣。又按其脉浮大，是元阳之根已拔，不治；又如下利则阳脱于上，阴脱于下，阴阳离决，其证尤甚。上气喘则躁者，其喘为风之扇，躁为风之烦，此为肺胀，其逆上之涎沫，将欲秉风势而作风水，但令发其汗，风从汗解，则水无风战，自然就下而愈。（清·陈念祖《金匮要略浅注·卷三》）

上气喘而急燥属肺胀，欲作风水，发汗则愈。（清·潘道根《临证度针·咳嗽》）

喉癣，肺胀，肺痈，属肺热。忌同肺实。宜清热，消痰，降火，解毒散结，甘寒，苦寒，辛寒。（清·陈澈《药症忌宜》）

此外邪内饮，填塞肺中，为咳为喘，为胀为上气，而脉浮大，脉症俱实，是宜散外邪，涤内饮。（清·张寿颐《脉学正义·第四卷》）

第六节　方　　药

肺胀，咳而上气，烦躁而喘，脉浮者，心下有水，小青龙加石膏汤主之。

麻黄、芍药、桂枝、细辛、甘草、干姜各三两，五味子、半夏各半升，石膏二两。

上九味，以水一斗，先煮麻黄，去上沫，内诸药，煮取三升。强人服一升，羸者减之，日三服，小儿服四合。（汉·张机《金匮要略·肺痿肺痈咳嗽上气病脉证治第七》）

治肺胀，咳嗽上气，咽燥，脉浮，心下有水，麻黄汤方。

麻黄、芍药、生姜五两，细辛、桂心各三两，半夏半升洗，石膏四两，五味子半升。

上八味，切，以水一斗，煮取三升，分三服。（南北朝·姚僧垣《集验方·卷第四》）

病苦肺胀，汗出若露，上气喘逆，咽中塞如欲呕状，名曰肺实热也。治肺实热，胸凭仰息，泄气除热方。

枸杞根皮切二升，石膏八两，白前、杏仁各三两，橘皮、白术各五两，赤蜜七合。

上七味，㕮咀，以水七升，煮取二升，去滓下蜜，煮三沸，分三服。治肺胀，咳而上气，咽燥而喘，脉浮者，心下有水，麻黄汤方。（唐·孙思邈《备急千金要方·卷第十七》）

咳而上气，肺胀，其脉浮，心下有水气，胁下痛引缺盆。设若有实者，必躁，其人常倚伏，小青龙加石膏汤主之方。

石膏、干姜、桂心、细辛各二两，麻黄四两，芍药、甘草各三两，五味子一升，半夏半升。

上九味，㕮咀，以水一斗，先煮麻黄减二升，下药，煮取二升半。（唐·孙思邈《备急千金要方·卷第十八》）

《广济》疗患肺胀气急，瘕嗽喘粗，眠卧不得，极重恐气欲绝，紫菀汤方。

紫菀六分、甘草八分炙、槟榔七枚、茯苓八分、葶苈子三合熬、末、汤成下。

上五味，切，以水六升，煮取二升半，绞去滓，分温三服，每服如人行四五里久进之，以快利为度。

《千金》疗肺胀，咳嗽上气，咽燥脉浮，心下有水。麻黄汤方。

又肺胀者，病人喘，目如脱状，脉浮大也。肺胀而咳者，越婢加半夏汤主之方。

《深师》疗咳而上气，肺胀，其脉浮，心下有水气，小青龙汤加石膏二两。设若有实者必躁，其人常倚伏，小青龙汤方。

仲景《伤寒论》，肺胀者，咳而上气，烦躁而喘，脉浮者，以心下有水，宜服小青龙汤加石膏主之方。（唐·王焘《外台秘要·卷第十》）

又　疗肺胀气急，呀嗽喘粗，眠卧不得，极重恐气即绝，紫菀汤方。（唐·王焘《外台秘要·卷第三十八》）

治肺胀咳逆倚息，喘目如脱，脉浮大，越婢加半夏汤方。

治肺胀，咳而上气，咽燥而喘，脉浮者，心下有水，麻黄汤方。

治肺胀咳而上气，烦躁而喘，脉浮心下有水，小青龙加石膏汤方。

治肺气胀满，咳嗽痰壅，四肢萎弱，积渐虚羸，半夏饮方。

半夏生姜汤洗七遍去滑、麦门冬去心焙一两半，升麻、前胡去芦头各一两，槟榔剉二枚，陈橘皮汤浸去白焙，大黄蒸三度炒各半两，簟竹叶三十斤水洗，生地黄三两。

上九味，㕮咀如麻豆大，每服五钱匕，水二盏，入生姜一枣大拍碎，同煎至一盏，去滓温服日再。

治肺气胀，心腹满闷，槟榔汤方。

槟榔两枚剉、诃黎勒两枚去核、陈橘皮汤浸去白焙三分，甘草炙半两，桑根白皮一两，豉去皮半合。

上六味，㕮咀如麻豆大，每服五钱匕，水二盏，入生姜一枣大拍碎，葱白五寸切，同浸一宿，次日煎至一盏半，去滓温服。

治嗽喘肺胀，不得眠卧，气急欲绝，紫菀汤方。

紫菀去苗土焙干一两半、甘草炙剉二两、槟榔七枚剉、赤茯苓去黑皮二两、葶苈子炒一两。

上五味，粗捣筛，每服三钱匕，水一盏，煎至七分，去滓温服，日三，以快利为度。

治肺胀，石膏汤方。

石膏、麻黄去根节汤煮掠去沫、桑根白皮剉炒、甘草炙剉、款冬花去梗焙、熟干地黄炒、麦门冬去心焙、桔梗炒各半两。

上八味，粗捣筛，每服三钱匕，入竹叶少许，水一盏，煎至七分，去滓温服，日三夜一。

治肺胀，皱肺丸方。

五灵脂研二两、柏子仁半两、胡桃八枚去壳研。

上三味，研成膏，滴水为丸，如小豆大，煎木香甘草汤下十五丸。

治肺乘风邪，气胀不利，上气逆喘，杏仁丸方。

杏仁汤浸去皮尖双仁炒、马兜铃、蝉蜕各半两，砒霜研一分。

上四味，捣研为末，煮枣二十枚，去皮核烂研和丸，如梧桐子大，每服一丸至二丸，空心薄荷汤下。（宋·赵佶《圣济总录·卷第四十八》）

《金匮要略》治大人、小儿肺胀咳而上气，烦躁而喘，脉浮者，心下有水。小青龙加石膏汤。

《婴孺方》治小儿解颅囟大，身羸汗出，肺胀咳上气，三、五岁不行。

狗脑丸方：甘草炙、地黄各三分，防风、白术各二分，钟乳粉、牛黄各二铢。

上为末，狗脑丸如小豆大。二岁饮服七丸，日再稍加之。（宋·刘昉《幼幼新书·第六卷》）

《婴孺》治少小咳逆善呕，面肿涕出，胸中满，肺胀，短气肩息。

白狗肺汤方：白狗肺一具切，紫菀五分，清酒一斗，人参、乌韭、款冬花、细辛、桂心、白术各一两，生姜三两，饴糖半斤，豉一升，甘草炙一尺，麻黄去节二分，吴茱萸半斤。

上用前清酒一斗，同药微火煮至七升。一服一合，日三夜一。又一方无桂、豉，有杏仁七个。

《婴孺》治少小咳嗽肺胀，咽中水声。

九味汤方：细辛、桂心、阿胶炙、甘草炙、紫菀、款冬花各二两，半夏四两，生姜三两，蜜二合。

上水一斗，先煮半夏及六升，去滓，下诸药蜜煮及升半。五岁尽服，六岁六合，酌之。（宋·刘昉《幼幼新书·第十六卷》）

夺命散　治肺胀喘满，胸高气急，两胁扇动，陷下作坑，两鼻窍张，闷乱嗽渴，声嗄不鸣，痰涎潮塞。若不急治，死在旦夕。

川大黄、白牵牛、黑牵牛各一两半生半熟，大槟榔一个。

上为末，三岁儿服二钱，冷浆水调下。涎多加腻粉少许，利下涎为度。（元·罗天益《卫生宝鉴·卷十九》）

肺胀而嗽者，用诃子、青黛、杏仁。

诃子能治肺气，因火伤极，遂成郁遏胀满，取其味酸苦，有收敛降火之功。佐以海蛤粉、香附、栝蒌、青黛、半夏曲。（元·朱震亨《金匮钩玄》）

敛肺丹　治肺胀及火郁。

诃子、杏仁、青黛、瓜蒌、半夏、香附。（元·朱震亨《脉因证治·逆痰嗽》）

小青龙汤治伤寒表不解，恶寒体热，心下停水干呕，咳嗽喘急，或肺胀胸满，鼻塞清涕，嗳逆气喘。仲景所谓表不解，心下有水气，干呕发热而咳，或渴或噎，或小便不利，或小腹胀满，此汤主之。

麻黄去节、赤芍药、半夏汤泡各七钱，细干姜炮、甘草炙、桂枝各三钱，五味子半两杵。

上每服二钱，水煎。（明·薛铠《保婴撮要·卷六》）

肺胀嗽者，或左或右，不得眠，动则喘急息重，此痰挟瘀血。宜养血以流动乎气，降火疏肝以清其痰，四物汤加桃仁、红花、诃子、青皮、竹沥、姜汁。肺胀不得卧者难治。（明·皇甫中《明医指掌·卷三》）

凉膈白虎汤　治上焦积热，肺胀而咳，胸高上气而渴者。

即东垣凉隔散方见火病，白虎汤方见暑病，二方相合是也。（明·万全《保命歌括·卷之十七》）

河间葶苈大枣泻肺汤　治肺胀胸满，上气喘急。

葶苈子不拘多少炒为末，炼蜜丸如弹子大。

上以水三盏，大枣十枚，煎二盏，去枣，入葶苈丸一丸，再煎至一盏，温服。（明·万全《保命歌括·卷之十八》）

《千金方》麻黄汤，仲景名小青龙加石膏汤。治肺胀，咳而上气，咽燥而喘，脉浮，心下有水。

麻黄、芍药、生姜仲景用干姜、细辛、桂心各三两，半夏、五味子各半升，石膏四两。

水一斗。先煮麻黄，去上沫，内诸药，取三升。强壮服一升，羸者减之，日三服。小青龙汤无石膏。

肺胀而嗽，或左或右不得眠，此痰挟瘀血凝气而病。宜养血以流动乎气，降火疏肝以清痰，四物加桃仁、诃子、青皮、竹沥之类。

肺胀咳而上气，烦躁而喘，脉浮者，心下有水，小青龙加石膏。

麻黄、芍药、桂枝、细辛、甘草、姜各三两，五味子、半夏各半升，石膏。

水一斗，先煮麻黄去沫，内诸药，煮取三升，壮人服一升，弱者减之，日三服。仲景之治乃伤寒法也。邪从皮毛而入，皮毛者，肺之合也，故肺胀以散邪为重。丹溪之治，乃阴虚火动，火逼肺金及浊痰瘀血凝结于内，故治以收敛消瘀之剂。

丹溪云：肺胀而咳者，用青黛、杏仁。

诃子能治肺气，因火伤极，遂成郁遏胀满，不得眠一边，取其味酸苦，有收敛降火之功，佐以海石、香附、瓜蒌仁、青黛、半夏曲、姜蜜丸，噙。香附须用童便浸三日。

气郁痰嗽睡不安，宜清化丸。贝母、杏仁为末，砂糖入姜汁，蒸饼为丸，噙化。

肺胀而嗽，或左或右不得眠，此痰挟瘀血凝气而病。宜养血以流动平气，降火疏肝以清痰，四物加桃仁、诃子、青皮、竹沥之类。东垣曰：肺胀膨膨而喘咳，胸膈满，壅盛而上奔者，于随证用药方中多加五味子，人参次之，麦门冬又次之，黄连少许。如甚则交两手而瞀者，真气大虚也。若气短加黄芪、五味子、人参。气盛去五味子、人参，加黄芩、荆芥穗。冬月去荆芥穗，加草豆蔻仁。（明·孙一奎《赤水玄珠·第七卷》）

葶苈大枣泻肺汤《录验》　治肺痈或肺胀、喘促不得卧。

葶苈一两炒黄，研为细末，炼蜜为丸，如弹子大、大枣十枚。

上以水三盏，煎大枣至二盏，去枣入葶苈一丸，再煎至一盏，搅匀服之。**诃黎丸：**

诃子皮五钱，海石、瓜蒌仁、青黛、杏仁、贝母、便制香附各二钱半。

为末，姜汁和蜜为丸，含化，徐徐咽下。治肺胀喘满，气急身重及劳嗽干咳无痰等症。（明·李梴《医学入门·卷之六》）

一捻金：治小儿风痰吐沫、气喘咳嗽、肚腹膨胀、不思饮食。小儿肺胀喘嗽，多人看作风喉。

大黄、槟榔、二牵牛、人参分两等份。

五味研成细末，蜜水调量稀稠；每将一字下咽喉，不用神针法灸。上其症，肺胀喘满，胸高气急，两胁摇动，陷下作坑，两鼻窍张，闷乱嗽渴，声嗄不鸣，痰涎涌塞，俗云马脾风。（明·龚廷贤《万病回春·卷之七》）

肺胀喘满，胸高气急，两胁搧动，陷下作坑，两鼻窍张，闷乱嗽渴，声嗄不鸣，痰涎潮塞，俗云马脾风，若不急治，死于旦夕也。

定喘汤 治齁喘气急。

麻黄六分、杏仁去皮、尖三分、半夏六分甘草水泡七次、黄芩微炒三分、桑白皮蜜炙六分、苏子四分、款冬花六分、甘草二分、白果五枚去壳，打碎，炒黄。

上剉，水煎温服，不必用生姜。（明·龚廷贤《寿世保元·卷八》）

肺胀而嗽，或左或右，不得眠，此痰夹瘀血碍气而病，宜养血以流动乎气，降火疏肝以清痰，四物汤加桃仁、诃子、青皮、竹沥、韭汁之属，壅遏不得眠者，难治。（明·王肯堂《证治准绳·杂病》）

肺胀 肺为火伤，遂成郁遏，胀满用诃子为君，佐以海粉、青黛、杏仁。又曰：肺胀而嗽，或左或右不得眠，此痰挟瘀血，碍气而然。宜养血以流动乎气，降火疏肝以清痰，四物加桃仁、诃子、青皮、竹沥、姜汁之类。

风寒郁热于肺，夜嗽者，三拗汤加知母；脉数大而浮，加黄芩、生姜。

声哑者寒包热也，宜半夏、生姜，辛以散之。

久嗽声哑不治，是肺管破也。

阴虚火动而嗽，四物合二陈，或加知母、黄柏；见血舍，加贝母，去半夏。

阴虚或吐红者，坎离加五味子、人参、麦冬、桑皮、地骨皮。（明·张三锡《医学六要·治法汇》）

加味四物汤 治肺胀而嗽，或左或右不得眠，此痰挟瘀血碍气而病。

当归、川芎、芍药、地黄酒炒、桃仁、诃子、青皮。

上锉，水煎，加竹沥、姜汁服。

诃黎丸 治肺胀喘满，气急身重，及劳嗽干咳无痰等证。

诃子皮五钱，海石、瓜蒌仁、青黛、贝母去心、香附童便制、杏仁去皮尖各二钱半。

上为末，姜汁和蜜为丸，含化，徐徐咽下。（明·武之望《济阳纲目·卷二十四》）

治肺胀及火郁。

诃子、杏仁、半夏、瓜蒌、青黛、香附子。（明·吴尚默《丹溪手镜·卷之下》）

肺胀燥喘，脉浮，心下有水，小青龙汤加石膏。

肺胀嗽而上气，鼻扇抬肩，脉浮大者，越婢加半夏汤主之。无外邪而内虚之肺胀，宜诃子、海藻、香附、栝蒌仁、青黛、半夏、杏仁、姜汁为末，蜜调噙之。肺胀燥喘，脉浮，心下有水，小青龙汤加石膏。肺胀在左右不得眠，此痰夹瘀血，碍气而病。四物汤加桃仁、诃子、青皮、竹沥、韭汁。

越婢加半夏汤　治肺胀喘嗽，鼻扇肩抬。

麻黄六两、石膏半斤、大枣十五枚、甘草一两、半夏半升、生姜三两。

水六升，先煮麻黄去上沫，内诸药，煮取三升，分温三服。（明·李中梓《医宗必读·卷之九》）

咳嗽肺胀，皱肺丸。

用五灵脂二两，胡桃仁八个，柏子仁半两。

研匀，调水为丸小豆大，每服二十丸，甘草汤下。（明·孙光裕《血症全集·逐瘀散滞药》）

久嗽肺胀，五味二两，粟壳白汤炒五钱。

为末；白饧丸弹子大，每水煎一丸服。（清·喻昌《喻选古方试验·卷三》）

肺主皮毛，风邪入肺，不得宣通，肺胀叶举，不能通调水道，下输膀胱，亦能作肿。其症眼胞先肿，初起即喘急不卧，小腹无恙，宜清肺葶苈丸主之。

葶苈隔纸炒、贝母煨黄色、木通各一两，杏仁、防己各二两。

为末，枣肉丸，每服五十丸，桑白皮汤下。（清·李用粹《证治汇补·卷之三》）

肺胀者，动则喘满，气急息重，或左或右，不得眠者是也。如痰挟瘀血碍气，宜养血以流动乎气，降火以清利其痰，用四物汤，加桃仁、枳壳、陈皮、栝蒌、竹沥。又风寒郁于肺中，不得发越，喘嗽胀闷者，宜发汗以祛邪，利肺以顺气，用麻黄越婢加半夏汤。有停水不化，肺气不得下降者，其症水入即吐，宜四苓散，加葶苈、桔梗、桑皮、石膏。有肾虚水枯，肺金不敢下降而胀者，其症干咳烦冤，宜六味丸，加麦冬、五味。又有气散而胀者，宜补肺，气逆而胀者，宜降气，当参虚实而施治。

越婢加半夏汤　治肺胀因感风寒，不能发散而成者。

麻黄六两、石膏八两、生姜三两、甘草一两、半夏八两、大枣十五枚。

水煎，去麻黄沫，后入诸药，再煎服。（清·李用粹《证治汇补·卷之五》）

杏子汤　治肺胀。

杏仁、人参、官桂、芍药、细辛、五味、白茯苓、半夏、甘草、生姜。

感冒，加麻黄。（清·郑元良《郑氏家传女科万金方·杂症问答》）

咳而上气，此为肺胀，其人喘，目如脱状，脉浮大者，越婢加半夏汤主之。肺胀咳而上气，烦躁而喘，脉浮者心下有水气，小青龙加石膏汤士之。

按：二方分治肺胀，皆以其脉浮，从汗解之例。越婢方中有石膏无半夏、小青龙方中有半夏无石膏。观二方所加之意，全重在半夏、石膏二味协力建功。石膏清热，藉辛温亦能豁痰；半夏豁痰，藉辛凉亦能清热也。观麦门冬汤方中，下气止逆，全藉半夏入生津药中，此二方又藉半夏入清热药中，仲景加减成方，无非生心化裁，后学所当神往矣。

肺胀而咳，左右不得卧，此痰挟瘀血碍气而胀。

当归、丹皮、赤芍、桃仁、枳壳、桔梗、半夏、甘草、竹沥、姜汁。

如外邪去后，宜半夏、海石、香附、瓜蒌、甘草为末，姜汁蜜调噙之。（清·张璐《张氏医通·卷四》）

咳而上气肺胀，其脉浮，心下有水气，胁下痛引缺盆，设若有热者必躁。其人常倚伏，小青龙加石膏汤主之方。

麻黄汤　治肺胀咳而上气，咽燥而喘，脉浮者，心下有水方。

麻黄、芍药、生姜仲景用干姜、细辛、桂心各三两，半夏、五味子各半升，石膏四两。

上八味，㕮咀，以水一斗，煮取三升，分三服仲景名小青龙加石膏汤，用甘草二两，为九味。（清·张璐《千金方衍义·卷十七》）

凡天欲作雨便齁喘，甚至坐卧不得，饮食不进，此乃肺窍中积有冷痰，乘天阴寒气从背、口鼻而入则肺胀作声，此病有苦至终身者，亦有子母相传者，每发即服，不过七八次，觉痰腥臭白色吐出.是绝其根矣。此方殊效。**紫金丹：**

人言赤者一钱、白矾二钱枯过，淡豆豉一两。

共捣烂为丸，如绿豆大，老人、小儿只用五丸，壮者用七丸，不可过用，姜汤下。（清·汪启贤《济世全书·坎集》）

肺胀　肺热则胀，胸前实闷者是也。忌燥热饮涩，宜甘寒、苦寒、辛润之药，宁肺汤。

黄芩、桑皮、贝母、花粉、杏仁、知母、天冬、枇杷叶、沙参。（清·景日昣《嵩厓尊生全书·卷之七》）

肺胀，咳而上气，烦躁而喘，脉浮者，心下有水，小青龙加石膏汤主之。

此亦外邪内饮相搏之证，而兼烦躁，则挟有热邪。麻、桂药中必用石膏，如大青龙之例也。又此条见证与上条颇同，而心下寒饮则非温药不能开而去之，故不用越婢加半夏，而用小青龙加石膏，温寒并进，水热俱捐，于法尤为密矣。

咳而上气，此为肺胀，其人喘，目如脱状，脉浮大者，越婢加半夏汤主之。

外邪内饮，填塞肺中，为胀，为喘，为咳而上气，越婢汤散邪之力多，而蠲饮之力少，故以半夏辅其未逮。不用小青龙者，以脉浮且大，病属阳热，故利辛寒，不利辛热也。目如脱状者，目睛胀突，如欲脱落之状，壅气使然也。

太阳病，脉浮而紧，法当骨节疼痛，反不疼，身体反重而酸，其人不渴，汗出即愈，此为风水。恶寒者，此为极虚发汗得之。渴而不恶寒者，此为皮水。身肿而冷，肿如周痹，胸中窒，不能食，反聚痛，暮躁不得眠，此为黄汗，痛在骨节。咳而喘，不渴者，此为肺胀，其状如肿，发汗则愈。然诸病此者，渴而下利，小便数者，皆不可发汗。（清·尤怡《金匮要略心典·卷上》）

小青龙加石膏汤　治肺胀气逆，喘咳，烦躁，脉浮之证。

麻黄、桂枝、白芍、甘草、细辛、干姜、半夏、五味、石膏。（清·刘渊《医学纂要·利集（第四集）灵机条辨》）

马脾风：马脾风者，肺胀也。忽然胸高喘急，两胁扇动，鼻张闷乱，嗽咳声嗄，痰涎潮塞者是也。若不识证，不急救，死在旦夕。宜先用牛黄夺命散，下去积热，后以白虎汤平之。（清·楼岩《幼科惊搐门·类症》）

太阳与阳明合病，喘而胸满者，不可下，麻黄汤主之。

太阳与阳明合病，经迫腑郁，胃逆肺胀，故喘而胸满，宜麻黄汤。麻黄发表而散寒，杏仁降逆而止喘，不可下也。（清·黄元御《伤寒悬解·卷六》）

咳而上气，此为肺气胀满，其人喘阻，肺气上冲，目如脱状。脉浮大者，是表邪外束而里气上逆也。越婢加半夏汤，姜、甘、大枣，培土而和中，石膏、麻黄，清金而发表，半夏降逆而下冲也。

肺胀，咳而上气，烦躁而喘，脉浮者，此心下有水，阻格金火降路，气阻而发喘咳，肺热而生烦躁也。小青龙加石膏汤，甘草、麻、桂，补中气而泻营卫；芍药、半夏，清胆火而降胃逆；姜、辛、五味，下冲气而止咳喘，石膏凉肺蒸而除烦躁也。积水化汗而外泄，诸证自愈矣。（清·黄元御《伤寒悬解·卷十五》）

越婢加半夏汤，麻黄六两，石膏半斤，甘草一两，生姜三两，大枣十五枚，半夏半升。治肺胀，咳喘上气，目欲脱，脉浮大者。以中气虚滞，肺胃之降令素迟，一遇风寒，闭其皮毛，里郁莫泄，胃气逆升，肺壅为热，是以咳喘上气而脉浮大。此为肿胀之病，即伤风齁喘而为热者。甘、枣补其中虚，麻黄泻其皮毛，石膏清其肺热，生姜、半夏，降冲逆而破壅塞也。（清·黄元御《长沙药解·卷一》）

《金匮》小青龙加石膏汤，麻黄三两、桂枝三两、芍药三两、甘草二两、半夏半升、五味半升、细辛三两、干姜二两、石膏二两。治心下有水，咳而上气，烦躁而喘，肺胀脉浮者。以水饮内阻，皮毛外阖，肺气壅遏，面生咳喘。小青龙发汗以泻水饮，石膏清热而除烦躁也。（清·黄元御《长沙药解·卷三》）

肺胀何以辨来由，两鼻搧动汗如流；
肺脉急数是病根，七至八至不留停；
胸高气喘难呼吸，误认风痰非所求；
我曾治验有神方，泻肺通窍自然瘳。

泻肺通窍汤。

苏子、葶苈子、莱菔子、白芥子各一钱，麻黄捶，水泡过一钱，杏仁、枳壳、黄芩、桑皮各七分。

大便不通，加大黄、槟榔。

又方　治同。

大黄、槟榔、黑牵牛、白牵牛、人参各七分。

为末，蜜水调下。

泻肺汤　治肺胀喘促。

葶苈、桑皮、杏仁七粒、白芥子、苏子、枳壳各等分；白蜜为引。（清·洪金鼎《医方一盘珠·卷之四》）

肺胀咳嗽主方

紫菀三钱，桑皮、苏子各一钱五分，贝母二钱，车前、橘红各一钱。

水煎，午后、临睡服。

紫菀气辛味苦，辛能散苦能利，为肺家理气之要药；贝母清痰而开郁；桑皮、苏子分利肺胃凝浊之气；橘红和中清气；车前导火顺气。六脉微弱无神加人参一钱五分、麦冬一钱、减紫菀之半，去桑皮、苏子不用。如脉弦数或细数火盛者，加麦冬二钱、知母一钱。初起暂服清金化痰丸。（清·林开燧《林氏活人录汇编·卷之五》）

越婢加半夏汤　治肺胀喘嗽，鼻煽肩抬。仲景云：咳而上气，此为肺胀，脉浮大者，此方主之。麻黄、石膏、甘草、半夏、生姜、大枣。

按：麻黄散表邪，石膏清内热，甘、枣养正缓邪，半夏、生姜散逆下气也。肺胀，左右不得眠，此痰夹瘀血碍气使然。四物汤加桃仁、诃子、青皮、竹沥、姜汁。无外邪而内虚之肺胀，宜诃子、海石、香附、蒌仁、青黛、半夏、杏仁，姜汁为丸，蜜调噙之。肺胀，咳而上气，烦躁而喘，脉浮者，心下有水气，小青龙加石膏主之。（清·徐时进《医学蒙引·内科》）

治气胀咳嗽主方

紫菀、贝母、桑皮、苏子、桔红、车前。

紫菀润肺而宽胸，贝母清痰而下气，桑皮清火，苏子清上，桔红和中，车前导火，皆有顺气之能，相佐助效。如气虚脉微，加人参、麦冬，减紫菀，如虚热内甚，加麦冬、知母。（清·郑树珪《七松岩集·常见病证辨治》）

肺胀，肺家气分病也。仲景曰：咳而上气烦躁者，为肺胀，欲作风水，发汗自愈。又曰：咳而上气，此为肺胀，其人喘，目如脱状，脉浮大者，越婢加半夏汤主之。又曰：肺胀咳而上气，烦躁而喘，脉浮者心下有水气，小青龙汤加石膏主之。丹溪曰：肺胀而嗽，或左或右，不得眠，此痰挟瘀血碍气而病，宜养血以流动乎气，降火疏肝以清痰，四物汤加桃仁、诃子、青皮、竹沥之类。据二家说，可知肺胀本为肺经气分之病，故宜以收敛为主宜诃子青黛丸、清化丸。即挟痰挟血者，亦不离乎气，不得专议血，专议痰也。

肺胀喘，上气烦躁，目如脱状，脉浮而大宜越婢加半夏汤。脉浮，心下必有水气宜小青龙加石膏。药后喘，或其人素来劳倦气虚，或当病后用攻伐药太过，以致喘不能收宜补中益气汤。忽作喘，必因感风感气，或多食饮酒而然，以定喘汤为主，各加所感药。

肺胀喘急，睡不安，痰少，甚者干咳而无痰，乃肾水枯涸，邪火独炎所致宜清化丸、清金降火汤。

治肺胀方五：

清化丸（总治）

贝母一两、杏仁五钱、青黛二钱、姜汁，砂糖丸，含化。

诃子青黛丸（收敛）

诃子、青黛、杏仁、海粉、便香附、瓜蒌仁、半夏曲、姜汁，蜜丸，含化。

四物汤（挟瘀）

川芎、当归、白芍、生地。（清·沈金鳌《杂病源流犀烛·卷一》）

牛黄夺命散

白丑、黑丑各取半生半熟头末五钱，大黄一两，槟榔二钱半，木香钱半，轻粉一字。

每末一钱至二钱，蜜水调下，微利为度。一名一捻金。此方治小儿肺胀胸满，喘粗气急，两胁肩动，两鼻窍张，痰涎潮塞，闷乱喘渴，死在旦夕者。（清·沈金鳌《幼科释谜·卷五》

咳而上气为肺胀，其人喘，目如脱，脉浮大者。用麻黄三钱、生石膏四钱、半夏二钱、甘草一钱、生姜一钱五分、大枣二枚。

水二杯半，先煮麻黄去沫，入诸药，煮八分服，日二服。即愈，名越婢加半夏汤。（清·陈念祖《时方妙用·卷二》）

越婢加半夏汤　治咳而上气，此为肺胀，其人喘，目如脱状，脉浮大者，此汤主之。

麻黄六、两石膏半斤、生姜三两、大枣十二枚、甘草二两、半夏半升。

上六味，以水六升，先煮麻黄，去上沫，内诸药，煮取三升，分温三服。

歌曰：

风水多兮气亦多，水风相搏浪滔滔；

全凭越婢平风水，加夏半升奠巨波。

元犀按：此肺胀，原风水相搏，热气奔腾、上蒸华盖，走入空窍，故咳而上气喘，目如脱状证。脉浮大者，风为阳邪，鼓荡于其间故也。方用麻黄、生姜直攻外邪，石膏以清内热，甘草、大枣可补中气，加半夏以开其闭塞之路。

小青龙加石膏汤　治肺胀，咳而上气，烦躁而喘，脉浮者，心下有水，此汤主之。

小青龙方见《伤寒论》，再加石膏二两，即此方也。

歌曰：

小龙分两照原方，二两膏加仔细详；

水饮得温方可散，欲除烦躁藉辛凉。

尤在泾云：此亦内邪外饮相搏之证，但兼烦躁，则挟有热邪。特加石膏，即大青龙例也。然心下有水，非温药不得开而去之，故不用越婢加半夏，而用小青龙加石膏。寒温并进，水热俱捐，于法为尤密矣。

魏念庭云：师为肺冷而干燥将痿者，立甘草干姜汤一方；为肺热而枯焦将致痿者，立麦门冬汤一方，皆预治肺痿之法也。师为有表邪而肺郁，恐成痿与痈者，立射干汤一法；为无外邪而气上逆者，恐其成痈。立皂荚丸一法；为有外邪而预理其肺者，立厚朴麻黄汤一法；有外邪而复有内热者，立泽漆汤一法，皆预治肺气，不令成痿痈之意也。又为有外邪而肺胀急，立越婢加半夏汤一法；有外邪而复有内热，肺胀烦躁者，立小青龙加石膏一法，亦皆预治肺气，不令成痈痿之意也。主治者果能明此，选择比属而用之，又何大患之可成乎？及肺痈已成，用大枣葶苈泻肺汤；久久吐脓如米粥，用桔梗汤。不以病之不可为而弃之，益见济人无己之苦心也。（清·陈元犀《金匮方歌括·卷三》）

肺胀水停，上气喘咳，脉浮，小青龙加石膏汤。肺胀咳喘，脉浮，心下有水气，小青龙加石膏汤。肺胀咳，左右一偏不得卧，动则喘急息重，此痰挟血瘀。宜当归、丹皮、赤芍，桃仁、枳壳、桔梗、半夏、甘草、竹沥、姜汁。如外邪去后，宜半夏、海石、香附、栝蒌仁、甘草为末，姜汁，蜜调噙之。（清·林珮琴《类证治裁·卷之二》）

肺胀嗽用清肺饮。（清·刘一仁《医学传心录·病因赋》）

肺胀痰盛，喘嗽卧不下者，以定喘导痰汤主之。芩连导痰汤内加炒山栀、桔梗各一钱，桑白皮一钱五分，杏仁五分。食远服。（清·潘道根《临证度针·喘哮》）

喉癣，肺胀，肺痈，属肺热。忌同肺实。宜清热，消痰，降火，解毒散结，甘寒，苦寒，辛寒。

桑白皮、桑黄、黄芩、栝楼根、贝母、薏苡仁、虎耳草、连翘、鼠枯子、甘草、败酱草。（清·陈澈《药症忌宜》）

命火式微，脾阳不运，痰饮丛生，上干于肺，遂令喘不能卧，汗出如雨，脉象弦细，所虑肺

胀耳。茯苓、干姜、川贝、射干、于术、五味子、附片、冬瓜皮、银杏叶。（清·赵履鳌《赵海仙医案·胀》）

又有热邪激动水气，水上冲肺，咳逆不得卧，或其人面目浮肿者，仲景谓之风水，用越婢汤。血家风火相动，激水气上升者，毋庸以麻桂发表。平肝风宜柴胡、白芍、桑寄生、僵蚕、青蒿、荆芥、薄荷之属，清肺火宜枯芩、知母、石膏、天麦冬，清肝火宜胆草、黄柏，清心火宜黄连、炒栀。治激动冲上肺中之水，宜葶苈、苡仁、防己、桔梗、杏仁、云苓。合此数品药，以求方治，其于风火激动水气冲肺，肺胀咳嗽之证，乃为合宜。盖仲景越婢汤，是治外感肿胀之法。吾所论者，乃血证内伤肺胀之法。吾曾治数人，有用泻白散合葶苈泻肺汤而效者，有用二陈汤和知母、石膏、荆芥、薄荷、防己、木通而效若，有用小柴胡加荆芥、紫苏、杏仁、防己、木通、寸冬、兜铃而效者。又丹溪云：此证多系痰火瘀血，碍气为病。若无瘀血，何致气道如此阻塞，以致咳逆倚息而不得卧哉？用四物汤加桃仁、诃子、青皮、竹沥、姜汁治之。丹溪此论，洵中病情。盖失血之家，所以有痰，皆血分之火所结而成，然使无瘀血，则痰气有消容之地，尚不致喘息咳逆而不得卧也。血家病此，如徒以肺胀法治之，岂不南辕北辙？丹溪此论，可谓发蒙振聩，第其用四物汤加减，于痰瘀两字，未尽合宜。予谓可用通窍活血汤加云苓、桔梗、杏仁、桑皮、丹皮、尖贝；小柴胡加当、芍、桃仁、丹皮、云苓尤妥。此皆血家咳嗽展实证者，再兼参咳嗽条更详。（清·唐宗海《血证论·卷二》）

水饮冲肺，肺胀咳嗽，不得卧息者，葶苈大枣泻肺汤主之。（清·唐宗海《血证论·卷六》）

治肺痈，无论已溃未溃，及肺胀等症。补泻兼行，使痰火血气脓水，俱从下泄，而肺以安宁。

丹皮汤

丹皮三钱、瓜蒌三钱、桃仁三钱、朴硝二钱、大黄一钱。

内痈乃热毒结血而成。毒去，其血热亦随去。瓜蒌以解气结，桃仁、丹皮以破血结，硝、黄兼下气血之结，结除而痈自去矣。（清·唐宗海《血证论·卷八》）

肺胀，咳而上气，烦躁而喘，脉浮者，心下有水，小青龙加石膏汤主之。心下有水，咳而上气，以小青龙汤为的剂。然烦躁则挟有热邪，故加石膏，参用大青龙之例，寒温并进，两不相碍。（清·唐宗海《伤寒论浅注补正·卷三》）

温肺桂枝汤

肺胀。

温肺桂皮归化橘，桑皮蒌果生姜汁；

茯苓苏子夏沉香，气逆寒壅虚胀咳。

肺为主气之脏，居于至高，寒气逆上，肺气壅寒，清肃之令不能下行，故虚满而喘咳，当温肺降气以解寒邪。

桂枝五分，当归二钱，茯苓二钱，沉香五分，苏子一钱五分，橘红一钱，半夏一钱二分，瓜蒌果四钱，桑皮二钱。

姜汁两小匙冲服。（清·坐啸山人《诊验医方歌括·诊验医方歌括中》）

五虎汤《金鉴》　治马脾风即暴喘也。因寒邪客于肺俞，寒化为热，闭于肺经，故胸高气促，肺胀喘满，两胁搧动，陷下作坑，鼻窍搧张，神气闷乱，急服此汤。

五虎汤治马脾风，细茶甘草杏麻同；

生姜一片冲膏服，热闭胸高气喘松。

麻黄蜜炙、杏仁炒，去皮尖、生甘草、细茶、白石膏、生姜一片。

水煎，临时用药冲石膏服。（清·坐啸山人《诊验医方歌括·诊验医方歌括下》）

咳而上气，此为肺胀，其人喘，目如脱状，脉浮大者，越婢加半夏汤主之。

【正义】此外邪内饮，填塞肺中，为咳为喘，为胀为上气，而脉浮大，脉症俱实，是宜散外邪，涤内饮。越婢所以散邪，加半夏所以蠲饮。不用小青龙者，脉浮且大，阳热已炽，故宜辛寒不宜辛热。此浮大为实脉，可与上之浮大不治一条，参互解之，则彼为无根之浮大，此为有根之浮大，尤为隐隐然指示于不言之中矣。（民国·张寿颐《脉学正义·第四卷》）

有因外邪不解，肺气不降，以致成为肺胀，胸高喘咳者。肺胀者，外邪不解，喘咳胀闷，其人上气目如脱状，宜越婢加半夏汤，心下有水，小青龙加石膏汤主之。（民国·吴克潜《儿科要略·第六章》）

肺气壅塞。肺气逆上不能下行，则肺胀作喘，右寸脉实大者，用葶苈大枣汤。（民国·王汝霖《治病法轨·下卷》）

小青龙加石膏汤　治肺胀，咳而上气，烦躁而喘，脉浮者，心下有水，此汤主之。

肺胀青龙越婢宜，加膏加夏法神奇；

膏因辛热痰能豁，夏藉辛凉热可医。（民国·何舒《伤寒金匮方易解·下篇》）

第七节　针　　灸

肺胀者，肺俞主之，亦取太渊。（晋·皇甫谧《黄帝三部针灸甲乙经·下卷》）

肺胀，气抢胁下热痛，灸阴都随年壮。穴在挟胃管两边相去一寸。胃管在心下三寸。

肺胀胁满，呕吐上气等病，灸大椎并两乳上第三肋间，各止七壮。（唐·孙思邈《备急千金要方·卷第十七》）

肺胀胁满，呕吐上气等，灸大椎并两乳上第三肋间各三壮。（唐·孙思邈《千金翼方·卷第二十七》）

肺胀，气抢胁下热痛，灸阴都随年壮。肺胀胁满，呕吐上气等病，灸大椎并两乳上第三肋间，各止七壮。肺与大肠俱实。中府主肺寒热见上气。（宋·王执中《针灸资生经·第四》）

肺胀膨膨，气抢胁下热满痛：阴都灸、太渊、肺俞。（明·陈会《神应经·痰喘咳嗽部》）

吼喘气满，肺胀不得卧。俞府二穴、风门二穴、太渊二穴、膻中一穴、中府二穴、三里二穴。（明·徐凤《针灸大全·卷五之八法主治病证》）

一法灸之妙。左不得眠者，灸右足三阴交；右不得眠者，灸左足立安。（明·孙一奎《赤水玄珠·第七卷》）

第八节　禁　忌

又肺胀者，病人喘，目如脱状，脉浮大也……忌海藻、菘菜、羊肉、饧。

《广济》疗患肺胀气急……忌生葱、菜、热面、海藻、菘菜、大醋、蒜、粘食。

《千金》疗肺胀……忌生葱、羊肉、饧、生菜。（唐·王焘《外台秘要·卷第十》）

肺胀　忌燥热饮涩，宜甘寒、苦寒、辛润之药。（清·景日昣《嵩厓尊生全书·卷之七》）

第九节　预　后

有嗽而肺胀奎遏不得眠者，难治。（元·朱震亨《金匮钩玄》）

治虚损之症，再要识得利害。丹溪云：脉数而无力者难治；大肉脱甚者难治；肺胀郁遏不得眠者难治。（明·孙一奎《赤水玄珠·第十卷》）

喘急脉沉，肺胀停水，气逆填胸，脉必伏取。沉而实滑，身温易愈，身冷脉浮，尺涩难补。（明·李梴《医学入门·卷之二》）

肺胀之脉：浮芤气脱，和缓易治，代散则绝。（明·秦昌遇《症因脉治·卷二》）

肺胀抑遏不得眠者，难治。（清·李潆《身经通考·卷三》）

若肺胀壅遏，不得眠卧，喘急鼻煽者，难治。（清·李用粹《证治汇补·卷之五》）

暴病咳嗽，睡卧不下，为肺胀，可治。（清·张璐《张氏医通·卷四》）

上气面浮肿，肩息，其脉浮大，不治，又加利尤甚。上气喘而躁者，此为肺胀，欲作风水，发汗则愈。（清·尤怡《金匮要略心典·卷上》）

暴嗽不得卧为肺胀，可治。（清·林珮琴《类证治裁·卷之二》）

第十节　医　案

万石泉，乃宾兰之父也，一女，病久嗽不止，胸高气急，问治于予。予曰：此龟胸病也。胸者，肺之腑也，肺胀则胸骨高起，状如龟壳。吾闻其病，未曾治之，故无方也，或者不可治乎。石泉曰：肺胀者，气实也，当服葶苈丸。予曰：病有新久，证有虚实，嗽久肺虚，再服葶苈泻肺之剂，恐有虚虚之祸。石泉不听，竟以是病卒。（明·万全《广嗣纪要·卷之十六》）

张光显，年四十二，患肺胀咳嗽，或左或右不得眠，此痰挟瘀血碍气而病，降火疏肝以清其痰。四物汤加桃仁、诃子、青皮、竹沥，八帖而安。（明·孙一奎《赤水玄珠·第七卷》）

社友孙芳其令爱，久嗽而喘，凡顺气化痰清金降火之剂，几于遍尝，绝不取效。一日喘甚烦燥，余视其目则胀出，鼻则鼓扇，脉则浮而且大，肺胀无疑矣。遂以越婢加半夏汤投之，一剂而减，再剂而愈。余曰：今虽愈，未可恃也，当以参术补元助养金气，使清肃下行，竟因循月许，终不调补，再发而不可救药矣。（明·李中梓《医宗必读·卷之九》）

又治孙起柏肺胀，服耗气药过多，脉浮大而重按豁然，饮食不入，幸得溺清便至，与《局方》七气，每剂用人参三钱，肉桂、半夏曲、炙甘草各一钱，生姜四片，四剂霍然，盖肺张实证居多，此脉虚大，不当以导常论也。

又治一酒客，严冬醉卧，渴饮冷茶，肺胀喘嗽，脉得气口沉紧搏指，与小青龙去芍药，加葶苈、半夏，一剂而痊。则知肺胀喘满，当以葶苈为向导也。非实症未可轻投。

又治一尼肺胀，喘鸣肩息，服下气止嗽药不应，渐至胸腹胀满，脉得气口弦细而涩，此必劳力气上，误饮冷水伤肺，肺气不能收敛所致也。遂与越婢汤减麻黄，加细辛、葶苈。大泻肺气而安。（清·张璐《张氏医通·卷四》）

龚。褪褓吸入温邪。令酿为肺胀危症。

芦根、桃仁、薏苡仁、冬瓜子。（清·叶桂《临证指南医案·卷五》）

一妇人年六十余，忽患肺胀，两鼻如蝉翼，气喘，大汗如雨，诸医谓年老虚痰上涌，用姜桂六君子汤，汗更甚，请予治之。诊得肺脉八九至，予曰，此肺胀也。若是虚汗一二次，必发寒厥，如此热汗如雨淋淋不已，实为痰火内冲，肺窍闭塞，遂用泻肺通窍汤，三剂汗自止，吐痰数日而愈。后用八珍汤，十剂而痊。

一小儿三岁肺胀，诸医用疏风化痰药，予用苏子、芥子、莱菔子、天麻、勾藤、熟大黄各一钱，二剂全愈。后用异功散加桑皮以收全功。

一小儿十二岁，患肺胀，热汗如雨、五六日不大便，气喘嗄声，面赤烦燥，予用泻肺通窍汤加大黄、黄连各一钱而愈。（清·洪金鼎《医方一盘珠·卷之四》）

鲍宗海风寒喘嗽，误补，肺胀欲绝治验

黄敬修兄店内，有同事鲍宗海者。因感风寒，喘嗽多日。就彼地某姓老医看视，谓其证属内亏，药与地归参术。予见方劝其勿服。宗海以为伊体素虚，老医见识不谬，潜服其药，是夜喘嗽益甚。次日复往加减，医谓前药尚轻，更增黄芪、五味子。服后胸高气筑，莫能卧下，呷呀不休，闭闷欲绝。敬兄询知其故，嘱予拯治。予曰："前药吾原劝其勿服，伊不之信，况加酸敛，邪锢益坚，如何排解。"敬兄云："渠与我同事多年，不忍见其死而不救。"揣摩至再，立方用麻黄、桂枝、细辛、半夏、甘草、生姜、杏仁、葶苈子，并语之曰："此乃风寒客肺，气阻痰凝，因而喘嗽。医不开解，反投敛补，以致闭者愈闭，壅者愈壅，酿成肺胀危证。《金匮》云：咳逆倚息不得卧，小青龙汤主之。予于方中除五味、白芍之酸收，加葶苈、杏仁之苦泻者，盖肺苦气上逆，急食苦以泻之，如救眉燃，不容缓待也。"敬兄欣以为然，即令市药，煎服少顷，嗽出稠痰两盂，胸膈顿宽。再服复渣，又吐痰涎盏许，喘定能卧。宗海始悟前药之误，泣求救援。予笑曰："无妨，枉自吃几日苦耳。"次剂麻桂等味分量减轻，参入桔梗、橘红、茯苓、苏子，更为调和肺胃而痊。（清·程文囿《杏轩医案·医案续录》）

许。音哑喘咳，痰声嘆咯。风痰袭肺，肺胀夹惊险候。

麻黄、杏仁、射干、桔梗、桑白皮、菖蒲、枳壳、前胡、白前、紫菀、白萝卜汁冲服。（清·王泰林《环溪草堂医案·卷三》）

咳嗽背冷，身上觉胀，脉弦浮，舌净，当属肺胀，用上焦法。

薄荷叶一钱半、杏仁三钱、瓜蒌皮五钱、白蔻壳一钱、枳壳二钱、桔梗三钱、象贝三钱、冬桑叶一钱半、连翘三钱、陈皮一钱、竹叶卅片。

上焦肺胀，用药已效，再以上焦法，第患经一年，为最难愈之事，必忌口为要。

栝蒌皮八钱、枳壳三钱、桔梗三钱、象贝三钱、冬桑叶一钱半、生苡仁六钱、茯苓皮五钱、羚羊角三钱先煎、淡黄芩三钱、焦栀子三钱、陈皮一钱半、竹叶四十片。（清·张畹香《张畹香医案·卷上》）

某。肺胀而喘，欲卧不得，面红流汗，系肾气不纳故也。

川贝三钱，潼白蒺藜各三钱，五味子十粒，天竺黄二钱，牡蛎煅四钱，伽南香四分。（清·费伯雄《费伯雄医案·内科》）

肺胀者，虚满喘咳。肺为至高之脏，位主上焦，职司清肃。寒客于肺，肺气壅塞，清肃之令，不得下行。先哲云：喘咳之为病，在肺为实，在肾为虚，此肺金之实喘也。宜温肺散寒，射干麻黄汤加减，如寒包热者，麻杏石甘汤治之。

净麻黄四分，嫩射干八分，光杏仁三钱，生甘草六分，象贝母三钱，仙半夏二钱，薄橘红八分，桑白皮二钱，炙款冬一钱五分，栝蒌皮二钱，清水炒枇杷叶去毛、包二钱。（民国·丁泽周《丁甘仁医案·卷五》）

第六章 肺 痈

第一节 病 名

肺之雍，喘而两胠满。(《素问·大奇论》)

咳而胸满，振寒，脉数，咽干不渴，时出浊唾腥臭，久久吐脓如米粥者，为肺痈。(汉·张机《金匮要略·肺痿肺痈咳嗽上气病脉证治第七》)

肺之积名曰息贲，在右胁下覆大如杯，久不已，令人洒淅寒热，喘咳发肺痈。(汉·秦越人《难经·五十六难》)

问曰：寸口脉数，其人咳，口中反有浊唾、涎沫者，何也？师曰：此为肺痿之病。若口中辟辟燥，咳则胸中隐隐痛，脉反滑数，此为肺痈。咳唾脓血，脉数虚者，为肺痿；脉数实者，为肺痈。

寸口脉数，趺阳脉紧，寒热相抟，故振寒而咳。趺阳脉浮缓，胃气如经，此为肺痈。(晋·王熙《脉经·卷八》)

论曰：病咳唾脓血，其脉数，实者属肺痈。(唐·孙思邈《备急千金要方·卷第十七》)

肺气嗽经久有成肺痈者，其状与前肺痿不多异，但唾悉成脓，出无多少。(唐·王焘《外台秘要·卷第九》)

肺痈之病，脉数而实……其证恶寒口干，胸中隐隐痛，咳而胸满，时出腥唾者是也。

论曰：《内经》谓肺之痈，喘而两胠满，盖肺主气而合于息，其脉支别者，从肺经横出腋下，故邪气蕴积于肺，则上为喘急，下连两胠满，治宜泻其肺脏之邪毒也。(宋·赵佶《圣济总录·卷第五十》)

肺部见之，主咳嗽气喘，痰上气喘急，呕吐失血，息贲肺痈。(宋·刘开《脉诀理玄秘要·五脏受病旨要》)

肺痈之状，寸口脉数而实，咳而胸内满，隐隐痛，两脚肿满，咽干口燥，烦闷多渴，时出浊唾腥臭，久久吐脓。(宋·严用和《严氏济生方·痈疽疔肿门》)

寸口脉二者皆咳唾脓血，在胸中实大者为肺痈，血为凝滞。(元·王好古《医垒元戎·卷第九》)

肺痈，心胸气塞，咳嗽脓血，心神烦闷，咽干多渴，两足肿满，小便赤黄，大便多涩。(明·楼英《医学纲目·卷之十九》)

咳有微热，烦满，胸中甲错，是为肺痈。(明·楼英《医学纲目·卷之二十七》)

肺痈，咳嗽脓血，咽干多渴，大便难，小便赤色。(明·董宿《奇效良方·卷之三十》)

肺痈。胸乳间皆痛，口吐脓血，气作腥臭。

肺痈吐脓，五心烦热，壅闷咳嗽。

妇人咳而胸膈隐痛，两脚肿满，咽干口燥，烦闷多渴，时出浊唾腥臭，名曰肺痈。小便赤黄，大便多涩。（明·董宿《奇效良方·卷之五十四》）

肺痈，胸乳间皆痛，口吐脓血，气作腥臭。（明·薛己《外科精要·卷下》）

脉洪数而无力，胸满面赤、吐痰腥臭，汗出不止。（明·薛己《内科摘要·卷上》）

肺痈，心胸气壅，咳嗽脓血，神烦闷，咽干多渴，两脚肿满，小便赤黄，大便多涩。（明·虞抟《医学正传·卷之六》）

中府隐隐痛者，肺疽。其上肉微起者。肺痈。（明·汪机《外科理例·卷一》）

《千金》曰：咳唾脓血，其脉数实，或口中咳，胸中隐痛，脉反滑数者为肺痈。脉紧数为脓未成，紧去但数为脓已成。（明·汪机《外科理例·卷七》）

肺痈者，口中辟辟燥，咳即胸中隐隐痛，名曰肺痈。（明·皇甫中《明医指掌·卷三》）

肺痈，喷嗽脓血，胸满振寒，咽干不渴，时出浊沫，气息腥臭，久久咯脓，状如米粥。

咳有微热，烦满脚心，甲错，是为肺痈。

肺痈，心胸气壅，咳嗽脓血，心神烦闷，咽干多渴，两脚肿满，小便赤黄，大便多涩。

肺痈，胸满胀，一身面目浮肿，鼻塞，清涕出，不闻香臭酸辛，咳逆上气，喘鸣迫塞。

肺痈，胸膈胀满，上气喘急，或身面浮肿，鼻塞声重。（明·孙一奎《赤水玄珠·第二十四卷》）

肺痈，胸乳间作痛，呕吐脓血腥秽。（明·孙一奎《赤水玄珠·第二十九卷》）

久嗽咯唾脓血者，此肺痈也。（明·万全《幼科发挥·卷之下》）

脉：寸口脉数而实者，肺痈也。若脉微紧而数者，未有脓也；若紧甚而数者，已有脓也。

肺痈者，咳唾有脓血也。

肺痈之候，口干喘满、咽燥而渴，甚则四肢浮肿、咳唾脓血，或腥臭浊味，胸中隐隐而微痛者，肺痈也。（明·龚廷贤《万病回春·卷之五》）

咳而胸满，心胸甲错，振寒，脉数，咽干不渴，时出浊唾腥臭，久之吐脓如粥者，肺痈也。（明·王肯堂《证治准绳·杂病》）

肺痈者，胸痛喘满，咯嗽脓血，腥臭异常，久则唾出如粥，入水即沉，或口燥咽干，胸前皮肤甲错。（明·马兆圣《医林正印·卷二》）

右寸滑数而实，则为肺痈，必呼吸不利，胸膈胀满，咳唾脓血。（明·陈文治《疡科选粹·总论第一》）

一曰内痈，脉浮数，当发热而恶寒，若有痛处，饮食如常，蓄积有脓也。胸中痛而咳，脉数，咽干不渴，浊唾腥臭，肺痈也。（明·李中梓《医宗必读·卷之五》）

凡咳嗽吐臭稠痰，胸中隐痛，鼻息不闻香臭，项强不能转侧，咳则遗尿，自汗喘急，呼吸不利，饮食减少，脉数盛而芤，恶风毛耸，便是肺痈之候。（清·张璐《张氏医通·卷四》）

肺痈，咳吐脓血臭痰，胸膈痛闷者是也。（清·王士雄《四科简效方·甲集》）

第二节　病因病机

呕吐涎唾，久成肺痈，形体损分。（汉·张机《金匮要略·妇人杂病脉证并治第二十二》）

肺痈者，由风寒伤受于肺，其气结聚所成也。肺主气，候皮毛，劳伤血气，腠理则开，而受风寒。其气虚者，寒乘虚伤肺，寒搏受于血，蕴结成痈；热又加之，积热不散，血败为脓。

肺处胸间，初肺伤受于寒，则微嗽。

寸口脉微而数，微则为风，数则为热；微则汗出，数则恶寒。风中受于卫，呼气不入；热过受于荣，吸而不出。风伤皮毛，热伤血脉；风舍受于肺，其人则咳，口干喘满，咽燥不渴，唾而浊沫，时时战寒。热之所过，血为凝滞，蓄结痈脓，吐如米粥。（隋·巢元方《诸病源候论·卷三十三》）

论曰肺痈之病，脉数而实，盖以风中于卫，呼气不入，热过于营，吸而不出，风热凝滞，蓄结为痈。（宋·赵佶《圣济总录·卷第五十》）

夫肺痈者，由风寒之气，内舍于肺，其气结聚所成也。盖肺为五脏之华盖，其位象天，候于皮毛，气之所主。将理失宜，劳伤气血，风寒得以乘之。盖寒则生热，风极亦生热，壅积不散，遂成肺痈矣。（宋·严用和《严氏济生方·痈疽疔肿门》）

肺痈者，由食啖辛热炙煿，或酣饮热酒，燥热伤肺所致，治之宜早。（明·楼英《医学纲目·卷之十九》）

经曰：肺内主气，外司皮毛。若肺气虚则腠理不密，皮毛不泽，肺受伤则皮毛错纵，肺痈、肺痿、肠痈，必致皮毛如此，以其气不能荣养而然也。亦有服表药，见邪不解。又复发表。殊不知邪不解者，非邪不能解，多因腠理不密而邪复入也。专用发表则腠理愈虚，邪愈易入，反为败症矣，宜诊其脉。邪在表者，止当和解而实腠理；乘虚复入者，亦当和解，兼实腠理，故用托里益气之药。若小便赤涩为肺热所传。小便短少为肺气虚。盖肺为母，肾为子，母虚不能生子故也。亦有小便频数者，亦为肺虚不能约制耳。大抵劳伤血气，则腠理不密，风邪乘肺虚，风热相搏，郁滞不散，以致喘嗽。若误汗下过度，则津液重亡，遂成肺痈、肺痿之症矣。（明·汪机《外科理例·卷二》）

妇人肺痈，因外邪内蕴，或七情郁火，误行汗下，重亡津液，以致肺气受伤，而恶风咳嗽，鼻塞项强，胸胁胀满，呼吸不利，吐痰臭浊，脓血腥秽。（明·薛己《校注妇人良方·卷二十四》）

肺痈由五藏蕴祟之火，与胃中停蓄之热，上乘乎肺，肺受火热熏灼，即血为之凝，血凝即痰为之裹，遂成小润。所结之形日长，则肺日胀而胁骨日昂，乃至咳声频并，浊痰如胶，发热畏寒，日晡尤甚，面红鼻燥，胸生甲错。始先即能辨其脉证，属表属里，极力开提攻下，无不愈者。奈何医学无传，尔我形骸，视等隔垣。但知见咳治咳，或用牛黄犀角，冀以解热，或用膏子油粘，冀以润燥，或朝进补阴丸，或夜服清胃散，千蹊万径，无往非杀人之算。病者亦自以为虚劳尸瘵，莫可奈何。迨至血化为脓，肺叶朽坏，倾囊吐出，始识其证，十死不救，嗟无及矣。（清·喻昌《医门法律·卷六》）

肺痈，肾水不足，虚火上炎，咳唾脓血，发热作渴，小便不调。

妇人肺痈，因外内蕴热，或七情郁火，误行汗下，重亡津液，以致肺气受伤，而恶风咳嗽，鼻塞项强，胸胁胀满，呼吸不利，吐痰臭浊，脓血腥秽。（明·孙一奎《赤水玄珠·第二十四卷》）

肺痈者，由食啖辛热炙煿，或酣饮热酒，燥热伤肺所致，治之宜早。（明·王肯堂《证治准绳·疡医》）

夫肺痈者，由寒热之气，内舍于肺，其气结聚之所成也。盖因调理失宜，劳伤血气，风寒得以乘之，寒生热，风亦生热，壅积不散，遂成肺痈。（明·龚廷贤《寿世保元·卷六》）

肺痈者，胸痛喘满，咯嗽脓血，腥臭异常，久则唾出如粥，入水即沉，或口燥咽干，胸前皮肤甲错。皆由肺气不通，以致热血凝滞，蓄结而成。（明·马兆圣《医林正印·卷二》）

肺痈乃风伤于卫，热过于荣，血为凝滞，蓄热痈肺。（明·吴尚默《丹溪手镜·卷之下》）

立斋云：凡感冒咳嗽，若误行发汗过多，喘促呼吸不利，吐痰不止，必患肺痈。（明·黄承昊《折肱漫录·医药篇》）

肺痈者，先因感受风寒，未经发越，停留肺中，亦有七情、饥饱、劳役损伤脾肺而生者；亦有劳力内伤，迎风响叫，外寒侵入而生者。其症初则毛耸恶风，咳嗽声重，胸膈隐痛，项强不能转侧者，是其真候也。久则鼻流清涕，咳吐脓痰，黄色腥秽，甚则胸胁胀满，呼吸不利，饮食减少，脉洪自汗，渐至久嗽劳伤，咳吐痰血，寒热往来，形休消削，咯吐瘀脓，声哑咽痛，其候转为肺痿。（清·王梦兰《秘方集验·卷之下》）

肺痈者，不生于中府、云门，即生子肺叶之上。掣引缺盆而痛，呼吸咳唾艰难，或从胸口溃出脓血，或由内溃，从口出毒，红白相杂，似痰非痰，口腥喉臭，秽气逼人，吐至紫黑如烂肺者，必死。此由任性纵饮，喜啖炙煿温热等物，兼之色欲过度，精神耗竭，五脏之虚火薰蒸而致。（清·刘默《证治百问·卷之二》）

多食煿熬烹炙煎炒，美酝香醪，乘兴酣饮，至咽干舌燥，吐痰唾血，喘息膈痛，不得卧，人谓肺火炽，谁知肺痈已成乎。肺，五脏华益，喜清气薰蒸，最恶燥气炎逼。今饮皆辛热，则脏之中全是火，肾水无源，肾益加燥，势必取资肺金，而肺已病，不益虚更燥乎。况各经纷逼，火烈金刑，肺干生痈，必至之势。（清·陈士铎《辨证奇闻·卷十四》）

世有膏粱子弟，多食厚味，燔熬烹炙煎炒之物，时时吞嚼，或美醖香醪，乘兴酣饮，遂至咽干舌燥，吐痰唾血，喘急膈痛，不得安卧，人以为肺经火炽也，谁知是肺痈已成耳。夫肺为五脏之盖，喜清气之薰蒸，最恶燥气之炎逼。今所饮所食，无非辛热之物，则五脏之中全是一团火气，火性炎上，而肺金在上，安得不受害乎。肺既受害，不能下生肾水，肾水无源，则肾益加燥，势必取资于肺金，而肺金又病，能不已虚而益虚，已燥而更燥也。况各经纷然来通，火烈金刑，肺间生痈，必然之势也。（清·陈士铎《辨证录·外科卷之十三》）

久咳不已，浊吐腥臭，咳则胸中隐隐痛，口中辟辟燥，脉实滑数，大小便涩数，振寒吐沫，右胁拒按，为肺痈之病。因风寒内郁，痰火上凑，邪气结聚，蕴蓄成痈。（清·李用粹《证治汇补·卷之五》）

肺痈之病，外感风邪而伤湿热。

寸口脉微而数，微则为风泄于表，数则为热郁于里。微为风泄，则窍开而汗出，数为热郁，则阴束而恶寒。风则伤卫，风愈泄而卫愈闭，呼气不能入，热则伤营，卫有闭而营莫泄，吸气不能出也。出气为呼，风泄于外，譬犹呼气，泄而不开，是呼气不入，入气为吸，气闭于内，譬犹吸气，闭而不泄，是吸气不出。风邪外伤其皮毛，热邪内伤其血脉。风伤皮毛，故风舍于肺。皮毛闭塞，肺气壅阻，则生咳嗽，口干喘满，咽燥不渴，多吐浊沫，时时振寒。热伤血脉，故热过于营，血脉凝滞，瘀蒸腐败，化为痈脓，痈脓蓄结。吐如米粥。始萌可救，脓成则死，盖肺痈之病，因胸膈湿盛，外感风邪，肺气壅遏，湿郁为热，表则寒热兼作，里则瘀浊淫蒸，营血腐烂，化而为脓，久而肺脏溃败，是以死也。（清·黄元御《金匮悬解·卷十五》）

妇人之病，因虚积冷结气，为诸经水断绝。至有历年，血寒积结胞门。寒伤经络，凝坚在上，呕吐涎唾，久成肺痈，形体损分。（清·黄元御《金匮悬解·卷二十三》）

肺痈根原

肺病者，湿热之郁蒸也。阳衰土湿，肺胃不降，气滞痰生，胸膈瘀塞，湿郁为热、淫泆熏蒸，浊瘀臭败，腐而为脓。始萌尚可救药，脓成肺败则死。此缘湿旺肺郁，风闭皮毛，卫气收敛，营郁为热，热邪内闭，蒸其痰涎，而化痈脓故也。

盖风中于表，则腠理疏泄而汗出，热蒸于里，则经阳遏闭而恶寒。卫阳外敛，呼气有出而不入，营阴内遏，吸气有入而不出。营卫不交，风热兼作，风邪外伤其皮毛。

皮毛者，肺之合也。湿土郁满，肺气不降，而风袭皮毛，泄其卫气。卫气愈泄而愈敛，皮毛始开而终闭，肺气壅塞，内外不得泄路，痞闷喘促，痰嗽弥增，口干咽燥，而不作渴。少饮汤水，则津液沸腾，多吐浊沫。热邪内伤其津血，津血与痰涎郁蒸，腐化脓秽，吐如米粥。久而肺脏溃烂，是以死也。（清·黄元御《四圣心源·卷五》）

此原肺痈之由，为风热蓄结不解也。凡言风脉多浮或缓，此云微者，风入营而增热，故脉不浮而反微。且与数俱见也。微则汗出者，气伤于热也，数则恶寒者，阴反在外也，呼气不入者，气得风而浮，利出而艰入也，吸而不出者，血得热而壅，气亦为之不伸也。肺热而壅，故口干而喘满，热在血中，故咽燥而不渴。且肺被热迫，而反从热化，为多唾浊沫，热盛于里，而外反无气，为时时振寒，由是热畜不解，血凝不通，而痈脓成矣。吐如米粥，未必便是死证，至浸淫不已，肺叶腐败，则不可治矣，故曰始萌可救，脓成则死。（清·尤怡《金匮要略心典·卷上》）

夫人一身之气，全关于肺，肺清则气行，肺浊则气壅，肺热则津不行，而肌肤甲错，多生肺痈。痈者，壅也。肺气郁热，久壅而成也。（清·冯兆张《冯氏锦囊秘录·杂症大小合参·卷十二》）

至于口中辟辟作声，燥咳无津，每咳则胸中隐隐作痛，便可决为肺痈。痈者，壅也。盖此证肺络为外邪壅塞，郁而生热，热伤血滞，因而成痈。风袭于肺，故咳；血郁成胀，故胸中隐隐作痛；血络壅则营分热度增高，故脉数；肺中热郁血腐，故咳吐脓血。（民国·曹家达《金匮发微·卷之二》）

知其外感，稽留于肺胃，久而不去，以致肺脏生炎，久而欲腐烂也。西人谓肺结核证至此已不可治。（民国·张锡纯《医学衷中参西录·上篇·治肺病方》）

凡风寒外束，肺气壅塞，咳呛不爽，喘促哮吼，及气火燔灼，郁为肺痈，咳吐脓血，痰臭腥秽诸证，无不治之。（民国·张寿颐《本草正义·卷之三》）

故肺痈者，肺气壅而不通也……肺痈由五脏蕴祟之火，与胃中停蓄之热上乘乎肺，肺受火热熏灼，血为之凝，痰为之裹，遂成小痈。所结之形渐长，则肺日胀，而胁骨日昂，乃至咳声频并，痰浊如胶，发热恶寒，日晡尤甚，面红鼻燥胸生甲错。始先即能辨其脉证属表属里，极力开提攻下，无不愈者；迨至血化为脓，肺叶朽坏，倾囊吐出，始识其证，十死不救，嗟无及矣。间有痈小气壮，胃强善食，其脓不从口出，或顺趋肛门，或旁穿胁肋，仍可得生，然不过十中二三耳。仲景治法最精，用力开提于未成脓之先；今人施于既成脓之后，其有济乎？（民国·黄谦《金匮要略方论集注·肺痿肺痈咳嗽上气病脉证治》）

气动而积热随之，入肺结聚则可成肺痈为吐脓。（民国·黄谦《金匮要略方论集注·奔豚气病脉证治》）

第三节 病 候

若口中辟辟燥，咳即胸中隐隐痛，脉反滑数，此为肺痈，……数实者为肺痈。（汉·张机《金匮要略·肺痿肺痈咳嗽上气病脉证并治第七》）

肺痈之状，其人咳，胸内满，隐隐痛而战寒。诊其肺部脉紧，为肺痈。

肺痈者，由风寒伤受于肺，其气结聚所成也。肺主气，候皮毛，劳伤血气，腠理则开，而受风寒。其气虚者，寒乘虚伤肺，塞搏受于血，蕴结成痈；热又加之，积热不散，血败为脓。

肺处胸间，初肺伤受于寒，则微嗽。肺痈之状，其人咳，胸内满，隐隐痛而战寒。诊其肺部脉紧，为肺痈。

又，肺痈，喘而胸满。

又，肺病身当有热，咳嗽短气，唾出脓血，其脉当短涩。

又，寸口脉数而实，咽干，口内辟辟燥，不渴，时时出浊唾腥臭，久久吐脓如粳米粥者，难治也。（隋·巢元方《诸病源候论·卷三十三》）

肺之壅，喘，两胁满；肺以主气，故肺生痈有喘也。肺脉上膈近胁，故肺痈胁满也。（隋·杨上善《黄帝内经太素·卷第十五》）

其证恶寒口干，胸中隐隐痛，咳而胸满，时出腥唾者是也。（宋·赵佶《圣济总录·卷第五十》）

肺痈之状，寸口脉数而实，咳而胸内满，隐隐痛，两脚肿满，咽干口燥，烦闷多渴，时出浊唾腥臭，久久吐脓。（宋·严用和《严氏济生方·痈疽疔肿门》）

发痈之脉，弦洪相搏，细沉时滑，肺肝俱数。寸数而实，肺痈已成。（明·刘纯《医经小学·卷之二》）

凡肺痈之病，其症咳唾脓血，而脉数实。（明·汪机《医学原理·卷之十一》）

患肺病，唾脓腥臭，皮毛枯槁，脉浮，按之涩，更无力。

咳嗽，两胁胀满，咽干口燥，咳唾腥臭嗽久不愈，气壅不利，唾卧不宁，咯吐脓血。

唾脓，五心烦热，口干胸闷。

一仆年逾三十，嗽久不愈，气壅不利，唾卧不宁，咯吐脓血。（明·薛己《外科发挥·卷四》）

肺有痈脓，腥气上冲，呕而咳嗽。（明·孙一奎《赤水玄珠·第七卷》）

肺痈咳唾脓血、咽喉多渴、大小便不利。(明·龚廷贤《万病回春·卷之五》)

肺痈咽燥渴，咳唾有脓血，腥臭与浊味，肢肿胸痛切。(明·龚廷贤《云林神彀·卷二·肺痈》)

寸口脉数而实者，肺痈也。若脉微紧而数者，未有脓也；若紧甚而数者，已有脓也。

肺痈之候，口干喘满、咽燥而渴，甚则四肢浮肿、咳唾脓血，或腥臭浊味，胸中隐隐而微痛者，肺痈也。

肺脏之脉所主……病主肺热痰嗽，身热鼻塞，肺风气喘，呕血失声，面浮空痒，皮肤燥涩，息奔肺痈。(明·胡文焕《太素心要·卷下》)

膻中……主上气短气，咳逆，噎气，鬲气，喉鸣喘嗽，不下食，胸中如塞，心胸痛，风痛，咳嗽、肺痈唾脓，呕吐涎沫，妇人乳汁少。(明·杨继洲《针灸大成·卷七》)

肺痈者，胸痛喘满，咯嗽脓血，腥臭异常，久则唾出如粥，入水即沉，或口燥咽干，胸前皮肤甲错。(明·马兆圣《医林正印·卷二》)

至有历年血寒，积结胞门，寒伤经络、凝坚在上，呕吐涎沫，久成肺痈。(明·武之望《济阴纲目·卷之一》)

肺痈……其病咳唾脓出，口燥，胸中隐隐痛，喘满不渴，唾沫腥臭，时时振寒，吐出米粥，寸口数而实，按之滑。(明·吴尚默《丹溪手镜·卷之下》)

胸膈痛，咳嗽吐痰更觉疼甚，按痛处难忍，咽喉间，先闻腥臭，随吐脓血，此肺痈已破也。(清·陈士铎《辨证奇闻·卷十四》)

唾腥，吐涎沫者，将为肺痈也。唾脓血腥腐者，肺痈已成也。肺伤风热，痰多臭气，如腐脓状；肺内自热，痰多腥气，如啖生豆状。一宜凉散，一宜清降也。(清·周学海《形色外诊简摩·卷下》)

肺痈者，肺中生痈疮也。然此证肺中成疮者，十之一二，肺中腐烂者，十之八九。(民国·张锡纯《医学衷中参西录·治肺病方》)

肺痈乃赅括腐败性支气管炎、支气管扩张、肺坏疽、肺脓疡诸病。

肺痈用此方(指桔梗白散，编者注)，当及其咳逆喘急，胸中隐痛，黄痰作臭时，断然投之。以扫荡郁毒，断除根柢，若犹豫不决，旷日持重，坐令毒气浸润，胸背彻痛，脓秽涌溢，极臭扑鼻，蒸热柴瘦，脉细而数，则噬脐无及矣。医者不可不小心，又不可不放胆，良以此也。(民国·陆彭年《金匮要略今释·卷三》

第四节　病 证 鉴 别

欲知有脓者，其脉紧数，脓为未成；其脉紧去但数，脓为已成。(隋·巢元方《诸病源候论·卷三十三》)

论曰：病咳唾脓血，其脉数，实者属肺痈，虚者属肺痿。咳而口中自有津液，舌上苔滑，此为浮寒，非肺痿。若口中辟辟燥，咳即胸中隐隐痛，脉反滑数，此为肺痈也。问曰：病者咳逆，师脉之，何以知为肺痈？当有脓血，吐之则死，后竟吐脓死。其脉何类？何以别之？师曰：寸口脉微而数，微则为风，数则为热，微则汗出，数则恶寒，风中于卫，呼气不入，热过于荣，吸而不出，风伤皮毛，热伤血脉。风舍于肺，其人则咳，口干喘满，咽燥不渴，多唾浊沫，时时振寒。热之所过，血为凝滞，蓄结痈脓，吐如米粥。始萌可救，脓已成，则难治。寸口脉数，趺阳脉紧，寒热相搏，故振寒而咳。趺阳脉浮缓，胃气如经，此为肺痈。师曰：振寒发热，寸口脉滑而数，其人饮食起居如故，此为痈肿病，医反不知，而以伤寒治之，不应愈也。何以知有脓，脓之所在，何以别知其处？师曰：假令脓在胸中者，为肺痈，其脉数，咳唾有脓血。设脓未成，其脉自紧数，紧去但数，脓为已成也。（唐·孙思邈《备急千金要方·卷第十七》）

肺病秋浮，脉不宜数；浮数表热；沉数里热；气口数实为肺痈。（金·李杲《脉诀指掌·辨九道脉症》）

肺痈治法，《要略》先以小青龙汤一帖，以解表其风寒邪气；然后以葶苈大枣泻肺汤、桔梗汤、苇叶汤，随证用之以取脓。此治肿疡之例也。终以韦宙独行方名黄昏汤，见附方，以补里之阴气。此治溃疡之例也。（明·薛己《外科心法·卷二》）

论热在上焦者，因咳为肺痿得之，或从汗出，或从呕吐，或从消渴，小便利数，或从便难。又彼下药快利，重亡津液，故寸自脉数，其人燥咳，胸中隐隐时痛，脉反滑数，此为肺痈。咳唾脓血，脉数虚者，为肺痿；数实者，为肺痈。（明·薛己《外科发挥·卷四》）

一论肺痈，吐脓腥臭，用黄豆，以病人口嚼，不觉豆之气味，是肺痈也。

夫肺痈者……若吐黄色脓臭，或带粉红色者，即肺痿也，大抵脉细而沉，里虚而变证矣。（明·龚廷贤《寿世保元·卷六》）

肺痈者，胸痛喘满，咯嗽脓血，腥臭异常，久则唾出如粥，入水即沉，或口燥咽干，胸前皮肤甲错。皆由肺气不通，以致热血凝滞，蓄结而成。（明·马兆圣《医林正印·卷二》）

肺痈已成，寸数而实；肺痿之形，数而无力。肺痈色白，脉宜短涩，浮大相逢，气损血失。（明·李中梓《医宗必读·卷之二》）

寸口虚数，咳而声哑者，肺痿可虑。口燥实数，咳而隐痛者，肺痈必成。（明·施沛《脉微·卷之下》）

凡治肺痈病，须与肺痿分头异治。肺痈为实，肺痿为虚；肺痈为阳实，肺痿为阴虚。阳实始宜散邪，次宜下气；阴虚宜补胃津，兼润肺燥。若不分辨而误治，医杀之也。（清·喻昌《医门法律·卷六》）

然其中又有肺痈一证，亦热在上焦之病也。又何以辨之？师曰：若口中辟辟燥，咳即胸中隐隐痛，脉反滑数，此为肺痈。口中辟辟燥，咳则并无浊唾涎沫也。盖肺痈之痰涎脓血，俱在肺脏内蕴蓄结聚，故口中反干燥，而但辟辟作空响燥咳而已。即胸中隐隐痛，肺中实有物，凡痛皆实邪，而不同于肺痰之金脏空虚也。脉反滑数，数为热，而滑即大也，即肺中结聚之痰血也。[批]数为热极，脉尚带滑，肺中定有痰血结聚也。得此脉证，知非肺痿而乃肺痈也。肺痈必咳唾脓血，殆痈已成而难于救药之征也。仲景尤恐痈为肺实无以辨之，仍为明其诊法以辨之曰：有脉数者，热在上焦也，数而虚，为数而不滑者言也，此肺痿也；又有脉数者，亦热在上焦也，数而实，为数而滑大者言也，此肺痈也。肺受火克，一虚一实之分关，不容主治者虚而误下之、实而误吐之也，下之益亡其津，吐之以壅其气也；且不容以治痿者治痈、以治痈者治痿也。以治痿治痈，则滋阴养肺，适以长其脓血；以治痈治痿，而涤浊除邪，适以亡其津液。此乃不可不辨之甚详，而更不可不理之贵预者矣。

肺痈又有脉数而不滑大却微而数者，恐人疑为肺痿而误治，于是又设为问答以明之。问曰：病咳逆，脉之何以知此为肺痈？见脉数而滑，不足以尽肺痈之诊也，遂又问及于当有脓血，是脓血必随咳逆而见也。又有误吐之而即死者，其类既非数而滑可能该又将何所类乎？师曰：寸口脉微而数，是又肺痈之一诊也。数仍为热，微则气虚而表疏，表疏而风乘，即《伤寒论》中太阳中风之阳浮也。脉数而滑之肺痈成于津亡之内伤；脉数而微之肺痈，成于气虚之外感。师又就脉以明其病，微则为风，数则为热，数则热内盛，腠易开而风易入；微则气本虚，邪易袭而气易郁。阳浮者汗自出，故微则汗出也；阴虚者热自发，故数则恶寒也。［批］详此随原文诠注，极能详尽。比俱于《伤寒论》中太阳中风言之详也。试又就风热二字言成肺痈之理。风中与卫，则阳郁于表而肺气壅盛矣。人之呼气为阳，一身之气随呼而升，今肺气壅盛，呼气而津液之随气上升者，不能输注于肺。师言呼气不入，谓肺中失滋润之源也，师所以谓之曰呼而不入。久而不治表以解里，而热过于荣矣。风在卫不治，则变热入里，先过热于荣，必然之势也。营热则凡一身之血无不热，而热必上炎，肺又先受其熏灼矣。人身之吸气为阴，一身之气随吸而下降，今肺中既有风邪闭郁其表，又邪热熏灼其里，虽吸而肺中之邪不随下降之气而泄矣。师言吸而不出，谓肺中有结聚之邪也，师所以谓之曰吸而不出。然则不入者，津液不入也，不出者，风热不出也，于是风在表伤皮毛，热在里伤血脉。风本在表，而肺为皮毛之主，又为皮毛之合。风邪内舍于肺，则阳邪上逆，其人必咳而喘满；阳邪耗津，必口干咽燥；阳邪在表，故时时振寒。至于不渴而多唾浊沫者，则阳邪郁闭，而痰血搏聚之机也。所以不同于伤寒太阳病风伤卫者，此也。热已在里，而肺为太阴之司，又处诸阴之极，热邪上克于肺，则阴脏内扰，血为之凝滞，热邪留停，则蓄结为痈，热邪久灼，则痈化为脓。至于吐如米粥者，则热邪腐败，而肺叶糜烂之征也。所以不同于肺病内肺痿者，此也。（清·魏荔彤《金匮要略方论本义·肺痿肺痈咳嗽上气病脉证治第七》）

肺痿全属内症，肺痈乃系外科，轻者煎药可愈，重者脓血已聚，必得清火消毒，提脓保肺等药，方能挽回，否则不治。（清·徐大椿《兰台轨范·卷五》）

此言肺痿肺痈，一由于热，但有虚实之分。痿者，萎也，如草木之萎而不荣，为津固而肺焦也。痈者，壅也。如土之壅而不通，为热聚而肺溃也。肺痿，口中反有浊唾涎沫，肺痈，则口中辟辟燥，二证似当以此分别，然此下肺痈条，亦云其人咳，咽燥不渴，多唾浊涎，则肺痿肺痈二证多同，惟胸中痛，脉数滑，唾脓血，则肺痈所独也。然又有可疑者，此言肺痈脉滑，滑者实也。下条又言脉微而数，何其相反乃尔乎？而不知滑数者，已成而邪盛，微数者，初起而火伏；二说相为表里也。

问曰：肺痈之病必咳逆，方其未见痈时而脉之，何以知此为肺痈；当有脓血，往往于既吐之后则死，其脉何类？师曰：肺痈既成则滑数，当其来成之初，第见寸口脉微而数，盖风脉多浮，而此为热伏于肺，风一入则留恋于内，其形不显，微者显之对也。故微则为风，热为病根，其数脉则为见出本来之热，微为风，风性散误，则汗出，数为热，内热而外则反恶寒。风中于卫，呼气不入；气得风而浮，利出而难入也。热过于营，吸而不出。血得热而壅，气亦为之不伸也。是风伤卫尚属皮毛，从卫过营，则热伤血脉。夫皮毛者，肺之合也。风从卫入营，而舍中于肺，其人则咳，肺热而壅，故口干喘满，热在血中，故咽燥不渴，热逼肺中之津液而上行，故多唾浊沫，热盛于里，而反格寒于外，故时时振寒。由是热之所过，血为之凝滞，蓄结肺叶之间，而为痈脓，吐如米粥。始萌尚亦可救，至浸淫不已，肺腐脓成则死。

此原肺痈之由，为风热蓄结不解也。（清·陈念祖《金匮要略浅注·卷三》）

唾腥，吐涎沫者，将为肺痈也。唾脓血腥腐者，肺痈已成也。肺伤风热，痰多臭气，如腐脓状；肺内自热，痰多腥气，如啖生豆状。一宜凉散，一宜清降也。（清·周学海《形色外诊简摩·卷下》）

夫人一身之气，全关于肺，肺清则气行，肺浊则气壅，肺热则津不行，而肌肤甲错，多生肺痈。痈者，壅也。肺气郁热，久壅而成也。盖咳久伤肺，元气渐虚，其人有寒热往来，自汗濈濈，口中有浊唾涎沫，或咳嗽，唾中有红线脓血，或多唾涎沫而无脓，寸口脉数而虚涩，或虚洪者，名曰肺痿，热在上焦故也。如口中辟辟燥咳，即胸中隐隐痛，咽燥喘渴，四肢微肿，先吐血而后吐脓，胸中甲错甲错，肌不滑泽也。或偏热烙手，喜一侧于右睡，而不能左卧，左疼则喘急不安，其痰似脓血腥臭，以水验之则沉而不浮，其脉数而有力者，名曰肺痈。因劳伤血气，腠理开而受邪，寒搏于血，蕴结成痈，积热不散，败血为脓，咳伤肺叶而成，按其右胁必痛者是也。若已破入风者，不治。吐脓如米粥者，难治。然痿为正气虚，痈为邪气实，其肺痿治法在乎养血养神养气清金，而治肺痈在于补养气血，而兼排脓也。然肺痿亦有寒者，必头眩吐涎沫而不咳，不渴而遗尿，此为肺中冷而心中有温液也。古人用炙甘草、干姜治之，以补虚劳也。古一妇人，二十余岁，胸膺间一窍，口中所咳脓血，与窍相应而出，以人参、黄芪、当归补气血之剂，加退热排脓等药而愈。肺痿咳吐咽燥，欲饮水者，自愈。张口短气者，危。（清·冯兆张《冯氏锦囊秘录·杂症大小合参·卷十二》）

肺痿肺痈皆属肺热，而有虚实之异，故脉亦应之。尤在泾《金匮心典》注曰：此设为问答以辨肺痿肺痈之异。热在上焦之句，见五脏风寒积聚篇。盖师有是语而因之以为问也。汗出、呕吐、消渴、二便下多，皆足以亡津液而生燥热，肺虚且热，则为痿矣。口中反有浊唾涎沫者，肺中津液，为热所迫而上行也。或云肺既痿而不用，则饮食游溢之精气，不能分布诸经，而但上溢于口，亦通。口中辟辟燥者，魏氏以为肺痈之痰涎脓血，俱蕴蓄结聚于肺脏之内，故口中反干燥，而但辟辟作空响燥咳而已。然按下肺痈条亦云，其人咳咽燥不渴，多唾浊沫。则肺痿肺痈二证多同，惟胸中痛，脉滑数，唾脓血，则肺痈所独也。比而论之，痿者，萎也，如草木之萎而不荣，为津燥而肺焦也。痈者，壅也，如土之壅而不通，为热聚而肺溃也。故其脉有虚实不同，而其数则一也。（民国·张寿颐《脉学正义·卷之四》）

究之肺痿、肺痈，一虚一实，虚者干痿，实者痰火。麦冬润而且腻，可以治火烁之痿，不可治痰塞之痈。景岳和之，遂以肺痈、肺痿，併作一气，则虚实之不分，岂非大谬？且肺痈为痰浊与气火交结，咯吐臭秽，或多脓血，宜清宜降，万无投以滋腻之理。即使如法清理，火息痰清，咳吐大减，肺气已呈虚弱之象，犹必以清润为治。误与腻补，痰咳即盛，余焰复张，又临证以来之历历可据者。而肺痿为肺热叶焦之病，但言理法，自必以补肺为先务。然气虚必咳，咳必迫火上升，而胃中水谷之液，即因而亦化为痰浊，故肺虽萎矣，亦必痰咳频仍，咯吐不已。

惟所吐者，多涎沫而非稠浊之浓痰，是亦止宜清养肺气，渐理其烁金之火。使但知为虚而即与粘腻滋补，则虚者未必得其补益，而痰火即得所凭依，反致愈咳愈盛，必至碎金不鸣，不复可救，此玉竹、二冬、知母等味，固不独脓痰肺痈所大忌，即稀痰之肺痿，亦必有不可误与者，皆俗医之所不知者也。（民国·张寿颐《本草正义·卷之二》）

《潘氏续焰》试肺痈法，凡人觉胸中隐隐痛，咳嗽有臭痰，吐在水内沉者是壅脓；浮者是痰。

案：今验果如其言。又以双箸断之，其断为两段者是脓，其粘着不断者是痰，亦一试法也。

肺痈属在有形之血，血结宜骤攻；肺痿属在无形之气，气伤宜徐理。故痈为实，误以肺痿治之，是为实实；痿为虚，误以肺痈治之，是为虚虚，此辨证用药之大略也。然两手寸口之脉原为手太阴肺脉，此云寸口脉数，云滑数，云数实，数虚，皆指左右三部统言，非如气口独主右关之上也。其人咳，口中反有浊唾涎沫，顷之遍地者，为肺痿，言咳而口中不干燥也；若咳而口中辟辟燥，则是肺已结痈，火热之毒出现于口，咳声上下触动其痈，胸中即隐隐而痛，其脉必见滑数有力，正邪气方盛之征也。数虚数实之脉，以之分别肺痿肺痈，是则肺痿当补，肺痈当泻，明矣。

徐忠可曰：实者即上滑字，义自见。然后章注肺痈本证，又曰脉微而数，非相背也。滑数者已成而邪盛，微数者补起而火伏也。

尤在泾曰：此原肺痈之由，为风热蓄结不解也。凡言风脉多浮或缓，此云微者，风入荣而增热，故脉不浮而反微，且与数俱见也。微则汗出者，气伤于热也；数则恶寒者，阴反在外也；呼气不入者，气得风而浮；利出而艰入也，吸而不出者，血得热而壅，气亦为之不伸也。肺热而壅，故口干而喘满；热在血中，故咽燥而不渴。且肺被热迫而反从热化，为多唾浊沫；热盛于里而外反无气，为时时振寒。由是热蓄不解，血凝不通而痈脓成矣。吐如米粥，未必便是死证；至浸淫不已，肺叶腐败，则不可治矣。故曰“始萌可救，脓成则死”。

喻嘉言曰：肺痈之脉既云滑数，此复云微数者，非脉之有不同也。滑数者已成之脉，微数者初起之因也。初起以左右三部脉微，知其卫中于风而自汗；左右三部脉数，知为荣吸其热而畏寒。然风初入卫尚随呼气而出不能深入，所伤者不过在于皮毛。皮毛者肺之合也，风由所合以渐舍肺俞而咳唾振寒。兹时，从外入者从外出之易易也，若夫热过于荣即随吸气深入不出而伤其血脉矣。卫中之风得荣中之热留恋固结于肺叶之间，乃致血为凝滞以渐结为痈脓。是则有形之败浊必从泻肺之法而下驱之，若得其毒随驱下移入胃、入腹、入肠，再一驱即尽去不留矣。安在始萌不救，听其脓成而致肺叶腐败耶？

汪双池曰：此证多吐涎沫而无脓，甚者毛悴色焦，自汗盗汗，气息奄奄不振。嗽时必忍气须臾，轻轻吐痰，始觉膈上不痛，否则膈痛不止。其与肺痈大异，彼生于内热，此得于劳役；彼属实热，此属虚寒劳役内虚。或多言伤肺，或久卧乍起腠理不密而风寒清冷乘之。其始汗出恶风，咳嗽短气，鼻塞项强，胸膈胀满。久而不治，则成痰矣。故仲景治法始用生姜甘草汤，继用此方，而今人每以肺痈肺痿合言之。（民国·黄谦《金匮要略方论集注·肺痿肺痈咳嗽上气病脉证治》）

渊雷案：肺结核之病，由结核杆菌窜入肺组织而起。菌之所至，先起炎症，上皮细胞繁殖堆积成一硬固小结节，故曰结核。其始，小如粟粒而半透明，继则渐大，变为黄色不透明之硬核，结节中无血管，故不得营养，易于坏死。坏死后，成黄色干酪状物，谓之干酪变性，久而软化，成糜粥状，与痰唾同排出于外注家谓肺痿不唾脓，误也。于是结节之中部成空洞，空洞之大小，或仅如豌豆，或过于胡桃，空洞内壁又分泌多量脓液，适为结核菌之良好培养基。空洞多者，全肺有如蜂房，此肺结核之解剖状况也。古人名为肺痿者，盖知其病源在肺，而病人羸瘦萎悴故也。苏游许仁则之论，但言病之经过及证候，犹为核实。后人凿说痿字，以为肺叶萎而不荣，则望文生义矣。又，古人不知结核菌，而以亡津液为肺痿之病源，未免倒果为因。虽营养佳良，丰腴充实之人，肺染结核菌而发病，亦即趣于枯瘦，是亡津液者肺痿之所致，而非肺痿之原因也。咳唾脓血以下，《脉经》《千金》别为一条，此就咳唾脓血一证，辨肺痿肺痈也。旧注以咳唾脓血属上读，谓脓血肺痈所独有，非是。盖肺痿肺痈外证之异，肺痈则属实，其咳剧，其脓臭，其人不甚羸瘦。肺痿则属虚，其咳不剧或竟不咳，其脓不臭，其人羸瘦殊甚，如此而已。（民国·陆彭年《金匮要略今释·卷三》）

第五节　治则治法

肺痈先须发表。

《要略》先以小青龙汤一帖，以解表之风寒；然后以葶苈大枣泻肺汤、桔梗汤、苇叶汤，随症用之，以取脓，此治肿疡例也。终以黄昏汤，以补里之阴气，此治溃疡例也。

肺痈已破，入风者不治，或用太乙膏。凡服以搜风汤吐之，吐脓血如肺痈状，口臭，他方不应者，宜消风散，入男子发灰，清米饮下，两服可除。（明·汪机《外科理例·卷七》）

凡肺痈之病，其症咳唾脓血，而脉数实，必先发表，轻汗乃可以治痈经也。（明·汪机《医学原理·卷之十一》）

肺痈者，由食啖辛热、炙煿，或酣饮热酒，燥热伤肺所致，治之宜早。（明·王肯堂《证治准绳·疡医》）

肺痈治法：初起风寒相入，头眩恶寒，咳嗽声重者，宜解散风邪；汗出恶风，咳嗽气急，鼻塞项强，胸膈隐痛，实表清肺；日间多寒，喜复衣被，夜间发热，多烦去被，滋阴养肺；口干喘满，咽嗽而渴，咳嗽身热，脉弦数者，降火抑阴；胸满喘急，咳吐脓痰，身热气粗，不得安卧，平肺排脓；热退身凉，脉来短涩，精神减少，自汗盗汗，补肺健脾。（明·陈实功《外科正宗·卷之六》）

凡治肺痈病，以清肺热，救肺气，俾其肺叶不致焦腐，其生乃全。故清一分肺热，即存一分肺气。而清热必须涤其壅塞，分杀其势于大肠，令浊秽脓血，日渐下移为妙。若但清解其上，不引之下出，医之罪也。甚有恶其下利奔迫，而急止之，罪加等也。（清·喻昌《医门法律·卷六》）

肺痈须内消，不可令出毒。内消不外脾肝心三经。或曰：肾，肺子，何不可治肾以消乎？然肺痈虽成于火烁，实肺气自虚。补肾虽使肾不耗肺，然肺肾相通，补肾恐肺气下降，火毒转不遽散，不若治三经，使肺得养，自化毒，不遗夫肾之妙也。（清·陈士铎《辨证奇闻·卷十四》）

此证在初萌之时，务清其热邪，下其结聚，犹可保全。如脓已大成，肺已腐烂，尚有何术？

可另为换置一脏乎？此师所以决之以死也。推之肺痿未至焦枯，肺痈未至腐烂，识病机者，必当详为辨审，早施拯济。将为焦枯之痿，必大滋其阴而生其津，将为腐烂之痈，必大凉其血而下其聚，何至遽臻死亡也？师曰始萌可救，脓成则死，为凡病治未然者说诀也，岂止肺痿肺痈已哉！

【按】仲景略举肠痈一证，以辨证出治。肺痈有专论，再举肠痈可以概内痈之治。肠痈之为病，其身甲错。肺痈庚辛金也，金燥则皮肤甲错矣。然肺痈在胸，而肠痈在腹，故腹皮急，按之又濡，如肿状。以为积聚乎？乃按之濡，而脉不见沉弦，但见数也。以为数脉乃热证乎？又不见身热之外证也。知为内热生痈，痈在肠间必矣。主之以薏苡附子败酱散，薏仁下气，则能泄脓；附子微用，意在直走肠中，屈曲之处可达；加以败酱之咸寒，以清积热。服后以小便下为度者，小便者，气化也，气通则痈脓结者可开，滞者可行，而大便必泄污秽脓血，肠痈可已矣。顿服者，取其快捷之力也。

【批】合之《伤寒论》有云饮食如常者，虽无蓄积，定有脓也，则不能食为伤寒，能食为痈脓，此又辨症一法，宜参考之。（清·魏荔彤《金匮要略方论本义·肺痿肺痈咳嗽上气病脉证治第七》）

肺者相傅之官，治节出焉。其气清，其性脆，其体轻浮，在时为秋，在卦属兑，禀西方之气，主人之皮毛，易感邪，易为病，一遇风寒则咳嗽，风寒入络则喘逆，入胃则哮，叶氏谓喘症与哮症微有不同。喘症在肺为实，在肾为虚，哮症因感邪失表，邪伏于里，而留于肺俞，二症之治，不外开纳二法，开者青龙之品，纳者都气之属。至于邪留不去，酿成肺痈，火灼金伤，致发肺痿，若夫失音之候，皆火克金伤之症也。当以虚实二字消息之。虚火刑金而致者，金破无声也。邪热烁金而致者，金实无声也。实者泄之，虚者补之。又有土衰不能生金者，当培其土而金自生也，总之治咳嗽宜肃肺气，治喘症当开其肺而安其脾，纳其肾也。治哮症者宜遇养其气，以搜逐其邪也。至于肺痈之治，宜解毒以保肺也。肺痿之治，宜滋其肾以清其肺也。要皆不外乎盛则补母，实则泻子之道，有邪者清之，无邪者补之而已也，又《内经》之言咳嗽者，分十二经之形状。有脾嗽、心嗽、肺嗽、肝嗽、肾嗽之辨，又有小肠嗽、大肠嗽、胃嗽、膀胱嗽、胆嗽、三焦嗽之说。又云：久咳不已，则三焦受之，可知三焦一言，已赅十二经矣。考《内经》自知详细，故不具论。所言肺痈之治，莫妙于彭钟龄之加味甘桔汤，肺痿之治，莫妙于彭氏之保和汤也。而失音之辨，必以宫商角徵羽五音，以明脾肺肝心肾五脏之病耳。又以歌属脾，哭属肺，呼属肝，笑属心，呻吟属肾之音，以参乎其中。称法之密，治之简者，莫如叶氏之指南也。其治案中，如有邪者开达肺气，无邪者，填实足三阴经为主，其治肺痿者，宗《金匮》麦门冬汤，辛凉清肺甘温扶中之法，可谓尽善尽美也。（清·王馥原《医方简义·卷四》）

第六节　方　　药

肺痈，喘不得卧，葶苈大枣泻肺汤主之。

葶苈大枣泻肺汤方

葶苈熬令黄色，捣丸如弹子大，大枣十二枚。

上先以水三升，煮枣取二升，去枣，内葶苈，煮取一升，顿服。

咳而胸满，振寒脉数，咽干不喝，时出浊唾腥臭，久久吐脓如米粥者，为肺痈，桔梗汤主之。

桔梗汤方：

桔梗一两，甘草二两。

上二味，以水三升，煮取一升，分温再服，则吐脓血也。（汉·张机《金匮要略·肺痿肺痈咳嗽上气病脉证治第七》）

肺痈，胸满胀，一身面目浮肿，鼻塞清涕出，不闻香鼻酸辛，咳逆上气，喘鸣迫塞，葶苈大枣泻肺汤主之。（晋·王熙《脉经·卷八》）

酒一升，酥一升，干姜末十两。

上三味，以酒二合、酥一匕、姜末二匕，相合服，日三，食后服之。亦治肺痈。（唐·孙思邈《备急千金要方·卷第六》）

苇茎切二升，以水二斗，煮取五升，去滓；薏苡仁半升、瓜瓣半升、桃仁三十枚。

上四味，㕮咀，纳苇汁中，煮取二升，服一升，当有所见吐脓血。

治肺痈，胸胁胀，一身面目浮肿，鼻塞，清涕出，不闻香臭，咳逆上气，喘鸣迫塞，葶苈大枣泻肺汤主之。用前方，先服小青龙汤一剂，乃进之。

治咳，胸中满而振寒，脉数，咽干而不渴，时时出浊唾腥臭，久久吐脓如粳米粥，是为肺痈，桔梗汤方。桔梗三两，《集验》用二两，《古今录验》用一枚；甘草二两。

上二味，㕮咀，以水三升，煮取二升，去滓，分二服，必吐脓血也。一方有款冬花一两半。

治咳有微热，烦满，胸心甲错，是为肺痈，黄昏汤方。

黄昏手掌大一片，是合欢皮也。

㕮咀，以水三升，煮取一升，分二服。（唐·孙思邈《备急千金要方·卷第十七》）

肺伤汤主肺气不足而短气，咳唾脓血不得卧方。

人参、生姜切、桂心各二两，阿胶炙、紫菀各一两，干地黄四两，桑根白皮、饴糖各一斤。

上八味，㕮咀，以水一斗五升，煮桑根白皮二十沸，去滓纳药，煮取二升五合，次纳饴糖令烊，分三服。

伤中汤主伤中肺气不足，胁下痛上气，咳唾脓血，不欲食，恶风，目视䀮䀮，足胫肿方。

生地黄半斤切，桑根白皮三升切，生姜五累，白胶五挺，麻子仁、芎䓖各一升，紫菀三两，麦种、饴糖各一升，桂心二尺，人参、甘草炙各一两。

上一十二味，㕮咀，以水二斗，煮桑根白皮，取七升，去滓，纳药煮取五升，澄去滓，纳饴糖，煎取三升，分为三服。（唐·孙思邈《千金翼方·卷第十五》）

肺气嗽经久有成肺痈者，其状与前肺痿不多异，但唾悉成脓，出无多少，有此病者，于白前汤中加半夏五两，黄芪三两，以水一斗，煮取二升八合；于麻黄丸中加黄芪五两，苦参六两，芍药三两；于桑白皮煎中加黄芪切三升，共桑白皮、地骨皮同煎，又加水三升同煎。忌羊肉、饧。

白前汤方。

白前三两，桑白皮三两，生地黄一升，茯苓五两，地骨皮四两，麻黄二两去节，生姜六两。

上药切，以水八升，煮取二升六合，去滓，加竹沥五合。分温四服，食后服之，昼三夜一。觉得力，重合服五六剂佳，隔三日服一剂。忌醋、芜荑。（唐·王焘《外台秘要·卷第九》）

《备急》疗肠痈、肺痈方。

升麻、白蔹、漏芦、芒硝各一两，黄芩、枳实炙、连翘、蛇衔各三两，栀子二十枚擘，蒴根四两。

上十味，捣令细，以水三升，渍经半日，以猪脂五升，煎令水竭。去滓敷之，日三。若交急，合水煎。

《古今录验》疗肺痈方。

薏苡仁一升、醇苦酒三升。

上二味，煮取一升，温令顿服，有脓血当吐。

《集验》疗胸中满而振寒，脉数，咽燥而不渴，时时出浊唾腥臭，久久吐脓如粳米粥，是为肺痈。

桔梗汤方。

桔梗二两、甘草二两炙。

上二味，切，以水三升，煮取一升，分再服，朝暮吐脓血则瘥。

《千金》疗咳有微热，烦满，胸心甲错，是为肺痈。

黄昏汤方。

黄昏手掌大一枚即合欢木皮。

上一味，切，以水三升，煮得一升，分再服。

又疗肺痈，经时不瘥。桔梗汤方。

桔梗三升，白术二两，当归一两，地黄二两，甘草炙、败酱、薏苡仁各二两，桑白皮一升切。

上八味，切，以水一斗五升，煮大豆四升，取七升汁，去豆，纳清酒三升，合诸药煮之，取三升，去滓，服六合，日三夜再。忌猪肉、芜荑、桃、李、雀肉、海藻、菘菜等。

又疗肺痈，生地黄汁汤方。

生地黄汁一升，当归、甘草炙、白石英绵裹、人参各一两，附子二分炮，白小豆三十颗，白鸡一头男用雌，女用雄，疗如食法，一作雉。

上八味，切，以水一斗五升，煮鸡，取七升汁，去滓，纳地黄汁诸药等，煮取三升，去滓，分服六合，日三夜二。忌芜荑、海藻、菘菜、冷水、猪肉等。

仲景《伤寒论》：咳，胸中满而振寒，脉数，咽干不渴，时出浊唾腥臭，久久吐脓如粳米粥者，肺痈也。桔梗白散主之方。

桔梗三分，贝母三分，巴豆一分去皮、心，熬，研作脂。

上三味，捣筛。强人饮服半钱匕，羸人减之。若病在膈上者必吐，膈下者必利。若利不止者，饮冷水一杯则定。忌猪肉、芦笋等。（唐·王焘《外台秘要·卷第十》）

治肺痈，防己葶苈丸方。

防己一两、葶苈隔纸炒三分、杏仁去皮、尖、双仁，炒，研如脂一分。

上三味，先捣前二味，细罗为末，与杏仁同研令匀，取枣肉和丸，如梧桐子大，每日空腹，煎桑白皮汤下二十丸，日三服。

治肺痈，气逆喘咳，平肺汤方。

黄芪一两剉，沉香半两、紫菀去土、人参、紫苏去梗各二两，杏仁去皮、尖、双仁，麸炒。

上七味，㕮咀如麻豆，每服五钱匕，水一盏半，煎至八分，去滓温服，日三。

治肺痈，生地黄汤方。

生地黄汁一升，当归切，焙、甘草炙、白石英碎绵裹、人参各一两，附子炮，裂去皮脐一两。

上八味，除地黄汁鸡外，剉如麻豆，以水一斗五升，先煮鸡取七升汁去鸡，纳地黄汁诸药等，煮取三升，去滓每服一盏，日三夜二。

治肺痈，甜葶苈丸方。

甜葶苈隔纸炒，别研细，罗过、杏仁去皮、尖、双仁，麸炒，别研如膏各一两，贝母煨令黄色，去心。

上三味，先使皂荚肥者二两，生杵碎，入在无灰酒半升内，熟滤去滓，入净铫子中，慢火熬成膏，次将前三味药拌匀，旋入皂荚膏，和丸如梧桐子大，每服二十丸，温水下。如肺气喘急，浓煎桑白皮汤下，不拘时候。

治肺痈，吐脓如粳米粥，桔梗汤方。

治肺痈，苇叶汤方。

苇叶细切二升、桃仁五十枚去皮、尖、双仁，炒，研、瓜子、薏苡仁各半升。

上四味，以水一斗，先煮苇得五升，去滓纳诸药，煮取二升，再去滓，分温三服，当吐如脓。

治肺痈喘急，杏仁丸方。

杏仁去皮、尖、双仁，麸炒，研入、甜葶苈隔纸炒、皂荚刮去黑皮，蜜炙各一两。

上三味，捣罗为末，炼蜜和丸，如梧桐子大，生姜蜜汤下十丸，至二十丸，食后临卧服。

治肺痈喘急，坐卧不得。泻肺汤方。

桑根白皮剉、甜葶苈隔纸炒各一两。

上二味，粗捣筛，每服三钱，水一盏，煎至六分，去滓食后温服，微利为度。

治肺痈咳喘，体有微热烦满，胸前皮甲错者，夜合汤方。

夜合白皮一两剉。

上一味，以水三盏，取一盏半，分温二服。

治肺痈咳嗽，防己丸方。

防己、杏仁去皮、尖、双仁，麸炒、贝母去心、甘草炙，剉各二两，甜葶苈四两隔纸，炒香。

上五味，捣研为末，面糊和丸，如绿豆大，每服三十丸，不拘时候，温水下。

治肺痈咳嗽上气喘，急不得卧，涕唾稠粘，胸膈不利方。

葶苈隔纸后炒紫色，别研如膏、桑根白皮微炙，细剉、大枣拣洗去核。

上三味，用水三盏，先煎桑白皮一两，枣十二枚，取一盏半，去滓入葶苈膏一弹子大搅化，煎取八分温服，良久当吐恶物，或微利三两行，其疾减后，宜服补肺药，七日外病未退，量人加减，更一服。

治肺痈上喘咳嗽，胸膈满闷，口干烦热及吐血，华盖散方。

赤茯苓去黑皮、甜葶苈隔纸炒、桑根白皮剉各一两，大黄半两湿纸裹煨熟。

上四味，捣罗为散，每服二钱匕，生姜汤调下，食后临卧服。

治肺痈涕唾涎沫，吐脓如粥，麦门冬汤方。

麦门冬去心焙二两、桔梗去芦头五两、甘草炙、剉三分。

上三味，粗捣筛，每服三钱匕，水一盏，青蒿心叶十片，同煎至七分，去滓温服，稍轻者粥饮调下亦得，不计时候。

治肺痈吐脓，经时不瘥，桔梗白术汤方。

桔梗剉三分，白术、生干地黄焙、薏苡仁、甘草炙、败酱各二两，当归切，焙一两，桑根白皮剉一升。

上八味，剉如麻豆，以水一斗五升，煮大豆四升，取七升，去豆，纳清酒三升，合诸药煮之，去滓取三升，每服一盏，日三夜二。

治肺痈吐脓，五心烦热，壅闷咳嗽，四顺汤方。

贝母去心、桔梗炒、紫菀去苗、土各一两，甘草炙，剉半两。

上四味，粗捣筛，每服三钱匕，水一盏，煎五七沸去滓，不拘时候稍冷服。如咳嗽甚，入去皮尖杏仁三枚，同煎，小儿量减。（宋·赵佶《圣济总录·卷第五十》）

升麻汤　治肺痈吐脓血作臭气，胸乳皆痛。

川升麻、桔梗炒、薏苡仁、地榆、牡丹皮、芍药、子芩刮去皮各半两，甘草三分炙。

上剉粗末，每服一两，水一升半，煎至五合去滓，日二三服。（宋·许叔微《普济本事方·卷第二》）

息贲汤　治肺之积，在右胁下，大如覆杯，久久不愈，病洒洒寒热，气逆喘咳，发为肺痈，其脉浮而毛。

半夏汤泡七次、吴茱萸汤洗、桂心各二两半，人参、甘草炙、桑白皮炙、葶苈炒各二两半。

上为剉散，每服四钱，水一盏半，姜七片，枣两枚，煎七分，去滓，食前服。（宋·陈言《三因极一病证方论·卷之八》）

如圣汤治咳而胸满，振寒，脉数滑，咽干不渴，时出浊唾腥臭，久久吐脓若粥者，为肺痈。

桔梗一两，甘草炙二两。

上为剉散，每服四钱，水一盏，煎七分，去滓，不以时服。兼治喉痹咽痛。（宋·陈言《三因极一病证方论·卷之十三》）

马兜铃圆　治小儿肺痈咳嗽，大便不利。

马兜铃一两、紫苏子一两炒、人参一两、木香半两、款冬花半两。

以上为细末，杏仁一分，汤浸去皮尖，细研。（宋·叶大廉《叶氏录验方·下卷》）

桔梗汤　治肺痈，心胸气壅，咳嗽脓血，心神烦闷，咽干多渴，两脚肿满，小便赤黄，大便秘结。

桔梗去芦、贝母去心膜、当归去芦，酒浸、栝蒌子、枳壳去瓤，麸炒、薏苡仁炒、桑白皮蜜水炙、防己各一两，甘草节生用、杏仁去皮尖，麸炒、百合蒸各半两，黄芪去芦一两半。

上㕮咀，每服四钱，水一盏半，生姜五片，煎至八分，去滓，温服，不拘时候。

排脓散 治肺痈，得吐脓后，宜以此药排脓补肺。

绵黄芪去芦二两生用。

上为细末，每服二钱，水一中盏，煎至六分，温服，不拘时候。

葶苈散 治肺痈喘咳气急，眠卧不得。

甜葶苈二两半隔纸炒，令紫。

上为细末，每服二钱，水一中盏，煎至六分，温服，不拘时候。

息贲汤 治肺之积，在右胁下，大如覆杯，久久不愈，病洒洒寒热，气逆喘咳，发为肺痈。

半夏汤泡七次、吴茱萸炒、桂心不见火各七钱半，人参、桑白皮炙、葶苈微炒。

上㕮咀，每服四钱，水一盏半，生姜七片，枣二枚，煎至七分，去滓，食前，温服。（宋·严用和《严氏济生方·眩晕门》）

己字号太平丸 治劳证久嗽，肺痿肺痈，并能噙服。

天门冬、麦门冬、知母、贝母、款冬花、杏仁各二两，当归、生地黄、熟地黄、黄连、阿胶珠各一两半，蒲黄、京墨、桔梗、薄荷各一两，白蜜四两，麝香少许。

桔梗汤 治肺痈，咳嗽脓血，咽喉多渴，大小便亦涩。

消脓饮 治肺有痈脓，腥气上冲，呕吐咳嗽。

生南星一两，知母、贝母去心，炒、生地黄、阿胶炒、川芎、桑白皮炒、甘草炙各三分，防风、射干、北梗、天门冬去心、脑荷、杏仁不去皮、半夏制、紫苏叶、白芷、白及各半两。

上剉散，每四钱；姜七片，乌梅一个，食后煎服。（宋·杨士瀛《仁斋直指方·卷之八》）

薏苡汤 治肺痈唾吐脓血。

薏苡二合、黑豆百粒、乌梅一个。

上，水二盏，煎一盏，入透明阿胶、生蒲黄各一钱，再煎沸，食后服。（宋·杨士瀛《仁斋直指方·卷之二十六》）

升麻汤 治肺痈吐脓血等症。

升麻、桔梗、地榆、黄芩、米仁、丹皮、白芍、甘草、金银花。（宋·薛辛《女科万金方·疮肿门》）

泻肺汤 治肺痈喘急，坐卧不安。

桑白皮剉烧、甜葶苈隔纸焙各一两。

上二味为粗末，每服三钱。水一盏，煎至六分，去滓，食后温服，以利为度。（金·张从正《儒门事亲·卷十五》）

息贲丸 治右胁下覆大如杯，久不已，令人洒淅寒热，喘咳发肺痈。

厚朴姜制八钱，黄连去头，炒一两三钱，干姜炮一钱半，桂去皮一钱，巴豆霜四分，白茯苓去皮一钱半另末，川乌头炮，制去皮一钱，人参去芦二钱，川椒炒去汗一钱半，桔梗一钱，紫菀去苗一钱半，白豆蔻一钱，陈皮一钱，青皮半钱，京三棱炮一钱，天门冬一钱。（金·李杲《东垣试效方·卷二》）

如圣丸 治风热毒气上攻咽喉，痛痹肿塞妨闷，及肺痈咳嗽脓血，胸满振寒，咽干不渴，时出浊沫，气臭腥臭，久久咯吐，状如米粥。

龙脑另研、牛黄另研、桔梗、甘草生用各一钱。

上为细末，炼蜜丸，每两作二十丸，每服一丸，噙化。（元·王好古《医垒元戎·卷第九》）

葶苈汤　治食（炙）煿饮酒，致肺壅喘不得卧，及肺痈咽燥不渴，浊唾腥臭。

用甜葶苈炒、桔梗、瓜蒌仁、川升麻、桑白皮炙、粉葛各一两，甘草半两炙。

姜煎，食后。

人参清肺汤　肺痈咳血。《经效》

马兜铃、桑白皮、地骨皮片蜜微炙、桔梗、薏苡仁。

食后，粳米一撮，入生地黄汁少许。（元·李仲南《永类钤方·卷第二》）

饮啖伤脾。喉腥唾浊，胸满咳红，肺痈。《济生》八味葶苈散，《三因》葶苈大枣汤。

脉弦实，实热，胸满，咽渴面赤，大小便涩，成肺痈。小柴胡加桑白皮、麦门冬，竹叶石膏汤，玉液丸，玉芝丸。（元·李仲南《永类钤方·卷第四》）

升麻汤　治肺痈吐脓血，作臭气。

升麻、桔梗、薏苡仁、地榆、黄芩、牡丹皮、芍药各五钱，甘草七钱半。

㕮咀，每半两，水一盏煎，日三服。

治肺痈咳嗽脓血，咽干多渴，大小便赤涩。

桔梗、贝母去心、当归酒洗、瓜蒌子制、枳壳、甘草节生用、杏仁去皮尖，炒、百合蒸各半两，黄芪一两半。

㕮咀，每四钱，水盏半，姜五片，煎，无时。大便秘，加大黄；小便赤少，加木通。（元·李仲南《永类钤方·卷第十一》）

息贲圆　治肺之积，在右胁下，大如覆杯，久久不愈。病洒洒寒热，气逆，喘嗽，发为肺痈，其脉浮而毛。

半夏汤洗七次、吴茱萸汤洗、桂心各二两半，甘草、桑白皮炙、葶苈炒各二两半。

上剉散。每服四钱，水一盏半，姜三片，红枣二枚，煎七分，去滓，食前服。（元·危亦林《世医得效方·卷第四》）

葶苈散　治过食煎煿，或饮酒过度，致肺壅喘不得卧。及肺痈咽燥。

甜葶苈炒、桔梗去芦、瓜蒌子、川升麻、薏苡仁、桑白皮炙、葛根各一两，甘草炙半两。

上剉散，每服四钱，水一盏半，生姜五片，同煎，食后温服。（元·危亦林《世医得效方·卷第五》）

肺痈，心胸气塞，咳嗽脓血，心神烦闷，咽干多渴，两足肿满，小便赤黄，大便多涩。

桔梗、贝母、川芎、瓜蒌仁、枳壳、薏苡仁、桑白皮、防风，以上各一两，生甘草、杏仁、蒸百合各半两，黄芪一两半。

上修事㕮咀，每服四钱，水一碗半，生姜五片，煎至八分，去渣服。若大便秘，加大黄。小便秘，加木通。

济生排脓汤　治肺痈得吐脓后，以此排脓补肺。

生绵芪二两细末，每二钱，水一碗，煎一半服。

葶苈大枣泻肺汤　治肺痈，喘不得卧。

葶苈炒黄，研细，丸如弹大、大枣十二枚。

水二升，入枣，先煮取二升，去枣，入葶苈，又煮一升，顿服之。

又曰：治肺痈胸满胀，一身并面目浮肿，鼻塞清涕出，不知香臭酸辛，咳逆上气，喘鸣迫塞，用前方三日一剂，可至三四剂，须先与小青龙汤一剂，乃与之。

如咳嗽成肺痈，先宜金沸草散。（元·艾元英《如宜妙济回生捷录·下卷》）

肺痈收敛疮口，止有合欢树皮，白蔹煎汤饮之。（明·楼英《医学纲目·卷之十九》）

甘桔汤，仲景少阴咽痛药也。孙真人治肺痈吐脓血，用生甘草加减二十余条。（明·楼英《医学纲目·卷之三十九》）

治肺痈喘不得卧用葶苈炒黄为末，丸如弹子大。

每服用大枣二十枚，水三升，煎取二升，纳一弹丸，再煎至一升，顿服之。（明·胡荧《卫生易简方·卷之三》）

肺痈：肺大伤有毒而生疮也。用神仙活命饮加臭灵丹治之；生脉汤加白果。（明·兰茂《重订医门擘要·上卷》）

排脓散 治肺痈吐脓后，宜服此排脓补肺。

黄芪盐水拌炒、白芷、五味子炒，杵、人参各分。

为细末，每服三钱，食后蜜汤调下。

如金解毒散 治肺痈。

桔梗一钱，甘草钱半，黄连炒、黄芩炒、黄柏炒、山栀炒各七分。

作一剂，水二钟，煎八分，作十余次呷之，不可急服。

愚按：此方乃降火解毒之剂也。发热烦渴、脉洪大者，用之俱效。若脉数，咳痰腥臭，或唾脓瘀，宜用桔梗汤。

泻白散 治肺痈。

桑白皮炒二钱，地骨皮、甘草炙、贝母去心、紫菀、桔梗炒、当归酒拌各一钱，瓜蒌仁钱半。

作一剂，水一钟，姜三片，煎八分，食远服。

愚按：此方乃泻肺邪消毒之剂也。若喘嗽，唾痰沫，肺脉浮数者，用之有效。如脉大发热作渴，宜用解毒散解之，而后用此剂。其或唾脓之际，宜排脓。如唾脓后，及脉将安，宜补肺。初起胸膈胀满，喘急咳嗽，宜发散表邪。（明·陶华《痈疽神秘验方·痈疽十段关》）

桔梗汤 治肺痈，咳嗽脓血，咽干多渴，大便难，小便赤色。

桔梗、贝母去心、薏苡仁炒、桑白皮蜜水炒、当归、枳壳麸炒、栝蒌仁、防己，已上各一钱；黄芪一钱半；甘草节生用、杏仁麸炒，去皮、尖、百合蒸各半钱。

上作一服，用水二钟，生姜五片，煎至一钟。大便秘加大黄，小便少加木通。（明·董宿《奇效良方·卷之三十》）

葶苈散 治过食煎煿，或饮食过度，致肺壅喘不得卧，及肺痈咽燥不渴，唾腥臭。

甜葶苈炒、桔梗去芦、栝蒌仁、川升麻、薏苡仁、桑白皮炙、葛根，以上各一钱半；甘草炙一钱。

上作一服，水二钟，生姜五片，煎至一钟，食后服。

消脓饮 治肺痈有脓，腥气上冲，呕而咳嗽。

南星、半夏、知母、生地黄、川芎、防风、贝母、桑白皮、阿胶、射干、桔梗、天门冬、薄荷、杏仁去皮、尖、紫苏、白芷、乌梅、白及各等分,甘草减半。

上㕮咀,每服一两,水二盏,生姜五片,煎一盏,食后服。(明·董宿《奇效良方·卷之三十二》)

排脓散　治肺痈吐脓后,宜服此排脓补肺。

嫩黄芪、川白芷、北五味炒、人参各等分。

上为细末,每服二钱,食后蜜汤服。

桔梗汤　治男子、妇人咳而胸膈隐痛,两脚肿满,咽干口燥,烦闷多渴,时出浊唾腥臭,名曰肺痈。小便赤黄,大便多涩。

牡丹散　治肺痈。胸乳间皆痛,口吐脓血,气作腥臭。

牡丹皮、赤芍药、地榆、苦梗、薏苡仁、川升麻、黄芩、生甘草各一钱半。

上作一服,水二钟,煎至一钟,食远服。

四顺汤　治肺痈吐脓,五心烦热,壅闷咳嗽。

贝母去心、紫菀去苗土、桔梗炒各一两,甘草炙,剉半两。

上捣筛,每服三钱,水一盏,煎五七沸,去滓,不拘时,稍冷服。如咳嗽甚,加去皮尖杏仁三枚同煎,小儿量减。(明·董宿《奇效良方·卷之五十四》)

桔梗汤治　肺痈咳嗽脓血,咽干多渴,大便难,小便赤涩。(明·周文采《医方选要·卷之三》)

太平丸　治痨证久嗽,肺痿、肺痈并宜噙服,决定除根。

天门冬、麦门冬去心、知母、贝母、款冬花、杏仁去皮尖,炒各二两,当归、生地黄、黄连、熟地黄、阿胶蛤粉炒各一两半,蒲黄、京墨、桔梗、薄荷各一两;麝香另研少许。

上为细末,炼蜜为丸如弹子大,每服一丸,临睡细嚼,薄荷汤送下。(明·周文采《医方选要·卷之三·》)

理肺膏　治肺痈正作,咳唾不利,胸膈迫塞。

诃子去核、百药煎、五味子微炒、条参去芦、款冬花蕊、杏仁、知母、贝母、甜葶苈子、紫菀、百合、甘草节各五钱。

上为末,用白茅根净洗称三斤,研取自然汁,入瓷石器中熬成膏;更添入好蜜二两再熬匀,候调和煎药为丸,如梧桐子大,温水吞下。

升麻汤　治肺痈疽,胸乳间皆痛,口吐脓血,气作腥臭。

川升麻、苦梗、薏苡仁、地榆、黄芩去心、赤芍药、牡丹皮去心、生甘草各三分。

上为粗末,每服一两,水一升半,煎至五合,去渣温服,日三服。

葶苈散　治肺痈咳嗽气急,睡卧不安,心胸胀满。

甜葶苈子二两半隔纸炒赤色,百合炒、白附子、北五味子炒、甘草节、罗参、款冬花、百药煎各一两,大朱砂五钱另研,紫菀去木一两。

上为末,每服二钱,灯心汤调下。

补肺散　治肺痈已吐出脓血,以此润护。

真钟乳粉一两、白滑石二两。

上为末，每服三钱，米饮调下。（明·周文采《外科集验方·卷下》）

桔梗汤　治咳嗽吐脓，痰中有血，已成肺痈症。（明·王纶《明医杂著·卷之六》）

肺痈已破，入风者不治。或用太乙膏丸，服以搜风汤吐之。吐脓血，如肺痈状，口臭，他方不应者，宜消风散入男子发灰，清米饮下。两服可除。（明·薛己《外科心法·卷二》）

如圣柘黄丸　治肺痈咳而腥臭，或唾脓瘀。不问脓成否，并效。肺家虽有方，惟此方功效甚捷，不可忽之。

柘黄一两为末、百齿霜即梳垢三钱。

用糊为丸，如梧子大，每服三五丸，米饮下。柘黄，乃柘树所生者，其色黄，状灵芝，江南最多，北方鲜有。

葶苈散　治过食煎煿，或饮酒过度，至肺壅喘不卧，及肺痈浊唾腥臭。

甜葶苈、桔梗炒、瓜蒌仁、川升麻，薏苡仁、桑白皮炙五分。

作一剂，水一钟半，生姜三片，煎八分，食后服。（明·薛己《外科发挥·附方》）

参芪补脾汤　治肺痈，脾气亏损，咳吐脓涎，或中满不食，必服此药，补脾土以生肺金，否则不治。

人参、白术各二钱，黄芪炒二钱五分，茯苓、陈皮、当归各一钱，升麻三分，麦门冬七分，五味子杵四分，桔梗炒六分，甘草炙五分。

上作三服，姜枣水煎。

人参平肺散　治心火克肺金，传为肺痈。咳嗽喘呕，痰涎壅盛，胸膈痞满，咽嗌不利。

人参、陈皮、甘草、地骨皮、茯苓各一钱，知母炒七分，五味子、青皮、天门冬去心四分、桑白皮炒一钱。

上每服二三钱。（明·薛己《保婴撮要·卷十四》）

人参补肺汤　治肺痈肾水不足，虚火上炎，咳唾脓血，发热作渴，小便不调。

人参、黄芪、炒白术、茯苓、陈皮、当归各一钱，山茱萸去核、山药各二钱，五味子杵、麦门冬、甘草炙各七分，熟地黄自制一钱五分，牡丹皮一钱。

上，姜水煎服。（明·薛己《校注妇人良方·卷二十四》）

葶苈散《济生》　治过食煎煿，或饮酒过度，致肺壅喘不得卧，及肺痈，咽燥不渴，浊唾腥臭。

甜葶苈子炒、桔梗去芦、瓜蒌子、升麻、薏苡仁、桑白皮蜜炙、葛根各八分，甘草四分。

上细切，作一服，加生姜五片，水一盏半，煎至一盏，温服。（明·虞抟《医学正传·卷之二》）

治肺痈，未成脓者立消，已成脓者立溃，其效如神。

用樟漆树叶，一名接骨木，又名健骨树，又名野黄杨，田畔路侧皆有之。

上一味细研，略入滤过，以酒调服。不饮酒人，入生姜研服。（明·虞抟《医学正传·卷之六》）

排脓散　肺痈吐脓后服此，排脓补肺。

嫩黄芪盐水拌炒、白芷、五味子杵炒、人参各等分。

细末，每服三钱，食后蜜汤调下。

四顺散　治肺痈吐脓，五心烦热壅闷，咳嗽。

贝母去心、紫菀去苗、桔梗炒各钱半，甘草七分。

水二钟，煎八分，食远服。咳嗽加杏仁，亦可为末，白汤调服。（明·汪机《外科理例·卷七》）

息贲丸　治肺积，在右胁下，大如覆杯，久不愈，令人洒淅寒热，喘咳，发肺痈。法当攻积散寒为主。是以用川乌、三棱、巴霜、川椒、干姜等诸辛热，散寒攻积，厚朴、青皮、陈皮、白蔻诸辛温，导滞散郁，桔梗、紫菀、天冬等以止喘咳，人参、茯苓补正气，黄连和乌头巴霜之热毒。

川乌辛热三钱、三棱苦辛温五钱、川椒辛热五钱、巴霜辛热二钱、干姜辛热四钱、厚朴苦辛温一两、青皮苦辛温一两、陈皮辛温二两、白蔻苦辛温五钱、桔梗苦辛温一两、紫菀苦辛温一两、黄连苦寒一两、天冬苦甘寒一两、茯苓甘淡平一两、人参甘温二两。为末，炼蜜丸如梧子大。服如肥气丸法，淡姜汤下。秋冬加厚朴，减黄连四分之一。（明·汪机《医学原理·卷之六》）

参芪补脾汤　治肺痈，脾气亏损，咳吐脓涎，或中满不食，必服此药，补脾土以生肺金，否则不治。

人参、白术各二钱，黄芪炒二钱五分，茯苓、陈皮、当归各一钱，升麻三分，麦门冬七分，五味子杵四分，桔梗炒六分，甘草炙五分。

上作三服，姜枣水煎。（明·薛铠《保婴撮要·卷十四》）

四顺汤　治肺痈出脓，五心烦热，壅闷咳嗽。

贝母去心、紫菀去泥土苗、桔梗炒各一两，甘草炙半两。

上捣筛，每服三钱，水一盏，煎五七沸，去滓，拘时稍冷服。如咳甚，去皮尖杏仁三枚同煎。小儿量减。

治肺痈方　上用薏苡仁为末，糯米饮调下。或入粥内煮吃亦可。一方用水煎服，当下脓血便愈。（明·饶鹏《医林正宗·卷之七》）

脉数实者，为肺痈，当凉其血，宜甘桔主之。

甘桔汤　治肺痈，咳唾脓血。

桔梗、当归、瓜蒌仁、汉防己、桑白皮、贝母、杏仁炒、甘草节、薏苡仁、百合、黄芪、玄参。

上等分，㕮咀，水二盏，姜二片，煎服。（明·万全《保命歌括·卷之十七》）

治肺痈方　用绿橘叶，水洗净，捣烂，绞汁服之，吐出脓血，愈。（明·张时彻《摄生众妙方·卷之七》）

肺痈者，口中辟辟燥，咳即胸中隐隐痛，名曰肺痈，咳伤肺叶而成也。用太乙育成丸，食后服，或桔梗汤主之。

黄芪散：用黄芪蜜炙为末，每服一大匙，食后黄芪汤下。（明·皇甫中《明医指掌·卷三》）

己字号太平丸　治劳证久嗽、肺痿、肺痈，噙服除根。

天冬二两去心、麦冬二两去心、知母二两去毛、贝母去心二两、款冬花一两、杏仁二两泡、当归一两半、生地黄一两半、黄连一两半、蒲黄一两炒、胶珠一两半、京墨一两、桔梗一两、薄荷一两、麝香少许。

上为细末，用白蜜半斤，银锅内炼熟，取起，下诸药末搅匀，再上火熬二、三沸，丸如弹子大，每日三食后，浓煎薄荷汤灌漱喉口，细嚼一丸，津唾咽下，再噙一丸，缓缓溶化。临卧时如

有痰盛，先用饧糖拌消化丸一百丸吞下，次噙嚼此丸，仰卧而睡，从其溜入肺窍中，则肺清嗽止。（明·皇甫中《明医指掌·卷七》）

升麻汤　肺痈吐脓血，作臭气。

升麻、苦梗、苡仁、地榆、黄芩、丹皮、芍药各一钱八分，甘草三钱六分。

分二服，水煎。食后温服。

孙真人治肺痈吐脓血，用甘桔汤，二十余条加减。

生甘草一两、桔梗二两。水煎服。

咳逆气者加陈皮；咳嗽者加知母、贝母；咳而渴者加五味；吐脓血者加紫菀。

桔梗汤　治肺痈，心胸气壅，咳嗽脓血，心神烦闷，咽干多渴，两脚肿满，小便赤黄，大便多涩。

桔梗、贝母、当归、瓜蒌仁、枳壳、苡仁、桑皮、防己各一二分，甘草节、杏仁、百合各六分，黄芪一钱八分。

分二服，姜三片，水煎温服。

大便秘加大黄；小便秘加木通。

紫菀汤　治咳嗽，唾中有脓血，虚劳痈痿。

人参、紫菀、知母、桔梗、五味子、茯苓、阿胶、贝母各一钱。

姜三片，水煎服。

排脓散　肺痈吐脓，以此排脓补肺。

黄芪一两。

水二盅，煎一盅，食后温服。

枣膏丸　肺积在右胁下，如杯，发为痈。

陈皮、苦梗、葶苈。

各等分，枣肉捣为丸，梧子大。每服五十丸，米饮下。

消脓饮　肺有痈脓，腥气上冲，呕而咳嗽。

天南星、半夏、知母、贝母、生地、阿胶、川芎、甘草、桑皮、方法、射干、桔梗、天冬、薄荷、杏仁、白芷、紫苏、白及、乌梅。

各等分，每服七钱，姜三片，水煎服。

黄昏汤　治咳有微热，烦满胸心，甲错，是为肺痈者方。

桔梗汤　治肺痈，心胸气壅，咳嗽脓血，心神烦闷，咽干多渴，两脚肿满，小便赤黄，大便多涩。

桔梗、贝母、当归、瓜蒌仁、枳壳、苡仁、桑皮、防己各一二分，甘草节、杏仁、百合各六分，黄芪一钱八分。

分二服，姜三片，水煎温服。大便秘加大黄；小便秘加木通。

咳而胸满振寒，脉数，咽干不渴，时出浊唾腥臭，久久吐脓如米粥者，为肺痈。桔梗汤主之。

如圣丸　治风热毒气上攻，咽喉痛痹，肿塞妨闷，及肺痈喷嗽脓血，胸满振寒，咽干不渴，时出浊沫，气息腥臭，久久咯脓，状如米粥。

龙脑另研、牛黄另研、桔梗、甘草生用各一钱。

上为细末，炼蜜丸，每两作二十丸，每服一丸，噙化。

升麻汤　肺痈吐脓血，作臭气。

升麻、苦梗、苡仁、地榆、黄芩、牡丹皮、芍药各一钱八分，甘草三钱六分。

分二服，水煎，食后温服。

《外台》桔梗白散　咳而胸满振寒，脉数，咽干不渴，时出浊唾腥臭，久久吐脓如米粥者为肺痈。

桔梗、贝母各三两，巴豆七分。

上三味为散，壮人服五分，弱者减之。病在膈上吐脓血，膈下者泻出。若下多不止者，饮冷水一杯。

消脓散　肺有痈脓，腥气上冲，呕而咳嗽。

天南星、半夏、知母、贝母、生地、阿胶、川芎、甘草、桑皮、防风、射干、桔梗、天冬、薄荷、杏仁、白芷、紫苏、白及、乌梅，各等分。

每服七钱，姜三片，水煎服。（明·孙一奎《赤水玄珠·第七卷》）

太平丸　治劳症咳嗽日久，肺痿肺痈，并宜噙服。

天冬、麦冬、知母、贝母、款冬花、杏仁各二钱，当归、生地、黄连、阿胶炒各一两半，蒲黄、京墨、桔梗、薄荷各一两，北蜜四两，麝香少许；一方有熟地黄。

上炼蜜和丸，如弹子大。食后浓煎薄荷汤，先灌漱喉中，细嚼一丸，津唾送下，上床时再服一丸。如痰盛，先用饴糖拌清化丸一百丸送下，后即噙嚼此丸，仰面睡，从其流入肺窍。（明·孙一奎《赤水玄珠·第十卷》）

妇人肺痈……若咳嗽喘急，寒邪在表也，小青龙汤。咳嗽胸胀，寒邪内壅也，葶苈子大枣泻肺汤。胁胀咳唾腥臭，脓已成也，桔梗汤。咳喘短气，或小便短少，肺气虚也，佐以参芪补肺汤。体倦少食，或喘嗽短气，脾肺虚也，佐以参术补脾汤。作渴饮冷，午前嗽甚，胃火盛也，竹叶石膏汤。作渴内热，午后嗽甚，阴血虚也，六味丸、四物汤。口干饮汤，体倦少食，胃气虚也，补中益气汤加五味、麦冬。口干内热，咳嗽痰涎，肾水虚也，六味丸、益气汤。黄昏热，或嗽甚，阴火炽也，六味丸，四物汤，加五味、麦冬。五更嗽或痰甚，脾肺虚也，六君子汤。嗽而不得眠，及两胁疼，肝火血盛也，六味丸，益气汤。大凡前症，因外淫所侵，当祛邪而实上。因心火太过，当伐木而补金。若肺气虚弱，当补脾土而生肺金。若阴火上炎，当补脾肺以滋肾水。

桔梗汤　治肺痈，咳而胸膈隐痛，胸次肿满，咽干口燥，烦闷作渴，浊唾腥臭。

人参补肺汤　治肺痈，肾水不足，虚火上炎，咳唾脓血，发热作渴，小便不调。

人参、黄芪炒、白术、茯苓、陈皮、川芎各一钱，山茱萸、山药各二钱，五味子、麦冬、炙甘草各七分，丹皮一钱，熟地一钱半，姜，水煎服。（明·孙一奎《赤水玄珠·第二十四卷》）

肺痈肺痿，须用薏苡仁为主。（明·龚廷贤《万病回春·卷之一》）

治肺痈方

用薏苡仁略炒为末，糯米饮调服。或入粥煮吃亦可，或水煎服。当下脓血自安。

神仙蜡矾丸　治痈疽及肺痈、肠痈，能消毒、固脏腑、止疼痛、护脂膜、止泻漏，化脓痈疽溃后宜。兼治诸疮毒、粉瘤、痰核，三五年者，半料即消。不问恶疮新起者亦效。

黄蜡二两、白矾三两。

上为末，熔蜡为丸，如梧桐子大。每服三十丸，酒下。不饮酒，熟水下。一日服三次。肺痈，蜜汤下。咳嗽，姜汤下。（明·龚廷贤《万病回春·卷之八》）

焊肺丹　凡治肺痈，必以此药间而服之，以护膈膜，不致溃透心肺，最为切当。

白矾三两生，黄蜡二两。

上为末，溶蜡为丸，梧子大。每二十丸，蜜汤送下，临卧服。（明·龚廷贤《鲁府禁方·卷二》）

寸口脉数而实者，肺痈也。其脉短而涩者自痊，脉浮大者难治。

夫肺痈者，由寒热之气，内舍于肺，其气结聚之所成也。盖因调理失宜，劳伤血气，风寒得以乘之，寒生热，风亦生热，壅积不散，遂成肺痈。咳而脑漏，右胁隐痛，二脚肿满，咽干口燥，烦闷多渴，时出黄唾腥臭，状如糯米粥者，难治。有脓而呕者，不可治呕，脓尽而止则自愈。若吐黄色脓臭，或带粉红色者，即肺痿也，大抵脉细而沉，里虚而变证矣。

一论咳嗽，吐脓血，腥臭不可闻者，肺痈也。

黄芪蜜水炒、防风、金银花、忍冬藤、金沸草、牛膝、桔梗各等分。

上，用鸭一只，缢死，破开，入前七味药于鸭肚内，用好酒煮，酒尽为度，吃鸭，药渣晒干，为末，酒调服。后服净脓汤。

净脓汤　此汤吃鸭后宜服。

甘草四两，剉作大帖，用水煎，顿服。如纳不得，吐出之，服后：

化痰止咳丸　白矾二两枯的，百草霜一两。

上二味，为末，清水为丸，每服三五十丸，人参、五味各三钱，煎汤送下，作三日用。（明·龚廷贤《寿世保元·卷六》）

补肺散　治肺痈已吐出脓血，以此润护。

真钟乳粉一两，白滑石二两。

上研细。每服三钱，米饮调下。

理肺膏　治肺痈正作咳唾不利，胸膈迫塞。

诃子去核、百药煎、五味子微炒、条参去芦、款冬花蕊、杏仁、知母、贝母、甜葶苈子、紫菀、百合、甘草节各五钱。

上为末，用白茅根净洗秤三斤，研取自然汁，入瓷石器中熬成膏，更添入好蜜二两，再熬匀，候调和前药为圆，如梧子大。温水吞下。

如金解毒散　治肺痈。

桔梗一钱、甘草一钱半、黄连炒、黄芩炒、黄柏炒、山栀炒各七分。

作一剂。水二盅，煎八分，作十余次呷之，勿急服。

葶苈散　治肺痈咳嗽气急，睡卧不安，心胸胀满。

甜葶苈子二两半隔纸炒赤色，百合炒、白附子、北五味子炒、甘草节、罗参、款冬花、百药煎、紫菀去木各一两，大朱砂半两另研。

上为末。每服二钱，灯心汤调下。

泻白散　治肺痈。

桑白皮炒二钱，地骨皮、甘草炙、贝母去心、紫菀、桔梗炒、当归酒拌各一钱，瓜蒌仁一钱半。

作一剂。水一盅，姜三片，煎八分，食远服。

济生排脓汤　治肺痈得吐脓后，以此排脓补肺。生绵黄芪二两，细末。

每二钱，水一碗，煎五分服。肺痈收敛疮口，上有合欢树皮、白蔹，煎汤饮之。

排脓散　治肺痈吐脓后，宜服此补肺。

黄芪盐水拌炒、白芷、五味子炒，杵、人参各等分。

为细末，每服一钱，食后，蜜汤调下。（明·王肯堂《证治准绳·疡医》）

参芪补脾汤　治肺痈，脾气亏损，咳吐脓涎，或中满不食，必服此药，补脾土以生肺金，否则不治。

人参、白术各二钱，黄芪炒二钱五分，茯苓、陈皮、当归各一钱，升麻三分，麦门冬七分，桔梗炒六分，甘草炙五分，五味子杵四分。

上，作三服，姜枣水煎。

升麻汤　治肺痈，脓血秽臭，胸乳皆痛。

升麻、桔梗炒、薏苡仁、地榆、条芩炒、牡丹皮、芍药炒、甘草各等分。

上，每服二三钱，水煎。

人参平肺散　治心火克肺金，传为肺痈，咳嗽喘呕，痰涎壅盛，胸膈痞满，咽嗌不利。

人参、陈皮、甘草、地骨皮、茯苓各一钱，知母炒七分，五味子炒、青皮、天门冬去心四分，桑白皮炒一钱。

上，每服二三钱。（明·王肯堂《证治准绳·幼科》）

人参补肺汤　治肺痈肾水不足，虚火上炎，咳唾脓血，发热作渴，小便不调。

人参、黄芪炒、白术、茯苓、陈皮、当归各一钱，山茱萸去核、山药各二钱，五味子杵、麦门冬去心、甘草炙各七分，熟地黄自制一钱五分，牡丹皮一钱。

上姜水煎服。（明·王肯堂《证治准绳·女科》）

肺痈喘急，坐卧不安，以桑白皮剉烧、甜葶苈隔纸烧各一两，为粗末。每服五钱，水二盏，煎七分，温服，以利为度。

或用桔梗一两，甘草半两。每服七钱，水二盏，煎一盏，频服。须臾吐出脓血为效。

或用一味五倍为末，稀糊为丸，如米大，白滚汤下一二钱。如欲吐恶心，略嚼生姜即止。此药能长肺肉，去肺脓，亦治肺痿。

调理方：用天花粉一两，桔梗三钱，枳壳二钱，黄芩二钱半，甘草一钱，金银花一团，桑白皮三钱。水煎，徐徐服。（明·王肯堂《医镜·卷之三》）

肺痈

茵陈一味切碎，一握，加大黄六七片为一服。

水煎服。一服即效，二三服好愈。盛者五六服，先炒猪心肺与食。若食得者，其肺管不朽可治，如食不得不可治（明·喻政《虺后方》）

桔梗汤　治肺痈，咳嗽脓血。

桔梗、贝母、当归、瓜蒌仁、防己、甘草节、杏仁炒、百合、枳壳、薏苡仁、黄芪、桑白皮、加玄参各等分。

水二钟，姜二片服。口干燥热加黄芩。（明·吴球《诸症辨疑·新锲太医院鳌头诸症辨疑卷之三》）

麦冬平肺饮　治肺痈初起，咳嗽气急，胸中隐痛，呕吐脓痰者。

人参、麦门冬、赤芍、槟榔、赤茯苓、陈皮、桔梗各一钱，甘草五分。

水二钟，煎八分，食远服。

宁肺桔梗汤　治肺痈胸膈隐痛，两胁肿满，口燥咽干，烦闷多渴，自汗盗汗，眠卧不得，时吐稠痰腥臭者服之。

桔梗、贝母、当归、瓜蒌仁、黄芪、枳壳、甘草节、桑白皮、防己、百合、苡仁各八分，五味子、甜葶苈、地骨皮、知母、杏仁各五分。

水二钟，姜三片，煎八分，不拘时服。咳甚，加百合；身热，加柴胡、黄芩；大便不利，加蜜炙大黄一钱；小便涩滞，加灯心、木通；烦躁兼血，加白茅根；痛甚，加人参、白芷。

排脓散　治肺痈已吐脓后，宜服此药，排脓秽，补肺气。

黄芪、白芷、五味子、人参各等分。

上为细末，每服三钱，食后蜜汤调服。

清金宁肺丸　治肺痈咳嗽日久，脓痰不尽，身热虚羸，渐成劳瘵者服之效。

陈皮、茯苓、桔梗、贝母、人参、黄芩各五钱，麦门冬、地骨皮、银柴胡、川芎、白芍、胡黄连各六分，五味子、天门冬、生地酒浸，捣膏、熟地捣膏、归身、白术各一两，甘草三钱。

上为细末，炼蜜为丸，如梧子大，每服七十丸，食远白滚汤送下。

四顺散　治肺痈吐脓，五心烦热壅闷，咳嗽气急不能安。

贝母、紫菀、桔梗各一钱五分，甘草、杏仁各七分。

水二钟，煎八分，食远服。或为末，白汤调服二钱。

葶苈散　治过食炙煿，或饮酒过度，致肺热气壅，喘急不卧；及肺痈浊吐腥臭，胸膈胀满不食者，并服之。

甜葶苈、桔梗、瓜蒌仁、川升麻、薏苡仁、桑白皮、葛根各一钱，炙甘草五分。

水二钟，姜三片，煎八分，食后服。

玄参清肺饮　治肺痈咳吐脓痰，胸膈胀满，上气喘急发热者。

玄参八分，银柴胡、陈皮、桔梗、茯苓、地骨皮、麦门冬各一钱，薏苡仁二钱，人参、甘草各五分；槟榔三分。

水二钟，姜一片，煎八分，临入童便一杯，食后服。

致患肺痈者，先因感受风寒，未经发越，停留肺中，初则其候毛耸恶风，咳嗽声重，胸膈隐痛，项强不能转侧者，是其真候也；久则鼻流清涕，咳吐脓痰，黄色腥秽，甚则胸胁胀满，呼吸不利，饮食减少，脉洪自汗。法当清金甘桔汤主之，麦冬清肺饮调之。又久嗽劳伤，咳吐痰血，寒热往来，形体消削，咯吐瘀脓，声哑咽痛，其候传为肺痿，如此者百死一生之病也。治宜知母茯苓汤主之，人参五味子汤调之。又有七情、饥饱、劳役损伤脾肺者，麦冬平肺饮主之，紫菀茸汤调之。又有房欲劳伤，丹石补药消铄肾水者，宜肾气丸主之，金液戊土丹调之。又劳力内伤，迎风响叫，外寒侵入，未经解散致生肺痈者，初起脉浮微数，胸热气粗，寒热往来，咳嗽生痰者，当以小青龙汤主之，麦冬清肺饮调之。通用金鲤汤、清金宁肺丸等相兼服之亦效。如手掌皮粗，六脉洪数，气急颧红，污脓白血，呕哕酸水，鼻煽，不餐饮食者，俱为不治。此症以身凉脉细，脓血交流，痰色鲜明，饮食知味，脓血渐止者，俱为无妨，反此则死。（明·陈实功《外科正宗·卷之六》）

桔梗汤　治肺痈咳嗽脓血，咽干多渴，大小便赤涩。危氏加。

地骨皮、知母、五味、甜葶苈、桔梗、贝母、当归、瓜蒌、枳壳炒、薏苡仁炒、桑皮蜜炒、防己各一两，甘草节、生百合各五钱，黄芪一两五钱，杏仁。

上剉，每五钱，水二钟、姜五片煎。大便秘加大黄，小便赤加木通、车前子，烦躁加白茅根，咳而疼者加人参、白芷，咳不话加百药煎，热加黄芩。危氏方多地骨皮、五味子、知母、甜葶苈。

理肺葶苈丸　治肺痈正化，咳嗽不利，膈塞。

诃子、百药煎、五味子、人参、款花、杏仁、知母、贝母、甜葶苈、紫菀、百合、甘草各五钱。

上末之，茅根三升，捣自然汁熬，入白蜜二两，成膏丸，每五十丸，白汤下。

葶苈散　治肺痈咳嗽气急，卧不安，心胸胀满。

甜葶苈三两五钱，百合蒸、白附子、五味子、甘草节、人参、百药煎、款花各二钱，辰砂五钱，紫菀。

上末之，每二钱，灯心汤下。

葶苈散　治过食煎煿，酒色，遂成肺痈，咽燥，吐脓血，作臭气，胸乳间皆痛。

甜葶苈、桔梗、瓜蒌、升麻、薏苡仁、桑皮炒、葛根。

上剉，姜枣煎。《本事方》升麻汤证同，无葶苈、瓜蒌、葛根，有黄芩、牡丹皮、地榆、芍药各五钱。

治肺痈　人参、黄芪、生地黄、薏苡仁、瓜蒌、黄连、贝母、陈皮、茯苓、黄芩、白芨各一钱，甘草、桑皮、百合各五钱，汗加白术。

上剉，水煎。（明·佚名《丹溪摘玄·卷七》）

桔梗散　治妊娠肺痈，咳嗽喘急，不食。

天门冬去心、赤茯苓各一钱，桑白皮、桔梗、紫苏各五分，麻黄去节三分，贝母、人参、甘草炒各二分。（明·武之望《济阴纲目·卷之三》）

马益卿曰：肺痈治法要略，先以小青龙汤一帖以解其风寒邪气，然后以葶苈大枣泻肺汤、桔梗汤、苇茎汤见《金匮要略》，随证用之以取脓，此治肿疡之例也；终以内补黄芪汤以补里之阴气，此治溃汤之例也。（明·张介宾《景岳全书·卷之四十七》）

土贝母　反乌头。味大苦，性寒。阴也，降也，乃手太阴少阳、足阳明厥阴之药。大治肺痈肺痿……乳痈发背……性味俱厚，较之川贝母，清降之功不啻数倍。（明·张介宾《景岳全书·卷之四十八》）

四味排脓散　治肺痈吐脓，五心烦热，壅闷咳嗽。

嫩黄芪盐水炒、白芷、五味子研，炒、人参等分。

上为细末。每服三钱，食后蜜汤调下。（明·张介宾《景岳全书·卷之六十四》）

肺痈　久嗽不愈，肺积虚热成痈，咳出脓血，晓夕不止，喉中气塞，胸膈咽痛。

用蛤蚧、阿胶、鹿角胶、生犀角、羚羊角各二钱半，用河水三升，银石器内文火熬至半升，滤汁，时时仰卧细呷，日一服。

肺痈，非鱼腥草不治。日用甜白酒浆炖熟，食。此物生臭，熟则不臭，即蕺菜也。自记。

肺痈。绿橘叶洗捣，绞汁一盏，服之，吐出脓血即愈。《经验良方》

肺痈咳唾脓血腥臭，不问脓成未成。

用柘黄一两研末，同百草霜二钱，糊丸梧子大，米饮下三十丸，效甚捷。时珍方

肺痈咳唾，心胸甲错者。

以淳苦酒煮薏苡仁，令浓，微温顿服，肺有血当吐出，愈。范汪方

肺痈唾浊，心胸甲错。

取夜合皮一掌大，水三升，煮取一半，分二服。《独行方》（明·缪希雍《本草单方·卷三》）

肺痈神汤　肺痈者，劳伤气血，内有积热，外受风寒。胸中满急，隐隐痛，咽干口燥，时出浊唾腥臭，吐脓如米粥者死。脉滑数或实大。凡患者右胁按之必痛，但服此汤，未成即消，已成即溃，已溃即愈。此余新定，屡用屡验者也。

桔梗二钱、金银花一钱、薏苡仁五钱、甘草节一钱二分、黄芪一钱炒、贝母一钱六分、甜葶苈八分微炒、陈皮一钱二分、白及一钱。

水二钟，姜一片，煎一钟，食后徐徐服。新起加防风一钱，去芪；溃后加人参一钱；久不敛加合欢皮一名夜合，即槿树皮一钱。（明·李中梓《医宗必读·卷之六》）

再论肺痈、肺痿之病，皆燥病也。肺禀清肃之令，乃金寒水冷之藏，火热熏灼，久久失其清肃而变为燥。肺中生痈，其津液全裹其痈，不溢于口，故口中辟辟然干燥。

肺痈属在有形之血，血结宜骤攻；肺痿属在无形之气，气伤宜徐理。肺痈为实，误以肺痿治之，是为实实；肺痿为虚，误以肺痈治之，是为虚虚。此辨证用药之大略也。

此上提之法（指桔梗汤，编者注）也。痈结肺中，乘其新造未固，提而出之，所提之败血，或从唾出，或从便出而可愈，与滋蔓难图脓成自溃之死证迥殊。脓未成时，多服此种，亦足以杀其毒势，而坚者渐瑕，壅者渐通也。然用药必须有因，此因胸满振寒不渴，病不在里而在表，用此开提其肺气，适为恰当。如其势已入里，又当引之从胃入肠，此法殊不中用矣。

此治肺痈吃紧之方（指葶苈大枣泻肺汤，编者注）也。肺中生痈，不泻其肺，更欲何持？然日久痈脓已成，泻之无益；日久肺气已索，泻之转伤。惟血结而脓未成，当亟以泻肺之法夺之，亦必其人表证尽入千里，因势利导，乃可为功。所附之方项下，纯是表证，何其甘悖仲景而不辞？然亦具有高识远意，必因其里证不能少待，不得不用之耳。其云先服小青龙汤一剂乃进，情可识矣。论其常，则当升散开提者，且未可下夺；论其急，则当下夺者，徒牵制于其外，反昧脓成则死之大戒，安得以彼易此哉？

按：此方（指苇茎汤，编者注）不用巴豆，其力差缓。然以桃仁亟行其血，不令成脓，其意甚善，合之苇茎、薏苡仁、瓜瓣，清热排脓，行浊消瘀，润燥开痰，收功于必胜，亦堂堂正正，有

制之师也。

总按：肺为娇藏，肺气素为形寒饮冷而受伤，久久出汗过多而不瘥，气馁不振，即为肺痿。其风伤皮毛，热伤血脉，风热相搏，气血稽留，遂为肺痈。肺痿多涎沫，乃至便下浊沫；肺痈多脓血，乃至便下脓积。凡胃强能食而下传者，皆不死也。夫血热为肉败，营卫不行，必将为脓，是以《金匮》以通行营卫为第一义。欲治其子，先建其母，胃中津液，尤贵足以上供，而无绝乏。后世诸方，错出不一，不明大意，今一概不录，只此《金匮》十五方而已用之不尽矣。（清·喻昌《医门法律·卷六》）

地黄汤　治肺痈。

生地汁一升，人参、附子、白石英醋淬三次、川芎、甘草炙一两，白豆小者二十粒，白丝毛鸡一只男人用雌者，女人用雄者，治如食法。

用水一斗五升，先煮鸡取汁七升，去鸡，入生地汁，再沸，下诸药，慢火煎三升，滤去滓，每服一钟，日三夜二。

防己丸　治肺痈咳嗽久不瘥。

防己、杏仁去皮尖，炒，研、川贝母、炙甘草二两，甜葶苈纸炒，研四两。

共末，糊丸，梧子大，水下三十丸，日二。

桔梗白术汤　治肺痈，吐脓经时不瘥。

桔梗炒三升，白术、怀生地、薏苡仁、炙甘草、败酱草二两，桑白皮一升，川芎一两，大豆四升。

用水一斗，五升煮豆，取汁七升，内清大酒三升，合诸药煮之，去滓，取三升，每服一钟，日三夜一。

平肺汤　治肺痈，气急喘逆，咳嗽胠满。黄芪、陈皮、杏仁一两，沉香五钱，人参、紫菀、紫苏二两。

水煎五钱，温服，日二。

苇叶汤　治肺痈。

苇叶细切两升，桃仁去皮尖，炒五十枚研，瓜蒌仁、薏苡仁半升。

用水一斗，将苇叶取汁五升，入药煮二升，去滓，分三服

薏苡仁汤　治肺痈咳嗽。

薏苡仁一升，苦酒三升。

用酒煮薏仁至一升，温顿服，吐出脓血，验。

甜葶苈丸　治肺痈。

甜葶苈纸炒研、杏仁去皮尖一两炒，研膏，贝母炒五钱研，皂荚肥大不蛀者二两。（清·程林《圣济总录纂要·卷之十六》）

桑白皮等汁十味煎　治气嗽经久……及久嗽成肺痈，唾悉成脓，出无多少。

桑白皮一升、地骨皮三升，二味合煎取汁三升；生地汁五升；生麦冬汁二升；生葛根汁、竹沥三升；生姜汁；白蜜枣膏一升；牛酥三合。

以麦冬、生地、葛根、竹沥、姜汁和煎，减半，再内桑皮、地骨汁和煎，三分减一，再入酥、

蜜、枣膏搅勿停手，煎如饴糖，夜卧时取一胡桃大含之，稍加至鸡子大，或昼日，丸服亦得。

此手太阴药也。桑皮泻肺行水，麦冬补肺生津，地骨退热除蒸，竹沥清痰养血能除阴虚之有大热者，生姜祛寒而温胃，枣膏补土以生金，地汁、葛汁甘寒以除大热，白蜜、牛酥甘润以止久嗽也。（清·汪昂《医方集解》）

《金匮》名桔梗汤　治少阴咽痛喉痹，肺痈吐脓，干咳无痰，火郁在肺。

此手太阴、少阴药也。甘草甘平，解毒而泻火；桔梗苦辛，清肺而利膈；又能开提血气，表散寒邪，排脓血而补内漏。故治咽痛喉痹，肺痈咳嗽，取其辛苦散寒，甘平除热也。

《金匮》曰：咳而胸满振寒，咽干不渴，时出浊唾腥臭，为肺痈，此汤主之。

喻嘉言曰：此上提之法，乘其新起，提其败血，或从唾出，或从便出，足以杀其毒。此因胸满振寒不渴，病尚在表，用此开提肺气。若势已入里，又当引之从胃入肠，此法不中用矣。（清·汪昂《医方集解》）

金银花酒　痈疽初起。

治一切痈疽恶疮，不问发在何处，或肺痈、肠痈，初起便服，奇效。

痈疽之生，始于喜、怒、忧、乐之不时，饮食、居处之不节，或金草药之发动，寒暑燥湿之不调，致阴阳不平，而蕴结荣卫，凝涩而腐溃，轻者起于六腑，浮达而为痈；重者发于五脏，沉涩而为疽。浅者为疖；实者为痈；深则为疽矣。发于外者，为背疽、脑疽、眉鬓等疽；发于内者为肝痈、肺痈、肠痈等痈。外证易识，内证难明。太阳经虚从背而出，少阳经虚从鬓而出，阳明经虚从髭而出，督脉经虚从脑而出。

金银花五两干者亦可，不及生者力速、甘草一两。

水二碗，煎一碗，再入酒一碗，略煎，分三服，一日一夜服尽。重者日二剂，服至大小肠通利，则药力到，外以生者捣烂，酒调敷毒四围。

此足太阴、阳明药也。金银花寒能清热解毒，甘能养血补虚，为痈疮圣药；甘草亦扶胃解毒之上剂也。

本方用金银花二两、甘草一两，加黄芪四两、酒一升，重汤煮服，名"回毒金银花汤"，治痈疡色变紫黑者。（清·汪昂《医方集解》）

胸膈作痛，咳嗽时更痛，手按痛处，尤气急，此肺热成痈耳。肺，娇脏，药不能到，故难治。肝热害肺，已成痈，似宜泄火救肺，肺药难入。然脾，肺母；肝，肺仇；心，肺敌。三经未不尝受药。补脾土能生金，平肝木不侮金，清心火则不刑金，三经皆益肺无损。肺气得养后解肺邪，何痈不散。用全肺汤：

玄参三两，生草五钱，银花五两，花粉、茯苓、白芍三钱，麦冬二两。二剂消。

肺痈须内消，不可令出毒。内消不外脾肝心三经。或曰：肾，肺子，何不可治肾以消乎？然肺痈虽成于火烁，实肺气自虚。补肾虽使肾不耗肺，然肺肾相通，补肾恐肺气下降，火毒转不遽散，不若治三经，使肺得养，自化毒，不遗夫肾之妙也。

胸膈痛，咳嗽吐痰更觉疼甚，按痛处难忍，咽喉间，先闻腥臭，随吐脓血，此肺痈已破也。肺痈未破易消，已破难治，以脓血难净也。盖肺生痈，因肺火不散。然肺火来，因肺气虚。不补肺以散火，未成何以消，已成何以散？既溃又何以愈？是肺虚不可不补。然胃，肺母，补胃气，肺气自旺。今痈破多吐脓血，肺气尤虚，虽毒尚存，必于补气中，行攻散，则毒易化，正气无伤。用完肺散：

人参一两，玄参、银花二两，蒲公英五钱，花粉、生草、桔梗三钱，黄芩一钱。六剂愈。

此补胃气，即泻胃火，胃气旺，肺气自衰，胃火衰，肺火自不旺，故败毒又生肉。虽诸药亦入肺，不单走胃，然入胃十八，入肺十二，仍治胃益肺。或问：肺痈已破，病入里，似不宜升提肺气。喻嘉言谓：宜引胃入肠。今仍用桔梗开提肺气，恐不可为训。嗟乎！所用皆治胃药，入胃有不引入肠乎？然肺气困顿，清肃之令不行，用桔梗清肺，上气通，下行更速。

石顽曰：肺痈危证，乘初起时，极力攻之，庶可救疗。《金匮》特立二方，各有主见。如患人平昔善饮嗜啖，痰湿渐渍于肺，宜皂荚丸；肥盛喘满多痰，宜葶苈大枣泻肺汤。《千金》补所不足，复立桂枝去芍药加皂荚汤以治风寒客邪感触发热之证，苇茎汤以治心脾过劳，肺气不化，水道不利之疾，功效最速。宋人又有十六味桔梗汤，虽未尽善，亦可以备诸治之采用。若畏其峻，而守王道之方，真养痈以待毙耳，明眼者辨治宜早也。

凡咳嗽吐臭稠痰，胸中隐痛，鼻息不闻香臭，项强不能转侧，咳则遗尿，自汗喘急，呼吸不利，饮食减少，脉数盛而芤，恶风毛耸，便是肺痈之候。盖由感受风寒，未经发越，停留肺中，蕴发为热，或挟湿热痰涎垢腻，蒸淫肺窍，皆能致此。慎不可用温补保肺药，尤忌发汗伤其肺气，往往不救。《金匮》皂荚丸、葶苈大枣泻肺汤、《千金》桂枝去芍药加皂荚汤、苇茎汤，宋人十六味桔梗汤，俱肺痈专药。初起用苇茎汤，此方大疏肺气，服之使湿瘀悉趋溺孔而去，一二服即应。脉浮表热，加葱白、香豉；气口脉盛，加犀角、竹茹，痰多；加贝母、蒌仁，蛤粉；引痛，加紫菀、白蜜。初起咳逆不利，二味桔梗汤加贝母、紫菀；多汗，加防己、黄芪。溃后唾脓血不止，葶苈薏苡泻肺汤随证加减。咳有微热烦满，胸中块垒甲错者，《千金》用合欢皮一味，日取掌大一块煎汤服。平昔劳心思虑多郁火，唾臭痰鲜血，此属阴火，但与生料六味丸加麦冬、紫菀之类，若误投参、芪补气补火，臭痰转甚者，急宜上法加童便，服之自清。初起疑似未真，生大豆绞浆饮之，不觉腥气，便为真候。大抵声音清朗，脓痰稀泽，或间有鲜血，饮食知味，胸胁不疼，或咳则微痛，痛在右畔肺之长叶，而坐卧得宁，形色如常，便溺自调者可治。若溃后大热不止，时时恶寒，胸中隐痛，痛在左畔肺之短叶，此金气浅薄，溃后最难平复；而喘汗面赤，坐卧不安，饮食无味，脓痰腥秽不已者难治。若喘鸣不休，唇反，咯吐脓血，色如败卤，滃臭异常，正气大败，而不知痛，坐不得卧，饮食难进，爪甲紫而带弯，手掌如枯树皮，面艴（形容生气。编者注）颧红，声哑鼻煽者不治。肺痈初起，脉不宜数大，溃后最忌短涩。脉缓滑面白者生，脉弦急面赤者死。肺痈已破，入风者不治，即浓煎葱白香豉汤频服之，然多不救。

肺痈丹方，初起唾臭痰沫，用陈年芥齑汁，温服灌吐最妙。一方，用荷叶浓煎，稍入白蜜，不时服之，不问已溃未溃皆效。又方，以猪肺去心，竹刀剖去垢沫，取接骨木二两，缶器中煮熟淡食，日服无间，五七日当效。溃后排脓，用金鲤汤。以小活鲤鱼去肠垢，入贝母末三钱，隔水童便煮，和汁食之，日服一枚，皆屡验；然不若薏苡根捣汁，炖热服之，其效最捷。下咽其臭即解，有虫者虫即死出。薏苡为肺痈专药，然性燥气滞，服之未免上壅，不及根汁之立能下夺。已溃未溃，皆可挽回，诸方皆不及也。肺痈溃后，脓痰渐稀，气息渐减，忽然臭痰复甚，此余毒未尽，内气复发，必然之理，不可归咎于调理服食失宜也。但虽屡发，而势渐轻可，可许

收功，若屡发而痰秽转甚，脉形转疾者，终成不起也。（清·张璐《张氏医通·卷四》）

葶苈薏苡泻肺汤　治肺痈初溃，吐脓血。

桔梗汤　本方甘草用节，加薏苡、贝母、橘红、黄芪、忍冬、白及、葶苈、生姜。初起，去黄芪加防风；溃后脓血去多，加人参；溃久不敛，加合欢皮。（清·张璐《张氏医通·卷十六》）

橘叶　苦平，无毒。

发明　橘叶苦平，导胸膈逆气，消乳痈。捣烂和面熨伤寒胸膈痞满。又治肺痈，绞汁一盏服，吐出脓血愈。（清·张璐《本经逢原·卷三》）

治肺痈，一味童便煅研，甘桔汤日进三服屡验。（清·张璐《本经逢原·卷四》）

咳而胸满，振寒脉数，咽干不渴，时出浊唾腥臭，久久吐脓如米粥者，为肺痈，桔梗汤主之。此即论中所载风中于卫，热过于营，风舍于肺，热凝其血，致成肺痈之证也。至此犹必急为救之，所谓明知其不可为而为之者也。或其痈虽成，而脓未大成，肺叶完全，尚未腐败，亦可回生也。主以桔梗疗胸胁、下蛊毒、除寒热、下逆气，所以排脓去瘀、开窍除塞也；佐以甘草以缓之，缓其痈毒，不大肆害于心肺，可以暂全其生命，而徐为涤除也。然而危矣。

【按】又附苇茎汤一方，注云：治咳有微热，烦满，胸中甲错，是为肺痈。则肺痈欲成未成之际，图治当早者也。苇小芦大，一物也。苇茎与芦根同性，清热利水，解渴除烦；佐以薏苡下气宽中，桃仁润肺滑肠；瓜瓣亦润燥清热之品。一服再服，注云当吐如脓。可见为痈虽结，而脓未成，所以可治也。此于胸中甲错一证辨之最为的当。凡治肺痈无外感，而因内热熏灼者，以此方为第一义也。较之葶苈大枣汤、皂荚丸，皆得预治之治。仲景所谓始萌可救者，其此之谓欤！（清·魏荔彤《金匮要略方论本义·肺痿肺痈咳嗽上气病脉证治第七》）

此原肺痈之由，为风热蓄结不解也。凡言风脉多浮或缓，此云微者，风入营而增热，故脉不浮而反微，且与数俱见也。微则汗出者，气伤于热也；数则恶寒者，阴反在外也；呼气不入者，气得风而浮；利出而艰入也，吸而不出者，血得热而壅，气亦为之不伸也。肺热而壅，故口干而喘满；热在血中，故咽燥而不渴。且肺被热迫而反从热化，为多唾浊沫；热盛于里而外反无气，为时时振寒。由是热蓄不解，血凝不通而痈脓成矣。吐如米粥，未必便是死证；至浸淫不已，肺叶腐败，则不可治矣。故曰“始萌可救，脓成则死”。

咳而胸满，脉数，咽干不渴，时出浊唾腥臭，久久吐脓如米粥者，为肺痈，桔梗汤主之。

此条见证，具如前第二条所云，乃肺痈之的证也。此病为风热所壅，故以苦梗开之，热聚则成毒，故以甘草解之。而甘倍于苦，其力似乎太缓，意其痈脓已成，正伤毒溃之时，有非峻剂所可排击者，故药不嫌轻耳，后附《外台》桔梗白散，治证与此正同，方中桔梗、贝母同用，而无甘草之甘缓，且有巴豆之毒热，似亦以毒攻毒之意。然非病盛气实，非峻药不能为功者，不可侥幸一试也，是在审其形之肥瘠与病之缓急而善其用焉。

肺痈喘不得卧，葶苈大枣泻肺汤主之。

肺痈喘不得卧，肺气被迫，亦已甚矣，故须峻药顿服，以逐其邪。葶苈苦寒，入肺泄气闭，加大枣甘温以和药力，亦犹皂荚丸之饮以枣膏也。

按：此方原治肺痈喘不得卧，此兼面目浮，鼻塞清涕，则肺有表邪宜散，故先服小青龙一剂乃进。

按：此方（指苇茎汤，编者注）具下热散结通瘀之力，而重不伤峻，缓不伤懈，可以补桔梗汤、桔梗白散二方之偏，亦良法也。

又按：肺痈诸方，其于治效，各有专长，如葶苈大枣用治痈之始萌而未成者，所谓乘其未集而击之也。其苇茎汤，则因其乱而逐之者耳。桔梗汤剿抚兼行，而意在于抚，洵为王者之师。桔梗白散，则捣坚之锐师也。比而观之，审而行之，庶几各当而无误矣。（清·尤怡《金匮要略心典·卷上》）

肺痈　夜合花树第二层皮，俗名绒树。六七月间开红花。细簇如刮，绒花煎汤，时时饮之。

或多年陈芥菜，卤饮一杯，神功。或虎耳草汁，冲白酒浆露一宿，空心服。（清·魏祖清《村居救急方·卷二》）

病生肺部，而根原于胃逆，其胸膈之痛，则是胆木之邪。以胃土不降，肺胆俱无下行之路，胆以甲木而化相火，甲木克戊土，则膈上作疼，相火刑辛金，则胸中生热。是宜并治其标本也。

苏叶橘甘桔汤

苏叶三钱、甘草二钱、桔梗三钱、杏仁三钱、茯苓三钱、贝母三钱、橘皮三钱、生姜三钱。

煎大半杯，温服。

胃逆胸满重，加半夏。

肺痈，胸膈湿热，郁蒸痰涎，而化痈脓。痰盛宜逐，脓成当泻。胶痰堵塞，以甘遂、葶苈之属驱之，脓血腐瘀，以丹皮、桃仁之类排之。剧者用仲景二白散，吐下脓秽，以救脏真，胜于养病遗害者也。

二白散

桔梗三分、贝母三分、巴豆一分去皮炒，研如制。

为末，饮服半钱匕。虚者，减之。

脓在膈上则吐，在膈下则泄。下多，饮冷水一杯，则止。（清·黄元御《四圣心源·卷五》）

《伤寒》麻黄升麻汤方在麻黄

用之治厥阴伤寒，大下后，咽喉不利，吐脓血，泄利不止者，以其清火逆而利咽喉，疗肺痈而排脓血也。（清·黄元御《长沙药解·卷三》）

治肺痈方

清金饮（总治）　苡仁、橘叶、黄芩、花粉、贝母、桑皮、桔梗、牛蒡、白蒺藜。

麦冬平肺饮（初起）　麦冬、人参、赤芍、槟榔、甘草、赤苓、陈皮、桔梗。

元参清肺饮（吐脓）　元参、柴胡、桔梗、陈皮、地骨皮、茯苓、麦冬、苡仁、人参、甘草、槟榔。

加童便一小杯，冲服。

宁肺桔梗汤（不卧）　桔梗、贝母、当归、黄芪、枳壳、桑皮、防己、瓜蒌仁、甘草节、五味子、百合、苡仁、葶苈、杏仁、地骨皮、知母。

咳甚倍百合，身热加柴胡，便秘加大黄。

排脓散（已成）　人参、黄芪、白芷、五味子等分。

金鲤汤（总治）　鲤鱼重四两者，去肠，勿见水，入贝母末二钱缝好，童便半碗浸之，重汤煮至睛出，去鳞骨，将肉仍浸童便内顿热，一日分三次，便肉俱食之，其效至速。

桔梗汤(肺痈)　桔梗、贝母、当归、瓜蒌仁、枳壳、薏苡仁、桑皮、黄芪、汉防己、甘草节、杏仁、干百合。(清·沈金鳌《杂病源流犀烛·卷一》)

清金饮(肺痈)　刺蒺藜、苡仁、橘叶、黄芩、花粉、牛蒡子、贝母、桑皮、桔梗。(清·沈金鳌《杂病源流犀烛·卷十六》)

凡喉连胸红肿,此系肺痈之症,必用蜜调药,加百药煎为要。(清·沈金鳌《杂病源流犀烛·卷二十四》)

胸中甲错肺痈成,烦满咳痰数实呈;

苡瓣半升桃五十,方中先煮二升茎。

元犀按:此方以湿热为主。咳有微热、烦满、胸中甲错者,是湿热之邪结在肺也。肺既结,则阻其气血不行而为痈矣。方用苇茎解气分之热结;桃仁泄血分之热结;薏苡利湿,清结热之源;瓜瓣排瘀,开结热之路。方下注云:再服当吐如脓者,指药力行肺痈溃矣。(清·陈元犀《金匮方歌括·卷三》)

肺痈,在将成未成之初,邪气尽壅于肺,喘不得卧,以葶苈大枣泻肺汤主之。

此言肺痈始萌,病势渐进,当以此方,乘其未集而击之也。

肺痈已成,上已详言其证矣,今且撮举其要而出其方。咳而胸满,振寒,脉数咽干不渴时出浊唾腥臭,久久吐脓如米粥者,此如肺痈,但肺病未成脓,实邪也,故以葶苈之逐邪主之。今既成脓,则为虚邪,当以桔梗汤之解肺毒,排痈脓主之。

尤在泾云:此条见证,具如前二条所云,乃肺痈之证也。此病为风热所壅,故以桔梗开之,热聚则成毒,故以甘草解之,而甘倍于苦,其力似乎太缓,意者痈脓已成,正伤毒溃之时,有非峻剂所可排击者,故药不嫌轻耳。(清·陈念祖《金匮要略浅注·卷三》)

己字太平丸　治久嗽、肺痿、肺痈。

天门冬、麦门冬、知母、贝母、款冬花各二两,杏仁、当归、熟地、生地、黄连、阿胶珠各一两五钱,蒲黄、京墨、桔梗、薄荷各一两,白蜜四两,麝香少许。

上为细末,和匀;用银石器先下白蜜,炼熟,后下诸药末,搅匀再上火;入麝香,略熬三二沸。丸如弹子大,每日三,食后细嚼一丸,薄荷煎汤缓缓化下。

临卧时如痰盛,先用饴糖拌消化丸吞下,却噙嚼此丸,仰卧使药流入肺窍,则肺清润,其嗽退除,服七日病痊。凡咳嗽只服此药立愈。

方歌

二两三冬二母如,归连二地杏阿珠,

各需两五余皆两,京墨蒲黄薄桔俱。(清·陈念祖《十药神书注解》)

肺痈,咳吐脓血臭痰,胸膈痛闷者是也。

淡竹沥二合,日三五服。

白花百合,洗净捣汁,日服一盏,七日全愈。(清·王士雄《四科简效方·甲集》)

治肺痈,无论已溃未溃,及肺胀等症。补泻兼行,使痰火血气脓水,俱从下泄,而肺以安宁。

丹皮汤

丹皮三钱、瓜蒌三钱、桃仁三钱、朴硝二钱、大黄一钱。

内痈乃热毒结血而成。毒去，其血热亦随去。瓜蒌以解气结，桃仁、丹皮以破血结，硝、黄兼下气血之结，结除而痈自去矣。（清·唐宗海《血证论·卷八》）

紫菀柔润有余，虽曰苦辛而温，非燥烈可比，专能开泄肺郁，定咳降逆，宣通窒滞。其味微辛，则入气分，其色殷紫，则入血分，故能兼疏肺家气血。凡风寒外束，肺气壅塞，咳呛不爽，喘促哮吼，及气火燔灼，郁为肺痈，咳吐脓血，痰臭腥秽诸证，无不治之。（民国·张寿颐《本草正义·卷之三》）

魏念庭曰：咳逆上气，时时吐浊，但坐不得眠，则较重于喉中水鸡声者矣。声滞者挟外感之因，唾浊则内伤之故，但坐不得眠而肺痈之证将成矣。是上焦有热，痰血包裹，结聚成患。不可不急为宜通其结聚，而后可津液徐生，枯干获润也，皂荚丸主之，从缓者治上之道也。皂荚驱风理痹，正为其有除痰涤垢之能也。咳逆上气时时唾浊，胸膈臭恶之痰血已结，容不急为涤荡使之湔洗不留乎？如今用皂荚澡浴以除垢腻，即此理也。用丸俾徐徐润化，自上而下，而上部方清。若用汤直泻无余，不能治上部之胶凝矣。古人立法诚善哉，此为预治肺痈将成者主治也。尤在泾曰：浊浊痰也，时时吐浊者，肺中之痰随上气而时出也。然痰虽出而满不减，则其本有固而不拔之势，不迅而扫之不去也。皂荚味辛，除痰之力最猛，饮以枣膏，安其正也。

皂荚丸方

皂荚八两，刮去皮，用酥炙。《千金》及《外台》引深师，不用酥炙。

上一味，末之，蜜丸，梧子大，以枣开和汤，服三丸，日三夜一服。

张路玉曰：此肺痈涤除痰垢之的方。皂荚辛咸，力专去风拔毒，通关利窍，破积攻坚之峻药。酥炙蜜丸，润其燥烈。服用枣膏通达脾津。然惟肥盛之人稠痰支塞于窍络，始萌可救者为宜。若溃后过泄脓血，及元气瘠薄之人难胜搜剔者，未可轻试。

《辑义》酥本草除胸中客热。徐灵胎曰：稠痰粘肺不能清涤，非此不可。

张路玉曰：肺痈已成，吐如米粥，浊垢壅遏清气之道，所以喘不得卧，鼻塞不闻香臭。故用葶苈破水泻肺，大枣护脾通津，乃泻肺而不伤脾之法，保全母气以为向后复长肺叶之根本。然肺胃素虚者，葶苈亦难轻试，不可不慎。赵以德曰：此治肺痈吃紧之方也。肺中生痈不泻何待。恐日久痈脓已成，泻之无益；日久肺气已索，泻之转伤；惟血结而脓未成，当急以泻肺之法夺之，况喘不得卧，不亦甚乎？

周禹载曰：肺痈由热结而成，其浊唾腥臭，因热瘀而致，故咳而胸满是肺不利也。振寒阳郁于里也，咽干不渴阻滞津液也。彼邪热搏聚固结难散之势，用桔梗开之以散其毒，甘草解之以消其毒，庶几可图无使滋蔓。即至久久吐脓之时，亦仍可用此汤者，一以桔梗可开之使下行，亦可托之俾吐出；一以甘草可以长血肉，更可以益金母也。

邹润庵曰：肺痈非气停即饮停，饮停即热生，气血为之溃腐也，主以桔梗汤，注其效曰再服则吐脓血，岂非火清则热行，气宣则腐去耶。徐灵胎曰：此方制少阴在上之火。

肺痈，胸满胀，一身面目浮肿。鼻塞，清涕出，不闻香臭酸辛。咳逆上气，喘鸣迫塞。葶苈大枣泻肺汤主之。

程云来曰：痈在肺则胸胀满。肺朝百脉而主皮毛，肺病则一身面目浮肿也。肺开窍于鼻，肺壅滞则畜门不开，但清涕渗出，而浊脓犹塞于鼻肺之间，故不闻香臭酸辛也。以其气逆于上焦，则有喘鸣迫塞之证，与葶苈大枣汤以泻肺。尤在泾曰：此方原治肺痈喘不得卧，此兼面目浮肿，鼻塞清涕，则肺有表邪宜散，故先服小青龙汤一剂乃进。

魏念庭曰：师为肺冷而干燥将致痰者，立甘草干姜汤一方；为肺热而枯焦将致痿者，立麦门冬汤一方，皆预治肺痿之法也。师为有表邪而肺郁恐成痿与痈者，立射干麻黄汤一法；为无外邪而气上逆，恐其成痈者，立皂荚丸一法；为有外邪而预理其肺者，立厚朴麻黄汤一法；有外邪而复有内热者，立泽漆汤一法；皆预治肺气不令成痿痈之意也。主治者果能明此选择，比属而用之，又何大患之可成乎？及肺痈已成，用葶苈大枣泻肺汤，久久吐脓如米粥；用桔梗汤，皆不得已之婆心也。

尾台氏曰：肺痈用此方（桔梗白散，编者注），当在其咳逆喘急，胸中隐痛，黄痰息臭之时，断然投之。以扫荡郁毒，断除根柢。若犹豫不决，持重旷日，至毒气浸淫，胸背彻痛；脓秽涌溢，极臭扑鼻；蒸热柴瘦，脉细数者，噬脐不及也。医者不可不小心，又不可不放胆，良以此也。又曰：此方不特治肺痈，所谓幽痈、胃脘痈，及胸中有顽痰作胸背挛痛者；咳家胶痰缠绕咽喉不利，息有臭气者，皆效。又卒中风、马脾风，痰潮息迫，牙关紧闭，药汁不入者，取一字吹鼻中，吐痰涎，咽喉立通。

徐忠可曰：此（指千金苇茎汤，编者注）治肺痈之阳剂也。盖咳而有微热，是邪在阳分也。烦满则挟湿矣。至胸中甲错是内之形体为病，故甲错独见于胸中，乃胸上之气血两病也。故以苇茎之轻浮而甘寒者，解阳分之气热，桃仁泻血分之结热，薏苡下肺中之湿，瓜瓣清结热而吐其败浊。所谓在上者越之耳。王孟英曰：《邹氏续疏》云，苇茎形如肺管，甘凉清肺。且有节之物生于水中能不为津液阂隔者，津液之阂隔而生患害者，尤能使之通行。薏苡色白味淡，气凉性降，秉秋金之全体，养肺气以肃清，凡湿热之邪客于肺者，非此不为功也。瓜瓣即冬瓜子，依于瓤内瓤易溃烂，子能不浥，则其能于腐败之中自全生气，即善于气血凝败之中全人生气，故善治腹内结聚诸痈，而涤脓血浊痰也。桃仁入血分而通气，合而成剂，不仅为肺痈之妙药，竟可瘳肺痹之危疴。尤在泾曰：此方具下热散结通瘀之力，而重不伤峻，缓不伤懈，可以补桔梗汤、桔梗白散二方之偏，亦良法也。张路玉曰：肺痈初起用苇茎汤，此方大疏肺气，服之使湿瘀悉趋溺孔而去，一二服即应。

《本草》颂曰：冬瓜仁亦堪单作服饵，又研末作汤饮，及作面脂药，并令人好颜色光泽。宗懔荆楚岁时记云：七月采瓜犀以为面脂，即瓜瓣也。

《辑义》：楼氏《纲目》云，苇茎即汀洲间芦荻之粗种也。苇即芦，详见于沈括《补笔谈》，《圣惠方》作青苇。瓜瓣《圣惠方》作甜瓜子，《太平御览》引《吴普本草》，"瓜瓣瓜子也"。张氏《本经逢原》云，甜瓜子即甜瓜瓣，为肠胃内痈要药。《千金》治肺痈有苇茎汤；肠痈有大黄牡丹汤，予尝用之，然必黄熟味甜者方不伤胃是也。而《本草马志》云，诸方惟用冬瓜子，不见用甘瓜子者，《潘氏续焰》改用丝瓜瓣，并不可凭也。

《药征》苇茎汤证不具，但谓咳有微热，烦满胸中甲错，是为肺痈，是外证也因胸中甲错证则知瘀血内结矣，因咳有微热烦满证则知瘀血欲成脓矣，不可不以此方吐之。况又云再服当吐如脓，则知胸中瘀血遂化成脓矣，是所以有咳有微热烦满证也。夫苇茎、薏苡仁、桃仁、瓜瓣皆有化血成脓之功也，今虽曰当吐如脓，亦吐者皆脓也，瘀血所化也。又曰瓜瓣乃瓜瓤，《说文》瓣瓜中实也。

尤在泾曰：肺痈诸方，其于治效各有专长。如葶苈大枣，用治痈之始萌而未成者，所谓乘其未集而击之也；其苇茎汤，则因其乱而逐之者耳；桔梗汤，剿抚兼行而意在于抚，询为王者之师；桔梗白散，则捣坚之锐师也。比而观之，审而行之，庶几各当而无误矣。（民国·黄谦《金匮要略方论集注·肺痿肺痈咳嗽上气病脉证治》）

治肺痈初起，恶寒息迫，咳嗽不止，面目浮肿，浊唾臭痰，胸痛者，当迨其精气未脱，与白散交用，荡涤邪秽，则易于平复。（民国·陆彭年《金匮要略今释·卷一》）

第七节　预　　后

问曰：病咳逆，脉之何以知此为肺痈？当有脓血，吐之则死，后竟吐脓死。其脉何类？师曰：寸口脉微而数，微则为风，数则为热；微则汗出，数则恶寒。风中于卫，呼气不入；热过于荣，吸而不出。风伤皮毛，热伤血脉。风舍于肺，其人则咳，口干，喘满，咽燥不渴，多唾浊沫，时时振寒。热之所过，血为凝滞，畜结痈脓，吐如米粥。始萌可救，脓成则死。（晋·王熙《脉经·卷八》）

寸口脉数而实，咽干，口内辟辟燥，不渴，时时出浊唾腥臭，久久吐脓如粳米粥者，难治也。又，肺痈喘而胸满。又，肺痈有脓而呕者，不须治其呕，脓止自愈。又，寸口脉微而数，微则为风，数则为热；微则汗出，数则恶寒。风中受于卫，呼气不入；热过受于荣，吸而不出。风伤皮毛，热伤血脉；风舍受于肺，其人则咳，口干喘满，咽燥不渴，唾而浊沫，时时战寒。热之所过，血为凝滞，蓄结痈脓，吐如米粥。始萌可救，脓成则死又，欲知有脓者，其脉紧数，脓为未成；其脉紧去但数，脓为已成。又，肺病身当有热，咳嗽短气，唾出脓血，其脉当短涩，而反浮大，其色当白，而反赤者，此是火之克金，大逆不治也。（隋·巢元方《诸病源候论·卷三十三》）

论曰：肺痈之病，脉数而实，盖以风中于卫，呼气不入，热过于营，吸而不出，风热凝滞，蓄结为痈。其证恶寒口干，胸中隐隐痛，咳而胸满，时出腥唾者是也。宜速治之，久则吐脓如米粥，始萌可救，脓成难治。（宋·赵佶《圣济总录·卷第五十》）

状如粳米粥者难治，有脓而呕者不可治，呕脓而止者自愈。

凡病肺痈，脉来短涩者顺，浮大者死；其色当白，而多赤者亦死。（宋·严用和《严氏济生方·痈疽疔肿门》）

肺痈已破，入风者不治。（元·朱震亨《金匮钩玄·卷第二》）

发痈之脉，弦洪相搏，细沉时滑，肺肝俱数。寸数而实，肺痈已成；寸数虚涩，肺痿之形；肺痈色白，脉宜短涩，死者浮大，不白而赤。（明·刘纯《医经小学·卷之二》）

大抵肺痈之证，肺脉洪大，或吐脓不止者，难治；脓自止，脉短涩者，自愈；面赤，火克金也，不治。（明·陶华《痈疽神秘验方·痈疽十段关》）

肺痈已破，入风者不治。或用太乙膏丸，服以搜风汤吐之。吐脓血，如肺痈状，口臭，他方不应者，宜消风散入男子发灰，清米饮下。两服可除。（明·薛己《外科心法·卷二》）

咳而脓不止，脉不退，诸药不应，甚危。（明·薛己《外科发挥·卷四》）

《脉诀举要》曰：寸数而实，肺痈已成。寸数虚涩，肺痿之形。肺痈色白，脉宜短涩，死者浮大，不白而赤。（明·皇甫中《明医指掌·卷三》）

予一族嫂，中年患此（指肺痈，编者注）半载，咳嗽呕脓血，后竟无事，此亦肺痈症也。脓尽即愈。（明·孙一奎《赤水玄珠·第四卷》）

肺痈虽亦为肺热所致，多有因于外感，因于酒热，故间有吐尽脓血而愈者，有泻肺而愈者。（明·孙一奎《赤水玄珠·第七卷》）

妇人肺痈……然而发热喘嗽，咳唾脓血，饮食不入，皆脾土不能生肺金，肺金不能生肾水之败症，苟能纯补脾土而生诸脏，多有复生者。若用寒凉，脾胃复伤，则肺金失养，肾水益涸，虚火上炎，熏蒸于肺，吾未见其能生之者。其唾脓血，脉浮大，面色赤者，俱难治。若阴火妄动，或劳嗽吐脓血者，尤难治。若脓自止，脉浮短涩，及始萌者易治。（明·孙一奎《赤水玄珠·第二十四卷》）

久嗽咯唾脓血者，此肺痈也，宜桔梗汤主之。后嗽不止，发搐者死。（明·万全《幼科发挥·卷之下》）

大凡肺痈当咳嗽短气、胸满时唾脓血，久久如粳米粥者，难治。若呕脓而不止者，亦不可治也。其呕而脓自止者，自愈。其面色当白而反赤者，此火克金，不可治也。

寸口脉数而实者，肺痈也。若脉微紧而数者，未有脓也；若紧甚而数者，已有脓也。又脉短而涩者，自痊；浮大者难治。（明·龚廷贤《万病回春·卷之五》）

脉短而涩者易治，浮大者难痊。（明·龚廷贤《云林神彀·卷二》）

夫肺痈者……咳而脑漏，右胁隐痛，二脚肿满，咽干口燥，烦闷多渴，时出黄唾腥臭，状如糯米粥者，难治。有脓而呕者，不可治呕，脓尽而止，则自愈。若吐黄色脓臭，或带粉红色者，即肺痿也，大抵脉细而沉，里虚而变证矣。（明·龚廷贤《寿世保元·卷六》）

大抵肺痈之证，肺脉洪大，或吐脓不止者难治。脓自止，脉短涩者自愈。面赤火克金也不治。

肺痈已破，入风者不治。肺痈吐脓后，其脉短而涩者自痊，浮大者难治。其面色白而反赤者，此火之克金，皆不可治。（明·王肯堂《证治准绳·疡医》）

如手掌皮粗，六脉洪数，气急颧红，污脓白血，呕哕酸水，鼻煽，不餐饮食者，俱为不治。此症以身凉脉细，脓血交流，痰色鲜明，饮食知味，脓血渐止者，俱为无妨，反此则死。（明·陈实功《外科正宗·卷之六》）

附：苇茎汤一方。注云：治咳有微热，烦满，胸中甲错，是为肺痈。则肺痈欲成未成之际，图治当早者也。苇小芦大，一物也。苇茎与芦根同性，清热利水，解渴除烦；佐以薏苡下气宽中，桃仁润肺滑肠；瓜瓣亦润燥清热之品。一服再服，注云当吐如脓。可见为痈虽结，而脓未成，所以可治也。此于胸中甲错一证辨之最为的当。凡治肺痈无外感，而因内热熏灼者，以此方为第一义也。较之葶苈大枣汤、皂荚丸，皆得预治之治。仲景所谓始萌可救者，其此之

谓欤！（清·魏荔彤《金匮要略方论本义·肺痿肺痈咳嗽上气病脉证治第七》）

肺痈乃系外科，轻者煎药可愈，重者脓血已聚，必得清火消毒，提脓保肺等药，方能挽回，否则不治。所以《金匮》云，始萌可救，脓成则死也。（清·徐大椿《兰台轨范·卷五》）

第八节　医　　案

一、内科

梁济民因膏粱而饮，因劳心过度，肺气有伤，以致气出腥臭，唾涕稠粘，口舌干燥，以加减泻白散（加减泻白散：桑白皮三钱，桔梗二钱，地骨皮、炙甘草各一钱半，知母七分，麦门冬、黄芩各五分，五味子二十个；㕮咀作一服，水二盏，煎至一盏，去渣，食后温服；忌酒面辛热之物，日进二服。梁氏膏粱之子，因洪饮大热之气所伤，滋溢心火，刑于肺金。故以桑白皮、地骨皮苦微寒降肺中伏火而补气，用以为君；黄芩、知母苦寒，治气息腥臭，清利肺气，用以为臣；肺欲收，急食酸以收之，五味子之酸温以收肺气。麦门冬甘苦寒，治涕唾稠粘，口舌干燥，用以为佐；桔梗体轻辛温，治痰逆，利咽膈，为使也。编者注）主之。《难经》云：心主五臭，人肺为腥臭，此其一也。（元·罗天益《卫生宝鉴·卷十一》）

一武职，因饮食起居失宜，咳嗽吐痰，用化痰止嗽之药。时仲夏，左尺洪数而无力，胸满，面赤，唾痰腥臭，自汗。余曰：肾虚水泛为痰，而反重亡津液，得非肺痈乎？不信，仍服前药。翌日吐脓，脉数，右寸为甚。用桔梗汤一剂，数脉与脓顿减，又二剂，将愈，佐以六味丸而痊。（明·王纶《明医杂著·卷之二》）

一人喘咳，脉紧数，以小青龙汤一剂，表症已解，更以葶苈大枣汤喘止，乃以桔梗汤愈。此凭脉症也。

一人咳嗽气急，胸膈胀满，睡卧不安。以葶苈散二服少愈，更桔梗汤差此凭症也。

一人咳嗽，项强气促，脉浮而紧，以参苏饮二剂少愈．更以桔梗汤四剂而安此凭症脉也。

一人咳嗽，胁胀满，咽干口燥，咳唾腥臭。以桔梗汤四剂而唾脓以排脓，数服而止，乃以补阴托里之剂而瘳此凭症也。

一人咳而脓不止，脉不退，诸药不应，甚危。用柘黄丸一服少愈，再服顿退，数服痊。溃者尤效此凭症也。

一妇唾脓，五心烦热，口干胸闷。以四顺散三剂少止，以排脓散数服而安此凭症也。

一人咳嗽，胁胀满，咽干口燥，咳唾腥臭。以桔梗汤四剂而唾脓以排脓，数服而止，乃以补阴托里之剂而瘳此凭症也。

一人面白神劳，咳而胸膈隐痛，其脉滑数。予以为肺痈，欲用桔梗汤。不信，乃服表药，致咳嗽愈甚，唾痰腥臭始悟。乃服前汤四剂，咳嗽少止，又以四顺散四剂而脉静，更以托里药数剂而愈此凭脉症也。

一有患此吐脓（指肺痈，编者注），面赤脉大。予谓肺病脉宜涩，面宜白，今面赤脉大，火克金，不可治，果殁。

一人因劳，咳嗽不止，项强而痛，脉微紧而数。此肺痈也，尚未成脓，欲用托里益气药。彼不信，仍以发散药，以致血气愈虚，吐脓不止，竟致不救。

经云：肺内主气，外司皮毛。若肺气虚则腠理不密，皮毛不泽；肺受伤则皮毛错纵，故患肺痈、肺痿、肠痈者，致皮毛如此，以其气不能荣养而然也。亦有服表药见邪不解，仍复发表。殊不知邪不解者，非邪不能解多因腠理不密而邪复入也。专用发表，则腠理愈虚，邪愈易入，反为败症矣。若诊其脉，邪在表者，只当和解而实腠理；乘虚复入者，亦当和解兼实腠理，故用托里益气之药。若小便赤涩，为肺热所传，短少为肺气虚。盖肺为母，肾为子，母虚不能生子故也。亦有小便频数者，亦为肺虚不能约制耳。（明·汪机《外科理例·卷七》）

锦衣李大用素不慎起居，吐痰自汗，咳嗽发热，服二陈、芩、连、枳壳、山栀之类，前症不减，饮食少思；用四物、二陈、芩、连、黄柏、知母、玄参之类，前症愈甚，更加胸腹不利，饮食益少，内热晡热；加桑皮、紫苏、杏仁、紫菀、桔梗之类，胸膈膨胀，小便短少；用猪苓、泽泻、白术、茯苓、枳壳、青皮、半夏、黄连、苏子，胸膈痞满，胁肋膨胀，小便不通；加茵陈、葶苈，喘促不卧，饮食不进。余诊之，六脉洪数，肺肾二部尤甚。余曰：脾土既不能生肺金，而心火又乘之，此肺痈之作也，当滋化源，缓则不救。不信.后唾脓痰，复求治。余曰：胸膈痞满，脾土败也：喘促不卧，肺金败也；小便不能，肾水败也；胁肋膨胀，肝木败也；饮食不化，心火败也。此化源既绝，五脏已败，然药岂能生耶？已而果然。

武选汪用之饮食起居失宜，咳嗽吐痰，用化痰发散之药，时仲夏，脉洪数而无力，胸满面赤，吐痰腥臭，汗出不止。余曰：水泛为痰之症，而用前剂，是谓重亡津液，得非肺痈乎？不信，仍服前药，翌日果吐脓，脉数，左三右寸为甚。始信，用桔梗汤（桔梗、贝母、当归、瓜蒌仁、枳壳、薏苡仁、桑白皮、甘草、防己各一钱，黄芪、百合各一钱半，五味子、葶苈子、地骨皮、知母、杏仁各五分。编者注）一剂，脓数顿止，再剂全止，面色顿白，仍于忧惶。余曰：此症面白脉涩，不治自愈。又用前药一剂，佐以六味丸治之而痊。（明·薛己《内科摘要·卷上》）

一妇人感冒风寒，或用发表之剂，反咳嗽喘急，饮食少思，胸膈不利，大便不通，右寸关脉浮数，欲用通利之剂。余曰：此因脾土亏损，不能生肺金，若更利之，复耗津液，必患肺痈矣。不信，仍利之，虚症悉至，后果吐脓。余朝用益气汤，夕用桔梗汤，各数剂，吐脓渐止。又朝仍前汤，夕用十全大补汤，各五十余剂，喜其善调理，获愈。

一妇人素血虚，发热咳嗽，或用痰火之剂后，吐脓血，面赤脉数，其势甚危。此脓成而血气虚也，余用八珍汤以补元气，用桔梗汤以治肺症，脉症渐愈（薛己《校注妇人良方·卷二十四》也录有本案。编者注）。

一妇人素血虚，内热时咳，甲辰孟冬，两尺浮洪。余曰：当防患肺症。丙午孟春，果咳嗽，左右寸脉洪数。此心火刑克肺金，而成肺痈也，脓已成矣，夏令可忧。余用壮水健脾之剂稍愈。彼不慎调摄，果殁于仲夏。

一男子，寒热作渴，不时咳吐，口内血腥。又五日，吐脓，身皮甲错。用射干汤（射干、芍药各二钱，薏苡仁三钱，肉桂五分，牡蛎、石膏各二钱。编者注）四剂，脓血已止。但气壅痰多，以甘桔汤而愈。

一男子不时咳嗽，作渴自汗，发热便数。自用清肺降火、理气渗利之剂服之，反小便不通，面目赤色，唇裂痰壅，脾肺肾三脉浮大，按之而数。此足三阴亏损，不能相生，当滋化源，否则成痈矣。不信，仍用分利之药，后果患肺痈，余用桔梗汤及六味丸而愈。

一男子咳吐痰脓，胸腹膨胀，两寸与右关脉皆洪数。此火不能生土，而土不能生金也，用桔梗汤为主，佐以补中益气汤而愈。

一男子面赤吐脓，发热作渴，烦躁引饮，脉洪数而无伦次。先用加减八味丸（地黄二两，山药、山茱萸各一两，肉桂半两，牡丹皮、泽泻、茯苓各八钱，五味子一两半。编者注）加麦门，大剂一服，热渴顿止，即熟睡良久，觉而神爽索食。再剂，诸症顿减。仍用前药，更以人参五钱、麦门二钱五分、五味二钱，水煎代茶，日饮一剂，月余而安。此症面赤者，当补肺肾；面白者，当补脾肺，治者验之。

一儒者，因素善饮，咳脓项强，皮肤不泽。此脾肺气虚，外邪所乘而成肺痈也，先用桔梗汤，后用人参补肺汤（人参、黄芪、白术、茯苓、陈皮、当归各一钱，山茱萸、山药、五味子、麦门冬、炙甘草、熟地黄、牡丹皮各五分。编者注）而痊。

一儒者，因素善饮，咳脓项强，皮肤不泽。此脾肺气虚，外邪所乘而成肺痈也，先用桔梗汤，后用人参补肺汤而痊。

一儒者患肺痈，鼻流清涕，咳吐脓血，胸膈作胀。此风邪外伤也，先用消风散（茯苓、川芎、羌活、荆芥、防风、藿香、白僵蚕、蝉蜕、甘草、厚朴、陈皮。编者注）加乱发灰，二服而鼻利；又用四君加芎、归及桔梗汤而愈。后因劳役，咳嗽吐脓，小便滴沥，面色黄白，此脾土不能生肺金，肺金不能生肾水也，用补中益气汤、六味地黄丸而愈。（明·薛己《外科枢要·卷二》）

一妇人唾脓，五心烦热，口干胸闷，以四顺散（贝母、紫菀、桔梗各钱半，甘草七分。编者注）三剂少止，以排脓散（黄芪、白芷、五味子、人参各等分。编者注）数服而安。

一男子患之（指肺痈，编者注），形证皆同，惟咽喉时或作痒，痰多胁痛，难于睡卧，用紫菀茸汤（紫菀茸一钱，炙甘草、人参各五分，桑叶、款冬花、百合、杏仁、蛤粉炒阿胶、贝母、半夏、蒲黄各一钱。编者注）治之，并愈。

一男子咳而脓不止，脉不退，诸药不应，甚危。用柘黄丸（拓黄一两，百齿霜即硫垢三钱。编者注），一服稍愈，再服顿退，数服而痊。

一男子咳嗽，两胁胀满，咽干口燥，咳唾腥臭，以桔梗汤四剂而唾脓，以排脓散数服而止，乃以补阴托里之剂而瘳。

一男子面白神劳，咳而胸膈隐痛，其脉滑数。予以为肺痈，欲用桔梗汤。不信，仍服表药，致咳嗽愈甚，唾痰腥臭，始悟。乃服前汤四剂咳嗽少定，又以四顺散四剂而脉静，更以托里药数剂而愈。大抵劳伤血气，则腠理理不密，风邪乘肺，风热相搏。蕴结不散，必致喘嗽。若误汗下过度，则津液重亡，遂成斯证。若寸脉数而虚者，为肺痿；数而实者，为肺痈。脉微紧而数者，未有脓也；紧长而数者，已有脓也。唾脓自止，脉短而面白者，易治；脓不止，脉洪大，而面色赤者，不治。使其治早可救，脓成则无及矣。《金旺》方：论热在上焦者，因咳为肺痿得之，或从汗出，或从呕吐，或从消渴，小便利数，或从便难。又彼下药快利，重亡津液，故寸自脉数，其人燥咳，胸中隐隐时痛，脉反滑数，此为肺痈。咳唾脓血，脉数虚者，为肺痿；数实者，为肺痈。

一仆年逾三十，嗽久不愈，气壅不利，睡卧不宁，咯吐脓血，甚虚可畏，其主已弃矣。予以宁肺散（乌梅八钱，罂粟壳二斤。编者注），一服少愈，又服而止大半，乃以宁肺汤（人参、当归、白术、川芎、熟地黄、白芍药、五味子、麦门冬、桑白皮、茯苓、蛤粉炒阿胶、炙甘草各一钱；作一剂，水二钟，生姜三片。编者注）数剂而痊。所谓有是病，必用是药。若泥前散性涩而不用，何以得愈？（明·薛己《外科发挥·卷四》）

一弱人咳脓，日晡发热，夜间盗汗，脉浮数而紧。用人参五味子汤，数剂顿退；以紫菀茸汤，月余而痊。

陆司厅子仁，春间咳嗽，唾痰腥秽，胸满气促，皮肤不泽，项强脉数。此肺疽也。盖肺系在项，肺伤则系伤，故牵引不能转侧。肺者气之本，其华在毛，其充在皮，肺伤不能摄气，故胁胀气促而皮肤纵。东垣云：肺疮之脉，微紧而数者，未有脓也；紧甚而数者，已有脓也。其脉来紧数，则脓已成，遂以人参、黄芪、当归、川芎、白芷、贝母、知母、麦门冬、瓜蒌仁、桔梗、防风、甘草，兼以蜡矾丸（白矾一两，黄蜡一两。编者注），及太乙膏（玄参、白芷、当归、肉桂、大黄、赤芍药、生地黄各一两、黄丹十二两。编者注）治之，脓尽脉涩而愈。至冬脉复数。经云：饮食劳倦则伤脾，脾伤不能生肺金。形寒饮冷则伤肺，肺伤不能生肾水。肾水不足，则心火炽盛，故脉来洪数。经云：冬见心而不治。果殁火旺之月。（明·薛己《外科心法·卷四》）

一小儿十五岁，因劳伤元气而咳嗽，误用表散之剂，复伤肺气成痈，咳嗽脓血。用桔梗汤为主，佐以异功散，脓渐少。专用异功散，脓止而愈。（明·薛铠《保婴撮要·卷十四》）

一武职，因饮食起居失宜，咳嗽吐痰，用化痰止嗽之药。时仲夏，左尺洪数而无力，胸满，面赤，唾痰腥臭，自汗。余曰：肾虚水泛为痰，而反重亡津液，得非肺痈乎？不信，仍服前药。翌日吐脓，脉数，右寸为甚。用桔梗汤一剂，数脉与脓顿减，又二剂，将愈，佐以六味丸而痊。（明·王纶《明医杂著·卷之二》）

尝治一妇人，年二十余，胸膺间溃一窍，于口中所咳脓血与窍相应而出，以人参、黄芪、当归补气血剂，加退热排脓等药。（明·高宾《丹溪治法心要·卷六·肺痈第一百》）

一儒者素善饮，咳痰项强，皮肤不泽，此肺痈也。盖肺系于项，故项不能转侧（非风痰而项焉能强，断之肺痈见亦神）。肺气虚弱，故皮肤不泽。先用桔梗汤以治肺，后用八珍补肺汤，以补脾土生肺金而痊。（明·江瓘《名医类案·卷十·肺痈》）

从嫂程氏，年近五十，患咳嗽吐臭脓血，一日一夜碗余，发热昼轻夜重，肌肉大瘦。六脉浮而洪滑且数，人皆谓呕血身热脉大，法在不治。予曰：此非吐血比也。此为酿酒伤肺，又为怒气所触，瘀血浊痰，滞于肺之气窍，无从而出，久之化而为脓，成肺痈也。治宜开肺窍，活血化痰，使脓尽，当自愈也。诸人治之二年不效，予教以白及、薏苡仁各三钱，牡丹皮、桔梗、茜根、归尾、山栀子、贝母、白芍药各一钱，甘草、葶苈子各五分，三十帖痊愈。后寿七十三，以他病而终，此疾再不复发。（明·孙一奎《孙氏医案·三卷》）

初阳侄乃政，咳嗽治愈……后半年，复咳嗽，胸背隐隐疼痛，身常内热。咳出桃花脓，不可胜计，腥秽之气甚恶，右胁并乳胀痛，脉洪数，大便燥，肌瘦骨立，此肺痈症也。用贝母、茜根、白芍药各一钱，知母、麦门冬、山栀子、紫菀各八分，桑白皮、当归、牡丹皮、杏仁各七分，薏苡仁一钱五分，甘草、葶苈各五分，水煎服之。服此甚安，但要常服，若一缺药，其疾便发。据此肺窍中痰积痰血尚多，未能即去，宜缓图之。书云：俟脓去尽，当自愈也。愚谓丹溪虽有此言，亦不可固执，设不以药消化之，必俟其脓自尽，恐岁月深而有他变。且中年之人，何能当此。莫若清热润肺，消痰化瘀，久而服之，或早愈也。方黄吴诸公谓久咳伤肺，每每投补，屡被紊之，每补必增热加痛加咳而脓转多。予晓之曰：诸公之意诚良，其如病加何，是姑息之谓也。古人不务姑息，惟以去病为安。夫姑息可以养病，非所以去病也。独汪无怀然予言，守予法，二年良愈，肌长如初。（明·孙一奎《孙氏医案·四卷》）

一义官仲冬时督工河道，不常迎风呼唤，致肺受伤，后发此症。初起寒热交作，咳嗽声重，气急生痰，请内医治之，越治越重。后予视，诊其脉浮而数，面光而泽，此肺痈也。视其痰果有脓意相粘，以桔梗汤二服，咳嗽稍止；以排脓散四服，其脓渐多，惟胸膈疼痛不减，脉亦带芤，此胸中有瘀血也。以四顺散加红花、牡丹皮二服，吐出紫血碗许，随后膈痛渐止；又以金鲤汤兼人参五味子汤间服，月余而愈。（明·陈实功《外科正宗·卷之六》）

陆令仪尊堂平日持斋，肠胃素枯，天癸已尽之后，经血犹不止，似有崩漏之意。余鉴姜宜人交肠之流弊，急为治之，久已痊可。值今岁秋月，燥金太过，湿虫不生，无人不病咳嗽，而尊堂血虚津枯之体，受伤独猛，胸胁紧胀，上气喘急，卧寐不宁，咳动则大痛，痰中带血而腥，食不易入，声不易出，寒热交作。而申酉二时，燥金用事，诸苦倍增。其脉时大时小，时牢伏时弦紧。服清肺药，如以勺水沃焦，无裨缓急。诸子彷徨无措，知为危候，余亦明告以肺痈将成，高年难任。于是以葶苈大枣泻肺汤，先通其肺气之壅，即觉气稍平，食稍入，痰稍易出，身稍可侧，大有生机。余曰：未也，吾见来势太急，不得已而取快于一时，究竟暂开者易至复闭，迨复闭则前法不可再用矣。迄今乘其暂开，多方以图，必在六十日后，交冬至节方是愈期。盖身中之燥，与时令之燥，胶结不解，必俟燥金退气，而肺金乃得太宁耳。令仪昆季极恳专力治之。此六十日间，屡危屡安，大率皆用活法斡旋。缘肺病不可用补，而脾虚又不能生肺，肺燥喜于用润，而脾滞又艰运食。今日脾虚之极，食饮不思，则于清肺药中，少加参术以补脾；明日肺燥之极，热盛咳频，则于清肺药中，少加阿胶以润燥。日续一日，扶至立冬之午刻，病者忽然云，内中光景，大觉清爽，可得生矣，奇哉！天时之燥去，而肺金之燥，遂下传于大肠，五六日不一大便，略一润肠，旋即解散，正以客邪易去耳！至小雪节，康健加飧，倍于曩昔。盖胃中空虚已久，势必加飧，复其水谷容受之常，方为全愈也。令仪昆季咸录微功，而余于此症有退思焉，语云宁医十男子，莫医一妇人；乃今宁医十妇人，不医一男子矣！（清·喻昌《寓意草·卷二》）

吴虞能兄，得肺痈证，自不知，而医亦不识也。正月半后，招余往诊，则围被抱火，身坐火箱，犹畏寒甚，但云咳嗽不能卧，寒热时发，胸背帐痛，初医先云伤风，继云肺寒，用桂枝、细辛、干姜、二陈等药，已十余日矣。诊其脉，两寸涩而数，以手按其胸背，则内痛甚，口出腥臭腐气，此肺痈将溃，故作寒热，非真寒，乃内痈作脓之寒也。令其去火，急平肺排脓，使痈早溃，免传他叶，用苡仁、贝母、桔梗、甘草、防风、桑、杏、地骨皮、金银花、白芨，四剂，则黄白臭脓日吐两碗，因嗜烟酒，肺素大热，幸不气虚，脓尽之后，现阴虚细数之脉，发热盗汗之证。此盖金病不能生水，纯用六味地黄汤，去泽泻，加苡仁、贝母、麦冬、沙参、紫菀、五味等药，百剂方护完口。乡居数月，静养而康。（清·郑重光《素圃医案·卷三》）

桔梗杏仁煎　治咳嗽吐脓，痰中带血，或胸膈隐痛，将成肺痈者。

桔梗、杏仁炒，研、甘草各一钱，枳壳麸炒一钱五分，麦冬去心、百合、阿胶、夏枯草、金银花各二钱，连翘二钱五分，川贝母、红藤各三钱。火胜兼渴者加天花粉二钱。

水煎温服。（清·杨璇《伤寒温疫条辨·卷四》）

某。邪郁热壅，咳吐脓血，音哑。麻杏甘膏汤加桔梗、苡仁、桃仁、紫菀。

某。脉数咳血，曾咯腥痰，若作肺痈。体质木火，因烦劳阳升逼肺，肺热不能生水，阴愈亏而阳愈炽，故血由阳而出也。当金水同治为主。

熟地四两、生地二两、天冬二两、麦冬二两、茯神二两、龟板三两、海参胶二两、淡菜胶二两、川斛膏四两、女贞一两半、北沙参二两、旱莲草一两半。

胶膏丸。（清·叶桂《临证指南医案·卷二》）

咳嗽痰血气腥，邪陷于肺络。苇茎汤。（清·叶桂《未刻本叶天士医案·保元方案》）

治肺痈吐脓血作臭气，胸乳间皆痛。升麻汤。

川升麻、桔梗、薏苡仁、地榆、子芩、牡丹皮、白芍药各半两，甘草三分。

上剉粗末，每服一两。水一升半，煎至五合，去滓，日二三服。

释义：川升麻气味苦辛微温，入足太阴、阳明之表药。桔梗气味苦辛平，入手太阴。薏苡仁气味甘微寒，入手、足太阴，手少阴。地榆气味苦咸微寒，入手、足阳明。子芩气味苦平，入手、足少阳，阳明。丹皮气味辛平，入足少阳、厥阴。白芍气味酸微寒，入肝。甘草气味甘平，入足太阴、阳明。此肺痈已成脓血，臭气上升，胸乳作痛。以表药提其清阳，以泄肺清热之药泻浊阴，戊巳二味和中。清既得升，浊亦得降，焉有不奏功耶？（清·叶桂《类证普济本事方·卷第二》）

治肺家吐臭痰，或吐如鱼腥痰要药：

川通草、芦根、苡仁、桔梗。（清·叶桂《种福堂公选良方》）

此症（指肺痈，编者注）初起令邪结在肺者，惟桔梗杏仁煎为治此之第一。此方未可称为第一，尚要审病之因，不可执一处治，惟瓜蒌子散为妙。（清·叶桂《景岳全书发挥·卷四》）

苏州钱君复庵，咳血不止，诸医以血证治之，病益剧。余往诊，见其吐血满地，细审之，中似有脓而腥臭者，余曰：此肺痈也，脓已成矣。《金匮》云：脓成则死，然有生者。余遂多方治之，钱亦始终相信，一月而愈。盖余平日因此证甚多，集唐人以来治肺痈之法，用甘凉之药以清其火，滋润之药以养其血，滑降之药以祛其痰，芳香之药以通其气，更以珠黄之药解其毒，金石之药填其空，兼数法而行之，屡试必效。今治钱君亦兼此数法而痊，强健逾旧。（清·徐大椿《洄溪医案·肺痈》）

孙氏，三十三岁。呛咳脓血气臭，午后身热面赤，宛若阴虚，但左胁痛甚，脓血之中，兼有稀痰，乃肝痈夹痰饮所致。先治肝痈，与活肝络。

新绛纱、半夏、归须、旋覆花包、广皮、郁金、降香末、桃仁、苏子、元胡索、人参后方加入、青皮。

煮□杯，分□次服。

服六七帖，脓血由渐而少，热退，胁痛大减。于前方加人参，又服四五帖，后以补脾胃逐

痰饮收功。(清·吴瑭《吴鞠通医案·卷二》)

堂伯兄，四十岁，己巳年冬月。饮火酒，坐热炕，昼夜不寐，喜汗出，误服枇杷叶、麻黄等利肺药，致伤津液，遂成肺痈，臭不可当，日吐脓二升许。用《千金》苇茎汤合甘桔汤。

苇根八两、苦桔梗三两、桃仁一两五钱、薏仁二两、冬瓜仁一两五钱、生甘草一两。

煮成两大茶碗，昼夜服完碗半，脓去十之七八。尽剂，脓去八九。又服半剂，毫无臭味。后以调理脾胃收功。

王氏，五十八岁，癸亥三月初八日。初起喉痹，为快利药所伤，致成肺痈。胸中痛，口中燥，痹仍未痊，不食不寐，痰气腥臭，已有成脓之象，脉短而数，寒热，且移热于大肠而泄泻。难愈之证，勉与急急开提肺气，议《千金》苇茎汤与甘桔合法。

苦桔梗二两、桃仁五钱、冬瓜仁五钱、生薏仁一两、甘草一两、鲜苇根四两。

水八碗，煮成三碗，渣再煮一碗，分四次服。

朱咏斋世兄，五十余岁，己卯年。以二月初受风，与桂枝汤一帖，风解，胆怯不敢去厚衣，因而汗多。初四、五日，又受风温，口渴思凉，脉洪数。先与六凉轻剂不解，脉又大，汗更多，口更渴，身更热。因与辛凉重剂石膏等一帖，身凉渴止脉静，仍胆怯不去厚衣。初十日，当大内差使，坐夜起五更，衣更厚，途间不敢去皮衣，以致重亡津液，而成肺痈。与苇茎汤日二三帖，服之五七日不应，脓成臭极，加苦葶苈子五钱，脓始退，未能十分净尽。后十日又发，脓又成，吐如绿豆汁脓臭，每吐一碗余，又与前方加葶苈三钱，服二帖方平。后以补胃逐痰饮收功。再其人色白体肥，夙有痰饮，未病之年前，秋冬两季，已在上书房行走，早起恐寒，误服俗传药酒方，本不嗜酒，每早强饮数小杯，次年患此恙之由也。(清·吴瑭《吴鞠通医案·卷三》)

咽痛发热恶寒，咳嗽咯血腥臭，右胁痛，肺痈垂成。脉一息七八至，右寸更甚，夜不能卧。其势极重，防其喘塞。

杷叶、羚羊、全蒌、桃仁、土贝、牛蒡、苡米、生甘、杏仁、桔梗、连翘、芦根、菩提根。(清·徐珊《八家医案·徐澹安医案》)

咳嗽，寒热，已经四十余日，痰浊腥臭，腹如仰瓦，脉虚数。病在肺痈肺痿之间，非易疗也。

北沙参、苡仁、丝瓜子、桃仁、旋覆花、法半夏、桑叶、麦冬、苇茎、合欢皮。

肺邪不早清理，致令壅遏成痈。脉数大，形瘦，胸中多气，咳嗽痰血腥臭。寒热症势难调矣。

冬瓜子、苡仁、苦桔梗、生甘草、桃仁、桑白皮、黄芩、滑石、芦根、兜铃、牛蒡子、大贝、合欢皮。(清·徐养恬《徐养恬方案·卷中·肺痈》)

某。咳吐臭痰如脓血，此属肺痈。舌苔浊厚，痰浊胶粘。仿仲景法。

葶苈子、冬瓜子、桃仁、桔梗、桑皮、瓜蒌仁、旋覆花、苏子、川贝、芦尖。

某。肺痈咳吐脓痰，肺叶已伤，势属重候。

羚羊角、冬瓜子、桔梗、葶苈子、苡仁、生甘草、桃仁泥、野菱根、川石斛、芦根。

二诊：痰臭虽减，咳嗽未除。

羚羊角、川贝母、杏仁、苡仁、桃仁、桔梗、苏子、甘草、冬瓜子、芦根、野茭根。

某。咳嗽月余，痰腥带血，气升呛逆，脉弦滑数。风温久恋，化火蒸痰，灼金耗液。证属肺痈，非轻候也。

冬瓜子、淡芩、薏仁、紫菀、川贝、桑皮、甜杏仁、苏梗、沙参、芦根尖。

附录：《张氏医通》云，薏仁根，捣汁，顿热服之。下咽臭痰即解，有虫者，虫即死出。薏仁为肺痈专药，然性燥气滞，服之未免上壅，不及根汁之立能下夺，已溃未溃，皆可挽回。陈芥菜汁温服，灌吐最妙。一方用薄荷浓煎，稍入白蜜，已溃未溃皆效。

二诊：咳逆痰腥带血，脉形弦硬，而色暗晦。肺气失降，木火上逆，防加喘急。

羚羊角、鲜生地、川贝、甜杏仁、蛤壳、石决明、桑白皮、紫菀、枇杷叶、芦尖。

柳宝诒按：比治肺痈初溃之主方。

某。咳唾臭脓，脉数，而不欲食，时寒时热，肺痈已见脓后，热不退者，虚也。火克金而土虚不能生金，是谓重虚，恐难治。

北沙参、生苡仁、杏仁、玄参、扁豆、茯苓、川贝母、金银花、冬瓜子、百部。

孙。热在中脘部分，时吐红痰带臭，不甚咳嗽。病在于胃，留热伏于中宫。法当清泄。

犀角、冬瓜子、射干、当归、桃仁、玄明粉、苡仁、川贝、连翘大黄酒浸炒，金银花。

复诊：不咳嗽，但吐红痰如脓，自觉灼热在胃脘之中，将及二月。此非肺痈，乃瘀伤湿热留胃中故也。当以清化。

川贝、冬瓜子、当归、苡仁、沙参、川石斛、连翘、金银花、赤豆、芦根。

三诊：吐痰如脓已止，脘中之热已退，时觉微寒微热。余火未清，仍从前法加减。

党参、当归、薏仁、杏仁、沙参、冬瓜子、丹皮、黄芪、甘草、茅根、赤小豆、芦根。

柳宝诒按：此病得力在第一方，故知其非肺痈。然红痰如脓而臭，究与脘痈无异，作胃脘痈治，当不致误。

陆。湿蒸热郁而成肺痈，痈者壅也。壅则宜通宜泄，而医者偏以五味敛之，邪无从出，咳吐痰秽。仲景脓成之戒，今已犯之。《金匮》苇根汤加减一定之理。

冬瓜仁三钱，银花钱半，单桃仁另三钱，石苇三钱，橘红一钱，生苡仁三钱，芦根五钱，枇杷叶露三两冲。

吴。风舍于肺，肺逆为咳。热入于营，蒸痰作臭。恶风而内热，肺痈初起之候也。

牛蒡子杵一钱，杏苡仁各三钱，橘红一钱，象贝三钱，前胡三钱，苏子三钱，枇杷叶去毛两片，芦根去节五钱。（清·王泰林《环溪草堂医案·卷四》）

风寒犯肺，咳逆寒热，痰带腥味，脉象浮数，欲作肺痈之势，难拟方速解。

麻杏石甘，加射干、牛子、半夏、茯苓、川贝、枳壳、桑皮、桔梗。

风寒犯肺，酿成肺痈，兼之水弱肝虚，火载血上，吐血盈碗已经十余次，脉象数实而芤，慎防涌脱歧变。

诃子皮、青黛、犀角、山栀、丹皮、白茅花、海浮石、杏仁、生地、藕节、银花、芦根。

风伤皮毛，热传血脉，渐积成痰，酿成肺痈大症，脉来弦实，热多自汗，饮食懒进，人虚症实，调治颇难。

苇根、生苡仁、橘络、冬瓜子、川贝母、甘草、杏仁、桃仁、桔梗、茯苓、枇杷叶、鱼腥草、

又方：鲜苡仁根一两、冬瓜仁三钱，枇杷叶七片、鱼腥草三钱。

煎汤饮之。热甚则加银花三钱，梨皮三钱，芦根八钱。

又末药方：黄芪、白芷、西洋参、五味子，共研细末，一钱半。（清·赵履鳌《赵海仙医案·肺痈》）

陈，左。肝郁气滞，病从左胁作痛而起，加以火灸，络热动血，屡进阴柔之药，阴分固赖以渐复，然湿热由此而生，发为浊症。湿热逗留，风邪外触，遂致咳嗽。先以燥药伤气，致气虚不能鼓舞旋运，饮食悉化为痰。又以柔药滋其阴，酸寒收涩，痰湿之气，尽行郁遏。以致痰带腥秽，色尽黄稠，黄为土色，是湿痰也。今内热咳嗽，痰仍腥秽。脉数濡弦，左部虚弦，舌苔薄白而滑。此气阴两亏，而湿热逗留之象，从实变虚，从假变真，殊难措手。前人谓因虚致病者，补其虚而病自除，因病致虚者，去其病而阴自复。八年之病，虽有成例可遵，恐鞭长之莫及耳。拟导其湿热下行，而不涉戕伐，俾得熏蒸之焰息，即所以保其阴气之消耗也。

光杏仁、冬瓜子、生薏仁、炙桑皮、枇杷叶、云茯苓、青蛤散、泽泻、青芦管。

方右。咳嗽痰秽，内痈重症。遗毒已深，难遽言治。

冬瓜子、杏仁、茯苓、黑山栀、煨石膏、桔梗、生薏仁、枇杷叶、青芦管。

先生问：吐出之痰，有如糊粥黄色者盈碗否？曰：然。肺已成痈，而将穿破，咳痰臭甚，吐出后秽味不退者，病尤深也。（清·张乃修《张聿青医案·卷五》）

程少丰者，暑症退后，伏热未清，因食物不慎，致余邪流连上焦，气蒸肺藏，至秋转为咳嗽，引起膈痛，痰涎多而臭恶，且热蒸肌表，咳则小有汗，不能食。按其脉，两寸浮、紧、滑、急。余曰：此为肺痈，宜先清泄上焦。

乃用石膏、牛蒡、羚角、连翘、桔梗、贝母、甜瓜子、鲜薏根、苇茎等二三剂。咳吐血痰日二三碗，后竟吐如猪肺之成块者，二茶杯，身热仍不解。改用鲜沙参、鲜生地、元参、麦冬、光杏、蒌皮，前方中除去石膏、羚角、甜瓜子、牛蒡子，又三剂。表热虽退，不思谷食，肺块虽无，而痰尚红色。又改用北沙参、白芨片、鲜薏根、薏苡仁等，二三剂。痰少红止，咳稀食进，历时十九日，后以保元益肺滋养，如燕窝、阿胶等调理弥月而痊。（清·傅松元《医案摘奇·卷之三》）

肺主五脏之华盖，出声音而泽逮皮肤；又为百脉之朝宗，通呼吸而权归清肃。若元气自强，皮毛固密，纵有客邪，安能内侵？无如暗室潜修，阴液早伤于平素；风尘劳瘁，风温复感于今时。以致肺机不畅，降令失权，酿成肺痈之患。于兹半月有余，蔑一毫之效，痰涎漉漉，咳嗽频频，或脓或血，时秽时腥。中府时觉隐痛，左卧常叹不宁。脉右大而左弦，肝火有上升之兆；舌微黄而尖绛，肺津无下降之征。必须畅彼情怀，济以药饵，庶乎渐臻康泰矣。第愚粗谙方书，稍明药性，命含毫而施治，勉濡笔而撰方，愧拙陋之无能。候尊翁以斧政。

旋覆花、瓜蒌仁、真滁菊、粉丹皮、叭杏仁、川贝、黛蛤散、北沙参、白荷花露、枇杷露、炒苏子、肥知母。

二诊：前进肃肺清金兼熄肝阳一法，身热稍和似有转机之象，但痰多气急，金府之右降失权，胁痛头眩，肝垣之左升太过。脉左弦而右大，邪热未平；舌边绛而中黄，阴液暗损。假令胃阳受伤，子母少相生之力，大便溏泄表里无相助之能。幸而仓廪之令有专权，戊土恰能化育；传道之官恒固守，庚金尚得升扶。据云夜寐少宁，此非胃不和而卧不安之理，良由肝阳之未静，肺火之难清耳。《内经》云：肝热则魂不归舍，肺热则魄不归藏，即此之谓也。面带萎黄，湿邪未化。口不燥渴，蓄饮内留。仍清肃太阴以冀余邪之宣化，加以安舒静养，可望肝火之渐平。非敢说梦，聊以解嘲。

西洋参、知母、枇杷露、杏仁、瓜蒌仁、旋覆花、玉竹、驴皮胶、麦冬、滁菊花。（清·佚名《爱月庐医案·肺痈》）

奉天（即今辽宁省沈阳市，编者注）小南关赵某年四十许。始则发热懒食，继则咳嗽吐痰腥臭，医治三月，寖至不能起床。脉象滑实，右脉尤甚，舌有黄苔，大便数日一行。知系伏气为病，投以大剂白虎汤，以生山药代粳米，又加利痰解毒之品，三剂后病愈强半。又即其方加减，服至十余剂全愈。（民国·张锡纯《医学衷中参西录·下篇·石膏解》）

叶凤桐，天津估衣街文竹斋经理，年三十二岁，得肺病咳吐脓血。

病因：其未病之前数月，心中时常发热，由此寖成肺病。

证候：初觉发热时，屡服凉药，热不减退，大便干燥，小便短赤，后则渐生咳嗽，继则痰中带血，继则痰血相杂，又继则脓血相杂。诊其脉左部弦长，右部洪长，皆重按颇实。

诊断：此乃伏气化热，窜入阳明之腑。医者不知病因，见其心中发热，而多用甘寒滞腻之品，稽留其热，俾无出路。久之，上熏肺部，至肺中结核因生咳嗽，溃烂遂吐脓血，斯必先清其胃腑之热，使不复上升熏肺而后肺病可愈。特是，此热为伏气之热所化，原非轻剂所能消除，当先投以治外感实热之剂。

处方：生石膏捣细两半、大潞参三钱、生怀山药六钱、天花粉六钱、金银花四钱、鲜芦根四钱、川贝母三钱、连翘二钱、甘草二钱、广三七轧细二钱；药共十味，将前九味煎汤一大盅，送服三七末一钱，至煎渣再服时，仍送服余一钱。

方解：此方实仿白虎加人参汤之义而为之变通也。方中以天花粉代知母，以生山药代粳米，仍与白虎加人参汤无异，故用之以清胃腑积久之实热。而又加金银花、三七以解毒，芦根、连翘以引之上行，此肺胃双理之剂也。

复诊：将药连服三剂，脓血已不复吐，咳嗽少愈，大便之干燥，小便之短赤亦见愈。惟心中仍觉发热，脉象仍然有力，拟再投以清肺泻热之剂。

处方：天花粉八钱、北沙参五钱、玄参五钱、鲜芦根四钱、川贝母三钱、牛蒡子捣碎三钱、五味子捣细二钱、射干三钱、甘草轧细二钱；药共九味，将前八味煎汤一大盅，送服甘草末一钱，至煎渣再服时，仍送服余一钱。方中五味子，必须捣碎入煎，不然则服之恒多发闷；方中甘草，无论红者黄者，皆可用至轧之不细时，切忌锅炮，若炮则其性即变，非此方中用甘草之意矣。用此药者，宜自监视轧之，或但罗取其头次所轧之末亦可。

效果：将药连服五剂，诸病皆愈，惟心中犹间有发热之时，脉象较常脉似仍有力。为善后计，俾用生怀山药轧细，每用七八钱或两许，煮作茶汤，送服离中丹钱许或至钱半，多少宜自酌，当点心用之。后此方服阅两月，脉始复常，心中亦不复发热矣。离中丹为愚自制之方，即益元散方以生石膏代滑石也。盖滑石宜于湿热，石膏宜于燥热，北方多热而兼燥者，故将其方变通之，凡上焦有实热者，用之皆有捷效。

或问：伏气化热，原可成温，即无新受之外感，而忽然成温病者是也。此证伏气所化之热，何以不成温病而成肺病？

答曰：伏气之侵人，伏于三焦脂膜之中，有多有少，多者化热重，少者化热轻，化热重者当时即成温病，化热轻者恒循三焦脂膜而窜入各脏腑。愚临证五十年，细心体验，知有窜入肝胆病目者，窜入肠中病下痢者，有窜入肾中病虚劳者，窜入肺中病咳嗽久而成肺病者，有窜入胃中病吐衄而其热上熏亦可成肺病者，如此证是也。是以此证心中初发热时，医者不知其有伏气化热入胃，而泛以凉药治之，是以不效，而投以白虎加人参汤即随手奏效。至于不但用白虎汤而必用白虎加人参汤者，诚以此证已阅数月，病久气化虚损，非人参与石膏并用，不能托深陷之热外出也。（民国·张锡纯《医学衷中参西录·下篇·虚劳喘嗽门》）

奉天（即今辽宁省沈阳市，编者注）车站开饭馆者赵焕章，年四十许。心中发热、懒食、咳嗽、吐痰腥臭，羸弱不能起床。询其得病之期，至今已迁延三月矣。其脉一分钟八十五至，左脉近平和，右脉滑而实，舌有黄苔满布。大便四五日一行且甚燥。知其外感，稽留于肺胃，久而不去，以致肺脏生炎，久而欲腐烂也。西人谓肺结核证至此已不可治。而愚慨然许为治愈，投以清金解毒汤去黄耆，加生山药六钱、生石膏一两，三剂后热大清减，食量加增，咳嗽吐痰皆见愈。遂去山药，仍加黄耆三钱，又去石膏，以花粉六钱代之，每日兼服阿斯必林四分瓦之一，如此十余日后，病大见愈，身体康健，而间有咳嗽之时，因忙碌遂停药不服。二十日后，咳嗽又剧，仍吐痰有臭，再按原方加减治之，不甚效验。亦俾服犀黄丸病遂愈。

一人年三十余，肺中素郁痰火，又为外感拘束，频频咳嗽，吐痰腥臭，恐成肺痈，求为诊治。其脉浮而有力，关前兼滑。遂先用越婢汤，解其外感，咳嗽见轻，而吐痰腥臭如故。次用葶苈大枣汤，泻其肺中壅滞之痰，间日一服。又用三七、川贝、粉甘草、金银花为散，鲜地骨皮煎汤，少少送服，日三次。即用葶苈大枣汤之日，亦服一次。如此调治数日，葶苈大枣汤用过三次，痰涎顿少，亦不腥臭，继用清金益气汤，贝母、牛蒡子各加一钱，连服十余剂，以善其后。

一人年三十余，昼夜咳嗽，吐痰腥臭，胸中隐隐作疼，恐成肺痈，求为诊治。其脉浮而有力，右胜于左，而按之却非洪实。投以清金解毒汤（生乳香三钱、生没药二钱、甘草三钱、生黄耆三钱、玄参三钱、沙参三钱、牛蒡子三钱、贝母三钱、知母三钱、三七二钱。编者注），似有烦躁之意，大便又滑泻一次。自言从前服药，略补气分，即觉烦躁，若专清解，又易滑泄，故屡次延医无效也。遂改用粉甘草两半，金银花一两，知母、牛蒡子各四钱，煎汤一大碗，分十余次温饮下，俾其药力常在上焦，十剂而愈。后两月，因劳力过度旧证复发，胸中疼痛甚于从前，连连咳吐，痰中兼有脓血。再服前方不效，为制此汤（消凉华盖饮：甘草六钱、生没药四钱、丹参四钱、知母四钱；病剧者加三七二钱，脉虚弱者酌加人参、天冬各数钱。编者注），两剂疼止。为脉象虚弱，加野台参三钱，天冬四钱，连服十剂全愈。（民国·张锡纯《医学衷中参西录·上篇·治肺病方》）

徐左，米业。癸丑三月患咳嗽，痰腥带血。诊脉右数，舌红苔白。风热蕴肺，不事清散，烟酒蕴毒，遂成肺痈。

即拟桔梗、桑皮、象贝母、瓜蒌、黑山栀、冬瓜子、薏仁、杏仁、郁金、苇茎、竹茹、枯黄芩、通草、茜草。另以鲜蕺草一味捣汁，温服。

一剂血止，痰红亦稀。原方加减，咳少痰清而痊。

周左，冶工业，住南苏秦。喜饮。壬戌春三月感邪咳嗽，痰秽色黄，右胁作痛，月余见血，肺痈见证。

拟冬甜瓜子、光甜杏仁、桃、薏、象贝、兜铃、紫菀、黄芩、竹茹、茜草、鱼腥草、茅苇茎。另月石、生矾、龙脑、薄荷、宝珠山茶，研末服。二剂，痰秽减，血止。

十二日诊：咳减，痰黄臭大退，右胁痛亦轻。拟清肺化瘀，涤痰宣络。

黄荆子、瓜瓣、薏、茹、新绛、桃仁、桑皮、黄芩、紫菀、白前、兜铃、忍冬藤、鱼腥草、茅根。另月石、竹黄、川贝、雄精，研服。三剂。病者急于往沪，辍药二旬。

五月初一日吐血七口。初二又诊：脉数不靖，身热胸闷，痈脓内溃，恐再冲溢。

紫菀、竹茹、银花、茜草炭、瓜瓣、薏仁、兜铃、黄芩、桑皮、象贝、荆芥、杏仁、茅根、藕节。另白及、参三七、宝珠山茶，研末服。二剂。

初六日诊：吐血已止，晡分咳盛，气秽。湿火熏蒸，速宜清肺、降胃、涤浊。

甜瓜子、薏、杏、知、芩、紫菀、兜铃、鱼腥草、浮海石、鲜竹叶、茅苇茎、无患子根打汁一杯冲。另白及二钱，剪草八分，研末，调服。二剂。

初八日诊：血未复吐，咳减不退，午睡冒风，溃后身热为险。

桑叶、丹皮、条芩、知母、黑山栀、杏仁、碧玉散、银花、瓜瓣、通草、玉泉散、鱼腥草、竹叶、茅苇茎、无患子根汁一杯。另白及、月石、剪草，研末服。二剂。吐出黄涎臭脓甚多。

初十日诊：痰秽不觉，口舌麻木而碎。再清蕴热，兼以解毒。

粉沙参、浮石、瓜瓣、薏仁、黄荆子、百合、元参、兜铃、白敛、石斛、贝母、茅苇茎、天冬、无患子根汁。另合欢皮二两，煎代水。另以化毒丹加白及末、皂荚子末三厘，补肺损以涤余秽。小愈，不知调理，后闻又发，他治。（民国·周镇《周小农医案·卷四》）

李先生，初诊。

病唾痰如脓，月必数发。发必于上午，时带血，略有腥臭。曾先后照爱克斯光三次。未见结核空洞。但左肺叶略有炎症。

苦桔梗三钱、冬瓜子三钱、黑山栀三钱、活芦根二两、川贝母三钱去心、赤白芍各二钱、败酱三钱、生炙草各七分、苡仁五钱、丹皮二钱、制附片一钱半。

二诊：唾痰脓血略减，减不足言。脉搏似心脏弱。然无恶寒、嗜睡诸证。舌苔如常。仍以排脓为主。

苦桔梗三钱、败酱三钱、当归一钱半、活芦根二两、苡仁五钱、丹皮二钱、炒白及二钱、生草一钱半、冬瓜子三钱、赤白芍各二钱、黑附片二钱。（民国·陆彭年《陆渊雷医案·内科杂病》）

风伤皮毛，热伤血脉，身热咳逆，痰有腥味，脉象数大，显系肺痈。拟用麻杏石甘汤，以冀热退。

麻黄，杏仁，石膏，甘草。菩提草根捣汁冲。

此证或夹外感时邪，当分别清楚。如时邪重者，仍照时邪着手，服前方表病去，即用《千金》苇茎汤治之。

冬瓜子，桔梗，云苓，鱼腥草，苡仁，甘草，西瓜子，郁金，射干，川贝母，枇杷叶，苇茎根，桃仁，杏仁。

按：此证将愈未愈之际，最易酿成失血症，切不可作劳嗽看。盖肺为娇藏，肺叶初长，若不谨防，劳碌用力，油膜震破，即吐血矣。如气味不清，清肺中入加凉血之品。

苡仁，冬瓜子，金银花，桑皮，鱼腥草，枇杷叶，芦茅根。（民国·徐衡之　姚若琴《宋元明清名医类案·赵海仙医案·肺痈》）

二、儿科

舞水一富家有二子，长者年十三岁，幼者十一岁，皆好顿食紫樱一二斤，每岁须食半月。后一二年，幼者发肺痈，长者发肺痿，相继而死。戴人常叹曰：人之死者，命耶？天耶？古人有诗：爽口味多终作疾。真格言也。天生百果所以养人，非欲害人。然富贵之家，失教纵欲，遂至于是。（金·张从正《儒门事亲·卷七》）

一童气禀不足，患肺痈，唾脓腥臭，皮毛枯槁，脉浮，按之涩，更无力，治以钟乳粉汤。此凭症脉也。（明·汪机《外科理例·卷七》）

一小儿感冒停食吐泻，用疏利之剂，咳嗽脓血。此中气复伤而变肺痈也，用桔梗汤而愈。后咳嗽吐血，仍用前药，佐以异功散而痊。

一小儿停食，服克伐之药，唾痰腥气，面赤气喘。此元气复伤而成肺痈也，用桔梗汤，脓痰顿止。翌日喘甚，此脾气虚而不能生肺也，用异功散加杏仁、百合而愈。后小便涩滞，服八正散，小便愈涩，咳嗽吐痰，面赤盗汗。余谓：肺气虚热，前药亏损真阴，虚火烁肺金而然。用异功散以补脾土，地黄丸以滋肾水，遂愈。

一小儿停食，服泻药而变肺痈，余先用异功散以救脾肺，次用桔梗汤以治肺痈而瘥。（明·薛己《保婴撮要·卷十四》）

一小儿六岁，感冒咳嗽，发散过度，喘促不食，痰中有血。薛曰：此成肺痈也。次日吐痰而兼脓，用桔梗汤而愈。后元气未复，大便似痢，用五苓、黄连、枳实，痰喘目扎，四肢抽搐，此脾风变症。遂殁。（明·江瓘《名医类案·卷十二》）

第七章 肺 痿

第一节 病 名

问曰：热在上焦者，因咳为肺痿。

曰：寸口脉数，其人咳，口中反有浊唾涎沫者何？

师曰：为肺痿之病。（汉·张机《金匮要略·肺痿肺痈咳嗽上气病脉证治第七》）

夫男女年少，面黄身热肌瘦，寒热往来如疟，更加涎嗽不止，或喘满面浮，此名曰肺痿。（金·张从正《儒门事亲·卷四》）

咳久伤肺，元气渐虚，其人有寒热往来，自汗濈濈，口中有浊唾涎沫，或咳嗽，唾中有红线脓血，或多唾涎沫而无脓，寸口脉数而虚涩，或虚洪者，名曰肺痿。（清·冯兆张《冯氏锦囊秘录·杂症大小合参·卷十二》）

吐涎沫而无脓，脉数而虚者，为肺痿也。（明·薛己《外科枢要·卷二》）

咳嗽有浊唾涎沫，或咳嗽，唾中有红丝脓血，或胸膺间有窍，口中所咳脓血与窍相应而出，名曰肺痿，其寸脉数而虚涩者是也。（明·皇甫中《明医指掌·卷三》）

肺痿久咳嗽，唾沫无脓血，小便数，不渴，汗多，津液竭。（明·龚廷贤《云林神彀·卷二》）

久咳不止，时吐白沫，如米粥者，名曰肺痿。（清·程国彭《医学心悟·第三卷》

萎者犹草木灌溉雨露之滋培而枯萎也，凡人肢体五脏虚，则皆可称萎，不专于肺。今言肺萎者，由肺金失润泽之性，而本经精津血液耗竭，以致肺叶虚萎。（清·刘默《证治百问·卷之二》）

咳嗽唾脓血；身热，咽痛上气，其病为肺痿。（清·汪必昌《聊复集·卷二·医阶辨证》）

麻后久嗽不止，时吐白沫如米糊者，名肺痿，火盛而金消也。（清·张廉《麻疹阐注·卷三》）

肺痿者津枯叶悴，因热在上焦，咳久伤肺，始则寒热自汗，口吐浊沫，或吐红丝脓血，脉数而虚者是也。（清·林珮琴《类证治裁·卷之二》）

左脉弱，右脉强，大便不结，小便数而口渴者，肺痿也。（清·王燕昌《王氏医存·卷七·肺痿》）

为肺气不降而作咳息，出时有痰沫阻遏，不容气返之势，张口短气者，为肺痿吐沫。（清·唐宗海《伤寒论浅注补正·卷一》）

久咳伤肺，咳吐白沫，脉虚数，一息八九至者，肺痿也。（民国·沈汉卿《温热经解·客气温病治法》）

第二节　病因病机

肺痿之病，何从得之？师曰：或从汗出，或从呕吐，或从消渴，小便利数，或从便难，又被快药下利，重亡津液，故得之。（汉·张机《金匮要略·肺痿肺痈咳嗽上气病脉证治第七》）

大发汗后，因复下之，则亡津液，而小便反利者，此为上虚不能制于下也，虚邪中于肺，肺萎之病也。（隋·巢元方《诸病源候论·卷八》）

风邪伤于腑脏，而血气虚弱，又因劳役，大汗之后，或经大下，而亡津液，津液竭绝，肺气壅塞，不能宣通诸脏之气，因成肺萎也。（隋·巢元方《诸病源候论·卷二十一》）

论曰：寸口脉数，其人病咳，口中反有浊唾涎沫出，何也？师曰：此为肺痿之病。何从得之？师曰：病热在上焦，因咳为肺痿，或从汗出，或从呕吐，或从消渴，小便利数，或从便难，数被駃药下，重亡津液，故得肺痿。又寸口脉不出反发汗，阳脉早索，阴脉不涩，三焦踟蹰，入而不出。阴脉不涩，身体反冷，其内反烦，多唾唇燥，小便反难，此为肺痿。伤于津液。便如烂瓜，下如豚脑，但坐发汗故也。其病欲咳不得咳，咳出干沫，久久小便不利，其脉平弱。肺痿吐涎沫而咳者，其人不渴，必遗溺，小便数，所以然者，上虚不能制下故也，此为肺中冷，必眩。师曰：肺痿咳唾，咽燥，欲者自愈。自张口者短气也。（唐·孙思邈《备急千金要方·卷第十七》）

论曰：脉经谓热在上焦，因咳为肺痿，其病之所得，或因汗出，或因呕吐，或因消渴，小便利数，或因便难，数被快药下利，重亡津液，故得之。诊其寸口脉数而虚，其人胸烦多唾，唇燥小便难，或欲咳不得咳，咳则出干沫，胸中隐隐痛者是也。（宋·赵佶《圣济总录·卷第四十九》）

故《经》云：五脏六腑，感寒热风湿，皆令人咳。又微寒微咳，厉风所吹，声嘶发咳；热在上焦，咳为肺痿。

治肺虚，或感风寒暑湿，及劳逸抑郁，忧思喜怒，饮食饥饱，致脏气不平，咳唾脓血，渐成肺痿。（宋·陈言《三因极一病证方论·卷之十二》）

病者寸口脉数而虚，按之涩，身冷内烦，多唾唇燥，小便反难，大便如烂瓜豚脑状，欲咳不咳，咳出干沫，唾中出血，心中温温液液，上气喘满，或燥而渴者，多因发汗利小便，或呕吐消渴，数服快药，重亡津液，致热在上焦，故成肺痿。（宋·陈言《三因极一病证方论·卷之十三》）

伤寒六七日，邪传厥阴之时。大下之后，下焦气虚，阳气内陷，寸脉迟而手足厥逆，下部脉不至。厥阴之脉，贯膈上注肺，循喉咙。在厥阴随经射肺，因亡津液，遂成肺痿，咽喉不利而唾脓血也。（金·成无己《注解伤寒论·卷六》）

肺痿，上枯水之源，下竭水之本。（元·王好古《医垒元戎·卷第九》）

肺痿吐涎沫而不咳者，其人不渴必遗尿，小便数。所以然者，以上虚不能制下故也。此为肺中冷，必眩多涎吐，甘草干姜汤以温之。（明·楼英《医学纲目·卷之二十六》）

劳伤血气，腠理虚而风邪乘之，内盛于肺也。则汗出恶风，咳嗽，短气，鼻塞，项强，胸胁胀满，久久不瘥，已成肺痿也。（明·楼英《医学纲目·卷之十九》）

肺痿出《金匮要略》谓热在上焦，因咳为肺痿。痿得之或从汗出，或从呕吐，或从消渴，小便利数，或从便难，或被快药下利，重亡津液，故寸口脉数而咳，口中反有浊唾涎沫。原其意从《内经》痿条扩广，在脏气不得布荣卫行津液，反怫郁为热，聚结涎沫浊唾而后咳也。故附方或用炙甘草汤，或用生姜人参大枣汤主之，所治大意似之矣！至若又谓肺痿，吐涎沫而不咳，其人不渴，必遗尿，小便数，以上虚不能制下故也。此为肺中冷，咳多涎唾，甘草生姜汤以温之。（明·戴思恭《推求师意·卷之上》）

五脏使人痿者，因肺热叶焦发为痿躄，故云属于上也。痿又谓肺痿也。（明·汪机《读素问钞·卷上之四》）

大抵劳伤血气，则腠理不密，风邪乘肺虚，风热相抟，郁滞不散，以致喘嗽。若误汗下过度，则津液重亡，遂成肺痈、肺痿之症矣。（明·汪机《外科理例·卷二》）

夫肺者，五脏之华盖也，处于胸中，主于气，候于皮毛。劳伤气血，腠理不密，外邪所乘，内感于肺；或入房过度，肾水亏损，虚火上炎；或醉酒炙煿，辣厚味，熏蒸于肺；或咳唾痰涎，汗下过度，重亡津液之所致也。（明·薛己《外科枢要·卷二》）

七情抑郁，饥饱失节，咳嗽脓血，渐成肺痿劳瘵。（明·孙一奎《赤水玄珠·第七卷》）

肺主气，虚则呼吸少气不足以息，小便频数或遗。虚甚为相火所乘，则咳而见血，或为痨瘵、肺痈、肺痿。（明·李梴《医学入门·卷之二》）

肺痿之候，久嗽不已，汗出过度，重亡津液，便如烂瓜，下如豕脂，小便数而不渴。渴者自愈；欲饮水者欲瘥，此由肺。多唾涎沫而无脓血者，肺痿也。有汗出恶风，咳嗽，短气，鼻塞，项强，胸胀胁满，久而不瘥，已成肺痿也。（明·龚廷贤《万病回春·卷之五》）

劳伤血气，腠理虚而风邪乘之，内盛于肺也，则汗出，恶风，咳嗽短气，鼻塞项强，胸胁胀满，久久不瘥，已成肺痿也。（明·王肯堂《证治准绳·疡医》）

凡服桂枝汤吐者，其后必吐脓血也。内热者，服桂枝汤则吐，如酒客之类也。既亡津液，又为热所搏，其后必吐脓血。吐脓血，谓之肺痿。《金匮要略》曰：热在上焦为肺痿。谓或从汗，或从呕吐，重亡津液，故得之。（明·张遂辰《张卿子伤寒论·卷二》）

今言肺萎者，由肺金失润泽之性，而本经精津血液耗竭，以致肺叶虚萎。金空则鸣，今孔窍不张，安得无音哑声嘶，干咳气粗之症？肺主皮毛，腠理虚则自虚，面白，神衰，内热，自汗，肌肤燥裂。（清·刘默《证治百问·卷之二》）

肺痿有火热伤肺而得之者，有肺气虚寒而得之者。（清·汪昂《医方集解》）

肺气虚则成痿，胃中津液之上供者，悉从燥热化为涎沫，故咳唾多。（清·汪昂《医方集解》）

肺痿者，感于风寒咳嗽，短气鼻塞胸胀，久而成痿。（清·汪昂《本草备要·卷一》）

人有胃火熏蒸，日冲肺金，遂至痿弱不能起立，欲嗽不能，欲咳不敢，及至咳嗽，又连声不甘，肺中大痛，非肺痈之毒，乃肺痿之病也。夫肺之成痿也，乃阳明之火上冲于肺，而肺经津液衰少，不能灭阳明之焰，金从火化，累年集月，肺叶之间，酿成火宅，而清凉药又不能直入于肺，非扞格清凉之故也。肺既大热，何能生肾水？水干无以济火，则阳明之炎蒸更甚，自然求救于水谷。而水谷因肺金清肃之令不行，不能化成津液以上输于肺，则肺之燥益甚，肺燥而肺中津液尽变为涎沫浊唾矣。肺液既干，肺气自怯，所成涎沫浊唾苦难推送而出，此欲嗽之所以不能也。然而涎沫浊唾，终非养肺之物，必须吐出始快。无奈其盘居于火宅，倘一咳而火必沸腾，胸膈之间必至动痛，此欲咳之所以不敢也。迨忍之又忍，至不可忍而咳嗽。涎沫浊唾虽出，而火无水养，上冲于咽喉，不肯遽下，此咳嗽所以偶又连声而不止也。咳嗽至连声不止，安得不伤损干燥之肺，而作痛乎？（清·陈士铎《辨证奇闻·卷六》）

久嗽肺虚，寒热往来，皮毛枯烁，声音不清，或嗽血线，口中有浊唾涎沫，脉数而虚，为肺痿之病。因津液重亡，火炎金燥，如草木亢旱而枝叶萎落也。（清·李用粹《证治汇补·卷之五》）

久咳不止，时吐白沫，如米粥者，名曰肺痿。此火盛金伤，肺热而金化也。（清·程国彭《医学心悟·第三卷》

或痰内有红丝，是为肺痿，皆阴精亏损，阳火亢极，销铄肺金所致。（清·叶桂《叶选医衡·卷下》）

肺痿属热，如咳嗽肺瘪，声哑声嘶，咯血，此属阴虚热甚然也。本论治肺痿吐涎沫而不咳者，其人不渴，必遗尿，小便数，以上虚不能制下故也。此为肺中冷，必眩，多涎唾。（清·魏之琇《续名医类案·卷三十二》）

肺痿，有火热伤肺而得之者，有肺气虚寒而得之者。（清·吴仪洛《成方切用·卷二上》）

仲景曰：热在上焦者，因咳为肺萎。此从何得之？盖以或从汗出，或从呕吐，或从消渴，小便利数，或从便难，又被快药下利，重亡津液，故得之。又曰：寸口脉数，其人渴，口中反有浊唾涎沫者，此为肺萎之病。《脉经》曰：肺萎咳唾，咽燥欲饮水者，自愈。自张口者，短气也。（清·沈金鳌《杂病源流犀烛·卷一》）

热久伤阴，脉弦数，本宜滋养，但嗽甚则呕，胃气受戕，金失所养，渐延肺痿。（清·缪遵义《缪松心医案·肺痿》）

火炎则金伤，金伤则上源不泽，无以蒸煦布沤，斯声嘶咳血焦痿之症生。（清·陈念祖《时方歌括·卷下》）

痿者，萎也，如草木之萎而不荣，为津涸而肺焦也。（清·陈念祖《金匮要略浅注·卷三》）

夫肺痿咳唾涎沫不止，咽燥而渴者，是中土虚，水气逆，阻其正津不能上滋也。（清·陈念祖《金匮方歌括·卷三》）

肺痿乃心火刑金，久嗽而成者；盖肺为燥金，有复感燥气而成者。（清·黄凯钧《友渔斋医话·下卷》）

久嗽咽干，频吐涎沫。此肺失清肃，不能输精上布，症属肺痿。（清·叶桂，曹仁伯，何世仁《叶天士曹仁伯何元长医案·何元长医案》）

麻后久嗽不止，时吐白沫如米糊者，名肺痿，火盛而金消也。（清·张廉《麻疹阐注·卷三》）

肺痿者，津枯叶悴，因热在上焦，咳久伤肺。（清·林珮琴《类证治裁·卷之二》）

肺痿者，先因感受风寒，未经发越，停留肺中；亦有七情饥饱劳役，损伤脾胃而生者，又有劳力内伤、迎风响叶、外寒侵入而生者。（清·贾山亭《仙方合集·附录内外症治诸般杂方》）

肺痿，吐涎沫而不咳者，其人不渴，必遗尿，小便数。所以然者，以土虚不能制下故也，此为肺中冷，必眩，多唾涎。（清·潘道根《临证度针·肺痿肺痈》）

金赖火克，火炎则金燥，金燥则木炽，木炽则土焦，土焦则水涸，水涸则火愈炽，五内有火

而无水。则肺劳、肺痿、咳血诸燥病亦生矣。（清·石寿棠《医原·卷上》）

热久伤阴，脉弦数，本宜滋养，但嗽甚则呕，胃气受戕，金失所养，渐延肺痿。（清·黄堂《三余纪效·肺痿》）

设肺中阴液不足，被火克刑，则为肺痿。（清·唐宗海《血证论·卷二》）

肺脏津虚，火气乘之，致成燥咳。气呛痰涩，或带血丝，久成肺痿。（清·唐宗海《血证论·卷六》）

病延半载，咳嗽声嘶，痰带粉红，涎沫上涌，喉疼如裂，内热如蒸。肾水本亏，肝火素旺，六脉虚数少神。（清·蒋宝素《问斋医案·卷第三》）

肺痿久嗽肺虚，而成肺痿。痿者萎也，犹枝叶之萎落也。时吐涎沫，声音不扬，或嗽血丝，形容枯槁。斯症属虚者多，非肺痈属实之可比。（清·刘国光《灸法秘传·卷一》）

若夫肺痈、肺痿，则由肺家燥热太盛，实由脾家湿热熏蒸太久，浊气日增，清气不复，渐致液竭血沸而腐败矣。（清·周学海《读医随笔·卷三》）

肺受燥热，发热咳嗽，鼻燥咽干，渴饮有汗，此乃属于卫分。若痰中带血，系伤肺经之络。《经》谓：燥金之下，火气承之。《易》曰：燥，万物莫熯乎火。或由真阴耗竭，致有克金之火，而燥乃成，此为内因。或由金受外邪，不能生制火之水而燥乘之，此为外因。外内合邪，甚则转为肺痿。（清·李迺羹《秋燥论·证候》）

上条明言肺痿之证，乃燥热烁金，咳唾涎沫。（民国·严鸿志《金匮广义·卷二》）

此火盛金伤，肺热而金化也。（秦伯未《内科纲要·虚劳》）

妄食滋补，助痰遏风，风居肺络，久而酿热，气道为痰所壅，则咳声不扬，风热因郁伸，则痰中夹血，气壮之人，肺痈因此，气虚之辈，肺痿由来。（民国·何炳元《全国名医验案类编·初集四时六淫病案》）

热在上焦二语，为仲师所尝言。兹特借此发问，以研求肺痿所从来。夫既称热在上焦，便当知上焦在人体中居何部位。“焦”字究属何义？固不当如庸工所言三焦，有名而所形也，盖上焦在胸中，即西医所谓淋巴干，为发水成输出毛孔作用。中焦在胃底，即西医所指膵肉，中医即谓之脾阳，为吸收小肠水液，由上焦输入肺脏作用，散布未尽之水液，乃由肺下降，由肾藏注膀胱，是为下焦。合上中下三部观之，方显出“焦”字之义，譬之釜中煮饭，蒸气上浮，其饭始干，蒸气化水，仍回于下，釜底之饭，久久而焦。可见“焦”之为义，为排泄水液之统名。而排泄作用，实由于少阳胆火。师言热在上焦，因咳为肺痿，便可知病由燥热矣。故仲师历举燥热之病由以答之，曰或从汗出者，肺主皮毛，呼吸与之相应，太阳表汗，由肺外出皮毛，汗出太多，则肺藏燥；曰或从呕吐者，呕吐为胆胃上逆，胆胃气燥，则上灼肺脏，肺脏之液与之俱涸；曰或从消渴者，消则胆火逼水液而泄出肾膀，渴则胃中热而引水自救，随消随渴，则肺脏之液以涸；曰小便利数者，肺为水之上源，水从下焦一泄无余，则上源告竭；曰或从便难又被快药下邪重亡津液者，大肠与肺为表里，大肠燥则肺脏与之俱燥，此其所以浸成肺痿者。（民国·曹家达《金匮发微·卷之二》）

原因有二，一因汗下不当，胃气耗伤，不能上输于肺，肺失所养，日渐枯燥，内不能洒陈于六腑，外不能输津于皮毛，于是肺叶日痿，肺气益窒，咳声渐以不扬，胸中脂膜日干，治宜生肺津润肺燥，开积痰，下逆气，终则须补真气以开通肺窍。一因肺为火迫，失其清肃而变干燥，凡脾胃上输之津液，不独不能沾润，转从热化而为涎浊，致肌瘦神疲，咳吐不已，久之肺热枯燥。（民国·吴克潜《儿科要略·第六章》）

第三节　病　　候

曰：寸口脉数，其人咳，目中反有浊唾涎沫者何？师曰：为肺痿之病。

肺痿吐涎沫而不咳者，其人不渴，必遗尿，小便数。（汉·张机《金匮要略·肺痿肺痈咳嗽上气病脉证治第七》）

其状不限四时冷热，昼夜嗽常不断，唾白如雪，细沫稠粘，喘息气上，乍寒乍热，发作有时，唇口喉舌干焦，亦有时唾血者，渐觉瘦悴，小便赤，颜色青白毛耸。（唐·王焘《外台秘要·卷第九》）

治病因抑郁忧思、喜怒、饥饱失宜，致脏气不平，咳嗽脓血，渐成肺痿。憎寒壮热，羸瘦困顿，将成劳瘵。（宋·严用和《严氏济生方·咳喘痰饮门》）

夫男女年少，面黄身热肌瘦，寒热往来如疟，更加涎嗽不止，或喘满面浮，此名曰肺痿。（金·张从正《儒门事亲·卷四》）

肺痿吐涎沫而不咳者，其人不渴必遗尿，小便数。（明·楼英《医学纲目·卷之二十六》）

面赤饮水，身热，痰涎盛，涕唾稠粘，咽干不利，喘嗽，面肿，吐食……若咯脓血，是肺痿也。（明·楼英《医学纲目·卷之三十九》）

久嗽，咯脓血，日轻夜重。诣予云诊视，脉皆细濡而滑，此肺痿也。（明·汪机《石山医案·卷之中》）

一妇人患肺痿咳嗽，吐痰腥臭，日晡发热，脉数无力。

一男子患肺痿，咳嗽喘急，吐痰腥臭，胸满咽干，脉洪数。（明·薛己《外科发挥·卷四》）

其候恶风咳嗽，鼻塞项强，胸胁胀满，呼吸不利，咽燥作渴，甚则四肢微肿，咳唾脓血。（明·薛己《外科枢要·卷二》）

咳嗽有浊唾涎沫，或咳嗽，唾中有红丝脓血，或胸膺间有窍，口中所咳脓血与窍相应而出，名曰肺痿，其寸脉数而虚涩者是也。（明·皇甫中《明医指掌·卷三》）

肺痿之候，久嗽不已，汗出过度，重亡津液，便如烂瓜，下如豕脂，小便数而不渴。渴者自愈；欲饮水者欲瘥，此由肺。多唾涎沫而无脓血者，肺痿也。有汗出恶风，咳嗽，短气，鼻塞，项强，胸胀胁满，久而不瘥，已成肺痿也。（明·龚廷贤《万病回春·卷之五》）

寸口脉数而虚，肺痿也。肺痿久咳嗽，唾沫无脓血，小便数不渴，汗多津液竭。（明·龚廷贤《云林神彀·卷二》）

肺痿之候，久嗽不已，汗下过度，重亡津液，便如烂瓜，下如豕脂，小便数而不渴。

一论肺痿，咳嗽，其证辟辟燥咳，胸中隐隐而痛，脉弱无力。（明·龚廷贤《寿世保元·卷六》）

肺痿，吐涎沫而不咳者，其人不渴必遗尿，小便数。所以然者，以上虚不能制下故也。此

为肺中冷，必眩，多涎唾。（明·王肯堂《证治准绳·杂病》）

肺痿痰嗽，痰中有血线，盗汗发热，热过即冷，食减。（明·王肯堂《证治准绳·杂病》）

肺痿，热在上焦，其病多涎唾，小便反难而数，大便如豚脑，欲咳不咳，咳出干沫，唾中出血，上气喘满，或燥而渴，寸口脉数而虚，按之涩。（明·吴尚默《丹溪手镜·卷之下》）

久嗽肺痿，寒热烦闷，多唾。

肺痿吐涎沫，头眩，小便数而不咳，肺中冷也。（明·龚居中《痰火点雪·卷之二》）

肺痿咳嗽，时时寒热，颧赤气急。（清·喻昌《喻选古方试验·卷三》）

肺痿，吐涎沫而不咳者，其人不渴，必遗尿，小便数。所以然者，以上虚不能制下故也。此为肺中冷，必眩，多涎唾。（清·张志聪《金匮要略注·卷二》）

今言肺萎者，由肺金失润泽之性，而本经精津血液耗竭，以致肺叶虚萎。金空则鸣，今孔窍不张，安得无音哑声嘶，干咳气粗之症？肺主皮毛，腠理虚则自虚。面白，神衰，内热，自汗，肌肤燥裂。（清·刘默《证治百问·卷之二》）

久嗽肺虚，寒热往来，皮毛枯烁，声音不清，或嗽血线，口中有浊唾涎沫，脉数而虚，为肺痿之病。（清·李用粹《证治汇补·卷之五》）

脉细心热，呼吸有音，夜寤不寐。过服发散，气泄阳伤，为肺痿之疴。（清·叶桂《临证指南医案·卷二》）

一男子面白神劳，咳吐脓血，脉数虚者，为肺痿。（清·魏之琇《续名医类案·卷三十二》）

燥病，诸气膹郁，胸胁窜痛，气逆咳嗽，或贲贲而喘，干呕，肺痿叶焦，嗽脓血，皮毛枯燥，两足痿软。（清·杨凤庭《脾胃总论·燥症》）

痿字，当作萎字看。萎者，一如草木，下无水土灌溉，上无雨露滋化，枯而萎谢之意。凡人肢体五藏，皆可虚萎，不专于肺。此肺萎者，言肺体枯燥，而焦干萎蒿，以致音哑声嘶，干咳形羸，郁蒸内热，皮毛皱裂，本精津、血液枯竭之症。（清·郑树珪《七松岩集·常见病证辨治》）

肺萎久嗽气虚而热在上焦病也。其证之发，必寒热往来自汗，气急，烦闷多唾，或带红线脓血。

《脉经》曰：左寸脉数虚涩，肺萎也。（清·沈金鳌《杂病源流犀烛·卷一》）

《经》曰：热在上焦者，因咳为肺痿。已经一载，咳必咽干而痛，是虚火灼金，故音渐嘶矣。（清·缪遵义《缪松心医案·肺痿》）

肺痿声嘶，喉痹，咳血，烦躁。（清·陈念祖《时方妙用·卷一》）

肺痿之证，口吐涎沫，饮一溲一，遗尿失音。（清·齐秉慧《齐氏医案·卷五》）

肺痿者，津枯叶悴，因热在上焦，咳久伤肺，始则寒热自汗，口吐浊沫，或吐红丝脓血，脉数而虚者是也。

肺痿者津枯叶悴，因热在上焦，咳久伤肺，始则寒热自汗，口吐浊沫，或吐红丝脓血，脉数而虚者是也。（清·林珮琴《类证治裁·卷之二》）

久咳，肺风未尽。现在音哑喉疼，咳吐涎沫，饮食减少，脉象虚弦。肺痿危疴已著，虑难有效。

咳喘，吐痰腥臭，胸满，喉干，脉软数无力，为肺痿。

病延半载，咳嗽声嘶，痰带粉红，涎沫上涌，喉疼如裂，内热如蒸。肾水本亏，肝火素旺，六脉虚数少神。

久咳，痰带粉红，云门穴痛，音哑喉干，脉来虚数，肺痿已著。（清·蒋宝素《问斋医案·卷第三》）

其初则毛耸恶风，咳嗽声重，胸膈隐痛，项强不能转侧者，是其真候也。久则鼻流清涕，咳吐脓痰，黄色腥秽，重则胸胁胀满，呼吸不利，饮食减少，脉洪自汗。渐至久咳劳伤，咳吐痰血，寒热往来，形体消削，咯吐瘀脓，声哑咽痛，其候转为肺痿，如此者百死一生之病也。（清·贾山亭《仙方合集·附录内外症治诸般杂方》）

咳呛失音半载，屡经失血，咽痛声嘶，肌瘦吐沫，脉形细数，肺痿成怯之象。（清·徐锦《心太平轩医案》）

盖咳久伤肺，元气渐虚，其人有寒热往来，自汗濈濈，口中有浊唾涎沫，或咳嗽，唾中有红线脓血，或多唾涎沫而无脓，寸口脉数而虚涩，或虚洪者，名曰肺痿，热在上焦故也。（清·冯兆张《冯氏锦囊秘录·杂症大小合参·卷十二》）

咳嗽痰秽吐血，脉象急数。湿热蒸腾伤肺，肺痿情形也。（清·张乃修《张聿青医案·卷五》）

咳嗽咽干，口渴，泛吐白沫，皮毛憔悴，音声不扬，脉虚数，谓之肺痿。（民国·许观曾《内科概要·呼吸系病》）

又有肺痿肺痈之症作咳者，若吐浊沫而脉弱，或细数无根者，属肺痿症也。（民国·王雨三《治病法轨·下卷》）

第四节　病 证 鉴 别

曰：寸口脉数，其人咳，目中反有浊唾涎沫者何？

师曰：为肺痿之病。若口中辟辟燥，咳即胸中隐隐痛，脉反滑数，此为肺痈，咳唾脓血。脉数虚者为肺痿，数实者为肺痈。（汉·张机《金匮要略·肺痿肺痈咳嗽上气病脉证治第七》）

肺痿之候，久嗽不已，汗出过度，重亡津液，便如烂瓜，下如豕脂，小便数而不渴，渴者自愈，欲饮者欲瘥，此由肺多唾涎沫而无脓者，肺痿也。（元·齐德之《外科精义·卷上》）

若吐痰臭浊，脓血腥秽。胸中隐隐微痛，右手寸口脉数而实者，为肺疽。若吐涎沫而无脓，脉数而虚者，为肺痿也。（明·薛己《外科枢要·卷二》）

今肺病，则右寸口脉数而虚者，肺痿也；数而实者，肺疽也。其候则口干喘满，烦躁而渴。甚则四肢微肿，咳吐脓血腥臭，胸中隐隐微痛是也。（明·申拱辰《外科启玄·卷之一》）

右寸滑数而实，则为肺痈，必呼吸不利，胸膈胀满，咳唾脓血。若虽数而虚，则为肺痿。（明·陈文治《疡科选粹·总论第一》）

肺痈已成，寸数而实；肺痿之形，数而无力。（明·李中梓《医宗必读·卷之二》）

寸口虚数，咳而声哑者，肺痿可虑。口燥实数，咳而隐痛者，肺痈必成。（明·施沛《脉微·卷之下》）

夫肺痈与肺痿不同，肺痈生于火毒，治之宜速，肺痿成于劳伤，治之宜缓。火毒宜补中用泻，劳伤宜补中带清。泻与清不同，而补则同也。惟是泻中用补，可用大剂；清中用补，可用小剂。忽忘勿助，若有若无，庶能奏功也。（清·陈士铎《辨证录·外科卷之十三》）

更有久嗽之后，肺管损伤，此肤黄瘦，毛悴色焦，咽嗌雌哑，自汗盗汗，眠卧不得，口吐稠痰，腥臭难闻，必忍气须臾，轻轻吐出。倘少重，必大痛不已，气息奄奄，全无振兴之气，此肺痿生疮，非同肺痈也。肺痈生于火毒，治宜速；肺痿生于劳伤，治宜缓。（清·陈士铎《洞天奥旨·卷六》）

夫人一身之气，全关于肺，肺清则气行，肺浊则气壅，肺热则津不行，而肌肤甲错，多生肺痈。痈者，壅也。肺气郁热，久壅而成也。盖咳久伤肺，元气渐虚，其人有寒热往来，自汗濈濈，口中有浊唾涎沫，或咳嗽，唾中有红线脓血，或多唾涎沫而无脓，寸口脉数而虚涩，或虚洪者，名曰肺痿，热在上焦故也。如口中辟辟燥，咳即胸中隐隐痛，咽燥喘渴，四肢微肿，先吐血而后吐脓，胸中甲错，甲错，肌不滑泽也。或偏热烙手，喜一侧于右睡，而不能左卧，左疼则喘急不安，其痰似脓血腥臭，以水验之则沉而不浮，其脉数而有力者，名曰肺痈。因劳伤血气，腠理开而受邪，寒搏于血，蕴结成痈，积热不散，败血为脓，咳伤肺叶而成，按其右胁必痛者是也。若已破入风者，不治。吐脓如米粥者，难治。然痿为正气虚，痈为邪气实，其肺痿治法在乎养血养神养气清金，而治肺痈在于补养气血，而兼排脓也。然肺痿亦有寒者，必头眩吐涎沫而不咳，不渴而遗尿，此为肺中冷而心中有温液也。（清·冯兆张《冯氏锦囊秘录·杂症大小合参·卷十二》）

其人咳，口中反有浊唾涎沫，顷之遍地者为肺痿。言咳者口中不干燥也，若咳而口中辟辟燥，则是肺已结痈，火热之毒出见于口，咳声上下触动其痈，胸中即隐隐而痛，其脉必见滑数有力，邪气方盛之征也。数虚、数实之尔，以之分别肺痿肺痈。（清·张璐《张氏医通·卷四》）

气逆喘急，肺胀。声哑气粗，肺痿。（清·林之翰《四诊抉微·卷之三》）

热在上焦，咳为肺痿；热在中焦，因坚；热在下焦，因血脉。（清·李潆《身经通考·卷三》）

肺痈已成，寸数而实。肺痿之形，数而无力。肺痈色白，脉宜短涩；浮大相逢，气损血失。（清·刘渊《医学纂要·乾某（第一集）心法灵机》）

右寸数，心火乘肺金也，宜用生脉饮，黄连甘草汤，以泻心火，百合固金汤。数实为肺痈，宜知母茯苓汤。数虚为肺痿，宜用清燥救肺汤。（清·杨凤庭《脾胃总论·阴阳纲维论》）

若口中不吐浊唾涎沫，而火热之毒上攻，但辟辟作空响而发燥，咳声上下触动其痈即胸中隐隐作痛，脉反滑数，此为肺痈，咳唾脓血。肺痈之所以别乎肺痿如此，然二证皆属于热，故其脉皆数，须知脉数而虚者为肺痿，脉数而实者为肺痈。实即滑也，此肺痿肺痈之辨也。（清·陈念祖《金匮要略浅注·卷三》）

人有久嗽后肺受损伤，皮肤黄瘦，毛悴色焦，咽喉雌哑，寒热往来，自汗盗汗，气喘不得卧，小便数而不渴，口中有浊唾痰沫而无脓，寸口脉数而虚涩者，此为肺痿。人有胸膈间作痛，咽干口燥而渴，喘急不得安卧，咳嗽不止，吐痰便觉疼甚，按之更增气急，痛不可忍，四肢微肿，喉间闻腥臭之气，随吐脓血，胸前皮肤甲错，肉微起，其人能右睡而不能左卧，左卧即喘急不安，脉数而有力者，此为肺痈。（清·高秉钧《疡科心得集·卷中》）

咳嗽唾脓血，身热、咽痛、上气，其病为肺痿。咳唾脓血痰，如糯米粥，胸中隐隐痛，其病

为肺痈。(清·汪必昌《聊复集·卷二·医阶辨证》)

肺痿,咳唾涎沫,液燥而渴,心中温浸。肺痈,咳引心中疼,涎唾臭,或吐脓,心中甲错。(清·汪必昌《聊复集·卷二·医阶辨证》)

痿为正虚,痈为外邪,不可误治。《脉诀》云:寸数而实,肺痈已成,寸数虚涩,肺痿之形。(清·张廉《麻疹阐注·卷三》)

肺痈已成,寸数而实,肺痿之形,数而无力,肺痈色白,脉宜短涩,不宜浮大。(清·玄庵山人《脉学类编·切脉论证》)

此言肺痿肺痈,一出于热,但有虚实之分。痿者萎也,如草木之萎而不荣,为津涸而肺焦也;痈者壅也,如上之壅而不通,为热聚而肺痿也。(清·唐宗海《伤寒论浅注补正·卷三》)

左脉弱,右脉强,大便不结,小便数而口渴者,肺痿也。四肢不时作寒,此即消渴之始。(清·王燕昌《王氏医存·卷七》)

肺痿属虚,肺痈属实。久咳音雌,寒热盗汗,喘不得卧,口吐浊沫,寸口脉数而虚者为肺痿。先咳嗽,胸中隐隐痛,喘急不卧,喉间闻腥臭气,随吐臭痰脓血,脉数有力者,为肺痈。(清·王泰林《外科证治秘要·第三十二章》)

肺痈已成,寸数而实。肺痿之形,数而无力。肺痈色白,脉宜短涩。(清·王焕旗《全体伤科·伤科提要卷一》)

肺痿,肺痈皆属肺热,而有虚实之异,故脉亦应之。尤在泾《金匮心典》注曰:此设为问答以辨肺痿、肺痈之异。热在上焦之句,见五脏风寒积聚篇。盖师有是语而因之以为问也。汗出、呕吐、消渴、二便下多,皆足以亡津液而生燥热,肺虚且热,则为痿矣。口中反有浊唾涎沫者,肺中津液,为热所迫而上行也。或云肺既痿而不用,则饮食游溢之精气,不能分布诸经,而但上溢于口,亦通。口中辟辟燥者,魏氏以为肺痈之痰涎脓血,俱蕴蓄结聚于肺脏之内,故口中反干燥,而但辟辟作空响燥咳而已。然按下肺痈条亦云,其人咳咽燥不渴,多唾浊沫,则肺痿肺痈二证多同,惟胸中痛,脉滑数,唾脓血,则肺痈所独也。比而论之,痿者,萎也,如草木之萎而不荣,为津燥而肺焦也。痈者,壅也,如土之壅而不通,为热聚而肺溃也。故其脉有虚实不同,而其数则一也。(清·张寿颐《脉学正义·第四卷》)

肺痈其候,恶风咳嗽,鼻塞项强,胸胁胀满,咽燥作渴,呼吸不利,甚则四肢微肿,咳唾脓血,其气腥臭,入水则沉,胸中隐隐微痛,右寸脉滑数而实者,肺痈也。其所吐止是涎沫,或脓血,其脉虽数而虚,则为肺痿。(民国·许观曾《中医外科学大纲·卷下各论》)

肺痈已成,寸数而实。肺痿之形,数而无力。肺痈色白,脉宜短涩,不宜浮大浮大为火炎之象,唾糊呕血唾如米糊,呕见脓血,是火克金,肺藏以伤。(民国·何舒《脉学纲要·诗诀》)

第五节　治则治法

经曰:肺内主气,外司皮毛。若肺气虚则腠理不密,皮毛不泽。肺受伤则皮毛错纵。肺痈、肺痿、肠痈,必致皮毛如此,以其气不能荣养而然也。亦有服表药,见邪不解,又复发表。殊不知邪不解者,非邪不能解,多因腠理不密而邪复入也。专用发表则腠理愈虚,邪愈易入,反为败症矣，宜诊其脉。邪在表者，止当和解而实腠理；乘虚复入者，亦当和解，兼实腠理，故用托里益气之药。若小便赤涩为肺热所传，小便短少为肺气虚。盖肺为母，肾为子，母虚不能生子故也。亦有小便频数者，亦为肺虚不能约制耳。大抵劳伤血气，则腠理不密。风邪乘肺虚，风热相抟，郁滞不散，以致喘嗽。若误汗下过度，则津液重亡，遂成肺痈、肺痿之症矣。（明·汪机《外科理例·卷二》）

脉数虚者，为肺痿，宜养其气，薏苡仁散主之。（明·万全《保命歌括·卷之十七》）

咳嗽有浊唾涎沫，或咳嗽，唾中有红丝脓血，或胸膺间有窍，口中所咳脓血与窍相应而出，名曰肺痿，其寸脉数而虚涩者是也。治法在乎养血养肺，养气清金。（明·皇甫中《明医指掌·卷三》）

治宜壮水滋阴清热润肺，庶十救一二。

痿本虚燥，总不外壮水清金，除热消痰，滋养精津血液。（清·刘默《证治百问·卷之二》）

肺之成疾也，乃阳明火上冲肺，肺液少，不能减阳明焰，金从火化，久之，肺叶酿成火宅，清凉药又不能直入肺，非格清凉也。肺热何能生肾？水干无以济火，则阳明火更甚，自求救水谷。水谷清肃之令不行，不能化津输肺，则肺燥为何如。如是，肺液尽变涎沫浊唾，不得不从外出。肺液干，肺气自怯，涎沫浊唾苦难推送，故咳嗽不能。然涎沫终非养肺之物，必吐出始快。无如盘居于火宅，不可犯，咳则火必沸腾，胸膈必痛，此欲嗽所以不敢也。然咳终不可忍，而咳嗽生。涎沫虽出，火无水养，上冲咽喉不肯下，故连声不止。咳且胸膈痛，连声不止，安得不损干燥之肺乎。若用治痰药，愈伤其肺。宜泄胃火，大补肺气，更兼补肾水。（清·陈士铎《辨证奇闻·卷六》）

治宜养血润肺，养气清金。（清·李用粹《证治汇补·卷之五》）

宜壮水滋阴，清热润肺。（清·郑树珪《七松岩集·常见病证辨治》）

然痿为正气虚，痈为邪气实。正气虚者，治之宜缓，邪气实者，治之宜速，虚则宜补中带清，实则宜补中用泻。治痿宜清燥救肺汤，治痈则未溃者宜葶苈大枣泻肺汤，或千金苇茎汤，其已溃者，宜内补黄芪汤。（清·高秉钧《疡科心得集·卷中》）

咳唾脓血，腥臭稠粘，为肺痈、肺痿也。肺痈之证，面红鼻燥，咽中干涩，喘咳咽哑，胸生甲错；肺痿之证，口吐涎沫，饮一溲一，遗尿失音。二证之治法，以肺痈宜泻、肺痿宜补之外，均当滋阴清火，润肺豁痰。（清·齐秉慧《齐氏医案·卷五》）

麻后久嗽不止，时吐白沫如米糊者，名肺痿，火盛而金消也。宜养血补气保肺清火。（清·张廉《麻疹阐注·卷三》）

肺痿则诸藏无所禀承，枯槁难支，势殊危笃。姑再用养阴保肺之法，以图侥幸于万一。（清·沈又彭，俞震《沈俞医案合钞·阴虚阳虚》）

稽昔贤成法，药不外纯甘，壮水补阴以配阳，则刚为柔制，虚火自降矣。（清·徐锦《心太平轩医案》）

治肺痿法：宜补宜润。（清·王泰林《外科证治秘要·第三十二章》）

肺痿大症，与培土生金。（清·黄堂《三余纪效·肺痿》）

喘症在肺为实，在肾为虚，哮症因感邪失表，邪伏于里，而留于肺俞，二症之治，不外开纳二法，开者青龙之品，纳者都气之属。至于邪留不去，酿成肺痈，火灼金伤，致发肺痿，若夫失音之候，皆火克金伤之症也。当以虚实二字消息之。虚火刑金而致者，金破无声也。邪热烁金而致者，金实无声也。实者泄之，虚者补之。又有土衰不能生金者，当培其土而金自生也，总之治咳嗽宜肃肺气，治喘症当开其肺而安其脾，纳其肾也。治哮症者宜遇养其气，以搜逐其邪也。至于肺痈之治，宜解毒以保肺也。肺痿之治，宜滋其肾以清其肺也。要皆不外乎盛则补母，实则泻子之道，有邪者清之，无邪者补之而已也，又《内经》之言咳嗽者，分十二经之形状。有脾嗽、心嗽、肺嗽、肝嗽、肾嗽之辨，又有小肠嗽、大肠嗽、胃嗽、膀胱嗽、胆嗽、三焦嗽之说。又云：久咳不已，则三焦受之，可知三焦一言，已赅十二经矣。考《内经》自知详细，故不具论。所言肺痈之治，莫妙于彭钟龄之加味甘桔汤，肺痿之治，莫妙于彭氏之保和汤也。而失音之辨，必以宫商角徵羽五音，以明脾肺肝心肾五脏之病耳。又以歌属脾，哭属肺，呼属肝，笑属心，呻吟属肾之音，以参乎其中。称法之密，治之简者，莫如叶氏之指南也。其治案中，如有邪者开达肺气，无邪者，填实足三阴经为主，其治肺痿者，宗《金匮》麦门冬汤，辛凉清肺甘温扶中之法，可谓尽善尽美也。（清·王馥原《医方简义·卷四》）

血虚则火盛津伤，肺叶痿而不下垂，故气不得降，喘息鼻张，甚则鼻敞若无关阑，乃肺痿之重证也，生津补肺，宜清燥救肺汤。（清·唐宗海《血证论·卷六》）

初起可治，宜清热宣郁，养液行瘀。（清·周学海《读医随笔·卷三证治类》）

肺痿，咳嗽臭痰俱减，脘胀亦松，惟脉数坚大未尽平和，仍拟保肺化痰，勿食辛辣腥膻，尚可缓以图功。（清·朱费元《临证一得方·卷三》）

肺痿顿吐涎沫，食物不下，并不渴饮，岂是实火？津液荡尽，二便日少。宗仲景甘药理胃，乃虚则补母，仍佐宣通脘间之扞格。（秦伯未《清代名医医案精华·叶天士医案精华》）

其所吐止是涎沫，或脓血，其脉虽数而虚，则为肺痿，治宜降火涤痰。（民国·许观曾《中医外科学大纲·卷下》）

又虚损中有肺痿一证……治宜生肺津润肺燥，开积痰，下逆气，终则须补真气以开通肺窍。（民国·吴克潜《儿科要略·第六章》）

第六节　方　　药

肺痿吐涎沫而不咳者，其人不渴，必遗尿，小便数，所以然者，以上虚不能制下故也。此为肺中冷，必眩，多涎唾，甘草干姜汤以温之。

甘草干姜汤方

甘草炙四两，干姜二两。

上㕮咀，以水三升，煮取一升五合，去滓，分温再服。（汉·张机《金匮要略·肺痿肺痈咳嗽上气病脉证治第七》）

治肺痿咳嗽，吐涎沫，心中温温，咽燥而不渴者。

生姜五两，人参二两，甘草二两，大枣十二枚。

水三升，煮取一升半，分为再服。

又方：甘草二两，以水三升，煮取一升半，分再服。

又方：生天门冬捣取汁一斗，酒一斗，饴一升，紫菀四合。

铜器于汤上煎，可丸。服如杏子大一丸，日可三服。（晋·葛洪《肘后备急方·治卒上气咳嗽方》）

治肺痿吐涎沫，桂枝去芍药加皂荚汤方。

桂心三两，甘草二两炙，大皂荚一挺去皮、子，炙，生姜三两，大枣十二枚擘。

疗肺痿咳嗽吐涎沫，心中温温，咽燥而渴者方。

生天门冬捣取汁一升、酒一升、饴糖一斤、紫菀末四合。

上四味，合铜器中，于汤上煎可丸。服如杏仁一丸，日三。

又疗肺痿，咳嗽涎沫，心中温温，咽燥而渴方。

生姜五两，甘草二两炙，大枣十二枚擘。

上三味，切，以水五升，煮取一升半，分再服。一方干姜三两，代生姜。

又疗肺痿，涎唾多出，心中温温液液，甘草汤方。

甘草二两炙。

上一味，切，以水三升，煮取一升半，分温三服。

疗肺痿咳唾涎沫不止，咽燥而渴方：

生姜五两，人参二两，甘草二两炙，大枣十二枚擘。

上四味，切，以水五升，煮取一升半，分再服。（晋·范汪《范汪方·卷六》）

疗凡虚寒肺痿喘气，干地黄煎方。

干地黄五两，桑根白皮切二升，川芎五两，桂心、人参各三两，大麻仁一升炒。

上六味，切。以水九升，先煮五味，取三升，去滓，内大麻仁煎数沸，分三服。

疗虚寒喘鸣多饮半夏肺痿汤方《删繁》 疗虚寒喘鸣多饮，逆气呕吐，半夏肺痿汤方。

半夏一升汤洗，母姜一斤，橘皮一斤，白术八两，桂心四两。

上五味，切，以水九升，煮取三升，去滓，分温三服。忌羊肉、饧、桃、李、雀肉、生葱（一方有桑白皮切，一升）。（南北朝·谢士泰《删繁方·卷第二》）

治肺痿，时时寒热，两颊赤气急方。

童子小便，每日晚取之。

去初末少许，小便可有五合，取上好甘草，量病人中指节，男左女右，长短截之，炙令熟，破作四片，内小便中，置于闲净处露一宿，器上横一小刀，明日平旦去甘草，顿服之，每日一剂。其童子勿令吃五辛。（南北朝·姚僧垣《集验方·卷第四》）

治肺虚寒，羸瘦缓弱，战掉嘘吸，胸满肺痿，温中生姜汤方。

生姜一斤，桂心四两，甘草、麻黄各三两，橘皮四两。

上五味，㕮咀，以水一斗，煮取二升半，分三服。先煎麻黄两沸，去沫，然后入诸药合煮。（唐·孙思邈《备急千金要方·卷第三》）

温液汤

主肺痿，涎唾多，心中温温液液方。

甘草三两。

上一味，㕮咀，以水三升，煮取一升半，分三服。（唐·孙思邈《千金翼方·卷第十五》）

治肺痿，多涎唾，小便数，肺中冷，必眩，不渴，不咳，上虚，其下不能制溲，甘草干姜汤以温其脏。

治肺痿，咳唾涎沫不止，咽燥而渴，生姜甘草汤方。

生姜五两，甘草四两，人参三两，大枣十二枚。

上四味，㕮咀，以水七升，煮取三升，去滓，分三服。（唐·孙思邈《备急千金要方·卷第十七》）

又疗肺痿涎唾多，心中温温液液者，炙甘草汤方。

甘草炙四两，生姜去皮三两，人参二两，地黄一斤，阿胶炙三两，大麻子仁半升，大枣四十枚，麦门冬去心半斤，桂心二两。

上九味，切，以美酒七升，水八升，相和，先煮八味，取四升，绞去滓，纳胶上，微火烊销。温服七合，日三夜一。

《删繁》疗虚寒喘鸣多饮，逆气呕吐，半夏肺痿汤方。

半夏一升汤洗，母姜一斤，橘皮一斤，白术八两，桂心四两。

上五味，切，以水九升，煮取三升，去滓，分温三服。

又疗肺痿，咳嗽涎沫，心中温温，咽燥而渴方一云不渴。

生姜五两，甘草炙二两，大枣擘十二枚。

上三味，切，以水五升，煮取一升半，分再服。一方干姜三两代生姜。（唐·王焘《外台秘要·卷第十》）

苏游疗骨蒸肺痿烦躁不能食。芦根饮子方。

芦根切讫秤、麦门冬去心、地骨白皮各十两，生姜合皮切十两，橘皮、茯苓各五两。

上六味切。以水二斗，煮取八升，绞去滓，分温五服，服别相去八九里。昼三服，夜二服，覆取汗，忌酢物，未好瘥更作。若兼服，其人或胸中寒，或直恶寒，及虚胀并痛者，加吴茱萸八两。（唐·王焘《外台秘要·卷第十三》）

肺痿当用此方：

人参半两，五味子、茯苓各半两，鳖甲酥炙、山药、麦门冬去心、甘草、枇杷叶去毛各一分，黄芪、紫菀各十铢，半夏、阿胶炙透各四铢。

上为粗散，生姜三片，每服入半夏一两豆许，饭前服或非时服之。又宜服补肾气药以归其元气，每服三钱，水一盏，煎至七分。（宋·史堪《史载之方·卷上》）

治肺痿经年咳嗽不止，唾成五色，喘息促急，食少羸瘦，天门冬丸方。

天门冬去心焙半两，大麻仁、紫苏子炒别研入、大黄剉炒、厚朴去细皮生姜汁炙、款冬花去梗、贝母煨去心各半两，升麻剉、麻黄去根节、甘草炙剉、桔梗剉炒、五味子炒、陈橘皮汤浸去白焙各一分，杏仁四十九枚去皮尖双仁炒研，紫菀洗去苗土三分。

上一十五味，捣研为末，炼蜜为丸，如梧桐子大，食后蜜汤下二十五丸，日再，如利即减丸数。

治肺痿四肢烦热，涕唾稠粘，杏子汤方。

杏仁去皮尖双仁炒、升麻各一分、桔梗剉炒、紫苏茎叶三分、马兜铃一钱半、五味子炒、麻黄去根节、芍药各半两。

上八味，细剉，每服五钱匕，水二盏，煎至一盏，去滓温服，日再。

治虚寒肺痿喘气，干地黄汤方。

熟干地黄焙、芎䓖各五两，桂去粗皮、人参各三两，大麻仁一升炒研为脂，桑根白皮剉。

上六味，除麻仁外，并细剉，每服五钱匕，水二盏，煎至一盏，去滓入麻仁少许，更煎数沸，温服日三。

治肺痿咳嗽，唾如稠涎，羸瘦，喘急盗汗，旋复花汤方。

旋复花、甘草炙、牡蛎末各一分，葳蕤、紫菀洗去土、桔梗剉炒半两，生地黄汁、生姜汁各二合。

上八味，除地黄生姜汁外，并细剉，每服五钱匕，水二盏，煎至一盏，去滓，次下地黄生姜汁少许，再煎取八分，食后温服。

治肺痿嗽，唾如牛涎，日夜不已，坐卧不安，肋痛，款冬花汤方。

款冬花、赤茯苓去黑皮、紫菀去苗土、獭肝炙碾末、甘草炙、桔梗剉炒、贝母煨去心各一分，芍药一钱半，桑枝剉炒一两半，蛤蚧炙碾末三分。

上一十味，除獭肝蛤蚧外，细剉，每服五钱匕，水二盏，煎至一盏，去滓下蛤蚧獭肝末，各少许，食后温服。

治肺痿咳嗽，涕唾稠粘，小便不利，紫菀汤方。

紫菀去苗土、桔梗剉炒、木通剉、白蒺藜炒去角、桑根白皮剉、赤茯苓去黑皮各三分，甘草炙微赤剉、茅根剉、旋覆花各半两。

上九味，粗捣筛，每服四钱匕，水一盏，煎至七分，去滓，不计时候温服。

治肺痿唾脓血多，咳嗽，日渐羸劣，紫菀汤方。

紫菀去苗土、天门冬去心焙、桔梗炒各半两，白茯苓去黑皮、知母焙各一分，生百合三枚，生地黄汁不拘多少。

上七味，除地黄外，并细剉，每服五钱匕，水二盏，煎至一盏，去滓入地黄汁少许，食后温服，要利加朴硝少许，汤成下，此疾利多，为肺与大肠合，故秘涩者少。

治肺痿咳嗽气喘，喉中有血，犀角饮方。

犀角镑、竹茹各一两，桔梗炒、紫胡去苗、黄芩去黑心一两半，朴硝生、天门冬去心各二两。

上七味，㕮咀，每服五钱匕，水二盏，煎至一盏，去滓下朴硝少许，温服。

治肺痿咳嗽日久，喘急，仰卧不安，白前汤方。

白前、木通剉各二两，防己、麻黄去根节各一两半，白茯苓去黑皮、厚朴去粗皮生姜汁炙紫色，桑根白皮剉炒各三两，紫菀头五十枚。

上八味，细剉，每服五钱匕，水二盏，煎至一盏，去滓食后良久温服，日三，胸中有脓者，当得吐出。

治肺痿久嗽，杏仁煎方。

杏仁去皮尖双仁炒黄研、阿胶炙燥各半两，栝蒌二两剉、人参一两，贝母去心焙、丹砂研各一分。

上六味，捣研为末，入瓷器中，同白饧三两熬成煎，每服皂子大，食后夜卧时含化。

治伤中脉绝筋急，肺痿咳嗽，鹿髓煎方。

鹿髓半升，蜜酥各一两，生地黄取汁五合，杏仁、桃仁各三两汤浸去皮尖双仁炒捣碎酒一升研滤取汁。

上六味，先煎桃仁、杏仁、地黄汁减半，次下鹿髓、酥蜜，煎如稀饧，每服一匙头许，徐徐咽服，空心食前，日三。

治肺痿劳伤吐血，补肺散方。

黄明胶炙燥二两、花桑叶阴干二两。

上二味，捣罗为细散，每服三钱匕，用生地黄汁调下，糯米饮亦得。

治肺痿咽干烦躁，痰壅咳嗽，小便赤涩，眠睡不安，喉咽肿痛，天门冬丸方。

天门冬去心焙二两，甘草炙剉、杏仁汤浸去皮尖双仁炒各一两，人参三分，贝母去心焙、五味子、阿胶炙令燥、桑根白皮炙剉各半两。

上八味，捣研为末，炼蜜和丸，如鸡头大，每服一丸，食后临卧温人参汤嚼下，含化咽津亦得。

治肺痿咳嗽吐涎沫，咽燥而渴者，天门冬煎方。

生天门冬去心捣取汁、醇酒各一升，饴糖一斤，紫菀去土为末四合。

上四味，同入银石器中，重汤煎，候可丸，即丸如杏仁大，每服一丸，含化咽津，日三五服。

治肺痿久嗽不已，四肢烦热，颊赤咽燥，柴胡汤方。

柴胡去苗、竹茹、桔梗炒、紫菀去土、知母炒、贝母去心炒各二两，诃黎勒皮一两。上七味，㕮咀如麻豆大，每服五钱匕水一盏，生地黄汁半盏，乌梅一个拍碎，煎至八分，去滓温服，日再夜一。

治肺痿咳嗽，及肺壅咽燥，蛤蚧散方。

蛤蚧一对好者汤洗十遍慢火酥炙，人参、白茯苓去黑皮、知母炒、贝母去心焙、桑根白皮剉各二两，杏仁汤浸去皮尖双仁焙研六两，甘草炙剉五两。

上八味，捣罗七味为细末，入杏仁拌匀，每服一钱匕，生姜二片，酥少许，沸汤点服，日三夜一。

治肺痿喘嗽，涕唾稠粘，咽膈不利，地黄紫苏煎方。

生地黄三两、生姜二两与地黄和研绞取汁、生玄参一斤、生天门冬去心半斤、生麦门冬去心一斤、紫苏子炒研二两、生牛蒡四两细切与玄参至紫苏子四味烂研以水少许拌匀布绞取汁、杏仁去皮尖双仁三两研别入。

上八味，将两等药汁，并杏仁和匀，于银石器中，慢火煎令稍稠，停火入白蜜五两，真酥二两和匀，于饭甑上蒸少时，候冷以净器盛，每服一小匙含化，不拘时，日三。

治肺痿咽燥，地黄汤方。

生干地黄切焙、赤茯苓去黑皮、柴胡去苗各一两，射干、甘草炙剉、麦门冬去心焙各半两，半夏汤洗七遍、麻黄去根节、紫菀去苗土、五味子、黄芩去黑心、桑根白皮剉各三分。

上一十二味，粗捣筛，每服三钱匕，水一盏，生姜一枣大拍碎，枣二枚劈破，煎至七分，去滓温服，不拘时。

治肺痿小便数，甚者吐涎沫，欲咳不能，白茯苓汤方。

白茯苓去黑皮、桂去粗皮、附子炮裂去皮脐、白芍药各三分，补骨脂炒、黄芪剉各一两，蜀椒去目及闭口炒四十粒，肉苁蓉酒浸切焙一两半。

上八味，㕮咀如麻豆，每服三钱匕，水一盏，煎至七分，去滓温服，食前临卧，日三。

治肺痿多涎唾，小便数，三味汤方。

甘草炙四两，干姜炮、白芍药各二两。

上三味，㕮咀如麻豆大，每服五钱匕，水一盏半，煎至一盏，去滓温服。

治肺痿小便数，无力，不进食，黄芪汤方。

黄芪剉、熟干地黄焙各二两，桂去粗皮、白芍药、当归切焙各一两，麦门冬去心焙一两半，白龙骨、甘草炙剉各半两。

上八味，粗捣筛，每服五钱匕，水一盏半，入生姜五片，大枣二枚劈破，煎至八分，去滓温服，空心食前日三。

治肺痿小便数，熟干地黄汤方。

熟干地黄焙、芎䓖各五两，桂去粗皮、人参各三两，桑根白皮二两。

上五味，㕮咀如麻豆大，每服五钱匕，水一盏半，煎至八分，去滓温服。

治肺痿小便数，渐觉气弱，龙骨汤方。

龙骨、黄芪剉、肉苁蓉酒浸切焙各一两，白薇、牡蛎煅、附子炮裂去皮脐各三分，甘草炙剉半两。

上七味，㕮咀如麻豆大，每服三钱匕，水一盏，入生姜三片，大枣二枚劈破，煎至七分，去滓温服，空心食前，日三。

治肺痿小便数，五味子汤方。

五味子、款冬花去梗、桂去粗皮、人参各二两，麦门冬去心焙、桑根白皮各三两。

上六味，㕮咀如麻豆大，每服六钱匕，水二盏，入生姜和皮五片，大枣二枚劈破，粳米三十粒，同煎至一盏，去滓温服，空心食前日三。（宋·赵佶《圣济总录·卷第四十九》）

白扁豆散　治久嗽咯血成肺痿。多吐白涎。胸膈满闷不食。

白扁豆饭上蒸、生姜各半两，枇杷叶去毛、半夏汤浸七次、人参去芦、白术各一分，白茅根三分。

上细锉，水三升，煎至一升，去滓。下槟榔末一钱，和匀分四服，不拘时候。（宋·许叔微《普济本事方·卷第五》）

东方先生夺命救生散治大人、小儿传尸、肺痿、骨蒸、酒色、食气、诸劳等疾方。

桑白皮、白茯苓、杏仁去尖，研、枳壳去瓤、人参、桃仁去皮尖、陈皮去瓤，焙干、秦艽净者、白芷各秤一两，麻黄去节、净柴胡各一两半，甘草炙、锉、附子炮去皮脐、桂心不见日，焙、槟榔各秤半两，肉豆蔻锉三分，当归洗切，焙干二两，麝香三钱别研，临药了时旋入。

上十八味作一处。鼋鱼大者二斤，汤渫去淡血，去了头、肠、肚，入诸药在内；麻皮缚定，纸裹数重再扎，盐泥纸筋固济，约厚六、七寸许。就地上掘坑，可容三箩糠头，先以一箩半安坑底，将泥球在中；再以一箩半铺满坑内，四傍以火发之。至一伏时取出，去却泥纸、麻皮之类；将药并肉骨三处焙干了，合一处杵为末。温酒服二钱。如病久不胜酒力，只以水一盏，桃柳枝各三寸，乌梅半个，煎七分，不以时。岁数小者，以意加减。（宋·刘昉《幼幼新书·第二十卷》）

人参清肺汤　治肺胃虚寒，咳嗽喘急，胸膈噎闷，腹肋胀满，迫塞短气，喜欲饮冷，咽隐隐痛，及疗肺痿劳嗽，唾血腥臭，干呕烦热，声音不出，肌肉消瘦，倦怠减食。

地骨皮、人参去芦、阿胶熬、炒杏仁去皮、尖，麸炒、桑白皮去粗皮、知母、乌梅去核、甘草、炙罂粟壳去蒂、盖，蜜炙。

上等分，㕮咀为粗散。每服三钱，水一盏半，乌梅、枣子各一枚，同煎至一盏，滤去滓，温温食后，临卧服。两滓留并煎，作一服。（宋·陈师文《太平惠民和剂局方·卷之四》）

大金花丸　治中外诸热，寝汗咬牙，睡语惊悸，溺水淋闭，咳衄血，瘦弱头痛，并骨蒸肺痿、劳嗽。去大黄，加栀子，名曰栀子金花丸，又名既济解毒丸。

黄连、黄柏、黄芩、大黄各半两。

上为末，滴水丸，如小豆大，每服三二十丸，新汲水下，自利去大黄加栀子。小儿丸如麻子大，三五丸。

柴胡饮子　治解一切肌骨蒸，积热作发，寒热往来表热里和则发寒，里热表和则发热，邪热半在表、半里，出入进退无和，即寒热往来，阴阳相胜也，蓄热寒战表之阳和，正气与邪热并蓄于里，脉道不行，故身冷脉绝，寒战而烦渴也，及伤寒发汗不解，或中外诸邪热，口干烦渴，或下后热未愈，汗后劳复，或骨蒸肺痿喘嗽，妇人余疾，产后经病。

柴胡、人参、黄芩、甘草、大黄、当归、芍药各半两。

上为末，每服抄三钱，水一盏、生姜三片，煎至七分，温服，日三服，病热甚者加减之。（金·刘完素《黄帝素问宣明论方·卷四》）

保安半夏丸　治久新诸嗽，或上逆涎喘，短气痰鸣，咽干烦渴，大小便涩滞，肺痿劳劣，心腹痞满急痛，中满膈气，上实下虚，酒食积聚不消，补养气血，宣行营卫。

半夏、天南星各半两，牵牛一两，大黄半两，黄柏一两半，蛤粉一两，巴豆四个。

上为末，水为丸，如小豆大，每服十丸、十五丸，温水下，食后，日三服。孕妇不可服。又方无巴豆，有干姜一钱半。

大人参半夏丸　治化痰坠涎，止嗽定喘，诸痰不可尽述。呕吐痰逆，痰厥头痛，风气偏正头痛，风空头目昏眩，耳鸣鼻塞，咽膈不利，心腹痞满，筋脉拘倦，肢体麻痹疼痛，中风偏枯，咳唾稠粘，肺痿劳嗽，虚人保养，宣通气血，调和脏腑，进饮食。

人参、茯苓去皮、天南星、薄荷叶各半两，半夏、干生姜、白矾生、寒水石各一两，蛤粉一两，藿香叶一分。

上为末，面糊为丸，如小豆大，生姜汤下二三十丸，食后，温水亦得。一法加黄连半两、黄柏二两，水丸，取效愈妙，治酒病，调和脏尤宜服之。

桂苓白术丸　治消痰逆，止咳嗽，散痞满壅塞，开坚结痛闷，推进饮食，调和脏，无问寒湿、湿热、呕吐泻痢，皆能开发，以令遍身流湿润燥，气液宣平而愈。解酒毒，疗肺痿劳嗽，水肿腹胀，泄泻不能止者，服之利止为度，随证调之。

楝桂、干生姜各一分，茯苓去皮、半夏一两，白术、红皮去白、泽泻各半两。

上为末，面糊为丸，如小豆大，生姜汤下二三十丸，日三服，病在膈上食后，在下食前，在中不计时候。或一法更加黄连半两，黄檗二两，水丸，取效愈妙。

人参散 治身热头痛，积热黄瘦，肌热恶寒，蓄热发战，膈热呕吐烦渴，湿热泻利，或目赤口疮，咽喉肿痛，或风昏眩虚汗，肺痿劳嗽不已者。

石膏、甘草各一两，滑石四两，寒水石二两，人参半两。

上为末，每服二钱，温水调下，早晚食后，兼服栀子金花丸，一名既济解毒丸。

杏仁半夏汤 治肺痿，涎喘不定，咳嗽不已，及甚者往来寒热。

杏仁去皮、桔梗、陈皮去白、茯苓去皮、汉防己、白矾、桑白皮各三钱，薄荷叶一钱，甘草二寸，猪牙皂角一挺。

上为末，作二服，水二盏、生姜三片，煎至六分，去滓，食后，温服。

知母茯苓汤 治肺痿喘咳不已，往来寒热，自汗。

茯苓去皮、甘草各一两，知母、五味子、人参、薄荷、半夏洗七次、柴胡、白术、款冬花、桔梗、麦门冬、黄芩各半两，川芎三钱，阿胶三钱炒。

上为末，每服三钱，水一盏半、生姜十片，同煎至七分，去滓，稍热服。（金·刘完素《黄帝素问宣明论方·卷九》）

人参散 治身热头痛，或积热黄瘦，或发热恶寒，蓄热寒战，或膈痰呕吐，烦热烦渴，或燥湿泻痢，或目疾口疮，或咽喉肿痛，或中风昏眩，或蒸热虚汗，肺痿劳嗽，一切邪热变化，真阴损虚，并宜服之。

石膏一两，寒水石二两，滑石四两，甘草二两，人参半两。

上为细末，每服二钱，温水调下，或冷水亦得。（金·张从正《儒门事亲·卷十三》）

治肺痿喘嗽

汉防己。

上为细末。每服三钱，浆水一盏，同煎至七分，和滓温服之。（金·张从正《儒门事亲·卷十五》）

鳖甲煎丸 治男子、妇人、童男、室女五劳七伤，传疰飞尸，尸注，八极，骨蒸，肺痿黄瘦，虚劳无力，肌肉不生，妇人血蒸，五心烦热，血风劳气，室女月闭黄瘦，气块腹痛，经脉不调，干嗽，咽膈不利，癥瘕积块，脸赤，口疮，以上等疾，无不效验。

黄芪、柴胡、枳壳、知母、白茯苓、沉香、人参、附子、木香、升麻、肉桂、胡黄连、杏仁、当归、常山、羌活、京三棱、乌梅肉、安息香明者，同胡桃肉细研。

上十九味修制了，各称一两为末。用活鳖一个，重十两或半斤者，以河水养七日，须逐日换新水。用童子小便五升，无灰酒五升，银石器慢火熬百沸。先更入桃、柳枝，东南上者，各剉三合，乌梅五十个拍破。此三味用绵裹，同鳖煎煮至一半，去桃、柳枝等三味，鳖烂取去，将肉研如膏，骨并壳焙干为末，再入汁中熬如漆色，或更入酒少许，此在临时斟酌。盛放瓷器中，搜和前药入臼中，杵千下，丸如梧桐子大。丈夫、妇人十五岁以上二十丸至三十丸，温酒下，妇人荆芥酒下。所煮膏子须契勘多少，勿令剩却，但少些子不妨，却别熬酒。若膏剩，恐鳖不全故也。凡服此药，恐热，三日更须服八仙饮子一服解之。（宋·陈自明《妇人大全良方·调经门》）

又方：治肌瘦、咯血、肺痿等疾。

蛤蚧一双全者，酒浸一宿，酥炙，知母、贝母去心、人参去芦、甘草、杏仁去皮尖，麸炒、枇杷叶去毛，炒、鹿角胶粉炒。

上各一两，依方事，治净。研为末，每服三钱，水一盏，入桑白皮煎至八分，温服，日三夜二。（宋·陈自明《妇人大全良方·卷五》）

《类证治未病方》扁豆散　治久嗽咯血成肺痿，吐白涎，膈满不食。

白术、半夏汤泡七次、枇杷叶去毛，炙、人参各一两，白扁豆炒、生姜各半两，白茅根三分。

上细剉，水三升，煎取一升，去滓，下槟榔末一钱拌和，分四服，不拘时候。（宋·黎民寿《黎居士简易方论·卷之六》）

七宝散　治肺痿劳嗽久嗽。

人参、款冬花、钟乳石、鹅管石并生研、明矾煅各二钱，辣桂、甘草各一钱。

上细末。临卧以少许咽下两次。

紫菀散《拔粹方》　治咳嗽唾中有脓血，虚劳证肺痿变痈。

人参、桔梗、茯苓各一钱，知母、贝母各一钱半，紫菀、甘草、阿胶炒各五分，五味子十五粒。

上㕮咀。水煎服。一云：各等分，水二盏，生姜三片，煎至一盏，食前服。

人参平肺散《拔粹方》　治心火克肺，传为肺痿，咳嗽喘呕，痰涎壅盛，胸膈痞满，咽嗌不利。

桑白皮炒一两，知母七钱，甘草炙、地骨皮各半两，青皮、五味子三百个，茯苓、人参各四钱，陈皮去白半两，天门冬去心四钱。如热，加黄芩四钱，紫苏叶、半夏各半两。

上㕮咀。每服五钱，水二盏，生姜三片，煎至八分，去滓温服。或为末，姜汁丸弹子大，噙化亦得，食后。

知母茯苓汤《宣明方》　治肺痰，喘嗽不已，往来寒热，自汗。

茯苓、甘草炙各一两，知母、五味子、人参去芦、薄荷、半夏洗七次、柴胡去苗、白术、款冬花、桔梗、麦门冬去心、黄芩各半两，川芎、阿胶各二钱炒。

上㕮咀。每服一两，水二盏，生姜十片，煎至一盏，去滓，通口服，食后。（宋·杨士瀛《仁斋直指方·卷之八》）

己字号太平丸　治劳证久嗽，肺痿肺痈，并能噙服。

天门冬、麦门冬、知母、贝母、款冬花、杏仁各二两，当归、生地黄、熟地黄、黄连、阿胶珠各一两半，蒲黄、京墨、桔梗、薄荷各一两，白蜜四，麝香少许。

上为细末和匀，用银石器先下白蜜炼熟，后下诸药末，搅匀，再上火，入麝香略熬三二沸，丸如弹子大。每日三服，食后细嚼一丸，煎薄荷汤缓缓化下，次噙一丸，临卧时。如痰盛，先用饴糖拌消化丸吞下，却噙嚼此丸，仰卧，使药流入肺窍，则肺清润，其嗽退除，七日病痊。凡一切咳嗽，只服此药立愈。

辛字号润肺膏　治久嗽肺燥肺痿。

羊肺一具，杏仁净研、柿霜、真酥、真粉各一两，白蜜二两。

上先将羊肺洗净，次将五味入水搅粘，灌入肺中，白水煮熟，如常服，食前与七药相间服之亦佳。（宋·杨士瀛《仁斋直指方·卷之九》）

劫劳散　治心肾俱虚，劳咳，时复三四声，遇夜发热，热过即有盗汗，四肢倦息，体瘦，恍惚异梦，嗽中有血，名曰肺痿。

白芍药五两、黄芪、甘草、人参、白茯苓、熟地黄洗酒蒸、当归去尾、五味子、半夏曲、阿胶鲜粉炒各二两。

上剉散。每服三钱，水一盏半，生姜三片，红枣二枚煎，与凝神饮相类。（元·危亦林《世医得效方·卷第九》）

杨氏秦艽扶羸汤　治肺痿，骨蒸成劳，或嗽，或寒，或热，声嗄不出，体虚自汗，四肢怠惰。

柴胡二钱，人参、鳖甲炙、秦艽、当归、地骨皮各一钱半，半夏、紫菀、甘草各一钱。

上㕮咀，水煎。（明·刘纯《玉机微义·卷之八》）

治久嗽成痨，肺痿用：

天门冬、麦门冬、知母、杏仁各三两，当归、地黄、黄连、阿胶各一两半，蒲黄、京墨、桔梗、薄荷各一两，麝香少许。

各依常法修制为末，和匀，银器内炼白蜜丸如弹子大。每日三食后，浓煎薄荷汤漱口，细嚼一丸，津唾送下。上床时再噙一丸，仰睡，令药汁流入肺窍，则肺润嗽止，服至七日决定除根。若患肺痈，亦宜噙服。（明·胡澄《卫生易简方·卷之二》）

肺痿：肺缩也。用六味汤主之，加麻黄、枳壳、阿胶。（明·兰茂《重订医门擥要·上卷》）

出《金匮要略》谓热在上焦，因咳为肺痿。痿得之或从汗出，或从呕吐，或从消渴，小便利数，或从便难，或被快药下利，重亡津液，故寸口脉数而咳，口中反有浊唾涎沫。原其意从《内经》痿条扩广，在脏气不得布荣卫行津液，反怫郁为热，聚结涎沫浊唾而后咳也。故附方或用炙甘草汤，或用生姜人参大枣汤主之，所治大意似之矣！至若又谓肺痿，吐涎沫而不咳，其人不渴，必遗尿，小便数，以上虚不能制下故也。此为肺中冷，咳多涎唾，甘草生姜汤以温之。（明·戴思恭《推求师意·卷之上》）

秦艽扶羸汤　治肺痿骨蒸，已成劳嗽，或寒或热，声嗄不出，体虚自汗，四肢倦息。

秦艽、鳖甲米醋炙、人参去芦、当归洗、焙、紫菀、半夏汤泡七次、甘草炙各一钱，地骨皮一钱半，柴胡去苗二钱。

上作一服，用水二钟，生姜五片，乌梅、红枣各一枚，同煎至一钟，食后服。

甜葶苈散　治骨蒸，肺痿咳嗽上气，不得眠卧，涕唾稠粘。

甜葶苈炒香二两，陈皮去白，焙、枳壳去瓤，麸炒、紫菀去土、赤茯苓各一两，桑根白皮剉三两。

上剉散，每服三钱，以水一中盏，入生姜半分，枣三枚，煎至六分，去滓，不拘时温服。（明·董宿《奇效良方·卷之二十二》）

人参养肺汤　治肺痿，咳嗽有痰，午后热并声嘶者。

人参去芦、阿胶蛤粉炒、贝母、杏仁炒、桔梗、茯苓、桑皮、枳实、甘草，以上各一钱，柴胡二钱，五味子半钱。

上作一服，用水二钟，生姜三片，枣子一枚，煎一钟，食远服。

蛤蚧汤　治咳嗽吐脓血，及肺痿羸瘦，涎涕稠粘。

蛤蚧酒浸，酥炙、知母焙、贝母焙、鹿角胶炙令燥、枇杷叶去毛，炙、葛根、桑皮炙、人参、甘草炙、杏仁去皮、尖、双仁，汤浸炒。

以上各一两，上锉碎，每服三钱，水一盏半，煎至八分，去滓，不拘时温服。

栝楼汤 治咳嗽咯血，喘满肺痿。

栝楼一枚取瓤，入蛤粉一匙，同炒黄，马兜铃炒、杏仁汤浸，去皮、尖、双仁，炒、防己、葛根、贝母去心、甘草、阿胶锉，入糯米二合同炒，去米。

以上各二两，上锉碎，每服三钱，水一盏，入蜜半匙，煎至七分，去滓，不拘时温服，日三夜一。（明·董宿《奇效良方·卷之三十》）

劫痨散 治心肾俱虚，痨嗽时复三四声，潮热，热过即有盗汗，四肢倦怠，体瘦，恍惚异梦，嗽中有血，名曰肺痿。

白芍药二钱半，黄芪蜜炙、人参、白茯苓、熟地黄、当归、半夏曲、五味子、阿胶蛤粉炒、甘草炙各一钱。

上作一服，用水二盅，生姜三片、枣二枚，煎至八分，食远服。

润华膏 治一切痨嗽，肺痿喘急，悉能治之。

人参、麦门冬去心、阿胶蛤粉炒、款冬花、五味子、紫苏、贝母、杏仁去皮尖各二两，白矾、百药煎、粟壳蜜炙、乌梅去核、诃子去核各四两，桔梗二两半。

上为末，炼蜜为丸如弹子大，每服一丸，临睡噙化，或用白汤化下亦可。（明·周文采《医方选要·卷之三》）

如圣汤 治痰去热，利咽喉。治咽中有疮，咽物不下，及咳嗽咯血，肺痿痰唾气促，并小儿疮疹，毒攻咽喉肿痛。

麦门冬半两，牛蒡子炒、桔梗、甘草生用各一两。

上为细末，沸汤调，细细服，入竹叶煎尤妙。（明·周文采《医方选要·卷之九》）

天门冬膏 治血虚肺燥，皮肤折裂，及肺痿咳脓血证。

天门冬新掘者不拘多少。

上一味，净洗，去皮心，细捣，绞取汁，澄清，以布滤去渣滓，用银锅或沙锅，慢火熬成膏，每用一二匙，空心温酒调服。（明·虞抟《医学正传·卷之二》）

人参平肺散 治心火克肺，传为肺痿，咳嗽喘呕，痰涎壅盛，胸膈痞满，咽嗌不利。

人参、陈皮去白、甘草炙、地骨皮各五分，茯苓、知母炒各七分，五味子捣，炒，桑白皮炒一钱，天门冬去心各四分。

作一剂，水二钟，姜三片，煎八分，食后服。

栀子仁汤 治肺痿发热潮热，或发狂烦躁，面赤咽痛。

栀子仁、赤芍药、大青叶、知母炒各七分，黄芩炒、石膏、杏仁去皮尖，炒、升麻各一钱半，柴胡二钱，甘草一钱，豆豉百粒。

作一剂，水一钟，煎八分，食远服。（明·薛己《外科发挥·卷四》）

脉数虚者，为肺痿，宜养其气，薏苡仁散主之。

薏苡仁散 治肺痿。

薏苡仁、百部、黄芪生、麦门冬、当归身、白芍药、黄芩酒炒、人参、桑白皮蜜炙各等分，五味子十粒。

上㕮咀，水二盏，生姜三片，煎服。（明·万全《保命歌括·卷之十七》）

咳嗽有浊唾涎沫，或咳嗽，唾中有红丝脓血，或胸膺间有窍，口中所咳脓血与窍相应而出，名曰肺痿，其寸脉数而虚涩者是也。治法在乎养血养肺，养气清金，以人参、黄芪、当归补气血之剂，佐以退热、排脓等药。肺虚者，人参款菀膏。发热自汗，肺气喘急，宁肺汤。肺燥者，桔梗、大力子、知母、鸡子清润之。（明·皇甫中《明医指掌·卷三》）

润脾膏　治劳证久嗽，肺燥，肺痿，时常服。

羊肺一具、杏仁、柿霜、真酥、真粉各一两，白蜜二两。

上先将羊肺洗净，次将杏仁膏、柿霜等白蜜水解薄，打搅五味稀稠得所，灌入肺中，白水煮熟，如常服之。（明·孙一奎《赤水玄珠·第七卷》）

人参平肺散桑皮君，知草地骨五味群，青陈半茯门冬芩，姜煎为丸要捣匀。

桑白皮二钱，知母七分，甘草、地骨皮、陈皮各五分，五味三十粒，茯苓、青皮、人参、天门冬各四分。如热，加黄芩四分，紫苏、半夏各五分。

姜煎温服。或为末，姜汁糊丸，弹子大，食后噙化。治心火克肺，传为肺痿，咳嗽喘呕，痰涎壅盛，胸膈痞满，咽嗌不利。如午后热，声飒，加杏仁、桔梗，有脓血将变痈，加紫菀。（明·李梴《医学入门·杂病妇人小儿外科总方》）

寸口脉数而虚，肺痿也。肺痿久咳嗽，唾沫无脓血，小便数不渴，汗多津液竭。

薏苡散中炙黄芪，人参五味子当归，白芍麦门冬百部，黄芩加入并桑皮。（明·龚廷贤《云林神彀·卷二》）

天门冬膏　专治血虚肺燥，皮肤折裂及肺痿咳咯脓血等症。又滋阴降火，充旺元气，润燥之剂。

天门冬每料十斤或五斤，先用温水洗净，拣过，再用半温水浸一时，即去水，只待软透至骨，去心皮捣碎，每斤先入水五豌，同煮一半干，却倾出滤去渣，再捣，每斤水四碗，约水多少，同煮干一大半，再将渣以夏布滤过，碾出渣内汁后，此渣不用。却将前汁同和一处，文武火熬至滴水不散，如膏如糊样，去火，以磁罐收固，每日用白滚汤调服二三次。冬月用酒调亦可。如咳嗽，加蜜一斤，生姜自然汁一碗，同熬成膏。

薏苡散　治肺痿咳嗽，其症辟辟燥咳，胸中隐隐而痛，脉弱无力。

当归、白芍、黄芪、人参、五味子、麦门冬、黄芩、桑白皮、百部、薏苡仁。

上锉，生姜煎服。（明·龚廷贤《济世全书·巽集》）

肺痿吐脓血，甘桔加阿胶紫菀汤。

久嗽咯血成肺痿，及吐白涎，胸膈满闷不食，扁豆散。（明·王肯堂《证治准绳·杂病》）

一方《永类》治肌瘦、咯血、肺痿等疾。

蛤蚧一双全者酒浸一宿，酥炙，知母、贝母去心、人参、甘草、杏仁制，炒、枇杷叶去毛，炒、鹿角胶炒各一两。

上为细末，每服三钱，水一盏，入桑白皮温服。（明·王肯堂《证治准绳·女科》）

千金煮肺汤　治肺痿咳吐脓血，或自汗、呕吐、消渴，大小便不利等症。

猪肺一具不用吹的，洗净血膜，入药扎定，青黛福建靛花末二钱，川蜜三钱，红枣九枚。

共入肺内扎定下锅煮熟。患者自己食之。二三次。以尽为度。至重不过一二具肺自安。（明·申拱辰《外科启玄·卷之十二》）

涤痰汤　治心火克肺金，久而不愈，传为肺痿，咽嗌雌哑，胸膈痞闷，呕吐痰涎，喘急难卧者并服之。

陈皮、半夏、茯苓、甘草、麦门冬、胆南星、枳实、黄连、人参、桔梗各五分，竹茹一钱。

水二钟，煎八分，食后服。

清金二母汤　治肺痿多嗽少痰，午后发热，口干烦躁不宁者。

知母、贝母、桔梗、茯苓、当归、白术、陈皮各一钱，桑皮、紫苏、杏仁、柴胡、瓜蒌仁、黄芩、五味子、甘草、麦门冬五分。

水二钟，煎八分，童便一杯，食后服。

又久嗽劳伤，咳吐痰血，寒热往来，形体消削，咯吐瘀脓，声哑咽痛，其候传为肺痿，如此者百死一生之病也。治宜知母茯苓汤主之，人参五味子汤调之。（明·陈实功《外科正宗·卷之六》）

治久嗽成痨肺痿用：

天门冬、麦门冬、知母、贝母、杏仁各三两，当归、地黄、黄连、阿胶各一两半，蒲黄、京墨、桔梗、薄荷各一两，麝香少许。

各依常法修制，为末和匀，银器内炼白蜜丸，如弹子大。每日三食后，煎薄荷汤漱口，细嚼一丸，津唾送下。上床时再噙一丸，仰睡，令药汁流入肺窍，则肺润嗽止，服至七日，决定除根。若患肺痈，亦宜噙化。（明·邹元标《仁文书院集验方·卷二》

如圣汤　治痰热，利咽喉，治咽中有肿，咽物不下，及咳嗽咯血，肺痿痰唾，气促，并小儿疮疹，毒攻咽喉肿痛。

元参、鼠粘子、僵蚕、甘草各七分，连翘一钱、升麻、黄连各一钱二分，黄芩八分，桔梗、甘草生用、牛蒡子炒各一两，防风五分，麦门冬去心半两。（明·武之望《济阳纲目·卷一百零六》）

猪肺散　治咳嗽肺痿、吐血、气喘等症。

用猪肺一个倒悬滴尽血水，又用大萝卜十个捣烂，用新砂锅一个，水五碗煮前萝卜烂，滤去滓，填蜜四两，鸡子清十个，不用黄，与蜜搅匀，却装入肺内。

又用款冬花、五味子、诃子去核各一钱，白矾五分，俱为末，通搅蜜入鸡子清内，入肺管煮熟，空心服之如神。（明·朱朝櫆《医学新知全书·六卷》）

润华膏　治一切劳嗽，肺痿喘急，并皆治之。

人参五钱、麦门冬去心一两，阿胶珠一两，款冬花五钱，紫苏五钱，五味子一两，杏仁去皮、尖五钱，百药煎五钱，贝母一两，粟壳去筋膜五钱，乌梅肉一两，桔梗一两。

上十二味，为细末，蜜丸弹大，临卧噙化。

保真汤　治诸虚百损，五劳七伤，骨蒸潮热，咳嗽诸汗，诸血等症。

当归身一钱、人参五分、生地黄一钱、熟地黄一钱、黄芪蜜炒一钱、白术土炒八分、白茯苓一钱、甘草炙八分、陈皮去白五分、白芍药一钱、天门冬一钱、麦门冬去心一钱、地骨皮一钱、知母去毛，蜜炒一钱。

上十七味作一剂，姜五片，枣一枚，水煎，食后服。

太平丸　治虚火嗽，肺痿肺痈，并宜服之。

天门冬去心、皮一两，麦门冬去心一两，知母去毛，蜜炒一两，贝母一两，款冬花五钱，杏仁去皮、尖五钱，京墨五钱，桔梗一两，薄荷一两。

上九味，俱为细末，炼蜜为丸红弹子大。每一丸细嚼，薄荷汤下。

肺痿咳嗽，烦满，心胸甲错。苇茎、杏仁、瓜瓣、薏苡煎服，吐脓血愈。

肺痿吐血咳嗽，用鸡苏末之，米饮服。

肺痿气虚，人参末，鸡子清调服，能消痰益肺。

肺痿咯血，防己、葶苈末之，糯米汤服。

久嗽肺痿，寒热烦闷，多唾，甘草末、童便调服。

骨蒸肺痿不能食，芦根、麦门冬、地骨皮、茯苓、橘皮，姜煎服。

肺痿吐涎沫，头眩，小便数而不咳，肺中冷也，甘草、干姜煎服。

肺痿吐血，黄瓜子炒研服。

老少肺痿，咳臭脓，竹沥，日服三五次。

肺痿气急，寒热面赤。甘草末，童便调服。

肺痿咳涎不渴。天门冬捣汁，入饴酒、紫菀末丸服。

肺痿咳血，栝蒌仁、乌梅、杏仁末之，猪肺煮，蘸食之。

劳嗽肺痿，款冬花、百合末服之。

胸满振寒，咽干，吐浊唾久，久吐脓血。桔梗、甘草末服，吐尽脓血愈。

肺痿主方　治肺痿久咳，咯吐脓血，寒热自汗，脉来弦长紧实有力者。

知母去毛，蜜炒一钱，黄芩蜜炒一钱，麦门冬一钱，天门冬去心一钱，沙参一钱，五味子二十粒，阿胶蛤粉炒成珠一钱，桔梗一钱，甘草五分，防己一钱，茯苓去皮一钱，竹茹一团，王瓜子炒一钱、瓜蒌仁炒一钱。

上十四味，作一剂，水煎服。临服入竹沥、童便。

又主方　治阴虚久咳，肺痿脓血，骨蒸盗汗，梦遗等证，脉来芤而虚大，或濡缓有力者，宜此主之。

人参高丽者五分，天门冬去心一钱，款冬花八分，麦门冬去心一钱，五味子二十粒，瓜蒌仁炒一钱，沙参一钱，蛤蚧一钱，阿胶炒一钱，知母蜜炒一钱，、贝母一钱，黄明胶炒一钱，黄芩蜜炒一钱，甘草五分。

上十四味作一剂，水煎，食后服。（明·龚居中《痰火点雪·卷之二》）

人参清肺汤　治肺胃虚寒，咳嗽喘急，胸膈噎闷，腹胁胀满，及疗肺痿劳嗽，唾血腥臭，干呕烦热，声音不出，消瘦减食。

地骨皮酒洗一分，人参一钱，阿胶麸炒一钱，知母炒一钱，杏仁去皮尖，炒，桑白皮炒一钱，乌梅去核二个，甘草炙三分，罂粟壳去蒂，蜜炒一钱。

上水二盅，枣一枚，煎一盅，食后服。（明·龚居中《内科百效全书·卷之三》）

太平丸　治劳证久嗽，肺痿肺痈。

天门冬、麦门冬去心各一两半，薄荷、京墨各一两。

为细末，炼白蜜四两熟，入药末搅匀，再入麝香少许，滚一二沸，丸如弹子大。每食后嚼一丸，薄荷汤渐渐化下，临卧噙化一丸。（明·胡正心《万病验方·卷六》）

涎唾中有少血散漫者，此肾虚火炎之血也，六味地黄汤加小便、阿胶。血如红缕，在痰中嗽出者，此肺血也，二冬、二母、白芨、阿胶、甘草、苡仁、紫菀、百合、桔梗。肺伤者，其人劳倦，人参救肺散。肺痿吐脓血，薏苡仁煮粥，日服半升。（明·李中梓《医宗必读·卷之六》）

保和汤　治劳嗽成肺痿者，服之决效。

知母、贝母、天冬、款冬花各三钱，麦冬、薏仁、杏仁、天花粉、五味子各二钱，粉草炙、马兜铃、紫菀、百合、桔梗、阿胶炒、当归、生地、紫苏、薄荷各五分，生姜三片。

煎成，加饴一匙入内，食后服。加减于后：血盛加蒲黄、茜根、藕节、大小蓟、茅根。痰盛加竹沥、二陈、南星、枳实、枳壳、蒌实。喘盛加桑皮、陈皮、苏子、萝卜子。气盛作胀促者，加葶苈。热盛，解毒汤一二味，或再加连翘。风盛，加荆芥、防风、金沸草、甘菊、细辛。寒盛，加人参、五味子、蜡片。（明·孙光裕《血症全集》）

久咳肺损肺痿，痰中见血，潮热声飒，人参养肺汤。

人参、阿胶、贝母、杏仁去支尖、桔梗、茯苓、桑皮、枳实炒、甘草各五分，柴胡一钱，五味子十二粒。

上水二盏，姜三片，枣一枚，煎八分，食后服。（清·喻昌《医门法律·卷五》）

久嗽肺痿作燥，羊肺汤。

羊肺洗净一具，以杏仁、柿霜、真豆粉、真酥各一两，白蜜二两和匀，灌肺中，白水煮食。（清·喻昌《喻选古方试验·卷三》）

九制草灵丹　治肺痈肺痿，又能止嗽化咳，及肠风痔漏。

槐角子十斤，侧柏叶三斤冬至后取佳者，陈皮半斤，枸杞一斤。

合一处，黄酒洗，入甑内蒸透，晒干。再用酒浸透，蒸之如式。九蒸九晒足，为末。炼白蜜为丸，梧桐子大。每服一二钱，空心白滚汤送下。（清·祈坤《外科大成·卷三》）

治肺痿之方

麦冬三钱，生地二钱，知母一钱五分，人参一钱五分，贝母、葳蕤、紫菀、天冬各一钱。

煎十分，不拘时，徐徐咽下，或煎膏噙化。

痿本虚燥，总不外壮水清金，除热消痰，滋养精津血液。

如痞结，加橘红、苏子各一钱，去天冬、生地。

如脾泄，加山药、茯神各一钱五分，去天冬、生地、知母。

空心服固本丸、琼玉膏、集灵膏、金水膏。（清·刘默《证治百问·卷之二》）

滋肾丸　治肺痿声嘶，喉痹，咳血，烦躁。

黄柏二两酒炒，知母二两酒浸，炒，肉桂一钱。

上为细末，熟不丸桐子大。每服五十丸，空心下。

罗东逸曰：此丸为肾家水竭火炎而设。夫水竭则肾涸，肾涸则下泉不钟，而阳盛于上，斯喉痹、痰结、烦躁之证作言；火炎则金伤，金伤则泽熯高原，无以蒸呴布沤，斯声嘶、咳血、焦痿之证生。此时以六味补水，水不能遽生也；以生脉保金，金不免犹燥也。惟急用黄柏之苦以坚肾，则能杀龙家之沸火，是谓浚其源而安其流；继用知母之清以凉肺，则能全破伤之燥金。是谓沛之雨而腾之露；然恐水火之不相入而相射也，故益以肉佳之反佐为用，兼以导龙归海，于是坎盈窞而流渐长矣。此滋肾之旨也。

柯韵伯曰：水为肾之体，火为肾之用。人知肾中有水，始能制火：不知肾中有火，始能致水耳。盖天一生水，一者阳气也，即火也。气为水母，阳为阴根，必火有所归，斯水有所主，故反佐以桂之甘温，引知母、柏入肾而奏其效。此相须之殷，亦承制之理也。（清·罗美《古今名医方论·卷四》）

人参养荣汤　治肺痿咳嗽有痰，午后热，并声嘶者。

人参去芦、阿胶蛤粉炒、贝母、杏仁、桔梗、茯苓、桑皮、枳实、甘草，已上各一钱，柴胡二钱，五味子十二粒。

上，水二盅，生姜三片，枣二枚，煎至一锺，食远服。（清·程林《圣济总录纂要·卷之十四》）

炙甘草汤　治伤寒脉结代，心动悸，及肺痿，咳唾多，心中温温液液者。脉动而中止，能自还者曰结，不能自还曰代。血竭虚衰，不能相续也。心中动悸，真气内虚也。

按：伤寒脉结代，与杂病不同，与此汤补气血而复脉。肺气虚则成痿、胃中津液之上供者，悉从燥热化为涎沫，故咳唾多。（清·汪昂《医方集解》）

独圣散　治多年咳嗽，肺痿，咯血红痰。

白芨为末，每服二钱，临卧糯米汤下。

此手太阴药也。人之五脏，惟肺叶坏烂者，可以复生。白芨苦辛收涩，得秋金之令，能补肺止血，故治肺损红痰，又能蚀败疽死肌，为去腐生新之圣药。（清·汪昂《医方集解》）

久嗽肺虚，寒热往来，皮毛枯烁，声音不清，或嗽血线，口中有浊唾涎沫，脉数而虚，为肺痿之病。因津液重亡，火炎金燥，如草木亢旱而枝叶萎落也。治宜养血润肺，养气清金。初用二地二冬汤以滋阴，后用门冬清肺饮以收功。（清·李用粹《证治汇补·卷之五》）

人有胃火熏蒸，日冲肺金，遂至痿弱不能起立，欲嗽不能，欲咳不敢，及至咳嗽，又连声不甘，肺中大痛，非肺痈之毒，乃肺痿之病也。夫肺之成痿也，乃阳明之火上冲于肺，而肺经津液衰少，不能灭阳明之焰，金从火化，累年集月，肺叶之间，酿成火宅，而清凉药又不能直入于肺，非扞格清凉之故也。肺既大热，何能生肾水？水干无以济火，则阳明之炎蒸更甚，自然求救于水谷。而水谷因肺金清肃之令不行，不能化成津液以上输于肺，则肺之燥益甚，肺燥而肺中津液尽变为涎沫浊唾矣。肺液既干，肺气自怯，所成涎沫浊唾苦难推送而出，此欲嗽之所以不能也。然而涎沫浊唾，终非养肺之物，必须吐出始快。无奈其盘居于火宅，倘一咳而火必沸腾，胸膈之间必至动痛，此欲咳之所以不敢也。迨忍之又忍，至不可忍而咳嗽。涎沫浊唾虽出，而火无水养，上冲于咽喉，不肯遽下，此咳嗽所以偶又连声而不止也。咳嗽至连声不止，安得不伤损干燥之肺，而作痛乎？见其痿弱不能起立，或用治痿之药，愈伤肺气，奚能起痿。治法，宜泻其胃中之火，大补其肺经之气。然又不可徒补其肺中之气，更宜兼补其肾中之水。方用生津起痿汤。

麦冬一两、甘草二钱、玄参一两、甘菊花五钱、熟地一两、天门冬三钱、天花粉一钱、贝母一钱、金银花五钱。水煎服。连服四剂，而咳嗽轻，再服四剂，而咳嗽止，再服十剂，而痿症除矣。

盖阳明之火，本可用大寒之药，然而阳明初起之火、可用大寒而阳明久旺之火，宜用微寒。因阳明之火，乃胃土中之火，初起可用大寒泻火，以救肾中之水，久旺用微寒散火，所以生胃中之土也。胃火之盛，胃土之衰也，扶其土即所以泻其火，而胃土自健、自能升腾胃气，化水谷之精微，输津液于肺中也。又加之二冬、甘草、天、贝之类，原能益肿消痰，则肺中更加润泽，得金银花同入，以消除其败浊之毒，则肺金何至再燥乎！加熟地者，以填补肾水。水旺而肺不必去顾肾子之涸，则肺气更安，清肃下行于各脏。水生火息，不必治痿而痿自愈也。

此症用紫花饮亦神。麦冬二两，桔梗、甘菊花、蒲公英各五钱，生甘草、贝母各二钱，生地一两。紫花地丁三钱。水煎服。

胃火上冲于心，心中烦闷。怔忡惊悸，久则成痿，两足无力，不能动履，此总属胃火之盛，非心火之旺也。夫胃属土而心属火，心乃生胃而胃不宜克心。然心火生胃，则心火不炎，胃火熏心，则心火大燥，此害生于恩也。倘徒泻心火，则胃子见心母之寒，益肆其炎氛，愈添心中之燥，必下取于肾水，而肾因胃火之盛、熬干肾水，不能上济于心，火益旺而水益枯，骨中无髓，安得两足之生力乎！治法，宜大益其肾中之水。少清其胃中之火，则胃气安而肾水生、自然上交于心也。方用清胃生髓丹。

玄参一两、麦冬五钱、甘菊花五钱、熟地二两、北五味一钱。

水煎服。十剂可行步，二十剂怔忡惊悸之病除，又十剂烦闷痿弱之症去，再服十剂全愈。

痿症无不成于阳明之火，然用大寒之药，如石膏、知母之类，虽泻胃火甚速，然而多用必至伤胃，胃伤而脾亦伤，脾伤而肾安得不伤乎。故不若用玄参、甘菊之类，既清其胃火，而又不损其胃土，则胃气自生，能生津液，下必注于肾而上且灌于心矣。况麦冬、五味以益心，熟地、沙参以滋肾。上下相资，水火既济，痿病岂不愈乎！

此症用石斛玄参汤亦佳。金钗石斛一两，玄参二钱。水煎服。（清·陈士铎《辨证奇闻·卷六》）

起痿延生丹　伯高太师传治肺痿损伤，焦瘦气促。

麦冬五钱，百部五分，款冬花五分，白薇五分，生甘草一钱，天门冬一钱，生地一钱，天花粉一钱，桔梗一钱，玄参三钱，山豆根三分，水煎服，渐轻则生，否则不救。（清·陈士铎《洞天奥旨·卷十五》）

肺痿，咳嗽，潮热，用人参平肺汤。如热，加黄芩、紫苏、半夏、生姜；或寒热往来，自汗，或时见血，用知母茯苓汤。一云加四物汤尤妙。（清·郑元良《郑氏家传女科万金方·杂症问答》）

喻嘉言治施眉苍，肺痿喘嗽吐清痰，肢体痿软，不能举动，脉来虚数，以蛤蚧酒浸酥炙二十枚，人参、黑参各十两，蜜丸，时噙化，不终剂而痊。（清·张璐《张氏医通·卷四》）

千金温中生姜汤　治肺痿虚寒，嘘吸胸满。

生姜一两、桂心、橘皮各一两三钱，甘草、麻黄各一两。

上五味，以水一斗，先煮麻黄两沸去沫，然后入诸药，合煮取二升半，分三服。

紫菀散　治咳唾有血，虚劳肺痿。

紫菀茸、人参各二两，麦门冬去心、桔梗、茯苓、阿胶、川贝母去心各一两，五味子、甘草炙各五钱。

为散，每服四五钱，水煎去滓服。（清·张璐《张氏医通·卷十三专方》）

肺痿久咳气虚，有热则成痰，其症寒热气急、烦闷多睡，或带血。举肺汤。

桔梗、甘草、竹茹、二冬、阿胶、沙参、百合、贝母。

忌辛、燥、升、散、温、热。（清·景日昣《嵩厓尊生全书·卷之七》）

人参清肺汤《和剂》治肺痿，吐血，年久劳嗽，喘急坐卧不安。

人参、炙甘草、阿胶炒、杏仁去皮尖、桑皮、知母、粟壳去蒂盖，蜜炙、乌梅去核、地骨皮各等分。

每服三钱，水盅半，姜一片，枣一枚，食后温服。（清·尤怡《金匮翼·卷七》）

贝母丸　消痰热，润肺止渴，或肺痈、肺痿，及治标之妙剂。

贝母一两五钱去心为末。

蜜丸圆眼大，或化噙，或嚼服，甚效。若欲劫止咳嗽，每贝母一两加蓬砂、天竺黄、文蛤醋炒各一钱更妙。（清·沈铭三《灵验良方汇编·卷之一》）

脉细心热，呼吸有音，夜寤不寐。过服发散，气泄阳伤，为肺痿之疴。仲景法以胃药补母救子，崇生气也。金匮麦门冬汤。

久咳神衰，气促汗出，此属肺痿。

黄芪蜜炙八两，生苡仁二两，白百合四两，炙黑甘草二两，白芨四两，南枣四两。

水熬膏，米饮汤送。（清·叶桂《临证指南医案·卷二》）

肺痿失音，形枯气损，用甘药调和，不宜辛散、滋寒矣。

黄芪、白芨、米仁、茯苓。（清·叶桂《叶氏医案存真·卷三》）

一妇人患肺痿，咳嗽吐痰腥臭，日晡发热，脉数无力。

用地骨皮治之热止，更用人参养肺汤，月余而安。（清·魏之琇《续名医类案·卷三十二》）

燥病，诸气膹郁，胸胁窜痛，气逆咳嗽，或贲贲而喘，干呕，肺痿叶焦，嗽脓血，皮毛枯燥，两足痿软，急以清燥救肺汤主之。此肺经气分药也。（清·杨凤庭《脾胃总论·燥症》）

治肺痿主方：麦冬，天冬、生地、贝母、人参、紫菀、知母、玉竹。

不拘时徐徐咽一服，或煎膏噙服。痿本虚燥，总不外清金壮水，滋养精津血液，清痰除蒸而已。如痞结加桔红、苏子，去天冬、生地，脾泄加山药、茯苓，去天冬、生地、知母，空心宜服固本丸、琼玉膏。（清·郑树珪《七松岩集·常见病证辨治》）

肺痿久嗽气虚而热在上焦病也。其证之发，必寒热往来自汗，气急，烦闷多唾，或带红线脓血，宜急治之，宜举肺汤、元参清肺饮；切忌升散辛燥温热。仲景云：或有患此证吐涎沫而咳者宜生姜甘草汤，有吐涎沫而不咳者，其人不渴必遗尿，小便数，所以然者，以上虚不能制下故也，此为肺中冷，必眩，多吐涎必温之宜甘草干姜汤。又有火盛者宜人参平肺散，有喘急而面浮者宜葶枣散。大约此证总以养肺、养气、养血，清金降火为主。

举肺汤

桔梗、甘草、天冬、竹茹、阿胶、沙参、贝母、百合。

元参清肺饮

元参、柴胡、桔梗、陈皮、地骨皮、茯苓、麦冬、苡仁、人参、甘草、槟榔，加童便一小杯，冲服。

人参平肺散（火盛）

桑皮二钱，知母、人参、地骨皮、炙草各一钱，天冬、赤苓各八分，陈皮、青皮各五分，五味子二十粒，姜三片。

葶苈汤（喘急面浮）

炒葶苈为末，大枣十枚。

煎汤去枣，调末二钱服。

团参饮子

人参、半夏、紫菀、阿胶、百合、天冬、款冬花、杏仁、桑叶各一钱，细辛、甘草各五分，五味子十五粒，加姜二片。（清·沈金鳌《杂病源流犀烛·卷一》）

犀角桔梗汤

黄芪、石斛、天冬、麦冬、百合、山药、犀角、通草、桔梗、黄芩、杏仁、秦艽。（清·沈金鳌《杂病源流犀烛·卷三》）

白凤膏

黑嘴白鸭一只，黑枣三升，参苓平胃散末一升，陈酒一瓶。

将鸭头割开，取血将热酒随量和血饮之，能直入肺经润补，却将鸭干去毛，于胁边开一孔，去肠杂拭干，将枣去核每个纳参苓平胃散填入鸭腹中，麻扎定，以大沙罐置鸭及酒，四围用火慢煨，将酒作二次添入，煮干为度，然后食之。其枣阴干，任意去药食用，参汤送下。或将枣研烂，为丸服亦可。服此药后，随服补髓丹。此方专治虚痨肺痿，嗽血。

保和汤

天冬、麦冬、知母、贝母、款冬花各一钱，苡仁、杏仁、花粉、五味子各七分，马兜铃、炙甘草、紫菀、百合、桔梗、阿胶、当归、酒生地各三分半，苏叶、薄荷各二分，姜三片。

煎至半，去渣，入饴糖一匙，食后服，日三次。此方专治虚痨咳嗽，肺痿，唾脓血。

消化丸

青礞石煅如金色、明矾、皂角、炮南星、制半夏、茯苓、陈皮各二两，枳实、枳壳各一两半，薄荷一两、沉香、黄芩各五钱，姜汁浸神曲末作糊丸，二药相攻，痰嗽自然除根矣。

此方专治虚痨肺痿咳嗽，热痰壅盛。（清·沈金鳌《杂病源流犀烛·卷八》）

《经》曰：热在上焦者，因咳为肺痿。已经一载，咳必咽干而痛，是虚火灼金，故音渐嘶矣。大便溏薄，宜滋不碍脾。

北参、川贝、扁豆、秋石、甘草、麦冬、桔梗、山药、鸡子清。（清·缪遵义《缪松心医案·肺痿》）

肺痿声嘶，喉痹，咳血，烦躁，宜滋肾丸；小便癃闭者，亦宜之。（明·陈念祖《时方妙用·

卷一》）

泻火救肺汤 治肺痈、肺痿初起，火盛咳逆。

桑白皮、杏仁、黄芩、生石膏、知母、枇杷叶、芦根。（清·高秉钧《疡科心得集·方汇》）

始因风伤肺络，咳嗽失红，红紫不一，延今二载。喉痛，食入作胀。金伤已成，痿实难治，姑拟建中加减。

川桂枝、光杏仁、款冬花、地骨皮、杭白芍、紫苏叶、酸乌梅、白茅根、炙甘草、玉桔梗、鸡子清。

久咳不已，痰俱花红，肺痿已成。火令司权，难于救治。姑拟一方，聊尽人功。

桑白皮、桃杏仁各，粉甘草、白茅根、大贝母、地骨皮、大麦冬、秋桔梗。（清·王之政《王九峰医案·副卷》）

麻后久嗽不止，时吐白沫如米糊者，名肺痿，火盛而金消也。宜养血补气保肺清火，初用加味二冬汤，后用门冬清肺饮。（清·张廉《麻疹阐注·卷三》）

肺痿，咳嗽臭痰俱减，脘胀亦松，惟脉数坚大，未尽平和，仍拟保肺化痰，勿食辛辣腥膻，尚可缓以图功。

北沙参、干百合、茯苓、白芨、冬瓜仁、炙鳖甲、淡天冬、炙紫菀、橘白、川贝、生蛤粉、石决明、银杏。（清·朱费元《临证一得方·卷三》）

救劳汤 治劳症咳嗽，发热盗汗，痰中带血或成肺痿等症。

当归、熟地、五味、寸冬、百合、款冬、白芍、茯苓、人参、黄芪、炙甘草各等分。

姜、枣水煎服。（清·贾山亭《仙方合集·下卷》）

肺痿者，先因感受风寒，未经发越，停留肺中；亦有七情饥饱劳役，损伤脾胃而生者，又有劳力内伤、迎风响叫、外寒侵入而生者。其初则毛耸恶风，咳嗽声重，胸膈隐痛，项强不能转侧者，是其真候也。久则鼻流清涕，咳吐脓痰，黄色腥秽，重则胸胁胀满，呼吸不利，饮食减少，脉洪自汗。渐至久咳劳伤，咳吐痰血，寒热往来，形体消削，咯吐淤脓，声哑咽痛，其候转为肺痿，如此者百死一生之病也。

用大瓜蒌一个，开一孔，内籽有多少粒数，配杏仁去皮尖如数，入瓜蒌内，将孔封好，外用黄泥包裹，煅红无烟，候冷去土，将瓜蒌又配川贝母如前数，共研为细末，用蜜调下二钱，卧时服，灯心汤下。（清·贾山亭《仙方合集·附录》）

肺痿

真于术一味，常服自愈。（清·佚名《增补神效集·增补》）

久咳，肺风未尽。现在音哑喉疼，咳吐涎沫，饮食减少，脉象虚弦。肺痿危疴已著，虑难有效。

汉防已、款冬花、人参、天门冬、大麦冬、炙甘草、苦桔梗、黄芩、童子小便。

久咳，痰带粉红，云门穴痛，音哑喉干，脉来虚数，肺痿已著。

人参、大麦冬、五味子、白知母、黄芩、生甘草、苦桔梗、人中白、淡竹沥、王瓜子。

咳喘，吐痰腥臭，胸满，喉干，脉软数无力，为肺痿。

紫菀茸、白知母、大贝母、北沙参、五味子、生甘草、苦桔梗、童便。（清·蒋宝素《问斋医

案·卷第三》）

肺痿，咳嗽咽干，以天门冬丸主之。

天门冬一两，甘草、杏仁、贝母、白茯、阿胶各半两。

为末，炼蜜丸如弹子大，噙化。

肺痿咳嗽，午后发热，并声嗄者，以人参养肺汤主之。

人参、茯苓各一钱，阿胶、五味子、杏仁各五分，桔梗、桑皮各八分，贝母六分，枳实四分，柴胡一钱二分，甘草三分，生姜三分，枣子二个。

《尊生》肺痿举肺汤

桔梗、甘草、竹茹、二冬、阿胶、沙参、百合、贝母。（清·潘道根《临证度针·肺痿肺痈》）

治咳嗽肺痿，吐血，气喘等病。

用猪肺一个洗净血水，照病人每岁杏仁一个去皮尖。

将肺以竹片签孔，每孔入杏仁一个，用麻扎住，安磁器内，重汤煮熟，去杏仁，只吃此肺，轻者只须一具，重者吃二具则愈。（清·尚宗康《万金至宝·卷上》）

治肺痿法：宜补宜润，如北沙参、玉竹、麦冬、川贝、杏仁、阿胶、甘草、生地、苡米、茯苓。（清·王泰林《外科证治秘要·第三十二章》）

然肺痿亦有寒者，必头眩吐涎沫而不咳，不渴而遗尿，此为肺中冷而心中有温液也。古人用炙甘草、干姜治之，以补虚劳也。

人参固本膏　治肾虚肺热，喘嗽烦渴，咯血肺痿。

人参一两，天冬、麦冬、生地、熟地各四两。

以二冬、二地熬成膏，以人参细末和匀，时时挑少许，口中噙化。（清·冯兆张《冯氏锦囊秘录·杂症大小合参·卷十一》）

虚咳：肺为娇脏，无论外感内伤，但一伤其津液，则阴虚火动，肺中被刑，金失清肃下降之令，其气上逆，咳痰咳血，变为肺痿重病，吐白沫如米粥，咽痛声哑，皮毛洒淅，恶寒憎热，皆金损之证，不易治也。此病无论寒久变火，火郁似寒，总以《十药神书》保和汤治之。（清·唐宗海《血证论·卷二》）

肺脏津虚，火气乘之，致成燥咳，气呛痰涩或带血丝，久成肺痿，清燥救肺汤治之。

肺虚作喘者，以肺居上焦，制节五脏，开窍于鼻，以通外气，以敛内气。血虚则火盛津伤，肺叶痿而不下垂，故气不得降，喘息鼻张，甚则鼻敞若无关阑，乃肺痿之重证也。生津补肺，宜清燥救肺汤；兼治郁火痰滞者，宜保和汤，或太平丸。吾谓肺叶下坠，宜兼用镇敛之法，三才汤合生脉散，再加百合、五倍子、白芨、花粉、杏仁、川贝母、钟乳石治之。又有喘息由于鼻室不通者，以肺中之火郁闭鼻管，故气并于口而为喘也。太平丸加麝香，即是上通鼻窍之妙药。与伤寒鼻塞有异，毋误治也。（清·唐宗海《血证论·卷六》）

紫菀散

紫菀三钱，人参二钱，知母二钱，贝母二钱，桔梗二钱，茯苓三钱，阿胶二钱，五味一钱，甘草一钱。

肺痿咳痰，取参、草、胶、菀，以滋补肺阴，又用知母以清其火，五味以敛其气，桔梗、贝母、茯苓，以利其痰，火、气、痰、三者俱顺，则肺愈受其益。此较保和汤、救肺汤，又在不清不浊之间，用方者随宜择取。（清·唐宗海《血证论·卷七》）

水津不腾于上，口干肺痿，痰郁咳逆，宜阿胶、贝母、麦冬、天冬、紫菀、瓜霜、百合、白蜜、燕窝、白木耳、蛤蚧、百药煎、玉竹、杏仁生津以润之。肺燥最难治，以其体甚高，又属气分，阳津易达，而阴液难到也，麦冬、当归、人参以治之。（清·唐宗海《本草问答·卷下》）

肺痿失音，咽痛，脉微无神。症难调治。

北沙参、麦冬、夏枯草、桔梗、五味子、熟半夏、甘草、紫菀茸。（清·徐养恬《徐养恬方案·卷中》）

脉来弦数，左甚于右，左胁下痛，继已咳吐，红浊痰涎，似脓非脓，似血非血。此肝郁化火。灼肺成痿，兼感时邪，为头痛发热，势非轻浅。

天冬三钱，川贝三钱，郁金四分，知母一钱五分，红花三分，瓜蒌皮一钱，骨皮二钱，香附二钱，桑枝皮盐水炒一钱，紫菀一钱，扁豆三钱，橘红一钱，炒荆芥一钱。（清·王金辉《王乐亭指要·卷三》）

多年咳嗽，肺痿咯血。

白及三两为末，每服二钱，临卧糯米汤下。（清·丁尧臣《奇效简便良方·卷二》）

贝母瓜蒌丸，治久嗽伤金肺也，肺痈肺痿肺叶枯燥，虽服滋清之剂，当用此丸。

川贝一两，天竺黄、硼砂各一钱，文蛤醋炒五分，枇杷叶毛净蜜炙数两。

熬膏作丸，芡实大，噙咽二钱。（清·罗越峰《疑难急症简方·卷四》）

咳嗽痰秽吐血，脉象急数。湿热蒸腾伤肺，肺痿情形也。病在高年，难以许治。

南沙参、冬瓜子、杏仁、桃仁、桑白皮、粉丹皮、川石斛、生薏仁、川贝母、款冬花、青芦管。（清·张乃修《张聿青医案·卷五》）

清金益气汤　治肺脏虚损，尫羸少气，劳热咳嗽，肺痿失音，频吐痰涎，一切肺金虚损之病，但服润肺宁嗽之药不效者。

方用生地黄五钱，生黄芪、知母、粉甘草、玄参、沙参、牛蒡子各三钱，川贝二钱。（民国·张锡纯《医学衷中参西录·第五期》）

肺痿之证，乃燥热烁金，咳唾涎沫，本条申言类似肺妄之证，但吐涎沫而不咳，属于虚寒之肺咳者也。夫肺中寒冷，冷则上虚不能制下，其人必口不渴，头眩，唾涎多，遗尿，小便频数等证，相继起矣。乃治以甘草干姜汤，温和中气，散其水饮，以冀寒解虚复。不知服汤已，反见渴，知其病则转属消渴，而又非肺中虚冷之证矣。（民国·严鸿志《金匮广义·卷二》）

痿有上下两证。上证属于肺，肺中干燥，津液消亡，咳嗽咽干，口渴，泛吐白沫，皮毛憔悴，音声不扬，脉虚数，谓之肺痿，麦门冬汤主之。（民国·许观曾《内科概要·呼吸系病》）

涤痰汤　治心火克肺金，久而不愈，传为肺痿。咽嗌嘶哑，胸膈痞闷，呕吐痰涎，喘急难卧者，并服之。陈皮、半夏、茯苓、甘草、麦冬、胆星、枳实、黄连、人参、桔梗各五分，竹茹一钱，水二盅，煎八分，食后服。（民国·许观曾《中医外科学大纲·卷下》）

肺露　治吐血衄血，干咳无痰，久咳成肺痿等证。

孩儿参、天冬、麦冬、百合、川贝母、丝瓜络、阿胶珠各二钱，玉竹、白茯苓、北沙参、代蛤散、冬瓜子各三钱，桑白皮炙、知母、款冬花、丹皮、地骨皮各一钱五分，葶苈子、马兜铃各一钱。

共为末，用猪肺一具，去心血，灌血洁净，一半灌入肺中，一半撒在肺上，蒸露，再将枇杷叶蜜炙十二两，嫩芦根十两，另蒸露和入，每服一二两，隔水炖温，逐日服一二次。

按：此为虚损咳嗽虚痰多之妙方，补而不腻，凉而不寒，润肺清金，化痰止嗽，推为要药，惟有外邪者忌之。（民国·吴克潜《儿科要略·第六章》）

久咳伤肺，咳吐白沫，脉虚数，一息八九至者。肺痿也，清燥汤主之。清燥汤方。

石膏五钱，杏泥钱半，阿胶三钱，枇杷叶二钱，桑叶二钱，麦冬三钱，甘草二钱。（民国·沈汉卿《温热经解·客气温病治法》）

肺虚之证，右寸脉必虚细或细数，舌淡无苔或绛红，其证为自汗，为咳嗽，为气急，为咯血，为肺痿，为虚劳。

肺痿者，火刑金而肺叶焦枯，五痿汤加大冬、百合主之，或紫菀散，人参燕窝百合汤亦可。（民国·秦子文《玲珑医鉴·中卷）

第七节　针　　灸

又，灸太冲五十壮，此穴并主肺痿。（唐·孙思邈《千金翼方·卷第二十七》）

肺俞，治寒热喘满，虚烦口干，传尸骨蒸劳，肺痿咳嗽。《明》云：疗肉痛皮痒，传尸骨蒸肺嗽。魄户，治虚劳肺痿《明》云劳损痿黄，五尸走疰，项强。（宋·王执中《针灸资生经·第三》）

传尸骨蒸，肺痿：膏肓、肺俞、四花穴。（明·陈会《神应经·痰喘咳嗽部》）

肺俞主内伤外感，咳嗽吐血，肺痈，肺痿，小儿龟背。（明·杨继洲《针灸大成·卷七》）

肺俞内伤嗽，吐红，兼灸肺痿与肺痈，小儿龟背亦堪灸，肺气舒通背自平。（清·吴谦《刺灸心法要诀·卷七》）

问：魄户穴呢？答：魄户穴在附分下，三椎两旁去脊三，七壮五分何病主，膊痛肺痿疰项强。（民国·谭志光《针灸问答·卷上》）

第八节　禁　　忌

《集验》疗肺痿，咳唾涎沫不止，咽燥而渴方。

生姜五两，人参二两，甘草二两炙，大枣擘十二枚。

上四味，切，以水五升，煮取一升半，分再服。忌海藻、菘菜。

《删繁》疗虚寒喘鸣多饮，逆气呕吐，半夏肺痿汤方。

半夏汤洗一升，母姜一斤，橘皮一斤，白术八两，桂心四两。

上五味，切，以水九升，煮取三升，去滓，分温三服。忌羊肉、饧、桃李、雀肉、生葱。

又疗凡虚寒肺痿喘气，干地黄煎方。

干地黄五两，桑根白皮切二升，芎䓖五两，桂心、人参各三两，大麻仁一升熬，研为脂。

上六味，切，以水九升，先煮五味，取三升，去滓，纳大麻仁煎数沸，分三服。忌生葱、芜荑。

又疗肺痿吐涎沫，桂枝去芍药加皂荚汤方。

桂心三两，甘草二两，炙大皂荚去皮、子一挺，生姜三两，大枣擘十二枚。

上五味，切，以水七升，微火煮取三升，分三服。忌生葱、海藻、菘菜。（唐·王焘《外台秘要·卷第十》）

第九节　预　　后

肺痿则吐涎沫，而咽干欲饮者为愈，不饮则未差。（三国·华佗《中藏经·卷上》）

肺萎候肺主气，为五脏上盖。气主皮毛，故易伤于风邪。风邪伤于腑脏，而血气虚弱，又因劳役，大汗之后，或经大下，而亡津液，津液竭绝，肺气壅塞，不能宣通诸脏之气，因成肺萎也。其病咳唾而呕逆涎沫，小便数是也，咳唾咽燥，欲饮者，必愈。欲咳而不能咳，唾干沫而小便不利者，难治。（隋·巢元方《诸病源候论·卷二十一》）

肺痿之候，久嗽不已，汗下过度，重亡津液，便如烂瓜，下如豕脂，小便数而不渴。渴者自愈，欲饮者欲瘥。（明·龚廷贤《寿世保元·卷六》）

治宜壮水滋阴清热润肺，庶十救一二，若不善调摄，妄投药石，断乎不治，如六脉沉涩而数，或虚弦而急疾，或细数不清，脉口皮肤燥裂，肌肉消灼及气高息粗者死。（清·刘默《证治百问·卷之二》）

或痰内有红丝，是为肺痿，皆阴精亏损，阳火亢极，销铄肺金所致，患此必十死八九，最为难治。（清·叶桂《叶选医衡·卷下》）

宜壮水滋阴，清热润肺，庶几十救一二。若不善调摄，妄投药石不治。六脉沉涩而急疾，或细数而不涩，皮肤肌肉干枯消烁者死。气高而息粗者死。（清·郑树珪《七松岩集·常见病证辨治》）

肺痿咳吐咽燥，欲饮水者，自愈。张口短气者，危。（清·冯兆张《冯氏锦囊秘录·杂症大小合参·卷十二》）

肺痿，脉虚数为顺，短涩者逆。数大实者，亦不易治。（清·周学海《脉义简摩·卷五》）

第十节　医　　案

村庄一妇，年五十余。久嗽，咯脓血，日轻夜重。诣予云诊视，脉皆细濡而滑。曰："此肺痿也，曾服何药？"出示其方，非人参清肺散，乃知母茯苓汤也。二药皆犯人参、半夏，一助肺中伏火，一燥肺之津润，故病益加。为处一方：

天麦门冬、阿胶、贝母为君，知母、生地、紫菀、山栀为臣，桑白皮、马兜铃为佐，款冬花、归身、甜葶苈、桔梗、甘草为使。煎服五帖遂安。（明·汪机《石山医案·卷之中》）

一人患肺痿，咳嗽喘急，吐痰腥臭，胸满咽干，脉洪数。用人参平肺散六剂及饮童便，诸症悉退，更以紫菀茸汤而愈。此凭脉症也。（明·汪机《外科理例·卷七》）

一妇人患肺痿咳嗽，吐痰腥臭，日晡发热，脉数无力。用地骨皮散（人参、地骨皮、柴胡、黄芪、生地黄各一钱半，茯苓、知母、石膏各一钱。编者注）治之，热止；更用人参养肺汤（人参、五味子、炒贝母、柴胡各四分，桔梗、茯苓各一钱五分，甘草五分，桑白皮二钱，枳实一钱五分，杏仁、蛤粉炒阿胶各二钱。编者注），月余而安。

一病妇咳而无痰咽痛，日晡发热，脉浮数，先以甘桔汤（甘草、桔梗各五钱。编者注）少愈，后以地骨皮散而热退，更以肾气丸及八珍汤加柴胡、地骨皮、牡丹皮而愈。丹溪云：咳而无痰者，此系火郁之证，及痰郁火邪在中，用苦梗开之，下用补阴降火之剂。不已，则成劳嗽。此证不得志者多有之。又《原病式》曰：人瘦者，腠理疏通而多汗，血液衰少而为燥，故为劳嗽之疾也。

一男子患肺痿，咳嗽喘急，吐痰腥臭，胸满咽干，脉洪数。用人参平肺散（人参、陈皮、炙甘草、地骨皮各五分，茯苓、知母各七分，五味子、桑白皮各一钱，天门冬四分。编者注）六剂，及饮童子小便，诸证悉退，更以紫菀茸汤（紫菀茸一钱，炙甘草、人参各五分，桑叶、款冬花、百合、杏仁、蛤粉炒阿胶、贝母、半夏、蒲黄各一钱。编者注）而愈。童便虽云专治虚火，常治疮疡肿焮疼痛，发热作渴，及肺痿肺痈，发热口渴者，尤效。

一男子咳嗽喘急，发热烦躁，面赤咽痛，脉洪大。用黄连解毒汤（黄芩、黄柏、黄连、栀子各一钱半，每服六钱。编者注），二剂少退；更以栀子汤（栀子、赤芍药、大青叶、炒知母各七分，炒黄芩、煅石膏、杏仁、升麻各一钱半，柴胡二钱，甘草一钱，豆豉百粒。编者注），四剂而安。（明·薛己《外科发挥·卷四》）

人有久嗽之后，肺管损伤，皮肤黄瘦，咽喉雌哑，自汗盗汗，卧眠不得，口吐稠痰，腥臭难闻，惟闻喘急，毛悴色焦。喘嗽之时，必须忍气须臾，轻轻吐痰，始觉膈上不痛，否则大痛难堪，气息奄奄，全无振兴之状者。人以为肺中痈也，谁知是肺痿而生疮乎？此等之症，不易解救，然治之得法，调理又善，亦有生者。夫肺痈与肺痿不同，肺痈生于火毒，治之宜速，肺痿成劳伤，治之宜缓。大约火毒当补中而用泻，劳伤宜补中而带清。泻与清不同，而补亦不同。惟是泻中用补，可用大剂；清中用补，当用小剂，勿忘勿助，若有若无，始能奏功也。方用养肺去痿汤。

麦冬三钱、金银花三钱、紫菀五分、百部五分、甘草五分、生地二钱、百合二钱、天冬一钱、款冬花一钱、贝母一钱、白薇三分。

水煎服，服十剂而膈上痛少轻者，便有生机矣。再服十剂而更轻，再服十剂而渐愈，共服五十剂，而始痊愈也。（清·傅山《青囊秘诀·上卷》）

久嗽后，肺管损，皮肤黄瘦，咽嗌音哑，自汗盗汗，眠卧不得，稠痰腥秽，毛悴色憔，嗽时必忍气须臾，轻轻吐痰，否则膈上大痛不已，气息奄奄，全无振兴，人谓肺痈，谁知肺痿生疮乎。此症本难治，肺痈生于火毒，治宜速；肺痿生于劳伤，治宜缓。火毒宜补中用泻，劳伤宜补中带清。泻与清不同，补则同。但泻中用补，可用大补；清中用补，可用小剂：忽亡勿助，虽有若无，始奏功。用养肺去痿汤：

银花、麦冬三钱，款冬、贝母、白薇三分，生草、紫菀、百部五分，生地、百合二钱，天冬一钱。

三十剂渐愈，六十剂全愈。

方不寒不热，养肺气于将绝，保肺叶于将痿。倘求速效，必至倾危，宜忍耐全生，勿欲速送死。（清·陈士铎《辨证奇闻·卷十四》）

石顽治陆去非，肺痿声飒吐痰，午后发热自汗，左脉细数，右脉虚濡，平昔劳心耽色所致。先与生脉散合保元汤，次与异功散加黄芪，并加姜、枣，与都气丸晨夕兼进，调补半月而热除痰止，月余方得声清。（清·张璐《张氏医通·卷四》）

查，二四。脉细心热，呼吸有音，夜寤不寐。过服发散，气泄阳伤，为肺痿之疴。仲景法以胃药补母救子，崇生气也。

金匮麦门冬汤。

顾，三六。久咳神衰，气促汗出，此属肺痿。

黄芪蜜炙八两，生苡仁二两，白百合四两炙，黑甘草二两，白芨四两，南枣四两，水熬膏，米饮汤送。

邹时乘阐发说，肺痿一症，概属津枯液燥，多由汗下伤正所致。夫痿者，萎也，如草木之萎而不荣，为津亡而气竭也。然致痿之因，非止一端。《金匮》云：或从汗出，或从呕吐，或从消渴，小便利数，或从便难，又被快药下之，重亡津液，故令肺热干痿也。肺热干痿，则清肃之令不行，水精四布失度，脾气虽散，津液上归于肺，而肺不但不能自滋其干，亦不能内洒陈于六腑，外输精于皮毛也。其津液留贮胸中，得热煎熬，变为涎沫，侵肺作咳，唾之不已。故干者自干，唾者自唾，愈唾愈干，痰病成矣。《金匮》治法，贵得其精意。大意生胃津，润肺燥，补真气，以通肺之小管。清火热，以复肺之清肃。故《外台》用炙甘草汤，在于益肺气之虚，润肺金之燥。《千金》用甘草汤及生姜甘草汤，用参、甘以生津化热，姜、枣以宣上焦之气，使胸中之阳不滞，而阴火自熄也。及观先生之治肺痿，每用甘缓理虚，或宗仲景甘药理胃，虚则补母之义，可谓得仲景心法矣。

沈。积劳忧思，固是内伤。冬温触入，而为咳嗽。乃气分先虚，而邪得外凑。辛散斯气分愈泄，滋阴非能安上。咽痛音哑，虚中邪伏。恰值春暖阳和，脉中脉外，气机流行，所以小效旬日者，生阳渐振之象。谷雨暴冷骤加，卫阳久弱，不能拥护，致小愈病复。诊得脉数而虚，偏大于右寸，口吐涎沫，不能多饮汤水，面色少华，五心多热，而足背浮肿。古人谓金空则鸣，金实则无声，金破碎亦无声，是为肺病显然。然内伤虚馁为多，虚则补母，胃土是也。肺痿之疴，议宗仲景麦门冬汤（麦冬、半夏、人参、甘草、大枣、粳米。编者注）。

王，三十。溃疡流脓经年，脉细色夺，声嘶食减，咳嗽，喉中梗痛。皆漏损脂液，阴失内守，阳失外卫。肺痿之疴，谅难全好。人参、黄芪、苡仁、炙草、归身、白芨。

徐，四一。肺痿，频吐涎沫，食物不下。并不渴饮，岂是实火？津液荡尽，二便日少。宗仲景甘药理胃，乃虚则补母，仍佐宣通脘间之干格。

人参、麦冬、熟半夏、生甘草、白粳米、南枣肉。（清·叶桂《临证指南医案·卷二》）

嘉善，三十二。肺痿失音，形枯气损，用甘药调和，不宜辛散、滋寒矣。

黄芪、白芨、米仁、茯苓。

舟里，五十。肺痿声哑，胃减食入不安，难治之虑损。戊己丸。（清·叶桂《叶氏医案存真·

卷三》）

俞，五一。久嗽失音，饮食仍进，自觉淹淹无力，此是内伤劳倦。夏月泄利，是暑湿气感，不在本病之例。食减肉消，治嗽无益，以肺痿论。

白芨、生黄芪、炙甘草、苡仁、黄精。（清·叶桂《种福堂公选医案·肺痿》）

何，三十二岁。酒客大便不旺，奔走劳动失血，乃酒色之伤，止血理嗽药味，无非清降滋润，声音日哑，肺痿气馁，为难治之症。人参、茯苓、米仁、炙草、白芨、黄精。

唐，江宁，廿九岁、病人述：上年夏五月，住直隶白沟。河北省不比南地，雨湿热蒸，夜坐寒侵，即寒热亦是轻邪。医用滚痰丸下夺，表邪结闭，肺痿，音哑喉痛，咽物艰难，仿徐之才轻可去实，有气无味之药。

射干、甘草、大力、滑石块、麻黄苗、蝉蜕、杏仁。

王用直，五十五岁。肺痿声哑，胃减食少不安，难治之症。戊己汤。（清·叶桂《叶天士晚年方案真本·杂症》）

北参、川贝、扁豆、秋石、甘草麦冬、桔梗、山药、鸡子清。

酒客大便不实，脾胃由来不旺，奔走劳动，失血。止血理嗽药味，无非清降滋润。声音失响，肺痿气馁，为难治之病。

人参、米仁、炙草、白及、黄精、茯苓。（清·薛雪《碎玉篇·下卷》）

余，64岁。咳痰消瘦，纳少便溏，肺痿大症，与培土生金。

冬术、薏仁、炙草、橘红、砂仁、半夏、扁豆、白芍、蛤壳。

朱。《经》曰：热在上焦者，因咳为肺痿。已经一载，咳必咽干而痛，是虚火灼金，故音渐嘶矣。大便溏薄，宜滋不碍脾。

朱。咳吐涎沫，半载不愈。肺痿之渐。

半夏、茯苓、甜杏、浮石、竹茹、麦冬、甘草、橘红、款冬。（清·缪遵义《缪松心医案·肺痿》）

病已半年有余，咳嗽而见臭痰咯血，夜不得眠，或卧难而着枕，舌白苔满布，大便干结，所谓热在上焦者，因咳为肺痿是也，诊得左寸脉数小，又与脉数虚者为肺痿之旨相合，而右关一部，不但见数，且独大而又兼弦滑，是阳明胃经，复有湿热浊痰熏蒸于肺，母病及子，土衰而金亦败，然肺之病属虚，胃之病属实，一身之病，虚实兼之，施治颇费棘手，姑拟一方列后。

薏苡仁四钱、紫菀一钱、白茯苓三钱、麦门冬二钱、桑白皮一钱五分、地骨皮一钱五分、阿胶一钱、橘红一钱、川贝母一钱、忍冬藤五钱、蛤壳五钱、炙甘草五分。（清·陈念祖《南雅堂医案·卷三》）

去冬咳嗽失血，痰带花红，延今不已，动劳气喘，胸胀食少。中伤肺伤，势成肺痿。

杏仁、苡仁各三钱，湖丹皮二钱，怀牛膝一钱，川贝子去心二钱，淡黄芩酒炒一钱，山楂肉、红糖炒三钱，五爪橘红一钱，云茯苓三钱，枇杷叶去毛三钱，白茅根二钱。

芦根汁、藕汁泛丸。

始因风伤肺络，咳嗽失红，红紫不一，延今二载。喉痛，食入作胀。金伤已成，痿实难治，姑拟建中加减。

川桂枝、光杏仁、款冬花、地骨皮、杭白芍、紫苏叶、酸乌梅、白茅根、炙甘草、玉桔梗、鸡子清。

久咳不已，痰俱花红，肺痿已成。火令司权，难于救治。姑拟一方，聊尽人功。

桑白皮、桃仁、杏仁各，粉甘草、白茅根、大贝母、地骨皮、大麦冬、秋桔梗。

中伤肺虚，咳嗽失血，红紫不一，痰中带血，形消发热，脉来虚数。慎防喉痛音哑，变生肺痿。

苦杏仁、湖丹皮、杭白芍、生甘草、怀牛膝、山楂肉、云茯苓、童小便、人参、三七汁、活水芦根去节。

咳病经年，形神稍变，午后发热又增喉痛难食。脉来细数不宁，右寸不来。金水交亏，中伤肺痿，极难奏捷。

马兜铃、清阿胶、杏仁泥、牛蒡子、甘草、孩儿参、桑白皮、紫苏梗、桔梗、芦根去节。

久咳喉痛，脉形神俱亏，午后发热，饮食不思，苔黄，火燥金痿，金水交伤。经补肺喉痛稍轻，咳嗽虽平，脉未起色，究属不宜。

再拟千金医方合前法，有效乃吉，否则另请高明。

前方去马兜铃、桑白皮，加银柴胡、丝瓜络、地骨皮。服药虽效，脉无起色，终属不宜。

再拟一方，以观如何。太子参、天冬、麦冬、小牡蛎、苦桔梗、大熟地、阿胶珠、鼠粘子、丝瓜络。（清·王之政《王九峰医案·副卷》）

久嗽失音，喉中哽痛。津液内伤，不司上承，是为肺痿重候。

沙参、川贝、百合、橘白、麦冬、米仁、人中、白冬、瓜子、枇杷叶、生草。

久嗽咽干，频吐涎沫。此肺失清肃，不能输精上布。症属肺痿，不治。

紫菀、沙参、天竹、黄白及麦冬、米仁、生草、橘白、白花、百合、鸡子白。（清·叶桂，曹仁伯，何世仁《叶天士曹仁伯何元长医案·何元长医案》）

戴氏元气久削，痰嗽肺痿，寸脉虚数少神，难治之症。紫菀汤三服，阿胶水煨冲服。后去桔梗、知母，加山药、莲子、黄芪，取补土以生金，嗽热渐减。（清·林珮琴《类证治裁·卷之二·肺痿肺痈》）

咳嗽声重，胸膈隐痛、颈项强硬、不能转侧者，此肺痈也。久则鼻流清水，咳吐脓痰，黄色腥秽。重则胸肋胀满，呼吸不及，饮食减少，脉洪自汗。渐至咳吐痰血，寒热往来，形体消瘦，声哑喉痛，转为肺痿。此危症也。

用大瓜蒌一个，开一孔。内有子多少粒，用杏仁去皮尖照数配入封好。外用黄泥包裹烧红，烧至无烟取出。用物盖住候冷去泥。又用川贝母、照瓜蒌子粒数配入，共研细末。临卧时每用二钱，白蜜调服，灯心汤送下。（清·鲍相璈《验方新编·咳嗽》）

盛泽沈延诊忧思郁结，心火烁肺，咳呛失音半载，屡经失血，咽痛声嘶，肌瘦吐沫，脉形细数，肺痿成怯之象。稽昔贤成法，药不外纯甘，壮水补阴以配阳，则刚为柔制，虚火自降矣。

阿胶、熟地、玄参、川贝、甜杏仁、桔梗、猪肤刮薄如纸。（清·徐锦《心太平轩医案》）

水不制火，金受火刑，身热咳呛，已成损症。若纳谷不减犹可图，维今食少痰多，肌肉尽化为痰，土又败矣。咳痰自觉腥臭，浓厚如肉坏，此为肺痿，非肺痈。肺痿则诸藏无所禀承，枯槁难支，势殊危笃。姑再用养阴保肺之法，以图侥幸于万一。

麦冬、地骨皮、桑叶、北沙参、丹参、白花、百合、苡仁、芦根。（清·沈又彭，俞震《沈俞医案合钞·阴虚阳虚》）

余，左。太渊脉滑而数，舌绛苔微，咳逆淹绵，清涎盈盏。阅前案批，风寒入肺，所进皆是宣散，不惟恙未能减，而形容益见清癯，是属热灼肺叶，津液悉化为涎而成肺痿证也。拟进清滋肺胃，用麦门冬汤主之。再误辛散之方，难免虚虚之祸。

寸麦冬三钱，法半夏二钱，东洋参二钱，北沙参三钱，炙甘草六分，阿胶珠二钱，加红枣四个，粳米壳一撮，入煎。（清·雷焕然《逸仙医案·虚损门》）

咳嗽而见臭痰络血，或夜不得眠，或卧难着枕，大便干结，白苔满布，时轻时重，已病半年有余。所谓热在上焦者，因咳为肺痿是也。左寸脉数而小，正合脉数虚者为肺痿之训。而右关一部不惟数疾，而且独大独弦独滑，阳明胃经必有湿生痰，痰生热，熏蒸于肺，母病及子，不独肺金自病，此所进之药，所以始效而总不效也。夫肺病属虚，胃病属实。一身而兼此虚实两途之病，苟非按部就班，循循调治，必无向愈之期。

紫菀一钱、麦冬二钱、桑皮钱半、地骨皮钱半、阿胶一钱、薏仁五钱、忍冬藤一两、川贝钱半、蛤壳一两、橘红一钱、茯苓三钱、炙草三分。

再诊：诸恙向安，右脉亦缓。药能应手，何其速也。再守之，观其动静。

前方加水飞青黛三分。

三诊：右关之大脉已除，弦滑未化，数之一字，与寸相同，湿热痰三者，尚有熏蒸之意，肺必难于自振。

前方加大生地蛤粉炒三钱、沙参三钱、蜜陈皮一钱。

四诊：迭进张氏法，肺金熏蒸，日轻一日，金性渐刚，颇为佳兆。然须振作，以著本来之清肃乃可。

前方去薏米，加麻仁。

五诊：夜来之咳嗽，尚未了了。必得肺胃渐通乃愈。

前方去蛤壳、茯苓，加川斛、百合。

六诊：肺虚则易招风，偶然咳嗽加剧，而今愈矣。脉数右寸空大，阴气必虚。自当养阴为主；然阳明胃经，湿热熏蒸之气，不能不兼理之。前方去百合，加知母。

七诊：右脉小中带数，肺阴不足，肺热有余；其所以致此者，仍由胃中之湿热熏蒸也。前方加丝瓜络、冬瓜仁、苇茎。

八诊：肺属金，金之母土也；胃土湿热未清，上焦肺部焉得不受其熏蒸，所谓母病及子也。肺用在右，右胸当咳作疼。未便徒补，必使其清肃乃可。

前方加慧仁、杏仁。

九诊：来示已悉。因思动则生火，火刑于金则咳逆，火入于营则吐血。此十七日以后之病，失于清化，以致毛窍又开，风邪又感，咳嗽大作，欲呕清痰。血络重伤也。事难逆料，信然，悬拟以复。

桑皮、地骨皮、杏仁、甘草、淡芩、茅根、知母、川贝、苇茎、忍冬藤。

两剂后，去淡芩，加麦冬、沙参、生地。

又丸方：大生地、白芍、丹皮、泽泻、沙参、茯苓、山药、麦冬、阿胶，用忍冬藤十斤煮膏蜜丸。

宿积黑血，从吐而出。胸之痞塞少和，肺之咳嗽略减，是瘀血也。从上出者为逆，究非善状。

瘀热汤：旋、降、葱、苇、枇叶，参三七磨冲。

再诊：所瘀之血，从下而行，尚属顺证。因势导之，原是一定章程。当归、丹参、桃仁、灵脂、蒲黄、茯神、远志。

昨日所溢之血，盈盆成块而来，无怪乎其厥矣。幸得厥而即醒，夜半得寐，其气稍平。今日仍然上吐，脉来芤数，火升颧红，咳逆时作，大便不爽而黑。阳明胃腑必有伏热。防其再冒再厥。

犀角地黄汤加三七、牡蛎、龟板、枇杷露。

久嗽失血，鲜而且多，脉数左弦，苔黄心嘈，金受火刑，木寡于畏，以致阳络被伤也，防冒。

犀角地黄汤加二母、侧柏叶。

另归脾丸。

原注：

吴鹤皋曰：心，火也；肺，金也。火为金之畏，心移热于肺乃咳嗽，甚则吐血，面赤，名曰贼邪。是方也，犀角能解心热，生地能凉心血，丹皮、芍药性寒而酸，寒则胜热，酸则入肝。用之者，以木能生火，故使二物入肝而泻肝，此拔本塞源之治。（清·柳宝诒《柳选四家医案·评选继志堂医案·上卷》）

陈左（递浦，五十二岁）。久嗽伤阴已成肺痿，咳嗽曾失血，但吐白沫，咽痛喉痹，妨纳饮食，五内烦热，便燥，溺水眩晕，体疲，形内羸瘦，积劳成之候。脉虚数近弦，姑拟滋清一则，兼其转机，附方请正。

台参须五分入煎，陈清阿胶一钱五分藕粉炒成珠，北杏仁三钱去皮尖，悉尼膏一两分冲，冰糖水炒，石膏三钱，连心麦冬一钱五分，炙冬花一钱五分，川贝去心二钱，酒炒丹皮一钱五分，生蛤壳五钱，青黛五分拌打，霜桑叶二钱五分，冬虫夏草一钱五分蜜炙，枇杷叶三张，炒马兜铃二钱，玫瑰花八分后入。（清·凌奂《凌临灵方·久嗽吐白血》）

肺痿失音，咽痛，脉微无神，症难调治。

北沙参、麦冬、夏枯草、桔梗、五味子、熟半夏、甘草、紫菀茸。

张氏喉方，六味汤主治咽喉肿胀，不论红白，初起服一服后再加减：

桔梗、生甘草、防风、荆芥穗、僵蚕、薄荷。（清·徐养恬《徐养恬方案·卷中》）

章，右。脉来弦数，左甚于右，左胁下痛，继已咳吐，红浊痰涎，似脓非脓，似血非血。此肝郁化火。灼肺成痿，兼感时邪，为头痛发热，势非轻浅。

天冬三钱，川贝三钱，郁金四分，知母一钱五分，红花三分，瓜蒌皮一钱，骨皮二钱，香附二钱，桑枝皮盐水炒一钱，紫菀一钱，扁豆三钱，橘红一钱，炒荆芥一钱。（清·王金辉《王乐亭指要·卷三》）

陈，左。肺痿之后，蕴热未清，咳嗽痰黄，时发时止。不易图愈。

地骨皮、茯苓、炙桑皮、郁金、生米仁、冬瓜子、煨石膏、肥知母、淡芩、杏仁、桃仁、青芦管、枇杷叶。

咳嗽痰秽吐血。脉象急数。湿热蒸腾伤肺，肺痿情形也。病在高年，难以许治。

南沙参、冬瓜子、杏桃仁、桑白皮、粉丹皮、川石斛、生薏仁、川贝母、款冬花、青芦管。（清·张乃修《张聿青医案·卷五》）

常熟西弄徐姓，金陵人，年五十余。因子不肖，动怒兼郁，咳嗽吐痰。延某医治之，进以木香、厚朴、豆豉、牛蒡等，咳更甚，面红，痰沫频吐，起坐不安。前医见其面红烦躁，进以鲜生地、鲜石斛、栀、翘、芩、连等，更甚。吾友仲鸣徐君，偕余往诊之，脉虚大无力，烦躁面赤，舌白底绛，频频吐痰，满地白腻如米饮，虽臭不甚。余曰：燥伤肺金，再进苦寒，中阳阻遏不通，肺无肃化之权，清阳不能上升，津液不能上承于肺，肺之蓄水不能下行，愈吐愈干，肺将痿矣。即用《千金》炙甘草汤原方，取姜、桂之辛散，开中宫阻隔之阳，引酸咸柔润之药下行，化津液救上之燥；取参、草、枣培土壮气，使土气可以生金。麦冬、麻仁润肺而柔阳明燥金；加薏仁泄上蓄之水下行，肺气清肃下降，津液方能上承。此方为《千金》治肺痿屡效之方，故补入《金匮》。后人用此方，每去姜、桂，畏其辛热也。不知大雨雪之前，必先微温。一派柔腻阴药，赖辛甘之味，可以通阳，藉其蒸化之权，下焦津液上腾，肺之清气，自可下降，云蒸雨施，始有效耳。照方服两帖，痰沫已尽，咳嗽亦止。后服甘凉清润，生黄芪、北沙参、百合、玉竹、川贝、枇杷膏、甘草，壮气润肺清热，十余剂而痊。今已五六年，强健逾昔。古人之方，不欺后学。人言将古方治今病，如拆旧屋造新房，使后人拟古酌今，非使后学不用古方也。（清·余景和《诊余集·附外科案》）

赵某。咳血音嘶已久，木击金伤，肺痿已成，生气残矣。

方用北沙参、竹茹、毛燕、冬瓜子、丹皮、枇杷叶、知母、杏仁、藕节、白芨。（清·沈祖复《医验随笔》）

清金益气汤治尫羸少气，劳热咳嗽，肺痿失音，频吐痰涎，一切肺金虚损之病。

生黄耆三钱，生地黄五钱，知母三钱，粉甘草三钱，玄参三钱，沙参三钱，川贝母去心二钱，牛蒡子炒捣三钱。

一妇人，年四十，上焦发热，咳吐失音，所吐之痰自觉腥臭，渐渐羸瘦，其脉弦而有力。投以清火润肺之药，数剂不效。为制此汤，于大队清火润肺药中，加生黄耆一味以助元气，数剂见轻，十余剂后，病遂全愈。（民国·张锡纯《医学衷中参西录·第二卷》）

蔡奶奶，一月七日。

先从肾病，然后传肝传肺，现在肺肾病皆极深，绝非旦夕可以奏效者。

天麻三钱，大生地三钱，车前三钱，蒺藜三钱，归身三钱，炒绵仲三钱，炒防风八分，萆薢二钱，杏仁三钱，炙苏子三钱。

钱先生，十一月十四日。

是肺痿症，肝胃胆气皆逆，故肢凉。慢性病，调理以渐。

炙款冬一钱，炙桑皮一钱五分，炙苏子三钱，川、象贝各三钱，炙草六分，沙参一钱五分，杏仁三钱，炙紫菀一钱，赤芍一钱五分。

沈奶奶，十月十九日。

脉虚数，咳嗽痰不爽，右膝肿痛，入夜脚冷，余处发热。病属虚损，肺已痿。肿处为鹤膝，此痨之一种，难治。

天、麦冬各三钱，炙紫菀一钱五分，杏仁三钱，赤芍一钱五分，怀膝三钱，天麻三钱，蒺藜三钱，归身三钱，知母一钱，桑枝三钱，炙芪三钱。

二诊：十月二十一日。

脉起落不宽，无胃气，且甚数。患鹤膝，咳而遍身酸楚，腰际尤甚，是肾亏也。病重，基础不固，极难治。

炒绵仲三钱，秦艽一钱五分，枸杞三钱，蒺藜三钱，菟丝子三钱，羌活四分，天麻三钱，怀膝三钱，赤芍一钱五分，大冬三钱，炙芪三钱，川贝三钱，知母一钱，炒白芍一钱五分，虎骨三钱炙，归身四钱，大生地四钱，牡蛎三钱。

三诊：十月二十四日。

脉起落仍不宽，遍身作痛，左膝较甚。据说已较瘥，大约瘥不足言。虚甚，口味尚正当，虽有寒热，非外感，仍宜补。

归身三钱，菟丝子三钱，怀膝三钱，天麻三钱，炒绵仲三钱，枸杞子三钱，独活六分。

另：五圣散一两，菊花露、蜜糖调敷膝盖。

四诊：十月二十七日。

脉虚数，全无胃气，面色晦滞，咳嗽，盗汗，并患鹤膝。损证已成，又复血分不清，皮毛不固，用药温凉攻补均之掣肘，属难治。

炒荆、防各七分，象、川贝各三钱，杏仁三钱，橘红一钱五分，赤芍一钱五分，炙苏子三钱，桑叶三钱，秦艽一钱五分。

夏先生，十月六日。

面色枯萎，手鱼冷，舌有虚象，咳三个月不瘥。肺叶已焦，爪下色紫，血行已失常度，难治。

炙紫菀一钱，天、麦冬各三钱，炙桑皮一钱，炙款冬一钱，杏仁三钱，芦根四寸，归身三钱，炙草六分，川贝三钱。

二诊：十月九日。

肺痿，面色枯，爪下血色紫，脉无胃气，其病已成，无能为役。

天、麦冬各三钱，瓜蒌皮一钱五分，炙草六分，苡仁三钱，人参须一钱，炙桑皮一钱，归身三钱，杏仁三钱，川贝三钱。

三诊：十月十一日。

肺痿已成，药后觉瘥，瘥亦不足言。此病为程甚远，须只五个月方小效，转瞬立春，须急起直追方可幸免。

天、麦冬各三钱，炙苏子三钱，炙桑皮一钱，杏仁三钱，川、象贝各三钱，炙紫菀一钱，炙款冬一钱，橘络一钱五分。

四诊：十月十四日。

脉躁疾，面色枯萎，舌边光，近更脚肿。虚痨证最忌脚肿，是不能治，勉强用药，亦无大效。

天、麦冬各三钱，杏仁三钱，法夏一钱五分，川贝三钱，炙紫菀一钱五分，人参须一钱，炙草六分，炙款冬一钱。

薛先生，十二月七日。

肾亏肺热，痰被煎熬而干，故咳不出，所谓煎厥也。是肺病初起，此病不与肾同病，候其色，是由肾传肺者。

炒绵仲二钱，天、麦冬各三钱，炙桑皮一钱五分，菟丝子三钱，杏仁三钱，瓜蒌仁一钱五分，象、川贝各三钱，橘络一钱五分，玉竹一钱，蒺藜三钱。（民国·恽树珏《药盦医案全集·卷五》）

封右。温病后，阴液已伤，虚火烁金，肺热叶焦，则生痿。两足不能任地，咳呛咯痰不爽，谷食减少，咽喉干燥，脉濡滑而数，舌质红苔黄，延经数月，恙根已深。姑拟养肺阴，清阳明，下病治上，乃古之成法。

南沙参三钱，川石斛三钱，天花粉三钱，生甘草五分，川贝母三钱，嫩桑枝三钱，冬瓜子三钱，怀牛膝二钱，络石藤三钱，甜光杏三钱，栝蒌皮三钱，肥知母一钱五分，活芦根去节一尺。

二诊：前进养肺阴清阳明之剂，已服十帖，咳呛内热，均见轻减。两足痿软不能任地，痿者萎也，如草木之萎，无雨露以灌溉，欲草木之荣茂，必得雨露之濡润，欲两足之不痿，必赖肺液以输布，能下荫于肝肾，肝得血则筋舒，肾得养则骨强，阴血充足，络热自清。治痿独取阳明，清阳明之热，滋肺金之阴，以阳明能主润宗筋而流利机关也。

大麦冬二钱，北沙参三钱，抱茯神三钱，淮山药三钱，细生地四钱，肥知母一钱五分，川贝母二钱，天花粉三钱，络石藤二钱，怀牛膝二钱，嫩桑枝三钱。

三诊：五脏之热，皆能成痿，书有五痿之称，不独肺热叶焦也。然而虽有五，实则有二，热痿也，湿痿也。如草木久无雨露则萎，草木久被湿遏亦萎，两足痿躄，亦犹是也。今脉濡数，舌质红绛，此热痿也。叠进清阳明滋肺阴以来，两足虽不能步履，已能自行举起之象，药病尚觉合宜。仍守原法，加入益精养血之品，徐图功效。

北沙参三钱，大麦冬二钱，茯神三钱，淮山药三钱，川石斛三钱，小生地三钱，肥知母一钱五分，怀牛膝二钱，络石藤三钱，茺蔚子三钱，嫩桑枝三钱，猪脊髓酒洗入煎两条，虎潜丸清晨淡盐汤送服三钱。（民国·丁泽周《丁甘仁医案·卷五》）

按：以止所列病由，俱出燥热。以视肺痈，但有虚实之别耳，故治此证者，火逆之麦门冬汤，肺痈之千金苇茎汤，并可借用，仲师固未出方治也。按《内经》云，肺热叶焦，则生痿躄。盖上源绝则下流涸，津液枯燥，不濡筋脉，而两足挛急，此因痿成躄之证。予于沈松寿亲见之。盖始则病后能食，继则便难，终则脚挛急，故治痿独取阳明也。

章次公在红十字会治痿证，用大承气及鲜生地、玉竹、知母等味重剂，五剂而瘥。是时襄诊者为卢扶摇。病者始则两足不能移动，继则自行走去，盖步履如常矣。（民国·曹家达《金匮发微·卷之二》）

杨大成，湖北武昌人，年四十。久咳，肺脏功用渐失，遂成肺痿。来我处诊时，病已登峰造极，潮热盗汗，脉虚数，肌肉消脱，皮肤甲错，面目黧黑，稍动即息贲，气不接续，浊痰胶黏，浓于粘糊。不惟不能平卧，并不能仰靠，须两手撑床，曲背如虾状，以头向下，如小儿游戏翻筋斗然，至不寐万分疲极时，作此状稍安。所以然者，浊痰堵塞，无力搏出，必曲背头向下，使肺体翻转，痰方稍松，气方稍通。予多方以求清肺热，化肺痰，理肺气，润肺燥，补肺虚，遵依古方，与病消息，似效不效。一日，杨与友人闲谈，闻某病肺痿，系服樟木刨叶治愈，适邻舍木工，有用樟木者，一拾其刨叶煎水服一盅，是夜小安，深信樟木之效。翌日，一拾一大包，约斤许，用大罐煎之，满饮两大碗，逾时腹痛泻利，大下特下，脉弱气微，不能动弹，困敝不支，奄奄一息。急请予诊。至则现证虚败欲脱，也不遑计，以止泻固脱救治。方用苡仁、芡实各五钱，石莲肉、山药各四钱，人参一钱五分，粟壳三钱，干姜炒半黑一钱，甘草一钱，二剂泻止，勉进薄粥。自此年余未平卧者，居然平卧。续用五白宁肺散、紫菀汤、百部散出入加减，热潮渐退，痰滞渐豁，约一月病大转好。后以延年贝母煎，崔氏苏子煎调摄全愈。予因此有感于中，樟木水何以能疗肺痿？盖樟木可提樟脑，香臭甚烈，有毒，其铇叶含液汁浓厚，滑泻力强，能稀释胶粘，搜别幽隐，杀菌消毒，涤荡诸秽，与葶苈大枣泻肺汤类似，但葶苈大枣泻肺汤是治肺痈实证，此是肺痿虚证，何以亦能治？且前此我按法用药，何以不效？自服樟木水后，何以服用前药又有效？盖前药不错，未达有效最耳。浊痰随来随积，去少积多，如何能效？服樟木水后，浊痰老巢已破，半疏半调足矣，所以得愈。惟杨服樟木水过量，是以变生险象，但病反因而速愈，亦未始不由于此。可见大病须用大药，不得先将一个虚字横在胸中。如虚劳门诸虚百不足，用大黄䗪虫丸，水气门胸满惊烦，不卒死，用十枣汤，诸可推证。自悟得此理，治疗肺痿似有进益，后友人何镜澄室及王惠桥张姓病，痿象已成，均仿此案意治愈。（民国·萧龙友《现代医案选·冉雪峰医案》）

第八章　肺　　痨

第一节　病　　名

其证短气面肿，鼻不闻香臭，胸中结滞，气乏声嘶，咳嗽呀呷，咯唾稠粘，或唾脓血，或咽喉干痛、不能唾，上气喘满，渐至衰瘁，寒热时作，饮食减耗，皆肺劳之证。（宋·赵佶《圣济总录·卷第八十六》）

夫骨蒸、殗殜、复连、尸疰、劳疰、虫疰、毒疰、热疰、冷疰、食疰、鬼疰等，皆曰传尸者，以疰者、注也，病自上注下，与前人相似，故曰疰。其变有二十二种，或三十六种，或九十九种。大略令人寒热盗汗，梦与鬼交，遗泄白浊，发干而耸，或腹中有块，或脑后两边有小结核，连复数个，或聚或散，沉沉默默，咳嗽痰涎，或咯脓血，如肺痿、肺痈状；或复下利，羸瘦困乏，不自胜持，积月累年，以至于死，死后乃疰易傍人，乃至灭门者是也。更有蜚尸、遁尸、寒尸、丧尸、尸注等，谓之五尸，及大小附着等证不一。（宋·陈言《三因极一病证方论·卷之十》）

地骨皮散治虚劳潮热，骨蒸壮热瘵证。

瘵虫食人骨髓，血枯精竭，不救者多。

睡中盗汗，午后发热，哈哈咳嗽，倦怠无力，饮食少进，甚则痰涎带血，咯吐出血，或咳血、吐血、衄血，身热，脉沉数，肌肉消瘦，此名劳瘵。（明·王纶《明医杂著·卷之一》）

劳瘵之病，非止一端。……其为证也，令人肌肉羸瘦，皮毛干枯，寒热盗汗，遗泄白浊，或腹中有块，或脑后两边有小结核，或聚或散，或咳吐脓血，其传变不可胜言也。（明·孙一奎《赤水玄珠·第十卷》）

劳瘵　三锡曰：世人以倦怠、夜热、自汗、羸瘦、咳嗽、唾血、遗精、经闭、憔悴等症，悉名弱疾。（明·张三锡《医学六要·病机部》）

五脏各一，惟肾有二，左藏真水，右为相火，少年之人，嗜欲无节，致伤真阴，相火尤旺，火寡于畏，自下冲上，自里达表，故名骨蒸痨瘵。（清·冯兆张《冯氏锦囊秘录·杂症大小合参·卷十一》）

痨症前人分别名色最多，其实铺张语，临症之际，反启人多歧之惑。（清·陈念祖《时方妙用·卷一》）

若夫尸疰瘵症，由瘵久生虫，食人脏腑，其症蒸热呛嗽，胸闷背痛，或面色白，两颊时红，亦有面色不衰，肌肉不损，名桃花疰。（清·林珮琴《类证治裁·卷之二》）

痨瘵之证，咯血痰嗽，遗精泄泻，潮热盗汗，瘦削疲倦，梦与鬼交，或梦亡先，喜见人过，常怀忿怨，平旦病减，午后病增，发热心烦，口燥鼻干，脸红唇赤，骨蒸肺痿，咽痛失音。（清·唐宗海《血证论·卷六》）

虚热，咳嗽，吐稀痰极多，两颊发赤，咯血特甚，虚汗，脉虚数已极，衰弱太甚病已经年；经诊断后，认为第三期肺痨。（民国·罗文杰《止园医话·卷三》）

渊雷案：肺结核之病，由结核杆菌窜入肺组织而起。菌之所至，先起炎症，上皮细胞繁殖堆积成一硬固小结节，故曰结核。（民国·陆彭年《金匮要略今释·卷三》）

现在咳嗽，有空洞音，吐黄痰，亦吐白痰黏沫，胸内觉痒，以前觉痛，常遗精，左胁下微痛，咯血，自汗，惟发热不自觉，此类肺痨，热仅稍高也，近来失音，食欲尚佳，疲乏特甚，脉细微不甚数。（民国·罗止园《新伤寒证治庸言·卷四》）

第二节　病 因 病 机

论曰肺劳者，或因形寒饮冷，逆秋气所致。（宋·赵佶《圣济总录·卷第八十六门》）

瘵虫食人骨髓，血枯精竭，不救者多。人能平时爱护元气，保养精血，瘵不可得而传。惟夫纵欲多淫，苦不自觉，精血内耗，邪气外乘，是不特男子有伤，妇人亦不免矣。然而气虚腹馁，最不可入劳瘵者之门吊丧问疾，衣服器用中，皆能乘虚而染触。间有妇人入其房睹其人病者，思之劳气随入，染患日久，莫不化而为虫。（宋·杨士瀛《仁斋直指方·卷之九》）

盖痨之起，因人之壮年气血充足，精液盈满之际，不能保养性命，惟以酒色进贪，日夜耽嗜无又休息，以致耗散真元，虚败精液，则呕血吐痰，以致骨蒸体热，肾虚精竭，面白额红，口燥咽干，遗精白浊，盗汗，饮食艰难，气力全无，谓之火盛金衰，重则半年而毙，轻则一载而亡。（元·葛乾孙《十药神书》）

《内经》无痨瘵之名，而有痨瘵之因。凡外感六淫，内伤七情，其邪展转乘于五藏，遂至大骨枯槁，大肉陷下，各见所合衰惫之症，真藏脉见则有死期。二阳之病，则为风消、息贲。三阳为病，其传为索泽瘅，成为消中。大肠移热于胃，胃移热于膀胱，胆则体养而瘦。尝贵后贱，病从内生，名曰脱营；尝富后贫，名曰失精。暴乐后苦，皆伤精气，精气竭尽，形体毁沮。离绝菀结，忧恐喜怒，五藏空虚，血气离守。《灵枢》曰：怵惕思虑则伤神，神伤则恐惧自失，破䐃脱肉，毛瘁色夭，死于冬。又诸在肤肉脉筋骨之间者，各索所合之本藏，不得索于所不胜。后世张仲景立虚劳门，本于此也。巢元方有虚劳，有蒸病，有注病，皆推于此也。虚劳者，五劳、六极、七伤是也。五劳者，志劳，思劳，忧劳，心劳，瘦劳；六极者，气极，血极，筋极，骨极，肌极，精极也；七伤者，曰阴寒，曰阴萎，曰里急，曰精连，曰精少阴下湿，曰精滑，曰小便苦数，临事不举。又曰：大饱伤脾，大怒气逆伤肝，强力举重，久坐湿地伤肾，形寒饮冷伤肺，忧愁思虑伤心，风雨寒暑伤形，大恐惧不节伤志。又五蒸病者，骨蒸，脉蒸，皮蒸，肉蒸，内蒸。遍身热多又因热病愈后，食牛肉，或饮酒，或房欲而成。诸注候者，谓邪气居住人身之内，故名为注。此由阴阳失守，经络空虚，风寒暑湿劳役之所致也。或伤寒传诸阴不时除，瘥而留滞，或宿食冷热不调而流注，或乍感生死之气，卒犯鬼物之精，皆能成病，变状多端。凡此注之为言住也，言其连滞停住，死又注易傍人也。已上虚劳蒸注等候，近世方论所列之药众矣，未有一言以归其要者。盖人之生气与形耳，气为阳，形为阴，偏于阳则热，偏于阴则寒，况消万物莫甚于火。夫痨瘵未有形不瘠、肉不消也，皆由精血不胜气之热火，当用寒凉以和之，益水以济之耳！乃谓形不足须温之以气，岂知“温”乃“温存”，非温热也。气本阳，而复得温则成亢阳矣。已涸之精血，而加之以温热，天真何由而生耶？又有一等胎生骨细质弱者，精血必亏，此天癸已至而阴不能全盛与阳为配，及情欲动中，或劳役所使，则君相二火相扇而起，其亏少之阴水莫能制之，故内蒸五藏，外连四属，如是者，以禀赋夭短，岂药所能治哉！（明·戴思恭《推求师意·卷之上》）

男子二十前后，色欲过度，损伤精血，必生阴虚火动之病。睡中盗汗，午后发热，哈哈咳嗽，倦怠无力，饮食少进，甚则痰涎带血，咯吐出血，或咳血、吐血、衄血，身热，脉沉数，肌肉消瘦，此名劳瘵。（明·王纶《明医杂著·卷之一》）

此阴虚之极，痰与血病，多有虫者。虚劳身瘦属火，因火烧烁故也。（明·高宾《丹溪治法心要·卷四》）

四十九难云：忧愁思虑则伤心，形寒饮冷则伤肺，恚怒气上逆而不下则伤肝，饮食劳倦则伤脾，久坐湿地，强力入水则伤肾，是正经自病也。此言五脏受病之初，其几甚微，病久成虚，虚久成劳，针药莫疗，遂成传尸之症矣。

损病生来自不同，知其所起是良工，

病人若有传尸者，脉症乖违勿与攻。

刘宗厚云：有因病致虚者，如得寒暑饮食后，或久病所致之类是也；有因虚致损者，如病后形瘁羸弱，痨瘵之类是也。大抵因病致虚则为轻，盖病势尚浅，元气未虚也。至病初愈而妄劳，或复饮食劳倦，或房劳七情六欲，阳痿阴弱，如致羸惫，皆因虚致损则为重，病势已深，元气已索故也。

密斋按：劳损之病，皆生于虚，善保其身者，未有至于其极也。虚而重虚，成真损矣，卢扁更生，不能治也。

盖由一人得病，传染子孙亲姻族属，乃至灭门尽族，故人皆畏之，叫为宿业。（明·万全《保命歌括·卷之十二》）

劳瘵之病，非止一端。其始也，未有不由素体虚弱，劳伤心肾。又有外感风寒暑湿之气，或先为疟疾，以致咳嗽，邪气入里，失于调理，又不能保养，过于房劳，伤于饮食，而成痨瘵之候。

丹溪云：此阴虚之极，痰与血病，亦或有虫者。其传尸一证，不可云无。传尸一证，最为恶疾，世有阖门尽死。（明·孙一奎《赤水玄珠·第十卷》）

皆因饱后行房，气血耗散，痨瘵传尸，以致灭门绝户者有之。（明·杨继洲《针灸大成·卷九》）

三锡曰：世人以倦怠、夜热、自汗、羸瘦、咳嗽、唾血、遗精、经闭、憔悴等症，悉名弱疾，例用坎离补阴丸料，一泒滋阴药，不知人以脾胃为主，五脏精血亏损，全赖脾土化生，此等苦寒，惟阴火盛而肠胃枯涩者宜之，若脾气虚而肺金不足，脾虚不能摄涎，呕吐泻利，身热咳嗽，服之愈重。

劳力易治，劳心难攻。今人嗜欲无节，起居不时，七情六欲之火时动乎中，饮食劳倦之过屡伤乎体，渐至阴水枯竭，阴火上炎而发蒸蒸之躁热，或寒热往来，似疟非疟，古名蒸病，或二十四种，或三十九种，名虽不同，证亦稍异，大抵不过咳嗽、发热、咯血、唾痰、白浊、白淫、遗精、盗汗，或心神恍惚，梦与人交，妇人则月水不通，日渐羸瘦，渐成劳极之候。夫病此者，始多未究，姑息日久，直至发热不休，形体瘦甚，真元已脱，然后求医治疗，虽仓、扁复生，莫救其万一，良可叹哉！一人未足怜也，况其侍奉亲密之人，或同气连枝之属，薰陶日久，受其恶气，多遭传染，名曰传尸，曰丧尸，曰飞尸，曰遁尸，曰殗殜，曰伏连，曰尸注，曰鬼注。盖表其传注而神妙，莫能以测之名也。虽然，未有不由气体虚弱，劳伤心肾而得之者。初起于一人不谨，而后传至数十人，甚而至于灭门者，诚有之矣。此病最为可恶，热毒郁积之久则生异物奇形，食人脏腑精华，变生诸般奇状良可惊骇。是以劳伤肝胆者，则为毛虫，如刺猬、虺蚁之属。食人筋膜，劳伤心与小肠者，则为羽虫，如灯蛾、蚊虫、禽鸟之形。食人血脉，劳伤脾胃者，则为倮虫，如婴孩、蚯蚓、虾蟆之属。食人肌肉，劳伤肺与大肠者，则为蚧虫，如龟鳖、虾蟹之属。食人肤膏，劳伤肾与膀胱者，则为鳞虫，如鱼、龙、鲮鲤之形。食人骨髓，或挟相火之势，亦如羽虫之酷者，鸱枭之类。为状不一，不可胜纪。凡人觉有此证，便宜早治，缓则不及事矣。

童男室女，情窦已开，积想在心，多致劳损。男则神色先散，女则月水先闭。盖忧愁思虑则伤心，心伤则血逆竭，故神先散而月水先闭也。火既受病不能荣养其子，故不嗜食。脾既虚则金气亏，故发嗽。嗽既作，水气绝，故四肢干。水气不充，故多怒，鬓发焦，筋痿。（明·张三锡《医学六要·病机部》）

《医案》曰：此症属足三阴亏损，虚热无火之症，故昼发夜止，夜发昼止，不时而作……大抵此症，多因四五月，火土大旺金水衰涸之际，不行独宿，淡泊滋味养阴，及冬月元阳潜伏之时，走泄真元，至春末夏初，头痛脚软，食少倦怠疰夏之病；或误服克伐之药；或酒色自戕，少有老态，犹不知谨，卒至真阴大亏，脉细而数，遂成劳瘵。（明·张三锡《医学六要·治法汇》）

盖因阴虚，或痰与血病。（明·吴尚默《丹溪手镜·卷之中》）

人之一身，阴常不足，阳常有余，况节欲者少，过欲者多，且夜气宜静，静则神藏，宵欢纵恣，反扰动之，精血既亏，相火必旺，火旺则阴愈消，而痨瘵咳嗽、咯血、吐血等证作矣。故宜常补其阴，使与阳齐，则水能制火，水升火降，斯无病矣。故丹溪先生发明补阴之说，谓专补左尺肾水也。古方滋补药，皆兼补右尺相火。不知左尺原虚，右尺原旺，若左右平补，依旧火胜于水，只补其左制其右，庶得水火俱平也。右尺相火，固不可衰。若果相火衰者，方宜补火，但世之人火旺致病者，十居八九，火衰成疾者，百无二三。且人在年少，肾水正旺，似不必补。然欲心正炽，妄用太过，至于中年，欲心虽减，然少年斫丧既多，焉得复实？及至老年天真渐绝，只有孤阳，故补阴之药，少以至老，并不可缺。丹溪发明先圣之旨，以正千载之讹，其功甚哉！

凡五脏六腑，气血不足为虚，虚甚而脏腑经络有亏为损，故《内经》之论虚痨，惟是气血两端，毋论劳心劳力，皆能损伤精血，而其房劳更甚者，盖形与神俱劳，而精与气均损，皆足以渐染成痨也。

然痨病本不自主，或抑郁成痨，多气成痨，伤风不醒成痨，男女失配，积想成痨，积热成痨，久症成痨，嗜欲成痨，过饮成痨，传染成痨，产怯成痨。（清·冯兆张《冯氏锦囊秘录·杂症大小合参·卷十一》）

热毒积久，则生恶虫，虫蚀人脏腑。

同气连枝，多遭传染，至于死亡，又传傍人，至于灭门，又传他姓，惨毒之祸，闻者骇心。

惟纵欲恣情，精血内耗，邪祟外乘，凡觉元气稍虚，或腹饥馁，勿入劳瘵之家，或女病思男，男病思女，一观其面，随即染伤，不可不知。（清·张璐《张氏医通·卷二》）

肺足自生水，且使肾能纳气。水足可胜火，而后火不刑金。（清·黄燕台《目经大成·卷之三》）

肺主气，气者，人身之根本也。肺气既虚，火又克之，则成肺劳，有咳嗽咯血肺实诸证也。（清·吴仪洛《成方切用·卷二上》）

痨症大抵外感内伤、七情过用，皆能致之。

虚痨之由，多由于吐血与咳嗽。夫吐血咳嗽岂尽致劳，治之不得法，斯劳根于此。锄之不能去矣。（清·陈念祖（医学从众录·卷一》）

其原得于酒色损伤，以及失血之后，瘀血郁热，化生痨虫，蚀人脏腑之精血，变生诸般怪证。病人死后，虫气传染家人，名曰传尸，又名尸疰，谓其自上注下，见证与前死之人相似故也。

夫痨虫何由而生哉？木必先腐，而后虫生之。人身亦必先有瘀血，虚热郁蒸，乃生痨虫。虫者，风木之气所化。人身肝主风，木又主藏血，肝脏之血，若有瘀积，是犹木之先腐也，于是肝脏之风气，郁遏蒸煽，将瘀血化生为虫。（清·唐宗海《血证论·卷六》）

肺劳因何而成，有何见证？答：肺主气，气者、人身之根本也。肺气既虚，火又克之，则成肺劳而发热，有咳嗽、咯血、肺痿诸症也。（民国·何舒《维摩医室问答·卷上》）

第三节　病　　候

肺劳者，短气而面肿，鼻不闻香臭。（隋·巢元方《诸病源候论·卷三》）

其证短气面肿，鼻不闻香臭，胸中结滞，气乏声嘶，咳嗽呀呷，咯唾稠粘，或唾脓血，或咽喉干痛、不能唾，上气喘满，渐至衰瘁，寒热时作，饮食减耗，皆肺劳之证。（宋·赵佶《圣济总录·卷第八十六》）

大略令人寒热盗汗，梦与鬼交，遗泄白浊，发干而耸，或腹中有块，或脑后两边有小结核，连复数个，或聚或散，沉沉默默，咳嗽痰涎，或咯脓血，如肺痿、肺痈状；或复下利，羸瘦困乏，不自胜持，积月累年，以至于死，死后乃疰易傍人，乃至灭门者是也。

病者憎寒发热，自汗面白，目干口苦，精神不守，恐畏不能独卧，其传在肝；病者憎寒发热，面黑鼻燥，忽忽喜忘，大便苦难，或复泄泻，口疮，其传在心；病者憎寒发热，面青唇黄，舌本强，不能咽，饮食无味，四肢羸瘦，吐涎沫，传在脾；病者憎寒发热，面赤鼻白，干燥毛折，咯嗽喘急，时吐白涎，或有血线，传在肺；病者憎寒发热，面黄，耳叶焦枯，骨酸痛，小便白浊遗沥，胸痛，传在肾。所谓劳蒸者，二十四种，随证皆可考寻。毛折发焦，肌肤甲错，其蒸在皮；外人觉热，自反恶寒，身振剧，其蒸在肉；发焦鼻衄，或复尿血，其蒸在血；身热烦躁，痛如针刺，其蒸在脉；爪甲焦枯，眼昏，两胁急痛，其蒸在筋；板齿黑燥，大杼酸疼，其蒸在骨；背膂疼痛，骨酸，其蒸在髓；头眩热闷，口吐浊涎，眼多眵泪，其蒸在脑；男子失精，女子白淫，其蒸在玉房；乍寒乍热，中脘与膻中烦闷，其蒸在三焦；小便赤黄，凝浊如膏，其蒸在膀胱；传道不均，或秘或泄，腹中雷鸣，其蒸在小肠；大腹隐痛，右鼻干疼，其蒸在大肠；口鼻干燥，腹胀，睡卧不安，自汗出，其蒸在胃；口苦耳聋，胁下痛，其蒸在胆；里急后重，肛门涩闭，其蒸在回肠；小腹㽲痛，筋脉纵缓，阴器自强，其蒸在宗筋；眼昏泪下，时复眩晕，躁怒不常，其蒸在肝；舌焦黑，气短烦闷，洒洒淅淅，其蒸在心；唇干口疮，胸腹胀闷，畏寒不食，其蒸在脾；咳嗽喘满，咯痰吐血，声嘶音远，其蒸在肺；耳叶焦枯，脚气酸疼，起居不得，其蒸在肾；情想不宁，无故精泄，白物绵绵而下，其蒸在右肾；心主胞络，心膈噎塞，攻击疼痛，俯仰烦冤，其蒸在膈。诸证虽曰不同，其根多有虫啮其心肺，治之不可不绝其根也。（宋·陈言《三因极一病证方论·卷之十》）

谁夫纵欲多淫，苦不自觉，精血内耗，邪气外乘，是不特男子有伤，妇人亦不免矣。桃仁煎治劳疰传尸，骨蒸倦弱。

滑伯仁论曰：劳患人者，有病机之不同，有形状之不一。肌肤羸瘦，骨热如蒸，服药无效，针灸无功，何也？对曰：劳者，虚劳也。是因体虚之人，房劳过损，酒怒多端，气虚血耗，诸疾峰牛，致使阴阳失序，寒热自生。阳虚曰生寒，阴虚曰发热，久虚久热变为骨蒸，久则成劳，久劳成疰。（宋·杨士瀛《仁斋直指方·卷之九》）

夫人之生也，禀天地氤氲之气，在乎保养真元，固守根本，则万病不生，四体康健。若不养真元，不固根本，疾病由是生。真元根本，即气血精液也。葛先生曰：万病莫若痨证，最为难治。盖痨之起，因人之壮年气血充足，精液盈满之际，不能保养性命，惟以酒色进贪，日夜耽嗜无有休息，以致耗散真元，虚败精液，则呕血吐痰，以致骨蒸体热，肾虚精竭，面白颡红，口燥咽干，遗精白浊，盗汗，饮食艰难，气力全无，谓之火盛金衰，重则半年而毙，轻则一载而亡。（元·葛乾孙《十药神书》）

虫之患甚大。所谓肺虫，居人肺叶间，食人肺系，其症咳嗽，声嘶，咯血，呕吐，俗称痨瘵沉疴，药石难以直捣虫穴，兑虫敏捷，变幻不测，诚生民之厄也。（明·盛寅《医经秘旨·卷下》）

睡中盗汗，午后发热，哈哈咳嗽，倦怠无力，饮食少进，甚则痰涎带血，咯吐出血，或咳血、吐血、衄血，身热，脉沉数，肌肉消瘦，此名劳瘵。（明·王纶《明医杂著·卷之一》）

其为证也，令人肌肉羸瘦，皮毛干枯，寒热盗汗，遗泄白浊，或腹中有块，或脑后两边有小结核，或聚或散，或咳吐脓血，其传变不可胜言也。

《玄珠经》曰：骨蒸之极，声嗄咽痛，面黧脉躁，直视，汗出如珠，喘乏气促，出而无入，毛焦唇反，此皆不治之症。虽有神医，亦无如之何矣。（明·孙一奎《赤水玄珠·第十卷》）

热毒积久，则生恶虫，虫蚀人脏腑，故沉沉嘿嘿，不知所苦，无处不苦，经年累月，渐就羸瘦。其证蒸热咳嗽不止，胸背痛，两目不明，四肢无力，腰膝酸疼，卧而不寐，或面色脱白，或两颊时红，常怀忿怒，梦与鬼交。（清·张璐《张氏医通·卷二》）

三锡曰：世人以倦怠、夜热、自汗、羸瘦、咳嗽、唾血、遗精、经闭、憔悴等症，悉名弱疾。

大抵不过咳嗽、发热、咯血、唾痰、白浊、白淫、遗精、盗汗，或心神恍惚，梦与人交，妇人则月水不通，日渐羸瘦，渐成劳极之候。夫病此者，始多未究，姑息日久，直至发热不休，形体瘦甚，真元已脱，然后求医治疗，虽仓、扁复生，莫救其万一，良可叹哉！一人未足怜也，况其侍奉亲密之人，或同气连枝之属，薰陶日久，受其恶气，多遭传染，名曰传尸，曰丧尸，曰飞尸，曰遁尸，曰殗殜，曰伏连，曰尸注，曰鬼注。盖表其传注而神妙，莫能以测之名也。虽然，未有不由气体虚弱，劳伤心肾而得之者。初起于一人不谨，而后传至数十人，甚而至于灭门者，诚有之矣。此病最为可恶，热毒郁积之久则生异物奇形，食人脏腑精华，变生诸般奇状良可惊骇。是以劳伤肝胆者，则为毛虫，如刺猬、瓟蚁之属。食人筋膜，劳伤心与小肠者，则为羽虫，如灯蛾、蚊虫、禽鸟之形。食人血脉，劳伤脾胃者，则为倮虫，如婴孩、蚯蚓、虾蟆之属。食人肌肉，劳伤肺与大肠者，则为蚧虫，如龟鳖、虾蟹之属。食人肤膏，劳伤肾与膀胱者，则为鳞虫，如鱼、龙、鲮鲤之形。食人骨髓，或挟相火之势，亦如羽虫之酷者，鸱枭之类。为状不一，不可胜纪。凡人觉有此证，便宜早治，缓则不及事矣。

三锡曰：劳伤五脏皆成瘵，独肺劳莫治。以咳嗽咳血，阴火上炎，日晡甚，久之咽喉生疮，一边肿或左或右。寒凉滋阴，则伤脾而生泻，参术益气而助火则增嗽，添泻添喘，死期迫矣。大抵脉细数，骨蒸，干咳声哑者，必不可救。乃真阴亏损，病在膏肓，药莫能及，针莫能达也。有一家传染者，未必有虫，亦是禀受俱系阴虚而然，壮实自不能染。其发潮热者，俗以凉药清之，不知阴虚生内热，非芩、连、知、柏所可治者。如外感热邪气净则止，伤食热宿滞化则止。此阴虚非一朝一夕，必静可以养阴，而又全赖饮食，从胃中生出阴血。若不顾脾胃，徒事坎离，则阴未必滋，热未必除，脾胃转伤，热嗽益甚矣。惟治本者，不昧此语。《内经》曰：阴虚生内热。又曰：阴气者，静则神藏，躁则消亡。饮食自倍，肠胃乃伤。又曰：有所劳倦，形气衰少，上焦不行，下脘不通而胃气热，热熏胸中，故内热。（明·张三锡《医学六要·病机部》）

“肺劳”，其或咳嗽喘促，衄血，皮肤枯燥，时吐痰沫，脉微虚而涩数，知其邪在肺也。《医案》曰：此症属足三阴亏损，虚热无火之症，故昼发夜止，夜发昼止，不时而作。（明·张三锡《医学六要·治法汇》）

夜卧常惊，或多恐怖，心悬悬不安，气吸吸欲尽，淫梦时作，盗汗日出，食不知味，口内生疮，胸中烦热，无力思眠，唇如朱涂，颧如脂抹，手足心热，液燥津干。（清·陈士铎《辨证奇闻·卷八》）

其证有二：火冲于上焦者，发热之中则兼喘嗽、痰血、肺痿、肺痈等证。火结于下焦者，发热之中则兼淋浊燥结，遗精盗汗，腹痛惊悸等证。（清·冯兆张《冯氏锦囊秘录·杂症大小合参·卷十一》）

其症倦怠少食，或常畏寒，或常发热，或寒热往来，气色日见憔悴，肌肉日见消瘦，即将入痨症之门。

凡脉极大，极小，极虚，皆痨也。（清·陈念祖（时方妙用·卷一》）

劳瘵骨蒸，按之皮肤不热，按之筋骨乃热，能食而瘦，脉弦数。（清·林珮琴《类证治裁·卷之二》）

痨瘵之证，咯血痰嗽，遗精泄泻，潮热盗汗，瘦削疲倦，梦与鬼交，或梦亡先，喜见人过，常怀忿怨，平旦病减，午后病增，发热心烦，口燥鼻干，脸红唇赤，骨蒸肺痿，咽痛失音。（清·唐宗海《血证论·卷六》）

第四节　病 证 鉴 别

辨之之法，烧真安息香，病人吸烟嗽不止者，乃传尸也；若嗽不甚者，非也。（清·张璐《张氏医通·卷二》）

凡虚损症，多起于脾胃。劳瘵症，多起于肾经。虚损潮热，多起于内伤。劳瘵阴虚火动，多起于伤风似疟。虚损蒸蒸发热，按至皮肤间甚热，不能食，不觉瘦，脉豁大，重按无力。劳瘵骨蒸，按之皮肤不热，按之筋骨乃热，能食而瘦，脉弦数。虚损转潮热泄泻，脉短数者不治。痨瘵转阴虚火动，喉痛脉细数死。虚症颊赤或唇红，阴虚逼阳于上也。音瘖，肾气竭也。咳而喘急，肺虚气不归肾也。喉干咽痛，真水涸，虚火炎也。不眠恍惚，血不养心，神不能藏也。时多烦躁，阳中无阴，柔不济刚也。饮食不甘，肌肉渐消，脾元败也。盗汗不止，有火则阴不能摄，无火则阳不能固也。骨痛如折，肾主骨，真阴竭也。筋急酸痛，水亏木燥，肝失养也。足心如烙，虚火烁阴，涌泉涸也。（清·林珮琴《类证治裁·卷之二》）

辨虫之法，或腹中有块，或脑后两边有小结核，或用乳香熏手背，以帛覆手心，良久手上出毛长寸许。白黄者可治，红者稍难，青黑者死。若熏手无毛，非痨虫证也。又或用真安息香，烧烟吸之，不嗽者非传尸，烟入即嗽，真传尸也。痨虫之形，或似蜣螂，或似红丝马尾，或似蛤蟆猬鼠，或似鞠面，或有足无头，或有头无足，或化精血归于元气之内。若传至三人者，其虫灵怪不可治。凡用药治虫，勿令病者知之，恐虫觉悟，难取效也。（清·唐宗海《血证论·卷六》）

第五节　治 则 治 法

凡肺劳病者，补肾气以益之，肾旺则感于肺矣。（南北朝·谢士泰《删繁方·卷第七》）

论曰：凡肺劳病者，补肾气以益之，肾王则感于肺矣。人逆秋气，则手太阴不收，肺气焦满，顺之则生，逆之则死。顺之则治，逆之则乱，反顺为逆，是谓关格，病则生矣。（唐·孙思邈《备急千金要方·卷第十七》）

葛师用药治痨，如羿之射，无不中的，十药次第之法具后，学者详审之毋惑焉。如呕吐咯嗽血者，先以十灰散劫住，如甚者再以花蕊石散主之。大抵血热则行，血冷则凝，见黑则止，此其理也，止血之后，患人之体必稍疏解，用独参汤一补，容其熟睡一觉，不令惊醒。睡起元气复其二三，却分病用后诸药：保和汤，止嗽宁肺；保真汤，补虚除热；太平丸，润肺扶痿；消化丸，下痰疏气，随症加减，服药之法，每日三。食前服保真汤，食后服保和汤二，药间而服之。每日又浓煎薄荷汤，灌漱咽口，用太平丸先嚼一丸，徐徐咽下，次再噙一丸，缓缓溶化，至上床时，亦如此用之。盖夜则肺窍开，药味必溜入窍中，此诀紧要。如痰壅盛，先用饧糖拌消化丸，一百丸下，次却依前嚼噙太平丸，令其仰卧而睡。服前七药后，若肺燥余嗽未除，可煮润肺膏，如常服之。续煮白凤膏食之，复其真元，完其根本，全愈后合十珍丸服之，乃收功起身之药也。（元·葛乾孙《十药神书》）

夫瘵未有形不瘠、肉不消也，皆由精血不胜气之热火，当用寒凉以和之，益水以济之耳！

乃谓形不足须温之以气，岂知"温"乃"温存"，非温热也。气本阳，而复得温则成亢阳矣。已涸之精血，而加之以温热，天真何由而生耶？（明·戴思恭《推求师意·卷之上》）

最重难治，轻者必用药数十服，重者期以岁年。然必须病人爱命，坚心定志，绝房室，息妄想，戒恼怒，节饮食，以自培其根。（明·王纶《明医杂著·卷之一》）

此当分治：如因病致虚劳者，宜从丹溪、东垣之法治之；因虚致损者，又当于二先生之论，扩而充之可也。

治疗之法，大抵以保养精血为先，去虫次之。欲去其虫者，微觉有病，即依取虫方药趁早服之，拔去其根，或依膏肓四花灸法，或用香草浴法，或访高士讲求调息服气守中之法，远女色，绝妄想，节饮食，避寒暑，积以岁月，未有不愈者也。（明·万全《保命歌括·卷之十二》）

轻者用药数十服，重者期以岁月。然必病人爱命，坚心定志，绝房室，息妄想，戒恼怒，节饮食，以自培其根，否则，虽服良药无效也。此病治之于早则易，若到肌肉消烁，沉困着床，尺脉沉取细数，则难为矣。（明·孙一奎《赤水玄珠·第十卷》）

治疗之法，固本为先，祛虫次之。（清·张璐《张氏医通·卷二》）

《医案》曰：此症属足三阴亏损，虚热无火之症，故昼发夜止，夜发昼止，不时而作。当用六味地黄丸为主，以补中益气汤调补脾胃。若脾胃先损者，补中益气为主，以六味地黄丸温补肝肾，多有得生者。若误用黄柏、知母、门冬之类，复伤脾胃，饮食日少，诸脏愈虚，元气下陷，腹痞作泻，又不可救矣。（明·张三锡《医学六要·治法汇》）

治之之法，滋降阴火，是澄其源也。消痰和血，取积追虫，是洁其流也。

痨热之证，不尽属阴虚，亦有阳邪入里，传为骨蒸，渐成羸瘦者。故《玄珠》曰：五行六气，水特其一耳。一水既亏，岂能胜五火哉？医不知邪气未除，便用补剂，邪气得补，遂入经络，至死不悟。夫凉剂能清火养水，热剂能补火燥水，理易明也。惟无热无积之人，脉微无力，方可补之，必察其胃中及右肾，二火果亏，后用补剂可也。

痨瘵主乎阴虚，凡自子至巳属阳，自午至亥属阴，阴虚则热在午后子前。寤属阳，寐属阴，阴虚则盗汗，从寐时出。升属阳，降属阴，阴虚则气不降，痰涎上逆，吐出不绝。脉浮属阳，沉属阴，阴虚则浮之洪大，沉之空虚。宜用滋阴降火之剂，又须远嗜欲，薄滋味，静心调养助之。

夫痨瘵为害，由于气血之亏损，血不足则火热为殃，气不足则阴寒为害。惟为调补气血，则寒热自平。然草木无情，故大寒大热之药，先哲尚谆谆垂戒，况石药燥悍，岂可常试耶？（清·冯兆张《冯氏锦囊秘录·杂症大小合参·卷十一》）

痨字从火，未有痨症而不发热者。世医以苦寒为戒，谓滋阴一法最为妥当，而不知此症多是阴盛为病，滋阴是益其病也。人皆曰：阴虚则火动。吾独曰：阴盛则火动。何以言之？心肺在上，阳之位也，胸中之阳宣布，如日月一出，爝火无光，何有发热之病？惟下焦之阴气一盛，上干阳位，足太阴脾之湿气动，而为水饮，干于手太阴肺，则咳嗽不已；足少阴肾之寒气动，而为阴血，干于手少阴心，则吐血不休。虚痨以此二症为提纲，非阴盛所致而何？且心肺之位，如太空也，下焦之阴气上冲，阴霾密布，白昼亦如长夜，不独灯烛之火有光，即腐草萤虫俱能生光，岂非阴盛火动之一证乎？况人身中有龙雷之火，非诸经之火可比，然必阴云四合，而龙雷方得遂其奔腾之势，而烈日当空，龙雷潜伏矣。以下诸方，皆退热之良法，学者须当细

玩。（清·陈念祖《时方妙用·卷一》）

痨虫之生，由瘀血所化，而痨虫既生，蚀人精血，人之正气，日以消耗，不治其虚，但杀其虫，病终不能愈也。月华丸主之，义取补虚，而去瘀杀虫兼施，其治乃万全之策。

吾为指出，痨虫是瘀血所化，治瘀血是治其本也。《辨证录》用移尸灭怪汤，治痨虫传尸，方以去瘀为主，故效。

既杀虫后，但当滋补其虚。（清·唐宗海《血证论·卷六》）

肺劳，肺气虚耗，面白力乏，咳嗽痰喘，洒寒烘热。甚则喉舌干燥，失血声怯，倦言皮悴，而为气极之证。治拟益气补肺。（民国·张生甫《虚劳要旨·上卷》）

肺痨将成未成，必有留邪，俟其发时，宣其邪，屡发而屡宣之，或可救。若不发时，虽搜其邪无益也。（民国·华国振《留香馆医话》）

第六节　方　　药

论曰：凡肺劳病者，补肾气以益之，肾王则感于肺矣。人逆秋气，则手太阴不收，肺气焦满。顺之则生，逆之则死。顺之则治，逆之则乱。反顺为逆，是谓关格，病则生矣。

肺劳实，气喘鼻张，面目苦肿，**麻黄引气汤方：**

麻黄、杏仁、生姜、半夏各五分，石膏八两，紫苏四分，白前、细辛、桂心各三分，竹叶切一升，橘皮二分。

上十一味，㕮咀，以水一斗，煮取三升，去滓，分三服。

治肺劳风虚冷，痰澼水气，昼夜不得卧，头不得近枕，上气胸满，喘息气绝，此痰水盛溢，**厚朴汤方：**

厚朴、麻黄、桂心、黄芩、石膏、大戟、橘皮各二两，枳实、甘草、秦艽、杏仁、茯苓各三两，细辛一两，半夏一升，生姜十两，大枣十五枚。

上十六味，㕮咀，以水一斗三升，煮取四升，分为五服。（唐·孙思邈《备急千金要方·卷第十七》）

治肺劳热，生虫在肺为病，方：

狼牙三两、东行桑根白皮切一升、东行吴茱萸根白皮五合。

上三味，㕮咀，以酒七升，煮取一升，平旦顿服之。（唐·孙思邈《备急千金要方·卷第十八》）

《删繁》疗肺劳实，气喘息鼻张，面目苦肿，麻黄引气汤方。

麻黄去节、杏仁去皮尖两仁、生姜、半夏洗各五两，石膏八两碎绵裹，白前、细辛、桂心各一两，竹叶切一升，橘皮一升、干紫苏四两。

上十一味切，以水一斗，煮取三升。去滓，分为三服。忌羊肉、饧、生葱、生菜。

疗肺劳热损肺生虫，形如蚕，在肺为病，令人咳逆气喘，或为忧膈、气膈、恚膈、寒膈、热膈，皆从劳气所生，名曰膏肓，针灸不著，麦门冬五膈下气丸方。

麦门冬十分去心，椒四分汗，远志皮、附子炮、细辛各六分，甘草十分炙，干姜、桂心、人参、百部、白术、黄耆各五分，杏仁四十枚熬去尖皮两仁者。

上十气味捣筛，以白蜜和为丸，如弹子大，将一丸纳牙齿间含，稍稍咽其汁。忌猪肉、海藻、崧菜、生葱、桃李、雀肉等。

又疗肺劳热，生肺虫，在肺为病，桑根白皮煎方。

桑根东引白皮切一升、狼牙三两、东行茱萸根皮五两。

上三味，切，以酒三升，煮取一升，平旦服之良。

《删繁》疗肺虚劳寒，腹胀，彭彭气急，小便数少，厚朴汤方。

厚朴四两炙，枳实炙、桂心、橘皮、大黄各三两，甘草二两炙，五加皮、生姜各五两，大枣二十枚擘。

上九味，切，以水一斗二升，煮取三升，去滓，分温三服。忌海藻、崧菜、生菜。

又疗肺虚劳寒损，则腰背苦痛、难以俯仰，短气唾如脓，生姜温中下气汤方。

生姜一斤，大枣三十枚，杜仲皮五两，萆薢、桂心各四两，白术五两，甘草炙、附子炮三两。

上八味，切，以水九升，煮取二升，去滓，分温三服，忌猪肉、海藻、崧菜、生葱、桃李、雀肉等。

《删繁》疗肺虚劳损，腹中寒鸣切痛，胸胁逆满气喘，附子汤方。

附子炮、甘草炙各二两，宿姜、半夏洗，破各四两，大枣二十枚擘，去皮核，白术三两，仓米半升。

上七味，切，以水一斗令煮取三升，去滓。

分为三服。忌猪羊肉、饧、海藻、崧菜、桃李、雀肉等。

又建中汤，疗肺虚损不足，补气方。

黄芪、芍药各三两，甘草炙二两，桂心二两，生姜六两，半夏五两洗，大枣十二枚擘，饴糖十两。

上八味，切，以水八升，煮取三升，分为三服。服忌羊肉、饧、海藻、崧菜、生葱。（唐·王焘《外台秘要·卷第十六》）

治肺劳，胸膈壅滞，痰嗽不止，四肢无力，少思饮食，宜服柴胡散方。

柴胡一两去苗、白术三分、木香半两、紫菀二分洗去苗土、赤茯苓三分、赤芍药一两、鳖甲一两半涂醋炙令黄去裙、半夏三分汤洗七遍去滑、杏仁三分汤浸，去皮尖双仁麸炒微黄、人参三分去芦头、前胡三分去芦头、诃黎勒一两半煨用皮、枳壳三分麸炒微黄去瓤、枇杷叶半两拭去毛炙微黄、甘草一分炙微赤剉。

上件药，捣粗罗为散，每服三钱，以水一中盏，入生姜半分，煎至六分，去滓，不计时候温。忌饴糖、羊肉、苋菜。

治肺劳，发歇寒热，痰嗽喘促，坐卧不得，宜服鳖甲散方。

鳖甲一两涂醋炙令黄去裙澜、人参三分去芦头、枳壳三分麸炒微黄去瓤、紫菀三分去芦头、五味炙微赤剉。

上件药，捣，粗罗为散，每服四钱，以童子小便一中盏，入生姜半分，煎至六分，去滓，不计时候温服，忌猪肉苋菜。

治肺劳，胸膈壅滞，痰嗽不止，四肢无力，少思饮食，宜服柴胡散方。

柴胡一两去苗、白术三分、木香半两、紫菀二分洗去苗土、赤茯苓三分、赤芍药一两、鳖甲一两半涂醋炙令黄去裙、半夏三分汤洗七遍去滑、杏仁三分汤浸，去皮尖双仁麸炒微黄、人参三分去芦头、前胡三分去芦头、诃黎勒一两半煨用皮、枳壳三分麸炒微黄去瓤、枇杷叶半两拭去毛炙微黄、甘草一分炙微赤剉。

上件药，捣粗罗为散，每服三钱，以水一中盏，入生姜半分，煎至六分，去滓，不计时候温。忌饴糖、羊肉、苋菜。

治肺劳上气，胸满，痰唾不利，右胁有积聚，发歇寒热，肌体羸瘦，食少无力，宜服桃仁散。

桃仁一两汤浸去皮尖双仁麸炒微黄、诃黎勒二两煨用皮、桂心一两、半夏一两汤洗七遍去滑、五味子一两、槟榔一两、木香一两、赤芍药一两、鳖甲二两涂醋炙令黄去裙襕、人参一两去芦头、陈橘皮一两汤浸去白瓤焙、白术一两、柴胡一两半去苗、京三棱一两煨剉、郁李仁一两汤浸去皮尖双仁。

上件药，捣筛为散，每服四钱，以水一中盏，入生姜半分，煎至六分，去滓，不计时候温服。

治肺劳，痰唾稠粘，日晚即寒热，面色赤，胁肋防满，宜服桔梗散方。

桔梗一两去芦头、知母一两、柴胡一两去苗、杏仁一两汤浸去皮尖双仁麸炒微黄、人参一两去芦头、鳖甲一两涂醋炙令黄去裙襕、郁李仁一两汤浸去皮尖炒微、赤茯苓一两、白前一两、槟榔半两、半夏一两汤洗七遍去滑、陈橘皮半两汤浸去白瓤焙微炒。

上件药，捣筛罗为散，每服四钱，以水一中盏，入生姜半分，煎至六分，去滓，每于食后温。

治肺劳气喘，鼻张，面目苦肿，心胸不利，宜服麻黄散方。

麻黄一两去根锉、五味子一两、前胡一两半去芦头、杏仁一两汤浸去皮尖双仁麸炒微黄、细辛一两、桂心一两、半夏汤洗七遍去滑、紫苏茎叶一两、汉防己一两、陈橘皮一两汤浸去白瓤焙、桑根白皮一两剉、槟榔一两。

上件药，捣筛为散，每服三钱，以水一中盏，入生姜半分，煎至六分，去滓，不计时候温服。忌饴糖、生冷羊肉。

治肺虚劳损，肠鸣切痛，胸胁逆满，气喘，宜服五味子散方。

五味子一两、白术一两、紫苏子一两微炒、附子一两炮裂去皮脐、桂心一两、半夏半两汤洗七遍去滑、诃黎勒一两半煨用皮、桔梗一两去芦头、木香半两。

上件药，捣粗罗为散，每服三钱，以水一中盏，入仓米半匙，生姜半分，枣三枚，煎至六分，去滓，不计时候温服。

治肺劳，气津液不通，皮毛枯燥，宜服补虚思食助力，黄芪散方。

黄芪一两剉、赤芍药一两、桂心三分、五味子一两、天门冬一两去心、白茯苓一两微炒、甘草三分炙微赤，剉、半夏三两汤洗七遍去滑、人参一两去芦头、杏仁汤浸，去皮尖双仁麸炒微黄、生甘地黄一两。

上件药，捣筛为散，每服四钱，以水一中盏，入生姜半分，枣三枚，煎至六分，去滓，不时候温服。忌鲤鱼、饴糖。

治肺劳痰嗽，气促，下焦虚损，上焦烦热，四肢羸瘦，宜服天门冬丸方。

天门冬一两去心焙、牛膝一两去苗、麦门冬二两、人参一两去芦头、紫菀三分洗去苗土、黄芪一两、杏仁一两汤浸，去皮尖双仁麸炒微黄、白茯苓一两、龟甲一两涂素炙令黄去裙襕、薯蓣一两、五味子一两、石斛一两去跟剉、枸杞子一两、熟干地黄二两、沉香一两、诃黎勒皮一两、肉苁蓉一两酒浸一宿刮去皱皮炙令干。

上件药，捣罗为末，炼蜜和捣三五百杵，丸如梧桐子大，每服食前，以枣汤下三十丸，忌鲤鱼、苋菜。

治肺劳，气喘咳嗽，食少胁痛，四肢寒热，宜服紫苏子丸方。

紫苏子二两微炒、柴胡二两去苗、桔梗一两去芦头、赤芍药一两、五味子一两、木香一两、鳖甲二两涂酥（醋）炙令黄去裙襕、诃黎勒一两煨，去皮、人参一两去芦两汤浸去皮、桃仁一两汤浸去皮尖双仁麸炒微黄、枳壳一两麸炒微黄去瓤、郁李仁一两汤浸去皮尖微炒。

上件药，捣罗为末，炼蜜和捣三二百杵，丸如梧桐子大，每服，不计时候，以黄芪汤下三十丸。忌苋菜。

治肺劳，痰嗽气急，抽牵，五脏不安，宜服鳖甲丸方。

鳖甲一两涂醋炙令黄去裙襕、五味子一两、贝母一两煨令微黄、紫菀一两洗去苗土，炒微黄、紫菀一两洗去苗土、皂荚二两去皮涂酥炙微黄去子、木香一两、杏仁一两汤浸，去皮尖双仁麸炒微黄、诃黎勒皮二两、紫苏子一两微炒。

上件药，捣罗为末，炼蜜和捣三二百杵，丸如梧桐子大，每服，不计时候，煎人参汤下二十丸。忌苋菜。

治肺劳，经久即生虫在肺，令人咳逆气喘，或谓忧恚气膈塞热所致，宜服麦门冬丸方。

麦门冬二两去心焙、川椒半两去目及闭口者微炒去汗、远志一两去心、附子一两炮裂去皮脐、干姜半两炮裂剉、人参一两去芦头、细辛一两、百部一两剉、黄芪一两剉、杏仁汤浸，去皮尖双仁麸炒微黄。

上件药，捣罗为末，炼蜜和捣二三百杵，丸如弹子大，每服，绵裹一丸，含化咽津。

治肺劳咳嗽，宜服蛤蚧散方。

蛤蚧一对用醋少许涂炙令赤色、白羊肺一两分为三分、麦门冬半两去心焙、款冬花一分、胡黄连一分。

上件药，除羊肺外，捣细罗为散。先将羊肺一分，于沙盆内细研，如膏，以无灰酒一中盏，暖令鱼眼沸，下羊肺，后入药末三钱，搅令匀，令患者卧，去枕用衣簟腰仰面，徐徐而咽，久患不过三服。（宋·王怀隐《太平圣惠方·卷第二十六》）

治肺劳饮食减少，气虚无力，手足颤掉，面浮喘嗽，**补气黄芪汤方**。

黄芪剉、人参、茯神去木、麦门冬去心焙、白术、五味子、桂去粗皮、熟干地黄焙、陈橘皮去白焙、阿胶炙燥各一两，当归切焙、白芍药、牛膝酒浸，切焙各三分，甘草炙，剉。

上一十四味，粗捣筛，每服三钱匕，水一盏，入生姜三片，枣二枚劈破，同煎至六分，去滓温服食后。

治肺劳咳嗽，喘满气逆，痰唾不利，不思饮食，**茯苓汤方**。

赤茯苓去黑皮、大腹皮剉、枳壳去瓤麸炒、陈橘皮汤浸去白焙、半夏汤洗七遍暴干、杏仁汤浸，去皮尖双仁麸炒令黄、槟榔剉、诃黎勒皮、桑根白皮剉、甘草炙，剉半两，人参一两。

上一十一味，粗捣筛，每服三钱匕，水一盏，生姜三片，同煎至七分，去滓不计时候温服。

治肺劳胸满，气急喘嗽，气不升降，饮食减少，**紫金丸方**。

羊脊骨全一条以硇砂一分，酒二盏化开，浸骨一复时取出，炙，令焦黄，别研为末、生地黄十斤研绞取汁、杏仁五升去皮尖双仁炒、蜀椒去目并合口者半斤炒出汗、附子炮裂去皮脐半斤。

上五味，除地黄汁、脊骨末外，并捣罗为末，取地黄汁于银锅中，用炭火一片，以灰罨四面煎之，勿令火急，便入诸药末，以柳木篦搅三百下后，方入脊骨末，又搅勿住手，但看稀稠可丸，即丸如梧桐子大，每服空心温酒下十丸，每服后良久，以饭压之，女子服亦得。

治肺劳虚损，咳嗽唾血，下焦冷惫，腹胁疼痛，**肉苁蓉丸方**。

肉苁蓉去皴皮酒浸炙令干、白术、龙骨、牡蛎熬、杜仲去粗皮涂酥炙、胡桃肉别研各三分，附子炮裂去皮脐、远志去心、丁香、鹿角肢炙令燥各半两，杏仁汤浸，去皮尖双仁生用，别研一两。

上一十二味，捣罗十味为末，入研杏仁胡桃肉，再研令匀，以煮熟枣肉及熟蜜，砂盆内研如面糊，和药更杵一千下，丸如梧桐子大，每服空腹米饮下三十丸。

治肺劳形寒饮冷伤肺，及因酒后吐血，咳嗽唾浊，时发寒热，食物不得，日渐羸瘦，**调肺人参汤方**。

人参、附子炮裂去皮脐、知母各三分，紫菀去苗土、白茯苓去黑皮、甘草炙、乌梅肉炒、柴胡去苗、秦艽去苗土各半两，诃黎勒面裹煨苓面黄去皮一两。

上一十味，剉如麻豆，每服三钱匕，水一盏，生姜半分拍碎，枣二枚劈破，煎至七分，去滓温服，不拘时候。

治肺劳虚寒，腰背苦痛，难以俯仰，短气、唾如脓肢，**杜仲汤方**。

杜仲去粗皮涂酥炙一两一分，葶、桂去粗皮各一分，白术一两一分，甘草炙三分，附子炮裂去皮脐三分。

上六味剉如麻豆，每服五钱匕，用水一盏半，枣三枚劈破，生姜一分拍碎，煎至一盏，去滓温服，日二。

治肺劳咳嗽日久，**鳗鲡鱼煎丸方**。

大白鳗鲡鱼三条用醋汤洗净段截后以无灰酒于银锅内，慢火煮熟漉出取肉，细研再入酒二升慢火煎成煎，青蒿子、桔梗剉炒、秦艽去苗土、柴胡去苗、知母焙、甘草炙剉、鳖甲九肋者去裙襕、醋浸三日后炙令黄熟、人参、附子炮裂去皮脐各一两。

上一十味，除鳗鲡鱼为煎外，捣罗为末，以鱼膏拌和匀，更捣百十杵，丸梧桐子大，或干更入炼蜜少许，每日空心午后临卧，用炒栝蒌根酒下二十丸。

治肺劳咳嗽，胸满短气，**桑白皮散方**。

桑根白皮剉、桔梗剉炒各一两，紫菀去苗土半两，木香、人参各一分。

上五味，捣罗为散，每服三钱匕，用猪肶子一具，批开渗药在内，用麻缠定，水二盏，同煮令水尽为度，去麻缕，细嚼米饮下，食后服。

治肺劳虚损，肠鸣腹痛，气逆喘闷，**五味子汤方**。

五味子二两，白术、紫苏茎叶、桔梗剉炒各一两，半夏汤洗七遍焙干半两。

上五味，粗捣筛，每服三钱匕，水一盏，生姜五片，枣二枚劈破，同煎至七分，去滓温服，不计时候。

治肺脏虚劳，痰嗽不止，背髆并项筋酸疼，日渐羸瘦，**紫菀汤方**。

紫菀去苗土、贝母去心、黄芪剉炒、柴胡去苗、人参、白茯苓去黑皮、麻黄去根节、杏仁汤浸去皮尖双仁者炒研、款冬花、桂去粗皮、桔梗、陈橘皮去白炒、当归炙剉、大腹子剉、桑根白皮剉炒、五味子炒、甘草炙剉、生干地黄焙各一两，半夏洗去滑焙一两半。

上一十九味，粗捣筛，每服五钱匕，以水一盏半，入生姜半分切，大枣二枚劈，同煎取七分，去滓温服。

治肺劳痰嗽，日渐羸劣，**补虚款冬花汤方**。

款冬花三分、人参半两、升麻半两、桔梗三分炒、杏仁汤浸去皮尖双仁炒一两、白茯苓去黑皮三分、甘草炙剉半分、干姜炮一分、柴胡去苗一两半、天门冬去心焙半两、鳖甲去裙襕、醋炙一两、黄芪细剉半两、桑根白皮剉炒三分、肉苁蓉酒浸去皴皮炙一两。

上一十四味，粗捣筛，每服五钱匕，水一盏半，煎至八分，去滓食后温服，日二。

治肺脏因吐血后，四肢虚劣，气乏无力，手脚振掉，饮食不得，宜此补虚饮方。

黄芪剉炒二两，人参、茯神去木、麦门冬去心焙、桂去粗皮、陈橘皮去白，焙、当归炙剉、天门冬去心结、熟干地黄焙、五味子炒各一两。

上一十一味，粗捣筛，分作十剂，每剂以水三盏，入生姜半两切，大枣七枚劈，同煎取一盏，去滓空心顿服。

治肺气劳伤，**白虎汤方**。

龙骨研、白石英研、白茯苓去黑皮、人参、桑根白皮剉炒、百合、磁石煅，醋淬十遍各一两，玄参半两、大豆一合。

上九味，捣研拌匀，每服三钱匕，以水一盏，煎取六分，更入酒半盏，煎至八分，去滓温服。

治肺劳咳嗽，痰涎涕唾，上气喘急，时发寒热，疼痛，亦治肠风下血，诸气羸弱，桔梗散方。

桔梗剉炒、旋复花、贝母去心、防风去叉、陈橘皮汤浸去白炒、麦门冬去心焙、枳壳去瓤麸炒各半两，桑根白皮剉、人参、前胡去芦头、鳖甲去裙襕醋炙、白茯苓去黑皮、蒺藜子炒去角、甘草炙剉、黄芪剉各一两，天门冬去心焙一两半。

上一十六味，捣罗为散，每服三钱匕，沸汤点服，不拘时候。

治肺劳咳嗽，**人参丸方**。

人参、桔梗炒、乌梅椎碎、麻黄去根节、甘草炙剉、杏仁去皮尖双仁炒各一两。

上六味，先以童子小便五升，浸三宿，同煎小便尽焙干，捣罗为末，炼蜜和丸，如梧桐子大，每服二十丸，蜜汤下，临时看患深浅加减。

治肺劳咳嗽，**蛤蚧丸方**。

蛤蚧炙一对，天门冬去心焙、麦门冬去心焙、生干地黄焙各一两，贝母去心焙四两，款冬花焙、紫菀取须焙各二两，杏仁去皮尖双仁炒三百枚研。

上八味，捣研为末，炼蜜丸如梧桐子大，每服十丸至十五丸，食后煎淡生姜汤下。（宋·赵佶《圣济总录·卷第八十六》）

治虚劳上气咳嗽，兼肺劳涕唾稠粘，及有脓血，皮肤干焦，作则寒作热，饮食不下，喘息不调，日渐瘦悴，坐卧不得，**半夏汤方**。

半夏汤洗去滑焙、桔梗剉各三分，槟榔二枚煨剉，桑根白皮炙剉、百部焙、贝母去心炒、甘草炙剉、款冬花、吴茱萸水浸一宿焙干炒、紫菀去苗土各半两，泽漆叶、旋复花各一分。

上一十二味，粗捣筛，每服三钱匕，水一盏，入生姜半分拍碎，枣二枚劈，煎至七分，去滓空腹温服，日午夜卧再服。（宋·赵佶《圣济总录·卷第八十八》）

治肺劳吐血，**人参散方**。

人参半两、黄蜀葵花一两。

上二味，捣罗为散，每服一钱匕，糯米饮调下，食后服。（宋·赵佶《圣济总录·卷第九十》）

治肺劳热生虫，其形如蚕，令人咳逆气喘，或谓忧膈、气膈、恚膈、寒膈、热膈，皆从劳气所生，名曰膏肓病，针灸不至，**麦门冬丸方**。

麦门冬去心焙十两，蜀椒去目及闭口者炒出汗一两，人参一两一分，远志去心、附子炮裂去皮脐、细辛去苗叶各一两半，甘草炙一两半，干姜炮一两，桂去粗皮、百部焙、白术、黄芪剉细各一两半，杏仁去双仁皮尖焙干麸炒令黄半两。

上一十三味，捣罗为末，炼蜜和，更于铁臼内，涂酥杵令匀熟，丸如酸枣子大，含化稍稍咽津。（宋·赵佶《圣济总录·卷第九十九》）

黄芪散因嗽咯血成劳，眼睛疼，四肢倦怠，脚无力。

黄芪蜜炙、麦门冬水浥去心、熟地黄酒洒九蒸九曝焙秤、桔梗炒各半两，甘草一分炙，白芍药半两。

右粗末，每服四钱，水一盏半，姜三片，煎七分去滓，温服，日三。

神传剪草膏治劳瘵吐血损肺，及血妄行。

剪草一斤，婺台州皆有，惟婺州者可用，状如茜草，又如细辛。每用一斤，洗净为末，入生蜜一斤，和为膏，以器盛之，不得犯铁，九蒸九曝，日一蒸曝。病人五更起，面东坐，不得语，用匙抄药和粥服，每服四匙，良久，用稀粟米饮压之。药冷服，粥饮亦不可太热，或吐或下皆不妨，如久病肺损咯血，只一服愈，寻常咳嗽血妄行，每服一匙可也。（宋·许叔微《普济本事方·卷第五》）

神授散

治诸传尸、劳气、杀虫方。得之清源郡王府。

川椒二斤，择去子并合口者，炒出汗。

上为末。每服二钱，空心米汤调下。须痹晕闷少顷；如不能禁，即以酒糊为丸，如梧子大，空心服三五十丸。昔人尝与病劳妇人交，妇人死，遂得疾。遇一异人云：劳气已入脏，遂与此方，令急服二斤，其病当去。如其言服之几尽，大便出一虫，状如蛇，自此遂安。续有人服之，获安济者多矣。

润神散

治劳瘵憎寒，发热口干，咽燥自汗，疲剧烦躁。

人参、黄芪、甘草炙、桔梗、麦门冬各等分。

上为末。每服二钱，水一盏，煎七分，不以时。自汗，入淡竹叶、小麦同煎。

苏合香丸

治传尸、骨蒸、殗殜、肺痿、疰忤、鬼气、心痛、霍乱、时气、瘴疟等方。

此方盛行于世，大能安气，却外邪。凡病自内作，不晓其名者，服之皆效。最治气厥，气不和、吐利、荣卫关格甚有神效。（宋·陈言《三因极一病证方论·卷之十》）

桂苓白术丸　消痰逆，止咳嗽，散痞满壅塞，开坚结痛闷，推进饮食，调和脏腑，无问寒湿湿热，呕吐泻利，皆能开发，以令遍身流湿润燥，气液宣平而愈。并解酒毒，兼疗肺痿痨嗽，水肿腹胀，泻利不能止者。服之，利止为度，后随证治之。

楝桂、干生姜各一分，茯苓去皮、半夏各一两，白术、红皮去瓤、泽泻各半两。

上为末，面糊为丸，如小豆大。每服二三十丸，生姜汤下，日进三服。病在膈上，食后服；膈下，食前服；在中者，不拘时。或一法：加黄连半两，黄柏二两，水丸，取效甚妙。（金·张元素《医学启源·卷之中》）

地骨皮散　治虚劳潮热，骨蒸壮热瘵证。

将军丸秘方治传尸劳瘵。前灸法（治瘵捷法：取癸亥日二更后，六神皆聚时，解去下衣，直身平立，以墨默记腰上两旁陷处，谓之腰腿穴，然后上床合面卧，每穴灸七壮，劳虫或吐、或泻而出，取后用火焚之，弃于江河中，恐害人故也。或依崔氏穴法灸之，宜服后将军丸。编者注）并此药，乃异人传授经验。

锦纹大黄酒蒸，曝、焙、麝香一钱研、管仲牙皂去皮，醋炙、桃仁去皮，炒、槟榔、雷丸、鳖甲醋炙黄各一两，芜荑半两。

上为末，先将蒿叶二两，东边桃、柳、李、桑叶各七片，水一碗，煎七分，去滓，入蜜一大盏，再熬至成膏，入前药末，及麝、安息香，捣丸如梧桐子大。每服三十丸，食前枣汤下。

劳瘵方论

治瘵之法，大抵以保养精血为上，去虫次之，安息，苏合、阿魏、麝、犀、丹砂、雄黄固皆驱除恶气之剂，亦须以天灵盖行乎其间，盖尸疰者，鬼气也。伏而未起，故令淹缠，得枯骸枕骨治之，魂气飞越，不复附人，于是乎瘥。外此，则虎牙骨、鲤鱼头皆食人之类也，其亦枕骨之亚乎？要之，发用以前，当以川芎、当归先立乎根本之地。瘵疾至于骨痛、骨痿，声沉、声哑、脉槁、面黧，断不可活。凡治瘵疾所用药品，永不得与病人知之也。

桃仁煎　治劳疰传尸，骨蒸倦弱。

大川椒出汗、生犀角、当归、续断各一两，桃仁去皮，炒、鳖甲醋炙黄各一两半，蛤蚧一对去头足，洗，酥炙，木香、白矾煅、猪牙皂角各半两，安息香、苏合香、雄黄各一分，麝一钱。

上末，炼蜜丸桐子大。每二十丸，米饮下，或用正川椒泡汤下。

神授丸　治传尸劳瘵，最杀劳虫。

正川椒色红而大者，去合口并子，以黄杆纸二重托之，于热炉内频拨令出油，取顿地上，用砂盆盖，以火灰遮密四周，约一时许。

上辗末，老酒浸白糕为糊，丸桐子大。每服三四十丸，食前盐汤下。逐时常服，满一斤，瘵疾自瘥。昔人服之日久，取下劳虫如小蛇状，即瘥。此药亦治痹。

木香蛤蚧丸　治劳瘵久嗽声干，骨痿瘦悴。

蛤蚧一对尾全者，洗净，酥炙，生鳖甲去裙，醋炙焦、白茯苓、川芎、当归、北五味子、牛膝各七钱半，绵黄芪、柴胡、知母、贝母去心、鸡心槟榔、明阿胶炒酥、巴戟酒浸，去心、桃仁酒浸，去皮，焙各半两，肉豆蔻三个生，木香、秦艽洗、羌活、破故纸炒、生发纸燃火烧存性各三钱。

上细末，炼蜜丸弹子大。每一丸，煎枣汤，空心嚼下。

参芪散　治劳瘵嗽喘，咯血声焦，潮热盗汗。

柴胡、明阿胶炒酥、黄芪蜜炙、白茯苓、紫菀茸、当归、川芎、半夏制、贝母去心、枳壳制、北梗、秦艽洗、甘草焙各半两，人参、北五味子、羌活、防风、杏仁水浸，去皮、款冬花、桑白皮炒各二钱半，生鳖甲去裙，米醋炙黄。

上粗末。每服二钱半，姜枣煎，食后少顷服。

全鳖丸　治劳瘵虚热嗽喘。

知母、贝母去心、杏仁浸，去皮各三两，柴胡二两，川芎一两，当归、明阿胶炒酥各半两。

上粗截，入厚瓷器中，用中等活鳖一个，生宰于头上，去鳖病，以鳖肉并血并药，用醇酒五升同浸一宿，密纸封，次早慢火同煮，俟香熟取鳖，令病者随意食之。只留鳖甲并骨并药，焙干为末，以浸药酒汁调米粉为糊丸桐子大，每七十丸，不时米饮下。

滑伯仁论曰：劳患人者，有病机之不同，有形状之不一。肌肤羸瘦，骨热如蒸，服药无效，针灸无功，何也？对曰：劳者，虚劳也。是因体虚之人，房劳过损，酒怒多端，气虚血耗，诸疾峰生，致使阴阳失序，寒热自生。阳虚曰生寒，阴虚曰发热，久虚久热变为骨蒸，久则成劳，久劳成疰。

黄芪饮子《济生方》　治诸虚劳瘵，四肢倦怠，潮热乏力，日渐黄瘦，胸膈痞塞，咳嗽痰多，甚则唾血。

黄芪蜜炙两半、当归去芦，酒洗、紫菀茸去土、石斛去根、地骨皮去根、人参、桑白皮、附子炮，去皮，鹿茸酒蒸、款冬花各一两，半夏汤洗七次、甘草炙各半两。

上㕮咀。每服四钱，水一盏，姜七片，枣一枚，煎服。此药温补营卫，枯燥者不宜进。唾血加阿胶、蒲黄各半两。（宋·杨士瀛《仁斋直指方·卷之九》）

含化圆　昔有妇人，患肺热久嗽，身如炙，肌瘦，将成肺痨，服此安。

枇杷叶去毛、桑白皮、款冬花、木通、紫菀、杏仁各等分，大黄减半。

上为细末，炼蜜圆如樱桃大。食后夜卧含化一圆。（宋·陈自明《妇人大全良方·卷六》）

温肺汤　肺劳虚寒，心腹冷气，胸胁逆满，气从胸达背痛，饮食即吐，虚乏不足。

人参、钟乳粉、半夏汤泡七次、桂心不见火、橘红、干姜炮各一两，木香不见火、甘草炙各半两。

上㕮咀，每服四钱，水一盏半，姜五片，煎至七分，去滓，温服，不拘时候。（宋·严用和《严氏济生方·诸虚门》）

夫人之生也，禀天地氤氲之气，在乎保养真元，固守根本，则万病不生，四体康健。若不养真元，不固根本，疾病由是生。真元根本，即气血精液也。葛先生曰：万病莫若痨证，最为难治。盖痨之起，因人之壮年气血充足，精液盈满之际，不能保养性命，惟以酒色进贪，日夜耽嗜无有休息，以致耗散真元，虚败精液，则呕血吐痰，以致骨蒸体热，肾虚精竭，面白颧红，口燥咽干，遗精白浊，盗汗，饮食艰难，气力全无，谓之火盛金衰，重则半年而毙，轻则一载而亡，医者不穷其本，或投之大寒之剂，或疗之大热之药，殊不知大寒则愈虚其中，大热则愈竭其内。所以世之治痨者，万无一人，葛师用药治痨，如羿之射，无不中的，十药次第之法具后，学者详审之毋惑焉。如呕吐咯嗽血者，先以十灰散劫住，如甚者再以花蕊石散主之。大抵血热则行，血冷则凝，见黑则止，此其理也，止血之后，患人之体必稍疏解，用独参汤一补，容其熟睡一觉，不令惊醒。睡起元气复其二三，却分病用后诸药：保和汤，止嗽宁肺；保真汤，补虚除热；太平丸，润肺扶痿；消化丸，下痰疏气，随症加减，服药之法，每日三。食前服保真汤，食后服保和汤二，药间而服之。每日又浓煎薄荷汤，灌漱咽口，用太平丸先嚼一丸，徐徐咽下，次再噙一丸，缓缓溶化，至上床时，亦如此用之。盖夜则肺窍开，药味必溜入窍中，此诀紧要。如痰壅盛，先用饧糖拌消化丸，一百丸下，次却依前嚼噙太平丸，令其仰卧而睡。服前七药后，若肺燥余嗽未除，可煮润肺膏，如常服之。续煮白凤膏食之，复其真元，完其根本，全愈后合十珍丸服之，乃收功起身之药也。

甲字号十灰散　治痨症，呕血吐血，咯血嗽血，先用此药止之。

大蓟、小蓟、荷叶、扁柏叶、茅根、茜草根、山栀、大黄、牡丹皮、棕榈皮各等分。

上各烧灰存性，研极细末，用纸包，碗盖于地上一宿，出火毒。用时先将白藕捣汁，或萝卜汁，磨京墨半碗，调服五钱，食后服下，如病势轻，用此立效，如血出成升斗者，用后药止之。

乙字号花蕊石散　五脏崩损，涌喷血出成升斗者，用此止之。

花蕊石火煅存性，研为粉不拘多少。

上用童便一盅，顿温，调末三钱，甚者五钱，食后服下。男子用酒一半，女子用醋一半，与童便和药服。使瘀血化为黄水，服此，以后药补之。

甲乙二方论（周扬俊）

治吐血者，竟推可久。而葛先生首以二方为止血要著，明明劫剂，毫无顾忌。予由绎之，始知葛先生意之到，理之精也。人生阳根于阴，阴气亏则阳自胜，上气为之喘促，咳吐痰沫，发热面红，而不相因而致。故留得一分自家之血，即减得一分上升之火，易为收拾。何今日之民，动以引血归经为谈，不可概用止血之味，甚至有血溢于外，吐出亦美，壅反为害。遂令病者信之，迁延时日，阴虚阳旺，煎熬不止，至于不救，果谁之咎？倘调引经，可必不妨，少俟几日，后用补阴，元神可复。吾恐有形之血，岂能使之速生？而无偶之阳，何法使之速降？予所以一再思惟，而悟先生急于止血之大旨也。

丙字号独参汤　止血后，虚弱无动作者，此药补之。

大拣人参十两。

上㕮咀，水二盏，枣五枚，煎一盏，不拘时细细服之，服后宜熟睡一觉，服后药除根。

丙字人参汤论（周扬俊）

凡失血后不免精气怯弱，神思败乱。前方虽有止血之功，而无补益之力，故有形者之阴，不能即复，而几微之气，不当急固乎？顿服参一两，不但脱血益气，亦且阳生阴长，视先生自注云：宜熟睡一觉，使神安气和，则烦除而自静。盖人之精神，由静而生，亦由静而复也，奈何今之医者，遇吐血家，乃视参如毒耶！

丁字号保和汤　治痨症久嗽，肺成痿者，服之决效。

知母去毛，酒洗、贝母去心、天门冬去心、麦门冬去心、款冬花各一钱，天花粉、薏苡仁、杏仁炮去皮尖、五味子炒研、甘草炙、马兜铃、紫菀、百合、桔梗、阿胶炒、当归酒洗、生地黄、紫苏、薄荷各五分。一方有百部亦妙。

上以水二盏，生姜三片，煎一盏。入饴糖一匙，化服之，每日三食后各进一服。加减于后：血盛，加蒲黄、茜根、藕节、大蓟、小蓟、茅花；痰盛，加南星、半夏、橘红、茯苓、枳实、栝蒌仁；喘甚，加桑白皮、陈皮、大腹皮、萝卜子、葶苈子、苏子；热甚，加炒山栀子、黄连、黄芩、黄柏、连翘；虚极，加鹿茸、郁金、青蒿；风，加荆芥、防风、金苇、甘草、菊花、细辛、香附子；寒，加人参、肉桂、桂枝、五味子、蜡片。

戊字号保真汤　治痨证，虚弱骨蒸，服此最效。

当归酒洗、生地黄、白术、黄芪、人参各一钱，莲心、赤茯苓各五分，天门冬去心、麦门冬去心、陈皮、白芍药、知母、黄柏炒、五味子、柴胡、地骨皮、熟地黄各四分，赤芍药、甘草各五分。

上水二盏，姜三片，枣五枚，煎一盏，每日三食前各进一服。惊悸，加茯神、远志、柏子仁、酸枣仁；淋浊，加萆薢、乌药、猪苓、泽泻；便涩，加石膏、扁蓄、木通；遗精，加龙骨、牡蛎、莲须、莲心；燥热，加石膏、滑石、鳖甲、青蒿；盗汗，加浮小麦、牡蛎、黄芪、麻黄根。

丁戊二汤方论（周扬俊）

一名保和者。因失血之后，气血未调，率难把握，然调血者以气为主，调气者实肺为司。故大旨以泻肺中之伏热，益下焦之化原，此其治也。若和而失其所以为和，则保亦失其所以为保矣！至保真则气血之味俱等，大旨以甘温为主，甘凉佐之，而苦寒又佐之，未常禁用苦寒也，而与今日之用寒凉者异矣。曰保真者，大辅其正，兼泻其邪，使生机活泼，油油然而不已也。两方加法大备，然非尽用，亦姑列之，以伺去取耳。学齐须知。

己字号太平丸　治痨症久嗽、肺痿、肺痈，并皆噙服除根。

天门冬去心、麦门冬去心、知母去毛、贝母去心、款冬花、杏仁各二两，当归、熟地黄、生地黄、黄连、阿胶各两半，蒲黄、京墨、桔梗、薄荷叶各一两，白蜜四两，麝香少许。

上为细末和匀，用银石器，先下白蜜炼熟，后下诸药末搅匀，再上火，入麝略熬三、二沸，丸如弹子大，每日三，食后细嚼一丸，浓煎薄荷汤缓缓送下，次噙一丸，临卧时如痰盛，先用饴糖拌消化丸一百丸吞下，却又噙嚼此丸，使药入肺窍，则肺清润，其嗽退除，七日病痊，凡一切咳嗽，只服此药立愈。

己字太平丸论（周扬俊）

太平丸非正方也。先生意计周密，恐人气血渐复之后，尚留一分未尽，必有一分未妥，特于宴息之时，噙服此丸，使人于静中不知其所以然，而药力无不到，此少许麝香之所以为神妙也。

庚字号沉香消化丸　治痨瘵热痰壅盛。

青礞石煅金色、明矾火飞，研、猪牙皂荚炙，去皮弦、南星制、半夏、白茯苓、陈皮各二两，枳壳、枳实各半两，薄荷叶、黄芩各一两，沉香五钱。

上为细末，和匀，姜汁浸神曲搅糊，为丸梧桐子大。每服一百丸，临卧饴糖拌吞嚼噙太平丸，二药并服，痰嗽除根。

庚字消化丸论（周扬俊）

人见此数味，或畏其服，即予亦嫌其峻。然先生注云：痰热壅盛，乃以此治。其不至壅盛者，稍稍减服四五十丸可也。况前先服独参，继用保真，则神气亦渐复矣。暂用几服，胡为不可？若情形消瘦者，未可用也。是又在学者临证自明耳。

辛字号润肺膏　治久嗽肺燥肺痿。

羯羊肺、杏仁经研、柿霜、真酥、真粉各一两，白蜜二两。

上先将羊肺洗净，次将五味入水搅黏，灌入肺中，白水煮熟，如常服，食与前七药相间服之，亦佳。

辛字润肺膏论（周扬俊）

血去则燥，燥则火旺，肺必枯，欲从肾源滋水，而不先滋水之母，有是理乎？然肺为多气少血之脏，故一切血药，概不欲用。以羊肺为主，诸味之润者佐之，人所易能也。若以真粉之甘寒，不独凉金，且以培土，人所未知也。润肺之中，意则甚美，故曰：医者，意也。

壬字号白凤膏　治一切大痨大怯，极虚甚惫，咳嗽吐痰，咯血发热，火乘金位。此药固真元，全根本。

黑嘴白鸭一只、大京枣二升、参苓平胃散一升，陈煮酒一瓶。

上先将鸭缚定脚，挂起，量患人饮酒多少，随量以酒烫温，将鸭顶割开，滴血入酒，拌匀饮之，直入肺经，润补其肺。却将鸭干挦去毛，就胁边开一孔，取出肠杂拭干，次将枣子去核，每个中实纳参苓平胃散末，填满肠肚中，用麻扎定；以砂瓮一个，置鸭在内，四围用火慢煨，将陈煮酒作三次添入，煮干为度；然后将其枣子阴干，随意食用，参汤送下。后服补髓丹，则补髓生精，和血顺气。

癸字号十珍丸（一名补髓丹）　治一切大痨大怯，极虚耗惫，髓干精涸，血枯气竭，火乘金位，服前药愈后，却服此丸，以为收功，起身之用也。

猪脊膂一条、羊脊膂一条、鳖一个、乌骨鸡一只。

上四味，去骨留肉，用煮酒一大瓶，于坛内煮干，捣烂听用。

大山药五条、莲肉半斤、京枣一百个、霜柿十个。

上四味，用井水一大瓶，于坛内煮熟捣烂，与前肉一处，再慢火熬，却下后药：

真阿胶四两、黄蜡三两。

上二味，逐渐下，与前八味和一处，研成膏子，和平胃散末、四君子汤末，并知母、贝母、黄柏末各一两，搜和成剂。如十分坚硬，再入白蜜同熬。取起放青石上，捣为丸，如梧桐子大，每服百丸，枣汤送下，不拘时。

王节斋云：人若色欲过度，伤损精血，必生阴虚火动之病，睡中盗汗，午夜发热，哈哈咳嗽，倦怠无力，饮食少进，甚则痰涎泄血，咯吐出血，或咳血、吐血、衄血，身热，脉沉数，肌肉消瘦，此名痨瘵，最重难治。轻者用药数十服，重者期以岁年。然必须病人惜命、坚心定志、绝房室、息妄想、戒恼怒、节饮食，以自培其根，此谓内外交治，可获全功。（元·葛乾孙《十药神书》）

其主在乎阴虚，痰与血病。

青蒿一斗五升、童便三斗。

文武火熬，约童便减二斗，去蒿，熬至一斗，入猪胆汁七个，再熬数沸，甘草末收之。（元·朱震亨《金匮钩玄·卷第二》）

补天丸　治阴虚骨蒸发热，形羸瘦者。

紫河车洗净，用布绞干，用补肾丸药末捣细焙干，再碾为末，酒煮米糊为丸。梧子大。每服七八十丸，热汤下。夏月加五味子。紫河车，即初生男子胞衣也。

补肾丸 治阴虚有痰，膈不清者。

龟板一两半酥炙、黄柏一两半炒、牛膝二两、干姜二钱、陈皮半两。

上为末，姜汁打糊丸，每服七八十丸。（明·楼英《医学纲目·卷之五》）

男子二十前后，色欲过度，损伤精血，必生阴虚火动之病。睡中盗汗，午后发热，哈哈咳嗽，倦怠无力，饮食少进，甚则痰涎带血，咯吐出血，或咳血、吐血、衄血，身热，脉沉数，肌肉消瘦，此名劳瘵。最重难治，轻者必用药数十服，重者期以岁年。然必须病人爱命，坚心定志，绝房室，息妄想，戒恼怒，节饮食，以自培其根，否则虽服良药，亦无用也。此病治之于早则易，若到肌肉销铄，沉困着床，沉伏细数，则难为矣。又此病大忌服人参，若曾服过多者亦难治。今制一方于后，治色欲证，先见潮热、盗汗、咳嗽、倦怠，趁早服之。

生地黄酒洗、甘草炙、干姜炮各五分，川芎、熟地各一钱，白芍药炒一钱三分，陈皮七分，当归、白术各一钱三分，黄蘗蜜水浸炙七分，知母蜜水浸拌，炒、天门冬去心皮各一钱，生姜三片。

水煎，空心温服。

愚按：前方治火盛阴虚之法也。大抵此症属足三阴亏损，虚热无火之症，故昼发夜止，夜发昼止，不时而作，当用六味地黄丸为主，以补中益气汤调补脾胃。若脾胃先损者，当以补中益气为主，以六味地黄丸温存肝肾，多有得生者。若误用黄柏、知母之类，则复伤脾胃，饮食日少，诸脏愈虚，元气下陷，腹痞作泻，则不可救矣。（明·王纶《明医杂著·卷之一》）

治法以大补为主，四物汤加竹沥、童便、姜汁。一加炒柏。阳虚者，四君子加麦冬、五味、陈皮、炒柏、竹沥、童便、姜汁。虚劳即积热做成，始健可用子和法，后羸惫四物加减，送消积丸。热助气，不做阳虚，蒸蒸发热，积病最多。调鼎方、紫河车丸，治传尸劳瘵。青蒿煎治劳瘵二方俱见《医要》。传尸劳瘵，寒热交攻，久嗽咯血，日见羸瘦，先以三拗汤，次以连心散。（明·高宾《丹溪治法心要·卷四》）

罗太无续断散 治骨蒸劳热，传尸瘦病。潮热烦躁，喘嗽气急，身疼盗汗。兼治咳嗽吐脓血。

续断、紫菀、桔梗、竹茹、五味子各三钱，生地、桑白皮各五两，甘草炙二两，赤小豆半斤。

每服五七钱，入小麦五十粒，水煎，日三服。（明·孙一奎《赤水玄珠·第九卷》）

劳瘵之病，非止一端。其始也，未有不由素体虚弱，劳伤心肾。又有外感风寒暑湿之气，或先为疟疾，以致咳嗽，邪气入里，失于调理，又不能保养，过于房劳，伤于饮食，而成痨瘵之候。其为证也，令人肌肉羸瘦，皮毛干枯，寒热盗汗，遗泄白浊，或腹中有块，或脑后两边有小结核，或聚或散，或咳吐脓血，其传变不可胜言也。

治宜保和汤、保真汤、秦艽扶羸汤、黄芪鳖甲散、清骨散之类选用。

丹溪云：此阴虚之极，痰与血病，亦或有虫者。其传尸一证，不可云无。传尸一证，最为恶疾，世有阖门尽死。古方虽有天灵盖等散，专治此疾，其得生者亦千百中之一二耳。

《玄珠经》曰：骨蒸之极，声嘎咽痛，面黧脉躁，直视，汗出如珠，喘乏气促，出而无入，毛焦唇反，此皆不治之症。虽有神医，亦无如之何矣。

《千金方》云：夫众疾聚积，皆起于虚，虚生百病。积者五脏之所积，聚者六腑之所聚。如斯等疾，多从旧方，不假增损。虚而劳，其弊万端，宜应随病增减，聊复审其冷热，记其增损之主耳。虚劳而头痛复热加枸杞、葳蕤；虚而欲吐加人参；虚而不安，亦加人参；虚而多梦纷纭加龙骨；虚而多热加地黄、牡蛎、地肤子、甘草；虚而冷加当归、芎䓖、干姜；虚而损加钟棘刺、苁蓉、巴戟天；虚而大热加黄芩、天门冬；虚而多忘加茯神、远志；虚而惊悸不安加龙齿、沙参、紫石英、小草；若冷则用紫石英、小草；若客热，则用沙参、龙齿；不冷不热皆用之；虚而口干加麦门冬；虚而吸吸加胡麻、覆盆子、柏子仁；虚而多气，兼微咳，加五味子、大枣；虚而身强，腰中不利加磁石、杜仲；虚而多冷加桂心、吴茱萸、附子、乌头；虚而劳，小便赤加黄芩；虚而客热加地骨皮、黄芪；虚而冷加黄芪；虚而痰复有气，用生姜、半夏、枳实；虚而小肠利加桑螵蛸、龙骨、鸡胜胵。聊叙增减之一隅，处方者宜准此。

四君子汤　治真气虚弱，及短气脉弱。

人参、黄芪、白术、茯苓等分。

为粗末，每服五钱，水一盏，煎至七分，食远温服。

生脉散

人参、五味子、麦门冬。

益气丸　治言语多，损气懒语，补上益气。

麦门冬去心、人参各二钱，橘红、桔梗、炙甘草各五钱，五味子二十一粒。

上为极细末，水浸蒸饼为丸，鸡头子大。每服一丸，细嚼，津唾咽下。

人参黄芪汤

人参二钱、黄芪、白术、陈皮去白各一钱，甘草五分，当归、茯苓各一钱。

上㕮咀，水煎，空心服。

四物汤益营卫，滋气血。

熟地黄补血，如脐下痛，非此不能除，乃通肾经之药、当归如血刺痛，非此不除、川芎治风，泄肝木也，如血盛头痛，非此不能除、芍药和血。

上为粗末，水煎。

三才丸

天门冬、地黄、人参等分。

为末，蜜丸，空心服。

八物汤偶方，四物汤、四君子二方和合也

白术、茯苓、人参、黄芪、当归、芍药、川芎、地黄。

上为散，每用五钱，水煎，食后服。

虚劳忧思诸不足，黄芪建中汤主之。

黄芪三两、桂枝二两、芍药六两、甘草炙二两、大枣十二枚、生姜二两、胶饴二升。

上水七升，煮取三升，去渣，纳胶饴，更上微火消解，温服一升，日三服。气短胸满者加生姜；腹满者去枣加茯苓一两半。及疗肺虚损不足，补气加半夏一两。

东垣治脉弦自汗，四肢发热，或皮毛枯槁，发脱落，宜黄芪建中汤。

仲景虚劳里急，悸衄，腹中痛，梦失精，四肢酸疼，手足烦热，咽口干燥，小建中汤主之。

桂枝、甘草炙各三钱，白芍药六钱，大枣二枚，生姜二钱，阿胶炒一合，水煎服。

双和散　补血益气，治虚劳少力。

黄芪、熟地黄、当归、川芎各一钱，白芍药钱半，官桂、甘草各七分。

上为粗末，每服四大钱，水一盅半，生姜三片，枣三枚，煎至八分服。此是建中、四物二方。凡伤寒疟疾，中暑，大疾之后虚劳气乏，以此调治皆验。不热不冷，温而有补。

十全大补散　治心肺损，男子妇人诸虚不足，五劳七伤，不进饮食，久病虚损，时发潮热，气攻骨脊，拘急疼痛，夜梦遗精，面色痿黄，脚膝无力，喘嗽中满，脾肾气弱，五心烦闷，并皆治之。方见痿门（十全大补散，疑为刘河间十全散。刘河间十全散者，盖治气血俱虚而四肢不用也；治男子、妇人诸虚不足，五劳七伤，不进饮食，久病虚损，时发潮热，气攻骨脊，拘急疼痛，夜梦遗精，面色痿黄，脚膝无力，喘嗽，中满，脾肾气弱，五心烦闷并治。人参、黄芪、白术、茯苓、甘草、肉桂、当归、川芎、熟地、白芍药各等分。上为粗末，每服二大钱，生姜三片，枣二枚，水一盏，煎七分，不拘时温服。桂、芍药、甘草，小建中汤也；加黄芪，即黄芪建中汤也；人参、白术、茯苓、甘草，四君子汤也；当归、川芎、地黄、芍药，四物汤也。以其气血俱衰，阴阳并弱，法天地之成数，故名曰十全散。编者注）。

八物汤　治心肺虚损，皮聚而毛落。血脉虚损，妇人月水愈期。益气和血。方见前（四物汤、四君子二方和合也。编者注）。

金刚丸　治肾损骨痿，不能起床，益精补肾。方在痿门（萆薢、炒杜仲、酒浸肉苁蓉、酒浸菟丝子。等分为末，酒煮猪腰子为丸，桐子大。每服五七十丸，空心酒下。主治肾损骨痿，不能起床，益精补肾。编者注）。

牛膝丸　治肝肾损，骨痿，不能起床，筋缓不能收持，宜益精缓中。

牛膝酒浸、萆薢、杜仲炒、苁蓉酒浸、菟丝子酒浸、沙苑蒺藜、防风等分，桂一分。

上末，酒煮猪腰子为丸，桐子大。每服五七十丸，空心酒下。

煨肾丸　治肝肾损及脾，食谷不化，宜益精、缓中消谷，及腰痛不起者神效。

即牛膝丸加胡芦巴、补骨脂，丸法亦同。

上阴阳虚损诸方，盖谓虚而无热者设也。若虚而有热者，作虚热治之。

补肾丸

龟板酒炙四两，知母酒浸，炒、黄柏炒焦各三两，干姜一两。

上为末，粥丸。一方无姜，有侧柏叶，用地黄膏为丸。

补血丸

龟板酒炙黄、黄柏炒、知母炒各三两，生干姜一两，杜牛膝二两。

为末，粥丸。

固真丸

龟板醋炙二两，虎骨酥炙一两，苍耳酒蒸九次三两，生地姜汁制，炒、柏皮半两，乌药半两，干姜三钱。

为末，姜汁糊丸。

三才封髓丹　降心火，益肾水。

麦门冬去心、熟地、人参各半两，黄柏炒三两，炙甘草七钱半，缩砂仁一两半。

为细末，糊丸，梧子大。每服五十丸，用茯苓半两，作片，酒浸一宿，次日煎三五沸，去渣，送下，空心服。

八味丸　治肾气虚乏，下元伤惫，脐下疼痛，夜多游溺，脚膝缓弱，面色痿黄或黧黑。及虚劳不足，渴欲饮水，腰重疼痛，小腹急痛，小便不利，并宜服之。脾恶湿，肾恶燥，古人制方，益肾皆湿润之药也。故八味丸，仲景谓之肾气丸，以熟地黄为主。

熟地黄半斤，肉桂、附子各一两，牡丹皮、泽泻、白茯苓各三两，山茱萸四两，干山药四两。

上八味为细末，炼蜜丸，皆君主之药也。若不依易老加减服之，终不得效。若加五味子为肾气丸，述类象形之剂也。益火之源，以消阴翳；壮水之主，以制阳光。此补五脏不足之剂，易老迭为宾主，是得仲景立方之心，拘之以地黄为君，则不效也。

钱氏地黄丸加减法：如阳事多痿不振，依今方。然夏月减附子。三停，精完，全减桂附，只六味。血虚阴衰，熟地黄为君；精滑，山茱萸为君；小便或多或少、或赤、或黄、或白，茯苓为君；小便淋漓，泽泻为君；心虚，肠胃积热，心火炽盛，心气不足，牡丹皮为君；皮肤涩干，山药为君。已上言为君者，其分两用八两，其干地黄只依为臣分两，余皆同。

离珠丹又名神珠丹　治下焦阳气虚乏，脐下冷痛，足胻寒。

杜仲炒去丝三两，萆薢二两，诃子炮五个，龙骨一两，破故纸、巴戟酒浸去心各三两，胡桃一百个去皮，朱砂另研一两半，缩砂仁半两。

上为末，酒为丸，梧桐子大，朱砂为衣。每服三十丸，空心温盐汤任下。

水芝丸又名玉女长春不老丹

牛膝根汁、苍耳根汁各二碗，不可入水，和一处，磁器熬成膏如稠蜜，金樱子为末半斤，用不去皮莲子实，入雄猪肚内蒸熟，取莲子晒干四两，和前二味膏子丸，如梧子大。温酒下二十丸，一月身和缓，二月觉精神，服三料验甚。

龙虎丸　补下焦。

白芍、陈皮各二两，锁阳、当归各一两半，知母酒炒、熟地各三两，虎骨酒浸酥炙一两，黄柏半斤盐炒，龟板四两酒浸酥炙。

上为末，酒煮羊肉捣汁丸服。冬月加干姜半两。

补阴丸

黄柏、侧柏、乌药叶各二两，苦参三两，龟板酒炙五两，黄连半两。冬加干姜，夏加缩砂。

上为末，地黄膏丸，梧子大。

又方

黄柏半斤盐酒炒、知母酒浸炒、熟地各三两，陈皮、白芍炒、龟板四两酒浸炙，牛膝各二两，锁阳、当归各一两半，虎骨一两酒浸酥炙。

为末，煮羊肉为丸。每服五十丸，盐汤下。冬加干姜半两。

又方治体弱，肌肥壮，血虚脉大。

龟板三两、生地、白芍各一两半，侧柏酒浸、乌药叶酒蒸各七钱半。

上除生地细切熬膏，余皆作末，同捣为丸，以白术四钱，香附一钱半，煎汤下。

锁阳丸

龟板炙、知母酒炒、黄柏酒炒各一两，虎骨炙、牛膝酒浸、杜仲姜炒、锁阳酒浸五钱，破故纸、续断酒浸各二钱半，当归一两，地黄二两。

为末，酒糊丸，梧子大，每服五十丸。

济阴丸

黄柏酒炒二两七钱，龟板炙一两三钱半，陈皮、虎骨酥炙各七钱，当归、知母酒炒、锁阳各一两，牛膝、菟丝子酒浸各一两三钱半，山药、白芍、砂仁、杜仲炒、黄芪盐水炒各七钱，破故纸炒三钱半，枸杞子五钱，熟地七钱。

上为末，以地黄膏为丸，每服七十丸。

无比山药丸　治诸虚百损，五劳七伤，肌体消瘦，肤燥，脉弱。

赤石脂、茯苓、泽泻、山茱萸、牛膝酒浸、巴戟去心各一两，山药、杜仲炒去丝、菟丝子、熟地各三两，苁蓉四两酒浸，五味子二两。

上为末，炼蜜丸，梧子大。每服五十丸，空心酒下。

还少丹　大补真气虚损，肌体瘦弱。

肉苁蓉、远志去心、茴香、巴戟、山药、枸杞、石菖蒲、熟地、牛膝、杜仲炒、楮实、茯苓、五味子、山茱萸肉各等分。

为末，炼蜜同枣肉为丸，梧子大。每服三五十丸，温酒或盐汤下，日三服。此药平补，力衰体倦，小便浑浊宜服之。有热加山栀子一两；心气不宁加麦冬一两；少精神倍加五味子一两；阳弱加续断一两。

补肾丸有效不燥

熟地、菟丝子酒浸各八两，归身三两半，苁蓉酒浸五两，黄柏酒炒、知母酒浸各一两，破故纸酒炒五钱，山茱萸三两五钱。

上为末，酒糊丸，梧子大，每服五十丸。

小菟丝子丸　治肾气虚损，目眩耳鸣，四肢倦怠，夜梦遗精。又云心腹胀满，脚膝痿缓，小便滑数，股内湿痒，水道涩痛，小便出血，时有遗沥，并宜服之。

石莲子肉二两、菟丝子酒浸五两、白茯苓一两、山药二两七钱半打糊。

上为末，山药糊丸，梧子大。每服五十丸，空心盐汤下。脚无力，木瓜汤下。

人参养荣汤　治积劳虚损，四肢倦怠，肌肉消瘦，面少颜色，吸吸短气，饮食无味。

白芍三两，当归、陈皮、黄芪、桂心、人参、白术、炙甘草各一两，熟地黄、五味子、茯苓各七钱半，远志五钱。

生姜三片，枣一枚水煎。若遗精加龙骨，咳嗽加阿胶。

固精丸　治心神不安，肾虚，自泄精。

知母炒、黄柏、牡蛎煅、龙骨、芡实、莲蕊、茯苓、远志去心各三钱，一方加山茱萸肉三钱。

上为末，煮山药糊丸，梧子大，朱砂为衣，每服五十丸。

固真丸　治肾经虚损，真元不足。

鹿角胶二两、鹿角霜一斤、茯苓五两。

上为末，将胶水为丸，梧子大。空心米汤或酒服下一百丸。

班龙丸　治真阴虚极，及老人、虚人常服延年益寿。

鹿角胶、鹿角霜、菟丝子酒浸二日，研细、柏子仁去壳、熟地黄酒浸二日，研细。

上为细末，以鹿角胶入好酒烊化，为丸，或加蜜少许，丸如梧桐子大。每服五十丸，空心，用盐汤或酒送下。

莲心散　治虚劳，或大病后，心虚脾弱，盗汗遗精。

人参、白茯苓、莲肉、白术、甘草、黄芪、白扁豆炒、薏苡仁炒、桔梗炒、干葛炒各一两半，百合、桑白皮、半夏曲、干姜炮、山药炒、五味子、木香、杏仁炒、白芷、神曲炒、丁香各一两，当归半两。

上每服三钱，生姜三片，枣同煎，空心，温服。

黄芪鳖甲散　治虚劳客热，肌肉消瘦，四肢烦热，心悸盗汗，减食口渴，咳嗽红痰。

生地三两，桑自皮、半夏、知母、赤芍、黄芪各三两半，秦艽、白茯苓、地骨皮、柴胡各三两三钱，天门冬、鳖甲醋煮各五两，紫菀、甘草各二两半，人参、肉桂、桔梗各二两六钱半。

上剉，每服三钱，水煎服。

清骨散　治男子妇人五心烦热，欲成痨瘵。

北柴胡、生地各二两，人参、防风、熟地黄、赤茯苓、秦艽各一两，胡黄连半两，薄荷七钱半。

上每服四钱，水煎，温服。

罗氏紫河车丸　治传尸瘵，三月必效。其余痨症，只消数服。

紫河车一具米泔浸一宿，洗净焙干，鳖甲醋炙、桔梗、胡黄连、白芍药、大黄、龙胆草、败鼓皮心醋炙、黄药子、贝母、知母，已上各二钱半，芒硝、犀角、茯苓各一钱半，辰砂二钱。

上为末，炼蜜丸，梧子大，辰砂为衣。空心温酒服四十丸。（明·孙一奎《赤水玄珠·第十卷》）

二母汤　治肺劳实热，面目浮肿，咳嗽喘急，烦热颊赤，骨节多痛，乍寒乍热。

知母、贝母去心膜、杏仁去皮尖，炒、甜葶苈炒各半两，制半夏、秦艽、橘红各一两，炙甘草半两。

煎服法同前。

麦门冬汤　治肺劳热生虫，其形如蚕，令人咳逆气喘，或谓忧膈、气膈、恚膈、寒膈、热膈，此皆从劳气所生，名曰膏肓病，针灸不至。

麦门冬去心十两、干姜炮、蜀椒去目并合口者，微炒出汗各一两，黄芪剉、百部焙、白术、人参、桂去粗皮各一两二钱半，远志去心、附子炮，去皮脐、细辛去苗叶、炙甘草各一两半，杏仁去双仁皮尖，焙干，麸炒令黄半两。

上为细末，炼蜜和，更于铁臼内涂酥杵令匀熟，丸如酸枣大，含化，稍稍咽津。一方，有槟榔。一方，无白术。

温肺汤　肺劳虚寒，心腹冷痛，胸胁逆满，气穿背痛，饮食即吐，虚乏不足。

人参、钟乳粉、制半夏、肉桂不见火、橘红、干姜炮各一两，木香不见火、甘草炙各半两。

煎服法同前。（明·王肯堂《证治准绳·类方》）

含化丸　昔有妇人，患肺热久嗽，身如炙，肌瘦将成肺劳，服此安寇宗爽方。

枇杷叶去毛、桑白皮、款冬花、木通、紫菀、杏仁各等分，大黄减半。

上为细末，炼蜜丸如樱桃大。食后、夜卧，含化一丸。（明·王肯堂《证治准绳·女科》）

传尸劳，寒热交作，久嗽咯血，日益羸瘦。先以三拗汤散其寒热，次以莲心散，乃丹溪法也。药皆发泄，有丹溪之灼见者，乃可用之，昧者不可轻试。以备参考可耳。

二十四味莲心散

川归、黄耆、甘草、鳖甲醋炙黄、前胡、柴胡、独活、羌活、防风、防己、茯苓、半夏、黄芩、陈皮、阿胶炒成珠、官桂、芍药、麻黄不去根节、杏仁另研、南星、莲心此味者，用莲花内须、川芎、枳壳麸炒各半钱，芫花醋炒黑色一撮。

上，姜枣煎服。待吐有异物，芫花渐减少。盖芫花反甘草所以杀虫，炒之所以断热去寒，妙处在此丹溪曰：劳瘵必归重于一经，如足胫酸，腰背拘急，遗精白浊，面色黄黑，耳轮焦枯，脉沉细而数，知其邪在肾也。宜四物加黄柏、知母、五味、天灵、泽泻、杜仲、肉桂之类，入童便、竹沥、姜汁。

"肺劳"，其或咳嗽喘促，衄血，皮肤枯燥，时吐痰沫，脉微虚而涩数，知其邪在肺也。四物加沙参、麦门、五味、二母、桔梗、桑皮、地骨、款花、紫菀、马兜铃、百合、百部之类。

《医案》曰：此症属足三阴亏损，虚热无火之症，故昼发夜止，夜发昼止，不时而作。当用六味地黄丸为主，以补中益气汤调补脾胃。若脾胃先损者，补中益气为主，以六味地黄丸温补肝肾，多有得生者。若误用黄柏、知母、门冬之类，复伤脾胃，饮食日少，诸脏愈虚，元气下陷，腹痞作泻，又不可救矣。衄血吐血之症，因虚火妄动，血随火而泛行，或阳气虚不能摄血归经而妄行，其脉弦洪，乃无根之火浮于外也。大抵此症，多因四五月，火土大旺金水衰涸之际，不行独宿，淡泊滋味养阴，及冬月元阳潜伏之时，走泄真元，至春末夏初，头痛脚软，食少倦怠疰夏之病；或误服克伐之药；或酒色自戕，少有老态，犹不知谨，卒至真阴大亏，脉细而数，遂成劳瘵。

如左脉虚细而弱，是肾水不足也，六味地黄丸。右尺脉迟软，或沉细而数，欲绝，是命门之相火不足也，八味丸。

两尺脉微弱，是阴阳俱虚也，十补丸。此皆滋其化源也。

水丘先生紫庭治瘵方，妙在开关把胃。以咽燥口干，咳嗽烦热，大便秘结为阳，用阳病开关散。以大便溏泻，胃弱，食减，小便多为阴，用阴病开关散。阴阳二候，先须起胃，用起胃散。其说良是，第阴病即是胃虚气弱，阳病即是阴虚，阳虚须参、芪其病尚可治，阴虚滋阴药罔效。方录于此，以备参考。

阳病开关散

北柴胡去芦、桔梗炒、秦艽、麦冬各五钱，芍药、木香、泽泻各一两，木通半两，甘草一钱炙，当归、桑皮蜜炙、地骨皮各一两。

㕮咀，每服三钱，姜三片，水二钟，煎六分，空心服。小便多，即去病也。

阴病开关散

赤芍、当归、肉桂、白芷、甘草炙各半两，木香三钱，枳壳三钱，天南星一钱去皮，姜汁浸一宿，焙。

㕮咀，每服三钱，姜三片，煎七分，入无灰酒三分，童便三分，又煎七分。先服起胃散，服此一二日，不问退否，兼土龙膏。

起胃散

黄耆炙一二两，白术炒一两，白芷半两，人参半两，山药一两。

㕮咀，每服三钱，加木瓜煎，或加沉香、茯苓、甘草，各五钱。

七宝圆　治骨蒸传尸，邪气阳病可服。

黄连四两为细末，猪肚一个洗净，入药末缝紧，加童便煮五升。

煮极烂，捣丸桐子大，朱砂、麝香作衣。空心麦冬汤下，或阳病开关散下。

土龙膏

青蒿子、柴胡、白槟榔各三两，制鳖甲、白术、赤茯苓、木香、牡蛎各半两，人参一两，生地一两，当归三钱，朱砂一钱，豆豉心二合，虎头骨研开酒炙黄一两，肉苁蓉酒浸一宿，炙一两，鳖甲汤煮去裙皮，酒浸炙黄赤，俱末。加乌梅肉、枳壳，却以杏仁五升，童便浸，春夏七日，秋冬十日，和瓶中晒，每日一换新者，日数足，以清水淘去皮尖，焙干，别以童便一升，于砂罐中文火煎至随手研烂，滤过。入酥一两，薄荷自然汁二合搅匀，和药捣五百下，丸桐子大。空心汤下十五丸，加至三十丸，如觉热减丸数。忌苋、生血、雀鸽、冷水。（明·张三锡《医学六要·治法汇》）

劳瘵俗声传尸，虽多种不同，其病与前人相似，大略令人寒热，盗汗，梦与鬼交，遗泄，白浊，发而耸，或腹中有块，或脑后两边有小核数个，或聚或散，沉沉默默，咳血嗽痰，或腹下痢。羸瘦困乏，不自胜持。虽不同证，其根多有虫啮心肺一也，盖因阴虚，或痰与血病。

方：青蒿二钱、童便四升。

文武火熬至七分，去蒿再熬至一升半，入猪胆汁十个，槟榔末、辰砂再熬数沸，甘草末收之。

调鼎方　治传尸劳有神效。

混沌皮一具醋煮一宿，焙干，鳖甲炙、黄连、桔梗、芍药、大黄、甘草、豉心、苦参、贝母、秋石另、知母、草龙胆、黄柏蜜炙、芒硝飞、蓬术一个，犀角。

上炼蜜为丸，温酒下二十丸。肠热食前，膈热食后，一月平安。（明·吴尚默《丹溪手镜·卷之中》）

百部根　主咳嗽上气。疏：百部根正得天地阴寒之气……故善治咳嗽上气。能散肺热，故《药性论》主润益肺。其性长于杀虫，传尸骨蒸劳，往往有虫，故亦主之。其证或头疼身热，轻者则否，鼻必塞，兼流清涕，必恶风寒，或声重，或声哑，甚者痰壅气喘咳嗽。（明·缪希雍《神农本草经疏·卷九》）

蛤蚧　味咸，平。有小毒。主久肺劳传尸，杀鬼物邪气，疗咳嗽，下淋沥，通水道。（明·缪希雍《神农本草经疏·卷二十二》）

传尸痨瘵。

猪腰子一对、童子小便二盏、无灰酒一盏。

新瓷瓶盛之，泥封，炭火温养，自戌至子时止。待五更初，温热取开，饮酒，食腰子。病笃者，只一月，效。平日瘦怯者，亦可用之。盖以血养血，绝胜金石草木药也。《经验方》（明·缪希

痈《本草单方》)

凉肺汤　治肺痨实热，咳嗽喘急。

知母去毛，炒、贝母、天门冬去心、麦门冬各一钱半，黄芩、橘红各一钱，甘草五分，桑皮八分。

水钟半，煎八分服。(明·李中梓《医宗必读·卷之六》)

热毒积久，则生恶虫，虫蚀人脏腑，故沉沉嘿嘿，不知所苦，无处不苦，经年累月，渐就羸瘦。其证蒸热咳嗽不止，胸背痛，两目不明，四肢无力，腰膝酸疼，卧而不寐，或面色脱白，或两颊时红，常怀忿怒，梦与鬼交。同气连枝，多遭传染，至于死亡，又传傍人，至于灭门，又传他姓，惨毒之祸，闻者骇心。辨之之法，烧真安息香，病人吸烟嗽不止者，乃传尸也；若嗽不甚者，非也。瘵虫最易传人，能谨戒七情，严避六气，常远房室，慎节饮食，虫不得传也。惟纵欲恣情，精血内耗，邪祟外乘，凡觉元气稍虚，或腹饥馁，勿入劳瘵之家，或女病思男，男病思女，一观其面，随即染伤，不可不知。治疗之法，固本为先，祛虫次之。安息、阿魏、苏合、沉香、冰片、麝香、犀角、龙齿、獭肝、獭爪、朱砂、雄黄，皆有祛邪伐恶之灵，更以天灵盖助之。然各有所宜，若能食便秘面赤者，合用獭肝、獭爪；食少便滑面青者，合用天灵盖。其夫死传妻，妻死传夫，毒邪深入肾肝二脏者，用骨殖中水，以生甘草末收晒九次丸服，服后必大泻数行，则热邪自大便而下也。其苏合香丸、芎归血余散、鳖甲生犀散、传尸丸，皆治瘵之专方，若病入膏肓，不能起枯骨也。(清·张璐《张氏医通·卷二》)

百劳丸　治一切劳瘵积滞疾，不经药坏者宜服。

当归炒、乳香、没药各一钱，人参二钱，大黄四钱，栀子十四枚去皮熬，虻虫十四枚，水蛭十四枚熬黑。

为末，炼白蜜丸，梧子大，每服百丸，百劳水下，取下恶物为度，服白粥十日。百劳水，以杓扬之百遍，然后煮沸，即甘澜水法也。(清·张璐《张氏医通·卷十二》)

安息香　乃外番入贡之物，香而不燥，窜而不烈。烧之去鬼来神，令人神清。服之辟邪除恶，令人条畅，能通心腹诸邪气，辟恶蛊毒，理霍乱，止卒然心痛呕逆，治妇人为邪祟所凭，夜与鬼交，烧烟熏丹田穴，永断。故传尸劳瘵咸用之。(清·张璐《本经逢原·卷三》)

人参固本丸　治肺劳虚热。肺主气，气者人身之根本也。肺气既虚，火又克之，则成肺劳而发热，有咳嗽、咯血、肺痿诸证也。

人参二两，天冬炒、生地黄、熟地黄四两。

蜜丸。

此手太阴、足少阴药也。肺主气，而气根于丹田。肾部。故肺肾为子母之脏，必水能制火，而后火不刑金也。二冬清肺热，二地益肾水。人参大补元气，气者水之母也，且人参之用，无所不宜。以气药引之则补阳，以血药引之亦补阴也。

紫菀汤海藏

治肺伤气极，劳热久嗽，吐痰吐血。气极，六极之一也。肺主气，元气虚则阴火盛。壮火食气，故成气极。火炎肺系，故久嗽不已，甚则逼血上行也。及肺痿变痈。

紫菀洗净，炒、阿胶蛤粉炒成珠、知母、贝母一钱，桔梗、人参、茯苓、甘草五分，五味子十二粒。

食后服。一方加莲肉。

此手太阴药也。劳而久嗽，肺虚可知。即有热证，皆虚火也。海藏以保肺为君，故用紫菀、阿胶；二药润肺补虚，消痰止嗽。以清火为臣，故用知母、贝母；二药辛寒，润燥消痰。以参、苓为佐者，扶土所以生金；以甘、桔为使者，载药上行脾肺；桔梗载诸药上行而能清肺，甘草辅人参补脾。五味子滋肾家不足之水，收肺家耗散之金，久嗽者所必收也。（清·汪昂《医方集解》）

恣欲伤精，两胫酸痛，腰背拘急，足弱，遗精，阴汗痨瘵，精神倦怠，饮食减少，耳如听风雨声，人谓传尸痨瘵，谁知伤肾，痨瘵初起乎。夫妇，正也，何至伤肾？怎耐无端图欢，竟至终身害病，倘不知节，便成痨。成痨必失血，因而吐痰咳嗽，夜热盗汗，畏寒畏热，似疟非疟，似饥非饥，似痛非痛，欲食不能，食之不化，如醉如痴，失情失绪，思色降精，见色动意，鬼交梦遗，于是发寒发热，骨髓中生痨虫矣。宜补真阴，开胃气加杀虫。用救瘵汤：

熟地五钱，白芍、山药、骨皮、麦冬二钱，沙参三钱，北味十粒，白薇、人参五分，白芥子、鳖甲、茯苓一钱。

服一年愈。

然必断色欲。此补阴居多，加人参以助胃气，则补阴无腻滞之忧，即杀虫亦非毒药，看之似平，配全精良，治初起痨，神效。又方，伤肾致生痨虫，必先杀虫后补肾。盖虫不去，补精仅供虫用，精旺虫势愈大。与其补中杀虫，不若先杀后补。今方虽杀虫，仍不损阴，且开胃。名祛祟丹：

鳗鱼一条六两，山药三两，芡实一两。水煮极烂，少加青盐，连汤汁一日服完，不必吃饭，隔七日再食，如是三次，虫尽死。另服起瘵汤：

人参、白芍、沙参一钱，茯苓、麦冬三钱，北味、生枣仁、枣皮、巴戟二钱，熟地五钱，白芥子五分。服二月精旺，三月愈。

二方皆异人传。

人有夜卧常惊，或多恐怖，心悬悬不安，气吸吸欲尽，淫梦时作，盗汗日多，饮食无味，口内生疮，胸中烦热，终朝无力，惟思睡眠，唇如朱涂，颧如脂抹，手足心热，液燥津干，人以为谓肾经痨瘵，谁知肾传于心，而心初受病乎。夫心宫宁静，邪不可侵，邪侵于心，则神必越出于外。肾痨生虫，无形之邪犯心，尚不可救，乌容有形之虫深入哉。不知虫虽有形，而虫之气亦无形，肾气既交于心，而肾中虫气乌得不上交哉。虫之气与肾之气自是不同，心肾气交心，而心受益；虫气交心，而心受损，何必虫入心而心始病乎？然则治法不必治心，仍治肾可也。然而徒治肾而虫在，则虫之气仍在肾，心仍受虫害也。故救心必须滋肾，而滋肾必须杀虫。方用起瘵至神汤：

熟地一两、山茱萸五钱、麦冬一两、茯苓五钱、山药五钱、芡实三钱、肉桂三分、白术三钱、杜仲一钱、鳖甲五钱、百部二钱。

水煎服。连服十剂，痨虫死矣。再服一月，肾气旺而心气安。再服一月全愈。

此方全是补肾安心之剂，惟鳖甲、百部乃杀虫之药。鳖甲深攻，引百部直入于至阴之内，又是补阴而不伤于髓，虫以为养身之味，讵知是杀身之味耶。虫死而肾无异气，则心气受益。而又有麦冬、茯苓、白术之相扶，自然庆安奠于宫中，喜救宁于殿上也。

此症用安养汤亦效。

人参、百部各一钱，山药一两，甘草三分，麦冬五钱，北五味十粒，白术二钱，茯神三钱。水煎服。

咳嗽吐痰，气逆作喘，卧更甚，鼻口干燥，不闻香臭，偶有闻，觉芬郁尽朽腐气，恶心欲吐，肌肤枯燥，时疼痛，肺管内似虫行，干皮如麸片起，人谓肺痨瘵，谁知心痨传肺乎。肺，娇脏，最恶心火克，心正火刑肺，尚有金实不鸣之症，况尸虫病气移而刑肺乎。然肺之伤者，伤于心之火气。心受虫气伤，自顾不遑，何能分虫气克肺？不知心嫌虫气侵，不自受，嫁祸于肺，况肺，肾母，肺自能交肾，肾之虫气独不交肺乎？心肾交侵，倍重于肾之传心矣。消心中虫气，不若消肾中虫气。然心肾两伤，消虫药必先经胃，虫未杀，胃气先亡，肺气大伤化源，非善也。法宜健胃，分布津液，心肾有益，胃无损，虫得而诛。用健土杀虫汤：

白术五钱，人参、白薇、前子二钱，万年青一片，熟地、麦冬一两，枣皮、生枣仁三钱，贝母一钱。

六剂渐止，三月愈。

此补胃不助阳，消虫不损液，肾足制心，心不刑肺，实妙法也。（清·陈士铎《辨证奇闻·卷八》）

目眺白光，面无血色，胁隐隐痛，热则吞酸，寒则发呕，痰如鼻涕，或清或黄，臭难闻，泪干眦涩，尝欲合目，睡卧不安，多惊善怖，人谓肝痨瘵，谁知肺痨传肝乎。肺本克肝，使肝旺，肺何能克？无如肾痨久，不生肝，肝弱可知。肺乘肝弱，将虫气交之，肝欲拒无力，遂顺受虫气。肝，肾子，肾见子受虫气，惟恐肝气不敌，出其气以生肝，虫气即因生同人。况虫久居肾，其啮残于肾必多，安肯久居不出乎。虫蚀肝血，肝又何养？仍须救肾生肝，兼杀虫。用援瘵汤：

归、芍、熟地一两，枣皮、茯苓、鳖甲五钱，白薇二钱。

二十剂痊，服三月全愈。

此肝肾两治。鳖甲、白薇杀虫，不寒不热，无偏胜之虞，能补能攻，又两全之道。杀虫于无形，起死于将绝，非此方欤？痰色青黄，消痰逐秽俱不入肾肝，反伤脾胃，况肝受虫侵，正欲移传于脾，幸脾胃土健，倘再伤，不引虫入中州乎？故大补肾肝，其痰自化，断不敢用消痰逐秽，再伤脾胃。

胸前饱闷，食不消化，吐痰不已，时溏泄，肚痛腹胀，空则雷鸣，唇舌焦干，毛发干耸，面黄黑，短气难续，便如黑汁，痰似绿涕，人谓脾痨瘵，谁知肝痨传脾乎。痨传脾本不救，然胃气一线未绝，尚可接续于须臾，胃绝，万无生理，脾绝胃未绝，尚有生机。用二白散：

芡实、山药二斤，万年青四片。各炒，磨为细末，白糖一斤，滚水调服。遇饥即用，以愈为度。

二味健脾尤补肾，故奏功。万年青杀虫于无形，入二味中，虫亦不知，何以消藏。但不可责近效。加人参二两助胃气，胃气健，脾气尤易援。

阴虚火动，夜热如火，五更身凉，汗时有时无，骨髓内炎，饮食渐少，痰如白沫，人谓骨蒸痨瘵，谁知肾水不能制火乎。肾中水火必须两平，有补无泄，断无有余之水火。火有余，水不足也。骨蒸，正火旺水亏。不必泄肾火，但补肾水，则水足制火，肾既不热，骨髓内又何能热哉。

用凉髓丹：

骨皮、丹皮一两，麦冬五钱，金钗石斛三钱，牛膝、茯苓二钱。

服一月愈。

地骨、丹皮不特补肾水，且凉骨髓与消骨外血。骨中热，骨外安有不热。骨中髓热，必耗骨外血；骨外血热，必烁骨中髓。用二味，髓血两治矣。髓血既无大热，肾中宁独热哉。况石斛、牛膝补肾真阴，阴旺则阳平，水胜则火退，骨蒸痨瘵又何能成。

气虚者，气息短促不足以息，迥殊劳役气急促者，赖于言语，饮食无味，体倦，人谓气痨，谁知阳虚下陷乎。夫阳升阴降，阳气主升，何反降。由于内伤元气也。元气藏关元中，上通肺，下通肾，元气不伤，肾中真阳自升肺，肺气始旺，得行清肃，分布脏腑。若元气一伤，不特真阳不能升，且下陷至阴中，致发热。此乃虚热，非实热。实宜泄，虚宜补，故必用甘温以退虚热。然不用升发以提下陷之阳，则阳沉于阴，气不能举，虽补气无益。然不于补中提气，则升提力弱，终难于至阴中轻举之。用补中益气汤：

参、术、陈皮五钱，芪、归三钱，甘草五分，升麻二分，柴胡三分，贝母一钱。

十剂愈。

此方乃东垣一生学问全注于此。妙在用升、柴于参、当、芪、术内，一从左旋，升心、肝、肾气；一从右旋，升肺、脾胃、命门气，非仅升上、中二焦气也。阳升阴自降。或疑阳气未必尽陷，反升阴气，干犯阳位，为变非小。不知阳气不陷，未有生病者，阳陷人始病。升阳而阴降，阴亦何能犯阳哉。

血虚，面无色泽，肌肉焦枯，大肠干燥，怔忡健忘，饮食少思，羸弱不堪，夜热无汗，人谓血痨，谁知肝燥生火乎。肝属木，木中火盛每自焚。然肝生火，由于肾水不足，木无水润，则木亦为火。非失血吐于外，即耗血燥于内，肝燥肝火生。夫木中有水，则肝生心，木中有火，肝焚心。故火在心中，可取给于肝，火在肝中，不可取给于心者，以肝自顾不暇耳。宜先补肾水。用滋肝饮：

玄参、白芍一两，丹皮、沙参、当归、麦冬五钱，甘菊、茯苓三钱。

三十剂尽愈。

此补肾滋肝，肝得水滋，则肝火不发，何致自焚成痨哉。

饮食太过，以致食不能化，胸中饱闷，久成痞满，似块瘕非块瘕，恶食，每饭不饱，面黄体瘦，人谓因食成痨，谁知脾衰不化乎。夫食而思乃胃强，已食难受乃脾弱。食太过正胃强。人恃胃强，不论精粗生冷，未免损胃。胃与脾相表里，未有胃伤脾不伤者。然肾气旺，胃虽伤，脾不能伤，肾火能生脾也。故脾气不足，每补肾火而愈。今食不消，见食而恶，是脾伤胃亦伤，单补肾火，仅生脾不生胃。盖肾火生脾，心包生胃也。宜兼补心包命门火。用助火生土汤：

人参、茯苓三钱，芪、术、巴戟五钱，甘草、肉桂一钱，菖蒲、神曲五分，山楂十粒，志肉八分。

二十剂愈。

此上补心包，下补命门，中补脾胃，火生土健而食消。倘补火不知命门、心包之异，故健脾脾不健，开胃胃不开，致痨不止。

抑郁不伸，致两胁胀闷，食减，颜色沮丧，肢瘦形凋，畏寒热，此肝气不宣，下克脾胃也。木喜飞扬，一遇寒风、优愁，便郁不伸。上不生心，乃下克脾胃。脾胃弱，饮食自少，何能分脏腑？医见悠悠忽忽，不饮食，疑虫作祟，用消虫逐秽药，肝不开，脾胃反损，愈困顿，变痨疾而死。用顺适汤：

白芍一两，苓、术三钱，人参、甘草五分，白芥、郁金、香附一钱，当归二钱，陈皮三分、川芎八分。

二十剂愈。

此入肝又入脾胃，舒木宣土，故奏功。

僧尼、寡妇、未字女、久离妻，欲男子不可得，内火烁干阴水，致血枯经断，朝热，夜热盗汗，鬼交，饮食懈怠，体倦肌削，面黑，人谓瘀血痨，谁知干血瘵乎。女子欲火起于肝，肝火，木中火也。火本从木出，然肝火宜静，以肝藏血也。肝火动则血不能藏，火动则血泄，再动再泄，火动不能遽止，故屡动屡泄，血安得不枯。似宜泄肝火，然可暂泄以止炎，不可频泄以损肝。用清欲汤：

当归、白芍、葳蕤、玄参、熟地一两，柴胡一钱半，丹皮三钱，骨皮五钱，白芥子一钱。

十余剂愈。

此补肝兼补肾，水旺木荣，木平火息，尤妙补肝、补肾仍有开郁。彼徒补肝血、泄肝火，尚隔一层。

湿热积脾胃，加食生冷不化，久变寸白虫或蛔虫，腹疼痛，面黄肌瘦，盗汗淋漓，气怯身弱，人谓虫瘵，谁知虫积不散乎。虫虽湿热所化，然湿热积，本脾胃虚。坚土不生虫，以坚无水沃也。土松则湿积，湿积必热生，虫乃育。宜健脾胃，仍佐杀虫，则拔本塞源矣。用灭虫汤：

白术、百部一钱，槟榔、炙草二钱，使君子二十个，人参、神曲三钱，楝树根五钱，陈皮五分，黄连三分。

三剂虫灭，不必四剂。

此杀脾胃湿热虫，非杀脾胃血肉虫。血肉虫每灵，湿热虫无知，小治尚效，况用治痛虫法乎。毋怪元气回，杀虫捷。［批］苦楝树有种结子者，有大毒，不可用。文守江。

贪饮致成酒积，脾气损伤，五更作泄，久之淹淹忽忽，饮食少思，多呕吐，盗汗淋漓，人谓酒瘵，谁知脾肾亏乎。酒从胃入，宜伤胃，不知酒虽入胃，受之者脾。脾，湿土，最恶湿，酒性正湿，乃移于肾，肾虽水脏，藏精不藏湿，酒气薰蒸，肾受酒毒，乃传脾，脾又不能受，遂传大肠而出。大肠又恶酒湿，不肯久留而遗发。饮酒既多，下泄必甚，下多亡阴，安得不病？宜先戒酒，后解酒毒，仍健脾益肾，救火土之衰。用消酒散：

白术、枣皮、苡仁一两，葛花二钱，肉桂三分，茯苓三钱。

三十剂愈。

此脾肾两补，分解酒湿。但酒性大热，宜先解热，何但治湿，且用肉桂助热？不知湿不行，由命门火衰。真火衰，邪火自盛，真火盛，邪火自衰，邪火衰，邪水自流，邪水流，邪火益散。

感染尸虫，致成痨瘵，症与所感病人无异，世谓传尸痨。男自肾传心，而肺、而肝、而脾，女自心而肺、而肝、而脾、而肾，五脏后传六腑死。此方士言也。传尸痨感病人之虫而成，虫入何脏，即于是脏见病，传脾而死，不必五脏皆传也。彼五脏皆传者，乃自伤肾，由肾传心，而肺、而肝、而脾耳。以自传为传尸，误矣。故治法不同。然传尸虫虽不择脏入，必须补胃肾为主，佐以杀虫。盖胃气不败，津液生，肾气不涸，火气伏。且胃为肾关，胃土能消，肾水始足。传尸未有不肾水竭者，故二经宜兼补。用移尸灭怪汤：

人参、枣皮一两，当归、蚕砂末三钱，乳香末一钱，虻虫十四个火煅，水蛭十四条。

各为末，蜜丸，每日百丸，服完虫灭迹。

古传祛逐痨虫药多损胃肾，故不效。今用人参开胃，枣皮滋肾，妙在枣皮又杀虫，用虻虫、水蛭以虫攻虫，易取胜。尤恐有形之物不能深入尸虫内，又加当归动之，乳香开之，引直入而杀之也。复恐虫蚀补药散药味，二蚕沙乃虫类，虫见虫粪必不食，参、归、枣皮得行其功。传染鬼疰，合家皆尸虫病，此重于传尸也。盖传尸必人死后传，非若鬼疰之重也。此冤鬼相传，然初起亦尸虫引也。其症使人梦遗鬼交，沉沉默默，不知所苦，无处不恶，经年渐困至死，乃至灭门。葛稚川传獭肝散救人，然初起可救，已深莫救。余用三清丸：

苍术炒半斤，人参、白薇三两，䗪虫、阿胶、鳗鱼骨、神曲三两，白芍、骨皮、鳖甲十两，枣皮、白术、地栗粉一斤，柏子仁不去油四两，沙参五两，贝母二两，肉桂一两。

为细末，蜜丸，早晚各三钱，服二月虫尽死。此补阳气以制阴，鬼不敢近，灭尸气以杀虫，则祟不敢藏，有益无损。倘见补剂怀疑，闻毒药动听，舍神圣之方，从狼虎之味，杀之不司，更施他人，使丁亡户绝，传亲害友，阳宪阴诛，何能逃罪。

桑中有誓，或阻于势，或尽于缘，思结心中，魂驰梦内，渐渐懒食乱言，悠悠忽忽，日思眠，夜善叹，对良羞诉，父兄生嫌，色憔神丧，畏寒热，骨似疼非疼，腹如馁非馁，人谓瘵成，谁知相思恶症乎。此症惟得遇情人则郁开。然情人难得，医岂无方。大约先伤心，后伤肝，久伤脾胃，宜统心、肝、脾、胃治之，多得生。毋信相思症必不治，正恃此相思为可救。盖思之不得，必含怒生嗔，必动肝火以克脾胃土。然肝动生心，心反不遽绝，故其状奄奄似痨瘵，其实一线之延，正藉肝火以生也。用平肝解郁、补心安神，益助脾健胃，则肝舒火自发，不必生脾胃土，必气更安，相思渐衰。倘加人事挽回，何有不愈。用遂情汤：

香附、神曲、柴胡三分，白芍一两，荆芥、人参、白芥子五分，麦冬、茯神、白术、枣仁三钱，甘草一钱。

二十剂愈。

此补多于散，贵调和不贵争战。倘作痨瘵治，反无生机。（清·陈士铎《辨证奇闻·卷八》）

葛先生曰：万病莫若痨证，最为难治。耽嗜酒色，耗散真元，呕血吐痰，发热倦怠，面白颊红，口燥咽干，遗精白浊，盗汗自汗，重则半年而毙，轻则一载而亡。滑伯仁曰：患痨病者，当治于微病之初，莫治于已病之后。若正气既衰，邪气独盛，服药无效，针灸无功。节斋曰：男子二十前后，色饮过度，损伤精血，必生阴虚火动之病，睡中盗汗，午后发热，哈哈咳嗽，倦怠无力，饮食少进，甚则痰涎带血，咯唾阴血，咳血、吐血、衄血，身热，脉沉数，肌肉消瘦，此多痨瘵，最重难治。轻者用药数十服，重者期以岁年。然须病人坚心定志，绝房室，息妄想，戒恼怒，节饮食，以自培其根，否则，虽服良药无用也。此病治之于早则易，若到肌肉消烁，沉困着床，尺脉沉取细数则难为力矣。又忌大服人参，若曾服过多者，亦难治。诚恐阴虚火盛者，气得补愈盛，而反耗其阴血矣。今制一方于后，凡见潮热盗汗、咳嗽倦怠，趁早服之。

川芎、熟地、天冬去心、皮、知母蜜水拌炒一钱，白芍炒、白术各一钱三分，生地黄酒浸、甘草炙各五分，黄柏蜜水拌炒，陈皮各七分，干姜三分炒紫色。

上剉，用姜、水煎，空心温服，随证加减。

以上方论，专主滋阴降火，以寒治热。凡右尺洪大有力，或性禀偏阳者，借此暂抑阳光。然终非济生之本。

痨而久嗽，肺虚可知，即有热证，皆虚火也。海藏以保肺为君，故用紫菀、阿胶；以清火为臣，故用知母、贝母；参、苓为佐者，扶土以生金；以甘、桔为使者，载药以入肺；五味子滋肾经不足之水，敛肺家耗散之金，久嗽者所必收也。痨瘵而用滋阴凉血者常也。但生地、阿胶、麦冬、丹皮之类，皆性寒而润，胃虚食少者用之，则复伤脾胃后天之元气。虽丹溪有"气病补血，虽不中病，亦无害也"之语，而不知其害已伏于中，渐至胸膈痞闷，饮食减少，变证百出，此皆阴滞之性，损其冲和之气也。至若虚极之证，细心调摄，药性纯粹，止可保其和平，久则可望气血渐长。若调摄稍失，药性少有低昂，病情寻窦变生，便有莫可能御之势。盖因中气甚弱，无力可以抵当，犹小船不能重载，微寒则寒病生，微热则热病起，微润则泻，微燥则涸，少偏气分，肺病为殃，少偏血分，脾病乃起，兢兢调摄，难见其功，少有偏枯，即生大患，何况气病补血而无害者乎？

骨蒸发热脉细数而咳嗽，午后甚者，秦艽鳖甲散最效。

按：秦艽、柴胡，风药也，热极生风，骨蒸，非此不能引邪从毫窍而出。鳖属阴而用甲者，骨以及骨之义。乌梅味酸，引诸药入骨，而收其热。青蒿味苦，能泄热而杀虫。当归味辛，能活血而宣滞。地骨皮，地为阴，骨为里，皮为表，自阴至表，以治在外无汗之骨蒸也。知母上清肺金而泻火，下润肾燥而滋阴，故治有汗之骨蒸也。立方周匝工稳极矣。骨蒸初起，血液未至干涸者宜之。

寸口脉浮而迟，浮则为虚，迟则为劳。脉大为劳，极虚亦为劳。凡诊虚弱细弦，皆为不足，阴阳俱虚之脉，惟平旦见之，日中则洪数矣。浮而大，浮而弦者，皆为火盛阴虚之脉，暮多见之。至数多而数者，为至脉，即阴虚痨证也。至脉缓而无力，属气虚。数而无力，属血虚。

久病形肉俱脱，脉来虽似和缓，亦多不治。盖迁延日久，客病无矣。元阳亏极，火极微矣。虽无六淫攻袭之苦，然气血断难恢复，几希一线牵带未完，脉疾徐得次，虽是和缓，然实无神也。况肌肉者，脾之所主，土为万物之母，形肉脱者，土崩在而脾绝矣。经曰：形肉已脱，九候虽调，犹死也。虚痨热毒积久，则生恶虫，食人脏腑，其证蒸热，咳嗽胸闷背痛，两目不明，四肢无力，腰膝酸疼，卧不能寐，面色㿠白，两颊时红，常怀忿怒，梦与鬼交，同气连枝，多遭传染，甚而灭门，法当补虚以复元，杀虫以绝其根，能杀其虫，虽病者不生，亦可绝其传疰。凡视此病者，不宜饥饿近之。虚者，须服补药，宜佩安息、麝香之类，则虫邪不敢侵袭也。

治男子妇人，骨蒸痨瘵，憎寒壮热。

青蒿春夏用叶，秋冬用子。用子不用叶，用根不用茎，四者混用，反为痼疾。必用童便浸过，方有功验，无毒、大鳖甲醋炙、白术、地骨皮、白茯苓、桑白皮炙、粉草炙、拣人参、北柴胡、瓜蒌实各五钱。

为末。每服二钱，姜汤调服。

救阴理痨汤

治阴虚火动，皮寒骨热，食少痰多，咳嗽短气，倦怠焦烦。

生地二钱姜汁酒炒透、当归身一钱酒洗、麦冬去心二钱、白芍一钱酒炒、北五味三分、人参六分、炙甘草四分、莲子三钱去心，不去衣、苡仁三钱、橘红八分、丹皮一钱。

加枣一枚，煎一盅，作二次，徐徐呷之。

救阳理痨汤　治劳伤气耗，倦怠懒言，动作喘乏，表热自汗，心烦，遍身作痛。

嫩黄芪三钱酒炒、人参二钱、当归身一钱五分酒炒、白术二钱土炒、炙甘草五分、陈皮去心八分、北五味四分打碎、上肉桂去尽皮七分、煨姜三片、大枣二枚。

水煎服。（清·冯兆张《冯氏锦囊秘录·杂症大小合参·卷十一》）

肺足自生水，且使肾能纳气。水足可胜火，而后火不刑金。

人参固本丸

人参、天冬各二两，麦冬、生地、熟地黄各四两。

本犹根也，肺气根于丹田，故肺肾为子母之脏。乃用人参益肺，二冬清肺，熟地补肾，生地凉肾。肺足自生水，且使肾能纳气。水足可胜火，而后火不刑金。二本固，则肺劳虚热等证，计日可瘥。（清·黄燕台《目经大成·卷之三》）

人参固本丸　治肺痨虚极。肺主气，气者，人身之根本也。肺气既虚，火又克之，则成肺痨，有咳嗽咯血肺实诸证也。

人参二两，天冬、麦冬、生地、熟地四两，蜜丸。

肺主气，而气根于丹田，故肺肾为子母之脏，必水能制火，而后火不刑金也。二冬清肺热，二地益肾水，人参大补元气。气者水之母也，且人参之用，无所不宜。以气药引之则补阳，以血药引之，亦补阴也。（清·吴仪洛《成方切用·卷二上》）

驱二竖汤（肺劳生虫）

麦冬、炮姜、川椒、黄芪、人参、肉桂、百部、白术、远志肉、细辛、炙甘草、杏仁。

蜜丸含化。（清·沈金鳌《杂病源流犀烛·卷一》）

治传尸骨蒸诸朔疾，卒暴心痛，鬼魅茫疾，霍乱吐泻，赤白痢，小儿惊痫。

地黄膏

豆粉、郁金各半两，炙甘草一钱二分，马牙硝一钱。

生地汁、蜜，对分熬膏，丸药每服两皂子大，热水含化。婴儿用鹅翎拭口内。（清·沈金鳌《幼科释谜·卷六》）

痨症前人分别名色最多，其实铺张语，临症之际，反启人多歧之惑。大抵外感内伤、七情过用，皆能致之。其症倦怠少食，或常畏寒，或常发热，或寒热往来，气色日见憔悴，肌肉日见消瘦，即将入痨症之门。若咳嗽不已，吐血时止时来，是既成痨症，法在不治。二症另立一门，宜参看。

昔人谓此症服寒凉之药必死，愚以为不尽然，火盛抽薪，正不可无权宜之计，火平即舍去，亦何害哉？且寒凉之药不可久服，人人俱知也。惟滋阴降火及不凉不温之品，最足误人。余每遇痨病之家，未诊时，见其案上有《薛氏医案》《景岳全书》《医方集解》《本草备要》等书，日以麦门冬代茶，则不复与诊，知其中于药魔，定其必死也。余素不喜寒凉，姑以寒凉方之不可弃者首列之。

一仲景法，以小建中汤为主，方中桂枝、生姜宣胸中之阳，即所以除阴火也。后人识见不及古人，虑姜、桂之热，只用温补之品。东垣云：参、芪、甘草为泻火之良药。又云：甘温除大热。视古方虽低一格，犹有先民之矩矱。

宣肺阳则天气清明，地气不能蒸湿而为云，而龙雷之火不作，为退热一大法。计八方：保元汤、补中益气汤、当归补血汤、四君子汤、六君子汤、五味异功散、香砂六君子汤、归脾汤。以上八方，皆手足太阴之药，补虚退热、进食除痰、止血极验。惟咳嗽一症，多由饮邪，方中人参，其味甘苦属阴，其质柔润多液助湿，非饮症所宜，故仲景于咳嗽症去人参，加干姜、五味，或再加细辛，三味为主，寒热燥湿之药随宜加入，其法最妙，不可不知。如肺燥、肺热，人参又为要药。

宣心阳则离光普照，爝火无光，又为退热一大法，计十方：附子理中汤、近效术附汤、人参养荣汤、圣愈汤、正元丹、二加龙骨汤、黑锡丹、术附汤、芪附汤、参附汤。以上十方，皆手足少阴之药，治验同前，更有益精气、扶元气、补火以致水之妙。但吐血症以理中汤照古法等分煎服神妙，或照《仁斋直指》加木香、当归亦妙。所以妙者，血得暖则循行经络，干姜与甘草并用之功也。或用炙草四钱，干姜炮黑二钱，五味子二钱煎服，亦妙。

引火归源用八味丸，自薛立斋、张景岳以后，皆奉为枕中之秘。其实，治标之法不可常服。余每见久服滋阴之剂，发热日甚，后医翻前医之案，谓热药固不可用，而以地黄滋阴之品，倍用以制其毒，则能引火归源，其热自退，投以八味地黄汤等，初服一二剂如神；再服一二剂，不甚见效；再服三四剂，前症大作，其热如焚。病家或疑桂附之误而更医，或信任不疑而归咎于附子之制法不佳，与肉桂之产非道地，视二药如酖，遂以滋阴者枉其归阴。所以然之故，千古无一人悟及，余请一一明之：盖阴气居于阳位，邪火因而窃动，忽得桂附扶胸中之阳，则邪火自然退听而不敢动，故初服而效；至三四服而不效者，习以为常也；至五六服而发热更甚者，桂附阳药之少，不敌地黄一派阴药之多也。或曰：数方中阴药数倍于阳药，阳药固掣肘而不尽其量，宜其不效，何以前效而后不效欤？余曰：此问正不可少，个中机关必须识破，然后可以得病情。凡阴药性柔而行缓，缓则相续而不绝；阳药性刚而行急，急则迅发而无余也。胃如分金之炉，一柔缓而逡巡不进，一刚急而捷足先登。入咽之后，但见桂附之扶阳，若忘地黄之滋阴，故初服而效；至与再服，桂附虽烈，无如前日之地黄等缓药行未了，又得新人之地黄以助之，势可相敌，故三四服不甚见效；乃服至五六剂而大发者奈何？盖以每日所服之桂附，如火一发而无余，而同剂中之地黄等药，如水之渐注不骤，日积日多，些少之桂附安能与之为敌？宜其服之增热也。天地间两可之见最为误事，不可不知。

痨症愈后，不可无调养之法，丸剂优于汤药，宜六味地黄丸、天王补心丹、龟鹿二仙膏、还少丹、全鹿丸、八味地黄丸、加味虎潜丸。（清·陈念祖《时方妙用·卷一》）

《圣济总录》曰：虚痨之病，因五脏则为五痨，因七情则为七伤，痨伤之甚，身体瘦极。所谓七伤者，一曰：太饱伤脾，脾伤则善噫，欲卧，面黄；土色黄，脾伤则其本色自见，故面黄。神者，中气之所生，脾伤则神亦倦，故善卧。一曰：大怒气逆伤肝，肝伤则少血目暗；肝者，将军之官，故主怒，又曰：目得血而能视，今肝伤少血，故令目暗；三曰：强力入房，久坐湿地伤肾，肾伤则短气，腰脚痛，厥逆下冷；脚痛下冷者，坎中之阳虚也，轻则八味丸，重则附子汤治之。四曰：形寒饮冷伤肺，肺伤则气少，咳嗽，鼻鸣；形寒者，形气虚寒也，饮冷者，复饮冷物也。故《金匮》治咳嗽五方皆以小青龙加减。五曰：忧愁思虑伤心，心伤则若惊，喜忘，善怒；心藏神，心伤则神不安，故若惊，心主血，心伤则血不足，故喜忘。心愈伤则忧愁思虑愈不能去，故因而生怒。一本无善怒二字，有夜不能寐"四字。六曰：风雨寒暑伤形，形伤则发落，肌肤枯槁。外冒风雨则寒湿不免矣，以外得之，故令伤形而皮肤枯槁，然皮肤之间，卫气之所居也。《灵枢经》曰：卫气者，所以温分肉、充皮肤、肥腠理而司开合者也，故峻补其卫气而形斯复矣，宜桂枝汤加黄芪之类也。七曰：恐惧不节伤志，志伤则恍惚不乐。怒则气上，恐则气下，则膻中大失其权，怫然不得舒畅，故曰伤志。志者，肾之所主而畅于膻中，膻中在两乳之间，心君之分也。心者，神明之所出，故令恍惚。膻中者，喜乐之所出，故令不乐。伤之因也，故为七伤。所谓五痨者，一曰肺痨，令人短气，面肿，不闻香臭。二曰肝痨，令人面目干黑，口苦，精神不守，恐惧，不能独卧，目视不明。三曰心痨，令人忽忽喜忘，不便苦难。心主血，血濡则大便润，血燥则大便难。时或溏泻，心火不足以生脾土也。口中生疮。四曰脾痨，令人舌本苦直，不能咽唾。五曰肾痨，令人背难以俯仰，小便黄赤，时有余沥，茎内痛，阴囊湿生疮，小腹满急。此五者，痨气在五脏也，故名五痨。所渭六极者，一曰气极，气极主肺。令人内虚，五脏不足，邪气多，正气少，不欲言。二曰血极，血极即脉极主心。令人无颜色，眉发堕落，忽忽喜忘。三曰筋极，筋极主肝。令人数转筋，十指甲皆痛，苦倦不能久立。四曰骨极，骨极主肾。令人酸削，齿苦痛，手足烦疼，不可以立，不欲行动。五曰肌极，肌极即肉极，主脾。令人羸瘦无润泽，食饮不生肌肤。六曰精极，精极主五脏，盖以五脏主藏精也。道家以精、气、神为三宝。经曰：精生气，气生神。精无以生气，故有少气内虚等候也。令人少气，吸吸然内虚，五脏气不足，毛发落，悲伤喜忘。此六者，痨之甚，身体瘦极也，故名六极。又五痨、七伤、六极之外，变证不一，治法皆以补养为宜。形不足者，温之以气，精不足者，补之以味，相得合而服之，以补精益气，此其要也。

按：方书论虚痨之证最繁，余取《圣济》书，以五痨、七伤、六极立论，为握要之法，以下分采各方，听人择用，然有不得不分者，亦有不必分者。神而明之，存乎其人，不可以口授也。《圣济》于总结处，提出“气味”二字，示人当从阴阳根本之地而药之，所谓吾道一以贯之也。

按：阳虚阴虚，是医家门面话，然亦不可不姑存其说，以资顾问。吴门马元仪分阳虚有二，阴虚有三，较时说颇深一层。所谓阳虚有二者，有胃中之阳，后天所生者也，有肾中之阳，先天所基者也。胃中之阳喜升浮，虚则反陷于下，再行敛降，则生气遏抑不伸。肾中之阳贵凝降，痨则浮于上，若行升发，则真气消亡立至。此阳虚之治有不同也。所谓阴虚有三者，如肺胃之阴，则津液也；心脾之阴，则血脉也；肾肝之阴，则真精也。液生于气，惟清润之品可以生之；精生于味，非粘腻之物不能填之；血生于水谷，非调补中州不能化之。此阴虚之治有不同也。

按：此症又多蒸热咳嗽，故医者以二皮清心，二冬保肺，而不知土旺则金生，无区区于保肺，水升则火降，勿汲汲于清心。李士材此四语，深得治虚痨之法。

脾肾虽有一方合治之说，其实驳杂不能奏效，当审其所急而图之。如食少怠倦，大便或清或秘，肌肉消瘦等症，治脾为急，以六君子汤、四君子汤、归脾汤之类，补养脾胃，调其饮食，即所以输精及肾也。如形伤骨痿，面色黯黑，骨蒸炊热，腰痛气喘，或畏寒多梦，腹痛遗精等症，治肾为急。肾阴虚者，以六味丸补坎中真水；肾阳虚者，以八味丸补坎中真火，以通离火。稽之《周易》卦象，坤土是离火所生，艮土是坎水所生。赵养葵谓补水以生土，语虽离奇，却为妙旨也。

大黄䗪虫丸方见《金匮》治五痨虚极，羸瘦腹满，不能饮食，食伤，忧伤，房室伤，肌伤，痹伤，经络荣卫伤，内有干血，肌肉甲错，目黯黑，缓中补虚。

四乌鲗骨一藘茹丸方见《女科要旨》治虚痨气竭，肝伤血枯精伤。

按：搜血之品，为补血之用，仿张路玉以此丸药料，加鲍鱼、绒鸡之类。

虚痨续论

前论俯首从时不过于时，法中录其可以姑从其者，为浅病立法。余复续此论，从《内经》“劳者温之，损者温”两言悟入，左右逢源，取效捷如影响。至于痰饮、咳嗽、怔忡、不寐及妇人经水不调等病，皆虚痨中必有之症，已详各门，毋庸再赘，宜参考之。

虚痨症，宋元诸家，分类别名，繁而无绪，如治丝而棼也。丹溪颇有把柄，专主补阴，用四物汤加黄柏、知母之类，后世非之。明薛立斋出，以六君子、四君子、归脾汤、补中益气汤、加味消遥散之类，与六味丸、八味丸、养荣汤之类间服，开口便以先后天立论，虽视诸家颇高一格，其实开后人便易之门。到张景岳出，专宗薛氏先天之旨，而先天中分出元阴元阳，立左、右归饮丸及大补元煎之类，有补无泻，自诩专家。虽论中有气虚精虚之辨，而大旨以气化为水，水化为气，阴阳互根。用方不甚分别，惟以熟地一味，无方不有，无病不用，是于简便之中，又开一简便之门。且又著《药性》云：地黄生于中州沃土，色黄味甘，谓非脾胃正药，吾不信也。此论一出，而《本经》《金匮》诸圣训，扫地尽矣。夫薛氏书通共二十四种，吾不能一一摘其弊，而观其案中所陈病源，俱系臆说，罕能阐《灵》《素》不言之秘，所用方法，不出二十余方，加减杂沓，未能会《本经》性味之微。时贤徐灵胎目为庸医之首，实不得已而为此愤激之言也。即景岳以阴虚阳虚，铺张满纸，亦属浮泛套谈，能读《金匮》者，便知余言不谬也。详考虚痨治法，自《内经》而外，扁鹊最精。上损从阳，下损从阴，其于针砭所莫治者，调以甘药，《金匮》因之，而立建中诸方，意以营卫之道，纳谷为宝。居常调营卫以安其谷。寿命之本，积精自刚，居常节欲以生其精。及病之甫成，脉才见端，惟恃建中、复脉为主治，皆稼穑作甘之善药，一遵“精不足者，补之以味”之义也。景岳亦会得甘温之理，或变而为甘寒至静之用，视惯用苦寒戕伐中土者颇别，然方方重用熟地，自数钱以及数两，古法荡然矣。且熟地之用滞，非胃所宜。经云：六府者，传化物而不藏，以通为用。其性湿，非脾所喜，彼盖取滋润以填补其精，而不知精生于谷，脾胃伤则谷少入而不生其血，血少自不能化精，而虚劳日甚。况虚劳之人，必有痰嗽，亦最易感冒。若重用频用熟地，又佐之以参、术，则风寒闭于皮毛而不出，痰火壅滞于胸膈而不清，药入病增，谓非人人之共见乎？予于此症，每力争治法，无如医友及病家，心服薛氏、景岳诸法，以六味、八味、左归、右归、补中、逍遥、六君、四君、大补元煎之类。谓不寒不燥之品，先人为主、至死不悔，亦斯民之厄也。戊申秋闱后，抑郁无聊，取《内经》《金匮》等书，重加研究，参之平时所目击之症，如何而愈，如何而剧而死，大有所悟，知虚痨之病，死于病者少，死于药者多。侃侃不阿，起立斋、景岳于今日，当亦许为直友也。请略陈方治于下，以为耳食治虚痨者，脑后下一针。

虚痨之由，多由于吐血与咳嗽。夫吐血咳嗽岂尽致劳，治之不得法，斯劳根于此。锄之不能去矣。吐血起于骤然，是多风寒失汗，逼而上越为大吐，一吐即止者，不必治之。汗即血，血即汗，失汗而见血，风寒从血而解也，宜静养勿药可愈。不止者，用麻黄人参芍药汤治之。若脉细而沉迟，按之无力，乃直中寒症。败其元阳，阳虚阴必走，故为大吐，或大衄。四肢微厥，宜理中汤加当归、木香治之；或镇阴煎降之。此一定之法也。又有素性偏阳，外受酷暑，内伤椒姜煿炙而致血者，宜白虎汤、三黄解毒汤之类。鼎下抽薪，而水无沸腾之患。又法以地黄汁半升煎三沸，入生大黄末一寸匕，调和，空腹服之，日三服，即瘥，此秘法也。今人一见吐血症，即用六味加黑栀、藕节、白茅根、血余炭、阿胶之类，姑息养奸，必变咳嗽而成痨。

凡咳嗽初起，多因风寒。经云：皮毛者，肺之合也。予每见今人患此症，不知解肌，遽投六味。若加麦冬、五味之类为祸更烈。是闭门逐寇也，必变成痨。（清·陈念祖《医学从众录·卷一》）

经言：精气夺则虚。凡营虚卫虚，上损下损，不外精与气而已。精气内夺，则积虚成损，积损成劳，甚而为瘵，乃精与气虚惫之极也。

夫五劳者，劳伤五脏，乃虚损之源。而六极七伤，又虚损之流极，劳瘵之深根也。如皮毛枯槁，为肺劳。

凡虚损症，多起于脾胃。劳瘵症，多起于肾经。虚损潮热，多起于内伤。劳瘵阴虚火动，多起于伤风似疟。虚损蒸蒸发热，按至皮肤间甚热，不能食，不觉瘦，脉豁大，重按无力。劳瘵骨蒸，按之皮肤不热，按之筋骨乃热，能食而瘦，脉弦数。虚损转潮热泄泻，脉短数者不治。痨瘵转阴虚火动，喉痛脉细数死。虚症颊赤或唇红，阴虚逼阳于上也。音瘖，肾气竭也。咳而喘急，肺虚气不归肾也。喉干咽痛，真水涸，虚火炎也。不眠恍惚，血不养心，神不能藏也。时多烦躁，阳中无阴，柔不济刚也。饮食不甘，肌肉渐消，脾元败也。盗汗不止，有火则阴不能摄，无火则阳不能固也。骨痛如折，肾主骨，真阴竭也。筋急酸痛，水亏木燥，肝失养也。足心如烙，虚火烁阴，涌泉涸也。凡男子之劳，起于伤精，女子之劳，由于经闭，小儿之劳，得于母胎，无不始于阴虚生热。然其源流，宜条列施治焉。有杂病久不愈，因积损成劳者，宜调营养卫汤。有思虑太过，郁损心脾而成劳者，宜归脾汤。有房劳伤肾，遗淋痿弱而成劳者，宜鹿胎丸。有饥饱伤脾而成劳者，宜补中汤加柴胡、山药。有积劳疲瘦，嗜卧寒热而成劳者，宜十四味建中汤。有负重致伤而成劳者，宜补中汤。有伤暑咯血而成劳者，清暑益气汤加减。有纵酒伤脾而成劳者，宜葛花解酲汤。有童年禀赋怯弱，骨蒸黄瘦而成劳者，宜麦煎散。有妇女经闭，由血热血枯而成劳者，宜逍遥散、补血养阴丸。有情窦初开，积想在心，真阴煎耗而成劳者。宜清离滋坎丸。其为劳热也，有气虚热，必兼少气自汗，体倦心烦，八珍汤加减。有血虚热，必兼燥渴，睡卧不安，圣愈汤、人中白丸。有往来潮热，必兼膝软骨节痛，参苓建中汤。有骨蒸热，必兼肌瘦颊红，鳖甲丸、河车丸、二仙胶。有五心热，必兼体痛口干，逍遥散参生脉散。有遍体热，必兼神困肌削，十四味建中汤。有病久结痰注络，腹胁常热，惟头面手足于寅卯时乍凉，六君子汤加姜汁、竹沥。其为劳嗽也，或由阴伤阳浮，金燥喉痒致嗽，宜甘润养肺，清安膏。或由肾水虚涸，火烁肺金致嗽，宜壮水滋液，六味丸加麦、味，或噙化丸。或由脾土先虚，不能制水，水泛为痰致嗽，立效方加陈皮、白术。或由元阳下亏，痰涎喘促，虚寒致嗽，六味回阳饮、理中汤、八味丸。至劳嗽失音，会厌伤也，猪脂和白蜜膏。肺痿吐脓，形肉脱也，太平丸，白凤膏。劳嗽兼喘，肾不纳气也，都气丸加参、芪、牛膝、蛤蚧或杏仁膏。其见为血症也，嗽血出于肺，忧悲所致也，宜二冬、二母、白芨、百合、桔梗、阿胶、或润肺膏。痰血出于脾，思虑所致也，宜苓、芪、地、斛、丹、陈、甘草，或酸枣仁汤。吐血出于心，惊恐所致也，宜丹参、山药、茯神、当归、地黄、麦冬、或养心汤。血成块出于肝，恚怒所致也，宜柴、芍、丹、栀、生地、枣仁、沉香，或柴胡疏肝散。咯血出于肾，房欲所致也，宜地、膝、丹、苓、远志、童便、阿胶，或坎离既济丹。呕血出于胃，中气失调，火迫络伤也。宜犀角地黄汤。

凡积劳失血，久病吐血，并宜独参汤。若夫尸疰瘵症，由瘵久生虫，食人脏腑，其症蒸热呛嗽，胸闷背痛，或面色白，两颊时红，亦有面色不衰，肌肉不损，名桃花疰。宜紫金锭，苏合香丸。又有尸鬼作祟，其症沉沉默默，不知所苦，累月经时，羸顿至死，同气连枝，多遭传染，名传尸劳。当补虚以复其元，养营汤、八味丸。杀虫以绝其根，十疰丸、桃奴丸。凡诊视者，不宜空腹，宜饱食，或佩安息香及麝香，则虫鬼不敢侵也。（清·林珮琴《类证治裁·卷之二》）

余每用干漆、明雄、川椒、楝根皮、白颈蚯蚓，升麻、郁金，共为末，白汤五更时服，其虫不吐即下。义固取于杀虫，而尤在干漆、郁金兼治瘀血，以痨虫是瘀血所化，杀虫是治其标，去瘀是治其本也。诸书但言杀虫，而不知虫之所自生，宜乎未得其治也。吾为指出，痨虫是瘀血所化，治瘀血是治其本也。《辨证录》用移尸灭怪汤，治痨虫传尸，方以去瘀为主，故效。

痨虫之生，由瘀血所化，而痨虫既生，蚀人精血，人之正气，日以消耗，不治其虚，但杀其虫，病终不能愈也。月华丸主之，义取补虚，而去瘀杀虫兼施，其治乃万全之策。鳗鱼肉常食亦佳，或鳗鱼骨、鳖甲、知母、山茱萸、柴胡、当归、青黛、桃枭为丸，人参汤下，亦攻补兼行之术。

既杀虫后，但当滋补其虚。阴虚者十居八九，琼玉膏主之，加黄柏、知母、紫河车更佳。阳虚者十之二三，六君子汤主之。

阴虚者十居八九，琼玉膏主之，加黄柏、知母、紫河车更佳。阳虚者十之二三，六君子汤主之。（清·唐宗海《血证论·卷六》）

移尸灭怪汤

山萸肉三钱、人参三钱、当归三钱、虻虫一钱、水蛭一钱、晚蚕砂三钱、乳香三钱。

蜜丸，日服三次，共重一两，七日而传尸之虫灭迹。夫痨虫者，瘀血所化也，死而传染家人，亦染于血分，聚血为巢，生子蚀血。故虻虫、水蛭，下血即能下虫，此乃治虫之根；而蚕砂、乳香、枣皮，又以味杀之。人参、当归则助正气以祛邪，为攻补兼施之法。《辨证奇闻》论，皆循末忘本，惟此丸能知血化为虫之所以然，而其自注却未能及此，毋亦象罔乃得元珠哉。（清·唐宗海《血证论·卷八》）

治内伤骨蒸发热，经年不愈，饮食稀少，肌肉瘦削，痨瘵已成，法在不治。前此清少阳，滋肾阴，俱未见效。服此方，间有得愈者。然从时处方，究不可以为训，此即青蒿鳖甲汤合滋肾丸。

生地黄、青蒿子、知母、生白芍、川柏、生鳖甲、生甘草、桂枝、地骨皮、生姜。（清·徐守愚《医案梦记·下卷》）

肺劳，肺气虚耗，面白力乏，咳嗽痰喘，洒寒烘热。甚则喉舌干燥，失血声怯，倦言皮悴，而为气极之证。治拟益气补肺。

人参、黄芪、新会皮、玉竹、白术、清甘草、麦冬、京杏、仙半夏、百合、茯苓、五味子。（民国·张生甫《虚劳要旨·上卷》）

附论肺结核不宜建中汤

《张氏医说》云：养生必用方，论虚劳不得用凉药，如柴胡、鳖甲、青蒿、麦门冬之类，皆不用服，惟服黄芪建中汤。有十余岁女子，因发热咳嗽喘急，小便少，后来成肿疾，用利水药得愈，然虚羸之甚，遂用黄芪建中汤，日一服，三十余日遂愈。盖人禀受不同，虚劳小便白浊，阴脏人，服橘皮煎黄芪建中汤，获愈者甚众。至于阳脏人，不可用暖药，虽建中汤不甚热，然有肉桂，服之稍多，亦反为害。要之用药亦量其所禀，审其冷热，而不可一概以建中汤治虚劳也。（出《医余》）

《兰台轨范》云：古人所云虚劳，皆是纯虚无阳之症，与近日之阴虚火旺，吐血咳嗽者正相反，误治必毙。近日吐血咳嗽之病乃血证，虽有似虚劳，其实非虚劳也。又云：小建中汤，治阴寒阳衰之虚劳，正与阴虚火旺之病相反，庸医误用，害人甚多。此咽干口燥，乃津液少，非有火也。

方舆輗云：小建中汤，古圣治虚劳之大方也，然今试用之，病者辄觉上逆热闷中满，予尝疑焉。近日广搜名家书论，始得其故。盖古所谓虚劳者，虚寒之症。后世所谓虚劳者，火动之症。名虽同，实相反。嗟乎！从前辨病不明，且惑于药无寒热温凉之僻说（案东洞说也），只据病名供其方，所以不得也。夫寒热温凉，药之性也，岂可谓无之乎？试言一验，继洪曰：有麻黄之地，冬不积雪，其温热之性然也。如建中汤者，虽非大温，然有桂枝，投之火旺之症，如以汤沃沸。要之，治疗首务辨病，方则随之，不然行之虽得偶中，其失必多。

浅田宗伯《杂病辨要》云：古所谓虚劳者，皆是里虚不足之症，与今之劳嗽吐血相反，误治必毙。劳嗽吐血是肺痿，虽似虚劳，其实不然矣。

汤本氏云：余往年，误认师论及诸家学说，用黄芪及建中剂于肺结核，常招失败。当时学识尚浅，不知其故，及读《兰台轨范》诸书，乃始恍然。惧后之人蹈余覆辙，故表而出之。惟张氏有持氏（方舆輗）论建中汤不适于肺结核，归咎于桂枝，则甚无谓矣。何则？小建中汤之君药为胶饴，其量最多，次之则臣药芍药，量亦不少，桂枝与生姜、大枣、甘草，皆为佐使药，其量甚少。今舍君臣药，而指摘诸佐使之一味，知二氏之说非是矣。盖胶饴性大温，有助长炎症之弊，芍药之收敛，又有抑制皮肤、肺、肠、肾脏排泄机能之作用，故误用本方于肺结核时，一方面助长炎症，他方面阻止结核菌毒素之排泄，故令病势增恶耳。（民国·陆彭年《金匮要略今释·卷二》）

肺痨秘方　回府时可备独蒜四十九枚，每日煮服一枚。（民国·朱振声《百病秘方·肺痨秘方》）

肺痨病主方　此方不可不经诊断随便滥用，加减时务宜慎重。

白芍六钱至一两、茯苓五钱至一两、山药四钱至八钱、生地三钱至八钱、熟地四钱至八钱、芡实四钱、苡仁四钱、贝母二钱至五钱、沙苑四钱、杏仁四钱至六钱、橘红五分至一钱、梨一枚为引。

吐血加藕节八钱、汉三七末一钱。虚汗加生牡蛎一两、鳖甲一两先煎。咳甚加炙紫菀四钱、粟壳三钱、炙桑皮三钱。痰多而稀，重用茯苓，加远志根三钱。咽干咽痛，加元参三钱、竹叶三钱，去茯苓。（民国·罗文杰《止园医话·卷三》）

肺痨咳嗽，不宜服橘红化痰丸，用之多诱发咯血西药钙剂亦有此流弊。

生杏仁五钱，胡桃肉二钱，金橘饼二个，关东糖二两，柿霜二饼，苏梗七条。

上药干果店出售，合为粗末，入笼内蒸熟，用木棒制成饼样，每日任意食之，此约为一日量。（民国·罗止园《新伤寒证治庸言·卷四》）

马齿苋捣汁，早晚各服一大酒杯，治愈肺痨吐血，旬日小效，一月大效，与渡边氏维乙治肺病吐血经验相证明，其效用之广，诚值得注意也。（民国·聂云台《伤寒解毒疗法·方剂说明》）

第七节　禁　　忌

若误用黄柏、知母、门冬之类，复伤脾胃，饮食日少，诸脏愈虚，元气下陷，腹痞作泻，又不可救矣。（明·张三锡《医学六要·治法汇》）

夫痨瘵为害，由于气血之亏损，血不足则火热为殃，气不足则阴寒为害。惟为调补气血，则寒热自平。然草木无情，故大寒大热之药，先哲尚谆谆垂戒，况石药燥悍，岂可常试耶？（清·冯兆张《冯氏锦囊秘录·杂症大小合参·卷十一》）

肺痨咳嗽，不宜服橘红化痰丸，用之多诱发咯血西药钙剂亦有此流弊。（民国·罗止园《新伤寒证治庸言·卷四》）

第八节　预　　后

肺气焦满，顺之则生，逆之则死；顺之则治，逆之则乱。（南北朝·谢士泰《删繁方·卷第七》）

大略令人寒热盗汗，梦与鬼交，遗泄白浊，发干而耸，或腹中有块，或脑后两边有小结核，连复数个，或聚或散，沉沉默默，咳嗽痰涎，或咯脓血，如肺痿、肺痈状；或复下利，羸瘦困乏，不自胜持，积月累年，以至于死，死后乃疰易傍人，乃至灭门者是也。（宋·陈言《三因极一病证方论·卷之十》）

惟劳瘵有痰为难治，最宜灸膏肓穴，壮数既多，当有所下。然如流水之状，盖痰下也，余当随证治之。（宋·王执中《针灸资生经·第四》）

重则半年而毙，轻则一载而亡，医者不穷其本，或投之大寒之剂，或疗之大热之药，殊不知大寒则愈虚其中，大热则愈竭其内。（元·葛乾孙《十药神书》）

此病治之于早则易，若到肌肉销铄，沉困着床，沉伏细数，则难为矣。又此病大忌服人参，若曾服过多者亦难治。今制一方于后，治色欲证，先见潮热、盗汗、咳嗽、倦怠，趁早服之。

若误用黄柏、知母之类，则复伤脾胃，饮食日少，诸脏愈虚，元气下陷，腹痞作泻，则不可救矣。（明·王纶《明医杂著·卷之一》）

又有一等胎生骨细质弱者，精血必亏，此天癸已至而阴不能全盛与阳为配，及情欲动中，或劳役所使，则君、相二火相扇而起，其亏少之阴水莫能制之，故内蒸五藏，外连四属，如是

者，以禀赋夭短，岂药所能治哉！（明·戴思恭《推求师意·卷之上》）

肉脱甚者，难治；不受补者，亦难治。（明·高宾《丹溪治法心要·卷四》）

密斋按：劳损之病，皆生于虚，善保其身者，未有至于其极也。虚而重虚，成真损矣，卢扁更生，不能治也。

治疗之法，大抵以保养精血为先，去虫次之。欲去其虫者，微觉有病，即依取虫方药趁早服之，拔去其根，或依膏肓四花灸法，或用香草浴法，或访高士讲求调息服气守中之法，远女色，绝妄想，节饮食，避寒暑，积以岁月，未有不愈者也。若待病成，元气已坏衰，乃服取虫之剂，而犯虚虚之戒，虫未得去，命先殒矣。

仁斋云：瘵虫食人骨髓，血枯精竭，不救者多……自古及今令愈此病者，十不一得也。（明·万全《保命歌话·卷之十二》）

最重难治。轻者用药数十服，重者期以岁月。然必病人爱命，坚心定志，绝房室，息妄想，戒恼怒，节饮食，以自培其根，否则，虽服良药无效也。此病治之于早则易，若到肌肉消烁，沉困着床，尺脉沉取细数，则难为矣。

《玄珠经》曰：骨蒸之极，声嗄咽痛，面黧脉躁，直视，汗出如珠，喘乏气促，出而无入，毛焦唇反，此皆不治之症。虽有神医，亦无如之何矣。（明·孙一奎《赤水玄珠·第十卷》）

劳瘵劳力易治，劳心难攻。今人嗜欲无节，起居不时，七情六欲之火时动乎中，饮食劳倦之过屡伤乎体，渐至阴水枯竭，阴火上炎而发蒸蒸之躁热，或寒热往来，似疟非疟，古名蒸病，或二十四种，或三十九种，名虽不同，证亦稍异，大抵不过咳嗽、发热、咯血、唾痰、白浊、白淫、遗精、盗汗，或心神恍惚，梦与人交，妇人则月水不通，日渐羸瘦，渐成劳极之候。夫病此者，始多未究，姑息日久，直至发热不休，形体瘦甚，真元已脱，然后求医治疗，虽仓、扁复生，莫救其万一，良可叹哉！（明·张三锡《医学六要·病机部》）

同气连枝，多遭传染，至于死亡，又传傍人，至于灭门，又传他姓，惨毒之祸，闻者骇心。

瘵虫最易传人，能谨戒七情，严避六气，常远房室，慎节饮食，虫不得传也。（清·张璐《张氏医通·卷二》）

虚劳不服参、芪，为不受补者，死。劳嗽声哑者，死。一边不能睡者，死。久泻者，死。大肉去者，死。吐血浅红色，似肉似肺，谓之咳白血，必死。从上下者，骨痿不能起于床者，死，谓从肺病而之肾也。从下上者，皮聚而毛落者，死，谓从肾病而之肺也。久而嗽血，咽痛无声，为自下传上，不嗽不痛，久而溺浊，脱精泄泻，为自上传下，皆死证也。久病脉沉细数者，死。骨肉相失，声散呕血，阳事不禁，日凉夜热者，死。脉结者，三年内死。脉代者，三月内死。左手脉细，右手浮大劲急，为正虚邪盛，必死。脉细数，骨蒸，干咳声哑，寒热似疟者，必死。（清·冯兆张《冯氏锦囊秘录·杂症大小合参·卷十一》）

痨症若咳嗽不已，吐血时止时来，是既成痨症，法在不治。

凡脉极大，极小，极虚，皆痨也。但渐缓，则渐渐有生意；若渐数，则渐入死门；若数而兼紧弦，十不救一；左右关俱弦于死期不远。（清·陈念祖《时方妙用·卷一》）

痨症愈后，不可无调养之法，丸剂优于汤药，宜六味地黄丸、天王补心丹、龟鹿二仙膏、还少丹、全鹿丸、八味地黄丸、加味虎潜丸。

虚痨不治证　形瘦脉大，胸中多气者死。泻而加汗者死。身热不为汗衰、不为泄减者死。嗽而上喘下泄者死。股肉脱甚者死。一边不得眠者多死。五旬以下阳痿者多死。痨疾久而嗽血，咽疼无声，此为自下传上，若不嗽不疼，久而溺浊脱精，此为自上传下，皆死证也。（清·陈念祖《医学从众录·卷一》）

痨瘵之证……若泻不止，则不治矣。

痨虫之生，由瘀血所化，而痨虫既生，蚀人精血，人之正气，日以消耗，不治其虚，但杀其虫，病终不能愈也。（清·唐宗海《血证论·卷六》）

粟粒性肺结核（百日痨）初期甚缓徐，羸瘦易疲劳，顽固性咳嗽，咳出黏脓痰，晚间忽高热，脉搏易增速，肤白呈贫血，颊部易潮红，咯痰渐见多。黏稠呈圆块，吐于盛水器，沉降于水底，常混血线点，或咯多量血，夜间出盗汗，患者高度瘦，皮下脂肪缺，咳嗽咯痰剧，往往声嗄嘶，甚至全失声，不久归死亡。（民国·陈存仁《伤寒手册·附表五各种发热病症状认识表》）

第九节　医　　案

州同韩用之，色欲过度，烦热作渴，饮水不绝，小便淋沥，大便秘结，唾痰如涌，面目俱赤，满舌生刺，两唇燥裂，遍身发热，或身如芒刺而无定处，两足以如烙，左三部脉洪而无伦。此肾阴虚，阳无所附而发于外。盖大热而甚，寒之不寒，是无水也，当峻补其阴。遂以加减八味丸料一斤，内肉桂用一两，以水顿煎六碗，冰冷与饮，半饷熟睡，至晚又温饮一碗，诸症悉退。翌日畏寒，足冷至膝，诸症仍至，是无火也，当补其阳，急以八味丸四剂，诸症顿退。

举人陈履贤，色欲过度，孟冬发热无时，饮水不绝，痰涎上涌，遗精不止，小便淋沥，或用四物、二陈之类，胸膈不利，饮食少思，大便不实。余朝用四君子汤加熟地、当归；夕用加减八味丸。更以附子唾津调搽涌泉穴渐愈。

府庠王以道，元气素弱，丙午、丁未二年，以科场岁考积劳致疾，至十二月间，其病盛作，大热，泪出随凝，目赤面黯，扬手露胸，气息沉沉几绝，脉洪大鼓指，按之如无，舌干扪之如刺。此内真寒而外假热也，遂先服十全大补汤。余曰：既服此汤，其脉当收敛为善，少顷熟睡，觉而恶寒增衣，脉顿微细如丝，此虚寒之真象也。余以人参一两，加熟附三钱，水煎顿服而安。夜间脉复脱，余以参二两，熟附五钱，仍愈。后以大剂参、术、归身，炙甘草等药，调理而安。

上药此敬臣所亲试者，虽昏聩中固知必此药，然后可治；必立斋然后能识此病。能用此药，因尊信服之，卒致痊愈。向使误投寒凉之剂，能不殆哉！今留余生，皆立翁所赐也。感激之余，因附数语于药案之末，以告世之患者。

一男子吐血，遇劳即作。余以为劳伤肺气，血不归源。与补中益气加麦门、五味、山药、熟地、茯神、远志，服之而愈。

一男子咳嗽吐血，热渴，痰盛，盗汗，遗精。余以为肾水亏损，用地黄丸料加麦门、五味，以壮水而愈。后因劳怒，忽紫血成块上涌。先用花蕊石以化之，又用独参汤以补之，仍用前药调理遂愈。后每劳则咳嗽有痰，吐血，脾、肺、肾三脉皆洪数，用补中益气加贝母、茯苓、山茱、山药、麦门、五味，与前药间服而愈。

一妇人，年将七十，素有肝脾之症，每作则饮食不进，或胸膈不利，或中脘作痛，或大便作泻，或小便不利。余用逍遥散加山栀、茯神、远志、木香而愈。后因忧思吐紫血成块，每作先倦怠，后烦热，以前药加炒黑黄连三分，吴茱萸二分，顿愈。复因怒，吐多色赤，躁渴垂死。乃用人参一两，白术、白茯苓、当归各三钱，陈皮、炮黑干姜各二钱，炙甘草、木香各一钱，一剂顿止。

一男子，年逾二十，早于斫丧，梦遗精滑，睡中盗汗，唾痰见血，足热痿软，服黄柏、知母之类。余曰：此阳虚而阴弱也，当滋其化源。不信，恪服之，前症益甚，其头渐大，囟门渐开，视物皆大，吐痰叫喊。余以如法调补，诸症渐退，头囟渐敛而安。

若兼衄血、咳血，出于肺也，加桑白皮一钱，黄芩、山栀各五分炒。

若兼嗽血、痰血，出于脾也，加桑白皮、贝母、黄连、瓜蒌仁各七分。

若兼呕吐血，出于胃也，加山栀、黄连、干姜、蒲黄炒各一钱，韭汁半盏，姜汁少许。

若兼咯唾血，出于肾也，加桔梗、玄参、侧柏叶炒各一钱。

愚按：前方惟上古之人形病俱实者宜用之，今之患者，多属形病俱虚，治者当求其属而主之。若前症郁热伤肺而衄血者，用黄芪益气汤，肺气虚热不能摄血而衄者，用四君子加芎、归、五味子。郁结伤脾而嗽吐血者，用归脾汤。胃经有热而嗽吐血者，用犀角地黄汤。胃气弱而嗽吐血者，用四君子加芎、归、升麻。肾经虚热阴火内动而咯吐血，用六味丸、补中益气汤。怒动肝火而见血者，用加味逍遥散。肾涸肝火动而见血者，用六味丸。虽曰血得热而错经妄行，亦有卫气虚不能统摄荣血而为妄行者，不可不察。已上诸症，皆属足三阴亏损，虚火内动所作，非外因所致，皆宜六味丸、补中益气汤，滋其化源，是治本也。其因甚多，不能枚举，治者当临症而制宜，庶无误矣。

若先见血证，或吐衄盛大者，宜先治血。治法：轻少者，凉血止血；盛大者，先消瘀血，次止血凉血。盖血来多，必有瘀于胸膈，不先消化之，则止之凉之不应也。葛可久《十药神书》方可次第检用。方内惟独参汤，止可用于大吐血后，昏倦，脉微细，气虚者。气虽虚而复有火，可加天门冬五钱。若如前所云阴虚火动，潮热，盗汗，咳嗽，脉数，不可用。

愚按：刘宗厚先生云，荣者水谷之精也，和调于五脏，洒陈于六腑，乃能入于脉也。源源而来，生化于脾，总统于心，藏受于肝，宣布于肺，施泄于肾，灌溉一身，是以出入升降濡润宣通者，由此使然也。故《经》云：气主嘘之，血主濡之。又云：肺朝百脉之气，肝统诸经之血。气血为人身之橐籥也。观此多因饮食、起居、六淫、七情失宜，亏损元气，以致诸经失职，不能司摄。法当调补脾肺之气，使血各归其源，诸病自愈矣。若潮热、咳嗽而脉数者，元气虚弱，假热之脉也，尤当用甘温调补脾胃为善。

若病属火，大便多燥，然须节调饮食，勿令泄泻。若胃气复坏，泄泻稀溏，则前项寒凉之药难用矣。急宜调理脾胃，用白术、茯苓、陈皮、半夏、神曲、麦芽、甘草等药。俟胃气复，然后用前本病药收功，保后可合补阴丸常服之，及用葛可久方。

愚按：《内经》云，肾开窍于二阴，大小便也。若肾经津涸者，用六味丸；脾肺气虚者，补中益气汤；脾经郁结者，加味归脾汤；气血虚者，八珍汤；若发热作渴饮冷，用竹叶黄芪汤；若膏粱厚味积热者，加味清胃散。

一儒者，口干发热，小便频浊，大便秘结，盗汗，梦遗，遂致废寝，用当归六黄汤二剂，盗汗顿止，用六味地黄丸，二便调和，用十全大补汤及前丸兼服，月余诸症悉愈。（明·王纶《明医杂著·卷之一》）

一妇人劳瘵，四物加参、芪、柴胡、黄芩、鳖甲、地骨、甘葛、五味、甘草，水煎服。

虚劳大热之人，服芩、连寒药不得者，用参、芪、归、术、柴胡、地骨、麦冬、五味、秦艽、芍药、青蒿、半夏、甘草、胡黄连。

上用生姜、乌梅煎服。

一男子劳弱，潮热往来，咳嗽痰血，日轻夜重，形容枯瘦，饮食不美，肾脏虚甚。

参、芪、白术、鳖甲各一钱，当归、五味、炒芩、炒柏、软柴、地骨、秦艽、炒连、茯苓、半夏各五分，麦冬七分半。

姜煎服，就送下三补丸。（明·高宾《丹溪治法心要·卷四》）

丹溪治一人，久嗽，吐红发热，消瘦。众以为瘵，百方不应。朱视之，脉弦数，日轻夜重。用倒仓法而愈。次年生子。

一人，劳伤而得瘵疾，渐见瘦瘠，用童便二盏，无灰酒一盏，以新磁瓶贮之，纳全猪腰子一对于内，密封泥。日晚，以慢火养熟，至中夜止，五更初，更以火温之，发瓶饮酒，食腰子，一月而愈。后以此治数人，皆验。此盖以血养血，全胜金石草木之药也。

越州镜湖邵氏女，年十八，染瘵疾累年，刺灸无不求治，医莫效。渔人赵十，煮鳗羹与食，食觉内热，病寻愈。今医家所用鳗鱼煎，乃此意也。（明·江瓘《名医类案·卷五》）

有金良美者，年十八，患咳嗽吐红，下午潮热，梦遗。市医进四物汤加天麦门冬、黄柏、知母之类。治半年，反加左胁胀疼，不能侧卧，声音渐哑，饮食辄恶心，肌肉大削，六脉俱数。医告技穷，因就予治。观其面色皖白，又隐隐有青气夹之，两足痿弱无力。予曰：此证气虚血热，而肝脉甚弦。弦则木气太旺，脾土受亏，不能统血。始殆怒气所触，继为寒凉之剂所伤，以致饮食恶心，肌肉瘦削。书云：脾胃一虚，肺气先绝。以肺金不足，则肝木愈无所制。浊痰瘀血凝于肺窍，故咳嗽声哑；滞于肝，故左胁不能贴席而卧，病势危矣。喜在青年，犹可措手。因急用人参二钱，鳖甲五钱为君，白术、白芍、陈皮、茯苓、通草、贝母各一钱为臣，甘草、丹皮各七分，桔梗五分为使。二十帖，潮热止，咳嗽减大半。三十贴，声音开亮，左胁贴席而卧。后以大造丸调理全安矣。因嘱之曰：病愈虽可喜，而弦脉未退，须切忌恼怒及劳心劳力之事，庶几可保无虞。苟不守予言，而劳怒相触，血来必不能御，戒之防之。此后精神日旺，肌体丰肥，六年无事。一日因结算劳心，加以大怒，则血如泉涌，倾刻盈盆，上唇黑肿，汗出淋漓。急请予诊，脉乱无伦，诊毕，渠语近侍欲大解。予曰：此死征也，阴阳乖离矣。即辞出，未离门而气绝。父母哭谢予曰：始守翁训，苟活六年，一旦不戒，遂如翁所料，死生虽命，亦不自慎致之。其为人也，量窄而紧于财，因记此以戒世之重财轻生者。（明·孙一奎《孙氏医案·一卷》）

文学程道吾先生令眷，夜为梦魇所惊，时常晕厥，精神恍惚，一日三五发，咳嗽，面色青，常不思谷食，日惟啖牛肉脯数块而已。时师屡治无功。吴渤海视为寒痰作厥，投以附子、肉桂，而厥尤加。逆予为。诊左脉弦，右脉滑，两寸稍短。道吾先令眷二，皆卒于瘵，知其为传尸瘵症也，不易治之。乃权以壮神补养之剂，消息调理，俟饮食进，胃气转，始可用正治之法。

姑用人参、茯苓、柏子仁、石菖蒲、远志、丹参、当归、石斛，以补养神气，以陈皮、贝母、甘草、紫菀，化痰治嗽。服半月而无进退。乃为制太上浑元丹，用紫河车一具，辰砂、鳖甲、犀角各一两，鹿角胶、紫石英、石斛各八钱，沉香、乳香、安息香、茯神、紫菀、牛膝、人参各五钱，麝香五分，炼蜜为丸，赤豆大，每早晚盐汤或酒送下三十六丸。又制霹雳出猎丹，用牛黄、狗宝、阿魏、安息香各一钱，虎头骨五钱，喙木鸟一只，獭爪一枚，败鼓心破皮三钱，麝香五分，天灵盖一个，炼蜜为丸，雄黄三钱为衣。每五更空心葱白汤送下五分，三五日服一次，与太上浑元丹相兼服。才半月精神顿异，不似前时恍惚矣。但小腹左边有一点疼，前煎药中加白芍一钱，服一月精神大好，晕厥不作矣。次年生一女。其宅瘵疾从此再亦不传。

张文学子心，二尹可泉公长君也。自知医，弱冠病，吴下名医皆诊之，佥曰瘵，治久不效。子心亦自分必死，督家人具秘器，已沐浴，衣襚衣而卧正寝，断粒、绝药者二日。可泉闻予治其高第张星岳之婶奇，因访予曰：病心痹而尸寝浃旬者能起之，谁不啧啧称公高手，吾子病且革，幸怜而诊之。予至，诊其脉，左寸短弱，右关略弦，余皆洪大。其症咳嗽，下午热从两足心起，渐至头面，夜半乃退，面色青，形羸气促，多梦遗，交睫卧床褥奄奄一息耳。时则七月初旬也。诊毕，语可泉公曰：郎君并可治，不宜豫凶器也。可泉公曰：诸医佥谓火火起九泉者，十不救一，大肉尽削者死，又当此铄石流金之候，又恐肺金将绝。豚子亦自谓无生理，先生何言可治也？予曰：汗多者，孤阳几于飞越也。可泉公曰：飞越亦死候也。予曰：几者，将成未成之辞也。症虽危，其色、其声、其脉，尚有生意。终不可以一凶废三善。两颧不赤，心火未焚也。声音不哑，肺金不痿也，耳轮不焦，肾水不涸也。相书云：面青者，忧疑不决，左寸短者，心神不足；关略弦者，谋为不遂。夫心者，万事万化之主，《内经》曰：主明则下安，主不明则十二官危。又肝主谋为，胆主决断。谋为不决，故色青。症与色与脉皆非瘵也。盖郎君志愿高而不遂其欲，殆心病，非肾病也。《经》曰：色脉相得者生。予故谓郎君之病可起也。病者闻言，明目语其父曰：吾今犹寐者初寤矣！从来未有此论沁吾心脾也。吾病由星士许决科于癸酉，是年予落第，而同窗者中，故怏怏至此。先生得吾心于色脉，神矣！此言可当药石，谨拜命。予为定方，煎方名调肝益神汤。以人参、枣仁、龙骨为君，丹参、石斛、贝母、麦冬、五味子为臣，山栀、香附为佐，服二十帖而病起。丸方则大龟板、熟地黄、枸杞子、人参、麦冬、五味、茯苓，蜜丸。服三月而精神健，肌肉充。次年生女。可泉公，苕中名士，寄予治，而延誉闻于大宗伯董浔阳公，宗伯交欢余者，由可泉公始也。（明·孙一奎《孙氏医案·三卷》）

感染尸虫，致成痨瘵，症与所感病人无异，世谓传尸疹。男自肾传心，而肺、而肝、而脾，女自心而肺、而肝、而脾、而肾，五脏后传六腑死。此方士言也。传尸痨感病人之虫而成，虫入何脏，即于是脏见病，传脾而死，不必五脏皆传也。彼五脏皆传者，乃自伤肾，由肾传心，而肺、而肝、而脾耳。以自传为传尸，误矣。故治法不同。然传尸虫虽不择脏入，必须补胃肾为主，佐以杀虫。盖胃气不败，津液生，肾气不涸，火气伏。且胃为肾关，胃土能消，肾水始足。传尸未有不肾水竭者，故二经宜兼补。用移尸灭怪汤：

人参、枣皮一两，当归、二蚕末三钱，乳香末一钱，虻虫十四个火煅，水蛭十四条。各为末，蜜丸，每日百丸，服完虫灭迹。

古传祛逐疥虫药多损胃肾，故不效。今用人参开胃，枣皮滋肾，妙在枣皮又杀虫，用虻虫、水蛭以虫攻虫，易取胜。尤恐有形之物不能深入尸虫内，又加当归动之，乳香开之，引直人而杀之也。复恐虫蚀补药散药味，二蚕沙乃虫类，虫见虫粪必不食，参、归、枣皮得行其功。传染鬼蛀，合家皆尸虫病，此重于传尸也。盖传尸必人死后传，非若鬼蛀之重也。此冤鬼相传，然初起亦尸虫引也。其症使人梦遗鬼交，沉沉默默，不知所苦，无处不恶，经年渐困至死，乃至灭门。葛稚川传獭肝散救人，然初起可救，已深莫救。余用三清丸：

苍术炒半斤，人参、白薇三两，䗪虫、阿胶、鳗鱼骨、神曲三两，白芍、骨皮、鳖甲十两，枣皮、白术、地栗粉一斤，柏子仁不去油四两，沙参五两，贝母二两，肉桂一两。

为细末，蜜丸，早晚各三钱，服二月虫尽死。此补阳气以制阴，鬼不敢近，灭尸气以杀虫，则祟不敢藏，有益无损。倘见补剂怀疑，闻毒药动听，舍神圣之方，从狼虎之味，杀之不司，更施他人，使丁亡户绝，传亲害友，阳宪阴诛，何能逃罪。（清·陈士铎《辨证奇闻·卷八》）

诸，十六岁。夜热不止，舌绛形干，前议伏暑伤阴，用竹叶地黄汤不应，是先天禀薄，夏至一阴不生，阴虚生热，成痨之象。

三才（天冬、熟地、人参。编者注）加丹皮骨皮。

顾，二十三岁。三日疟是入阴经而发，延及数月乃罢。其疟热在里，劫损肝血肾精。长夏一阴不复，遂加寒热汗出。此病伤成痨，淹淹肉消形软。必绝欲，生出精血，有充复之理，草木无情无用。

人参、河车胶、茯神、萸肉、五味、芡实、山药、建莲。（清·叶桂《叶天士晚年方案真本·杂症》）

干血瘵疾，不易调治。

炙甘草汤（炙草、桂枝、人参、麻仁、生地、阿胶、麦冬、生姜、大枣。编者注）。（清·叶桂《未刻本叶天士医案·保元方案》）

一方大激故病瘵且成，赖桥而治。既病食痹几殆，亦复赖桥。会桥出疆，其人不戒而病，作虚火中痞，恃粥而啜二三碗。阴火上腾，自涌泉起，喉喑咳血，盗汗梦遗，举身潮热而羸，泄泻不止。桥归复诊之，六脉沉数而弦，虫内蚀尔。下之得群蛲，皆异状，并去癥瘕，寻愈。

《理虚元鉴》曰：虚症之因有六。一曰先天之因：受气之初，父母或年已衰老，或乘劳入房，或病后入房，或妊娠失调，或色欲过度，此皆精血不旺，致令生子夭弱，故有生来五脏之气，先有不足之处。至二十左右，易成劳怯。然其机兆，必有先见，或幼多惊风，骨软行迟，稍长读书不能出声，或作字动辄手振，或喉中痰多，或胸中气滞，或头摇目瞬，此皆先天不足之徵。宜调护于未病之先，或预服补药，或节养心力，未可以其无寒无热，能饮能食，而恃为无惧也。即其病初起，亦不过精神倦怠，短气少力，五心烦热而已，岂知其危困即在目前哉。二曰后天之因：或色欲伤肾，或劳神伤心，或屈怒伤肝，或忧愁伤肺，或思虑伤脾。先伤其气者，气伤必及于精。先伤其精者，精伤必及于气。或发于十五六岁，或二十左右，或三十上下。病发虽不一，而理则同也。三曰痘疹及病后之因：痘乃先天阴毒，疹乃先天阳毒，故痘宜益气补中，则阴毒之发也净，而终身少脾病。疹宜清散养荣，则阳毒之发也彻，而终身少肺病。调治失宜，多贻后患。故凡后此脾泄胃弱，腹痛气短，神瘁精亏，色白足痿，种种气弱阳衰之症，皆由痘失于补也。凡肺气哮喘，音哑声嘶，易致伤风、咳嗽等类，种种阴亏血枯之症，皆由疹失于清也。至于病后元亏，或劳动以伤其气，或纵欲以竭其精，顷刻之间，五脏齐损，多至不救，尤宜慎之。四曰外感之因：语云，伤风不醒便成劳。若元气有余者，自能逼邪外出。或肾素厚，水能救母。或素无屈火屈热，则肺金不至猝伤。若此者不过为伤风咳嗽而已。若其人或酒色无度，或心血过伤，或肝火易动，阴血素亏，肺有伏火，一伤于风，火因风动，则劳嗽之症作矣。盖肺主皮毛，肺气便逆而作嗽，嗽久不已，提起伏火，上乘于金，则水精不布，肾源已竭，且久嗽失气，不能下接于肾水，子不能救金母，则劳嗽成矣。五曰境遇之因：盖七情不损，则五劳不成，惟是真正解脱，方能达观无损。外此鲜有不受病者。从来孤臣泣血，孽子椎心，远客有异乡之悲，闺妇有征人之怨，或富贵而骄佚滋甚，或贫贱而穷迫难堪，皆能乱人情志，伤人气血。医者未详五脏，先审七情，未究五劳，先调五志，相其机而拯其弊，是不能全恃乎药饵矣。六曰医药之罔：或病非感冒而重用发散，或稍有停滞而妄用削伐；或并无里热而概用苦寒；或弱体侵邪未经宣发，而漫用固表滋里，遂致邪热胶固，永不得解。凡此能使假者成真，轻者变重，所宜深辨也。心主血而藏神，肾主志而藏精。以先天生成之体论，则精生气，气生神。以后天运用之主宰论，则神役气，气役精。精、气、神，养生家谓之三宝，治之原不相离。故于滑精、梦泄，种种精病者，必本于神治。于怔忡、惊悸，种种神病者，必本于气治。盖安精必益其气，益气必补其精。虚劳初起，多由于心肾不交，或梦泄滑精，体倦骨痿，健忘怔忡，或心脾少血，肝胆动焰，上热下厥，种种诸症，但未至伤肺，终成蒸热者，可用养心丸，或归脾丸主之。其养心丸，内以石莲、玉桂交心肾于顷刻，归脾丸以龙眼、木香甘温辛热之品直达心脾，主补中而生血。故凡火未至于乘金，补火亦是生土之妙用，而何虑乎温热之不可从治也哉。若夫阴剧阳亢，木火乘时，心火肆炎上之令，相火举燎原之焰，肺失降下之权，肾鲜长流之用，气高而喘，咳嗽频仍，天突火燃，喉中作养，咯咽不能，嗽久失气，气不纳于丹田，真水无以制火，于是湿挟热而痰滞中焦。火载血而厥逆清窍，伏火射其肺系，则能坐而不能卧。膈痰滞于胃络，则能左而不能右。斯时急宜清金补肺，以宣清肃之令，平肝缓火，以安君相之炎，培土调中，以奠生金之母，滋阴补肾，遏阳光之焰。一以中和为治。补其虚，戢其焰，镇其泛，定其乱，解其争，制其过，润其燥，疏其淹，收其耗散，庶有济也。若执补火之说，用辛热之品，与彼寒凉伤中者，异病而同治，岂不殆哉。（清·魏之琇《续名医类案·卷十一》）

龚闇斋观察令媳瘵证

轩岐论五郁，首究乎肝。肝主春生之气，春气不生，则长养收藏之令息矣，而欲其无灾害者几希。夫病端虽始于肝，久则滋蔓他脏。肤浅见血投凉，因咳治肺者，固无足论，即知求本，而不审诸阴阳消长之理，依然隔膜。所谓补阴补阳，义各有二。芩连知柏，有形之水也；麦味地黄，无形之水也。以无形之水，制无形之火，如盏中加油，其灯自明。干姜桂附，温烈之温也；参芪甘草，温存之温也。以温存之温，煦虚无之气，如炉中复灰，其火不熄。日内咳频，痰犹带血，似须先投甘寒以降火，未可骤用参芙以补阳耳。《医贯》云：凡人肺金之气，夜卧则归藏于肾水之中，肾水干枯，无可容之地，故复上逆而为患矣。病始不得隐曲，渐至不月风消，喘咳息贲，莫能正偃。所以然者，虽云火炽之相煎，实由水亏之莫济。夫火空则发，使非填实其空，炎焰何能敛纳。王太仆云：益心之阳，寒亦通行；强肾之阴，热之犹可。诚见道之论。昨论便溏多恐脾元下陷。夜来便圊数次，烦热少寐。夫土为物母，心肝肺肾，若四子焉，子虚尚可仰给母气，苟土母倾颓，中无砥柱矣。古人论脾肺两亏之证，最难措置，方欲培土强脾，恐燥剂有妨于阴液，方欲濡燥生津，恐润剂有碍于中州。惟上嗽热而下不便溏，下便溏而上不嗽热者，方好施治耳。今日用药，当以扶脾为急。昔士材先生治虚劳，尝云：今日肺病多，保肺药中兼佐扶脾，明日脾病多，扶脾药中兼佐保肺，亦因时制宜法也。但脏真损伤已极，药饵恐难图成。（清·程文囿《杏轩医案·医案辑录》）

何少君令政传尸虫异，附载历见诸证，并详治法

何别驾少君六吉兄，召视令政病。诊之曰："此瘵证也，危期甚速，可勿药。"忆别驾公如君，前亦患此疾而殁。因谓六兄曰："令政病状，显属传尸，此证五内有虫，人将殁，虫先出，迭相传染，为害最烈，慎防之。"六兄曰："吾亦疑及此。据内子云：家庶母病笃时，伊坐榻旁，见帐中一物飞出，攒入伊鼻，自此得病。"予曰："是矣。"六兄求杜患之策。令研獭肝末，每人日服钱许。思虫由鼻入，当以法御之。嘱捻纸球，外裹雄黄，入病人房，以此塞鼻，倘见虫出，即钳置火中炼之。一夕六兄入房，突有物飞集于头，似觉蜿蜒多足，惊拨堕地而没。秉烛四照，瞥见其物，潜伏几下，蠢蠢然。急呼家人持钳夹住，视形如蝶，翅翼生毛，毛色杂花，投诸火，唧唧如鼠声。六兄有妹，时又病剧，越日令政逝。有邻温来慰，顺至伊妹房中问疾，归家脱衣，陡见一虫缀其裾，媪亦如法炼毙。伊妹殂后，患遂绝。

曩见方理丰翁宅中，始而妻死于是，继而媳死于是，后弟媳又死于是，一岁之中，同病而死者三人。次春皆续弦，未几长子死焉。翁娶继室，质伟体坚。自以为无患，不数月而病矣。其前妻之女，年已及笄，侍继母汤药，忽见病人鼻内，有物蠕蠕而出，心异之。其物飞扑女面，倏不见，继室殂。女疾作，未百日亦殒，一岁之中又同病而死者三人。传尸之祸，可胜言哉！又许玉生翁有女四人。先是二、三两女俱患此证，相继而夭。居无何，四女又病。予谓之曰："此证有虫传染，三传乃灵，符药莫制，宜设法以杜后患。"翁因将长女远送戚家，病女移于后院，家人日服獭肝。女殁患幸泯。但三病临危，俱未睹有虫出，或能变化，而人莫之见欤？

愚按：传尸，乃虚劳中另自一种，虚劳无虫，传尸有虫，虚劳不传染，传尸传染。但此病与虚劳形状仿佛，卒难识认。而治之之法，诸说不同，务将证治辨明，则临病庶有主持，亦医家之不可不讲也。请先以证言之。稽求古训，如苏游之说，《道藏》之言，不为不详。然后人谓其类于不经，流于妄诞，似难取信。夫传尸之异在于虫，但其虫须候人之疾笃而后见，不比别病之虫，可先从吐从便而见也。紫庭方用乳香熏病人手背，有毛出者为传尸，法虽未试，然恐不验。又烧安息香烟，令病人吸之，嗽不止者为传尸，不嗽者非也，此说亦不足凭。凡虚劳多嗽，嗽最畏烟，断无吸之不嗽之理。惟喻氏谓狐惑声哑嗄，劳瘵亦声哑嗄。是则声哑者，气管为虫所蚀明矣，斯言可为此证之验。愚于此更有一得焉。如一家之中，先有患虚劳而殁，未几又一人所患证同，不问前病之见虫有无，后病之声哑与否，即可断为传尸。盖寻常虚劳，不传染也。至于治法，《肘后》有獭肝散，治冷劳鬼疰，一门相染。《青囊》有取虫用啄木鸟法。喻氏又谓虚劳热久，蒸其所瘀之血，化而为虫，遂成传尸瘵证，獭肝散非不可以杀虫，而未可以行血去瘀。仲景所制大黄䗪虫丸，及授陈大夫之百劳丸，驱旧生新，诚有一无二之圣法。愚考二方，《金匮》原文，只言治五劳七伤，内有干血，并未云治传尸。喻氏从《金匮》叙虚劳于血痹之下悟入，以为血痹则瘀，瘀则生虫，非具过人之识，不能若是。然则

䗪虫丸、百劳丸，可涤虫之原；獭肝散、青囊药，可除虫之害。证有辨之之法，虫有治之之方。传尸之候，或有可生。然须及早图之，若待其势已成，噬脐何及！（程文囿《杏轩医案·医案续录》）

贡。积年痰嗽，脉细形衰，动则疝气偏坠，病因肝肾久损，客冬心事操劳，身动即喘，痰嗽益剧，肉消骨立，是五液悉化为痰，偏卧不舒，是阴阳亦乖于用，所谓因虚致病，积损成痨候也。右脉沉数无力，左脉浮数无根，良由下元真气失纳，以致下引上急，吸入颇促而为短气，若不纳使归源，将下元根蒂都浮，喘嗽何由镇静？况症本肾虚水泛为痰，必非理嗽涤饮可效。奈何胆星、竹黄、芥子、芩、柏等无理乱投，不知顾忌。昨议服摄固之品，痰气较平，而脉象未改，是损极难复，维系不固，有暴脱之忧。

今酌定晨服都气丸加参、术、远志、故纸，晚服肾气汤去萸、泻、丹皮、桂、附，加茯神、五味、杞子、沙苑子、莲子、枣仁。冀其气平而痰嗽自定。（清·林珮琴《类证治裁·卷之二》）

寒热不已，形体尫羸，疰劳之象。

银柴胡、北沙参、黑山栀、丹皮、胡黄连、细生地、生甘草、地骨皮、鳖血青蒿、川贝母。

二诊：银柴胡、大生地、鲜霍斛、生鳖甲、胡黄连、大麦冬、黑山栀、炒丹皮、生洋参、川贝母、女贞子、地骨皮。

三诊：照前方去胡黄连、大生地，加熟地、白芍。

四诊：疰疥已著，寒热不休，治之非易。

大熟地、大麦冬、山药、鳖甲、生洋参、鲜霍斛、白芍、丹皮、银柴胡、制首乌。

五诊：熟地、麦冬、归身、鳖甲、党参、首乌、白芍、丹皮、青蒿、山药。

六诊：寒热不休，形瘦骨立。脉形细数，舌红无苔。疰痨已形也。

大熟地、青蒿子、归身、鳖甲、西党参、大麦冬、白芍、红枣、制冬术、制首乌、山药。

七诊：照前方去青蒿子，加左牡蛎、半贝丸。

八诊：寒热往来，形肉消瘦。舌红无苔，脉来细数。少腹结块，攻触作痛。此疰痨已成，正在土旺，治非易事。

二地、首乌、橘白、鳖甲、二冬、归身、黑山栀、红枣、党参、白芍、左牡蛎、茯苓。

另加半贝丸三钱，用药送下。（清·徐召南《蓬莱轩医案·虚劳》）

漕宪门政周左。恙由思虑过甚，木旺克土，食少事烦，更衣溏泄，午后恶寒，夜则发烧。此真阴不足，命门真阳失守，诊脉左关弦数，右关濡弱，今已二月矣。势属痨损，非小恙也。总宜大补元煎，可服三四帖，应手为要。

九制首乌、朱染麦冬、紫河车、怀山药、白茯苓、炒香白扁豆、青蒿梗、生龟甲心、地骨露、活剥鳖肉煎汤代水。（清·刘金方《临症经应录·真阴不足》）

阴虚生内热，阳虚汗自出。舌有红槽，痰嗽夜甚，健忘眩晕，怔忡惊悸，嘈杂，俱是阴阳两损，有火有痰。肝郁则胁痛，肺热则气促。经来色淡，带下频仍，奇经八脉亦损。脉来弦细少神，服药数年寡效。药难道地，病势良深，勉拟从阴引阳，从阳引阴，观其进退。

大熟地、人参、当归身、冬白术、女贞子、旱莲草、玄武板、鹿角胶。

四进阴阳相引之剂，未见退机，然虚能受补，自有愈期。无阳则阴无以生，无阴则阳无以化，照原方加白茯苓，再服八剂。

原方加味又服八剂，诸恙虽然未减，饮食颇觉加增，但得药病相投，便宜长驱大进，未可朝更夕改。照方加益母草，服一百剂再议。

舌赤无苔，阴亏已极。水不涵木，风动虫生。前哲以坤道自心传肺，肺传肝，肝传脾，脾传肾，五脏传遍，复传六腑而终。女子以肝为主，当以肝传脾为是。心虚汗泄；肺损为咳；肝燥善怒；脾伤食减；肾亏蒸热。䐃肉全消，血枯经闭，脉来七至而空，传疰危疴已著。勉拟十药神书法，冀其万一。

大生地、紫菀茸、五味子、川贝母、白知母、款冬花、马兜铃、百部、虎头骨、獭肝。

流传瘵疰，本是危疴。木击金鸣，痰嗽声哑，阴虚内热，气馁虫生，金伤成痿。肾虚盗气于金，精损移枯肺。下损于上，乾道自肾传心，脉见双弦。殊难奏效，勉似一方，以副远来就诊之意。

大熟地、怀山药、山萸肉、东洋参、大麦冬、五味子、川百合、百部。（清·蒋宝素《问斋医案·卷第四》）

述治陈鸿儒内伤痨症

陈鸿儒，年二十，时值春月，满面青白，步履不前，咳嗽多痰，声短语促，知其内伤甚重。余念世谊，谓乃尊曰：郎君青年，当此春生，反见尪羸之象，大有可虑。乃尊唯唯。匝月，其病益剧，不能出户，始邀余治。诊得脉来弦数，时忽一止。自云：别无所苦，只是少腹之气不上则已，上则心中战栗，周身寒冷，片刻内外皆热，冲至咽喉，必咳嗽不安。数月以来，请医专治，服疏表药则汗多热重，服补脾药则胸紧咳促，服滋阳药则食少多痰，服降气药则气愈升逼。余知其误，恐鄙见难以取信，因索纸书云：谨按脉来弦数停止，诀称乍疏乍数，三五不调，谓之死脉，但数而不急，此处尚可转旋。据云气上寒热咳嗽等证，乃厥阴伤寒病也。缘阴精素弱，肾气衰微，不能领邪外达，仅依脏气推迁。《灵枢》云：厥阴之脉，自少腹上贯膈、循喉咙，病则气上冲心。惟其冲触不已，故心主不安其位，见为悸动。夫心主血脉，因营卫不调，遂悖乱失常，寒热顿起，且脉来结代矣。若逆冲咽喉，乃肺肾脉络之所，肝气乘水侮金，故为咳嗽多痰，实肝威猖獗，心主失权之象也。《内经》又谓：主明则下安，主不明则十二官危，可不畏哉。今欲治此，必滋肾之阴以补金，益心之阳以复脉，非刚不足以去暴，非柔何以制刚，能识此意，方可言治。拟以炙甘草汤滋阴和阳，养肝益心，庶肝火息而不升，则心主安而血脉复其常矣，其寒热咳嗽，不治而治也。方中地黄、阿胶、麦冬、麻仁，一派柔药，济肝之刚，乃乙癸同乡，热之犹可之义也。人参、桂枝、生姜、清酒，一派刚药，去肝之暴，乃木火相生，寒亦通行之义也。谨将病机传变，并用药大旨，一一陈之，愿高明垂鉴焉。

乃尊世全，见余议论精详，亟将药进。甫投三剂，诸苦减半，寒热悉瘳，药已显有明效矣。

讵知前医适至，大訾其药，阅余案，反议迂儒之言何足为信，又议痨症尚不能识，岂有厥阴伤寒之书，且议桂枝、姜、枣之药，大非痨症所宜。于是停药数日，寒热复起，诸苦复增。值余归里，复延他医，俱议桂枝、姜、酒，痨症最忌，每日令服人乳数瓯。其家戚友，咸称稳当，按日不辍。岂知人乳滑肠腻膈，卒至食少便溏，尚不知悟，犹以养阴清肺之药，卧床滑泄，竟致不起。

磋磋！投珠按剑，诧为不祥，道穷于遇，可慨也已。（清·谢星焕《谢映庐医案·内伤门》）

大凡损症，惟肺最易者，何也？盖肺病必咳，咳则气易泄，火易动。气泄则不固，火动则阴伤，然后高源渐竭，龙相均炽，水火日偏，阴阳失济。所以古人有损则不复，谓之痨症。必上为痰红，下为走泄，咳嗽不已，食减肌灼，传至便泄而后已。即越人所谓：上下交损，中土已败也。客秋诸象俱见，后又值经营烦冗，天地之阳未复，人身之阳多动，皮毛开张，风邪侵隙，先觉头胀咳嗽，继则吐红梦遗。两进参苏饮，外邪已尽，今拟膏方，并补三阴，俾得太阴有相生之权，少阴无触阴之弊，则土能生金，水能涵木，厥阴一经亦得平补矣。

大生熟地各一两，西归头二两，奎杞二两，西洋参二两，党参三两，肥知母二两，茯苓神各三两，天麦冬、连须二两，女贞子二两，制香附、粉丹皮二两，黑豆衣三两，白芍三两，炙紫菀一两五钱，蛤黛散三两，川百合二两，阿胶二两，煅龙骨、牡蛎各三两，雪梨膏二两，川斛二两，白蒺藜三两，桑叶二两，龟胶二两。（清·汪培荪《汪艺香先生医案》）

有年宿嗽，频频举发。刻经一月，痰出遂多。精神衰惫，寐则语言无绪。舌根苔白，厚罩微灰。脉左滑，右寸关软弱无力。谷纳困顿。此乃肺肾两亏，痰饮上泛。恐其上下枢纽不交，致有汗脱之险。扶土生金法，参入化痰之品，应手是幸。

桑皮、参须、紫菀、款冬、海石、蛤壳、橘红、杏仁、苏子、赤芍、干霍斛、银杏肉。

二诊：痰饮一症，仲景有要言不繁曰：当以温药和之。此温和阳气，使胃强脾健。不致水谷之湿，皆化为痰，即治饮不治痰之义也。进扶土生金法，胃纳稍旺，咳呛稍利。舌白化薄，脉亦耐按。与病机似合，仍当宗之，参入咸降之品。

上方去桑、蛤、苏、银，加雪羹代水、远志、宋半夏、粉黛散。

三诊：每当寅卯之交，必咳呛痰黏，神情因之委顿。刻诊：左脉弦滑，右寸关软弱。面色㿠白不华，肌肉瘦削。寐则惊惕自语，则精与神皆夺矣。老年久病，何恃不恐。况当伏金司令，且土王用事在迩乎！拟扶正化痰，金水并治之法。

参须、麦冬、款冬、霍斛、紫菀、川贝、白芍、浮石、白英、茯神、竺黄、粉黛散、谷芽。

四诊：昨晚寒战发热，得汗而解。黎明之咳呛稍平，而痰觉气秽。右脉细数，左部弦滑，舌苔渐化。肺肾两亏之体，所伏温邪，久郁熏蒸，肺阴大伤也。经云：虚而不复谓之损，损而不复谓之痨。痨症最重脾胃，倘脾胃一惫，则冰消瓦解矣。今幸大便久已未解，食物尚能知味耳。再拟扶正和邪，润肺化痰法。

参须、鳖蒿、紫菀、桑皮、知母、川贝、橘红、茯神、竺黄、海石、淡芩、白英、谷芽。

五诊：昨进扶正和邪、润肺化痰之法，颇得安睡，咳呛亦缓。脉息左部细数而芤，右部细软。舌苔化薄，知饥思纳。伏温之邪由寒热而出，而蓄饮之邪尚留肺经。所以痰吐虽少，尚觉气秽。必得脾胃健旺，庶几所进饮食不致悉化为痰，是所冀幸者。仍守前意，毋事更张。

上方去橘、谷，加鲜沙参、慈孝竹叶。

六诊：连进扶正润肺之剂，舌苔大化，脉息濡滑，痰吐亦少。无如天气酷暑，虚弱之体不耐熏蒸，似觉懒倦气怯。咳呛忽盛忽衰，饮食时增时减。在病情则为退舍，在体质则更怯弱矣。仍守前意，观其动静也。

前方去蒿、芩，加蛤壳、百合、白荷花露。

七诊：今午大便颇畅，神气似觉馁怯，黎明之呛作而较缓。无如浮游之火上炎，上腭舌底起点白糜。虽不致有妨饮食，而正阴愈亏则虚阳愈亢，总非佳兆也。勉拟益阴和阳，聊尽微忱耳。

洋参、阿胶、黄芪、川贝、天冬、元参、蛤壳、款冬、白芍、白石英、玉蝴蝶、冬虫夏草、朱神、山药。

八诊：两脉濡软少神，舌苔化而津液尚润。两腮白点依然，神情倦怠，胃纳呆钝，呛痰亦少。金水两亏，中土有告惫之象。深恐大便再行，则中无砥柱矣。奈何奈何！即勉拟扶理脾胃，壮水制火。

上方去胶、天、蛤、款、白石、朱神，加金斛、于术、苁蓉、山萸、茯苓、枣仁。（清·王霖《吴医汇案·内科门》）

胜小姐。

时珍曰：月事不来者，胞络闭也。胞络者，胞于络中也。心气不能下通血海，上逼于肺。《内经》曰：人禀二气以生者，有清有浊。阳之清者为元气，阳之浊者为火气。阴之清者为精液，阴之浊者为痰涎。经居三月，咳呛半载余，肺痿将成，痰随气升降，津液化痰涎，呕恶白沫，口燥唇干，木火刑金，脘痞拒按作痛，嗳气不舒，大便时溏时坚，神疲肉削，乍寒乍热，自汗甚多，气机失调，脉左关弦促，右部细数，尺按无神，舌薄根花。此系痨瘵重症，然子月一阳初动，阴分愈衰，况颊赤指枯，金不伐木，木乘土亏，势防交节增剧之变幻。鄙意先调气生金，佐以助胃润燥，未知然否，即候高裁政用。

全福花二钱，炒黄川贝二钱，金石斛三钱，炒扁豆二钱，海浮石二钱，蜜炙苏子三钱，福橘络二钱，淮小麦二钱，炙沙参二钱，蜜炙紫菀一钱五分，朱茯苓三钱，川郁金一钱，加鳖血炒银柴胡五分，蜜炙陈蒿子一钱五分。

前投调气生金之品，服后气急稍平，呕吐渐止，自汗略减，唯咳呛仍然，痰沫甚多，左脉仍弦，促势较优，右滑不利而虚数，两尺细软无神，舌薄根底花剥。此久咳肺痿将成，肝木强横侮及脾土，症非浅视，防其血溢失音之变，再守前法，仍候采择。

南沙参三钱，鸭血拌炒紫丹参二钱，金石斛三钱，鳖血炒银柴胡五分，稻根须四钱，全福花二钱，盐水炒橘红络各一钱，海浮石三钱，淮小麦二钱，云茯苓神各三钱，白石英三钱，炒黄川贝二钱，蜜炙杜苏子三钱，生香附童便制三钱。

咳呛自汗均减，金不伐木，木动胃逆，呕吐痰沫，气机失调，神枯形削，脘痞，手按隐痛，脉左手滑涩，尺细，舌薄。此系内郁不化，肝木强盛所致，恙延半载有余，元气大亏，虚不受补，时届深冬，肝失涵养，症属非轻，防其复感交节之增变，仍拟前法，兼以散痞理中和胃，以候裁政。

南沙参三钱，九孔子四个，川郁金一钱炒，陈皮一钱五分，全福花二钱，金石斛三钱，海浮石三钱，仙半夏一钱五分，炒黄川贝二钱，朱茯神四钱，光杏仁三钱，紫丹参二钱，加鲜枇杷叶刷毛姜炙二钱，盐水炒乌药一钱。

左脉较平，右寸滑细，两尺濡涩，舌腻淡红根花，病起半载，木火克金，久咳伤阴，肺痿内损，肝气结紧，势恐增变。拟清金伐木，以候高才政用。

南沙参三钱，扁豆衣盐水炒二钱，元参青黛二分拌二钱，淡秋石炒生地四钱，茺蔚子盐水炒三钱，陈蒿子蜜炙一钱五分，川贝母去心炒黄二钱，童便制香附一钱五分，金石斛三钱，全福花绢包二钱，苏子蜜炙三钱，蜜炙紫菀茸一钱五分。

肝气扰及中宫，清不升，浊不降，脘痞渐化，气不宣运，多嗳而咳呛，痰沫仍然不止，寤寐虽安，喉痒，脉滑细涩，舌薄根毛。木旺土虚，金受火克，势属劳胜，诸疑渐平，慎防反复，姑宜清金培土滋水，以候明哲政用。

淡秋石炒生地四钱，南沙参三钱，全福花绢包二钱，炒扁衣三钱，童便制香附二钱，淡鳖甲四钱，川郁金一钱，金石斛三钱蜜炙陈蒿子一钱五分，光杏仁开三钱，款冬花蜜炙二钱，川贝母去心炒黄二钱，盐水炒知母蜜炙橘红拌二钱。

按：经旨云，久咳不已则三焦受之。又曰，五脏六腑皆令人咳，是咳不专即肺以治之可知矣。然六淫外感必先犯肺。夫手太阴位居最高，为上焦华盖，致病积虚之体，腠理疏豁，肺卫不固，客感易乘，表里皆郁，金郁则失清肃之令，木郁失疏泄之常，土郁失升降之职，是以不咳则已，咳则连声，甚则欲呕，嗳气频仍，大腑反溏，胃钝妨纳，此肺咳而兼胃咳也，咳痰有沫，甚则有汗，此饮咳而兼汗咳也，论治法宗东垣治咳例，而用仲景法。脉得左关弦数不和，右细濡涩，即《脉经》所云，饮邪脉弦，肝脉亦弦。细濡为脾虚湿胜，湿为气郁不达，舌色薄糙，根瘰，合脉审症，非徒治咳能取效，苟付方以备主采。

旋覆花二钱，青盐半夏一钱五分，淡芩一钱五分，苏子开一钱五分，新绛屑一钱五分，蜜炙川朴七分，橘络一钱五分，茯苓四钱，当归须一钱五分，酒炒白芍桂木二分同拌一钱五分，冬瓜子三钱，芦根去节尺许，丝瓜络一钱五分，盐水炒前胡一钱五分，九孔石决明盐水炒一两。

肝行疏泄之令，肺主清肃之权，血不养肝，木火疏泄太过，上克肺金，金受火刑，清肃之令不行，咳呛气急，发热吐涎，入夜尤甚，肺阴已伤，肝火上升无制，销烁营阴，冲任失司，居经不行，脉来两尺沉细，左关弦数，右寸弦大而滑。损症已成，姑宜培土生金以制肝阳。

南沙参四钱，赤茯苓二钱，牡丹皮二钱，石决明生打四钱，女贞子二钱，全当归二钱，象贝母三钱，瓜蒌仁二钱，川石斛三钱，甜杏仁去皮尖打三钱，生谷芽三钱，怀山药三钱。

咳久腠理不固，肺气疏豁，元府洞开，冬令收藏而反开泄，风温时感最易侵袭，肺失降肃，咳呛声重，痰唾稠白如饮，早暮为剧，是饮咳也。饮邪必挟肝邪，动辄眩晕，嗳气频仍，胃钝妨食，形寒身热，犹如虐状，间日一作，漐漐有汗，热势渐衰，骨背曾发风痱，及肺胃居部，肺胃风热，颇有出路。但肺为娇脏，益理益虚，积虚久必成损，积损久必成痞，虚症感邪，调治非易。抱得左脉弦数而浮，右细濡软数，弦为肝邪饮，浮为风热，细为正虚，苔色薄腻，根瘰有剥象。论症情，当用清宣泄肝兼和营卫，古人治病先宜治新，应宗此旨立法。

鲜金钗石解三钱，经霜桑叶二钱，纯钩钩后下三钱，蜜水炙小朴八分，炙桑白皮三钱，湖丹皮二钱，九空石决明盐水煅八分，广郁金片一钱五分，南沙参一钱五分，盐水炒前胡一钱五分，姜炒竹茹天罗布七寸包，杜橘络二钱，加光杏仁开三钱，归须一钱五分。

阅所示病状，得悉营卫已和，饮食递增，胃元渐复，第咳嗽虽轻，而根株未拔，良以风温余邪未能清澈，肺不行降肃之令，延久必病及三焦，冬令封蛰，天癸潜通，希冀水升火降。至于病后调理，尤宜加意，慎风寒，节饮食，戒劳怒，治病养病，同此一理。此方服得对可服十剂。

南沙参川郁金八分拌一钱五分，钗斛三钱，冬瓜子四钱，瓜蒌皮三钱北沙参漂海浮石粉二分拌三钱，茯苓人乳拌三钱，生苡仁四钱，白归身蛤粉炒三钱，制半夏竹沥姜汁拌炙二钱，丹皮酒炒一钱五分，真川贝碎红花八分拌捣三钱，金沸草绢包一钱五分，大麦冬淡秋石八分拌一钱五分，广白盐水炒一钱五分，元参心一钱五分，葱白丸临卧淡盐汤另送二钱。

膏滋方。

大生地六两，冬青子三两，怀山药五两，大白芍二两，牡丹皮三两，赤茯苓三两，左牡蛎六两，陈皮白一两，生龟板六两，小胡麻三两，南沙参六两，甜杏仁去皮尖，研五两，金石斛五两，白归身三两，象贝母三两。

煎三次取汁，白冰糖一斤，收膏，每用一大匙，约八钱许，开水化服。（民国·张骧孙《临诊医案》）

邻村张氏妇，年过四旬，素息肺劳喘嗽，夜不安枕者已数年矣。无论服何药皆无效验。一晚偶食酸石榴，觉夜间喘嗽稍轻，从此每晚服之，其喘嗽日轻，一连服过三月，竟脱然无累矣。（民国·张锡纯《医学衷中参西录·石榴解》）

同庄张岛仙先生，邑之名孝廉也。其任东安教谕时，有门生患肺劳，先生教以念呵、呼、呬、嘘、吹、嘻，每字六遍，日两次，两月而肺劳愈。愚由此知此法可贵。养生家谓此六字可分主脏腑之病，愚则谓不必如此分析，总之不外呼气为补之理。因人念此六字皆徐徐呼气外出，其心肾可交也，心肾交久则元气壮旺，自能斡旋肺中气化，而肺痨可除矣。欲肺痨速愈者，正宜兼用此法。（民国·张锡纯《医学衷中参西录·论肺劳喘嗽治法》）

叶先生。咳嗽潮热，时轻时剧，腹痛隐隐，脉弦小而数。脾肾两亏，木火犯肺，损症根萌。仍宜培土生金，养肺化痰。

炒北沙参三钱，茯神三钱，淮山药三钱，煅牡蛎三钱，蛤粉炒阿胶一钱五分，川象贝各二钱，水炙桑叶一钱五分，嫩白薇一钱五分，橘络一钱，生苡仁三钱，冬瓜子三钱，北秫米包三钱，肥玉竹三钱。（民国·丁泽周《丁甘仁晚年出诊医案·肺痨》）

赵先生，十月九日。

寒热如疟久不愈，前曾吐血，现在仍形寒发热，五月起直至于今亦仍见咳，喉音哑，不能饮食。此非疟，乃肺痨也。现在病势已臻峰极，法在不救，勉强维持正气，一面以丸药治之，聊尽人事。

归身三钱，麦冬三钱，杏仁三钱，川贝三钱，白芍一钱五分，炙草六分，橘络一钱五分，知母一钱，炙僵蚕一钱。

丸药方：

獭肝一个研炙，杏仁五钱，炒怀药三钱，蒺藜三钱，虎骨五钱劈去髓，天、麦冬各三钱。

上药烘干研末，加新鲜猪脊髓一条，同捣数百杵，酌加炼蜜，丸如绿豆大。每日中、晚、夜半各服十丸，开水下。丸装绢袋内，一佩，一挂房门口，先服佩身者，后服门上者。（民国·恽树珏《药盦医案全集·卷五》）

邑人余廷贞之妻，因患肺病，体弱感寒。初得寒热往来，饮食减少，后加咳嗽短气，四肢无力，即往西医院调治。据西医云：此证乃是肺结核，业已到第二期，已成为险证。非注射药水数十针不可。徐君愿治，共射二三十针，病仍如故。又请余治，诊肺胃二部脉，弦紧沉细，微带滑象。经云："形寒饮冷则伤肺。"滑主有痰，非大补脾土以生肺金、兼固命门之火不可，能使金土有源，方可渐愈。用桂附八味汤加减，服二十余帖，始获痊愈。

桂附八味汤加减：熟地五钱、山药三钱、丹皮二钱、茯苓三钱、山萸肉二钱、紫油桂三钱、制附子二钱、羌活二钱、百合四钱、炙冬花三钱、薏苡仁四钱、白术三钱、巴戟肉三钱、广陈皮三钱、炙甘草二钱，水煎服。

友人朱金襄者，年三十余，患肺痨证。干嗽无痰，屡愈屡发，渐至面黄肌瘦，少气无力，后又胸膈肺部时疼。余忽忆有虫劳之说，或是此症，亦未可知。遂用健脾杀虫之药，暂且试之。早晨服一帖，至戌时又服二煎。天未晓，来告余曰："所下之虫，宽如韭叶，长者六七寸，短者寸余，共七十余条，色皆灰白。"由是咳嗽渐减，饮食能进，又改用补脾胃之药，以善其后，十余帖诸症全廖。

荡虫汤　榧子三钱、雷丸三钱、芜荑三钱、使君子四钱、槟榔三钱、苦楝根二钱、黄柏二钱、川椒二钱、白薇三钱、鹤虱三钱、白术四钱、党参三钱、炙甘草二钱。水煎服。

郭外边继勋，初感寒甚重，未曾服药。月余后，咳嗽发喘短气，饮食减少。迎余诊治，肺脉沉迟，脾胃脉细弱，此因禀赋不足，中气不能送出寒邪，寒邪仍在肺经，久则变成肺劳，实难治疗。今虽不能速愈，倘肯服药，或可望好。治宜十全大补汤加减，服十帖痊愈。

加减十全大补：熟地五钱、当归三钱、川芎三钱、黄芪三钱、白芍三钱、党参三钱、白术三钱、茯苓三钱、炮姜二钱、川羌活二钱、防风三钱、附子二钱、肉桂二钱、荆芥二钱、白芷三钱、炙麻黄一钱、炙甘草二钱。水煎服。

赵瑞亭，年十八岁，从余学医。家贫甚，终日苦读，余戒之不听，三年即能应世。又二年，在邢口村行医，患咳嗽，吐痰，短气，饮食日减。就诊于余，心脉微散，脾脉虚弱，少神。余谓少年见此脉，决非佳兆。此为习医、行医操劳过度，致伤心血。心火虚则不能生脾土，脾土虚则不能生肺金。三经俱虚，则心火上炎，肺金最怕火灼，是以咳嗽成焉。治宜子母俱补，使肺金有源，肾子不盗母资，有不愈者乎？方用子母两济汤，服十帖，略有转机。奈彼性急，欲求速效，又投别医，指为心火，用黄连泻心汤，遂渐加重，形体日削，精神日减，危困于床，不久告绝。

子母两济汤：白术五钱、薏苡仁四钱、山药五钱、扁豆三钱、莲子三钱、炒枣仁三钱、茯苓三钱、菖蒲二钱、天竺黄五钱、麦冬三钱、柏子仁三钱、远志二钱、辰砂八分、炙甘草三钱。（民国·翟青云《湖岳村叟医案·虚证门》）

任君。

初诊：咳嗽稠痰盈碗，夜睡盗汗淋漓，日晡潮热蒸灼，颧红皮皖，形体瘦削，精神萎顿，脉象细数，胃纳尚可，大便不溏。以育阴潜阳法治之。

大生地六钱、川贝二钱、生牡蛎四钱、地骨皮三钱、穞豆衣三钱、冬虫夏草二钱、甜杏仁三钱、百合三钱、炙鳖甲四钱、炙龟板四钱、钗石斛三钱、玄参三钱、破麦冬三钱、煅磁石四钱。二剂。

二诊：盗汗稍减，咳痰仍多，继以育阴潜阳佐化痰止咳。

大生地六钱、川贝二钱、生牡蛎四钱、穞豆衣三钱、冬虫夏草二钱、甜杏仁三钱、黛蛤散四钱包、百合三钱、炙鳖甲四钱、炙龟板四钱、玄参三钱、破麦冬三钱、新会白八分。三剂。

三诊：迭进甘寒滋养，肺病诸症见瘥，再当守前法柔道以冀克全。

大生地四钱、川贝二钱、冬虫夏草一钱半、生牡蛎四钱、甜杏仁三钱、黛蛤散四钱包、百合三钱、炙鳖甲四钱、破天冬三钱、玄参花钱、蛤干四钱、新会白八分。四剂。（民国·裘庆元《裘吉生临证医案·第二编》）

孟君，初诊，五月廿四日。

第一方，据函（此系遥从同学陈渭滨函请拟方者。陈之原函已弃去，故患者年龄、职业诸项俱已忘却，此方乃渭滨函请方时抄存也。编者注）肺结核第二期，项间亦有淋巴腺肿。夜有微热，咳唾黄绿痰，时夹血。饮食少味，时腹遗泄，脉两手细数。舌色绛。宜葛可久法，一面颐养性情，善食将息。

银柴胡二钱，炙鳖甲三钱，青蒿一钱半后下，生熟地各四钱，天麦冬各三钱去心，川贝母三钱打，去心，叭杏仁三钱去皮尖打，炙紫菀三钱、款冬花二钱炙，肥知母二钱，地骨皮二钱，莲须二钱，生龙骨四钱先煎，煅牡蛎八钱先煎，五味子一钱，桔梗一钱半，真阿胶三钱去滓后入烊，炙草一钱。

孟君服前方病减。陈君复来函求方。渊雷夫子详答如下：孟君病潮热退，口味佳，是极好现象。其咳嗽诸症，本非短期间可取效。另附第二方，服至全无潮热再换。

二诊：六月十二日拟，据函，服药五剂，口味已转，食思如平时，潮热亦大减，但未尽。咳痰，淋巴腺肿，胸中隐隐痛，遗泄，俱依然。此固非仓猝可愈者。脉细数有力。每分钟八十九至。舌绛，中心微黄，脚弱腰酸。

天麦冬各四钱去心，大生地六钱，地骨皮三钱，青蒿二钱后下，炙鳖甲三钱，银柴胡二钱，川象贝各三钱，桑白皮三钱，绵仲四钱，怀膝四钱，生龙骨五钱先煎，炙草一钱，煅牡蛎一两先煎，炙百部二钱，五味子一钱，真阿胶三钱去渣后下，茜草根炭二钱。

杨先生，初诊。

年已五十一，而肺结核第三期证候极明确，咳痰带血，晡时发热，手指鼓槌形。左肺尖浊音、鼓音皆见。大便难，脉弦数，舌胖白。

银柴胡二钱、炙紫菀三钱、云苓四钱、知母二钱、炙鳖甲三钱、炙款冬二钱、茜根炭二钱、炙草一钱、青蒿一钱半后下、川贝母三钱、煅牡蛎八钱碎、石钟乳三钱、杏仁三钱、炮姜炭半钱。

二诊：三期肺结核服药两剂，潮热与血俱愈，不可谓意外之效。今晨口渴，痰厚如脓。脉弦数，舌色白而质胖，当兼开胃，胃纳好，便延年。

银柴胡三钱、白蔻仁一钱后下、紫菀三钱炙、款冬花二钱、炙鳖甲三钱、太子参二钱、桔梗一钱半、炒白及一钱半研末吞、青蒿一钱后下、陈皮二钱、赤白芍各一钱半、炙草一钱、川连半钱、川贝三钱、石钟乳四钱、云苓四钱。（民国·陆彭年《陆渊雷医案·内科杂病》）

王女，初诊。

肺结核左肺有小点，咳甚吐血，头昏，心慌，善怒，消瘦，脉稍数，食思稍损，白沃（指白带，编者注）多。

柴胡四钱、花蕊石五钱、陈棕炭三钱、炮姜八分、当归三钱、川芎一钱半、炙紫菀三钱、炙款冬三钱、炙远志二钱、枣仁四钱、苡仁五钱、椿根皮四钱、炙甘草一钱。

二诊:血不复吐,但咳甚,胸痛,心慌甚,脉数,此虚也。

生芪五钱、潞党参三钱、五味子一钱、当归三钱、枣仁五钱、炙远志二钱、炙兜铃三钱、麦冬四钱、白术二钱、柴胡四钱、焦枳实二钱、苡仁四钱。(民国·陆彭年《陆渊雷医话医案选·医案选》)

陈幼廷,德县东关太平街洪昌号经理,年二十余岁。于民国二十六年,送京就诊,所现症为虚热,咳嗽,吐稀痰极多,两颊发赤,咯血特甚,虚汗,脉虚数已极,衰弱太甚病已经年;经诊断后,认为第三期肺痨,给予《肺痨病自疗法》一册,嘱其严格照办,一面与以此症以白芍为主,茯苓次之,馀药即本论所谈者。中药膏剂,并令服西药爱儿邦药片。约数月,已渐恢复健康,适值战事,逃难流离,不能服药者累月,然幸未发生变故,平靖后,又服药二月馀,即痊愈。乃又因妻丧,哀劳过甚,又咯血数口,急服前药,又平复矣。此症对于疗养方法,限于时势,不能完全做到,是以向愈较缓。当此症来诊时败象皆具,肺脏已有崩溃之险,法在不治。幸而药饵有灵,故在治疗期中,虽一再逢着北方之大变乱,家庭之大悲哀,颠沛流离,而又加以焦虑商业,哀愁丧葬,均犯此症之大不违,乃竟病势渐退,卒未演成大险,得以保全生命,此本案之所以可记也。

祁连城,住德县东关,患肺痨病,时年二十岁,于光绪二十五年,延余诊治。所现病状,为咳嗽,咯血特甚,日晡发热,脉细数,自汗,患病已年馀,瘦弱已极,已成第三期肺痨,除嘱其注意摄生,严格适用空气、日光滋养疗法外,参看《肺痨病自疗法》内服药一如上述。即前论治法内所采取之各药品,唯图节省文字,诸方总列于后,以免重录。调养半年已痊愈,身体强壮此人现仍健在,从未再发,肺痨病治愈后,往往因事复发。近已年逾五旬,康健犹昔。此症以熟地为主药,白芍等次之,此症年岁较远,特录之,以见中药治疗此重症,痊愈后,永未再发也。(民国·罗文杰《止园医话·卷三》)

赵昌住西四北大街一百号,二十二岁,系第七邮局信差赵君家属,于三十五年春,因患肺痨病由密云县辞职回京。此病据称已经该县县立医院王医师检察明确,认定为第三期肺痨,劝其回家静养者。病人自述伊之家族中,已有三人死于此症,病象皆同。伊现在咳嗽有空洞音,吐黄痰,亦吐白痰黏沫,胸内觉痒以前觉痛,常遗精,左胁下微痛,咯血,自汗,惟发热不自觉此类肺痨,热仅稍高也,近来失音,食欲尚佳,疲乏特甚,脉细微不甚数。此时已相当严重,经余治疗,至五月十二日,已大见效,失音已去,咳嗽已减八九,精神畅旺,面貌已见丰腴。此症即系气血两虚之肺痨,原方录下。

炙黄芪六钱、大台参四钱、炙桑皮三钱、芡实五钱、炙鳖甲三钱、炒白芍五钱、生牡蛎五钱、炒白术三钱、煅龙骨三钱、山药三钱、杏仁三钱、云苓四钱。

水煎服。此药量系以次渐加。此症大便干燥。(民国·罗止园《新伤寒证治庸言·卷四》)

赵君,年届五十。体质素弱,患肺结核后,休重大为减轻,低热不退,形削骨立,不思饮食,四肢无力。当时无抗结核特效药,经西医诊治,不见起色。后改请中医诊治,某医诊之,按脉虚细而数,舌光红无苔,颧骨高而发红,两眼目光锐利。即对赵曰:"肺虚损之,肾阴亏竭,肾为生命之源，值此春阳生长，将以何物以助其升发哉，清明一到，甚虞甚虞。”勉处一方：

南北沙参三钱，玄参三钱，太子参四钱，百部三钱，甜杏仁三钱，生地三钱，石斛三钱，阿胶三钱。紫菀三钱，枇杷叶三钱，生谷芽四钱，青蒿三钱，嫩白薇三钱，地骨皮三钱。

连服剂不见效果，驯致精神更加萎顿，纳食更少。医曰：“肺结核为顽固之疾，能平安渡过，已非易事，所虑者冬至耳。冬至一阳生，于你疾病大为不利，现勉力图维，实无把握。”赵君思生命仅有数月，悲观失望。亲友来望病，赵以实告。亲友曰，余之同事亦患肺病，经祝医生医治，可往诊之。遂前往求诊，祝师按脉问症，细为检查，对赵说，保君冬至不死，不要听信不负责的无稽之谈。相信对路药物可以起死回生。处方以大剂温补为主：

附片四钱，大熟地六钱，桂枝三钱，炒白芍四钱，当归三钱，黄芪六钱，党参六钱，炒白术四钱，仙灵脾三钱，紫河车粉一钱，炒麦芽五钱，淮山药四钱，炙紫菀三钱，炙百部三钱，光杏仁三钱。

连服6帖，精神稍振，思食。续服6帖，病情逐渐好转。

再加鹿角胶四钱，菟丝饼四钱，以巩固疗效，连续服余帖，咳少热退，体重得增，冬至到时，赵君不仅健在，而且已能做日常工作。

嗣后每年冬季服紫河车粉三两，十余年健康如常人。（民国·祝味菊《祝味菊医案经验集·医案》）

陆，善钟路，三月十三日。

弱冠肾亏，作强弗强，腰背肩胛酸胀，四肢清厥，前尝咳呛，胸膺隐痛，痰中带有血筋，少腹胀痛，便溏日有数起，形瘦，脉濡弦。肺肠并病，迁延殊弗宜。

生于术二钱，茯苓三钱，白芍炒二钱，肉果煨钱半，益智仁一钱，佩兰三钱，橘红衣一钱，红花八分，使君子肉钱半，陈六神曲炒三钱，陈大麦炒三钱，干荷叶三钱。

二诊：三月十七日。

咳呛胸膺隐痛，痰中带血筋，小腹胀痛，便溏，日有数起，腰背肩胛酸胀，四肢清厥，昨忽滑精。肺肠并病，肾臟又亏，殊防入瘵，慎旃切切。

生于术二钱，茯苓三钱，白芍炒二钱，益智仁一钱，肉果煨钱半，红花八分，扁豆衣炒二钱，陈六神曲炒三钱，续断炒二钱，橘红一钱，苏芡实三钱，十大功劳二钱，陈大麦炒三钱。

三诊：三月廿日。

少腹胀痛见瘥，大便亦调，咳呛痰中血筋已弭，胸臆亦较舒适，惟肩胛仍然作酸，肢清。再以强肾，兼用肃肺舒肠。

白蒺藜三钱，生于术二钱，橘红衣一钱，续断炒二钱，肉果煨钱半，金钗斛二钱，桑寄生三钱，苏芡实三钱，茯苓三钱，丹参二钱，十大功劳二钱。

叶，浦江，四月廿日。

咳呛失血，痰中带红，间有遗泄，腹痛，大便不调，或秘或泻，晡热，盗汗，形瘦，脉濡弦数。肾亏肺伤，肠回拘急，已成劳瘵，冲年尤属可虑，幸勿疏忽。

海蛤粉布包三钱，金钗斛二钱，香白薇炒二钱，地骨皮炒三钱，北沙参三钱，茯苓三钱，罂粟壳钱半，紫菀钱半，款冬花炙钱半，甘草八分，白扁豆炒二钱，杭白芍炒二钱。

二诊：四月廿四日。

大便较调，腹痛未已，咳呛较减，痰红未净，晡热、盗汗如昔，形瘦、神疲、力乏，脉虚弦数。肺伤肠急，已成劳瘵，冲年尤难治。

海蛤粉布包三钱，金钗斛二钱，生苡仁三钱，苏芡实三钱，茯苓三钱，白扁豆炒二钱，香白薇炒二钱，北沙参三钱，紫菀钱半，罂粟壳钱半，夜交藤四钱，淮小麦三钱。

三诊：四月廿八日。

咳呛较减，痰红已净，大便较调，腹痛未已，晡热、盗汗未戢，形瘦纳减，力乏神疲，脉濡弦稍数。肺伤肠急，已成劳瘵，前方虽尚安，仍须慎旃摄为妙。

海蛤粉布包三钱，白扁豆炒二钱，香白薇炒二钱，地骨皮炒三钱，金钗斛三钱，生苡仁四钱，淮山药三钱，杭白芍炒二钱，甘草清炙八分，茯苓三钱，夜交藤四钱，紫菀钱半，罂粟壳钱半。

沈，永安街。初诊佚。

二诊：四月廿一日。

肺为娇脏，乃心之盖，水之上源，咳呛咯血虽止，肾亏肺伤难复，力乏气急，溲数不爽，足附浮肿，夜难安寐，脉濡弦。病机尚在严重时期，幸勿疏忽。

海蛤粉包三钱，茯苓三钱，橘络八分，冬虫夏草钱半，青龙齿煅，先煎三钱，远志肉炙一钱，续断二钱，金钗斛二钱，潼沙苑三钱，罂粟壳钱半，陈赤豆三钱。

三诊：四月廿七日。

咳呛咯血既愈，肾亏肺伤迄未充复，溲数里急不爽，动仍气急，夜眠欠安，间有遗泄，少腹微胀，腿肢作酸，午夜足肿，卧起较退，脉濡弦。前方尚安，仍守原意。

海蛤粉布包二钱，远志肉炙一钱，金钗斛三钱，茯苓三钱，法半夏钱半，北秫米布包三钱，冬虫夏草钱半，益智仁一钱，苏芡实三钱，罂粟壳钱半，橘红衣一钱，陈赤豆二钱。

四诊：五月三日。

肾亏肺伤，久不肯复，咯血时发时愈，咳呛动辄气急，小溲频数，不得安眠，胸宇气闷，间有遗泄，午夜足肿，卧起较退，傍晚喉间作梗不爽，脉虚滑而弦。仍以肺肾两治，但须自烙保摄为妙。

海蛤粉布包三钱，冬虫夏草钱半，龙齿煅，先煎三钱，远志肉炙一钱，茯神三钱，金钗斛三钱，野料豆三钱，潼沙苑三钱，苏芡实三钱，金樱子二钱，罂粟壳钱半，夜交藤四钱。（民国·王金杰《王仲奇医案·痨瘵》）

宋男，二十七岁。

咳嗽已半年，音哑近四个月，经天津市立结核病院检查为浸润性肺结核。现症：咳嗽不多，音哑喉痛，食欲不振，腹痛便溏，日渐消瘦，舌苔白垢，脉象滑细。

炙白前二钱，炙紫菀二钱，半夏曲三钱，炙百部二钱，化橘红二钱，枇杷叶二钱，炒杏仁二钱，野於术二钱，土杭芍三钱，焦苡仁二钱，紫川朴二钱，云茯苓三钱，冬桑叶二钱，苦桔梗二钱生炒各半，诃子肉三钱生煨各半，粉甘草钱生炙各半，凤凰衣二钱。

二诊：服药二剂，大便好转，日只一次，食欲渐增，咳嗽甚少，喉痛减轻，音哑如旧，仍遵前法治之。

前方去桑叶，加南北沙参各二钱，炒苍术二钱。

三诊：前方服四剂，大便已正常，食欲增强，精神甚好，咳嗽不多，音哑虽未见效，但觉喉间已不发紧。

诃子肉三钱生煨各半，苦桔梗二钱生炒各半，粉甘草钱生炙各半，炙白前钱半，化橘红钱半，黛蛤散二钱、马勃钱半同布包，炙百部钱半，炒紫菀钱半，炒苍术二钱，云茯苓三钱，白杏仁二钱，炒白术二钱，紫川朴钱半，凤凰衣钱半，土杭芍三钱。

四诊：前方服四剂，现症尚余音哑未见显效外，它症均消失，拟专用诃子亮音丸治之。

诃子肉两生煨各半、苦桔梗两生炒各半、粉甘草两生炒各半、凤凰衣五钱。

共研细面，冰糖四两熬化兑入药粉做糖球，含化服之。(祝谌予《施今墨医案·内科病案》)

陈镜湖，万县人，半业医，半开药铺。有女年十七，患干血痨。经停逾年，潮热、盗汗、咳逆，不安寐，皮肉消脱，肌肤甲错，腹皮急，唇舌过赤，津少，自医无效，住医院亦无效，抬至我处。因憋不能下轿，因就轿边诊视，脉躁急不宁，虚弦虚数。予曰：脉数，身热，不寐，为痨病大忌，今三者俱全，又加肉脱皮瘪，几如风消，精华消磨殆尽，殊难着手。渠乃为敷陈古今治痨方治，略以《金匮》以虚劳与血痹合为一篇颇有深意，仲景主小建中阴阳形气俱不足者调以甘药，唐孙氏又从小建中悟出复脉汤，仲景用刚中之柔，孙氏用柔中之刚，功力悉敌。究之死血不去，好血无以营周；干血不除，新血无由灌溉。观大黄䗪虫丸，多攻破逐瘀之品，自注缓中补虚，主虚劳百不足。乃拟方：

白芍六钱，当归四钱，生地四钱，鳖甲五钱，白薇三钱，紫菀、百部各三钱，甘草一钱。

大黄䗪虫丸十粒，煎剂分二次服，丸药即用药汁二次服下。十日后复诊，咳逆略缓，潮热盗汗渐减，原方去紫菀、百部，加藏红花、琥珀末各八分，丸药米酒下。又十日复诊，腹皮急日渐宽舒，潮热盗汗止，能安寐，食思渐佳，改用复脉汤嘱守服久服。越三月，予在高笋塘闲步，在某药店门首见一女，酷似陈女，询之果然，系在渠家作客，已面有色泽，体态丰腴，不似从前尩羸。虚劳素称难治，然亦有短期治愈者。(冉敬典《冉氏医话医案·干血痨》)

第九章 肺　　风

第一节 病　　名

以秋庚辛中于邪者为肺风。(《素问·风论》)

秋庚辛金,西方凉风,伤之者为肺风,入肩背肺俞中。(南北朝·陈延之《小品方·卷第一》)

岐伯曰:肺风之状,多汗,恶风,色皏然白,时咳短气,昼日则瘥,暮则甚,诊在眉上,其色白。皏字,普边切,白貌也。仲景云:肺中风者,口燥而喘,身晕而重,冒而肿账。(明·楼英《医学纲目·卷之十》)

肺风,皮燥开折,血出大痛,乃肺热生风也。(明·吴尚默《丹溪手镜·卷之中》)

色皏然白,时咳短气,多汗恶风者,肺风也。面白,咳逆唾脓血,上气奄然而极者,肺风发也。(清·汪宏《望诊遵经·望诊上》)

第二节 病因病机

是以肝盛则目赤,心热则口干,肾虚则耳聋,肺风则鼻塞,脾病则唇焦。(南北朝·佚名《张仲景五脏论》)

岐伯曰:肺风之状,多汗恶风,色皏然白,时咳短气,昼日则差,暮则甚,诊在眉上,其色白。凡内多风气,则热有余,热则腠理开,故多汗也。风薄于内,故恶风焉。皏,谓薄白色也。肺色白,在变动为咳,主藏气,风内迫之,故色皏然白,时咳短气也。昼则阳气在表,故瘥。暮则阳气入里,风内应之,故甚也。眉上,谓两眉间之上,阙庭之部,所以外司肺候,故诊在焉。(唐·王冰《重广补注黄帝内经素问·风论篇第四十二》)

夫肺中风者,由腠理开疏,气血虚弱,风邪所侵,攻于脏腑也。肺主气,气为卫,卫为阳,阳气行于表,荣华于皮肤。若卫气虚少,风邪相搏,则胸满短气,冒闷汗出虚。及颤掉,语声则寒,身体沉重,四肢痿弱。其脉浮数者,是肺中风之候也。(宋·刘元宾《通真子补注王叔和脉诀·卷之五》)

岐伯曰:以秋庚辛中于邪者,为肺风。由腠理开疏,正气虚怯,风邪所侵,攻于腑脏也。肺主气,气为卫,卫为阳,阳气行于表,循于皮肤,若卫气虚少,风邪相搏,则胸满短气,谓金木相制,肝肺相克,冒闷汗出,嘘吸颤掉,语声嘶塞,身体沉重,四肢痿弱,其脉浮弦者,是肺脏中风也。(明·董宿《奇效良方·卷之一》)

岐伯曰:肺风之状,多汗恶风,色然白,时咳短气,昼日则差,暮则甚,诊在眉上,其色白。

【续】凡内多风气则热有余,热则腠理开,故多汗也,风薄于内故恶风焉。薄白色也。肺色白,在变动为咳,主藏气;风内迫之;故色然白;时咳短气也。昼则阳气在表故差,暮则阳气

入里，风内应之故甚。眉上谓两眉间之上，阙庭之部外，司肺候，故诊在焉。（明·汪机《读素问钞·卷上之四》）

肺脏之脉所主、肺化金，主气，为尚书，为妻，为外祖，属脏于太阴经。其腑大肠手阳明经，应于鼻，朝于少商穴，为井，在神为白虎，位在戌乾方。其脉本浮细而涩，若来太数则为逆，又则为忧。男主妻灾，女主夫灾，外祖不安，白虎作惊，孝服之事。病主肺热痰嗽，身热鼻塞，肺风气喘，呕血失声，面浮空痒，皮肤燥涩，息奔肺痈。（明·胡文焕《太素心要·卷下》）

岐伯曰：肺风之状，多汗恶风，色皏然白，时咳短气，昼日则差，暮则甚，诊在眉上，其色白。多汗者，阳受风气，开泄腠理也。恶风者，伤风恶风也。下文诸脏皆同。皏然，浅白貌，金色白也。肺主气，在变动为咳，风邪迫之，故时咳短气也。昼则卫气在表，风亦随之，故觉其瘥。暮则卫气入阴，邪应于内，故为甚也。眉上乃阙庭之间，肺之候也，故肺病则白色见于此。皏，普梗切。差，瘥同。（明·张介宾《类经·十五卷》）

初冬未甚寒，只薄牵旧絮，若早重裹新绵，致火铄肺金，生风成痰，致肺风痰喘、惊搐等证。（明·孙志宏《简明医彀·卷之一》）

肺家伏热，外冒风邪，束于肌表，肺热不得发泄，则肺风痰嗽之症。

外冒风寒，皮毛受邪，……壅于肺家，则咳嗽而喘，肺风痰喘之症也。（明·秦昌遇《症因脉治·卷二》）

岐伯曰：肺风之状，多汗恶风，色皏然白，时咳短气，昼日则差，暮则甚，诊在眉上，其色白。皏，普梗切。差，音虿。风为阳邪，开发腠理，故多汗。风气伤阳，邪正不合，故恶风也。皏然，浅白貌。肺属金，其色白。肺主气，在变动为咳，风邪迫之，故时咳短气也。昼则阳气盛而能胜邪，故差，暮则气衰，故病甚也。眉上乃阙庭之间，肺之候也。张兆璜问曰：五脏之色，如肺始言皏然白，而复曰诊在眉上。其色白，有似乎重见矣。曰所谓皏然白者，谓肺气受风，而脏气之见于色也。所谓诊在眉上，其色白者，谓五脏之病色见于面也。《灵枢·五色》篇曰：五色各有脏部，有外部，有内部也。其色从外部走内部者，其病从外走内。其色从内走外部者，其病从内走外。病生于内者，先治其阴，后治其阳，反者益甚。其病生于阳者，先治其外，后治其内，反者益甚。故先言五色，而复言五色之见于面部者，谓病之从内而外也。圣人设教浑然，后虽不言治，而治法已在其中矣。眉批：四时之风，始于脏气而后病出于形证。诸病论中独此篇不言治。（清·张志聪《黄帝内经素问集注·卷之五》）

春伤风，头痛，鼻塞，身热，人谓太阳伤寒，谁知伤风欲入太阳乎。春伤风，在皮毛入肺，鼻肺窍，故不利。风入肺不散，则金气不扬，失其清肃之令，必移邪入太阳，膀胱恐邪入，坚闭其口，水道失行，于是水不下通，火上炎，头自痛，绝异传经太阳伤寒。（清·陈士铎《辨证奇闻·卷五》）

肺风之状，多汗恶风，伤寒无汗，伤风有汗。故伤风皆有汗恶风，汗出皮腠疏，故恶风，色皏音烹，上声然白，时咳短气，本经病。昼日则差，暮则甚。暮则阳气入里，风内应之，故甚。或日昼则肺垂而顺，夜则偏壅。诊在眉上，其色白。眉上阙庭之部。《灵枢·五色篇》：阙中者，肺也。（清·汪昂《素问灵枢类纂约注·卷中》）

肺风之状，多汗恶风，色皏然白，短气时咳，昼日则差，暮则甚，诊在眉上，其色白。肺主收敛，收敛失政，故多汗恶风。白，金色也。皏，白色。肺气上逆，故短气时咳。日暮肺金不降，气道愈阻；故昼差暮甚。眉上，阙庭之部，外司肺候，故诊在眉上，其色白也。（清·黄元御《素问悬解·卷五》）

肺受风，多汗恶风，色皏然白，善咳短气，昼犹与卫气和而少差，暮则与阴入内而剧。（清·沈金鳌《杂病源流犀烛·卷十二》）

曰：肺风之状，多汗恶风，色皏然白，时咳短气，昼日则瘥，暮则甚，诊在眉上，其色白。风为阳邪，开发腠理，故多汗；风气伤阳，邪正不合，故恶风也。皏然，浅白貌。肺属金，其色白。肺主气，在变动为咳，风邪迫之，故时咳短气也。昼则阳气盛，而能胜邪，故瘥；暮则气衰，故病甚也。眉上，乃阙庭之间，肺之候也。（清·陈念祖《灵素节要浅注·卷十二》）

徐忠可云：若《内经》所云，肺风之状，多汗恶风，时咳，昼瘥暮甚，诊在眉上，其色白，此言肺感表邪之外象。（清·陈念祖《金匮要略浅注·卷四》）

第三节　病　　候

肺者，傍也。肺为华盖，又为丞相。肺重三斤三两，六叶二耳。外连于鼻，内主于皮。故知肺风，鼻塞、脑疼。（南北朝·佚名《明堂五脏论·肺与大肠第三》）

肺风之状，多汗恶风，色皏然白，时咳短气，昼日则差，暮则甚，诊在眉上，其色白。（晋·皇甫谧《黄帝三部针灸甲乙经·下卷》）

其肺风发，则面白，咳逆，唾脓血，上气奄然而极也。（唐·孙思邈《备急千金要方·卷第三》）

肺风鼻鼽嚏而嗽。（唐·王焘《外台秘要·卷第三十八》）

肺风，胸满，鼻下目下色白。（宋·刘昉《幼幼新书·第三卷》）

肺中风者，人迎与右寸口脉浮涩而短。在天为燥，在地为金，在人脏为肺。肺虚，因中邪风为乘克，故脉应在右手寸口。肺风之状，多汗恶风，色皏然而白，口燥而喘，逆气肩息，身重背痛，面胀肿，昼瘥暮甚，诊在鼻，其色白。（宋·陈言《三因极一病证方论·卷之二》）

肺部见之，主肺虚肺风，咳嗽气喘，大便风秘，面浮肿，吐血，肺痈吐脓。（宋·刘开《脉诀理玄秘要·五脏受病旨要》）

肺风发则面白，咳逆，唾脓血，上气奄然而极。（宋·严用和《严氏济生方·诸风门》）

肺风喘促满胸膛，偃卧㸕㸕燥异常，口鼻之间须要白，寻衣肺坏色忧黄。

肺中风，偃卧胸满，气短喘息，时嗽，燥闷汗出，其鼻白。目下及鼻四周，以至于口，色白者，可治，灸肺俞。（宋·杨士瀛《仁斋直指方·卷之三》）

又肺风之状，多汗恶风，色皏然白，时咳，短气，昼日则瘥，夜幕则甚，亦风咳也。（金·张从正《儒门事亲·卷三》）

肺风，则多汗畏风，咳如气喘，旦善暮甚。（元·丘处机《颐身集·摄生消息论》）

肺风多汗，恶风，时咳，短气，暴甚昼差，诊在眉色白。（元·王好古《医垒元戎·卷十一》）

第四节　病证鉴别

肺浮兼实大便难，鼻不闻香嗌转干，弦细骨蒸虚热证，濡来阴热又憎寒。滑而实大当疏利，咽燥毛焦疗不难，滑带紧况为咳嗽，急芤咯血热来干。溢为胸满肠鸣气，弦缓肠中冷结看，发热恶寒流鼻涕，肺风三部各浮单。（宋·杨士瀛《医脉真经·医脉真经卷一》）

肺虚则气短，不能调息，肺燥则喉干；肺风则多汗畏风，咳如气喘，旦善暮甚。（元·丘处机《颐身集·摄生消息论》）

肺风多汗，恶风，时咳，短气，暴甚昼差，诊在眉色白。

首风头面多汗，恶风，先一日病甚，头痛至其风日却少瘥。漏风多汗，不可单衣，食则汗出，身体自汗，恶风，衣濡，渴，不能劳也。泄风多汗，恶风，汗出泄衣，口干，上渍风，不能劳事，身尽疼痛则寒。（元·王好古《医垒元戎·卷十一》）

肺部见之，主肺虚肺风，臌胀，饮食不进，上气喘急，泄泻无度。（明·蔡正言《苏生的镜·上》）

《素问》曰：西方白色，入通于肺，开窍于鼻。鼻塞者，肺寒也。鼻流清涕者，肺风也。（清·程国彭《医学心悟·第四卷》）

又有鼻上红肿，似疮非疮，俗名酒皶鼻者，由饮酒，血热湿热上攻于肺，外御风寒，血凝不散而成也宜疏风散、荆防泻白散、赤鼻方。亦有不饮酒而色赤者，名肺风疮，由血热郁肺不散也宜清肺饮子，或四物、五苓二方合用，加黄芩、黄柏。又有粉刺者，与皶鼻、肺风三名同种。粉刺属肺，皶鼻属脾，二者初起俱色红，久则肉匏发肿宜枇杷叶丸，外以白龙散涂或洗，总皆血热滞而不散之故。（清·沈金鳌《杂病源流犀烛·卷二十三》）

《内经》言肺风之状有三：一曰多汗恶风，即太阳中风证象，杂病亦有之，盖即“痉湿暍篇”所谓脉浮身重、汗出恶风之防己黄芪汤证。汗欲泄而风从毛孔相搏，故恶风；风中于毛，湿留于肌，故身重；在表故脉浮。可见《内经》言汗出恶风，即本篇身运而重之证。身运者，风动于外，头目眩转，坐立不定之象也。二曰时咳，此即“咳嗽上气篇”所谓风舍于肺，其人则咳，上气，喘而燥，欲作风水，发其汗即愈之证也。可见《内经》所谓时咳，即本篇口燥而喘之证，风薄于外故燥，湿藏于内故喘也。三曰昼瘥暮甚，此即身疼发热日晡所剧之麻黄杏仁薏苡甘草汤证也；夫此不治，表阳日痹，寒水陷于皮中，乃变为一身悉肿之风水，而为越婢汤证，甚则为久咳苦冒之支饮证。可见《内经》言书瘥暮甚，为本篇冒而肿胀之积渐。水气停蓄故肿胀，冲气上逆故冒也，合参之而其义始备也。（民国·曹家达《金匮发微·卷之二》）

第五节　方　　药

治肺风上攻，鼻塞不通，**人参汤方**。

人参、白茯苓去黑皮、黄芩去黑心、陈橘皮汤浸去白炒、麻黄去根节、蜀椒去目及闭口者炒出汗、羌活去芦头各半两。

上七味，粗捣筛，每服三钱匕，水一盏半，煎至七分，去滓食后温服。

治肺风上攻，鼻塞不通，**人参丸方**。

人参、防风去叉、细辛去苗叶、黄芪剉、沙参、木通剉、甘菊花微炒各半两。

上七味，捣罗为末，炼蜜和丸，如梧桐子大，每服十丸，温水下日再。治肺风面色干白，鼻燥塞痛，羚羊角汤方。

羚羊角镑、桂去粗皮、白茯苓去黑皮、细辛去苗叶、杏仁去皮尖双仁炒研、麻黄去根节、防风去叉、防己、麦门冬去心焙各一两。

上九味，粗捣筛，每服三钱匕，以水一盏，煎至七分，去滓温服。

治肺风虚热气胀，鼻中生疮，喘息促急，时复寒热，**白藓皮汤方**。

白藓皮、玄参、葛根剉、白前、大黄剉碎微炒各二两，知母焙，鳖甲醋浸炙去裙、秦艽去苗土各一两半。

上八味，粗捣筛，每服三钱匕，以水一盏，入童子小便少许，同煎至七分，去滓温服，如人行四五里，再服。（宋·赵佶《圣济总录·卷第一百一十六》）

排风汤

男子、妇人风虚冷湿，邪气入脏，狂言妄语，精神错乱。肝风发则面青心闷，吐逆呕沫，胁满，头眩重，耳不闻人声，偏枯筋急，曲踡而卧。心风发则面赤翕然而热，悲伤嗔怒，目张呼唤。脾风发则面黄，身体不仁，不能行步，饮食失味，梦寐倒错，与亡人相随。肺风发则面白，咳逆唾脓血，上气奄然而极。肾风发则面黑，手足不随，腰痛难俯仰，痹冷骨疼。若有此候，令人心惊，志意不定，恍惚多忘。服此汤安心定志，聪耳明目，通脏腑诸风疾。

白鲜皮、当归去芦，酒浸一宿、肉桂去粗皮、芍药白者、杏仁去皮、尖，麸炒、甘草炒、防风去芦、芎䓖、白术各二两，独活去芦、麻黄去根、节、茯苓去皮，白者各三两。

上为粗末。每服三钱，水一盏半，入生姜四片，同煎至八分，去滓，温服，不计时候。（宋·陈师文《太平惠民和剂局方·卷之一》）

排风汤　治肺风发则面白，咳逆，唾脓血，上气奄然而极。

白术、白鲜皮、芎䓖、白芍药、当归去芦、桂心不见火、防风去芦、杏仁去皮尖、甘草炙各一两，独活去芦、麻黄去根节、茯苓去皮各三两。

上㕮咀，每服四钱，水一盏半，生姜七片，枣二枚，煎七分，去滓，温服，不拘时候。服之微汗不妨。此药大理荣血，摧抑肝邪。肝实有风，脉来浮实有力，目赤胁疼，口苦心烦，错语多怒，宜加羚羊角；热盛者，加犀角；肝虚有风，脉来浮虚无力，当去麻黄，加黄芪；不能言语者，加荆沥。（宋·严用和《严氏济生方·诸风门》）

小儿多因伤风咳嗽，不能发散，遂成肺风。其候喘促涎潮，面色青黄，目能认人，口不能言，如此者，当以桑白皮、紫苏、麻黄、阿胶主之，仍灸肺俞取愈。（宋·杨士瀛《仁斋直指方·卷之三》）

肺风，皮燥开折，血出大痛，乃肺热生风也。

苦参、皂角、蛇肉、荆芥、黄芩、沙参。（明·吴尚默《丹溪手镜·卷之中》）

麻黄去根节、紫苏子炒、杏仁炒，去皮尖、桑白皮炒、赤茯苓去皮、橘红各一钱，甘草五分，水一钟，姜五片，红枣一枚。

煎一钟服。（明·李中梓《医宗必读·卷之九》）

防风桔梗汤　肺风痰喘，此方甚妙。

防风、半夏、枳壳、陈皮、桔梗。

不应加桑白皮、地骨皮即效。

荆防泻白散　治风热入肺，肺风痰喘。

荆芥、防风、桑白皮、地骨皮、甘草（明·秦昌遇《症因脉治·卷二》）

人参汤方　治肺风上攻，鼻塞不通。

人参、白茯苓、陈橘皮去白、蜀椒去目并合口者妙、麻黄去节根、黄芩、羌活各半两。每服三钱，水煎，食后温服。

人参丸方　治肺风上攻，鼻塞不通。

人参、防风、细辛、黄芪、沙参、甘菊花炒、木通各半两。

共为末，炼蜜丸如梧桐子大。每服十丸，温水下，日再。（清·程林《圣济总录纂要·卷之十八》）

鼻流清涕者，肺风也，香苏散散之。（清·程国彭《医学心悟·第四卷》）

新定肺风人参汤

人参一两、麻黄八钱、羚羊角三钱、白鲜皮三钱、防风一两、桔梗五钱、杏仁廿一粒、石膏七钱、甘草五钱。

上为散，每服三钱，水煎，去滓温服。（清·尤怡《金匮翼·卷一》）

小儿肺风痰喘方

雪里青，即过冬青草，捣取汁调天竹黄一二钱服之。（清·凌奂《外科方外奇方·补遗》）

保赤丹　专治肺风疾喘之症。

甘遂末三钱、朱砂一钱、熟石膏三钱。

诸药共研细末，和透，将开水一碗，用麻油滴在水面，以药末分许滴麻油上，即成丸流下。成丸服一粒，开水送下。

肺风痰喘方

麻黄三钱、紫菀三钱、凤凰衣三钱。（民国·丁泽周《丁甘仁先生家传珍方·丹方》）

第六节　针　　灸

肺风宜于肺俞灸之。（三国·华佗《中藏经·卷上》）

肺中风，偃卧而胸满短气，冒闷汗出，视目下鼻上下两边下行至口，色白可治，急灸肺俞百壮。（隋·巢元方《诸病源候论·卷三十七》）

肺风灸肺俞，第三椎下两旁各一寸半。（宋·刘昉《幼幼新书·第十三卷》）

第七节　预　　后

肺风之状，胸中气满，冒昧汗出，鼻不闻香臭，喘而不得卧者可治；若失血及妄语者不可治，七八日死。（三国·华佗《中藏经·卷上》）

鼻孔扇张者，为肺风肺绝而不治也。（明·王肯堂《证治准绳·伤寒》）

若病中见鼻煽张，为肺绝不治。一云：鼻孔煽张为肺风。（民国·左季云《左季云证治实验录·第一编》）

第八节　医　　案

一儿，痰喘气促，目睛上视，哭不出声。此肺风痰喘，因内有热向外为风邪壅遏，与惊风相似，但不搐掣为异耳，久则不治。（明·秦昌遇《幼科医验·卷下》）

次男尚幼，未省人事，不能致问，上冬患肺风痰喘证，诸药不效，服麻杏桂枝石膏汤，一剂而痊。（清·高士宗《医学真传·附案》）

肺风感冒，身已凉，舌已净，脉小数，口渴少寐，头眩痛瘥，指木腰痛，呼吸腰间痛，是筋中病，大便不解已有四日，是夹有劳乏。

北沙参六钱、麦冬三钱、根生地五钱、象贝三钱、生石决明三钱、生谷芽五钱、新会皮八分、川石斛三钱、茯苓三钱、生玉竹四钱、竹叶三十片。（清·张畹香《张畹香医案·卷下》）

陈女孩，年二岁，苏州人。

病名：春温夹痰喘（俗名肺风痰喘，实则肺闭）。

原因：痰热内蕴，又感风温。

证候：壮热有汗，神识昏蒙，微咳喘急，喉有痰声漉漉，便溏溺少。

诊断：纹淡紫，舌苔厚白，脉来细数。已服过麻杏甘膏汤，无效。风痰热交结上焦，肺气将闭，襁褓肺弱，防涌塞骤变，勉拟轻清开泄，以尽医力。

疗法：肺位最高而司呼吸，喉为肺之外候，射干、牛蒡、甘、桔利肺开喉为君，苏、葶、莱菔子豁痰宣降为臣，更以杏仁、枳壳、前胡、郁金宽胸宣郁为佐使也。病在上焦，药用轻清，仿徐之才轻可去实之义。

处方：牛蒡炒三钱、生甘草四分、广郁金钱半、莱菔子三钱、甜葶苈一钱、前胡钱半、泡射干八分、苦桔梗五分、白杏仁二钱、苏子炙钱半、生枳壳钱半。

次诊：喘势较平，小溲稍长，热灼之势亦缓，咳嗽痰多，便溏甚黏，痰邪已由肺入胃肠而下行，脉细较扬，右部濡滑数，关纹隐而不显，痰热尚充斥肺胃。质小病重，防喘塞骤变，治再清宣。

次方：牛蒡炒三钱、生甘草四分、广郁金钱半、苏子炙钱半、射干泡八分、苦桔梗五分、白杏仁二钱勿研、甜葶苈一钱、生枳壳一钱、嫩前胡钱半、白通草一钱、广橘白一钱。

三诊：喘平，咳声亦松，肺气已得宣利，热退身凉，微微自汗，大便溏薄，溺多而黄，舌苔腻薄，脉象濡滑数。病情已入坦途，治再清肺，顺气化痰。

三方：熟牛蒡二钱、象贝三钱、苏子炙钱半、冬瓜子四钱、囫囵杏仁去皮尖二钱、蒌皮炒三钱、连翘壳三钱、通草一钱、生枳壳一钱、前胡钱半、莱菔子三钱。

效果：服二剂后诸恙均和，惟尚咳嗽有痰。又服二剂痊愈。（民国·何炳元《全国名医验案类编·初集四时六淫病案》）

张童。

一诊：1942 年 2 月 24 日。

症状：肌热旬余未解，咳呛不爽，胸胁引痛，苔腻，脉虚缓。

病理：寒邪外干，肺气壅遏，营卫失其调节。

病名：肺风。

治法：当与温潜辛开。

处方：麻黄蜜炙二钱、白苏子三钱、白芥子二钱、白杏仁四钱、黄附片五钱先煎、灵磁石一两半先煎、仙半夏四钱、生紫菀四钱、黄郁金三钱、云茯神五钱、酸枣仁六钱、川朴制一钱半、生姜三钱。

二诊：2 月 28 日。

症状：肌热渐平，咳呛痰多气促，苔白腻，脉虚细。

病理：表和，肺气未肃，中阳不足。

治法：再与温中肃肺。

处方：灵磁石一两先煎、云茯神六钱、麻黄蜜炙一钱半、蒸百部三钱、半夏姜五钱、黄附片五钱先煎、酸枣仁八钱、白苏子三钱、白杏仁四钱、茅术炒五钱、淡干姜二钱、远志一钱半。

三诊：3 月 3 日。

症状：肌热平，咳呛气逆，苔白，脉虚细。

病理：表和，心肾不足，气肺未肃。

治法：再与前法损益。

处方：磁石一两先煎、茯神五钱、茅术炒五钱、苏子炙三钱、紫菀炙四钱、黄附片六钱先煎、酸枣仁一两、半夏姜四钱、百部蒸三钱、淡干姜二钱、远志炙一钱半、黑锡丹四钱先煎。（民国·祝味菊《伤寒方解·附医案》）

第十章　肺　　热

第一节　病　　名

肺热病者，先淅然起毛恶风，舌上黄，身热，热争则喘咳，痹走胸膺背，不得太息，头痛不甚，汗出而寒，肺主毛腠，内热，淅然起毛恶风也。肺热上薰，故舌上黄也。肺主行气于身，故身热也。肺以主咳，在于胸中，故热争喘咳，痹走胸膺，此为热痹，痛行胸中，不得太息也。肺热冲头，以肺脉不至，故头痛不甚也。有本为堪，言气冲甚，故头痛甚也。冷汗虽出，无发热也。（隋·杨上善《黄帝内经太素·卷第二十五》）

肺热者，轻手乃得，微按全无，瞥瞥然见于皮毛上，为肺主皮毛故也。日西尤甚，乃皮毛之热也。其症必见喘咳，洒淅寒热。（明·楼英《医学纲目·卷之五》）

肺热者，轻手扪之则热，重手按之则不热，日间热甚，乃皮毛之热。其脉浮，其症喘咳寒热。（明·万全《保命歌括·卷之十》）

肺热者，轻手乃得，微按全无，日西热甚，乃皮毛之热。其证必见喘咳，寒热。（明·孙一奎《赤水玄珠·第一卷》）

今六脉洪数无伦，肺气上逆，心脏如焚，大热不退，两便皆难，舌苔干绛，津血两枯，是为重实，乃肺热也。（民国·陈无咎《明教方·吴氏女重实证》）

肺热：热在皮肤，日西乃甚，洒淅淅喘咳。（民国·左季云《左季云证治实验录·第一编》）

第二节　病因病机

夫所谓肺热者，即阴虚之肺热也，所谓阴虚者，即肺热之阴虚也。盖肺热谓阳独盛……（明·裴一中《裴子言医·卷之三》）

皮肤蒸热，肺主皮毛也。洒淅寒热，邪在肤腠也。日晡尤甚，金旺于酉也。肺苦气上逆，故咳嗽喘急。轻按即得，重按全无，是热在皮毛。日西尤甚为肺热。（清·汪昂《医方集解》）

伤气，伤肺也。肺伤则金不生水，肾无化源，又何以分余润养脏腑乎？此肺所以生热也。肺热，清肃之令不行，膀胱之不化，脾胃俱失运化之权。土亏金益弱，金弱水益虚，水难养肝，木燥，水不灌心，火炎。木燥侮金，火炎克肺，欲气再旺得乎？气衰则不能摄精，精涸不能收汗，汗出不能生力，故骨脊酸疼，饮食懈怠，欲卧不可得。必先补肺兼补脾胃。（清·陈士铎《辨证奇闻·卷八》）

五脏皆受气于肺，肺者，脏之长也，心之盖也，有所失亡，所求不得，则发肺鸣。鸣则肺热叶焦，故曰五脏因肺热叶焦，发为痿躄，此之谓也。（清·黄元御《素问悬解·卷五》）

肺热腹胀之因：或肺素有热，又因膏粱厚味，酒湿辛辣之积热，上蒸清道，肺热焦满，而腹胀之症作矣。

肺热身肿之因：肺热叶焦，肺气怫郁，升降之令不行，治节之官失职，则经络壅闭，营卫不谐，而遍身头面皆肿矣。（清·熊立品《治疫全书·卷三》）

肺热痿软之因：有志不遂，所求不得，郁而生火，火来克金，肺热叶焦，清化不行，金不生水，则肺热痿躄之症作矣。（清·熊立品《治疫全书·卷三》）

肺热瘅疟之因：《内经》云，肺素有热，热盛于身，因有所用力，腠理开泄，风寒舍于皮肤之内，分肉之间，邪盛于阳，不涉于阴，则但热不寒，而肺热瘅疟之症作矣。（清·熊立品《治疫全书·卷四》）

肺热病者，先淅然厥，起毫毛，恶风寒，舌上黄，身热。皮毛者，肺之合，脏气热于内，故淅然寒栗于外而恶风寒也。肺上连于喉嗌，故舌黄。脏真高于肺，主行荣卫阳，故身热也。热争则喘咳，痛走胸膺背，不能太息，头痛不堪，汗出而寒。热干脏腑，故喘咳不得太息；肺主胸中之气，气伤，故痛走胸背也。五脏之应天者肺，而手阳明之脉，上循于头，故头痛不堪，热争于内，故汗出而身热也。（清·陈念祖《灵素节要浅注·卷十一》）

第三节　病　　候

肺热病者，先淅然厥，起毫毛，恶风寒，舌上黄，身热。热争则喘咳，痛走胸膺背，不得大息，头痛不堪，汗出而寒，丙丁甚，庚辛大汗，气逆则丙丁死，刺手太阴阳明，出血如大豆，立已。（《素问·刺热论》）

肺热者，轻手乃得，微按全无，瞥瞥然见于皮毛上，为肺主皮毛故也。日西尤甚，乃皮毛之热也。其症必见喘咳，洒淅寒热。（明·楼英《医学纲目·卷之五》）

肺热者，轻手即得，略重全无，肺主皮毛也。日西尤甚。其症喘咳洒淅，善嚏善悲，缺盆痛、胸中痛、肩背痛、臂痛、脐右胀痛，小便频数，皮肤痛及麻木。（明·李中梓《病机沙篆·卷上》）

肺热而嗽者，必痰腥而稠，身热喘满，鼻干面红，手捏眉目鼻面。（清·冯兆张《冯氏锦囊秘录·杂症大小合参·卷十二》）

肺热右腮红，至申酉时，其红更盛，或大便闭结，或身热，或喘急而咳嗽，或嗽不出，而面壅赤无痰，或口渴气莽，或鼻门干燥，且燥破生疮，皆肺热也。（清·夏鼎《幼科铁镜·辨肺热肺寒肺虚》）

肺热痿软之症：皮毛干揭，上则喘咳，下则挛拳，此《内经》肺热成痿之症也。（清·熊立品《治疫全书·卷三》）

肺热身肿之症：喘咳烦满，不得仰卧，喘息倚肩，身首皆肿，小便赤涩，此即《内经》诸气膹郁，肺热成肿之症也。

肺热腹胀之症：喘息倚肩，不得仰卧，烦闷咳逆，腹胀胸痛，常胀不退，此肺热腹胀之症也。（清·熊立品《治疫全书·卷三》）

肺热鼻燥咽干，衄血咳血，或干咳而不大便。（清·萧培仁《医学引路·卷上》）

第四节　病证鉴别

帝曰：何以别之？岐伯曰：肺热者，色白而毛败。心热者，色赤而络脉溢。肝热者，色苍而爪枯。脾热者，色黄而肉蠕动。肾热者，色黑而齿槁。肺主皮毛，其色白，肺热者，色白而毛败。心主脉，其色赤，心热者，色赤而络脉溢。络脉，经脉之浮者也。肝主筋，其色苍，肝热者，色苍而爪枯。爪者，筋之余也。脾主肉，其色黄，脾热者，色黄而肉蠕动。蠕动，虫动貌也。肾主骨，其色黑，肾热者，色黑而齿槁。齿者，骨之余也。（清·黄元御《素问悬解·卷五》）

肺热瘅疟之症：发则阳气盛而不衰，故但热而不寒，令人消烁脱肉。此《内经》肺素有热之瘅疟症也。（清·熊立品《治疫全书·卷四》）

第五节　治则治法

肺热身燥，宜清金降火。（明·刘纯《杂病治例·燥》）

肺痈肺热极而成病也。其症痰中腥臭，或带脓也总治宜清金饮，皆缘土虚金弱不能生水，阴火烁金之败症，故补脾亦是要着。（清·沈金鳌《杂病源流犀烛·卷一》）

第六节　方　　药

一、内服

肺热咯血，青饼子。

用青黛一两，杏仁以牡蛎粉炒过一两。

研匀，黄蜡化和，作三十饼子。每服一饼，以干柿半个夹定，湿纸裹，煨香嚼食，粥饮送下，日三服。（三国·华佗《中藏经·补方》）

肺热宜服疏药。

枣根皮、薯蓣、犀角、通草、百合、黄连、款冬花、栀子、茯神、桔梗、杏仁、秦艽、麦门冬。

上煎去渣，食远温服。（三国·华佗《内照法·明脏腑应五脏药名第五》）

治肺热气上，咳息奔喘，橘皮汤方。

橘皮、麻黄各三两，干紫苏、柴胡各二两，宿姜、杏仁各四两，石膏八两。

上七味，㕮咀，以水九升，煮麻黄两沸，去沫，下诸药，煮取三升，去滓。分三服，不差，与两剂。（南北朝·谢士泰《删繁方·卷第五》）

肺热闷不止，胸中喘急，悸，客热往来，欲死，不堪服药，泄胸中喘气方。

用桃皮、芫花各一升，二物，以水四升，煮取一升五合，去滓，以故布手巾内汁中，薄胸，温四肢，不盈数刻即歇。（南北朝·姚僧垣《集验方·卷第四》）

治肺热痰聚胸中，来去不定，转为疟，其状令人心寒，寒甚则发热，热甚则善惊，如有所见者，恒山汤方。

恒山三两、秫米二百二十粒、甘草半两。

上三味，㕮咀，以水七升，煮取三升，分三服，至发时令三服尽。（唐·孙思邈《备急千金要方·卷第十》）

治肺热喘息，鼻衄血方。

羚羊角、玄参、射干、鸡苏、芍药、升麻、柏皮各三两，淡竹茹鸡子大一枚，生地黄切一升，栀子仁四两。

上十味，㕮咀，以水九升，煮取三升，分三服。须利者，下芒硝三两，更煮三沸。

治肺热，饮酒当风，风入肺，胆气妄泄，目青，气喘方。

麻黄四两，五味子、甘草各三两，杏仁五十枚，母姜五两，淡竹叶切一升。

上六味，㕮咀，以水七升，先煮麻黄，去沫，下诸药，煮取二升，去滓，分三服。

治肺热，言音喘息短气，好唾脓血方。

生地黄切二升，石膏八两，麻黄五两，杏仁四两，淡竹茹鸡子大一枚，升麻、羚羊角、芒硝各三两，赤蜜一升。

上九味，㕮咀，以水七升，煮取二升，去滓下蜜，煮两沸，分三服。

治肺热气上，咳息奔喘，橘皮汤方。

橘皮、麻黄各三两，干紫苏、柴胡各二两，宿姜、杏仁各四两，石膏八两。

上七味，㕮咀，以水九升，煮麻黄两沸，去沫，下诸药，煮取三升，去滓。分三服，不瘥，与两剂。（唐·孙思邈《备急千金要方·卷第十七》）

又疗天行肺热咳嗽，喉有疮。地黄汤方。

生地黄切一升，升麻、玄参、芍药、柴胡、麦门冬去心各八分，贝母六分，竹叶一升，白蜜一合。

上九味，切，以水九升，煮取三升，绞去滓，纳蜜，再上火煎三沸，含咽其汁勿停，中间不妨食，不利。忌芜荑，热面，猪、犬肉，油腻。（唐·王焘《外台秘要·卷第三》）

又疗肺热，痰聚胸中，来去不定，转为疟，其状令人心寒，甚即发热，热间善惊，如有所见，常山汤方。

常山三两、秫米三百粒、甘草二分炙。

上三味切，以水七升，煮取三升，分三服，至发时令三服尽。忌生葱、生菜、海藻、菘菜等。（唐·王焘《外台秘要·卷第五》）

《广济》疗肺热咳嗽，涕唾多粘，甘草饮子方。

甘草六分炙、款冬花七分、豉心一合、生麦门冬八分去心、葱白一握、槟榔十颗合子碎、桔梗六分、地黄汁半升。

上八味，切，以水六升，煮取二升，绞去滓，下地黄汁，分温三服，如人行四五里进一服，不利。忌生菜、热面、炙肉、海藻、菘菜、鱼、蒜、粘食、猪肉、芜荑。（唐·王焘《外台秘要·卷第九》）

又疗肺热实，胸凭仰息，泄气除热汤方。

枸杞根皮二升，白前三两，石膏八两碎，绵裹，杏仁三两去双人尖皮，研，橘皮、白术各五分，赤蜜七合。

上七味，切，以水七升，煮取二升，去滓，下蜜更煮两、三沸，分三服。忌桃李、雀肉等。

又羚羊角饮，主肺热，胸背痛，时时干咳，不能食方。

羚羊角屑二两，贝母、生姜、茯苓各三两，橘皮、人参、芍药各二两。

上七味，切，以水五升，煮取一升八合，去滓，分温三服，每服如人行八九里久更服。禁生冷、蒜、面、醋。

又地黄麦门冬煎，主肺热兼咳方。

生地黄汁三升、生麦门冬三升、生姜汁一合、酥二合、白蜜二合。

上五味，先煎地黄、麦门冬、姜汁等，三分可减一分，纳酥、蜜，煎如稀饧，纳贝母末八分、紫菀末四分，搅令调。一服一匙，日二服，夜一服。忌芜荑。

《延年》天门冬煎　主肺热兼咳，声不出方。

生天门冬汁一升，生地黄汁五升，白蜜五合，牛酥三合，白糖五两，杏仁一升去尖、皮，贝母、紫菀、通草各三两，百部根、白前、甘草炙各二两，人参、橘皮各二两。

上十四味，切，以水六升，煮贝母等药，取二升五合，去滓，纳天门冬、地黄汁，煎可减半，纳酥、蜜、生姜等，煎令可丸。稍强取如鸡子黄大含咽之，日四五度。忌鲤鱼、芜荑、海藻、菘菜等。

崔氏疗肺热而咳，上气喘急，不得坐卧，身面肿，不下食，消肿下气止咳，立验方。

葶苈子二十分熬，贝母六分，杏仁十二分炮，紫菀六分，茯苓、五味子各六分，人参、桑白皮各八两。

上八味，捣筛，蜜和丸如梧子。一服十丸，日二服，甚者夜一服，渐渐加至二三十丸，煮枣汁送之。若腥气盛者，宜服此药。若小便不利者，宜服后方。忌酢物。《广济》疗上气，肺热咳嗽，多涕唾方。

白前四分，生麦门冬十分去心，贝母、石膏、甘草炙、五味子、生姜各四分，黄芩五分，杏仁四十颗，淡竹叶一升，白蜜一匙。

上十一味，切，以水七升，煮取二升七合，绞去滓，纳白蜜，更上火煎三沸，分温三服，每服如人行五六里，须利三两行。汤成后，宜加芒硝八分。忌热面、炙肉、油腻、醋、食、海藻、菘菜。（唐·王焘《外台秘要·卷第十》）

又疗上气肺热，呼嗽沸唾方。

麦门冬十分去心，杏仁三十枚去皮尖，研，贝母、生姜各六分切，石膏八分碎，黄芩五分，甘草炙、五味子、白术各四分，淡竹叶切一握，白蜜一匙。

上十一味切，以水四升，煮取一升二合，去滓内蜜，分服。若须利入芒硝。（唐·王焘《外台秘要·卷第三十八》）

治伤寒，肺热咳嗽，涕唾稠粘，背膊拘急，口干头痛，大小便秘涩，宜服桑白皮散方。

桑根白皮一两半生锉、白前一两半、木通一两锉、旋复花半两、甘草半两炙微赤锉、川朴硝三分、麦门冬一两半去心、川大黄一两锉碎微炒。

上件药，捣筛为散，每服四钱，以水一中盏，煎至六分，去滓，不计时候温服。（宋·王怀隐

《太平圣惠方·卷第十二》）

治热病肺热，上气奔喘，宜服柴胡散方。

柴胡一两去苗、紫苏茎叶一两、陈橘皮一两半汤浸去瓤焙、桑根白皮一两锉、石膏二两、麻黄半两去根节、杏仁一两汤浸去皮尖双仁麸炒微黄。

上件药，捣筛为散，每服五钱，以水一大盏，煎至五分，去滓，不计时候，温服。（宋·王怀隐《太平圣惠方·卷第十七》）

治肺热，鼻干无涕，心神烦闷，宜服犀角散方。

犀角屑半两、木通半两锉、麦门冬一两去心焙、赤茯苓半两、川升麻半两、黄芪半两、马牙硝半两、杏仁半两汤浸去皮尖，双仁，麸炒微黄、朱砂一分研细、龙脑一钱研细、甘草一分炙微赤，剉。

上件药，捣罗为散，每于食后，以竹叶汤，调下一钱。（宋·王怀隐《太平圣惠方·卷第三十七》）

治上气喘急，肺热咳嗽，不得坐卧，身面浮肿，不下饮食，宜服猪苓散方。

猪苓一两去黑皮、汉防己三分、百合一合、紫菀一两洗去苗土、杏仁半两汤浸去皮尖，双仁，麸炒微黄、赤茯苓一两、天门冬一两半去心焙、枳壳一两麸炒无微黄、桑根白皮一两锉、郁李仁一两汤浸去皮微炒。

上件药，捣罗为末，炼蜜和捣三五百杵，丸如梧桐子大，每于食前，以粥饮下三十丸。

又方：

甜葶苈一两隔纸炒令紫色、陈橘皮三分汤浸去白瓤焙、赤茯苓一两、桑根白皮一两锉、杏仁半两汤浸去皮尖，双仁，麸炒微黄、牵牛子一两微炒。

上件药，捣罗为末，炼蜜和捣三五百杵，丸如梧桐子大，每于食前，以粥饮下三十丸。（宋·王怀隐《太平圣惠方·卷第四十二》）

治肺热气满，麦门冬汤方。

麦门冬去心焙二两，赤茯苓去黑皮一两半，人参、桑根白皮剉炒各一两，陈橘皮汤浸半两。

上五味，粗捣筛，每服三钱匕，水一盏，入生姜一枣大拍碎，煎至六分，去滓温服，日三，不拘时候。

治肺热烦喘，款冬花汤方。

款冬花、山栀子仁各三分，甘草炙半两、灯心一小束。

上四味，细剉，每服五钱匕，水一盏半，入蜜一匙，同煎至八分，去滓温服，食后。

治肺热喘嗽，紫菀饮方。

紫菀、贝母去心、五味子各一两半，木通剉、大黄蒸三度各二两，白前一两，淡竹茹三分，杏仁去皮尖双仁熬二十一枚。

上八味，粗捣筛，每服五钱匕，水一盏半，煎至八分，去滓温服，日再。

治肺热咳嗽，气急喘促。马兜铃饮方。

马兜铃七枚、桑根白皮剉三两、甘草炙二两、升麻一两、灯心一小束。

上五味，㕮咀如麻豆大，每服五钱匕，水一盏半，煎至八分，去滓温服，日三。

治肺热久咳嗽，涕唾多，大黄汤方。

大黄剉炒一钱半、甘草炙剉一分、桑根白皮炙剉三分、葱白并根三茎。

上四味，剉如麻豆大，童子小便一盏半，同煎至七分，去滓空腹温服。

治肺热壅盛，痰嗽喘急，蔓荆实散方。

蔓荆实去白皮、大黄剉、威灵仙去土、天麻各一两。

上四味，捣罗为散，每服二钱匕，蜜酒调下。

治肺热上气息贲，杏仁汤方。

杏仁汤浸去皮尖双仁炒四两，石膏碎八两，淡竹叶切、陈橘皮汤浸去白焙、干蓝叶各一两，柴胡去苗、麻黄去根节，汤煮掠去沫各三两。

上七味，㕮咀如麻豆大，每服五钱匕，水一盏半，煎至八分，去滓温服。

治肺热，上热下冷，背髆疼痛，痰涕多，地黄丸方。

生地黄一斤，生姜二两、蜜三两以上二味同捣取汁和蜜银石器内煎成膏，柴胡去苗、前胡去芦头、山栀子仁、百合、天门冬去心焙、百部、桔梗炒、木通剉、甘草炙，剉、恶实炒、紫苏子各半两，人参、桂去粗皮、木香、芎䓖、当归切焙、射干各一分。

上二十味，捣罗十七味为末，与前膏拌匀酥涂，手丸如梧桐子大，每服三十丸，临卧生姜汤下。

治肺热，桑白皮散方。

桑根白皮剉、防风去叉、麦门冬去心焙各半两，防己、紫苏叶、槟榔面裹炮各一分，甘草炙，剉半两。

上七味，捣罗为散，食后沸汤调下二钱匕。（宋·赵佶《圣济总录·卷第四十九》）

治肺热咳嗽痰壅，气喘不安，前胡饮方。

前胡去芦头一两半，贝母去心、白前各一两，麦门冬去心焙一两半，枳壳去瓤麸炒一两，芍药赤者、麻黄去根节各一两半，大黄蒸一两。

上八味，㕮咀如麻豆，每服三钱匕，以水一盏，煎取七分，去滓食后温服，日二。

治肺热痰实壅滞，润肺化痰，利咽膈，栝蒌汤方。

大栝蒌五枚去壳取瓤并子，点剁令极匀细微，以白面同和作饼子，焙干，捣罗为末，秤三两，杏仁去皮尖、双仁，麸炒令黄，砂盆内研令极细、山芋各三两，甘草炙，取末一两。

上四味，将山芋与栝蒌，同于银石器中，慢火炒令香熟，取出与甘草、杏仁末和拌匀，更用盐花三分，细研同和匀，每服一钱，沸汤点服。

治肺热胸中痰实，咽喉不利，化痰，硝石半夏丸方。

硝石、半夏汤洗七遍去滑焙各半两。

上二味，先捣半夏为末，次入硝石，同研令细，再入白面一两，三味拌匀，更罗过，滴水丸如绿豆大，生姜汤下二十丸。

治肺脏积热，才食辛酸热毒之物，即喉中痰壅，射干散方。

射干、杏仁去皮尖双仁炒、麻黄去根节煮去浮沫、紫苏子炒、羌活去芦头、甘草、桔梗、牡丹皮、柴胡去苗、枇杷叶去毛。

上一十味，等分，粗捣筛，每服二钱匕，水一盏，生姜两片，同煎取八分，食后临卧服。

治肺脏热，咽喉及口干，咳嗽气促痰壅，贝母饮方。

贝母去心、百合各一两半，紫菀去苗、桑根白皮、桔梗炒各一两，麦门冬去心焙一两半，大黄蒸七钱半，甘草炙半两。

上八味，㕮咀如麻豆，每服三钱匕，以水一盏，煎取七分，去滓食后温服，日二。

治久嗽肺热，咳唾稠浊，胸满痛闷，木通汤方。

木通剉、桔梗炒、桑根白皮、升麻、黄芩去黑心各一两半，牵牛子炒一合、生地黄切三两。

上七味，㕮咀如麻豆，每服五钱匕，以水一盏半，煎取八分，去滓温服，日二。（宋·赵佶《圣济总录·卷第五十》）

治肺热咳嗽，黄金丸方。

葶苈子隔纸微炒、半夏炒赤色各三两，青橘皮汤浸去白焙半两，干姜炮一枣许，大黄剉。

上五味，捣罗为末。别用生姜自然汁，煮面糊搜和。丸如绿豆大，每服十五丸，稍加至三十丸。临卧温熟水下。

治肺热嗽，气急喘闷。马兜铃汤方。

马兜铃、桑根白皮各一两，甘草炙、葶苈炒各半两，半夏汤洗去滑生姜汁制焙干三分。

上五味，剉如麻豆，每服五钱匕，水一盏，生姜五片，煎取七分。去滓温服食后。

解肺热，利胸膈，化痰止嗽。葶苈丸方。

甜葶苈二两隔纸炒、防己半两、麻黄去根一分、杏仁去皮尖，双仁，麸炒半两、黑牵牛五两内将二两生杵，取末半两余；三两于铫子内炒，候匀熟便杵为末秤三分。

上五味，捣研极细、拌匀。以枣肉和丸。如梧桐子大，每服二十丸，煎桑根白皮生姜汤下。不拘时服。（宋·赵佶《圣济总录·卷第六十五》）

甘桔汤　治小儿肺热，手掐眉目鼻面。

桔梗二两，甘草一两。

上为粗末。每服二钱，水一盏，煎至七分，去滓，食後温服，加荆芥、防风，名如圣汤，热甚，加羌活、黄芩、升麻。（宋·钱乙《小儿药证直诀·卷下》）

东京金宅龙脑圆　治胸中郁热，肺热喘嗽，口臭喉腥，脾疸口甘，丈夫吐血，妇人血崩，并皆治之。

龙脑、薄荷五两、真蒲黄一两、麦门冬二两、阿胶一两、甘草一两半、人参一两、川当归一两、黄耆一两半、木通一两、生干地黄、柴胡半两。

上为末，炼蜜，圆如梧桐子大。每服二十圆。病上焦，饭后用熟水吞下，微嚼破更好。病下焦，空心服。小儿加减与之。此药大有奇效，不可尽述。（宋·许叔微《类证普济本事方续集·卷二》）

长沙医者丁时发传半夏散　治小儿肺热咳嗽，止泻润肺。

半夏一两姜汁，贝母三分，柴胡去芦、杏仁炒，研、川升麻、桑白皮炙、地骨皮、款冬花、麦门冬去心、马兜苓、青橘皮各半两，甘草一分炙。

上为末。每服一钱，薄荷一叶，绵一片裹药末，用水一盏，生姜一片，枣半枚，煎五分。用盏盛，放火上，时时温服。忌生冷、毒物。（宋·刘昉《幼幼新书·第十六卷》）

薄荷煎圆　消风热，化痰涎，利咽膈，清头目。治遍身麻痹，百节酸痛，头昏目眩，鼻塞脑痛,语言声重,项背拘急,皮肤瘙痒,或生瘾疹。及治肺热喉腥,脾热口甜,胆热口苦。又治鼻衄、唾血、大小便出血,及脱着伤风。并沐浴后,并可服之。

龙脑薄荷取叶十斤,防风去苗、川芎各三十两,缩砂仁五两,桔梗五十两,甘草炙四十两。

上为末,炼蜜为圆,每两作三十圆。每服一圆,细嚼,茶、酒任下。(宋·陈师文《太平惠民和剂局方·卷之一》)

龙脑鸡苏圆 除烦解劳,消谷下气,散胸中郁热,主肺热咳嗽。

柴胡要真银州者二两剉,同木通以沸汤大半升浸泡一二宿,绞汁后入膏,木通剉,同柴胡浸、阿胶炒,微燥、蒲黄微炒、人参各二两,麦门冬汤洗,去心,焙干四两,黄芪一两,鸡苏即薄荷一斤,炙甘草一两半,生地黄末六两后入膏。(宋·陈师文《太平惠民和剂局方·卷之六》)

劳风证主诸风 发在肺下病,强上冥视,唾涕,恶风,肾脉入肺中,振栗,故俛仰成劳风,芎枳丸主之,治劳风,强上冥视,肺热上壅,唾稠,喉中不利,头目昏眩。

川芎、枳壳麸炒,去穰各等分。

上炼蜜为丸,如桐子大,每服十丸,温水送下,食后,日三服。(金·刘完素《黄帝素问宣明论方·卷一》)

立验丸 治肺热而咳,上气喘急,不得坐卧,身面浮肿,不下饮食,消肿下气,止嗽。

葶苈十分研炒为末,贝母三分,杏仁一两半炒去皮、尖,赤茯苓、紫菀、五味子各三分,人参一两,桑白皮一两炙。

上为细末,蜜丸梧桐子大,每服行丸,日二服,甚者夜一服。加至二十丸,枣汤下。肿盛者食后服。(宋·齐仲甫《女科百问·卷上》)

含化圆 昔有妇人,患肺热久嗽,身如炙,肌瘦,将成肺痨,服此安。

枇杷叶去毛、桑白皮、款冬花、木通、紫菀、杏仁各等分,大黄减半。

上为细末,炼蜜圆如樱桃大。食后夜卧含化一圆。(宋·陈自明《妇人大全良方·卷六》)

抑金散诗 治肺热,鼻塞涕浊利伯善传有诗四句。

细辛白芷与防风,羌活川归半夏芎。

桔梗陈皮茯苓辈,十般等分咀和同。

二钱薄荷姜煎服,气息调匀鼻贯通。(宋·黎民寿《黎居士简易方论·卷之十一》)

黄连阿胶丸 治肺热或咯血。

黄连净三两,赤茯苓二两,阿胶炒一两。

上黄连、茯苓同末,水调阿胶和,众手丸桐子大。每三十丸,食后米饮下。黄连、赤茯苓能抑心火,则肺得其清。(宋·杨士瀛《仁斋直指方·卷之八》)

泻白散,泻肺脾热,目黄,口不吮乳,喘嗽。

桑白皮一两剉,炒黄、地骨皮一两、甘草半两炒。

上为细末,每服一二钱,水一盏,入粳米百粒同煎,食后服。易老加黄连。海藏云:治肺热传骨蒸自汗,用此以直泻之。栀子、黄芩亦能泻肺,当以气血分之。(元·王好古《海藏癍论萃英·疮疹标本》)

肺热口臭,口中如胶瓦干,发渴,小便多。

骨皮、桑白皮、生黄芪、山栀仁、马兜铃、甘草。

煎，食后噙咽。

酒毒肺热，咳红，四黄丸。

宣连、大黄、山栀仁、黄芩。

此略炒为末，蜜丸噙化。（元·李仲南《永类钤方·卷第二》）

黄连阿胶圆　治肺热咯血，亦治热泻。

黄连净三两、赤茯苓二两、阿胶炒一两。

上黄连、茯苓为末，水调阿胶和圆如梧子大。每服三十圆，食后，米饮下。（元·危亦林《世医得效方·卷第五》）

肺热者，轻按之瞥瞥见于皮毛，日西甚。其证喘咳，洒淅寒热。轻者泻白散，重者凉膈、白虎、地骨皮散。（元·朱震亨《脉因证治·热》）

肺热嗽而自汗，人参清肺饮、知母茯苓汤。（明·刘纯《医经小学·卷之四》）

肺热，实则凉膈散，虚则人参白虎汤。（明·刘纯《杂病治例·发热》）

肺热者，轻手乃得，微按全无，瞥瞥然见于皮毛上，为肺主皮毛故也。日西尤甚，乃皮毛之热也。其症必见喘咳，洒淅寒热。轻者泻白散，重者凉膈散、白虎汤之类治之，及地黄地骨皮散。（明·楼英《医学纲目·卷之五》）

肺热，手掐眉目，日西热甚，咳嗽寒热，壮热饮水，甘桔汤主之。若肺虚热，唇深红色，轻者泻白散，重者凉膈散主之。（明·楼英《医学纲目·卷之三十七》）

严氏半夏丸　治肺热痰嗽。

瓜蒌仁另研、半夏汤洗，焙各一两。

上件和匀，姜汁打糊丸。（明·徐彦纯《玉机微义·卷之四》）

橘皮汤　治肺热，气咳息喘奔。

橘皮、麻黄各三两，紫苏、柴胡各二两，宿姜、杏仁各四两，石膏八两。

上㕮咀，每服一两，水煎。（明·徐彦纯《玉机微义·卷之十》）

地黄清肺饮　治肺热疳䘌咳嗽气逆多啼，壮热恶寒。

桑白皮炒半两，紫苏、北前胡、防风、赤茯苓、黄芩、天门冬去心、当归、连翘、桔梗、生地黄、甘草炙各二钱五分。

上锉散，每服二钱，水煎食后服，次用化䘌丸（芜荑、芦荟、青黛、川芎、白芷梢、胡黄连、川黄连、虾蟆灰各等分，猪胆汁浸糕，糊丸麻子大，每服二十丸，食后临卧杏仁煎汤下。编者注）。（明·鲁伯嗣《婴童百问·卷之八》）

治妇女肺热久嗽，身如火炙，肌瘦成劳。

用枇杷叶、木通、款冬花、紫菀、杏仁、桑白皮等分，大黄减半。

各如常制，间为末，蜜丸如樱桃大。食后，夜卧各含化一丸，终一剂即愈。（明·胡澄《卫生易简方·卷之十一》）

人参泻肺汤　治肺经积热，上喘咳嗽，胸胁胀满，痰多，大便涩。

人参、黄芩、栀子、枳壳炒、薄荷、连翘、杏仁炒，去皮、桑白皮炒、大黄、桔梗炒、甘草炙各一钱。

上作一服，用水二钟，煎至一钟，食后通口服。（明·董宿《奇效良方·卷之四十八》）

桑根白皮散　治肺脏积热，皮肤干燥，鼻痛无涕，头疼心闷。

桑根白皮、木通、大黄锉，炒各一两，升麻一两半，石膏、葛根各三两，甘草炙赤一两。

上㕮咀，每服三钱，水一中盏，煎至六分，去滓，食后温服。

犀角散　治肺热鼻干无涕，心神烦闷。

犀角屑、木通、升麻、赤茯苓、黄芪、马牙硝、杏仁汤浸，去皮、尖、双仁，炒黄各半两，麦门冬去心一两，朱砂研、龙脑研、甘草炙各一分。

上为细末，每服一钱，食后竹叶汤调下。（明·董宿《奇效良方·卷之五十九》）

肺热，手掐眉目，日西热甚，喘嗽寒热，壮热饮水，轻者泻白散，重者凉膈散主之。（明·彭用光《原幼心法·中卷》）

地黄清肺饮　治肺热疮蚀穿孔，或生息肉，或鼻外生疮。

桑白皮炒半两，紫苏、前胡、赤茯苓、防风、黄芩、当归、天门冬去心、连翘、桔梗、生地黄、甘草炙各二钱。

上，每服二钱，水煎服，次用化匿丸。（明·薛铠《保婴撮要·卷八》）

黄芩清肺饮　治肺热小便不利，宜用此药清之。

黄芩一钱、山栀子二钱。

上，水煎服。不利，加盐豉二十粒。（明·薛己《内科摘要·卷下》）

肺热者，轻手乃得，微按全无，日晡热甚，乃皮毛之热，其症必见喘咳寒热，轻者泻白散，重者凉膈散、地骨皮散。（明·汪机《外科理例·卷二》）

肺热者……轻者，钱氏泻白散，重者东垣凉膈散、拔萃地骨皮散。虚则钱氏阿胶散、东垣参术调中汤补之。方见内伤。（明·万全《保命歌括·卷之十》）

人之病喘者，须审其受病之因。……因于肺热者，宜《宝鉴》加减泻白散、河间葶苈大枣泻肺汤；虚者，宜五味子汤主之。（明·万全《保命歌括·卷之十八》）

甘桔清金散　治肺热声不清响者。

桔梗一两、甘草五钱、牛蒡子炒七钱、连翘去心五钱、诃子皮五钱。

共为细末，每服一钱，薄荷叶少许，同煎服。

黄芩泻肺汤　治肺热里实症。

黄芩、栀子、枳壳、甘草炙、薄荷、连翘、杏仁去皮尖、大黄、桔梗炒。

水煎，食后服。

人参清膈散　治肺热鼻干、涕唾稠粘。

人参、柴胡、当归、白芍药、知母、桑白皮、白术、紫菀、茯苓、黄芪、炙甘草、地骨皮、桔梗各五分，黄芩二分半，石膏七分，滑石七分半。

上，锉细，加姜三片，水一盏，煎七分，食后服。（明·万全《痘疹心法·卷之二十二》）

黄连阿胶丸　治肺热或咯唾血。

黄连三钱、赤茯苓二钱、阿胶炒一钱。

上，以莲肉为末，水调胶和，众手丸，麻子大，米饮下。（明·万全《幼科发挥·卷之下》）

肺热者，轻手乃得，微按全无，日西热甚，乃皮毛之热。其证必见喘咳，寒热。轻者泻白散，重者凉膈散、地骨皮散。（明·孙一奎《赤水玄珠·第一卷》）

肺热口辛者，甘桔汤、泻白散加前胡、山栀。

《宝鉴》泻白散 治肺热喉腥。

桑白皮三钱、地骨皮、甘草炙各一钱半，知母七分，黄芩五分，五味子三十粒，麦冬五分，桔梗二钱。

作一服，水二大盅，煎一盅，食后服。日进二次。（明·孙一奎《赤水玄珠·第三卷》）

海藏龙脑鸡苏丸 治上焦热，除烦解劳，去肺热咳衄，血热惊悸，脾胃口疳，吐血，肝胆热，泣出口苦，肾热神志不定。上而酒毒，膈热，消渴。下而血滞，五淋，血崩等疾。

薄荷一斤，麦门冬去心、阿胶炒、黄芪、蒲黄炒、人参已上俱净药、木通、银柴胡各二两锉，同木通浸一宿，绞出汁，生地黄六两，甘草一两五钱，黄连一两。

上为细末，好蜜二升，先煎一二沸，然后下生地黄末，不住手搅匀，加木通、柴胡汁浸熬成膏，勿冷火紧焦了，然后加前药末和丸，如豌豆大。每服二十丸，白汤下。虚劳、虚烦，栀子汤下。肺热，黄芩汤下。（明·孙一奎《赤水玄珠·第七卷》）

肺热胸满痰嗽。

瓜蒌仁研、半夏。

二味和匀，生姜自然汁打面糊为丸，如梧子大。每服五十丸，姜汤下。（明·孙一奎《赤水玄珠·第七卷》）

治肺热咳嗽。

天花粉一两、人参三钱。

共为细末，粳米汤调服。（明·吴旻《扶寿精方·卷之下》）

清肺饮 治肺疳、肺热、鼻热疮，鼻息作臭欲侵蚀者。

桑白皮一钱，紫苏、前胡、防风、赤茯苓、黄芩、当归、天门冬去心、连翘、桔梗、生地黄、甘草各五分。

用水一盅，煎五分，食后服，服数帖后服化匿丸。（明·孟继孔《幼幼集·疳论》）

肺热咳嗽，须用黄芩、桑白皮为主。（明·龚廷贤《万病回春·卷之一》）

治肺热喘嗽久不愈者，用石膏火煅红为末，每服二钱，食远用蜂蜜水调下。（明·龚廷贤《鲁府禁方·卷二》）

止嗽四物汤 肺热上壅痰嗽。

当归酒洗、川芎、赤芍、生地黄、前胡、桔梗去芦、紫苏、杏仁去皮尖、金沸草、黄芩、知母、贝母、桑白皮各等分，甘草减半。

上锉，生姜三片，水煎，温服。（明·龚廷贤《鲁府禁方·卷三》）

黄牛散，治肺热，脉滑大，气急喘满。大黄一两、白牵牛二两，上为末。蜜水调二钱，立止。又，用皂角膏为丸亦可。

治肺热久嗽方，枇杷叶、木通、款冬花、紫菀、杏仁、桑白皮各等分，大黄减半，上如常制为末，蜜丸，樱桃大。食后、夜卧含化。有妇人患肺热久嗽，身如炙肌，将成肺劳，服之未终剂而

愈。《本草衍义》(明·龚廷贤《小儿推拿方脉活婴秘旨全书·卷之五》)

犀角散　治肺热,心神烦闷。

犀角屑、木通、升麻、赤茯苓、黄芪、马牙硝、杏仁去皮尖双仁,炒黄各半两,麦门冬去心一两,朱砂研、龙脑研、炙甘草各二钱五分。

上为细末,每服一钱,食后竹叶汤调下。

抑金散　治肺热,鼻塞涕浊。细辛白芷与防风,羌活当归半夏芎;桔梗陈皮茯苓辈,十般等分锉和同;三钱薄荷姜煎服,气息调匀鼻贯通。

栀子仁丸　治肺热,鼻发赤瘰。栀子仁不拘多少;上为细末,以黄蜡为丸,如桐子大。每服二十丸,食后茶、酒任下。

地骨皮丸　治肺热口臭,口中如胶,舌干发渴,小便多。

地骨皮、黄芪、桑白皮、山栀子、马兜铃各等分。

上为细末,甘草膏和丸,如芡实大。每服一丸,食后噙化。(明·王肯堂《证治准绳·类方》)

含化丸。

枇杷叶去毛、桑白皮、款冬花、木通、紫菀、杏仁各等分,大黄减半。

上为细末,炼蜜丸如樱桃大。食后、夜卧,含化一丸。

黄芩清肺饮　治肺热小便不利,宜用此药清之。

黄芩炒、山栀炒各一钱。

上水煎服。不利加盐豉二十粒。(明·王肯堂《证治准绳·女科》)

地黄清肺饮　治肺热疳䘌,咳嗽气逆,多啼,壮热恶寒。

桑白皮炒半两,紫苏、北前胡、防风、赤茯苓、黄芩、当归、天门冬去心、连翘、桔梗、生地黄、甘草炙各二钱半。

上锉散。每服二钱,井水煎,食后服。次用化䘌丸。

麦门冬散　治小儿心肺热壅,口渴不止。

麦门冬去心、栀子仁、犀角屑、知母、甘草炙、黄芩各半两。

上为散。每服一钱,水一盏,入竹叶七片,煎五分,不计时候服,亦可量儿大小分减服。(明·王肯堂《证治准绳·幼科》)

葶苈散　治过食炙煿,或饮酒过度,致肺热气壅,喘急不卧;及肺痈浊吐腥臭,胸膈胀满不食者,并服之。

甜葶苈、桔梗、瓜蒌仁、川升麻、薏苡仁、桑白皮、葛根各一钱,炙甘草五分。

水二钟,姜三片,煎八分,食后服。(明·陈实功《外科正宗·卷之六》)

人参固本丸即本方加人参。本草以人参通心气,故宜加焉。治肺热燥作渴,或小便短赤如淋。此治虚而有火之圣药也。肺主气,而气根于丹田;肺畏火,而制火必本于肾水也。(明·王良璨《小青囊·卷之八》)

治肾虚肺热。

小柴胡汤加陈皮、茯苓、五味、黄柏、知母、当归、白术、天门冬、麦门冬。

上㕮,水、姜煎。欲升举加升麻。(明·佚名《丹溪摘玄·卷四》)

治肺热肾虚。

柴胡、黄芩、人参、半夏、甘草、橘红、白术、黄柏、茯苓、知母、贝母、五味、款花、当归、瓜蒌仁。

上剉，每一两，姜三片，水煎。（明·佚名《丹溪摘玄·卷七·》）

四黄丸 治肺热龟胸。

黄连、黄芩、大黄酒煨、胡连、山栀、银柴胡各五钱，青黛、甘草、香附醋炒各三钱。

为末，猪胆汁为丸，菜子大。每服百丸，姜汤下，日三服。（明·王大纶《婴童类萃·下卷》）

琼玉膏 治血虚皮肤枯燥及肺热咳嗽甚者。

生地黄四斤、白沙蜜二斤、人参六两、白茯苓十三两。

上以地黄捣汁，和蜜，以人参、茯苓为末，拌入蜜汁，用瓷瓶贮，以纸箬包其口，用桑柴火煮三昼夜，取出，再换蜡纸包封十数重，沉井底一昼夜。（明·武之望《济阳纲目·卷二十五》）

祛风清金散 治肺热壅盛，痰嗽如脓。

防风、川芎、桔梗、枳壳、旋覆花各一钱，山栀、黄芩、贝母、瓜蒌仁、茯苓、橘红、天门冬去心、麦门冬去心各八分，五味子十五粒，甘草四分。

上水煎，食后服。（明·武之望《济阳纲目·卷四十四》）

犀角散 治肺热鼻干，无涕，心神烦闷。

犀角屑、木通、升麻、赤茯苓、黄芪、马牙硝、杏仁去皮尖，炒各半两，麦门冬去心一两，朱砂研、龙脑研、甘草炙各一分。

上为细末，每服一钱，食后竹叶汤调下。（明·武之望《济阳纲目·卷一百零四》）

清肺丸：治肺热久咳。

枇杷叶、木通、款冬花、紫菀、杏仁、桑白皮各等分，川大黄减半。

如常制为末，蜜丸如樱桃大，食后夜卧，含化一丸，不终剂而愈。（明·江梅授《医经会解·卷之八》）

人参固本丸 治肾虚肺热，喘促发渴等证。

人参去芦二两，天门冬去心、槌薄、曝干或焙、干麦门冬去心，槌薄，曝干或焙、干生地黄泡洗，槌薄，曝干或焙、干熟地黄忌铁，杵膏各四两。

上为末，炼蜜丸如梧桐子大，空心白滚汤下三钱。忌萝卜、鱼腥。（明·洪基《摄生总要·石渠阁精订摄生秘剖卷一》）

家秘泻白散 治实火刑金，肺热喘咳，唇焦便赤。

桑白皮、地骨皮、甘草、黄芩、石膏、川黄连。家秘加葛根清胃火，加白芍药清脾火，加柴胡清肝胆之火，加辰砂清心火，加黄柏清肾火，加枳壳清大肠之火，加木通清小肠之火。（明·秦昌遇《症因脉治·卷一》）

人参固本膏 治肾虚肺热，喘嗽烦渴。

人参二两、天门冬去心、麦门冬去心、生地黄酒洗、熟地黄各四两。

上以二冬二地熬成膏，以人参细末和匀，时时挑少许里口中噙化。（明·李中梓《删补颐生微论·卷之四》）

五脏之热，各自不同。肺热者，轻手即得，略重全无，肺主皮毛也。……实则泻之，桑皮、葶苈、枳壳、苏子、防风之属；虚则补之，人参、黄芪、麦冬、五味、茯苓、山药、百合、紫菀之属；形寒饮冷则伤肺，温之以干姜、款花、木香、豆蔻之属；凉之以沙参、元参、知母、贝母、黄芩、山栀子、花粉、兜铃之属。（明·李中梓《病机沙篆·卷上》）

龟胸方　小儿心胸高如覆掌，是肺热胀满之故。用：

天冬去心、百合、杏仁去皮尖，麸炒、木通、枳壳麸炒、桑皮蜜炙、葶苈隔纸炒、石膏煨各二钱，川大黄酒蒸六分。

共为细末，炼蜜为丸如绿豆大，每服五丸，白汤化下，食后临卧服。外灸两乳前各一寸半，上两行三骨间六处，各灸三壮，春夏从下灸起，秋冬从上灸起。（清·蒋示吉《医宗说约·小儿科卷之四》）

地黄煎　治时气，肺热，咳嗽，咽痛。

地黄汁半斤，白芍、玄参、升麻、贝母三分，麦冬、柴胡、竹叶一两，白蜜五两。

水五大盅煎，去渣，入蜜汁，慢煎，日三。（清·程林《圣济总录纂要·卷之四》）

凉膈散　治肺热咳嗽。

甘草生二两，雄猪胆汁浸五日，炙香，为末，蜜丸如梧桐子大。

薄荷汤下二十丸。（清·程林《圣济总录纂要·卷之七》）

肺热衄血。

蒲黄、青黛各一钱。

新汲水服。或同发灰等分，生地汁调下。诸血证亦同。（清·王翔《万全备急方·诸血部》）

清肺饮东垣　治肺热口渴，小便不通。

茯苓、黄芩、桑皮、麦冬、车前、山栀、木通等分。

水煎。（清·李用粹《证治汇补·卷之八》）

人参固本膏，治肾虚肺热，喘嗽烦渴，咯血肺痿。

人参一两、天冬、麦冬、生地、熟地各四两。

以二冬二地熬成膏，以人参细末和匀，时时挑少许，口中噙化。（清·冯兆张《冯氏锦囊秘录·杂症大小合参·卷十一》）

紫菀膏　治肺热咳嗽，肌肤灼热，面赤如醉。

紫菀茸二两，款冬花一两，杏仁泡，去皮尖，炒研、枇杷叶刷去毛、蜜水炙、木通、桑根皮蜜炙、大黄酒蒸各半两。

熬膏蜜收，不时噙化一二匙，中病即止，不可过服。久嗽，去杏仁、大黄，煎成加童便半盏。（清·张璐《张氏医通·卷十三专方》）

黄芩泻肺汤　治肺热喘嗽，里实便秘。

黄芩酒炒、大黄、连翘、山栀熬黑、杏仁去皮尖、枳壳、桔梗、薄荷、生甘草。

水煎，温服。（清·张璐《张氏医通·卷十五》）

生地黄散　治斑疹肺热，喘咳衄血。

桔梗汤加麦冬、生地、款冬、杏仁。

为散,煎服二钱。一方,无杏仁,多橘皮。(清·张璐《张氏医通·卷十六》)

治肺热饮　酒当风,风入肺,胆气妄泄,目青气喘者方。

麻黄四两,甘草、五味子各三两,杏仁五十粒,母姜五两,淡竹叶切一升。

上六味,㕮咀,以水七升,先煮麻黄,去沫,下诸药,煮取三升,去滓,分三服。

橘皮汤　治肺热气上咳息奔喘方。

橘皮、麻黄、柴胡、紫苏《删繁》作干兰各三两,杏仁、宿姜各四两,石膏八两。

上七味,㕮咀,以水九升煮麻黄两沸,去沫,下药,煮取三升,去滓,分三服。不瘥与两剂。(清·张璐《千金方衍义·卷十七》)

肺主皮毛,肺热则皮实,故用栀子、杏仁、柴胡、元参、竹叶治外热,石膏、芒硝、大青、地黄、枳实治内实。(清·张璐《千金方衍义·卷十八》)

肺热甚则喉哑,亦有寒包热而哑者,宜郁金、生地、阿胶、知母、童便、杏仁、桔梗、沙参、蝉蜕、牛蒡子。(清·景日昣《嵩厓尊生全书·卷之六》)

肺热则胀,胸前实闷者是也。忌燥热饮涩,宜甘寒、苦寒、辛润之药,宁肺汤:黄芩、桑皮、贝母、花粉、杏仁、知母、天冬、枇杷叶、沙参。(清·景日昣《嵩厓尊生全书·卷之七》)

神愈散　治肺热鼻流浊涕,窒塞不通。

治肺热咳嗽单方。用沙参五钱,麦冬三钱,水煎服之,神效。(清·刘汉基《药性通考·卷七》)

肺热鼻流紫血者,宜用竹叶石膏汤兼服犀角丸。

煅石膏、连翘、黄芩、花粉、甘草梢、薄荷、柴胡、竹叶五片为引。(清·孟河《幼科直言·卷五》)

肺热作咳,鼻衄。黄芩泻白散。

肺热,咳嗽痰血,宜禁火逼。

玉竹、竹茹、白扁豆皮、柿霜、川贝、霍山石斛。(清·叶桂《未刻本叶天士医案》)

肺热嗽血。芦根、鲜冬瓜子、米仁、熟桃仁。(清·叶桂《未刻本叶天士医案·保元方案》)

肺热音嘶,咳呛,痰血。

桑叶、南参、冬瓜子、川贝、兜铃、南花粉。(清·叶桂《未刻本叶天士医案·医案医话》)

咳而胸高骨起,其状如龟者,谓之龟胸。此肺热之极,阳火熏蒸而致也,清燥救肺汤。(清·陈复正《幼幼集成·卷三》)

泻白散　治肺热干咳,不实不虚者。实者当发表,盛者加人参。

桑皮、地骨皮、甘草、粳米。

桑皮泻肺火,地骨退虚热,甘草补土生金,粳米和中清肺。(清·徐时进《医学蒙引·内科》)

泻肺汤

山栀、黄芩、薄荷、枳壳、杏仁、连翘、桑皮、桔梗、甘草、酒大黄各七分。(清·沈金鳌《杂病源流犀烛·卷一》)

桑皮汤

桑皮、元参、枳壳、杏仁、升麻、防风、赤芍、甘菊、黄芩、炙甘草、旋覆花、甜葶苈。(清·沈

金鳌《杂病源流犀烛·卷二十二》)

抑金散

细辛、白芷、防风、羌活、川芎各八分，桔梗、陈皮、茯苓各七分，当归身一钱。(清·沈金鳌《杂病源流犀烛·卷二十三》)

甘草鼠粘汤。炒甘草二两、桔梗米泔浸一夜炒一两、鼠粘根二两。

每末二钱，水盅半，入阿胶一钱煎服。(清·沈金鳌《杂病源流犀烛·卷二十四》)

薏苡仁散　治肺热痿痹筋挛，兼治阳明湿气。

薏苡仁一斤，焙研末，水调服。(清·熊立品《治疫全书·卷三》)

清金汤　治肺热喘急，右寸脉洪者。

天冬、麦冬各钱半，杏仁十一粒去皮尖，桑白皮蜜炙、甘草、山栀各一钱，桔梗二钱。

温服。如痰滞，加半夏钱半，瓜蒌仁去油一钱。或加葶苈一钱，白芥子八分。(清·罗国纲《罗氏会约医镜·卷九》)

东垣五味泻白散　治风热翳膜血筋蒙眼，一切肺热之症。

当归、生地、芍药、栀子、黄芩各等分。

或煎服，或为末服。(清·龙柏《脉药联珠·卷一》)

柏花丸　治肺热咳嗽。

贝母四钱、川柏一钱蜜炙、百合二钱、款冬花二钱五分、冰片三分。

蜜丸如青豆大。每服一丸。(清·杨龙九《囊秘喉书·医方》)

人参固本丸　治阴虚肺热。

人参、天冬、麦冬、熟地、生地。(清·江锡《湿热举要·方药》)

肺热火痰，宜清肺以润之。

清肺饮、四阴煎。

肺热嗽必痰稠面红，身热喘满，当降火清痰。

黄芩、花粉、海石、栝蒌、玉竹之属，加入清肺饮。

肺热痰火作喘，麻杏石甘汤。(清·林珮琴《类证治裁·卷之二》)

五汁肺丸　治肺热咯血，立止。

雄猪肺一个，不落水，去筋膜，藕汁两碗，油秋梨汁一碗，甘蔗汁两碗，茅柴根汁一碗，百合汁一碗。

将各汁代水煮烂猪肺，滤去渣，收膏，量用建莲粉糊丸，如桐子大。每早晚淡盐汤送下五钱。(清·谢元夫《良方集腋·卷之上》)

风寒外束，胃火内炎，肺热气壅作喘。一解外束之寒，一清上炎之火，麻杏石甘汤主之。

麻黄、苦杏仁、生甘草、生石膏。

经以诸痿喘呕，皆属于上。肺气不降则喘；金不平木，土为木克则呕；肺热叶焦则足膝无力。皆宜清上。

北沙参、大麦冬、天门冬、白知母、川贝母、黄芩、炙甘草、甜桔梗、活水芦根。(清·蒋宝素《问斋医案·卷第三》)

过食炙爆，或饮酒过度，致肺热壅，喘而不得安卧，及肺痈咽燥，浊唾腥臭，以葶苈散主之。

甜葶苈六分、桔梗、瓜蒌仁、升麻、苡仁、桑皮各一钱，葛根、甘草各五分，生姜五片。(清·潘道根《临证度针·喘哮》)

肺热咳嗽，加味泻白散。

火嗽面赤，咽干燥，痰黄气秽，带稠粘便，饮加味泻白散，便硬加味凉膈煎。

桑皮、地骨皮、甘草、麦冬去心、川贝、桔梗、知母，黄芩、薄荷各等分。

水煎。(清·尚宗康《万全至宝·卷中》)

肺热而咳，上焦微喘，肌表漫热，口燥咽干者，玉环煎主之。玉环煎自制。

玉竹四钱、羚羊角一钱五分、沙参四钱、麦冬二钱、石斛二钱、贝母二钱、栝蒌皮三钱、蛤粉四钱。

梨汁半杯，冲服。(清·费伯雄《医醇賸义·咳嗽》)

肺阴不足，肺热有余，时作咳嗽，其口干过甚，是阳明蕴热，津液少于上承是也。脉数略缓。前法加以滋清。

西潞党参三钱、海石二钱、茯苓三钱、杏仁三钱、川贝二钱、川石斛四钱、蛤壳五钱、橘红一钱、地骨皮三钱、生米仁六钱、绵茵陈二钱、天花粉一钱五分、冬桑叶一钱五分、枇杷叶三张。(清·凌奂《吴古年医案·咳嗽口干》)

咳嗽缠久，近且失血，肺阴不足，肺热有余可知。脉濡小数。防成虚损。

粉丹皮一钱五分、杏仁三钱、川贝二钱、川石斛四钱、青黛五分、蛤壳五钱、茜根炭一钱五分、粉沙参一钱五分、旱莲草三钱、生米仁六钱、藕肉二两、冬瓜子三钱、冬桑叶三钱。(清·凌奂《吴古年医案·失血》)

清肺汤，治痘疹肺热，喘嗽吐痰。

桔梗、甘草、麦门冬、款冬花、杏仁、贝母、牛蒡子，水煎服。(清·叶霖《痧疹辑要·卷三》)

辛夷清肺汤，治肺热。肺热轻剂。

石膏煅、知母、栀子生、黄芩、麦门冬去心、百合各一钱、辛夷六分、甘草五分、升麻三分、枇杷叶三片去毛，蜜炙，或加羌活、防风、连翘、薄荷叶各一钱。

水煎，食远服。(清·余泽春《喉证指南·卷四》)

都气丸，此药专治诸虚百损，肺热咳嗽，咽喉肿痛，口燥舌干，声哑失音，能益肺之源。以生肾水，止嗽化痰，泻无根之火，清虚热于肺肝，大补精血，功难尽述。每服三钱，忌酒。

熟地八两、山萸四两、山药四两、丹皮三两、茯苓三两、泽泻三两、五味一两五钱。(清·清太医院《医方配本·补益虚损门》)

肺热气喘。

生茅根一把锉碎。

水二盏，煎一盏，食后提服，甚者三服止。(清·何澄平《民众万病验方大全·第四章》)

今六脉洪数无伦，肺气上逆，心脏如焚，大热不退，两便皆难，舌苔干绛，津血两枯，是为重实，乃肺热也。此证不宜遽与大寒大凉，应生津清热，润肺泻心，可朱黛二茯饮。

朱茯神、青黛、茯苓、天花粉、铁石斛、丝瓜络、生地黄各四钱，桑白皮、莲须破、麦冬各钱半，黄连三分、木通一钱、泽兰二钱、灯芯一束。（民国·陈无咎《明教方·吴氏女重实证》）

小儿咳嗽，洒淅恶寒，热轻者，轻手按之乃得，重按全毛，日西尤甚，乃皮毛之热，即肺热也。古法主人参地骨皮散（如人参、地骨皮、柴胡、生地、黄芪、知母、石膏、赤苓等味）。

真按：泻肺之热，但用粉葛花八分，淡黄芩一钱，炙甘草五分为剂。（民国·陈守真《儿科萃精·卷四》）

小儿因火邪刑金，作喘有声者，外候口干舌燥，渴甚，面赤唇红。审其脉证，属肺热者，古法主凉膈散（如黄芩、大黄、连翘、芒硝、生甘草、栀子、薄荷，引用竹叶、生蜜）。

真按：此方芒硝、薄荷可不用。（民国·陈守真《儿科萃精·卷七》）

瓜蒌贝母散　治肺热液干。

贝母三钱，瓜蒌二钱，胆星一钱，炒栀子一钱，黄芩二钱，橘红、炒黄连各一钱，甘草一钱。（民国·秦子文《玲珑医鉴·中卷》）

二、外治

治肺热闷不止，胸中喘急，惊悸，客热来去，欲死，不堪服药，泄胸中喘气方。

桃皮、芫花各一升。

上二味，㕮咀，以水四斗，煮取一斗五升，去滓，以故布手巾纳汁中。薄胸，温四肢，不盈数日即歇。（唐·孙思邈《备急千金要方·卷第十七》）

又疗肺热。不问冬夏老少头生白屑搔之痒起者。然肺为五脏之盖，其劳损伤，肺气冲头顶，致使头皮白屑，搔之而起。人多患此，皆从肺来，世呼为头风也。沐头汤方。

大麻仁三升、秦艽二两、皂荚屑五两。

上三味，熟研纳米泔汁中一宿渍，去滓，米泔搅之三五百遍。取劳，乃用沐发。燥讫，别用皂荚汤洗之，通理然后敷膏。（唐·王焘《外台秘要·卷第十六》）

第七节　针　　灸

又刺手太阴出血，主肺热气上咳嗽，寸口是也。（唐·孙思邈《千金翼方·卷第二十七》）

肺热病者，先淅然厥气毫毛，恶风寒。舌上黄，身热，热争则喘咳，痛走胸膺背，不得大息，头痛不堪，汗出而寒，丙丁甚，戊己大汗，气逆则甲丁死，刺手太阴阳明出血，如大豆，立已。（明·高武《针灸素难要旨·卷二下》）

肺热病者，……刺手太阴、阳明，出血如大豆，立已。（明·杨继洲《针灸大成·卷一》）

肺热病者，头痛不堪，汗出而寒，刺手太阴、阳明。（明·王肯堂《证治准绳·杂病》）

灸法：以天突、肺腧二穴灸之，治嗽泄大热，大泻肺热，三权骨下横纹一寸五分是穴。（明·佚名《丹溪摘玄·卷七》）

肺热病者，先淅然厥，起毫毛，恶风寒，舌上黄，身热，热争则喘咳，痛走胸膺背，不得太息，头痛不堪，汗出而寒。丙丁甚，庚辛大汗，气逆则丙丁死。刺手太阴、阳明，出血如大豆，立已。皮毛,肺之合也,热邪郁于肺,阳气不达于皮毛,故先淅然如水洒身而厥冷,毛竖,恶风寒,状似外感,而实由内热闭其阳气,故舌黄身热,若初感外邪而非内热,其舌必白也;故热甚气逆则喘咳,痛走胸膺背,不得太息,全是肺脏热闭之证;头痛不堪者,内火不得发泄,直上冲脑而痛,故曰不堪,与外邪在经之头痛不同也,郁极而腠开汗出,则热散身寒也。其甚、其汗、其死,义皆同上。刺肺与大肠经出血,以泄其邪。(清·章楠《灵素节注类编·卷七》)

第八节　禁　　忌

肺热还伤肺。斯言出,而世之治肺经劳嗽者,辄以人参为鸩毒矣。(明·张介宾《质疑录·论肺热还伤肺》)

人参味甘,功专入肺,止渴生津,大补元气,更能养血,肺热乃忌(细皮光润者佳,去芦切片用。肺中实热,右寸洪大有力勿用,反藜芦)。(清·蒋示吉《医宗说约·药性炮制歌》)

芦吸散　治冷哮寒嗽,喘促痰清,但肺热者禁用。(清·张璐《张氏医通·卷十三专方》)

第九节　预　　后

肺热入心,嗽逆吐血,皮肤生疮,喘息粗短,面赤。(汉·华佗《内照法·五脏相入第三》)

肺热入大肠,令人粪色黄稀无度,而不堪近。(汉·华佗《内照法·脏腑相入第四》)

肺热病者,先淅然起毛恶风,舌上黄,身热,热争则喘咳,痹走胸膺背,不得太息,头痛不甚,汗出而寒,肺主毛腠,内热,淅然起毛恶风也。肺热上薰,故舌上黄也。肺主行气于身,故身热也。肺以主咳,在于胸中,故热争喘咳,痹走胸膺,此为热痹,痛行胸中,不得太息也。肺热冲头,以肺脉不至,故头痛不甚也。有本为堪,言气冲甚,故头痛甚也。冷汗虽出,无发热也。(隋·杨上善《黄帝内经太素·卷第二十五》)

肺热病者,先淅然厥,起毫毛,恶风寒,舌上黄,身热。热争则喘咳,痛走胸膺背,不得太息,头痛不堪,汗出而寒,丙丁甚,庚辛大汗,气逆则丙丁死。(明·杨继洲《针灸大成·卷一》)

第十节　医　　案

东都张氏孙,九岁,病肺热。他医以犀、珠、龙、麝、生牛黄治之,一月不愈。其证嗽喘,闷乱,饮水不止,全不能食。钱氏用使君子圆、益黄散,张曰:本有热,何以又行温药?他医用凉药攻之,一月尚无效。钱曰:凉药久则寒不能食,小儿虚不能食,当补脾。候饮食如故,即泻肺经,病必愈矣。服补脾药二日,其子欲饮食,钱以泻白散泻其肺,遂愈十分。张曰:何以不虚?钱曰:先实其脾,然后泻肺,故不虚也。(宋·钱乙《小儿药证直诀·卷中》)

有妇人患肺热久嗽,身如炙,肌瘦,将成肺痨。以枇杷叶、木通、款冬花、紫菀、杏仁、桑白皮各等分,大黄减半,各如常制,治讫,同为末,蜜丸如樱桃大。食后、夜卧各含化一丸,未终剂而愈。(明代医家楼英在《医学纲目·卷之二十六肺大肠部》中引用本案,病家评语:上利

肺气药加大黄，脾胃壅带者宜之。江瓘《名医类案》及清《本草备要》也录有本案。编者注）（宋·寇宗奭《本草衍义·卷十八》）

一妇产后咳嗽痰多、昼轻夜重，不能安寝，饮食无味，或时自汗。医用人参清肺汤，嗽愈甚。予为诊之，脉浮濡近驶。曰：此肺热也。令服保和汤五帖而安。（明·汪机《石山医案·卷之上》）

一鼻塞，浊涕稠粘数年，人谓鼻渊，火结于肺，谁知火不宣似鼻渊而非乎。夫郁，五脏皆有，不独肝。《内经》曰：诸气膹郁，皆属于肺。肺郁则气不通，鼻乃肺门，鼻气亦不通。《难经》曰；肺热甚则出涕。肺清虚之府，最恶热，肺热则肺气必粗，肺液必上沸，结为涕，热甚涕黄，热极涕浊，败浊岂容于清虚之府，自从鼻而出。用逍遥散加味治。

柴胡、白术、茯苓二钱，当归、白芍、桔梗三钱，陈皮五分，甘草、黄芩、白芷、半夏一钱。二剂轻，八剂愈。

一咽喉干燥，久疼痛，人谓肺燥，乃肺热之故。谁知肾水涸竭乎。夫肺生肾，惟肺虚，肺中津液仅可自养，肾耗自来取给，剥肤之痛，乌能免哉？譬人无不养子，处困穷窘迫，则无米之炊，何能止索饭啼饥之哭？倘子成立，自然顾家，聊免迫索；今子日多金取耗，子母两贫，状不可言，肺肾何独不然。用子母两富汤：

熟地、麦冬三两。

一剂燥少止，三剂痛止，十剂尽去。熟地补肾救肺子，麦冬滋肺救肾母。上下两治，肾有润泽，肺无焦焚。此肺肾兼治，熟地、麦冬所以并用。（清·陈士铎《辨证奇闻·卷三》）

某，五十。脉数咳血，曾咯腥痰，若作肺痈。体质木火，因烦劳阳升逼肺，肺热不能生水，阴愈亏而阳愈炽，故血由阳而出也。当金水同治为主。

熟地四两、生地二两、天冬二两、麦冬二两、茯神二两、龟板三两、海参胶二两、淡菜胶二两、川斛膏四两、女贞一两半、北沙参二两、旱莲草一两半；胶膏丸。（清·叶桂《临证指南医案·卷二》）

沈。二十一朝，痰呛失音，不嗜食物，昼则稍安，暮夜烦躁，此肺热未肃。磨耐多日，体气阳亢阴亏，肝风内炽，突起惊厥可虑。

地骨皮、甘草、生地炭、绿豆皮、炒丹皮、炒川贝、川斛。（清·叶桂《临证指南医案·卷十》）

稚年纯阳体质，热证最多。病偏右胸高，呼气不利，肺气不能清肃，热郁内蒸，逆传膻中。经天君震动，状若痫证。夫肺主卫，心主营，二气循环于肺胃脉中，苟营卫失和，越日触遇乃发，翁仲仁谓扶肚抬胸，为肺热壅塞。然不及周岁，未受谷食涵养，脏腑柔薄，一切苦寒沉降及腻滞阴药，俱在禁例。且肺位最高，逆行心包络间，仍从上治，抱持勿卧，令上气下行为顺，可使营卫两和。

薄荷、米仁、茯苓、郁金、淡竹叶、鲜石菖蒲。

再诊：西瓜翠衣、鲜枇杷叶、通草、茯苓、生米仁、淡竹叶。

三诊：宿热未平，秋金燥令亦从天降，致上气不能全顺。证见咳嗽燥逆，议清气分之热。

大沙参、麦冬、花粉、生甘草、桑叶、灯心。

四诊：视面部清窍未能爽适，显然肺热未能全解。议进甘寒，仿喻嘉言清燥意。

桑叶、麦冬、梨肉、川贝母、银花、生甘草。

五诊：伏暑上壅，得宣通而降，头项胸次已平，但乳食不能少运，便溏日有数次，思肺降之热，必移于府。考古幼稚泄泻，每以四苓为主方，不越分利和中之意。四苓加广皮、木瓜、生谷芽。（清·吴金寿《三家医案合刻·卷一》）

姚令舆室，素患喘嗽而病春温，新旧合邪。医知其本元久亏，投以温补，痉厥神昏，耳聋谵语，面青舌绛，痰喘不眠，肺原包心而生，故肺热必及于心。皆束手矣。延孟英诊之，脉犹弦滑，曰：证虽危险，生机未绝，遽尔轻弃，毋乃太忍。

与犀角、羚羊、元参、沙参、知母、花粉、石膏，以清热息风，救阴生液；佐苁蓉、石英、鳖甲、金铃、旋覆、贝母、竹沥，以潜阳镇逆，通络蠲痰。

三剂而平。继去犀、羚、石膏，加生地黄。服旬日而愈。

仲秋令舆病，竟误服温补，数日而殒，岂非命耶？（清·王士雄《王氏医案续编·卷五》）

陈载陶令郎，夏间患嗽泻愈后，时发微热，寝汗如蒸，医治两月，迄不能退，时犹作嗽，咸以为劳。其世父喆堂逆孟英视之。热甚于颈面，形瘦口干，脉则右大。曰：肺热不清也。养阴之药久服，势必弄假成真，热锢深入而为损怯之证，亟宜澹泊滋味，屏绝补物。以芩、栀、地骨、桑叶、苡仁、枇杷叶、冬瓜皮、梨皮、苇茎为剂。服后热汗递减，至九帖解酱矢赤溲，皆极热而臭。自此热尽退而汗不出矣。惟噫犹不畅，时欲太息，饱则胸下不舒，乃滋腻药所酿之痰未去也。改用沙参、枳实、旋覆、冬瓜子、竹茹、白前、栝蒌、海蛇、橘皮数帖而胸舒嗽断，体健餐加。

赵菊斋外孙华颖官，易患痰嗽，幼科治之，渐至发热口渴便泻，汗多烦哭，以为将成慢惊。参入温补，日以加剧。孟英视之曰：肺热也。投苇茎汤加滑石、黄芩、枇杷叶、桑叶、地骨皮。旬日而愈。

顾子襄体素丰，患颐肿，医投升散之药，神昏气逆，鼻衄大流。伊舅氏朱生甫明经为延孟英视之。面赤音低，不眠脘闷，大渴溺赤，脉滑数而洪。曰：冬温也。其苔色白而不燥者，内有伏痰耳；便泻如水者，肺热下大肠耳；岂可以为寒乎？予犀角、元参、旋覆、栀、芩、射干、竹茹、通草、银花、石菖蒲服之。衄止神清，泻亦不作。去犀、射，加花粉、贝母。服二剂，解坚矢，吐胶痰，知饥热退而愈。继有朱氏子右颈肿突，外科围药甚痛，身热不饥。孟英诊曰：冬温耳，非患痈也。敷药延令洗净，另以芙蓉叶杵烂涂之，投以清解肺卫药，数日而痊。（清·王士雄《王氏医案三编·卷七》）

邵，肺为娇脏，畏乎寒，更畏于热，热郁肺金，皮毛焦热，咳嗽痰臭，脉细数。缺盆下痛，病情见证，皆属肺热，治以甘寒，佐以辛苦。

冬瓜子、知母、羚羊角、杏仁、瓜蒌、鲜芦根、米仁、桑白皮、通草、茅根。（清·沈菊人《沈菊人医案·卷下》）

川沙陆兆麟令侄。年十五患久嗽，小便不利。余诊其两寸细数，此乃上焦肺热，金不生水之故。

瓜蒌子、紫菀、麦冬、元参、甘草。加枇杷叶，一剂，小便如注。（清·王应震《王应震要诀·云间程氏绍南先生医案》）

左。鼻窍窒塞，而咳嗽却不甚盛，脉形滑大。此肺热内郁，浊火上蒸也。

黑山栀、桔梗、香豆豉、郁金、嫩苏梗、光杏仁、枳壳、粉前胡、荆芥、葱白头。（清·张乃修《张聿青医案·卷十五》）

谈。阳旺阴虚之体，感受秋燥，咳嗽带红，今痰血虽止，而咳犹未已。脉细搏，深虑涉怯。

补肺阿胶汤去牛蒡，加川贝、桑叶、蒌仁、沙参、枇杷叶。

二诊：咳痰仍浓，夜来鼻塞，病久肺热且虚，大节在迩，殊恐呛极而带血。

桑叶、杏仁、蒌皮、北沙参、生草、梨肉、旋覆花、川贝、蝉衣、知母、地骨皮、芦根。

三诊：痰稀咳松，脉数退弦未退。

再拟清养。桑叶、川贝、沙参、知母、生草、蒌皮、白芍、蝉衣、地骨皮、芦根、梨肉。

濮，咳嗽鼻衄，虽然初起，而见弦数之脉，肺肾阴虚，肝火独旺已著，最易涉怏。桑叶、地骨皮、杏仁、生草、前胡、川贝、细生地、丹皮、黄柏、知母、莲心、鲜藕节；二诊，左尺弦，肾水亏也。右寸数，肺金热也。咳嗽遗精，虚劳已见一斑，极宜谨慎为嘱。生地、川贝、蒌皮、生草、丹皮、白芍、黄柏、麦冬、沙参、金樱子、枇杷叶；三诊：右部数象大减，左尺弦涩仍在，肺热虽退，肾阴未复，尚宜谨调。原方去生草、沙参、白芍、黄柏，加浮石、萸肉。（清·方仁渊《倚云轩医话医案集·倚云轩医案》）

黄左，38岁。

鼻衄缘于肺热，脉右数大，寸部尤显，按之有力，此为热迫血络上升。鼻为肺窍，清肺热兼以凉血，佐化瘀防其留邪。处方：

白茅根四钱、竹茹二钱、蒲黄炭三钱、鲜侧柏叶三钱、醋制花蕊石二钱、小蓟三钱、川黄连一钱半、牛膝一钱。（清·赵文魁《文魁脉学·下篇》）

第十一章 肺　痹

第一节 病　名

白脉之至也，喘而浮。上虚下实，惊，有积气在胸中，喘而虚。名曰肺痹。（《素问·五脏生成》）

今风寒客于人，使人毫毛毕直，皮肤闭而为热。当是之时，可汗而发也。或痹不仁肿痛，当是之时，可汤熨及火灸刺而去之。弗治，病入舍于肺，名曰肺痹。（《素问·玉机真藏论》）

肺痹者，烦满喘而呕。（《素问·痹论》）

少阴有余病皮痹隐轸；不足病肺痹。（《素问·四时刺逆从论》）

肺脉急甚，为癫疾；微急，为肺寒热，怠惰，咳唾血，引腰背胸，若鼻息肉不通。缓甚，为多汗；微缓，为痿，瘘，偏风，头以下汗出不可止。大甚，为胫肿；微大，为肺痹，引胸背，起恶日光。（《灵枢·邪气脏腑病形》）

白脉之至也，喘而浮，上虚下实，惊，有积气在胸中，喘而虚，名曰肺痹。寒热，喘为不足，浮者肺虚，肺不足是谓心虚，上虚则下当满实矣。以其不足，故善惊而气积胸中矣。然脉浮而喘，是肿自不足，喘而虚者，是心气上乘。肺受热而气不得营，故名肺痹，而外为寒热也。得之醉而使内也。（唐·王冰《重广补注黄帝内经素问注·五藏生成篇第十》）

夫皮肤气分为阳，五脏为阴，病在阳者名曰风，病在阴者名曰痹，病舍于肺，名肺痹也。（清·张志聪《黄帝内经素问集注·卷之三》）

第二节 病因病机

凡痹之客五脏者，肺痹者，烦满喘呕。以脏气应息，又其脉还循胃口，故使烦满喘而呕。（明·汪机《读素问钞·卷上之四》）

风者，百病之长也。今风寒客于人，使人毫毛毕直，皮肤闭而为热，当是之时，可汗而发也；或痹不仁肿痛，当是之时，可汤熨及火灸刺而去之。弗治，病入舍于肺，名曰肺痹，发咳上气。

【续】邪入阳则狂，邪入阴则痹，故入于肺名曰痹焉。（明·汪机《读素问钞·卷中之二》）

以秋庚辛伤于风者为肺痹。（清·张志聪《黄帝内经素问集注·卷二》）

皮毛者肺之合，邪在皮毛，弗以汗解，则邪气乃从其合矣。夫皮肤气分为阳，五脏为阴，病在阳者名曰风，病在阴者名日痹，病舍于肺，名肺痹也，痹者闭也，邪闭于肺，故咳而上气。（清·张志聪《黄帝内经素问集注·卷之三》）

肺痹之成于气虚，尽人而不知也。夫肺为相傅之官，治节出焉，统辖一身之气，无经不达，无脏不转，是气乃肺之充，而肺乃气之主也。肺病则气病，而气病则肺亦病。然则肺痹即气痹也。（清·陈士铎《辨证录·卷之二》）

肺痹者，烦满喘而呕。肺主宗气，而性降敛，胃逆肺阻，故胸膈烦满，喘促而呕吐也。（清·黄元御《素问悬解·卷五》）

肺痹之因：或形寒饮冷，或形热饮热，肺为华盖，恶热恶寒；或悲哀动中，肺气受损，而肺痹等症作矣。（清·熊立品《治疫全书·卷三》）

皮毛者，肺之合也，邪在皮毛，弗以汗解，则邪气乃从其合炎。夫皮毛气分为阳，五脏为阴。病在阳者，名为风；病在阴者，名曰痹。病合于肺，名肺痹也。痹者，闭也。邪闭于肺，故咳而上气。（清·陈念祖《灵素节要浅注·卷八》）

有寒湿饮邪，停蓄于中，况当暑令，热气正酷，因冒风邪，致发斑疹，是脾肺二经风湿之邪为患也。医不识此，错认麻疹症治，一派升提解肌发表之剂，正气受壮，提起肝气上冲，阻塞肺气之降，致变肺痹如斯大症，有类惊风者也。（清·程凤图《启蒙医案·陈献青翁乃郎署风湿疹误治将殆奇症》）

肺气受邪，从胃而上，清肃之令不能下行，故烦满而喘，其作呕，则胃亦受邪，水谷之气不安也。（清·坐啸山人《诊验医方歌括·诊验医方歌括中》）

肺痹，脘中及腹痛，自利清谷，是风温邪热相搏，诸气失于宣降。（秦伯未《清代名医医案精华·眉寿堂方案选存》）

第三节　病　　候

白脉之至也，喘而浮。上虚下实，惊，有积气在胸中，喘而虚。名曰肺痹。（《素问·五脏生成》）

肺脉急甚为癫疾；微急为肺寒热怠惰，咳唾血，引腰背胸，若鼻息肉不通。缓甚为多汗，微缓为痿瘘偏风，头以下汗出不可止。大甚为胫肿；微大为肺痹，引胸背，起恶日光。（《灵枢·邪气脏腑病形》）

少阴有余病皮痹隐疹，不足病肺痹。（唐·王冰《重广补注黄帝内经素问·四时刺逆从论篇第六十四》）

论曰：风寒湿三气杂至，合而为痹。以秋遇此者为皮痹，皮痹不已，复感于邪，内舍于肺，是为肺痹。其候胸背痛甚，上气、烦满、喘而呕是也。（宋·赵佶《圣济总录·卷一十九》）

肺疝者，肺家形寒饮冷所致，其气闭而不能散。现症有三：一曰肺痹，痹则气闭不通，似喘非喘，咽嗌不利，此痹也，非疝也。（清·刘默《证治百问·卷之四》）

咳嗽不宁，心膈窒塞，吐痰不已，上气满胀，不能下通。（清·陈士铎《辨证录·卷之二》）

卧则喘急，痛映两胁，舌色白，二便少。（清·叶桂《临证指南医案·卷三》）

温邪化热，肺痹喘急，消渴胸满，便溺不爽。（清·叶桂《临证指南医案·卷五》）

肺痹者，烦满喘而呕。（清·黄元御《素问悬解·卷五》）

肺痹之脉：寸口脉涩，责之在肺；或见迟弦，寒饮所伤；或见洪数，乃是伤热。浮迟肺寒，沉数里热。（清·熊立品《治疫全书·卷三》）

肺痹喘急，消渴满闷，便溺不爽。（清·曹元恒《吴门曹氏三代医验集·内科疾病》）

烦满而喘，其作呕。（清·坐啸山人《诊验医方歌括·诊验医方歌括中》）

气逆，呛咳稠痰，脉浮滑。（清·邵兰荪《邵兰荪医案·卷二》）

六脉细弦而右寸独紧，且代关部，舌苔淡白，肺气上坐，气喘而促，下实上虚，毛孔涩涩，有如寒热。（清·陈无咎《明教方·倪氏妇肺痹证主肺虚》）

咳嗽身热，热甚昏闭不苏，目干无泪，不啼不乳……脉伏，舌红。（民国·何炳元《全国名医验案类编·初集四时六淫病案》）

气喘呛咳，右脉小数，左关弦细，舌灰黄底红，癸水不调，外寒内热，胃钝便闭。（秦伯未《清代名医医案精华·邵兰荪医案》）

第四节 病证鉴别

肺脉，急甚为癫疾；微急为肺寒热怠惰，咳唾血，引腰背胸，若鼻息肉不通。缓甚为多汗，微缓为痿瘘偏风，头以下汗出不可止。大甚为胫肿，微大为肺痹，引胸背，起恶日光。小甚为泄；微小为消瘅。滑甚为息贲上气；微滑为上下出血。涩甚为呕血，微涩为鼠瘘，在颈支腋之间，下不胜其上，甚能善酸。（《灵枢·邪气脏腑病形》）

惟其心脉搏而坚，故曰心痹，肺脉搏而浮，故曰肺痹。（民国·张寿颐《脉学正义·第六卷》）

第五节 治则治法

肺痹，右肢麻，胁痛，咳逆喘急不得卧，二便不利，脘中痞胀。得之忧愁思虑，所以肺脏受病，宜开手太阴为治。（清·叶桂《临证指南医案·卷三》）

治肺痹以轻开上。（清·王士雄《温热经纬·卷三》）

肺痹气逆，呛咳稠痰，脉浮滑，耳木。姑宜清降消痰为治。（清·邵兰荪《邵兰荪医案·卷二》）

第六节 方 药

治肺痹上下痞塞，不能息。**橘皮丸方**。

陈橘皮汤浸，去白，焙、桔梗剉，炒、干姜炮裂、厚朴去粗皮，生姜汁炙、枳实去瓤，麸炒、细辛去苗叶各三分，胡椒、蜀椒去闭口及目，炒出汗、乌头炮裂，去皮尖各二两，荜茇二两半，人参、桂去粗皮、附子炮裂，去皮脐、白茯苓去黑皮、前胡去芦头、防葵、芎䓖各一两，甘草炙、当归切，焙各二两，白术、吴茱萸汤洗，焙干，炒各一两半，大黄湿纸裹，煨香熟半两，槟榔剉一两，葶苈隔纸炒一分，紫苏子炒二两。

上二十五味，捣罗为末，炼蜜丸梧桐子大。每服十丸，温酒下，日三。觉有热者，空腹服之。

治肺痹复感风冷，胸胁满急。**杏仁丸方**。

杏仁汤浸，去皮尖、双仁，微炒、赤茯苓去黑皮、防葵各二两，吴茱萸汤洗，焙干，炒、陈橘皮汤浸，去白，焙、桂去粗皮、防风去叉、泽泻各一两，白术、射干、芍药、紫苏子微炒、桔梗剉，炒、枳实去瓤，麸麸炒黄各一两半。

上一十四味，捣罗为末，炼蜜丸如梧桐子大。每服十丸，食前温酒下，渐加至三十丸，日再。

治肺痹上气闭塞，胸中胁下支满，乍作乍止。不得饮食，唇干口燥，手足冷痛。当归汤方。

当归切，焙、防风去叉、黄芪细剉各二两，柴胡去苗八两，细辛去苗叶、麻黄去根节，煮一二沸，掠去沫，控干、人参各一两，杏仁去皮尖、双仁，炒黄五十枚，桂去粗皮三两，半夏汤洗去滑七遍五两，黄芪去黑心一两。

上一十一味，粗捣筛。每服四钱匕，水一盏，入生姜七片，枣二枚劈破，同煎至六分，去滓温服，不计时候，日三夜二。

治肺痹上气发咳。五味子汤方。

五味子三两，紫苏子炒八两，麻黄去根节、细辛去苗叶、紫菀去苗土、黄芩去黑心、甘草炙各二两，人参、桂去粗皮、当归焙各一两，半夏汤洗去滑七遍三两。

上一十一味，粗捣筛。每服四钱匕，水一盏，入生姜五片，同煎至六分，去滓温服，不计时候。上气病亦单煮紫苏子及生紫苏叶，冬月煮干枝茎叶服。

治肺痹胸心满塞，上气不下。紫苏子汤方。

紫苏子炒八两，半夏汤洗去滑七遍五两，陈橘皮汤浸，去白，焙、桂去粗皮各三两，甘草炙，人参、白术各二两。

上七味，粗捣筛。每服四钱匕，水一盏，入生姜五片，枣二枚劈，同煎至六分，去滓。（宋·赵佶《圣济总录·卷第一十九》）

当归汤　治肺痹，上气闭塞，胸中胁下支满，乍作乍止，不得饮食，唇干口燥，手足冷痛。

当归切，焙、防风去杈、黄芪，以上各二两；杏仁去皮尖，炒五十粒、黄芩去腐、细辛去苗、麻黄去根节，水煮二三沸，掠去沫，控干、人参，以上各一两；桂心二两、柴胡去苗八两、半夏汤泡去滑五两。

上㕮咀，每服四钱，水一盏，姜七片，枣二枚，煎七分，去滓，不拘时温服，日三夜二。

五味子汤　治肺痹，上气发咳。

五味子三两，麻黄去根节、细辛去苗、紫菀去苗土、黄芩去腐、甘草炙各二两，当归焙、人参、桂心各一两，紫苏子炒八两，半夏汤洗七次三两。

上㕮咀，每服四钱，水一盏，生姜五片，煎至六分，去滓，不拘时温服。上气病，亦单煮紫苏子及生紫苏叶，冬月煮干枝茎叶服。

紫苏子汤　治肺痹，胸心满塞，上气不下。

紫苏子炒八两、半夏汤洗五两、陈皮去白、桂心各三两、人参、白术、甘草炙各二两。

上㕮咀，每服四钱，水一盏，入生姜五片，枣二枚，煎至七分，去滓，不拘时温服。（明·王肯堂《证治准绳·类方》）

紫苏子汤　治肺痹，胸心满塞，上气不下。

紫苏子炒八两，半夏汤洗五两，陈皮去心，桂心各三两，人参、白术、甘草炙各二两。

上㕮咀，每服四钱。水一盏，生姜五片，枣一枚，煎七分，去滓，不拘时，温服。（清·潘楫

《医灯续焰·卷九》)

治内伤众痹主方

苡仁三钱,紫菀二钱,丹参一钱五分,泽泻一钱,橘红一钱,菊花、牛膝各五分。

上方通治五脏内气闭不通诸痹之剂也。脾主营气,以苡仁、橘红治脾痹,紫菀治肺痹,丹参治心痹,菊花、牛膝治肝痹,泽泻治肾痹。名曰治痹,实顺五脏之气也。

如淫气喘息,心胸痞结,气逆而欲咳不咳之状,即息贲之义,肺痹也,加贝母一钱五分,或桑皮一钱,去丹参、苡仁。(清·刘默《证治百问·卷之四》)

肺痹之成于气虚,尽人而不知也……方用肺痹汤治之。

人参三钱,茯苓三钱,白术五钱,白芍五钱,苏叶二钱,半夏一钱,陈皮一钱,枳壳三分,黄连三分,肉桂三分,神曲五分。水煎服。(清·陈士铎《辨证录·卷之二》)

肺痹,卧则喘急,痛映两胁,舌色白,二便少,苇茎汤。

肺痹,右肢麻,胁痛,咳逆喘急不得卧,二便不利,脘中痞胀。得之忧愁思虑,所以肺脏受病,宜开手太阴为治。紫菀、瓜蒌皮、杏仁、山栀、郁金汁、枳壳汁。(清·叶桂《临证指南医案·卷三》)

栝楼薤白白酒汤《金匮》　治上焦肺痹,喘息咳唾,胸背痛,短气者。(清·徐时进《医学蒙引·内科》)

肺痹之治:火热伤肺者,家秘泻白散。肺气受损,肺虚液少,生脉散加二冬二母。气虚上逆,参橘煎、人参平肺散。(清·熊立品《治疫全书·卷三》)

有寒湿饮邪,停蓄于中,况当暑令,热气正酷,因冒风邪,致发斑疹,是脾肺二经风湿之邪为患也。医不识此,错认麻疹症治,一派升提解肌发表之剂,正气受壮,提起肝气上冲,阻塞肺气之降,致变肺痹如斯大症,有类惊风者也。余初:参、甘、麻、杏,辅正托邪,复以泻白散,宣痹泄肺,而诸气自平央。《经》云:诸气膹郁,皆属于肺者是也。(清·程凤图《启蒙医案·陈献青翁乃郎暑风湿疹误治将殆奇症》)

风温喘急是肺痹险症,未及周岁,脏腑柔嫩,故温邪内陷易结。前用苇茎汤两通太阴气血颇验,仍以轻药入肺,昼夜竖抱,勿令横卧为要,用泻白散法。

桑白皮、地骨皮、苡仁、冬瓜仁、芦根汁、竹沥。(清·曹元恒《吴门曹氏三代医验集·内科疾病》)

桑朴汤　肺痹。桑朴二陈草不题,苏沉杏贝郁蒌皮,生姜佛手平烦呕,肺胃俱伤喘满宜。肺气受邪,从胃而上,清肃之令不能下行,故烦满而喘,其作呕,则胃亦受邪,水谷之气不安也。

桑皮二钱,厚朴一钱,橘红一钱,半夏一钱,茯苓二钱,沉香五分,苏子一钱五分,杏仁三钱,蒌皮二钱,贝母二钱,郁金二钱,佛手五分,姜三片。(清·坐啸山人《诊验医方歌括·诊验医方歌括中》)

第七节　针　　灸

是故风者百病之长也,今风寒客于人,使人毫毛毕直,皮肤闭而为热,当是之时,可汗而

发也；或痹不仁肿痛，当是之时，可汤熨及火灸刺而去之。（唐·王冰《重广补注黄帝内经素问·玉机真脏论篇第十九》）

盖三阴三阳之六气，外合于皮肉筋骨脉，脉肉筋骨内合于五脏，如病肺痹、肺风、脾痹、脾病，则当取气于皮，取气于肉，不可逆刺以伤其脏真。（清·张志聪《黄帝内经素问集注·卷七》）

第八节　禁　　忌

治肺痹以轻开上，治脾必佐温通。若阴阳表里乖违，脏真日漓，阴阳不运，亦必作胀，治以通阳乃可奏绩，如局方禹余粮丸。甚至三焦交阻，必用分消，肠胃窒塞，必用下夺，然不得与伤寒实热同例，擅投硝、黄、枳、朴，扰动阴血。（清·王士雄《温热经纬·卷三》）

第九节　预　　后

今风寒客于人，使人毫毛毕直，皮肤闭而为热，当是之时，可汗而发也；或痹不仁肿痛，当是之时，可汤熨及火灸刺而去之，弗治，病入舍于肺，名曰肺痹，发咳上气；邪入阳则狂，邪入阴则痹，故入于肺名曰痹焉。肺变动为咳，咳则上气也，弗治，肺则传而行之肝，病名曰肝痹。（明·汪机《读素问钞·卷中之二》）

第十节　医　　案

西华束茂之，病虚劳寝汗，面有青黄色，自膝以下，冷痛无汗，腹中燥热。医以姜、附补之，五晦朔不令饮水，又禁梳头，作寒治之。请于戴人。戴人曰：子之病，不难愈，难于将护，恐愈后阴道转茂，子必不慎。束生曰：不敢。戴人先以舟车丸、浚川散，下五七行。心火下降，觉渴，与冰水饮之，又令澡浴，数日间面红而泽。后以河水煮粥，温养脾胃。河水能利小溲。又以活血当归丸、人参柴胡散、五苓散、木香白术散调之。病大瘥，寝汗皆止，两足日暖，食进。戴人常曰：此本肺痹，当以凉剂。盖水之一物，在目为泣，在皮为汗，在下为小溲。谷多水少为常，无水可乎？若禁饮水必内竭，内竭则燥热生焉。人若不渴，与水亦不肯饮之矣。束生既愈，果忘其戒，病复作。戴人已去，乃殁。（金·张从正《儒门事亲·卷六》）

咳嗽不宁，胸膈窒塞，吐痰不已，上气满胀，不能下通，人谓肺痹。亦知肺痹因于气虚乎？肺，相傅之官，治节出焉。统辖一身之气，无经不达，无脏不转，是肺乃气主。肺病则气病，气病则肺病。然则肺痹即气痹，治肺痹乌可舍气不治？但肺虽主气，药不能直入，必补脾胃以生肺气。然生肺者只脾胃，克肺有心，仇肺有肝，耗肺有肾。一处生不敌各处克，此气所以易衰，邪所以易入。且脾胃又能暗伤肺金。饮食入胃，必由脾胃转入于肺，今脾胃即受风寒湿，湿亦随脾胃气输肺，肺乃受伤。况多怒，肝气逆于肺；多欲，肾气逆于肺。肺气受伤，风寒湿填塞肺窍成痹。用肺痹汤：

人参、茯苓三钱，白术、白芍五钱，苏叶二钱，半夏、陈皮一钱，枳壳、黄连、肉桂三分，神曲五分。

十剂诸症尽愈。

或谓人参是矣，但多用恐助邪，何用之咸宜？不知肺气因虚成痹，人参畏实不畏虚，况有苏叶治风，半夏消湿，肉桂祛寒，邪何能作祟。苓、术健脾开胃，白芍平肝，连、桂交心肾，肺气安宁，自然下降，正不必陈皮之助。（清·陈士铎《辨证奇闻·卷二》）

曹，二二。清邪在上，必用轻清气药。如苦寒治中下，上结更闭。

兜铃、牛蒡子、桔梗、生甘草、杏仁、射干、麻黄。

曹氏。肺痹，右肢麻，胁痛，咳逆喘急不得卧，二便不利，脘中痞胀。得之忧愁思虑，所以肺脏受病。宜开手太阴为治。

紫菀、栝蒌皮、杏仁、山栀、郁金汁、枳壳汁。

肺痹，卧则喘急，痛映两胁，舌色白，二便少。

苇茎汤（苇茎、苡仁、桃仁、瓜瓣。编者注）。

蒋，三一。肺痹，鼻渊，胸满，目痛，便阻。用辛润自上宣下法。

紫菀、杏仁、栝蒌皮、山栀、香豉、白蔻仁。

唐。脉小涩，失血呕逆之后，脘中痞闷，纳谷腹胀，小便短赤，大便七八日不通。此怒劳致气分逆乱，从肺痹主治。

鲜枇杷叶、土栝蒌皮、黑栀皮、郁金、杏仁、杜苏子、紫降香、钩藤。

又，更衣丸（朱砂五钱、芦荟七钱，研，好酒和丸，每服一钱二分。编者注）

又，风温喘急，是肺痹险症，未及周岁，脏腑柔嫩，故温邪内陷易结。前用苇茎汤，两通太阴气血颇验，仍以轻药入肺。昼夜竖抱，勿令横卧为要。用泻白散法。

桑白皮、地骨皮、苡仁、冬瓜仁、芦根汁、竹沥。（清·叶桂《临证指南医案·卷四》）

某。温邪化热，肺痹喘，消渴胸满，便溺不爽，肺与大肠见症。

淡黄芩、知母、鲜生地、阿胶、天冬、花粉。（清·叶桂《临证指南医案·卷五》）

此肺痹为嗽，音嘶，莫作损怯治。

王。先寒后热，咳呛，是春月风温肺病。风为阳邪，温渐变热，客气著人，即曰时气。怀妊九月，足少阴肾脉养胎。上受热气，肺痹喘急，消渴胸满，便溺不爽。皆肺与大肠为表里之现症，状若绘矣。芎、归辛温，参、术守补，肉桂、沉香辛热，皆胎前忌用。致大热烦闷，势属危殆。议以清肺之急，润肺之燥。俾胎得凉则安，去病身安，自为不补之补，古人先治其实，实者邪也。

泡淡黄芩、知母、鲜生地、花粉、阿胶、天冬。

又，喘热减半，四肢微冷，腹中不和，胎气有上冲之虑。昨进清润之方，漐漐有汗。可见辛燥耗血，便是助热。今烦渴既止，问初病由悲哀惊恐之伤。养肝阴，滋肾液为治，稳保胎元，病体可调。复脉去桂、麻、姜、枣，加天冬、知母、子芩。（清·叶桂《临证指南医案·卷九》）

补肺阿胶汤加桔梗。（清·叶桂《未刻本叶天士医案·方案》）

向来下部赤疥，湿热下注，本乎质薄肾虚，秋冬微感外邪，肺气失降，气隧为壅。水谷气蒸，变湿气阻，横渍经脉，膀胱气痹，小溲不爽，不司分别清浊，湿坠大肠便稀，痹塞自下，壅逆及上，喘息气冲，坐不得卧，俯不喜仰，甚于夜者。湿与水皆阴邪，暮夜阴用事也。夫膀胱为肾腑宜开，则水通浊泄。初因外感，太阳先受。治不得其要领。孟子谓：水搏激过颡，在人身逆而犯上射肺，则肺痹喘息矣。仲圣凡治外邪致动水寒上逆，必用小青龙汤为主。方与《内经》肿胀开鬼门取汗，洁净腑利水相符。宗是议治。

麻黄八分、桂枝一钱去皮、白芍一钱、杏仁十五粒去皮、茯苓三钱、甘草三分、炙淡干姜一钱同五味子一钱捣，罨一夜。

上午服。（清·叶桂《叶氏医案存真·卷二》）

肺痹，脘中及腹痛，自利清谷，是风温邪热相搏，诸气失于宣降，拟进开手太阴法，以滋气化，得小便利可安。

芦根汁、桑叶、瓜蒌皮、枯芩、杏仁、桔梗、郁金汁、橘红。（清·叶桂《眉寿堂方案选存·卷上》）

吴媳肺痹

恙经三月，脉大而急，证见呛咳气筑，胸满背胀，夜不安卧，卧则气冲，呼吸不利，目烂舌赤，口干心烦。审诸脉证，是属肺感燥邪，加之抑郁，痰气胶结，肺窍阻闭，清肃失司，酿成肺痹危险。盖肺为气之主，肺气逆，则诸气皆因之而逆矣。平素质亏受补，兹则补剂不投，体虽虚而病则实，不去其病，徒补无益。经云：诸气膹郁，皆属于肺。秋伤于燥，冬生咳嗽。计惟清燥宣痹，幸得胸展痹开，方许机关扭转。仿苇茎汤，遵《金匮》法。

服药四剂，喉口燥象稍减，舌根焦苔亦退，脉象依然，痹犹时发，甚则胸膈䐜胀，喘喝不已，欲人槌摩，咯出浊痰，略觉宽展。病由燥邪蕴伏上焦，治节不行，痰壅无形之火，火灼有形之痰，交相为患。夫痹者闭也，内闭则外脱，至危至急，无如上焦不开，未能填补其下，是以每投补剂，其闭更剧。按肺窍蕴结之痰，如屋之游、树之萝、石之苔，胶粘滋蔓，岂寻常消痰之品，所能芟刈。原方加蒌皮、海石。

轻清宣痹，病象未减，下虚不能纳补，上实通之无功。消补两难，颇为棘手。据述每痹甚时，惟饮服水，则痰气稍平。即此推求，定有顽痰胶粘肺管，阻塞气机。苇茎频投不应，惟有进步葶苈一法，非不虑及老人质亏难任，当此危迫，畏首畏尾，身其余几，奈何？

苇茎、葶苈，乃《金匮》治肺痹两大法门。前因年高恙久，不敢骤用葶苈峻攻，惟取苇茎轻清宣痹，冀其病去，元气不伤。服药虽见小效，痹终未宣。前论燥热酝酿为痰，肺窍气机阻塞，清肃失司，因而逆满，却非谬语。去顽痰滋蔓，譬诸顽民，不服王化，不忍猛而宽，则萑符盗风，何由而息。所加葶苈，虽系无可如何，亦理之所当然，非徒行险侥幸也。现在痹势稍松，足见有故无殒。从来峻剂，原属可暂而不可常，然证经数月之久，痰热弥漫已极，甫得稍开，若旋行易辙，病根尚在，虑其复萌。今早鼻仍流血，可知肺火未清，方加石膏、山栀、竹沥，彻其痰热余波，今夜得以痹再减轻，明日可为转手。

老人病逾百日，痰凝气塞，肺痹不舒，上实下虚，原难想法。数番诊视，因其痰火势盛，不能受补，无已初投苇茎，轻清宣肺，继进葶苈，涤饮除痰，佐以膏、栀、竹沥，以彻痰热余波，此皆古人成法，非杜撰也。今痹象稍减，虚状渐露，高年恙久，恐其元气不支，商佐保金辅正。

又幼女外感咳嗽，误药酿成肺痹急证。

歙俗信神，无知之徒，将神庙签诗，混编药名，乡愚患病，辄往求之，呼为神药，贻害甚多。靖兄外贸，幼女在襁褓中。时值冬寒，感冒外邪，发热咳嗽，其妻误听人言，往求神签。药用贝母三钱。女流不谙药性，即市煎灌，咳嗽顿止，以为神验。少顷忽痰涌气促，头仰胸高，彻夜搅扰。次早迓予，视其儿身热肢冷，口张鼻扇，啼声如鸦。乃姑告其所以。予曰："此肺痹大证，危期甚速。夫肺主皮毛，皮毛受邪，肺气闭塞，因而发热咳嗽，不为疏解，反投寒敛之品，且单味重用，为害更烈。经云：风寒客于人，使人毫毛毕直，皮肤闭而为热，病入舍于肺，名曰肺痹。孩提弱质，焉能堪乎？"辞不举方。友人谭萃升翁，代恳试施一方，以图侥幸。予思病既濒危，药非精锐，料难应效。方用麻黄、桂枝、杏仁、桔梗、橘红、半夏、姜汁，并嘱服药，竖抱旋走，勿令卧倒。如此一昼夜，始得咳嗽出声，痰喘略定，知其痹象稍宽。但病势过重，药虽见效，未便骤松，麻黄昨用三分，令其减半，余照原制，再进一剂，汗出肤润，热退喘平。更用六安煎加桔梗，卧稳嗽稀。予曰："痹开病去，大局无虞。古云：小儿勿多服药，盖儿质薄弱，脏腑娇嫩，药多恐伤真气，今可停药，乳哺调之，自然恢复。"果如予言，识此为乡愚信求神药者戒。（清·程文囿《杏轩医案·医案续录》）

海州城南，武总戌大少君，字枚村。膏方：原枝大熟地、净白归身、东阳白芍、经霜桑叶、黑脂麻、女贞子、秋旱莲草、甘枸杞、杭黄甘菊、白蒺藜、南烛叶、广陈皮、黑稆豆、抱木茯神、肥玉竹。

上药共入大铜锅内，长流水浸透，文武火熬一枝香时，澄清去渣，再熬一枝香时，澄清去渣，再熬一枝香时，用真阿胶开水炖化收膏，磁具盛贮，每早晚各服一调羹，均以百滚汤和匀，炖温食之。

谨按：贵恙在书名曰肺痹，原委悉注煎方。愚今所拟膏方君臣配合佐使相投，药饵滋润，气味纯和，大有裨于此也。兹选君主地黄，益真阴而滋肾，臣辅归芍，养血液以柔肝，佐用桑麻，清肃肺气，应候播植生机，其功亦溥，又协以贞莲，法阴阳之递转，更助以杞菊，为升降之春秋，蒺藜南烛，一填一养，不致肌虚之困，陈皮稆豆，一通一补，俾无壅滞之情；茯神玉竹，属营卫报使，真贡阿胶，系清浊激扬，类皆滋营养液之品，堪舒经络隧道，犹须涤虑澄心，反观内守，久久服之则获效庶捷如影响矣。（清·刘金方《临症经应录·肺痹》）

补药最能迷闷暑湿、伏气、痰食、瘀血等症，补之往往神默如木，偶或不语不食。忆拙弱冠时见安亭镇杨杏林贤书，六月中吸秽，起形寒身热，自汗如浴，太仆金伯垂以为虚脱，迳投玉屏风合四君，一剂神昏不语，自汗愈多。拙诊脉洪而实，启齿视苔黄而满布，乃是暑湿内浑，气机窒滞，神明蒙闭，肺痹急症也。

遂以射、翘、杏、朴、苇、枇、茵、郁、益元、栝楼以宣痹导滞，一剂神清，再剂化疟而愈矣。（清·钱艺《慎五堂治验录·卷十二》）

顾桐君案，五岁。风温闭肺，咳呛音嘶，痰声如锯，防涌塞变端。

牛蒡、薄荷、苏子、射干、杏仁、前胡、紫菀、象贝、瓜蒌、钩勾，礞石滚痰丸。（清·王霖《吴医汇案·儿科门》）

某。咳痰不爽，脉弦，舌微白，脐下气机不运。姑宜清气消痰为主。四月廿三日。

瓜蒌皮三钱，霜桑叶三钱，金沸花三钱包煎、枳壳钱半炒、川贝钱半，石决明六钱，广郁金一钱，新会皮钱半，光杏仁三钱，白前钱半，焦栀子三钱。清煎，三帖。

史久华按：肝阳逆阻枢机，以致肺气不宣。治以清宣肺痹，平肝理气，庶几痰蠲肝和，而诸恙自瘳。（清·邵兰荪《邵兰荪医案·卷二·咳嗽》）

肺痹气逆，呛咳稠痰，脉浮滑，耳木。故宜清降消痰为治。

八月廿一日。

栝蒌皮三钱，仙半夏钱半，金沸花三钱包煎，桑叶三钱，薤白一钱，川贝钱半，海石四钱，池菊钱半，紫菀钱半，白前钱半，青蛤壳二钱。

清煎三帖。（清·邵兰荪《邵兰荪医案·卷二》）

今六脉细弦而右寸独紧，且代关部，舌苔淡白，肺气上坐，气喘而促，下实上虚，毛孔涩涩，有如寒热，心火攻肺，肺痹已成，若不急治，将沦痨瘵，应宁肺汤。

北五味一分，枸杞三分，干地黄细辛，打、当归身、生白芍各四钱，炒佛手、炒橘络、姜南星各钱半，破浙贝、破麦冬、蒸紫菀、补骨脂各一钱，茜草根、蒸百合各七分。（清·陈无咎《明教方·倪氏妇肺痹证主肺虚》）

陈，四三。温邪内郁，舌白脘闷，频渴，脉大，二便不甚通利。此属肺痹，致手太阴气化失宰，宜苦辛泄降。

霜桑叶一钱，杏仁三钱，桔梗一钱，象贝二钱，姜皮一钱五分，枳壳一钱五分，南花粉一钱五分，郁金一钱。

卢，三八。身热脘闷，不饥不食，不大便，脉数。皆气分窒塞，苦辛自能泄降。

鲜枇杷叶三钱，郁金一钱，桔梗一钱，炒香淡豉一钱五分，杏仁三钱，黑山栀一钱五分，紫菀一钱，姜皮一钱五分。（清·也是山人《也是山人医案·肺痹》）

病者：李镜湖，年三十六岁，学界，扬州人。

病名：风热咳血。

原因：初因感风，舍肺咳嗽，自以为操劳过度，妄食滋补，风从热化，肺络乃伤。

证候：咳声不扬，颧红气促，右胁隐痛，痰中夹血。

诊断：脉浮而芤，左胜于右，盖肺居高部，乃一身行气之司令脏也，处气交之中，最有直接关系，六淫之侵，易于感触，故伤于风者，上先受之。风舍肺腧则咳，若能节饮食、慎起居，风散则咳自已。妄食滋补，助痰遏风，风居肺络，久而酿热，气道为痰所壅，则咳声不扬，风热因郁难伸，则痰中夹血，气壮之人，肺痈因此，气虚之辈，肺痿由来，右胁隐痛者，乃气痹不宣也。所服之方，罔不从虚论治，徒然塞气生痰，吾所不取也。

疗法：轻清透达，理气活痰，君以旋覆、杷叶、桑菊清肺络以开肺痹，佐以橘皮络、川贝、郁金、莱菔子开其痰结，丝瓜络、金橘皮、新绛之属，清营理郁，兼能化瘀。

处方：旋覆花一钱布包、枇杷叶三钱去毛、冬桑叶三钱、杭菊花钱半，橘皮、络各一钱，半川贝母三钱、广郁金钱半、莱菔子钱半、丝瓜络三钱、金橘皮一钱、新绛屑一钱。

效果：日服一剂，别无加减，约半月，咳畅痰豁，血止气舒而愈。

何炳元按：清肺通络，顺气豁痰，不专止血而血自止，为治咳血之巧法，学者宜注意之。

（民国·何炳元《全国名医验案类编·初集四时六淫病案》）

《素问·五脏生成论篇》曰："白脉之至也，喘而浮，上虚下实，惊有积气在胸中，喘而虚，名曰肺痹，寒热得之醉而使内也。"

王注：喘为不足，浮者肺虚，肺不足是为心虚，上虚则下当满实矣，不足故善惊而气积胸中矣，是心气上乘，肺受热而气不得营，故名肺痹，而外为寒热，又曰酒味苦燥，醉甚入房，故心气上胜于肺。《痹论篇》曰："肺痹者，烦满喘而呕。"又曰："湿气喘息，痹聚在肺。"

今六脉细弦而右寸独紧，且代关部，舌苔淡白，肺气上壅，气喘而促，下实上虚，毛孔涩涩，有如寒热，心火攻肺，肺痹已成，若不急治，将沦痨瘵，应宁肺汤。

北五味一分，枸杞子三分，干地黄细辛打、当归身、生白芍各四钱，炒佛手、炒橘络、姜南星各钱半，破浙贝、破麦冬、蒸紫菀、补骨脂各一钱，茜草根、蒸百合各七分。（民国·陈无咎《明教方·倪氏妇肺痹证》）

第十二章　咳血/咯血

第一节　病　　名

咳血者，嗽出痰内有血者是。（元·朱震亨《金匮钩玄·卷第二》）

戴氏曰：咯出血屑也。（明·卢和《丹溪纂要·卷之一》）

咯血者，痰中咯出血疙瘩也。（明·皇甫中《明医指掌·卷三》）

咳血者，出于肺，咳嗽痰中带血也。（明·龚廷贤《万病回春·卷之四》）

咳血者，嗽动便有血或与痰相伴。咯血者，随咳而出，皆是血疙瘩。（明·龚居中《内科百效全书·卷之五》）

咳血者，因咳嗽而见血。或干咳，或痰中见血丝、血点，或一口两口。

不因咳嗽而咯出者，谓之咯血。（清·刘默《证治百问·卷之一》）

火伤肺络，血随咳出，或带痰中为咳血。（清·汪昂《医方集解》）

咯血属肾，或成疙瘩，或如红丝，在痰中唾中，咳咯而出。（清·李用粹《证治汇补·卷之五》）

嗽出痰内有血者，名咳血。（清·冯兆张《冯氏锦囊秘录·杂症大小合参·卷十一》）

咳血者，因咳嗽而见血，或干咳，或痰中见红丝血点一两口，气急喘促。（清·张璐《张氏医通·卷五》）

咯血者，咯出血屑也。（清·朱时进《一见能医·卷之六》）

咳血者，因咳嗽而见血。或干咳无力，或痰中见血丝、血点、或一口、或二口，气急而促。

不因咳嗽而咯出者，谓之咯血。（清·郑树珪《七松岩集·病因辨治》）

喉中常有血腥，一咯血即出是也。或鲜或紫，又如细屑者皆是也。（清·何京《文堂集验方·卷二》）

咳血：咳而出血，如丝缕，出肺络。

嗽血：不咳，痰中带血，出于脾脉。（清·汪必昌《聊复集·卷二·医阶辨证》）

咯血者，不嗽而喉中咯出小块，或血点是也。（清·陈秉钧《女科秘诀大全·卷五》）

昔贤论咯血属肾，阴火发于阴中，不嗽而喉中咯出小块或血点是也。（民国·孙泽霖《医门摘要·卷二》）

第二节　病 因 病 机

所谓咳则有血者，阳脉伤也，阳气未盛于上而脉满，满则咳，故血见于鼻也。（唐·王冰

《重广补注黄帝内经素问·脉解篇第四十九》）

少阴司天，客胜，火入天任室也。即大暑，炎燥蒸郁沸腾，流暑于秋。民病鼽衄，颈项强直，烦燥日热，咳血。（唐·王冰《天元玉册·卷之一》）

肺壅气伤，咳嗽咯血。（宋·刘昉《幼幼新书·第三卷》）

肺虚则呼吸少气，鼻涕，嗌干，肺中声鸣，喘乏咳血。（宋·杨士瀛《仁斋直指方·卷之一》）

咯血，是火之愆。久嗽咯血者，火炎而克肺金也。（明·皇甫中《明医指掌·卷一》）

咳血者，火乘金位，肺络受伤，故血从嗽而出也。

薛立斋云，此证（指咯血，编者注）多因心气虚耗，不能主血，血不归经，停留于内，故得咯而出。（明·皇甫中《明医指掌·卷三》）

盖火蒸于上，则为咳血为潮热；……现有咯血多汗，加之惊惕、口舌生疮，知其邪在心也；现有喘咳嗽血，加之皮枯、鼻塞、声沉，知其邪在肺也。（明·李梴《医学入门·卷之四》）

或曰：何谓痰中有血块，而成咯血？对曰：由肾家水衰，不能以镇阳光，火瘀经络，血成疙瘩，杂痰而出，是为咯血，出于肾窍。

或曰：咳嗽出血为唾血，因何而唾也？对曰：心气虚耗，不藏血于肝，以致妄行于上，所以每嗽而出血，是名唾血。（明·张昶《百病问对辨疑·诸血问对辨议》）

劳气所致，为嗌噎，为喘促，为嗽血。（明·杨继洲《针灸大成·卷九》）

以肺手太阴之经，气多血少，又肺者金象，为清肃之脏。今为火所制迫而上行，以为咯血，逆之甚矣，上气见血，下病闻音，谓喘而咯血且痰咳嗽也。（明·王肯堂《灵兰要览·卷上》）

如始于风寒邪郁，久咳伤肺嗽血，渐至水亏，此金绝生化之源，母令子虚，脉必浮而芤濡，虚大迟缓无力，或沉而迟涩，弱细结代，皆虚而不足，可补者也。（明·龚居中《痰火点雪·卷之一》）

阴阳虚，则阴不足以化阳而火炽，火炽则烁金，而咳血、咯血、干咳、声嘶诸肺热之候所从出矣。（明·裴一中《裴子言医·卷之三》）

内伤嗽血之因：有膏粱积热，痰火伏于肺胃之间，久嗽失治，土中之火刑金，即《金匮》所云：酒客致咳，必致吐血之一条也。有房劳精竭，肾火刑金；有思虑伤脾，脾火消阴；有郁怒伤肝，肝火怫郁；有用心太过，心火妄动，即《金匮》咳逆上气，脉数有热之一条也；有阳虚不足，血虚气弱，土不生金，即《金匮》病患面色白，内无热，脉沉迟之一条也。

外感嗽血之因：有肺胃伏火，失于清理，风寒外束，肺热内郁，肺主皮毛，不得发泄，上冲于喉；又有时令燥热，伤其肺气，清化之令不行，相傅之官怫逆，二者皆令咳嗽吐血者也。（明·秦昌遇《症因脉治·卷二》）

咳血者……此皆肺体自燥，又为火制，咳伤血膜而血随痰出者。

不因咳嗽而咯出者，谓之咯血。或黑或紫或黄，如咯一口或两三口，此心包络受伤，随气逆火炎而咯，或随痰嗽而咯。病本劳烦思虑，非一日之所伤。（清·刘默《证治百问·卷之一》）

多因心气虚耗，不能主血，血不归经，停留于内，得咯而出。

咳血者，火乘金位，肺络受伤。

热壅于肺则咳血，久嗽损肺，亦能咳血。（清·李用粹《证治汇补·卷之五》）

肾气者，肾中虚火也。虚火盛由于真水衰，水衰则不能制火，火逆上冲，血宜大吐，何以必咳而出？盖肺气阻也。夫肺乃肾母，肾水，肺顺子。肾火，肺娇子。肺本生水不生火，恶娇子也。骄子于是骂诟呼号，上夺肺血，肺又不肯遽予，故两相牵而咯血。

人有嗽血者，因咳嗽而出血也。其症多因劳伤而成，耗损肾水，水不能分给于各脏，而又不慎于女色，则水益涸矣。水涸而肺金必来相生，以泄肺金之气，而无如肾水日日之取给也，则子贫而母亦贫矣。夫贫子盗母之资，则母有剥肤之痛。欲求救于胃，而胃又受肝火之凌，则胃不敢生肺。肝木生火，则心火必旺，心火一旺，必来乘肺。肺受外侮，必呼子相援，而肾子水衰，不能制火，火欺水之无用，凌肺愈甚。肺欲避之子宫，而肾子之家，又窘迫干枯，无藏身之地，势不得不仍返于本宫，而咳嗽吐血矣。（清·陈士铎《辨证录·卷之三》）

嗽出痰内有血者，名咳血。其因有二：热壅于肺者易治，不过凉之而已；久嗽损于肺者，难治，此已成劳也。痰中带血丝者，此阴虚火动，劳伤肺脏也。盖血虽生于心，统于脾，藏于肝，然实宣布于肺。静则归经，热则妄行，火伤肺络，血随咳出，或带痰中为咳血。（清·冯兆张《冯氏锦囊秘录·杂症大小合参·卷十一》）

咳血者，因咳嗽而见血，或干咳，或痰中见红丝血点一两口，气急喘促，此虽肺体自燥，亦为火逆，咳伤血膜而血随痰出也。（清·张璐《张氏医通·卷五》）

金赖火克，火炎则金燥，金燥则木炽，木炽则土焦，土焦则水涸，水涸则火愈炽，五内有火而无水，则肺劳、肺痿、咳血诸燥病亦生矣。（清·石寿棠《医原·卷上》）

《经》曰：随经之血，走而不守，随气而行。火气逼迫，故随经直犯清道。上脑出于鼻，而为衄血；其从肺窍而出于咽者，则为咳血、咯血。

不因咳嗽而咯出者，谓之咯血。……此心包络受伤，随气逆火炎而咯，或随痰嗽而咯。病本烦劳思虑，非一日之所伤。（清·郑树珪《七松岩集·病因辨治》）

咳血者，火乘金位，肺络受伤，故血从咳嗽出也。先痰嗽而后见红者，是积痰生热，宜急降痰火宜橘红、苏子、贝母、麦冬、黄连、瓜蒌霜。（清·沈金鳌《杂病源流犀烛·卷十七》）

唾血、咯血，出于肾经兼脾经。因色欲太过者，多咳血、嗽血，出于肺经兼肝经。乃酒色怒气，种种不节，咳嗽有痰，痰中带血也。（清·何京《文堂集验方·卷二》）

若外有所感，内有所伤，则血不循经，从上而涌则为吐血，咳血，咯血。（清·陈念祖《时方妙用·卷三》）

咳血者，因咳嗽而见血，或干咳，或痰中见红丝、血点一两口，气急喘促，此虽肺体自燥，亦为火逆咳伤血膜，而血随痰出也。

人有咯血，血不骤出，先咳嗽，觉喉下气不能止，必咯其血而后快，此乃肾气逆，非肺逆也。盖肾气者，肾中虚火也。虚火盛由于真水衰，水衰则不能制火，火逆冲上，血立大吐，何以必咳而出。盖肺气阻也，肺乃肾母，肾本有水火，肺乃生水不生火，而肾火上夺肺血，肺不遽予，故两相牵而咯血。（清·蔡贻绩《内伤集要·卷四》）

杭州吴，春初咯血不多，越数日咳嗽即作，迄今不止。右胁背时痛，蒸热舌胖，苔黄，脉濡，左小弦数。此属肺胃湿热蒸郁。伤络则失血，阻气则作咳也。（清·张千里《千里医案·卷三》）

火热乘肺，咳唾有血。（清·林珮琴《类证治裁·卷之二》）

血证可任姜桂者，乃咳嗽带血，其血如丝如缕，因于下寒，血不归经，《素问》所谓脉急则血泄者也。（清·周学海《脉简补义·下卷》）

咯血，肺热也。（清·周学海《脉义简摩·五卷》）

咯血者，不嗽而喉中咯出小块，或血点是也。其证最重而势甚微，常咯两三口即止，盖缘房劳伤肾，阴火载血而上。亦有兼痰而出者，肾虚水泛为痰也。阴虚多火，黑瘦之人，最忌犯此。（清·陈秉钧《女科秘诀大全·卷五》）

咯血未必皆是虚证，正以热痰上涌，降令不行，咳嗽频仍，震破络脉，那不血随痰咯？而或问止知为肺虚，可见以耳为目，亦是古今通病。仲阳所谓痰实上攻，亦能发搐，其症最多。即今之所谓急惊是也。仲阳识得"上攻"二字，可与今之西学家血冲脑经一层彼此参证矣。"则不甚便"一句费解，必有讹误。（民国·张寿颐《小儿药证直诀笺正·中卷》）

昔贤论咯血属肾，……盖缘房劳伤肾，阴火带血而上，黑瘦之人，最忌犯此。因水亏火旺，迫而上行，以为咯血，逆之甚矣。经谓上气见血，下闻病音者，言喘出于肾，而咯出于肺，以肾为肺之子也。肺为清肃之藏，全为阴火而致。（民国·孙泽霖《医门摘要·卷二》）

第三节 病　候

咯血者，痰中咯出血疙瘩也。……其证面色萎黄，五心烦热是也。（明·皇甫中《明医指掌·卷三》）

不因咳嗽而咯出者，谓之咯血。或黑或紫或黄，如咯一口或两三口。（清·刘默《证治百问·卷之一》）

其症面色痿黄，五心烦热。（清·李用粹《证治汇补·卷之五》）

咳血者，因咳嗽而见血。或干咳无力，或痰中见血丝、血点、或一口、或二口，气急而促。

不因咳嗽而咯出者，谓之咯血。其色或红、或紫、或黑、或黄，如咯一口、二口之间，此心包络受伤，随气逆火炎而咯，或随痰嗽而咯。（清·郑树珪《七松岩集·病因辨治》）

咳血者，因咳嗽而见血，或干咳，或痰中见红丝、血点一两口，气急喘促。（清·蔡贻绩《内伤集要·卷四》）

第四节 病证鉴别

戴云：咳血者，嗽出痰内有血者是。呕血者，呕全血者是。咯血者，每咯出血，皆是血疙瘩。衄血者，鼻中出血也。溺血，小便出血也。下血者，大便出血也。虽有名色分六，俱是热证，但有虚、实、新、旧之不同。或妄言为寒者，误也。（元·朱震亨《金匮钩玄·卷第二》）

咳血与呕血不同，咳血嗽起，呕血逆来。咳血者，嗽动有血，出于肺也。呕血，呕全血也，逆出上窍，属于胃也。（明·皇甫中《明医指掌·卷一》）

丹溪云：先痰嗽而后见红者，多是痰积生热，以降痰火为急，宜煎桔梗、枳壳、黄芩、橘红，送下天门冬丸。先见红而后痰嗽者，多是阴虚火动，痰不下降，宜以四物汤加痰药、火药。

（明·皇甫中《明医指掌·卷三》）

咳血者，嗽动便有血或与痰相伴。咯血者，随咳而出，皆是血疙瘩。衄血者，血从鼻出是也。（明·龚居中《内科百效全书·卷之五》）

表邪外束，身发寒热，咳嗽带血者，泻白散加荆、防、柴、葛。热邪伏内者，泻白散加干葛、石膏。燥火伤肺，清燥救肺汤主之。（明·秦昌遇《症因脉治·卷二》）

吐衄咳咯血辨

吐血出于胃，吐行浊道。衄血出于经，衄行清道。喉与咽二者不同也。盖经者走，经之血走而不守，随气而行。火性急速，故随经直犯清道而出于鼻。其不出于鼻者则挟火凌金渗入肺窍，而出于咽为咳咯也。胃者守，营之血守而不走，存于胃中，胃气有伤，不能摄血，故令人呕吐，从喉而出于口也。（清·李用粹《证治汇补·卷之五》）

凡咳血嗽血出于肺，咯血唾血出于肾脾。盖咳血者，少痰，其出难；嗽血者，多痰，其出易。（清·刘渊《医学纂要·利集（第四集）灵机条辨》

咯血者，每血出喉中，先痒，痒则所咯皆血，其血或鲜或紫，或兼有痰，口燥嗌干，心虚惊悸，乃手太阴君火太盛，或夏月暑热伤心所致，宜清心降火……咳血者，其证必先病咳嗽，咳之不已，复有鲜血，即世所谓虚劳之证。或痰内有红丝，是为肺痿，皆阴精亏损，阳火亢极，销铄肺金所致，患此必十死八九，最为难治。嗽血者，素未尝病咳，而又无咳逆声，但痰嗽则必有血，四肢无力，或兼泄泻，乃郁结伤脾，或久坐卧伤气所致，宜培补真元。（清·叶桂《叶选医衡·卷下》）

咯血者，咯出血屑也。吐血者，鲜血随吐而。俱属肾，治以犀角地黄汤，加知母、黄柏、熟地。（清·朱时进《一见能医·卷之六》）

咳血，咳而出血，如丝缕，出肺络。咳血，不咳痰中带血，出于脾脉。咳唾血，咳而唾出纯血，出肺肝肾三脉。咳嗽唾脓血，身热、咽痛、上气，其病为肺痿。咳唾脓血痰，如糯米粥，胸中隐隐痛，其病为肺痈。咯血，咯甚血少，如针末，出于肾之脉。呕吐血，或多或少，或鲜赤，或污蔑，出于胃之脉。（清·汪必昌《聊复集·卷二·医阶辨证》）

嗽出痰内有血者，名咳血。……若鲜血随唾而出者，谓之唾血。（清·冯兆张《冯氏锦囊秘录·杂症大小合参·卷十一》）

第五节 治则治法

寒邪在表，郁热于经，而令咳血衄血，解表自愈，麻黄杏子汤是也。（明·盛寅《医经秘旨·卷上》）

如始于风寒邪郁，久咳伤肺嗽血，渐至水亏，此金绝生化之源，母令子虚，脉必浮而芤濡，虚大迟缓无力，或沉而迟涩，弱细结代，皆虚而不足，可补者也。（明·龚居中《痰火点雪·卷之一》）

一人咳嗽见血，多是肺受热邪所致。治宜泻火滋阴，忌服人参。（明·秦昌遇《医验大成·咳血章》）

不因咳嗽而咯出者，谓之咯血。……病本劳烦思虑，非一日之所伤，宜固本养神、清热和血之剂。非百日之调摄不能愈也。

咳血者……以清补之剂多服。若脉弦、气促、声嘶、咽痛者不治。（清·刘默《证治百问·卷之一》）

人有嗽血者，因咳嗽而出血也。其症多因劳伤而成，耗损肾水，水不能分给于各脏，而又不慎于女色，则水益涸矣。……治法自宜救肺，然而徒救肺，而肾之涸如故，则肺之液仍去顾肾而肺仍伤也。故治肺仍须补肾，肾水足而肝木平，心火息，不必治肺而肺已安矣。（清·陈士铎《辨证录·录卷之三》）

有咳嗽而吐血者，此心肾水火不升降，火炎无制，肺胃枯燥。宜滋阴降火汤，切不可作童子痨治。（清·陈复正《幼幼集成·卷三》）

不因咳嗽而咯出者，谓之咯血。……宜固本、养神、清热、和血之剂补之，非百日之调摄不能愈。（清·郑树珪《七松岩集·病因辨治》）

咳血者，因咳嗽而见血，或干咳，或痰中见红丝、血点一两口，气急喘促。……治宜清金壮水为主。（清·蔡贻绩《内伤集要·卷四》）

咳血嗽血唾血咯血……总宜滋阴降火。（民国·秋田散人《医学说约·寒门》）

第六节　方　　药

青饼子　肺热咯血，青饼子。

用青黛一两，杏仁牡蛎粉炒过一两，研匀，黄蜡化和，作三十饼子。

每服一饼，以干柿半个夹定，湿纸裹，煨香嚼食，粥饮送下，日三服。（三国·华佗《中藏经·卷下》）

固元补肾汤　治肾虚，精极，遗精，失溺，气乏无力，不可动转，唾血、咯血方。

地黄切、王瓜根一作薯蓣，切，各三两、苦酒一升、甘草炙、薤白四两、干姜二两切。

上方六味，以苦酒合井泉水五升，煮之，取得三升，每服一升，一日尽之。（南北朝·陶弘景《辅行诀脏腑用法要·辨肺脏病证文并方》）

白芍犀角止血散

疗衄血、咯血方。

白芍药一两、犀角末二钱半。

为末。新水服一钱匕。血止为限。（唐·甄权《古今录验方·疗肺痈唾脓血方》）

治肺热上气喘逆，咳嗽咯血，马兜铃散方。

马兜铃、黄芩、知母切焙、白茯苓去黑皮、紫菀去苗土、麻黄去根节、甘草炙剉、杏仁去皮尖双仁炒黄、贝母去心、大黄剉炒各半两。

上一十味，捣罗为散，每服二钱匕，煎桑根白皮枣汤调下。（宋·赵佶《圣济总录·卷第六十六》）

治咳嗽咯血，喘满肺痿，栝蒌汤方。

栝蒌一枚取瓤入蛤粉一匙同炒黄、马兜铃炒、防己、葛根剉、贝母去心、甘草、杏仁汤浸皮尖双仁炒黄、阿胶剉入糯米二合同炒去米各一两。

上八味。粗捣筛，每服三钱匕，水一盏，蜜半匙，煎至七分，去滓温服，日三夜一。（宋·赵佶《圣济总录·卷第六十六》）

治男子妇人咯血吐血，阿胶散方。

阿胶炒令燥、白芨、白芷、白蔹、黄柏去粗皮，蜜水浸，炙赤色各一两。

上五味，捣罗为散。每服三钱匕，糯米粥饮调下，空心食前，日三，小儿量减。

治饮食伤肺，吐血并嗽血，五胜汤方。

木香、蜜陀僧、蝉壳去足、甘草炙，剉各半两，黄明牛胶两片将一片酥炙，一片生剉。

上五味，粗捣筛。每服三钱匕，水一盏，煎至五分，去滓，食后良久温服。

治吐血、咯血，神效散方。

鹿角胶炙令燥、黄柏去粗皮各半两，杏仁四十九枚汤浸去皮尖，麸炒黄。

上三味，捣罗为散。每服一钱匕，用白麸一钱，温水同调下，食后再服。

治吐血、咯血，绵灰散方。

新绵一两烧灰、黄明胶炙令燥、黄柏去粗皮，蜜炙，为末各一两。

上三味，细研。每服一钱匕，地黄汁、糯米饮相和调下，食后临卧服。

治吐血、咯血，金沙汤方。

紫金沙野蜂窠带是半两，贝母去心二钱生用，芦荟一钱。

上三味，粗捣筛。每服二钱匕，水半盏，入蜜少许，煎一两沸，去滓细呷，空心食后临卧服。

治吐血、咯血，青金散方。

荷叶，不拘多少。

上一味，焙干，捣罗为散。米饮调下二钱匕。

治暴吐嗽血，贯众散方。

贯众一两，黄连去须年老者半两年少者三分。

上二味，捣罗为细散。每服二钱匕，浓煎糯米饮调下，立止。（宋·赵佶《圣济总录·卷第六十八》）

治虚劳喘急咳嗽，吐血咯血，定喘七宝丸方。

卢会、柏子仁、茯神去木、款冬花、麦门冬去心焙、知母一两，生干地黄焙半两。

上七味，捣罗为末，炼蜜为丸，如弹丸大，每服一丸，河水一盏，入生姜少许，煎至六分，和滓温服，不拘时。

治虚劳咳嗽咯血，日渐瘦劣，声音不出，葶苈汤方。

葶苈隔纸炒、杏仁去皮尖双仁麸炒、贝母去心、百合、麦门冬去心、生干地黄焙。

上六味等分，粗捣筛，每服三钱匕，水一盏，入皂荚子二七枚，同煎至五分，去滓稍热服，空心夜卧服。（宋·赵佶《圣济总录·卷第九十》）

恶热喉燥，脉数甚则咯血，天门冬汤、杏子汤主之。（宋·王贶《全生指迷方·卷四》）

白扁豆散　治久嗽咯血成肺痿，多吐白涎，胸膈满闷不食。

白扁豆饭上蒸、生姜各半两，枇杷叶去毛、半夏汤浸七次、人参去芦、白术各一分，白茅根三分。

上细锉。水三升。煎至一升。去滓。下槟榔末一钱。和匀分四服。不拘时候。

天门冬丸 润肺安血止嗽，治吐血咯血。

天门冬一两去心，甘草炙、杏仁去皮尖炒熟、贝母去心炒、白茯苓去皮。

上细末。炼蜜丸如弹子大。含化一丸咽津。日夜可十丸。不拘时候。（宋·许叔微《普济本事方·卷第五》）

大丹 此丹补肾气，驻颜色，活血脉，壮筋骨，轻步履，明耳目，延年益寿。治虚劳，发热，咳嗽，咯血，骨蒸盗汗，怔忡，惊悸，一切阴疽冷漏，小儿斑痘缩陷，水肿，臌胀，黄黑疸，一切虚羸大病，功同延寿丹，常服可寿百岁余。但富贵人方得合此，贫者难合，只服金液丹亦妙也。

大朱砂一斤要有墙壁者，为粗末，入阳城罐。先用蜜拌，安砂在底。次以瞿麦末、草乌末、菠薐末各五钱，以鸡子清五钱拌匀，盖在砂上。以罐盖盖住，铁丝扎好，盐泥封固阴干，掘地作坑，下埋五分，上露五分，烈火煅一日夜，寒炉取出。研细，醋打半夏糊丸芡实大，滑石为衣，以发光彩。银器收贮，每服五粒或三粒，空心面、东热酒下。凡用入药中，并为衣者，俱如此制，则无毒，可放心服。

阿胶散 治肺虚咳嗽咯血。

牙香三两炒、阿胶一两蛤粉炒成珠为末。

每服三钱，姜汤下，日三次。（宋·窦材《扁鹊心书·神方》）

《朱氏家传》治咳嗽出血下涎 鸡清散方。

郁金半两用皂荚浆水一盏或酸菜汁亦得，煮干为度、滑石半两生、雄黄半两醋煮半干用。

上为细末。每服一字，常服，薄荷汤调下。止嗽，螺粉水下；嗽血，鸡子清调下。

《王氏手集》解肌丸 治外搏风邪，内挟痰饮，寒热往来，烦渴颊赤，心忪减食，热在上焦，咳嗽有血方。

防风、地骨皮各一分。

上件烧沙糖为丸。每服一丸，食后煎紫苏汤下。（宋·刘昉《幼幼新书·第三十卷》）

僧伽应梦人参散

治伤寒体热头痛，及风壅痰嗽咯血等疾。

甘草炙六两，人参、桔梗微炒、青皮去瓤、白芷、干葛、白术各三两，干姜炮五钱半。

上为细末。每服二钱，水一盏，生姜二片，枣二个，煎七分，通口进。如伤寒，入豆豉同煎热进，大有神效，不计时候。（宋·陈师文《太平惠民和剂局方·卷之二》）

杏子汤

治一切咳嗽，不问外感风寒，内伤生冷，及虚劳咯血，痰饮停积，悉皆治疗。

人参去芦、半夏汤洗七次、茯苓、大皮、芍药去粉、官桂去皮，不见火、干姜炮，洗、细辛去苗、甘草炙、五味子去苗各等分。（宋·陈师文《太平惠民和剂局方·卷之四》）

必胜散

治男子、妇人血妄流溢，吐血、衄血、呕血、咯血。

熟干地黄、小蓟并根用、人参、蒲黄微炒、当归去芦、芎䓖、乌梅去核各一两。

上件药，捣罗为粗散。每服五钱，水一盏半，煎至七分，去渣，温服，不拘时候。（宋·陈师文《太平惠民和剂局方·卷之八》）

麦门冬汤　治肺经受热，上气咳喘，咯血，痰壅，嗌干耳聋，泄泻，胸胁满，痛连肩背，两臂膊疼，息高。

麦门冬去心、香白芷、半夏汤洗去滑、竹叶、甘草炙、钟乳粉、桑白皮、紫菀取茸、人参各等分。

上剉散，每服四钱，水盏半，姜两片，枣一枚，煎七分，去滓，食前服。（宋·陈言《三因极一病证方论·卷之五》）

青金丹　治肺虚壅，咳嗽喘满，咯痰血。

杏仁去皮尖一两牡蛎煅取粉，入杏仁同炒黄色，去牡蛎粉不用，青黛一两。

上研匀，入黄蜡一两，熔，搜和丸，如弹子大，压扁如饼。每用中日柿一个，去核，入药在内，湿纸裹煨。约药熔，方取出，去火毒。细嚼，糯米饮送下。一方，名甲乙饼，治咳出血片，兼涎内有血条，不问年久月深，但声在，一服效。用青黛一分，牡蛎粉二钱匕，杏仁七粒，去皮尖，研，蜡圆了，汤使，并同前。（宋·陈言《三因极一病证方论·卷之十二》）

杏子汤　治咳嗽、咯血、痰饮。（宋·王硕《易简方·增损饮子药三十方纲目》）

杏子汤　治一切咳嗽，不问外感风寒，内伤生冷及虚劳咯血，痰饮停积，悉皆治疗。

人参、半夏、茯苓、细辛、干姜、芍药、甘草、官桂、五味子各等分。

上父咀，每服四钱，水一盏半；杏仁去皮尖剉五枚、姜五片，煎至六分，去滓。食前服。（宋·王硕《易简方·校正注方真本易简方论》）

天门冬汤　治恶热咽燥，脉数咳嗽，甚则咯血。

天门冬半两，紫菀、知母各一两，桑白皮、五味子、桔梗。

上为饮子，每服五钱，水二盏，煎一盏，去滓温服。有血者，加阿胶半两。大便涩而喘者，加葶苈半两。（宋·齐仲甫《女科百问·卷下》）

治肌瘦、咯血、肺痿等疾。

蛤蚧一双全者，酒浸一宿，酥炙，知母、贝母去心、人参去芦、甘草、杏仁去皮尖，麸炒、枇杷叶去毛，炒、鹿角胶粉炒。

上各一两，依方事，治净。研为末，每服三钱，水一盏，入桑白皮煎至八分，温服，日三夜二。（宋·陈自明《妇人大全良方·卷五》）

青饼子　治咯血。

青黛、杏仁各一两（华佗方，以牡蛎粉炒杏仁，去皮尖，牡蛎不用）。

上一处同研成膏，熔黄蜡和作三十饼子。每服一饼子，用干柿半个夹定，以湿纸裹煨令香，同嚼，粥饮下，无时候。（宋·陈自明《妇人大全良方·卷七》）

《本事方》天门冬丸　润肺安血止嗽，治吐血咯血。

天门冬一两，甘草炙、杏仁烫去皮尖、白茯苓去皮、贝母炒、阿胶各半两。

上细末，蜜丸弹子大，含化一丸，日夜可十丸，不拘时。

《类证治未病方》扁豆散　治久嗽咯血成肺痿，吐白涎，膈满不食。

白术、半夏汤泡七次、枇杷叶去毛，炙、人参各一两，白扁豆炒、生姜各半两，白茅根三分。

上细剉，水三升，煎取一升，去滓，下槟榔末一钱拌和，分四服，不拘时候。

一捻金散　治虚损劳嗽，咯血吐血，心胸不利，上气喘急，寒热往来，盗汗羸瘦，肢节疼痛，肌肉枯槁，咳嗽不已，涎痰壅盛，夜卧不安。截劳气，定喘满，化痰涎。疗暗风痫病，倒卧不省人事，口吐痰沫。《杨氏家藏方》

杏仁、皂角子各六两，黄明胶剉三两，半夏、巴豆、天南星剉、阿胶剉各二两，白矾一两半。

上以药入藏瓶内，外留一眼子出烟，盐泥固济，候干，用炭半秤煅，令烟尽为度，却用泥塞合出烟眼子，放冷一宿，研为细末。每服半钱，生姜自然汁调成稀膏，入薤汁半盏和服，临卧服。（宋·黎民寿《黎居士简易方论·卷之六》）

大阿胶丸　治肺虚客热，咳嗽咯血、呕血。

阿胶炒热、地黄净、白茯苓、北五味子、山药各一两，贝母去心，炒、百部、柏子仁、茯神、丹参、杜仲去粗皮，锉，炒、麦门冬去心各半两，远志浸，去心，炒、人参、防风各一分。

上细末，炼蜜丸弹子大。每一丸，少水略煎，食后临卧服。或金沸散加脑荷煎汤嚼下。凡嗽药不效，觉胸膈腥闷，乃宿血乘肺，黑豆人紫苏、生姜煎汁与之。

黄连阿胶丸　治肺热或咯血。

黄连净三两，赤茯苓二两，阿胶炒一两。

上黄连、茯苓同末，水调阿胶和，众手丸桐子大。每三十丸，食后米饮下。黄连、赤茯苓能抑心火，则肺得其清。

人参五味子散《圣惠方》　治男女老稚，诸虚百损，气血劳伤，涎喘咳脓，或嗽咯血，寒热往来，夜有盗汗，羸瘦困乏，一切虚损。

人参、五味子、桔梗、白术、白茯苓、甘草炙、熟地黄、当归焙半两，地骨皮、前胡去苗、桑白皮炒、枳壳去瓤，炒、黄芪炙、陈皮去白、柴胡各三钱。

上㕮咀。每服八钱，水一盏半，生姜三片，煎至八分，去滓温服，食后服，日三次。烦渴加乌梅、青蒿煎；咳脓血加知母、阿胶煎，尤妙。

人参芎归汤　治虚劳少血，津液内耗，心火自炎，燥热乘肺，咳嗽咯血，及血不荣肌，动辄毛寒咳嗽。

当归、川芎、白芍药各二分，人参、半夏、橘皮、赤茯苓、阿胶炒、细辛、北五味子、甘草炙各一分。

上锉。每服三钱，姜四片，枣二个，煎服。（宋·杨士瀛《仁斋直指方·卷之八》）

阿胶散　治肺破嗽血、唾血。

人参、茯苓、生干地黄、天门冬水浸，去心、北五味子各一分，阿胶炒酥、白及各二钱。

上白及别为末，余药锉散。每服三钱，水大盏，入蜜二大匙，秫米百粒，姜五片同煎，临熟入白及少许，食后服。

地黄煎　治肺损吐血、嗽血。

生地黄四两取汁、鹿角胶一两捣碎，炒黄。

上为末，拌和。每服三钱，童子小便一盏，暖热，入姜汁少许调下。无鹿胶，则以透明阿胶炒酥代用。（宋·杨士瀛《仁斋直指方·卷之二十六》）

鸡苏散　治咳嗽痰血。

阿胶、甘草、桔梗、生地、黄芪、麦冬、贝母、薄荷、茅根。

加姜五片，煎服。

又　扁豆散：治嗽血。

扁豆、生姜五钱、半夏、枇杷叶、人参、白术。

胎前不宜。

知母茯苓散　治嗽血。

知母、五味、茯苓、半夏、甘草、柴胡、人参、白术、薄荷、门冬、桔梗、川芎、阿胶、黄芩、款冬花。

每帖一两，姜五片，煎服。（宋·薛辛《女科万金方·胎前问答》）

消痞丸　治积湿热毒甚者……上为咳血、衄血，下为大小便血，肠风痔瘘，三焦壅滞闭瘴，热中消渴，传化失常，小儿疳积热。

黄连、干葛各一两，黄芩、大黄、黄檗、栀子、薄荷、藿香、厚朴、茴香炒各半两，木香、辣桂各一分，青黛一两研，牵牛二两。

上为细末，滴水丸，如小豆大，每服十丸。（金·刘完素《黄帝素问宣明论方·卷四》）

当归地黄汤　治嗽血、衄血，小大便血，或妇人经候不调，月水过多，喘嗽者。

当归、芍药、川芎、白术、染槐子、黄药子各半两，生地黄、甘草、茯苓去皮、黄芩、白龙骨各一两。

上为末，每服三钱，水一盏，煎至七分，去滓，温服，食前。（金·刘完素《黄帝素问宣明论方·卷九》）

夫男子妇人，咯血、衄血、嗽血、咳脓血，可服三黄丸、黄连解毒汤、凉膈散，加桔梗、当归，大煎剂料，时时呷之。（金·张从正《儒门事亲·卷四》）

人参救肺散　治咳血、吐血。

升麻一钱，柴胡一钱，当归尾二钱，熟地黄二钱，白芍药一钱，苏木半钱，黄芪二钱，人参二钱，甘草半钱，苍术一钱，陈皮半钱。

上件都作一服，水二盏，煎至一盏，去租，温服，食前。（金·李杲《东垣试效方·卷第三》）

金花丸　治大便黄、米谷完出，惊悸，尿血淋闭，咳血衄血，自汗头痛，积热肺痿。

黄连、黄柏、黄芩、山栀子仁各一两。

上为细末，滴水为丸，桐子大，温水下。如大便结实，加大黄，自利不用大黄。如中外有热者，作散剉服，名解毒汤。如腹满呕吐，欲作利者，解毒汤内加半夏、茯苓、厚朴各三钱，生姜同煎。如自脓下痢，后重者，加大黄三钱。（金·李杲《活法机要·热证》）

《易简》杏子汤　治一切咳嗽，不问外感风寒，内伤生冷，及虚劳咯血，痰饮停积，悉皆治疗。

人参、半夏、茯苓、干姜、甘草、官桂、芍药、五味子、细辛。

上㕮咀，每四钱，水一盏半，杏仁去皮尖，剉，五枚、姜五片，煎至六分，去滓，食前服。（元·王好古《医垒元戎·卷第一》）

必胜散　治男女血妄行、吐血、呕血、咯血、衄血。

人参、当归、熟地黄、小蓟根、川芎、蒲黄、乌梅肉。

上等分，粗末，水煎，去滓，无时温服。（元·王好古《医垒元戎·卷第四》）

五味黄芪散　治因嗽咯血成劳，眼睛疼，四肢困倦，脚膝无力。

黄芪、麦门冬、熟地黄、桔梗各五钱，甘草二钱半，白芍药、五味子各二钱，人参三钱。

上为粗末，每服四钱，水一盏半，煎七分，去渣，温服，日三服。（元·罗天益《卫生宝鉴·卷十二》）

久嗽咯血。

白扁豆、生姜半两，枇杷叶去毛、制半夏、人参各一分，白茅根二分。

煎，下槟榔末服，不拘时。

劳心咯血吐血。

莲子心七个，糯米二十一粒。

为末酒调，食后。

酒毒肺热咳红，四黄丸。

宣连、大黄、山栀仁、黄芩。

此略炒为末，蜜丸噙化。（元·李仲南《永类钤方·卷第二》）

僧伽应梦人参散　治伤寒体热头痛及风壅嗽，咳血等疾。

甘草炙六两，人参、桔梗、青皮、白芷、干葛、白术各三两，干姜炮五钱半。

㕮咀，每三钱，水一盏，姜二片，枣二个煎，热服无时，如伤寒，入豆豉煎。（元·李仲南《永类钤方·卷第九》）

蛤蚧散　治虚劳咳嗽，咯血，潮热盗汗，不思饮食。

蛤蚧一对蜜炙，人参去芦、百部去心、款冬花去皮、紫菀茸各半两，贝母、阿胶、蛤粉炒、鳖甲醋炙、柴胡去芦、肉桂去粗皮炒、黄芪蜜炙、甘草、杏仁汤浸，去皮尖、半夏生姜汁浸各一两。

上为末。每服三钱，水一盏半，生姜三片，煎至一盏，不拘时温服。肉桂虽去风寒，有热人不肯服，则当改用细辛。

黄连阿胶圆　治肺热咯血，亦治热泻。

黄连净三两、赤茯苓二两、阿胶炒一两。

上黄连、茯苓为末，水调阿胶和圆如梧子大。每服三十圆，食后，米饮下。（元·危亦林《世医得效方·卷第五》）

阿胶圆　治劳嗽并嗽血、唾血。

阿胶、蛤粉炒、生地黄洗、卷柏叶、山药料炒、大蓟根、五味子、鸡苏各一两，柏子仁炒，别研、人参、防风去芦、麦门冬去心各半两。

上为末，练蜜圆如弹子大。每服一圆，细嚼，浓煎小麦汤或麦门冬汤咽下。（元·危亦林《世医得效方·卷第九》）

麦门冬汤　治肺经受热，上气咳喘，咯血。

麦门冬去心、香白芷、半夏洗，去滑、桑白皮、竹叶、甘草炙、紫菀茸、人参、钟乳粉各等分。

上吹咀。每服四钱，水一大盏，姜三片，枣二枚，煎七分，去滓。食前服，以效为度。（元·王珪《泰定养生主论·卷之十三》）

咯血暴嗽，用白蚬壳洗净研细，粥饮下。（元·汪汝懋《山居四要·卷之三》）

戴云：咳血者，嗽出痰内有血者是。

青黛、诃子、山栀、海石、瓜蒌仁，

上为末，姜汁蜜调，噙化。嗽甚者。加杏仁。后以八物汤加减调理。

咯血　姜汁、童便、青黛入血药中用之，加四物汤、地黄膏、牛膝膏之类。（元·朱震亨《金匮钩玄·卷第二》）

救肺饮　治咳、吐血。

升麻、柴胡、术、芍各一钱，归尾、熟地、黄芪、参各二钱，苏木、陈皮、甘草各五分。

作一服。

圣饼子　治咯血。

青黛一钱，杏仁四十粒去皮尖。

上杏仁，以黄蜡煎黄色，研细，入黛，捏作饼子。每日柿一个，中破开入药，合定，湿纸煨，饮下。

益阴散　治阳浮阴翳，咯血、衄血。

柏、连、芩以蜜水浸，炙干、芍、参、术、干姜各三钱，甘草炙六钱，雨前茶一两二钱。

香油釜炒红，米饮下三四钱，立安。（元·朱震亨《脉因证治·卷上》）

恩袍散　治咯血吐血，及治烦躁。

真生蒲黄、薄荷各一两。

上研匀细，每服三钱，浓煎桑白皮汤调下。

治咯血。用白芨一两，藕节半两，为细末，每一钱，汤调服，神效。或云芨下咽至血窍，则窍为芨末填而血止也。

地黄散　治一切吐血咯血，能解一切毒，及诸热烦躁。

茜草根四钱，大豆子、黄药子、甘草各二两。

上为细末，每服二钱，新汲水调下。加人参二两，治痰嗽有血。（明·楼英《医学纲目·卷之十七》）

参杏膏　治小儿久新咳嗽，气急恶心，有痰咯血。

人参、阿胶、杏仁、款冬花、五味子、甘草、诃子、贝母。

上等分为末，炼蜜丸鸡头大。三岁儿一丸，白汤下。（明·徐彦纯《玉机微义·卷之五十》）

治肺破血出，忽嗽血不止　用海犀膏一大片炙焦，以水胶涂又炙，令通透可碾为末。汤化三大钱匕，放冷服之大验。（明·胡澄《卫生易简方·卷之二》）

治肺痿咳血多痰　用防己、葶苈等分为末。每服一钱匕，糯米饮调下。（明·胡澄《卫生易简方·卷之四》）

咳嗽上气喘急，嗽血吐血，用好人参，不拘多少，捣为细末，每服三钱匕，鸡蛋清调之。五更初服，便睡，去枕仰卧。只一服愈，年深者再服。忌腥、咸、鲜、酱、面等，并勿过醉饱，将息，

佳。（明·朱权《延寿神方·卷一》）

肺虚咳血

生慈菇数枚去皮。

捣烂，蜂蜜、米汤同拌匀。饭上蒸熟，热服，效。

吐血，咳嗽咳血，发热恶寒，肢体酸痛，自汗，盗汗，饮食无味，吐痰，如玛瑙红白，形样似脓。

苦马莱捣汁一小杯，全秦归三钱，淮熟地三钱，杭芍一钱，淮生地一钱五分，粉丹皮一钱，黑元参一钱，川贝母一钱，陈皮一钱，白茯苓一钱五分，天门冬二钱，浙麦冬二钱，百合一钱，甘草一钱。

水煎服。（明·兰茂《增订滇南本草·病证方论》）

桑白皮散　治咳嗽，甚者或嗽鲜血。

桑根白皮一斤，米浴浸一宿，净刮去黄皮，剉细，入糯米四两焙干，一处研为末，每服二钱，米饮下。（明·熊宗立《山居便宜方·卷之四》）

万金散　治咯血。槐花不以多少为末，每服二钱，食后热酒下。

香附汤　治肺破咯血。

香附子去毛为末，米饮下二钱，一日三服。（明·熊宗立《山居便宜方·卷之九》）

治失音，又治咯血。

槐花新瓦上炒香熟，三更后床上仰卧，随意而食咽之。（明·熊宗立《山居便宜方·卷之十一》）

当归地黄汤　治咳血衄血，大小便血，或妇人经候不调，月水过多，喘嗽。

当归、芍药、川芎、白术、黄药子、槐子，已上各半两；生地黄、白龙骨、茯苓去皮、黄芩、甘草，已上各一两。

上为末，每服三钱，水一盏，煎至七分，食前服。

薤白散　治久患咳嗽，肺虚成劳瘵，及吐血咯血等证。

鳖甲炙、阿胶炒各二两，鹿角胶三分，甘草炙一两。

上为散，每服三钱，用水一盏，入薤白一茎，长二寸，煎至八分，去滓，食后服，先嚼薤，次服药，一日三服。（明·董宿《奇效良方·卷之二十二》）

阿胶散　治肺破，嗽血唾血。

阿胶酥炙、白及各二分，天门冬去心、北五味子、生地黄、人参、茯苓，已上各一分。

上除白及别为细末，余药锉散，每服三钱，水一大盏，入蜜二匙，秫米百粒，生姜五片，同煎，临熟入白及末少许，食后温服。

栝楼汤　治咳嗽咯血，喘满肺痿。

栝楼一枚取瓤，入蛤粉一匙，同炒黄；马兜铃炒、杏仁汤浸，去皮、尖、双仁，炒、防己、葛根、贝母去心、甘草、阿胶锉，入糯米二合同炒，去米，已上各二两。

上锉碎，每服三钱，水一盏，入蜜半匙，煎至七分，去滓，不拘时温服，日三夜一。（明·董宿《奇效良方·卷之三十》）

天门冬丸 治吐血咯血，大能润肺止嗽。

天门冬一两，贝母、杏仁炒各七钱半，白茯苓、阿胶、甘草各半两。

上为细末，炼蜜为丸，如梧桐子大，每服一丸，含化咽津。（明·董宿《奇效良方·卷之五十》）

黄芪散 治咳血成劳。

甘草四钱，黄芪、麦门冬、熟地黄、桔梗、白芍各半两。

上㕮咀，每服半两，水煎服。

入方

青黛、瓜蒌仁、诃子、海粉、山栀。

上为末，以蜜同姜汁丸，噙化。咳甚者，加杏仁去皮尖，后以八物汤加减调理。

茯苓补心汤 治心气虚耗，不能藏血，以致面色痿黄，五心烦热，咳嗽唾血。

茯苓、半夏、前胡、紫苏、人参、枳壳炒、桔梗、甘草、葛根各半分，当归二两，川芎七钱半，陈皮、白芍各二两，熟苄。

上㕮咀，水姜枣煎。（明·程充补校《丹溪心法·卷一》）

咯血，痰带血丝出者，用姜汁、青黛、童便、竹沥，入血药中用，如四物汤加地黄膏、牛膝青之类。咯唾血出于肾，以天门冬、麦门冬、贝母、知母、桔梗、百部、黄柏、远志、熟苄、牡蛎、姜、桂之类；痰涎血出于脾，以葛根、黄芪、黄连、芍药、当归、甘草、沉香之类主之。

治咯血。

荷叶不以多少，焙干。

上为末，米汤调二钱匕。

初虞世方 治咯血并肺痿多痰。

防己、葶苈等分。

上为末，糯米饮调下一钱。

又方 治咯血及衄血。

白芍一两、犀角末二钱半。

上为末，新汲水服一钱匕，血止为限。

天门冬丸 治咯血并吐血，又能润肺止嗽。

阿胶炮半两，天门冬一两，甘草、杏仁炒、贝母、白茯苓各半两。

上为末，蜜丸如弹大。服一丸，噙化。

又方 治咯血。

桑皮一钱半、半夏一钱炒、知母一钱、贝母一钱、茯苓一钱、阿胶炒半钱、桔梗七分、陈皮一钱、甘草五分、杏仁五分炒、生地黄一钱、山栀七分炒、柳桂二分即桂之嫩小枝条，也宜入上焦。

以水煎，生姜三片。（明·程充补校《丹溪心法·卷一》）

圣爵子 治咯血。

青黛一钱，杏仁四十粒去皮尖，以黄蜡煎黄色。

上研杏仁细，入青黛捏作饼子，用时以柹一枚破开，以饼置其中合定，湿纸煨，研饮。

（明·卢和《丹溪纂要·卷之一》）

蛤蚧散　治虚劳咳嗽咯血，潮热盗汗，不思饮食。

蛤蚧洗净，酥炙一对、人参、百部、款冬花、紫菀各三钱，贝母、阿胶蛤粉炒、鳖甲酥炙、柴胡、肉桂、黄芪蜜炒、甘草炙、杏仁去皮尖，炒、半夏制各一两。

㕮咀，每服五钱，水二盅，生姜三片，煎至八分，食远服。热甚去肉桂，加细辛。

天门冬丸　治吐血、咯血，大宁肺气，止咳。

天门冬去心一两，杏仁炒，去皮尖、贝母、茯苓、阿胶蛤粉炒各五钱。

上为末，炼蜜为丸如弹子大，每服一丸，食后、临睡皆可，一日进二三丸。

和肺饮子　治咯血后肺虚，咳嗽多痰。

阿胶、人参、麦门冬去心、山药、贝母、茯苓、百合、杏仁去皮尖，炒、甘草炙各一钱。

上㕮咀，作一服，用水二盅，入黄蜡如皂角子大一块，煎至八分，食后服。（明·周文采《医方选要·卷之三》）

当归地黄汤　治嗽血、衄血、大小便血，或妇人经候不调，月水过多，喘嗽。

当归、川芎、芍药、黄药子、白术、槐花各一钱，茯苓去皮、生地黄、黄芩、白龙骨、甘草各一钱半。

上作一服，水二盅，煎至一盅，食后服。

鸡苏丸　治虚热昏冒倦怠，下虚上壅，嗽血、衄血。

鸡苏叶八两，黄芪、防风去芦、荆芥各一两，菊花三钱，片脑半钱，川芎、生地黄、桔梗、甘草各半两。

上为细末，炼蜜和丸如弹子大，每服一丸，细嚼，麦门冬去心煎汤下，不拘时服。又治肺损吐血，日渐乏力，行步不得，喘嗽痰涎，饮食不美，或发寒热，小便赤涩，加车前子三钱，用桑枝锉，炒香煎汤嚼下。

人参救肺散　治咳血、吐血。

人参去芦、黄芪、当归用尾、熟地黄，以上各二钱；苍术、升麻、柴胡、白芍药，以上各一钱；苏木、陈皮、甘草，以上各半钱。

上㕮咀，作一服，用水二盅，煎至一盅，食远服。（明·周文采《医方选要·卷之八》）

如圣汤　治痰去热，利咽喉。治咽中有疮，咽物不下，及咳嗽咯血，肺痿痰唾气促，并小儿疮疹，毒攻咽喉肿痛。

麦门冬半两，牛蒡子炒、桔梗、甘草生用各一两。

上为细末，沸汤调，细细服，入竹叶煎尤妙。（明·周文采《医方选要·卷之九》）

人参救肺散　治咳血、吐血等症。

升麻一钱，柴胡一钱，当归尾二钱，熟地黄二钱，白芍药一钱，苏木半钱，黄芪二钱，人参二钱，甘草半钱，苍术一钱，陈皮五分。

上每服五钱，水二盏，煎至一盏，去渣，食前温服。（明·王纶《明医杂著·卷之一》）

黄芪散东垣　治咳血成劳。

黄芪、麦门冬、熟地黄、桔梗、白芍药各一钱，甘草五分。

上细切，作一服，水一盏半，煎至一盏，去渣温服。

生地黄散 治郁热衄血、咯血、吐血等证。

枸杞子、柴胡、黄连、地骨皮、天门冬、白芍药、甘草、黄芩、黄芪、生地黄、熟地黄各五分。

上细切，作一服，水一盏半，煎至一盏，温服。

薏苡仁散东垣 治肺损嗽血。

薏苡仁不拘多少。

上一味，研细末，以猿猪肺一个煮熟，蘸药食之。（明·虞抟《医学正传·卷之五》）

阿胶丸 治劳嗽出血咯血，发热晡热，口渴盗汗。

阿胶炒、生地黄、卷柏叶、山药炒、大蓟根、五味子杵，炒、鸡苏各一两，柏子仁炒、人参、防风、麦门冬去心各半两。

上为末，炼蜜丸弹子大。每服一丸，细嚼，麦门冬煎汤下。（明·薛己《校注妇人良方·卷四》）

又，治咯血。

用黑豆、陈皮、甘草，煎服。（明·高宾《丹溪治法心要·卷五》）

咳血者，火乘金位，肺络受伤，故血从嗽而出也。

丹溪云：先痰嗽而后见红者，多是痰积生热，以降痰火为急，宜煎桔梗、枳壳、黄芩、橘红，送下天门冬丸。先见红而后痰嗽者，多是阴虚火动，痰不下降，宜以四物汤加痰药、火药。

天门冬丸 治咯血、吐血，润肺止嗽。

天门冬一两、阿胶炮五钱、甘草五钱、贝母去心五钱、白茯苓五钱、杏仁五钱。

上为细末，蜜丸，如弹子大，噙化。

咯血者，痰中咯出血疙瘩也。

按：薛立斋云，此证多因心气虚耗，不能主血，血不归经，停留于内，故得咯而出。其证面色萎黄，五心烦热是也。若郁热甚者，生地黄散。咯血及痰中血丝者，四物汤加竹沥、姜汁、牛膝、童便、青黛。虚嗽咯血者，太平丸。劳瘵咯血者，详本条内。

生地黄散 治痰火郁结，衄血、咯血、吐血，阴虚阳亢。

枸杞子五分、软柴胡五分、黄连炒五分、地骨皮五分、天门冬五分、白芍药五分、甘草炒五分、黄芩炒五分、黄芪五分、生地黄五分、熟地黄五分。

太平丸（方见虚劳门）。（明·皇甫中《明医指掌·卷三》）

甲字号十灰散 治劳嗽呕吐咯血，先用此揭之。

大蓟一两、小蓟一两、蘗叶一两、薄荷叶一两、茅根一两、茜根一两、牡丹皮一两、棕榈皮一两、大黄一两、山栀一两。

上，烧存性，为细末，用纸包，碗盖地上一夕，出火毒。用时先将藕汁或萝卜汁磨京墨半盏，调灰五钱，食后服下。如势轻，用此立止，如势盛，血成升、斗者，用花蕊石散。（明·皇甫中《明医指掌·卷七》）

天安二冬散 治咳血神效。

二冬、二母、桔梗、甘草、阿胶、生地黄、桑白皮蜜、真苏子炒各等分，黄连炒减半。

每服五钱，水一盏，煎八分，入阿胶，再煎一服。（明·万全《保命歌括·卷之八》）

恩袍散　治咯血、吐血、唾血，及烦躁咳嗽。

生蒲黄、干荷叶、茅根各等分。

为末，每服三钱，浓煎桑白皮汤，食后温服。

白及散　治咯血。

白及一两，藕节五钱。

为细末，每服一钱，白汤调下，神效。

丹溪鹿黄丸　治酒色过度，饥饱失时，吐血、咳血、痰血，神效。

枇杷叶、款冬花、北紫菀、杏仁去皮尖、木通、鹿茸炙、桑白皮各一两，大黄五钱。

为末，炼蜜为丸，临睡含化。

地黄煎　治肺损吐血、嗽血。

生地黄四两，鹿角胶炒一两。

上为末，入姜汁少许，调下。无鹿角胶，阿胶亦可。

地黄散　治一切吐血、咯血，能解一切毒及诸热烦躁。

茜草根四钱，大豆子、黄药子、甘草各二两。

上为末，每服二钱，新汲水调下，加人参二两，治痰嗽有血。

天门冬丸　咯血吐血，大能润肺止嗽。

天门冬一两，杏仁、茯苓、阿胶各五钱。

上为末，炼蜜丸，如弹子大。日夜噙化三五丸。一方有茯苓。

罗太无五味黄芪散　治嗽咯血成劳，眼痛，四肢困倦，脚膝无力。

麦门冬、熟地黄、黄芪、桔梗各五钱，白芍药、五味子各二分，人参二钱，甘草一分。

每服五钱，水煎服，一日三服。

奇方　治肺损，嗽血、吐血。

生地四两，取汁鹿角胶一两，炒为末。

上以地黄汁拌和，每服三钱，童便加姜汁少许调下。

天一丸　此壮水之主，以镇阳光剂也。与前方相兼服，治阴虚火动咳血等症，甚效。

怀地黄、牡丹皮、黄柏童便浸，晒干、知母童便浸，晒干、枸杞子、五味子、麦门冬、牛膝、白茯苓。

为末，炼蜜为丸，梧子大。空心，白汤吞下八九十丸。

又方　治咯血、衄血。

白芍药一两，犀角二钱五分。

各为末，新汲水调服一钱，血止为限。

茜根汤　治吐血、咯血、呕血等症。

四物汤加童便浸香附一钱五分、草根二钱半忌铁。

水煎服，二三服立愈。（明·孙一奎《赤水玄珠·第七卷》）

阿胶丸　治劳证，咳血吐血。

阿胶、生地黄、白茯苓、侧柏、山药、苏叶各一两，柏子仁、麦冬、人参、防风各二分。

丸弹子大，每服一丸，食后细嚼，煎苏梗汤下。手太阴肺病，有因悲哀伤肺，患背心前胸肺募间热，咳嗽咽痛，咯血，恶寒，手大拇指循白肉际间上肩房，至胸前如火烙，宜百合固金汤。

熟地、生地、归身各三钱，白芍、甘草各一钱，桔梗、元参各八分，贝母、麦冬、百合各半钱。

如咳嗽，初一、二服加五味子二十粒。（明·周子干《慎斋遗书·卷之六》）

青黛阿胶汤　治咳嗽，咯血，发热，有痰。

当归、芍药、生地、甘草、山栀、黄芩、犀角、阿胶、贝母、青黛、门冬、丹皮、毛花、扁柏。

上水煎。血少多痰热和去丹皮、毛花，加天门冬、冬花、知母。热甚加胡黄连、银柴胡。痰多嗽盛去知母，加桔梗、蒌仁、川芎。痰少嗽和血止，心神不寐去、青黛、黄芩、阿胶、贝母、毛花、丹皮、瓜蒌，加五味、酸枣、远志、黄连。（明·周礼《医圣阶梯·卷之四》）

黄连阿胶丸

黄连三两，赤茯苓二两。

为末，水调，阿胶一两和丸，梧子大。每三十丸，食后米饮下。治热泻血痢及肺热咯血。此方抑心火，清肺脏故也。

圣饼子

杏仁四十粒研细。

用黄蜡炒黄色，入青黛一钱，捏作饼子，用时以柿子一枚破开，以饼置其中合定，湿纸包煨，研水服。治咯血。

天门冬丸

天门冬一两，甘草、白茯、阿胶、贝母、杏仁各五钱。

为末，蜜丸梧子大。时时含化十丸。治吐血、咯血，大能润肺止嗽。（明·李梴《医学入门·卷之六》）

参芪补肺汤

人参、黄芪、白术、茯苓、陈皮、当归、山茱萸、山药、五味子、麦门冬、甘草各五分，熟地一钱半，牡丹皮一钱。

姜煎服。治肺痈肾水不足，虚火上炎，咳吐脓血，发热作渴，小便不调。（明·李梴《医学入门·卷之七》）

大金花丸　治中外诸热，寝汗，咬牙，时常惊悸，溺血淋闭，咳衄血，瘦弱，头痛。并骨蒸肺痿喘嗽，去大黄，加栀子，名曰栀子金花丸，又曰既济解毒丸。

黄连炒、黄柏炒、黄芩炒、大黄煨。

上为末，米糊为丸，如绿豆大。每服三、四十丸，用新汲水送下。身热，去大黄加栀子。（明·张四维《医门秘旨·卷之四》）

五黄汤　治吐血、衄血、咯血、唾血、便血，溺血、瘀血。

黄连炒、黄芩炒、黄柏炒各二钱，大黄一两二钱，生地黄。（明·张四维《医门秘旨·卷之六》）

加味紫菀散　即海藏治虚劳，咳中有血方加天冬、麦冬。

人参三分，紫菀二分，知母七分，贝母五分，桔梗三分，甘草三分，五味九分，白茯苓五分，阿胶炒成珠五分，天冬去心、麦冬去心各八分。

水一盏，煎八分，临睡服。（明·万全《养生四要·卷之四》）

治吐血、咯血、一切失血，或痰嗽喘热心慌。

用生地黄捣取汁、童便各半盏，入姜汁少许，重汤煮，温服之。（明·龚廷贤《种杏仙方·卷二》）

补荣汤　治吐血，衄血，咯、咳血，唾血，用此调理。

当归，芍药，生地，熟地，人参减半，茯苓去皮、栀子、麦门冬去心、陈皮各等分，甘草减半，乌梅一个。

上锉一剂，枣二枚，水煎温服。

宁嗽膏　治阴虚咳嗽，火动发热，咯血吐血，大敛肺气。

天门冬去心八两，杏仁去皮、贝母去心、百部、百合各四两，款冬花蕊五两，紫菀三两，雪白术去芦、油八两。

上俱为粗末，长流水煎三次，取汁三次，去渣入饴糖八两、蜜十六两再熬；又入阿胶四两、白茯苓四两为末，水飞过晒干。三味入前汁内和匀如糊成膏，每服三五匙。

清火滋阴汤　治吐血、咳血、嗽血、唾血、呕血。

天门冬去心、麦门冬去心、生地黄、牡丹皮、赤芍、栀子仁、黄连去毛、山药、山茱萸酒蒸，去核、泽泻、赤茯苓去皮、甘草。

上锉水煎，入童便同服。（明·龚廷贤《万病回春·卷之四》）

滋阴地黄丸　治妇人经水不调或不通，虚劳吐血、衄血、咳血、便血、发热、咳嗽、盗汗、痰喘，一切虚损瘦怯之病。

熟地黄姜汁浸、焙四两，山药一两，山茱萸酒蒸去核二两，白茯苓去皮、牡丹皮去皮、泽泻去毛各一两半，天门冬去心、生地黄酒洗、麦门冬去心、知母酒炒，去毛、贝母去心、当归酒洗、香附米童便浸、炒各二两。

上为细末，炼蜜为丸，如梧桐子大。每服百丸，空心，盐汤下；痰吐，淡姜汤下。（明·龚廷贤《万病回春·卷之六》）

肺经若火盛，右寸脉洪数，嗽血鼻疮肿，喉痛如火烙。黄芩汤内桔山栀，荆芥薄荷桑白皮，连翘麦门冬芍药，甘草同煎功效随。（明·龚廷贤《云林神彀·卷一》）

咳血咳嗽出，痰中带血物，此症肺经来，医人休恍惚。清咳汤中用贝母，归芍桃仁山栀子，桔梗黄芩牡丹皮，白术青皮甘草煮。（十一味。潮热加柴胡、赤茯苓）（明·龚廷贤《云林神彀·卷二》）

清咽太平丸

薄荷叶十两，川芎、甘草、防风、乌犀角、柿霜各一两，桔梗四两。

蜜丸噙化。膈上有火，早间咯血，两颊常赤，咽喉不清者，此方主之。（明·吴崑《医方考·卷之二》）

上气喘息，咳嗽，唾血咯血。

人参细末，鸡子清调三钱。

五更初服，便去枕仰卧，忌酸咸酢酱面等物，及过醉饱。（明·王肯堂《证治准绳·杂病》）

嗽咯血成劳，眼睛疼，四肢困倦，脚膝无力，五味子黄芪散。脉大，发热，喉中痛，是气虚，用参、芪蜜炙、黄柏、荆芥、地黄、当归、韭汁、童便，少加姜汁，磨郁金饮之。

枳实散　治息贲气，腹胁胀硬，咳嗽见血，痰粘不利。

枳实麸炒、木香、槟榔、赤茯苓去皮、五味子、甜葶苈隔纸炒令紫色、诃梨勒去核、甘草微炙各半两，杏仁一两汤洗，去皮尖双仁，麸炒黄色。

上㕮咀，每服三钱，水一中盏，生姜半分，煎至六分，去滓温服，不拘时。

紫菀散　治咳中有血，虚劳肺痿。

人参、紫菀各一钱，茯苓、知母、桔梗各一钱半，阿胶蛤粉炒一钱，贝母一钱二分，五味子十五粒，甘草五分。

水二盅，煎八分，食后服。（明·王肯堂《证治准绳·类方》）

若咳血衄血者，乃气逆血蕴于肺也，急用十味参苏饮加山栀、芩、连、苏木。（明·王肯堂《证治准绳·疡医》）

人参五味汤　治气血劳伤，咳脓或咯血，寒热往来，羸瘦困乏，一切虚损之症并效。

人参、五味子、前胡、陈皮、白术、桔梗、当归、茯苓、熟地、甘草各一钱，黄芪、地骨皮、桑白皮、枳壳、柴胡各五分。

水二钟，姜三汁，煎八分，食后服。（明·陈实功《外科正宗·卷之六》）

羚羊清肺汤　治鼻中无故出血不止，及寻常吐血、咳血并效。

羚羊角镑、黄连、银柴胡、玄参膏、川芎、当归身、白芍、生地、蒲黄、地骨皮、山栀各一钱，芦荟、甘草各五分，藕节三个，白茅根四两捣汁，用水一碗，和绞去渣。

用茅根汁一大碗，煎七分，入童便一杯，食后服。（明·陈实功《外科正宗·卷之十一》）

二茸丸　治咳血、吐血。

红花、杏仁去皮、枇杷叶去毛，姜汁炙、紫菀茸、鹿茸炙、桑白皮、木通各一钱，大黄一两。

上末，用蜜丸，噙化。一方无鹿茸、红花，有款冬花名。（明·佚名《丹溪摘玄·卷五》）

和肺饮子　治咯血后肺虚，咳嗽多痰。

阿胶、人参、麦门冬去心、山药炒、贝母去心、茯苓、百合、杏仁去皮尖，炒、甘草炙各一钱。

上作一服，入黄蜡，如皂角子大一块，水煎食后服。（明·武之望《济阴纲目·卷之二》）

生地黄散　治吐血，衄血咯血，溺血下血，诸见血无寒，皆属于热，但血家证，皆宜服此药。

生地黄、熟地黄、枸杞子、地骨皮、天门冬、黄芪、白芍药、黄芩、甘草各等分。

上㕮咀，每服一两，水煎服。如脉微，身凉恶风，每两加桂半钱；若下血，加地榆。（明·武之望《济阴纲目·卷之三》）

丹溪方　治嗽红。

紫菀茸、枇杷叶去毛、桑白皮、木通、杏仁去皮尖、红花、鹿茸。

上为末，炼蜜丸，噙化。（明·武之望《济阳纲目·卷二十四》）

大阿胶丸　治劳嗽及嗽血唾血。

阿胶微炒、卷柏、生地酒炒、熟地、砂仁炒、干山药、大蓟独根者晒干、鸡苏叶、五味子各一两，柏子仁另研、茯苓、百部、远志、人参、麦门冬、防风各半两。

上为细末，炼蜜丸如弹子大，每服一丸，煎小麦、麦门冬汤嚼下。

黄连阿胶丸　治嗽血唾血。

阿胶炒二两，黄连、茯苓各三两。

上黄连、茯苓为末，水熬阿胶膏搜和，丸如桐子大，每服三十丸，米饮下。

人参芎当汤　治虚劳少血，津液内耗，心火炎燥，热乘肺金，咳嗽咯血，及血不荣肌肉，动辄毛寒咳嗽。

当归、川芎、白芍药各五钱，人参、半夏制、橘红、阿胶炒、赤茯苓、细辛、北五味、甘草炙各二钱半。

上㕮咀，每服八钱，加生姜三片，水煎，食后温服。

圣饼子　治咯血。

青黛一钱、杏仁四十枚去皮尖，以黄芪煎汤，炒黄色。

上为末，捏作饼子，入柿饼内，湿纸包裹煨，连柿饼研细，米饮调服。

天门冬丸　治吐血咯血，大能润肺止嗽。

天门冬一两、甘草、白茯苓、阿胶、杏仁炒、贝母各五钱。

上为末，炼蜜丸如桐子大，每服一丸，热津含化，日夜可十丸。

滋阴保肺汤　治阴虚火动，劳伤肺脏，嗽痰中带血丝。

黄柏盐水炒、知母、天冬去心、阿胶蛤粉炒各一钱二分，当归一钱半，芍药煨、生地黄、橘皮、桑白皮炒、紫菀各八分，五味子十五粒，甘草五分。

上锉，水煎服。（明·武之望《济阳纲目·卷六十一》）

益阴散　治阳浮阴翳，咯血，衄血。

黄柏、黄芩、黄连并以蜜水浸炒、芍药一两、人参、白术、干姜三钱、甘草六钱、茶一两、谷一两香油釜，米饮下五钱。（明·吴尚默《丹溪手镜·卷之中》）

加味人参款花膏　治如前症，咳嗽吐血。

紫菀、桑皮、人参、款冬花各一两，五味、杏仁各七钱，木香、槟榔、紫苏、桔梗、贝母、兜铃各五钱。

为末，炼蜜丸，芡实大。每服一丸，姜汤下。（明·王大纶《婴童类萃·中卷》）

僧伽应梦人参散：治伤寒体热头痛，及风壅痰嗽、咯血等症，并皆治之。

甘草炙六两，人参、桔梗微炒、青皮、白芷、干葛、白术、干姜各五钱半。一方加豆豉。

上㕮咀，每服二钱，水一盏，姜二片、枣一枚，煎七分，去滓，热服。（明·朱朝櫆《医学新知全书·四卷》）

大金花丸　治内外诸热，寝汗咬牙，妄语惊悸，溺血淋闭，咳衄血，瘦弱头疼，并骨蒸肺痿，喘嗽。

黄连，黄柏，黄芩，大黄（自利去之，换山栀）。

为末，水丸小豆大，每服二二十丸，新汲水下。（明·朱朝櫆《医学新知全书·五卷》）

定红丸　治嗽血。

红花，杏仁，枇杷叶，紫菀，鹿茸，木通，桑白皮。

为末，蜜丸噙化。

润白散：治劳嗽吐红。

半夏，杏仁，甘草，天门冬，白芍，人参，白术，茯苓，百合，红花，细辛，五味，官桂，阿胶，黄芪。热去桂、芪，用桑白皮、麻黄不去节、杏仁不去皮。上㕮咀，姜一片煎服。（明·朱朝櫆《医学新知全书·六卷》）

单白及散　治久嗽成痿，咯血红痰。白及为末，每二钱，临卧糯米饮调服。

清火滋阴汤：治吐血、咳血、嗽血、唾血、呕血。

天门冬、麦门冬、生地黄、牡丹皮、赤芍、栀子、黄连、山药、山茱萸、泽泻、甘草、赤茯苓各等分。

水煎，入童便调，同服。（明·朱朝櫆《医学新知全书·九卷》）

如始于风寒邪郁，久咳伤肺嗽血，渐至水亏，此金绝生化之源，母令子虚，脉必浮而芤濡，虚大迟缓无力，或沉而迟涩，弱细结代，皆虚而不足，可补者也。法当君以益肺，如参、芪、山药之类；佐以滋肾，熟地、五味、玄参、山茱等品；使以清金敛肺，二母、二冬、片芩、沙参、乌梅、五味、白芍之属是也。（明·龚居中《痰火点雪·卷之一》）

蛤蚧散　治虚劳咳嗽咯血，潮热盗汗，不思饮食。

蛤蚧一对洗净，酥炙、人参五钱、百部去苗五钱、紫菀取茸五钱、贝母五钱、款冬花三钱、阿胶蛤粉炒五钱、鳖甲醋炙五钱、柴胡五钱、甘草炙一钱、杏仁去皮、尖三钱、黄芪蜜炒五钱。

上十二味，为粗末，每五钱，水煎服。

清阳降火汤　治男咳血，子午二潮，脉沉数。

山栀仁八分，童便炒知母一钱，乳蒸黄柏八分，盐水蒸青皮去穰八分，橘红五分，丹参九分，麦门冬去心四分，沙参一钱，童便炒茜根九分，姜一片，茅根一撮。

水煎，空心服。

天门冬丸　治虚劳吐血咯血，咳嗽喘急，大宁肺气。

天门冬去心、皮一两，杏仁去皮、尖五钱，贝母一两，茯苓一两，阿胶珠一两。

上五味，俱为细末，炼蜜为丸弹子大，日三丸，噙化。（明·龚居中《痰火点雪·卷之二》）

治多年咳嗽　肺痿而伤，咯血红痰。

白及为面。

每服二钱，糯米饮调，临卧服。并治肺痈咳唾脓血，及肺破不愈。

治劳嗽咯血　用四君子汤加秦艽、黄蜡煎服，尤妙。（明·胡正心《万病验方·卷六》）

参苏饮　治外感风寒，咳嗽气逆，血蕴上焦，发热气促。或咳血衄血，或痰嗽不止，加黄芩、山栀，名加味参苏饮。

人参、紫苏、半夏、茯苓、枳壳各一钱，甘草炙五分。

上姜水煎服。腹痛加芍药。（明·胡正心《万病验方·卷十二》）

咳血，咳出痰内有血属肺肾，宜用甘清之品：

实者:黄柏、知母、黄芩、贝母、杏仁、桑白皮、瓜蒌仁、百合、青黛。

虚者:人参、白术、白茯、川芎、当归、白芍、熟地、黄芪、甘草、附子、干姜炒。

是斋白术散 治吐血咳血,或因饮食过度负重伤胃而吐血者俱宜。

白术,人参,黄芪,白茯,甘草,柴胡,前胡,山药,百合,生姜,大枣。(明·江梅授《医经会解·卷之八》)

百花膏 治痨嗽吐血。

款冬花、百合蒸焙等分。

为末,蜜丸,龙眼大,每服一丸,临卧姜汤嚼下。

大阿胶丸 治嗽血、吐血。

阿胶微炒、卷柏、生地黄、大蓟独根者佳、鸡苏叶、五味子各一两,柏子仁另研、茯苓、百部、远志去木、人参、麦门冬去心、防风各一两五钱,干山药一两,熟地黄一两。

为末,炼蜜丸,如弹子大,煎麦门冬汤,嚼一丸。(明·李中梓《医宗必读·卷之六》)

十灰散 治呕血、吐血、咯血、嗽血,先用此方止之。

大蓟、小蓟、柏叶、荷叶、茅根、茜根、大黄、栀子、丹皮、棕榈皮各等分。

上烧灰存性,研细,碗盖地上一夕,出火毒。用时先将藕汁或萝卜汁,磨京墨半碗,调服五钱。(明·李中梓《删补颐生微论·卷之四》)

人参五味子散 治咳嗽,咯血。

人参、五味子、桑白皮、白术、黄芪、白茯苓、地骨皮、熟地、柴胡、归身、前胡、陈皮、甘草、枳壳、桔梗。

渴加乌梅半个;热加青蒿、知母。(明·胡慎柔《慎柔五书·卷四》)

清金甘桔汤 治咳嗽痰中带血丝血珠。

桔梗、生地、白芍、丹皮、麦冬、玄参、川贝、茯苓、阿胶、甘草。

此方中加紫菀、犀角,名胶菀清金汤,治咳嗽痰中夹血。为丸,治咳嗽痰中夹血珠、血丝、血片。去生地、桔梗,加地骨皮、百部,名胶菀犀角汤,治劳嗽吐血。(明·绮石《理虚元鉴·卷下》)

如吐血、咯血及潮热咳血,此从肾中来也,宜用盐酒炒山栀、黄柏,更加肉桂一分许,以泻肾火。(明·孙光裕《血症全集·血属阴难成易亏论》)

有咯血痰带血丝出者,用姜汁、童便、青黛,加入血药、痰药中。(明·孙光裕《血症全集·血证》)

坎离膏 治阴虚火动,嗽血,衄血,唾血,咯血,怔忡,喘咳,盗汗。

黄柏酒炒、知母盐水炒各四两,生地、熟地、天门去心各二两,麦门去心二两,杏仁去皮、尖,炒七钱,胡桃仁去皮四两,蜂蜜四两。

先将黄柏、知母、童便三碗、侧柏叶一把,煎至碗,去渣;又将天、麦门、生熟地,入汁内,添水二碗煎汁,去渣,再捣烂如泥,另用水一、二碗,熟熬绞汁入煎;将杏、桃仁用水擂烂,再滤,勿留渣,同蜜入前汁内熬为膏,磁罐收贮,封固,入冷水内,去火毒:每服三五匙,侧柏叶汤调,空心服。忌铜铁器。

滋阴保肺汤　治阴虚火动，咳血等症。

天门冬去心，枇杷叶刷去毛，蜜水拌炙，当归酒洗，白芍药酒炒，生地黄，阿胶蛤粉炒成珠，麦门冬去心，橘红，五味子，紫菀，桑白皮炒，甘草蜜炙。

本方有知母、黄柏，余删之，恐久服助火败胃，因妄易以炙鳖甲一钱、川贝母一钱，若暂服用之可耳。上锉一剂，藕汁半杯煎服。（清·刘泽芳《名医类编·金部》）

清肺汤　治阴虚火动，发热恶寒，吐血、咯血之后咳嗽不止者。

当归身酒洗八分，白芍药酒炒七分，白茯苓七分，麦门冬去心一钱，川贝母去心，研一钱，紫菀八分，炙鳖甲一钱二分，地骨皮七分，薏苡仁炒一钱五分，鲜百合一钱，枇杷叶刷去毛，蜜水拌炒，八分。

上锉一剂，灯心半分，煎熟。食后服。久嗽不止，加五味子十五粒；胸膈不快，加广陈皮七分；气急，加苏子炒研八分；带血，加牡丹皮七分、生地黄一钱五分、茅花二钱；呕吐，加石斛一钱。如前煎服。忌煎炒辛辣。

荣安饮　治咳嗽吐血，衄血，咯血，并大小便下血，妇人血崩，悉皆治之。

血余炭一钱，京墨火煨二钱，槐花炒二钱，生地花二钱，干姜火炮一钱五分。

共为末。每服方寸匙，黄酒送下。如不用酒，茶亦可。（清·刘泽芳《名医类编·金部》）

肺痿咳血。

栝蒌五十枚连瓤九焙、乌梅肉五十枚焙、杏仁去皮尖二十一枚。

共为末，每用一捻，以猪肺一片，切薄，掺末入内，炙熟冷嚼，咽之，日二服。（清·喻昌《喻选古方试验·卷三》）

天门冬汤　治胎前咳嗽，甚至咯血而脉数者。

天门冬去心半两，紫菀去苗土洗，焙、知母各一两，桔梗五钱，桑白皮一两，北五味五钱，黑山栀一两。

上为末，每服五钱，水煎服。如有血加阿胶；大便涩或发喘加葶苈。

百合散　治症同前。

百合、紫菀、麦门冬去心各一两，桔梗、桑白皮各一两，甘草半两。

上为末，每服五钱，水煎加竹茹、白蜜，时时温饮亦佳。（清·何涛《女科正宗·卷之二》）

羚羊清肺散　治衄血，及吐血咳血。

羚羊角、银柴胡、黄连、玄参、石膏、地骨皮、栀子、归身、白芍、川芎、生地、蒲黄各一钱，芦荟、甘草各五分，藕节三个用白茅根四两捣烂，入水一碗，和绞去渣。

取茅根汁一碗，入药煎七分，加童便一盅，食后服。（清·祈坤《外科大成·卷一》）

独圣散　治多年咳嗽，肺痿，咯血红痰。

白芨为末，每服二钱，临卧糯米汤下。此手太阴药也。人之五脏，惟肺叶坏烂者，可以复生。白芨苦辛收涩，得秋金之令，能补肺止血，故治肺损红痰，又能蚀败疽死肌，为去腐生新之圣药。

清咽太平丸　治膈上有火，早间咯血，两颊常赤，咽喉不清。

薄荷一两，川芎、防风、犀角、柿霜、甘草二两、桔梗三两；蜜丸。（清·汪昂《医方集解》）

此是肺肾有伤，治宜滋阴降火，生地黄散主之。（清·李用粹《证治汇补·卷之五·胸膈门·吐血》）

人参固本膏　治肾虚肺热，喘嗽烦渴，咯血肺痿。

人参一两，天冬、麦冬、生地、熟地各四两。

以二冬二地熬成膏，以人参细末和匀，时时挑少许，口中噙化。（清·冯兆张《冯氏锦囊秘录·杂症大小合参·卷十一》）

麦冬清肺饮　治麻后咳嗽出血。

知母、贝母、天门冬去心、桔梗、甘草、杏仁去皮尖、鼠粘子、石膏煅、马兜铃。

糯米水煎服。（清·冯兆张《冯氏锦囊秘录·痘疹全集·卷十四》）

清咽太平丸　肺火咯血。

清咽太平丸薄荷芎，柿霜甘桔及防风；

犀角蜜丸治膈热，早间咯血颊常红。

两颊肺肝之部，早间寅卯木旺之时，木能生火来克肺金。

薄荷十两，川芎、柿霜、甘草、防风、犀角各二两，桔梗三两，蜜丸。川芎血中气药散瘀升清，防风血药之使搜肝泻肺，薄荷理血散热，清咽除蒸，犀角凉心平肝，柿霜生津润肺，甘草缓炎上之火势，桔梗载诸药而上浮。（清·汪昂《汤头歌诀·十五》）

咳血不止，至夜发热吐痰，或带血丝者，六味丸加蛤粉、童便，临卧服。

咳血久而成劳，或劳而咳血，肌肉消瘦，四肢倦怠，五心烦热，咽干颜赤，心中潮热，盗汗减食。异功散加阿胶，或四君子加黄芪、鳖甲、麦冬、五味。

咳血者，因咳嗽而见血，或干咳，或痰中见红丝血点一两口，气急喘促，此虽肺体自燥，亦为火逆，咳伤血膜而血随痰出也。其脉微弱平缓易治；弦数急实，气促声嘶，咽痛者不治。得此证者，若能静养，庶有生理，治宜六味丸加门冬、五味清金壮水为主，略兼阿胶、贝母、百合、款冬、紫菀润肺止咳之剂。

阴虚火动而咳血，或痰中有血星如珠者，生料六味丸加茜根、乌贼骨、童便。（清·张璐《张氏医通·卷五》）

紫菀茸汤改定　治伤酒凑肺，发咳痰中见血。

紫菀茸三钱，薇衔、白术于潜者良，生用、泽泻各一钱，牡丹皮、麦门冬去心各钱半，犀角八分，甘草炙三分、生二分，藕汁半杯。

上九味，水煎食远服。瘦人阴虚多火，忌用燥药，去白术易白芍药一钱。兼伤肉食，胸膈膨胀，去犀角、芍药，加炮黑山楂肉三钱、炒枳实一钱。（清·张璐《张氏医通·卷十三》）

虚劳嗽血痰喘　**五汁膏**。

天冬、麦冬各二钱，生地一钱，贝母一钱，丹皮一钱，茯苓八分，阿胶一钱，薄荷二钱，犀角、羚羊角各五分，梨汁、藕汁、莱菔汁、人乳各二盅，甘蔗汁一盅。

用水八盅，煎至三盅，去渣入五汁，再熬，以入水不散为度，又入蜜二两，重汤半日用。（清·景日昣《嵩厓尊生全书·卷之七》）

劳嗽血　**补肺汤**。

钟乳、桑白、麦冬各三钱，白石英、人参、五味子、款冬花、肉桂、紫菀各二钱，阿胶、白芨各一钱。

姜煎服。经逆行，或血腥吐血，服韭汁立效。

痨瘵屈伸伤肺吐咯血　**白芨散**。

白芨一钱，枇杷叶、藕节各五分，莲须、柏叶、沙参各六分，阿胶八分。

生地汁磨好墨服。

伤风寒后咳血胸满　**麦冬汤**。

麦冬、桑白、生地各一钱半，半夏、紫菀、桔梗、竹茹、麻黄各七分，五味子、炙草各四分。

姜煎服。（清·景日昣《嵩厓尊生全书·卷之八》）

人参五味汤　治诸虚百损，气血劳伤，涎喘咳脓，或嗽咯血，寒热往来，盗汗，羸瘦困乏，一切虚损。

黄芪蜜水炒、人参、白术去芦，炒、白茯苓去皮、陈皮、当归、熟地黄、五味子、柴胡、前胡、地骨皮、桑白皮、桔梗、枳壳、甘草。

上锉，生姜煎服。烦渴加乌梅、青蒿；咳脓加知母、阿胶。（清·汪启贤《济世全书·离集》）

黄芩一物汤　治火伤肺血，咳嗽痰血。黄芩一两。

泻白散　治火伤肺气，咳嗽痰血。桑白皮、地骨皮、甘草。

表邪外束，身发寒热，咳嗽带血者，泻白散加荆、防、柴、葛。

燥火伤肺，清燥救肺汤主之。（明·秦昌遇《症因脉治·卷二》）

藕节汤　治吐血咳血。

用藕节打碎，煎汤频饮。（清·费伯雄《食鉴本草·血》）

抑心清肺丸　治肺热咳血，咳嗽，兼治血痢。

黄连、赤茯苓各三两，阿胶一两。

以上二味为细末，阿胶和丸如梧桐子大，每服五六十丸，食后米饮送下。盖连赤苓有降心火之功，阿胶具保肺金之力，则嗽除血止而病自愈矣。（清·李潆《身经通考·卷四》）

保肺饮新方　治咳嗽咯血成劳证。

人参、黄芪、炙草、麦冬、北味、熟地、白芍、杏仁、阿胶。

麦门冬汤　治病后火热乘肺，胸满气喘，烦热作渴，咳嗽有血。

桑白皮、桔梗、麦冬、天冬、北味、竹叶、紫菀茸、贝母、甘草、生地。

宁肺汤　治营卫俱虚，发热自汗，咳血嗽脓，肺气喘急之证。

人参、川芎、白术、阿胶、桑白、熟地、当归、麦冬、白芍、北味、炙甘草。（清·刘渊《医学纂要·吉集（第六集）汤方活法》）

润肺安血止嗽　治吐血、咯血。天门冬圆。

天门冬一两，甘草、杏仁炒、贝母、白茯苓、阿胶各半两。

上细末，炼蜜圆如弹子大。咽津含化一圆，日夜可十圆，不拘时候。

因嗽咯血成劳，眼睛疼，四肢倦，脚无力。黄芪散。

黄芪、麦门冬、熟地黄、桔梗、白芍药各半两，甘草一分。

上粗末，每服四钱。水一盏半，姜三片，煎七分，去滓温服，日三服。

治久嗽咯血成肺痿，多吐白涎，胸膈满闷，不食。扁豆散。

白扁豆、生姜各半两，枇杷叶去毛、半夏、人参、白术各一两，白茅根三分。

上细锉，水三升，煎至一升，去滓，下槟榔末一钱和匀，分四服，不拘时候。（清·叶桂《类证普济本事方释义·卷第五》）

肺热嗽血。芦根、鲜冬瓜子、米仁、熟桃仁。（清·叶桂《未刻本叶天士医案·保元方案》）

治咯血吐血，痨嗽久不止。

雪梨六十只取汁二十杯，生地、茅根、藕各取汁十杯，萝卜、麦冬各取汁五杯。

将六汁煎炼，入蜜一斤，饴糖八两，姜汁半杯，再熬如稀糊，则成膏矣，每日用一二匙。（清·叶桂《种福堂公选良方·痨》）

人参冬花膏　治气逆咳血，痰中见血。

人参、天门冬、麦门冬、款冬花、川贝母、桑白皮、金井胶、片枯芩、白当归各一钱，北五味、炙甘草各五分。

上为细末，炼蜜为丸龙眼核大，每一丸，灯芯汤下。滋阴降火汤　治小儿咳嗽见血，升水降火。

大生地、当归身、杭白芍、净知母、建莲肉、润玄参、大杭冬各一钱，正雅连、天花粉、炙甘草各五分。

净水浓煎，清晨空心服。（清·陈复正《幼幼集成·卷三》）

头目不清，咳痰带血，清空之窍，寒暄易入，薄味旬日可解。

桑叶、川贝、丹皮、鲜莲子、草决明、沙参。（清·薛雪《碎玉篇·上卷》）

清咽太平丸　治膈上有火，早间咯血。肺属金，清肃之脏也。木火焚灼，肺金受刑，故咯血。

薄荷十两，川芎、防风、犀角、柿霜、甘草二两，桔梗三两。

蜜丸。（清·吴仪洛《成方切用·卷一下》）

河间生地散　治吐血、衄血、咯血、溺血、下血诸见血无寒，皆属于热。但血家证皆宜服此。

生地、熟地、杞子、地骨皮、天门冬、黄芪、白芍、黄芩、甘草各等分。

上㕮咀，每服一两，水煎服。脉微身凉，恶风每两加桂半钱；下血加地榆。

《局方》必胜散　治血妄流溢，吐血、衄血、呕血、咯血。

熟地、小蓟并根用、人参、蒲黄微炒、当归、川芎、乌梅肉各一两。

上为粗末，每服五钱，水煎温服。（清·佚名《资生集·卷四》）

百合固金汤　治肺伤咳血。

生地、麦冬、百合、白芍、元参、熟地、贝母、当归、甘草、桔梗。

按：火旺则金伤，故以元参、二地助肾滋水；麦冬、百合保肺安神；白芍、当归平肝养血，甘、桔、贝母清金化痰。皆以甘寒培本，不欲以苦寒伤生发之气也。两尺脉大，嗽痰咳血，口燥不渴，日晡潮热，用降火汤，滋阴热彻。

衄血嗽血，出于肺也。犀角地黄，可以解之。

犀角地黄汤　治衄血咳血。

犀角、生地、丹皮、白芍、川石斛、当归。清宁膏　润肺不伤脾，补脾不碍肺。凡劳嗽吐血，极有效验。

麦冬、生地、橘红、桔梗、龙眼、甘草、米仁、川贝、玉竹、石斛、百合、薄荷。（清·徐时进《医学蒙引·内科》）

元霜膏　治虚劳热嗽，咯血唾血神效。

乌梅汁、梨汁、柿霜、白沙糖、白蜜、萝卜汁各四两，生姜汁一两，赤茯苓末八两用乳汁浸晒九次，款冬花、紫菀并末各二两。

上共入砂锅内熬成膏，丸如弹子大，每一丸，临卧含化咽下。（清·尤怡《金匮翼·卷七》）

咯血者，咯出血屑也。吐血者，鲜血随吐而出也。俱属肾，治以犀角地黄汤，加知母、黄柏、熟地。（清·朱时进《一见能医·卷之六》）

治咯血之方。

生地、麦冬、茯神、枣仁、山药、白芍、茜根、莲肉。

血热必妄行，以生地补血、凉血，能清包络之火；白芍和血以敛之；茜根止血以凉之；血虚则心不清、神不安，故用麦冬、枣仁；若山药、莲肉者，守胃气以育心气耳。如内热加元参，知母；如气虚加人参，血虚加当归，去茜根；不寐加枣仁、龙眼肉，去茜根、白芍。当兼服朱砂安神丸、固本丸。

治咳血之方。

麦冬、知母、生地、阿胶、百合、贝母、紫菀。

午后服。

麦冬、知母，清本经之燥火，而润肺止嗽，阿胶、生地，清血中之火而止血；贝母、百合、紫菀，清肺金浮热之气，以缓痰嗽。如火盛加元参；血不止加白芍；气急加桑皮、紫菀；如虚加人参。此证非独煎剂可治，必须琼玉膏、固本丸兼服。（清·郑树珪《七松岩集·病因辨治》）

人参芎归汤［**嗽血**］

当归、川芎、白芍各一钱半，赤苓、人参、陈皮、半夏、阿胶、细辛、五味、甘草各七分。

加姜三片，枣二枚。

五汁膏［**虚劳咳血**］

天冬、麦冬各二钱半，生地、薄荷各二钱，贝母、丹皮各一钱，茯苓八分，犀角、羚羊角各五分，梨汁、藕汁、莱菔汁、蔗汁、人乳汁各二杯。

水八杯，将诸药煎至三杯，去渣，入五汁炼成膏，收蜜二两，重汤炖半日。（清·沈金鳌《杂病源流犀烛·卷一》）

补阴丸［**咳血**］

龟板，杞子，黄柏，知母，杜仲，砂仁，甘草，五味子，侧柏叶。

用猪脊髓、地黄膏为丸。（清·沈金鳌《杂病源流犀烛·卷十七·治诸血方一百零三》）

咳血者，火乘金位，肺络受伤，故血从咳嗽出也。先痰嗽而后见红者，是积痰生热，宜急降痰火，宜橘红、苏子、贝母、麦冬、黄连、瓜蒌霜。

咯血者，……急则治标宜十灰散、花蕊散，缓则治本宜四物汤、犀角地黄汤，当斟酌行之。（清·沈金鳌《杂病源流犀烛·卷十七·诸血源流蓄血症脱血症》）

若咳血衄血，气逆血蕴于肺也宜十味参苏饮加苏、连、山栀、苏木。（清·沈金鳌《杂病源流犀烛·卷三十·跌扑闪挫源流》）

喉中常有血腥，一咯血即出是也。或鲜或紫，又如细屑者皆是也。

白芨一两、藕节五钱，各切片焙燥为末。

每服一钱，白汤调下立效。（清·何京《文堂集验方·卷二》）

《集成》降火汤　治心肾水火不升降，火炎无制，上灼于肺，致咳血嗽咯者。

当归、生地、白芍、元参、麦冬、条芩、茯苓、各钱半，知母、花粉、姜炒川连、甘草、连须各一钱。

加减救肺饮　治食积劳伤，吐衄咳嗽咯血者。

沙参、麦冬、蜜芪、当归、白芍、各钱半，五味子、款冬花、紫菀、百合、川芎、人金各一钱，薄荷引。（清·郑玉坛《彤园医书·卷四》）

卫生人参黄芪汤　治虚劳烦热，形羸脉数，心悸盗汗，或咳嗽咯血等症。

人参、黄芪、鳖甲醋炙、紫菀、知母、桔梗、甘草炙、桑皮各五分，天冬、白茯各八分，生地一钱，秦艽、柴胡各七分。

水煎服。（清·龙柏《脉药联珠·卷三》）

滋肾丸　治肺痿声嘶，喉痹咳血烦躁。即通关丸见通剂。罗东逸曰：此丸为肾家水竭火炎而设。夫水竭则肾涸，肾涸则下泉不钟。而阳盛于上，斯喉痹痰结烦躁之症作；火炎则金伤，金伤则上源不泽，无以蒸煦布沤，斯声嘶咳血焦痿之症生。此时以六味补水，水不能遽生也，以生脉保金，金不免犹燥也。唯急用黄柏之苦以坚肾，则能伏龙家之沸火，是谓浚其源而安其流；继用知母之清以凉肺。则能全破伤之燥金，是谓沛之雨而腾之露。（明·陈念祖《时方歌括·卷下》）

十味参苏饮　治气逆，血蕴上焦，发热气促，或咳血衄血，或痰嗽不止。

加黄芩、山栀，即加味参苏饮。人参、紫苏、半夏、茯苓、陈皮、桔梗、前胡、葛根、枳壳各一钱，甘草炙五分，加姜，水煎服。（清·胡廷光《伤科汇纂·卷之八》）

咳血，久而成痨，或劳成而咳血，肌肉消瘦，四肢倦怠，五心烦热，咽干颊赤，心中潮热，盗汗减食，异功散加阿胶，或四君子加鳖甲、麦冬、黄芪、五味。阴虚火动而咳血，或痰中有血星如珠者，生料六味丸加茜草根、乌贼骨、童便。咳血不止，至夜发热，吐痰或带血丝者，六味丸加蛤粉、童便，临卧服，咳唾脓血，咳即胸中隐隐痛，脉反滑数或数实者。此为肺痈也。（清·蔡贻绩《内伤集要·卷四》）

咯血　杏仁牡蛎粉拌炒、青黛各一两研匀。

黄蜡化和，作三十饼子，每服一饼，以干柿半个夹定，湿纸包煨香，𫍯去火气，嚼食，粥饭送下，日三。红枣肉二斤，砂糖一斤，麻油四两，共捣烂，每晚服一两良。芦菔和羊，或鲭鱼煮熟频食。（清·王士雄《四科简效方·甲集》）

咳血。

天冬、麦冬各二钱五分，生地、薄荷各二钱，川贝去心、茯苓各一钱，桃仁去皮尖、犀角、羚羊角各五分。

水八杯，煎至三杯，去渣，入梨汁、藕汁、芦菔汁、青蔗汁、白人乳各二杯，熬成膏，加炼白蜜二两收，重汤再炖半日，服法如前。

按：前方名元霜紫雪膏，此名五汁膏，所用取汁之物，或非全有之日，则竹沥、芦根汁之类，易一二味可也。（清·王士雄《鸡鸣录·儿科第二》）

【嗽血】清安膏

麦冬、生地各十两，橘红三两，桔梗、甘草、贝母各二两，龙眼、苡仁各八两，薄荷五钱。

【嗽血】紫菀散

人参、桔梗、茯苓各一钱，阿胶、甘草、紫菀各五分，知母、贝母各钱半，五味子十五粒。

喘咳失音咯血者，人参蛤蚧散。

其肺劳成瘘，虚热嗽血者，人参固本丸，不时噙化。（清·林珮琴《类证治裁·卷之二》）

产后骨蒸，由嗜卧无节，以致真阴耗竭、虚火上炎，或鼓而热，或往来寒热、似疟非疟，或咳血咯血、自汗盗汗，或心神恍惚、梦与鬼交，或经水闭塞、日渐羸瘦。皆缘阴虚生内热所鼓，当以清热止嗽，润肺泻火、滋补真阴为主。宜先服梅连丸，继服保真汤、加珠大遣丸，自能渐复其元。然须寡欲静养，方克有效。否则无济。

初产时口中血溢出暴，或吐而嗽血，名血气冲心，四物汤加延胡、木香、炮姜、童便治之。（清·寄湘渔父《达生保赤编·卷三》）

咯血　喉中常有血腥，一咯血即出者，或鲜或紫，又如细屑者，皆是也。

白及一两，藕节五钱。

各切片，焙燥为末，每服一钱，白汤调下，立效。鳗鱼丸　治三阴不足，阳明有余，阴虚火旺，吐血咯血，传尸骨蒸，杀蛲虫，疗痨瘵等症神品。

用鳗鱼三斤，宰勿经水，锅内入百部一斤，同水煎，蒸甑饭上用薄荷叶、牡丹皮二味铺满，将夏布一方，盖在药面，然后将鳗鱼置在布上，蒸一炷香，起甑捣烂，入淮山药粉，拌匀做饼，烘干磨末，听候配药合丸。

干地黄四两炒、女贞子一两五钱蒸晒、龟腹版二两刮白，盐水炙、旱莲草一两五钱晒、天门冬一两去心，烙、麦门冬一两五钱焙，去心、左牡蛎二两另研极细、川贝母一两五钱去心、云茯神二两切片，晒、淡贡菜二两漂净，切片，炒、人中白一两漂淡，生用、鳗鱼粉八两。

上药共为细末，用放胖旗参四两，川石斛三两，煎浓汁捣丸。每服四钱，开水送下。

五汁肺丸　治肺热咯血，立止。

雄猪肺一个不落水，去筋膜、藕汁两碗、油秋梨汁一碗、甘蔗汁两碗、茅柴根汁一碗、百合汁一碗。

将各汁代水煮烂猪肺，滤去渣，收膏，量用建莲粉糊丸，如桐子大。每早晚淡盐汤送下五钱。（清·谢元夫《良方集腋·卷之上》）

咯血　血丝出于肾。

天冬一两，茯苓、杏仁、贝母、甘草各五钱。

共研末，炼蜜为丸梧桐子大。每服二三十丸。

又方 柳花焙干研末，米汤调服一钱，神效。

咳嗽痰血 涎唾中有少血散漫者，此肾经相火炎上之血也。若血如红缕，从痰中咳出者，此脉络受热伤之血也。若咳出白血，浅红色，似肉似肺者必死。又咯出痰中有血丝，属肾经；咳嗽有血，属肺经。

用真青黛、栝楼仁去油、海石炒黑、山栀炒黑、诃子肉等分，蜜为丸噙化。嗽甚加杏仁。

又方 款冬花、百合蒸焙等分为末，蜜丸龙眼大。每卧时嚼一丸，姜汤下。

又方 大柿饼一个去子，入真青黛一钱。绵扎紧，饭上蒸熟。临卧时一食，薄荷汤下，极效。（清·鲍相璈《验方新编·咳嗽》）

凉血地黄汤 治胃火热盛、吐血衄血、嗽血便血、蓄血如狂、嗽水不欲咽及阳毒发斑等症。

生地四钱，白芍二钱，丹皮一钱，犀角一钱要尖子佳，黄芩二钱，甘草五分，栀子炒二钱，黄连一钱，川柏二钱。（清·鲍相璈《验方新编·内外备用诸方》）

加减参苏饮 治小儿初起咳血，或咳血兼外感者。

紫苏、桔梗、前胡、广香、当归、茯苓各一钱，甘草五分。

煎服，吐血童便为引。（清·王锡鑫《幼科切要·咳血门》）

百花膏 治劳嗽带血。

款冬，百合蒸、焙各等分。

共为末，蜜丸龙眼大，每卧时嚼一丸，姜汤下。

如神宁肺膏 治阴火动，吐血、咯血，咳嗽喘急此膏敛肺止咳、化痰之圣药也。

天冬八两，杏仁、贝母、百部、百合各四两，款冬五两，紫菀三两。

共为细末，水煎三次，入饴糖八两、蜜一斤再煎，又入阿胶、白茯苓各四两，晒为末，入前汁内和匀，如糊成膏，每服二三匙。（清·贾山亭《仙方合集·下卷》）

咯血。

生地黄、荷叶、侧柏叶、艾叶、藕节、韭汁、白茅根各等分。

共捣烂为丸，梧桐子大，每服三钱，童便或盐汤下。（清·佚名《增补神效集·增补》）

劳嗽有血，宜补肺汤加阿胶、杏仁、桑皮各一钱，吞养正丹。（清·潘道根《临证度针·血》）

宁嗽膏 治阴虚咳嗽火动发热，咯血吐血。

天门冬、麦门冬、杏仁、贝母、百部、百合、款冬花、紫菀、白术、阿胶、化橘皮，等分。

饴糖、白蜜为丸，每服四钱。

治肺损嗽血、吐血。

生地四钱，鹿角胶一钱，加童便，姜汁少许。（清·尚宗康《万金至宝·卷中》）

古方易简杏子汤，治一切感风寒、伤生冷、虚劳、咯血、痰饮、停积、咳嗽者。

用党参、半夏、干姜、官桂、白芍、细辛、茯苓、甘草、五味子。感冒加麻黄。

又有参苏温肺汤、半夏温肺汤、星半姜桂丸等，此本其法。（清·吴尚先《理瀹骈文·存济

堂药局修合施送方并加药法》）

咯血失音 槐花，新瓦上炒香令熟，三更后床上仰卧，随意食之。（清·丁尧臣《奇效简便良方·卷二》）

黄连阿胶栀子汤自制 治温邪咯血鼻血。

黄连八分，阿胶蛤粉炒二钱半，焦栀子三钱，竹叶廿片。（清·王馥原《医方简义·卷二》）

吐血咯血 牛皮胶一两平常之胶，臭而污可用而不食，独杭省药店制售切片、牡蛎粉炒、新绵花一两烧炭研。

搅匀，食后，米饮汤送服一钱，日两次。（清·罗越峰《疑难急症简方·卷二》）

久咳失血，鲜而且多，脉数左弦，苔黄，心懵，金受火刑，木寡于畏，以致阳络被伤也。防冒。

犀角地黄汤加二母、侧柏叶，另归脾丸。（清·柳宝诒《柳选四家医案·评选继志堂医案上卷·失血门》）

化血丹 治咳血，兼治吐衄，理瘀血，及二便下血。

花蕊石煅，存性三钱，三七二钱，血余煅，存性一钱。

共研细，分两次，开水送服。

咯血者，……初起宜紫菀、麦冬、茯苓，枣仁、山药、白芍、丹皮、童便以清乎足少阳厥阴诸经游散之火，后以六味丸加牛膝，滋补肾阴，以安其血，慎不可用攻血药也。

咳血……得此症者，若能静养，庶有生理，宜六味丸加麦冬、五味子，清金壮水为主，略兼阿胶、贝母、百合、款冬、紫菀润肺止咳之剂。（清·陈秉钧《女科秘诀大全·卷五》）

六味丸 治肾阴不足，吐血咯血，发热作渴，咽燥失音，水泛为痰，喘嗽气逆，自汗盗汗，血虚便燥，小便淋浊，腰膝痿软等症。

熟地黄八两，山茱萸、山药各四两，白茯苓、牡丹皮、泽泻各三两。

炼蜜为丸。（清·陈秉钧《女科秘诀大全·卷五》）

四红丹

当归、槐花、蒲英、熟军以上四味均炒黑、阿胶用蛤粉二两五钱炒成珠各二两。

共为细末，炼蜜为丸。

此药能滋阴降火，润肺清音。新久劳痰，吐血衄血，咯血唾血等症，妇人血崩血漏并亦治之，大有奇功，无不神效。每服一丸，细嚼滚水送下，若吐血衄血，藕汤送下。

太平丸

天门冬、麦冬去心、知母盐水炒、川贝去心、冬花、杏仁各五钱，生地、黄连各一两八钱，阿胶、当归各一两五钱，蒲黄、桔梗、京墨煅，烟尽、薄荷各三两五钱五分。

共为细末，炼蜜为丸。

此药专治劳病久嗽，肺痿肺痈，肺热咳嗽，咯血吐血，痰中有血，……每服一丸，食后或临睡细嚼，用白滚水送下。如是痰盛，先用梨汤或白水送下消化丸一钱，然后再噙化太平丸，二药合攻其痰嗽，扫迹除根。（清·佚名《太医院秘藏膏丹丸散方剂·卷一》）

梨膏方

嫩藕一斤分取汁用、秋梨二十个去皮核，取汁、红枣肉八两煮取汁用、冰糖二斤、盆糖二斤、麦冬二两煎汁用、川贝母二两煎汁用、薄荷二两煎汁用、白蜜一两五钱。

将冰糖、盆糖、白蜜化开，滤去渣，熬成膏饼。

此膏能清金降火，止嗽化痰，解渴除烦，添津润燥，或阴虚火旺，口燥咽干，咳久嗽血，吐血咯血，痰中带血，肺经虚损悉能治之。每用五六茶匙，早晚滚开白水冲服。（清·佚名《太医院秘藏膏丹丸散方剂·卷三》）

凉血地黄丸

生地黄一两酒洗，山栀仁五钱炒黑，当归一两酒洗，青皮一两醋炒，槐花一两，牡丹皮一两酒洗，黄柏二两盐水炒，知母二两盐水炒，蒲黄五钱隔纸炒，侧柏叶五钱炒黑。

共为细末，滴水为丸，如梧桐子大。此药治阴虚火动，素有积热，面赤心烦，吐血、呕血、咯血、衄血，一切失血之症。（清·佚名《太医院秘藏膏丹丸散方剂·卷四》）

麦门冬汤《千金》　治大病后，火热乘肺，咳唾有血，胸膈胀满，上气羸瘦，五心烦热，渴而便秘。

麦门冬二钱去心，桔梗、桑根皮、半夏、生地黄、紫菀茸、竹茹各一钱，麻黄七分，甘草五分炙，五味子十粒研，生姜一片。

上十一味水煎空心服。（清·徐润之《松龄医铎·二编》）

镇火汤　主虚火上炎，吐血，咯血，面赤，足冷。

龟板、赭石各四钱，阿胶一钱五分，三七七分，马兰根三钱。

水煎服。

朱蛤散　主血溢上窍，吐血，咯血，咳血。

蛤壳四钱，朱砂、三七各一钱为末，阿胶一钱五分，竹茹三钱，藕节三枚。

煎汤调服。（清·钱敏捷《医方絜度·卷三》）

宁嗽太平丸　治劳证久嗽，肺痿肺痈，肺热嗽喘，咯血吐血，痰中有血，咽痛作渴，鼻孔腥疮；或强力过度，努劳成伤；或酒冲心肺，醉饱入房，以致膈痛，肺经亏损，因而咳嗽，每服二丸，白水送下。

天冬五钱，麦冬五钱，知母五钱，盐炒贝母五钱，冬花五钱，杏仁五钱，香墨二两二钱五分，煅红薄荷二两二钱五分，阿胶一两八钱，桔梗二两二钱五分，当归一两八钱七分，蒲黄二两二钱五分，生地一两八钱，黄连一两八钱。

滋阴宁嗽丸　专治男妇虚劳咳嗽，皆因元气不足，心肾有亏，或劳伤气血或酒色过度，努力劳伤，渐至真阴亏损，相火随旺二火联则销烁真阴而为嗽为喘，作渴作烧，为吐血咯血衄血，痰中带血……每服二钱，细生地汤送下。忌气恼、房欲。

当归一两，茯苓一两，白术一两，白芍一两，天冬一两，麦冬一两，生地一两，熟地一两，知母一两，黄柏一两，贝母一两，元参一两，桔梗一两，甘草一两，蜜为小丸。（清·太医院《医方配本·痰喘咳嗽门》）

若咳血衄血，气逆血蕴于肝也，宜用十味参苏饮加黄芩、黄连、山栀、苏木。（清·佚名《名

家跌打损伤真传》）

补络补管汤　治咳血、吐血，久不愈者。

生龙骨捣细一两、生牡蛎捣细一两、萸肉去净核一两、三七研细二钱药汁送服。

服之血犹不止者，可加赭石细末五六钱。（民国·张锡纯《医学衷中参西录·第二卷》）

化血丹　治咳血，兼治吐衄，理瘀血，及二便下血。

花蕊石三钱煅存性，三七二钱，血余一钱煅存性。

共研细，分两次，开水送服。（民国·张锡纯《锡纯验方·治吐衄方》）

咯血之症，每见于麻疹收后，咳嗽日久，咳呛出血，乃热郁肺燥，咳伤肺络也。当以清燥治咳为主，咳清则血自止也，以清咽滋肺汤去荆芥、前胡，加生地黄、白茅根治之。（民国·李聪甫《麻疹专论·卷二》）

枇杷叶膏　治肺热咳嗽咯血。

大枇杷叶刷去毛，蜜炙，煎熬成膏，开水冲服。

蚕豆花露　治肺热咯血。

蚕豆花，蒸为露饮之，或煎服亦可。（民国·吴克潜《儿科要略·第六章》）

热邪入肺，脉当浮细而数，口渴，咽干舌燥，或咯血，宜花粉栀子黄芩甘草汤治之。

花粉三钱，栀子三钱，黄芩三钱，甘草钱半炙。（民国·刘世祯《医理探源·卷六》）

咳血者，咳血汤主之。

杏泥三钱，前胡钱半，栝楼霜钱半，甘草一钱，青黛五分，藕节五枚，川贝母二钱，童便一盅，冲。（民国·沈汉卿《温热经解·客气温病治法》）

咯血者，阴虚动火，初用四生丸兼用生地黄汤主之。紫菀汤　治咳嗽吐血。

紫菀三钱，冬花三钱，马兜铃、川贝、生蒲黄各一钱，红花五分，桃仁二钱，丹皮二钱，生熟地、白芍各一钱半，甘草二钱，仙鹤草二钱。

水煎服。（民国·秦子文《玲珑医鉴·中卷》）

白芨枇杷丸治咯血。

咯血丸方白芨多，枇杷叶炙藕同磨白芨一两，枇杷叶蜜炙、藕节各五钱，共磨为末。

阿胶蛤炒地黄汁，化合和丸久服瘥。（民国·何舒《研方必读·卷二》）

参麦饮。

【组成】沙参三钱、麦冬五钱朱砂拌、天冬二钱。水煎代茶饮。

【功用】滋养阴液，清肺益胃，生津润燥，清心除烦。

【主治】肺热阴伤，燥咳痰粘，劳嗽咯血；胃阴不足，或热病伤阴，咽干口渴心烦等症。

【组成】沙参五钱，麦冬三钱。水煎润咽。

【功用】滋阴清肺，生津益胃。

【主治】阴虚肺热，燥咳咯血，或胃阴不足，舌干口渴。（陈可冀《清宫代茶饮精华·第四章》）

第七节　针　　灸

虚劳咳嗽潮热，咯血吐血，六脉弦紧，此乃肾气损而欲脱也，急灸关元三百壮，内服保元丹可保性命。（宋·窦材《扁鹊心书·卷上》）

咳血　列缺、三里、肺俞、百劳、乳根、风门、肝俞。（明·陈会《针灸神应经·痰喘咳嗽部》）

肩引项不举，缺盆中痛，汗不出，喉痹，咳嗽血，缺盆主之。（明·王肯堂《证治准绳·杂病》）

咳嗽红痰　百劳，肺俞，中脘，三里。先取上穴，次取下穴。膏肓，肾俞，肺俞，乳根。（清·佚名《针灸摘要·神应经诸风门》）

第八节　禁　　忌

凡咳嗽咯血吐血，忌诸热物。（宋·赵佶《圣济总录·卷第三》）

一虚劳咳嗽潮热，咯血吐血六脉弦紧……若服知柏归地者，立死。盖苦寒重损其阳也。（宋·窦材《扁鹊心书·卷上》）

人参为润肺健脾之药，若元气虚损者，不可缺也；然久嗽、劳嗽、咯血，郁火在肺分者，服之必加嗽增喘不宁，以其气味之甘温滞气然也。（明·虞抟《医学正传·卷之一》）

阴虚即精血虚，其证为咳嗽多痰，吐血，咯血，嗽血，鼻衄，齿衄，盗汗，自汗，发热，寒热，潮热，骨乏无力，不眠，气息，腰背痛。【忌】补气，复忌破气、燥热辛温；又忌大寒大苦伤胃，并升提发散、利水。（明·缪希雍《神农本草经疏·卷二》）

一人咳嗽见血，多是肺受热邪所致。治宜泻火滋阴，忌服人参。（明·秦昌遇《医验大成·咳血章》）

若虚劳咳嗽，吐血咯血，肺痿肺痈，痈疽及诸郁火证，半夏乃禁忌，皆贝母为向异也。（清·张璐《本经逢原·卷一》）

咳血，是肺中有窍，肺乃清虚之脏，纤芥不愈咳愈，一有其窍，则血渗入肺矣，愈渗愈咳，愈咳愈甚，此为难医。褚澄云：以寒凉治之，百不一生。（清·朱时进《一见能医·卷之六》）

咯血者，不嗽而喉中咯出小块，或血点是也。其证最重而势甚微，常咯两三口即止，盖缘房劳伤肾，阴火载血而上。亦有兼痰而出者，肾虚水泛为痰也。阴虚多火，黑瘦之人，最忌犯此。初起宜紫菀、麦冬、茯苓，枣仁、山药、白芍、丹皮、童便以清乎足少阳厥阴诸经游散之火，后以六味丸加牛膝，滋补肾阴，以安其血，慎不可用攻血药也。（清·陈秉钧《女科秘诀大全·卷五》）

第九节　预　　后

热病，肺气绝，喘逆，咳唾血，手足腹肿，面黄，振栗不能言语，死。魄与皮毛俱去，故肺先死。丙日笃，丁日死。（晋·王叔和《脉经·卷七》）

伤寒咳血而衄，汗不出，出不至足者，不可治。（宋·王怀隐《太平圣惠方·卷第八·辨伤寒热病不可治形候》）

咳血之脉沉弱吉，忽若实大死来侵。（元·戴起宗《脉诀刊误·卷下》）

咳血者，因咳嗽而见血。或干咳，或痰中见血丝、血点，或一口两口，气急而促，此皆肺体自燥，又为火制，咳伤血膜而血随痰出者，以清补之剂多服。若脉弦、气促、声嘶、咽痛者不治。此症若非静养，难以回春。（清·刘默《证治百问·卷之一》）

咳血者，火乘金位，肺络受伤。热壅于肺则咳血，久嗽损肺，亦能咳血。壅于肺者易治，不过清之而已。损于肺者难治，久成痨瘵。（清·李用粹《证治汇补·卷之五》）

咳血者……其脉微弱平缓易治；弦数急实，气促声嘶，咽痛者不治。得此证者，若能静养，庶有生理。（清·张璐《张氏医通·卷五》）

咳血者，因咳嗽而见血，属火逆咳伤血膜，而血随痰出也，其脉微弱平缓易治，弦数急实，气促声嘶咽痛者，不治。（清·陈秉钧《女科秘诀大全·卷五》）

第十节 医 案

一、内科

台州林德方，年二十余岁，得嗽而咯血发热，肌体渐瘦，众医以补药调治数年，其症愈甚，予诊其六脉皆涩。予曰：此好色而多怒，精血耗少，又因补塞药太多，荣卫不行，污血内积，肺气壅遏，不能下降。治肺壅，非吐不可；精血耗少，非补不可。惟倒仓二者俱备，但使之吐多于泻耳，兼灸肺俞五次而愈。（明·楼英《医学纲目·卷之十七》）

一壮年患嗽而咯血，发热肌瘦。医用补药数年而病甚，脉涩。此因好色而多怒，精神耗少，又补塞药，多荣卫不行，瘀血内积，肺气壅遏，不能下降。治肺壅非吐不可，精血耗非补不可，唯倒仓法二者兼备。但使吐多于得耳。兼灸肺俞二穴在三椎骨下，横过各一寸半。（明·卢和《丹溪纂要·卷之三》）

一妇年逾三十，瘦长淡紫，六月产，八月疟。疟止胸膈痞闷，才劳气喘咳血，身热脚冷。予诊左脉濡弱，右脉肺部颇洪，关尺二部亦弱。以生地黄、白芍、麦门冬、白术各一钱，阿胶、归身、牡丹皮各七分，人参八分，陈皮五分，煎服一帖，再令热服。泻止膈快，但盗汗而脚软。前方加黄芪钱半，黄柏七分，依前煎服而安。（明·汪机《石山医案·卷之上》）

旸源谢大尹，年四十时，房劳，病咳血，头眩脚弱，口气梦遗，或时如冷水滴于身者数点，诣予诊视。脉皆濡缓而弱，独左关沉微，按之不应。曰：此气虚也。彼谓房劳咳血梦遗皆血病也，左关沉微亦主血病，且闻肥人白人病多气虚，今我形色苍紫，何谓气虚？予曰：初病伤肾。经云肾乃胃之关也。关既失守，胃亦伤失，故气塞逆，血随气逆而咳也。又，经云二阳之病发心脾，男子少精，女子不月。二阳者，肠胃也。肠胃之病，必延及心脾，故梦遗亦有由于胃气之不固也。左手关部，细而分之，须属肝而主血；概而论之，两寸俱主上焦而察心肺，两关俱主中焦而察脾胃，两尺俱主下焦而察肝肾，是左关亦可以察脾胃之病也。古人治病，有凭症，有凭脉者，有凭形色者。今当凭症凭脉，而作气虚证。治焉。遂用参、芪各三钱，白术、白芍、归身、麦门冬各一钱，茯神、栀子、酸枣仁各八分，陈皮、甘草各五分煎服。朝服六味地黄丸加黄柏、椿根皮，夜服安神丸，年余而安。

一人形色苍白，年三十余，咳嗽，咯血，声哑，夜热自汗。邀予诊视，脉皆细濡近驶。曰：此得之色欲也。遂以四物加麦门冬、紫菀、阿胶、黄柏、知母。煎服三十余帖，诸症悉减。又觉胸腹痞满，恶心畏食，或时粪溏。诊之，脉皆缓弱，无复驶矣。曰：今阴虚之病已退，再用甘温养其脾胃，则病根去矣。遂以四君子汤，加神曲、陈皮、麦门冬。服十余帖病安，视前尤健。

一人形色颇实，年四十余。病嗽咯血而喘，不能伏枕。医用参苏饮、清肺饮，皆不效。予诊之，脉皆浮而近驶。曰：此酒热伤肺也。令嚼太平丸（天冬、麦冬、款冬、知母、贝母、杏仁、桔梗、阿胶、生地、熟地、川连、炒蒲黄、京墨、薄荷、蜜、当归。编者注）六七粒，其嗽若失。（明·汪机《石山医案·卷之中》）

吴良鼎，形瘦而苍，年逾二十。忽病咳嗽，咯血，兼吐黑痰，医用参、术之剂，病愈甚。居士诊之，两手寸关浮软，两尺独洪而滑，此肾虚火旺而然也。遂以四物汤加黄柏、知母、白术、陈皮、麦门冬之类。治之月余，尺脉稍平，肾热亦减。依前方再加人参一钱，兼服枳术丸加人参、山栀以助其脾，六味地黄丸加黄柏以滋其肾，半年痊愈。（明·汪机《石山医案·附录》）

一人因忧患病咳吐血，面黧黑色，药之十日不效，谓其兄陈状元曰：此病得之失志而伤肾，必用喜解乃可愈，即求一足衣食地处之，于是大喜，即时色退，不药而愈，所以言治病必求其本，虽药得其所病之气宜，苟不得其致病之情，则方终不效也。（明·高宾《丹溪治法心要·卷五》）

汪松岗翁，原伤于酒，夜分有热，咳嗽咯血，不思饮食，左胁气不调，左寸脉扎，关涩，尺弱，右寸短，关滑。此胃中痰火正旺，气血俱虚。宜先清胃保肺，然后大补。麦冬、知母、寒水石、甘草、紫菀、人参、牡丹皮、白芍药、当归、贝母、桑白皮，煎服一帖，红仍未止。加侧柏叶、茅根四帖而红止。过后四月，又为怒气所伤，血又动，左不能睡。桃仁、滑石、红花、当归、人参、贝母、山桅仁、甘草、香附、青皮、牡丹皮，煎服而安。予嘱渠令子曰：寄语令堂，诸凡得意事，可与尊翁知之，如不得意者，切不可使之闻也。盖肝为藏血之所，况血去多，肝火刚操，心主不足。《内经》云：主不明则十二官危。不可不谨防之。且左不得眠，肝胀可知，予甚为尊翁虑。后三年果为怒复，乃命使迎予，予固辞谢曰：何曾叮嘱，令病之来，非不按所堪任也。不逾旬而殁。

显兄，每辛苦及酒多则咯血数口。脉二寸皆短弱，关尺洪数。此胃中有痰火，而下焦有阴火，由壮年酒色所伤故耳。以丹参、滑石各三钱，白芍药二钱，麦冬、贝母、桃仁、紫菀、牡丹皮各一钱，当归七分，甘草五分，煎服而安。（明·孙一奎《孙氏医案·三卷》）

一人因服温补药，又妄自学吐纳，以致气乱血热，嗽血。

滑石、枳壳炒各一两，黄丹炒三钱，黄连、柴胡各五钱，红花一钱，桃仁二两，甘草生二钱。为细末，每服钱半，以萝卜汁煎沸服之。有寒邪干于胸中者，宜发散之。如紫苏、前胡、杏仁、防风、桂枝、葛根之类。（明·孙一奎《赤水玄珠·第三卷》）

一人性多忧虑，苦惊喜忘，不寐多汗，遗精溲赤，咳嗽吐血，咽痛口疮，左脉大而芤，左手属血。

方：人参、白苓、玄参、丹参、远志、桔梗各五钱，五味、当归、天冬、麦冬、柏子仁、枣仁各一两，生地四两。（明·秦昌遇《医验大成·虚损章》）

人有咯血者，血不骤出，必先咳嗽不已，觉喉下气不能止，必咯出其血而后快，人以为肺气之逆也，谁知是肾气之逆乎。肾气者，肾中之虚火也。虚火之盛，出于真水之衰，不能制火，致火逆冲而上，血遂宜大吐矣，又何必咳而后出，盖肺气阻之也。夫肺为肾之母，肾水者肺之顺子，肾火者肺之骄子也。肺本生肾水，而不生肾火，恶娇子之凌犯也，其骄子因肺母之偏于肾水，乃上犯劫夺肺金之血，而肺又不肯逮予，故两相牵制而咯血也。肾水为肺之顺子，肾火为肺之骄子，亦前人所未道。

方用六味地黄汤：熟地一两，山茱萸三钱，山药三钱，麦冬一两，五味子一钱，茯苓、泽泻、丹皮各二钱，水煎服。连服四剂，血必不咯矣，服一月全愈。

用六味汤以大资其肾水，用麦冬、五味以大益其肺金，自足以制火之有余，何至于血之再咯而出哉。此治水所以不须泻火也。此症用生熟二地汤亦妙。生地熟地各二两水煎服。十剂即愈。

人有嗽血者，因咳嗽而出血也。其症多因劳伤而成，耗损肾水，水不能分给于各脏，而又不慎于女色，则水益涸矣。水涸而肺金必来相生，以泄肺金之气，而无如肾水日日之取给也，则子贫而母亦贫矣。夫贫子盗母之资，则母有剥肤之痛。欲求救于胃，而胃又受肝火之凌，则胃不敢生肺。肝木生火，则心火必旺，心火一旺，必来乘肺。肺受外侮，必呼子相援，而肾子水衰，不能制火，火欺水之无用，凌肺愈甚。肺欲避之子宫，而肾子之家，又窘迫干枯，无藏身之地，势不得不仍返于本宫，而咳嗽吐血矣。治法自宜救肺，然而徒救肺，而肾之涸如故，则肺之液仍去顾肾而肺仍伤也。故治肺仍须补肾，肾水足而肝木平，心火息，不必治肺而肺已安矣。方用救涸汤：麦冬二两、熟地二两、地骨皮一两、丹皮一两、白芥子三钱，水煎服。（清·陈士铎《辨证录·卷之三》）

一咳血，血不聚出，先咳嗽，觉喉下气不能止，必咯出其血而后快，人谓肺逆，谁知肾气逆乎。肾气者，肾中虚火也。虚火盛由于真水衰，水衰则不能制火，火逆上冲，血宜大吐，何以必咳而出？盖肺气阻也。夫肺乃肾母，肾水，肺顺子。肾火，肺娇子。肺本生水不生火，恶娇子也。骄子于是骂诟呼号，上夺肺血，肺又不肯逮予，故两相牵而咯血。用六味地黄汤：熟地、麦冬一两，山药、枣皮五钱，北味一钱，茯苓、泽泻、丹皮三钱。四剂咯止，一月全愈。六味滋水，麦、味益肺，自足制火，何至再咯。此治水不须泻火也。（清·陈士铎《辨证奇闻·卷三》）

陈。脉如数，痰嗽失血，百日来反复不已，每咳呕而汗出。此属气伤失统，络血上泛。凡寒凉止血理嗽，不但败胃妨食，决无一效。从仲景元气受损当进甘药。冀胃土日旺，柔金自宁。

黄芪、生白芍、五味、炙草、南枣、饴糖。

金氏。脉细，左小促，干咳有血，寒热身痛，经水先期，渐渐色淡且少。此脏阴伤及腑阳，奇脉无气，内损成劳，药难骤效。

生地、阿胶、牡蛎、炙草、麦冬、南枣。

李氏。情志久郁，气逆痰喘，入夏咳血，都因五志阳升。况脘有聚气，二年寡居，隐曲不伸。

论理治在肝脾，然非药饵奏功。

降香末、枇杷叶、苏子、郁金、瓜蒌皮、黑栀皮、茯苓、苡仁。

某。劳伤嗽血。

生黄芪皮三钱、茯苓三钱、炙黑甘草五分、黄精三钱、南枣三钱。

某。脉搏数，舌心灰，咳痰有血。频呕络伤，致血随热气上出。仍理气分。

桑叶、花粉、苡仁、川贝、黄芩、茯苓。

某。努力咳血，胸背悉痛，当用仲淳法。

苏子、降香汁、炒丹皮、苡仁、冬瓜仁、炒桃仁、牛膝、川贝母。

某。失音咽痛，继而嗽血，脉来涩数，已成劳怯，幸赖能食胃强。勿见咳治咳，庶几带病延年。

细生地三钱、玄参心一钱、麦冬一钱半、细川斛三钱、鲜莲子肉一两、糯稻根须五钱。

某。向有背痛，尚在劳力，气逆咳血，乃劳伤病也。

归建中去姜，加茯苓。

倪。肛疡溃脓虽愈，阴气已经走泄，当阳气弛张发泄。今加嗽血痰多，胃纳减于平昔，脉数促，喘逆脘闷。姑清肃上焦气分。

苏子、杏仁、香豉、黑栀皮、郁金、蒌皮、降香、桔梗。

某，女。脉左数，侧眠嗽血。

生地、阿胶、麦冬、淡菜、生白芍、炙草。

彭。阴虚有遗，痰嗽有血，诵读久坐阳升。

桑叶、生扁豆、北沙参、麦冬、霍山石斛、生甘草、苡仁、茯苓。

汪。天明至午，嗽甚痰血。春暖阳浮，是肾虚不藏。闻咳音重浊不爽。先议轻清治气分之热。

桑叶、南花粉、黑栀皮、桔梗、甘草、橘红。

吴。脉涩，能食，咳血。

降香、桃仁、郁金、苏子、炒山楂、苡仁、韭白汁冲入。

吴氏。郁损，咳血频发，当交节气逆呕吐，肢冷厥逆。所现俱是虚劳末路，岂是佳景？勉拟方。

生白芍、乌梅、炙草、炒麦冬、茯神、橘红。

徐。阴虚风温，气逆嗽血。

生扁豆、玉竹、白沙参、茯苓、桑叶、郁金。（清·叶桂《临证指南医案·卷二》）

某。劳伤夹暑，肺气受戕，咳血口干。先清暑热。

鲜荷叶、白扁豆、大沙参、茯神、苡仁。（清·叶桂《临证指南医案·卷五》）

汤。气逆，咳血后，胁疼。

降香汁八分冲、川贝一钱半、鲜枇杷叶三钱、白蔻仁五分、杏仁二钱、橘红一钱。（清·叶桂《临证指南医案·卷八》）

某。营虚寒热，咳血，经闭。

当归、炒白芍、丹参、枣仁、远志、茯苓、炙草、广皮、桂圆肉。

尼。少年形色衰夺，侧眠咳血，天柱骨垂，经水已闭。皆不治见症。(清·叶桂《临证指南医案·卷九》)

张，无锡，廿二岁。嗽血，秋季再发，夜热汗出，全是阴虚。大忌肺药理嗽，绝欲百日，助其收藏，胃口颇好。肾肝阴药，必佐摄纳。

熟地、炒山药、芡实、五味、湖莲、茯神。(清·叶桂《叶天士晚年方案真本·杂症》)

左。脉弦，嗽血气逆，酒客动怒致此，当理肝胃。

金斛、茯苓、白牛膝、米仁、牡蛎、白扁豆。

阴伤阳浮，咳血，头胀。

竹卷心、川贝母、南沙参、鲜莲肉、天花粉、白茯神。

络伤嗽血，脉弦，切勿动怒。

丹皮、生地、绿豆皮、黑栀、茜草、鲜荷藕。(清·叶桂《未刻本叶天士医案》)

治咳血，痰中见红丝。

生地黄汁、丹皮、泽泻、茯苓、萸肉、山药、百合蜜水炒、川贝母、款冬花、紫菀、麦冬、天冬去心、桑皮、侧柏叶炒各等分，白果去心为引。

治咯血，不咳而喉中咯出。

紫菀茸、茯苓、山药、白芍各三钱，丹皮，童便一盏对服。四剂。又服六味地黄汤加牛膝十余剂，可收全功。(清·洪金鼎《医方一盘珠·卷之三》)

李东垣治郑仲本，年二十三岁，因心痛服丹附等药，得上气、两胁急迫，胸膈不快，常时嗽咯出血，病形渐瘦，大便燥而难，脉弦数，夜间略热，食稍减。因于灯笼草和节麻黄细末，以白术、桔梗、木通、甘草汤下十余服，病减半。又于通圣散去石膏为丸，以桃仁汤下之。(清·魏之琇《续名医类案·卷十二》)

沈夫人患嗽血，昼夜不休。应凤曰：肺虑痿，不虑溃，今溃至第三叶，尚可生也。先投洗肺汤已，令食猪肺数十斤遂愈。(清·魏之琇《续名医类案·卷三十二》)

汪石山诊一人：咳血，年二十外，形瘦色黄，医用滋阴降火清燥之方，延及三年不减。更一医用参苏饮去参，服之病益剧，始延汪。诊之脉虽五至而细，其症皆逆，久可治也。《经》云肉脱热甚者死。咳而上喘下泄者死。嗽而左不得眠，肝胀右不得卧，肺胀又兼咳而声哑、咽痛不食，或咳而肛门发细瘘者，皆在不救。不可不知。(清·徐时进《医学蒙引·内科》)

诊得关前搏大，纳食颇多，据说饮酒食咸味太过，致嗽血失音，且形瘦面赤，从木火刑金治，凡酒客不喜甜腻药味。

枯黄芩泡淡、生石膏、知母、滑石飞、生甘草、川贝母。(清·薛雪《扫叶庄医案·卷一》)

春初咯血，较之冬半倍多，脉数，左空弦，舌颧赤。肝肾阴亏，孤阳上冒，最恐暴脱。拟乙癸同源。

熟地、知母、白芍、猪脊髓、龟板、阿胶、童便。

复诊：照前方加牡蛎。

劳役奔走，震动阳络，咯血匝月，近因秋燥上干，咳呛咯痰。

仿喻西昌法，清燥救肺汤。（清·顾文垣《顾氏医案·吐血门》）

小溪项锦洲兄长媳，久嗽咯血，内热人困，延予治，时病数月矣。诊其脉，弦数，按之无力。所服煎剂，大概参麦居多，丹皮、茯苓、紫菀、百合之类出入加减，一日吐出肺两块，竟如熟猪肺，胸中忍忍痛，再用参麦加入白及、阿胶等味，遂不应，未几而逝。（清·许豫和《怡堂散记·卷上》）

病已半年有余，咳嗽而见臭痰咯血，夜不得眠，或卧难而着枕，舌白苔满布，大便干结，所谓热在上焦者，因咳为肺痿是也，诊得左寸脉数小，又与脉数虚者为肺痿之旨相合，而右关一部，不但见数，且独大而又兼弦滑，是阳明胃经，复有湿热浊痰熏蒸于肺，母病及子，土衰而金亦败，然肺之病属虚，胃之病属实，一身之病，虚实兼之，施治颇费棘手，姑拟一方列后。

薏苡仁四钱、紫菀一钱、白茯苓三钱、麦门冬二钱、桑白皮一钱五分、地骨皮一钱五分、阿胶一钱、橘红一钱、川贝母一钱、忍冬藤五钱、蛤壳五钱、炙甘草五分。（清·陈念祖《南雅堂医案·卷三》）

敬兄向在金华贸易，恙患咳血，医治无效，食微肌瘦，虑成损怯。予时至兰谿，友人荐延诊视，阅前诸方，偏于温补。谓曰："古人治血症，虽有此法，然须审其证属虚寒，方为合辙。"据兹脉证，责诸肺肾阴亏，肝阳上僭，咳甚火炎，血随溢出。理应滋水生木，润肺保金，得以咳稀，血当自止。服药投机，予欲辞回，敬兄固留，为治月余，咳血全好，餐加神旺，肌肉复生。（清·程文囿《杏轩医案并案·续录》）

蔡，三十四。胸胀喘促，咳嗽吐红，脉大而数。古称脉大为劳，数为虚，证由劳伤脾元，土不生金，肺失清降，治当滋其化源。

党参二钱、黄芪三钱、生於术一钱五分、当归一钱五分炒黑、桔皮一钱、麦冬二钱、苡仁二钱、五味子十粒、炙草四分。

此方余出臆见，名培源益肺汤，治劳倦吐血有神功。

陈，四十三。咳嗽吐血，或稠或稀，时觉左腹气升，卧着尤甚，形淡畏风，脉软微数。前医先用杏仁、薄荷，疏降肺气，其咳更频。或以燥火刑金，投洋参、麦冬之类，并纳大减。逆予延医，此土虚不能生金，金虚不能制木，致肝气上逆，胃受木侮，传导失宜，饮食不化精微，而成痰涎，一派浊气熏蒸，凝行上腾，肺为华盖，焉得不为之病乎？所以疏散则愈耗其金，凉润则虚其母，治法必滋化源，平其所胜，方可奏效。

党参三钱本应用人参，因价极贵，姑以代之、於术二钱、茯苓一钱五分、炙草四分、桔皮一钱、半夏一钱五分、牛膝一钱五分、通草七分、丹皮一钱五分、桑叶一钱。

十帖病去大半，继进人参生脉散三服，仍用前方，去桑、丹，加肉桂、黄芪、苡仁而痊愈。

吴，二十一。前投解肌，汗出热退，咳血仍然。究其病因，深受寒邪，肺气不舒，致血妄行。姑再疏利元府，以解里逆。

杏仁、前胡、苏叶、防风、桔皮、石膏、甘草。

此方代青龙汤，两服嗽缓，吐红止，胸宽，食进，已得生机。（清·黄凯钧《友渔斋医话·下卷》）

肺气郁而音不开，咳嗽喉哑，咳血红紫不一，风热郁扰肺络。仍防血上。

假苏炭八分、光桃杏仁各三钱、湖丹皮一钱、化橘红八分、青防风一钱二分、中生地三钱、玉桔梗一钱、白茅根三钱。

服药五帖，咳热俱减，咳则汗多，痰吐不爽，气急，饮食不香，动劳头晕心悸。原方进步。前方加镜面茯苓。

年甫十八，咯血载余，干咳血上，脉来细涩。先天本弱，脏阴营液俱耗。素有走泄，肺肾两亏，极难调治。

太子参二钱、牡丹皮一钱五分、淮山药三钱、清阿胶一钱五分、细生地五钱、白归身二钱、白茯苓三钱、生甘草五分、参三七五分、杭白芍一钱五分、白茅花二钱。

咯血略减，仍有紫色，脉之细涩较和，仍守原意。原方加山楂肉、藕节。三日未见血迹，咳势大减，左脉涩象渐和。原方加减。

原方去白芍，加杏仁泥。

咳血与呕血不同，咳血嗽起，呕血逆来。呕血者，肺血也；咳血者，脏血也。呕血者易治，咳损血难疗。咳嗽发热，午后尤甚，所服养阴是理。但胸闷呕吐清水，肺胃中伤，从中胃调治，畅胸开怀，乃有转机。杏苏二陈汤加柴胡、桔梗、山楂、参三七、茅根，咳止胸宽，原方加减。原方加归身、白芍，血止咳愈，胸宽食增，身热未退，阴阳未复，原方加减。杏苏二陈汤去广皮，加柴胡、地骨皮、空沙参、湖丹皮、白茅根。（清·王之政《王九峰医案·副卷》）

阴不恋阳，咳血脉数。乃劳怯之见端，切勿轻视。

生地、苏子、牛膝、女贞、丹皮、橘红、元武板、石决明、生白芍、桑叶。

努力络伤，膈痛咳血。

苏子、丹参、丹皮、橘红、牛膝、川贝、郁金、茜草。

骤然咳血，膈闷顿痛，举动气促，脉来洪数。此温邪震络也。恐有留瘀未净，不必急于止涩。

犀角、丹皮、郁金、石决明、制军、茜草、苏子、橘红、牛膝、生山七磨冲。

咳血久延，至于便溏纳减。阴损及阳。姑从中治为急。

黄芪、炙草、北沙参、米仁、淮山药、於术、茯苓、扁豆、橘白、建莲。

积劳内伤，咳血，延至气喘，脉来软弱。阴损及阳。防其虚脱。

党参、五味、杞子、橘白、牡蛎、於术、麦冬、茯神、山药、干河车。

咳血便溏，六脉无力。怯症之渐。当用培土生金。

党参、阿胶、杞子、山药、橘白、於术、茯苓、炙草、沙参、红枣。

上焦郁热，咳血多痰，六脉弦紧。治以清润。

桑叶、川贝、郁金、地骨皮、杏仁、茜草、紫菀、麦冬、蛤壳、犀角、茅根。

遗精咳血，脉络空虚，腰背作痛，神色皖白。怯症之根。当以甘温补养。

党参、阿胶、茯神、麦冬、牡蛎、於术、杞子、枣仁、橘白、莲肉。

咳痰带血，六脉洪大。温邪伤肺，不宜早进补。

桑白皮、丹皮、川贝、橘红、地骨皮、知母、杏仁、米仁、冬瓜子、茅根。（清·叶桂，曹仁伯，何世仁《叶天士曹仁伯何元长医案·何元长医案》）

一妇久嗽咯血，内热人困，病已数月，诊脉弦数无力。余曰：此火盛灼金。夏令火旺，与泻火保金之剂，守至秋金得令，再望生机。所服人参、麦冬、丹皮、茯苓、紫菀、百合之类。一日，吐出肺两块，状如熟猪肺，胸中隐痛，再用前药不应而逝。（清·程文囿《医述·卷六》）

酒湿侵络，肩髃酸麻，留著不去，肺受其伤，痰中亦带血矣，络脉既伤，郁而成热，清补不可废也。

细生地、地骨皮、料豆衣、白扁豆、丝瓜筋、炒黑新绛、米仁、柿饼灰。（清·吴金寿《三家医案合刻·卷二》）

癸亥九月二十日。唐，三十岁。凡咳血者，右脉坚搏，治在上焦气分。

白扁豆皮三钱，桃仁二钱，白茅根三钱，炒黑栀子一钱，生薏苡仁三钱，桑叶一钱五分，侧柏叶炭三钱。

煮三杯，分三次服。二帖而愈。（清·吴瑭《吴鞠通医案·卷二》）

杭州吴，春初咯血不多，越数日咳嗽即作，迄今不止。右胁背时痛，蒸热舌胖，苔黄，脉濡，左小弦数。此属肺胃湿热蒸郁。伤络则失血，阻气则作咳也。体固气血两虚，然兴利必先除害，宜急清养肺胃，以和络止嗽为先，毋使久嗽成损。

西洋参一钱五分、陈皮一钱五分、杏仁二钱、冬瓜子三钱、川贝母二钱、茯苓二钱、米仁三钱、鲜生地三钱、桑白皮一钱五分、炙草四分、枇杷叶两片、芦根八寸。

湖州杨颜，上年五月咯血不多，即有胁痛咳逆，迁延至今，内热脉数，咳既不止，左胁复痛，自然络血复动矣。若咳久不止，最易成损，急宜养阴滋气，先期热退胁和，然后力图咳止。

大生地三钱、白芍一钱五分、驴皮胶二钱、石决明三钱、地骨皮一钱五分、丹皮一钱五分、泽泻一钱五分、怀山药二钱、川贝母二钱、茯苓三钱、炙甘草四分。

屠镇朱，滑泄，舌心光，苔腻，此属心胃虚热，湿火下注。冬来交节，辄见咯血，蒸热，溺黄，脉濡弦，亦属湿热蒸郁之象。未可遽进蛮补，反助相火。

西洋参二钱、陈皮一钱五分、粉丹皮一钱五分、莲子十粒、金石斛三钱、茯苓二钱、泽泻二钱、藕节两枚、驴皮胶二钱、米仁三钱、川贝母二钱、茅根四钱。

硖石马。自春至今，咯血竟无虚月，秋仲大吐血，血去络空，胃脉逆上，遂至饮聚咳逆。迄今饮浊，日以碗计，形寒，食少，便溏，上气不得卧脉虚滞，右滑数。上损及中之候，调复极难，宜静养缓图之。

潞党参二钱、麦冬一钱五分、款冬花一钱五分、茯苓二钱、法半夏一钱五分、海石粉三钱、怀山药二钱、蛤壳三钱、全福花包一钱五分。

斜桥程，肺胃素有郁热，加以烟酒辛泄耗气助热，是以咳久未止，又复咯血，血虽不多，而热势夜甚。脉右浮滑数，头晕舌黄。此属胃湿，因时而蒸动也。议清气络以消痰化湿除热为先。

米仁三钱、桑皮二钱、丹皮一钱五分、地骨皮一钱五分、杏仁二钱、瓜蒌二钱、川石斛三钱、通草七分、紫菀一钱五分、象贝三钱、茅根四钱、芦根八寸。

周渡曹，素有嗳气，原属肝郁。去冬劳冗伤肝，适当春木发动之初，咯血，左膺痛止而复作，是肝阳未靖，时冲其络。脉右虚而静，左弦而大，弦为肝阳勃动，大则为虚。宜柔静之剂育阴潜阳。

大熟地三钱、白芍一钱五分、女贞子三钱、炙草四分、驴皮胶二钱、牡蛎二钱、旱莲草二钱、藕节两枚、紫石英三钱、枣仁二钱、穞豆皮三钱。(清·张千里《千里医案·卷三》)

然予曾治盛川一妇,年未三十,咳血夜热,一侧眠,饮食大减,口苦,脉来数软。

用阿胶三钱,贝母二钱,川连七分,米仁、地骨皮各三钱,青蒿一钱,鳖甲五钱,川柏一钱。

四帖,胃口大启,后用"四物"、知、柏、柴胡、鳖甲、丹皮,八帖,全安。先是其兄咳血畏寒,求治,按脉偏弦,知其饮邪,与"苓桂术姜汤"加五味、半夏、杏仁而愈。乃同其妹就诊,岂知病同而所因霄壤。因知东垣之甘温,治气分之虚火,丹溪之苦寒,治血分之实火,各有攸当,不可偏执也。(清·薛福《瘦吟医赘》)

咳嗽痰带粉红,肺损音声不振。病起客秋,今春未已,四肢蒸热,口干,心悸,脉来虚数,金伤成瘘。

北沙参、生甘草、苦桔梗、甜杏仁、炒牛子、紫菀茸、川贝母、蛤粉炒陈阿胶。(清·蒋宝素《问斋医案·卷第三》)

某。咳血,形瘦音哑,肺虚防喘,仿钱仲阳法。

补肺阿胶散。

肺胃郁热,鼻衄咯血,兼有天癸未行,势属倒经。

犀角地黄汤,去丹,加青蒿、黄芩、桑皮、地骨、川贝、杏仁、三七、郁金、茅根、藕。

一剂而减,两剂而止。(清·徐锦《心太平轩医案》)

血分过热,咳呛咯血时作。拟养阴清营。

鲜地一两、沙参三钱、旱莲草三钱、川贝三钱、羚角钱半、牛膝三钱、桑白皮钱半、杏仁三钱、洋参三钱,阿胶钱半。(清·邵杏泉《邵氏方案·卷之礼》)

徐晓窗,年逾五十,形伟体强,忽患潮热咳血。楚南诸医,称血因火动,叠进寒凉。渐至胸紧头疼,不能自支,于是检囊归家,坐以待毙。延医数手,无非养阴清火,迨至饮食愈减,咳红日促。予按脉象紧数之至,且病经数月,而形神未衰,声音犹重,肌肤虽热,而厚衣不除,久病面色苍黑,额痛时如锥刺,内外谛审,并无内伤确据,一派外感明征。伏思表邪入阴,扰乱营血,必当提出阳分,庶几营内可安。乃以参苏饮除半夏加入止嗽散,与服二剂,助以热粥,始得微汗,似觉头疼稍减,潮热颇息。以后加减出入,不越二方,或增金钗、麦冬,或参泻白散。调理一月,药仅十服,沉疴竟起,未尝稍费思索也。(清·谢星焕《谢映庐医案·卷一》)

外邪已解,惟水弱肝虚,虚火上炎,咳血平而复剧、来势甚涌,右脉已平而左关弦数,仍防涌吐,致生枝节,拟方冀血止方可放心。

四生丸:麦冬、百合、沙参、白茅根、藕节、童便。(清·赵履鳌《赵海仙医案·妇科》)

凡遇六戊年,赫曦之纪,岁火太过,炎暑流行,肺金受邪,民病疟疟,上气咳喘,咯血痰壅,嗌干耳聋,肩背热甚,胸中痛,胁支满,背髀并两臂痛,身热骨疼,而为浸淫。为水所复,则反谵妄狂越。太渊绝者死。

麦冬、桑白皮、钟乳粉、人参、紫菀、白芷、半夏、甘草、竹叶各等分。

煎服如上法。

歌诀:麦门冬汤桑白皮,钟乳人参紫菀随,白芷半甘兼竹叶,咳喘咯血此方推。

赫曦之纪(火运太过曰赫曦)年逢戊(戊辰、戊寅、戊子、戊戌、戊申、戊午六年),火灼金伤肺病宜。方解:火淫热胜,则相傅之官受制,而治节失司,为咳喘上气咯血,肩背臂膊皆痛,皆肺病也。肺属燥金而恶火,火就燥,燥火本为同类,故肺受火刑为病,与燥气自伤无异。所谓自伤,气之削也。是方以麦冬补肺之阴,钟乳补肺之阳,人参补肺之正气,此三味先为运筹帷幄,保守中军。然后用桑皮、紫菀之苦以泄之,白芷、半夏之辛以泻之,甘草缓之,竹叶清之,此数味者,是为斩将搴旗之师也。统而论之:即经旨热者寒之,燥者润之,弱者补之,强者泻之,调其气,而使其平,此之谓也。(清·王泰林《运气证治歌诀·〈三因〉司天运气方》)

咯血缠久,肺阴自虚,虚则金不平木,木反凌金,咳嗽亦相因而起。去血过多,营亦受伤,胸次嘈杂自有此候,脉初持濡小,久按则右关微弦,右寸微数。拟甘柔滋中,参以清肝平肺之法。

西洋参一钱五分、陈阿胶二钱、茯神三钱、北杏仁三钱、川贝二钱、制女贞子三钱、黑豆衣三钱、粉丹皮一钱五分、冬桑叶一钱五分、枇杷叶两张、藕肉一两、旱莲草三钱。(清·凌奂《吴古年医案·咯血》)

水不滋木,肝火克金,呛咳咯血,势将成损。急宜介类以潜阳。

天门冬、麦门冬、败龟版、左牡蛎、茜草根、甜杏仁、潼沙苑、南沙参、象贝母、女贞子、毛燕窝、瓜蒌皮、海蛤粉、桑白皮、怀牛膝。

一水能济五火,肾是也。一金能行诸气,肺是也。肾为下渎,肺为上源,金水相涵,方能滋长。今诊脉象二尺虚细,左关独弦,右部浮芤,水不滋木,肝阳上升,肺金受克,呛咳漫热,甚则咯血,势将成损。姑拟壮水柔肝,清养肺肾。

天麦冬、川贝母、女贞子、南北沙参、杏仁泥、茜草根、怀牛膝、瓜蒌皮、毛燕窝、川石斛、潼沙苑、鲜藕。(清·费伯雄等《孟河费氏医案·虚损》)

水不滋木,肝火克金,呛咳咯血,势将成损。急宜介类以楼阳。天门冬、麦门冬、败龟版、左牡蛎、茜草根、甜杏仁、潼沙苑、南沙参、象贝母、女贞子、毛燕窝、栝蒌皮、海蛤粉、桑白皮、怀牛膝。

江宁马月樵之夫人。发热,有汗不解。医误认为伤寒,用桂枝、麻黄、葛根、柴胡等类,病转剧,口渴引饮,大便溏泄。更医误认为暑湿,用香薷、藿香、青蒿、厚朴等类,势转危,咳嗽咯血,间或神昏谵语,乃邀余诊。脉弦数洪大,此温邪犯肺,津液受灼,邪热不从外泄,内蒸包络,幸未传入,尚可设法。

方用银花三钱、连翘三钱、酒炒黄芩钱半、酒炒黄连三分、薄荷一钱、桑叶一钱、丹皮二钱、甘草三分、天花粉三钱、石斛三钱、冬瓜子四钱、芦根四两。

连进两剂,汗出热退,神识清楚。再进二剂,咳血皆止,大便亦调。惟口干不思饮食,夜寐不甚酣畅,此邪热清而胃阴虚也。

改用沙参四钱、麦冬三钱、石斛三钱、白芍钱半、甘草三分,连进三剂,眠食俱佳而康。

今诊脉象二尺虚细,左关独弦,右部浮芤,水不滋木,肝阳上升,肺金受克,呛咳漫热,甚则咯血,势将成损。姑拟壮水柔肝,清养肺肾。

天麦冬、川贝母、女贞子、南北沙参、杏仁泥、茜草根、怀牛膝、栝蒌皮、毛燕窝、川石斛、渔沙苑、鲜藕。

南京黄君仲贤之室。患呛咳气喘，内热汗多，时常咯血，精神委顿，四肢软弱无力，行动需人扶持，居经不行已经半载，予诊其脉细弱。此气液皆虚，阴血不注冲任，肝阳上灼肺阴，气失清肃，渐成干血痨症。治必培阴养气液，兼清肝益肺。月事能通，方有转机。

遂用吉林参须五分、西洋参钱半、女贞子三钱、生杜仲三钱、蛤蚧尾三分、白芍钱半、川贝三钱、天花粉三钱、川石斛三钱、广皮白五分、毛燕三钱绢包煎汤。

连服十剂，经血即行。再照方加大生地二钱，麦冬三钱，咳嗽止而饮食增，内热清而精神振，不过月余全安。

绍兴陈君辅塞。病呛咳咯血，脘闷食少，大便燥结难下，溲短色赤，脉来沉弦。肝阳上升，挟痰热侮土砾金，肺失清肃之权，胃少冲和之气。必须清肝化痰，肃肺和胃。

方用玄参一钱、北沙参四钱、川贝母三钱、栝蒌皮三钱、甜杏仁三钱、川石斛三钱、郁李仁二钱、松子仁三钱、火麻仁五钱、炙内金三钱、肥知母一钱、冬皮夏草一钱、女贞子三钱、生谷芽四钱、熟谷芽四钱。

连服二十剂而安。

苏州侯春江。呛咳内热，鼻衄咯血，已经数月，损症将成，余诊脉滑大。肝阳挟痰热，销烁肺阴，清肃无权。治必清肝化痰，肃肺和营。

遂用沙参四钱、玄参一钱、鲜生地四钱、女贞子三钱、丹皮二钱、赤芍钱半、贝母三钱、天花粉三钱、白茅根二钱、藕五片。

连服十六剂而愈。

宜兴任君云生。呛咳咯血，内热口干，已经半载，诊脉弦细。因水不涵木，肝阳上灼肺阴，清肃无权，故络血上溢。治当益肾清肝，培养肺阴。

用女贞子三钱、生白芍钱半、生甘草五分、北沙参四钱、玄参一钱、鲜生地四钱、川贝母三钱、栝蒌皮三钱、川石斛兰钱、甜杏仁三钱、冬瓜子四钱、谷芽四钱。

连服三十剂而愈。

佚名。呛咳气急、鼻塞有血较前已减，肺金清肃之令下行。惟乍寒乍热，脘闷咯血，大便不畅，脉来沉滑，痰热销铄胃阴，胃气宣布无权。治宜清化痰热，肃肺和胃。

川贝母三钱、栝蒌皮三钱、南沙参四钱、牡丹皮一钱半、杭菊花二钱、川石斛三钱、京玄参一钱、生甘草五分、光杏仁三钱、冬瓜子四钱、生谷芽四钱、鲜竹茹一钱半、白茅根二钱、生梨片五片。

又，膏滋方：吉林参须二两另煎、北沙参八两、大生地六两、女贞子六两、生白芍三两、生谷芽五两、生甘草三两、大玉竹六两、甜川贝六两、栝蒌皮六两、川石斛六两、云茯神四两、玄参心二两、广皮白二两、甜杏仁六两、冬瓜子八两、怀山药四两、灯芯三十尺。

上药煎三次，取汁，以冰糖一斤收膏。

浙江陈子高。呛咳咯血，内热口干，饮食减少，肌肉消瘦，精神委顿，势濒于危，延余诊治。脉来细弦而数，肾阴久虚，水不涵木，肝阳上亢，销烁肺阴，金受火刑，清肃无权，势已成损，不易挽回。

遂用西洋参钱半、女贞子三钱、生白芍钱半、生甘草三分、川贝母三钱、川石斛三钱、冬瓜子四钱、生谷芽四钱，冬虫夏草一钱、毛燕三钱绢包煎汤代水。

服药二剂，血止热退，餐饭已加。再服二剂，呛咳渐平，精神亦振。照方分量加二十倍，再加大生地八两，煎三次取汁，冰糖一斤收膏。每用一大匙，约六钱，开水化服。每日早晚各服二次。膏滋一料服完，病已霍然。

佚名。肺金清肃之令下行，呛咳咯血、内热口干、苔黄耳鸣皆退，但时有神昏发厥，肢节抽掣。肾阴久虚，水不涵木，肝阳化为风火，挟痰上阻包络，神明无主，脉来弦滑，治宜益肾清肝，兼化痰热。

北沙参四钱、麦门冬二钱、青龙齿三钱、左牡蛎四钱、云茯神三钱、川石斛三钱、川贝母三钱、黑料豆三钱、嫩钩藤一钱半、炙僵蚕二钱、江枳壳一钱淡、竹茹一钱、黑沉香二分磨冲、青铅一两先煎。（清·费伯雄《孟河费氏祖孙医案·费绳甫先生医案》）

身热少汗，咳痰带血，腹痛，便泄不爽，小溲短赤而痛。暑邪蕴遏三焦，上冲于肺则咽痛，下注肠胃则泄泻，肺失下降之令，则膀胱气化不行，故小溲短赤而痛也。

杏仁三钱，连翘二钱，木通一钱半，赤芍三钱，酒芩一钱半，广皮一钱，赤芍一钱半，龙胆草五分，粉丹皮一钱半，姜山栀三钱。

复诊：身热汗少，咳痰见血，兼之腹痛，二便不爽，两脉郁数，舌胎中黄边白。暑湿之邪蕴遏三焦，腑中之气未能宣畅，总由肺失下降之令所致。法宜疏其结滞，使肺气下行，水道通而诸气之郁自解矣。

大杏仁打三钱、连翘三钱、冬瓜子三钱、蒌皮三钱、滑石三钱、象贝去心三钱、姜山栀三钱、广皮盐水炒一钱、赤芍三钱、枳壳一钱半、薄荷四分、猪苓二钱、加芦根去节一两。（清·徐养恬《徐养恬方案·卷中》）

咳嗽失红，虽从去年发作，然昨诊六脉弦数，决其出于肺脏。今日述胃不开，逢食即吐，不能起床，势必夹有风温。拟再用风温失红例治。

元参五钱、根生地六钱、麦冬三钱、山茶花三钱、冬桑叶三钱、炙甘草一钱半、丝瓜络三钱。（清·张畹香《张畹香医案·卷上》）

曹，左。阴虚发热，咽喉肿痛。此属虚阳上浮，上则咳嗽见红，下则梦遗精滑。肺肾两亏，法当壮水制阳，清金保肺。拟四阴甘桔二方合投。

生甘草一钱、桔梗一钱、北沙参五钱、生地八钱、甘菊一钱、元参一钱、山药四钱、川贝母一钱五分、灯心一丈、青果一枚、建莲心一钱（肉五钱）。

黄，左。久咳见红，肌肉消瘦，更兼便溏，脉至细弱。上损及下，气血两亏，难以图痊，勉作肺胃肾兼补。

黄芪三钱、冬术三钱、山药三钱、桑皮一钱、熟地五钱、甘草三分、苡米三钱、款冬花三钱、百合三钱。

某。久咳见红，络伤血溢。静养勿劳，为嘱。

川贝三钱、生地炭一两、红花三分、荆芥炒一钱、藕节一枚、丝瓜络三分、莲须二钱、参三七一钱、竹茹三分。

某。久咳失血,多年屡发屡止,今脉右三部细弱无神,脾肺气虚。议归脾汤,使血归经。

党参三钱、黄芪三钱、冬术二钱、当归二钱、炙草四分、茯神一钱五分、远志七分、枣仁二钱、木香三分、五味三分。

某。咳血而见腰痛,指足节骱亦见红肿而痛。不特肺金有邪,肝肾无不有邪矣。

红花三分、川牛膝二钱、桑白皮一钱、桑枝一两、苡米一钱、荆芥炭一钱、生地一两、秦艽一钱、南沙参四钱、川贝二钱。

秦,左。久咳见红,脉至左关浮大。此肝阳灼肺,方不外乎育阴以制阳,清金以保肺。

北沙参三钱、芍药炒一钱五分、生地一两、丹皮炒一钱五分、天冬一钱、川贝二钱、郁金七分、藕节二、穞豆衣三钱、荆芥炒一钱五分。

邵,左。六脉虚数,咳嗽见红,发热。此虚阳无制,由水之亏也。议二冬六味,以壮水养金。

生地一两、丹皮一钱五分、萸肉一钱、泽泻一钱五分、茯苓二钱、山药二钱、天麦冬各一钱、女贞一钱五分、旱莲草一钱五分、竹茹八分。

王,左。右寸关洪弦搏大,咳嗽见血。此胃火刑金,金宜清降。

熟石膏三钱、黄芩一钱五分、天冬一钱、丹皮一钱五分、桑皮一钱五分、元参三钱、川贝二钱、雪梨一两、桑叶一钱五分。

吴,左。久咳络伤而见血。但清肺凉血之药,施于土衰便溏者不宜,须以培土生金为治。

四君子汤,加山药、砂仁、大麦仁、玉竹、冬花。

许,右。脉至滑数而大,疟后咳嗽见血,又胁肋作痛。此系木火刑金。

北沙参三钱、川贝二钱、麦冬二钱、赤白芍一钱、荆芥炭一钱、竹叶五张、前胡、大生地六钱、丹皮一钱、玉金七分、元胡一钱。

杨,左。咳血形瘦,痰多胸痞。脾肺两伤,为症重险。

砂仁炒六分、陈皮八分、焦白术一钱五分、茯苓一钱五分、当归一钱、谷芽炒三钱。

殷,左。咳血腰痛,足膝无力,脉见软弱,由来已久,更兼盗汗,肺肾两伤。

熟地炭六钱、炙草炭四分、当归炭一钱五分、川断一钱五分、萸肉一钱、荆芥炒一钱、牛膝炭一钱、杜仲四钱、红花三分、百草霜一钱。(清·王金辉《王乐亭指要·卷一》)

咳血气秽,六脉弦数模糊,此温邪入络,肺胃受伤,以清理救肺治之。

羚羊角、地骨皮、象贝、知母、橘红、藕节、枇杷叶、冬瓜子、茜草、米仁、茅根。

咳血咽痛,恶寒喘逆,中虚肺液亏也。以补气保肺治。

炙棉芪、北沙参、山药、阿胶、橘白、熟地炭、大麦冬、牛膝、米仁、桑叶。

内热咳血,本元虚也,清阴润肺治。

地骨皮、玉竹、知母、生蛤壳、藕节、北沙参、麦冬、橘红、老桑叶。

气喘咳血,恶寒自汗,脉数腹痛,大便不结,不但营液内亏,肝胃亦困败,均非佳境。姑拟补土宁金法,以望奏效。

炙棉芪、淮山药、茯神、菟丝、阿胶、蛤粉炒、制于术、北沙参、牡蛎、湘莲、枇杷叶。

气喘咳血中虚,阳气易浮,固表纳喘兼治。

炙棉芪、牡蛎煅、山药、麦冬、北沙参、熟地炒,淮牛膝、茯苓、橘白、胡桃肉。

元气素虚，火动咯血，血虽止而痰涎上泛，恐阴液内亏。兹用健中保肺法。

制于术、北沙参、山药、川贝母、橘白、陈阿胶、麦冬炒、茯神、川百合、青盐。（清·何游《何澹安医案·吐血》）

辛巳孟夏，义和成药号，刘佑年兄请诊。脉象右涩左滑，右胁胀疼，咳痰呛血，寒热未清，呼吸痛不可耐，病延旬日。予询其初起时病象，答云初起寒热，右耳后项肿，服前医之药，项肿平而胁胀甚，咳痰见血，咳时胁痛，刻不可忍。予曰：此乃风邪由项后入于风府，郁于少阳之经，而咳血胁痛者，大都药误所致也。出方视之，果川贝、麦冬、旋覆、蛤壳之类。

予用薄荷、前胡、杏仁、象贝、紫菀、丹皮、茜根、牛蒡、桔便、苏叶、柏叶等。

两进而血止嗽减，改方去茜根、柏叶，加用半夏、陈皮、苓、草之类。三易方而病如失，调理即安。（清·吴达《医学求是·医案》）

顾康，壬午年，六渡桥。上冬咯血喘咳，耳焦肾虚，气散火升，渐见腹脘膨胀，晨泄溲闭，是肾不摄纳而气化无权也。脉形弦劲，泄则疠痛，木乘土位也。据理拟方，当宗肾气意，佐以和中之品。大症得之高年，可虑正败元脱。

怀牛膝二钱半，泽泻一钱半，南沙参三钱，香附三钱，车前子三钱，茯苓三钱，冬瓜子三钱，丹皮炭一钱，半沉香七分，桑白皮三钱。

各恙皆减，加砂仁、炒生地。

周厚田，蓬莱镇。咳久失血，脉弦劲，二颧赤，投清金平木法不应。见届春令，木无所畏，仿天文春木用罗睺泄气法治之。

油足安南桂五分，为末，饭丸如梧子大，以桑叶、杏、贝、羚、蛤、菊、甘等为汤送下。（清·钱艺《慎五堂治验录·卷一》）

史，右。长途奔走即起咳血，额右胁臂皆痛，时有壮热，此感受风温，热伤阳络也。清熄和络为主。

桑叶二钱半、羚羊角一钱半、侧柏叶三钱、杏仁三钱、桑枝三钱、元参心三钱、枇杷叶三钱、藕节五钱、竹茹一钱半、川贝母三钱、丝瓜络三钱、茅根五钱。

张小轩，南码头。初起伤风鼻塞，咳嗽有血，点在痰中而色紫，投和木肃金，咳血未止，脉仍洪弦。拟平肝降逆。

石决明五钱、旋覆花三钱、杏仁三钱、白前二钱、代赭石三钱、白石英三钱、新绛五分、炒桑叶一钱半、冬瓜子五钱、丝瓜络三钱、甘草五分、欢皮三钱。

咳血渐见鲜红，脉平溲淡。

侧柏叶炭三钱、竹茹三钱、谷芽五钱、藕节五枚、蛤粉阿胶二钱、代赭石三钱、川石斛三钱、野田三七七分、苓炭一钱、冬瓜子三钱。

血止，晨呛未除，纳谷稍安，胃虚火逆，宜麦门冬汤止逆下气。

麦冬一钱半、生甘草五分、金石斛三钱、茯神三钱、沙参三钱、冬瓜子三钱、宋半夏五分、白米一合、甜杏仁三钱、牛蒡子三钱。

咳呛止，去南沙参，加西洋参。（清·钱艺《慎五堂治验录·卷七》）

罗少耕室，庚午。血厥时发，醒不咳血，见在厥缓，咳血不止，脉右细，左寸动搏，舌边微红。怀麟五月，治当扶土生金。

北沙参、毛燕、川贝母、生竹茹、川石斛、紫菀、甜杏仁、丝瓜络、生甘草、桑叶、侧柏叶。

血止咳减，去柏叶、紫菀，加枇杷叶。

又，用敛神散。（清·钱艺《慎五堂治验录·卷十》）

王巧，网船。咳血时盛时止，右寸洪搏绕指，肺虚火盛，血热妄行也。刻下大势已平，余氛未尽，届此三冬久旱，燥火刑金，金不受刑，血更妄升，所以血不肯停净也。

喻氏清燥救肺汤原方，人参易西洋参。（清·钱艺《慎五堂治验录·卷十二》）

江辅臣。咳血脉弦，此肝血失藏，肺气不降，从清阳治法。

桑叶、阿胶、紫菀、麦冬、川贝、郁金、杏仁、丹皮、生苡仁。

又血脱日久，阴气难以骤复，过劳脊膂微痛。此因营虚失守，致督脉亦伤。平旦口苦舌干，脉反见数，可知阴液内损，则君相之火，易以升动也。

生地、茯神、枣仁、紫菀、天冬、女贞子、阿胶、芡实、丹皮、麦冬、枇杷叶。（清·姜成之《龙砂八家医案·戚云门先生方案》）

陆云翁。素有咯血症，时患喉痒，痒则呛嗽，吐薄痰，脉两寸皆数，左关弦。肺虚有热也。治以清肃肺气。

甜杏仁去皮尖三钱、紫菀水炙七分、元参心三钱、川贝母三钱、竹茹水炒一钱半、枇杷叶刷毛退净，蜜炙两张、鲜竹叶廿张、金沸草绢包一钱半、百部一钱、甜梨肉一两、鲜藕汁一酒杯冲。

复诊：投清肺之剂，喉痒、咳呛渐愈，惟咳呛时左右胁微痛，脉左弦右数。前法佐以通络。

蜜炙马兜铃、川贝母三钱、橘络炒一钱、蜜炙枇杷叶刷毛净两张、天花粉三钱、竹茹水炒一钱半、蜜炙款冬花三钱、丝瓜络炒一钱、旋覆花绢包一钱半。

漂淡陈海蜇一两，煎汤代水。

徐霭翁郎，二十岁，太平弄纸行。咳呛多痰不爽，咯血色紫，舌起红点。此肺胃郁热不能宣通之故。面色皖白，脉细数，阴分素亏也。先以宣通肺气，佐以泄热存阴。

旋覆花绢包一钱半、蜜炙紫菀三钱、地骨皮三钱、白杏仁去皮尖三钱、全瓜蒌三钱、肥知母炙三钱、单桃仁杵三钱、桑白皮蜜炙一钱半、海蛤壳杵五钱、川贝母三钱、老枇杷叶拭毛去筋、蜜炙两张。

复诊：咯血已止，咳呛多痰，浓厚，青绿色，夜间时觉轰热，舌红点已退，脉仍细数。以降火滋阴涤痰为治。

石决明生杵一两、川贝母三钱、白滁菊三钱、旋覆花绢包一钱半、黑山栀三钱、鲜竹茹水炒一钱半、元参五钱、瓜蒌仁杵三钱、海蛤壳杵五钱、枇杷叶拭毛去筋、蜜炙两张。

二复：咳呛渐缓，轰热亦平，今晨咯出紫黑色一口，脉数而浮。阴亏火旺之体，现交春令，又值少阳相火司天之运，惟冀水能涵木，火不刑金，方为妥善。仍守前法，兼泄木火。

鲜竹茹水炒一钱半、川贝母三钱、粉丹皮炒一钱半、白茅根去心五钱、瓜蒌仁杵三钱、海蛤壳杵五钱、元参心四钱、经霜桑叶一钱半、石决明生杵八钱、左牡蛎盐水煅四钱、清阿胶蛤粉拌炒成珠一钱半。

漂淡陈海蜇一两，煎汤代水。

三复：咳嗽虽缓，而夜分仍作，喉间微闻痰声，今晨鼻中吸出紫红色涕，多梦纷纭，时汗出，脉数如故。上焦之热尚未清肃，明日即交春令，天暖如暮春，深恐咯血复发，与以甘寒凉润。

鲜竹沥一两分两次冲、川贝母三钱、炙知母三钱、活水芦根一两、真滁菊三钱、石决明杵五钱、白茅根一两、元参心三钱、左牡蛎杵五钱、竹卷心卅片、鲜藕汁一酒杯冲。（清·凌淦《退庵医案·卷四》）

咯吐血痰　真儒桂姓者。过饮醇醪，湿热伤于肺胃之络，以致火载血溢，吐咯红痰。宜戒辛热厚味、火酒等物，佐以滋养真阴之剂。

黑元参、百部、知母、山栀子、湖丹、冬瓜子、小蓟、枳椇子、穞豆衣、茅根。（清·王应震《王应震要诀·云间程氏绍南先生医案》）

左，脉平顺无恙，右脉略觉燥动，素多胃热，可征偶然痰嗽见血，胃火触动肺金也。不宜作阴虚阳亢虚损调理。

麦冬、花粉、川贝、栀子、甘草、丹皮、瓜蒌、葛根、荆芥、石膏、熟地。（清·王应震《王应震要诀·诊视脉案方法》）

陈，左，二十四岁。失情积劳，积郁气逆。咳血咳痰，面色萎黄。舌质薄白。气分似有湿热。治法非宜滋补。

瓦楞子、橘红、白前、苡仁、绵茵、陈苏子、桑叶、冬瓜子、白杏仁、茯神、贝母、竹茹。（清·金有恒《金氏门诊方案》）

陈，右。久咳根蒂不除，去秋燥气犯肺，咳而失血，金水由此而亏，连绵内热，肉脱形瘦，脉细数而促。理宜壮水救阴，清金保肺。然舌淡少华，中气薄弱，稠腻之药，不能多进。症入劳损之途，不能许治。勉拟《金匮》麦门冬方，备质高明。

人参须另煎，冲四分、云茯苓四钱、桑白皮二钱炙、甜杏仁三钱、川贝母二钱、麦冬炒，去心三钱、生甘草三分、地骨皮二钱炒、白粳米一把煎汤代水、枇杷叶去毛四片。

二诊：用《金匮》麦门冬汤，咳嗽稍减，然清晨依然咳甚。脉细弦数。盖寅卯属木，金病而遇木旺之时，病势胜矣。药既应手，未便更章。

人参须五分冲、生甘草五分、茯苓三钱、淡芩炒一钱五分、地骨皮二钱、法半夏一钱五分、川贝炒一钱五分、桑白皮二钱、知母炒一钱五分、枇杷叶去四片、肺露一两冲。

三诊：神情稍振，胃亦渐起。然咳嗽仍然未定，甚则哕恶欲呕，上午清晨为甚，辰巳之交，往来寒热。脉细数，舌红苔黄。还是肝肾阴虚，气难摄纳，自下及上，阴阳不能和协。虽略转机，不足为恃。

人参须一钱、生扁豆衣三钱、桑白皮二钱炙、蛤黛散三钱包、大麦冬去心三钱、霍石斛三钱、代赭石三钱、法半夏一钱五分、生甘草四分、地骨皮二钱、茯苓神各三钱。

粳米汤代水。（清·张乃修《张聿青医案·卷四》）

庚寅冬，余客济南，杨君景澄病咳嗽吐红，医用地榆、归尾、前胡、橘红等药治之，旬有余日，转重转剧，来延余诊。切其脉，濡而数，右尺独疾，舌跟有紧贴黄色薄苔，明是大肠火逆，上灼肺金，咳伤血膜，血随痰出。遂宗朱丹溪法，用三黄泻心汤加味，数剂，吐红止，咳嗽平，

后又减三黄加参芪，调理而愈。（清·陈廷儒《诊余举隅录·卷上》）

林。干呛无痰而咯血，肺燥也，肾亏也，金水两伤，劳损之根。亟宜谨调。

大生地、麦冬、黑栀、枇杷叶、桑皮、川贝、韭汁炙大黄、沙参、瓜蒌皮、丹皮、藕汁。

张。嗜酒伤肺胃，热沸腾致咯血咳嗽。姑先清降。

鲜生地、蒌皮、海浮石、川贝母、黑栀、陈皮、旱莲草、知母、丹皮。（清·方仁渊《倚云轩医话医案集·倚云轩医案》）

久咳见血、音喑咽痛，乍有寒热，此风寒久伏，伤肺成劳。拟钱氏补肺法，声出则佳。阿胶、杏仁、马兜铃、牛蒡、薏仁、贝母、糯米。又膏方：阿胶、贝母、甘草、橘红、杏仁、苏子、米糖、白蜜、姜汁、紫菀、木通、梨汁、桔梗、牛膝、萝卜汁、茯苓。

诒按：此正虚邪实之证，用药能两面兼顾，尚称稳适。（清·柳宝诒《静香楼医案·上卷》）

阴虚咳血，四阴煎之注脚。（清·柳宝诒《柳选四家医案·评选柳宝诒医论医案·医论》）

郭。经阻经年，曾咯血，继又往来寒热，咳窒，神疲纳少，将半载，渐入虚途，未可泛视。

银柴胡、南沙参、川断肉、料豆衣、赤芍、归身、川贝、沙苑子、稻根须、川石斛、生蛤壳、茯苓。（清·曹元恒《曹沧洲医案·上卷》）

二少女梅英秋月患感冒，身热恶风，咳嗽咯血，两目痛，眦正赤，望之唯见血而不见白，苔黄。初以为厥阳风火上升也，用羚羊角、板蓝、生地黄、夏枯草、杏仁、桑、菊、枝、芩等味，以大清肝胆之火，不效。及细审脉象，病在右手关，其殆《内经》所谓岁木不及，燥气流行，目赤痛、眦疡症耶？况时值深秋，西风大作，寒热咳嗽，又的是手太阴见症，遂决为燥伤肺络，肺中之血不得循清肃之令而下降，遂逆激而上溢于清窍。然病情虽得，苦无成方，唯防风通圣散尚可酌用。盖通圣散本治风火郁于头目之间，气血俱病，大开大阖，最合《素问》“火郁发之”之义。但彼治风火，此治燥气，不无稍异，故不得不略为加减耳风火、燥火、湿火、阴火，病源不同，治法各异，其理略论。列于杨庆秀燥伤肺络治验案。方用麻黄一钱、生草八分、生石膏二钱、杏仁钱半、霜莱菔一钱，此数味为治燥之主药，故分两较取；当归四分、川芎二分、大黄七分、朴硝七分、白芍八分、生枝七分、小生地八分，切极薄片，此数味为入络逐血痹、清火之用，因病在至高之处，故分两较轻；薄荷八分、菊花一钱、防风一钱、桔梗一钱，此数味能治头目之病，载诸药以上行，故分两须轻。去白术，以非咳嗽所宜；去荆芥、连翘、黄芩，以宜于风火而不宜于燥气；加杏仁、霜莱菔，以能止嗽利气也。然此散最用意在白术一味，取其横守中焦，令防风、桔梗等味，载硝、黄、枝、芩而上达头目，不至下走肠胃，今去此味，恐失此方梢意人言此方治表里俱病，实误认硝、黄为涤荡肠内之用，且未解用白术之精愈。喻嘉言先生《寓意草》中用为两解表里法，必去白术，询知言也。遂命轻煎数沸，于饭后频频细呷，则药力亦能上达矣。服二剂，目血顿散，寒热退而嗽亦渐痊。唯目眦微觉痒疼，恐成眦疡，俗名烂眼沿风，再用鲜菊叶十片、鲜桑叶一钱、生石膏一钱、霜莱菔一钱、白桔梗一钱、西麻黄六分、白通草一钱、草决明八分作引；再用桑、菊、薄荷、银花、甘草等味煎汤，不时熏洗，数日寻愈。习见吾乡医者每遇血溢症，不问病源，即恣用冬、地、玄参、阿胶等滋阴凉血，致成痼疾者不知凡几。此症最近厥阳风火上升，使非详求病情，熟参《经》旨，匙不致误。录之以备燥伤头目，气血两解之门法。（清·陈葆善《燥气总论·湫漻斋燥气验案》）

赵某。咳血音嘶已久，木击金伤，肺痿已成，生气残矣。

方用北沙参、竹茹、毛燕、冬瓜子、丹皮、枇杷叶、知母、杏仁、藕节、白芨。（清·沈祖复《医验随笔》）

程。咳血淹缠，血止仍咳，脉息濡细，治以和降。

北沙参、淡秋石、炒丹参、川石斛、生白芍、橘红、冬虫夏草、淮牛膝、陈阿胶、粉蛤壳、白茯苓、枇杷叶。

杭，某。肝肺升降不调，肝为损则头眩，肺失降则咳血，渐至头风作痛，气怯，带下，腰节酸楚，上实下虚，脉息濡细左弦，拟以清降。

西洋参、仙鹤草、旋覆花、生白芍、白石英、杭菊花、白木耳、番降香、炒苏子、旱莲草、广陈皮、石决明。

西塘，江。连年咯血，近发又甚。遂至咳嗽绵延，气怯少痰，脘胀腹肿，有时溏稀，属肝气不调，郁火则为刑金，气壅则为侮脾犯胃。奇经亦失禀，丽月亦愆期，脉象细弦。治以和养，藉以气调火熄，诸恙冀其就轻。

旋覆花、北沙参元米炒、炒丹参、炙款冬、沙苑子、橘红、白木耳、细香附、冬虫夏草、番降香、生白芍、川杜仲、茯苓。（清·陈秉钧《莲舫秘旨·血症》）

咯血复发，肝脾为伤，属虚多邪少，治以清降。

番降香、旱莲草、参三七、光杏仁、炙苏子、川石斛、炙桑皮、生白芍、新会络、炒淮膝、白茯苓、炒藕节、炒丹参、丝瓜络、枇杷叶。（清·陈秉钧《陈莲舫医案秘钞·下编》）

安昌，庞。

肝阳烁肺，咳痰带红，脉弦数，舌色透明，便血，防损。二月初十日：

霜桑叶三钱，光杏仁三钱，焦山栀三钱，粉丹皮二钱，驴胶钱半炒，生石决明六钱，川贝钱半，生米仁四钱，山茶花钱半，银花炭二钱，橘络钱半。

清煎，四帖。

又　痰红较差，脉弦劲，呛咳不已，咽痛已减。宜清肺化痰。二月二十日：

生地四钱，生石决明六钱，川石斛三钱，驴胶钱半炒，杏仁三钱，川贝二钱，生白芍钱半，鸡子黄一枚，元参二钱，侧柏炭三钱，女贞子三钱。

清煎。五帖。

又。咳嗽仍属带红，脉劲数，肝阳上升。宜清降为主。三月初七日：

生地四钱，桑叶三钱，侧柏炭三钱，小苏草二钱，光杏仁三钱，生石决明六钱，天冬二钱，茜根三钱，元参三钱，焦山栀三钱，橘红钱半，茅根一两煎汤。五帖。

史介先评注：《内经》云，阳络伤则血外溢，阴络伤则血内溢。谅以怒劳动肝，暗耗营阴，肺与大肠均受其戕，而逼血妄行，久延愈剧。前后三方，佥以柔肝肃肺，清热育阴，深合病机，故多奏效。

陡兴，王妇。

肝气作痛，脉弦，经闭，咳痰带红，损怯已成，非轻藐之证。

六月初九日：

紫菀钱半，广橘红钱半，左金丸八分，白石英三钱，光杏仁三钱，川贝三钱，降香七分，绿葶梅钱半，生牡蛎四钱，茜草钱半，泽兰钱半，藕节三个。四帖。

史介先评注：左升属肝，右降属肺，兹以胃惫而肝阳横逆无制，肺失下降之权，以致咳血经闭，此方是泄肝降气，和血通络之意。

安昌，王。

阴虚内热，便结，脉细数，精关不固，咳痰带红。宜存阴为主。六月廿七日：

遍金钗三钱，焦栀子三钱，光杏仁三钱，茜根钱半，川贝二钱，侧柏炭三钱，知母钱半炒，小蓟草三钱，生地四钱，柏子仁三钱，广橘络钱半，鲜荷叶一角。四帖。

史介先评注：夏月藏阴，冬月藏阳，兹际夏令，适逢液亏之体，而阳不潜伏，升则血溢，降则遗精。此方滋阴清热，和血肃肺，治法极佳。

安昌，胡。

咳血气促，脉弦数，舌微黄，寒热交作，此木火刑肺。宜清少阳为主。

霜桑叶三钱，杜栝蒌皮钱半，小蓟草三钱，淮牛膝三钱，生石决明六钱，川贝二钱，淡竹叶钱半，白薇三钱，焦栀子三钱，茜草根二钱，橘络钱半。

清煎，三帖。

又　血已除，咳嗽气促不已，脉数，舌黄，肝火犹炽。宜清降为妥。十二月初二日：

紫菀钱半，桑叶三钱，白前钱半，女贞子三钱，天冬二钱，生石决明六钱，川贝二钱，谷芽四钱，遍金钗三钱，光杏仁三钱，淡秋石八分。

清煎，四帖。

史介先评注：阳明脉络日衰则发冷，阴亏而阳不潜藏则发热，总之，肝阳横逆而血上溢，故初方以柔肝肃肺，降气凉血而获效。次方于清降之中，参用养胃，立法秩序井然。

安昌，徐。

遭忿动肝，气冲咳血，脉弦细，舌微黄。姑宜清降消痰。三月初七日：

苏子钱半，焦山栀三钱，茜根三钱，紫菀钱半，川贝二钱，橘络钱半，光杏仁三钱，天冬二钱，降香七分，白薇二钱，小蓟草三钱，清煎。五帖。

史介先评注：嗔怒动及肝阳，血随气逆，此方宗缪仲醇气为血帅之意，确是对证良剂。

张溇，俞。

咳血未除，脉数，右关弦，胸闷，舌微黄。宜清降消痰。

杜栝蒌皮钱半，淡竹叶钱半，焦栀子三钱，赤芍钱半，京川贝二钱，广橘络钱半，光杏仁三钱，参三七一钱，小蓟草三钱，白前钱半，紫菀钱半。

清煎，四帖。

史介先评注：胃热冲肺，逼血上溢，诚以胃脘当心，是肝经交络所过之处。兹因肝胃郁热冲肺，而觉脘闷，治以清肺和络，凉血消瘀，用药颇为稳妥。（清·邵兰荪《邵兰荪医案·卷二》）

肺劳咳血，脉细数，苔黄，腹痛便结，胃钝背寒，究非轻藐之症。

瓜蒌子三钱杵、小苏草三钱、炒栀子三钱、茜根三钱、薤白一钱五分、川贝一钱五分不杵、广郁金三钱、海浮石三钱、光杏仁三钱、紫菀一钱五分、白前一钱五分。

引：藕节三个。（清·邵兰生《邵氏医案》）

咯血屡发，甚于春分。显系阴失固守，阳失潜藏。当春厥阴司令，客气又属少阳，厥阴少阳同司相火，二火升腾，辛金未免受克，此咯血所由成也。但诊脉细弦，右寸关独见弦大。舌边尖色绛，中苔腻黄，面色滞而不开。右胸时觉胀闷，知饥纳食不调。此肝肾之真阴不足，而肺胃之痰热未清。虚在下而实在上，图治甚难。古人谓：二虚一实，先治其实，因去邪即所以扶正也。据愚见，清理肺胃主治，俾养金即所以制木，和土即所以安木。火不妄动而血自安宁，何患红痰之不止哉？虽然，病经一载，翻覆再三，有形之精血受伤，药饵恐难奏效耳。附方，候高明裁之。

霍山石斛、北沙参、瓜蒌仁、川贝、冰糖、石膏、黛蛤散、辰茯神、竹叶、鲜青菊花、紫石英、冬桑叶、橘红元米炒、鲜枇杷叶、马兜铃、甜杏仁。（清·佚名《爱月庐医案·吐血》）

河间裘幻因，年二十八岁，聪敏善书，寓天津。患咳嗽吐血，且咯吐甚多，气分太虚，喘息追促，上焦烦热，其脉大而无力，右部尤甚，盖血脱而气亦将脱也。急用吐衄门保元寒降汤（生山药一两、野台参五钱、生赭石八钱、知母六钱、大生地六钱、生杭芍四钱、牛蒡子四钱、三七二钱，主治吐血过多，气血虚甚，喘促咳逆，血脱而气亦将脱。其脉上盛下虚，上焦兼烦热者。编者注），加青竹茹、麦门冬各三钱。一剂血止。至第二剂，将台参五钱易为西洋参一钱，服之而愈。（民国·张锡纯《医学衷中参西录·宗弟相臣来函》）

乔邦平，年三十余，天津河东永和甡木厂分号经理，得咳吐痰血病。

病因：前因偶受肺风，服药失宜，遂患咳嗽，咳嗽日久，继患咳血。

证候：咳嗽已近一年，服药转寖加剧，继则痰中带血，又继则间有呕血之时，然犹不至于倾吐。其心中时常发热，大便时常燥结，幸食欲犹佳，身形不至羸弱，其脉左部近和平，右部寸关俱有滑实之象。

诊断：证脉合参，知系从前外感之热久留肺胃，金畏火刑，因热久而肺金受伤，是以咳嗽；至于胃腑久为热铄，致胃壁之膜腐烂连及血管，是以呕血；至其大便恒燥结者，因其热下输肠中，且因胃气因热上逆失其传送之职也。治此证者，当以清肺胃之热为主，而以养肺降胃之药辅之。

处方：生石膏二两细末、粉甘草六钱细末、镜面朱砂细末二钱，共和匀，每服一钱五分。又方：生怀山药一两、生赫石轧细八钱、天冬六钱、玄参五钱、沙参五钱、天花粉五钱、生杭芍四钱、甘草钱半、广三七轧细二钱；共药十二味，将前十一味煎汤送服三七一钱，至煎渣再服时，再送服一钱。每日午前十点钟服散药一次，临睡时再服一次，汤药则晚服头煎，翌晨服次煎。

效果：服药三日，咳血吐血皆愈。仍然咳嗽，遂即原方去沙参加生百合五钱、米壳钱半，又服四剂，咳嗽亦愈，已不发热，大便已不燥结。俾将散药惟头午服一次，又将汤药中赭石减半，再服数剂以善后。（民国·张锡纯《医学衷中参西录·虚劳喘嗽门》）

风燥郁肺，阳络损伤，始而咽痛，继则咳嗽痰红。肺为娇脏，宜轻清彻其燥邪。

冬桑叶三钱、轻马勃五分、广橘络一钱、白茅花一钱五分、牡丹皮三钱、侧柏炭三钱、瓜蒌皮三钱、光杏仁三钱、山茶花一钱五分、生竹茹三钱、鲜枇杷叶去毛，包五钱、象贝母三钱。（民国·丁泽周《诊方辑要·内科》）

病者：淦祖照，年二十余岁，耕种为业，住廖坊区。

病名：温病咯血。

原因：温邪劫伤肺络，咯血已经半月，后因初夏劳力，病乃愈甚。

证候：不时咯血，甚则呕血，身热脘痞。

诊断：舌边尖红，苔薄白，脉浮数微弦，此由邪伤肺络，肺气失于清肃，致阳络伤，血从上溢也。劳力病甚者，有所用力，则气血之行疾，而上涌愈甚也。及失血过多，则虚而生热，是以又有身热脘痞之症也。

疗法：以桑叶、白茅花、苡仁畅肺分之气，百草霜、黑姜、紫菀理肺分之血，皆有宁络之功，生地、芝麻、西参、阿胶补络损以平虚热。

处方：白茅花钱半、冬桑叶钱半、生苡仁三钱、百草霜一钱、黑炮姜二分、鲜生地三钱、黑芝麻钱半、毛西参一钱二分、陈阿胶一钱二分、紫菀钱半。

效果：四剂热退血少。于前方去炮姜、桑叶，加生白芍，又六剂而血止，仍于方内去白茅花、百草霜，加藿斛、杞子各一钱，调理而痊。（民国·何炳元《全国名医验案类编·初集四时六淫病案》）

咳血有年，近加音哑，内热是邪热逼肺，肺气大伤也。

元参三钱、象贝三钱、生山栀三钱、生石膏七钱、鲜薄荷一钱、桔梗一钱、射干一钱、知母钱半、竹茹钱半、全蝉衣一钱、镑犀尖五分、淡芩钱半。

久咳见血，本属极易之事，盖咳则诸络皆震，肺络受伤，则血溢于上。左脉弦数，咳血所忌者，有木火刑金之势。

炙紫菀、丹皮炭、血余炭、丝瓜络炭、光甜杏、海蛤壳、海浮石、冬瓜子、炒黑竹茹。

另：上三七五分、飞青黛四分、黑山栀三钱、烧秋石一钱、广郁金一钱、茅花灰一钱，六味为末，用陈阿胶烊化为丸。（民国·汪培荪《汪艺香先生医案》）

张君。年四十余岁。咳嗽咯血，痰浓色绿，午后发热三十七度六七，心跳，气短，睡眠盗汗，饮食无味，是乃二期肺结核症，但已年过四旬，如能善加调摄，或可幸痊。

炙百部、白前各钱半，炙紫菀钱半，炙百合三钱，大小蓟炭各三钱，鲜大生地各三钱，白茅根四钱，仙鹤草三钱，阿胶珠四钱，东白薇二钱，糯稻根三钱，浮小麦八钱，佩兰叶二钱，香稻芽五钱，花旗参钱半，焦远志三钱，化橘红一钱，苦桔梗钱半，玫瑰花、代代花各钱半，黛蛤散三钱、海浮石三钱同布包，半夏曲二钱，枇杷叶二钱去毛同布包。

二诊：前方连服三剂，咯血已止，咳嗽不多，午后热亦略降，饮食稍增，精神较好。

炙百部钱半，炙百合三钱，炙白前、紫菀各钱半，南北沙参各二钱，川象贝母各二钱，地骨皮二钱，生鳖甲五钱，东白薇二钱，糯稻根三钱，鲜生地茅根各五钱，海浮石三钱、黛蛤散三钱同布包，半夏曲二钱，枇杷叶二钱去毛同布包，生龙齿、牡蛎各五钱同布包，浮小麦八钱，生内金三钱，香稻芽五钱，柏子仁三钱，焦远志三钱，花旗参钱半。

三诊：热降，咳减，痰稀，汗止，均为佳象，拟用丸方除根。

冬虫夏草五钱、肥玉竹一两、生龙齿一钱、白前五钱、西瓜子仁一两、冬瓜子一两、生牡蛎一两、紫菀五钱、米炒天冬一两、陈阿胶一两、燕菜根五钱、百部五钱、南北沙参各一两、川贝母一两、生鳖甲一两、百合一两、清制半夏一两、黛蛤散一两、海浮石一两、茅根一两、原皮洋参一两焦、焦远志一两、真獭肝一两、生地一两、土炒于术一两、白杏仁一两、化橘红五钱、炙草五钱。

上药共研细末，炼蜜丸如小梧桐子大，每口早晚各服三钱，白开水送。（祝谌予《施今墨医案·第一章传染系》）

廖迪凡，年少好饮，两月吐红一次，渐又嗽血痰多，脉象弦数，右手更洪，症属酒家湿热，蕴酿胃中，继传及肺，清肃受伤之候也。首与清肺祛痰而咳嗽有减，继进清胃醒酒而吐红渐除。迭投三四十帖，尚未收全绩。可知蕴热之深，已非一朝一夕之故，非戒饮断房，欲扫除痼疾实难也。（民国·邹亦仲《邹亦仲医案新编·吐血有期症》）

顾，小南门，九月初八日。右胠闷痛，气冲喉痒而咳，旧曾失红，日来咳亦见红，脉弦数。徜裂痕扩大，咯血必多，速以清络肃肺可也。

甜三七六分，生苡仁三钱，丝瓜络三钱，金钗斛二钱，丹参二钱，冬桑叶二钱，炒蒲黄钱半，紫菀钱半，海蛤粉三钱，粉丹皮炒钱半，炒茜根一钱二分。

二诊：九月十一日。右胠闷痛，气冲咳呛皆已见愈，惟略血略多，脉濡滑芤数。肺络内伤未固，仍以清肃润降。

仙鹤草二钱，生苡仁三钱，炒小蓟钱半，粉丹皮炒钱半，甜三七六分，炒蒲黄钱半，淮牛膝炒炭钱半，丝瓜络三钱，海蛤粉三钱，炒茜根一钱二分，旱莲草三钱，藕节四钱。

三诊：九月十六日。咯血获愈，脉亦安静，气冲咳呛，右胠闷痛拘急向瘳。但咯血一发再发，体气已弱，务宜保摄自修，庶几有劣。

海蛤粉三钱，野料豆三钱，丝瓜络三钱，生苡仁三钱，旱莲草三钱，北沙参二钱，丹参二钱，玫瑰花两朵，女贞子三钱，茯苓三钱，金钗斛二钱，藕节四钱。

何，三马路。咳呛咯血，盈口而出，脑宇气闷，右胠引痛，腰俞作酸，脉濡弦带数。速以清络保肺可也。

仙鹤草三钱、丹参二钱、淮牛膝炒二钱、旱莲草三钱、丝瓜络三钱、玉苏子二钱、炒茜根钱半、参三七一钱、藕节五钱、炒小蓟二钱、炒续断二钱。

二诊：咯血已弭，咳呛未罢，声欠清扬，胸闷，右胠引痛，腰俞作酸，脉濡弦稍数。仍以清络保肺，参以强肾，但须慎摄为妙。

仙鹤草三钱、炒续断二钱、潼沙苑三钱、旱莲草二钱、海蛤粉包三钱、紫菀钱半、冬青子三钱、金钗斛二钱、藕节四钱、野料豆三钱、木蝴蝶四分、琼玉膏冲四钱。

黄，右，杨家坟山，八月十九日。肝火升逆，迫动肺络，咳呛痰中带红，或盈口而出，胸痛背胀，喉痒不爽，脉弦。治以清络保肺，以防涌吐。

仙鹤草二钱、丹参二钱、丝瓜络三钱、玉苏子二钱、炒茜根钱半、炒蒲黄钱半、生苡仁三钱、杏仁三钱、炒小蓟钱半、粉丹皮钱半、甜三七六分、藕节四钱。

二诊：八月廿三日。咳血痰红已弭，咳呛减轻未休，胸宇仍稍隐痛，肝火升逆见平，肺气仍失肃降，脉濡弦。仍以清络保肺。

霜桑叶二钱、生苡仁三钱、炒蒲黄钱半、杏仁去皮尖二钱、粉丹皮炒钱半、茯苓三钱、玉苏子二钱、丹参二钱、丝瓜络三钱、川贝母去心钱半、紫菀钱半、玫瑰花两朵。

三诊：八月晦。胸宇气闷隐痛，咳嗽痰黄而厚，前曾失血，燥气未清，肺气失肃，肝火素盛，脉濡弦。仍以清肃润降可也。

桑白皮炙钱半、马兜铃炙一钱二分、茯苓三钱、川贝母去心钱半、射干一钱二分、玉苏子二钱、紫菀钱半、白前钱半、生苡仁三钱、杏仁去皮尖三钱、枇杷叶去毛布包三钱。

四诊：九月初八日。咳嗽已减，痰黄转白，胸膺仍稍有隐痛，肝火肺燥已渐平静，惟络气未尽肃降，更以轻剂宣和可也。

桑白皮炙钱半、生苡仁三钱、茯苓三钱、绿萼梅八分、瓜蒌衣二钱、射干一钱、橘络八分、金沸草二钱、紫菀钱半、川贝母去心钱半、杏仁去皮尖三钱、枇杷叶去毛布包三钱。

五诊：九月十八日。肝火肺燥皆已平静，咳嗽胸膺隐痛皆愈，脉亦缓和。再以肃肺柔肝舒络，为调理之计。

金钗斛二钱、女贞子三钱、橘络八分、紫菀钱半、茯苓三钱、霜桑叶二钱、生苡仁三钱、玫瑰花两朵、野料豆三钱、杏仁去皮尖三钱、川贝母去心一钱二分。

金，右，太平桥。肺象空悬，喉即肺系，苦气上逆，变动为咳。咳呛痰红，喉痒弗爽。日前经水适来，稍有怫意，咯血数口，脉濡滑而弦。治以清络保肺可也。

海蛤粉、金钗斛、炒茜根、炒小蓟、白药子、凌霄花、丝瓜络、生苡仁、霜桑叶、粉丹皮、紫菀、山茶花。

二诊：咯血痰红已弭，喉痒咳呛较爽，日前曾觉头眩，日来腹痛便泻。虽由来复被受寒，然饮食亦难免失调，今晨以来，泻已见止，腹痛亦瘥，脉濡滑，经来适断，往常五日，今止三日。清络保肺，参以和中可也。

海蛤粉、金钗斛、生苡仁、白扁豆、炒茜根、茯苓、泽兰、紫菀、橘络、炒谷芽、荷叶。

李，苏州荆竹岭，八月廿七日。胃气上逆失降，与肺相迫，伤及肺络。咯血盈口而出，喉鸣有声，胸膺闷痛，纳食则脘闷且胀，脉弦。治以降气平胃，以宁肺金。

玉苏子二钱、旋复花布包二钱、炒蒲黄钱半、茯苓三钱、降香一钱、仙鹤草二钱、炒茜根二钱、生苡仁三钱、代赭石二钱、粉丹皮炒钱半、甜三七六分。

二诊：九月初十日。咯血已弭，胸膺仍稍觉痛，日来微有咳嗽，肺胃二气相迫未和，照述仍拟肃肺一法。

玉苏子二钱、茯苓三钱、丝瓜络三钱、甜三七六分、降香八分、冬桑叶三钱、生苡仁三钱、紫菀钱半、粉丹皮炒钱半、杏仁去皮尖三钱、炒蒲黄钱半、旋复花布包二钱。

肾者主蛰，封藏之本，精之处也。肛旁患漏，精血暗耗，肾气不衡，关键不固，常有梦遗。肾阴虚于下，肝阳浮于上，近忽咯血坌涌，气冲呛逆激烈，脉数而弦，是为内损。药饵补益，恐沟浍之盈，保身摄养，庶几有裨。

牡蛎、龙骨、龟版、金斛、水中金、熟地炭、淮牛膝炒、合欢皮、血余炭、金樱膏冲、陈阿胶炖冲、伽楠香剉研末，另以开水送服。

体元素弱，精未充盛就泄，加以博奕劳神，酒色耗真，即秉真实有余之躯，亦不足以供其内夺，况患咯血咳嗽，藏真亏不能复，脑力薄弱，囟门空虚，易触外风。脉至虚弱小数，亏极而未入损；务宜养心保身，持满御神，求大药于草木根荄之外，庶几有豸。

生牡蛎、金钗斛、野茯神、野料豆、女贞子、淮山药、北条参、苏芡实、枳椇子、款冬花、淮小麦。

屠，右，望平街，八月廿七日。膹郁气逆，咳呛咯血，胸膺闷痛，头痛且眩，腰酸，深吸气亦觉不舒，脉弦。治以舒络宣郁可也。

仙鹤草三钱、丝瓜络三钱、杏仁去皮尖三钱、炒小蓟钱半、炒蒲黄钱半、丹参二钱、紫菀钱半、玫瑰花两朵、炒茜根钱半、粉丹皮炒钱半、川郁金钱半。

二诊：八月晦。咳呛咯血已愈，胸膺尚有未舒，腰酸头眩，经水适来，脉濡而弦。再以养血调荣，兼以舒络宣郁。

丹参二钱、炒续断二钱、新绛一钱二分、泽兰三钱、橘络八分、茯苓二钱、玫瑰花两朵、炒茜根钱半、杏仁去皮尖三钱、粉丹皮炒钱半。

王，北京路，四月一日。咳呛咯血，盈口而出，胸膺闷痛，喉系鸣响，脉弦数不静。仍有忿涌之虑，速用三要法。

仙鹤草三钱、玉苏子二钱、丝瓜络三钱、旱莲草三钱、降香八分、淮牛膝炒三钱、炒茜根钱半、丹参二钱、生苡仁四钱炒、大蓟二钱、参三七八分、藕节五钱。

二诊：四月三日。咯血稍瘥，痰红未净，咳呛胸膺痛闷，午后形寒身热，脉弦数而濡。仍以清络保肺，尚须慎摄为妙。

仙鹤草三钱、霜桑叶二钱、茯苓三钱、炒茜根钱半、粉丹皮钱半、玉苏子二钱、丹参二钱、丝瓜络三钱、炒小蓟钱半、生苡仁四钱、参三七八分、藕节五钱。

王，康脑脱路，四月廿一日。咯血盈口而出，喉系鸣响，咳呛深吸则觉隐痛，脉芤数而弦。速以清络保肺。

仙鹤草三钱、丹参二钱、丝瓜络三钱、旱莲草三钱、淡秋石钱半、海蛤粉包三钱、炒茜根钱半、参三七八分、炒蒲黄钱半、炒小蓟三钱、淮牛膝炒炭二钱、藕节五钱。

二诊：四月廿三日。咯血较愈，咳呛仍剧，咳痰带有紫黑血少许，脉弦濡。仍以清络保肺可也。

仙鹤草三钱，生苡仁四钱，紫菀钱半、炒茜根钱半、野料豆三钱、款冬花炙钱半、海蛤粉包三钱、冬青子三钱、藕节四钱、金钗斛三钱、丹参二钱、琼玉青冲四钱。

三诊：四月廿七日。咯血获止，惟咳呛未已，脉濡滑而弦，背俞稍有畏寒，仍以清络保肺可也。

仙鹤草三钱、生苡仁四钱、蒸百部八分、炒茜根三钱、玉苏子二钱、款冬花钱半、海蛤粉包三钱、杏仁去皮尖三钱、藕节五钱、金钗斛三钱、紫菀钱半、琼玉膏冲四钱。

吴，大码头，三月六日。旧曾失血，春令阳升之候，咳呛咯血盈口而出，脉芤数而弦，夜不得眠，气逆息急。速以清络保肺，慎旃勿忽。

仙鹤草三钱、参三七八分、丹参二钱、旱莲草三钱、淡秋石钱半、丝瓜络三钱、炒茜根钱半、海蛤粉包三钱、茯苓三钱、炒大蓟二钱、金钗斛三钱、藕节五钱。

二诊：三月七日。咯血见愈，咳呛气急亦安，惟头仍眩，食入欲呕，夜不得眠，胃纳仍呆，照述再拟清络保肺，参以和胃。

仙鹤草三钱、旋复花布包二钱、海蛤粉包三钱、旱莲草三钱、代赭石三钱、金钗斛二钱、炒茜根钱半、玉苏子二钱、茯苓三钱、炒大蓟钱半、生苡仁三钱、藕节五钱。

张，大东门。小溲频数，肾亏液燥，阴少上承，喉间有痰弗爽，咯唾忽见血膜，胸膺左旁隐痛，脉濡滑而弦，向有头痛且眩。治以强肾清脑。

海蛤粉、金钗斛、旱莲草、冬青子、凌霄花、丝瓜络、炒茜根、炒小蓟、丹参、白药子、藕节、白茅花。

二诊：咯唾血膜已弭，胸膺左旁隐痛亦愈，惟小溲仍数，腰膜酸，头疼且眩，晨起腹泻便溏，脉弦。肾弱脑虚，仍守原意。

金钗斛、丝瓜络、白蒺藜、炒续断、益智仁、煨肉果、赤石脂、淮山药、凌霄花、炒白芍、十大功劳、白茅花。

张，右，乔家路。肺为娇脏，苦气上逆，咳呛日久，日前痰中带红，日来则盈口而出，胸宇闷痛，喉系弗爽，脉芤数而弦。以清络保肺，证属肺劳，治慎旃切切。

仙鹤草、旱莲草、炒茜根、炒小蓟、丝瓜络、丹参、海蛤粉包、金钗斛、霜桑叶、粉丹皮炒、香白薇炒、藕节、琼玉膏冲。

二诊：咯血已少，色紫浓厚，胸宇闷痛见痊，气冲咳呛未已，脉弦数较静。仍以清络保肺可也。

海蛤粉包、丝瓜络、金钗斛、炒茜根、炒小蓟、旱莲草、生薏苡仁、玉苏子、紫菀、丹参、藕节、山茶花、琼玉青冲。

三诊：咯血痰红减而未弭，偶或气冲欲咳，脉濡弦，日来冷食较多，兼感风凉，腹中乍痛，曾有喷嚏。守原意出入治之。

海蛤粉包、金钗斛、丝瓜络、生苡仁、炒茜根、炒小蓟、炒蒲黄、丹参、粉丹皮炒、绿萼梅、紫菀、茯苓、藕节。

四诊：咯血痰红获止，咳呛亦会，唯掌跖仍觉内热，经水适来，少腹痛，肠鸣便溏。再以调营，兼用舒肠。

香白薇炒、炒茜根、白扁豆、生苡仁、炒续断、茯苓、丹参、金钗斛、紫菀、煨肉果、罂粟壳、炒谷芽。

五诊：咯血痰红既愈，咳呛亦瘥，肠鸣已熄，便溏转实，惟一日尚有二三起，少腹微痛，经来将断未断，头痛且眩，腰疼胻酸，掌跖仍有内热，脉濡弦。再以保肺调荣，兼和肠胃。

香白薇炒、淮山药、金钗斛、炒续断、甘枸杞炒、绿萼梅、甘菊花、丹参、茯苓、橘络、炒谷芽、罂粟壳。

左。咯血屡屡，阴血既亏，龙雷之火时动，是以血至自觉热升，若热降至关元，则又辄患滑泄矣。今诊脉数而弦，唇朱颧赤，阳主潜藏，咯血恐难遽静也。

左牡蛎、龟版、石决明、生地黄、粉丹皮、水中金、淮牛膝炒、女贞子、旱莲草、丹参、白龙骨、玄参、仙鹤草、川黄柏青盐一分化水炒。

左。咯血盈碗，喉鸣气冲，呛逆。气为血帅，血随气行，仿缪氏三要法，静摄为要。

旋复花包、代赭石、生苡仁、杏仁、炒丹皮、降香、大生地炒、炒蒲黄、旱莲草、秋石、仙鹤草。

左。咳血，侵晨为甚，脉数。金受火刑，而失清肃。所虑者，在咳不在血也。

杏仁、生苡仁、蒸百部、款冬花、紫菀、甘草、丹皮、马兜铃、降香、炒小蓟、仙鹤草。

左。咳血，胸膺隐痛，络伤肺气失利也。治宜肃降，防成劳怯。

参三七研冲、生苡仁、白前、丝瓜络、紫菀、丹皮、川郁金、桑白皮、杏仁去皮尖、瓜蒌皮、藕节。

左。劳力血伤在络，嗜饮，肺失清肃，咳血，背俞压胀，腰背酸楚。治以理劳和络，不必见血投凉。

丹参、炒蒲黄、丝瓜络、生苡仁、杏仁、丹皮炒、紫菀、川郁金、炒茜根、旋复花布包。

左。阴火刑金，咯血屡发，咳血日久不静，气逆喉鸣不爽，脉细弱且数。势恐入痨，以清阴保金应之。

生地黄、丹皮、叭杏仁去皮尖、南沙参、海蛤粉煅、野料豆、旱莲草、女贞子、生苡仁、马兜铃、瓜蒌壳、白前。

二诊：咯血已静，喉咙亦爽，脉来数象较退，惟暮夜侵晨犹咳，咽干。盖阴火未尽潜，肺金难复清肃之权也。仍以原法损益之。

南沙参、海蛤粉煅、霍石斛、生苡仁、穞豆衣、叭哒杏仁去皮尖、瓜蒌壳、款冬花炙、马兜铃、白前、冬青子。

左。火动络伤，咯血，血静背俞微胀，络血未和也。不必进补投凉。

丹参、杏仁、泽兰、丝瓜络、炒蒲黄、川郁金、川石斛、生苡仁、杏仁去皮尖、料豆衣、丹皮、橘络。（民国·王金杰《王仲奇医案·咯血》

右。咳嗽咯血，晡热盗汗，形瘦心悗，月事不行，乃干血劳病。

香白薇炒钱半、款冬花炙钱半、杭白芍炒钱半、海蛤粉布包三钱、紫菀钱半、金钗斛三钱、茜根炒一钱、野苓三钱、粉丹皮炒钱半、胶珠三钱、地骨皮炒二钱。

卓，闸北，九月十六日。肺络迸裂，咳呛咯血喉鸣，忿涌而出，血弭后气冲逆而咳甚，脉弦数。胸背尚舒，卧得转侧，及早摄养犹可补救，且以清肃润降可也。

海蛤粉包三钱、甘草炙八分、金钗斛二钱、生苡仁三钱、丝瓜络三钱、冬桑叶二钱、粉丹皮炒钱半、紫菀蒸钱半、款冬花炙钱半、杏仁去皮尖三钱、玫瑰花两朵、枇杷叶去毛布包三钱。

二诊：九月廿日。肺络迸裂，咳呛咯血，血弭后气冲逆而咳甚，右胠内痛，脉弦而数，然恐裂痕复裂，幸勿疏忽。仍以肃降、清络，保肺，尚须慎摄为要。

海蛤粉包三钱、杏仁去皮尖三钱、金钗斛二钱、生苡仁三钱、丝瓜络三钱、玉苏子二钱、马兜铃炙一钱二分、款冬花炙钱半、紫菀钱半、丹参二钱、玫瑰花两朵、琼玉膏分冲三钱。

三诊：九月廿四日。肺络裂痕较固，逆气略平，血弭已久，右胠痛减，气冲咳呛较安，弦数之脉稍见柔缓。仍以清络保肺，以期有当，然摄养则存乎其人耳。

海蛤粉包三钱、马兜铃炙一钱二分、金钗斛二钱、北沙参三钱、生苡仁三钱、冬瓜子三钱、女贞子三钱、野料豆三钱、款冬花炙钱半、丹参二钱、玫瑰花两朵、紫菀钱半。

四诊：九月廿九日。裂痕已密，气逆未平，右胠仍稍隐痛，气冲咳逆，动乃益甚，即《经》旨：肺苦气上逆，在变动为咳也。弦数之脉较前柔缓，然性刚善躁，究宜涵养自脩耳。

海蛤粉包三钱、杏仁去皮尖三钱、金钗斛二钱、生苡仁三钱、冬瓜子四钱、金沸草包二钱、马兜铃炙钱半、款冬花炙钱半、桑白皮炙钱半、玉苏子二钱、枇杷叶去毛布包三钱、紫菀钱半。(民国·王金杰《王仲奇医案·痨瘵》)

崔，左，初诊：咯血经久，时作时止，胸中气机室塞，痰滞交阻不化，胃咯受伤，治与和胃运中。

茜根炭三钱、佛手片一钱、丹皮炭一钱五分、广郁金一钱五分、江枳壳一钱五分、橘络白各一钱五分、光杏仁三钱、十灰丸四钱、扁豆衣三钱、云茯苓三钱、藕节炭一两。

二诊：咯血已止，胸痞略减，痰滞交阻，再投和胃运中。

茜根炭三钱、江枳壳一钱五分、橘白络各一钱五分、丹皮炭一钱五分、广郁金一钱五分、藕节炭一两、光杏仁三钱、茯苓三钱、十灰丸四钱、象贝母三钱、扁豆衣三钱、佛手片一钱。(民国·冯伯贤《上海名医医案选粹·郭柏良先生医案》)

李左，初诊：素嗜饮酒，湿热熏蒸肺胃，咳呛头昏，潮热，月初咯血，纳呆神疲，脉形细数，舌黄。治宜清肺健脾。

炙紫菀三钱、海蛤壳六钱、地骨皮四钱、冬瓜子四钱、远志肉一钱五分、制鳖甲四钱、银柴胡一钱、竹茹三钱、炙百部三钱、左秦艽二钱、青蒿梗二钱。

二诊：营卫不和，内热外寒，熏蒸肺胃，呛咳气急，脉形细弦，舌薄腻。治宜清金疏化。

川贝母三钱、炙款冬三钱、炒竹茹三钱、法半夏二钱、淡子芩二钱、冬瓜子四钱、前胡一钱五分、远志肉一钱五分、肥知母二钱、苏子叶二钱、海蛤壳六钱。

三诊：寒热气急未平，咳呛咯血，肺络受伤，脉细芤，舌薄黄。治宜清金化痰。

仙鹤草三钱、叭杏仁三钱、远志肉一钱五分、天花粉三钱、海蛤壳六钱、炙款冬三钱、炙紫菀三钱、半贝丸三钱、藕节炭五枚、淡竹茹二钱、丝瓜络三钱。

四诊：昨夜咳甚吐血，潮热气促，头昏，脉形细芤，舌薄。关系肺热络伤，治以清肺和络。

鲜生地四钱、仙鹤草三钱、远志肉一钱五分、蛤壳二钱、天花粉三钱、川贝母三钱、淡竹茹二钱、黄芩二钱、旱莲草二钱、炙紫菀三钱、冬瓜子四钱。

诸，左。初诊：肺苦气逆，络伤迸裂，吐血盈盆，头疼咳呛，左肋疼痛，脉细芤。治拟清肺和络。

旱莲草二钱，鲜生地四钱，广橘络一钱五分，十灰丸包六钱，仙鹤草三钱，茜草根四钱，蛤阿胶二钱，三七末八分，分二次冲，小蓟炭三钱，象贝母三钱，淡竹茹三钱。

二诊：咯血已少，头痛肋疼均止，咳呛腹痛，按脉细芤。肺部受创，治拟清肺养阴。

川象贝各三钱，仙鹤草三钱，蛤阿胶二钱，藕节炭二枚，叭杏仁三钱，小蓟炭三钱，丝瓜络三钱，十灰丸包四钱，炙款冬三钱，鲜生地四钱，茜草根三钱。

三诊：咯血已止，咳嗽腹痛，睡眠不安，脉来细弱，舌绛。肺胃失和，治拟清润。

叭杏仁三钱，大生地三钱，冬瓜子三钱，抱茯神三钱，北沙参三钱，黑玄参三钱，海蛤壳六钱，十灰丸包四钱，炒百合二钱，川贝母二钱，阿胶炭二钱，仙鹤草三钱。(民国·冯伯贤《上海名医医案选粹·朱鹤皋先生医案》)

崔，右。阴虚木郁，入夏暑湿之气伤肺，咳嗽见血，血止而咳不平。秋后而浮肿，动劳气促，力乏音低，形神日羸，谷食大减，小溲短滴不禁，呃逆无声，肢冷舌白，脉濡，两尺不应，肺脾肾三经大致，真阳欲离，胃从中竭，症在不治，勉设参附回阳，以尽人事，再延高明多裁。

人参、附子、法半夏、炙甘草、破故纸、茯苓、炮姜、白芍。

朱，左。水亏不能涵木，化气化火，上干肺胃，清肃不降，呛咳气逆，甚则作吐，气火冲激，营络不和，甚则咯红，少腹结瘕，攻逆作痛。拟肃肺和胃，兼以柔肝。

北沙参、杏仁、炙甘草、丹参、山药、合欢皮、半夏、橘红、紫菀、云茯苓、胡桃肉、竹茹。

二诊：五脏六腑皆令人咳，胃咳之状，咳而呕，呕甚则长虫出。数年来咳则呕吐痰水，肺胃之气已亏。叠进和中肃肺，脉息已静，苔腻黄已化，湿淡渐清，古法治嗽，必以胃药收功，拟用六君子加味。

参须、于术、半夏、炙甘草、煨姜、杏仁、合欢皮、橘红、竹茹、款冬花、胡桃肉、红枣。

三诊：进六君子汤扶脾助养胃土，咳嗽已减，吐蛔未止，有时气升作胀，中虚肝木来乘，仍用前法加减。

参须、于术、苏梗、甜杏仁、乌贼骨、煨姜、款冬花、淮山药、半夏、茯苓、炙甘草、红枣。

宋。肺肾两伤，呛咳咯血，血止而咳不宁，已将一载。脉虚涩数，势入损门。急为培土生金，兼治肾水。

北沙参、牡蛎、淮山药、甜杏仁、川贝母、麦冬、茯苓、橘红、金樱子、瓜蒌皮、料豆、女贞子、毛燕、枇杷叶。

柳，左。肝为藏血之经，肺司百脉之气。肾水不足，不能涵木，金虚不能制木，木扣金鸣，气升作呛，多言多动，而咳必增，甚则胁痛咯红，夫肝司约束，肾主蛰藏，下焦摄纳元权，直奔而上，由中逼肺，此呛咳之由。但咳则胁痛，肝络已伤，破绽之处，未能完固，咳则伤处震动，此咯血之由，然治肺无益，当摄纳肝肾，气得归窟，木不侮金，而呛自止。

熟地、牛膝、茯苓、于术、牡蛎、淮山药、金樱子、沙苑、当归、白芍、萸肉、炙甘草、莲子。

二诊：肝肾之脉，位处于下，为纳气藏精之所。下元不固，则藏纳失职，气不归窟。子病及母，故动则气升作呛，咳虽肺病，而致咳之由，不在肺也，前投贞元饮加味，似合机宜，宗原方进治。

熟地、百合、萸肉、党参、于术、当归、白芍、牛膝、炙草、沙苑、牡蛎、茯苓、金樱子、莲子。（吴中泰《孟河马培之医案论精要·第一篇》）

二、妇科

广东郑宝舟夫人，怀孕七月，发热，有汗不解，已经三候，咳嗽咯血，口渴引饮，舌苔黄腻。有乳生痈，块大如盘、外科数以药，痛不可忍。自觉胎气下迫，儿足将近产门，有下坠之势。急延余诊，脉来浮洪弦滑。此邪热为痰所遏抑，无从外泄，势必深入，耗气灼营，致生外疡。阳明痰热蕴结已著，痰火交煽，伤及胎元，胎必下坠。夫胎元全赖母气安和，豁痰清热，以泄外邪，治母病正以保胎，舍此别无良法。

遂用川石斛三钱、天花粉三钱、银花三钱、连翘钱半、生石膏八钱、生甘草五分、薄荷叶一钱、牛蒡子钱半、冬桑叶一钱、南沙参四钱、川贝母二钱、鲜竹沥四两、鲜芦根四两。

连进二剂，汗出热退，咳嗽咯血已止，乳痈痛减块消，胎气亦安。惟口干苔黄，溲赤便结，邪热外解，而痰火未清，销烁津液，宣布无权。照前方去牛蒡、薄荷，加甘蔗四两，接服二剂，乳痈结块全消，渴止苔退，溲清便通。

照前方去石膏、桑叶、银花、连翘、竹沥、芦根，加麦冬三钱、广皮五分，连服三剂而痊愈。（清·费伯雄《孟河费氏祖孙医案·费绳甫先生医案》）

三、儿科

段斋郎子四岁，病嗽，身热，吐痰，数日而咯血。医以桔梗汤及防己丸治之，不愈。其涎上攻，吐、喘不止。请钱氏，下褊银丸一大服，复以补肺汤、补肺散治之。或问：段氏子咯血肺虚，何以下之？钱曰：肺虽咯血，有热故也。久则虚萎。今涎上潮而吐，当下其涎，若使不吐涎，为甚便也。盖吐涎能虚，又生惊也。痰实上攻，亦能发搐，故依法只宜先下痰而后补脾肺，必涎止而吐愈，为顺治也。若先补其肺，为逆耳二此所谓识病之轻重，先后为治也（民国·张寿颐【笺正】：咯血未必皆是虚证，正以热痰上涌，降令不行，咳嗽频仍，震破络脉，那不血随痰咯？而或问止知为肺虚，可见以耳为目，亦是古今通病。仲阳所谓痰实上攻，亦能发搐，其症最多。即今之所谓急惊是也。仲阳识得“上攻”二字，可与今之西学家血冲脑经一层彼此参证矣。“则不甚便”一句费解，必有讹误。编者注）。（宋·钱乙《小儿药证直诀笺正·中卷》）

一儿，痰嗽有血。因积热未除，心火太盛，烧烁肺金，阳盛阴虚，有升无降，血随气上，越出上窍而然。宜清金平木，使脾无贼邪之患；滋液驱热，使肺得清化之源，无有不安者。

柴胡、白茯苓、陈皮、江枳壳、黑山栀、元参、天花粉、甘草、肥知母、麦门冬。（明·秦昌遇《幼科医验·卷下》）

一童时咳，痰中带血，此脾肺两家之火，又非本原之病可比。清咳汤主之。

陈皮、半夏、茯苓、知母、生地、桔梗、山栀、杏仁、阿胶、贝母、桑皮、甘草。

丸方：陈皮一两、白芍药一两、半黄连一两、知母四钱去毛，盐水炒、生地二两、萸肉一两半、玄参一两、地骨皮一两、丹皮一两、麦冬一两、贝母一两、山药一两炒黑、甘草三钱。

炼蜜为细丸，每服二钱，白汤空心送下，上下午更服一次，尤妙。（明·秦昌遇《医验大成·咯血章》）

巴雪坪兄子，隽堂世兄也。六岁。病咯血。间或鼻衄、内热、脉弦。予用六味地黄丸加龟版二两、犀角屑一两服之，一年血症不发。此先天真阴不足，虚火上干，宜重予补阴。若用知柏，恐伤胃气。犀角血肉之属，加入地黄丸，大能益阴清热，故效。（清·许豫和《橡村治验·杂记》）

第十三章　鼻　　衄

第一节　病　　名

衄者，鼻出血也。（隋·巢元方《诸病源候论·卷四》）

肝藏血，肺主气，开窍受于鼻。劳损脏腑，血气生热，血得热则流散妄行，随气发于鼻者，名为鼻衄。脏虚不复，劳热停积，故衄经久不瘥。（隋·巢元方《诸病源候论·卷二十九》）

小儿热盛者，热乘于血，血随气发，溢于鼻者，谓之鼻衄。凡人血虚受热，即血失其常度，发溢漫行，乃至发于七窍，谓之大衄也。（隋·巢元方《诸病源候论·卷四十八》）

鼻衄者，鼻中出血是也。（元·李仲南《永类钤方·卷第二》）

鼻衄者，是五脏积热所为也。（明·万全《片玉心书·卷之五》）

阴虚火动，气逆于肺，血随鼻出曰衄。（清·景日昣《嵩厓尊生全书·卷之六》）

鼻衄阴虚火动，气逆于肝，血随鼻出，不甚不足虑，甚而久者与吐血无异。（清·许克昌《外科证治全生集·卷二》）

血行清道，从鼻而出，古名曰衄。（清·叶桂《临证指南医案·卷八》）

第二节　病 因 病 机

太阳病，脉浮紧、无汗、发热、身疼痛，八九日不解，表证仍在，此当发其汗。服药已微除，其人发烦目瞑，剧者必衄，衄乃解。所以然者，阳气重故也。麻黄汤主之。（汉·张机《伤寒论·卷第三·辨太阳病脉证并治中第六》）

肺主气而开窍于鼻，肝藏血，血之与气，相随而行，俱荣于脏腑。今劳伤之人，血虚气逆，故衄。衄者，鼻出血也。（隋·巢元方《诸病源候论·卷四》）

伤寒病衄血者，此由五脏热结所为也。心主于血，肝藏于血，热邪伤于心肝，故衄血也。衄者，鼻出血也，肺主于气，而开窍于鼻，血随气行，所以从鼻出。阳明病口燥，但欲漱水，不欲咽者，必衄。衄家不可攻其表，汗出额上菹急而紧，直视而不能眴，不得眠。亡血，不可攻其表，汗出则寒栗而振。脉浮紧，发热，其身无汗，自衄者愈。（隋·巢元方《诸病源候论·卷八》）

心脏伤热所为也。心主血，肺主气，开窍于鼻，邪热与血气并，故衄也。衄者，血从鼻出也。（隋·巢元方《诸病源候论·卷九》）

经云：脾移热受于肝，则为惊衄。脾，土也，肝，木也。木本克土，今脾热，为土气翻盛，逆往乘木，是木之虚，不能制土，故受脾之移热也。肝之神为魂而藏血，虚热则魂神不定，故惊也。凡血与气，内荣腑脏，外循经络，相随而行于身，周而复始。血性得寒则凝涩，热则流散；

而气，肺之所主也，肺开窍受于鼻，热乘受于肺，则气亦热也。血气俱热，血随气发出受于鼻，为鼻衄。

《养生方》云：思虑则伤心，心伤则吐、衄血。

肝藏血，肺主气，开窍受于鼻。血之与气，相随而行，内荣腑脏，外循经络。腑脏有热，热乘血气，血性得热即流溢妄行，发于鼻者为鼻衄。脏虚血盛，故衄不止。

鼻衄，由血气虚热故也。肝藏血，肺主气，而开窍受于鼻。血之与气，相随而行，循受于经络，荣受于腑脏。若荣伤过度，腑脏生热，热乘血气，血性得热则流散妄行。从鼻出者，谓之衄。其云鼻大衄者，是因鼻衄而口、鼻皆出血，故云鼻大衄也。

鼻衄，由热乘血气也。肝藏血，肺主气，开窍受于鼻。劳损脏腑，血气生热，血得热则流散妄行，随气发于鼻者，名为鼻衄。脏虚不复，劳热停积，故衄经久不瘥。

鼻衄者，由伤动血气所为。五脏皆禀血气，血气和调，则循环经络，不涩不散。若劳伤损动，因而生热，气逆流溢入鼻者，则成鼻衄也。（隋·巢元方《诸病源候论·卷三十九》）

伤寒，是寒气客于皮肤，搏受于血气，腠理闭密，气不得宣泄，蕴积毒气，故头痛、体疼而壮热。其鼻衄，是热搏于气，而乘于血也。肺候身之皮毛，其气开窍受于鼻。蕴寒先客皮肤，搏于气而成热，热乘于血，血得热而妄行，发从鼻出者，名鼻衄也。（隋·巢元方《诸病源候论·卷四十五》）

温病者，是冬时严寒，人有触冒之，寒气入肌肉，当时不即发，至春得暖气而发，则头痛壮热，谓之温病。又冬时应寒而反温，其气伤人，即发成病，谓之冬温病，并皆头痛壮热。其鼻衄者，热乘受于气，而入血也。肺候身之皮毛，主受于气，开窍受于鼻。温病则邪先客皮肤而搏受于气，结聚成热，热乘受于血，血得热则流散，发从鼻出者，为衄也。

凡候热病鼻欲衄，其数发汗，汗不出，或初染病已来都不汗，而鼻燥喘息，鼻气有声，如此者，必衄也。（隋·巢元方《诸病源候论·卷四十六》）

小儿经脉血气有热，喜令鼻衄。夫血之随气，循行经脉，通游腑脏。若冷热调和，行依其常度，无有壅滞，亦不流溢也。血性得寒即凝涩结聚，得热即流散妄行。小儿热盛者，热乘受于血，血随气发，溢受于鼻者，谓之鼻衄。凡人血虚受热，即血失其常度，发溢漫行，乃至发于七窍，谓之大衄也。（隋·巢元方《诸病源候论·卷四十八》）

夫伤寒病衄血者，此由五脏结热所为也。心主于血，热邪伤于心，故衄血也。衄者，鼻出血也。肺主于气，而开窍于鼻，血随气行，所以从鼻出也。（宋·王怀隐《太平圣惠方·卷第十》）

夫时气衄血者，由五脏热结所为。心主于血，邪热中于手少阴之经，客于足阳明之络，故衄血也。衄者，血从鼻中出也。（宋·王怀隐《太平圣惠方·卷第十六》）

夫热病鼻衄者，心脏伤热所为也。心主血，肺主气，肺开窍于鼻，邪热与血气并，故衄也。（宋·王怀隐《太平圣惠方·卷第十八》）

诊其寸口，微芤者，衄血，脉微若寒为衄血也。寸口脉微软，尺脉涩，发热而弱为无血，必厥，其人微呕，夫当眩不眩而反头痛，痛则为实，下虚上实，必衄也。肝脉大喜为衄，脉阴阳错而浮，必衄血，脉细而数及在上，法当吐而不吐，其面颊上小赤，眼中白肤上，目有细赤脉如发，其趣至黑瞳子者当衄，病人面无血色，寒热脉沉弦者，衄也，发从春夏为太阳衄，从秋至冬为阳明衄，连日不止者，其脉轻轻在肌，尺中自浮，目睛运黄，衄必未止，若目睛慧了，知衄今止。

夫鼻大衄者，由血气虚热故也。心藏血，肺主气，而开窍于鼻，血之与气相随而行，循于经络，荣于脏腑，若劳伤过度，脏腑生热，热乘于血，血性得热则流散妄行，从鼻出者，谓之鼻衄，其云鼻大衄者，因鼻衄而口耳皆出血，故云大衄也。

夫口鼻之中俱出血者，由因劳热而成，是以血者本属于心，经脉流行，不暂停滞，一关不利，百病俱生，或有忧悸之所因，或有卒惊之所致，此皆食饮过度，饮酒劳伤，壅滞积蓄于心胸，热毒薰蒸于肝肺，脏腑既蕴邪热，则血流散上行，故令吐血而兼鼻衄也。（宋·王怀隐《太平圣惠方·卷第三十七》）

夫妇人鼻衄者，由伤动血气所致也。凡血气和调，则循环表里，经络涩则不散，若劳伤损动，因而生热，气逆流溢，入于鼻者，则成鼻衄也。（宋·王怀隐《太平圣惠方·卷第七十》）

夫小儿伤寒鼻衄者，由热搏于气，而乘于血，肺候身之皮毛，而主气开窍于鼻，伤寒先客皮肤，搏于气而成热，热乘于血，血得热则流散，发从鼻中，为鼻衄也。此候热病如应衄者，其人壮热，频发汗，汗不出或未及汗，而鼻燥喘息，鼻气鸣，即衄也。（宋·王怀隐《太平圣惠方·卷第八十四》）

夫小儿经脉，血气有热，喜令鼻衄，夫血随气，循行经脉，通游腑脏，若冷热调和，行依其常度，无有壅滞，亦不流溢也。血性得寒，则凝涩结聚，得热，则流散妄行。小儿热气盛者，热乘于血，血随气发，溢于鼻者，谓之鼻衄。凡人血虚受热，则血失其常，发溢慢行，乃至发于七窍，谓之大衄也。（宋·王怀隐《太平圣惠方·卷第八十九》）

论曰营气之行，常与卫气相随，则气与血未尝相离。盖肝藏血，肺主气，营卫和平，则气血调顺。治若人腑脏有热，热乘血气，血性得热，流溢妄行，而肺开窍于鼻，故其发为鼻衄。鼻衄不止者，脏虚血盛故也。（宋·赵佶《圣济总录·卷第七十》）

外因衄血证治

病者因伤风寒暑湿，流传经络，阴阳相胜，故血得寒则凝泣，得热则淖溢，各随脏腑经络涌泄于清气道中，衄出一升一斗者，皆外所因。

内因衄血证治

病者积怒伤肝，积忧伤肺，烦思伤脾，失志伤肾，暴喜伤心，皆能动血，蓄聚不已，停留胸间，随气上溢，入清气道中，发为鼻衄，名五脏衄。

不内外因证治

病者饮酒过多，及啖炙爆五辛热食，动于血，血随气溢，发为鼻衄，名酒食衄；或堕车马，打扑伤损，致血淖溢，发为鼻衄，名折伤衄。（宋·陈言《三因极一病证方论·卷之九》）

温病鼻衄者，热乘于气而入血也。（宋·刘昉《幼幼新书·第十四卷》）

衄者，阳热怫郁，干于足阳明，而上热甚，则血妄行为鼻衄也。（金·刘完素《素问玄机原病式·例》）

杂病衄者，责热在里；伤寒衄者，责热在表。（元·李仲南《永类钤方·卷第二》）

寒邪在表，郁热于经，而令咳血衄血。（明·盛寅《医经秘旨·卷上》）

鼻血：鼻通肺窍，空而妄行也。（明·兰茂《重订医门擎要·上卷》）

小儿鼻衄滞颐，作渴时汗。乃胃经实热也。

小儿鼻衄，发热作渴，右腮色青。余谓肝火乘脾。

小儿鼻衄，久不愈，四肢倦怠，饮食少思，恶风寒。此脾肺虚也。

小儿鼻衄作渴，喘嗽面赤。此心火刑肺金也。

小儿潮热鼻衄，烦渴便秘，气促咳嗽，右腮色赤。此肺与大肠有热也。

小儿鼻衄，两颊赤。余谓禀赋肾气不足，虚火上炎也。（明·薛己《保婴撮要·卷四》）

小儿久鼻衄，右腮鼻准微赤。此脾胃传热于肺而不能统也。（明·薛己《保婴撮要·卷九》）

鼻为肺窍上通天，真息清阳出入关；

衄巇鼽腥都是热，补阴降火立时痊。

衄血出于肺。鼻者，肺之窍也。或因外感风寒，当与发散而不发散，使阳气不得舒伸，郁而为热，风寒初中于皮毛，肺先受之，故衄也。

或因嗜酒，喜啖炙煿辛燥之物，或因误服热药，以致热聚于里而衄者。（明·万全《保命歌括·卷之八》）

鼻衄者，是五脏积热所为也。盖血随气行，今得热，则热气动而妄行，溢出于鼻也。（明·万全《片玉心书·卷之五》）

伤寒衄者，经络热盛，迫血妄行出于鼻者为衄也，责其热在表也。阳盛则欲衄。杂病衄者，责其热在里也。又有不应发汗而强汗之，因致衄者。（明·徐春甫《古今医统大全·卷之十三》）

妊娠吐血衄血，由七情脏腑所伤，气逆于上，致血上溢不止，心闷甚者多死，或坠胎也。（明·孙一奎《赤水玄珠·第二十一卷》）

血上溢于脑，又行清道，所以从鼻而出。兼以阳明热郁上行，则口鼻俱出。

衄血热溢肺与胃，肺窍于鼻，鼻通于脑，血上溢于脑，又行清道，所以从鼻而出。兼以阳明热郁上行，则口鼻俱出。（明·李梴《医学入门·卷之四》）

衄血本乎肺经。衄血者，血出于鼻也。鼻为肺之窍，故曰本乎肺经，犀角地黄汤加枯芩、茅花、柏叶、藕节。（明·刘全德《考证病源·考证病源七十四种》）

杂病衄血，责热在里；伤寒衄血，责热在表。《论》曰：伤寒小便清者，知不在里，仍在表也，当发其汗；若头痛者，必衄，宜桂枝汤。曰：伤寒脉浮紧，不发汗，因致衄者，麻黄汤主之。此以伤寒之衄，为其热不在里，在表而然也。然又《论》曰：衄家不可发汗。而何以复用桂枝、麻黄等汤？盖衄由乎阴者，以阴虚火动也，故不宜再汗以亡阴；衄由乎阳者，以表邪未解也，故当用桂枝、麻黄以发散。又《论》曰：太阳病，脉浮紧，发热，身无汗，自衄者愈。此以表邪欲解，不从汗而从血，俗人谓之红汗，所以衄后当愈也。由此观之，则有因衄而愈者，以经通而邪散也；有治衄仍当发散者，以邪之将解未解，而因散其余邪也。治衄之法，于斯可见。若寒气不甚，而用麻黄、桂枝，似属太刚，或易以柴葛之类，自无不可，用者其酌之。

《论》曰：阳明病，口燥但欲漱水，不欲咽者，此必衄。盖阳明之脉络于口鼻，今其漱水不欲咽者，以热在经而里无热，故当鼻衄也。（明·张介宾《景岳全书·八卷》）

衄血证，诸家但谓其出于肺，盖以鼻为肺之窍也，不知鼻为手足阳明之正经，而手足太阳亦皆至鼻。故仲景曰：太阳病，脉浮紧，发热身无汗，自衄者愈。此太阳之衄也。《原病式》曰：阳热怫郁于足阳明而上热，则血妄行为鼻衄，此阳明之衄也。若以愚见言之，则凡鼻衄之血，必自山根以上，睛明之次而来，而睛明一穴，乃手足太阳、足阳明、阴阳跷五脉之会，此诸经皆能为衄也。然行于脊背者，无如足太阳为最。行于胸腹者，无如足阳明为最。而尤有其最者，则又惟冲脉为十二经之血海，冲之上俞出足太阳之大杼，冲之下俞会足阳明之气街，故太阳、阳明之至，而冲脉无不至矣，冲脉之至，则十二经无不至矣。所以衄之微者，不过一经之近。而衄之甚者，则甚至数升或至斗许，并通身形色尽脱，又岂特手太阴一经而病至如是耶？临证者不可不察。衄血之由，内热者多在阳明经，治当以清降为主。

衄血之由外感者，多在足太阳经。

衄血虽多由火，而惟于阴虚者为尤多。正以劳损伤阴，则水不制火，最能动冲任阴分之血。

衄血有格阳证者，以阴亏于下，而阳浮于上，但察其六脉细微，全无热证，或脉见浮虚豁大，上热下寒而血衄不止，皆其证也。（明·张介宾《景岳全书·三十卷》）

鼻衄血者，初出多不能止，乃肺金受相火所制然也（明·武之望《济阳纲目·卷六十》）

一人吐血鼻衄，咳嗽有痰，脾肺部脉沉数，此思伤脾，忧伤肺，及遇劳伤形，怯弱之征也。（明·秦昌遇《医验大成·虚损章》）

肺开窍于鼻，能为衄血。然肺经多气少血，惟冲任二脉为血之海，附于阳明。阳明之经，上交鼻额，又为多血少气之乡，所以火起冲任，血流阳明，此衄血又属胃经也。（清·李用粹《证治汇补·卷之五》）

鼻衄阴虚火动，气逆于肺，血随鼻出曰衄。阴指胃中之阴不甚，不久不足虑，甚而久，与吐血无异。（清·景日昣《嵩厓尊生全书·卷之六》）

治伤寒鼻衄，肺间有余热故也，热因血自上不止。（清·张璐《千金方衍义·卷十》）

鼻衄者，鼻中流血不止，乃肺热也。（清·孟河《幼科直言·卷五》）

鼻衄，乃肺经火旺，逼血妄行而从鼻窍出。（清·吴杖仙《吴氏医方汇编·第一册》）

血行清道，从鼻而出，古名曰衄，与浊道之吐咯者不同。清道即指至高之分，由山根以上睛明之次而来也。其穴乃手足太阳、足阳明、阴阳跷五脉之会，及冲脉交会其间。可见诸经皆能为衄，不独肺胃而然。诸书虽已详明，惟景岳辨之尤切。但衄之为患，总由乎火。外为六淫之变化，内因五志之掀腾，气血日为错乱，阴阳为之相乘。天人交感之处，虚实攸分矣。若风寒壅盛于经，阳气郁而迫营者，宜参麻黄桂枝症之大意。若温风暑热怫郁，而动血外溢者，用辛凉清润等剂，认定经络之高下。若火邪极甚，而载血上泛者，有苦寒咸寒之法，审其原委之浅深。此外因主治法也。至于烦冗曲运，耗及木火之营，肝脏厥阳化火风上灼者，甘咸柔婉，理所必需。多劳过欲，病及天一之真，阳浮引阴血以冒上窍者，滋潜厚味，法从峻补。血脱则挽回元气，格阳则导火归源，因酒用和阳消毒之剂，因努力用培中益下之方。此内因主治法也。学者惟审内外两因，庶乎施治无误矣。（清·叶桂《临证指南医案·卷八》）

气不摄血，鼻衄不止。（清·薛雪《碎玉篇·上卷》）

太阳未传阳明，卫郁非盛，尚无衄证，一传阳明，卫气郁遏，经络勿容，逆循鼻窍，冲逼营血，则见衄证。（清·黄元御《四圣悬枢·卷三》）

一小儿鼻衄作渴，喘嗽面赤，此心火刑肺金也。（清·吴德汉《医理辑要·卷六》）

鼻为阳明之部，气血俱多之乡，冲任又附于阳明为经血之海，或邪盛于经遏热动血，或血虚于里阳旺迫血，皆能令人血出于鼻而谓之衄，衄久不止，天癸亦致涩少，且鼻为肺窍，火刑金者必兼咳嗽而渐甚。（清·徐大椿《女科指要·调经卷之二十六》）

至于发热时有汗自出者，有鼻衄血者，皆不得遽止之，以毒能随汗衄泄也。然衄血者少，而自汗者多，以衄必其人阳素盛，复因热毒熏灼而伤血分，故上溢而从鼻出，鼻为肺窍，疹又为肺病故也。然其症必重，衄太过，亦须止之宜茅花汤。（清·沈金鳌《杂病源流犀烛·卷二》）

诸气愤郁，干咳鼻衄，肺火动也。（清·朱时进《一见能医·卷之五》）

血燥乃血热之故，往往鼻衄，心烦不寐，不能安枕，怔忡等症。（清·柏鹤亭《神仙济世良方·卷下》）

鼻衄者，或心火，或肺火，或胃火，逼血妄行，上干清道而为衄也。有因六淫之邪，流传经络，涌泄清道而致者；有因七情所伤，内动其血，随气上溢而致者；有因过食膏粱积热而致者。（清·高秉钧《疡科心得集·卷上》）

衄血

衄者，鼻中出血是也。杂病衄者，责热在里；伤寒衄者，责热在表。何以言之？《经》曰：其人发烦目瞑，剧者必衄，衄乃解。所以然者，阳气重故也。又曰：阳盛欲衄，阴虚小便难，言衄为经中阳盛也。凡伤寒脉浮，鼻燥口干，但漱水不欲咽者，欲衄也。《经》曰：阳明病，口干鼻燥，能食者则衄。又不应发汗而强发之因致衄者。《经》曰：少阴病，但厥无汗，而强发之，必动其血，或从口鼻，或从目出，是名下厥上竭，为难治是也。衄家虽为邪热在经，而又不可发汗。《经》曰：衄家不可发汗，发汗则额上陷，脉紧急，直视不能，不得眠。所云桂枝、麻黄治衄者，非治衄也，是发散经中邪气尔。《经》曰：太阳病，脉浮紧，发热身无汗，自衄者愈。是经中之邪随衄而解矣，不待桂、麻之发散也。黄仲理（清·程文囿《医述·卷三·伤寒提钩》）

鼻衄频频血不停，皆缘热甚血来纷。（清·时世瑞《疡科捷径·卷上》）

鼻衄大发，六脉弦数。由阴虚阳亢所致。

鼻衄咳呛，不时头晕。肺肝热郁也。（清·叶桂，曹仁伯，何世仁《叶天士曹仁伯何元长医案·何元长医案》）

鼻衄者，五脏积热也。

鼻衄，潮热烦渴，便秘，气促，咳嗽，右腮色赤，此肺与大肠有热也，用柴胡饮子。

鼻衄，发热作渴，右腮色青，此肝火乘脾也。

鼻衄，滞颐作渴，时汗，此胃经实热也。

鼻衄用止血药反见便血，右腮黄赤，此脾虚热不统血也。

鼻衄，两颧赤，此肾气不足，火上炎也。

鼻衄作渴，喘嗽面赤，此心火刑金也。（清·余含棻《保赤存真·鼻病症治》）

客邪发热，咳嗽，鼻衄，此秋热乘金逼胃。（清·沈又彭，俞震《沈俞医案合钞·发热》）

木火利金，迫血妄行，血出鼻窍，治宜泄降。(清·曹元恒《吴门曹氏三代医验集·医案》)

《内经》谓春善病鼽衄，良由气火偏旺，风热外袭，风火相煽，阳络多伤使然也。(清·凌奂《凌临灵方·鼽衄》)

鼻血如注病人发热烦躁，二便不利，口臭气粗，忽见鼻血如注，发热更甚者，此由邪火太甚，逼血妄行也，法宜清热攻下，苟血出而热退便通，又是解病佳兆。(清·郑寿全《医法圆通·卷三》)

鼻衄，脉至右寸关独大，此火浮于肺。

炎暑熏蒸，肝阳上逼，肺金受灼，而血妄行也(清·王金辉《王乐亭指要·卷三》)

太阳主开，春夏阳气本应开发，若一郁闭，则邪气壅而为衄，其证鼻塞头痛，寒热昏愦。或由素有郁热，应存夏开发之令而动，或由风瘟暑疫，攻发而动。又有伤寒失汗，邪无出路，因由血分泄而为衄，此名红汗，乃邪欲自愈，医者不可不知，然即红汗论之，可知太阳之气不得泄于皮毛，则发为红汗，即可知太阳之热不得发越于外者，必逼而为鼻衄也。皮毛者肺之合，太阳之气，外主皮毛，内合于肺，鼻又为肺之窍，欲治太阳之衄者必以治肺为主。观《伤寒论》治太阳用麻杏理肺，则知治肺即治太阳矣。法宜清泻肺火，疏利肺气，肺气清则太阳之气自清，而衄不作矣。(清·唐宗海《血证论·卷二》)

鼻衄出血，咳嗽有血，属肺经。(清·唐宗海《伤寒论浅注补正·卷三》)

风温内扰，引动木火，火旺囚金，金失清肃，拟清热熄风为治，邪从卫泄方妥。(清·钱艺《慎五堂治验录·卷七》)

血海多热，经水淋漓；阳络多火，鼻衄上出。(清·金有恒《金氏门诊方案》)

风热郁肺，咳嗽鼻衄，不必治血，邪去而血自去。(清·方仁渊《倚云轩医话医案集·倚云轩医案》)

夫鼻乃肺窍，咳嗽、喷嚏皆属于肺。肺为五脏之华盖而属金，金虚木旺，木挟火势而乘金，金叩则鸣，此咳嗽、喷嚏之所由来耶。甚至气逆火升，此又鼻衄直注而出也。(清·孙采邻《竹亭医案·女科卷二》)

衄血多是肺热，邪热迫营，血则外溢。(清·赵文魁《文魁医案选·宫廷外部脉案》)

鼻衄缘于肺热，脉右数大，寸部尤显，按之有力，此为热迫血络上升。(清·赵文魁《文魁脉学·下篇》)

温热袭于营分，鼻衄紫斑隐隐。

风邪羁留上焦，治节失职，寒热自汗，咳嗽鼻衄。(民国·王金杰《王仲奇医案》)

湿热内蕴，身热不清，鼻血屡发。(民国·冯伯贤《上海名医医案选粹·丁仲英先生医案》)

鼻衄出血，咳嗽有血，属肺经。(民国·何舒《维摩医室问答·卷上》)

第三节　病　　候

诊其寸口微芤者，衄血。寸脉微，苦寒，是为衄血。

寸脉微弱，尺脉涩，弱则发热，涩为无血，其人必厥，微呕。夫厥当眩，不眩而反头痛，痛

为实，下虚上实，必衄也。（隋·巢元方《诸病源候论·卷二十九》）

凡候热病而应衄者，其人壮热，频发汗不止，或未及发汗，而鼻燥喘息，鼻气鸣即衄。（隋·巢元方《诸病源候论·卷四十五》）

凡候热病鼻欲衄，其数发汗，汗不出，或初染病已来都不汗，而鼻燥喘息，鼻气有声，如此者，必衄也。小儿衄，止至一升数合，热因得歇；若至一斗数升则死矣。（隋·巢元方《诸病源候论·卷四十六》）

血燥乃血热之故，往往鼻衄，心烦不寐，不能安枕，怔忡等症。（清·柏鹤亭《神仙济世良方·卷下》）

鼻衄，潮热烦渴，便秘，气促，咳嗽。（清·余含棻《保赤存真·鼻病症治》）

第四节　病 证 鉴 别

诊其寸口微芤者，衄血。寸脉微，苦寒，是为衄血。

寸脉微弱，尺脉涩，弱则发热，涩为无血，其人必厥，微呕。夫厥当眩，不眩而反头痛，痛为实，下虚上实，必衄也。

肝脉大，喜为衄。脉阴阳错而浮，必衄血。脉细而数，数反在上，法当吐而不吐，其面颧上小赤，眼中白肤上自有细赤脉如发，其趣至黑瞳子上者，当衄。病人面无血色，无寒热，脉沉弦者，衄也。（隋·巢元方《诸病源候论·卷二十九》）

杂病衄者，责热在里；伤寒衄者，责热在表。（元·李仲南《永类钤方·卷第二》）

或曰：鼻中出血为衄，与吐同病，鼻通肺窍，吐出胃中，何得而同也？对曰：胆移热于脑，由肺窍从鼻而出为衄血，与血热上行而吐血，同一热证也。故曰衄与吐同，非受病同也。

衄与吐同，俱以养血为主。阳盛阴虚，加降下药。阴盛阳虚，加上提补药。血虚者补以人参、黄芪。气滞者，泄以香附、栀仁。热盛加芩、连，甚则硝、黄。因痰者，兼以二陈、胆南星。因咳者，亦以二陈、二母。衄以犀角汤合生脉散。劳而出血者，四君子汤。兼痰亦以二陈。（明·张昶《百病问对辨疑·诸血问对辨疑》）

衄血之由，内热者多在阳明经，治当以清降为主。

衄血虽多由火，而惟于阴虚者为尤多。正以劳损伤阴，则水不制火，最能动冲任阴分之血。但察其脉之滑实有力，及素无伤损者，当作火治如前。若脉来洪大无力，或弦，或芤，或细数无神，而素多酒色内伤者，此皆阴虚之证，当专以补阴为主。若有微火者，自当兼而清之，以治其标。若虽见虚热，而无真确阳证，则但当以甘平之剂温养真阴，务令阴气完固，乃可拔本塞源，永无后患。

衄血有格阳证者，以阴亏于下，而阳浮于上，但察其六脉细微，全无热证，或脉见浮虚豁大，上热下寒而血衄不止，皆其证也。治宜益火之源，古有八味地黄汤，乃其对证之剂，余复有镇阴煎之制，其效尤捷。盖此证不惟内伤者有之，即伤寒者亦有之，然必其素多斫丧，损及真阴者，乃见此证。（明·张介宾《景岳全书·三十卷》）

吐血者血从胃而上溢于口也；衄血者血从肺而上溢于鼻也；二证多主阴虚火动，血随火上炎之势上行，间有肺胃二经邪热蕴积而成者。凡血下行为顺，上行为逆，先上行而复下行是邪欲去，吉兆也。若伤寒热病衄血乃为欲解，其或吐血自有治法，不在此内。杂病衄血亦为轻证，而其吐血虽为重疾，皆不外乎虚实或内伤、饮食煎煿、峻热之物而生者为实，此肺胃中清血热蒸而出，则宜解毒、清肺胃之热而泻其子，泻热即泻子也。有内伤房劳及动不量力而生者为虚，此肝肾中精血，血不归经而出，则益滋补，养金水之源而补其母，补中即补母也。二证切不可因其见血遽用茅花、血余、棕根炭之类以止血，并黄柏、知母、地黄之品以养阴。若见血止血，取一时之苟安，延终身之深患。盖血不归经既无所纳，又无所统而复止涩之、清凉之，是犹欲入而闭其门，益灰而种其火也，火虽暂熄，后必复燃，燃则益甚，遂成干咳、咽疮等证，多致莫救。世人不能藏精养神，中气内伤发为吐衄诚为不少，而过饮峻醖，患食煎煿，不戒口腹，食饮内伤发为吐衄亦为甚多。往入见吐衄病生于饮食，医者不细察其所因，不知解其所毒，既以犀角、地黄、白茅花之类，清止其血，而祸不旋踵，每为痛心。凡遇斯疾，当详审脉证，博询根源，酌虚实而行补泻。虚者温补其阳，实者大泻其热，使血自归其经，不止自止。其实热盛者反宜升气行血，使大涌之瘀血去而病自除。升麻信所当用，其虚热极者又宜补气补血，使内固之中气实而病必愈，附子亦所不免如此治法，自有玄机，当善悟之。昔丹溪治衄血不止而用养胃汤一服取效者，非温补辛散而何？盖血得热则行，气得补则行，血以归经也。真为治吐衄之准绳，夫岂可不察阴阳虚实而概议用清凉剂乎！若暴吐紫血大碗者，此热极血瘀，于中吐去而毒自除，继后仍审虚实而温之清之可也。（明·江梅授《医经会解·卷之八》）

血行清道，从鼻而出，古名曰衄，与浊道之吐咯者不同。清道即指至高之分，由山根以上睛明之次而来也。其穴乃手足太阳、足阳明、阴阳跷五脉之会，及冲脉交会其间。可见诸经皆能为衄，不独肺胃而然。诸书虽已详明，惟景岳辨之尤切。但衄之为患，总由乎火。外为六淫之变化，内因五志之掀腾，气血日为错乱，阴阳为之相乘。天人交感之处，虚实攸分矣。（清·叶桂《临证指南医案·卷八》）

鼻衄宜沉细，忌浮大。沉滑微小为顺，实大坚疾为逆。吐血宜沉小，忌实大。沉小为顺，坚强为逆。（清·吴烨《医学辑要·卷二》）

衄血肺火上蒸则血从鼻出，名曰鼻衄。大肠与胃热上逼，则血从齿出，名曰齿衄。（清·潘明雄《评琴书屋医略·卷三》）

第五节　治则治法

寒邪在表，郁热于经，而令咳血衄血，解表自愈，麻黄杏子汤是也。（明·盛寅《医经秘旨·卷上》）

鼻衄者，是五脏积热所为也。盖血随气行，今得热，则热气动而妄行，溢出于鼻也。宜凉血为主，内服加减地黄汤，外用吹鼻散。（明·万全《片玉心书·卷之五》）

衄与吐同，俱以养血为主。（明·张昶《百病问对辨疑·诸血问对辨疑》）

衄血出于鼻，火热来克肺，清火与滋阴，服之血自止。（明·龚廷贤《云林神彀·卷二》）

实则鼽窒，头背痛，泻之；虚则鼽衄，补之。（明·杨继洲《针灸大成·卷六》）

大抵劳伤元气，阴虚火动，逆于肺而衄者，宜凉血散气。逆于胃而衄者，宜清胃生脉。如六脉弦细而涩，面色枯白不泽者，此脱血大虚而挟寒，宜甘温补血。如六脉洪大而虚，面赤心动善惊者，此心火上炎而血溢，宜甘寒凉血。有下虚上盛而衄者，当辛温以补命门。有上焦积热而衄者，当寒凉以泻心肺。衄后眩晕者，十全大补汤。流而不止者，用百草霜，或人中末，或胎发灰，或莱菔汁，或山栀末，或葱汁吹滴鼻内。再以韭根、葱白，捣如枣核大，塞鼻中。或用茅根烧烟酒醋吸气，或用湿纸搭顶门，或用大蒜捣贴足心，皆法之验而可试者。（清·李用粹《证治汇补·卷之五》）

鼻衄阴虚火动，气逆于肺，血随鼻出曰衄。阴指胃中之阴不甚，不久不足虑，甚而久，与吐血无异，治宜凉血行血。（清·景日昣《嵩厓尊生全书·卷之六》）

鼻衄阴虚火动，气逆于肝，血随鼻出，不甚不足虑，甚而久者与吐血无异。言治宜凉血行血。（清·许克昌《外科证治全生集·卷二》）

但衄之为患，总由乎火。外为六淫之变化，内因五志之掀腾，气血日为错乱，阴阳为之相乘。天人交感之处，虚实故分矣。若风寒壅盛于经，阳气郁而迫营者，宜参麻黄桂枝症之大意。若温风暑热怫郁，而动血外溢者，用辛凉清润等剂，认定经络之高下。若火邪极甚，而载血上泛者，有苦寒咸寒之法，审其原委之浅深。此外因主治法也。至于烦冗曲运，耗及木火之营，肝脏厥阳化火风上灼者，甘咸柔婉，理所必需。多劳过欲，病及天一之真，阳浮引阴血以冒上窍者，滋潜厚味，法从峻补。血脱则挽回元气，格阳则导火归源，因酒用和阳消毒之剂，因努力用培中益下之方。此内因主治法也。学者惟审内外两因，庶乎施治无误矣。（清·叶桂《临证指南医案·卷八》）

太阳未传阳明，卫郁非盛，尚无衄证，一传阳明，卫气郁遏，经络勿容，逆循鼻窍，冲逼营血，则见衄证。衄则卫郁升泄，痘可不生。然衄解较之汗解，损伤颇重，且恐卫郁不尽发泄，而衄后阳虚，痘不茂长，则反坏大事。于其脉浮发热，鼻燥口干，卫郁欲衄之时，以紫苏石膏地黄汤泻卫郁而凉血蒸，表解汗泄，则衄证免矣。（清·黄元御《四圣悬枢·卷三》）

鼻衄者，或心火，或肺火，或胃火，逼血妄行，上干清道而为衄也。有因六淫之邪，流传经络，涌泄清道而致者；有因七情所伤，内动其血，随气上溢而致者；有因过食膏粱积热而致者。治法：外因者，以辛凉清润为主，如羚羊、犀角、细生地、石斛、生石膏、知母、元参、连翘、山栀子、丹皮等。内因者，若系肝阳化风上逆，则宜甘咸柔婉，如阿胶、生地、石决明、天冬、麦冬之属，若肾阴亏损，虚阳浮越者，则以滋潜为主，如六味丸、虎潜丸之类；其由饮食不节而火盛者，则用和阳消毒，如黄连解毒汤是也。（清·高秉钧《疡科心得集·卷上》）

头晕鼻衄，脉来细数。水亏火动也。治以育阴潜阳。鼻衄咳呛，不时头晕。法当清解。（清·叶桂，曹仁伯，何世仁《叶天士曹仁伯何元长医案·何元长医案》）

鼻衄者，五脏积热也，宜凉血降火。（清·余含棻《保赤存真·鼻病症治》）

风郁化热，咳久渐转顿咳，鼻衄，脉数，宜清润肺胃。（清·曹元恒《吴门曹氏三代医验集·曹沧洲医案》）

鼻衄因于火，有虚有实。初起宜清……日久不愈屡发者，宜滋阴。（清·王泰林《外科证

治秘要·第八章》)

鼻血如注病人发热烦躁,二便不利,口臭气粗,忽见鼻血如注,发热更甚者,此由邪火太甚,逼血妄行也,法宜清热攻下。(清·郑寿全《医法圆通·卷三》)

童真纯阳禀质阴亏,阴亏则内热,内热则营不足,热郁气分迫动营分,时常鼻衄,脉见细数,面黄形瘦,木火体形也。法以养阴。

鼻衄如注,少阴不足,阳明有余,脉象右数,舌白腻,温热内蒸,熏灼营分也。治以气营两顾。(清·沈菊人《沈菊人医案·卷上》)

衄属血分,春木生火,动血上冲,干犯清道,鼻为肺窍,木火侮肺,故发衄。治宜清降其火,善病者谓多此种病也。(清·唐宗海《中西汇通医经精义·下卷》)

风温内扰,引动木火,火旺囚金,金失清肃,拟清热熄风为治,邪从卫泄方妥。(清·钱艺《慎五堂治验录·卷七》)

鼻衄未止,腹痞胀满渐减,脉沉弦。内伤肝脾,再从疏和。

阳络受伤,鼻衄狂溢,薄而色红者,属热为多。脉弦,治以清降。

鼻衄屡发,颐肿咳呛,脘闷肢倦,脉细弦,治以清泄。

营阴不足,气化有余,鼻衄间发,咳嗽耳鸣,脉偏弦数,拟以清降。(清·陈秉钧《陈莲舫医案秘钞·下编》)

呛咳内热,鼻衄咯血,已经数月,损症将成,余诊脉滑大。肝阳挟痰热,销铄肺阴,清肃无权。治必清肝化痰,肃肺和营。(清·费伯雄《孟河费氏祖孙医案·费绳甫先生医案》)

风温寒热,经三日,鼻衄,当泄化透达。(清·曹元恒《曹沧洲医案·上卷》)

衄血多是肺热,邪热迫营,血则外溢。……清肺泻热、凉血止血。(清·赵文魁《文魁医案选·宫廷外部脉案》)

鼻为肺窍,鼻塞则感风寒,宜疏风发汗,鼻渊则外寒束内,热宜散之,鼻衄则血不归经,宜清之。(民国·秋田散人《医学说约·鼻》)

时邪挟子火上逆,发热,鼻衄,齿龈痛且腐,宜清泄。

温热袭于营分,鼻衄紫斑隐隐,头痛,腹胀。宜以宣解。

风邪羁留上焦,治节失职,寒热自汗,咳嗽鼻衄,用轻宣畅利肺气可也。(民国·王金杰《王仲奇医案·时邪》)

鼻衄咳呛,不时头晕,肝肺郁热,法当清解。

头眩咳嗽,鼻血如注,胸胁作痛,症势凶险。此乃肝火犯肺,治当清泄肝火。(吴中泰《孟河马培之医案论精要·第二篇》)

第六节　方　　药

一、内服

伤寒脉浮紧,不发汗,因致衄者,麻黄汤主之。

伤寒不大便六七日，头痛有热者，与承气汤；其小便清者，知不在里，仍在表也，当须发汗；若头痛者必衄。宜桂枝汤。（汉·张机《伤寒论·卷第三·辨太阳病脉证并治中第六》）

虚劳里急，悸，衄，腹中痛，梦失精，四肢酸疼，手足烦热，咽干口燥，小建中汤主之。

小建中汤方：桂枝三两去皮、甘草三两炙、大枣十二枚、芍药六两、生姜二两、胶饴一升。

上六味，以水七升，煮取三升，去滓，内胶饴，更上微火消解。温服一升，日三服。（汉·张机《金匮要略·血痹虚劳病脉证并治第六》）

心气不足，吐血，衄血，泻心汤主之。

泻心汤方（亦治霍乱）：大黄二两、黄连一两、黄芩一两。

上三味，以水三升，煮取一升，顿服之。（汉·张机《金匮要略·惊悸吐血下血胸满瘀血病脉证治第十六》）

大病瘥后，小劳便鼻衄。

左顾牡蛎十分，石膏五分捣末。

酒服方寸匕，日三四，亦可蜜丸服，如梧子大服之。（南北朝·葛洪《肘后备急方·卷二》）

治汗出如水浆，及汗血、衄血、吐血、小便血殆死，都梁香散方。

都梁香二两、紫菀一两、桂肉一两、人参一两、生竹茹一两、肉苁蓉一两、干地黄二两。

凡七物，冶筛，以水服方寸匕。

治鼻衄血出数斗，眩冒，剧者不知人方。

干姜屑，龙骨末，吹之即止。（南北朝·陈延之《小品方·卷第四》）

白芍犀角止血散

疗衄血、咯血方。

白芍药一两、犀角末二钱半。

为末。新水服一钱匕。血止为限。（唐·甄权《古今录验方·疗肺痈唾脓血方》）

治衄血方

伏龙肝二枚如鸡子大，生地黄六两、芎䓖一两，桂心三两，细辛六铢，白芷、干姜、芍药、吴茱萸、甘草各三两。

上十味，㕮咀，以水三升、酒七升，煮取三升，分三服。

生地黄汤　主衄方。

生地黄八两、黄芩一两、阿胶二两、柏叶一把、甘草二两。

上五味，㕮咀，以水七升，煮取三升，去滓纳胶，煎取二升半，分三服。

又方　生地黄三斤切、阿胶二两、蒲黄六合。

上三味，以水五升，煮取三升，分三服。

治鼻出血不止方。

干地黄、栀子、甘草等分。

上三味，治下筛。酒服方寸匕，日三。如鼻疼者，加豉一合；鼻有风热者，以葱涕和服如梧子五丸。

治鼻衄方

地黄汁五合，煮取四合，空腹服之。忌酒、炙肉，且服粳米饮。

又方　饮小蓟汁。

治鼻出血不止方。

捣楮叶汁，饮三升，大良。（唐·孙思邈《备急千金要方·卷第六》）

治伤寒鼻衄，肺间有余热故也，热因血自上不止，用此方：

牡蛎一两半、石膏一两六铢。

上二味，治下筛。酒服方寸匕，日三四。亦可蜜丸，服如梧子大。用治大病瘥后小劳便鼻衄。（唐·孙思邈《备急千金要方·卷第十》）

黄土汤　治吐血方。

伏龙肝鸡子大二枚，桂心、干姜、当归、芍药、白芷、甘草、阿胶、芎䓖各一两，细辛半两，生地黄二两，吴茱萸二升。

上十二味，㕮咀，以酒七升、水三升，合煮取三升半，去滓纳胶，煮取三升，分三服。亦治衄血。

治五脏热结，吐血、衄血方。

伏龙肝如鸡子一枚，生竹茹一升，芍药、当归、黄芩、芎䓖、甘草各二两，生地黄一斤。

上八味，㕮咀，以水一斗三升，先煮竹茹，减三升，下药，取三升，分三服。

治衄血、吐血，当归汤方。

当归、干姜、芍药、阿胶各二两，黄芩三两。

上五味，㕮咀，以水六升，煮取二升，分三服。

黄土汤　治卒吐血及衄血方。

伏龙肝半升，甘草、白术、阿胶、干姜仲景作地黄、黄芩各三两。

上六味，㕮咀，以水一斗，煮取三升，去滓下

胶，分三服。（唐·孙思邈《备急千金要方·卷第十二》）

治肺热喘息，鼻衄血方。

羚羊角、玄参、射干、鸡苏、芍药、升麻、柏皮各三两，淡竹茹鸡子大一枚，生地黄切一升，栀子仁四两。

上十味，㕮咀，以水九升，煮取三升，分三服。须利者，下芒硝三两，更煮三沸。（唐·孙思邈《备急千金要方·卷第十七》）

阿胶散　主衄血不止方。

阿胶炙、龙骨、当归、细辛、桂心各一两，蒲黄五合，乱发三两烧灰。

上七味，捣筛为散。先食饮服方寸匕，日三服，三剂瘥，亦可蜜丸酒服。

伏龙肝汤　主吐血并衄血方。

伏龙肝半升，干地黄、干姜、牛膝各二两，阿胶炙、甘草炙各三两。

上六味，㕮咀。以水一斗，煮取三升，去滓，纳胶，分三服。

生地黄汤　主衄血方。

生地黄、黄芩各一两，柏叶一把，阿胶炙、甘草炙各二两。

上五味，㕮咀。以水七升，煮取三升，去滓，纳胶煎取二升五合，分三服。

又方　生地黄三斤切、阿胶二两炙、蒲黄六合。

上三味，以水五升，煮取三升，分三服。（唐·孙思邈《千金翼方·卷第十八》）

《肘后》疗伤寒大病瘥后，小劳便鼻衄，牡蛎散及丸方。

左顾牡蛎十分熬，石膏五分。

上二味，捣末，酒服方寸匕，日三四。亦可蜜丸，如梧子大，酒服十五丸。

又　黄土汤，疗鼻衄，去五脏热气结所为，或吐血者方。

当归、甘草炙、芍药、黄芩、芎䓖各三两，桂心一两，生地黄一斤，釜月下焦黄土如鸡子一枚碎，绵裹，青竹皮五两。

上九味，切，以水一斗三升，煮竹皮减三升，去滓，内诸药，煮取三升，分四服，忌海藻、菘菜、生葱。

崔氏疗伤寒鼻衄热毒去血，若去数升者，勿疗自住，若为去血不住者，外以飞雪汤洗，内以苦参汤疗之。飞雪洗之汤方，兼疗天行。

麻黄三两去节、石膏三两碎、芫花一两熬、大黄二两。

上四味，切，以水一斗半，煮取七升，去滓，沉冷，披发仰卧，因以汤淋其额，趣令血住。

又　疗衄鼻，苦参汤方。

苦参三分，黄连二两，栀子二七枚擘，大黄一两，地黄一两生干者。

上五味，切，以水五升，煮取一升半，去滓，分再服。吾其年已疗数十人，无不瘥者，都下地黄难得，遇无使便阙，亦差。忌芜荑、猪肉、冷水。

深师疗少小衄血方。

桂心十分，乱发洗烧灰，干姜各六铢。

上三味捣筛为散，服方寸匕，日再。（唐·王焘《外台秘要·卷第二》）

阳明病口干，但漱水不欲咽者，必鼻衄也，宜黄芩汤。

阳明病若胃中虚冷，其人能食，饮水即哕，脉浮发热，口鼻中燥能食者，必衄，宜黄芩汤。（宋·王怀隐《太平圣惠方·卷第八》）

治伤寒上焦壅热，心神烦躁，鼻衄不止，宜服黄芩散方。

黄芩三分、川大黄三分剉碎，微炒、栀子仁一分、犀角屑半两、石膏三分、羚羊角屑半两、蓝叶三分、川朴消一两、甘草半两炙微赤，剉。

上件药捣筛为散。每服五钱，以水一大盏，煎至五分，去滓，不计时候温服，以差为度。

治伤寒心肺热毒，鼻衄不止，或兼唾血，宜服黄连散方。

黄连三分去须、黄芩一两、栀子仁半两、甘草半两炙微赤剉、伏龙肝三分、淡竹茹一两。

上件药捣筛为散。每服五钱，以水一大盏，入生姜半分，煎至五分，去滓，入生地黄汁一合，乱发灰一钱，搅令匀，更煎三两沸，不计时候，放温频服之，以差为度。

治伤寒衄血及吐血，连日不绝，欲死，宜服艾叶汤方。

艾叶半两细剉炒微黄、生干地黄半两、阿胶一分杵碎，炒令黄燥，为末。

上件药都和令匀，分为二服。每服，以水一中盏，煎至五分，去滓，下赤马通汁一合半，搅令匀，不计时候，放温频服，以差为度。

治伤寒衄血不止，宜服羚羊角散方。

羚羊角屑三分、犀角屑二分、牛黄一分细研、人参半两去芦头、白茯苓一两、麦门冬三分去心、黄芪三分剉、栀子仁三分、甘草一两炙微赤，剉、紫菀三分去苗土、丹参半两、玄参三分。

上件药捣筛为散。每服五钱，以水一大盏，煎至六分，去滓，入牛黄末一字，搅令匀，不计时候，放温频服之，以差为度。

治伤寒鼻衄不止，头痛壮热，宜服升麻散方。

川升麻一两、青蒿半两、犀角屑半两、鸡苏茎叶一两、麦门冬一两去心、川朴消一两。

上件药捣筛为散。每服四钱，以水一中盏，煎至五分，去滓，下地黄汁一合，更煎一两沸，不计时候，温温服之。

治伤寒鼻衄不止，兼唾血，宜服刺蓟散方。

刺蓟一两、黄连三分去须、黄芩一两、栀子仁三两、乱发灰一分、紫苏茎叶半两、阿胶二两杵碎，炒令黄燥、甘草三分炙微赤，剉、羚羊角屑三分。

上件药捣粗罗为散。每服五钱，以水一大盏，煎至五分，去滓，下生地黄汁、生姜汁各半合，和令匀，不计时候服之，以差为度。

治伤寒发汗而不快，致内有蓄热，及鼻衄血不尽，内有余血者，面色黄，大便赤，消化瘀血。生干地黄散方。

生干地黄四两、赤芍药一两、牡丹二两、犀角屑一两、黄芩一两、茜根一两。

上件药捣筛为散。每服五钱，以水一中盏，煎至五分，去滓，不计时候温服，以差为度。

治伤寒衄血数升不住者，飞雪汤方。

麻黄三两去根节、石膏三两杵碎、芫花一两、川大黄二两。

上件药都剉，以水一斗半，煮取七升，放冷，披发仰卧，以淋其囟，血住即止。

治伤寒鼻衄。苦参散方。

苦参三两剉、黄连二两去须、栀子仁二七枚、川大黄一两剉碎，微炒、生干地黄一两、石榴花半两微炒。

上件药捣筛为散。每服五钱，以水一中盏，煎至五分，去滓，不计时候温服，以差为度。

治伤寒鼻衄不止，心胸烦闷，宜服此蒲黄散方。

蒲黄三分、犀角屑半两、子芩三分、紫苏茎叶半两、侧柏叶半两、甘草一分炙微赤剉。

上件药捣粗罗为散。每服五钱，以水一大盏，煎至六分，去滓，以伏龙肝半两水浸，取清一合，相和令匀，不计时候，分为二服，以差为度。

又方　生地黄汁三合、白药末半两、生藕汁二合、刺蓟汁一合。

上件药相和，煎三二沸，放温，不计时候分为三服。

又方　甘草一两炙微赤剉、紫苏茎叶一两、淡竹叶一两握。

上件药捣碎，以水一大盏半，煎至八分，去滓，不计时候，分为二服，以差为度。

治伤寒衄血不止方。

阿胶一两杵碎，炒令黄燥、贝母半两煨令微黄。

上件药捣筛为散。每服，不计时候，以温水调下一钱。

又方　赤芍药赤马粪半两烧为灰、石耳半两、龙骨半两。

上件药捣细罗为散，更研令极细，取少许吹入鼻内。未定，相续用之。

治伤寒口鼻俱出血，可及三五升。宜服此方。

乱发灰半两、伏龙肝一两。

上件药同研令细。每服，不计时候，以新汲水调下二钱，频服，以差为度。

治伤寒鼻衄不止，鸡冠花散方。

鸡冠花一两、麝香一分细研。

上件药捣细罗为散，与麝香同研令匀，以生地黄汁一合，冷水半盏，搅令匀，不计时候，调下二钱。频服，以差为度。

治伤寒，胸膈间有余热，衄血不止方。

牡蛎二两烧为粉、石膏二两。

上件药捣细罗为散。每服，不计时候，以生姜汤调下二钱。频服，以差为度。

治伤寒，气毒热盛，鼻衄不止，宜服刺蓟散方。

刺蓟半两、土瓜根半两、子芩半两、蜡面茶一分、麝香半钱研。

上件药捣细罗为散，入麝香研令匀。每服，不计时候，以冷蜜水调下二钱，以差为度。

治伤寒鼻衄，可及一㪷以来，不止方。

黄药一两。

上件药捣细罗为散。每服，不计时候，以新汲水调下二钱。（宋·王怀隐《太平圣惠方·卷第十》）

治伤寒后劳复，体热，鼻衄，宜解肌退热，柴胡散方。

柴胡三分去苗、木香半两、茯神半两、赤芍药半两、犀角屑半两、石膏一两、葛根半两剉、麻黄三分去根节、甘草半两炙微赤剉、生干地黄半两、黄芩半两。

上件药捣筛为散。每服四钱，以水一中盏，入生姜半分，枣三枚，煎至六分，去滓，不计时候温服。

治伤寒后阴阳易，壮热心躁，鼻衄不止。生干地黄散方。

生干地黄二两、地骨皮半两、甘草三分炙微赤锉、伏龙肝一两、川朴硝半两。

上件药，捣粗罗为散，每服五钱，以水一中盏，煎至六分，去滓，不计时候温服。

治伤寒后阴阳易，头痛，鼻衄不止，宜服竹茹散方。

竹茹一两、犀角屑三分、生干地黄二两、甘草半两炙微赤，剉、伏龙肝一两、川朴消一两。

上件药捣粗罗为散。每服三钱，以水一中盏，煎至六分，去滓，不计时候，温温频服，以差为度。（宋·王怀隐《太平圣惠方·卷第十四》）

治时气鼻衄，烦躁不止，头痛气逆，宜服石膏饮子方。

石膏二两捣碎、甘草半两炙微赤，剉、赤芍药一两、黄芩一两、柴胡一两去苗、桂心半两、生地黄三两、竹茹二两。

上件药细剉和匀。每服半两，先以水一大盏半，浸伏龙肝二两，澄取清一大盏，煎至五分，去滓，不计时候，温服。

治时气心肺中热，鼻衄不止方。

胡粉炒令黑细研、干姜炮裂剉杵为末、乱发灰细研、釜底墨细研、伏龙细研。

上件药但得一味，吹于鼻中便止。若各吹一大豆许，更效。

治时气鼻衄，心膈躁闷，面赤目黄，起卧不定方。

乌贼鱼骨二两、刺蓟二两、蒲黄二两。

上件药捣细罗为散。每服不计时候，以冷粥饮，调下二钱，频服，以定为度。

治时气鼻衄，诸药无效者，宜服此方。

白马通七枚绞取厚汁、阿胶半两杵碎炒令黄燥为末。

上件药相和熟搅，以滴鼻中，仍用新汲水微浸足，即止。

治时气鼻衄，日夜不止，面色如金黄方。

上取韭根一握捣取汁，鉼中盛，以索悬于井中，浸良久，急取出，滴二七滴于鼻中，即止。

治时气鼻衄不止方。

上以郁金捣罗为末。每服不计时候，以冷水调下二钱，以定为度。

又方　熟艾一鸡子大、牛皮胶一片如手大杵碎炒令黄燥。

上件药以豉汁二大盏，煎取一大盏，去滓，分温二服。（宋·王怀隐《太平圣惠方·卷第十六》）

治热病，头痛壮热，鼻衄及吐血，心中紧硬，徧身疼痛，四肢烦闷，宜服刺蓟饮子方。

刺蓟一两、生地黄一两、鸡苏半两、生姜半两、赤茯苓半两、青竹茹一分、生麦门冬一两去心。

上件药并细剉，以水三大盏，煎至一盏半，去滓，不计时候，分温三服。

治热病鼻衄，去五脏热气，黄龙汤方。

伏龙肝半两、当归三分剉微炒、甘草三分炙微赤，剉、赤芍药三分、黄芩三分、川朴消三分、川升麻三分、生干地黄一两半。

上件药捣粗罗为散。每服五钱，以水一大盏，入竹茹一分，煎至五分，去滓，不计时候，温服。

治热病，鼻衄不止，此是阳毒伤肺，宜服阿胶散方。

阿胶三分捣碎炒令黄燥、伏龙肝三分、黄芩三分、葱白连须二茎、豉一合、地骨皮三分。

上件药并细剉令匀，都以水一大盏半，煎至一盏，去滓，入生地黄汁二合，搅令匀，不计时候，分温三服。

治热病鼻衄不止，宜服黄芩散方。

黄芩一两、川大黄一两剉碎微炒、栀子仁半两、刺蓟一两、蒲黄半两。

上件药捣筛为散。每服四钱，以水一中盏，煎至六分，去滓，不计时候，温服。

治热病鼻衄出多，面无颜色，昏闷虚困，熟干地黄散方。

熟干地黄三分、白芍药三分、黄耆一两半剉、阿胶半两捣碎炒令黄燥、当归半两剉微炒、人参三分去芦头、天竺黄三分。

上件药捣细罗为散。每服不计时候，以黄汤调下二钱。

治热病鼻衄不止，贝母散方。

贝母一两煨微黄色、刺蓟一两、蒲黄一两。

上件药捣细罗为散。每服，不计时候，以新汲水调下一钱。

治热病鼻衄不止方。

蛤粉一钱、黄丹半钱、香墨末一钱。

上件药相和令匀，以新汲水调，顿服。

治热病鼻衄，诸药无效者，宜服此方。

赤马通二枚绞取汁、阿胶三分炙令微黄捣末。

上件药二味相和，熟搅令匀，每用少许滴鼻中，仍以新汲水略蘸足即止。

治热病衄血，日夜无度，身面如金黄方。

上以韭根一握，捣绞取汁，以罐索投于井中深处，良久，急取出，沥水相和，滴二七滴于鼻中，差。

治热病鼻衄，血下数升去，宜服此方。

好松烟墨二两。

上捣细罗为末，用鸡子白和，圆如梧桐子大。每服，以生地黄汁，下二十圆。如人行五里，再服，以差为度。（宋·王怀隐《太平圣惠方·卷第十八》）

治五脏热结，鼻衄，心胸烦闷，宜服伏龙肝散方。

伏龙肝三于一两、当归二两、赤芍药二两、黄芩二两、犀角屑一两、生干地黄三两、刺蓟一两。

上件药，捣筛为散，每服五钱，以水一大盏，入青竹茹一鸡子大，煎至五分，去滓，温温服之。

治鼻衄，终日不止，心神烦闷，宜服茜根散方。

茜根草、黄芩、侧柏叶、阿胶杵碎炒令黄燥、甘草剉，生用，已上各一两。

上件药，捣粗罗为散，每服三钱，以水一中盏，入生地黄半两，煎至六分，去滓，温温服之。

又方　生干地黄一两剉、阿胶一两杵碎，炒令黄燥、蒲黄半两。

上件药，以水二大盏，煎至一盏半，去滓，分为三服，温温服之。

又方　生地黄三两研取汁、生姜半两研取汁、阿胶半两杵碎炒令黄燥捣为末。

上件药，以生姜地黄汁，入阿胶末，和匀，于银器内煖过，旋旋服之，兼治吐血。

又方　豉二合、艾叶如鸡子大、鹿角胶二两杵碎炒令黄燥

上件药，以水二大盏，煎取一盏二分，分为三服，徐徐服之。

又方　上用故屏风纸，烧灰细研，以温酒调下一钱，立止。

又方　上以贝母二两炮黄，捣罗为末，以浆水调二钱服，良久再服，差。

又方　上以生干地黄一两细剉，于银器中，以酒一中盏，煎三五沸，去滓，顿服，其血立止。

又方　上用谷精草捣罗为末，以热面汤，调下二钱。

又方　上以龙骨一两捣碎，以水一大盏，煎至半盏，温温尽服之。

又方　上用楮树叶研绞取汁，温饮一大盏，立止，如未止再饮。

又方　上取生葛根捣取汁，每服一小盏，三服即止。

又方　上用黄明胶洋如稠饧，涂帛上，贴额上立止。

又方　上用桑木耳熬令焦，捣罗为末，撮如杏仁大，绵裹塞鼻中，数过即止。

又方　上用人中白一分，硬成片者，入麝香末一钱，细研令匀，吹鼻内差。

又方　上用石榴花，捣末吹鼻内效。

又方　上用垣衣捣绞取汁，每服一小盏，频服效。

又方　上用苍耳茎叶，捣绞取汁，每服一小盏，频服效。

治鼻卒衄，吹鼻散方。

右用釜底墨细研，以少许吹鼻中，即止。

治鼻衄塞鼻散方。

上以蝟皮一枚烧为灰，细研，每用半钱，绵裹内鼻中，数易之差。

又方　上以赤马通，以绵裹如枣大，塞鼻中，新旧者悉可用，若大衄者，以水绞取汁，饮一二升，无新者，以水渍干者用之。

治卒鼻衄方。

上用水罐一枚，钻底小窍子，盛新汲水，淋项后宛宛中；淋不止，一两罐即差。

夫肝藏血，肺主气，肺开窍于鼻，血之与气，相随而行，内荣脏腑，外循经络，腑脏有热，热乘血气，血性得热，即流溢妄行，发于鼻者为鼻衄也，脏虚血盛，故衄不止矣。

治鼻衄血出，经日不止，刺蓟散方。

刺蓟、苦参、黄连去须、栀子仁、生干地黄、川大黄剉碎微炒、侧柏叶，已上各一两。

上件药，捣筛为散，每服五钱，以水一大盏，入青竹茹半鸡子大，煎至五分，去滓，温温频服。

治鼻衄不止，子芩散方。

子芩一两、蒲黄三分、伏龙肝三分、青竹茹三分。

上件药，捣筛为散，每服三钱，以水一中盏，煎至六分，去滓，入生藕汁一合，搅令匀，温服。

治鼻衄不止，心神烦闷，宜服生麦门冬煎方。

生麦门冬汁三合、生地黄汁三合、生藕汁三合、生姜汁少许、白药一两。

上件药，捣罗白药为末，以前四般汁，更入熟水二合，同煎三五沸，用白药末搅令匀，不计时候，分温二服。

治鼻衄日夜不止，面无颜色，昏闷，宜服地黄散方。

生干地黄半两、赤芍药三分、柏叶一两、阿胶半两杵碎炒令黄燥、当归半两、赤茯苓三分。

上件药，细罗为散。每服，煎黄耆汤，调下二钱。

又方　乱发灰半两、伏龙肝一两。

上件药，相和，细研令匀，以新汲水，调三钱服之。

又方　羊胫炭皮二两捣碎醋拌烧令通赤、故纸三十张多年者烧灰。

上件药，细研为散，以新汲水，调三钱服。

又方　生地黄汁一升、白蜜半两、蒲黄二两。

上件药，相和，微煖过，每服一小盏，频服之，差。

治鼻衄日夜不止，头痛心烦，宜服此方。

石膏一两细研、牡蛎一两烧为粉。

上件药，都细研为散，以新汲水，调如稀面糊，候血滴间断时，便点三五滴于鼻中，仍以新汲水调两钱服之。

治鼻中血出不断，心闷欲绝方。

刺蓟汁二合、生地黄汁一合、生姜汁半合。

上件药，调和令匀，徐徐饮之，仍将滓塞鼻中差。

治鼻衄，累日不止，胸中痞闷，宜服此方。

生鸡苏叶切五合、香豉二合。

上件药，捣令极烂，圆如指大，长一寸许，内鼻中止。

又方　香墨、葱汁。

上件药，以葱汁磨墨，滴少许于鼻中，即止。

治鼻衄不止，眩冒欲死，吹鼻龙骨散方。

龙骨半两、乱发一鸡子大烧为灰。

上件药，都研如粉，以少许吹入鼻中立止。

治鼻衄，日夜遏不止，眩冒欲死，灌鼻青葙汁方。

青葙草不限多少。

上件细剉捣，研绞取汁一两合，少少灌入鼻中差。

治鼻衄，经日夜不止方。

上用干姜，削如莲子大，塞鼻中即止。

又方　上浓研好墨，点鼻中立止。

又方　上用生姜研汁，滴入鼻中，立止。

治鼻衄，累医不止方。

粟壳五两烧灰。

上件药，研为末，每服二钱，以粥饮调服之差。

治鼻久衄不止，刺蓟散方。

刺蓟二两、竹茹二两、蒲黄一两、艾叶一两、乱发灰一两、白药一两。

上件药，捣罗为散。每服三钱，以水一中盏，煎至六分，去滓，入地黄汁一合，搅令匀，不计时候服。

治鼻衄久不止，令人目眩心烦，宜服乱发灰散方。

乱发灰一分、桂心半两、干姜一分炮裂。

上件药，捣细罗为散，每服，以温浆水，调下二钱，先食浆水粥，后服。

治衄血久不止，阿胶散方。

阿胶二两杵碎炒令黄燥、桂心一两、当归一两、细辛一两、龙骨二两、蒲黄一两、乱发灰三两烧灰。

上件药，都捣，细罗为散。每服，以粥饮调下二钱。

又方　羊胫炭皮一两杵碎炒令通赤、伏龙肝半两、麝香一钱细研。

上件药，细研如粉，每服，以新汲水调下二钱，研蓟刺汁调下亦得。

治鼻衄经久不止，立效方。

蒲黄二两、石榴花一两末。

上件药，和研为散。每服，以新汲水调下一钱。

又方　故绵五寸烧灰、人中白一分。

上件药，细研为散。每服，以新汲水调下二钱。

治鼻衄久不止，诸药无效者，宜用此方。

人中白一分、石榴花半两、故绵灰半两。

上件药，都细研如面，入麝香一钱，更研令匀，少少吹入鼻中，立止。

治鼻衄久不止方。

乱发灰一钱、人中白半两、麝香半钱细研。

上件药，相和细研，吹小豆大入鼻中，立效。

治鼻衄久不止，身面俱黄，宜用滴鼻，赤马通汁方。

赤马通七块以水一盏绞汁、阿胶三分捣碎炒令黄燥。

上件药，以马通汁调阿胶，令稀得所，少少滴入鼻中，须臾即止。

治鼻久衄不止，吹鼻散方。

绯帛灰三钱、乱发灰二钱。

上件药，都细研，少少吹入鼻中，立效。

又方　乌贼鱼骨半两去甲。

上捣细罗为散，少少吹入鼻中即止。如未止，更著少许干浮萍草末，吹入鼻中，即差。

治大衄不止，宜服远志散方。

远志半两去心、白芍药三分、桂心一分、天门冬半两去心、麦门冬半两去心、阿胶半两捣碎炒令黄燥、当归半两、没药一两、藕节半两、甘草半两炙微赤剉、川大黄半两剉碎微炒、生干地黄一两、柴胡一两去苗、桃仁一分汤浸去皮尖双仁麸炒微黄。

上件药，捣筛为散。每服三钱，以水一中盏，煎至五分，去滓，不计时候，温服。

治大衄，口耳皆血出不止，苦参散方。

苦参一两、黄连一两去须、川大黄半两剉碎微炒、栀子仁半两、柏叶半两、桑耳一两。

上件药，捣筛为散。每服三钱，以水一中盏，煎至五分，去滓，入生地黄汁一合，搅令匀，不计时候，温服。

治大衄未止，计数升，不知人事，宜服阿胶散方。

阿胶三分捣碎炒令黄燥、桂心半两、细辛半两、白龙骨半两、当归半两、乱发半两烧灰、蒲黄半两。

上件药，捣细罗为散。每服，以生地黄汁，调下二钱。

治大衄不止，紫参散方。

紫参一分、郁金半两、子芩一分、甘草半两炙微赤剉、白龙骨半两、鹿角胶半两捣碎炒令黄燥。

上件药，捣细罗为散。每服，以生地黄汁，并蜜水相和，调下二钱。

治大衄立效方。

熟艾二弹子大、牛皮胶一两炙黄燥。

上件药，以煎了豉汁一大盏，同煎至七分，去滓，不计时候，分温二服。

治大衄，口耳皆出血不止，阿胶散方。

阿胶半两捣碎炒令黄燥、蒲黄一两。

上件药，捣细罗为散。每服二钱，以水一中盏，入生地黄汁二合，煎至六分，不计时候，温服。

又方　治大衄，口耳皆出血不止方。

蒲黄一两。

上件药，细研为散。每服，以冷水调下二钱，即差。

又方　上以盐半两，炒碾为末，分为二服，以冷水调下，未止更服。

又方　上以槲叶捣绞取汁，每服一小盏，频服即止。

又方　上以胡粉炒令光黑，以醋调一钱服之，即止。

治吐血衄血，此为内损，或劳伤所致，宜服竹茹散方。

青竹茹一两、白芍药一两、芎䓖一两、桂心一两、生干地黄三两、当归一两、甘草半两炙微赤剉。

上件药，捣筛为散。每服三钱，以水一中盏，煎至六分，去滓，不计时候，温服。

治吐血衄血，至一㪷不止，宜服麦门冬饮子方。

生麦门冬汁五合、生刺蓟汁五合、生地黄汁五合。

上件药汁相和，于银锅中，略煖过，每服一小盏，调伏龙肝末一钱，服之。

治吐血衄血，藕汁饮子方。

生藕汁三合、生地黄汁三合、牛蒡根汁二合、生蜜一匙。

上件药汁，调和令匀，每服一小盏，细细饮之。

治吐血衄血不止，郁金散方。

郁金、木香、飞罗面、黄蘗剉，已上各一两，甘草一两半炙微赤剉。

上件药，捣罗为散。以生地黄汁一大盏，旋旋拌药后，焙令干，又拌之，令地黄汁尽为度，再捣细罗为散，不计时候，煎青竹茹汤调下二钱。

治吐血衄血，立效鸡子白圆方。

鸡子白三个、好香墨二两。

上件药，捣墨细罗为末，以鸡子白和圆，如梧桐子大。不计时候，以生地黄汁下十圆。

治吐血衄血，或发或止，背心藏积热所致，宜服黄芩散方。

黄芩一两去心中黑腐。

上捣细罗为散。每服三钱，以水一中盏，煎至六分，不计时候，和滓温服。

又方　伏龙肝一两。

上捣细罗为散。不计时候，以蜜水调下二钱。

又方　贝母一两炮令黄。

上捣细罗为散。不计时候，以温浆调下二钱。

治吐血衄血，积日不止方。

新羊血。

上热饮一二小盏即愈，慎勿刺羊取血，神道不祐，当无差也。

又方　人中白。

上细研为散，入少许麝香相和，以少许吹入鼻中，立效。（宋·王怀隐《太平圣惠方·卷第三十七》）

治妇人鼻衄，流血不止，刺蓟散方。

刺蓟二两、桑耳一两、艾叶一两微炒、生干地黄二两、蒲黄一两半、乱发灰一两。

上件药，捣粗罗为散，每服三钱，以水一中盏，入淡竹茹一分，煎至六分，去滓，不计时候温服。

治妇人鼻衄不止，心神烦躁，黄连散方。

黄连一两去须、犀角屑一两、刺蓟二两、鸡苏叶二两、生干地黄一两、

上件药，捣粗罗为散。每服四钱，以水一中盏，煎至六分，去滓，不计时候温服。

治妇人鼻衄，出血数升，不知人事，阿胶散方。

阿胶一两捣碎炒令黄燥、桂心半两、龙骨半两、细辛半两、当归半两锉微炒黄、乱发灰一两、蒲黄一两。

上件药，捣细罗为散。每服不计时候，以温酒调下二钱。

又方　鹿角胶二两捣碎炒令黄燥、艾叶一两微炒、续断一两、蒲黄一两。

上件药，捣细罗为散。每服不计时候，煮竹茹粥饮调下二钱。

又方　生干地黄二两、黄芩一两、阿胶二两捣碎炒令黄燥、柏叶一两、甘草一两炙微赤锉。

上件药，捣粗罗为散。每服三钱，以水一中盏，煎至六分，去滓，不计时候温服。

又方　生干地黄三两、阿胶二两炙黄燥、蒲黄二两。

上件药，捣细罗为散。每服不计时候，以粥调下一钱。

又方　人中白一分、石榴花一两、故绵灰一钱、麝香半两。

上件药，细研为散。每取少许吹鼻中。

又方　生地黄十两、生姜一两、阿胶一两捣碎炒令黄燥别捣为末。

上件药，先研地黄生姜取汁，入阿胶末，于银器内，煖过，每服一合。

又方　生藕汁三合、生地黄汁三合、刺蓟汁三合、牛蒡汁三合、白蜜二合。

上件药相和令匀，不计时候，每服一合。

又方　生地黄汁六合、刺蓟汁六合、生麦门冬汁六合、伏龙肝末。

上件药，煖三味汁，调下伏龙肝末一钱。

又方　石膏、牡蛎。

上件药等分，捣罗为末，更研，以新汲水，调和煎饼面，滴于鼻中，立止。

又方　莲子心末、刺蓟汁。

上件药研令匀，每用滴鼻中。

又方　上取生葱心塞鼻中，即定，若因刺着，并刀斧所伤，血不止，并用之即定。

又方　上以龙骨末内鼻中立止。

又方上捣生茅根汁一合，饮之立止。

又方　上用艾灰吹鼻中。

又方　上以青葙草汁，灌入鼻中。

又方　上以人中白，细研吹鼻中。

又方　上以石榴花、柏叶等分，细研吹鼻中。（宋·王怀隐《太平圣惠方·卷第七十》）

治小儿伤寒鼻衄，身热头痛呕逆，麦门冬散方。

麦门冬三分、石膏一两、寒水石半两、甘草半两炙微赤锉、桂心半两。

上件药，捣粗罗为散。每服一钱，以水一小盏，煎至五分，去滓，不计时候，量儿大小，以意加减温服。

治小儿伤寒鼻衄，烦热头痛，竹茹散方。

苦竹茹半两、伏龙肝一两、石膏一两、甘草半两炙微赤锉、麦门冬一两去心焙、黄芩半两。

上件药，捣粗罗为散。每服一钱，以水一小盏，煎至五分，去滓，不计时候温服，更量儿大小，加减服之。

治小儿伤寒壮热，鼻衄不止方。

生干地黄二两。

上细锉，于银器中，以酒一中盏，煎至七分，去滓，不计时候，分温三服。

又方　生葛根汁。上用一小盏，分二服即止。

治小儿伤寒鼻衄，已经数日不止方。

生地黄汁一小盏、白蜜一小盏、蒲黄一两。

上件药相和，微煖过，每服半小盏，量儿大小，分减频服。

治小儿伤寒，鼻衄经日，发歇不止方。

蒲黄一两、石榴花末半两。

上件药相和令匀，不计时候，以新汲水调下半钱，更量儿大小，加减服之。（宋·王怀隐《太平圣惠方·卷第八十四》）

治小儿鼻衄，或唾血，升麻散方。

川升麻半两，羚羊角屑、甘草炙微赤锉、黄芩、赤芍药，已上各一分。

上件药，捣粗罗为散。每服一钱，以水一小盏，入淡竹叶七片，煎至五分，去滓，入地黄汁半合，更煎一两沸，不计时候，量儿大小，分减温服。

治小儿鼻衄不止，生地黄煎方。

生地黄半斤取汁、刺蓟半斤取汁、杏仁一两汤浸去皮尖双仁麸炒黄别研、阿胶半两捣碎炒令黄燥为末、蜜一合。

上件药，都入银锅中，以慢火熬为膏，不计时候，用新汲水，调下一钱，量儿大小，加减服之。

又方 刺蓟半两、乱发灰一分、蒲黄半两。

上件药，捣细罗为散。每服，以冷水调下半钱，不计时候，量儿大小，加减服之。

治小儿鼻衄心闷，桂心散方。

桂心一分、乱发灰一分、干姜半分炮裂锉。

上件药，捣罗为散，不计时候，以冷水调下半钱，更随儿大小，以意加减。

治小儿卒热毒气攻脑，鼻衄，栀子仁散方。

栀子仁一两、槐花半两微炒。

上件药，捣细罗为散，不计时候，用温水调下半钱，量儿大小，以意加减。

治小儿鼻衄不止方。

乱发灰半两、伏龙肝一两。

上件药，都研令匀，不计时候，以新汲水，调下半钱，量儿大小，以意加减。

又方 刺蓟汁二合、地黄汁一合、生姜汁少许。

上调和令匀，徐徐服半合，仍将滓塞鼻中，即差。

又方 上炒桑耳令焦熟，捣细罗为散，不计时候，以冷水调下半钱，亦吹少许于鼻中，量儿大小，以意加减。（宋·王怀隐《太平圣惠方·卷第八十九》）

治鼻衄，刺蓟散。

大蓟根一两，相思子半两。（宋·沈括《苏沈良方·卷六》）

外因衄血证治

病者因伤风寒暑湿，流传经络，阴阳相胜，故血得寒则凝泣，得热则淖溢，各随脏腑经络涌泄于清气道中，衄出一升一斗者，皆外所因。治之各有方。

桂枝栝蒌根汤 治伤风汗下不解，郁于经络，随气涌泄，衄出清血；或清气道闭，流入胃管，吐出清血，遇寒泣之，色必瘀黑者。

桂心、白芍药、栝蒌根、甘草炙、川芎各等分。

上为锉散。每服四大钱，水一盏半，姜三片，枣一枚，煎至七分，去滓服。头痛加石膏。

麻黄升麻汤 治伤寒发热，解利不行，血随气壅，世谓红汗者是也。

麻黄去节，汤二两半，升麻一两一分，黄芩、芍药、甘草生、石膏煅、茯苓各一两。

上锉散。每服四大钱，水一盏半，姜三片，煎七分，去滓热服，微汗解。

五苓散 治伏暑饮热，暑气流入经络，壅溢发衄；或胃气虚，血渗入胃，停留不散，吐出一二升许。方见伤暑门。治衄则以茆花煎汤下，屡用得效。

除湿汤 治冒雨着湿，郁于经络，血溢作衄；或脾不和，湿着经络，血流入胃，胃满吐血。

茯苓、干姜各四两，甘草炙、白术各二钱。

上为锉散。每服四钱，水一大盏，煎六分，去滓服。加川芎二钱。最止浴室中发衄。

内因衄血证治

病者积怒伤肝，积忧伤肺，烦思伤脾，失志伤肾，暴喜伤心，皆能动血，蓄聚不已，停留胸间，随气上溢，入清气道中，发为鼻衄，名五脏衄。

止衄散　治气郁发衄无比神方。

黄芪六钱，赤茯苓、白芍药各三钱，当归、生干地黄、阿胶炙各三钱。

上为细末。煎黄汤调下二钱匕，未知再作。

不内外因证治

病者饮酒过多，及啖炙爆五辛热食，动于血，血随气溢，发为鼻衄，名酒食衄；或堕车马，打扑伤损，致血淖溢，发为鼻衄，名折伤衄。

加味理中丸　治饮酒过多，及啖炙爆热食，动血，发为鼻衄。

人参、白术、甘草炙、干姜炮、干葛、川芎各等分。

上为锉散。每服四钱，水一盏，煎七分，去滓温服。

花蕊石散　治一切金疮，打扑伤损，猫犬咬伤，并于伤处掺敷；或内损血入脏腑，壅溢作衄；及妇人产后，败血不散。

花蕊石细研一斤，上色硫黄研细四两。

上二味，拌匀入藏瓶中，以纸筋捣黄泥固济，候干，焙令热透，以砖藉，用白炭一秤，顶上发火烧灰尽，候冷，取出再研极细。诸脏伤，及妇人产后瘀血不行，并用童子小便温酒调一二钱匕，取瘀血即效。

白芨散　治鼻衄立效。

白芨，不拘多少。

上为末。冷水调，用纸花贴鼻窊中。一法，用黄胶汤令软，贴鼻窊中。

三因吐血证治

金屑丹　治三因吐血；及衄血下血，一切血溢妄行。

叶子雌黄。

上一味，为粗末，入枣肉内，线系定，满着汤煮，用黑锡对雌黄斤两，熔作汁，倾入汤，煮一日，添汤候冷，取出雌黄洗净，干研为细末，却以煮药枣肉和丸，如梧子大。每服五七丸，黑锡煎汤下。（宋·陈言《三因极一病证方论·卷之九》）

论曰伤寒鼻衄者，由热气蕴盛，血溢妄行，盖心主血，肝则藏之，肺主气，鼻则通之，心肺为热邪所伤，则血随气行，所以从鼻出也。昔人谓阳盛则衄者，盖阳盛则热盛，热盛则宜衄，故伤寒太阳证衄血乃解，谓是故也。至于阴病，则不宜衄，盖阴证自无热，安得而衄，故治伤寒鼻衄脉微者。黄芩芍药汤方。

黄芩去黑心三分，芍药、甘草炙各半两。

上三味，粗捣筛，每服三钱匕，水一盏，煎至六分，去滓温服。

治伤寒及温病，应发汗而不发汗，内有瘀血，鼻衄吐血，面黄大便黑。犀角地黄汤方。

犀角如卒无以升麻代之、牡丹皮各一两，生地黄半斤，芍药三分。

上四味㕮咀如麻豆大，每服五钱匕，水一盏半，煎至一盏，去滓温服，有热如狂者，加黄芩去黑心二两，其人脉大来迟，腹不满自言满者，为无热，不用黄芩。

治伤寒衄血不止。茅花汤方。

茅花一把。

上一味，剉碎，以水三盏，煎浓汁一盏，分二服，无花以根代之。

治伤寒热病，鼻衄不止，或兼唾血。黄连散方。

黄连去须、伏龙肝、淡竹茹各三分，黄芩去黑心一两，栀子仁，甘草炙各半两。

上六味，粗捣筛，每服五钱匕，水一盏半，生姜一枣大拍碎，煎至八分，去滓入生地黄汗半合，乱发灰半钱匕，搅匀更煎一沸，食后温服。

治伤寒鼻衄不止。竹茹汤方。

青竹茹、黄芩去黑心各一两，蒲黄、伏龙肝各半两。

上四味，粗捣筛，每服五钱匕，水一盏半，煎至八分，去滓下藕汁一合，搅匀食后温服。

治伤寒鼻衄不止，头面俱热。犀角汤方。

犀角镑，大青、甘草炙各三分，升麻、鸡苏茎叶、小蓟各一两，黄芩去黑心、芍药各一两半，生干地黄焙、朴硝各二两。

上一十味，咀，如麻豆大，每服五钱匕，水一盏半，煎至八分，去滓温服。

治伤寒鼻衄不止，此是阳毒攻肺。阿胶汤方。

阿胶炙令燥、黄芩去黑心各一分，葱白五寸连须，豉一百粒，干艾叶炒半两。

上五味，细剉，分作二服，每服用水一盏半，煎至七分，去滓下生地黄汁一合，搅匀食后温服。

治伤寒鼻衄及吐血，心中坚硬，遍身疼痛，四肢烦闷。刺蓟汤方。

刺蓟、生麦门冬去心、生干地黄焙各一两，鸡苏、赤茯苓去黑心、青竹茹各半两。

上六味，咀如麻豆大，每服三钱匕，水一盏，生姜一枣大拍碎，煎至七分，去滓食后温服。

治衄血不止。黄芩汤方。

黄芩去黑心、栀子仁、大黄剉炒、蒲黄、荆芥穗各半两。

上五味，剉如麻豆大，每服三钱匕，水一盏半，煎至八分，去滓温服，不拘时候。

治伤寒鼻衄不止。金黄散方。

郁金、甘草炙各半两，黄药子、黄柏去粗皮炙各一分。

上四味，捣罗为细散，每服二钱匕，冷水调下，不拘时，以止为度。

治伤寒头痛壮热，鼻衄不止，钩藤汤方。

钩藤、桑根白皮剉、马牙硝各一两，栀子仁、甘草炙各三分，大黄剉炒、黄芩去黑心各一两半。

上七味，粗捣筛，每服三钱匕，水一盏，竹叶三七片，煎至六分，去滓下生地黄汁一合，搅匀食后温服。

治伤寒鼻衄不止。竹茹汤方。

青竹茹鸡子大一块、生地黄半两拍碎。

上二味，以水一盏半，煎至八分，去滓食后温服。

治伤寒肺热，衄血不止，羚羊角汤方。

羚羊角镑、犀角镑、麦门冬去心焙、栀子仁、紫菀去苗土各三分，牛黄研、玄参各一分，人参、黄芪、甘草炙各半两，赤茯苓去黑皮一两。

上一十一味，粗捣筛，每服五钱匕，水一盏半，煎至八分，去滓食后温服，日二。

治伤寒内热鼻衄，痰壅吐逆。前胡汤方。

前胡去芦头、甘草炙、白术、陈橘皮汤浸去白焙、大腹皮各三分，赤茯苓去黑心、旋复花、桔梗焙各半两，半夏汤洗七遍半两。

上九味，粗捣筛，每服五钱匕，水一盏半，生姜一枣大拍碎，煎至八分，去滓食后温服。

治伤寒鼻衄，去五脏热毒。黄土汤方。

灶中黄土、当归切炒、甘草炙、芍药、黄芩去黑心、芎䓖各三分，桂去粗皮一分，生干地黄焙一两半，青竹茹半两。

上九味，粗捣筛，每服五钱匕，水一盏半，煎至八分，去滓食后温服。

治伤寒鼻衄不止。发灰散方。

乱发一团如碗大烧成灰、麝香研半钱匕。

上二味，同研极细，每服一钱匕，新汲水调下，又取少许吹鼻中立瘥。

治伤寒衄血，心胸烦满。四生饮方。

生地黄汁三合、白药子一分为末。

上五味，和匀，于银石器中，微温过，食后分二服。

治伤寒鼻衄不止，头痛壮热。升麻汤方。

升麻、鸡苏茎叶、芍药各一两，青蒿、犀角镑各半两，芒硝三分。

上六味，粗捣筛，每服三钱匕，水一盏，煎至六分，去滓下地黄汁一合，食后温服。

治伤寒鼻衄，及一二斗不止。苦药散方。

苦药一两。

上一味，捣罗为细散，每服一钱匕，食后新汲水调下。

治伤寒鼻衄，地黄饮方。

生地黄汁二合、蜜二合。

上二味，搅匀顿服。

治时疾壮热，头痛鼻衄不止。生地黄饮方。

生地黄汁、生藕汁、生姜汁、生蜜各二合。

上四味，和匀，分作三服，每服微煎，食后临卧服。(宋·赵佶《圣济总录·卷第二十九》)

治伤寒热病，当发汗而不发，内有瘀热，鼻衄吐血不止。地黄汤方。

生干地黄焙、芍药、犀角镑各一两，牡丹皮三分。

上四味，粗捣筛，每服五钱匕，用水一盏半，煎至一盏，去滓食后温服。

治伤寒后心气不足，吐血及衄血。三黄汤方。

大黄剉炒、黄连去须、黄芩去黑心各一两。

上三味，粗捣筛，每服五钱匕，水一盏半，煎至八分，去滓食后温服。(宋·赵佶《圣济总录·卷第三十》)

治吐血衄血，大小便出血。竹叶芍药汤方。

竹叶六合，赤芍药、甘草炙剉各一两，阿胶炙燥三两，当归切，焙一两半。

上五味，粗捣筛。每服五钱匕，水一盏半，煎至八分，去滓，温服，食后，日二服。（宋·赵佶《圣济总录·卷第六十八》）

治呕血、吐血及鼻衄血。麦门冬汁方。

生麦门冬汁、生地黄汁、生藕汁、冷熟水各一盏，白药一两为末。

上五味，合和匀。每服二盏，略煎沸，温服，不拘时。（宋·赵佶《圣济总录·卷第六十九》）

论曰：脾移热于肝，则为惊衄，盖木克土者也，脾土热气移于肝木，则神魂惊而血行不由其道，肺主气，开窍于鼻，血随气上，今既妄行，故出于鼻窍而为衄也。

治鼻衄，伏龙肝汤方。

伏龙肝、细辛去苗叶各半两，芎䓖一分，桂去粗皮、白芷、干姜炮、芍药、甘草炙剉。

上九味，粗捣筛，每服三钱匕，酒一盏，煎至七分，入生地黄汁一合，更煎一二沸，去滓温服，日三。

治鼻衄。蒲黄散方。

蒲黄、柏子仁研、当归切焙、阿胶炙燥、棕榈烧存性研、乱发灰研各一钱。

上六味，捣研为散，每服二钱匕，生藕节自然汁调下。

治邪热上攻，鼻衄烦闷，比金丸方。

郁金雪水煮令透切曝干一两，紫石英、白石英、白茯苓去黑皮、水银各一分，黑铅半分与水银同结沙子，甘草炙剉，龙脑研半钱。

上八味，除沙子外，捣研为末，用黄牛胆汁和丸，如弹子大，每服一丸，煎甘草汤放冷磨下。

治鼻衄，睡黄散方。

恶实一两半，雄黄研、马牙消研、甘草生剉各半两，牛黄研一钱。

上五味，捣研为散，每服二钱匕，用猪胆汁与新汲水调下，相次便睡，微有汗出为效，如时气黄发舌胀咽喉肿及热极者，如前法斟酌多少服。

治鼻衄鼻方驼粪上一味，不以多少，用新藏瓶一个，打开底，入粪在内，烧成灰，取出研细，用麝香少许研匀，随衄血鼻之。

治鼻衄，防己散方。

防己生用三两。

上一味，捣罗为细散，每服二钱匕，新汲水调下，老人小儿酒调一钱匕，服更用热汤调少许，鼻中嗃气，佳。

治鼻衄，乌沙散方。

细烟香墨二两。

上一味，为细散，每服一钱匕，腊茶清调下。

治鼻衄，地金汤方。

生干地黄焙、生干藕节各二两。

上二味，细剉如麻豆，每服三钱匕，水一盏，煎至六分，去滓食后临卧温服。

治鼻衄，克效汤方。

甘草炙剉、桑耳焙各三分，枳壳去瓤麸炒、大黄剉炒半两，麦门冬去心焙、槐实炒各一两半，白芷、鸡苏叶、百合、黄芪剉、白前、连翘、槟榔剉各一两，姜黄二两。

上一十四味，粗捣筛，每服五钱匕，水一盏半，入生姜三片，同煎至八分，去滓温服。

治肺积热极，衄血吐血方。

黄明胶末一钱、桑叶末二钱、伏龙肝末一钱半。

上三味，研匀为散。糯米饮、调下二钱匕。

治鼻衄，刺蓟汤方。

大蓟根一两，相思子半两。

上二味，粗捣筛，每服三钱，水一盏，煎至七分，去滓放冷服。

治鼻衄不止，紫参汤方。

紫参、蒲黄、生地黄二两，黄芩、赤茯苓去黑皮、赤芍药、当归切焙各一两，甘草炙一两。

上八味，剉如麻豆大，每服三钱匕。水一盏，入阿胶二片炙令燥，同煎至七分，去滓温服，不拘时候。

治鼻衄不止，刺蓟汤方。

刺蓟、黄芩、大黄剉炒、赤芍药三两，蒲黄二两，侧柏叶四两，生干地黄焙。

上八味，粗捣筛，每服三钱匕，水一盏。煎至七分，去滓温服。逐急以新汲水调下。

治鼻衄不止，麝香散方。

麝香二钱、滑石末、人中白半两。

上三味，同研为散，每服二钱匕，热酒调下。

治鼻衄不止，厚朴丸方。

厚朴去粗皮、瓦砾并沙姜、粪堆土瓜苗心等分。

上三味，捣罗为末，蜜丸如鸡头大。每服三丸。葱一握细切，面一匙，盐半钱，同炒黄，沸汤点下。

治鼻衄不止，蒲槐散方。

蒲黄、槐花半两，防己、人参一分。

上四味，捣研为散，每服一钱匕，新水调下、食后服。

治鼻衄不止，天竺黄散方。

天竺黄、芎䓖各一分，防己半两。

上三味。捣研为散。每服一钱匕，新汲水调下，肺损吐血。用药二钱匕，生面一钱匕，水调下，并食后服。

治鼻衄不止，千针散方。

刺蓟、木贼各一分，白面一钱。

上三味，捣罗为散，每服一钱匕，研青蒿心七枚。新水调下，并二服。

治鼻衄日夜不止，头痛心烦，玉粉散方。

石膏研、牡蛎烧研如粉各一两。

上二味。研匀为散，每服二钱匕，新汲水调下，候血滴间断时，再以水调药如稀糊，滴鼻内。

治鼻衄不止，鸡苏散。

方　鸡苏三两、防风去叉一两。

上二味。捣罗为散。每服二钱匕，温水调下，更以鸡苏叶，于新水内揉软，内鼻窍即止。

治鼻衄不止，二花散方。

酸石榴花一分、黄蜀葵花一钱。

上二味，捣罗为散，每服一钱匕，水一盏，煎至六分，不拘时候温服。

治鼻衄不止，参莲散方。

人参一钱、莲子心一分。

上二味。捣罗为散，每服一钱匕，新水调下。

治大衄不止，远志汤方。

远志去心、天门冬去心焙、麦门冬去心焙、阿胶炙燥、当归切焙、藕节洗净、甘草炙、大黄剉炒、芎䓖各半两，桂去粗皮、没药研、麻黄去节、桃核仁汤浸去皮尖炒令黄色各一分，牡丹皮三分，柴胡去苗一两。

上一十五味，粗捣筛，每服三钱匕，以水一盏，煎至七分，去滓空心温服。

治鼻久衄不止，桑根白皮丸方。

桑根白皮炙剉、山栀子去皮壳、黄芩、甘草炙剉、羌活去芦头、防风去叉、当归切焙、诃黎勒煨去核、胡黄连各一分，地骨皮、人参、白茯苓去皮、柴胡去芦头各半两。

上一十三味，捣罗为末，炼蜜和丸，如梧桐子大，每服二十丸，空心食前温酒下。

治鼻久衄不止，阿胶汤方。

阿胶炙燥二两、蒲黄一两。

上二味，粗捣筛，每服三钱匕，水一盏，入生地黄汁二合，同煎至七分，去滓温服。（宋·赵佶《圣济总录·卷第七十》）

太阳阳盛必须衄，衄已解时何幸福。巢氏云：脉浮紧发热，其身无汗自衄者愈。盖太阳病，有因衄血而便自解者。

浮紧无汗系麻黄，脉浮自汗桂枝属。

二者服之不中病，脉尚如前宜再服。仲景云：伤寒脉浮紧，不发汗，因致衄者，麻黄汤主之。故自汗脉浮者，宜桂枝也。麻黄桂枝正分表里，服之不中病尚宜再服。此《活人书》之意也。予谓此候不可不审察细详。仲景之书又云：阳明病，口燥，但欲饮水不咽入者，此必衄。衄家不可攻其表，汗出额上陷，直视，不能眠，不得眴。又云：亡血家，不可攻其表，汗出则寒栗而振。

衄后脉微血已虚，慎勿服之令病笃。

且看犀角地黄汤，不止茅花须预速。若脉微血虚，则麻黄桂枝皆不可用也。《小品》犀角地黄汤，《活人书》云茅花汤皆可用。

阴证本来无此候，少阴强发红来触。

下厥上竭不可医，血流口鼻或耳目。仲景云：少阴病，但欲无汗而强发之，则衄血不知从何道出，或从口鼻耳

目中出，是为下厥上竭，为难治。（宋·许叔微《伤寒百症歌·第五十五证》）

鼻中衄血

阳明病，口燥，但欲嗽水不咽者，必衄。衄家不可发汗，宜小干地黄汤。（宋·许叔微《伤寒发微论·卷上》）

又　治鼻衄、唾血、大小便出血，及脱着伤风。并沐浴后，并可服之。

龙脑薄荷取叶十斤，防风去苗、川芎各三十两，缩砂仁五两，桔梗五十两，甘草炙四十两。

上为末，炼蜜为圆，每两作三十圆。每服一圆，细嚼，茶、酒任下。（宋·陈师文《太平惠民和剂局方·卷之一》

龙脑鸡苏圆　除烦解劳，消谷下气，散胸中郁热，主肺热咳嗽，治鼻衄吐血。

柴胡要真银州者二两剉，同木通以沸汤大半升浸沦一二宿，绞汁后入膏，木通剉，同柴胡浸阿胶炒微燥蒲黄，微炒、人参各二两，麦门冬汤洗，去心，焙干四两，黄芪一两，鸡苏即薄荷一斤，炙甘草一两半，生地黄末六两，后入膏。（宋·陈师文《太平惠民和剂局方·卷之六》）

鼻衄方

艾叶半分，葱须一分洗去土，阿胶半分不用炙，淡豉一匙。

以清酒三大合，水三合。煎取二合，去滓，一岁儿一服一合，空腹服之。

鼻齆衄血方

黄连五分、艾叶、升麻、防风、大黄各三分，朴消八分，轻熬。

上为末，蜜和为丸，如梧子大，每日三岁以下以温水研化七丸服之。（金·刘完素《保童秘要·吐衄》）

当归地黄汤　治嗽血、衄血、小大便血，或妇人经候不调，月水过多，喘嗽者。

当归、芍药、川芎、白术、染槐子、黄药子各半两，生地黄、甘草、茯苓去皮、黄芩、白龙骨各一两。

上为末，每服三钱，水一盏，煎至七分，去滓，温服，食前。（金·刘完素《黄帝素问宣明论方·卷之九》）

伤寒五七日，鼻衄或吐血者，以犀角地黄汤。鼻衄者，以茅花浓煎汤调五苓散。虽云“伤寒鼻衄者愈”，然阳气盛则吐衄不可用诸般温热药，但可与白茅花；如无，以根代之，浓煎汤，吞鸡苏圆或薄荷煎。若吐血衄血不止者，以此汤吞小三黄圆，或煎成洗心散调真蒲黄服之。（宋·陈自明《管见大全良方·卷之二》）

刺蓟散　治妇人鼻衄，血流不止。

刺蓟二两，桑耳、乱发灰、艾叶各一两炒，生地黄二两，蒲黄两半。

上为细末，每服二钱。无时，粥饮调下。

犀角地黄汤　治内有瘀血，鼻衄吐血，面黄，大便黑。

芍药三分，生地黄半斤，牡丹皮去心一两，犀角屑一两如无，升麻川者代。

上㕮咀，每服五钱，水煎服。有热如狂者，加黄芩二两。（宋·陈自明《妇人大全良方·卷七》）

黄芪芍药汤　治鼻衄血多，面黄，眼涩多眵，手麻木。

葛根、羌活，已上各五钱，白芍药、升麻，已上各一两，炙甘草二两，黄芪三两。

上㕮咀，每服五钱，水二盏，煎至一盏，食后。（金·李杲《兰室秘藏·卷中》）

生葛散　治鼻衄不止。

生葛根、小蓟根。

上二件洗净，捣取汁，每服一盏，荡温服，不拘时候。

茜根散　治鼻衄终日不止，心神烦闷。

茜根、黄芩、阿胶蛤粉炒、侧柏叶、生地黄各一两、甘草炙半两。

上㕮咀，每服四钱，水一盏半，姜三片，煎至八分，去滓，温服，不拘时候。

麦门冬饮　治衄血不止。

麦门冬、生地黄，每药一两，水煎。（宋·严用和《严氏济生方·鼻门》）

如衄血出于肺，以犀角、升麻、栀子、黄芩、芍药、生地黄、紫参、丹参、阿胶之类主之。

黄芪芍药汤　治衄血多岁，面黄，眼涩多眵，手麻木。

黄芪三两、炙甘草二两、升麻一两、葛根半两、羌活半两、芍药一两。

上件㕮咀，每服三钱，水二盏，煎至一盏，去渣，温服之，十五服而愈。

人参饮子　治脾胃虚弱，气促气弱，精神短少，衄血、吐血。

人参去芦三分，黄芪一钱，五味子五个，白芍药一钱，甘草一钱，当归身三分，麦门冬二分。

上件为粗散，分作二服，每服水一盏八分，煎至一盏，去滓，稍热服。

一贫者，有前证，以前药投之愈，继而时在冬天，居大室中，卧大热炕，而吐血数次，再来求治，料此病久虚弱，附脐有形，而有火热在内，上气不足，阳气外虚，当补表之阳气，泻其里之虚热，是其法也。冬天居大室，衣盖单薄，是重虚其阳；表有大寒，壅遏里热，火邪不得舒伸，故血出于口。仲景《伤寒论》中证，太阳伤寒，当以麻黄汤发汗而不愈，遂成衄，却与麻黄汤立愈，此法相同，遂用麻黄桂枝汤。

麻黄桂枝汤

麻黄一钱去其外寒，黄芪一钱实表益卫，桂枝半钱补表虚，白芍药一钱益脾，甘草一钱补其脾胃之虚，人参二分益上焦气而实表，麦门冬三分保脾气，五味子五个安神气，当归身半钱和血养血。

上件都作一服，水二盏，先煎麻黄，令沸去沫，至二盏，入余药，同煎至一盏，去滓，稍热临睡一服而愈，更不再作。（金·李杲《东垣试效方·衄吐呕唾血门》）

夫男子妇人，咯血、衄血、嗽血、咳脓血，可服三黄丸、黄连解毒汤、凉膈散，加桔梗、当归，大煎剂料，时时呷之。《内经》曰：治心肺之病最近，药剂不厌频而少，时时呷之者是也。（金·张从正《儒门事亲·卷四》）

《经》曰：伤寒脉浮紧，不发汗，因致衄者，宜麻黄汤。……若头痛者，必衄，宜桂枝汤。以此知伤寒衄者，责其表热也。然以桂枝、麻黄二汤治衄者，非治衄也，即是发散经中邪气耳。若邪气不得发散，壅遏经血，因致衄矣，即非桂枝、麻黄汤专治衄也。（元·李仲南《永类钤方·卷第二》）

龙脑饮子　治积热咽喉肿痛，心烦鼻衄，及痰热咳嗽，中暑烦躁，伤寒余毒发热。

砂仁、瓜蒌根各二两，藿香二两四钱，石膏四两，甘草蜜炙一斤，山栀仁炒十二两。

细末，二钱，新水入蜜调下。伤寒余毒，潮热虚汗，除蜜入竹青煎。（元·李仲南《永类钤方·卷第九》）

治鼻衄，萝卜自然汁半盏，酒半盏和匀，汤内温过服效。（元·杨清叟《仙传外科秘方·卷之十》）

治鼻衄不止。

用黄药子为末，每服二钱匕，薄荷汤调下，良久，以新汲水调面二匙服。

治鼻衄，用萱草研汁一盏，生姜汁半盏相和，时时细呷。

治鼻衄及膈上盛热用干地黄，薄荷等分为末。冷水调下。

治鼻衄用青蒿绞汁，服之极验。（明·胡澄《卫生易简方·卷之四》）

当归地黄汤　治咳血衄血，大小便血，或妇人经候不调，月水过多，喘嗽。

当归、芍药、川芎、白术、黄药子、槐子，已上各半两，生地黄、白龙骨、茯苓去皮、黄芩、甘草，已上各一两。

上为末，每服三钱，水一盏，煎至七分，食前服。（明·董宿《奇效良方·卷之二十二》）

衄血，凉血行血为主，大抵与吐血同，用山茶花为末，童便、姜汁、酒调下。犀角生地黄汤，入郁金同用，如黄芩、升麻、犀角能解毒。又以郁金末、童便、姜汁并酒调服。经血逆行，或血腥，或吐血，或唾血，用韭汁服之，立效。治血汗、血衄，以人中白，新瓦上火逼干，入麝香少许，研细，酒调下。《经验》：人中白，即溺盆白里，秋石也。衄血出于肺，以犀角、升麻、栀子、黄芩、芍药、生节、紫菀、丹参、阿胶之类主之。《原病式》曰：衄者，阳热怫郁，干于足阳明而上，热则血妄行，故鼻衄也。

河间生地黄散　治郁热衄血，或咯吐血，皆治之。

枸杞、柴胡、黄连、地骨、天门冬、白芍、甘草、黄芩、黄芪、生节、熟节等分。

上㕮咀，汤煎服。若下血，加地榆。

又方　治衄血。

伏龙肝半升。

上以新汲水一大碗，淘取汁，和蜜顿服。

茜根散　治鼻衄不止。

茜根、阿胶、蛤粉炒、黄芩各一两，甘草炙半两，侧柏叶、生地黄。

上以水一盅，姜三片煎服。

黄芩芍药汤　治鼻衄不止。

黄芩、芍药、甘草各等分。

上以水煎服。

上以水煎服、或犀角地黄汤，如无犀角，以升麻代之。鼻通于脑，血上溢于脑，所以从鼻而出。凡鼻衄，并以茅花调止衄散，时进浙二泔，仍令其以麻油滴入鼻，或以萝卜汁滴入亦可。又茅花、白芍药，对半尤稳。

外迎法：以井花水湿纸顶上贴之。左鼻以线扎左手中指，右出扎右手，俱出两手俱扎。或炒黑蒲黄吹弃中，又龙骨末吹亦可。

止衄血。

黄芪六钱，赤茯苓、白芍、当归、生节、阿胶各三钱。

上为末，每服二钱，食后黄芪汤调服。

芎附饮

川芎二两、附四两。

上为末，每服二钱，茶汤调下。

又法　治心热吐血，及衄血不止。

百叶榴花不以多少。

上干为末，吹出鼻中，立瘥。（明·程充补校《丹溪心法·卷一》）

杨氏地黄散　治荣营中有热，肺壅鼻衄。

生地黄、赤芍药、当归身、川芎各等分。

上每服二三钱，水煎熟，入蒲黄少许，春夏衄入地黄汁、蒲黄各少许，秋冬衄用车前草汁少许。（明·薛己《保婴撮要·卷四》）

若咳血衄血者，乃气逆血蕴于肺也，急用十味参苏饮加山栀、芩、连、苏木。（明·薛己《正体类要·上卷》）

鼻衄者，是五脏积热所为也。盖血随气行，今得热，则热气动而妄行，溢出于鼻也。宜凉血为主，内服加减地黄汤，外用吹鼻散。

吹鼻散

山栀仁、乱头发烧灰共为末，吹入鼻中。（明·万全《片玉心书·卷之五》）

鼻为肺窍上通天，真息清阳出入关；

衄衊衂腥都是热，补阴降火立时痊。

衄血出于肺。鼻者，肺之窍也。或因外感风寒，当与发散而不发散，使阳气不得舒伸，郁而为热，风寒初中于皮毛，肺先受之，故衄也。宜麻黄人参芍药汤主之。或因嗜酒，喜啖炙煿辛燥之物，或因误服热药，以致热聚于里而衄者，宜四物汤合东垣凉膈散主之；不止者，用止衄法。如鼻中无故血点滴出者，其血紫黑，乃火极而兼水化也。衊血。如鼻中常有结，涕中有瘀血，其气腥者，谓之衂血，此酒毒。并宜龙脑鸡苏丸主之，上清丸亦可。如衄久不止，失血太多成虚病者，茯苓补心汤主之。（明·万全《保命歌括·卷之八》）

产后鼻衄，口干舌黑，童便、酒下。（明·张时彻《摄生众妙方·卷之十》

茜根散　治鼻衄不止。

茜根、阿胶、蛤粉炒、黄芩、侧柏叶、生地各一两，甘草五钱。

加姜三片，水煎服。

贯众散　治鼻衄。

贯众根，为细末，水调一钱，立止。

黄连散经验方。

黄连、黄芩、柏叶、甘草各等分，豆豉三十粒。

上每服一两，水煎服。

生地黄汤　治荣中有热，及肺壅鼻衄生疮，一切丹毒等疾。

生地、赤芍、当归、川芎各等分。

水煎，食后温服。若鼻衄加蒲黄。生疮加黄芩。

黄芩芍药汤　治鼻血不止。

黄芩、芍药、甘草。

水煎服。

《元戎》方　治鼻血、口血，大小便血。服时随病上下、食前、后服。

丹参、蒲黄、紫苏、滑石等分为末，调服。

茅花汤　治衄。

茅花一大握锉。

水煎，饮之立止。

止衄散

黄芪六钱，赤茯苓、芍药、当归、生地、阿胶炒各三钱。

为末，以黄芪汤调下三钱。

地黄饮　治衄血往来久不愈者，甚效。

生地黄、熟地黄、枸杞子、地骨皮各等分。

上为末，每服二钱，蜜汤调下，日三服。

川芎三黄散《直指方》　治实热衄血。

大黄湿纸煨、川芎、黄连、黄芩各等分。

上为末，每服二钱，井水调下，食后服。

生地黄散　治咯血、衄血、吐血，诸血证皆治之。

枸杞子、柴胡、黄连、地骨皮、天门冬、白芍药、甘草、黄芩、生地黄、熟地黄各等分。

水煎服。

治咯血、衄血。

白芍药一两，犀角二钱五分。

各为末，新汲水调服一钱，血止为限。四生丸　治吐、衄，血热妄行。

生荷叶、生艾叶、侧柏叶、生地黄各等分。

捣烂为丸，如鸡子大。每服一丸，用水二盅，煎至一盅，去渣服。

天门冬汤　治思虑伤心，吐衄不止。

天门冬、白芍药、麦门冬、生地黄、远志、藕节、黄芪、阿胶、没药、当归、甘草各一钱五分，人参一钱，分作二服，姜三片。

煎服。

芎附散　治衄、吐血不归经。

川芎二两，香附四两。

为末，每服二钱，茶汤调下。（明·孙一奎《赤水玄珠·第七卷》）

衄血出于肺，以犀角、升麻、栀子、黄芩、芍药、生地黄、紫菀、丹参、阿胶之类主之。愚谓言肺者，以窍官也。言阳明者，以血海言也。其治亦多相须。治产后鼻衄，中风。以荆芥为末，童便调下。（明·孙一奎《赤水玄珠·第九卷》）

生地黄连汤　治鼻衄成流，久不止者。或热毒入深，吐血不止。

黄芩、山栀子、甘草、桔梗、生地、黄连、柴胡、川芎、芍药、犀角如无，升麻代之。

水二盅，枣二枚，煎八分。槌法，临服入茅根捣汁磨京墨调服。如无茅根，以藕捣汁亦可。外用劫法，水纸搭于鼻冲。（明·孙一奎《赤水玄珠·第十七卷》）

山茶汤　治鼻衄。

当归、芍药、生地、丹参、升麻、犀角、山茶毛花、丹皮、栀子、黄芩、黄柏。

上水煎。（明·周礼《医圣阶梯·卷四》）

鼻血涌出，诸药不止。

生地、薄荷、藕节、柏叶、茅根各一钱，生姜五钱捣汁一碗，磨京墨服。

血来盈盆色淡者，此药不效，须用大附子便制五钱，水煎一钟，加姜汁半杯、童便一杯服。（明·周子干《慎斋遗书·卷之六》

大热衄血者，用萱草去根，捣汁一盏，生姜汁半盏，和匀服。（明·李梴《医学入门·卷之四》）

惟有鼻衄黑如煤，产后气血散乱，入于诸经不得还元，故口鼻黑起，乃变鼻衄，皆因产后虚热所致，胃绝肺败，犀角地黄汤救之。（明·李梴《医学入门·卷之五》）

龙骨散　治鼻衄不止。

用白龙骨不拘多少，研为细末，少许吹入鼻中，愈，凡九窍出血，皆可用此吹之。

榴花散　治鼻衄如神。

用千层叶、石榴花烧存性。

吹入鼻孔内即止。（明·张四维《医门秘旨·卷之六》）

黄芩汤　治肺火咳嗽，吐血、痰血、鼻血、咽喉肿痛干燥生疮，或鼻孔干燥生疮，或鼻肿痛。

黄芩、山栀、桔梗、芍药、桑白皮、麦门冬、荆芥、薄荷、连翘各一钱，甘草三分。

上锉一剂，水煎，食后服。（明·龚廷贤《万病回春·卷之二》）

鼻衄吐血沉细宜，忽然浮大即顷危。

衄血出于鼻，火热来克肺，清火与滋阴，服之血自止。清肺汤中归芍地，香附芩连栀子是，赤芍桔梗生甘草，藕节柏叶一同类。（明·龚廷贤《云林神彀·卷二》）

麦门冬散　治鼻衄出。

生地黄、麦门冬各三钱，生姜一钱，白芍药、蒲黄各二钱。

用蜜一合，水一盏，煎八分，温服。（明·程守信《商便奇方·三卷》）

衄血者，血出于鼻也。鼻为肺之窍，故曰本乎肺经，犀角地黄汤加枯芩、茅花、柏叶、藕节。一方用荷叶蒂、藕节各七个，水煎服。（明·刘全德《考证病源·诸血》）

紫菀红丸　治吐血及鼻衄。人参、黄芪、当归、白术、熟地、芍药、羊花、犀角、蒲黄、牡丹皮、甘草，上剉，水二钟煎。

五黄丸　治鼻衄，治见血无寒，此因大便结燥，必用下之。

芒硝、大黄、甘草、生地、山栀、黄芩、黄连。

上末之，蜜丸，每五十丸，温水下。前方茜根散，用姜三片煎服。（明·佚名《丹溪摘玄·卷五》）

衄血之由，内热者多在阳明经，治当以清降为主。微热者，宜生地、芍药、天冬、麦冬、玄参、丹参，或《局方》犀角地黄汤、生地黄饮子、麦门冬散之类主之。热甚者，宜芩、连、栀、柏，或茜根散、抽薪饮、加减一阴煎；若兼头痛、口渴者，宜玉女煎、白虎汤之类主之。或阳明热极，下不通而火壅于上者，宜《拔萃》犀角地黄汤之类，通其下而上自愈。

衄血之由外感者，多在足太阳经。观仲景曰：伤寒脉浮紧，不发汗，因致衄者，麻黄汤主之。曰：伤寒不大便，其小便清者，知不在里，仍在表也，当须发汗。若头痛者必衄，宜桂枝汤。成无己曰：伤寒衄者，为邪气不得发散，壅盛于经，逼迫于血，因致衄也。麻黄汤、桂枝汤治衄者，非治衄也，即是发散经中邪气耳。按此论治，则凡伤寒因衄而邪得解者，即所以代汗也，不必治之。若虽见衄血而脉仍浮紧，热仍不退，是必衄有未透，而表邪之犹未解耳，故仍宜麻黄、桂枝等汤，然此二汤乃仲景正伤寒之治法，倘病由温热而有未宜于此者，则但于伤寒门择散剂之宜者用之，或于余新方中诸柴胡饮随宜用之，自无不可。

衄血虽多由火，而惟于阴虚者为尤多。正以劳损伤阴，则水不制火，最能动冲任阴分之血。但察其脉之滑实有力，及素无伤损者，当作火治如前。若脉来洪大无力，或弦，或芤，或细数无神，而素多酒色内伤者，此皆阴虚之证，当专以补阴为主。若有微火者，自当兼而清之，以治其标。若虽见虚热，而无真确阳证，则但当以甘平之剂温养真阴，务令阴气完固，乃可拔本塞源，永无后患。如一阴煎、三阴煎、左归饮、六味地黄汤之类，皆必用之剂。如兼气虚者，则五福饮、五阴煎之属，皆当随意用之。

衄血有格阳证者，以阴亏于下，而阳浮于上，但察其六脉细微，全无热证，或脉见浮虚豁大，上热下寒而血衄不止，皆其证也。治宜益火之源，古有八味地黄汤，乃其对证之剂，余复有镇阴煎之制，其效尤捷。盖此证不惟内伤者有之，即伤寒者亦有之，然必其素多斫丧，损及真阴者，乃见此证。余尝治一多欲少年，以伤寒七日之后，忽尔鼻衄，以为将解之兆，及自辰至申，所衄者一斗余，鼻息脉息俱已将脱，身凉如冰，目视俱直，而犹涓涓不绝，呼吸垂危。其父母号呼求救，余急投镇阴煎一剂，衄乃止，身乃温。次加调理而愈。自后凡治此证，无不附应，亦神矣哉。（明·张介宾《景岳全书·三十卷》）

龙脑饮子　治蕴积邪热，咽喉肿痛，眼赤口疮，心烦鼻衄。丹溪云：上中二焦药也。

砂仁、瓜蒌根各三两，藿香叶二两四钱，石膏四两，甘草蜜炙六两，栀子仁十二两。

上为末，每服二钱至三钱，用新汲水入蜜调下。黄芩汤　治肺火咳嗽，吐血痰血，鼻血，咽喉肿痛，干燥生疮，或鼻孔干燥生疮，或鼻肿痛。

黄芩、山栀、桑白皮、桔梗、芍药、麦冬去心、荆芥、薄荷、连翘各一钱，甘草二分。

上锉一剂，水煎，食后服。（明·武之望《济阳纲目·卷二十五》）

生地黄汤　治荣中有热，及肺壅鼻衄，生疮，一切丹毒。

生地黄、赤芍药、当归、川芎各等分。

上㕮咀，每服八钱，水煎服。若鼻衄，加蒲黄，生疮加黄芩，丹毒加防风。

丹溪方治鼻衄，脉数有热。

人参三分，黄柏、甘草各二分，生地黄、芍药各一钱，当归、黄连、黄芩各五分。

上锉，水煎服。

麦门冬散　治鼻衄不止。

白芍药、蒲黄、麦冬各二钱，生地黄三钱，生姜一钱。（明·武之望《济阳纲目·卷六十》）

加味犀角地黄汤　治鼻血不止。

犀角一两另磨，白芍煨过、生地酒洗、熟地酒蒸、蒲黄炒焦、栀子炒黑、郁金、黄柏、丹皮酒蒸、条芩各五钱。

上㕮咀，分作五剂，水二钟，煎一钟，临服入磨犀角，童便一小杯同服，不拘时饮之。（明·龚居中《寿世仙丹·内科经验良方》）

《局方》八正散　治大人小儿心经邪热，一切蕴毒，咽干口燥，大渴引饮，心忪面赤，烦躁不宁，目赤睛疼，唇焦鼻衄，口舌生疮，咽喉肿痛。又治小便赤涩，或癃闭不通，及热血淋，并宜服之。亦气分药也。

瞿麦、萹蓄、车前子、滑石、甘草炙、山栀子仁、木通、大黄。（清·潘楫《医灯续焰·卷五》）

鼻衄不止方

鲜生地捣汁，饮之立止，萝卜汁、无灰酒和服。（清·潘楫《医灯续焰·卷十六》）

羚羊清肺散　治衄血，及吐血咳血。

羚羊角、银柴胡、黄连、玄参、石膏、地骨皮、栀子、归身、白芍、川芎、生地、蒲黄各一钱，芦荟、甘草各五分，藕节三个用白茅根四两捣烂，入水一碗，和绞去渣。

取茅根汁一碗，入药煎七分，加童便一盅，食后服。（清·祁坤《外科大成·卷一·鼻衄》）

曹氏云：鼻乃肺之窍，皮毛腠理，乃肺所主。因风邪客于肺，而鼻塞不利者，内服消风散，外用葱白七茎，入腻粉少许，擂摊帛上，掌中护温贴囟门。

小儿鼻衄，多因惊仆气散，血无所羁而随气上脱，先用小乌沉汤，次用止衄散，或异功散加柴胡、山栀；久不愈，用麦冬、黄芪、当归、生地、人参、五味煎服。若衄久血脱，但出淡红水，或带黄黑色者难已。（清·张璐《张氏医通·卷十一》）

治伤寒鼻衄，肺间有余热故也，热因血自上不止，用此方：

牡蛎一两半，石膏一两六铢。

上二味治，下筛，酒服方寸匕，日三四。亦可蜜丸如梧子大，用治大病瘥后小劳便鼻衄者。（清·张璐《千金方衍义·卷十》）

鼻衄阴虚火动，气逆于肺，血随鼻出曰衄。阴指胃中之阴不甚，不久不足虑，甚而久，与吐血无异，治宜凉血行血。

黄芩二两，白芨二两，水丸服神效。

不甚，只用外治，一用水纸搭鼻，责其火在胃也；一用凉水拊颈后，责其火在膀胱也。一左此用线扎左中指，右扎右，两此两扎，责其火在心包络也，皆治捷法。

鼻血不止茅花汤。

茅花一钱，辛夷五分，当归、生地各三钱，白芍二钱，木通六分，荆穗酒炒黑，存性一钱。

服后即卧，立止。（清·景日昣《嵩厓尊生全书·卷之六》）

鼻血不止　犀角、生地、赤芍合二味参苏饮。（清·景日昣《嵩厓尊生全书·卷十四》）

治鼻血不止单方

麦冬五钱，生地五钱同煎，童便冲服之，即止矣。

又水药方：用荆芥二钱，苏薄荷一钱，生地三钱，桔梗二钱，麦冬三钱，丹皮二钱，泽泻一钱，茯苓三钱，枣皮二钱，山药三钱，栀子炒黑三钱，玄参五钱，共煎服之，下喉而鼻血即止矣，此方是效验过的。（清·刘汉基《药性通考·卷七》）

鼻衄，乃肺经火旺，逼血妄行而从鼻窍出，清胃散加茅花、羚羊角，或用黄连、枳壳加大黄大剂服之。（清·吴杖仙《吴氏医方汇编·第一册》）

头胀，鼻衄。犀角地黄汤加白茅花、侧柏叶。（清·叶桂《未刻本叶天士医案·保元方案》）

以紫苏石膏地黄汤泻卫郁而凉血蒸，表解汗泄，则衄证免矣。紫苏石膏地黄汤。

苏叶三钱，桂枝一钱，杏仁一钱，甘草一钱，石膏一钱，生地一钱，麦冬三钱，丹皮一钱，生姜一钱，大枣一枚。

流水煎半杯，热服，覆衣（清·黄元御《四圣悬枢·卷三》）

鼻衄不止。

生地、当归酒洗各三钱，白芍酒炒二钱，辛夷五分，木通六分、茅花、荆芥穗酒炒黑，炒存性各一钱。

水煎服，服后即卧，立止。（清·顾世澄《疡医大全·卷十二》）

地黄散《元戎》　治鼻衄久不愈。

生地、熟地、地骨皮、枸杞子。

上等分，焙干为末，蜜汤调下。（清·徐灵胎《兰台轨范·卷五》）

犀角地黄汤　易老云：治鼻衄，此药为最胜。

犀角、芍药、丹皮各一钱，半生地四钱，甘草五分。

水一盅半，煎八分服。《拔萃》加大黄、黄连、黄芩。（清·尤怡《金匮翼·卷二》）

衄血者，血出于鼻也。鼻为肺窍，故曰木乎肺经，治以犀角地黄汤加柏、芩、茅根、柏叶、藕节。或用山茶花一味，煎服。（清·朱时进《一见能医·卷之六》）

治鼻衄不止，用萝卜自然汁和无灰黄酒，饮之则止。（清·余廷勳《历验单方·外科》）

陶华三黄石膏汤加减　治羊毛瘟邪，大热神昏，两目如火，唇若涂朱，烦躁谵言，口渴不寐，鼻衄失血，发癍发疹，脉象洪长，此方主之。

黄连三钱，黄芩二钱，黄柏二钱，生石膏四两，山栀子二钱，淡豆豉二钱，白僵蚕二钱，蝉蜕壳十五枚，水煎去渣，加黄蜜五钱和服。（清·随霖《羊毛瘟证论·诸方备用》）

血燥乃血热之故，往往鼻衄，心烦不寐，不能安枕，怔忡等症。方用：

当归三两，芍药三钱，熟地五钱，生地三钱，丹皮一钱，地骨皮五钱，沙参三钱，白芥子一钱，甘草三钱，炒枣仁一钱。

水煎服。此方亦无惊张也，又加荆芥五分，血动者最宜服之。（清·柏鹤亭《神仙济世良方·卷下》）

大清凉散　温病表里三焦大热，胸满胁痛，耳聋目赤，口鼻出血，唇干舌燥，口苦自汗，咽喉肿痛，谵语狂乱者，此方主之。

白僵蚕酒炒三钱，蝉蜕全十二个，全蝎去毒三个，当归、生地酒洗、金银花、泽兰各二钱，泽泻、木通、车前子炒研、黄连姜汁炒、黄芩、栀子炒黑、五味子、麦冬、龙胆草酒炒、丹皮、知母各一钱，生甘草五钱。

水煎去渣，入蜂蜜三匙，冷米酒半小杯，童便半小杯，和匀冷服。（清·周魁《温证指归·卷三》）

因肺经有火，以致痰中带血或鼻血，宜黄芩清肺饮。

当归、黄芩、白芍、紫菀、茯苓、陈皮、甘草、阿胶。（清·周贻观《秘珍济阴·卷之一》）

甘露饮治胃中湿热，色黄溺赤，口疮吐血衄血。（清·陈念祖《时方歌括·卷下》）

鼻衄频频血不停，皆缘热甚血来纷；宜投生地芩连饮，炒黑山栀研末闻。

生地芩连汤

生地芩连连桔栀，柴芎芩地芍甘知；

犀牛角枣磨京墨，茅汁还兼藕汁施。

生地、连翘、柴胡、桔梗、知母、淡芩、川连、川芎、黑栀、生草、大枣、茅汁、藕汁、京墨。（清·时世瑞《疡科捷径·卷上》）

久咳鼻衄，内热口渴。

熟地炒、麦冬、料豆衣、丹皮、犀角、花粉、青蒿子、淡菜、山药、莲肉、藕汁和丸。（清·吴金寿《三家医案合刻·卷二》）

鼻衄者，五脏积热也，宜凉血降火，用加减地黄汤，外用吹鼻散。

鼻衄，潮热烦渴，便秘，气促，咳嗽，右腮色赤，此肺与大肠有热也，用柴胡饮子。

鼻衄，发热作渴，右腮色青，此肝火乘脾也。宜加味逍遥散，母子并服，再用五味异功散加柴胡、升麻与子服之。

鼻衄，滞颐作渴，时汗，此胃经实热也。先用泻黄散，次用四味肥儿丸。

鼻衄用止血药反见便血，右腮黄赤，此脾虚热不统血也。宜补中益气汤及异功散加柴胡、升麻。

鼻衄，两颧赤，此肾气不足，火上炎也，宜六味丸。

鼻衄作渴，喘嗽面赤，此心火刑金也。用人参平肺散及六味丸加五味子、麦冬。（清·余含棻《保赤存真·鼻病症治》）

鼻衄，乃气血逆行，紫苏饮加童便、荆芥炭服之。（清·寄湘渔父《达生保赤编·卷三》）

治鼻衄方

淡紫菜一斤。

淡食不拘，同酒饭食俱可，或十日内或五日内食毕，可以永远除根。（清·钱峻《观心书屋

经验良方·各样血症门》)

产后鼻血不止,荆芥穗炒黑研末,用童便调服三钱,即愈。或照鼻部内各方治之,均妙。(清·鲍相璈《验方新编·产科》)

发热,鼻中出血,宜服:桑皮、杏仁、丹皮、白芍、地骨皮、侧柏叶、炒甘草、荆芥各一钱,不用引,水煎服。(清·王锡鑫《幼科切要·发热门》)

治鼻衄　生地、炒山栀仁各五钱,水煎服即愈或用发余灰吹鼻内更妙。(清·贾山亭《仙方合集·附录内外症治诸般杂方》)

鼻衄上流,白浊下注,脉象弦数,中宫之湿火分头而病也。猪肚丸五两,每服三钱,取茅根汤送下。(清·曹仁伯《延陵弟子纪要·松江方》)

《内经》谓春善病鼽衄,良由气火偏旺,风热外袭,风火相煽,阳络多伤使然也。治宜黑参犀角汤法。

元参、东白芍、焦山栀、荆芥炭、犀角盘、丹皮、连翘、白茅根、生地、怀牛膝、净银花、薄荷梗、鲜竹叶。(清·凌奂《凌临灵方·鼽衄》)

大流鼻衄,甚至成桶,今已止而面色痿白,耳响,两太阳痛,腰酸,舌黄,脉弦细,当用甘寒肺金。

生地八钱,元参五钱,麦冬三钱,象贝三钱,炒丹皮三钱,山茶花三钱,生甘草一钱半,桔梗二钱,北沙参五钱,生谷芽四钱,竹叶二十片。(清·张畹香《张畹香医案·卷上》)

虚火鼻衄

亏弱之体太历辛苦,或病后未曾复元,气血不充,肺主气,脾统血,肺虚气不外护,脾虚血失中守,若阴络一伤,逼血上溢清道而出。以补肺益脾饮方见后二帖,自已。(清·赵濂《医门补要·卷上·医法补要》)

黄连阿胶栀子汤自制　治温邪咯血鼻血。

黄连八分,阿胶蛤粉炒二钱半,焦栀子三钱,竹叶廿片。(清·王馥原《医方简义·卷二》)

观《伤寒论》治太阳用麻杏理肺,则知治肺即治太阳矣。法宜清泻肺火,疏利肺气,肺气清则太阳之气自清,而衄不作矣。风寒外来,皮毛洒淅无汗者,麻黄人参芍药汤。如肺火壅盛,头昏痛气喘,脉滑大数实者,人参泻肺汤加荆芥、粉葛、蒲黄、茅根、生地、童便。久衄血虚,用丹溪止衄散加茅花、黄芩、荆芥、杏仁。以上数方,鼻塞者俱加麝香、黄连。盖风寒杂证,鼻塞多是外寒闭之,此证鼻塞者尤多,乃是内火壅之,如用羌活则鼻愈塞矣,故用黄连、麝香以开火之闭,衄血既止,宜多服止衄散原方及六味地黄汤以收功。又有肾经虚火浮游上行,干督脉经而衄血者,必见腰痛项脊痛,头昏足厥冷等证,所以然者,肾经虚火上行故也,宜用止衄散去黄芪加碎补、牛膝、续断、粉葛、鹿角尖、童便、玄参治之。盖督脉丽于太阳,故以治太阳者兼治督脉。亦犹冲脉丽于阳明,而以治阳明者兼治冲脉也。太阳为少血之经,督脉乃命元之主,其血均不可损,衄止后即宜用地黄汤加天冬、阿胶、血余、五味以补之。(清·唐宗海《血证论·卷二》)

鼻衄方

真石膏、藜芦、胆矾等分。

共研细末，少许吹之。（清·凌奂《外科方外奇方·卷四》）

治鼻衄方

生地炭三钱，薄荷炭三钱，侧柏炭二钱，蕲艾炭二钱。

水煎代茶，频频饮之。治努伤吐血衄血，痰中带血，一切失血，便血等症，皆可服之，大有奇功。

清肺抑火丸

黄芩二两、广陈皮二两、前胡二两、苦桔梗二两、知母一两半、蜜桑皮二两、麦冬一两半、天花粉一两半、玄参一两、云茯苓一两半、枳壳一两、干葛根一两半、栀子一两炒、生甘草一两。

共为细末，水泛为丸，如梧桐子大。此药专治肺气不清，上焦邪热，咽喉肿痛，及牙齿疼痛，身热声哑，胸膈作痛，鼻衄出血，痰盛呕吐，鼻孔生疮，面红酒刺，咳嗽痰实等症，并皆治之。每服一钱或七八分，食远，临卧清茶送下。常服清三焦之火，理胸膈之痰，夺造化有通塞之功，调阴阳有补泻之妙。（清·佚名《太医院秘藏膏丹丸散方剂·卷二》）

阳明伏热，吐血鼻衄，女子天癸逆行者，加减桃仁承气汤主之（此血逆热行治法也）。（清·刘恒瑞《伏邪新书·伏热》）

四生丸　主血热妄行，吐血，鼻血。

生地、柏叶、生藕、艾叶各等分。

捣丸，调服。（清·钱敏捷《医方絜度·卷三》）

秋瘟证，头胀耳聋，呃逆鼻衄，舌白尖红燥，咽痛，加味银翘马勃汤主之。

金银花、连翘各二钱，马勃一钱，射干钱半，炒牛蒡子二钱，淡竹茹、苦丁茶、蝉衣各钱半，焦山栀三钱，鲜枇杷叶五片，鲜茅根支，人中黄一钱。（民国·曹炳章《秋瘟证治要略·第五章》）

秋瘟鼻衄，乃疫毒侵逼营分，郁热上冲于脑，循鼻窍而出，甚则出如泉涌，宜清瘟败毒饮去桔梗，加鲜茅根、羚羊角。舌衄者，亦服前方，外用蒲黄炒炭，研末掺之；齿衄亦以前方，多川柏。（民国·曹炳章《秋瘟证治要略·第六章》

治行经吐血、衄血此乃热血涌迫，当行经之时，用生地、赤芍、丹皮、犀角，煎服即止。但犀角一味，须另磨，另以盏盛之，临服药时冲服可也。不可放药内同煎，致减功效。（民国·童月轩《历验再寿编》）

地黄散　治鼻衄久不愈。鼻衄久难愈。

骨皮两地黄，再加杞共研，调下蜜为汤。（民国·何舒《研方必读·卷一》）

二、外治

山栀散　治鼻衄不止。

山栀子不拘多少。

上件烧为细末，每用少许，吹入鼻中，立止。

莱菔饮　治鼻衄不止。

萝卜不拘多少。

上捣取自然汁，每服一钱，入盐少许，冷服，不拘时候，或滴少许入鼻中亦可。

龙骨散　治时气鼻衄三升以上，恐多，宜此药止。

龙骨不拘多少。

上为细末，用少许吹入鼻中。九窍出血者，皆用此药吹之。（宋·严用和《严氏济生方·鼻门》）

白及散　治鼻衄及呕血咯血，肺损或食饱负重者，服之愈。

上用白及为细末，用冷水调，纸花贴鼻穴中效。

一方用雪水调，如无，以新汲水调，自两眉际传至鼻上，以编子紧系摺纸，极令紧，时蘸冷水挹药上，饭顷即止，去药。（明·董宿《奇效良方·卷之五十》）

生地黄汤　治鼻衄昏迷不醒。

用生地黄三五斤，取汁服之，仍以渣塞鼻中，须臾即止。（明·武之望《济阳纲目·卷六十》）

木灰散：栀仁、白芷为末，吹于鼻中。（清·景日昣《嵩厓尊生全书·卷之六》）

治鼻衄方

麦冬五钱，生地五钱，水煎服立止。

又方　绿豆粉一两，细茶二钱，上为末，凉水调服。

又方　马兰草汁一杯，吃下立止。

又方　栀子炒黑、百草霜、龙骨火煅、京墨、牡蛎火煅、血余煅存性。

上为末。用茅花水蘸湿，蘸药入鼻孔。如无茅花，将纸捻水，蘸药入鼻孔即止。又方大蒜头一个，捣烂，左鼻衄，将蒜涂左足心；右鼻衄，涂右足心立止。一方左涂右，右涂左。（清·叶桂《种福堂公选良方·鼻》）

鼻血不止

白萝卜，捣汁滴入鼻内。或头发洗净烧灰存性，为末，吹入鼻内，再以水服一二钱。

又方　宝珠山茶花，晒干为末，每有二钱，酒下。（清·魏祖清《村居救急方·卷三》）

塞鼻丹　此丹治跌打损伤，鼻中流血不止，神气昏迷，牙齿损伤，虚浮肿痛者，及一切衄血之证，皆可用之。

朱砂、麝香、丁香、乌梅肉、川乌、草乌、当归、山柰各一钱，乳香三钱，皂角。

共为细末，用独头蒜泥为丸，以丝棉包裹，塞于鼻中。（清·钱秀昌《伤科补要·卷四》）

鼻血吹药方

千叶石榴花研末，川三七、人中白、花蕊石等分，为末吹之。（清·程鹏程《急救广生集·九卷》）

第七节　针　　灸

凡口鼻出血不止，名脑衄，灸上星五十壮，入发际一寸是。

鼻衄而痒，灸足大趾节横理三毛中十壮，剧者百壮，衄不止灸之，并治阴卵肿。

又　灸风府一穴四壮，不止再灸；又灸涌泉二穴，各百壮。

衄而不衃血流，取足太阳，大衄衃取手太阳，不已刺腕骨下，不已刺中出血。

鼻鼽衄，上星主之，先取譩譆，后取天牖、风池。

鼻衄窒口僻，清涕出不可止，鼽有痈，禾髎主之。（宋·赵佶《圣济总录·卷第一百九十三》）

天府二穴，在腋下三寸动脉中，以鼻取之，禁灸，使人逆气。今附：刺鼻衄血不止，针四分，留三呼。《明》云：四分，留七呼，灸二七壮。不除，至百壮。（宋·王执中《针灸资生经·第一》）

鼻衄：上星灸二七壮、绝骨、囟会。

衄血：风府、曲池、合谷、三间、二间、后溪、前谷、委中、申脉、昆仑、厉兑、上星。（明·陈会《神应经·鼻口部》）

鼻衄：上星、百会、百劳（并宜灸）。（明·徐春甫《古今医统大全·卷之七·针灸直指》）

吐血衄血，阳乘于阴，血热妄行。中冲、肝俞、膈俞、三里、三阴交。（明·杨继洲《针灸大成·卷五》）

鼻血不止，急于项后发际两筋间宛宛中，灸三壮，立止。盖血由此而上，入脑注鼻也，灸之则截其路。即哑门穴也。（明·李中梓《病机沙篆·卷上》）

第八节　禁　　忌

忌芜荑、猪肉、冷水。（唐·王焘《外台秘要·卷第二》）

忌芜荑、胡荽。

忌海藻、菘菜、生葱。（唐·王焘《外台秘要·卷第三》）

衄者不可攻其表，汗出必额上急而紧，直视而不能眴，不得眠。失血者不可攻其表，汗出则寒栗而振，脉紧，发热，其身无汗，自衄者愈也。（宋·王怀隐《太平圣惠方·卷第十》

伤寒衄者，经络热盛，迫血妄行出于鼻者为衄也，责其热在表也。阳盛则欲衄。杂病衄者，责其热在里也。又有不应发汗而强汗之，因致衄者。虽然，伤寒甚，邪犹在经，然亦不可发汗。（明·徐春甫《古今医统大全·卷之十三·伤寒门》）

气虚者不可用。（明·孙一奎《赤水玄珠·第九卷》）

哑门一穴，禁不可灸。（明·吴崑《针方六集·卷之五》）

补气，复忌破气、燥热辛温；又忌大寒大苦伤胃，并升提发散、利水。（明·缪希雍《神农本草经疏·卷二》）

凡衄血不宜即止，恐余血入胃，着于上焦，成血结胸症。（民国·佚名《抄本验方·衄血及九窍出血不上方》）

第九节　预　　后

病若吐血，复鼽衄血者，脉当沉细。反浮大而牢者，死也。（汉·秦越人《难经·十七难》）

衄家不可攻其表，汗出额上葅急而紧，直视而不能胸，不得眠。亡血，不可攻其表，汗出则寒栗而振。脉浮紧，发热，其身无汗，自衄者愈。（隋·巢元方《诸病源候论·卷八》）

衄发从春至夏，为太阳衄；从秋至冬，为阳明衄。连日不止者，其脉轻轻在肌，尺中自浮，目精晕黄，衄必未止；若晕黄去，目睛了慧，知衄今止。

脉滑小弱者生，实大者死。诊衄人，其脉小滑者生，大躁者死不治也。鼻衄，脉沉细者生，浮大而牢者死。

鼻衄，由热乘血气也。肝藏血；肺主气，开窍于鼻。劳损脏腑、血气生热，血得热则流散妄行，随气发于鼻者，名为鼻衄。脏虚不复，劳热停积，故衄经久不瘥。（隋·巢元方《诸病源候论·卷二十九》）

凡候热病而应衄者，其人壮热，频发汗不止，或未及发汗，而鼻燥喘息，鼻气鸣即衄。凡衄，小儿止一升数合，则热因之得歇；若一升二升者，死。（隋·巢元方《诸病源候论·卷四十五》）

衄血脉滑小者生，实大者死，诊人衄，其脉小滑者生，大躁者死。鼻衄脉，沉沉细者生，浮大而牢者死。养生方云：思虑则伤心，心伤则吐血衄血也。（宋·王怀隐《太平圣惠方·卷第三十七》）

凡小儿衄半升，或数合者，即热因之得歇，若出一二升已上不止者，即死也。（宋·王怀隐《太平圣惠方·卷第八十四》）

吐血、衄血，脉滑小弱者，生；实大者，死。

汗若衄，其脉小滑者，生；大躁者，死。（金·张从正《儒门事亲·卷十四》）

然衄血皆由阳盛，如《经》曰：少阴病，但厥无汗，而强汗之，必动其血，或从口鼻目中出，是名下厥上竭，为难治。衄家虽为邪热在经，而又不可发汗。若但头汗出，身无汗，又汗出不至足者死。（元·李仲南《永类钤方·卷第二》）

鼻衄吐血沉细宜，忽然浮大即倾危。

吐衄证中，有卒中恶吐血，脉沉数细者死，浮大疾快者生。又杂病衄责里热，伤寒衄责表热，表热者脉必浮。（明·汪机《脉诀刊误·卷下》）

伤寒病烦目瞑剧者必衄，衄为欲解。太阳发热脉浮紧，身无汗，自衄者愈。若愈衄不止，头汗出，身无汗，及发热汗不至足者死。（明·徐春甫《古今医统大全·卷之十三》）

第十节　医　　案

一、内科

一妇人得伤寒数日，咽干，烦渴，脉弦细。医者汗之，其始衄血，继而脐中出血，医者惊骇而遁。予曰：少阴强汗之所致也。盖少阴不当发汗。仲景云：少阴强发汗，必动其血，未知从何道而出，或从口鼻，或从耳目，是为下厥上竭，此为难治。仲景云无治法，无药方。予投以姜附汤，数服血止，后得微汗愈。

本少阴证而误汗之，故血妄行，自脐中出。若服以止血药，可见其标，而不见其本。予以治少阴之本而用姜附汤，故血止而病除。（宋·许叔微《伤寒九十论·脐中出血证第九》）

睢阳张士美，病伤寒七八日，口燥饮水而不咽入，俄而衄血，脉浮紧，身热。医者云：伤寒，脉浮紧，不发汗，因致衄血者，属麻黄汤。予曰：不可，古人虽云当汗不汗，热化为血，此证亦有不可汗者。仲景云：阳明病，口燥，但欲饮水而不咽者，必发衄。又云气衄家不可发汗，发汗则额上陷，不得眠，不能眴。此只可用犀角汤、地黄汤，若当时行麻黄，必额上陷，直视不眠也。（宋·许叔微《伤寒九十论·衄血证第六十三》）

里人秦氏子得伤寒，发热身疼，骨节疼痛，恶风无汗。或者劝其不须服药，待其自安。如是半月矣而病不除，不得已召医治之。医至问日数，又不审其脉与外证，但云已过期矣，不可汗下矣，且与调气药以正气。复延予，予诊其脉，浮涩而紧大，此麻黄证无疑者。但恐当汗不汗，化为衄血，必有是证。言未已，衄血作。予急以麻黄汤与之，继之以犀角地黄汤，血止汗解愈。

论曰：仲景云，凡作汤药，不可避晨夜，觉病须臾，即宜便治，不等早晚，则易愈。或稍迟，病即传变，虽欲除，必难为力。今医不究根源，执以死法，必汗之于四日之前，下之于四日之后，殊不知此惑也。又云：病不服药，犹得中医，此为无医而设也。若大小便不通，必待其自差乎？盖前后不得漫，必下部腹胀，数日死矣。又况结胸、蓄血、发狂、发斑之类，未有勿药而愈者。知者知变，愚者执迷，以取祸也。须是随病浅深，在表在里，或阴或阳，早为治疗，如救火及溺然，庶易差。《素问》云：邪风之至，疾如风雨。故善治者治皮毛，其次治肌肤，其次治筋脉，其次治六腑，其次治五脏。治五脏者，半死半生也。扁鹊望齐侯而逃，其斯之谓欤！（宋·许叔微《伤寒九十论·失汗衄血证第八十一》）

蔡子渥传云，同官无锡监酒赵无疵，其兄衄血甚，已死。入殓血尚未止，偶一道人过门，闻其家哭，询问其由。道人云：是曾服丹或烧炼药，予有药用之。即括囊间出此药（山栀子散：栀子不拘多少，烧存性，末之，搐入鼻中，立愈。编者注）半钱匕，吹入鼻中立止，良久得活，并传此方。（宋·许叔微《普济本事方·卷第五》）

饶州市民李七常苦鼻衄，垂至危困。医授以方，取萝卜自然汁和无灰酒，饮之则止。医云：血随气运转，气有滞逆，所以妄行。萝卜最下气而酒导之，是以一服效。经五日，复如前，仅存喘息。而张思顺以明州刊王氏单方，刮人中白，置新瓦上，火逼干，以温汤调服，即时血止，至今十年不作。（宋·张杲《医说·卷第四》）

一富室男子，鼻血不止，六脉洪数。究竟，云服丹药太过，遂用黄连、黄芩、大黄为末，水煎服，愈。调服亦可。

曾赵恭人鼻衄不止，诸治不瘥，召余治之。先用苏合香丸四粒，次用五苓散浓煎白茅花汤调服即止，次用芎归汤调理。（宋·陈自明《妇人大全良方·卷七》）

一贫者，有前证（指脾胃虚弱，气促气弱，精神短少，衄血、吐血。编者注），以前药（人参饮子：人参三分、黄芪一钱、五味子五个、白芍药一钱、甘草一钱、当归身三分、麦门冬二分。以上为粗散，分作二服，每服水一盏八分，煎至一盏，去滓，稍热服。编者注）投之愈。（金·李杲《东垣试效方·卷三》）

经历晋才卿，膏粱而饮，至春病衄。医曰：诸见血者为热，以清凉饮子投之，即止。越数日，其疾复作。医又曰：药不胜病故也。遂投黄连解毒汤，既而或止，止而复作。易医数回，皆用苦寒之剂，俱欲胜其热而已，然终不愈。而饮食起居，浸不及初。肌寒而时躁，言语无声，口气臭秽，恶如冷风，然其衄之余波，则未绝也。或曰：诸见血者热。衄，热也。热而寒之，理也。今不惟不愈而反害之，何哉？《内经》曰，以平为期；又言，下工不可不慎也。彼惟知见血为热，而以苦寒攻之，抑不知苦泻土。土，脾胃也。脾胃，人之所以为本者。今火为病而泻其土，火固未尝除而土已病矣。土病则胃虚，胃虚则营气不能滋荣百脉，元气不循天度，气随阴化而无声肌寒也。意粗工嘻嘻以为可治，热病未已，寒病复起。此之谓也。（元·罗天益《卫生宝鉴·卷二》）

常有赵尹来宰龙泉，速于赴任，单骑兼程，到任未几，鼻衄大作，日出血数升，有医教服藕汁地黄膏。赵曰：往年因劳感热而骤得此，寻叩名医，服药遂愈。临分袂时，医者属云，疾若再作，不可轻信医者，服生地黄、藕汁，冰冷脾胃，无复可疗。因此半月间易数医无效。前医遂密制藕汁地黄膏进之，即愈。赵问蒙惠药与吾初衄时所服之药，气味相似，得非方同乎？医曰：即日前所献藕汁地黄膏也。赵惊叹曰：医乃诡谋以误我耶，早信此方，不受苦许久。（明·汪机《外科理例·卷七》）

九都许億，形魁伟，色黑善饮，年五十余。病衄如注，嗽喘不能伏枕，医以四物汤加麦门冬、阿胶、桑白皮、黄柏、知母。进入愈甚。居士诊之，脉大如指。《脉经》云：鼻衄失血沉细宜，设见浮大即倾危。据此，法不救，所幸者，色黑耳。脉大非热，乃脉气虚也。此金极似火之病，若补其肺气之虚，则火自退矣。医用寒凉降火之剂，是不知《素问》"亢则害，承乃制"之旨。遂用人参三钱，黄芪二钱，甘草、白术、茯苓、陈皮、神曲、麦门冬、归身甘温之药进之，一帖病减，十帖病痊。后十余年，复诊之，语其子曰：越三年寿止矣。果验。

陈锐，面黑形瘦，年三十余，患鼻衄，发热恶寒，消谷善饥，疲倦或自汗、呕吐。居士诊之，脉细且数，约有六至。曰：丹溪论瘦黑者、鼻衄者，脉数者，参、芪皆所当禁固也，然不可执为定论。《脉经》云：数脉所主，其邪为热，其症为虚。宜人参三钱，黄芪二钱，生甘草、陈皮、黄柏、白术、归身、生地黄、山栀子、生芍药递为佐使。服之果安。（明·汪机《石山医案·附录上》）

张地官坠马伤腿，服草乌等药，致衄血咳嗽，臂痛目黄，口渴齿痛，小便短少。此因燥剂伤肺与大肠而致。余用生地、芩、连、黄柏、知母、山栀、山药、甘草，以润肺之燥而生肾水，小便顿长，诸症并止。以山药、五味、麦门、参、芪、芎、归、黄柏、黄芩、知母、炙草，以滋阴血、养元气，而疮敛。（明·薛己《正体类要·上卷》）

陈茂之，劳倦之后，勉强色欲，精竭而血继至。续感风寒，发热头痛，胸膈饱闷。始从太阳而传之少阳，胸胁痛而耳聋。呕逆口苦，咳嗽，六脉俱弦数，此少阳症也。以小柴胡汤加枳壳、桔梗、竹茹，而呕逆止，热退。因进粥早，复热口渴，小水不利，大便一日夜六七次，所行皆清水。日晡热甚，舌上黄苔，昏沉振颤。此食复之候。书云：渴而小便不利者，当先利其小便。以猪苓汤为主。猪苓、泽泻各二钱，滑石三钱，赤茯苓一钱，柴胡八分，升麻、木通各五分。连进两帖，小便利而大便实，但热不退、以六神通解散一帖，其夜热仍不退。次早诊之，左脉不弦数矣。两寸脉虚，以故服药无汗，口渴，漱水而不欲咽，咽热，此邪传阳明经，不急凉血，必作鼻衄。病势至此，可谓极恶矣。投黄芩芍药汤合生脉散，以止嗽渴。用葛根汤以解肌热。白芍药三钱，葛根、升麻、黄芩各一钱，人参一钱五分，麦冬、滑石各三钱，甘草、五味子各五分，乌梅一枚。急煎二帖饮之。日中大便下燥粪十数枚，始得微汗，就得睡矣。晚进粥一盂，夜卧向安。（明·孙一奎《孙氏医案·二卷》）

族侄煌，春温后，忽鼻衄寒战，小水不利。舌上焦黄，目珠极红，六脉浮而不见。举室惶惶。予曰：此作汗之兆，由热极使然也。因先时汗未透彻，阳明余热在经，迫血上行，越出鼻窍，故有此症。以石膏、滑石、生地黄、升麻、赤芍药、牡丹皮、麦门冬、天花粉、甘草，煎而服之，汗出如雨，直至两踝。舌润而苔尽退，衄亦止，目珠色淡，脉乃渐出。改用人参、麦门冬、五味子、白芍药、甘草、知母、黄芩、柴胡、竹叶、石膏，服下，大便原五日未通，今亦始行，精神大转，饮食亦渐进矣。

程湘孺人孙氏，鼻衄后，眩晕嘈杂，呕吐清水，夜卧不安。腹中饥而食不下膈，由脾虚肝胆有郁火也。以人参、黄连、白术、扁豆、甘草、陈皮、半夏、竹茹、茯苓、石膏，水煎，调养而平。

仆子得贵，春温头痛体热面赤。舌心焦燥。以石膏、柴胡、葛根、甘草、黄芩、知母、天花粉、白芍药，服之而舌不焦黑矣。进粥太早，半夜后又复发热，中脘硬痛。与大柴胡汤一帖，汗出津津，大便行二次，腹痛不止。乃以小承气汤，调下玄明粉一钱，大便又行二次，热不退而痛全减，旋作鼻衄。改以石膏、牡丹皮、生地黄、山栀子、甘草、升麻、黄芩、赤芍药，一帖而热散衄止。（明·孙一奎《孙氏医案·四卷》）

一人吐血鼻衄，咳嗽有痰，脾肺部脉沉数，此思伤脾，忧伤肺，及遇劳伤形，怯弱之征也。方：陈皮、生地、杜仲、麦冬、贝母、知母、山药、黄柏。（明·秦昌遇《医验大成·虚损章》）

滑伯仁治一妇，体肥气盛，因无子，常服暖子宫药，积久火盛迫血，上行为衄，衄必升余，医者犹以为上实下虚，用丹剂镇坠之，经云：上者下之，今血气俱盛，溢而上行，法当下导，奈何实实耶，即与桃核承气三四下，瘀积既去，继服既济汤二十余剂而愈。（清·张璐《张氏医通·卷五》）

林，二六。阳升，鼻衄不止。

细生地、乌犀角、炒知母、牛膝、黑山栀、川斛、丹皮、炒黑侧柏叶。

某。风温衄血。

丹皮、元参、连翘、赤芍、茅花、黑栀皮。

某。咳逆失音，衄血。

生地、龟板、丹皮、牛膝、山药、茯苓。

某。努力伤，阳逆鼻衄。

犀角二钱镑，细生地三钱，炒丹皮一钱，元参一钱炒，牛膝一钱半，黑山栀一钱炒黑，侧柏叶五钱。

某。食烧酒辛热，及青梅酸泄，遂衄血咳嗽，心腹极热。五味偏胜，腑阳脏阴为伤。此病以养胃阴和法。

生白扁豆、北沙参、麦冬、白粳米。

某。温邪衄血。

连翘、元参、淡黄芩、黑山栀皮、杏仁、郁金。

赵，二十。脉左数，衄血火升。

生地、阿胶、天冬、麦冬、淡菜、生白芍、茯神、炒山药。

朱。十七。脉数，阴亏阳升，头晕，心中烦杂，鼻衄。

生地、元参、金银花、川斛、丹皮、石决明。（清·叶桂《临证指南医案·卷八》）

某。阳升风动，眩晕心悸，鼻衄，经停两月。

生地、阿胶、麦冬、白芍、柏子仁、枣仁、茯神、炙草。（清·叶桂《临证指南医案·卷九》

肺热作咳，鼻衄。黄芩泻白散。

咳嗽，盗汗，鼻衄，脉数。阴亏气浮使然，葆真为要，否则延怯。熟地、石斛、白扁豆、茯神、北参、麦门冬。

嗽减鼻衄，左脉弦。细生地、生牡蛎、天冬、川石斛、白茯神、藕汁。

两尺空大，鼻衄时发，脏阴亏矣。阳失其守，议仿虎潜（虎潜丸：熟地、虎胫骨、龟板、黄柏、知母、锁阳、当归、牛膝、白芍、陈皮、羯羊肉。编者注）意。

熟地、北五味、虎胫骨、黄柏、茯神、龟板、肉苁蓉、川石斛、牛膝、青盐。

脉长，鼻衄，阳升使然。大补阴汤加人中白。

暑湿下利，左脉弦，鼻衄。藿香、木瓜、炒扁豆、川连、赤苓、广陈皮。

阴弱伏暑，发热，鼻衄，汗多。慎加调理，勿忽视之。赤麦冬、鲜莲子、霍斛木瓜、茯神。（清·叶桂《未刻本叶天士医案》）

沈。五十三岁。操家君相多动，酒热先入肝胆，血溢在左鼻窍，左升热气，从肝胆而出。戒酒及怒气，肝血宁必止。医用犀角地黄，无足道也。

炒丹皮、黑山栀、降香末、真青黛、小稽豆皮、炒柿饼炭、侧柏叶。

左。脉数，按之无序。阴亏阳动之象，日久恐有失血之累，但鼻血，咳呛，项核，先宜清理上焦。

桑叶、南沙参、夏枯草、川贝、白花粉、生甘草。（清·叶桂《叶天士晚年方案真本·杂症》）

唐，二十。阳浮汗泄，衄血。皆下焦真阴不充，适值乘龙之喜，与病相悖。议填实下元之阴，制伏浮阳。

熟地、萸肉、五味、女贞子、旱莲草、茯神、秋石、黑壳建莲。

蜜丸。（清·叶桂《种福堂公选医案·衄》）

谢。疟热伤阴，心腹中热，浮阳升降，鼻衄汗出，遗精便难。此因疟加病，久卧气机呆钝，食人难消，然调脾胃之药，皆气胜助燥，施于液亏体质，于理有悖。

焦谷芽、生地炭、炒知母、制首乌、鳖甲、白芍。

服二剂后，接服后方。

谷露、人参、麦冬、鲜生地、北五味。（清·叶桂《种福堂公选医案·疟热伤阴》）

阴液损伤，阳气上冒，衄血咳痰。理宜和阳存阴，冀津液稍复，望其转机。至于疏滞解表，和表诸法，自然另有高见，非敢参末议也。

秋石拌人参、阿胶、鲜生地、麦冬。

稚年吐衄，热伤为多。今脉小肌松，食少胃虚，阳升已露一斑。进甘凉益胃方。

炒麦冬、生扁豆、北沙参、茯神、木瓜、炙草。（清·叶桂《叶氏医案存真·卷二》）

衄血屡发，天癸不至。玉女煎加栀子、丹皮。（清·顾文垣《顾氏医案·吐血门》）

痰盛壅而作喘，鼻衄，系虚阳上攻，有升无降，是上盛下虚之侯，主以苏子降气汤。

紫苏子二钱微炒、前胡一钱、制半夏一钱、厚朴一钱炒、陈皮一钱、当归身一钱、沉香五分、炙甘草五分。

加生姜三片，大枣两枚。煎八分服。（清·陈念祖《南雅堂医案·卷二》）

素患鼻衄，入夏又发，咳嗽口干，下体酸软无力，胃热溺黄，由鼻衄屡发，上焦阴液久耗，胃中湿热之邪，熏蒸于肺，肺热叶焦，痿躄乃生，仿东垣清燥法加减。

黄芪一钱五分炒、白术八分米泔浸、白芍药八分、白茯苓八分、当归五分、生地黄五分、麦门冬三分、黄柏三分酒炒、猪苓三分、黄连三分、泽泻五分、陈皮五分、人参三分、升麻三分、炙甘草二分、神曲三分炒、五味子九粒、枇杷叶两片。

水同煎服。（清·陈念祖《南雅堂医案·卷三》）

头晕鼻衄，脉来细数。水亏火动也。治以育阴潜阳。

首乌、生白芍、牛膝、牡蛎、鳖甲、地骨、元参、茅根、丹皮、夏枯草。

鼻衄大发，六脉弦数。由阴虚阳亢所致。

元生地、龟板、茯神、炒川柏、丹皮、女贞、知母、炒侧柏、元参、牛膝。

鼻衄咳呛，不时头晕。肺肝热郁也。法当清解。

桑叶、知母、麦冬、杏仁、橘红、地骨皮、丹皮、沙参、石决明。（清·叶桂，曹仁伯，何世仁《叶天士曹仁伯何元长医案·何元长医案》）

鼻衄上流，白浊下注，脉象弦数。中宫之湿火分头而病也。

猪肚丸五两，每服三钱，茅根汤送下。（清·叶桂，曹仁伯，何世仁《叶天士曹仁伯何元长医案·曹仁伯医案》）

一少年患伤寒七日，忽尔鼻衄，以为将解之兆，自辰至申，所衄斗余，鼻息、脉息俱已将脱，身冷如冰，目视俱直，而犹涓涓不绝，呼吸垂危。其父母号呼求救。余急投镇阴煎，一剂衄止身温，渐次调理而愈。自后凡治此证，无不应响。（清·程文囿《医述·卷六》）

暨，四十岁，己丑正月十六日。衄血，右脉洪大，误用大剂当归，以致大衄不止。无论辛走行气之药不可用，即凉血和血而不走清道者亦不见效。议清清道之热。

侧柏炭五钱、连翘连心三钱、银花炭三钱、黑山栀四钱、桑叶三钱、白茅根一两、凌霄花三钱。

煮三杯，分三次服。

廿一日。衄虽止，而气血两虚，脉双弦而细。法当补阳，以衄血初罢之候，且与复脉法。

大生地五钱、麦冬不去心四钱、炒白芍三钱、生鳖甲五钱、阿胶二钱、炙甘草四钱、生牡蛎五钱、麻仁二钱。

煮三杯，分三次服。

廿五日。前日衄血初止，六脉俱弦而细，气血暴虚也。似当补旧而未敢骤补，与一甲复脉汤四帖，今日六脉俱大而滑，气血暴复也。仍与翕摄真阴，与三甲复脉汤法。

大生地六钱、白芍四钱、生牡蛎五钱、生鳖甲五钱、麦冬不去心四钱、生阿胶三钱、生龟板五钱、麻仁三钱、炙甘草五钱。

煮三杯，分三次服。（清·吴瑭《吴鞠通医案·卷二》）

徐家滨陈，体疲无力久矣。两旬来，咳嗽，即继右胁肋痛而浮肿，气逆不能转侧。越数日，必稠痰大出，胸闷、臂肿、面浮、不能纳食、大便五六日一更，衣颇干涩，今又鼻衄，脉濡。此肺脾络伤，瘀阻饮聚，防成内痈，慎勿轻视。

米仁三钱，川贝母二钱，紫菀一钱五分，甜葶苈四分，桃仁七粒，鲜生地三地，桔梗三分，芦根八寸，橘红一钱五分，西洋参一钱五分，枳壳八分，丝瓜络三钱。（清·张千里《千里医案·卷五》）

孙执中于春前四日，忽患鼻衄如注，诸法莫塞。夤夜请孟英视之。脉弦而数。曰：冬暖气泄，天令不主闭藏，今晚雷声大振，人身应之，肝阳乃动，血亦随而上溢，不可以其体肥头汗，畏虚脱而进温补也。投以元参、生地、犀角、牡蛎、知母、生白芍、牛膝、茯苓、侧柏叶、童溺诸药。一剂知，二剂。既而胁痛流乳，人皆异之。孟英与甘露饮加女贞、旱莲、龟板、鳖甲、牡蛎而瘳。（清·王士雄《王氏医案续编·卷一》）

顾子襄体素丰，患颐肿，医投升散之药，神昏气逆，鼻衄大流。伊舅氏朱生甫明经为延孟英视之。面赤音低，不眠脘闷，大渴溺赤，脉滑数而洪。曰：冬温也。其苔色白而不燥者，内有伏痰耳；便泻如水者，肺热下大肠耳；岂可以为寒乎？予犀角、元参、旋覆、栀、芩、射干、竹茹、通草、银花、石菖蒲服之。衄止神清，泻亦不作。去犀、射，加花粉、贝母。服二剂，解坚矢，吐胶痰，知饥热退而愈。继有朱氏子右颈肿突，外科围药甚痛，身热不饥。孟英诊曰：冬温耳，非患痈也。敷药延令洗净，另以芙蓉叶杵烂涂之，投以清解肺卫药，数日而痊。（清·王士雄《王氏医案三编·卷七》）

吴酝香之仆吴森，在越患感，旋杭日鼻衄数升，苔黄大渴，脉滑而洪，孟英投白虎汤二帖而安。速食肥甘，复发壮热，脘闷昏倦，孟英以枳实栀豉汤而痊。数日后，又昏沉欲寐，发热自汗，舌绛溺涩，仍求孟英诊之。左尺细数而芤，右尺洪大，是女劳复也。研诘之果然。与大剂滋阴清热药，吞猳鼠矢而愈。（清·王士雄《王氏医案续编·卷三》）

案云：肺胃郁热，鼻衄咯血，兼有天癸未行，势属倒经。

犀角地黄汤去丹，加青蒿、黄芩、桑皮、地骨、川贝、杏仁、三七、郁金、茅根、藕。一剂而减，两剂而止。（清·徐锦《心太平轩医案》）

客邪发热，咳嗽，鼻衄，此秋热乘金逼胃，清之自愈。

犀角尖、生地、丹皮、麦冬、香附、木通、夏枯草、川斛、茅根。（清·沈又彭，俞震《沈俞医案合钞·发热》）

沈，左。向有鼻衄旧恙，半载未发。近因贵务纷纭，扰动五志之火，火乘肺金，以致咳嗽一声遂有鼻红喷出，清晨至夕犹未能宁，脉来洪散之形，沉分稍为欠力。素来不受热药，真阴不足无疑，滋阴降火之方定中肯綮。再执桂附引火，则予谢不敏矣。附方请教。

大生地四钱、鲜芦根五钱、山栀炭钱半、粉丹皮二钱、侧柏炭二钱、怀牛膝钱半、连翘心二

钱、犀角尖一钱。加鲜白茅根四钱为引。（清·雷焕然《逸仙医案·虚损门》）

某左。往来寒热，头痛、咳嗽、胸痛，连日鼻衄，舌少苔，咽关红，风温互郁，最易转重。

淡豆豉三钱，鲜生地五钱二味同打，连翘三钱，白杏仁四钱去尖，赤芍一钱半，白蒺藜四钱去刺，黑山栀四钱，象贝五钱，丝瓜络一钱半，枳壳一钱半，竹茹一钱半，通草一钱。（清·曹元恒《吴门曹氏三代医验集·曹沧洲医案》）

许辛木部曹之室人，自幼患鼻衄，于归后，无岁不发，甚者耳目口鼻俱溢出，至淡黄色始止，凡外治内治之法，无不历试。每发必先额上发热，鼻中气亦甚热，近二十年来，每觉鼻热，辛木以喻嘉言清燥救肺汤投之，二三剂后，即觉鼻中热退不衄，或投之少迟，亦不过略见微红。盖此方最清肺胃之热，惟人参改用西洋参，或加鲜生地。势已定，则用干生地。喻氏此方自言不用一苦药，恐苦从火化也。此制方妙处，医者不可妄加也。（清·陆以湉《冷庐医话·卷四》）

沈，右，年二十五岁。二月感受风温，扰于阳明，头胀身热，脘闷咯痰，血自鼻孔中流出，《伤寒论》所谓红汗而解也，脉弦数而浮，治宜清解。

元参、黑山栀、丹皮、鲜竹茹、银花露、薄荷尖、橘红、象贝、方通草、连翘、川郁金、怀牛膝、白茅根。

暑风鼻红宜从此方，多捣荷叶汁、生地汁、茅根汁为妙。（清·凌奂《凌临灵方·风热致衄》）

鼻血如注病人发热烦躁，二便不利，口臭气粗，忽见鼻血如注，发热更甚者，此由邪火太甚，逼血妄行也，法宜清热攻下，苟血出而热退便通，又是解病佳兆。（清·郑寿全《医法圆通·卷三》）

李。营分伏热，鼻衄，中心宕漾，即时而出，八日不止。脉数，头汗，足冷。明是肝胃气火载血上溢，恐其狂出虚脱。

犀角汁、侧柏炭、山栀、龟板、旱莲草、鲜生地、蒲黄炭、丹皮、知母、淮牛膝、荷叶汁、金墨汁、藕汁、茅根。

又：鼻衄大夺之后，气阴两虚，头疼晕眩，心宕牙浮，阴亏阳逆不降，咳呛，痰血，大便带血，上下失血。当治其中。西党参、熟地、丹皮、女贞子、金斛、龟板、北沙参、白芍、炙草、旱莲草、侧柏、柏子仁。

梁。鼻衄三载，时作时止，脉形细涩，阴分伤矣。

细生地、怀牛膝、丹皮、生知母、茅柴根、藕节。

许。童真纯阳禀质阴亏，阴亏则内热，内热则营不足，热郁气分迫动营分，时常鼻衄，脉见细数，面黄形瘦，木火体形也。法以养阴。

细生地、丹皮、女贞子、鳖甲、知母、黑山栀、玉竹、云茯苓、青蒿、藕汁。

张。鼻衄如注，少阴不足，阳明有余，脉象右数，舌白腻，温热内蒸，熏灼营分也。治以气营两顾。

川连、怀牛膝、茅根、知母、侧柏叶、丹皮、鲜生地、藕汁、黄芩。（清·沈菊人《沈菊人医案·卷上》）

李，左。鼻衄，脉至右寸关独大，此火浮于肺。

黄芩二钱，白及一钱五分，麦冬一钱，竹茹炒五分。

廉，右。质本阴亏，内热鼻衄。拟四阴煎，肺肾同治。

北沙参三钱，生地四钱，山药炒二钱，扁豆二钱，砂仁四分，丹皮炒一钱，川斛三钱，焦谷芽二钱。

某，左。鼻衄头痛，风热上行。

猪苓二钱，白及一钱五分，川芎一钱，白芷八分。

邹左，脉大而数，左甚于右，鼻衄成碗而色鲜。此炎暑熏蒸，肝阳上逼，肺金受灼，而血妄行也。

麦冬一钱五分，夏枯草一钱，元参二钱，丹皮一钱五分，鲜生地四钱，竹茹四分，茅针花一钱，京墨汁五匙。（清·王金辉《王乐亭指要·卷三》）

谭，左，十一月。灼热少汗，气喘咳嗽，痰声如吼，两胁赤痛，鼻扇鼻衄，面红目赤，夜则神昏谵语，脉弦数大，舌红苔黄。风温内扰，引动木火，火旺囚金，金失清肃，拟清热熄风为治，邪从卫泄方妥。

羚羊角、连翘、茅根、牛蒡子、枇杷叶、杏仁、薄荷、紫荆皮、石菖蒲、川贝、桑叶、旋覆花、竹二青。（清·钱艺《慎五堂治验录·卷七》）

陈，左。咳呛五年，气急三载。近加丧明、嗔怒，肝气升炽化火，迫伤络脉，吐血复崩，兼即鼻血，亦是络热。左脉大。拟潜育。

大生地、淮牛膝、粉丹皮、石决明、山茶花、墨旱莲、女贞子、橘络、川贝母、湖藕节、白茅根、锦纹黄。

徐，右。二十七岁，血海多热，经水淋漓；阳络多火，鼻衄上出。

柴胡、炒当归、丹参、白芍、茶花、淮牛膝、丹皮、佛手柑、桑叶、女贞子、茯神、茺蔚、海螵蛸（《金子久杂证医案精华·虚损门》也录有本案，编者注）。（清·金有恒《金氏门诊方案》）

潘，左。咳嗽鼻衄，腰酸肢重。肝肾空虚，恐延衰症。

丹皮炭、杜仲、当归、生地炭、炙黑丝瓜络、川断肉、白芍、川贝母、牛膝炭、海蛤粉、白茅花、炒麦冬。

二诊：补肾清金，衄血未来，咳减纳加。的是水亏而虚火上炎，载血逆行也。乘此善调，以图恢复为要。

生熟地三钱、杜仲三钱、炒麦冬三钱、川贝母二钱、杭白芍一钱五分、生山药三钱、茯神三钱、牛膝炭三钱、龟甲心五钱先煎、代赭石四钱。（清·张乃修《张聿青医案·卷六》）

蒋。风热郁肺，咳嗽鼻衄，不必治血，邪去而血自去。

麻黄、桑皮、杏仁、防风、川芎、黄芩、象贝、旋覆花、前胡、茅根。

再诊：鼻衄不来，咳犹未已。再与疏风清肺。

荆芥、防风、杏仁、象贝、桑皮、桔梗、前胡、川芎、蔓荆子、茅根。

璞。咳嗽鼻衄，虽然初起，而见弦数之脉，肺肾阴虚，肝火独旺已著，最易涉怯。

桑叶、地骨皮、杏仁、生草、前胡、川贝、细生地、丹皮、黄柏、知母、莲心、鲜藕节。

二诊：左尺弦，肾水亏也。右寸数，肺金热也。咳嗽遗精，虚劳已见一班，极宜谨滇为嘱。

生地、川贝、蒌皮、生草、丹皮、白芍、黄柏、麦冬、沙参、金樱子、枇杷叶。

三诊：右部数象大减，左尺弦涩仍在，肺热虽退，肾阴未复，尚宜谨调。

原方去生草、沙参、白芍、黄柏，加浮石、萸肉。（清·方仁渊《倚云轩医话医案集·倚云轩医案》）

赵。风温寒热，经三日，鼻衄，当泄化透达。

桑叶、荆芥、白蒺藜、枳壳、泽泻、牛蒡子、苏叶、白杏仁、赤苓、紫菀、前胡、赤芍、桑贝。（清·曹元恒《曹沧洲医案·上卷》）

黄，左，38岁。鼻衄缘于肺热，脉右数大，寸部尤显，按之有力，此为热迫血络上升。鼻为肺窍，清肺热兼以凉血，佐化瘀防其留邪。

处方：白茅根四钱、竹茹二钱、蒲黄炭三钱、鲜侧柏叶三钱、醋制花蕊石二钱、小蓟三钱、川黄连一钱半、牛膝一钱。（清·赵文魁《文魁脉学·下篇》）

陈元隆妾因咳嗽、喷嚏以致鼻衄常发治验

陈元隆侧室，嘉庆乙亥八月，年近三旬。素有鼻衄，不时举发。经水应期，常多白带。迩来因咳嗽而致鼻衄者居多，亦有时缘喷嚏而来者亦不少。夫鼻乃肺窍，咳嗽、喷嚏皆属于肺。肺为五脏之华盖而属金，金虚木旺，木挟火势而乘金，金叩则鸣，此咳嗽、喷嚏之所由来耶。甚至气逆火升，此又鼻衄直注而出也。再验之脉，右寸虚数，左脉虚弦，又显有明征耶。先治其衄，再商善后。

八月二十四日。白花百合二两，侧柏叶四钱炙，丹参三钱，知母一钱半，漂人中白一钱，旱莲草二钱，降香一钱，甘草五分炙。

先将百合浸去浮沫，用河水四碗先煎百合，煎至两碗，去渣，入后七味同煎至一碗，去渣，入藕汁一酒杯冲服。

服后鼻衄即止，喷嚏减半。进第三剂，因稍有喷嚏，鼻衄又出，些少即止。再剂仍无，共经四剂甚妥。经水昨至，亦无他苦。

又，二十八日方：服后方六剂，鼻衄全愈。

北沙参三钱，侧柏叶四钱炙，人中白一钱，降香一钱，白茯苓二钱，桑白皮一钱半，枇杷叶三钱去毛，炙，丹参三钱，天门冬一钱半，加炒黑荷叶一钱五分。（清·孙采邻《竹亭医案·女科卷二》）

鼻衄狂溢，营伤气痹，两胁作胀，当脘发迸。按脉沉弦，治从和养。

番降香、旋覆花包、淮膝炭、白归须、仙鹤草、新绛屑、炒丹参、新会络、东白芍、桑寄生、光杏仁、白茯苓、焦藕节、丝瓜络。

鼻衄屡发，颐肿咳呛，脘闷肢倦，脉细弦，治以清泄。

冬桑叶、炒天虫、粉前胡、栝蒌仁、白茅花、薄荷梗、光杏仁、炒荆芥、新会红、象贝母、柔白薇、方通草、枇杷叶、鲜荷叶。

鼻衄未止，腹痞胀满渐减，脉沉弦。内伤肝脾，再从疏和。

炒当归、九香虫、番降香、奎白芍、炒荆芥、炒川断、鲜藕肉、炒侧柏、川楝子、西砂仁、陈橼皮、炒杜仲、炒香附。

阳络受伤，鼻衄狂溢，薄而色红者，属热为多。脉弦，治以清降。

北沙参、竹三七、侧柏炭、生白芍、旱莲草、白茅花、茜草根、池菊炭、新会皮、炒荆芥、淮膝炭、炒丹参、焦藕节。

阳络受伤鼻衄倾注，甚至痰中亦有，脉细弦。不加咳呛，总可调复。

北沙参、白茅花、仙鹤草、鹿衔草、新会络、番降香、竹三七、淮膝炭、丹参炭、生白芍、光杏仁、池菊炭、丝瓜络、炒藕节。

营阴不足，气化有余，鼻衄间发，咳嗽耳鸣，脉偏弦数，拟以清降。

西洋参、炒淮膝、叭杏仁、海贝齿、黑料豆、杭菊花、东白芍、制女贞、抱木神、粉蛤壳、新会络、炒丹参、藕节、枇杷叶。（清·陈秉钧《陈莲舫医案秘钞·下编》）

苏州侯春江呛咳内热，鼻衄咯血，已经数月，损症将成，余诊脉滑大。肝阳挟痰热，销砾肺阴，清肃无权。治必清肝化痰，肃肺和营。遂用沙参四钱，玄参一钱，鲜生地四钱，女贞子三钱，丹皮二钱，赤芍钱半，贝母三钱，天花粉三钱，白茅根二钱，藕五片。连服十六剂而愈。（清·费伯雄《孟河费氏祖孙医案·费绳甫先生医案》）

上海丁顺兴之室病发热鼻衄，作恶呕吐，咳嗽口甜，饮食不进，脉来细弦，势濒于危。痰热内蕴，风邪外袭，肺胃肃降无权，法当表里并解。方用荆芥一钱，白茅根三钱，酒炒黄连二分，吴萸一分，象贝母三钱，佩兰叶一钱，川石斛三钱，鲜竹茹一钱，冬瓜子四钱，生熟谷芽各四钱，服二剂，汗出热退，鼻衄止，口甜呕吐皆减。照前方去荆芥、茅根、加南沙参四钱，甜杏仁三钱，薄橘红五分，连服六剂而安。

上海陆彩宝校书。发热口渴，鼻衄，吐血三四盏，便血半桶，人事昏沉，嘱余诊之，脉来弦细。此邪从血泄，因失血过多，阴液伤残，最虑内风鼓动。用犀角尖五分、鲜生地四钱、牡丹皮二钱、赤芍药钱半、冬桑叶一钱、白茅根钱半、西洋参钱半、大麦冬三钱、川石斛三钱、川贝母二钱、甘草五分，两剂霍然。（清·费伯雄《孟河费氏祖孙医案·费绳甫先生医案》）

衄自辰起至午后二时不止，胸痞满而悸。面黄白，鼻准亮，苔微黄而泽甚。胸中即肺，肺为水之上源；仲景谓鼻亮，有水停胸中。面左麻木肝被水濡，大便难水停胸中而不达表，牙痛难开，脉右寸紧而尺伏可知少阴寒……曾经多医罔效。病者要求止此为前提。余曰衄止，急宜温下。止衄中法已穷其术，非针止不可，先用雷佛奴尔，行静脉注射，取敛纳以停止血行。故针之衄止未全竟，必须内服中药。本拟用二陈合理中，但拟未全止，不敢温耳。仍取凉能止血之义，用加味杏子汤，苦杏、石膏、厚朴，加蒲黄、橘络、粉丹、侧柏、灶土服之，衄全止。入寝经四小时，忽口吐浊水，眼目失明，小便欲解不解，病家栗然。复请往诊，余曰吐尽自止。即拟温下方，用加味附子理中汤，现熬参汤问可进否？余曰：须和附子理中汤服，如单服恐吐反甚。归馆思之，病家既连延多医，其说不一，恐不服理中，今夜即危，我针获咎。即遣徒送壮阳丸二枚与食。病家疑而不食，遣子来问，针与服药之义。可知对病家糊说者多矣。乃曰汝父既患腰漏年余不愈，气血衰败，今又衄血之多，症当危险，如不服壮阳丸温下，恐难过亥子。至三更乃予服之，其人是以得救。（民国·邹慎《医学特见记·论文附医案第一》）

姑。温热袭于营分，鼻衄紫斑隐隐，头痛，腹胀。宜以宣解。

连翘、银花、川郁金、粉丹皮炒、山栀炒焦、甘菊花、香白薇炒、通草、紫地丁、丝瓜皮、白茅根。

右。时邪挟子火上逆，发热，鼻衄，齿龈痛且腐，宜清泄。

山栀炒焦、黄芩炒、淡豆豉、银花、连翘、赤芍、香白薇炒、甘菊花、小生地、二青竹茹水炙。

右。丧子怫郁，强力疾走，肝气内变，上迫阳络，鼻衄来如涌泉，头眩，耳鸣，面目浮肿，近来又复唾血，亦忿涌而出，右卧较安，左卧则血立至，此皆肝木阳升之患，然未可以轻浅视之也。

左牡蛎煅，先煎、石决明煅，先煎、白芍炒、生地、丹皮炒、野茯苓、旱莲草、女贞子、淮牛膝炒炭、代赭石先煎、仙鹤草。

周身游肿作痛，既而头项偏肿而强直，且有寒无热，似风湿之邪入于经隧间，久而化热；经热则痹，从前足肢之艰于行动即其证。近来鼻衄甚多，面色白皖，是脱血之征；但血行清道，亦经隧壅塞而后络脉迸裂。照述病情，仅能宣通经隧，引血下行则可耳。

忍冬藤三钱、络石藤三钱、仙鹤草二钱、怀牛膝炒二钱、生苡仁三钱、云苓三钱、刺蒺藜三钱、茅根肉五钱、十大功劳钱半、荷叶筋三钱、路路通去刺六枚。

左。风邪羁留上焦，治节失职，寒热自汗，咳嗽鼻衄，用轻宣畅利肺气可也。

霜桑叶炙、白前、百部蒸、生苡仁、象贝母、甘草、地骨皮炒、野茯苓、料豆衣、白茅花。（民国·王金杰《王仲奇医案·衄血》）

沈少，初诊：湿热内蕴，身热不清，鼻血屡发，治与清化。

冬桑叶一钱五分、连翘壳一钱五分、冬瓜子三钱、甘菊花一钱五分、云茯苓三钱、象贝母三钱、金银花三钱、生苡仁三钱、炒谷芽三钱、生竹茹一钱、干藕节三枚、川通草八分、橘络一钱五分、佩兰梗一钱五分。

二诊：身热、鼻衄略减，湿热内蕴，再与清热化湿。

冬桑叶一钱五分、连翘壳一钱五分、冬瓜子三钱、甘菊花一钱五分、云茯苓三钱、象贝母三钱、金银花三钱、生苡仁三钱、生竹茹三钱、干藕节三个、川通草八分、橘络一钱五分、佩兰梗一钱五分。

三诊：身热、鼻血较前略减，湿热内蕴，治与清化。

青蒿梗一钱五分、冬桑叶一钱五分、福橘络一钱五分、嫩白薇一钱五分、光杏仁三钱、竹茹一钱五分、天花粉一钱五分、川贝母三钱蜜炙、枳壳一钱五分、干藕节三个。（民国·冯伯贤《上海名医医案选粹·丁仲英先生医案》）

二、妇科

某。胎漏，鼻衄，发疹而喘。淡条芩、真阿胶、青苎。（清·叶桂《临证指南医案·卷九》）

脉左数，下重。热入血中，恐胎难保。暮夜烦躁无寐，亦是阴伤。太仆所云：寒之不寒为无水，当益其阴。今日衄血又来，应减气辛耗散。仿苦寒佐以咸寒为治。

黄芩、川连、人中白、白芍、知母、元参。（清·叶桂《眉寿堂方案选存·卷上》）

一妇妊娠六七个月，傍午或午后，必衄血如注，起居不衰，饮食少减，脉数弦涩。此肺家伏热，伤血分而上出于鼻也。投以黄芩清肺饮，四剂而血定，后以加味黑逍遥去丹皮加桑皮、

黄芩、麦冬，数服而衄不再作矣。（清·徐大椿《女科医案·吐血衄血咳血门》）

怀孕四五月，咳嗽，五心烦热，胎动不安，或痰血，或鼻衄，皆因火旺上冲肺经，谓之子嗽，宜用安胎饮六七剂。

生地三钱，归身、麦冬各一钱五分去心，白芍二钱酒炒，真阿胶、杜仲盐水炒、续断盐水炒、条芩焙、枳壳各一钱炒，加炒砂仁末三分。

河水煎。（清·沈维基《沈氏经验方·附胎产良方》）

妊娠五月。鼻衄不止。当此足太阴脾脉养胎之令。既防眩晕，又虑血去过多，胎无以养。犀角地黄汤，去芍，加决明、麦冬、山栀、竹茹。两剂而衄血不来。（清·徐锦《心太平轩医案》）

孟英治其令弟季杰之簉室，怀孕患嗽，嗽则鼻衄如喷，憎寒乍热，口渴头疼，右脉洪数，授白虎汤合葱豉，投匕而瘳。或云时已隆冬，何以径投白虎？孟英曰：脉证如是，当用是剂，况今年自夏徂冬，亢旱不雨，寒虽外束，伏热蕴隆，此即麻杏甘膏之变法耳。（清·王士雄《王氏医案三编·卷七》）

王女士，十四岁。二月二十六日。年已二七，癸事未通，每月必见鼻衄，流血甚多，衄血不至则一身疼痛。病属倒经，调达冲任亟以通利百脉，调达冲任。

鲜金斛一两先煎、赤芍药钱五、真郁金二钱、藕节廿个、鲜生地一两、苦楝子钱五同炒、真归须三钱、四制香附三钱、苏子霜钱五、怀牛膝三钱、焦山栀二钱、粉丹皮钱五、丝瓜络三钱。（民国·汪朝甲《泊庐医案·妇料》）

三、儿科

一小儿潮热鼻衄，烦渴便秘，气促咳嗽，右腮色赤。此肺与大肠有热也，用柴胡饮子，一服诸症顿退。后因惊复作，微搐顿闷。此肝脾气血虚也，用四君子加芎、归、钩藤钩而愈。

一小儿鼻衄，发热作渴，右腮色青。余谓肝火乘脾。先用加味逍遥散，母子并服，热渴渐止；另用五味异功散少加柴胡、升麻，与子服之而愈。

一小儿鼻衄，服止血之剂，反见便血，右腮色黄或赤。此脾气虚热，不能统血也，用补中益气汤，又用五味异功散加柴胡、升麻而愈。

一小儿鼻衄，久不愈，四肢倦怠，饮食少思，恶风寒。此脾肺虚也，先用五味异功散，而鼻血止；又用补中益气汤，而不畏风寒；继用四君，少加柴胡、升麻而痊愈。

一小儿鼻衄，两颊赤。余谓禀赋肾气不足，虚火上炎也。不信，别服清热凉血之药，病益甚。余用地黄丸果效。毕姻后，虚症悉至，用八珍汤、地黄丸料，寻愈。

一小儿鼻衄作渴，喘嗽面赤。此心火刑肺金也，用人参平肺散及地黄丸料加五味子、麦门冬煎服而痊。

一小儿鼻衄滞颐，作渴时汗。乃胃经实热也，先用泻黄散，二服而滞颐止；又用四味肥儿丸，数服而鼻血愈。后鼻不时作痒，发渴便血，用《圣济》犀角地黄汤四剂，母子并服，别令儿童更服四味肥儿丸，月余而愈。（明·薛己《保婴撮要·卷四》）

一小儿年十余岁，鼻衄，肝脉弦数。肝藏血，此肝火血热而妄行，用小柴胡加山栀、龙胆草，四剂而血止；又用四物、芩、连、芦荟、山栀、甘草，作丸服，又以地黄丸滋肾水，生肝血而愈。

一小儿久鼻衄，右腮鼻准微赤。此脾胃传热于肺而不能统也，先用六君、桔梗、当归、山栀而血止，次用人参黄芪散，以调补脾肺而愈。（明·薛己《保婴撮要·卷九）

钱相国孙女，患伤寒发癍，昏闷大热，鼻多出血，晕不知人。医用黄芩，烦躁愦乱，遍床跌掷，鼻血不已。余曰：癍毒未彻而壮火方炎，欲发其癍则血益甚，欲凉其血则癍愈伏。乃以紫草五钱，干葛一钱，陈皮、甘草各八分饮之，癍乃快而血口止。然后以玄参、犀角等剂授之而愈。（明·李中梓《里中医案·钱相国孙女伤寒发癍》）

某，十岁。鼻衄时发。

生地、元参、丹皮、山药、茯苓、泽泻、黄柏、人中白。（清·叶桂《临证指南医案·卷八》）

一小儿鼻衄作渴，喘嗽面赤，此心火刑肺金也。用人参平肺散，及地黄丸料加五味子、麦门冬，煎服而痊。（清·吴德汉《医理辑要·卷六》）

钱童，鼻衄已久，宜清宜折。

猪苓二钱，白及一钱五分，茶叶子五分。（清·王金辉《王乐亭指要·卷三》）

孙女。初起身热形寒，即鼻衄如涌，吐血盈碗，口干不多饮，入夜烦躁不安，脉濡数，舌边红，苔薄腻。伏温之邪在营，逼血妄行，大忌骤用滋阴，恐温邪不得从阳明而解也。

黑荆芥钱半，轻马勃八分，连翘钱半，白茅花根三钱，两扎冬桑叶三钱，淡豆豉三钱，象贝母三钱，侧柏炭钱半，粉丹皮钱半，竹茹钱半，黑山栀钱半，薄荷叶八分。

复诊：投药两剂，吐衄均止，身热转盛，苔腻稍化，脉仍濡数。伏温之邪，由营及气，由里达表，佳象也。仍与辛凉清解，以泄其温。

薄荷八分，淡豆豉三钱，连翘钱半，朱茯神三钱，赤芍钱半，桑叶三钱，黑山栀钱半，象贝三钱，竹叶、竹茹三十张、钱半，茅根一两去心。（民国·丁泽周《丁甘仁医案·卷一》）

小儿五岁。积热，一时血随气行，得热妄动，溢出于鼻，名曰鼻衄。古法主加减地黄汤如生地、黄芩、黑栀、赤芍、白茅根，水煎温服。外用吹鼻散如炒黑栀仁、乱油发等分，煅存性，共为末，以些微吹鼻中即止。

真按：鼻血不止，轻者先用灯心浸水塞鼻，内以麦冬、生地等分，煎服足已。若积热过重，止而复衄者，则用生荷叶、生艾叶、柏子仁、山萸肉、丹皮、生地、莲肉、山药、泽泻，水煎服。外以炒黑栀、百草霜、煅龙骨、京墨、牡蛎、血余灰，吹鼻即止。如用茅花水蘸湿蘸药，搽入鼻孔更妙。（民国·陈守真《儿科萃精·卷三》）

胡童，洋行街，十月十一日。鼻衄脱血之后，面容萎黄不泽，头眩，虚里闪烁，动若穿梭。宗脉血耗，心房之舒缩遂亢进而失和平也，以镇静宁络之剂。

牡蛎煅先煎三钱、龙齿煅先煎三钱、石决明煅先煎四钱、紫贝齿煅先煎二钱、金钗斛二钱、潼沙苑二钱、茯苓三钱、丹参二钱、夏枯草三钱、忍冬藤三钱、野料豆三钱、女贞子三钱。

二诊十月廿三日：形色较强，虚里闪烁亦较安静，鼻衄已愈，头眩获安。宁心安脑，再以宁心安脑制膏。

生地黄四两、茯苓三两、丹参二两、金钗斛三两、旱莲草三两、女贞子三两、杭白芍炒两半、淮牛膝蒸两半、野料豆三两、潼沙苑三两、南烛子二两、桑椹二两、陈阿胶烊化和入三两、红枣三两。

上药入铜锅内慢火熬透，去清取汁，将阿胶烊化和入，加冰糖一斤收膏。每早以开水冲服一羹匙。（民国·王金杰《王仲奇医案·衄血》）

第十四章 鼻　渊

第一节 病　名

胆移热于脑，则辛频鼻渊。鼻渊者，浊涕不下止也，传为衄衊瞑目。(《素问·气厥论》)

胆移热于脑，则浊涕不已，谓之鼻渊。

论曰:《内经》谓胆移热于脑，则辛频鼻渊者，浊涕下不止也。(宋·赵佶《圣济总录·卷第一百一十六》)

治鼻流浊涕不止名曰鼻渊。(明·胡荧《卫生易简方·卷之七》)

鼻渊者，鼻流臭浊涕，如彼渊泉。(明·皇甫中《明医指掌·卷一》)

鼻渊　谓鼻出浊涕也。经云:胆移热于脑则辛频鼻渊，鼻渊者，浊涕不止也。传为衄衊瞑目，又云:泣涕者脑也，故脑渗为涕。故得之气厥也。王太仆注云:脑液下渗则为浊涕，涕下不止如彼水泉，故曰鼻渊也。频，谓鼻频也。(明·王肯堂《证治准绳·杂病》)

鼻渊浊涕多也。

《内经》曰:西方白色，入通于肺，开窍于鼻。《难经》曰:鼻者，肺之候。丹溪曰:肺之为脏，其位高，其体脆，性畏寒，又恶热。是故好饮热酒者，始则伤于肺脏，郁热既久则见于外而为鼻齇准赤之候，得热愈红，得寒则黑，此为热极之象，亢则害，承乃制也。其或触冒风寒，始则伤于皮毛，遂成鼻塞不通之候，或为浊涕，或流清汁，久而不已，名曰鼻渊，乃外寒束内热也。(明·张三锡《医学六要·病机部》)

长年清涕兮，曰鼻渊。(清·张中和《资蒙医径·卷之上》)

鼻塞，浊涕稠粘数年，人谓鼻渊。(清·陈士铎《辨证奇闻·卷三》)

若鼻中常出浊涕，源源不断者，名曰鼻渊。(清·程国彭《医学心悟·第四卷》)

汪机曰:肺主鼻，胆移热于脑，则鼻多浊涕而成渊。风寒客于脑则鼻塞，经云:脑渗为涕。王冰云:胆液不澄，则为浊涕，如泉不已，故曰鼻渊。(清·沈金鳌《要药分剂·卷二》)

《经》曰:胆移热于脑，则辛频鼻渊，鼻渊者，浊涕下不止也，故又名脑漏。(清·吴亦鼎《神灸经纶·第三卷》)

鼻渊者，流下浊涕，极其腥臭，此胆移热于脑，名脑崩。(清·许佐廷《活幼珠玑·下卷》)

鼻渊者，鼻流浊涕如渊之不竭也。(民国·张锡纯《医学衷中参西录·论鼻渊治法》)

第二节 病因病机

论曰《内经》谓胆移热于脑，则辛频鼻渊者，浊涕下不止也。夫脑为髓海，藏于至阴，故藏而不泻。今胆移邪热上入于脑，则阴气不固，而藏者泻矣，故脑液下渗于鼻，其证浊涕出不已，若水之有渊源也。治或失时，传为衄衊瞑目。（宋·赵佶《圣济总录·卷第一百一十六》）

鼻流浊涕者，必肾阴虚而不能纳气归元，故火无所畏，上迫肺金，由是津液之气，不得降下，并于空窍，转浊为涕，而为逆流矣。（明·孙一奎《赤水玄珠·第三卷》）

流涕不止，谓之鼻渊，皆上热下虚也。（明·李梴《医学入门·卷之二》）

鼻渊，谓鼻出浊涕也。经云：胆移热于脑则辛频鼻渊，鼻渊者，浊涕不止也。传为衄衊瞑目，又云：泣涕者脑也，故脑渗为涕。故得之气厥也。王太仆注云：脑液下渗则为浊涕，涕下不止如彼水泉，故曰鼻渊也。频，谓鼻频也。足太阳脉起于目内，上额交巅，上入络脑。足阳明脉起于鼻，交频中，傍约太阳之脉。今脑热则足太阳逆，与阳明之脉俱盛，薄于频中，故鼻酸痛也。热盛则阳络溢，阳络溢则衄出汗血也。血出甚，阳明、太阳脉衰，不能荣养于目，故目瞑。厥者，气逆也。皆由气逆而得之，宜服防风汤。运气鼻渊皆属热。经云：少阴之复，甚则入肺，咳而鼻渊，治以苦寒是也。仲景云：肺中寒者，吐浊涕。《原病式》曰：夫五行之理，微则当其本化，甚则兼其鬼贼，故经曰亢则害，承乃制也。《易》曰：燥万物者，莫熯乎火。以火炼金，热极而反化为水，故其热极则反汗出也。由是肝热甚则出泣，心热甚则出汗，脾热甚则出涎，肺热甚则出涕，肾热甚则出唾。经曰：鼻热甚出浊涕。又曰：胆移热于脑，则辛频鼻渊。故凡痰涎涕唾稠浊者，火热盛极消烁致之也。或言鼽为肺寒者误也。但见鼽涕鼻窒，遇寒则甚，遂以为然，岂知寒伤皮毛则腠理致密，热气怫郁而病愈甚也。（明·王肯堂《证治准绳·杂病》）

《内经》曰：西方白色，入通于肺，开窍于鼻。《难经》曰：鼻者，肺之候。丹溪曰：肺之为脏，其位高，其体脆，性畏寒，又恶热。是故好饮热酒者，始则伤于肺脏，郁热既久则见于外而为鼻齄准赤之候，得热愈红，得寒则黑，此为热极之象，亢则害，承乃制也。其或触冒风寒，始则伤于皮毛，遂成鼻塞不通之候，或为浊涕，或流清汁，久而不已，名曰鼻渊，乃外寒束内热也。《原病式》曰：肺热则涕出。《灵枢经》曰：胆移热于脑，则为辛频鼻渊，鼻中浊涕如涌泉，不渗而下，久而不已，则为鼻衊、衄血、塞肉、鼻痈等症。（明·张三锡《医学六要·病机部》）

鼻渊　浊涕如渊，《内经》谓：胆移热于脑则入频鼻渊，要皆阳明伏火所致。

鼻渊　火郁上焦气不通，抑遏成涕，《内经》所谓肺热则出涕是也。（明·张三锡《医学六要·治法汇》）

鼻塞则感风寒鼻为肺窍，鼻塞则感风寒，宜疏表。鼻渊则外寒束内热，宜清散。（清·李菩《杂症要略·卷之三》）

鼻干黑燥兮，火来克金；若流清涕兮，肺家风盛。鼻塞无闻兮，肺窍不清；长年臭气兮，肺经受毒；长年脓涕兮，曰脑漏；长年清涕兮，曰鼻渊。（清·张中和《资蒙医径·卷之上》）

鼻塞，浊涕稠粘数年，人谓鼻渊。火结于肺，谁知火不宣似鼻渊而非乎。夫郁，五脏皆有，不独肝。《内经》曰：诸气膹郁，皆属于肺。肺郁则气不通，鼻乃肺门，鼻气亦不通。《难经》曰；肺热甚则出涕。肺清虚之府，最恶热，肺热则肺气必粗，肺液必上沸，结为涕，热甚涕黄，热极涕浊，败浊岂容于清虚之府，自从鼻而出。（清·陈士铎《辨证奇闻·卷三》）

若鼻中常出浊涕，源源不断者，名曰鼻渊，此脑中受寒，久而不散，以致浊涕常流，如泉水之涓涓耳。然鼻渊初起，多由于寒，日久则寒化为热矣。（清·程国彭《医学心悟·第四卷》）

鼻之发窍，专注于肺，肺金受邪，鼻塞而闷，清涕常流，时或发嚏。（清·沈金鳌《幼科释谜·卷四》）

鼻渊者，流下浊涕，极其腥臭，此胆移热于脑。（清·许佐廷《活幼珠玑·下卷》）

《内经》谓“胆移热于脑则辛頞鼻渊”。頞者，鼻通脑之径路也。辛頞，则頞中觉刺戟也。鼻渊者，鼻流浊涕如渊之不竭也。盖病名鼻渊，而其病灶实在于頞，因頞中粘膜生炎，有似腐烂，而病及于脑也。其病标在上，其病本则在于下，故《内经》谓系胆之移热。（民国·张锡纯《医学衷中参西录·论鼻渊治法》）

鼻涕常流，初病鼻渊；鼻涕浊秽，久病鼻渊。（民国·何炳元《小儿诊法要义·第一章》）

第三节　病　　候

鼻渊　谓鼻出浊涕也。经云：胆移热于脑则辛頞鼻渊。鼻渊者，浊涕不止也。传为衄衊瞑目，又云：泣涕者脑也，故脑渗为涕。故得之气厥也。王太仆注云：脑液下渗则为浊涕，涕下不止如彼水泉，故曰鼻渊也。頞，谓鼻頞也。足太阳脉起于目内，上额交巅，上入络脑。足阳明脉起于鼻，交頞中，傍约太阳之脉。今脑热则足太阳逆，与阳明之脉俱盛，薄于頞中，故鼻酸痛也。热盛则阳络溢，阳络溢则衄出汗血也。血出甚，阳明、太阳脉衰，不能荣养于目，故目瞑。厥者，气逆也。皆由气逆而得之，宜服防风汤。运气鼻渊皆属热。经云：少阴之复，甚则入肺，咳而鼻渊，治以苦寒是也。仲景云：肺中寒者，吐浊涕。《原病式》曰：夫五行之理，微则当其本化，甚则兼其鬼贼，故经曰亢则害，承乃制也。《易》曰：燥万物者，莫熯乎火。以火炼金，热极而反化为水，故其热极则反汗出也。由是肝热甚则出泣，心热甚则出汗，脾热甚则出涎，肺热甚则出涕，肾热甚则出唾。经曰：鼻热甚出浊涕。又曰：胆移热于脑，则辛頞鼻渊。故凡痰涎涕唾稠浊者，火热盛极消烁致之也。或言鼽为肺寒者误也。（明·王肯堂《证治准绳·杂病》）

《内经》曰：胆移热于脑，则辛頞鼻渊。鼻渊者，浊涕下不已。王注曰：胆液不澄，则为浊涕不已，如水泉者，故曰鼻渊也。此为足太阳脉与阳明脉俱盛也。（明·王肯堂《证治准绳·类方》）

鼻涕常流，初病鼻渊；鼻涕浊秽，久病鼻渊。（民国·何炳元《小儿诊法要义·第一章·第四节》）

第四节　病证鉴别

经曰：鼻热甚出浊涕。又曰：胆移热于脑，则辛頞鼻渊。故凡痰涎涕唾稠浊者，火热盛极消烁致之也。或言鼽为肺寒者误也。但见鼽涕鼻窒，遇寒则甚，遂以为然，岂知寒伤皮毛则腠理致密，热气怫郁而病愈甚也。（明·王肯堂《证治准绳·杂病》）

第五节　治则治法

鼻渊则外寒束内热，宜清散。（清·李菩《杂症要略·卷之三》）

今鼻流浊涕者，阴虚则病，阴绝则死，良以此夫！或曰：诚如是，又何治之而犹有愈者？予曰：此必治之早者也，戒怒以养阳，绝欲以养阴，断煿炙，远酒面，以防作热，然后假之以良医，保肺为君，开郁顺气为臣，补阴养血为佐，俾火息金清，降令胥行，气畅郁分，清窍无塞，阳开阴阖，相依相附，脏腑各司乃职，升降不匮，是自慎以培其根，药饵以却其病，间有可愈者。（明·孙一奎《赤水玄珠·第三卷》）

《灵枢》云，肺气虚则鼻塞不利、少气，实则喘喝，胸盈仰息。由此推之，或用疏肺以除鼻塞，或用散寒以除鼻涕，或清热以除鼻鼽，或泻火以除鼻渊。（清·周振武《人身通考·卷之二》）

鼻渊复发，风邪挟湿，上蒸清窍，治以清降。（清·陈秉钧《陈莲舫医案秘钞·下编》）

鼻渊则外寒束内，热宜散之。（清·秋田散人《医学说约·鼻》）

第六节　方　　药

治脑热鼻渊，下浊涕不止，防风散方。

防风去叉一两半、黄芩去黑心、人参、甘草炙锉、芎䓖、天门冬去心焙各一两。

上六味，捣罗为散，每服二钱匕，食后沸汤调下，日三。

治脑热肺壅，鼻渊多涕，鸡苏丸方。

鸡苏叶干者、麦门冬去心焙、桑根白皮锉、芎䓖、黄芪炙锉、甘草炙锉各一两，生干地黄切焙二两。

上七味，捣罗为末，炼蜜和丸，如梧桐子大，每服二十丸，食后临卧人参汤下。

治脑热鼻渊多涕，芎䓖散方。

芎䓖、莎草根炒各二两，石膏研水飞一两、龙脑研一分。

上四味，捣研为散，每服二钱匕，食后荆芥、腊茶清调下。

治肺壅脑热，鼻渊不止，荆芥散方。

荆芥穗、藿香叶各一两，芎䓖、莎草根炒去毛各二两，石膏研如粉一两半，龙脑研一钱。

上六味，捣研为散，每服二钱匕，食后荆芥汤调下。（宋·赵佶《圣济总录·卷第一百一十六》）

定风饼子《简易方》　治风客阳经，邪伤腠理，背膂强直，言语謇涩，体热恶寒，痰厥头痛，肉瞤筋惕，手颤，鼻渊。及饮酒过多，呕吐涎沫，头目晕眩。常服消风去邪。

川乌、南星、川芎、干姜、甘草、半夏、天麻、白茯苓各等分生用。加白附子。

上为末，姜汁丸，如龙眼大，作饼子，生朱砂为衣。每服一饼，细嚼，热生姜汤下，不拘时服。（宋·杨士瀛《仁斋直指方·卷之三》）

治鼻渊方

南星、半夏、苍术、白芷、神曲、酒芩、辛夷、荆芥各等分。

上为末。水调食后服。

苍耳散《三因方》　治鼻流浊涕不止，名曰鼻渊。

辛夷仁半两、苍耳子炒二钱半、香白芷一两、薄荷叶五分。

上为末。每服二钱，葱、茶清食后调下。

防风汤　治鼻渊脑热，渗下浊涕不止，久而不已，必衄血。

防风二两半、黄芩、人参、甘草炙、川芎。

上为末。每服二钱，沸汤调，食后服。（宋·杨士瀛《仁斋直指方·卷之二十一》）

治鼻流浊涕不止名曰鼻渊。

用辛夷仁半两，苍耳子炒二钱半，白芷一两，薄荷叶半钱，日干为末。每服二钱，用葱茶清，食后调服。（明·胡荧《卫生易简方·卷之七》）

鼻塞、鼻疼、鼻渊、鼻糟四症治法：九味羌活汤加辛夷，参苏饮亦可。或六味汤加元参、桔梗、倍加泽泻，或苏子降气汤；或用泽泻一剂。（明·兰茂《重订医门擥要·上卷》）

治鼻渊。

南星、半夏、苍术、白芷、神曲、酒芩、辛夷、荆芥。

上水煎，食后服。（明·程充补校《丹溪心法·卷四》）

鼻渊者，鼻流臭浊涕，如彼渊泉。《内经》云：胆移热于脑，令人辛頞鼻渊，传为衄衊瞑目，辛夷丸。（明·皇甫中《明医指掌·卷一》）

葱附丸　肺寒脑冷，鼻流清涕。

川附子去皮，生用一枚，细辛半两。

葱汁打糊为丸，如梧桐子大，每服十四丸，姜苏汤下。

脑漏散　鼻流清浊涕，积年不愈。

川芎、荆芥、防风、干姜、白芷、甘松各一两，羌活、甘草各半两。

为末，每服二钱，食后，茶清下。（明·孙一奎《赤水玄珠·第三卷》）

苍耳草散　治鼻流涕不止，名曰鼻渊。

辛荑五钱、苍耳子炒二钱半、白芷一两、薄荷叶五钱。

上为末，每二钱，葱茶汤调服。

通圣散　防风、川芎、当归、麻黄、薄荷、连翘、芒硝、大黄、白芍各五钱，黄芩、石膏、桔梗。上锉，水煎服。加薄荷、黄连水煎，热服，亦治脑漏。胆移热于脑，则辛頞鼻渊。

一方　治鼻渊，并嗅，名曰控脑沙。

沉香少许，宿香去白二钱，雄黄、皂角各少许，白牛尾橙叶焙干二钱。

上为末，吹入鼻中，倘有少血出，不妨，血出加栀子。忌风寒冷物。（明·张浩《仁术便览·卷一》）

经曰：鼻热甚出浊涕。又曰：胆移热于脑，则辛頞鼻渊。故凡痰涎涕唾稠浊者，火热盛极消烁致之也。或言鼽为肺寒者误也。但见鼽涕鼻窒，遇寒则甚，遂以为然，岂知寒伤皮毛则腠理致密，热气怫郁而病愈甚也。《三因》苍耳散、严氏辛夷散，皆表剂也。丹溪治鼻渊药，南星、半夏、苍术、白芷、神曲、酒芩、辛夷、荆芥。娄全善治一中年男子，右鼻管流浊涕有秽气，脉弦小，右寸滑，左寸涩，先灸上星、三里、合谷，次以酒芩二两，苍术、半夏各一两，辛夷、细辛、川芎、白芷、石膏、人参、葛根各半两，分七帖服之全愈，此乃湿热痰积之证也。孙一奎云：尝以防风通圣散，除硝黄，其滑石、石膏减半，倍加辛夷花，先服三五帖，再用此为丸，每服七十丸，早晚白汤吞，服半斤则瘳矣。抑金散。戴复庵云：有不因伤冷而涕多，涕或黄或白，或时带血，如脑髓状，此由肾虚所生，不可过用凉剂，宜补脑散，仍以黑锡丹、紫灵丹、灵砂丹。亦有痰气者，宜南星饮。头风鼻涕下如白带，宜辛夷丸。久患鼻脓极臭者，以冷水调百草霜末服。治脑漏验方，人参、白术、川芎、当归各一钱，黄芪、防风各七分，陈皮八分，白芷、木通各五分，辛夷四分，细辛、升麻、炙甘草各三分，水煎，食后半饱服。又方，川芎二钱，防风一钱二分，白芷、荆芥穗、黄芩、石膏各一钱，细辛、升麻、木通各七分，藁本、桔梗各五分，甘草三分，末之。每七钱加煅过黄鱼脑中骨三钱，茶清调下。虚人加人参、麦门冬。（明·王肯堂《证治准绳·杂病》）

防风汤　治胆移热于脑，则辛頞鼻渊，浊涕不止，如涌泉不藏，久而不已，必成衄血之疾。

防风去芦一两半，黄芩、人参、炙甘草、川芎、麦门冬去心各一两。

上为细末，每服二钱，沸汤点服，食后，日三。

苍耳散　治鼻流浊涕不止，名曰鼻渊。

辛夷仁半两、苍耳子炒二钱半、香白芷一两、薄荷叶五分。

上为细末，每服二钱，用葱、茶清食后调服。

辛夷散　治鼻中壅塞，涕出不已，或气息不通，不闻香臭。

辛夷仁、细辛去土叶、藁本去芦、升麻、川芎、白芷、木通去节、防风、甘草。

上为末，每服二钱，食后茶清调服。

抑金散　治肺热，鼻塞涕浊。

细辛白芷与防风，羌活当归半夏芎；

桔梗陈皮茯苓辈，十般等分锉和同；

三钱薄荷姜煎服，气息调匀鼻贯通。

南星饮　治风邪入脑，宿冷不消，鼻内结硬物，窒塞，脑气不宣，遂流髓涕。

上等大白南星切成片，用沸汤烫两次，焙干，每服二钱，用枣七枚，甘草少许煎，食后服。三四服后，其硬物自出，脑气流转，髓涕自收。仍以大蒜、荜茇末，杵作饼，用纱衬炙热，贴囟前，熨斗火熨透。或香附末及荜茇末，入鼻中。

辛夷丸　治头风鼻涕，下如白带者。

南星、半夏各姜制，苍术米泔浸，黄芩酒炒，辛夷，川芎，黄柏炒焦，滑石，牡蛎各等分。

上末糊丸，薄荷汤下。

川芎丸　治脑泻臭秽。

川芎生用二两、苍术生用一两、草乌生，去皮尖半两。

上为细末，面糊和丸，如桐子大。每服十丸，食后茶清送下。服药后，忌热物一时。

治鼻渊脑泻

上用生附子为末，煨葱涎和如泥，夜间涂涌泉穴。（明·王肯堂《证治准绳·类方》）

鼻渊　浊涕如渊，《内经》谓：胆移热于脑则入频鼻渊，要皆阳明伏火所致。防风通圣散一两，加薄荷、黄连各二钱半，水煎服。

一法，本方硝黄、滑石、石膏减半，倍加辛荑。

《宣明》防风散　治鼻渊浊涕不止，久而不已必成衄。

黄芩、人参、甘草炙、川芎、麦门冬去心各一两，防风半两。

上为末，每服二钱，沸汤调，食后服，日三。

鼻渊

火郁上焦气不通，抑遏成涕，《内经》所谓肺热则出涕是也。方书谓脑渗为涕，恐非。（明·张三锡《医学六要·治法汇》）

防风汤　治同上。

防风两半，黄连、人参、甘草炙、川芎、麦冬去心各三两。

上细末，每服一钱，沸汤点服，日三。

苍耳散　治鼻流浊涕不止。

辛荑半两、苍耳子炒二钱半、香白芷一两、薄荷叶五分。

上为末，葱茶汤临睡下。

冬月势盛者，辛荑散佳。

辛荑、细辛、藁本、升麻、川芎、白芷、木通、防风、甘草。

上为末，每服一钱，食后茶清下。

然鼻渊初起，多由于寒，日久则寒化为热矣。治宜通窍清热，川芎茶调散主之（清·程国彭《医学心悟·第四卷》）

鼻渊、鼻衄、鼻塞、鼻疮　俱用辛夷研末，入麝香少许，研匀，以葱白蘸塞鼻中，数次愈。（清·德轩《普济应验良方·耳鼻疮症》）

鼻渊者，流下浊涕，极其腥臭，此胆移热于脑，名脑崩。辛夷散主之。（清·许佐廷《活幼珠玑·下卷》）

谓"胆移热于脑则辛频鼻渊"。频者，鼻通脑之径路也。辛频，则频中觉刺戟也。鼻渊者，鼻流浊涕如渊之不竭也。盖病名鼻渊，而其病灶实在于频，因频中粘膜生炎，有似腐烂，而病及于脑也。其病标在上，其病本则在于下，故《内经》谓系胆之移热。而愚临证品验以来，知其热不但来自胆经，恒有来自他经者。而其热之甚者，又恒来自阳明胃腑。胆经之热，大抵由内伤积热而成。胃腑之热，大抵由伏气化热而成。临证者若见其脉象弦而有力，宜用药清其肝胆之热，若胆草、白芍诸药，而少加连翘、薄荷、菊花诸药辅之，以宣散其热，且以防其有外感拘束也。若见其脉象洪而有力，宜用药清其胃腑之热，若生石膏、知母诸药，亦宜少加连翘、薄荷、菊花诸药辅之。且浊涕常流，则含有毒性，若金银花、甘草、花粉诸药皆可酌加也。若病久阴虚，脉有数象者，一切滋阴退热之药皆可酌用也。后世方书治此证者，恒用苍耳、辛夷辛温之品，此显与经旨相背也。夫《经》既明言为胆之移热，则不宜治以温药可知。且明言辛频鼻渊，不宜更用辛温之药助其频益辛，更可知矣。即使证之初得者，或因外感拘束，宜先投以表散之药，然止宜辛凉而不可用辛温也。是以愚遇此证之脉象稍浮者，恒先用西药阿斯匹林瓦许汗之，取其既能解表，又能退热也。拙著《衷中参西录》石膏解中，载有重用生石膏治愈此证之案数则，可以参观。又此证便方，用丝瓜蔓煎汤饮之，亦有小效。若用其汤当水煎治鼻渊诸药，其奏效当尤捷也。（民国·张锡纯《医学衷中参西录·论鼻渊治法》）

清肝保脑丸　专治鼻渊腥涕，鼻塞不通，屡试屡效。

藿香叶。

研末，用猪胆汁泛丸，每服三钱。（清·丁泽周《丁甘仁先生家传珍方·丸部》）

第七节　针　　灸

鼻塞鼻痔及鼻渊，合谷、太冲（俱泻）随手取。（明·杨继洲《针灸大成·卷三》）

第八节　禁　　忌

戒怒以养阳，绝欲以养阴，断煿炙，远酒面。以防作热，然后假之以良医，保肺为君，开郁顺气为臣，补阴养血为佐，俾火息金清，降令胥行，气畅郁分，清窍无塞，阳开阴阖，相依相附，脏腑各司乃职，升降不匮，是自慎以培其根，药饵以却其病，间有可愈者。苟或骄悠不慎，与夫委医于阴绝源涸之后，虽仓扁亦不能使其生，又何石山之致疑焉？（明·孙一奎《赤水玄珠·第三卷》）

第九节　预　　后

《内经》曰：西方白色，入通于肺，开窍于鼻。《难经》曰：鼻者，肺之候。丹溪曰：肺之为脏，其位高，其体脆，性畏寒，又恶热。是故好饮热酒者，始则伤于肺脏，郁热既久则见于外而为鼻齇准赤之候，得热愈红，得寒则黑，此为热极之象，亢则害，承乃制也。其或触冒风寒，始则伤于皮毛，遂成鼻塞不通之候，或为浊涕，或流清汁，久而不已，名曰鼻渊，乃外寒束内热也。《原病式》曰：肺热则涕出。《灵枢经》曰：胆移热于脑，则为辛頞鼻渊，鼻中浊涕如涌泉，不渗而下，久而不已，则为鼻䶌、衄血、塞肉、鼻痈等症。（明·张三锡《医学六要·病机部》）

第十节　医　　案

一妇时方妙龄，表虚易感风寒，致成鼻渊，流清涕不止，便觉头晕，两太阳常作痛，且多喷嚏，脉之两寸洪大，用秦艽、酒芩、桑白皮、马兜铃各八分，白芍一钱，滑石、石膏各二钱，枳壳、蔓荆子各五分，甘草三分。四帖涕止病愈。（明·孙一奎《孙氏医案·三卷》）

丹溪治一中年人，右鼻管流浊且臭，脉弦小，右寸滑，左寸涩。灸上星、三里、合谷，次以酒芩二两，苍术、半夏各一两，辛荑、川芎、白芷、石膏、人参、葛根各半两，分七帖服之，全愈。乃痰郁火热之疾也。

防风通圣散，去硝、黄，减石膏、滑石一半，加辛荑，先服三五帖。再用此为丸，早晚白汤下，半斤愈。（明·张三锡《医学六要·治法汇》）

一鼻塞，浊涕稠粘数年，人谓鼻渊，火结于肺，谁知火不宣似鼻渊而非乎。夫郁，五脏皆有，不独肝。《内经》曰：诸气膹郁，皆属于肺。肺郁则气不通，鼻乃肺门，鼻气亦不通。《难经》曰：肺热甚则出涕。肺清虚之府，最恶热，肺热则肺气必粗，肺液必上沸，结为涕，热甚涕黄，热极涕浊，败浊岂容于清虚之府，自从鼻而出。用逍遥散加味治。

柴胡、白术、茯苓二钱，当归、白芍、桔梗三钱，陈皮五分，甘草、黄芩、白芷、半夏一钱。

二剂轻，八剂愈。（清·陈士铎《辨证奇闻·卷三》）

某，二四，鼻渊三载，药投辛散，如水投石，未能却除辛辣炙煿耳。近复咳嗽音嘶，燥气上逼肺卫使然。

杏仁、连翘、象贝、白沙参、桑皮兜。（清·叶桂《临证指南医案·卷二》）

程秋霞子患脑漏，肺移热于肝。医与辛夷、苍耳之药，方书所载不过如此。渐有寒热。改用柴、葛、羌、防数帖，遂致寒热日发数次，神昏自汗，势甚可危。孟英用竹叶石膏汤一剂，肃清肺气，寒热退而神清进粥。继以甘凉清肃，复投滋润填阴，上病取下。旬日而健（石念祖在《王孟英医案绎注·卷四·鼻渊》中注释说：此系医药之方。鲜竹叶次入二钱、生石膏先煎一两六钱、酒炒知母四钱、石菖蒲次入一钱、制半夏杵一钱五分、黑栀皮三钱、干莲蓬三钱。甘凉清肃方：南花粉四钱、北沙参八钱、花麦冬三钱、鲜芦根一两、姜竹茹三钱、鲜枇叶刷，包三钱、酒炒枯芩一钱五分、苦杏仁次入一钱、连皮北梨切，入煎五钱。滋润填阴方：大生地八钱、明天冬切六钱、女贞子杵五钱、鲜石斛先煎八钱、乌梅肉先煎三钱、川楝核杵，先三钱、淡苁蓉一钱半、清阿胶炖，和服二钱、柿饼肉去霜，先煎五钱。编者注）。（清·王士雄《王氏医案续编·卷二》）

盛，右。久有鼻渊头风之证，时发时休。今夏咳嗽，卧则尤甚，咳出白痰稍止。背寒如掌大，皮肌似发热，口渴微呕。舌苔白腻，脉形细弦。此心肺气虚，痰饮上泛，久恐延至肺痿。

炮姜三分、半夏三钱、陈皮一钱、前胡片一钱半、炙草三分、茯苓三钱、蛤壳七钱、海蜇一两、枇杷叶三钱、旋覆花三钱。（清·钱艺《慎五堂治验录·卷一》）

鼻渊复发，风邪挟湿，上蒸清窍。治以清降。

嫩辛夷、北沙参、白茯苓、炒川柏、双钩藤、金石斛、鱼脑石、焦山栀、枇杷叶、生甘草、绿豆衣、湖丹皮、薄荷尖、荷边。

复诊：鼻渊少减，咳嗽有痰，头蒙腰楚，脉息细弦。治以清养。

西洋参、南花粉、鱼脑石、黑山栀、益元散包、川贝母、陈广皮、嫩辛夷、枇杷叶、肥知母、生甘草、双钩藤、川通草、荷边。（清·陈秉钧《陈莲舫医案秘钞·下编》）

第十五章 鼻 鼽

第一节 病 名

鼽谓鼻流清水。（明·汪机《读素问钞·卷下之四》）

鼽谓鼻流清涕也。（明·张三锡《医学六要·病机部》）

鼻鼽，鼻出清涕也。（清·张璐《张氏医通·卷八》）

鼽是鼻塞流涕。（清·唐宗海《中西汇通医经精义·下卷》）

肺胃湿热熏蒸，浊气闭塞清窍，名曰鼻鼽。（清·张乃修《张聿青医案·卷十五》）

第二节 病因病机

所谓客孙脉则头痛鼻鼽腹肿者，阳明并于上，上者则其孙络太阴也，故头痛、鼻鼽、腹肿也。（《素问·脉解》）

故凡静者，皆君火之症也。如痛痒疮疡，痈疽瘤气，结核红肿，鼻塞鼽嚏，吐酸瞀郁，血溢血泄，笑悲谵妄，恶寒战栗，身热转筋，腹胀有声，小便浑浊，淋秘，暴注下迫。（明·孙一奎《赤水玄珠·第一卷》）

鼻鼽 谓流清涕也。

丹溪曰：肥人鼻流清涕，乃饮食痰积也。要亦浊液挟火，壅塞而然。（明·张三锡《医学六要·治法汇》）

喘咳烦闷，鼻塞鼽衄，肺火动也。（清·李用粹《证治汇补·卷之一》）

鼻鼽 鼻出清涕也。风寒伤皮毛，则腠理郁闭。（清·张璐《张氏医通·卷八》）

肺与大肠火之现证：肺属金，大肠为阳明燥金，金喜清润而恶燥火。本经为火所制，则气粗痰喘，鼻塞鼽衄，咽干喉燥，皮肤皱裂，大便燥结。（清·郑树珪《七松岩集·病因辨治》）

又有鼻鼽者，鼻流清涕不止。由肺经受寒而成也。（清·沈金鳌《杂病源流犀烛·卷二十七》）

谓春善病鼽衄，良由气火偏旺，风热外袭，风火相煽，阳络多伤使然也。（清·凌奂《凌临灵方·鼽衄》）

鼽属气分，春阳发泄，为阴所闭，则鼻塞不通，治宜疏散其寒。（清·唐宗海《中西汇通医经精义·下卷》）

浊涕结聚，鼻窍不通。肺胃湿热熏蒸，浊气闭塞清窍，名曰鼻鼽。（清·张乃修《张聿青医案·卷十五》）

第三节 病 候

鼻鼽不利，窒涸气寒，㖞僻多洟，鼽衄有痈，迎香主之。（宋·赵佶《圣济总录·卷第一百九十三》）

鼽谓鼻流清水。（明·汪机《读素问钞·卷下之四》）

鼻鼽 谓鼻出清涕也。《内经》运气鼻鼽有二：一曰火攻肺虚鼻鼽。经云：少阴司天，热气下临，肺气上从，鼽衄鼻窒。又云：少阴司天，热淫所胜，民病鼽衄嚏呕。又云：少阳司天，火淫所胜，甚则鼽衄。又云：少阳之复，烦躁鼽嚏。又云：少阴司天，客胜则鼽嚏。又云：岁金不及，炎火乃行，民病鼽嚏。又云：金不及曰从革，从革之纪，其病嚏咳鼽衄，治以诸寒是也。二曰金助肺实鼻鼽。经云：阳明所至为鼽嚏，治以温剂是也。孙一奎曰：大肠，肺之腑也，胃、五脏之所受气者也。经曰：九窍不利，肠胃之所生也。鼻主无形者。经曰：清气通于天。又曰：鼻主天气。设肠胃无痰火积热，则平常上升之气，皆清气也。纵火热主令之岁，何尝病耶。若肠胃素有痰火积热，则其平常上升之气，皆氲而为浊矣。金职司降，喜清而恶浊，今受浊气熏蒸，凝聚既久，壅遏郁结而为涎涕，至于痔珠瘜肉之类，皆由积久燥火内燔，风寒外束，隧道壅塞，气血升降被其妨碍，浇培弥厚，犹积土而成阜也。即非火热主令之岁，有不病者乎，治者无拘于运气之说可也。（明·王肯堂《证治准绳·杂病》）

又有鼻鼽者，鼻流清涕不止。（清·沈金鳌《杂病源流犀烛·卷二十七》）

鼽是鼻塞流涕。（清·唐宗海《中西汇通医经精义·下卷》）

第四节 病证鉴别

鼻乃清气出入之道，塞则气壅热郁，清浊溷乱，为鼽为渊。鼽者鼻流清涕，热微。渊者鼻流清涕，热重。间有属寒者，必涕清不臭，但觉腥秽。（清·李用粹《证治汇补·卷之四》）

鼽是鼻塞流涕，衄是流鼻血。（清·唐宗海《中西汇通医经精义·下卷》）

第五节 治则治法

鼻鼽 鼻出清涕也。风寒伤皮毛，则腠理郁闭，宜疏风清肺。（清·张璐《张氏医通·卷八》）

有流涕成鼻鼽者，肺受寒而成，宜温散。（清·林珮琴《类证治裁·卷之六》）

鼽属气分，春阳发泄，为阴所闭，则鼻塞不通，治宜疏散其寒。（清·唐宗海《中西汇通医经精义·下卷》）

第六节 方 药

治鼻塞，脑冷，清涕出方。

通草、辛夷各半两，细辛、甘遂一作甘草、桂心、芎䓖、附子各一两。

上七味，末之，蜜丸。绵裹纳鼻中，密封塞，勿令气泄。丸如大麻子，稍加，微觉小痛，捣姜为丸即愈，用白狗胆汁和之，更佳。

治鼻塞，常有清涕出方。

细辛、蜀椒、干姜、芎䓖、吴茱萸、附子各十八铢，桂心一两，皂荚屑半两，猪膏一升。

上九味，㕮咀，以绵裹，苦酒渍一宿，取猪膏煎，以附子色黄为度，去滓，绵裹纳鼻孔中，并摩鼻上。（唐·孙思邈《备急千金要方·卷第六》）

治鼽鼻，鼻中息肉，不得息方。

矾石烧、藜芦各半两，两瓜蒂二七枚，附子半两炮。

上四昧，各捣下筛，合和，以小竹管取药如小豆大，内鼻孔中吹之，以绵絮塞鼻中。日再，以愈为度。一方加葶苈半两。（唐·孙思邈《千金翼方·卷第十一》）

审平汤　治卯酉之岁，阳明司天，少阴在泉，病者中热，面浮，鼻鼽，小便赤黄，甚则淋，或疠气行，善暴仆，振栗谵妄，寒疟，痈肿，便血。

远志去心，姜制炒、紫檀香各一两，天门冬去心、山茱萸各三分，白术、白芍药、甘草炙、生姜各半两。

上锉散。每服四钱，水盏半，煎七分，去滓，食前服。自大寒至春分，加白茯苓、半夏汤洗去滑、紫苏、生姜各半两；自春分至小满，加玄参、白薇各半两；自小满至大暑，去远志、山茱萸、白术，加丹参、泽泻各半两；自大暑至秋分，去远志、白术，加酸枣仁、车前子各半两；自秋分直至大寒，并根据正方。

正阳汤　治子午之岁，少阴君火司天，阳明燥金在泉，病者关节禁固，腰痛，气郁热，小便淋，目赤心痛，寒热更作，咳喘；或鼻鼽，嗌咽吐饮，发黄瘅，喘，甚则连小腹而作寒中，悉主之。

白薇、玄参、川芎、桑白皮炙、当归、芍药、旋复花、甘草炙、生姜各半两。

上为锉散。每服四钱，水盏半，煎七分，去滓，食前服。自大寒至春分，加杏仁、升麻各半两；自春分至小满，加茯苓、车前子各半两；自小满至大暑，加杏仁、麻仁各一分；自大暑至秋分，加荆芥、茵陈蒿各一分；自秋分至小雪，根据正方；自小雪至大寒，加紫苏子半两。（宋·陈言《三因极一病证方论·卷之五》）

《婴孺》治小儿鼻鼽及塞不通方。

杏仁、韭、葶苈子各四分。

上杵和，弹丸大。用摩足踵，干即易，尽三丸。右鼽摩左踵，左鼽摩右踵。（宋·刘昉《幼幼新书·第三十三卷》）

丹溪云：肥人鼻流清涕，乃饮食痰积也。苍术、片芩、南星、川芎、白芷、辛夷、甘草，或末或丸皆可，白汤下。（明·王肯堂《证治准绳·杂病》）

川椒散　治鼻流涕。

川椒开口者，炒出汗、诃子去核、辣桂、川白姜生用、川芎、细辛、白术各等分。

上为细末，每用二钱，食后温酒调下。

细辛散　治肺伤风冷，鼻流清涕，头目疼痛，胸膈不利。

细辛一两，附子炮，去皮脐、白术、诃藜勒煨，去核、蔓荆子、芎䓖、桂心各七钱五分，枳壳麸炒、炙甘草各半两。

上㕮咀，每服三钱，水一盏，生姜半分，煎至六分，去滓，食后温服。

《本事》通草丸　治鼻塞，清涕出，脑冷所致。

通草、辛夷各半两，细辛、甘遂、桂心、芎䓖、附子各一两。

上细末，蜜丸，绵裹纳鼻中。密封勿令气泄，丸如麻子，稍加大，少痛效，捣姜为丸即愈。

辛夷散《三因》　治鼻塞脑冷，清涕不已。

细辛、川椒、干姜、川芎、吴茱萸、辛夷、附子各七钱半，皂角屑半两，桂心一两，猪油六两。

上煎猪脂成膏，以苦酒浸前八味，取入油煎，附子黄色止，以绵裹塞鼻中。

《千金》细辛膏　治鼻塞脑冷，清涕常流。

细辛、川椒、川芎、黑附子炮，去皮脐、干姜、吴茱萸各二钱半，桂心三钱三分，皂角屑一钱六分半。

上用猪脂二两煎油，先一宿以米醋浸药，取入猪油内同煎，附子色黄为度，以绵蘸药塞鼻中。

塞鼻桂膏　治鼻塞常有清涕。

桂心、细辛、干姜炮、川椒去目并合口者，炒出汗各半两，皂荚二钱半。

上为细末，以羊脂和成膏。每用如枣核大，绵裹塞鼻中。

白芷丸　治鼻流清涕不止。

白芷研为细末，以葱白捣烂和为丸，如小豆大。每服二十丸，茶汤下，无时。（明·王肯堂《证治准绳·类方》）

塞鼻药　治鼻鼽。

通草、辛荑各五分，细辛、甘遂、桂心、芎䓖、附子各一两。

上为末，蜜丸麻子大。绵裹，塞鼻中。

又方　辛荑膏，治同上。

细辛、川椒、干姜、川芎、吴茱萸、辛荑、附子各三分，皂角屑半两，桂心一两，猪脂六两。

上煎猪脂成膏，先一宿以苦酒浸前八味，入油煎附子黄色止。以绵裹少许，塞鼻中。（明·张三锡《医学六要·治法汇》）

有流涕成鼻鼽者，肺受寒而成，宜温散。苍耳散（苍耳子、辛夷、薄荷、白芷等分为末，服二钱。编者注）、川椒散（川椒、细辛、芎、姜、桂、附、吴萸、皂角等分醋浸，脂油熬，绵蘸塞鼻中。编者注）。（清·张璐《张氏医通·卷六》）

鼻鼽　鼻出清涕也。风寒伤皮毛，则腠理郁闭，宜疏风清肺，香苏散加川芎、蜀椒、细辛、辣桂、诃子。不应，非风也，乃寒也，辛夷散去木通、防风、升麻、藁本，加桂、附、蔓荆、诃子、白术。如血与涕俱出，谓之鼽衄，宜和营降火，当归内补建中汤加香豉、童便最捷，后以六味合生脉调之。

治鼽鼻，鼻中息肉不得息。

矾石、黎芦各六铢，瓜蒂二七枚，附子十二株。

上四味，各捣筛合和，以小竹管，吹药如小豆许于鼻孔中，以绵絮塞之，日再，以愈为度。（清·张璐《张氏医通·卷八》）

又有鼻鼽者，鼻流清涕不止。由肺经受寒而成也宜苍耳散、川椒散。（清·沈金鳌《杂病源流犀烛·卷二十七》）

苍耳子散。

苍耳子、辛夷、薄荷、白芷。

等分为末，服二钱。（清·林珮琴《类证治裁·卷之六》）

第七节　针　　灸

鼻病神庭、攒竹、迎香、风门、合谷、至阴、通谷，主鼻鼽，清涕出。

中脘、三间、偏历、厉兑、承筋、京骨、昆仑、承山、飞扬、隐白，主头热鼻鼽衄。（唐·孙思邈《备急千金要方·卷第三十》）

鼽衄：风府、二间、迎香。（明·陈会等《神应经·鼻口部》）

实则鼽窒，头背痛，泻之；虚则鼽衄，补之。（明·杨继洲《针灸大成·卷六》）

第八节　禁　　忌

甄权云：不宜多灸。（唐·王焘《外台秘要·卷第三十九》）

第九节　预　　后

浊涕结聚，鼻窍不通。肺胃湿热熏蒸，浊气闭塞清窍，名曰鼻鼽，久必至衄。（清·张乃修《张聿青医案·卷十五》）

第十节　医　　案

金，左。浊涕结聚，鼻窍不通。肺胃湿热熏蒸，浊气闭塞清窍，名曰鼻鼽，久必至衄。

炒黑山栀仁三钱，桔梗一钱，马兜铃一钱五分，酒炒淡芩一钱五分，冬瓜子三钱，广郁金一钱五分，生薏仁四钱，茯苓三钱，泽泻二钱，干枇杷叶三片。

二诊：浊涕稍减，鼻窍仍然窒塞。湿热熏蒸于上。上病而下取之。

炒黑山栀仁三钱，冬瓜子三钱，生熟薏仁各二钱，煨石膏四钱，马兜铃一钱五分，桔梗七分，木猪苓二钱，炙升麻三分，礞石滚痰丸三钱开水先送下。

三诊：湿热上攻，不克下达。再清泄其上。

炒山栀仁三钱，苍耳子一钱五分，白茯苓三钱，淡黄芩一钱五分，冬瓜子四钱，生薏仁四钱，元参肉三钱，苦桔梗一钱，干枇杷叶三钱，藿胆丸每日卧服八分开水先送下。龙井茶炭八分，橄榄核炭二钱，二味研细代鼻烟。

陈，左。鼻衄年余，时作时止。浊火上占清位也。

山栀仁、桔梗、苍耳子、北沙参、枇杷叶、冬瓜子、云苓、白蒺藜、盐水炒竹茹。（清·张乃修《张聿青医案·卷十五》）

第十六章　喉　　痹

第一节　病　　名

一阴一阳结，谓之喉痹。（《素问·阴阳别论》）

夫喉痹者，为喉里肿塞痹痛，水浆不得入也。（宋·王怀隐《太平圣惠方·卷第三十五》）

论曰，喉痹之病，喉中肿塞痹痛，水饮不下，呼吸有妨，寒热往来。（宋·赵佶《圣济总录·卷第一百八十》）

喉痹　痹，不仁也，俗作闭，犹闭塞也，主肿胀，故热客上焦而咽嗌肿胀也。（金·刘完素《素问玄机原病式·火类》）

喉痹暴发暴死者，名走马喉痹。（金·张从正《儒门事亲·卷三》）

凡经云喉痹者，谓喉中呼吸不通，言语不出，而天气闭塞也。云咽痛云嗌痛者，谓咽喉不能纳唾与食，而地气闭塞也。云喉痹咽嗌痛者，谓咽喉俱病，天地之气并闭塞也。盖病喉痹者，必兼咽嗌痛；病咽嗌痛者，不能兼喉痹也。（明·楼英《医学纲目·卷之十五》）

喉痹谓喉中呼吸不通，语言不出，而无气闭塞也。（明·薛己《口齿类要》）

生生子曰：经云，喉痹者，谓喉中呼吸不通，言语不出，而天气闭塞也。云咽痛者，云嗌痛者，谓咽喉不能纳唾与食，而地气闭也。云喉痹，咽嗌痛者，谓咽喉诸病，天地之气并闭塞也。盖病喉痹者，必兼咽嗌痛，病咽嗌痛，不能兼喉痹也。（明·孙一奎《赤水玄珠·第三卷》）

喉痹之症，皆由手足厥阴少阳相火火炽，循经上行，郁结于咽喉之中。《云》：一阴一阳结谓之痹是也。俗呼谓单乳鹅、双乳鹅、单闭喉、双闭喉、子舌胀、木舌胀、缠喉风、走马闭。（明·汪机《医学原理·卷之十一》）

《素问》曰：心咳之状，咳则心痛，喉中介介如哽状，甚则咽肿喉痹。张洁古曰：三焦通喉，喉和则声鸣利，不和则暴喑热闭。《素问》又曰：邪客于手少阳之络，令人喉痹舌卷，口干心烦。又曰：运气少阳所至为喉痹，耳鸣，呕涌。又曰：一阴一阳结，谓之喉痹。注：一阴手少阴心也，一阳手少阳三焦也，二脉并络于喉，气热内结，故为喉痹。又属手足阳明大肠胃，手少阳三焦经之合。《灵枢》曰：手阳明之正，上循喉咙，出缺盆。又曰：喉痹不能言，取足阳明，能言取手阳明。《素问》曰：手阳明、少阳厥逆，发喉痹嗌肿，痓。

喉痹之暴发暴死者，名走马喉痹。（明·王肯堂《证治准绳·杂病》）

三锡曰：咽以厌物，喉以候气，其体清虚，不容一毫浊物。《难经》曰：三焦之气通于喉，喉咙之声则发矣。然三焦属相火，火为病最速，故卒然喉中肿塞，古谓之喉痹是也。（明·张三锡《医学六要·病机部》）

喉痹，痹不仁也，俗作闭，由闭塞也。热客上焦，咽嗌肿胀也。（明·张三锡《医学六要·病

机部》)

瘟毒喉痹,乃天行瘟疫之气,其证则咽痛项肿,甚有颈面头项俱肿者。北方尤多此病,俗人呼为虾蟆瘟,又名颅鹚瘟,亦名大头瘟。(明·张介宾《景岳全书·二十八卷》)

喉痹,痹者闭也,必肿甚,咽喉闭塞。(清·沈金鳌《杂病源流犀烛·卷二十四》)

咽喉之脉,两寸洪溢,上盛下虚,脉忌微伏。两寸浮洪而上滋者,喉痹也。(清·程永培《咽喉经验秘传·喉痹论方》)

此论天行喉痹

瘟毒喉痹,乃天行瘟疫之气。其证刻咽痛项肿,甚有颈面项俱肿者。北方尤多此病。俗人呼为虾蟆瘟,又名鸬鹚瘟,亦名大头瘟。此湿热壅甚,最凶之候。宜清诸经之火,或泻阳明之热,当察缓急治之,东垣普济消毒饮最妙《全书》。(清·马渭铃《喉科大成·卷二》)

喉痹者,谓喉中呼吸不通,言语不出,而天气塞也《纲目》。(清·马渭铃《喉科大成·卷三》)

凡喉间肿痛,统名之曰喉痹。经云:一阴一阳结,谓之喉痹。(清·余泽春《喉证指南·卷三》)

第二节　病 因 病 机

五脏之咳者,乘秋则肺先受之,肺咳之状,咳而喘息有音声,甚则唾血。乘夏则心受之,心咳之状,咳则心痛,喉中介介如哽,甚则咽肿喉痹。(隋·巢元方《诸病源候论·卷十四》)

夫喉痹者,为喉里肿塞痹痛,水浆不得入也。人阴阳之气出于肺,循喉咙而上下也,风毒客于喉间,气结蕴而生热,故喉肿塞而痹痛也。(宋·王怀隐《太平圣惠方·卷第三十五》)

夫小儿喉痹者,是风热之气,客于喉咽之间,与血气相搏,而结肿痛,甚者肿塞,饮粥不下,乃成脓血。(宋·王怀隐《太平圣惠方·卷第八十九》)

论曰,喉痹谓喉里肿塞痹痛,水浆不得入也,治稍缓杀人。盖由脾肺不利,蕴积热毒,外犯寒邪,二经壅热,结于喉间,痹而不通。

论曰,马喉痹之状,势如奔马,喉间痹痛,肿连颊骨,壮热烦满,数数吐气者是也,此盖脾肺不利,热毒攻冲,发于咽喉所致。(宋·赵佶《圣济总录·卷第一百二十二》)

论曰,喉痹之病,喉中肿塞痹痛,水饮不下,呼吸有妨,寒热往来,得之风热客于脾肺,熏发咽喉,小儿纯阳,尤多是疾。(宋·赵佶《圣济总录·卷第一百八十》)

此病由肺肾气虚,风寒客之,令人颐颔粗肿,咽喉闭塞,汤药不下,死在须臾者,急灌黄药子散,吐出恶涎而愈。(宋·窦材《扁鹊新书·卷中》)

诸热瞀瘛,暴喑冒昧,躁扰狂越,骂詈惊骇,胕肿疼酸,气逆冲上,禁栗如丧神守,嚏呕,疮疡,喉痹,耳鸣及聋,呕涌溢食不下,目昧不明,暴注瞤瘛,暴病暴死,皆属于火。(金·刘完素《素问玄机原病式·例》)

《内经》曰:一阴一阳结,谓之喉痹。王太仆注云:一阴者,手少阴君火,心主之脉气也;手少阳相火,三焦之脉气也。二火皆主脉,并络于喉。气热则内结,结甚则肿胀,肿胀甚则痹,痹甚而不通则死矣!

然《内经》何为独言一阴一阳结为喉痹？盖君相二火独胜，则热结正络，故痛且速也。余谓一言可了者，火是也。故十二经中，言嗌干、嗌痛，咽肿、颔肿，舌本强，皆君火为之也。唯喉痹急速，相火之所为也。（金·张从正《儒门事亲·卷三》）

按：喉痹恶寒者，皆是寒折热，寒闭于外，热郁于内，姜汁散其外寒，则内热得伸而愈矣。

喉痹，乡村病皆相似者，属天行运气之邪，治必先表散之，亦大忌酸药点之，寒药下之。郁其邪于内，不得出也，其病有二。

其一属火。经云：少阳所至为喉痹。又云：少阳司天之政，三之气，炎暑至，民病喉痹。治宜仲景桔梗汤，或面赤斑者，属阳毒，宜阳毒诸方汗之。

其二属湿。经云：太阴之胜，火气内郁喉痹。又云：太阴在泉，湿淫所胜，病嗌肿喉痹。治宜活人半夏桂枝甘草汤，或面青黑者，属阴毒，宜阴毒诸方汗之。（明·楼英《医学纲目·卷之十五》）

气逆则喉痹卒瘖。（明·高武《针灸聚英·卷一下》）

肺主皮毛，上荣于眉，开窍于鼻。白色小理者，肺小，肺小则少饮，不病喘咳；粗理者，肺大，肺大则多饮，善病胸痹，喉痹逆气。（明·李梴《医学入门·卷之二》）

《灵枢》云：肺小则少饮，不病喘喝；肺大，则多饮，善病胸痹、喉痹、逆气。（明·张三锡《经络考·经络》）

三锡曰：咽以厌物，喉以候气，其体清虚，不容一毫浊物。《难经》曰：三焦之气通于喉，喉咙之声则发矣。然三焦属相火，火为病最速，故卒然喉中肿塞，古谓之喉痹是也。亦有胃中痰火泛上，肿塞为患者。大抵暴起必是痰火，取吐为急，惟针刺去毒血为妙。昧者不知，畏首畏尾，多致误事，是不明正理也。（明·张三锡《医学六要·病机部》）

伤寒先厥后发热而利者，必自止。而反汗出，咽中痛者，其喉为痹。发热无汗而利必自止，若不止，必便脓血。便脓血者，其喉不痹。

邪热上攻，则喉痹；邪热下迫，则便脓血。（明·张三锡《医学六要·病机部》）

脉法：两手脉浮洪而上溢者，喉痹也。此痰火上涌，脉亦如之。脉出寸口上鱼际为溢。

丹溪曰：喉痹多属痰，宜用吐法。

喉痹喉痛，外症恶寒，寸脉小于关尺者，皆为表症。宜甘桔汤加羌活、荆、防、枳壳、川芎，辛以散之，乃寒郁火邪在上焦。（明·张三锡《医学六要·治法汇》）

喜伤心咳者，喉中介介如肿状，甚则咽肿喉痹。（明·吴尚默《丹溪手镜·卷之下》）

《经脉篇》曰：三焦手少阳也，是动则病耳聋，浑浑，嗌肿喉痹。

《至真要大论》曰：岁太阴在泉，民病耳聋，浑浑，嗌肿喉痹。

《六元正纪大论》曰：少阳所至，为喉痹耳鸣。木郁之发，为耳鸣眩转，目不识人。（明·张介宾《景岳全书·二十七卷》）

《厥论》曰：手阳明少阳厥逆，发喉痹、嗌肿。

《经脉篇》曰：足阳明之别，上络头项，合诸经之气，下络喉嗌。其病气逆则喉痹瘁暗。三焦，手少阳也。是动则病嗌肿喉痹。

《至真要大论》云：岁太阴在泉，嗌肿喉痹。太阳在泉，寒淫所胜，民病嗌痛颔肿。太阴之胜，喉痹项强。少阳司天，客胜则丹疹外发，喉痹头痛嗌肿。

阴虚喉痹，其证亦内热口渴喉干，或唇红颊赤，痰涎壅盛，然必尺脉无神，或六脉虽数而浮软无力，但察其过于酒色，或素禀阴气不足，多倦少力者，是皆肾阴亏损，水不制火而然。

格阳喉痹，由火不归元，则无根之火客于咽喉而然，其证则上热下寒，全非火证。凡察此者，但诊其六脉微弱，全无滑大之意，且下体绝无火证，腹不喜冷，即其候也。盖此证必得于色欲伤精，或泄泻伤肾，或本无实火，而过服寒凉，以伤阳气者，皆有此证。

阳虚喉痹，非喉痹因于阳虚，乃阳虚因于喉痹也。盖有因喉痹而过于攻击，致伤胃气者，有艰于食饮，仓廪空虚，亦伤胃气者。又有气体素弱，不耐劳倦而伤胃气者。凡中气内虚，疼痛外逼，多致元阳飞越，脉浮而散，或弱而涩，以致声如鼾睡，痰如拽锯者，此肺胃垂绝之候。

瘟毒喉痹，乃天行瘟疫之气，其证则咽痛项肿，甚有颈面头项俱肿者。北方尤多此病，俗人呼为虾蟆瘟，又名颅鹚瘟，亦名大头瘟。此湿热壅盛，最凶之候。宜清诸经之火，或泻阳明之热，当察缓急而治之。（明·张介宾《景岳全书·二十八卷》）

喉痹昏昧，头眩格食，三焦火也。（清·李用粹《证治汇补·卷之一》）

喉痹谓喉中呼吸不通，语言不出，乃天气闭塞也。（清·李用粹《证治汇补·卷之四》）

咽喉之脉，两寸洪溢，上盛下虚，脉忌微伏。两寸浮洪而上滋者，喉痹也。此痰火上涌，脉亦如之。（清·程永培《咽喉经验秘传·诊法》）

肺大则多饮，善病胸痹、喉痹、逆气。（清·程文囿《医述·卷一》）

阴虚喉痹

其证亦内热，口渴喉干，或唇红颊赤，痰涎壅盛，然必尺脉无神，或六脉虽数而浮软无力。但察其过于酒色，或素禀阴气不足，多倦少力者是皆肾阴亏损，水不制火而然。

格阳喉痹

由火不归原，则无根之火客于咽喉而然，其证则上热下寒，全非火证。凡察此者，但诊其六脉微弱，全无滑大之意，且下体绝无火证，腹不喜冷，即是候也。盖此证必得于色欲伤精，或泄泻伤肾，或本无实火，而过服寒凉，以伤阳气者，皆有此证。

一曰喉痹，痹者，痛也。经云：一阴一阳结，谓之喉痹。一阴者，手少阴心也。一阳者，手少阳三焦也。心为君火，三焦为相火，二火冲挚，咽喉痹痛。（清·马渭铃《喉科大成·卷三》）

其木火犯肺，咽干喉痹致失音者。（清·林珮琴《类证治裁·卷之二》）

喉以纳气而通于天，咽以纳食而通于地。会厌管乎其上以司开阖，惟其为心肺肝肾呼吸之门，饮食声音吐纳之道，关系死生，为害速矣。经云：一阴手少阴心一阳手少阳三焦结，谓之喉痹。以君相二火经脉并系咽喉。热结则肿痹，痹者闭也，闭则痰塞以死，将发先三日，胸必不利，一二日肿痛，三四日势定有形，第三日必发寒热，或头痛兼风寒者须疏散。（清·林珮琴《类证治裁·卷之六》）

肺绝喉痹，此内喉痹日久，频服清降之药喉，以致痰涎壅于咽喉，声如拽锯，此肺气将绝之候。

凡喉间肿痛，统名之曰喉痹。经云：一阴一阳结，谓之喉痹。王太仆云：一阴者，手少阴心，一阳者，手少阳三焦也。心为君火，三焦为相火，二火冲击，咽喉痹痛，法当散之清之。（清·余

泽春《喉证指南·卷三》)

右寸数,肺热喘咳,咽干胸满,或为鼻赤,又为咽肿喉痹。

右寸紧而浮,为伤风,恶风头痛,或浊涕稠粘,鼻塞声重,或喘促膈壅。紧而洪,咽肿喉痹(实火)。(民国·丁泽周《脉学辑要·李濒湖蒋趾真论脉篇》)

第三节　病　　候

夫喉痹者,为喉里肿塞痹痛,水浆不得入也。人阴阳之气出于肺,循喉咙而上下也,风毒客于喉间,气结蕴而生热,故喉肿塞而痹痛也。其脉沉者为阴,浮者为阳;若右手关上脉,阴阳俱实者,是喉痹之候也,亦令人壮热而恶寒。(宋·王怀隐《太平圣惠方·卷第三十五》)

夫小儿喉痹者,是风热之气,客于喉咽之间,与血气相搏,而结肿痛,甚者肿塞,饮粥不下,乃成脓血,若毒入于心,心烦闷,懊侬不可堪忍,如此者死也。(宋·王怀隐《太平圣惠方·卷第八十九》)

论曰,喉痹谓喉里肿塞痹痛,水浆不得入也。治稍缓杀人。盖由脾肺不利,蕴积热毒,外犯寒邪,二经壅热,结于喉间,痹而不通,其状身热恶寒。论曰,马喉痹之状,势如奔马,喉间痹痛,肿连颊骨,壮热烦满,数数吐气者是也。(宋·赵佶《圣济总录·卷第一百二十二》)

论曰,喉痹之病,喉中肿塞痹痛,水饮不下,呼吸有妨,寒热往来。(宋·赵佶《圣济总录·卷第一百八十》)

喉痹,乡村病皆相似者,属天行运气之邪,治必先表散之,亦大忌酸药点之,寒药下之。郁其邪于内,不得出也,其病有二。

其一属火。经云:少阳所至为喉痹。又云:少阳司天之政,三之气,炎暑至,民病喉痹。

其二属湿。经云:太阴之胜,火气内郁喉痹。又云:太阴在泉,湿淫所胜,病嗌肿喉痹。

生生子曰:经云,喉痹者,谓喉中呼吸不通,言语不出,而天气闭塞也。云咽痛者,云嗌痛者,谓咽喉不能纳唾与食,而地气闭也。云喉痹,咽嗌痛者,谓咽喉诸病,天地之气并闭塞也。盖病喉痹者,必兼咽嗌痛,病咽嗌痛,不能兼喉痹也。

急喉痹其声如鼾,有如痰在喉中响者,此为肺绝之候。(明·孙一奎《赤水玄珠·第三卷》)

喉痹　其症先二日胸膈气紧,出气短促,蓦然咽喉肿痛,手足厥冷,气闭不通,须臾不救。(明·张浩《仁术便览·卷一》)

喉痹脉法　脉浮洪而溢者,喉痹也。(明·汪机《医学原理·卷之十一》)

脉法:两手脉浮洪而上溢者,喉痹也。(明·张三锡《医学六要·治法汇》)

阴虚喉痹,其证亦内热口渴喉干,或唇红颊赤,痰涎壅盛,然必尺脉无神,或六脉虽数而浮软无力。

格阳喉痹,由火不归元,则无根之火客于咽喉而然,其证则上热下寒,全非火证。凡察此者,但诊其六脉微弱,全无滑大之意,且下体绝无火证,腹不喜冷,即其候也。

阳虚喉痹,非喉痹因于阳虚,乃阳虚因于喉痹也。盖有因喉痹而过于攻击,致伤胃气者,有艰于食饮,仓廪空虚,亦伤胃气者。又有气体素弱,不耐劳倦而伤胃气者。

瘟毒喉痹，乃天行瘟疫之气，其证则咽痛项肿，甚有颈面头项俱肿者。北方尤多此病，俗人呼为虾蟆瘟，又名颅鹚瘟，亦名大头瘟。（明·张介宾《景岳全书·二十八卷》）

脉云喉痹之脉，两寸洪溢，上盛下虚，脉忌微伏。（明·孙文胤《丹台玉案·卷之三·喉痹门》）

两寸浮洪而溢者，喉痹也。（清·李用粹《证治汇补·卷之四》）

喉痹即缠喉风，其肿达于外面，且麻且痒、且痛。（清·程永培《咽喉经验秘传·喉痹论方》）

喉痹

二火攻兮喉痹成，或生左右小棋形；

鲜红酒毒光如镜，肿在腮颐风热胜。

治先用申及巳，如不退，用辰字吹之。（清·程永培《咽喉经验秘传·喉症歌诀》）

第四节　病证鉴别

夫喉痹者，为喉里肿塞痹痛，水浆不得入也。人阴阳之气出于肺，循喉咙而上下也，风毒客于喉间，气结蕴而生热，故喉肿塞而痹痛也。其脉沉者为阴，浮者为阳。（宋·王怀隐《太平圣惠方·卷第三十五》）

戴人云：咽与喉，会厌与舌，此四者同在一门，而其因各异。咽以纳气，故咽气通于天：喉以纳食，故喉气通于地；会厌管乎其上，以司开阖，掩其食下，不掩之，其喉错，必舌抵上，则会厌能闭其咽矣。四者相交为用，缺一则饮食废而死矣。此四者，乃气与食出入之门户，最急之处，故为病也，为咽痛喉痹之证，是以难治。轻者或治而愈，甚者虽治必殆矣。《内经》曰：一阴一阳结为之喉痹。王注曰：一阴者手少阴，君火心主之脉也。一阳者手少阳，相火三焦之脉也。二火皆主脉，并络于喉，气热则内结，甚则肿胀，肿胀则甚，甚则痹，痹甚而不通则死矣。非惟二脉系此为病，以十二经推之，惟足太阳别下项，其余皆膝于喉咙。惟君相二火独胜，则热结正络，故痛且速也。故十二经中，言嗌痛咽肿，颔肿舌本强，皆君火为之也。惟喉闭急速，相火之所为也。夫君火者，犹人火也；相火者，犹龙火也。人火焚木，其势缓；龙火焚木，其势速。经言喉痹，则咽与舌在其中矣，以其病同是火，故不分也。后之学人，各详其状，今略咽喉一十八证：一曰单蛾风，其形圆如小箸头，生于咽喉关上，或左或右，可治，生于关下者难治；二曰双蛾风，生两个在喉关两边，亦圆如小箸头大，或生关下者难治；三曰蝉舌风，又名子舌，自舌下再生重舌者是也；四曰牙蜞风，牙龈上肿盛聚毒成疮者是；五曰木舌风，其舌渐渐长大，相似煮熟猪舌，不能转动；六曰舌黄风，自舌上肿痛黄色；七曰切牙噤风，牙尽头作，口噤不开；八曰鱼口风，如鱼吸水者不治；九曰聚毒塞喉风，喉关聚毒，涎唾稠实，发寒热，仍分上下，关上者依法治疗，关下者难治，十曰悬蜞虫毒风，上眶肿，食而不能掩水，外形肿如鸡卵；十一曰抢食风，又名飞丝毒，口中或食腥之恶物发泡者；十二曰猎颊风，腮颊结肿者是，牙尽处肿破；十三曰缠喉风，风自颐边过，颐下赤色者是，亦有寒热甚者，危殆；十四曰松子风，口内满喉，赤如猪肝，张口吞物，则气逆关闭，饮食不能者，用吹喉药或绛雪点肿处，轻者退，甚者喉关响急不治；十五曰崩砂甘口风，自舌下牙龈上下肿赤，口内作如汤热，牙龈渐甚烂者，亦能脱齿；十六曰连珠风，自舌下起，初起一个，又起一个，甚者三五七九个，连珠者是也；十七曰蜂子毒，或在肋腮脸痒烂，或在喉关舌下作，其色黄如蜂者是；十八曰走疰瘰风，颈项结核五七个，皮肤赤肿作寒热者。惟木舌者，木者强而不柔和也，热结于喉头，肿绕于外，且麻且痒，肿而大者名曰缠喉风。喉痹暴发暴死者，名走马喉痹，于十八证外之别名，虽为治，若不归之于火，则相去远矣。其微者可以酸软之，其大者可以辛散之。治此疾者，世之有方，如薄荷、乌头、僵蚕、白矾、朴硝、铜绿之类。（明·董宿《太医院经验奇效良方大全·卷之六十一》）

生生子曰：经云，喉痹者，谓喉中呼吸不通，言语不出，而天气闭塞也。云咽痛者，云嗌痛者，谓咽喉不能纳唾与食，而地气闭也。云喉痹，咽嗌痛者，谓咽喉诸病，天地之气并闭塞也。盖病喉痹者，必兼咽嗌痛，病咽嗌痛，不能兼喉痹也。（明·孙一奎《赤水玄珠·第三卷》）

喉痹一证，在古方书虽有十八证之辨，而古人悉指为相火。然此证虽多由火，而复有非火证者，不可不详察也。盖火有真假，凡实火可清者，即真火证也；虚火不宜清者，即水亏证也；且复有阴盛格阳者，即真寒证也。故《内经》曰：太阳在泉，寒淫所胜，民病嗌痛颔肿，其义即此。何后人之弗究也。

喉痹所属诸经，凡少阳、阳明、厥阴、少阴皆有此证，具列如前，但其中虚实各有不同。盖少阳、厥阴为木火之脏，固多热证，阳明为水谷之海，而胃气直透咽喉，故又惟阳明之火为最盛。欲辨此者，但察其以情志郁怒而起者，多属少阳厥阴；以口腹肥甘，辛热太过而起者，多属阳明。凡患此者，多宜以实火论治。至若少阴之候，则非此之比。盖少阴之脉络于横骨，终于会厌，系于舌本。凡阴火逆冲于上，多为喉痹，但少阴之火，有虚有实，不得类从火断。若果因实火，自有火证火脉，亦易知也；若因酒色过度，以致真阴亏损者，此肾中之虚火证也，非壮水不可；又有火虚于下，而格阳于上，此无根之火，即肾中之真寒证也。非温补命门不可。凡此诸经不同，而虚实大异，皆后人所罕知者，独《褚氏遗书》有上病察下之说，诚见道之言也。（明·张介宾《景岳全书·二十八卷》）

喉痹谓喉中呼吸不通，语言不出，乃天气闭塞也。咽痛谓咽嗌不能纳唾，饮食不入，乃地气闭塞也《类要》。

鼻涕外候

鼻乃清气出入之道，塞则气壅热郁，清浊溷乱，为鼽为渊。鼽者鼻流清涕，热微。渊者鼻流清涕，热重。间有属寒者，必涕清不臭，但觉腥秽。宜辛温填补，禁用凉剂。但郁热者多，脑寒者少，须审别施治。（清·李用粹《证治汇补·卷之四》）

喉痹之脉，迟数为常。缠喉走马，微伏则难。（清·刘渊《医学纂要·乾集（第一集）心法灵机》）

喉痹者，谓喉中呼吸不通，言语不出，而天气闭塞也。咽痛及嗌痛者，谓咽喉不能纳唾与食，而地气闭也。喉闭咽嗌痛者，谓咽喉诸病，天地之气闭塞也。十二经中，惟足太阳主表，别下项，余经皆内循咽喉，尽得以病之，而统在君相二火。喉主天气，属肺经。变动为燥，燥则涩而闭。咽主地气，属脾土，变动为湿，湿则肿而胀。皆火郁上焦，致痰涎气血结聚，咽喉肿达于外，麻痒且痛，为缠喉风。肿于两旁，为喉痹。其单蛾、双蛾、木舌、舌胀、缠喉风、走马喉风，病同于火，故不分也，惟缠喉走马，杀人最速。用针出血，最为上策。

喉痹一证，在古方书虽有十八证之辨，而古人悉指为火，然此证虽多由火，而复有非火者。不可不详察也。盖火有真假，凡实火可清者，即真火证也；虚火不宜清者，即水亏证也，且复有阴盛格阳者，即真阳证也。故《内经》曰：太阳在泉。寒淫所胜。民病嗌痛颔肿。其义即此，何后人之弗究也。

大抵无形肿闭者为痹，有形肿痛者即是蛾。先吐风痰，急则治其标也；后解热毒，缓则治其本也。至于下寒过极，逼令上热反盛。须用热药，食前冷服。《内经》所以有从治之法也。更以脉而消息之，必微弱可验，或数而无力。不得误用寒凉，益促其危。故实火须用正治，虚火须用从治，界限须审。以上摘签自《锦囊》。

病喉痹者，必兼咽嗌痛。病咽喉痛者，不能兼喉痹也《纲目》。（清·马渭铃《喉科大成·卷二》）

凡喉间肿痛，统名之曰喉痹。经云：一阴一阳结，谓之喉痹。……然有虚火、实火之分，不可不审，故下条先列紧喉、慢喉二证，一虚一实，以为各证准绳。（清·余泽春《喉证指南·卷三》）

第五节　治则治法

论曰，喉痹谓喉里肿塞痹痛，水浆不得入也，治稍缓杀人。……治法有先针而后药者，可谓知急先务矣。（宋·赵佶《圣济总录·卷第一百二十二》）

喉痹，乡村病皆相似者，属天行运气之邪，治必先表散之，亦大忌酸药点之，寒药下之。郁其邪于内，不得出也，其病有二。（明·楼英《医学纲目·卷之十五》）

喉痹之症，皆由手足厥阴少阳相火火炽，循经上行，郁结于咽喉之中。《云》：一阴一阳结谓之痹是也。俗呼谓单乳蛾、双乳蛾、单闭喉、双闭喉、子舌胀、木舌胀、缠喉风、走马闭。分名为八，于中惟走马闭为害最速。治疗之法，轻者咸以软之，如朴硝、胆矾、铜绿之类；其次辛以散之，如薄荷、僵蚕、乌头之类。切不可治以苦寒。盖此乃龙火作疾，非苦寒正治可折，当以辛凉从治之法可也。其最效者，针砭尤妙而速。又有伤寒，少阳伤寒所致喉痹者，又不可专执针砭，当从仲景之法治之。又有痰火上壅而成此症者，吐法亦可取效。又有虚火无附游行，客于咽喉而致者，法当补之，《经》云：虚火可补是也。如人参、黄柏、荆芥、竹沥之类。又有天行时疫，名捏颈瘟，其症甚恶，当推运气，如东垣普济消毒饮子之类。全在临机应变，不可拘执一方。大抵此症，针砭为上，《经》云：砭石可去壅是也。学者宜深思焉。

治喉痹大法

大凡喉痹之症，皆属火热，虽有数种之名，轻重之异。乃火之微甚故也。其微而轻者，可以药饵缓治；甚而急者，则药难以成功，必须针贬去血乃为上策，其次吐法亦可用。盖山豆根大能治喉痹之要药，或以远志去心为末，水调敷项上周围，亦效。

如咽喉干燥痛者，乃阴血亏败，津液枯涸，宜以四物汤加桔梗、荆芥、黄柏、知母立止。

丹溪治喉痹活套

大抵喉痹之症俱属火热，但相火为害，不可治以苦寒，当用辛温从治之法，针贬尤易成功。咽喉生疮，多属血虚，虚热虚火游行无制，客于咽喉所致。《经》云：虚火可补是也。当用人参、荆芥、蜜炙黄柏、竹沥等加入四物汤内。

如实热，宜黄连、荆芥、薄荷、芒硝、姜汁和蜜丸，噙化。

如痰火，吐法亦可用。

凡喉痹必用荆芥，凡阴火炎必用玄参。

山豆根乃治喉痹之圣药。（明·汪机《医学原理·卷之十一》）

丹溪曰：喉痹多属痰，宜用吐法。（明·张三锡《医学六要·治法汇》）

喉痹恶寒，及寸脉细弱于关尺者，皆为表症，宜解寒热发散之。

喉痹即缠喉风，其肿达于外面，且麻且痒、且痛。治宜辛散，佐以苦寒，咸寒。（清·程永培《咽喉经验秘传·诊法》）

《内经》云：一阴一阳结，谓之喉痹。王太仆云：一阴者，手少阴君火，心主之脉气也；一阳者，手少阳相火，三焦之脉气也。二脉正络于喉。然气热则内结，甚则肿胀。肿甚则痹，痹甚则不通而死。《原病式》云：痹者，不仁也，俗作闭，犹闭塞也。火主肿胀，故热客上焦而咽嗌肿胀也。咽喉之疾，反掌生死。肿胀甚者，急宜贬出血为尚，然后用药，随症调之。子和云：喉痹不归之火，相去远矣，然亦有伏气，病名肾伤寒。谓非时攀暴寒，伏毒于少阴，始衰不病，旬日乃发。脉微弱，法当咽痛，次必下利，当以辛热药攻其本病，顺其阴阳。则水升火降，而咽痛自已。又有少阴伤寒，不传太阳，寒邪抑郁，内格阳气为热，上行于咽门经会之处，寒热相传而成咽痹。当以辛温甘苦制其标病，以通咽嗌。二者若误用寒凉，卒致不救，乌呼冤哉！学者可不深究之《指掌》。

大抵无形肿闭者为痹，有形肿痛者即是蛾。先吐风痰，急则治其标也；后解热毒，缓则治其本也。至于下寒过极，逼令上热反盛。须用热药，食前冷服。《内经》所以有从治之法也。更以脉而消息之，必微弱可验，或数而无力。不得误用寒凉，益促其危。故实火须用正治，虚火须用从治，界限须审。以上摘签自《锦囊》。

若因酒色过度以致真阴亏损者，此肾中之虚火证也。非壮水不可。又有火虚于下，格阳于上。此无根之火，即肾中之真寒证也，非温补命门不可。凡此诸经不同，而虚实大异，皆后人所罕知者。独《褚氏遗书》有上病察下之说。诚见道之言也《全书》。

喉痹，乡村病皆相似者，属天行运气之邪。治必先表散之，亦忌酸寒点药，郁邪于内，不得外出也。其病有二。其一属火，经云：少阳所至为喉痹。又云：少阳司天之政，三之气炎暑，至民病喉痹。治宜仲景甘桔汤；或面赤斑者，属阳毒，宜阳毒诸方汗之。其一属湿。经云：太阴之盛，火气内郁，喉痹。又云：太阴在泉，湿淫所盛，病嗌肿喉痹。治宜活人半夏桂枝甘草汤；或面青黑者，宜阴毒诸方汗之，又解毒雄黄丸最妙《准绳》。（清·马渭钤《喉科大成·卷二》）

一曰喉痹，痹者，痛也。经云：一阴一阳结，谓之喉痹。一阴者，手少阴心也。一阳者，手少阳三焦也。心为君火，三焦为相火，二火冲击，咽喉痹痛，法当散之清之，加味甘桔汤主之。

喉痹　因恶血不散故也。凡治此疾，暴者必先发散，次则取痰，次去瘀血，宜针之《纲目》。

凡喉痹急证，先用针刺出血，并豁吐痰涎为要，若迟缓不救则死《回春》。火郁则发之，砭刺出血，即汗之之义也，血出多则愈。

凡喉痹，不论大人小儿，非吐不可。（清·马渭铃《喉科大成·卷三》）

察其二便秘结系实火者，以重剂润下，去其积热。大便行，乃可清利上焦痰热。若虚火便涩，心脉数，肾脉微，宜滋阴降火。

喉痹　肿痛闭塞，为风痰郁火热毒上攻之症。去风痰，解热毒，自愈。咽喉总络，系肺胃，急清此二经之热。如恶寒，寸脉小，一时患者皆同，为天行邪气，宜先表散。（清·林珮琴《类证治裁·卷之六》）

凡喉间肿痛，统名之曰喉痹。经云：一阴一阳结，谓之喉痹。王太仆云：一阴者，手少阴心，一阳者，手少阳三焦也。心为君火，三焦为相火，二火冲击，咽喉痹痛，法当散之清之。（清·余泽春《喉证指南·卷三》）

第六节　方　　药

治喉痹，卒不得语方。

浓煮桂汁服一升，覆取汗。亦可末桂着舌下，大良。

又方　浓煮大豆汁含之，无豆煮豉亦良。

治喉痹者，喉里肿塞痹痛，水浆不下入，七八日即杀人，治之方。

熬杏仁，熟捣，蜜丸如弹子，含咽其汁。亦可捣杏仁末，帛裹含之。（南北朝·陈延之《小品方·卷第二》）

鸡子汤　疗喉痹方。

半夏方寸匕。

上一味，开鸡子头去中黄白，盛淳苦酒令小满，纳半夏末，著中搅令和，鸡子著刀子环令稳，炭上令沸，药成，置杯中，及暖稍咽之枣，但肿即减。忌羊肉、饧。《肘后》、文仲同。此与仲景苦酒汤同。半夏不可作末，剖之可也。

疗喉痹塞，射干丸方。

射干二两，豉三合，芎䓖、杏仁去尖皮各一两，犀角一两屑，升麻二两，甘草一两炙。

上七味，捣下筛。蜜和丸含之，稍稍咽津，日五六。忌海藻、菘菜。

射干汤，疗喉痹，闭不通利而痛，不得饮食者，若闭喉并诸疾方。

当归二两，升麻一两，白芷三两，射干、甘草炙、犀角屑、杏仁去尖皮各一两。

上七味，切。以水八升，煮取一升半，分服。神良。忌海藻、菘菜。

芥子薄剂　治喉痹方。

取芥子一升，舂碎，水和以薄喉下，干复易。（唐·甄权《古今录验方·卷三十六》）

凡卒喉痹不得语，服小续命汤，加杏仁一两。

治喉痹及毒气方。

桔梗二两。水三升，煮取一升，顿服之。

又方　生姜二斤，捣取汁，蜜五合，微火煎相和。服一合，日五。

治喉痹卒不得语方。

浓煮桂汁，服一升。亦可末桂著舌下，渐咽之，良。

又方　煮大豆汁，含之。无豆，用豉亦佳。

又方　以酒五合，和人乳汁半升，分二服。（唐·孙思邈《备急千金要方·卷第六》）

治喉痹咽唾不得方。

半夏。

上一味，细破如棋子十四枚，鸡子一枚，扣其头如栗大。出却黄白，纳半夏，于中纳酢令满，极微火上煎之。取半，小冷饮之。即愈。

喉痹方。

取附子一枚，去皮，蜜涂火炙令干，复涂蜜炙，须臾含之，咽汁，愈。

又方　含蜀升麻一片，立愈。

治马喉痹方。

烧马兰根灰一方寸匕，烧桑枝沥汁，和服。（唐·孙思邈《千金翼方·卷第十一》）

又方　疗喉痹。

以牛角烧，研末，酒服方寸匕。

又方　疗喉痹痹卒不语。

煮大豆汁吞之。

又方　疗喉痹燥肿连颊，吐气数者，名为喉痹。

马鞭草一握，勿见风，截去两头，捣汁服之瘥。（唐·王焘《外台秘要·卷第二十二》）

治大肠实热，头痛目眩，惊狂，喉痹，腹胁满闷，手足烦痛，宜服赤茯苓散方。

赤茯苓一两、川大黄一两半、犀角屑三分、枳实三分麸炒微黄、麦门冬一两去心、杏仁半两汤浸去皮尖双仁麸炒微黄、石膏一两、丹参半两、槟榔一两。

上件药，捣筛为散，每服三钱，以水一中盏，煎至六分，去滓，食前温服，忌热面炙爝。（宋·王怀隐《太平圣惠方·卷第六》）

治喉痹，心胸气闷，咽喉妨塞不通，宜服木通散方。

木通二两锉、赤茯苓二两、羚羊角屑一两半、川升麻一两半、马蔺根一两、川大黄一两半锉碎微炒、川芒消二两、前胡二两去芦头、桑根白皮二两剉。

上件药，捣麁罗为散。每服三钱，以水一中盏，煎至六分，去滓，不计时候，温服。

治喉痹气隔，胸满咽肿，宜服犀角散方。

犀角屑一两、射干一两半、马蔺根一两、枳壳一两麸炒微黄去瓤、马牙消一两半、甘草一两生用。

上件药，捣筛为散。每服三钱，以水一中盏，入竹叶二七片，煎至六分，去滓，不计时候，稍温含咽。

治喉痹肿痛，饮食不下，宜服此方。

桔梗一两去芦头、甘草一两生用。

上件药，都锉，以水二大盏，煎至一大盏，去滓，分为二服，服后有脓出，即消。

治喉痹咽喉肿痛，上焦风热，痰唾不利，宜服此方。

川升麻一两半、射干三分、白药三分、络石一两、白矾灰半两、甘草一两生锉、黄药一两、天竹黄二两细研、马牙消二两细研。

上件药，捣细罗为散，同研令匀。每服，以新绵裹二钱，含咽津，立通。

又方。

乌蛇皮一分烧灰、白梅一分微炒、甘草一分生锉、桂心半分。

上件药，捣细罗为散。每服，以新绵裹二钱，含咽津，立通。

又方。

白矾灰一两、白附子一两炮制。

上件药，捣细罗为散。涂在舌上，勿咽津，有涎即吐之。

又方。

白僵蚕一分微炒、玄参一分、白矾灰一分、甘草一分炙微赤锉。

上件药，捣罗为末，用鲩鱼胆和圆，如小豆大。每服，以冷姜汤下十圆，日三四服。

治喉痹气闷，白矾散方。

白矾半两、硇砂半两、马牙消半两。

上件药，於甆合子内盛，用盐泥固济，候干，以炭火煅令通赤，取出，细研，用纸两重匀摊，置於湿地上，以物盖之，一宿，出火毒后，再细研为散，每服半钱，内竹管中，吹入喉内，须臾即通，如是咽门肿，只以篦子抄药，点于肿处，咽津即差。

治喉痹气欲绝，马牙消散方。

马牙消、消石、硼砂，已上各半两。

上件药，以瓷瓶子纳盛，用盐泥固济，候干，以慢火煅成汁，良久，取出，候冷，于地坑子内，先以甘草水洒，后用纸三重裹药，以土盖之，三宿，出火毒后，取出，细研为散。每服半钱，用篦子抄内咽中咽津，更以竹管吹入喉中，差。

治喉痹肿热痛闷，升麻散方。

川升麻一两、马蔺子二两。

上件药，捣细罗为散。每服，以蜜水调下一钱。

治喉痹热毒气盛，痛肿不已，宜点消石散方。

消石、白矾、砒霜，已上各半两。

上件药，同细研，于瓷盒中盛，盐泥固济，候干，炭火中烧令通赤，取出，向地坑中三日，出火毒，细研如粉，咽喉肿闭处，点少许便破。

治喉痹立效方。

蜗牛七枚、白梅三枚取肉。

上件药，同烂研，绵裹如枣核大，含咽津即通。

又方。

上取地龙一条，细研；用白梅去核，以皮裹之，重著薄绵再裹，含咽津立效。

又方。

白殭僵蚕微炒。

上件捣细罗为散。每服，以生姜汁，调下二钱。

又方。

右取盐麸子，捣罗为末，以赤糖和圆，如半枣大，含咽津。

又方。

上以附子炮裂，去皮脐，涂蜜炙干，复涂之复炙，至数遍，令蜜通彻，放冷含之，微微咽津。（宋·王怀隐《太平圣惠方·卷第三十五》）

治心肺热渴，面赤口干，宜服此方。

马牙消半斤、川芒消四两、寒水石四两、石膏三两。

上件药，以水五升，浸三日，用银器中煎至水尽，后去寒水石，及石膏，候凝硬。阴干，别入龙脑半两、朱砂一两同研为末。不计时候，以蜜水调下一钱。兼治喉痹肿痛，甚妙。（宋·王怀隐《太平圣惠方·卷第五十三》）

治小儿喉痹，肿塞不通，壮热烦闷，宜服犀角散方。

犀角屑、桔梗去芦头、洛石叶、栀子仁、川升麻、甘草炙微赤锉，已上各一分，马牙消半两，射干半两。

上件药，捣粗罗为散，每服一钱，以水一小盏，煎至五分，去滓，不计时候，量儿大小，以意加减温服。

治小儿脾肺壅热，咽喉肿痛痹，射干散方。

射干、川升麻、百合、木通锉、桔梗去芦头、甘草炙微赤锉，已上各一分，马牙消半两。

上件药，捣粗罗为散，每服一钱，以水一小盏，煎至五分，去滓，不计时候，量儿大小，以意加减温服。

治小儿咽喉肿壅塞，疼痛，升麻散方。

川升麻、木通锉、川大黄锉微炒、洛石叶、犀角屑、甘草炙微赤锉，已上各一分，石膏三分，川朴消三分。

上件药，捣粗罗为散，每服一钱，以水一小盏，煎至五分，去滓，不计时候，量儿大小，以意加减。温服。

治小儿喉痺疼痛，水浆不入，马牙消散方。

马牙消、马勃、牛黄细研、川大黄锉微炒、甘草炙微赤锉，以上各一分。

上件药，捣细罗为散。不计时候，以新汲水调下半钱，更量儿大小，以意加减。

治小儿卒毒肿著咽喉，壮热妨乳方。

川升麻、射干、川大黄锉微炒各一分。

上件药，都细锉，以水一大盏，煎至五分，去滓，不计时候，温服半合，儿稍大者，以意加之。

又方。

马蔺子半两。

上右以水一中盏，煎至半盏，去滓，不计时候，量儿大小，分减温服。

又方。

上取牛蒡根细锉捣汁，渐渐服之，验。

又方。

上以蛇蜕皮烧灰，细研为散，不计时候，用乳汁调下一字。

又方。

上以露蜂房烧灰，细研为散，不计时候，用乳汁调下半钱，看儿大小，以意加减。

治小儿咽喉痹肿，乳食难下，鲩鱼胆膏方。

鲩鱼胆二枚、灶底土一分研。

上件药，相和，调涂咽喉上，干即易之。

治小儿咽喉肿痛，塞闷方。

桑树上螳螂窠一两烧灰、马勃半两。

上件药，同研令匀，炼蜜和圆，如梧桐子大，三岁以下，每服煎犀角汤，调下三圆，三岁以上，渐渐加之。（宋·王怀隐《太平圣惠方·卷第八十九》）

治头痛头旋眼花及喉痹缠喉风等。龙脑丸方。

龙脑研、丹砂研、马牙硝研各一分，麝香研半钱。

上四味，再同研令匀细，于盘内盛。用羊胆滴汁入药中，旋和成丸，如黑豆大，以净合盛。每用一粒。以芦管吹入鼻中，以手小指送近上，两鼻皆如此。去枕仰卧少时，候药溶入脑。涎唾从喉内出，其病立瘥。

治头痛目晕及喉痹缠喉风等。龙珠丸方。

长蚯蚓不拘多少。

上五月五日取，以龙脑、麝香相和研匀，丸如麻子大。每用以生姜汁涂鼻中，逐边各内一丸，立愈。（宋·赵佶《圣济总录·卷第一十六》）

治伤寒后舌根肿塞，喉痹，此为脾虚心热，先针舌下两边出血，次服地黄汤方。

生地黄二两切，甘草炙锉、大黄各半两，升麻三分，车前子一两。

上五味，粗捣筛，每服五钱匕，水一盏半，煎至八分，去滓下朴硝末一钱匕，搅匀食后温服日三。（宋·赵佶《圣济总录·卷第三十二》）

治喉痹肿塞，射干丸方。

射干一两，豉一合，杏仁汤浸去皮去双仁炒、芎䓖、犀角屑各半两，升麻一两，甘草炙半两。

上七味，捣罗为末，炼蜜和丸，如小弹丸大，每服一丸，含化咽津，日可三五服，瘥。

治缠喉风，及喉痹，如圣丸方。

大黄末一分，蜗牛二七枚，白矾末、马勃、陈白梅皮各一分。

上五味，于五月五日午时，用白梅皮、蜗牛，同研和丸，如楝实大，如患者开口不得，即以水磨，用竹管子吹下，入喉中立瘥，如轻者，以绵裹含化一丸。

治走马缠喉风，及喉痹，开关散方。

硝石六两，铅丹四两，白矾、砒霜各半两。

上四味，各细研，用瓷罐子一个，先入硝石二两铺底，次下砒霜，又入硝石二两，方下白矾，更入硝石二两，方下铅丹。后用圆瓦一片盖口，于净地上，用方砖一片，衬药罐子，以炭火五斤，令通赤，罐子固济熔成水，以炭条子搅令彻底匀，方去火放冷，于地上，打罐子取药，研如粉，患者用箸头，蘸冷水惹药，深点咽喉内，渐渐咽津，至甚者不过三两度点。

治喉痹，伏龙肝散方。

伏龙肝半两，白矾煅过、白僵蚕直者炒、甘草生各一分。

上四味，捣罗为散，每服一钱匕，如茶点服，吐出涎立效，未吐更进一服。

治喉痹，比金丸方。

铅白霜半两、青黛一两、甘草半两。

上三味，捣罗为末，醋糊为丸，如鸡头实大，含化咽津，痰出立效。

治男子妇人喉痹口噤，牙关紧，透关散方。

雄黄研、猪牙皂荚蜜炙去皮、藜芦各一分。

上三味，捣研为细散，每用一字，分弹入两鼻中，关透涎出，瘥。

治急喉痹，丹砂酒方。

丹砂研、桂去粗皮、绛矾各一钱。

上三味，捣研为末，以绵裹，用好酒少许，浸良久，含饮即瘥。

治喉痹，如圣散方。

白僵蚕直者炒、天南星炮各半两。

上二味，捣罗为散，每服一字，以生姜自然汁调下，如咽喉大段不通，即以小竹筒灌之，涎出后，用生姜一片略炙，含化咽津。

治缠喉风喉痹，乌头散方。

乌头尖生、胆矾各一分。

上二味，捣罗为散，每以一字，酒少许调服，良久即愈，如口噤，即于鼻内吹一字，立效。

治缠喉风，一切喉痹急危，僵蚕散方。

白僵蚕三枚、枯矾一分。

上二味，捣罗为散，生姜蜜水调下一钱匕，细呷。

治咽喉卒肿，喉痹，胜金散方。

戎盐一两、青黛半钱。

上二味，同研匀，每服半钱匕，或一字，用小竹筒，吹入喉咽，咽津效。

治喉痹危急者，万金丹方。

巴豆一枚和皮以纸裹当中腰截断。

上一味，以绵系，分塞左右鼻窍中，熏之，须臾喉通，即取出。

治缠喉风，一切喉痹危急，如圣散方。

白僵蚕不拘多少直者新瓦上炒。

上一味为末，用生姜自然汁和丸，如鸡头实大含化，急者生姜汁调一大钱，以竹筒子灌入喉中，立效。

治急喉痹逡巡不救方。

皂荚去皮子生半两。

上一味，捣为末，每服少许，箸头点在肿处，更以醋调药末，浓涂项下，须臾便破，少出血，即愈。

治急喉痹方。

蠡虫胆腊月收阴干。

上一味为末，每取少许点患处，药至即瘥，病在深处，则水化灌之。

治喉痹方。

蛇蜕皮不以多少。

上一味，揉碎，以香炉一个烧烟，令患人用竹筒子，吸入喉咽内熏破。

治咽喉痹痛，不能喘息，水浆不得入，金硝丸方。

郁金锉、马牙硝研、甘草锉、山栀子去皮、栝蒌根各二两、大黄锉、玄参、白矾研、硼砂研各一分。

上九味，捣研为末，炼蜜和丸，如鸡头实大，每用一丸，绵裹含化咽津。

治喉痹咽塞热痛，二砂丸方。

沙参、丹砂研、硇砂研、人参、玄参、丹参。

上六味等分，捣研为末，炼蜜丸如鸡头实大，食后临卧含一丸化之。

治喉痹方。

蛇蜕、白梅、白僵蚕、甘草各等分。

上四味，捣罗为末，绵裹含化咽津。

治喉痹方。

白矾烧令汁枯研、白附子捣末各等分。

上二味，研令匀，涂在舌上咽津。

治喉痹肿塞，散毒汤方。

桔梗微炒、甘草微炙，锉各二两。

上二味，粗捣筛，每服五钱匕，水一盏半，煎至八分，去滓温服。

治喉痹水浆不入方。

上取石蟹，冷水磨饮之，兼涂喉上，瘥。

又方

上取生恶实茎叶，研涂喉上，兼椎一茎，令头破，纳喉中，瘥。

又方

上生研糯米，入蜜饮之。

又方

上以糯米半升，炒焦碾末，水调成膏，贴喉上，再换肿即消。

治喉痹，射干汤方。

射干。

上一味细锉，每服五钱匕，水一盏半，煎至八分，去滓入蜜少许，旋旋服。

治马喉痹，咽喉肿痛，唇焦舌干，腮颊连肿。天门冬丸方。

天门冬去心焙、玄参、恶实炒各一两，百药煎、紫苏叶各半两，甘草炙锉一两半，人参、硼砂研、龙脑研各一分。

上九味，捣研为细末，炼蜜和丸，如皂子大，每服一丸，食后临卧，细嚼温熟水下。

治马喉痹，咽颊肿痛，吐气不快。七圣散方。

白矾二钱、马牙硝五钱、硝石一两、铅丹三钱、硇砂一钱、蛇蜕半条、巴豆两枚去壳。

上七味，先研白矾、牙硝、硇砂三味，入罐子内，次入硝石，次掺铅丹于上面，只用平瓦一小片盖，以慢火烧成汁，便用竹片子夹蛇蜕，搅五七度，又入巴豆，更搅五七度，取出候冷，研为散，如小可咽喉肿痛，咽津妨碍，及口疮，只干掺一字，或大段喉痹，及马喉痹，或腮颐生瘀肉，侵咽喉，即干掺半钱，安稳仰卧。其喉痈肿处自破，立瘥。

治马喉痹，喉中连颊肿，犀角汤方。

犀角镑、甘草炙锉、升麻各半两，射干、桔梗炒、马蔺根锉各三分。

上六味，粗捣筛，每服三钱匕，水一盏，入竹叶七片，煎至七分，去滓入马牙硝末半钱匕，搅令匀，细细呷服。

治马喉痹，颊咽痛。龙脑散方。

白龙脑细研、牛黄细研、犀角屑、羚羊角屑、马牙硝细研、玄参、沉香、朱砂细研、甘草炙微赤锉，以上各一分，川升麻半两，硼砂一钱细研。

上一十一味，除龙脑牙硝，捣筛为散，每服三钱匕，水一盏，竹叶七片，煎至六分，去滓，温，入龙脑马牙硝一钱，搅令匀，细细含咽。

又方

五倍子半两、黄柏半两锉、川升麻三分、射干半两、甘草一分炙微赤锉。

上五味，捣筛为散，每服三钱匕，水一小盏，煎至四分，去滓不计时候温服。

烟方

乳香一分、白僵蚕三七枚直者。

上二味，捣罗为末，每用一钱匕，香炉上烧，开口令烟熏入喉中，涎出，效。

治马喉痹，势如奔马，肿痛烦满，数数吐气。橘皮汤方。

陈橘皮汤浸去白焙、青竹茹、生地黄切焙、黄芩去黑心、山栀子仁各三两，桂去粗皮一两，白术三两，芒硝研汤成下、赤茯苓去黑皮二两。

上九味，除芒硝外，粗捣筛，每服三钱匕，以水一盏，入生姜半分拍碎，枣二枚擘破，

煎至五分，去滓下芒硝末一钱匕，搅匀，温服食后，日三。

治缠喉风，卒然喉痹，急如奔马，喉颊俱肿，名为马喉痹。凝水石散方。

凝水石、甜硝各半两并用无油瓷合盛火通赤合于地上出火毒一宿，白僵蚕麸炒黄研如粉一两。

上三味，同研令匀，每取少许，掺咽喉中，病甚每服二钱匕，温水调下，若牙关紧急，只于鼻中吸入。

治咽喉肿痛，及走马喉痹。硼砂丸方。

硼砂、马牙硝各一分，丹砂半分，斑蝥二枚去头翅足炒。

上四味，同研为末，以生姜自然汁，煮面糊和丸，如梧桐子大，腊茶为衣，每服二丸，腊茶下。

治咽喉肿痛，喉痹及咽喉诸疾。乳香丸方。

乳香研、石亭脂研、阿魏、密陀僧、安息香各一分，砒霜研半分，麝香研半两。

上七味，除安息香外，捣研为末，酒煮安息香，和丸、如绿豆大，每服五丸，茶清下，空心服，良久以热茶投令吐，更欲服，只用姜汤。（宋·赵佶《圣济总录·卷第一百二十二》）

治喉痹肿盛，语声不出方。

马蔺根汁三合。

上一味，入白蜜一合相和，慢火煎成煎，徐徐咽之，日可五七度。

治喉痹肿盛，语声不出。桔梗汤方。

桔梗炒一两。

上一味，粗捣筛，每服三钱匕，水一盏，煎至六分，去滓温服，不计时候，日三。

治喉痹肿盛，语声不出方

生姜汁五合、蜜三合。

上二味相和，慢火煎成煎，每服取半匙尖，含化服。（宋·赵佶《圣济总录·卷第一百二十三》）

治喉痹口噤，水浆不下，风邪恍惚，如有鬼神，身体强直，面目变色。菖蒲汤方。

菖蒲、秦艽去苗土、桂去粗皮、禹余粮醋淬、人参、当归切焙、甘草炙锉、附子炮去皮肤、黄芩去黑心、远志去心、防风去叉、龙骨各半两，赤石脂、芎䓖、赤芍药、赤茯苓去黑皮、防已各一两半。

上十七味，锉如麻豆，每服三钱匕，以水一盏，煎至七分去滓，空腹服，日再。

治喉痹肿塞不通，赤茯苓汤方。

赤茯苓去黑皮、木通锉各一两，升麻、羚羊角镑、前胡去芦头各三分，马蔺根锉、桑根白皮锉各一两，大黄锉炒一两。

上八味，粗捣筛，每服五钱匕，以水二盏，煎至一盏，去滓入芒硝一钱匕，食后分温二服，晚再服。

治喉痹肿塞不通，疼痛不下饮食，并诸毒发动。射干汤方。

射干、当归切焙各一两，升麻半两，白芷一两，甘草炙锉、犀角镑、杏仁汤浸去皮尖双仁炒各半两。

上七味，粗捣筛，每服三钱匕，以水一盏，煎至七分，去滓温服，日三。

治喉痹，若胃中虚，饥状，少气不足以息，四逆泄注，腹胀喜噫，食则欲呕，泄澼溏下，口干，四肢重，好怒不欲闻人声，诊其脉，右手关上阴阳俱虚者，脾胃虚也，宜服，禹余粮汤方。

禹余粮醋淬、大麻仁各二两，干姜炮一两，黄连去须半两，白术一两，枣十枚焙，取肉，桑根白皮剉二两。

上七味，粗捣筛，每服三钱匕，水一盏，煎至五分，去滓温服，食后，日三。

治喉痹胸满，噎塞不通。黄芩汤方。

黄芩去黑心、升麻、射干、木通锉各三分，甘草炙锉、犀角镑各半两。

上六味，粗捣筛，每服五钱匕，以水二盏，煎至一盏，去滓下芒硝一钱匕，细细温呷。

治喉痹气隔胸满，咽肿生脓。通气汤方。

犀角镑半两，射干、桔梗炒、马蔺切各三分，甘草炙锉半两。

上五味，粗捣筛，每服三钱匕，以水一盏，入竹叶七片，煎至七分，去滓下马牙硝一钱匕，搅令匀，细细温呷。（宋·赵佶《圣济总录·卷第一百二十四》）

治小儿喉痹，由脾肺蕴热，血气结塞。慎勿刺破，但以此方治之。木通汤方。

木通锉一两、升麻一分、大黄锉炒一分、麻黄去根节一分、犀角镑一分、石膏碎半两、甘草炙一分。

上七味，粗捣筛，每服二钱匕。水一盏，煎至七分，去滓下朴硝末一钱匕搅匀。再煎一二沸，分温二服，早食后临卧各一服。五岁以上，以意加之。

治喉痹水浆不下，备急三物丸方。

大黄锉炒、干姜炮、巴豆去皮心别捣如脂。

上三味等分，先捣二味为细末，入巴豆再研，炼蜜丸如绿豆大，每服三丸，温水下，取利为度。

治小儿喉痹，咽喉傍肿如子，身体壮热，如不作颗结，空气急喉中噎塞，即是肺胀。犀角汤方。

犀角镑屑一分，射干一两、桔梗炒、络石、升麻、甘草炙、山栀子仁各一分。

上七味，粗捣筛，每服二钱匕。以水一盏，煎至六分，去滓下朴硝末半钱匕，搅令匀，分温三服，早晨日午临卧各一。

治小儿喉痹，咽喉傍肿如疬子，身体壮热。如不作颗结，空气急，喉中噎塞，即是肺胀。射干汤方。

射干、升麻、百合、木通锉、桔梗炒、甘草炙各一分。

上六味，粗捣筛，每用一钱匕。以水七分，煎至四分，去滓下马牙硝末半钱匕，搅匀，食后细细温呷。

治小儿喉痹痛，咽塞不利。羚羊角汤方。

羚羊角镑屑一分，升麻三分，射干、陈橘皮汤浸去白焙各一分，白药半两。

上五味，粗捣筛，每服一钱匕。以水七分，煎至四分，去滓分温二服，早晨日午夜卧各一。五岁以上，以意加减。

治小儿喉痹，上焦积热壅毒。天竺散方。

天竺黄、马牙硝、甘草炙各半两，蛤粉白者二两，丹砂研一分。

上五味，捣研为细散，每服半钱匕。取新汲水揉薄荷相和，入龙脑少许。量儿大小，汤化服之，食后临卧。

治小儿喉痹，咽喉傍肿，喉中噎塞。麻黄汤方。

麻黄去根节半两、桂去粗皮一分、射干一分、杏仁汤浸去皮尖双仁炒一分。

上四味，粗捣筛，每服一钱匕。以水七分，煎至四分，去滓食后，分温二服。

治小儿走马喉痹，白矾散方。

白矾焙研一两，硝石研、雄黄研各一分，苦参末半两。

上四味，同研为细散，每服半钱匕。冷水调下，并三服。

治小儿喉痹，马兰汤方。

马兰子炒、升麻各一分。

上二味，粗捣筛，每服一钱匕。水半盏，煎至三分，去滓下白蜜少许搅匀，分温二服。如无马兰子，即用根少许，入水捣绞取汁，细呷。（宋·赵佶《圣济总录·卷第一百八十》）

治小儿喉痹，血气结塞。慎勿刺破，但与药通利。升麻汤方。

升麻、木通锉、大黄生、麻黄去根节各一分，犀角镑、石膏碎、甘草生锉各半两，朴硝研一两。

上八味，粗捣筛，每服二钱匕。水一盏，煎至七分，去滓量大小分减服。（宋·赵佶《圣济总录·卷第一百八十一》）

马蔺根散 治热病咽喉闭塞连舌肿疼。

马蔺根、川升麻、玄参各二两，川大黄生、射干各三分，犀角屑、木通、棘针、甘草。

上为细末，每服五钱，水一大盏煎至五分，不以时去滓温服。（宋·张锐《鸡峰普济方·卷第三》）

喉痹

此病由肺肾气虚，风寒客之，令人颐颔粗肿，咽喉闭塞，汤药不下，死在须臾者，急灌黄药子散，吐出恶涎而愈。此病轻者治肺，服姜附汤，灸天突穴五十壮亦好；重者服钟乳粉，灸关元穴，亦服姜附汤。（宋·窦材《扁鹊新书·卷中》）

姜附丹

此丹补虚助阳消阴，治伤寒阴证，痈疽发背，心胸作痛，心腹痞闷，喉痹，颐项肿，汤水不下，及虚劳发热，咳嗽吐血，男妇骨蒸劳热，小儿急慢惊风，痘疹缩陷，黑泡水泡斑，脾劳面黄肌瘦，肾劳面白骨弱，两目昏翳内障，脾疟久痢，水泻米谷不化，又能解利两感伤寒，天行瘟疫，山岚瘴气及不时感冒等证。

生姜切片五两、川附子炮切片、童便浸，再加姜汁炒干五两。

共为末。每服四钱，水一盏，煎七分和渣服。若治中风不语，半身不遂，去附子用川乌去黑皮，制法与附子同。（宋·窦材《扁鹊新书·神方》）

如圣汤，治咳而胸满，振寒，脉数滑，咽干不渴，时出浊唾腥臭，久久吐脓若粥者，为肺痈。

桔梗一两、甘草炙二两。

上为剉散，每服四钱，水一盏，煎七分，去滓，不以时服。兼治喉痹咽痛。（宋·陈言《三因极一病证方论·卷之十三》）

小续命汤 治卒喉痹，不得语。（方见中风门）。

加杏仁去皮尖七个煎，甚效。

玉钥匙 治风热喉痹，及缠喉风。

焰硝一两半、硼砂半两、脑子一字、白僵蚕一分。

上为末，研匀。以竹管吹半钱许入喉中，立愈。

解毒雄黄丸 治缠喉风，及急喉痹，卒然倒仆，失音不语；或牙关紧急，不省人事；或上膈壅热，痰涎不利，咽喉肿痛。

雄黄飞一分、郁金一分、巴豆去皮出油二七个。

上为末，醋糊丸，绿豆大。热茶清下七丸，吐出顽涎立省；未吐再服。如未至死，心头尚温，灌药下喉，无有不活。

马鞭草散　治马喉痹，洪肿连颊，吐气数者。

马鞭草根。

上捣自然汁。每服咽一合许。

一法，用马衔铁汁服亦妙。（宋·陈言《三因极一病证方论·卷之十六》）

治缠喉风，急喉痹立应元。

白僵蚕、白矾。

上等分为末，蜜丸含化。

治喉痹　沈司理传。

白矾二两捣碎、巴豆半两略捶破。

上同于铫器内炒，候矾枯，去巴豆不用，碾矾为细末，遇病以水调灌，或干吹入咽喉中。

又方　朴硝研细、黄丹飞过，细研。

上相拌和深粉红色，遇病用芦管或笔管以半钱许吹入喉中即破，吐涎而愈，甚者不过两次。

又方　蛇皮一条，新瓦上炒焦黄带黑色，碾细入麝香少许，干掺口内。

治急喉痹　范观道方。

大青鱼胆新瓦上焙干，去膜取末、蛇蜕皮去沙土，碗内烧灰，研令极细、白药子新瓦留性各一两。

上并为细末，再以乳钵和研令匀，每用半钱，吹入咽喉立愈。若病轻，以多年白盐梅肉细切，入前项药，同捣匀，丸如大鸡头大，每服一丸，含化咽津。如白梅稍干硬，用熟汤浸软，取肉细切用。

又方　白僵蚕直者，去丝嘴，焙、明白矾一半飞枯，一半生用。

上二味等分为末，每服一钱，取生姜自然汁浓调咽下。小儿入新薄荷少许，同姜汁研，更加生蜜少许，同调半钱，服药后不可饮汤水，解药，欲得药方在鬲上少时也。

治咽喉肿痛

白僵蚕直者，不拘多少，炒为末，以生姜自然汁调服一钱匕。

吴内翰《备急方》云，余尝苦此，用之甚效。葛彦恢提举阁中曾患喉痹，五八主簿用此方治之即安。一方调下二钱，未通，半时许再服，立通，吐出顽涎，别将大黄一块慢火炮熟，打扑尽灰，如一米厚，切片，以两指大一片，口内含汁咽之，一食倾再换一片。或患人语不得，及自咽不下，即扶起仰坐，令人呷药在口，以笔管注入鼻中，男左女右，注药讫，随即扶令正坐，须臾吐涎，不即扶起，恐吐自鼻中出也，吐了含咽大黄如前。（宋·王璆《是斋百一选方·卷之十》）

如圣汤

治风热毒气上攻咽喉，咽痛喉痹，肿塞妨闷。及肺痈咳嗽，咯唾脓血，胸满振寒，咽干不渴，时出浊沫，气息腥臭，久久吐脓，状如米粥。又治伤寒咽痛。

苦桔梗炒一两，甘草炒二两。

上为粗末。每服二钱，水一盏，煎至七分，去渣，温服，小儿时时呷服，食后临卧。

硼砂散

治大人、小儿卒患喉痹，闭塞不通，肿痛生疮，语声不快，风壅痰毒，鼻衄出血。

山药生六斤，脑子研七两，牙硝生二十四两，麝香研四两，甘草、硼砂研各二十两。

上为细末。每服半钱，如茶点服。（宋·陈师文《太平惠民和剂局方·卷之七》）

解毒雄黄圆

解毒，治缠喉风及急喉痹，卒然倒仆，失音不语，或牙关紧急，不省人事。

郁金、雄黄研飞各一分，巴豆去皮，出油十四个。

上为末，醋煮面糊为圆，如绿豆大。用热茶清下七圆，吐出顽涎，立便苏省，未吐再服。如至死者，心头犹热，灌药不下，即以刀、尺、铁匙斡开口灌之，药下喉咙，无有不活，吐泻些小无妨。及治上膈壅热，痰涎不利，咽喉肿痛，赤眼痈肿，一切毒热，并宜服之。如小儿患喉咙赤肿，及惊热痰涎壅塞，服二圆或三圆，量儿大小加减。（宋·陈师文《太平惠民和剂局方·卷之八》）

三一承气汤，治伤寒杂病，内外所伤，日数远近，腹满咽干，烦渴谵妄，心下按之硬痛，小便赤涩，大便结滞；或湿热内甚而为滑泄，热甚喘咳，闷乱惊悸，狂颠目疼，口疮舌肿，喉痹痈疡，阳明胃热发斑，脉沉可下者。

大黄半两锦文、芒硝半两、厚朴半两去皮，枳实半两、甘草一两。

上剉，如麻豆方，水一盏半、生姜三片，煎至七分，内硝，煎二沸，去滓服。（金·刘完素《黄帝素问宣明论方·卷六》）

凉膈散一名连翘饮子　治伤寒表不解，半入于里，下证未全，或复未愈者；或燥热怫结于内，而烦心懊侬不得作者，及无问伤寒、杂病，大人、小儿，脏腑积热，烦躁多渴，面热头昏，唇焦咽燥，舌肿喉痹。（金·刘完素《伤寒直格论方·卷中》）

又　喉风喉痹方

蛇皮略洗过，日干，剪作细屑，白梅肉。

上件研和为丸，含化。屡效。

玉钥匙　治风热喉痹。

焰硝三分、硼砂一分、直僵蚕炒半分、脑少许。

上为末。每半钱，以竹管吹入喉。

喉风喉痹方

蚕退纸烧存性为末，炼蜜丸皂子大。含咽。

又方　绿矾研细，米醋调咽。一边痛，侧卧含咽。

又方　皂角肉半铤，锉细，以米醋一大盏，煎至七分，滤清咽。

通关散

白矾枯、直僵蚕炒、南星生、藜芦各一钱，全蝎焙二个。

上为末。以小管挑一字，吹入鼻中，吐痰喉通。

又方　治喉痹欲绝。

雄黄二钱、明矾生、藜芦一钱，蝎梢七枚，猪牙皂七钱。

上为细末。每服一字，吹入鼻，吐痰效。

又方　治喉痹并时行疼痛。

桔梗、甘草、升麻、连翘、防风、牛蒡子杵研、黄芩酒炒各一钱。

上㕮咀，作一服，水二盏，煎八分，食后细细炊服。（宋·杨士瀛《仁斋直指方·卷之二十一》）

治走马咽痹

上用巴豆去皮，以绵子微裹，随左右塞于鼻中，立透。如左右俱有者，用二枚。

又一法　以马勃吹咽喉中，立止。

治喉痹

大黄、朴硝、白僵蚕。

上件同为细末，水煎。量虚实用，以利为度。（金·张从正《儒门事亲·卷十五》）

治大头病兼治喉痹方

歌曰：

人间治疫有仙方，一两僵蚕二大黄；

姜汁为丸如弹大，井花调蜜便清凉。（金·张从正《儒门事亲·卷十五》）

喉痹月中痛方

蛇蜕烧存性，为末。

上每服用半钱，乳汁调下。或用蜂房烧存性为末，每用半钱，乳汁调服。

治卒喉痹用黄柏片含之。

又方　用黄柏一斤锉细，酒一斗，煮三沸，去渣，恣饮便愈。

治喉痹肿用荔枝花并根，水煎去渣，含细细咽之。

又方　用升麻，锉，含之。

喉痹躁痛，肿连颊，吐气数者，名马喉痹。

用马鞭草一握，勿见风，截去两头，取汁服。

治喉痹用朴硝一两，细细含咽汁，顷刻立瘥。

又方　用红花绞汁一升服之，冬月浸干者绞汁服，极验。

又方　用桔梗二两，水三升，煮一升，顿服。

治喉痹痰唾咳嗽。

杏仁去皮尖令赤和桂末研如泥，绵裹如指大，含之咽津；或用酥炙熬如膏服。

治走马咽痹。

用巴豆去皮以绵裹，随左右塞于鼻中立透。如左右俱有者，用二枚。

又方　用白矾生研细，涂于绵针上，按于喉中立破。绵针用榆条，以绵缠作枣大是也。

又方　如左右喉痹，于顶上分左右头发，用手挽拔之，剥然有声立效。

又方　用马勃吹咽喉中，立止。

治喉痹。

用大黄、朴硝、白僵蚕为末。水煎，量虚实用，以利为度。

治咽喉干痛用桔梗一寸含之咽津。

治喉痹。

用马牙硝含之咽津。

又方　用升麻五分，蠡食一合。水一升，煎三合，入少蜜搅匀，细细呷之大验。

治急喉痹，水米不下，气息难出。

用牛角烧透为末，每服二三钱，酒调下。

治喉痹斗喉、单双乳蛾紧者。

用白僵蚕、天南星去皮等分，生为末。每服一字，生姜汁调下。（明·胡荧《卫生易简方·卷之六》）

治头面肿大疼痛并喉痹。

用僵蚕一两，大黄二两，为末，姜汁丸如弹子大。每服一丸，井花水入蜜少许研，食后徐徐呷饮。

又方　用砭针刺肿处出血，立效。

治痈肿喉痹，蛇虫狂犬等毒，并宜用紫荆煮汁服之。亦可洗。

治瘰疬喉痹卒攻痛。

用百商陆根生捣，捻作饼子置疮上，以艾灸三四壮。（明·胡荧《卫生易简方·卷之八》）

喉痹恶寒，及寸脉小弱于关尺者，皆为表证。宜甘桔汤、半夏桂枝甘草汤，详寒热发散之，若水浆不得入口者，用解毒雄黄丸四五粒，以极酸醋磨化灌入口内，吐出浓痰，却服之。间以生姜自然汁一蚬壳噙下之，神效。

按：喉痹恶寒者，皆是寒折热，寒闭于外，热郁于内，姜汁散其外寒，则内热得伸而愈矣。切忌胆矾酸寒等剂点喉，反使其阳郁结不伸；又忌硝黄等寒剂下之，反使其阳下陷入里，则祸不旋踵矣。韩祇和云：寸脉弱小于关者，宜消阴助阳。垣云：两寸脉不足，乃阳气不足，故用表药提其气，升以助阳也，或三部俱小弱，亦可用其法也。

喉痹不恶寒者，及寸脉大滑实于关尺者，皆属下证，宜硝石、青黛等寒药降之，或白矾等酸剂收之也。韩祇和云：寸脉大于关尺者，宜消阳助阴。东垣云：两寸脉实，为阴盛阳虚，下之则愈。故予每用此法，治急喉痹，如鼓应桴，或三部俱实，亦可用其法也。

喉痹，乡村病皆相似者，属天行运气之邪，治必先表散之，亦大忌酸药点之，寒药下之。郁其邪于内，不得出也，其病有二。

其一属火。经云：少阳所至为喉痹。又云：少阳司天之政，三之气，炎暑至，民病喉痹。治宜仲景桔梗汤，或面赤斑者，属阳毒，宜阳毒诸方汗之。

其二属湿，经云：太阴之胜，火气内郁喉痹。又云：太阴在泉，湿淫所胜，病嗌肿喉痹。治宜活人半夏桂枝甘草汤，或面青黑者，属阴毒，宜阴毒诸方汗之。

［仲］**桔梗汤**　治伤寒客热咽痛。方见伤寒咽痛。海藏治咽痛甘桔汤加鼠黏子、竹茹妙。

［无］**荆芥汤**　治咽喉肿痛，语声不出，咽之痛甚。

荆芥半两、桔梗二两、甘草一两。

上锉散，每服四钱，水一盏，姜三片，煎六分，去渣温服。

[《活》]半夏桂枝甘草汤　治暴寒中人咽痛。方见伤寒咽痛。

[无]治卒喉痹不得语。小续命汤加杏仁七个煎，甚妙。续命汤方见中风门。

[和]五香散　治喉咽肿痛，毒气结塞不通。

木香、沉香、鸡舌香、薰陆香各一两，麝香另研三钱。

上为末，入麝香研匀，每二钱，水一盏，煎服不拘时。

[《本》]治中风急喉痹欲死者。

白僵蚕捣筛为末，生姜自然汁调下，喉立愈。丹溪云：僵蚕属火而有土与木，老得金气而僵，治喉痹者，取其火中清化之气，以从治相火，散浊逆结滞之疾。

[陈]附子去皮，炮令坼，以蜜涂上炙之，令蜜入内，含之勿咽其汁，主喉痹。

[和]如圣胜金锭　治咽喉急闭，腮颔肿痛。并单蛾，结喉，重舌，木舌。

硫黄细研一两半，川芎一两，腊茶、薄荷去根梗各半两，贯众二两，硝石研四两，荆芥二两。

上为末，生葱汁搜和为锭，每服先用新汲水灌漱，次嚼生薄荷五七叶，却用药一锭，同嚼极烂，井水咽下。甚者连进三服，并以一锭安患处，其病随药便消。

[罗]征南帅不邻吉歹，病咽痛下利方见表热里寒门。

洪武戊辰春，乡村病喉痹者甚众，盖前年终之气，及当年初之气，二火之邪也。予累用甘桔汤，加黄连、半夏、僵蚕、鼠粘子根等剂发之。挟虚者，加参、芪、归辈。水浆不入者，先用解毒雄黄丸，醋磨化之灌喉，痰出，更用生姜汁灌之，却用上项药无不神验。若用胆矾等酸寒点过者，皆不治，盖邪郁不出故也。

[罗]解毒雄黄丸　治缠喉风，及急喉闭，卒然倒仆，牙关紧急。

雄黄、郁金各一分，巴豆去皮油十四个。

上为细末，醋糊为丸绿豆大，茶清下七丸，吐出顽痰，立苏，未吐再服。如至死者，心头犹热，灌药不下，斡口开灌之下咽，无有不治。如小儿惊热，痰涎壅塞，或二丸三丸，量小大加减。一法用雄黄丸三较，醋磨化灌之尤妙，其痰立出即瘥。

[丹]缠喉风属热痰，宜用鹅翎蘸桐油探吐之。又法，用射干逆流水吐之。

[世]远志去心为末，每半钱，水小半盏调服，口含竹管，吐痰涎极捷，治喉痹如神。

乌犀角膏　治明喉肿痛，及一切结喉、烂喉、遁尸、绷喉、痹喉、急喉、飞丝入喉、重舌、木舌等证。

皂角两条子捶碎，用水三升浸一时久，挼汁去渣，入瓦。内熬成膏，好酒一合，焰硝、百草霜研一钱同皂角膏搅匀令稠，人参一钱为末，硼砂、白霜梅各少许并研入膏中。

上拌和前药，用鹅毛点少许于喉中，以出尽顽涎为度，却嚼甘草二寸，咽汁吞津。若木舌，先以粗布蘸水，揩舌冷，次用生姜片擦之，然后用药。

玉钥匙　治风热喉痹，及缠喉风。

焰硝一两半、硼砂半两、脑子一字、白僵蚕一分。

上为末，以竹管吹半钱入喉中，立愈。

［世］治喉痹咽痛，用蒲黄、甘草、青黛、芒硝，等分为末，时时咽豆许，神效。

［葛］卒喉痹。取黄柏片含之。

又　黄柏一斤，㕮咀，酒一斗，煮二沸去渣，恐饮便愈。

［世］喉痹，水谷不下。萝卜汁咽之甚佳。萝卜下气甚速。

神效散　荆芥、蓖麻肉等分为末，蜜丸皂子大，绵裹含化，治喉痹语声不出者佳。

［丹］又方　猪牙皂角，和霜梅为末噙之。

［世］治喉痹咽肿，手足不和恶寒者，用鸭嘴胆矾末，以箸蘸药点患处，药至即瘥，神效。

急嗽痹，其声如鼾，有如痰在喉响者，此为肺绝之候，速宜参膏救之。用姜汁、竹沥放开服，如未得参膏，或先煎独参汤救之。服早者，十全七八，次则十全四五，迟则十不全一也。（明·楼英《医学纲目·卷之十五》）

人参败毒散，治伤寒头疼，憎寒壮热，项强，睛暗，鼻声重，风痰咳嗽及时行瘟病、岚瘴鬼疟，或声如蛙鸣，赤眼，口疮，湿毒流注，脚肿，腮肿，喉痹，毒痢，诸疮痘疹。

人参三钱、羌活一钱五分、独活一钱、柴胡一钱、前胡一钱、枳壳一钱、川芎一钱、桔梗一钱、茯苓一钱、黄芩一钱、甘草五分。生姜引。（明·兰茂《重订医门擥要·下卷》）

治疔疮及喉痹，乳蛾肿痛，大效。

牡蛎、当归、牛蒡子、白僵蚕各半两，大黄一两。

上㕮咀，每服半两，用青石磨刀水、酒各一盏，煎去滓，连进二服，疔疮服后出汗者生，无汗者死。（明·董宿《太医院经验奇效良方大全·卷之五十四》）

治马喉痹，势如奔马，肿痛烦满，数数吐气。

陈橘皮去白、青竹茹、生地黄切焙、山栀子仁、白术、黄芩去黑心各二两，官桂去粗皮一两、赤茯苓去黑皮二两。

上锉碎，每服三钱匕，水一盏，入生姜半分，大红枣二枚擘破，煎至五分，去滓，下芒硝末一钱匕，搅匀，食后温服，日三。

治喉痹，咽喉肿塞不通。

片脑、麝香各一钱，蒲黄半两，马勃末三钱，盆硝研细四两，青黛、白僵蚕炒、甘草生用各八钱。

上为细末，研匀，瓷器收，每用一钱，以新汲水半盏调匀，细细呷咽。如是喉痹即破，出血便愈，如不是喉痹，自然消散。若是诸般舌胀，用药半钱，以指蘸药擦在舌上咽津。如小儿一钱作四五服，亦如前法，不拘时候。

治喉痹肿塞不通，疼痛不下饮食，并诸毒发动。

射干、白芷、当归切焙各一两，杏仁汤浸，去皮尖双仁，炒、升麻、犀角镑、甘草炙各半两。

上㕮咀，每服三钱匕，水一盏，煎七分，去滓，不拘时温服，日三，忌海藻菘菜。

治急喉痹，缠喉风，飞扬，单蛾双蛾结喉，重舌木舌，腮颔肿痛，屡经用药，不用吞水粥者。

硫黄研、川芎、川乌炮、薄荷叶、硝石研、腊茶、生地黄各等分。

上为细末，以生葱汁搜和为锭，每服先用新汲水灌漱吐出，吹嚼生薄荷五七叶微烂，用一锭同嚼极烂，以井水咽下，甚者连进三服即愈。重舌腮肿，先服一锭，次以一锭安患处便消。

冒暑伏热，不省人事，生薄荷水调研一锭，灌下即苏。行路常噙一锭，即无暑热之患，口舌生疮，不能合口，并食热物，如上法服讫，用水灌漱，嚼薄荷十叶如泥，吐出，再以水灌嚼药一锭，噙口内，聚涎裹之，如涎满吐出，如此服三锭，便能食酒醋。遇食咸酸酢炙爆，喉中生泡，须掐破吐血，方着薄荷数叶，以一锭同嚼，井花水吞下。沙淋热淋，小便出血，用车前草七叶，生姜一小块，研烂水调，去滓，嚼药一锭，以水送下。分阴阳，去风热，化血为涎，化涎为水，常带随身备急，一锭可治一人，小儿只服半锭。一方去川乌加贯众，以嫩茶代腊茶。

凡人卒中喉痹口噤，咽喉肿痛，木舌重舌。

郁金、大黄、草乌、猪牙皂角去皮，煨、南星各四钱，巴豆五个去心，不去油。

上为细末，用生姜自然汁调半钱许，鹅翎拂入喉中，已死者用竹管吹入，须臾醒，然后用药半钱，以生姜汁调吃，以吐泻为验。

治缠喉风喉痹，先两日胸膈气紧，取气短促，忽然咽喉肿痛，手足厥，气痹不通，顷刻不治。

雄黄透明者如皂角子大一块研细、干桑黄菇二片、巴豆七粒三生四热，生者去壳生研，熟者去壳灯上烧存性、郁金一枚蝉肚者，研为末。

上研匀，每用半字，茶清少许。下。如口噤咽塞，用小竹管纳药吹入喉中，须臾吐利即愈。一方无干桑黄菇。

治缠喉风。

齐州半夏、巴豆各三七粒。

上将半夏轻捶，每料分作四片，巴豆剥去心膜，银铜石器内用米醋三大碗，文武火熬尽醋为度，以清醋微洗过，研为膏，每患缠喉风，或喉痹，或痫疾，挑一斡耳，以生姜自然汁一茶脚化下，甚者灌药少时，吐出恶涎，如鱼冻相似，极有功效。

治缠喉风，一切喉痹危急，及走马喉痹等证。

上用白僵蚕，不拘多少，直者，新瓦上炒为末，以生姜自然汁和丸，如鸡头实大，含化，急者生姜汁调一大盏，以竹筒灌入喉中，即吐出顽涎半升许，再服再吐，将大黄一片如指大，一分浓，口内含咽半食间，再换大黄，含至三片，皆愈。若语不得，神不清，扶起坐灌药，从鼻入。（明·董宿《太医院经验奇效良方大全·卷之六十一》）

【歌】喉痹皆因二火攻，风痰壅热在喉咙。

因生血泡咽关闭，性命危于旦夕中。

砭血搅痰为上策，寒凉直治定收功。

咽喉亦有阴经证，误服寒凉立见凶。

【论】《内经》云：一阴一阳结，谓之喉痹。王太仆云：一阴者，手少阴君火心主之脉气也，一阳者，手少阳相火三焦之脉气也，二脉正络于喉。然气热则内结，甚则肿胀，肿甚则痹，痹甚则不通而死。《原病式》云：痹者，不仁也，俗作闭，由闭塞也。火主肿胀，故热客上焦而咽嗌肿胀也。咽喉之疾，死生反掌，肿胀甚者，急宜砭出血为尚，然后用寒凉药随证调之。子和云：喉痹不归之火，相去远矣。以上之说，属火热明矣。亦有伏气病，名肾伤寒，谓非时暴寒，伏毒于少阴，始衰不病，旬日乃发，脉微弱，法当咽痛，次必下痢。当以辛热药攻其本病，顺其阴阳，则水升火降，而咽痛自已。又有少阴伤寒，不传太阳，寒邪抑郁，内格阳气为热，上行于咽门经会之处，寒热相搏，而成咽痹。当以辛温甘苦治其标病，以通咽嗌。二者若误用寒凉，卒致不救，鸣呼，冤哉！学人可不深究之？其咽喉十八证，人多未明，开于后，括成歌，以便后学之记诵也。

咽喉热肿，吞水妨碍，语塞，桔梗汤。

桔梗汤　治热肿喉痹，饮水妨碍，言语不出。

桔梗一钱去芦、甘草一钱生用、连翘仁一钱、山栀子仁炒黑一钱、薄荷叶一钱、黄芩一钱。

水二钟，竹叶十片，煎服。

喉痹及时疫毒，牛蒡子散。

牛蒡子散　治风热上壅，咽喉肿痛，时疫毒气所致。

玄参一钱、升麻一钱、桔梗去芦一钱、牛蒡子研一钱、犀角镑碎一钱、黄芩生用一钱、木通一钱、生甘草一钱。

上锉，一剂，水二盏，生姜三片，煎八分，徐徐细咽下。

喉痹痛，水谷不下者，通关散，或用射干逆流水吐之，或服千两金丸。

二圣散　治缠喉风、急喉痹，牙关紧急，痰涎壅盛。

胆矾二钱五分、白僵蚕炒去丝五钱。

末之，少许吹入喉中。

白矾散　吹急喉痹、缠喉风人事不省，牙关紧闭。

白矾三钱、巴豆二粒去壳，研。

将矾于铫内慢火熬化为水，置巴豆于内，候干去巴豆，取矾研末，每用少许，吹入喉中，顽痰出立愈。（明·皇甫中《明医指掌·卷八》）

大头天行病，此为湿气在高巅之上，切勿用降药。东垣有方。

羌活、酒黄芩、酒蒸大黄。

附方　治大头病兼治喉痹歌：

人间治疫有仙方，一两僵蚕二大黄。

姜汁为丸如弹子，井花调蜜便清凉。（明·孙一奎《赤水玄珠·第一卷》）

急喉痹其声如鼾，有如痰在喉中响者，此为肺绝之候。速宜人参膏救之，用竹沥、姜汁调下独参汤亦可。若服之早者，十全七八，次则十全三四，迟则十不救一也。

《宝鉴》荆芥汤　咽喉肿痛，语声不出，咽之痛甚。

荆芥五钱、桔梗二两、甘草一两。

每服四五钱，水煎，食后温服。

按：此即甘桔汤也。

海藏云：治咽痛，以甘桔汤加大力子、竹茹炒。

《宝鉴》马鞭散　喉痹咽肿连颊，吐气数者。

马鞭草本草云：味辛凉，破血，主盛癥瘕血癖通月经，捣自然汁，咽一合许，即愈。

《本事方》治中风，急喉痹，欲死者。

白僵蚕为极细末，生姜自然汁。调下喉愈。

孙召先生方　治急喉闭。

猪牙皂角、白矾、黄连各等分。

新瓦上焙干，为末，每用五分，吹入喉中，吐出脓血立愈。

治喉痹用青艾汁灌下愈。

丹溪曰：喉痛并疮，多属虚火游行无制，用人参、黄柏蜜炙、荆芥。气虚人参、竹沥。血虚四物、竹沥。咽喉燥痛，四物汤加桔梗、荆芥、黄柏、知母立止。喉舌之疾，皆属火热，虽有数种之名，轻重之异，乃火之微甚故也。微而轻者，可以缓治；甚而重者，惟用针砭刺血最为上策。

喉痛必用荆芥，阴火炎上必用玄参。

又方　茜草根一两，一服。此所谓治血中之火也。

咽中疮肿

蓖麻子一粒去皮，净朴硝一钱。

同研，新汲水作一服，连进二三服效。

《本事》利膈汤　虚损，上壅，脾肺喉痹有热，咽喉生疮。

鸡苏叶、荆芥、防风、桔梗、人参、甘草、大力子炒各一两。

为细末，每一钱，沸汤点服。如咽痛，口疮甚者，加僵蚕一两。

东垣桔梗汤　咽肿微觉痛，声破。季冬用之。

麻黄连节五分、桔梗、甘草各一钱，黄芩、白僵蚕各三钱，马屁勃一两，当归身。

水二盅，煎一盅，食后，稍热，徐徐呷之。

《三因》发声散　咽痛烦闷，咽物即痛，不宜寒凉药过泄之。此烦闷，乃虚热也。

瓜蒌一枚、白僵蚕微炒五分、桔梗七钱半、甘草炒三钱。

上为细末，少许干掺，咽喉中若肿痛，左右有红，或止一边红紫，长大，水米难下，用此一钱，朴硝一钱，和匀掺喉中，咽津。如喉中生赤肿，或有小白头疮，用前散一钱匕，白矾细研五分，干掺。

《三因》蜜附子法　感寒，咽闭不能咽。

大附子一枚生，去皮脐，切作大片，蜜涂，炙令黄。

口含咽津，甘味尽，更以附子片涂蜜，炙用，以效为度。

愚按：治喉疾药，皆大同小异，不过疏风、清热、散毒、破血、激痰而已。明乎此，则凡单蛾、双蛾之症，皆可类推也。（明·孙一奎《赤水玄珠·第三卷》）

芩连消毒饮　时天行大头病，发热恶寒，头项肿痛，脉洪，取作痰症治之。其喉痹者，亦照此方治。

柴胡、甘草、桔梗、黄芩、川芎、荆芥、黄连、防风、羌活、枳壳、连翘、射干、白芷。

先加大黄利去一二次，后依本方去大黄，加人参、当归。

水二盅，姜三片，煎一盅，加鼠粘子一撮，再煎一沸。捶法，入竹沥、姜汁调服。初起不可用大黄，末后不减，方可量加。（明·孙一奎《赤水玄珠·第十八卷》）

神效丹即黑舌丹，治伤寒初起，诸般恶毒、疔疮、发背，一切肿毒、遍身痒痛；又治伤寒咳嗽、鼻涕劳嗽久咳、小儿痘疮黑陷不起、喉痹肿痛；又治蛊毒并破伤风。

朱砂、雄黄、片脑各五分，乳香、没药、轻粉各三分，血竭三钱，真蟾酥一钱，麝香当门子者二分。

上共为末，用酥油或乳汁为丸，如扁豆大。每一丸，噙化，用好酒漱咽下。（明·万全《万病回春·卷之八》）

防风通圣散

治风寒暑饥饱劳役，及伤寒表不解，半入于里，下症未全，下后燥热怫结于心，内烦懊侬不得眠，脏腑积热，燥渴，唇焦，咽燥，喉痹，目赤，耳闭，口舌生疮，咳唾稠粘，谵语狂妄，肠胃燥涩，便秘溺结，及风热壅滞，并治之。

防风、川芎、当归、芍药、大黄、薄荷、麻黄、连翘、芒硝各五钱，石膏、黄芩、桔梗各一两，滑石三两，甘草三两，荆芥、白术、栀子各二钱半。耳聋加菖蒲，去芒硝。涎漱加半夏。

上每服一两，水二钟，姜三片，煎服。

一方　有砂仁无硝。大头面肿病，加葛根、鼠粘子。

芩连消毒饮

治天行大头病，发热恶寒，头项肿痛，脉洪。取作痰火治之，其喉痹亦可。

柴胡、甘草、桔梗、川芎、黄芩、荆芥、黄连、防风、羌活、枳壳、连翘、射干、白芷。先加大黄，利去一、二次后，根据本方去大黄，加人参、当归调理。

上水二钟，姜三片，入鼠粘子一撮，再煎一沸，入竹沥、姜汁调服。

雄黄解毒丸

治缠喉风、喉痹。

巴豆七粒三生四炒，去壳油存性、雄黄好的皂子大一块研、郁金一个肚者。

上三味研细，每服半茶匙，茶调，细细呷下。如口禁咽塞，用小管吹药喉中，须臾，吐利即醒。

如无前药，用川升麻四两，锉，水四碗，煎一碗，灌服。又无升麻，用皂角三挺，捶碎，擂水一钟，灌服。或吐，不吐即安。

甘桔汤

治少阴咽痛。又治咽喉肿痛，燥热喉痹，神效。

甘草一钱，桔梗三钱。加防风、荆芥、薄荷、黄芩、鼠粘子、连翘、射干。

水煎，食远。

一方　治咽喉干燥，痛或不痛。用四物汤加桔梗、荆芥、知母、黄柏煎服，立已。

一方　治咽喉牙关紧急。熏法，

巴豆去壳，纸包，以竹管压取油，在纸上就将此纸作捻子，如点灯法，吹灭，以烟熏入鼻中，一霎时，口鼻涎流，牙关开矣。

一方治声音不清。

诃子肉三钱半生半熟、木通三钱半生半熟、桔梗五钱、甘草三钱半生半炒、生地黄三钱。

水煎，食远服。（明·张浩《仁术便览·卷一》）

神仙太乙膏

治痈疽及一切疮毒，不问年月深浅，已未成脓者，并治之。如发背，先以温水洗净，软帛拭干，用绯绢摊贴之。更为丸，用冷水送下。血气不通，温水下。赤白带，当归酒下。喉痹及咳嗽，缠喉风，并用新绵裹置口中噙化。下一切风赤眼，捏作小饼，贴太阳穴，外以山栀子汤下。打扑伤损，外贴内服，橘皮汤下。腰膝痛，贴患处，盐汤下。唾血者，桑白皮汤下。以蛤粉为衣，其膏可收十年不坏，愈久愈烈。又治瘰、疮，并用盐汤洗贴，酒服。

凡妇人经脉不通，甘草汤下。一切疥疮，用麻油煎滚，取出少许，和膏涂之。虎犬蛇蝎汤，火刀斧伤者，皆可内服。外贴神效。

玄参、当归、赤芍、肉桂、大黄、生地黄、白芷真正者各净称一两。

上用真香油二斤，入沙锅炸药老黄色，去渣，称净油二斤，入飞丹一斤，熬用。（明·张浩《仁术便览·卷四》）

通关饮。

治元气亏败，相火上炎而作喉痹。法当益元气为本，驱相火为标。是以用人参、白术、茯苓、甘草诸甘温以益元气，助防风、荆芥、桔梗、薄荷、干姜等诸辛凉以散火热。

人参甘温二钱、白术苦甘温一钱、白茯甘淡平八分、炙草甘温五分、防风辛通一钱、荆芥辛凉二钱、薄荷辛凉性平钱半、干姜辛热二钱、枯梗辛甘平一钱。水煎，热服。

荆芥甘桔汤。

治一切咽喉痛，用荆芥、桔梗之辛凉以散热，生草之甘寒以泄火，川归和血。

荆芥辛凉五钱、桔梗辛甘平二钱、生草甘寒钱半、川归甘温一钱。水煎，乘热徐徐服之。

如热甚，加黄芩、枳壳。仍未愈，刺少商穴出血立愈。

吹喉散。

治咽喉肿硬疼痛。《经》云：辛以散之，咸以软之，寒以胜之。又云：甚者从之。是以用巴豆之辛热为从热治，佐以胆矾、铜绿、朴硝、轻粉、青黛诸咸寒豁痰火以软坚硬。

巴豆辛热七粒、胆矾酸涩寒二钱、朴硝咸寒二钱、铜绿咸寒一钱、轻粉辛寒七分、青黛苦咸寒一钱。

上六味，同入磁盆内，同炒巴豆黄色为度。去巴豆不用，余五味研末，加麝香少许研匀，每以三五分吹入喉中，吐出痰血立愈。

三因玉钥匙。

治风热喉痹。用白僵蚕驱风，焰硝、硼砂清热豁痰，片脑开关通窍。

僵蚕咸平五钱、焰硝咸寒一两、硼砂甘咸寒五钱、片脑辛热一钱。

共为细末。（明·汪机《医学原理·卷之十一》）

《三因方》治卒喉痹不得语，小续命汤加杏仁七个煎甚妙。活人半夏桂枝甘草汤，治暴寒中人咽痛，此外感风寒作喉痹者之治法也。喉痹不恶寒者，及寸脉大滑实于关尺者，皆属下证，宜硝石、青黛等寒药降之，或白矾等酸剂收之也。韩祗和云：寸脉大于关尺者，宜消阳助阴。东垣云：两寸脉实为阴盛阳虚，下之则愈。故予每用此法治急喉痹，如鼓应桴。或三部俱实，亦可用其法也。《外台》疗喉痹神验，朴硝一两，细细含咽汁，立愈。或含黄柏片，或咽莱菔汁，或吹蠡鱼胆，或噙李实根，及玉钥匙、玉屑无忧散、清心利膈汤、碧玉散、防风散、追风散，皆寒降之剂也。白矾末，或用乌鸡子清调灌，或枯而吹之，用灯盏底油脚灌下，或同马屁勃等分为细末，以鹅翎吹入喉中。或用一握金烧灰，拌炒青色为度，吹入患处。或用牙皂和霜梅为末噙之，或用鸭嘴胆矾末以筋蘸药点患处，及开关散、七宝散，皆酸收之剂也。丹溪治风热痰喉痹，先以千缗汤，次以四物汤，加黄柏、知母养阴，则火降矣。七情郁结，气塞不通，宜五香散。血壅而为痹，宜取红蓝花汁服之，无鲜者，则浓煎绞汁亦得。或用茜草一两煎服，或用杜牛膝捣自然汁和醋服，或用马鞭草捣自然汁服，或用射干切一片含咽汁，皆破血之剂也。（明·王肯堂《证治准绳·杂病》）

甘桔汤（《和剂》） 治风痰上壅，咽喉肿痛，吞吐有碍。

苦桔梗一两、炙甘草二两。

每服三钱，水一盏，煎七分，食后温服。

荆芥汤（《三因》） 治咽喉肿痛，语声不出，咽之痛甚。

荆芥半两、桔梗二两、甘草一两。

上锉散，每服四钱，水一盏，姜三片，煎六分，去滓温服。

半夏桂枝甘草汤（《活人》） 治暴寒中人咽痛。

半夏、桂枝、甘草各二钱半。

水二盏，生姜五片，煎至八分，去滓，旋旋呷之。

解毒雄黄丸（《和剂》） 治缠喉风及急喉痹，卒然倒仆，牙关紧急，不省人事。

雄黄研飞、郁金各一两，巴豆去皮，出油十四枚。

上为细末，醋煮面糊为丸，如绿豆大。热茶清下七丸，吐出顽痰立苏，未吐再服。

至死者，心头犹热，灌药不下，即以刀尺铁匙斡开口灌之，下咽无有不活。如小儿惊热。

痰涎壅塞，或二丸三丸，量大小加减。一法，用雄黄丸三粒，醋磨化灌之尤妙，其痰立出即瘥。

玉钥匙（《三因》） 治风热喉痹及缠喉风。

焰硝一两半、硼砂半两、脑子一字、白僵蚕二钱五分。

上为末，以竹管吹半钱入喉中，立愈。

玉屑无忧散（《和剂》） 治缠喉风，咽喉疼痛，语声不出，咽物有碍；或风涎壅滞，口舌生疮，大人酒症，小儿奶癖，或误吞骨屑，哽塞不下。

玄参去芦、贯众去芦、滑石研、砂仁、黄连去须、甘草炙、茯苓、山豆根、荆芥穗各半两，寒水石煅一两、硼砂一钱。

上为细末，每服一钱，干掺舌上，以清水咽下。此药除三尸，去八邪，辟瘟疗渴。

清心利膈汤 治咽喉肿痛，痰涎壅盛。

防风、荆芥、薄荷、桔梗、黄芩、黄连各一钱半，山栀、连翘、玄参、大黄、朴硝、牛蒡子炒研、甘草各七分。

水二盅，煎至一盅，食远服。

碧玉散（《宝鉴》） 治心肺积热上攻，咽喉肿痛闭塞，水浆不下；或喉痹、重舌、木舌肿胀皆可服。

青黛、盆硝、蒲黄、甘草各等分。

上为细末，研匀。每用少许，吹入咽喉内，细细咽下。若作丸，用砂糖为丸，每两作五十丸，每服一丸，噙化咽下。（明·王肯堂《证治准绳·类方》）

丹溪曰：喉痹多属痰，宜用吐法。或只以桐油灯脚，用鹅羽探吐。病轻者，取园中李实根噙之，更研水敷项上。暴肿不下食，吹药吹之，或用射干和逆水吐之。

一方，远志去心，为末，敷项上。

又方，灯心草烧灰吹之。

喉痹　用鸭嘴胆矾三分或五分，为细末，吹喉中，吐痰立愈。

时气喉肿，用普济消毒饮。

青龙胆　治咽喉闭塞，肿痛并单乳蛾、双乳蛾，大有神效。

用好鸭嘴胆矾，盛于青鱼胆内，阴干为末，吹入喉中。加熊胆三分，牛黄三分，冰片三分，甚妙。

双乳蛾方

黑牛胆一个、胆矾三钱、硼砂二钱、山豆根一钱。

为末，入胆中用线挂阴干，点喉中，吹亦妙。

牛蒡子饮　治风热上壅，咽喉肿痛，或生痈疮，如有肉腐。

牛蒡子二钱，玄参、升麻、桔梗去芦、犀角、黄芩、木通、甘草各一钱。

水二钟，煎八分，食远服。

甘桔汤　治少阴喉痛，诸咽病引经药。

甘、桔各等分，水煎服。或加荆芥、当归，热甚加黄芩、枳壳。

喉痹喉痛，外症恶寒，寸脉小于关尺者，皆为表症。宜甘桔汤加羌活、荆、防、枳壳、川芎，辛以散之，乃寒郁火邪在上焦。古方用半夏桂枝甘草汤，恐太热。果严冬声哑，兼咳嗽有表邪者，乃可。若水浆不得入口者，先以解毒雄黄丸四五粒，以极酸醋磨化，灌入口内，吐出浓痰，却与上药。间以生姜自然汁一蚬壳，噙下，取辛散郁热之义。娄全善：喉闭恶寒者，是邪气郁于表，切忌胆矾酸寒等剂吹喉，使热毒不能发越。又更忌硝黄、芩、连等下剂，使毒气下陷，祸不旋踵。韩祗和曰：寸脉弱小于关者，宜消阴助阳。东垣曰：寸脉不足，乃阳气微，故用表药，提其气升以助阳也。窃以为寸脉沉伏而实，第小于诸部而有喉病者，乃可用此法。如果寸脉微小，元气耗于上焦，即是阳虚，应从肺绝喉痹治，岂宜辛散耶！学者当会其意，勿谬其说，乃为上工。

急喉痹牙关紧急，用巴豆去壳，以纸压出巴豆油，将纸作捻子，点灯吹灭，以烟熏鼻中，即时口鼻涎流，牙关开矣。

玉钥匙　治风热喉痹，及缠喉风。

焰硝一两半、硼砂半两、脑子二钱半、白僵香一分。

上为细末，以竹管吹喉中，立验。

世方用碧雪、绛雪治喉病妙，惟实火更佳。

喉痹神验，因于热者为宜。朴硝一两，细细含咽汁，立愈。

丹溪方，喉痹呼吸不通，须臾欲绝，络石草二两，水升半，煎出二盏，去渣细细呷之，立通。

灵苑方，急喉痹逡巡不救者，蠡鱼胆，腊月收阴干为末，每用少许，点患处，药至即瘥。病深则水调灌之。（明·张三锡《医学六要·治法汇》）

火证喉痹，悉宜以抽薪饮主之。火不甚者，宜徙薪饮主之。凡肝胆之火盛者，宜以芍药、栀子、龙胆草为主。阳明胃火甚者，宜以生石膏为主。若大便秘结不通，则宜加大黄、芒硝之属，通其便而火自降。凡火浮于上，而热结于头面咽喉者，最宜清降，切不可用散风升阳等剂。盖此火由中，得升愈炽。经曰：高者抑之，正此之谓。非火郁宜发，及升阳散火之义。学人于此，最当体察，勿得误认其面目。凡外治火证肿痛之法宜以木别子磨醋，用鹅翎蘸搅喉中，引去其痰。或另少和清水，免其太酸。时时呷嗽喉中，不可咽下，引吐其痰为更善。漱后以代匙散吹之。仍内服煎药，自无不愈。凡火壅于上，而食物之治，最宜雪梨浆、绿豆饮之属为妙。若南方少梨之处，或以好萝卜杵汁，和以清泉，少加玄明粉，搅匀徐徐饮之，既可消痰，亦可清火。

阴虚喉痹，其证亦内热口渴喉干，或唇红颊赤，痰涎壅盛，然必尺脉无神，或六脉虽数而浮软无力，但察其过于酒色，或素禀阴气不足，多倦少力者，是皆肾阴亏损，水不制火而然。火甚者，宜滋阴八味煎、加减一阴煎之类主之。火微而不喜冷物，及大便不坚，小便不热者，宜六味地黄汤、一阴煎之类主之。若因思虑焦劳，兼动心火者，宜二阴煎主之。

格阳喉痹，由火不归元，则无根之火客于咽喉而然，其证则上热下寒，全非火证。凡察此者，但诊其六脉微弱，全无滑大之意，且下体绝无火证，腹不喜冷，即其候也。盖此证必得于色欲伤精，或泄泻伤肾，或本无实火，而过服寒凉，以伤阳气者，皆有此证。速宜用镇阴煎为上，八味地黄汤次之，或用蜜附子含咽亦妙；若再用寒凉，必致不救。

阳虚喉痹，非喉痹因于阳虚，乃阳虚因于喉痹也。盖有因喉痹而过于攻击，致伤胃气者，有艰于食饮，仓廪空虚，亦伤胃气者。又有气体素弱，不耐劳倦而伤胃气者。凡中气内虚，疼痛外逼，多致元阳飞越，脉浮而散，或弱而涩，以致声如鼾睡，痰如拽锯者，此肺胃垂绝之候，速宜挽回元气，以人参一味厚煎，放心徐徐饮之。如痰多者，或加竹沥姜汁亦可。如迟，多致不救。如作实火治之，则祸如反掌。

瘟毒喉痹，乃天行瘟疫之气，其证则咽痛项肿，甚有颈面头项俱肿者。北方尤多此病，俗人呼为虾蟆瘟，又名颅鹚瘟，亦名大头瘟。此湿热壅盛，最凶之候。宜清诸经之火，或泻阳明之热，当察缓急而治之。东垣有普济消毒饮，专治瘟毒喉痹，百发百中。

张子和曰：喉痹病，大概痰火所致。急者，宜吐痰，后复下之。上下分消而愈。又甚者，以针刺去血，然后用药吐下，此为治之上策。若人畏惧而委曲旁求，瞬息丧命。治喉痹之火，与救火同，不容少待。《内经》曰：火郁发之。发，散也，吐中有发散之义，出血者，亦发散之端也。治斯疾者，毋执缓方、小方而药之，曰：吾药乃王道，不动脏腑。若幸遇疾之轻者而获愈，疾之重者循死矣，岂非误杀也耶。（明·张介宾《景岳全书·二十八卷》）

冰玉散　治牙疳牙痛，口疮、齿衄、喉痹。

生石膏一两、月石七钱、冰片三分、僵蚕一钱。

上为极细末，小瓷瓶盛贮，敷之吹之。

代匙散 治喉痹。

月石、石膏各一钱，脑荷五分，胆矾五分，粉草三分，僵蚕炒五分，冰片一分，皂角炙烟尽五分。

上为细末，用竹管频吹喉中。加牛黄五分更佳。（明·张介宾《景岳全书·五十一卷》）

皂角散 治重舌、喉痹。

皂角不蛀者四、五挺去皮核，炙焦、荆芥穗二钱。

上为细末，以米醋调涂肿处。

消梨饮 治喉痹。

单用消梨汁频频饮之，或将梨削浸凉水中，频频饮之，尤妙。此物大解热毒。或南方少梨之处，但择好萝卜杵汁，加玄明粉徐饮，大效。

《医林》透天一块冰 治一切风热喉痹，口舌生疮，头目不清，痰涎壅盛。

黄连二钱，脑荷、月石、槟榔、蒲黄、甘草各一钱，荆芥穗、黄柏各五分，冰片半分或一分，白砂糖半两。

上为细末，炼蜜为丸，芡实大。每服一丸，噙化。（明·张介宾《景岳全书·六十卷》）

《秘方》三黄丸治喉痹极佳。

大黄、黄连、黄芩各一两，黄药子、白药子各七钱半，黄柏、山豆根、苦参各三钱，月石、京墨各钱半，麝香少许，冰片五分。

上为末，猪胆调，甑内蒸三次，临后入片、麝、硼砂为丸，豆大。噙化一丸，津咽，日夜常噙，勿脱药味方妙。

《济生》二圣散 治缠喉风，急喉痹。

胆矾二钱半、白僵蚕炒半两。

为细末。用少许吹入喉中。

《拔萃》甘桔汤 治热肿喉痹。

甘草、桔梗、薄荷、连翘、黄芩各等分。

水二钟，加竹叶煎服。一方有山栀子。（明·张介宾《景岳全书·六十卷》）

金银花酒 治一切痈疽发背，疔疮、喉痹等证。

用金银花藤叶捣烂，取汁半钟，和热酒半钟温服，甚者不过三五服，可保无虞。（明·张介宾《景岳全书·六十四卷》）

祛火通关饮 治喉痹不通。饮食不下。

黄连、玄参、山豆根、桔梗、牛蒡子、枳实各二钱，大黄、玄明粉、栝蒌仁各三钱，姜二片。

水煎温服。

立消散。

白硼砂、灯心灰以灯心塞入罐内固济之罐红为度、风化硝、黄柏、青黛、冰片各等分。

上为极细末。以芦管吹入喉中。

吐法。

青鱼胆一具、胆矾二钱、牛黄、冰片各五分。

以三味放入鱼胆内，线扎其口，悬于当风处，阴干为末。以鸡羽蘸药点喉中，即大吐痰血立愈。

又方 白矾半斤、巴豆肉十五枚同炒过去巴豆。

以鹅毛蘸陈醋煅矾，姜汁、皂角末引吐，立消。

又方 土牛膝捣汁，灌下，吐痰即消。

熏法。

巴豆末一两，摊在粗草纸上。一头巴豆，一头无巴豆，紧紧卷作一巨，长可二寸余。将巴豆一头点火即吹灭。其无巴豆一头，令病患含口内，使人对火轻轻吹之，令烟透入喉中，立破脓血而宽。

神仙饮 治阴经喉痹，服凉药反痛者。

黄芪、人参、白术、知母、附子各一钱，当归、柴胡、玄参各一钱五分。

水煎温服。（明·孙文胤《丹台玉案·卷之三·喉痹门》）

肺热喉痛，有痰热者。

甘草炒二两、桔梗米泔浸一夜一两。

每服五钱，水一钟半，入阿胶一片，煎服。（清·喻昌《喻选古方试验·卷二》）

甘桔汤 治少阴咽痛喉痹，肺痈吐脓，干咳无痰，火郁在肺。

甘草二两、桔梗一两。或等分。（清·汪昂《医方集解》）

捷径法《秘方》治喉痹乳蛾。

用鲜杜牛膝根一握、艾叶七片。捣和，入乳汁灌入鼻中，须臾痰涎从口鼻而出，立效。此名天名精，又名蚵蚾草，抽梗开花如小野菊，结子如蒿子相似，最黏人衣，狐气更甚，名鹤虱，即此草也。（清·李用粹《证治汇补·卷之四》）

肺绝喉痹，凡喉痹日久，频服清降之药，以致痰涌声喑，或痰声如曳锯，此肺气将绝之候也，法在难治，宜用独参汤，或兼进八味汤，或兼用十全大补汤。早服者，可救十中之一二。（清·程国彭《外科十法·肺绝喉痹》）

败毒散 治时行疫疠头痛，憎寒壮热，项强睛暗，鼻塞声重，咳嗽痰喘，眼赤口疮，热毒流注，脚肿腮肿，诸疮斑疹，喉痹吐泄。

羌活、独活、柴胡、前胡、川芎、枳壳、桔梗、茯苓、薄荷、甘草。（清·余霖《疫疹一得·卷下》）

喉痹即缠喉风，其肿达于外面，且麻、且痒、且痛。治宜辛散，佐以苦寒，咸寒。牛蒡子、山豆根、射干、黄连、黄柏、知母、玄参、童便、苏子、麦冬，贝母、甘草、犀角、山慈菇、桔梗、续随子。急治有针法、吹法、吐法。急治用胆矾、朴硝、牛黄为末，和匀，吹入喉中。

又 治法用矾三钱、巴豆七粒去壳同煨，矾枯去巴豆取矾为细末，吹入喉中，流出热痰即宽。（清·程永培《咽喉经验秘传·喉痹论方》）

咽喉之脉，两寸洪溢，上盛下虚，脉忌微伏。两寸浮洪而上滋者，喉痹也。此痰火上涌，脉亦如之。初用翎毛蘸米醋搅喉中，摘去痰。盖醋味酸能收，痰随翎而出，又能消积血。

喉痹恶寒，及寸脉细弱砖关尺者，皆为表症，宜解寒热发散之。如水浆不得入口者，解毒雄黄丸五六粒，以醋磨化，灌入口内，吐出浓痰，然后与药，间以姜汁一匙许，噙下。盖喉痹恶寒者，皆是寒闭于外，热郁于中，姜汁散其外寒，则热得伸而愈矣，切忌胆矾酸利之剂点喉，反使其阳郁结不伸。又忌硝黄等寒剂下之，反使其阳下陷入里，则祸不旋踵矣。东垣云：寸脉不足，乃阳气不足，宜用表药升提其气，以助阳也。然此亦言寸脉沉伏而实，如小转诸部而有喉症者，乃可用此法。如果寸脉微小、或元气耗于上，即是阳虚，应如肺绝，喉痹断不可辛散，须要治者领略会意。

喉痹不恶寒及寸脉实大滑数有力于关尺者，皆属下症，宜芒硝、青黛等寒药降之，或白矾等寒剂收之。东垣云；两寸脉实为阳盛阴虚，下之则愈。故用此治急喉痹，如鼓应俘。或三部俱实，亦可用此法也。

急喉痹，脉浮数而细微，鼻声如鼾，喉鸣如锯者，乃肺绝之候，速宜人参煎膏，姜汁、竹沥化开救之，可冀万一。近多束手畏尾，竟无挽回，亦时俗之通弊，防招讥议也。

喉痹属血壅者，宜茜草一两，煎服，能降血中之火；或用马鞭草捣自然汁，醋和服；或用射干片，噙咽汁下，皆破血之剂也。

喉痹属虚火者，用药遵《内经》从治法，桔梗、甘草、升麻、玄参、防风、羌活、荆芥、人参、白术、茯苓之类，少加姜附为向导，须频频咽之，不可骤用寒凉。近俗不明此理，峻用苦寒，肿势稍退、语言稍清，即为获效，不知邪热未除，被寒郁闭，毒即内陷，喘促顿作，不可治矣。

喉痹，乡村皆相似者，天行运气之邪。治必先表散之，大忌寒酸点下，郁其邪于内而不得出。其病有二。一属火，经云：少阳所至为喉痹，宜仲景桔梗汤；或面赤斑者为阳毒，宜以阳毒诸方汗之。一属湿，经云：太阴之胜，火气内郁为喉痹。宜《活人方》桂枝半夏甘草汤；或面青黑者，属阴毒，宜以阴毒诸方汗之。

外感风寒作喉痹，或有疮、或无疮，通用甘桔汤加荆芥、连翘、牛蒡子、防风、竹茹，《活人》用半夏、桂枝、甘草各二钱五分，加生姜，煎汤服，治暴寒中人咽痛之症。《本事》治喉痹，用白矾五分，为末，鸡子清一枚，调匀，灌入喉中，立效；或敷于外，取澄清降浊之意，于病之轻重皆宜。（清·程永培《咽喉经验秘传·诊法》）

吹喉痹方

雄黄一钱、芒硝一钱。

共为细末，以鹅毛管少许，数吹立散，如肿甚而吹，更妙。（清·程永培《咽喉经验秘传·喉症方药》）

制焰硝法

焰硝二斤、白萝卜二斤，捣烂纹汁如入水梨汁一半，更妙。再加清水二三大碗，同硝武火煎烊，夜置露天，有雪则埋雪中，黎明时收取。硝上吊起竖霜如豆芽者，仍将吊过之硝，加水复煎，照上法再吊，再收，约半月收完。所余者弃去无用。其陆续所收之霜，同装磁瓶封固听用，愈久愈好。此丹须于极寒之时法制，非极寒则无霜，如日出，则倒并一处，不堪收用矣。

此名一味金丹，专治急喉痹塞闭塞，滴水不进，不破碎者。只用此一味，研极细末，吹入二三管，无不吐痰立愈。（清·程永培《咽喉经验秘传·咽喉制药秘法》）

喉痹

二火攻兮喉痹成，或生左右小棋形；

鲜红酒毒光如镜，肿在腮颐风热胜。

治先用申及巳，如不退，用辰字吹之。（清·程永培《咽喉经验秘传·喉症歌诀》）

神效吹喉散　治缠喉风闭塞及乳蛾、喉痹、重舌、木舌等症。

薄荷、姜蚕、青黛、朴硝、白矾、火硝、黄连各五钱，硼砂五钱。

上药各为细末，腊月初一日，取雄鸡胆七八个，倒出胆汁，将小半和药拌匀，复入胆中，以线扎头，胆外用青江纸包裹。掘一地孔，阔深一尺，以竹竿悬空横吊，铺板盖泥。候立春日取出，挂风处阴干，去胆皮青磁罐密收。每药一两，加冰片三分，同研极细，吹患处神效。（清·程永培《咽喉经验秘传·徐氏博采各种喉症神应方附刻于后》）

滋肾丸　治肺痿声嘶，喉痹咳血烦躁。即通关丸见通剂。罗东逸曰：此丸为肾家水竭火炎而设。夫水竭则肾涸，肾涸则下泉不钟。而阳盛于上，斯喉痹痰结烦躁之症作；火炎则金伤，金伤则上源不泽，无以蒸煦布沤，斯声嘶咳血焦痿之症生。此时以六味补水，水不能遽生也，以生脉保金，金不免犹燥也。唯急用黄柏之苦以坚肾，则能伏龙家之沸火，是谓浚其源而安其流；继用知母之清以凉肺。则能全破伤之燥金，是谓沛之雨而腾之露。（清·陈念祖《时方歌括·卷下》）

滋肾丸一名通关丸　治小便不通、口不渴者。并治肺痿声嘶，喉痹咳血，烦躁等症。

黄柏、知母各一两，肉桂一钱。

研末，蜜丸，每服三钱，开水送下。（清·陈念祖《医学实在易·卷七》）

喉痹恶寒极

寸脉小弱于关尺者，皆为表证。宜甘桔汤、半夏桂枝甘草汤。详寒热发散之类。娄善全云：喉痹恶寒者，皆是寒折热，寒闭于外，热郁于内，姜汁散其外寒，刻内热得升而愈央。切忌胆矾，酸寒等剂点喉，反使其阳郁结不伸。又忌硝黄等寒剂下之，反使阳气下陷入里，则祸不旋踵矣。水浆不得入口者，用解毒雄黄丸，以酸醋磨化，吐出浓痰，间以生姜汁喻下之，以表散药升发之，神效。

《三因方》治卒喉痹不得语，小续命汤加杏仁甚妙。活人半夏桂枝甘草汤治暴寒中人，咽痛。此外感风寒作喉痹者之治法也《准绳》。

此论瘟毒喉痹

经云：寒气客于会厌，卒然如哑，宜五粉丸。陈藏器每用治脏寒咽闭，吞吐不利，用附子，去皮脐，炮制，以蜜涂炙之。令蜜入内，含之勿咽。

急痹有声如鼾，有如痰在喉音者，此为肺绝之候，速宜人参膏救之，用姜汁竹沥放开服，十全七八。

风热痰喉痹，丹溪先饮以千缗汤，次用知柏四物汤养阴，则火降矣。七情郁结气塞不通，宜五香散。血壅为痹，宜取红花汁服之，或用茜草，或土牛膝，抖自然汁和醋服。倘牙关紧急，滴入鼻内亦可，或马鞭草亦好《准绳》。（清·马渭铃《喉科大成·卷二·喉痹》）

一曰喉痹，痹者，痛也。经云：一阴一阳结，谓之喉痹。一阴者，手少阴心也。一阳者，手少阳三焦也。心为君火，三焦为相火，二火冲挚，咽喉痹痛，法当散之清之，加味甘桔汤主之。

凡喉痹，不论大人小儿，非吐不可。如胆矾、石膏之类，薄荷汁入醋同调，鸡羽蘸药，逆入喉内，徐徐吐痰，引出为佳汤氏。喉痹多属痰，宜用吐法《丹心》，宜用吹喉散，引痰直捷法，去涎方，或醋噙漱亦好。

喉痹者，谓喉中呼吸不通，言语不出，而天气塞也《纲目》。宜用如圣胜金锭、解毒雄黄丸、牛黄凉膈散、七宝散、蟾矾散、鸡内金散、备急丹、龙脑膏、青龙胆、吹喉散。实火宜清凉散，虚火加味四物汤。

喉内热结，喉外肿绕，且麻且痒，喉内痰塞，满舌作音如鼾，除肺绝证，惟喉痹误服寒凉，有此证也，痰塞气无出入，多死。急用桐油煎取痰，随用桂姜汤《证治全书》。（清·马渭铃《喉科大成·卷三》）

其木火犯肺，咽干喉痹致失音者，以麦冬汤之属润其燥。（清·林珮琴《类证治裁·卷之二》）

察其二便秘结系实火者，以重剂润下，去其积热壮实者用硝黄，弱者但滋燥润肠，虚者宜蜜煎导法。大便行，乃可清利上焦痰热清上丸。若虚火便涩，心脉数，肾脉微，宜滋阴降火养金汤。

〔喉痹〕肿痛闭塞，为风痰郁火热毒上攻之症。去风痰，解热毒，自愈。咽喉总络，系肺胃，急清此二经之热。牛蒡汤，外用通隘散。如恶寒，寸脉小，一时患者皆同，为天行邪气，宜先表散。其病之由来有二，一者少阳司天，三阳之气，民病喉痹。仲景用桔梗汤，根据阳毒施治。一者太阴湿胜，火气内郁，民病喉痹。又太阴在泉，湿淫所胜，病喉肿喉痹。仲景用半夏甘桔汤，根据阴毒施治。若不恶寒，寸脉大滑实，为阳盛阴虚，下之愈。酌用大小承气汤。其轻者可缓治，喉痹散。不可骤用寒凉，以痰实结胸，遇寒不运，渐至喘塞不治也。其气急闭塞欲死者，缓则僵蚕炒末，姜汤下，立愈。或马蔺根苗捣汁，和醋含漱。急则用吹法，硼砂、胆矾末吹患处，或皂角末吹鼻喷嚏，亦开。吐法，捣皂角水灌入，或新汲水磨雄黄，灌入即吐，或鸡鹅翎蘸桐油探吐。针法，用砭针于肿处刺出血，若口噤针不能入，刺少商穴。左右皆刺二分出血，立愈。或捽顶心头发一把，力拔之，其喉自宽。又有阴虚阳浮痰结于上，脉浮大，重取或涩者，作实症治，必死。加减八味丸。喉痹连项肿，芩连消毒饮。（清·林珮琴《类证治裁·卷之六》）

荆防败毒散　治伤寒头痛，憎寒壮热，项强睛暗，鼻塞声重，风痰咳嗽，及时气疫疠，岚瘴鬼疟，或声如蛙鸣，赤眼口疮，湿毒流注，脚肿腮肿，喉痹毒痢，诸疮斑疹等症。

人参五分无力服参者，或用潞党参三四钱，羌活、荆芥、独活、防风、枳壳麸炒、柴胡、桔梗、前胡、茯苓、川芎，以上各一钱，甘草五分。

上药十二味，加生姜三片，薄荷少许，水二钟，煎八分，食远服。（清·恬素氏《集验良方拔萃·卷一》）

甘桔汤　治喉痛、喉痹、肺痈吐脓、干咳无痰、火郁在肺等症。

金银花二钱，甘草一钱，桔梗八分，牛蒡子钱半，水煎服。（清·鲍相璈《验方新编·内外备用诸方》）

辟瘟散　此方专治伤寒、伤风、憎寒壮热、头痛、身痛、项痛、脊强腰痛、目胀、鼻塞、声重、风痰咳嗽、上呕下泻、口渴便赤、内伤饮食及感冒四时不正之气，发痧、瘟疫、瘴疠、鬼疟、瘟疟、赤眼、口疮、湿毒、流注、脚肿、腮肿、风火喉痹、毒痢、风热斑疹。

制苍术五钱，桔梗、神曲各三钱，贯众、滑石、熟大黄、明雄、厚朴姜汁炒、法半夏、生甘草、川芎、藿香各三钱，羌活、白芷、柴胡炒、防风、荆芥、细辛、前胡、枳壳炒、薄荷、陈皮去白、皂角去筋子、朱砂、石菖蒲、公丁香、广木香、草果煨用子、香薷各一钱。

共研极细末。（清·鲍相璈《验方新编·瘟疫》）

上清散　用薄荷三钱，川芎、白芷、细辛、雄黄、硼砂、黄芩各一钱，牙硝二钱，皂角八钱，研末，冰、麝看症再加。

凡头疼、鼻塞、赤眼、牙疼、喉痹并治。可预合备用。（清·吴尚先《理瀹骈文·存济堂药局修合施送方并加药法》）

封髓丹。

黄柏一两，砂仁七钱，甘草三钱。

余尝亲身阅历，能治一切虚火上冲牙疼，咳嗽、喘促、面肿、喉痹、耳肿、目赤、鼻塞、遗尿、滑精诸症，屡获奇效，实有出人意外，令人不解者。（清·郑寿全《医理真传·卷二》）

凡喉间肿痛，统名之曰喉痹。经云：一阴一阳结，谓之喉痹。王太仆云：一阴者，手少阴心，一阳者，手少阳三焦也。心为君火，三焦为相火，二火冲击，咽喉痹痛，法当散之清之。古人通用甘桔汤、加味甘桔汤，郑氏通用紫地汤加减。然有虚火、实火之分，不可不审，故下条先列紧喉、慢喉二证，一虚一实，以为各证准绳。肺绝喉痹，此内喉痹日久，频服清降之药喉，以致痰涎壅于咽喉，声如拽锯，此肺气将绝之候，证在难治，宜用独参汤加橘红、兼进十全大补汤，早服者可救十中之二三。（清·余泽春《喉证指南·卷三》）

避瘟散　治伤风伤寒，憎寒壮热，头痛身疼，项背强急，鼻塞声重，风痰咳嗽，上呕下泻，口渴便赤，内伤饮食，外受感冒，瘟疫发痧，瘟疟鬼疟，温毒流气，脚肿腮肿，风火喉痹，时痢毒痢。

茅术五钱，桔梗三钱，神曲三钱，贯众二钱，滑石二钱，雄黄二钱，姜朴二钱，甘草二钱，法夏二钱，川芎二钱，羌活一钱，白芷一钱，柴胡一钱，防风一钱，荆芥一钱，前胡一钱，枳壳一钱，薄荷一钱，陈皮一钱，皂刺一钱，菖蒲一钱，公丁香一钱，木香一钱，草果一钱，香薷一钱，熟军二钱，藿香二钱，细辛一钱，朱砂一钱。（清·清太医院《医方配本·补益虚损门》）

第七节　针　　灸

邪客于手少阳之络，令人喉痹，舌卷口干，心烦，臂外廉痛，手不及头，刺手中指次指爪甲上，去端如韭叶，各一痏，壮者立已，老者有顷已，左取右，右取左，此新病数日已。（《素问·缪刺论》）

三之气，天政布，炎暑至，少阳临上，雨乃涯。民病热中，聋瞑、血溢、脓疮、咳、呕、鼽、衄、渴、嚏欠、喉痹、目赤、善暴死。（《素问·六元正纪大论》）

是动则病齿痛，颈肿。是主津液所生病者，目黄，口干，鼽衄，喉痹，肩前臑痛，大指次指痛不用，气有余则当脉所过者热肿；虚则寒栗不复。为此诸病，盛则泻之，虚则补之，热则疾之，寒则留之，陷下则灸之，不盛不虚，以经取之。盛者，人迎大三倍于寸口；虚者，人迎反小

于寸口也。(《灵枢·经脉》)

喉痹不能言,取足阳明;能言,取手阳明。(《灵枢·杂病》)

喉痹,刺手小指爪纹中,出三大豆许血,逐左右刺。皆须慎酒面毒物。(唐·孙思邈《备急千金要方·卷第六》)

喉痹,气逆咳嗽,口中涎唾。灸肺俞七壮,亦可随年壮至百壮。(唐·孙思邈《备急千金要方·卷第十七》)

治喉痹方。

以绳缠手大指,刺出血一大豆以上,瘥,小指亦佳。(唐·孙思邈《千金翼方·卷第十一》)

小儿急喉痹,灸天突穴一壮,在项结喉下三寸两骨间,炷如小麦大。(宋·王怀隐《太平圣惠方·卷第一百》)

上气咳逆,胸满短气,牵背痛,巨阙、期门各五十壮。逆气虚劳,寒损忧恚,筋骨挛痛,心中咳逆,泄注腹满,喉痹,颈项强,肠痔逆气,痔血阴急,鼻衄,骨痛,大小便涩,鼻中干,烦满狂走易气。凡二十二病,皆灸绝骨五十壮。(宋·王执中《针灸资生经·第四》)

大抵治喉痹,用针出血,最为上策。但人畏针,委曲旁求,瞬息丧命。凡用针而有针创者,宜捣生姜一块,调以热白汤,时时呷之,则创口易合。《铜人》中亦有灸法,然痛微者可用,病速者,恐迟则杀人。故治喉痹之火,与救火同,不容少待。《内经》:火郁发之。发,谓发汗。然喉咽中,岂能发汗。故出血者,乃发汗之一端也。后之君子,毋执小方,而曰吾药不动脏腑,又妙于出血,若幸遇小疾而获功,不幸遇大病而死矣!毋遗后悔可矣!(金·张从正《儒门事亲·卷三》)

又方　用生白矾研细,涂于绵针上,按于喉中,立破。绵针,以榆条上用绵缠作枣大是也。

又一法　如左右喉痹,于顶上分左右头发,用手挽拔之,剥然有声,立效。此法年幼时常见。郑六嫂救人甚多,不得其诀,近与子正话及,方得其传。(金·张从正《儒门事亲·卷十五》)

《内经》刺灸喉痹法有四。今以经脉所过,咽喉取之验者,及他病相干,而致喉痹取之者,通六经也。

其一,取手足阳明。经云:喉痹不能言,取足阳明。能言,取手阳明。又云:胃足阳明脉,从大迎前下人迎,附循喉咙,视盛虚热寒陷下取之。又云:足阳明之别名曰丰隆,去踝八寸,别走太阴。其病气逆则喉痹卒喑,取之所别也。又曰:大肠手阳明脉,所生病者喉痹,视盛虚热寒陷下取之也。

其二,取手少阳。经云:三焦手少阳之脉,出缺盆,上项系耳后,是动则病嗌肿喉痹,视盛虚热寒陷下取之。又曰:邪客手少阳之络,令人喉痹,刺手中指次指爪甲上,去端如韭叶各一痏,壮者立已,老者顷已,左取右,右取左是也。

其三,以经络所过喉咽者有二。经云:肝足厥阴之脉,循喉咙之后,故喉之后疼者,取之累验也。又云:肾足少阴之脉,上贯肝鬲,循喉咙,窦汉卿所谓必准者,照海治喉中之闭塞是也。

其四,他病相干致喉痹者有一。经云:心咳之状,喉中介介如梗状,甚则咽肿喉痹,取心之俞，盖大陵穴是也。

[摘] 治喉痹：丰隆、涌泉、关冲甚者，以小三棱针藏笔锋中，诈言点药于喉痹上，乃刺出紫血，倾下立愈。

喉痹颔肿如升，水粒不下：少商出血，手大指背头节三棱折刺三针，出血，阳谷二分。

[《撮》] 喉痹乳蛾：少商针入一分，卧针向后三分、照海、太冲。

[《甲》] 喉痹，完骨及天容、气舍、天鼎、尺泽、合谷、商阳、阳溪、中渚、前谷、商丘、然谷、阳交悉主之。喉痹胸中暴逆，先取冲脉，后取三里、云门皆泻之。

喉痹咽如梗，三间主之。喉痹不能言，温溜、曲池主之，喉痹气逆，口㖞，咽喉如扼状，行间主之。喉痹咽肿，水浆不下，璇玑主之。喉痹食不下，鸠尾主之。（明·楼英《医学纲目·卷之十五》）

治瘰疬喉痹卒攻痛。

用商陆根生捣，捻作饼子置疮上，以艾灸三四壮。（明·胡荧《卫生易简方·卷之八》）

至如走马喉痹，何待此乎？其死生如人之反掌之间耳。其最不误人者，无如砭针出血，血出则病已。但人畏针，委曲傍求，若执不从，瞬息丧命。凡用针时喉中抢者，宜捣生姜一块入热白汤，时时呷之，则抢而止。治喉痹之疾，如救火之法同，岂可容易哉？……又常以针刺少商穴出血而愈。（明·董宿《太医院经验奇效良方大全·卷之六十一》）

喉痹、乳蛾诸证在关上者，必有血泡，用喉针点破即宽。在关下不见者难治，用芦管削尖快，令病患含水一口，从鼻孔中放芦管进击一下，出血妙。（明·皇甫中《明医指掌·卷八》）

丹溪曰：喉痛并疮，多属虚火游行无制。……微而轻者，可以缓治；甚而重者，惟用针贬刺血最为上策。（明·孙一奎《赤水玄珠·第三卷·咽喉门·喉痹》）

喉痹　其症先二日胸膈气紧，出气短促，蓦然咽喉肿痛，手足厥冷，气闭不通，须臾不救。属痰、属火，属热，重者宜吐，宜刺出血，又针少商、照海二穴。（明·张浩《仁术便览·卷一》）

喉痹：颊车、合谷、少商、尺泽、经渠、阳溪、大陵、二间、前谷。（明·杨继洲《针灸大成·卷八》）

喉痹急用吹药，刺宜少商、合谷、丰隆、涌泉、关冲。（明·杨继洲《针灸大成·卷九》）

三锡曰：咽以厌物，喉以候气，其体清虚，不容一毫浊物。《难经》曰：三焦之气通于喉，喉咙之声则发矣。然三焦属相火，火为病最速，故卒然喉中肿塞，古谓之喉痹是也。亦有胃中痰火泛上，肿塞为患者。大抵暴起必是痰火，取吐为急，惟针刺去毒血为妙。昧者不知，畏首畏尾，多致误事，是不明正理也。（明·张三锡《医学六要·病机部》）

金陵黄泥巷杨马军，拿法，以中指蘸药少许于喉中用力一捻，肿处出血并痰涎，随即能下汤水，绝妙。即前用针刺之意，妙在指法，药恐伪也。（明·张三锡《医学六要·治法汇》）

喉痹论方　急治有针法、吹法、吐法。（清·程永培《咽喉经验秘传·喉痹论方》）

牙疼头疼喉痹：三间、三里。（清·李守先《针灸易学·卷上》）

凡喉痹急证，先用针刺出血，并豁吐痰涎为要，若迟缓不救则死《回春》。火郁则发之，砭刺出血，即汗之之义也，血出多则愈。（清·马渭铃《喉科大成·卷三》）

第八节　禁　　忌

按:喉痹恶寒者,皆是寒折热,寒闭于外,热郁于内,姜汁散其外寒,则内热得伸而愈矣。切忌胆矾酸寒等剂点喉,反使其阳郁结不伸;又忌硝黄等寒剂下之,反使其阳下陷入里,则祸不旋踵矣。

喉痹,乡村病皆相似者,属天行运气之邪,治必先表散之,亦大忌酸药点之,寒药下之。郁其邪于内,不得出也,其病有二。(明·楼英《医学纲目·卷之十五》)

喉痹者,龙火也,虽用凉剂,常令煎极热,时时呷之。此药热行寒,不为热病扞格故也。

后之业医者,须分人火龙火之病,用药无不取效矣。(明·董宿《太医院经验奇效良方大全·卷之六十一》)

忌补、敛、升、燥、热,因三焦实。(清·程永培《咽喉经验秘传·喉痹论方》)

切忌胆矾,酸寒等剂点喉,反使其阳郁结不伸。又忌硝黄等寒剂下之,反使阳气下陷入里,则祸不旋踵矣。(清·马渭铃《喉科大成·卷二》)

豮猪肉去势曰豮　甘咸平。补肾液,充胃汁,滋肝阴,润肌肤,利二便,止消渴,起尪羸。以壮嫩花猪,糯而易熟,香而不腥臊者良。……至一切外感及哮嗽、疟痢、痧疸、霍乱、胀满、脚气、时毒、喉痹、痞满、疔痈诸病,切忌之。其头肉尤忌。(清·王士雄《随息居饮食谱·毛羽类》)

第九节　预　　后

夫喉痹者,为喉里肿塞痹痛,水浆不得入也。人阴阳之气出于肺,循喉咙而上下也,风毒客于喉间,气结蕴而生热,故喉肿塞而痹痛也。其脉沉者为阴,浮者为阳;若右手关上脉,阴阳俱实者,是喉痹之候也,亦令人壮热而恶寒,若七八日不治,必至危殆也。(宋·王怀隐《太平圣惠方·卷第三十五》)

夫小儿喉痹者,是风热之气,客于喉咽之间,与血气相搏,而结肿痛,甚者肿塞,饮粥不下,乃成脓血,若毒入于心,心烦闷,懊侬不可堪忍,如此者死也。(宋·王怀隐《太平圣惠方·卷第八十九》)

论曰,喉痹之病,喉中肿塞痹痛,水饮不下,呼吸有妨,寒热往来,得之风热客于脾肺,熏发咽喉,小儿纯阳,尤多是疾。若不速治,毒邪入心,则烦闷懊侬,立致危殆。(宋·赵佶《圣济总录·卷第一百八十》)

《内经》曰:一阴一阳结,谓之喉痹。王太仆注云:一阴者,手少阴君火,心主之脉气也;手少阳相火,三焦之脉气也。二火皆主脉,并络于喉。气热则内结,结甚则肿胀,肿胀甚则痹,痹甚而不通则死矣!(金·张从正《儒门事亲·卷三》)

急嗽痹,其声如鼾,有如痰在喉响者,此为肺绝之候,速宜参膏救之。用姜汁、竹沥放开服,如未得参膏,或先煎独参汤救之。服早者,十全七八,次则十全四五,迟则十不全一也。(明·楼英《医学纲目·卷之十五》)

急喉痹其声如鼾，有如痰在喉中响者，此为肺绝之候。速宜人参膏救之，用竹沥、姜汁调下独参汤亦可。若服之早者，十全七八，次则十全三四，迟则十不救一也。（明·孙一奎《赤水玄珠·第三卷》）

十五曰肺绝喉痹。凡喉痹日久，频服消降之药，以致痰涎壅于咽喉，声如拽锯，此肺气将绝之候也。法在难治，宜人参膏，加橘红汤饮之，或用四君子汤亦佳。

咽喉不治证

凡咽喉闭，毒气归心，胸前肿满，气烦促，下部洞泄不止者死《得效》。凡喉痹初发，胸膈气促，咽喉肿痛，手足厥冷，气闭不通，即死《入门》。如鱼口者死《宝鉴》。

喉内热结，喉外肿绕，且麻且痒，喉内痰塞，满舌作音如鼾，除肺绝证，惟喉痹误服寒凉，有此证也，痰塞气无出入，多死。急用桐油煎取痰，随用桂姜汤《证治全书》。（清·马渭铃《喉科大成·卷三》）

肺绝喉痹，此内喉痹日久，频服清降之药喉，以致痰涎壅于咽喉，声如拽锯，此肺气将绝之候，证在难治，宜用独参汤加橘红，兼进十全大补汤，早服者可救十中之二三。（清·余泽春《喉证指南·卷三》）

第十节　医　　案

一人患喉痹，痰气上攻，咽喉闭塞，灸天突穴五十壮，即可进粥，服姜附汤，一剂即愈，此治肺也。

一人患喉痹，颐颔粗肿，粥药不下，四肢逆冷，六脉沉细。急灸关元穴二百壮，四肢方暖，六脉渐生，但咽喉尚肿，仍令服黄药子散，吐出稠痰一合乃愈，此治肾也。

一人患喉痹，六脉细，余为灸关元二百壮，六脉渐生。一医曰：此乃热证，复以火攻，是抱薪救火也。遂进凉药一剂，六脉复沉，咽中更肿。医计穷，用尖刀于肿处刺之，出血一升而愈。盖此证忌用凉药，痰见寒则凝，故用刀出其肺血，而肿亦随消也。

先生治肺治肾之法，千古卓见。况咽喉之证，风火为患，十有二三；肺肾虚寒，十有八九。喉科不明此理，一味寒凉，即有外邪，亦致冰伏，若元本亏损，未有不闭闷致死者。所以咽喉妙法，第一开豁痰涎，痰涎既涌，自然通快，然后审轻重以施治，姜附、灼艾，诚为治本之法，但人多畏之，而不肯用耳。然当危急时，亦不可避忌，强为救治，亦可得生也。至于刺法，亦须知之。雍正四年，咽喉证甚行。友人之子沈礼庭亦患喉痹，次日即烂。予诊其两寸无力，两尺空散，乃阴虚火动，以七味丸作汤与服一剂，证虽未减而痛势少缓。邻家强其延喉科视之，彼医笑予动辄用热药，不知此乃阳明热甚证，火性急速，故一日而喉即腐溃，岂可用温补剂耶！乃投白虎二剂，服未半，而神气改常，语言错乱，甚至颠倒不眠，其家惶急，复延予。予诊其脉乱而八九至，予曰：果病阳明燥火，石膏实为良剂。今系无根之焰，而妄用白虎，使胃络陷下，而不能上通，故心神失守。以归脾汤加桂饮之，甫一剂而神恬脉静矣。噫！彼喉科一无学之人，妄为评品大方，乱投汤药，几至杀人，亦愚矣。（此为清人胡珏评论。编者注）（宋·窦材《扁鹊新书·卷中》）

［罗］征南帅不邻吉歹，病咽痛下利方见表热里寒门。

洪武戊辰春，乡村病喉痹者甚众，盖前年终之气，及当年初之气，二火之邪也。予累用甘桔汤，加黄连、半夏、僵蚕、鼠粘子根等剂发之。挟虚者，加参、芪、归辈。水浆不入者，先用解毒雄黄丸，醋磨化之灌喉，痰出，更用生姜汁灌之，却用上项药无不神验。若用胆矾等酸寒点过者，皆不治，盖邪郁不出故也。（明·楼英《医学纲目·卷之十五》）

治喉痹方

元公章少卿说，开德府士人，携仆入京，其一日忽患喉痹，胀满气塞不通，命在顷刻。询诸郡人，云惟马行街山水李家可看治。即与之往。李骇然曰：证候危甚，犹幸来，用巴豆油纸作捻，火着烟起，吹灭之，令仆张口刺于喉间，俄然吐出紫血半合，实时气宽能言，及啖粥饮，掺药傅之，立验。后还乡里，村落一医，偶传得此术。云：咽喉病发于六腑，如引手可探，及刺破瘀血即已；若发于五脏，则受毒牢深，手法药力难到，惟用纸捻为第一。然不言所用之意，后有拾得其残者，盖预以巴豆油纸，故施火即着，藉毒气径赴病处。（明·董宿《太医院经验奇效良方大全·卷之六十一》）

孙，二一。久咳失音，喉痹。

陈阿胶同煎二钱，生鸡子黄同煎一枚，炒麦冬一钱半，川斛三钱，甜北沙参一钱半，炒生地二钱，生甘草三分，茯神一钱半。

孙。脉搏大，阳不下伏，咳频喉痹，暮夜为甚。先从上治。

生鸡子白、生扁豆皮、玉竹、白沙参、麦冬、地骨皮。（清·叶桂《临证指南医案·卷二》）

玉液上清丸

薄荷叶十四两，元明粉二钱，川芎一两八钱，桔梗四两五钱，片脑二钱即冰片，砂仁四钱五分，川百药五分，柿霜四两五钱，青黛三钱，防风一两八钱，甘草三两五钱，白硼二钱。

共为细末，炼蜜丸，如芡实大。每服一丸，不拘时噙化。治热壅头面不爽，咽喉红肿，口舌生疮，服之生津化痰。

明武宗正德患喉痹，进一丸，立愈。（清·程永培《咽喉经验秘传·喉症方药》）

论裘哲文病案

顷奉来教，所述咽痛而肿，饮食皆妨，燥咳或呕，声哑痰粘，的是外感时行之邪郁遏太阴，上焦不得宣化。计必有蒸热、恶风、烦躁、发瘢之类，书中言之未详。弟遵论拟上一方，乞即进服，并再与省中精于时感者熟商之。此时病状断非吾兄旧恙所致，幸勿牵缠同论，必得喉之痛肿全退，而后诸症随解也。今春来杭、嘉、湖、苏、松数郡此症偏多的系时邪，俗名为喉风斑疹，务须轻剂宣透清阳，苦辛凉散，温燥腻补皆在禁例，务祈审慎。

泗安，许。素来体肥多痰，上年春夏痰出遽少，此非生痰之源遽清，乃气化之郁也。郁极则生火，所以季秋先觉咽痛、左耳前后痛，继见上腭肿，后且左颈颊亦肿，此必郁怒劳心之故，致少阴心、手（此处疑为足，编者注）少阳足厥阴肝胆之火勃动于中，上炎清空，则内郁之痰亦因火之势上壅络脉，而致内外皆肿，至于此极也。迄今已阅四月。然正其名，则咽腮之肿是上腭痈也。蔓延于外，左侧颈额之肿，上至额颅，右及腮颊。坚硬不痛，是马刀侠瘿也。病之源虽一，而症之象有二，此姑不俱论。但近来吞吐日艰，饮食日少，肿势日盛，精气日削，投治之要首重饷道，议补议清，皆属迂图。然脉得小弦数而沉滑，夫小为气虚，气虚则痰益难化；数为血虚，血虚则火益难清；况弦为木火，沉滑为痰伏在里，故上腭色红，舌根肿强，舌苔滑白，清涎黏腻，咯之欠利，便结溺赤，都属无形之火与有形之痰胶固煎灼，如城狐社鼠之盘踞矣。症情既已如此，而斡旋之法，自必择其要，且急者而先图之。其先则莫要于先通饷道；欲吞吐得利，则势不出乎上腭之溃脓，或胶固之痰火出外。舍此二者，转机虽有，恐缓不及时耳。谨拟煎散并进法，庶几治痰不偏乎燥，峻清火不致乎腻滞，然恐铨材不能胜此艰钜。

潞党参二钱，陈皮一钱五分，川贝母三钱，天竺黄二钱，犀角尖八分，茯苓二钱，驴皮胶二钱，羚羊角一钱五分，海石粉二钱，苏子一钱五分，夏枯草二钱。

另　海藻、白矾二味等分，研细。

临卧用白梅，食盐各少许泡汤，乘热调药末二三钱送下。（清·张千里《千里医案·卷五·痈疡》）

音闪八月之久，咳嗽内热。喉痹重症已成，收功难许。固本汤。

清阿胶钱半，川贝钱半，橘红一钱，北沙参三钱，马兜铃七分，杏仁三钱，元参三钱。

咳嗽音闪两月余，喉痹则呛。姑从泻肺，久延殊非所宜。

马兜铃七分，杏仁三钱，紫菀钱半，款冬花钱半，蒌皮三钱，桑白皮钱半，川贝钱半，桔梗一钱，冬瓜子三钱。

咳嗽三年，近日转甚而音闪。久延防成喉痹重症。姑与钱氏法。

阿胶散、川贝母三钱，款冬花钱半，冬瓜子三钱。（清·邵杏泉《邵氏方案·卷之礼》）

桐乡，顾。久咳失音，喉肿蒂坠，内热，旧有肛漏，近增遗泄，脉形细数，面色皖白。检阅前方，始则肺气过于开泄，继而甘温补纳，病势有增无减，三阴亏损，喉痹垂成矣。大节重重，何恃而不恐？考昔贤治法，不越纯甘至静之味，壮水以制阳光，但恐鞭长莫及耳。

生地、沙参、贝母、玄参、骨皮、甜杏仁、麦冬、桑皮、阿胶、人中白、生甘草、鸡子清、淡菜。

别用猪肤汤服二十日。（清·徐锦《心太平轩医案》）

顾。酒客湿热熏蒸，肺受火刑而失清肃之令。咳嗽音哑，吐血痰红，喉痹干燥，是皆肺火见证，尚非全属阴虚。虽然火亢不息，久必伤阴，究宜戒酒为上。治以清肃高源，兼养胃阴为法。

沙参、甜杏仁、丹皮、元参、山栀、川贝、茜草炭、鸡距子、藕汁、茅根。（清·王泰林《王旭高临证医案·卷之二》）

胡。久咳肺肾阴虚，咽痛，由来三载，烦劳为甚，经事乍停乍止，脉滑而数。少阳相火上煽，喉痹已成，病人损途一门矣。

桑叶、马兜铃、桔梗、海浮石、人中白、丹皮、牛蒡子、杏仁、生甘草、白糯米。

转方：加阿胶、元参。（清·沈菊人《沈菊人医案·卷下》）

周，太仓。咳嗽喉痹。

人乳粉三钱，川贝母二钱，人中白三钱。

梨汁送下。

某。喉痹咳嗽，脉右大而长。

生扁豆、麦冬、北沙参、川斛、青蔗浆。(清·余景和《外证医案汇编·卷二》)

朱,左,四十三岁。肾不纳气,脾不化湿,喘急痰饮,由来三年。近日肺家又为火燥,声嘶音哑,咽燥喉痒。喉痹形状,已达目的。

灵磁石、橘红、凤凰衣、淮牛膝、叭杏仁、川贝、赤苓、淡甘草、生苡仁、桔梗、元参、枇杷叶。(清·金有恒《金氏门诊方案》)

渔,沈。女孩邪火上郁,始喉痹,继及耳内颐部,延久不清,鼻塞气粗。宜清上焦为主。

桔梗钱半,苦丁茶钱半,焦山栀三钱,淡竹叶三钱,连翘三钱,光杏仁三钱,僵蚕钱半,人中黄钱半,夏枯草三钱,银花二钱,通草钱半。

清煎三帖。(清·邵兰荪《邵兰荪医案·卷二》)

第十七章 喉 瘖

第一节 病 名

黄帝问曰：人有重身，九月而瘖，此为何也？岐伯对曰：胞之络脉绝也。(《素问·奇病论》)

所谓入中为瘖者，阳盛已衰故为瘖也。(《素问·脉解》)

黄帝问于少师曰：人之卒然忧恚而言无音者，何道之塞，何气出行，使音不彰？愿闻其方。少师答曰：咽喉者，水谷之道也。喉咙者，气之所以上下者也。会厌者，音声之户也。口唇者，音声之扇也。舌者，音声之机也。悬雍垂者，音声之关也。颃颡者，分气之所泄也。横骨者，神气所使，主发舌者也。故人之鼻洞涕出不收者，颃颡不开，分气失也。是故厌小而疾薄，则发气疾，其开阖利，其出气易；其厌大而厚，则开阖难，其气出迟，故重言也。人卒然无音者，寒气客于厌，则厌不能发，发不能下至，其开阖不致，故无音。(《灵枢·忧恚无言》)

［薛］经云：舌者音声之机也，喉者音声之关也。小儿卒然无音者，乃寒气客于会厌，则厌不能发，发不能下，致其门阖不制，故无音也。若咽喉音声如故，而舌不能转运言语，则为舌瘖，此乃风冷之邪，客于脾之络，或中于舌下廉泉穴所致也。盖舌乃心之苗，心发声为言，风邪阻塞经络，故舌不能转运也。若舌本不能转运言语，而喉中声嘶者，则为喉瘖，此亦为风冷所客，使气道不通，故声不得发，而喉无音也。然或风痰阻塞，或因心经气虚，或因脾之脉络受风，或因风痰滞于脾之络，或因脾气不足，或胃中清气不升，皆足以致瘖。(明·王肯堂《证治准绳·幼科》)

夫气出于肺之气喉而为声，肺清则声清，肺热则声哑，盖肺属金，金空则鸣，惟痘疮之发，热毒上行，热能生痰，或因风寒阻塞腠理，是以痰唾稠粘，有碍气道，故乃音哑，兼有其毒冲逆咽喉而成为痘，肺窍窄狭，故亦有音哑，是肺金受火邪之克也。(清·冯兆张《冯氏锦囊秘录·痘疹全集·卷二》)

瘖者，谓有言无声，非绝然之不语也。(清·罗国纲《罗氏会约医镜·卷十四》)

第二节 病因病机

喉咙者，气之所以上下也。会厌者，音声之户；舌者，声之机；唇者，声之扇。风寒客受于会厌之间，故卒然无音。皆由风邪所伤，故谓风失音不语。(隋·巢元方《诸病源候论·卷一》)

喉咙者，气之道路；喉厌者，音声之门户。有暴寒气客于喉厌，喉厌得寒即不能发声，故卒然失音也。不能语者，语声不出，非牙关噤也。(隋·巢元方《诸病源候论·卷四十五》)

论曰：风寒之气客于中，滞而不能发，故瘖不能言及喉痹失音，皆风邪所为也。(唐·孙思

邈《备急千金要方·卷第八》)

论曰,咽喉肿痛,语声不出者,风邪壅热,客于脾肺之经,邪热随经,上搏于咽喉,则血脉壅遏,故令喉间肿痛,甚则气道窒塞,语声不出也。(宋·赵佶《圣济总录·卷第一百二十三》)

夫喉以候气,咽以咽物;咽接三脘以通胃,喉通五脏以系肺,气谷攸分,皎然明白。有为水喉谷喉之说者,谬说也。《千金》复云:喉咙候脾胃,咽门候肝胆。亦非至论,智者当以理推,不可强存乎人矣。诸脏热则肿,寒则缩,皆使喉闭,风燥亦然。五脏久咳则声嘶,嘶者喉破也,非咽门病,咽肿则不能吞,干则不能咽。多因饮啖辛热,或复呕吐焰伤,致咽系干枯之所为也,与喉门自别。(宋·陈言《三因极一病证方论·卷之十六》)

夫妇人身重,九月而瘖哑不言者,是脬之络脉不相接也,则不能言。(金·张从正《儒门事亲·卷五》)

麻本属火,瘖哑乃麻之常候,多吉无凶,不可以痘疮哑瘖比例。盖因肺胃热邪,为风寒所袭,不能尽达于表,咳甚咽伤,故哑瘖也。(元·滑寿《麻疹全书·第二卷》)

上焦原有痰火炽盛,肺为火烁,又因衣被厚重,土焦热壅,肺经受伤,虽无外邪,风热内盛。亦有鼻塞声重,音哑,头目不清,鼻流清涕,咳嗽之证。(明·皇甫中《明医指掌·卷三》)

有心火刑肺而失音者,肺属金主声,中有二十四空,凡发诸语言者,皆其空中之气鼓动也,五行金空则鸣,实则哑。(明·王肯堂《证治准绳·幼科》)

[薛]经云:舌者音声之机也,喉者音声之关也。小儿卒然无音者,乃寒气客于会厌,则厌不能发,发不能下,致其门阖不制,故无音也。若咽喉音声如故,而舌不能转运言语,则为舌喑,此乃风冷之邪,客于脾之络,或中于舌下廉泉穴所致也。盖舌乃心之苗,心发声为言,风邪阻塞经络,故舌不能转运也。若舌本不能转运言语,而喉中声嘶者,则为喉啼喑,此亦为风冷所客,使气道不通,故声不得发,而喉无音也。然或风痰阻塞,或因心经气虚,或因脾之脉络受风,或因风痰滞于脾之络,或因脾气不足,或胃中清气不升,皆足以致喑。(明·王肯堂《证治准绳·幼科》)

失音不语

肾者藏精,主下焦地道之生育,故冲、任二脉系焉。二脉同肾之大络,起于胞中。其冲脉因称胞络为十二经脉之海,遂名海焉。冲脉之上行者,渗诸阳,灌诸经。下行者,渗三阴,灌诸络而温肌肉,别络结于跗。因肾虚而胞络内绝,不通于上则喑。肾脉不上循喉咙挟舌本,则不能言,二络不通于下则痱厥也。(明·张三锡《医学六要·病机部》)

人舌短言语不出,乃痰涎闭塞舌本之脉而然。足少阴肾脉挟舌本,足太阴脾脉连舌本,手少阴心经脉系舌本。此三脉虚则痰涎乘虚,闭塞其脉道,而舌不能转运言语也。若三经血不能营舌,亦令人喑。《经》曰:刺足少阴重虚出血是误刺也,则舌难以言。又曰:刺舌下中脉太过,血出不止为喑。又有吐血过多,而舌不能言者,亦三经受亏之故。中风不语,言语謇涩,皆虚为本,而痰火是标,要在察其缓急、标本以治,斯无忒矣。

冬月寒包热,痰火郁于上焦,声哑兼嗽。

咳嗽声嘶者,血虚受热。

失音　风痰壅塞,舌机不转,从类中风治。久病失血后,及误汗下后,心家气血衰,不能鼓舌。

上焦浊气壅塞，痰涎阻凝。

妊娠喑　黄帝问曰：人之重身，九月而喑，此为何病？岐伯曰：胞之络脉绝也。胞络者，系于肾少阴之脉，贯肾络舌本，故不能言。以胞络之脉养胎，弱者不能上荣也。治之奈何？岐伯曰：无治也！当足月复。（明·张三锡《医学六要·治法汇》）

《经脉篇》曰：足阳明之别，上络头项，合诸经之气，下络喉嗌。其病气逆则喉痹瘁喑。三焦，手少阳也。是动则病嗌肿喉痹。（明·张介宾《景岳全书·二十八卷》）

一疹出后，声哑不出，或喘或咳，或身热不退，致日久不愈者，此热毒未尽解，肺金受伤也。（清·喻昌《生民切要〈痘疹〉·下卷》）

寒伤肺者，咳则胸紧干哑，凄怆怯寒，或遇寒则发。（清·李用粹《证治汇补·卷之五》）

咳嗽声哑者，肺本属金，盖金实则不鸣，金破亦不鸣。金实者，以肺中有邪，非寒即火；金破者，真阴受损，非气虚即精虚也。寒邪者，宜辛宜温；火邪者，宜甘宜清；气虚者，宜补阳；精虚者，宜补阴。咳嗽声哑，此火烁金也。金破而声不鸣，宜清金保肺，滋阴降火为主，未见有阳虚而声哑，补阳而声出者，此亦杜撰语耳。（清·叶桂《景岳全书发挥·卷二》）

脉细数，咳嗽音哑，此属阴损，金水同治。（清·叶桂《未刻本叶天士医案》）

面肿气喘，咳呛不止，音渐哑。酒客久蓄之湿热，必上薰及肺，为肿为喘，声音闭塞。（清·叶桂《叶天士医案》）

面肿气喘，呛不止，音渐哑。周身之气降，全在乎肺。酒客久蓄之湿，湿中生热，气必熏蒸及上，肺热为肿为喘，声音闭塞矣。（清·叶桂《叶天士晚年方案真本·杂症》）

肺热为风寒所袭，咳甚咽伤，故哑。（清·洪金鼎《医方一盘珠·卷之九》）

面肿，气喘呛不止，音渐哑，酒客素蕴湿热，上薰及肺，为肿为喘。（清·薛雪《碎玉篇·上卷》）

风邪外束，气应皮毛，故身热无汗，干咳喘满，鼻塞声哑，咽干喉燥，此燥自金生，卫气受邪，而伤乎表者然也，治以轻扬解散润肺祛邪为主。（清·徐灵胎《杂病源·表证》）

音声病，肺家火热症也。盖声哑者，莫不由于肺热。（清·沈金鳌《杂病源流犀烛·卷二十四》）

面肿气喘，咳呛不止，音渐哑，酒客久蓄之湿热，必上熏及肺，为肿为喘，声音闭塞。（清·吴金寿《三家医案合刻·卷一》）

咽喉声哑，须分暴久。暴病得之皆可治之证，如喉痛起于四五日间，是暴病也，咳嗽声重吐稠痰，恶寒发热头痛，咽喉红肿，其声嘶哑，此热结于肺，寒束于外也。

又有暴病声哑，咽痛异常，不红不肿，猝然而起，或欲咳而不能，或清痰上溢，脉沉细，或弦紧。此大寒犯肾。（清·刘序鹓《喉科心法·咽喉部位》）

喉：通声息之路也。在咽前，通肺，主出气，故曰肺系，又曰喉气通天。肺热甚，喉哑。胃肾二脉循喉。（清·吴亦鼎《神灸经纶·第一卷》）

声暴哑者，风痰伏火。

声虽哑而咳者，水寒伤肺。（清·张振鋆《厘正按摩要术·卷一辨证》）

失音者，乃热毒闭塞肺窍而然也。（清·凌德《专治麻痧初编·卷一》）

痧后声哑不出，或嗽或喘，身热不退，日久不愈，乃热毒克制肺金。（清·凌德《专治麻痧初编·卷三》）

燥寒外因：深秋凉风凛冽，邪伪皮毛，肺气不舒，以致洒淅恶寒，寒已发热，渐至咳嗽，渴而喜暖，脉弦无汗，此寒燥之邪乘肺也，非麻、桂、姜、辛辛温散表则其邪不去，小青龙汤主之。若误用甘润甘寒，则肺败音哑而危矣。（民国·刘谦吉《伤感合编·外感编·卷四》）

声哑而咳，寒水伤肺；声破而咳，痨热损肺。（民国·何炳元《小儿诊法要义·第一章》）

久哑不能大言，系肺气衰不能治。（民国·左季云《左季云证治实验录·第一编》）

音哑声嘐，时有汗泄，肌肉消瘦，血液内耗也；咳嗽气馁，喘促、食少、便泻，二足浮气，元气内夺也。（民国·王金杰《王仲奇医案·虚劳》）

失音声重，内火外寒，疮痛而久，劳哑使然。哑风不语，虽治命难。讴歌失音，不治亦痊。（民国·何舒《舌诊问答·舌诊提要》）

第三节 病　候

论曰，咽喉肿痛，语声不出者，风邪壅热，客于脾肺之经，邪热随经，上抟于咽喉，则血脉壅遏，故令喉间肿痛，甚则气道窒塞，语声不出也。（宋·赵佶《圣济总录·卷第一百二十三》

咳而喉中介介有声，面赤发热心烦，或咽喉痛声哑者，此肺病兼见心证。（清·陈复正《幼幼集成·卷三》）

咽喉声哑，须分暴久。暴病得之皆可治之证，如喉痛起于四五日间，是暴病也，咳嗽声重吐稠痰，恶寒发热头痛，咽喉红肿，其声嘶哑。

又有暴病声哑，咽痛异常，不红不肿，猝然而起，或欲咳而不能，或清痰上溢，脉沉细，或弦紧。（清·刘序鹅《喉科心法》）

第四节 病证鉴别

夫喉以候气，咽以咽物；咽接三脘以通胃，喉通五脏以系肺，气谷攸分，皎然明白。有为水喉谷喉之说者，谬说也。《千金》复云：喉咙候脾胃，咽门候肝胆。亦非至论，智者当以理推，不可强存乎人矣。诸脏热则肿，寒则缩，皆使喉闭，风燥亦然。五脏久咳则声嘶，嘶者喉破也，非咽门病，咽肿则不能吞，干则不能咽。多因饮啖辛热，或复呕吐烙伤，致咽系干枯之所为也，与喉门自别。又有悬痈暴肿，闭塞喉咙，亦如喉闭。但悬痈在上腭，俗谓莺翁，又谓之鹅聚，俗语声讹，不可不备识。（宋·陈言《三因极一病证方论·卷之十六》）

喑者，邪入阴部也。经云：邪搏阴则为喑。又云：邪入于阴，搏则为喑。然有二证：一曰舌喑，乃中风舌不转运之类是也。一曰喉喑，乃劳嗽失音之类是也。盖舌喑但舌本不能转运言语，而喉咽音声则如故也。喉喑但喉中声嘶，而舌本则能转运言语也。（明·王肯堂《证治准绳·杂病》）

初感冒风寒，咳嗽而声哑者，是寒包热也，与久嗽声哑者不同。（明·佚名《儒医心镜·各症病原口并用药治法要诀》）

夫气出于肺之气喉而为声，肺清则声清，肺热则声哑，盖肺属金，金空则鸣，惟痘疮之发，热毒上行，热能生痰，或因风寒阻塞腠理，是以痰唾稠粘，有碍气道，故乃音哑，兼有其毒冲逆咽喉而成为痘，肺窍窄狭，故亦有音哑，是肺金受火邪之克也。凡痘色红紫，呛而音哑者，乃火气炎上，热毒壅塞也。如痘色灰白不起，呛而音哑者，乃血气虚弱，脾胃受伤也。（清·冯兆张《冯氏锦囊秘录·痘疹全集·卷二》）

咽喉声哑，须分暴久。暴病得之皆可治之证，如喉痛起于四五日间，是暴病也，咳嗽声重吐稠痰，恶寒发热头痛，咽喉红肿，其声嘶哑，此热结于肺，寒束于外也。……又有暴病声哑，呕痛异常，不红不肿，猝然而起，或欲咳而不能，或清痰上溢，脉沉细，或弦紧。此大寒犯肾，宜蜜炙附子噙之，不可妄投寒凉之剂，二证寒热天渊，不可不辨。（清·刘序鹅《喉科心法·咽喉部位》）

第五节　治则治法

风热壅盛，咳嗽声哑者，以消风热、降痰火则愈。（明·孙一奎《赤水玄珠·第十九卷》）

运气，喑有二法：一曰热助心实。经云：少阴之复，暴喑，治以苦寒是也。二曰寒攻心虚。经云：岁火不及，寒乃大行，民病暴喑，治以咸温是也。狐惑声哑，其证默默欲眠，目不能闭，起居不安是也。（明·王肯堂《证治准绳·杂病》）

娠妊三五个月，忽然失音不语，或至九月而喑，此可不必治也，分娩之后不药而自愈。盖系于肾，肾脉贯舌，为胎气所约，故不能言矣。（明·孙文胤《丹台玉案·卷之五》）

热甚火伤肺金，不能言者，清肺降火则愈。风热壅盛，咳嗽，声哑者，清风热降痰火则愈。又有失于发散，风邪伏于肺中者，当以发散为主也。（明·戈维城《伤寒补天石·续伤寒补天石》）

其咳嗽声哑者，以肺本属金，金实则不鸣，金破亦不鸣，金实者，以肺中有邪，寒邪宜温宜散，火邪宜清宜凉；金破者，以真阴受损，气虚宜补阳，精虚宜补阴。若虚损之因，惟宜甘润以养阴，此大法也。详载虚损证内。（清·刘渊《医学纂要·利集（第四集）灵机条辨》）

音声病，肺家火热症也。盖声哑者，莫不由于肺热，宜降气清热，润肺生津，凉血益血。（清·沈金鳌《杂病源流犀烛·卷二十四》）

风水皮水，音哑短气，治在上焦。（清·顾文垣《顾氏医案·肿胀门》）

有嗽而声哑者，有金实不鸣，金破亦不鸣。实则清之，破则补之，皆治肺之事也。又须知少阴之络入肺中，循喉咙挟舌本，肺为之标，本虚则标弱，故声乱咽嘶，舌萎声不能前。（清·齐秉慧《齐氏医案·卷三》）

声暴哑者，寒色热也，宜辛凉解散。有痰壅于肺者，金实则不鸣也，必清肺中邪滞，清咽宁肺汤。（清·潘道根《临证度针·咳嗽》）

风温客于太阴手经，咳嗽咽痛喉哑，兼发疹，治宜辛凉清润。

无如痧疹虽透，而咳嗽声哑喉痛者，此痧毒不能尽发，郁于气分也。亦宜宣通肺气。（清·赵晴初《存存斋医话稿·卷三》）

第六节　方　　药

射干汤，主春冬伤寒，秋夏中冷，咳嗽曲拘，不得气息，喉鸣哑失声，干嗽无唾，喉中如哽者方。

射干二两、半夏五两洗、杏仁二两去皮尖两仁、干姜二两炮、甘草二两炙、紫菀二两、肉桂二两、吴茱萸二两、当归二两、橘皮二两、麻黄二两去节、独活二两。

上十二味，切，以水一斗，煮取三升，去滓，温分三服。始病一二日者可服此汤，汗后重服勿汗也。病久者，初服可用大黄二两。初秋夏月暴雨，冷及天行暴寒，热喜伏于内，宜生姜四两代干姜，除茱萸，用枳实二两炙。忌羊肉、海藻、菘菜、饧、生葱。（南北朝·陈延之《小品方·卷第六》）

治哑塞咳嗽方。

桂心六铢、杏仁十八铢。

上二味，末之，以蜜丸如杏仁大。含之，细细咽汁，日夜勿绝。（唐·孙思邈《备急千金要方·卷第三》）

桂汤　治猝失音方。

浓煮桂，服一升，覆取汗。亦可末桂著舌下，渐渐咽汁。

又方　浓煮大豆汁，含亦佳，无豆用豉。

治猝不得语方：

酒五合，和人乳汁中半分，分为二服。（唐·孙思邈《备急千金要方·卷第八》）

崔氏疗积年咳，喉中哑声方。

芫花根白皮六分切，熬令焦黑，贝母十二分，款冬花六分，百部根八分切，熬，杏仁十分去尖皮，熬，皂荚四分去反子，炙，五味子六分，蜈蚣半枚炙，桑白皮六分，麻黄八分去节，紫菀八分。

上十一味，捣筛，蜜和为丸如梧子，一服五丸，日再服，加至十五丸，煮枣汁送之。

《广济》疗咽喉干燥咳嗽，语无声音。桂心散方。

桂心三两、杏仁三两去皮、尖、双仁，熬，捣。

上二味，捣筛为散，以蜜和，绵裹如枣大。含之咽汁，日三夜二。忌生葱、油腻。

《古今录验》疗暴中冷伤寒，鼻塞喘咳，喉中症塞失音声者方。

取芫花根一虎口切，曝。

上一味，令病患以荐自萦就里，舂芫花根令飞扬，入其七孔中，当眼泪出，口鼻皆罗剌郎达切。毕毕耳勿住，令芫花根尽则止，病必于此瘥。

又　疗忽暴咳，失声，语不出，杏仁煎方。

杏仁一升去皮、尖、两仁者，熬，通草四两，紫菀、五味子各三两，贝母四两，桑白皮五两，蜜一升，砂糖一升，生姜汁一升。

上九味，切，以水九升煮五味，取三升，去滓，纳杏仁脂、姜汁，蜜糖和搅，微火上煎取四升。初服三合，日再夜一，稍稍加之。

又通声膏方。

五味子、款冬花、通草各三两，人参二两，杏仁一升去尖、皮、两仁者，熬，桂心、细辛、青竹皮、菖蒲、酪酥各二两、枣膏三升、白蜜一升、姜汁一升。

上十三味，细切，以水五升微火煎，三上三下，去滓，纳姜汁、枣膏，煎令调和。酒服如枣二枚。忌生菜、生葱、羊肉、饧。《千金》用苏五升，枣膏、蜜各二升，余同。（唐·王焘《外台秘要·卷第九》）

三建丹

壮元阳，补真气。治劳伤虚损，下经衰竭，肾气不固，精溺遗失，脏腑自利，手足厥冷，或脉理如丝，形肉消脱，或恶闻食气，声嘶失音。

阳起石火煅通红、附子炮，去皮、脐、钟乳粉各等分。

上为细末和匀，用糯米糊为圆，如梧桐子大。每服二十圆至三十圆，米饮送下，食前服。忌豉汁、羊血。（宋·陈师文《太平惠民和剂局方·卷之三》）

治咽喉肿痛，不得语，卒中风毒，入于喉间，舌强头面身体疼痛，咽喉闭塞，气欲绝者。沉香汤方。

沉香锉、木香、射干、防风去叉、升麻、甘草炙、当归切焙、黄芩去黑心、薰陆香、藿香叶、鸡舌香各一两，独活去芦头三两，麻黄去根节先煎掠去沫焙三分，大黄锉生用二两。

上十四味，粗捣筛，每服三钱匕，水一盏，煎至六分，去滓食后温服，日三。

治喉中如有物噎塞，声气不出。竹皮汤方。

竹皮、甘草炙各一两，人参、赤茯苓去黑皮、麻黄去根节先煎掠去沫焙、桂去粗皮、五味子、木通锉各三分。

上八味，粗捣筛，每服三钱匕，水一盏，入生姜半分拍破，煎至六分，去滓放温，不计时候服，日三。

治咽喉中肿痒，微嗽声不出。黄芪汤方。

黄芪锉二两、人参一两、桂去粗皮半两、甘草炙一两、赤茯苓去黑皮一两半。

上五味，粗捣筛，每服三钱匕，水一盏，生姜半分拍破，枣二枚擘，煎至五分，去滓，空腹食前各一服。

治咽喉肿痛，语声不出。菖蒲丸方。

菖蒲二两、孔公孽细研一两、木通锉二两、皂荚一挺长一尺者去黑皮涂酥炙令焦黄去子。

上四味，捣研为末，炼蜜和丸，如梧桐子大，每服二十丸，至三十丸，煎鬼箭羽汤下，不计时候。

治喉痹肿盛，语声不出方。

马蔺根汁三合。

上一味，入白蜜一合相和，慢火煎成煎，徐徐咽之，日可五七度。

治喉痹肿盛，语声不出。桔梗汤方。

桔梗炒一两。

上一味，粗捣筛，每服三钱匕，水一盏，煎至六分，去滓温服，不计时候，日三。

治喉痹肿盛，语声不出方。

生姜汁五合、蜜三合。

上二味相和，慢火煎成煎，每服取半匙尖，含化服。（宋·赵佶《圣济总录·卷第一百二十三》）

生附白术汤　治中风湿，昏闷恍惚，胀满身重，手足缓纵，自汗，失音不语，便利不禁。

附子生去皮脐、干姜各半两，白术一两，甘草一分炙。

上为锉散。每服四钱，水盏半，煎七分，去滓，食前服。（宋·陈言《三因极一病证方论·卷之二》）

蛤蚧散　治积劳久咳失音方。

蛤蚧一对去口足，温水浸去膜，刮了血脉，用好醋炙，诃子煨去核、阿胶炒熟、地黄、麦门冬去心、细辛去苗、甘草炙各半两。

上为末，蜜丸，如皂子大。每服一丸，含化，不拘时候服。（宋·陈言《三因极一病证方论·卷之十》）

解毒雄黄丸　治缠喉风，及急喉痹，卒然倒仆，失音不语；或牙关紧急，不省人事；或上膈壅热，痰涎不利，咽喉肿痛。

雄黄飞一分、郁金一分、巴豆去皮出油二七个。

上为末，醋糊丸，绿豆大。热茶清下七丸，吐出顽涎立省；未吐再服。如未至死，心头尚温，灌药下喉，无有不活。（宋·陈言《三因极一病证方论·卷之十六》）

交感地黄煎丸　治妇人产前产后，眼见黑花，或即发狂，如见鬼状，胞衣不下，失音不语，心腹胀满，水谷不化，口干烦渴，寒热往来，口内生疮，咽中肿痛，心虚忪悸，夜不得眠，产后中风，角弓反张，面赤，牙关紧急，崩中下血，如豚肝状，脐腹痛，血多血少，结为瘕，恍惚昏迷，四肢肿满，产前胎不安，产后血刺痛。

生地黄二斤研，以布裂取汁，留滓、当归一两、延胡索糯米内炒赤色去米一两、生姜二斤洗研如上法，以生姜汁炒地黄滓，地黄汁炒生姜滓各至干，堪为末则止、蒲黄四两炒香、南番琥珀二两别研。

上为末，蜜为丸，弹子大。当归汤化下一丸，食前服。（宋·陈言《三因极一病证方论·卷之十八》）

产后失音而哑者，何治？

答曰：心肺二经被瘀血所阻，外感风邪所致，宜服逐血补血汤。

红花、赤芍、生地、桔梗、苏叶、前胡、茯苓、防风、牛膝、川连、粉葛各二钱，当归三钱，人参、升麻、薄荷各钱半，半夏、甘草各一钱。

上匀二帖，姜三片煎。（宋·薛辛《女科万金方·产后问答》）

夫妇人身重，九月而瘖哑不言者，是脬之络脉不相接也，则不能言。《经》曰：无治也。虽有此论，可煎玉烛散二两，水一碗，同煎至七分，去滓，放冷，入蜜少许，时时呷之，则心火下降，而肺金自清，故能作声也。（金·张从正《儒门事亲·卷五》）

通关散　治失音不能言，由风邪客于脾经，上入关机者，舌本也。又关膈不通，其人精神昏愦失忘。

白僵蚕炒半两、羌活三分、麝香半钱。

上为细末，每服二钱，先以姜汁少许调匀，以沸汤浸，放温服之，以真菖蒲末时时着舌根下。（明·董宿《太医院经验奇效良方大全·卷之二》）

治中寒，四肢厥冷强直，失音，口噤吐沫。

附子炮三钱、干姜炮五钱。

上作一服，水二盅，煎至八分，不拘时服。（明·董宿《太医院经验奇效良方大全·卷之四》）

杏仁煎

治嗽，失音不出。

杏仁去皮尖三两研，生姜汁、蜜糖以上各一两半，桑皮、贝母去心、木通以上各一两一分，紫菀去土、五味以上各一两。

上锉碎，用水三升，熬至半升，去滓，入前杏仁等四味，再熬成膏，每服一匕含化。一方加款冬花、知母各一两。（明·董宿《太医院经验奇效良方大全·卷之三十》）

上焦原有痰火炽盛，肺为火烁，又因衣被厚重，上焦热壅，肺经受伤，虽无外邪，风热内盛。亦有鼻塞声重，音哑，头目不清，鼻流清涕，咳嗽之证，防风通圣散、消风百解散主之。

防风通圣散（方见中风条）

（《明医指掌·卷二》谓：防风通圣散　治中风，一切风热，大便秘结，小便赤涩，头面生疮，眼目赤痛；或热生风，舌强口噤；或鼻生紫赤风刺、瘾疹，而为肺风；或成风疠，而世俗呼为大风；或肠风而为痔漏；或肠郁而为诸热谵妄惊狂，并皆治之。

防风、川芎、当归、赤芍药酒炒、连翘、薄荷、麻黄各四分，石膏煅、桔梗、黄芩各八分，白术、山栀子酒炒黑、荆芥各三分，滑石二钱四分，大黄、芒硝各四分，甘草一钱。

上，姜、葱、豆豉同煎。

自汗去麻黄，自利去大黄、芒硝。

按：本方有防风、麻黄，解表药也，风热之在皮肤者，得之由汗而泄。荆芥、薄荷，清上药也，风热之在巅顶者，得之由鼻而泄。大黄、芒硝，通利药也，风热之在肠胃者，得之由后而泄。滑石、栀子，水道药也，风热之在决渎者，得之由溺而泄。风淫于膈，肺肤受邪，石膏、桔梗，清肺肤也。而连翘、黄芩，又所以祛诸经之游火。风之为患，肝木主之，芎、归、芍药，和肝血也。而甘草、白术，又所以和胃气而健脾焉。编者注）

消风百解散

荆芥上、白芷中、陈皮上去白、麻黄中，去节、苍术中、甘草下。

上，用葱白、生姜煎服。

如咳嗽，加乌梅。（明·皇甫中《明医指掌·卷三》）

《宝鉴》荆芥汤　咽喉肿痛，语声不出，咽之痛甚。

荆芥五钱、桔梗二两、甘草一两。

每服四五钱，水煎，食后温服。

按：此即甘桔汤也。

海藏云：治咽痛，以甘桔汤加大力子、竹茹炒。

《三因》发声散　咽痛烦闷，咽物即痛，不宜寒凉药过泄之。此烦闷，乃虚热也。

瓜蒌一枚、白僵蚕微炒五分、桔梗七钱半、甘草炒三钱。

上为细末，少许干掺，咽喉中若肿痛，左右有红，或止一边红紫，长大，水米难下，用此一钱，朴硝一钱，和匀掺喉中，咽津。如喉中生赤肿，或有小白头疮，用前散一钱匕，白矾细研五分，干掺。（明·孙一奎《赤水玄珠·第三卷·咽喉门·喉痹》）

又方　治卒哑。

杏仁去皮尖三分、桂一分研如泥。

和，取杏核大，绵裹含，细细呷之，日五夜三。（明·孙一奎《赤水玄珠·第十六卷》）

补肺散，治痘未出，声哑。

阿胶蛤粉炒成珠一钱半、牛子炒三分、杏仁去皮尖三粒、甘草二分半、马兜铃、黄芪各五分、糯米炒一钱。

水煎，食后时时咽之。

清火降火汤，麻后热乘肺金，声哑不出，或咳或喘。

当归、白芍、生地、陈皮、贝母、瓜蒌仁、甘草、白苓、枯芩酒炒、山栀炒、玄参、天冬、麦冬、杏仁、桑白皮、石膏、紫苏梗、酒连。

上各等分，姜一片，水煎服。

清胃饮　治咽干声哑。

麻黄一钱半，麦冬二钱，知母、天花粉、荆芥各一钱，诃子、菖蒲各八分，桔梗二钱。

水煎，入竹沥、姜汁服。（明·孙一奎《赤水玄珠·第二十八卷》）

理中汤

治五脏直中寒邪，口噤失音，四肢强直，腹痛冷泄，兼治胃脘寒，冷气刺痛。

加附子名附子理中汤。去人参名四逆汤。

人参、白术、干姜、甘草。

上水一盏半煎。（明·张浩《仁术便览·卷一》）

嘹亮丸，治久失音声哑。

人乳四两、白蜜四两、梨汁四两、香椿芽汁四两如无，用浅香椿芽为末四两，入放上三味内。

上共一处和匀，重汤煮热，不拘时服，白滚水送下。（明·龚廷贤《万病回春·卷之五》）

丹溪治俞继道遗精，误服参芪及升浮剂，遂气壅于上焦而喑，声不出，用香附、童便浸透为末调服，而疏通上焦以治喑。又用蛤粉、青黛为君，黄柏、知母、香附佐之为丸，而填补下焦以治遗，十余日良愈。

出声音方：诃子炮去核、木通各一两，甘草半两。用水三升，煎至升半，入生姜、地黄汁一合，再煎数沸，放温，分六服，食后，日作半料。河间诃子汤，诃子折逆气破结气，木通通利机窍，桔梗通利肺气，童便降火润肺，故诸方通用之。发声散，开结痰。《肘后方》：陈皮五两，水三升，煮取一升，去渣顿服，泄滞气下痰。《千金》云：风寒之气客于中，滞而不发，故喑不能言，宜服发表之药，不必治喑。以紫梗荆芥根一两，研汁，入酒相和，温服半盏，服无时。又方：用襄荷根二两绞汁，酒一大盏和匀，温服半盏，无时，此皆治风冷失音。冬月寒痰结咽喉不利，语声不出。经云：寒气客于会厌，卒然而哑是也。玉粉丸主之。肺间邪气，胸中积血作痛，失音，蛤蚧丸。暴嗽失音，宜润燥通声膏。咳嗽声嘶者，此血虚受热也。用青黛、蛤粉，蜜调服之。槐花，瓦上炒令香熟，于地上出火毒，三更后，床上仰卧随意服，治热而失音。杏仁三分去皮尖炒，另研如泥，桂一分。和，取杏核大，绵裹含，细细咽之，日五夜三。又方：以桂末着舌下，咽津妙，此治寒而失音。（明·王肯堂《证治准绳·杂病》）

地黄饮子《宣明》　治舌喑不能言，足废不能用，肾虚弱，其气厥不至舌下。

熟地黄、巴戟去心、山茱萸去核、肉苁蓉酒浸焙、石斛、附子炮、五味子、白茯苓、菖蒲、远志去心、官桂、麦门冬去心各等分锉。

上为末，每服三钱，生姜五片，枣一枚，薄荷七叶，水一盏半，煎八分，服无时。（明·王肯堂《证治准绳·类方·第一册·中风》）

杏仁煎　治咳嗽，失音不出。

杏仁去皮尖三两研，生姜汁、白蜜、饧糖各一两半，桑皮、贝母去心、木通各一两二钱半，紫菀去土、五味子各一两。

上锉碎，用水三升，熬至半升，去滓，入前杏仁等四味，再熬成膏，每服一匕，含化。一方，加款冬花，知母各一两。（明·王肯堂《证治准绳·类方·第二册·咳嗽》）

诃子汤河间　治失音，不能言语。

诃子四个半生半炮、桔梗一两半生半炙、甘草二寸半炙半生。

上为细末，每服二钱，童便一盏，水一盏，煎五七沸，温服，甚者不过三服愈。桔梗通利肺气，诃子泄肺导气，童便降火甚速。

又方　桔梗三两、大诃子四个、甘草二两制度同上。

每服一钱匕，入砂糖一小块，不用童便，独用水五盏，煎至三盏，时时细呷，一日服尽，其效甚速。

发声散海藏　治咽喉语声不出。

栝蒌皮锉、白僵蚕去头、甘草各等分各炒黄。

上为细末，每服三钱，温酒或生姜自然汁调下，用五分，绵裹噙化，咽津亦得，日两三服。

玉粉丸《宝鉴》　治冬月寒痰结，咽喉不利，语声不出。

半夏洗五钱、草乌一字炒、桂一字。

上为末，生姜汁浸蒸饼为丸，如芡实大。每服一丸，至夜含化。

蛤蚧丸丹溪　治肺间邪气，胸中积血作痛失音，并治久咳失音。

蛤蚧一对去嘴足，温水浸去膜，刮了血脉，用好米醋炙，诃子煨，去核、阿胶炒、生地黄、麦门冬去心、北细辛去苗、甘草炙各半两。

上为末，炼蜜丸，如枣大。每服一丸，食后含化。

治暴嗽失音语不出方《千金》

杏仁研如泥、姜汁、砂糖、白蜜各一升，五味子、紫菀各三两，通草、贝母各四两，桑白皮五两。

上以水九升，煮五味子、紫菀、通草、贝母、桑白皮，取三升，去滓，入杏仁泥、姜汁、白蜜和匀，微火煎取四升，初服四合，日再夜一，后稍加。

通声膏方

五味子、款冬花、通草各三两，人参、细辛、桂心、青竹皮、菖蒲各二两，杏仁泥一升，白蜜二斤，枣膏、姜汁各一升，酥五升。

上以水五升，微火煎，三上三下，去渣，纳姜汁、枣膏、酥、蜜，煎令调和，酒服如枣二大丸。

七珍散　治产后不语。

人参、石菖蒲、生地黄、川芎各一两，细辛、防风、辰砂另研各半两。

上为细末，每服一钱，薄荷汤下。（明·王肯堂《证治准绳·类方》）

【妊娠喑】《素问》黄帝曰：人之重身，九月而喑，此为何也？岐伯曰：胞之络脉绝也。帝曰：何以言之？岐伯曰：胞络者，系于肾，少阴之脉贯肾、系舌本，故不能言。帝曰：治之奈何？岐伯曰：无治也。当十月复。王注云：少阴，肾脉也，气不荣养，故不能言。

【产后喑】陈氏云：产后不语，因心气虚而不能通于舌，则舌强不能言语者，宜服七珍散。余当推其所因而治之。薛新甫曰：经云大肠之脉散舌下。又云脾之脉，是动则病舌本强，不能言。又云肾之别脉，上入于心系舌本，虚则不能言。窃谓前证，若心肾气虚，用七珍散。肾虚风热，地黄饮。大肠风热，加味逍遥散加防风、白芷。脾经风热，秦艽升麻汤。肝经风热，柴胡清肝散加防风、白芷。脾气郁结，加味归脾汤加升麻。肝木太过，小柴胡加钩藤钩。脾受土侮，六君加升麻、白芷、钩藤钩。肝脾血虚，用佛手散。脾气虚，用四君子。气血俱虚，八珍汤；如不应，用独参汤；更不应，急加附子补其气而生其血。若径用血药则误矣。（明·王肯堂《证治准绳·杂病》）

暴失音即喉哑

冬月寒包热，痰火郁于上焦，声哑兼嗽，宜麻黄、生姜、桑、杏、前胡、甘、桔辛以散之。后加凉药，以清肺利气。

咳嗽声嘶者，血虚受热，青黛、蛤粉，蜜调服。

热而失音，槐花炒香，于地上出火毒，仰卧，细嚼。忽然失音，喉燥者，用猪脂油二斤，锅中炼化，捞去渣，入白蜜一斤，再炼，少顷滤净，入磁器内，冷定成膏，不时挑服一茶匙即愈。亦可常服，润肺。

已经发散，润肺不应用。

诃子三钱半生，半熟，汤泡、木通三钱半生，半熟，泡、桔梗五钱半甘草半生，半炙共三钱。

水煎，用生地黄捣烂入药服。

日久男女声音不清。

诃子五钱，真阿胶五钱，白芷一两，净黄柏一两蜜炙，熟地黄、知母、生地黄各一两，天门冬、麦门冬各五钱俱用盐炒，当归一两，人参三钱，乌梅十五个取肉，人乳一碗，梨汁一碗。

将药共为末，炼蜜丸黄豆大。每服八九丸，诃子煎汤下，或萝卜汤。

有嘶骂叫喊，喉破失音者，不可作火治而用凉药。须大补，八珍加甘、桔，倍参、芪，从伤损治。

失音

风痰壅塞，舌机不转，从类中风治。久病失血后，及误汗下后，心家气血衰，不能鼓舌，独参汤、八物增减。有痰，佐竹沥。

上焦浊气壅塞，痰涎阻凝，童便制香附、蛤粉、青黛为丸，徐徐开之。

久嗽失音不治，无已：诃子炮去核、木通各一两，甘草五钱，水三钟半，入生姜地黄汁一合，再煎数沸，徐徐呷之。以诃子折逆气，木通通利机窍，桔梗通肺气，童便降火，久嗽声哑用之。

妊娠喑

黄帝问曰：人之重身，九月而喑，此为何病？岐伯曰：胞之络脉绝也。胞络者，系于肾少阴之脉，贯肾络舌本，故不能言。以胞络之脉养胎，弱者不能上荣也。治之奈何？岐伯曰：无治也！当足月复。

产后喑

心肾气虚不能发声，七珍散。脾气郁结，归脾汤。脾虚食少，四君子。气血俱虚，八珍汤，不应，独参汤，更不应，急加附子补其气，以生血。若单用佛手等血药，则误人矣。（明·张三锡《医学六要·治法汇》）

清金降火汤，治麻疹后热乘肺金，声哑不出，或咳或喘。

苏梗、陈皮、黄连、枯芩酒炒、山栀子炒、石膏、玄参、贝母、瓜蒌、天门冬、麦门冬、当归、生地黄、茯苓、桑皮、杏仁、白芍、甘草、生姜一片。

煎服。（明·龚廷贤《济世全书·卷七》）

清音噙化丸，治肺气受伤，声音雌哑，或久咳嗽伤声哑亦宜。

诃子、真阿胶、天门冬盐水拌炒、知母各五钱、麦门冬去心、白茯苓、黄柏蜜炙、当归、生地、熟地各一两、人参三钱、乌梅肉十五个。人乳、牛乳、梨汁各一碗共熬稠膏。

共为细末，和入前膏，加炼蜜捣成丸，如鸡头实大。每周一丸，仰卧噙化。日用三丸，如改作小丸，每服一钱，诃子煎汤，或萝卜汤送下亦可取效。（明·陈实功《外科正宗·卷之五》）

治元气虚弱，因热伤肺，声哑不出，时或嗽一两声，乃肺肾二经也。

天门冬、麦门冬、枳壳、桔梗、黄芩、贝母、陈皮、茯苓、杏仁、味子、黄柏、知母、甘草。

又方有瓜蒌、黄连，无贝母。如伤风声哑去五味子、黄柏、知母，加紫苏、前胡。

补肺汤　治声哑不出。

天门冬、麦门冬、桔梗、鼠粘子各一钱半，黄芩炒、甘草、贝母各一钱，五味三十粒，枳壳八分，糯子五十粒。

上剉，水二钟、姜三片煎。如嗽加阿胶、兜铃、杏仁各一钱。肾热加黄柏、知母。食少加陈皮、白术。（明·佚名《丹溪摘玄·卷七》）

干姜桔梗汤　疹正出时，忽然声哑，咳嗽不出，烦乱，胸高气喘，疹亦不显，此用药寒凉太过，将毒郁遏不得宣发故也，急以此方救之，延则必死。此方妙处全在干姜一味，切不可畏其辛热而不用。吾邑武氏者，专精咽喉乳蛾，用此方辄效。他人概以清凉之药治之，多寒闭而死，惟武百治百效。诚斋少年曾见用此，疑而问之，彼云：遇此等病，当反治之。深得其意，常移以治疹之无声而哑者，颇收奇绩，不忍秘，并附于篇末。

干姜五分、甘草一钱、桔梗一钱。

水煎频频灌儿口中，渐渐有声，渐渐咳嗽，渐渐疹复红活，百无一失矣。（明·武之望《疹科类编·方》）

人参平补汤　治肾虚声哑不出。

人参、川芎、当归、熟地黄、白芍药、白茯苓、菟丝子制、杜仲制、北五味子、白术、巴戟去心、半夏曲、橘红各半两，牛膝酒洗、破故纸炒、益智仁、胡芦巴炒、炙甘草各二钱半，石菖蒲一钱半。

上㕮咀。每服五钱，姜五片，枣二枚，煎七分，吞山药丸百余粒。凡五鼓后肾气开时，不得咳唾言语，再进上药，则功效胜常。

百合丸　治肺燥失声不语。

百合、百药煎、杏仁去皮尖、诃子、薏苡仁等分。

上为末，鸡子清和丸，弹子大。临卧噙化。或用蜜丸亦妙。

《医林》铁笛丸　治讴歌动火，失音不语者神效。

薄荷叶四两，连翘、桔梗、甘草各二两半，诃子煨、大黄酒蒸、砂仁各一两，川芎一两半，百药煎二两。

上为细末，鸡子清和丸，弹子大。临卧噙化一丸。或炼蜜丸亦可。（明·张介宾《景岳全书·六十卷》）

《医林》诃子甘桔汤　治火盛失音。

诃子四个半生半煨、桔梗一两五钱半生半炒、甘草二寸半生半炙。

上㕮咀，分二服，每服水二钟，童便一钟，煎八分，食后温服。（明·张介宾《景岳全书·六十卷》）

治失音不语。

杏仁去皮尖，炒末、桂末各一两。

同研匀，用半热蜜和丸，如樱桃大。新棉裹含之，咽汁，大效。并治咽喉痹痛。（明·胡正心《万病验方·卷六》）

神水丹

天花粉、玄参各三钱，青黛、地骨皮各二钱，冰片四分，牛黄一钱，知母、川贝母各六钱。

上为末，以藕汁熬膏为丸，如弹子大，噙化润下。

清爽化痰汤　治喉音不清。

玄参、桔梗、甘草各一钱，生地二钱，诃子肉八分，麦门冬、橘红、百部各一钱五分，灯心三十茎。不拘时服。（明·孙文胤《丹台玉案·卷之三》）

肺热爆喑

猪脂油一斤炼过，入白蜜一斤。

再炼，少顷滤净，冷定，不时挑服一匙，即愈。无疾常服，亦润肺。（清·喻昌《喻选古方试验·卷三》）

问：产后失音而哑者何？答曰：心肺二经被瘀血所阻，外感风邪所致，宜服逐血补血汤、逐血补血汤。

红花、赤芍、生地、桔梗、苏叶、前胡、茯苓、防风、牛膝、川连、粉葛各二钱，当归三钱，人参、升麻、薄荷各钱半，半夏、甘草各一钱。

上匀二帖，姜三片，煎。（清·郑元良《郑氏家传女科万金方·产后问答》）

经云：邪入于阴则喑，人卒然无音者，寒气客于厌，则厌不能发，发不能下，至其开阖不致，故无音。

失音大都不越于肺，然须以暴病得之，为邪郁气逆；久病得之，为津枯血槁。盖暴喑总是寒包热邪，或本内热而后受寒，或先外感而食寒物，并宜辛凉和解，稍兼辛温散之，消风散用姜汁调服，缓缓进之，或只一味生姜汁亦可，冷热嗽后失音尤宜。

若咽破声嘶而痛，是火邪遏闭伤肺，昔人所谓金实不鸣，金破亦不鸣也，古法用清咽宁肺汤，今改用生脉散合六味丸作汤，所谓壮水之主以制阳光也。

肥人痰湿壅滞，气道不通而声喑者，二陈导痰开涤之，一切滋补，皆为禁剂。

至若久病失音，必是气虚挟痰之故，宜滋肺肾之化源，非生脉散下都气丸不可。

凡咽干声槁者，润肺为主，生脉散合异功散；若膈内作痛，破瘀为先，代抵当丸最妥。

更有舌喑不能言者，亦当分别新久，新病舌喑不能言，必是风痰为患，类中风例治之。若肥人舌短不能言，或舌根强硬，导痰汤为主。

若久病后，或大失血后，舌萎不能言，大虚挟寒例治之。

要在临证审察病因无误，然中风暴病失音，多缘少阴真气久虚而得，更兼遗尿五绝证见，不可治矣。若冬月咳嗽，寒痰结于咽喉，语声不出者，此寒气客于会厌，故卒然而喑也，麻杏甘石汤，或《古今录验》续命汤选用。若失音不语，已经发散润肺而不应者，生脉散，并童真丸噙化之。若咳喘气促，而胸中满闷，声喑不出者，肺胃气燥，不能祛散余邪也，紫菀散主之。亦有叫骂声嘶而喉破失音者，十全大补汤。若肺气虚寒，为厉风所伤，喘咳声嘶，或先伤热，而寒郁热邪声喑不出者，《千金》酥蜜膏。又咽痛起于四五日间，或因咳剧而得，或多稠痰结痰而咽喉上颚肿痛，其声虽哑而尚有音破浊，脉大缓而右寸尤甚，此热结于肺也，宜用辛凉之剂，如桔梗汤加葱白、香豉、荆芥、薄荷。兼有风寒客邪，更须桂枝、芍药、姜、枣、胶饴之类，并以姜蜜制黄柏噙之，慎不可骤用敛降之药。若暴哑声不出，咽痛异常，卒然而起，或欲咳而不能咳，或无痰，或清痰上溢，脉多弦紧，或数疾无伦，此大寒犯肾也，麻黄附子细辛汤温之，并以蜜制附子噙之，慎不可轻用寒凉之剂。二证寒热天渊，不可不辨也。胎前产后失音，另详本门。（清·张璐《张氏医通·卷四》）

喉音哑，久嗽声哑、清音汤。

诃肉、阿胶、天冬、知母各五分盐炒，麦冬、茯苓、黄柏蜜炙、当归、生地熟地各一钱，人参三分，乌梅两个，人乳、牛乳梨汁各一盅。

蜜丸，每服一钱噙化。

肺热甚则喉哑，亦有寒包热而哑者，宜郁金、生地、阿胶、知母、童便、杏仁、桔梗、沙参、蝉蜕、牛蒡子。（清·景日昣《嵩厓尊生全书·卷之六》）

久失音哑者。

人乳、白蜜、雪梨汁、香椿汁各四两如无鲜香椿捣汁，即用木香椿芽为末，四两代之。

共熬成膏，白汤冲服。

久嗽声哑，青蒿不拘多少，童便煮服。（清·顾世澄《疡医大全·卷十七》）

治盛寒失音不语，咽喉痒痛。

桂心、杏仁各一两。

为末，蜜丸樱桃大，绵裹咽津。戴云：有嗽而咽痛失音，多进冷剂而声愈不出者，宜生姜汁调消风散，少少进之。或只一味姜汁亦得。又云：声哑者，寒包其热也，宜细辛、半夏、生姜之属，辛以散之。若痰热塞于肺者，金空则鸣，必清肺中邪滞，用清咽宁肺汤主之。

清咽宁肺汤　桔梗二钱炒、山栀、黄芩、桑皮、甘草、前胡、知母、贝母各一钱。水二盅，煎八分，食后服。（清·尤怡《金匮翼·卷七》）

音声病，肺家火热症也。盖声哑者，莫不由于肺热，宜降气清热，润肺生津，凉血益血。

宜郁金、生地、蒲黄、茅根、白及、阿胶、童便、知母。（清·沈金鳌《杂病源流犀烛·卷二十四》）

有因火烁肺金，不能宣布者，宜清肺降火，用黄芩、川贝、牛子、栀子、柿霜之属。

有因风热壅盛，咳嗽声哑者，以消风降痰之剂治之，用前胡、防风、陈皮、兜铃、姜、葱之属，此症之最轻者。（清·刘奎《松峰说疫·卷之二》）

千金八风防风散　治肺寒，伤风虚弱，语音嘶哑拖气，战掉缓软、羸瘠疠风等症。

防风、独活、川芎、秦椒、干姜、黄芪、附子，以上各四十株，天雄、麻黄、五味、山萸、石膏各三十六株，秦艽、桂心、山药、细辛、当归、防己、人参、杜仲各三十株，甘草十二株，贯众二枚，甘菊、紫菀各十二株。

上为细末，每服一二钱，酒调送，日三服。（清·龙柏《脉药联珠·卷二》）

琼玉膏　此方治伤燥及肺肾不足，白腐音哑打呛，并臻佳妙。

大熟地一斤，北沙参二斤，玉竹一斤，白茯苓六两，白蜜糖八两。

上将地黄，用竹刀切碎，同沙参、玉竹、茯苓用长流水入大砂锅内熬汁，以熟地汁尽渣枯为度。再过滤力绞去渣，加白蜜再熬成膏。另置净瓶内，以蜡封固悬水并中一昼夜，取起，再隔水煮半日。每用开水点服，神效非常。切勿因平淡无奇而轻视之。

两富汤　此方金水相生，治白腐音哑，甚妙。

大熟地一两、大麦冬一两。

取长流水与井水各半，煎浓。徐徐服之。（清·郑承瀚《重楼玉钥续编》）

助阳止痒汤　治痘六七日后，作痒不止，抓破无血，兼治失音声哑。

黄芪一两，桃仁二钱研，红花二钱，皂刺一钱，赤芍一钱，山甲一钱炒。

水煎服。（清·王清任《医林改错·卷下》）

肺为音所自出，而肾为之根，以肺通会厌，而肾脉挟舌本也。夫金空则鸣，失音一症，亦如金实则喑，金碎则哑，必辨其虚实，而后治法可详。

其寒包内热，闭窒气分致失音者，以麻杏汤之属开其痹。

其醉卧当风，邪干肺窍猝失音者，以苏子汤之属降其痰。

其木火犯肺，咽干喉痹致失音者，以麦冬汤之属润其燥。

其痰热客肺，喘急上气致失音者，以桔干汤之属疏其壅。

其逆风叫号，致伤会厌者，以养金汤之属清其音。

其暴嗽失音者，杏仁桑皮汤。

久咳失音者，蛤蚧散。

若由阴虚劳嗽声嗄者，相火烁金也。百合固金汤去元参、桔梗，加五味、诃子，或扶羸汤去秦艽、柴胡。

其总治气血虚燥，喉音不清者，清音汤、加减诃子汤、脂蜜膏方。

此失音症治，大约润肺滋肾之品，为宜也。（清·林珮琴《类证治裁·卷之二》）

咽喉声哑，须分暴久。暴病得之皆可治之证，如喉痛起于四五日间，是暴病也，咳嗽声重吐稠痰，恶寒发热头痛，咽喉红肿，其声嘶哑，此热结于肺，寒束于外也，先用辛凉之剂，荆防败毒散加苏叶、北辛四分去叶、杏仁去皮尖炒、牛蒡子、葱豉、姜汁以散之，然后加石膏以清之，或麻杏甘石汤重加生玉竹；肥人痰多者，再加法夏、苏红皮去白，或枳桔二陈汤；体实者加味导痰汤，皆对证汤剂。又有暴病声哑，咽痛异常，不红不肿，猝然而起，或欲咳而不能，或清痰上溢，脉沉细，或弦紧。此大寒犯肾，宜蜜炙附子噙之，不可妄投寒凉之剂，二证寒热天渊，不可不辨，更有因大喊大叫，声嘶微痛失音者，当用十全大补汤，亦不可妄投凉药。以上皆治暴病失音成法，理之一定者也。至于久病失音虚痨症也，谓之金破不鸣，虽精明老医，且难动手，故多不可治，无人参、真阿胶，亦不可治。专门喉科者，俱勿妄忝末议。（清·刘序鹓《喉科心法·咽喉部位》）

声暴哑者，寒色热也，宜辛凉解散。有痰壅于肺者，金实则不鸣也，必清肺中邪滞，清咽宁肺汤。

桔梗、炒山栀、芩、桑皮、甘草、前胡、知母、贝母。

水煎，食后热服。（清·潘道根《临证度针·咳嗽》）

冰硼散，毋论新久咽喉口齿肿毒，及久嗽痰火咽哑作痛，日吹三、四次。

玄明粉、硼砂各五钱，朱砂六分，冰片五分。（清·沈青芝《喉科集腋·卷下》）

伤肺者，鼻内气喘，声哑，发热，睡如弓状，着席如刀。此症主三日内死，先服通圣饮，后服降气活血汤，再服清肺止痛饮。（清·佚名《少林真传伤科秘方》）

表有寒邪，或寒邪包火，声哑，咳声不扬，宜麻杏甘石汤。（民国·张生甫《医学达变·咳嗽广义附失血》）

音哑而痛，患肺痨者，碎金不鸣，音哑而喉痛，症甚危险，宜用大剂养阴宁金之品。

天麦冬各三钱、大生地八钱、北沙参四钱、金石斛三钱、怀山药三钱、川贝母三钱、杏仁三钱、龟板一两、玉竹三钱、藕三两。

煎汤代水。（民国·朱振声《痛证大全·第七章》）

第七节　针　　灸

瘖哑：支沟、复溜、间使、合谷、鱼际、灵道、阴谷、然谷、通谷。（明·杨继洲《针灸大成·

卷八》）

针灸喑有三法：其一取足少阴篇首所引二段经文是也。其二取足阳明。经云：足阳明之别，名曰丰隆，去踝八寸，别走太阴，下络喉嗌，其病气逆则喉痹卒喑，取之所别是也。娄全善治一男子四十九岁，久病痰嗽，忽一日感风寒，食酒肉，遂厥气走喉病暴喑。与灸足阳明丰隆二穴各三壮，足少阴照海穴各一壮，其声立出，信哉，圣经之言也。仍用黄芩降火为君，杏仁、陈皮、桔梗泻厥气为臣，诃子泄逆，甘草和元气为佐，服之良愈。其三取手阳明。经云：暴喑气哽，取扶突与舌本出血。舌本，廉泉穴也。（明·王肯堂《证治准绳·杂病》）

第八节　禁　　忌

《三因》发声散　咽痛烦闷，咽物即痛，不宜寒凉药过泄之。此烦闷，乃虚热也。（明·孙一奎《赤水玄珠·第三卷》）

治失音，忌用麦冬五味熟地桔梗。

诸项失音，皆有可愈之理，惟用麦冬、五味、熟地、桔梗等药，补住肺家痰火，以致失音，则百无一生，独不言及何也？

又　麦冬、五味，是失音之灵丹，服之久，无不失音者。（清·张景焘《馤塘医话·治失音忌用麦冬五味熟地桔梗》）

第九节　预　　后

若为风寒所闭，肺火抑遏则其声音重浊，乃肺之病，易治者也。若久哑不能大言，则肺气衰而难治矣。（明·兰茂《重订医门擘要·上卷》）

喑哑不盲者，若少阴病咽中生疮不能言语者，以鸡子苦酒汤。若狐惑上唇青疮声嗄者，在本条痉病口噤不能言，治在本条热病喑哑不言，三四日不得汗出者死。（明·孙一奎《赤水玄珠·第十九卷》）

失音，脉浮而洪，身汗如油，喘不休，肺绝。（明·张三锡《医学六要·四诊法序》）

凡咳嗽喉舌生疮，其声哑者，不治。（明·乔埰《幼幼心裁·上卷》）

要在临证审察病因无误，然中风暴病失音，多缘少阴真气久虚而得，更兼遗尿五绝证见，不可治矣。（清·张璐《张氏医通·卷四》）

第十节　医　　案

孙兆口诀云：内侍曹都使，新造一宅，落成迁入，经半月，饮酒大醉，卧起失音不能语。孙用补心气薯蓣丸，以细辛、川芎治湿，十日其病渐减，二十日全愈。曹既安见上问谁医，曰孙兆郎中，上乃召问曰，曹何疾也？对曰：凡新宅壁土皆湿，地亦阴多，人乍来阴气未散，曹心气素虚，饮酒至醉，毛窍皆开，阴湿之气从而入乘心经，心经既虚，而湿气又乘之，所以不能语。

臣先用薯蓣丸使心气壮，燃后以川芎、细辛，又去湿气，所以能语也。

娄全善治一男子四十九岁，久病痰嗽，忽一日感风寒，食酒肉，遂厥气走喉病暴喑。与灸足阳明丰隆二穴各三壮，足少阴照海穴各一壮，其声立出，信哉，圣经之言也。仍用黄芩降火为君，杏仁、陈皮、桔梗泻厥气为臣，诃子泄逆，甘草和元气为佐，服之良愈。（明·王肯堂《证治准绳·杂病》）

一人年三十，久疟。医用补中益气汤，或止或作，延及半年，因解发结，劳伤咳嗽。医用前方加半夏、五味，遂致喉痛声哑，夜不能寝。邀予视之，右脉浮濡，左脉小弱。曰：经云"阴火之动，发为喉痹"是也。此必色欲不谨，久服参芪，徒增肺中伏火耳。

令以甘桔汤加鼠粘子、蜜炙黄柏，煎服二帖，喉痛除而声出。继服保和汤五帖而安。（明·汪机《石山医案·卷之上》）

中书鲍希伏素阴虚，患咳嗽，服清气化痰丸及二陈、芩、连之类，痰益甚，用四物、黄柏、知母、玄参之类，腹胀咽哑，右关脉浮弦，左尺脉洪大。余曰：脾土既不能生肺金，阴火又从而克之，当滋化源。

朝用补中益气加山茱、麦门、五味，夕用六味地黄加五味子，三月余，喜其愤疾得愈。（明·薛己《内科摘要·卷上》）

有金良美者，年十八，患咳嗽吐红，下午潮热梦遗。市医进四物汤加天麦门冬、黄柏、知母之类，治半年，反加左胁胀疼、不能侧卧，声音渐哑，饮食辄恶心，肌肉大削，六脉俱数，医告技穷，因就予治。观其面色白，又隐隐有青气夹之，两足痿弱无力，予语之曰：此症气虚血热，而肝脉甚弦，弦则木气太旺，脾土受亏，不能统血，殆始怒气所触，继为寒凉之剂所伤，以致饮食恶心，肌肉瘦削。书云：脾胃一虚，肺气先绝。以肺金不足，则肝木愈不能制。浊痰瘀血凝于肺窍，故咳嗽声哑，滞于肝，故左胁不能贴席而卧，病势危矣。喜在青年，犹可措手。因急用人参二钱、鳖甲五钱为君，白术、白芍、陈皮、茯苓、通草、贝母各一钱为臣，甘草、牡丹皮各七分为佐，桔梗五分为使。二十帖，潮热止，咳嗽减大半。三十帖，声音开亮，左胁亦能贴席而卧。后以大造丸调理全安矣。乃嘱之曰：病愈虽可喜，而弦脉未退，须切忌怒气及劳心劳力之事。庶几可保无虞。苟不守予言，而劳怒相触，血来必不能御，戒之防之。此后精神日王，肌体丰肥，六年无事。一日遇事拂意，大怒，而又结算劳心，则血如泉涌，顷刻盈盆，上唇黑肿，汗出淋漓。急请予诊，脉乱无伦，诊毕，渠语近侍欲大解。予曰：此死征也，阴阳乖离矣。辞而出，未离门而气绝。（明·孙一奎《孙氏医案·一卷》）

一疹退之后，声哑不出，或咳或喘，或身热不退，以致日久不愈者，此热毒未尽，肺金受克故也，宜清金降火汤加竹沥、姜汁主之。（明·武之望《疹科类编·论》）

一疹出后，声哑不出，或喘或咳，或身热不退，致日久不愈者，此热毒未尽解，肺金受伤也，宜清金降火。

用知母、贝母、天冬、麦冬、骨皮、丹皮、生地、芍药、当归、玄参、连翘、片芩、瓜蒌仁。（清·喻昌《痘疹生民切要·下卷》）

石顽治西客王如嵩，触寒来苏，忽然喘逆声喑，咽喉疼肿，察其形体丰盛而饮啖如常，切其脉象浮软而按之益劲，此必寒包热邪，伤犯肺络也，遂以麻杏甘石汤，加半夏、细辛，大剂葳蕤，二服喘止声出，但呼吸尚有微疼，更与二陈、枳、桔、葳蕤之类，调理而安。

王惟一数年前虽有血证，而年壮力强，四月间忽患咳嗽，服发散药后，痰中见血数口，继服滋阴药过多，遂声飒而哑，时觉胸中气塞，迁延月余。乃兄勤中、鼎中，邀余往诊。脉虽沉涩，而按之益力，举之应指，且体丰色泽，绝非阴虚之候。因论之曰：台翁之声哑，是金实不鸣，良非金破不鸣之比。因疏导痰汤加人中黄、泽泻方，专一涤痰为务。四剂后，痰中见紫黑血数块，其声渐出，而飒未除。更以秋石兼人中黄，枣肉丸服，经月而声音清朗，始终未尝用清理肺气，调养营血药也。

飞畴治郭代工，午日少食角黍，倦怠作泻，曾用消克不效。因圊时跌仆，即昏迷不省，数日后邀予诊视。六脉虚微欲脱，右臂不能转动，声喑无闻，时有用大黄消克之剂者，予急止之。此脾肺虚惫，安能任此，今纵有合剂，恐胃气告匮，乌能行其药力，惟粥饮参汤，庶为合宜，所谓浆粥入胃，则虚者活，遂确遵予言以调之，泻止神宁，声音渐出而苏，能食后，亦惟独参汤调养，不药而愈。（清·张璐《张氏医通·卷四》）

洞庭东山陈康源。去冬感受寒邪，胃中之痰火，为寒邪所郁，不得发泄，上干于肺而咳嗽，又不忌荤酒，不避风寒，误服滋阴凝滞之药，肺窍闭而声哑，已经半载，不能却去。脉息左手弦大，右手滑大有力，察其面色红亮，其痰亦不易咳出，乃郁痰郁火为患，失于调治而然也。理宜豁痰理气之药治之。

半夏、瓜蒌、枳壳、黄芩、石膏、杏仁、苏子炒研、广皮、莱菔子炒研、桔梗、甘草、桑白皮。

加生姜煎。（清·沈璠《沈氏医案》）

孙，二一。久咳失音，喉痹。

陈阿胶同煎二钱，生鸡子黄同煎一枚，炒麦冬一钱半，川斛三钱，甜北沙参一钱半炒，生地二钱，生甘草三分，茯神一钱半。

陆，二二。秋凉燥气咳嗽，初病皮毛凛凛，冬月失音，至夏未愈，而纳食颇安。想屡经暴冷暴暖之伤，未必是二气之馁，仿金实无声议治。

麻黄、杏仁、生甘草、石膏、射干、苡仁。

吴，三六。外冷内热久逼，失音，用两解法。

麻杏甘膏汤。

某，血后音哑，便溏。

生扁豆、炒白芍、炙草、川斛、山药、米糖、大枣。（清·叶桂《临证指南医案·卷二》）

某，四三。失音咽痛，继而嗽血，脉来涩数，已成劳怯，幸赖能食胃强。勿见咳治咳，庶几带病延年。

细生地三钱、玄参心一钱、麦冬一钱、半细、川斛三钱、鲜莲子肉一两、糯稻根须五钱。（清·叶桂《临证指南医案·卷二》）

张。今年春季时疫，大半皆有咳嗽咽喉之患，乃邪自上干，肺气先伤耳。近日身动气喘，声音渐不扬，著左眠卧，左胁上有牵掣之状。此肝肾阴亏，冲气上触，冬藏失司，渐有侧眠音哑至矣。劳伤致损，非清邪治咳之病。

六味丸加阳秋石、阿胶、麦冬。

蜜丸。(清·叶桂《临证指南医案·卷二》)

沈,二十一朝。痰呛失音,不嗜食物,昼则稍安,暮夜烦躁,此肺热未肃。磨耐多日,体气阳亢阴亏,肝风内炽,突起惊厥可虑。

地骨皮、甘草、生地炭、绿豆皮、炒丹皮、炒川贝、川斛。(清·叶桂《临证指南医案·卷十》)

嘉善,三十二。肺痿失音,形枯气损,用甘药调和,不宜辛散、滋寒矣。

黄芪、白芨、米仁、茯苓。

舟里,五十。肺痿声哑,胃减食入不安,难治之虑损。

戊己丸。

久嗽失音,脉小,痰冷,冲气,入暮为重。此肺虚气馁,不易骤愈,酒家有饮邪。桂苓甘味汤。(清·叶桂《叶氏医案存真·卷三》)

何,三十二岁。酒客大便不旺,奔走劳动失血,乃酒色之伤,止血理嗽药味,无非清降滋润,声音日哑,肺痿气馁,为难治之症。

人参、茯苓、米仁、炙草、白芨、黄精。

胡,三十四岁。不量自己,每事争先,此非伤于一时。春夏天暖,地中阳升,失血咳嗽,声音渐哑,填实真阴以和阳。

熟地、萸肉、淮山药、茯苓、天冬、麦冬、龟甲心、女贞、芡实、建莲肉。

咳嗽失音　沈,四十岁。几年失血,继而久咳,乃内损之咳,痰多治嗽无用,已失音嘶响,损象何疑?

黄精、白芨、米仁、茯苓四味熬膏,早服牛乳一杯。

徐,廿三岁。内损,血后痰嗽,渐渐声哑,乃精血先伤,阴中龙火闪烁。迭经再发,损必难复,填实下元,虑其不及。庸医见血滋降,见嗽清肺消痰,不知肾液被阴火煅炼化痰,频发必凶。保养可久,服景岳一气丹。

张,三十岁。此肾虚不纳,冲气上干,喘嗽失音,夜坐不卧。医每治肺,日疲致凶。

早服薛氏八味丸三钱。(清·叶桂《叶天士晚年方案真本·杂症》)

丁,常熟,二十四岁。劳嗽寒热,是百脉空隙,二气久虚所致。纯用填精益髓,犹虑弗能充养,肌肉日见干瘪,病人说医用沉香,声音遂哑。大凡香气如烟云,先升后降,况诸香皆泄气,沉香人少阴肾,疏之泄之,尤为劳怯忌用。

萸肉、山药、建莲、五味、茯神、熟地炭、芡实、川斛。

久嗽音哑,咽痛。脏阴损矣,恐不易复。

熟地、元参、霍山石斛、人中白、天冬、糯稻根须。

劳嗽音哑,咽痛,胃强能纳,庶几带病撑持。

熟地、茯神、元稻根须、天冬、麦冬、川金、石斛。

嗽久失血,音哑,由外邪伤阴,则阳浮上亢,为少阴损也。

细生地、元稻根须、人中白、元参、鸡子白、粗旱莲草、白桔梗、生草。(清·叶桂《未刻本叶天士医案·保元方案》)

悲泣过甚失音,经言忧则伤肺,及读病原向来左胁有形,春令陡发冲气,神迷气急若厥。

更问经来先期三日，月月如此。夫左胁属肝，肝为风脏，内寄相火。凡人身之气，左升在肝，右降在肺，升太过必降不及，为木火反戕柔金。医经逆乘谓贼邪，最难向安。情志之恙，皆曰内伤，怡悦调养，可望渐和，非朝夕改之药图侥幸者耳。

甜北沙参、麦冬肉、清阿胶、鲜生地、鳖甲刮光醋炙、生左牡蛎、丹参肉、鲜生地、天冬肉、茯神。（清·薛雪《扫叶庄医案·卷四》）

劳嗽寒热，八脉空虚，二气致偏，填精益髓，犹虑弗克充养，医用沉香，声音遂哑。大凡香气如烟云，先升后降，诸香皆泄气。沉香入少阴肾，疏之泄之，尤为劳怯所忌。

熟地、山萸肉、茯苓、芡实、莲肉、山药、五味子、川石斛。（清·薛雪《碎玉篇·上卷》）

女，失音半载。咽干口燥，经阻两月，脉形细数。阴伤肺热，恐入损途。

丹参、杏仁、竹茹、牛蒡子、沙参、枳壳、橘白、抱茯神、川贝、桔梗、甘草。

女，经后营虚，肺热音闪，胃热食少，脘胀。此时尚难进补。

竹茹、谷芽、橘白、桔梗、金斛、川贝、六曲、枳壳、杏仁、茯神。（清·顾文垣《顾氏医案·女科》）

风水皮水，音哑短气，治在上焦。

桑皮、连皮杏仁、蝉衣、牛蒡子、米仁、带皮茯苓、通草、稻根须。（清·顾文垣《顾氏医案·肿胀门》）

族叔道千公父子来就诊。族叔体素丰，常苦积湿，予治之以何首乌，已数年矣。子年二十余，与予为十世兄弟，体亦丰胖，音哑无声，时患喉中痛闭，寐过熟，则鼾齁而醒。族叔指谓予曰：是病此三年失。日服甘桔，总不效。昨医又加诃子，亦无功。吾意必有积痰，非攻去不可。汝细诊之，并立一案，以详证治。予唯唯。既诊脉，乃书案曰：右关滑大，脾家湿痰过盛，此系肥人本病；左关鼓击上冲及寸，肝木之气挟心火而上升，肺欲不病，岂可得乎？经曰：饮食入胃，游溢精气，上输于脾，脾气散精，上归于肺。今脾已湿矣，既以精华上输肺府，复以浊痰填其窍隧，而木火通明，又从而蒸之，填而又填，蒸而又蒸，致使清肃之府，遂为痰锢。如屋之有游，如树之有萝，如石之有苔，虽欲发声出音，而涂蔽已深。铃中塞棉，钲中实土，音从何出？肺之受病，与喉之痛闭，职此之由。是则欲治此病，非清肺祛痰不可。然肺不容不清，而肺中之痰不可不祛也。何也？肺为傅相，治节出焉，周身之气皆司于肺。护外之卫气，胸中之宗气，三焦之元气，皆肺运之。肺病而音不出，乃至喉闭鼾齁，其不能健运可知。当此之时，又以峻药攻其痰，而痰之藏于肺中者，经火热之熏灼，已内湿而外燥，内宽而外窄，如莲实之嵌于蓬内，蜂子之藏于房中，痰药一至，倏然退避，徒令将军从天而下，搜捕无从，则所伤者，正肺中之真气耳，是虚而益其虚也。痰可攻乎？然痰又不容不攻也。次之何由？曰：痰之来路，即痰之去路。城狐社鼠，急切不可剪除。而所以源源不穷者，脾之饷道也。今但以健脾渗湿为主，而又以其间养肝之阴，清心之热，使心肝之火不上升，肺中之痰日渐活，而脾气运动，无复湿气上行，则肺中之痰，将以渐而转入于胃，可降而下，可吐而出，以人卧则气归于胃，痰将随之而入故也。夫至痰转于胃，则向之所以生病者，今即借之以祛病，病去而音自清，气自顺，痛闭诸症，自不复作。较之攻药之伤气，其相去何如哉？医不察此，而徒以甘、桔等治共喉，毫厘千里，误矣！误矣！案出，复附以方，族叔阅一过，无言，持之径去。共后数月，不闻耗顾，亦未知其以为不然也；抑服之猝不见效，遂弃而不用也。大抵令时治病，止论现在之症，隔二隔三之说，医家既不讲，病人安从识。如此症，病在肺，而治在脾，宜乎不信。然予立此案，实渊源于喻嘉言先生。病情治法，具有至理，非创为臆度也。（清·孔继菼《孔氏医案·议族弟肺病失音症并详治法》）

肺气郁而音不开，咳嗽喉哑，咳血红紫不一，风热郁扰肺络。仍防血上。

假苏炭八分、光桃杏仁各三钱、湖丹皮一钱、化橘红八分、青防风一钱二分、中生地三钱、玉桔梗一钱、白茅根三钱。

服药五帖，咳热俱减，咳则汗多，痰吐不爽，气急，饮食不香，动劳头晕心悸。原方进步。前方加镜面茯苓。（清·王之政《王九峰医案·副卷》）

久咳不已，咽痛失音。虚火刑金，势欲成怯。

熟地、橘白、蛤壳、沙参、川贝、枇杷叶、人中白、杞子、麦冬、鸡子黄。

久嗽失音，舌红脉弦。邪郁肺金，外寒内热所致。仿仲景法。

麻黄、杏仁、桔梗、桑叶、石膏、生草、射干、郁金、马兜铃、枇杷叶、鸡子白。

咳呛失音，痰中带血，无梦遗精，腰背酸痛。阴涸阳浮。当用清上纳下一法。

洋参、丹皮、麦冬、人中、白阿胶、沙参、玉竹、枇杷叶、桑叶、生藕、橘白。

咽痛失音，咳痰不爽，左脉弦紧。木火刑金也。仿仲景法。

川连、麦冬、川贝、橘红、阿胶、杏仁、人中白、鸡子黄、沙参、枇杷叶。

咽干失音，气分燥也，究因津液亏而无以上供。仿喻氏法。

上清胶、枇杷叶、橘白、白花、百合、冬桑叶、甜杏仁、北沙参、生鸡子、白麦冬、人中白。（清·叶桂，曹仁伯，何世仁《叶天士曹仁伯何元长医案·何元长医案》）

短气失音，喉中时作水鸣声，右脉如革，面浮色痿，肺胃应之，心下痞鞕，补泻纷更，动无一效，甚于水冷，剧于春候，拟进苇茎越婢成汤，进饮三剂。

生石膏、桂枝木、白芍、杏仁、冬瓜子、生米仁。（清·吴金寿《三家医案合刻·卷三》）

乙酉十一月十二日。吴，五十六岁。内热外寒，兼发痰饮，喉哑，咳嗽痰多，头痛，恶寒，脉浮。与麻杏石甘汤加半夏、广皮、苦桔梗。

生石膏六两、麻黄去节五钱、苦桔梗六钱、姜半夏一两、广皮四钱、炙甘草四钱、杏仁泥八钱。

煮四杯，先服一杯，得汗即止，不汗再服。汗后避风。

十四日。肺脉独浮，去麻黄三钱。

十七日脉浮，喉哑，咳嗽痰多。

生石膏四两、麻黄去节三钱、桔梗五钱、半夏六钱、广皮三钱、炙甘草二钱、杏仁六钱。

煮三杯，先服一杯，得汗，止后服。

廿三日。脉浮，喉哑，咳嗽痰多，内饮招外风为病，与大青龙汤法。

麻黄去节五钱、生石膏四两、广皮五钱、杏仁八钱、姜半夏八钱、生姜三钱、桔梗五钱、炙甘草三钱、大枣去核二枚。

煮二杯，先服一杯，得汗，止后服，不汗，再服。

廿四日。病减者减其制，去麻黄三钱，广皮、生姜、大枣；于原方加木通一钱，以小便短也。(清·吴瑭《吴鞠通医案·卷一》)

甲子四月初五日，陈氏，三十三岁。脉弦细，失音，谓之金碎不鸣，暮热不食，食则呕，亦系三焦俱损，为难治。

茯苓块三钱、洋参二钱、冬桑叶二钱、甜杏仁三钱、沙参二钱、白扁豆五钱、柏子霜三钱、冰糖三钱、胡桃肉三钱。

煮三杯，分三次服。另含鲍鱼片、洋参片。(清·吴瑭《吴鞠通医案·卷二》)

歌儿，十五岁。失音。歌唱劳伤，肺火喉哑。

洋参切薄片一两，鲍鱼切薄片四两。

早晚各取鲍鱼二钱，洋参五分，煎汤，顿服之。歌时取鲍鱼、洋参各一片，咽其津液，以后不复哑矣。

乙酉正月廿九日。沈，二十岁。六脉弦细如丝，阳微极矣。咳嗽便溏，纳食不旺，由上焦损及中焦。所以致损之由，初因遗精，继因秋伤于湿，冬必咳嗽，外邪未清，骤然用补，使邪无出路，致咳嗽不已。古谓病有三虚一实者，先治其实，后治其虚。现在喉哑，治实，先与开提肺气。治虚与诸虚不足之小建中汤。

苦桔梗四钱、云苓块五钱、杏仁泥二钱、姜半夏四钱、生薏仁五钱、生甘草二钱。

煮二杯，分二次服。

二月初六日。六脉弦细之极，阴阳俱损，急须用补。以外感未净，喉音未清，暂与理肺，二帖后再诊。

茯苓块四钱、苦桔梗二钱、生甘草三钱、甜杏仁四钱、冰糖四钱、鲜芦根四钱、姜半夏三钱。

煮三小杯，分三次服。

沈，二十岁，正月二十九日。六脉弦细若丝，阳微极矣。咳嗽便溏，纳食不旺，由上焦损及中焦，所以致损之由，初因遗精，继因秋伤于湿，冬必咳嗽。外邪未清，骤然用补，使邪无出路，致咳嗽不已。古谓病有三虚一实者，先治其实，后治其虚。现在喉哑治实，先与提肺气，治虑与诸虚不足之小建中汤。

苦桔梗四钱，杏泥二钱，云苓五钱，生甘草二钱，生苡仁五钱，姜半夏四钱。

煎两杯，分二次服。

二月初六日：六脉弦细之极，阴阳俱损，急需用补，以外感未净，喉音未清，暂与理肺二帖，后再诊。

苦桔梗二钱，甜杏仁四钱，姜半夏三钱，生甘草二钱，茯苓四钱，冰糖四钱，鲜芦根四钱。煮三小杯，分三次服。(清·吴瑭《吴鞠通医案·卷三》)

杭州，周。嗜酒之体，大便必溏，本无足虑，过投辛燥热药动营壅腑，以致鼻血，腹胀，因胀又进肾气丸，百日腹笥未敛。咳嗽反作，失血失音，脉象弦数，气血乖违，大失冲和矣。

鲜生地四钱，茜草根二钱，蒸元参一钱五分，川百合四钱，川贝母二钱，杏仁二钱盐水泡、橘红一钱五分，驴皮胶二钱，甘草四分，茅根八钱，藕节两枚。(清·张千里《千里医案·卷三》)

德清，沈。咳嗽音窒，气逆，数年来易发难已，是肺气之虚痹久矣。虚痹则治节不行，而通调水道下输膀胱之职弛，而水气泛滥，中土卑湿，不能枢运矣。况肿喘并盛，脉濡舌鲜，理宜先理中土，慎勿欲速，遽投温热滋腻，有碍脾胃。

潞党参二钱，甘草四分，大腹皮一钱五分，米仁三钱，蜜炙麻黄三分，陈皮一钱五分，桑白皮二钱，生姜皮三分，杏仁二钱，茯苓皮四钱。（清·张千里《千里医案·卷四》）

徐老。年上盛下虚，呛嗽上气，声哑嗌干，咳则起坐，卧不安枕，溺黄便硬。此由温邪化燥、渐传入腑，脉虚涩，两寸俱大。治仍清上。

用生地、麦冬、竹叶、沙参、贝母、玉竹、山栀、甘草、枇杷膏，数服遂平。（清·林珮琴《类证治裁·卷之一》）

王氏，室女。久嗽失音，呼吸痰响，劳则发热颊红，干饭稍纳，粥入随出。肺气既失肃降，痰火升逆，扰及中宫，胃土运纳不安，然胃虚谷少，脉来微数，非火涤痰所得效。治以平气降逆，兼培胃气，倘痰火一清，声音可出。

海浮石、苏子、贝母、前胡、茯苓、山药、炙草、姜汁、竹沥和服。

呼吸利，痰嗽平。再去前胡，加诃子、蛤粉，数服哮止而音渐复。

某。肺受冬温，蕴而成热，脉洪搏指，痰阻喉痒，呛咳失音。与苦辛泄降痰火，清音自出，所谓金空则鸣也。

用杏仁、桑皮、蒌皮、川贝、麦冬、橘红、竹叶。

三服呛嗽平，惟溺赤，间有寒热，前方加香豉、栀皮、赤苓、灯心。

二服寒热除，膈间觉燥，去桑皮、香豉，加白蜜三匙和服，二剂音渐复。（清·林珮琴《类证治裁·卷之二》）

予至亲丁吴氏，肺热音哑，某医顺病人之意，人参服之数两，而更无音。（清·李冠仙《知医必辨·杂论》）

风寒深受，入于肺表，咳嗽音哑。先从肺治。

前胡钱半、象贝钱半、防风钱半、牛蒡三钱、紫菀钱半、橘红一钱、浮萍钱半、杏仁三钱、桔梗一钱、荆芥钱半、桑叶钱半。

咳嗽三年，近日转甚而音闪。久延防成喉痹重症。姑与钱氏法。

阿胶散、川贝母三钱、款冬花钱半、冬瓜子三钱。

咳嗽减而音闪不亮，久延殊为不宜。

桑叶钱半、鲜地一两、川贝三钱、马兜铃七分、枇杷叶三钱、沙参三钱、杏仁三钱、生甘草四分、石膏六钱。

咳嗽音闪两月余，喉痹则呛。姑从泻肺，久延殊非所宜。

马兜铃七分、杏仁三钱、紫菀钱半、款冬花钱半、蒌皮三钱、桑白皮钱半、川贝钱半、桔梗一钱、冬瓜子三钱。

结缨如故，咳嗽音闪，舌不立苔。阴分大伤，殊恐金破无声。

中地六钱、沙参三钱、杏仁三钱、粳米三钱、马兜铃七分、洋参钱半、川贝三钱、元参三钱、生草四分、昆布四钱、海藻四钱。

音闪八月之久，咳嗽内热。喉痹重症已成，收功难许。固本汤。

清阿胶钱半、川贝钱半、橘红一钱、北沙参三钱、马兜铃七分、杏仁三钱、元参三钱。（清·邵杏泉《邵氏方案·卷之礼》）

某。咳血，形瘦音哑，肺虚防喘，仿钱仲阳法。

补肺阿胶散。

桐乡，顾。久咳失音，喉肿蒂坠，内热，旧有肛漏，近增遗泄，脉形细数，面色皖白。检阅前方，始则肺气过于开泄，继而甘温补纳，病势有增无减，三阴亏损，喉痹垂成矣。大节重重，何恃而不恐？考昔贤治法，不越纯甘至静之味，壮水以制阳光，但恐鞭长莫及耳。

生地、沙参、贝母、玄参、骨皮、甜杏仁、麦冬、桑皮、阿胶、人中白、生甘草、鸡子清、淡菜。

别用猪肤汤，服二十日。（清·徐锦《心太平轩医案》）

陈书伯庶常令弟保和，年未冠，患失音咽痛。孟英与犀、羚、石膏、元参、豆根、牛蒡、射干等大剂清肃之药，音开而咽糜，吹以锡类散，糜愈而疹点满布，左目及耳后皆肿。方中加以鲜菊叶二两。疹愈，痰嗽不已，仍主前法，服三十余帖而痊。此证脉滑且数，口大渴，初终未曾误药，故能愈。其庶母同时患喉糜，而头偏左痛，肝风。心悸欲呕，壮热烦躁，脉弦细数。孟英曰：此兼阴亏风动也。初以犀、羚、元参、菊花、丹参、栀子、桑叶、马勃投之，外吹锡类散，咽愈热退。续用二至、二冬、生地、石英、苁蓉、龟板、茯苓，滋阴潜阳而瘳。善后之法非此，则细数之脉何以能复？又其二令妹亦患喉疹，汛事适行，四肢酸痛，略难举动，气塞于咽，孟英诊脉弦滑。以犀、羚、旋、赭、茹、贝、兜铃、牛蒡、射干、豆根、花粉、银花、海蛇、竹沥、丝瓜络等出入为方，此则专事清热蠲痰而已，须合三案而细参其同异处，方有会心。兼吹锡类散而瘥。眉批：变证虽多，不外肺胃二经积热，得其主脑，尚非难愈之证。（清·王士雄《王氏医案续编·卷四》）

蒋，左。体本阴虚，咳嗽半载，声音忽哑，形色清癯，此肺经虚损。迩来痰不易出，定为燥气所加，脉数而洪，斯时最忌，即经所谓秋得心脉为逆也。姑仿嘉言清燥救肺之法。

西洋参二钱、麦冬三钱、细理石三钱煨、大生地四钱、阿胶二钱炖冲、京杏仁二钱、冬桑叶二钱、枇杷叶三钱炙。

加大洞果三个为引。（清·雷焕然《逸仙医案·咳喘门》）

喉通天气，为声音之门户，司呼吸而主于肺。肺为娇脏，不耐邪侵。失音原因，有虚有实，但无不关于肺。实者邪实，虚者肺虚，亦即“金实无声”及“金破无声”。阴液亏损，龙相火腾，肾为肺子，子虚及母，金受火刑，肺金受灼，声音不得嘹亮，此谓“金破不鸣”；痰浊内蕴，风寒外袭，邪阻肺气，清肃失司，声音为之失扬，此所谓“金实不鸣”也，虚实远殊，治法迥异。一般说来，忽然失音，虚少实多；久久失音，虚多实少，但总须参考脉证，不可拘泥。

余曾治一失音患者，女性，三十岁，任教师，失音已三年。养阴清肺，豁痰开窍之药遍尝之矣，未见效果，求治于余。诊其脉不细数，咳不甚，咽喉不红不肿，月经正常。病始于屡次受寒之后，是属寒袭气掉，肺失宣畅，非阴虚肺燥可比。乃以三拗汤加蝉衣、桔梗、前胡、凤凰衣等轻清宣泄，以开其壅。连投五剂，其音即扬，续服十剂，恢复正常。（清·曹元恒《吴门曹氏三代医验集·医话》）

某。素有寒嗽，时发时止。上年岁底发时，寒热六七日方止。至春初，喉痛三日，声音遂哑，而咳嗽作。总因风温袭于肺部。宜宣邪降气，冀免喘急。

旋复花、荆芥、杏仁、款冬花、前胡、苏子、枳壳、川贝、川芎、桔梗、蛤壳、枇杷叶。（清·王泰林《王旭高临证医案·卷之四》）

许。音哑喘咳，痰声嗘咯。风痰袭肺，肺胀夹惊险候。

麻黄、杏仁、射干、桔梗、桑白皮、菖蒲、枳壳、前胡、白前、紫菀、白萝卜汁冲服。（清·王泰林《王旭高临证医案·卷之四》）

咳嗽失音，湿留脾经，肢节作痛，继以去秋燥邪传及脾阴，咳嗽缠绵，音出欠亮，脉郁。治脾碍肺，治肺碍脾，殊为棘手。

生葶苈仁、冬瓜子、大豆黄卷、川贝、杏仁、经霜桑叶、生蛤壳、马兜铃、通草、蝉衣、青黛、枇杷叶。（清·凌奂《吴古年医案·咳嗽失音》）

心经蕴热，得清而化，所以神识稍清，舌起黄薄之苔，但脉犹数大，咳嗽音哑。其势渐移肺络居多。宜轻清上焦，兼以熄风和阳法。

西羚尖、贝母、生甘草、净连翘、桑皮、天竺黄、桔梗、紫菀茸、白薇、活芦根。（清·徐养恬《徐养恬方案·卷上》）

肺痿失音，咽痛，脉微无神。症难调治。

北沙参、麦冬、夏枯草、桔梗、五味子、熟半夏、甘草、紫菀茸。

张氏喉方，六味汤主治咽喉肿胀，不论红白，初起服一服后再加减：桔梗、生甘草、防风、荆芥穗、僵蚕、薄荷。

冬温蕴肺，血上溢，音哑咳呛，经久不已。

牛蒡、杏仁、苦桔梗、白薇、紫菀茸、夏枯草、甘菊、生甘草、兜铃。

加芦根。（清·徐养恬《徐养恬方案·卷中》）

某。脉至滑大，甚于右寸关，久咳见血，音哑，肺伤极矣。

北沙参四钱、玉竹炒三钱、麦冬一钱、紫菀八分、扁豆三钱、苡米三钱、白及一钱五分、通草六分、川贝一钱五分、百药煎炒一钱、百合一两。

蝉衣四个、月石一钱、紫降香一钱。此三味加前方中先服三剂。

王左，久咳失音，右脉细弱。拟六君以培土生金，失治于前，见功甚难。

六君子，加黄芪、当归、五味、诃子。（清·王金辉《王乐亭指要·卷三》）

陆。风寒郁肺，饮酸，酸能收敛，咳嗽失音，右寸脉迟细而涩。此金实无声也。

枇杷叶、蝉衣、蒌皮、杏仁、马兜铃、象贝母、前胡、鼠粘、桔梗。（清·沈菊人《沈菊人医案·卷下》）

同郡周小川，族人一小女痧后咳嗽失声。余授一方，以甘桔汤加炒牛蒡子、炒枯芩、天花粉作散，薄荷叶汤调，再煎一沸，服之而愈。（清·叶霖《痧疹辑要·卷四》）

江邑李希贤，久嗽失音，漏色不实，金水二脏损伤，寝食已不安和，滋则碍，燥则伤肺，用保和法。

北沙参、茯神、苡仁、干百合、阿胶、款冬花、橘红、麦冬、枇杷叶。

本镇沈。髫年体弱，咳嗽失音，阳虚必盗汗，阴虚生内热.近因春升发泄，风热乘虚袭入肺络而咳，更无停止，宜以清上为先。

补肺阿胶汤，加元参、地骨皮、茯神、枣仁。（清·姜成之《龙砂八家医案·戚云门先生方案》）

久嗽声哑 王裕舟。患久嗽声哑，六脉细数，咳呛多痰。此肺肾两亏，金不生水，以致阴虚阳亢，咽中作痛，水沸成痰，时壅涎沫。急当宁肺保金，滋补肾水，以冀金水相生，不致有气喘不得归原之虑。

北沙参、生苡仁、嫩百部、云茯苓、提麦冬、炙紫菀、款冬花、生桑皮、焦蒌皮、炙甘草。

丸方：六味内加龟鹿二胶。（清·王应震《王应震要诀·云间程氏绍南先生医案》）

朱，左，四十三岁。肾不纳气，脾不化湿，喘急痰饮，由来三年。近日肺家又为火燥，声嘶音哑，咽燥喉痒。喉痹形状，已达目的。

灵磁石、橘红、凤凰衣、淮牛膝、叭杏仁、川贝、赤苓、淡甘草、生苡仁、桔梗、元参、枇杷叶。（清·金有恒《金子久杂证医案精华·虚损门》）

陈，右，三十三岁。咳呛失音，胎前延及产后。腹痛便溏，往年宿根发现。病缠四月，形瘦，冷热。脉虚，舌薄。延防蓐损。

凤凰衣、桔梗、淡草、枇杷叶、北沙参、牛膝、贝母、茯苓、饭蒸于术、橘红、玄参、牡蛎。（清·金有恒《金氏门诊方案》）

南浔，潘，右。肺为五脏之华盖，又为音声之门户，风淫于肺，痰阻于络，咳呛者已由匝月，失音者由来七日。一经血升，欲吐不吐，咽干喉燥，冷热发瘧，心悸不寐，脘懵少食。左脉芤大，右脉滑数。潜火以保金，涤痰以利络。

冰糖、炒石膏四钱、淡甘草四分、桔梗八分、元参心二钱、丹皮一钱、芦根一两、青黛三分、拌蛤壳四钱、丝瓜络三钱、橘红一钱、知母一钱、茅根一两。（清·金有恒《和缓遗风·南浔潘右》）

音哑无声，此系肺阴涸热，宜用泄火滋阴法。余长女亦然，因误用锡类散吹喉，即时音哑，及后诸证全痊，半月余始觉渐渐清朗。如遇是候，须参人燕窝、阿胶等味。（清·陈葆善《白喉条辨·辨张氏无治之证第十四》）

音哑喘咳，痰声嘿咯，风痰袭肺，肺胀夹惊险候。

麻黄、杏仁、射干、桔梗、枳壳、菖蒲、前胡、白前、紫菀、桑白皮。

另 白萝卜汁冲服。（清·柳宝诒《柳选四家医案·小儿门》）

王。冷热杂感，肺气郁塞，音哑，咳不多，脉濡。法宜开泄肺气。

紫菀、蝉衣、冬桑叶、象贝、白前、枳壳、前胡、白杏仁、射干、枇杷叶、桔梗、牛蒡子。（清·曹元恒《曹沧洲医案·下卷》）

遗风，郁。风邪伏肺，咳嗽久累，已曾失血。脉寸浮滑，音嘶。宜清肺、疏风、化痰，防损。

紫菀钱半，光杏仁三钱，栝蒌皮钱半，苏梗钱半，橘络钱半，白前钱半，川贝二钱，佛耳草三钱，荆芥钱半，杜兜铃一钱，生诃子钱半，鲜枇杷叶三片去毛。三帖。（清·邵兰荪《邵兰荪医案·卷一》）

十月初一。赵文魁清得端康皇贵太妃脉息：左关沉弦，右关滑缓。蕴热轻减，惟音哑如昨。

今拟照原方加减调理。

人元参六钱、寸冬四钱、赤芍三钱、花粉三钱、生知母三钱、蝉衣一钱、薄荷二钱、炒栀三钱、胖大海五个、枯芩三钱、诃子三分、桔梗八分。引用鲜青果七个打。(清·赵文魁《文魁医案选·宫廷内部脉案》)

三湘俞某之内,孕经七月,忽受燥气,咳嗽音嘶。前医贸贸,不询月数,方内遂批为子瘖意,忘却《内经》"妇人玉身,九月而瘖"之文。观其方案,庞杂之至,所以罔效。丰诊其脉弦滑而来,斯时肺经司胎,咳逆音哑,显系肺金被燥所侵之证,宜辛凉解表法去蝉衣、淡豆豉,加菊花、桑叶、橄榄为引。

连当三服,音扬咳止矣。(清·李湎羹《秋燥论·医案》)

一人,年四十许。失音半载,渐觉咽喉发紧,且常溃烂,畏风恶寒,冬日所着衣服,至孟夏犹未换。饮食减少,浸成虚劳,多方治疗,病转增剧。诊其脉,两寸微弱,毫无轩起之象,知其胸中大气下陷也。投以升陷汤,加玄参四钱,两剂,咽喉即不发紧。遂减去升麻,又连服十余剂,诸病皆愈。(民国·张锡纯《医学衷中参西录·治大气下陷方》)

病者,丁贵之女,年四岁,住南京碑亭巷口。

病名:风咳失音。

原因:春病风温,病已小愈,越旬日忽咳嗽音哑,某医误用温表,次日即大汗大喘。

证候:面色青黯,头汗如注,咳喘音嘶,饮水作呛,目上视,不得眠,头倾肩抬,口鼻只有出气。

诊断:脉两手俱不应指,病势甚危。其声哑者,由于肺热,热盛则熬液成痰,痰因火而生,火因痰而炽,痰火交结,最易障碍清窍,以致变证丛生,肺失清肃之权也。前哲费建中云:"肺虚者,咽水呛喉。"今仿其意,作虚脱证断。

疗法:肺虚必先补其母,故用潞党参、淮山药补脾为君,阿胶、糯米补肺为臣,杏仁、兜铃清金润肺,麦冬、五味敛肺定喘为佐,炙甘草、鸡子白和中清音为使。

处方:潞党参五钱、淮山药五钱生打、陈阿胶三钱烊冲、杜兜铃钱半、炙甘草八分、甜杏仁三钱、原麦冬二钱、五味子五分、鸡子白二枚。生糯米五钱,煎汤代水。

效果:一日连服两剂头煎,次日复诊,喘平汗止,语言如常,惟咳唾黏痰,肺虚而燥,进甘咸润燥法。

原方去党参、淮药、兜铃、五味等四味,加暹燕窝一钱,北沙参、川贝、水晶糖各三钱,叠进三剂。

再邀诊脉,六脉软滑有神,目灼灼有光,嘱其不必服药,用光燕窝一钱,葡萄干念粒,真柿霜一钱,调养旬余而愈。(民国·何炳元《全国名医验案类编·初集四时六淫病案》)

肺为风温侵袭,则津变为痰,音哑咳逆,金实无声。拟开泄润肺为主。

麻黄、射干、象贝、马兜铃、光杏仁、桑叶、牛蒡、前胡,生石膏薄荷同打,蝉衣。(民国·汪培荪《汪艺香先生医案·下》)

欧阳某,系农家。窘而无知,咳嗽颇久,自疑为虚,闻食鸡鹅可以保体,数餐之后,音声全无,咳出皆污黑血水,胸腹痛闷难堪,夜间躁扰,辗转床头,睹此危状,实虑准生。幸脉虽躁疾,尚觉有神，且水浆犹入，生机颇在。胡燥热伤肺之猛，肺家治节毫无，治节无而升降失司矣。所以气愆其行度，而血亦乖其流通，吐出污黑者，瘀而后出也。夜间躁扰者，血并于上也。胸腹疼痛者，肠胃之气郁闷不宜也。音嘶如哑者，肺气郁遏过甚也。以上见症，皆肺家一气之愆所致。

治法取泄心凉肺，早复清肃之权，君以桑皮、白芨，泄肺实兼保肺虚；臣以尖贝、瓜蒌，利肺气而开壅遏；佐二冬、黄芩，专清肺火；黄连泄心，阿胶濡液。

三帖胸紧渐舒，血水亦止，语声颇出，惟夜热未退，肺火犹炽也。

再于原方加骨皮、栀子，嘱服八帖，日有起色，未另换方。食物伤肺，可不畏哉。（民国·邹亦仲《邹亦仲医案新编·邪热方炽口腹未慎危候》）

前患失血，先伤其阴，继以久咳，枯涸日甚。以致肌肉消瘦，音声嘶哑。按脉细数而弦。殆即《内经》所谓弦绝者，其音嘶败；病深者，其声哕也。是谓坏府，毒药莫治，短针无取。差幸谷气未惫，苟能安静善摄，成一老虚损，亦未始非幸也。

海蛤粉、飞青黛、诃子皮蜜炙、百药煎、金钗斛、丹参二钱、白石英、丝瓜络三钱、南沙参、甘草、藕节炒四钱、绿萼梅八分、生苡仁、生地黄、阿胶珠、枇杷叶去毛布包。（民国·王金杰《王仲奇医案·虚劳》）

吴，右。初诊：脉弦苔腻，声音嘶哑，咽喉痹痛。气郁湿滞，用清肺化湿法佐调气之品。

玄参三钱、白桔梗一钱、生甘草五分、蚱蝉一钱、板蓝根一钱、藏青果一钱、生米仁三钱、赤苓三钱、生打广郁金一钱半、丹皮一钱半、光杏仁三钱。二剂。

二诊：气郁湿滞，声嘶，咽喉不清，再当宗法加减。

玄参四钱、浙贝三钱、白桔梗一钱、生甘草四分、藏青果一钱、板蓝根三钱、远志肉七分、丹皮二钱、蚱蝉一钱、光杏仁三钱、新会白八分。二剂。

三诊：声嘶见瘥，咽痛亦减，续进清肺化湿剂。

玄参四钱、浙贝三钱、白桔梗一钱、生甘草四分、藏青果一钱、板蓝根三钱、破天冬三钱、光杏仁三钱、新会白八分、蚱蝉一钱。三剂。

邱君，初诊：脉细舌无苔而光绛，声音嘶哑，咽喉疼痛，时有潮热，宜滋阴清肺。

中生地四钱、玄参四钱、柿霜三钱、破麦冬三钱、甜杏仁三钱、藏青果一钱、地骨皮二钱、炙鳖甲四钱、淡秋石一钱、蚱蝉一钱、百合三钱、鲜石斛三钱。二剂。

二诊：声音嘶哑，潮热咽痛，得药稍瘥，仍守前法。

中生地四钱、玄参四钱、柿霜三钱、地骨皮二钱、鲜石斛三钱、藏青果一钱、破麦冬三钱、破天冬三钱、炙鳖甲四钱、蚱蝉一钱、百合三钱、淡秋石一钱。三剂。

三诊：服滋阴清肺药声音得扬，舌现薄苔，再予滋养。

中生地四钱、玄参四钱、破麦冬三钱、藏青果一钱、炙鳖甲四钱、钗石斛一钱半、蚱蝉一钱、净萸肉一钱、百合三钱、断山药二钱、鸡内金四分。四剂。（裘诗庭《裘吉生临证医案·第三编》）

附:主要参考文献列表

《素问》
《灵枢》
汉·张机《金匮要略》
汉·张机《伤寒论》
汉·秦越人《难经》
三国·华佗《中藏经》
晋·范汪《范汪方》
晋·皇甫谧《黄帝三部针灸甲乙经》
晋·王叔和《脉经》
南北朝·陈延之《小品方》
南北朝·葛洪《肘后备急方》
南北朝·僧深《深师方》
南北朝·陶弘景《辅行诀脏腑用法要》
南北朝·魏孝澄《新录单要方》
南北朝·谢士泰《删繁方》
南北朝·姚僧垣《集验方》
南北朝·佚名《明堂五脏论》
南北朝·佚名《张仲景五脏论》
隋·巢元方《诸病源候论》
隋·杨上善《黄帝内经太素》
唐·葆光道人《眼科龙木论》
唐·孙思邈《备急千金要方》
唐·孙思邈《千金翼方》
唐·王冰《重广补注黄帝内经素问》
唐·王冰《天元玉册》
唐·王焘《外台秘要》
唐·甄权《古今录验方》
宋·陈师文《太平惠民和剂局方》
宋·陈言《三因极一病证方论》
宋·陈直《奉亲养老书》
宋·陈自明《妇人大全良方》
宋·窦材《扁鹊心书》
宋·郭坦《十便良方》
宋·寇宗奭《本草衍义》
宋·黎民寿《黎居士简易方论》
宋·刘昉《幼幼新书》
宋·刘开《脉诀理玄秘要》
宋·刘元宾《通真子补注王叔和脉诀》
宋·庞安时《伤寒总病论》
宋·齐仲甫《女科百问》
宋·钱乙《小儿药证直诀》
宋·沈括《苏沈良方》
宋·施发《察病指南》
宋·史堪《史载之方》
宋·王怀隐《太平圣惠方》
宋·王贶《全生指迷方》
宋·王缪《是斋百一选方》
宋·王硕《易简方》
宋·王执中《针灸资生经》
宋·温大明《温隐居海上仙方》
宋·吴洪《诊脉须知》
宋·许叔微《类证普济本事方续集》
宋·许叔微《普济本事方》
宋·许叔微《伤寒百证歌》
宋·许叔微《伤寒发微论》
宋·许叔微《伤寒九十论》
宋·薛辛《女科万金方》
宋·严用和《严氏济生方》
宋·杨士瀛《仁斋直指方》
宋·杨士瀛《医脉真经》

宋·叶大廉《叶氏录验方》
宋·佚名《小儿卫生总微论方》
宋·张杲《医说》
宋·张锐《鸡峰普济方》
宋·赵佶《圣济总录》
宋·朱肱《类证活人书》
金·成无己《伤寒明理论》
金·李杲《东垣试效方》
金·李杲《活法机要》
金·李杲《兰室秘藏》
金·李杲《脉诀指掌》
金·李杲《内外伤辨惑论》
金·李杲《医学发明》
金·刘完素《保童秘要》
金·刘完素《黄帝素问宣明论方》
金·施发《察病指南》
金·张从正《儒门事亲》
元·艾元英《如宜妙济回生捷录》
元·戴起宗《脉诀刊误》
元·杜思敬《针经摘英集》
元·葛乾孙《十药神书》
元·滑寿《麻疹全书》
元·李汤卿《心印绀珠经》
元·李仲南《永类钤方》
元·罗天益《卫生宝鉴》
元·齐德之《外科精义》
元·丘处机《颐身集》
元·萨谦斋《瑞竹堂经验方》
元·汪汝懋《山居四要》
元·王珪《泰定养生主论》
元·王国瑞《扁鹊神应针灸玉龙经》
元·王好古《海藏癍论萃英》
元·王好古《医垒元戎》
元·危亦林《世医得效方》
元·吴尚默《丹溪手镜》
元·徐国桢《御药院方》
元·杨清叟《仙传外科秘方》
元·朱震亨《金匮钩玄》
元·朱震亨《脉因证治》
元·朱震亨《朱丹溪医案拾遗》
明·蔡正言《苏生的镜》
明·陈会《神应经》
明·陈实功《外科正宗》
明·陈文治《疡科选粹》
明·程充（补校）《丹溪心法》
明·程守信《商便奇方》
明·戴思恭《秘传证治要诀及类方》
明·戴思恭《推求师意》
明·董宿《奇效良方》
明·董宿《试效神圣保命方》
明·董宿《太医院经验奇效良方大全》
明·方有执《伤寒论条辨》
明·高宾《丹溪治法心要》
明·高武《针灸节要》
明·高武《针灸节要聚英》
明·高武《针灸聚英》
明·高武《针灸素难要旨》
明·戈维城《伤寒补天石》
明·龚居中《内科百效全书》
明·龚居中《寿世仙丹》
明·龚居中《痰火点雪》
明·龚廷贤《济世全书》
明·龚廷贤《鲁府禁方》
明·龚廷贤《寿世保元》
明·龚廷贤《万病回春》
明·龚廷贤《小儿推拿方脉活婴秘旨全书》
明·龚廷贤《云林神彀》
明·龚廷贤《种杏仙方》
明·龚信《古今医鉴》
明·顾世澄《疡医大全》
明·郭鉴《医方集略》
明·何柬《治病针法》

明·何瑭《医学管见》
明·洪基《摄生总要》
明·胡澄《卫生易简方》
明·胡慎柔《慎柔五书》
明·胡文焕《太素心要》
明·胡文焕《医学权舆》
明·胡荧《卫生易简方》
明·胡正心《万病验方》
明·皇甫中《明医指掌》
明·黄承昊《折肱漫录》
明·黄惟亮《医林统要通玄方论》
明·江瓘《名医类案》
明·江梅授《医经会解》
明·解桢《医学便览》
明·兰茂《增订滇南本草》
明·兰茂《重订医门擥要》
明·李梴《医学入门》
明·李时珍《本草纲目》
明·李汤卿《心印绀珠经》
明·李中梓《病机沙篆》
明·李中梓《里中医案》
明·李中梓《内经知要》
明·李中梓《删补颐生微论》
明·李中梓《伤寒括要》
明·李中梓《医宗必读》
明·刘纯《医经小学》
明·刘纯《玉机微义》
明·刘纯《杂病治例》
明·刘会《脉法正宗》
明·刘全德《考证病源》
明·楼英《医学纲目》
明·卢和《丹溪纂要》
明·鲁伯嗣《婴童百问》
明·马兆圣《医林正印》
明·孟继孔《幼幼集》
明·缪希雍《神农本草经疏》
明·缪希雍《先醒斋医学广笔记》
明·缪希雍《医学传心》
明·裴一中《裴子言医》
明·彭用光《原幼心法》
明·绮石《理虚元鉴》
明·乔採《幼幼心裁》
明·秦昌遇《医验大成》
明·秦昌遇《幼科医验》
明·秦昌遇《幼科折衷》
明·秦昌遇《幼科折衷秘传真本》
明·秦昌遇《症因脉治》
明·饶鹏《医林正宗》
明·芮经《杏苑生春》
明·申拱辰《外科启玄》
明·沈与龄《医便初集》
明·盛寅《医经秘旨》
明·施沛《脉微》
明·孙光裕《血症全集》
明·孙文胤《丹台玉案》
明·孙一奎《赤水玄珠》
明·孙一奎《孙氏医案》
明·孙一奎《医旨绪余》
明·孙志宏《简明医彀》
明·陶本学《孕育玄机》
明·陶华《伤寒六书》
明·陶华《伤寒全生集》
明·陶华《叶评伤寒全生集》
明·陶华《痈疽神秘验方》
明·万全《保命歌话》
明·万全《痘疹心法》
明·万全《广嗣纪要》
明·万全《片玉心书》
明·万全《万病回春》
明·万全《万氏女科》
明·万全《养生四要》
明·万全《幼科发挥》

明·万全《育婴家秘》
明·汪机《读素问钞》
明·汪机《脉诀刊误》
明·汪机《石山医案》
明·汪机《推求师意》
明·汪机《外科理例》
明·汪机《医学原理》
明·汪机《针灸问对》
明·王大纶《婴童类萃》
明·王九思《难经集注》
明·王肯堂《证治准绳》
明·王肯堂《灵兰要览》
明·王肯堂《胎产证治》
明·王肯堂《医辨》
明·王肯堂《医镜》
明·王肯堂《医学穷源集》
明·王肯堂《胤产全书》
明·王良璨《小青囊》
明·王銮《增订幼科类萃》
明·王纶《明医杂著》
明·王象晋《三补简便验方》
明·王琠《意庵医案校注》
明·王宗显《医方捷径指南全书》
明·吴崑《针方六集》
明·吴崑《医方考》
明·吴崑《素问吴注》
明·吴旻《扶寿精方》
明·吴球《诸症辨疑》
明·吴尚默《丹溪手镜》
明·武之望《济阳纲目》
明·武之望《济阴纲目》
明·武之望《疹科类编》
明·熊宗立《山居便宜方》
明·徐春甫《古今医统大全》
明·徐凤《针灸大全》
明·徐彦纯《玉机微义》
明·薛己《保婴撮要》
明·薛己《口齿类要》
明·薛己《内科摘要》
明·薛己《内科摘要》
明·薛己《女科撮要》
明·薛己《外科发挥》
明·薛己《外科精要》
明·薛己《外科心法》
明·薛己《校注妇人良方》
明·薛己《正体类要》
明·薛铠《保婴撮要》
明·杨继洲《针灸大成》
明·佚名《丹溪摘玄》
明·佚名《儒医心镜》
明·佚名《神农皇帝真传针灸经》
明·佚名《针灸捷径》
明·虞抟《医学正传》
明·喻昌《生民国切要〈痘疹〉》
明·喻政《虺后方》
明·张昶《百病问对辨疑》
明·张浩《仁术便览》
明·张介宾《景岳全书》
明·张介宾《类经》
明·张介宾《质疑录》
明·张遂辰《张卿子伤寒论》
明·张三锡《经络考》
明·张三锡《医学六要》
明·张时彻《摄生众妙方》
明·张四维《医门秘旨》
明·赵献可《医贯》
明·郑全望《瘴疟指南》
明·周礼《医圣阶梯》
明·周文采《外科集验方》
明·周子干《慎斋遗书》
明·朱朝櫆《医学新知全书》
明·朱权《延寿神方》

明·邹元标《仁文书院集验方》
清·柏鹤亭《神仙济世良方》
清·包岩《妇科一百十七症发明》
清·鲍相璈《验方新编》
清·蔡贻绩《内伤集要》
清·臧达德《履霜集》
清·曹仁伯《评选继志堂医案》
清·曹仁伯《延陵弟子纪要》
清·曹元恒《曹沧洲医案》
清·曹元恒《吴门曹氏三代医验集》
清·巢崇山《玉壶仙馆外科医案》
清·陈葆善《白喉条辨》
清·陈葆善《燥气总论》
清·陈标《痧痘金针》
清·陈秉钧《陈莲舫医案秘钞》
清·陈秉钧《莲舫秘旨》
清·陈秉钧《女科秘诀大全》
清·陈澈《药症忌宜》
清·陈复正《幼幼集成》
清·陈笏庵《胎产秘书》
清·陈嘉璴《医家秘奥》
清·陈念祖《金匮方歌括》
清·陈念祖《金匮要略浅注》
清·陈念祖《灵素节要浅注》
清·陈念祖《南雅堂医案》
清·陈念祖《伤寒真方歌括》
清·陈念祖《神农本草经读》
清·陈念祖《十药神书注解》
清·陈念祖《时方歌括》
清·陈念祖《时方妙用》
清·陈念祖《医学从众录》
清·陈念祖《医学三字经》
清·陈念祖《医学实在易》
清·陈平伯《温热病指南集》
清·陈歧《医学传灯》
清·陈虬《利济医集》
清·陈士铎《辨证录》
清·陈士铎《辨证奇闻》
清·陈士铎《辨证玉函》
清·陈士铎《洞天奥旨》
清·陈士铎《石室秘录》
清·陈廷儒《诊余举隅录》
清·陈无咎《明教方》
清·陈无咎《医轨》
清·陈元犀《金匮方歌括》
清·陈稚泉《女科心得》
清·程凤图《启蒙医案》
清·程国彭《外科十法》
清·程林《圣济总录纂要》
清·程林《医暇卮言》
清·程鹏程《急救广生集》
清·程文囿《杏轩医案》
清·程文囿《杏轩医案并案》
清·程文囿《医述》
清·程永培《咽喉经验秘传》
清·戴天章《瘟疫明辨》
清·德轩《普济应验良方》
清·丁尧臣《奇效简便良方》
清·董废翁《西塘感症》
清·方略《尚友堂医案》
清·方仁渊《倚云轩医话医案集》
清·费伯雄《费伯雄医案》
清·费伯雄《孟河费氏医案》
清·费伯雄《孟河费氏祖孙医案》
清·费伯雄《食鉴本草》
清·费伯雄《医醇賸义》
清·费伯雄《医方论》
清·费承祖《费绳甫医话医案》
清·冯兆张《冯氏锦囊秘录·痘疹全集》
清·冯兆张《冯氏锦囊秘录·杂症大小合参》
清·傅山《女科仙方》
清·傅山《青囊秘诀》

清·傅松元《医案摘奇》
清·高秉钧《疡科心得集》
清·高鼎汾《医学课儿策》
清·高鼓峰《四明医案》
清·高士宗《医学真传》
清·顾文垣《顾氏医案》
清·顾锡《银海指南》
清·管玉衡《新刊诊脉三十二辨》
清·郭诚勋《证治歌诀》
清·郭志邃《痧胀玉衡》
清·韩善征《疟疾论》
清·何京《文堂集验方》
清·何梦瑶《医碥》
清·何其伟《医学妙谛》
清·何汝阈《伤寒纂要》
清·何涛《女科正宗》
清·何炫《何氏虚劳心传》
清·何游《何澹安医案》
清·洪金鼎《医方一盘珠》
清·洪氏《龙源洪氏家传跌打秘方》
清·胡廷光《伤科汇纂》
清·胡荫臣《眼科三字经浅释》
清·华埙《痧麻明辨》
清·黄宫绣《本草求真》
清·黄凯钧《友渔斋医话》
清·黄堂《三余纪效》
清·黄岩《医学精要》
清·黄燕台《目经大成》
清·黄彝鬯《药性粗评全注》
清·黄元御《金匮悬解》
清·黄元御《伤寒说意》
清·黄元御《伤寒悬解》
清·黄元御《四圣心源》
清·黄元御《四圣悬枢》
清·黄元御《素灵微蕴》
清·黄元御《素问悬解》
清·黄元御《长沙药解》
清·寄湘渔父《达生保赤编》
清·贾山亭《仙方合集》
清·江锡《湿热举要》
清·姜成之《龙砂八家医案》
清·蒋宝素《问斋医案》
清·蒋宝素《医略十三篇》
清·蒋示吉《望色启微》
清·蒋示吉《医宗说约》
清·金镕《灸法秘传》
清·金有恒《和缓遗风》
清·金有恒《金氏门诊方案》
清·金有恒《金子久杂证医案精华》
清·景日昣《嵩厓尊生全书》
清·静光《胎产新书》
清·柯琴《伤寒来苏集》
清·孔继菼《孔氏医案》
清·孔毓礼《痢疾论》
清·雷丰《时病论》
清·雷焕然《逸仙医案》
清·李冠仙《知医必辨》
清·李迺羹《秋燥论》
清·李菩《杂症要略》
清·李守先《针灸易学》
清·李天海《小楼妇科》
清·李砚庄《重订医门普度温疫论》
清·李耀南《疡科指南医案》
清·李潆《身经通考》
清·李用粹《旧德堂医案》
清·李用粹《证治汇补》
清·梁廉夫《不知医必要》
清·林开燧《林氏活人录汇编》
清·林珮琴《类证治裁》
清·林之翰《四诊抉微》
清·凌德《温热类编》
清·凌德《专治麻痧初编》

清·凌淦《退庵医案》
清·凌奂《外科方外奇方》
清·凌奂《凌临灵方》
清·凌奂《吴古年医案》
清·刘国光《灸法秘传》
清·刘汉基《药性通考》
清·刘恒瑞《伏邪新书》
清·刘金方《临症经应录》
清·刘奎《松峰说疫》
清·刘默《证治百问》
清·刘序鹓《喉科心法》
清·刘一仁《医学传心录》
清·刘渊《医学纂要》
清·刘泽芳《名医类编》
清·柳宝诒《柳宝诒医案》
清·柳宝诒《柳选四家医案》
清·柳宝诒《柳宝诒医论医案》
清·龙柏《脉药联珠》
清·楼岩《幼科惊搐门》
清·陆懋修《〈内经〉运气病释二》
清·陆懋修《不谢方》
清·陆懋修《内经运气病释》
清·陆懋修《文十六卷》
清·陆懋修《医林琐语》
清·陆以湉《冷庐医话》
清·罗国纲《罗氏会约医镜》
清·罗美《古今名医方论》
清·罗越峰《疑难急症简方》
清·骆登高《医林一致》
清·吕田《瘟疫条辨摘要》
清·马渭铃《喉科大成》
清·马文植《马培之医案》
清·马文植《外科传薪集》
清·马文植《外科集腋》
清·马文植《务存精要》
清·马印麟《瘟疫发源》
清·毛世洪《医学三信编》
清·孟河《幼科直言》
明·缪希雍《本草单方》
明·缪希雍《神农本草经疏》
清·缪遵义《缪松心医案》
清·潘道根《临证度针》
清·潘楫《医灯续焰》
清·潘明雄《评琴书屋医略》
清·齐秉慧《齐氏医案》
清·祈坤《外科大成》
清·钱潢《伤寒溯源集》
清·钱峻《观心书屋经验良方》
清·钱临《薛案辨疏》
清·钱敏捷《医方絜度》
清·钱少南《钱氏秘传产科方书名试验》
清·钱秀昌《伤科补要》
清·钱艺《慎五堂治验录》
清·庆恕《医学摘粹》
清·丘克孝《隘村医诀》
清·秋田散人《医学说约》
清·汝锡畴《治温阐要》
清·尚宗康《万金至宝》
清·邵登瀛《四时病机》
清·邵兰生《邵氏医案》
清·邵兰荪《邵兰荪医案》
清·邵杏泉《邵氏方案》
清·沈昌惠《沈元善先生伤科》
清·沈金鳌《妇科玉尺》
清·沈金鳌《脉象统类》
清·沈金鳌《伤寒论纲目》
清·沈金鳌《要药分剂》
清·沈金鳌《幼科释谜》
清·沈金鳌《杂病源流犀烛》
清·沈菊人《沈菊人医案》
清·沈灵犀《温病方书》
清·沈璠《沈氏医案》

清·沈铭三《灵验良方汇编》
清·沈青芝《喉科集腋》
清·沈望桥《经验麻科》
清·沈维基《沈氏经验方》
清·沈又彭,俞震《沈俞医案合钞》
清·沈源《奇症汇》
清·沈祖复《医验随笔》
清·施雯《盘珠集胎产症治》
清·石寿棠《温病合编》
清·石寿棠《温热类编》
清·石寿棠《医原》
清·时世瑞《疡科捷径》
清·随霖《羊毛瘟证论》
清·孙采邻《竹亭医案》
清·孙伟《良朋汇集经验神方》
清·太医院《清太医院配方》
清·太医院《医方配本》
清·唐宗海《医学见能》
清·唐宗海《本草问答》
清·唐宗海《伤寒论浅注补正》
清·唐宗海《血证论》
清·唐宗海《医学见能》
清·唐宗海《中西汇通医经精义》
清·陶憺庵《伤寒源流》
清·陶思渠《十二经方议秘要》
清·恬素氏《集验良方拔萃》
清·汪昂《本草备要》
清·汪昂《素问灵枢类纂约注》
清·汪昂《汤头歌诀》
清·汪昂《医方集解》
清·汪必昌《聊复集》
清·汪宏《望诊遵经》
清·汪莲石《伤寒论汇注精华》
清·汪培荪《汪艺香先生医案》
清·汪启贤《济世全书》
清·汪蕴谷《杂症会心录》
清·汪喆《评注产科心法》
清·王邦傅《脉诀乳海》
清·王馥原《医方简义》
清·王宏翰《医学原始》
清·王翃《万全备急方》
清·王焕旗《全体伤科》
清·王金辉《王乐亭指要》
清·王霖《吴医汇案》
清·王梦兰《秘方集验》
清·王梦祖《伤寒撮要》
清·王清任《医林改错》
清·王三尊《医权初编》
清·王士雄《乘桴医影》
清·王士雄《古今医案按选》
清·王士雄《洄溪医案按》
清·王士雄《鸡鸣录》
清·王士雄《女科辑要按》
清·王士雄《潜斋简效方》
清·王士雄《四科简效方》
清·王士雄《随息居饮食谱》
清·王士雄《王氏医案》
清·王士雄《王氏医案三编》
清·王士雄《王氏医案续编》
清·王士雄《温热经纬》
清·王泰林《环溪草堂医案》
清·王泰林《外科证治秘要》
清·王泰林《王泰林临证医案》
清·王泰林《温疫明辨歌诀》
清·王泰林《西溪书屋夜话录》
清·王泰林《薛氏湿热论歌诀》
清·王泰林《医方歌括》
清·王泰林《医学刍言》
清·王泰林《运气证治歌诀》
清·王锡鑫《幼科切要》
清·王贤《脉贯》
清·王翔《万全备急方》

清·王燕昌《王氏医存》
清·王应震《王应震要诀》
清·王应震《王应震要诀》
清·王堉《醉花窗医案》
清·王之政《王九峰医案》
清·味清《温热病类方》
清·魏荔彤《金匮要略方论本义》
清·魏瑶《雪堂公医学真传》
清·魏之琇撰,王士雄注《柳洲医话良方》
清·魏之琇《续名医类案》
清·魏祖清《村居救急方》
清·文晟《慈幼便览》
清·翁藻《医钞类编》
清·吴苍山《医学噎膈集成》
清·吴楚《吴氏医验录初集》
清·吴达《医学求是》
清·吴德汉《医理辑要》
清·吴燡《医学辑要》
清·吴金寿《三家医案合刻》
清·吴金寿《温热赘言》
清·何澄平《民众万病验方大全》
清·吴谦《刺灸心法要诀》
清·吴芹《吴古年医案》
清·吴尚先《理瀹骈文》
清·吴世昌《奇方类编》
清·吴瑭《温病条辨》
清·吴瑭《吴鞠通医案》
清·吴砚丞《麻疹备要方论》
清·吴仪洛《成方切用》
清·吴亦鼎《神灸经纶卷》
清·吴杖仙《吴氏医方汇编》
清·夏鼎《幼科铁镜》
清·肖霆《痧疹一得》
清·萧涣唐《医脉摘要》
清·萧培仁《医学引路》
清·谢星焕《谢映庐医案》
清·谢玉琼《麻科活人全书》
清·谢元夫《良方集腋》
清·心禅《一得集》
清·熊立品《治疫全书》
清·徐大椿《洄溪医案》
清·徐大椿《兰台轨范》
清·徐大椿《脉诀启悟注释》
清·徐大椿《内经诠释》
清·徐大椿《女科医案》
清·徐大椿《女科指要》
清·徐大椿《慎疾刍言》
清·徐大椿《杂病源》
清·徐锦《心太平轩医案》
清·徐润之《松龄医铎》
清·徐珊《八家医案》
清·徐时进《内科心典》
清·徐时进《医学蒙引》
清·徐守愚《医案梦记》
清·徐廷祚《医粹精言》
清·徐养恬《徐养恬方案》
清·徐镛《医学举要》
清·徐召南《蓬莱轩医案》
清·许恩普《许氏医案》
清·许克昌《外科证治全生集》
清·许豫和《热辨》
清·许豫和《橡村治验》
清·许豫和《怡堂散记》
清·许佐廷《活幼珠玑》
清·玄庵山人《脉学类编》
清·薛福《瘦吟医赘》
清·薛雪《扫叶庄医案》
清·薛雪《碎玉篇》
清·薛雪《医经原旨》
清·杨凤庭《脾胃总论》
清·杨和《幼科折衷秘传真本》
清·杨龙九《囊秘喉书》

清·杨璇《伤寒温疫条辨》
清·姚龙光《崇实堂医案》
清·也是山人《也是山人医案》
清·叶桂《景岳全书发挥》
清·叶桂《类证普济本事方》
清·叶桂《临证指南医案》
清·叶桂《眉寿堂方案选存》
清·叶桂《未刻本叶氏医案》
清·叶桂《温热论》
清·叶桂《叶评伤寒全生集》
清·叶桂《叶氏医案存真》
清·叶桂《叶氏医效秘传》
清·叶桂《叶天士晚年方案真本》
清·叶桂《叶天士医案》
清·叶桂《叶选医衡》
清·叶桂《种福堂公选良方》
清·叶桂《种福堂公选医案》
清·叶桂,曹仁伯,何世仁《叶天士曹仁伯何元长医案》
清·叶灏《增广大生要旨》
清·叶霖《痧疹辑要》
清·叶其蓁《女科指掌》
民国·叶隐衡《幼科指南》
清·佚名《爱月庐医案》
清·佚名《良方普济》
清·佚名《名家跌打损伤真传》
清·佚名《少林真传伤科秘方》
清·佚名《太医院秘藏膏丹丸散方剂》
清·佚名《万应良方秘本》
清·佚名《卫生汇录》
清·佚名《杂症治要秘录》
清·佚名《增补神效集》
清·佚名《针灸摘要》
清·佚名《资生集》
清·尤怡《金匮要略心典》
清·尤怡《金匮翼》
清·尤怡《静香楼医案》
清·尤怡《伤寒贯珠集》
清·尤怡《医学读书记》
清·尤怡《增评柳选四家医案》
清·余含棻《保赤存真》
清·余景和《外证医案汇编》
清·余景和《诊余集》
清·余霖《疫疹一得》
清·余廷勳《历验单方》
清·余泽春《喉证指南》
清·喻昌《痘疹生民切要》
清·喻昌《尚论篇》
清·喻昌《医门法律》
清·喻昌《寓意草》
清·袁于江《生生宝录》
清·张秉成《成方便读》
清·张大曦《张爱庐临证经验方》
清·张节《伤燥论》
清·张景焘《馤塘医话》
清·张璐《本经逢原》
清·张璐《千金方衍义》
清·张璐《伤寒兼证析义》
清·张璐《伤寒舌鉴》
清·张璐《伤寒绪论》
清·张璐《张氏医通》
清·张乃修《张聿青医案》
清·张琦《素问释义》
清·张千里《千里医案》
清·张寿颐《脉学正义》
清·张遂辰《张卿子伤寒论》
清·张泰《类伤寒集补》
清·张畹香《医病简要》
清·张畹香《张畹香医案》
清·张廉《麻疹阐注》
清·张振鋆《厘正按摩要术》
清·张志聪《黄帝内经素问集注》

清·张志聪《金匮要略注》
清·张志聪《伤寒论集注》
清·张中和《资蒙医径》
清·章楠《灵素节注类编》
清·章楠《医门棒喝》
清·赵晴初《存存斋医话稿》
清·赵晴初《广辑存存斋医话稿》
清·赵晴初《广辑存存斋医话稿续集》
清·赵濂《医门补要》
清·赵履鳌《赵海仙医案》
清·赵文魁《文魁脉学》
清·郑承瀚《重楼玉钥续编》
清·郑寿全《医法圆通》
清·郑树珪《七松岩集》
清·郑玉坛《彤园医书》
清·郑元良《郑氏家传女科万金方》
清·郑重光《伤寒论条辨续注》
清·郑重光《素圃医案》
清·周伯度《六气感证要义》
清·周魁《温证指归》
清·周学海《读医随笔》
清·周学海《脉简补义》
清·周学海《脉义简摩》
清·周学海《伤寒补例》
清·周学海《形色外诊简摩》
清·周学霆《三指禅》
清·周贻观《秘珍济阴》
清·周振武《人身通考》
清·朱费元《临证一得方》
清·朱时进《一见能医》
清·竹林寺僧《竹林女科证治》
清·庄一夔《遂生编》
清·庄一夔《增补慈幼新编》
清·邹存检《外治寿世方》
清·邹汉璜《伤寒卒病论笺》
清·邹岳《外科真诠》
清·坐啸山人《诊验医方歌括》
民国·曹炳章《秋瘟证治要略》
民国·曹炳章《暑病证治要略》
民国·曹家达《金匮发微》
民国·陈存仁《伤寒手册》
民国·陈守真《儿科萃精》
民国·陈无咎《明教方》
民国·承淡安《针灸薪传集》
民国·程仲平《一味良方》
民国·丁泽周《丁甘仁先生家传珍方》
民国·丁泽周《丁甘仁医案》
民国·丁泽周《脉学辑要》
民国·丁泽周《孟河丁氏秘方录》
民国·丁泽周《诊方辑要》
民国·费承祖《费绳甫先生医案》
民国·冯伯贤《上海名医医案选粹》
民国·冯绍蘧《宋氏家传产科全书秘本》
民国·何炳元《全国名医验案类编》
民国·何炳元《小儿诊法要义》
民国·何舒《脉学纲要》
民国·何舒《伤寒金匮方易解》
民国·何舒《舌诊问答》
民国·何舒《维摩医室问答》
民国·何舒《问诊实在易》
民国·何舒《研方必读》
民国·何舒《医理逢源》
民国·何舒《医门法律续编》
民国·胡安邦《湿温大论》
民国·华国振《留香馆医话》
民国·蒋树杞《伏瘟证治实验谈》
民国·刘谦吉《伤感合编·外感编》
民国·刘世祯《医理探源》
民国·陆彭年《金匮要略今释》
民国·陆彭年《陆渊雷医案》
民国·陆彭年《陆渊雷医话医案选》
民国·罗文杰《止园医话》

民国·罗止园《新伤寒证治庸言》
民国·聂云台《伤寒解毒疗法》
民国·彭承祖《圆运动的古中医学》
民国·彭承祖《圆运动的古中医学(续)》
民国·钱今阳《中国儿科学》
民国·秦子文《玲珑医鉴》
民国·秋田散人《医学说约》
民国·裘庆元《裘吉生临证医案》
民国·沈汉卿《温热经解》
民国·石念祖《王孟英医案绎注》
民国·孙鼎宜《明堂孔穴针灸治要》
民国·孙泽霖《医门摘要》
民国·谭志光《针灸问答》
民国·童月轩《历验再寿编》
民国·汪朝甲《泊庐医案》
民国·汪莲石《伤寒论汇注精华》
民国·王德宣《温病正宗》
民国·王金杰《王仲奇医案》
民国·王汝霖《治病法轨》
民国·王慎轩《王慎轩医案医话选》
民国·王雨三《治病法轨》
民国·吴克潜《儿科要略》
民国·徐渡渔《徐渡渔先生医案》
民国·徐衡之　姚若琴《宋元明清名医类案》
民国·许观曾《内科概要》
民国·许观曾《中医外科学大纲》
民国·薛福《瘦吟医赘》
民国·严鸿志《金匮广义》
民国·杨志一《妇科经验良方》
民国·叶衡隐《女科指南》
民国·佚名《抄本验方》
民国·佚名《陈氏幼科秘诀》
民国·恽树珏《风劳鼓病论》
民国·恽树珏《临证演讲录》
民国·恽树珏《论医集》
民国·恽树珏《脉学发微》
民国·恽树珏《伤寒论研究》
民国·恽树珏《药盦医案全集》
民国·翟青云《湖岳村叟医案》
民国·张生甫《虚劳要旨》
民国·张生甫《医学达变》
民国·张生甫《张氏医案》
民国·张拯滋《通俗内科学》
民国·张锡纯《锡纯验方》
民国·张锡纯《医学衷中参西录》
民国·张锡纯《张锡纯女科要旨》
民国·张寿颐《本草正义》
民国·张寿颐《脉学正义》
民国·张寿颐《女科辑要笺疏》
民国·张寿颐《小儿药证直诀笺正》
民国·张骧孙《临诊医案》
民国·周镇《惜分阴轩医案》
民国·周镇《周小农医案》
民国·朱振声《百病秘方》
民国·朱振声《痛证大全》
民国·邹慎《医学特见记》
民国·邹亦仲《邹亦仲医案新编》
民国·左季云《左季云证治实验录》
民国·黄谦《金匮要略方论集注》
民国·黄谦《伤寒杂病论会通》
民国·祝味菊《伤寒方解》
民国·祝味菊《诊断提纲》
民国·祝味菊《祝味菊医案经验集》
秦伯未《内科纲要》
秦伯未《清代名医医案精华》
秦伯未《幼科学讲义》
祝谌予《施今墨医案》
李聪甫《李聪甫医论》
李聪甫《麻疹专论》
冉敬典《冉氏医话医案》
萧龙友《现代医案选》
张晶滢《夏仲方医案》

陈可冀《清代宫廷医话》
陈可冀《清宫代茶饮精华》
陈可冀《清宫药引精华》
曹洪欣《温病大成》
吴中泰《孟河马培之医案论精要》